中华医学百科全书

临床医学

实验诊断学

国家出版基金项目
NATIONAL PUBLICATION FOUNDATION

中国协和医科大学出版社

图书在版编目 (CIP) 数据

中华医学百科全书·实验诊断学 / 尚红主编 . —北京:中国协和医科大学出版社,2019. 9
ISBN 978-7-5679-1351-6

Ⅰ.①实… Ⅱ.①尚… Ⅲ.①实验室诊断 Ⅳ.① R446

中国版本图书馆 CIP 数据核字(2019)第 188832 号

中华医学百科全书·实验诊断学

主　　编:尚　红

编　　审:谢　阳　陈永生

责任编辑:陈　佩　郭广亮

出版发行:**中国协和医科大学出版社**
　　　　　(北京东单三条九号　邮编 100730　电话 010-6526 0431)

网　　址:www.pumcp.com

经　　销:新华书店总店北京发行所

印　　刷:北京雅昌艺术印刷有限公司

开　　本:889×1230　1/16

印　　张:45.5

字　　数:1345 千字

版　　次:2019 年 9 月第 1 版

印　　次:2019 年 9 月第 1 次印刷

定　　价:495.00 元

ISBN 978-7-5679-1351-6

《中华医学百科全书》编纂委员会

总顾问　吴阶平　韩启德　桑国卫

总指导　陈　竺

总主编　刘德培

副总主编　曹雪涛　李立明　曾益新

编纂委员（以姓氏笔画为序）

B·吉格木德		丁　洁	丁　樱	丁安伟	于中麟	于布为
于学忠	万经海	马　军	马　骁	马　静	马　融	马中立
马安宁	马建辉	马烈光	马绪臣	王　伟	王　辰	王　政
王　恒	王　硕	王　舒	王　键	王一飞	王一镗	王士贞
王卫平	王长振	王文全	王心如	王生田	王立祥	王兰兰
王汉明	王永安	王永炎	王华兰	王成锋	王延光	王旭东
王军志	王声湧	王坚成	王良录	王拥军	王茂斌	王松灵
王明荣	王明贵	王宝玺	王诗忠	王建中	王建业	王建军
王建祥	王临虹	王贵强	王美青	王晓民	王晓良	王鸿利
王维林	王琳芳	王喜军	王道全	王德文	王德群	
木塔力甫·艾力阿吉		尤启冬	戈　烽	牛　侨	毛秉智	毛常学
乌　兰	文卫平	文历阳	文爱东	方以群	尹　佳	孔北华
孔令义	孔维佳	邓文龙	邓家刚	书　亭	毋福海	艾措千
艾儒棣	石　岩	石远凯	石学敏	石建功	布仁达来	占　堆
卢志平	卢祖洵	叶　桦	叶冬青	叶常青	叶章群	申昆玲
申春悌	田景振	田嘉禾	史录文	代　涛	代华平	白春学
白慧良	丛　斌	丛亚丽	包怀恩	包金山	冯卫生	冯学山
冯希平	边旭明	边振甲	匡海学	邢小平	达万明	达庆东
成　军	成翼娟	师英强	吐尔洪·艾买尔		吕时铭	吕爱平
朱　珠	朱万孚	朱立国	朱华栋	朱宗涵	朱建平	朱晓东
朱祥成	乔延江	伍瑞昌	任　华	华　伟	伊河山·伊明	
向　阳	多　杰	邬堂春	庄　辉	庄志雄	刘　平	刘　进
刘　玮	刘　蓬	刘大为	刘小林	刘中民	刘玉清	刘尔翔
刘训红	刘永锋	刘吉开	刘伏友	刘芝华	刘华平	刘华生
刘志刚	刘克良	刘更生	刘迎龙	刘建勋	刘胡波	刘树民
刘昭纯	刘俊涛	刘洪涛	刘献祥	刘嘉瀛	刘德培	闫永平

米玛	许媛	许腊英	那彦群	阮长耿	阮时宝	孙宁
孙光	孙皎	孙锟	孙长颢	孙少宣	孙立忠	孙则禹
孙秀梅	孙建中	孙建方	孙贵范	孙海晨	孙景工	孙颖浩
孙慕义	严世芸	苏川	苏旭	苏荣扎布	杜元灏	杜文东
杜治政	杜惠兰	李龙	李飞	李东	李宁	李刚
李丽	李波	李勇	李桦	李鲁	李磊	李燕
李冀	李大魁	李云庆	李太生	李日庆	李玉珍	李世荣
李立明	李永哲	李志平	李连达	李灿东	李君文	李劲松
李其忠	李若瑜	李松林	李泽坚	李宝馨	李建勇	李映兰
李莹辉	李继承	李森恺	李曙光	杨凯	杨恬	杨健
杨化新	杨文英	杨世民	杨世林	杨伟文	杨克敌	杨国山
杨宝峰	杨炳友	杨晓明	杨跃进	杨腊虎	杨瑞馥	杨慧霞
励建安	连建伟	肖波	肖南	肖永庆	肖海峰	肖培根
肖鲁伟	吴东	吴江	吴明	吴信	吴令英	吴立玲
吴欣娟	吴勉华	吴爱勤	吴群红	吴德沛	邱建华	邱贵兴
邱海波	邱蔚六	何维	何勤	何方方	何绍衡	何春涤
何裕民	余争平	余新忠	狄文	冷希圣	汪海	汪受传
沈岩	沈岳	沈敏	沈铿	沈卫峰	沈心亮	沈华浩
沈俊良	宋国维	张泓	张学	张亮	张强	张霆
张澍	张大庆	张为远	张世民	张志愿	张丽霞	张伯礼
张宏誉	张劲松	张奉春	张宝仁	张宇鹏	张建中	张建宁
张承芬	张琴明	张富强	张新庆	张潍平	张德芹	张燕生
陆华	陆付耳	陆伟跃	陆静波	阿不都热依木·卡地尔		陈文
陈杰	陈实	陈洪	陈琪	陈楠	陈薇	陈士林
陈大为	陈文祥	陈代杰	陈红风	陈尧忠	陈志南	陈志强
陈规化	陈国良	陈佩仪	陈家旭	陈智轩	陈锦秀	陈誉华
邵蓉	邵荣光	武志昂	其仁旺其格	范明	范炳华	林三仁
林久祥	林子强	林江涛	林曙光	杭太俊	欧阳靖宇	尚红
果德安	明根巴雅尔	易定华	易著文	罗力	罗毅	罗小平
罗长坤	罗永昌	罗颂平	帕尔哈提·克力木			
帕塔尔·买合木提·吐尔根			图门巴雅尔	岳建民	金玉	金奇
金少鸿	金伯泉	金季玲	金征宇	金银龙	金惠铭	郁琦
周兵	周林	周永学	周光炎	周灿全	周良辅	周纯武
周学东	周宗灿	周定标	周宜开	周建平	周建新	周荣斌
周福成	郑一宁	郑家伟	郑志忠	郑金福	郑法雷	郑建全
郑洪新	郎景和	房敏	孟群	孟庆跃	孟静岩	赵平

赵 群	赵子琴	赵中振	赵文海	赵玉沛	赵正言	赵永强
赵志河	赵彤言	赵明杰	赵明辉	赵耐青	赵继宗	赵铱民
郝 模	郝小江	郝传明	郝晓柯	胡 志	胡大一	胡文东
胡向军	胡国华	胡昌勤	胡晓峰	胡盛寿	胡德瑜	柯 杨
查 干	柏树令	柳长华	钟翠平	钟赣生	香多·李先加	
段 涛	段金廒	段俊国	侯一平	侯金林	侯春林	俞光岩
俞梦孙	俞景茂	饶克勤	姜小鹰	姜玉新	姜廷良	姜国华
姜柏生	姜德友	洪 两	洪 震	洪秀华	洪建国	祝庆余
祝蕙晨	姚永杰	姚祝军	秦 川	袁文俊	袁永贵	都晓伟
晋红中	粟占国	贾 波	贾建平	贾继东	夏照帆	夏慧敏
柴光军	柴家科	钱传云	钱忠直	钱家鸣	钱焕文	倪 鑫
倪 健	徐 军	徐 晨	徐永健	徐志云	徐志凯	徐克前
徐金华	徐建国	徐勇勇	徐桂华	凌文华	高 妍	高 晞
高志贤	高志强	高学敏	高金明	高健生	高树中	高思华
高润霖	郭 岩	郭小朝	郭长江	郭巧生	郭宝林	郭海英
唐 强	唐朝枢	唐德才	诸欣平	谈 勇	谈献和	陶·苏和
陶广正	陶永华	陶芳标	陶建生	黄 峻	黄 烽	黄人健
黄叶莉	黄宇光	黄国宁	黄国英	黄跃生	黄璐琦	萧树东
梅长林	曹 佳	曹广文	曹务春	曹建平	曹洪欣	曹济民
曹雪涛	曹德英	龚千锋	龚守良	龚非力	袭著革	常耀明
崔 蒙	崔丽英	庾石山	康 健	康廷国	康宏向	章友康
章锦才	章静波	梁显泉	梁铭会	梁繁荣	谌贻璞	屠鹏飞
隆 云	绳 宇	巢永烈	彭 成	彭 勇	彭明婷	彭晓忠
彭瑞云	彭毅志	斯拉甫·艾白		葛 坚	葛立宏	董方田
蒋力生	蒋建东	蒋建利	蒋澄宇	韩晶岩	韩德民	惠延年
粟晓黎	程 伟	程天民	程训佳	童培建	曾 苏	曾小峰
曾正陪	曾学思	曾益新	谢 宁	谢立信	蒲传强	赖西南
赖新生	詹启敏	詹思延	鲍春德	窦科峰	窦德强	赫 捷
蔡 威	裴国献	裴晓方	裴晓华	管柏林	廖品正	谭仁祥
谭先杰	翟所迪	熊大经	熊鸿燕	樊飞跃	樊巧玲	樊代明
樊立华	樊明文	黎源倩	颜 虹	潘国宗	潘柏申	潘桂娟
薛社普	薛博瑜	魏光辉	魏丽惠	藤光生		

《中华医学百科全书》学术委员会

主任委员　巴德年

副主任委员（以姓氏笔画为序）

汤钊猷　　吴孟超　　陈可冀　　贺福初

学术委员（以姓氏笔画为序）

丁鸿才	于是凤	于润江	于德泉	马　遂	王　宪	王大章
王文吉	王之虹	王正敏	王声湧	王近中	王邦康	王晓仪
王政国	王海燕	王鸿利	王琳芳	王锋鹏	王满恩	王模堂
王澍寰	王德文	王翰章	乌正赉	毛秉智	尹昭云	巴德年
邓伟吾	石一复	石中瑗	石四箴	石学敏	平其能	卢世璧
卢光琇	史俊南	皮　昕	吕　军	吕传真	朱　预	朱大年
朱元珏	朱家恺	朱晓东	仲剑平	刘　正	刘　耀	刘又宁
刘宝林（口腔）		刘宝林（公共卫生）		刘桂昌	刘敏如	刘景昌
刘新光	刘嘉瀛	刘镇宇	刘德培	江世忠	闫剑群	汤　光
汤钊猷	阮金秀	孙　燕	孙汉董	孙曼霁	纪宝华	严隽陶
苏　志	苏荣扎布	杜乐勋	李亚洁	李传胪	李仲智	李连达
李若新	李济仁	李钟铎	李舜伟	李巍然	杨　莘	杨圣辉
杨宠莹	杨瑞馥	肖文彬	肖承悰	肖培根	吴　坤	吴　蓬
吴乐山	吴永佩	吴在德	吴军正	吴观陵	吴希如	吴孟超
吴咸中	邱蔚六	何大澄	余森海	谷华运	邹学贤	汪　华
汪仕良	张乃峥	张习坦	张月琴	张世臣	张丽霞	张伯礼
张金哲	张学文	张学军	张承绪	张洪君	张致平	张博学
张朝武	张蕴惠	陆士新	陆道培	陈子江	陈文亮	陈世谦
陈可冀	陈立典	陈宁庆	陈尧忠	陈在嘉	陈君石	陈育德
陈治清	陈洪铎	陈家伟	陈家伦	陈寅卿	邵铭熙	范乐明
范茂槐	欧阳惠卿	罗才贵	罗成基	罗启芳	罗爱伦	罗慰慈
季成叶	金义成	金水高	金惠铭	周　俊	周仲瑛	周荣汉
赵云凤	胡永华	钟世镇	钟南山	段富津	侯云德	侯惠民
俞永新	俞梦孙	施侣元	姜世忠	姜庆五	恽榴红	姚天爵
姚新生	贺福初	秦伯益	贾继东	贾福星	顾美仪	顾觉奋
顾景范	夏惠明	徐文严	翁心植	栾文明	郭　定	郭子光
郭天文	唐由之	唐福林	涂永强	黄洁夫	黄璐琦	曹仁发
曹采方	曹谊林	龚幼龙	龚锦涵	盛志勇	康广盛	章魁华

梁文权　　梁德荣　　彭名炜　　董　怡　　温　海　　程元荣　　程书钧

程伯基　　傅民魁　　曾长青　　曾宪英　　裘雪友　　甄永苏　　褚新奇

蔡年生　　廖万清　　樊明文　　黎介寿　　薛　淼　　戴行锷　　戴宝珍

戴尅戎

临床医学

总主编

高润霖　　中国医学科学院阜外医院

本卷编委会

主　编

尚　红　　中国医科大学附属第一医院

副主编（以姓氏笔画为序）

王兰兰　　四川大学华西医院

王建中　　北京大学第一医院

吕时铭　　浙江大学医学院附属妇产科医院

陈文祥　　国家卫生健康委临床检验中心

郝晓柯　　空军军医大学附属第一医院

洪秀华　　上海交通大学医学院附属瑞金医院

徐克前　　中南大学湘雅医学院

彭明婷　　国家卫生健康委临床检验中心

学术委员

王鸿利　　上海交通大学医学院附属瑞金医院

张丽霞　　中国医科大学附属第一医院

学术秘书

郭晓临　　中国医科大学附属第一医院

郭　玮　　复旦大学附属中山医院

关　明　　复旦大学附属华山医院

编　委（以姓氏笔画为序）

马筱玲　　安徽省立医院

王　辉　　北京大学人民医院

王兰兰　　四川大学华西医院

王传新	山东大学第二医院
王昌富	华中科技大学同济医学院附属荆州中心医院
王治国	国家卫生健康委临床检验中心
王学锋	上海交通大学医学院附属瑞金医院
王建中	北京大学第一医院
王鸿利	上海交通大学医学院附属瑞金医院
尹一兵	重庆医科大学检验医学院
吕时铭	浙江大学医学院附属妇产科医院
仲人前	上海长征医院
刘　辉	大连医科大学检验学院
关　明	复旦大学附属华山医院
孙　苈	北京和睦家医院
李　艳	武汉大学人民医院
李　萍	四川大学华西医院
李金明	国家卫生健康委临床检验中心
辛晓敏	哈尔滨医科大学第一临床医学院
沈　茜	海军军医大学附属长海医院
沈立松	上海交通大学医学院附属新华医院
张　正	北京大学人民医院
张　捷	北京大学国际医院
张　曼	北京世纪坛医院
张丽霞	中国医科大学附属第一医院
陈　鸣	陆军军医大学第一附属医院
陈　瑜	浙江大学医学院附属第一医院
陈文祥	国家卫生健康委临床检验中心
武永康	四川大学华西医院
欧启水	福建大学附属第一医院

尚　红　　中国医科大学附属第一医院

罗恩杰　　中国医科大学基础医学院

周　新　　武汉大学中南医院

郝晓柯　　空军军医大学附属第一医院

胡丽华　　华中科技大学同济医学院附属协和医院

姜拥军　　中国医科大学附属第一医院

洪秀华　　上海交通大学医学院附属瑞金医院

耿文清　　中国医科大学附属第一医院

顾鸣敏　　上海交通大学基础医学院

倪语星　　上海交通大学医学院附属瑞金医院

徐克前　　中南大学湘雅医学院

徐国宾　　北京大学肿瘤医院

郭　玮　　复旦大学附属中山医院

郭晓临　　中国医科大学附属第一医院

涂植光　　重庆医科大学检验医学院

崔　巍　　中国医学科学院肿瘤医院

彭明婷　　国家卫生健康委临床检验中心

童明庆　　南京大学附属第一医院

褚云卓　　中国医科大学附属第一医院

潘柏申　　复旦大学附属中山医院

前　言

《中华医学百科全书》终于和读者朋友们见面了！

古往今来，凡政通人和、国泰民安之时代，国之重器皆为科技、文化领域的鸿篇巨制。唐代《艺文类聚》、宋代《太平御览》、明代《永乐大典》、清代《古今图书集成》等，无不彰显盛世之辉煌。新中国成立后，国家先后组织编纂了《中国大百科全书》第一版、第二版，成为我国科学文化事业繁荣发达的重要标志。医学的发展，从大医学、大卫生、大健康角度，集自然科学、人文社会科学和艺术之大成，是人类社会文明与进步的集中体现。随着经济社会快速发展，医药卫生领域科技日新月异，知识大幅更新。广大读者对医药卫生领域的知识文化需求日益增长，因此，编纂一部医药卫生领域的专业性百科全书，进一步规范医学基本概念，整理医学核心体系，传播精准医学知识，促进医学发展和人类健康的任务迫在眉睫。在党中央、国务院的亲切关怀以及国家各有关部门的大力支持下，《中华医学百科全书》应运而生。

作为当代中华民族“盛世修典”的重要工程之一，《中华医学百科全书》肩负着全面总结国内外医药卫生领域经典理论、先进知识，回顾展现我国卫生事业取得的辉煌成就，弘扬中华文明传统医药璀璨历史文化的使命。《中华医学百科全书》将成为我国科技文化发展水平的重要标志、医药卫生领域知识技术的最高“检阅”、服务千家万户的国家健康数据库和医药卫生各学科领域走向整合的平台。

肩此重任，《中华医学百科全书》的编纂力求做到两个符合：一是符合社会发展趋势。全面贯彻以人为本的科学发展观指导思想，通过普及医学知识，增强人民群众健康意识，提高人民群众健康水平，促进社会主义和谐社会构建；二是符合医学发展趋势。遵循先进的国际医学理念，以“战略前移、重心下移、模式转变、系统整合”的人口与健康科技发展战略为指导。同时，《中华医学百科全书》的编纂力求做到两个体现：一是体现科学思维模式的深刻变革，即学科交叉渗透/知识系统整合；二是体现继承发展与时俱进的精神，准确把握学科现有基础理论、基本知识、基本技能以及经典理论知识与科学思维精髓，深刻领悟学科当前面临的交叉渗透与整合转化，敏锐洞察学科未来的发展趋势与突破方向。

作为未来权威著作的“基准点”和“金标准”，《中华医学百科全书》编纂过程中，制定了严格的主编、编者遴选原则，聘请了一批在学界有相当威望、具有较高学术造诣和较强组织协调能力的专家教授（包括多位两院院士）担任大类主编和学科卷主编，确保全书的科学性与权威性。另外，还借鉴了已有百科全书的编写经验。鉴于《中华医学百科全书》的编纂过程本身带有科学研究性质，还聘请了若干科研院所的科研管理专家作为特约编审，站在科研管理的高度为全书的顺利编纂保驾护航。除了编者、编审队伍外，还制订了详尽的质量保证计划。编纂委员会和工作委员会秉持质量源于设计的理念，共同制订了一系列配套的质量控制规范性文件，建立了一套切实可行、行之有效、效率最优的编纂质量管理方案和各种情况下的处理原则及预案。

《中华医学百科全书》的编纂实行主编负责制，在统一思想下进行系统规划，保证良好的全程质量策划、质量控制、质量保证。在编写过程中，统筹协调学科内各编委、卷内条目以及学科间编委、卷间条目，努力做到科学布局、合理分工、层次分明、逻辑严谨、详略有方。在内容编排上，务求做到"全准精新"。形式"全"：学科"全"，册内条目"全"，全面展现学科面貌；内涵"全"：知识结构"全"，多方位进行条目阐释；联系整合"全"：多角度编制知识网。数据"准"：基于权威文献，引用准确数据，表述权威观点；把握"准"：审慎洞察知识内涵，准确把握取舍详略。内容"精"："一语天然万古新，豪华落尽见真淳。"内容丰富而精炼，文字简洁而规范；逻辑"精"："片言可以明百意，坐驰可以役万里。"严密说理，科学分析。知识"新"：以最新的知识积累体现时代气息；见解"新"：体现出学术水平，具有科学性、启发性和先进性。

《中华医学百科全书》之"中华"二字，意在中华之文明、中华之血脉、中华之视角，而不仅限于中华之地域。在文明交织的国际化浪潮下，中华医学汲取人类文明成果，正不断开拓视野，敞开胸怀，海纳百川般融入，润物无声状拓展。《中华医学百科全书》秉承了这样的胸襟怀抱，广泛吸收国内外华裔专家加入，力求以中华文明为纽带，牵系起所有华人专家的力量，展现出现今时代下中华医学文明之全貌。《中华医学百科全书》作为由中国政府主导，参与编纂学者多、分卷学科设置全、未来受益人口广的国家重点出版工程，得到了联合国教科文等组织的高度关注，对于中华医学的全球共享和人类的健康保健，都具有深远意义。

《中华医学百科全书》分基础医学、临床医学、中医药学、公共卫生学、军事与特种医学和药学六大类，共计144卷。由中国医学科学院/北京协和医学院牵头，联合军事医学科学院、中国中医科学院和中国疾病预防控制中心，带动全国知名院校、科研单位和医院，有多位院士和海内外数千位优秀专家参加。国内知名的医学和百科编审汇集中国协和医科大学出版社，并培养了一批热爱百科事业的中青年编辑。

回览编纂历程，犹然历历在目。几年来，《中华医学百科全书》编纂团队呕心沥血，孜孜矻矻。组织协调坚定有力，条目撰写字斟句酌，学术审查一丝不苟，手书长卷撼人心魂……在此，谨向全国医学各学科、各领域、各部门的专家、学者的积极参与以及国家各有关部门、医药卫生领域相关单位的大力支持致以崇高的敬意和衷心的感谢！

《中华医学百科全书》的编纂是一项泽被后世的创举，其牵涉医学科学众多学科及学科间交叉，有着一定的复杂性；需要体现在当前医学整合转型的新形式，有着相当的创新性；作为一项国家出版工程，有着毋庸置疑的严肃性。《中华医学百科全书》开创性和挑战性都非常强。由于编纂工作浩繁，难免存在差错与疏漏，敬请广大读者给予批评指正，以便在今后的编纂工作中不断改进和完善。

刘德培

凡　例

一、《中华医学百科全书》（以下简称《全书》）按基础医学类、临床医学类、中医药学类、公共卫生类、军事与特种医学类、药学类的不同学科分卷出版。一学科辑成一卷或数卷。

二、《全书》基本结构单元为条目，主要供读者查检，亦可系统阅读。条目标题有些是一个词，例如"铁染色"；有些是词组，例如"尿比重检测"。

三、由于学科内容有交叉，会在不同卷设有少量同名条目。例如《病理生理学》《心血管病学》都设有"高血压"条目。其释文会根据不同学科的视角不同各有侧重。

四、条目标题上方加注汉语拼音，条目标题后附相应的外文。例如：

bìngdú gǎnrǎnbìng shíyàn zhěnduàn
病毒感染病实验诊断（laboratory diagnosis of viral infectious disease）

五、本卷条目按学科知识体系顺序排列。为便于读者了解学科概貌，卷首条目分类目录中条目标题按阶梯式排列，例如：

变态反应实验诊断 …………………………………………………………

　变应原检测 …………………………………………………………………

　Ⅰ型变态反应实验诊断 ……………………………………………………

　　支气管哮喘实验诊断 ……………………………………………………

六、各学科都有一篇介绍本学科的概观性条目，一般作为本学科卷的首条。介绍学科大类的概观性条目，列在本大类中基础性学科卷的学科概观性条目之前。

七、条目之中设立参见系统，体现相关条目内容的联系。一个条目的内容涉及其他条目，需要其他条目的释文作为补充的，设为"参见"。所参见的本卷条目的标题在本条目释文中出现的，用蓝色楷体字印刷；所参见的本卷条目的标题未在本条目释文中出现的，在括号内用蓝色楷体字印刷该标题，另加"见"字；参见其他卷条目的，注明参见条所属学科卷名，如"参见□□□卷"或"参见□□□卷□□□□"。

八、《全书》医学名词以全国科学技术名词审定委员会审定公布的为标准。同一概念或疾病在不同学科有不同命名的，以主科所定名词为准。字数较多，释文中拟用简称的名词，每个条目中第一次出现时使用全称，并括注简称，例如：甲型病毒性肝炎（简称甲肝）。个别众所周知的名词直接使用简称、缩写，例如：B超。药物名称参照《中华人民共和国药典》2015 年版和《国家基本药物目录》2018 年版。

九、《全书》量和单位的使用以国家标准 GB 3100～3102—1993《量和单位》为准。援引古籍或外文时维持原有单位不变。必要时括注与法定计量单位的换算。

十、《全书》数字用法以国家标准 GB/T 15835—2011《出版物上数字用法》为准。

十一、正文之后设有内容索引和条目标题索引。内容索引供读者按照汉语拼音字母顺序查检条目和条目之中隐含的知识主题。条目标题索引分为条目标题汉字笔画索引和条目外文标题索引，条目标题汉字笔画索引供读者按照汉字笔画顺序查检条目，条目外文标题索引供读者按照外文字母顺序查检条目。

十二、部分学科卷根据需要设有附录，列载本学科有关的重要文献资料。

缩 略 语 表

缩略语	英文全称	中文
2h-PG	2 hour-plasma glucose	2 小时血浆葡萄糖
A/G	albumin/globulin	白蛋白/球蛋白比值
AA	aplastic anemia	再生障碍性贫血
ABCA1	ATP binding cassette transporter A1	三磷酸腺苷结合转运子 A1
ACA	anti-cardiolipin antibody	抗心磷脂抗体
ACA	anti-centromere antibody	抗着丝点抗体
aCGH	array-based comparative genomic hybridization	比较基因组杂交的微阵列
ACS	acute coronary syndrome	急性冠脉综合征
ACTH	adrenocorticotropic hormone	促肾上腺皮质激素
ADA	adenovirus	腺病毒
ADA	adenosine deaminase	腺苷脱氨酶
ADA	American Diabetes Association	美国糖尿病学会
ADCC	antibody-dependent cell-mediated cytotoxicity	抗体依赖细胞介导的细胞毒作用
ADH	anti-diuretic hormone	抗利尿激素
AFP	α-fetoprotein	甲胎蛋白
AGN	acute glomerulonephritis	急性肾小球肾炎
AGT	anti-globulin test	抗球蛋白试验
AHA	American Heart Association	美国心脏协会
AHA	anti-histone antibody	抗组蛋白抗体
AHF	acute heart failure	急性心力衰竭
AID	autoimmune disease	自身免疫病
AIDS	acquired immunodeficiency syndrome	获得性免疫缺陷综合征
AIH	autoimmune hepatitis	自身免疫性肝炎
AIHA	autoimmune hemolytic anemia	自身免疫性溶血性贫血
AITP	autoimmune thrombocytopenia	自身免疫性血小板减少症
AKA	anti-keratin antibody	抗角蛋白抗体
ALB	albumin	白蛋白
ALK	anaplastic lymphoma kinase	间变性淋巴瘤激酶
ALL	acute lymphocytic leukemia	急性淋巴细胞白血病
ALP	alkaline phosphatase	碱性磷酸酶
ALT	alanine aminotransferase	丙氨酸转氨酶
AMA	anti-mitochondrial antibody	抗线粒体抗体
AMC	arthrogryposis multiplex congenita	先天性多发性关节挛缩症
AMI	acute myocardial infarction	急性心肌梗死

缩略语	英文全称	中文
AML	acute myeloid leukemia	急性髓系白血病
AMY	amylase	淀粉酶
ANA	anti-nuclear antibody	抗核抗体
ANC	absolute neutrophil count	中性粒细胞绝对值
ANCA	anti-neutrophil cytoplasmic antibody	抗中心粒细胞胞质抗体
anti-SLA	anti-soluble liver antigen antibody	抗可溶性肝抗原抗体
anti-SMA	anti-smooth muscle antibody	抗平滑肌抗体
AnuA	anti-nucleosome antibody	抗核小体抗体
AP	acute pancreatitis	急性胰腺炎
AP	accelerated phase	加速期
APA	anti-phospholipid antibody	抗磷脂抗体
APC	activated protein C	活化蛋白 C
APC-R	activated protein C resistance	活化蛋白 C 抵抗
APF	anti-perinuclear factor	抗核周因子
Apo B	apolipoprotein B	载脂蛋白 B
Apo E	apolipoprotein E	载脂蛋白 E
APS	anti-phospholipid syndrome	抗磷脂综合征
APTT	activated partial thromboplastin time	活化部分凝血活酶时间
ARF	acute renal failure	急性肾衰竭
ARMS	amplification refractory mutation system	突变扩增系统
ARVC	arrhy-thmogenic right ventricular cardiomyopathy	致心律失常型右心室心肌病
ASO	allele specific oligonucleotide	等位基因特异性寡核苷酸杂交法
ASPE	allele specific primer extension	等位基因特异性延伸
AST	aspartate aminotransferase	天冬氨酸转氨酶
AT	antithrombin	抗凝血酶
ATL	adult T cell leukemia	成人 T 细胞白血病
ATR	transfusion reaction	输血不良反应
AUL	acute undifferentiated leukemia	急性未分化型白血病
BHI	brain heart infusion	脑心浸液
BL	Burkitt lymphoma	伯基特淋巴瘤
BMD	Becker muscular dystrophy	贝克肌营养不良
BMI	body mass index	体重指数
BNP	B-type natriuretic peptide	B 型钠尿肽
BoBs	bacterial artificial chromosome on beads	细菌人工染色体标记-磁珠鉴别/分离
BP	blastic phase	急变期

缩略语	英文全称	中文
BPI	bactericidal/permeability increasing protein	杀菌性/通透性增强蛋白
B-PLL	B-cell prolymphocytic leukemia	B-幼淋巴细胞白血病
BSS	giant platelet syndrome	巨血小板综合征
BT	bleeding time	出血时间
BUN	blood urea nitrogen	血尿素氮
CAE	naphthol AS-D chloroacetate esterase	萘酚 AS-D 氯乙酸酯酶
cANCA	cytoplasm anti-neutrophil cytoplasmic antibody	胞质型抗中性粒细胞胞质抗体
CAP	community acquired pneumonia	社区获得性肺炎
CAP	College of American Pathologists	美国病理学家协会
CAS	cold agglutinin syndrome	冷凝集素综合征
CB	conjuncted bilirubin	结合胆红素
CBG	cortisol binding globulin	皮质醇结合球蛋白
CCP	cyclic citrullinated peptide	环瓜氨酸肽
Ccr	endogenous creatinine clearance rate	内生肌酐清除率
CD	cluster of differentiation	分化抗原
CDC	Centers for Disease Control and Prevention	美国疾病控制与预防中心
CEA	carcinoembryonic antigen	癌胚抗原
CETP	cholesterol ester transfer protein	胆固醇酯转移蛋白
CG	cathepsin G	组织蛋白酶 G
CGD	chronic granulomatous disease	慢性肉芽肿病
CGH	comparative genomic hybridization	比较基因组杂交技术
CGMS	continuous glucose monitoring system	动态血糖监测系统
CHF	chronic heart failure	慢性心力衰竭
CHL	classical Hodgkin lymphoma	经典型霍奇金淋巴瘤
CIC	circulating immune complex	循环免疫复合物
CK	creatine kinase	肌酸激酶
CK-MB	creatine kinase MB	肌酸激酶同工酶 MB
CLABSI	central line-associated bloodstream infection	中央导管相关血流感染
CLF	cross-linked fibrin	交联纤维蛋白
CLIA	chemiluminescence immunoassay	化学发光免疫分析
CLL	chronic lymphocytic leukemia	慢性淋巴细胞白血病
CLL/SLL	chronic lymphocytic leukemia/small lymphocytic lymphoma	慢性淋巴细胞白血病/小淋巴细胞淋巴瘤
CLSI	Clinical and Laboratory Standards Institute	美国临床和实验室标准协会
CM	chylomicron	乳糜微粒

缩略语	英文全称	中文
CMA	chromosomal microarray analysis	染色体芯片技术
CML	chronic myeloid leukemia	慢性髓系白血病
CNVs	copy number variations	拷贝数变异
CP	chronic pancreatitis	慢性胰腺炎
CP	chronic phase	慢性期
CPE	cytopathic effect	细胞病变效应
Cr	creatinine	肌酐
CRAB	carbapenem resistant *Acinetobacter baumannii*	碳青霉烯类耐药鲍曼不动杆菌
CRBSI	catheter-related blood stream infection	导管相关性血流感染
CRE	carbapenem resistant *Enterobacteriaceae*	碳青霉烯类耐药肠杆菌科细菌
CRF	chronic renal failure	慢性肾衰竭
CRH	corticotropin releasing hormone	促肾上腺皮质激素释放激素
CRP	C-reactive protein	C 反应蛋白
CRPA	carbapenem resistant *Pseudomonas aeruginosa*	碳青霉烯类耐药铜绿假单胞菌
CT	clotting time	凝血时间
CT	calcitonin	降钙素
CTC	circulating tumor cell	循环肿瘤细胞
CTL	cytoxic T lymphocyte	细胞毒性 T 细胞
cTn	cardiac troponin	心肌肌钙蛋白
Cys-C	cystatin C	胱抑素 C
DAT	direct anti-globulin test	直接抗球蛋白试验
DCCT	diabete control and complication trial	糖尿病控制与并发症试验
DCM	dilated cardiomyopathy	扩张型心肌病
DD	D-dimer	D-二聚体
DGGE	denaturing gradient gel electrophoresis	变性梯度凝胶电泳法
DHPLC	denaturing high performance liquid chromatography	变性高效液相色谱法
DIC	disseminated intravascular coagulation	弥散性血管内凝血
DKA	diabetic ketoacidosis	糖尿病酮症酸中毒
DLBCL	diffuse large B-cell lymphoma	弥漫性大 B 细胞淋巴瘤
DM	dermatomyositis	皮肌炎
DM	diabetes mellitus	糖尿病
DMD	Duchenne muscular dystrophy	迪谢内肌营养不良
DNA	deoxyribonucleic acid	脱氧核糖核酸
DNMT	DNA methyltransferase	DNA 甲基转移酶
DOP-PCR	degenerate oligonucleotide primed polymerase chain reaction	退变寡核苷酸引物聚合酶链反应

缩略语	英文全称	中文
dsDNA	double strand DNA	双链 DNA
DVT	deep venous thrombosis	深静脉血栓形成
EA	early antigen	早期抗原
EAggEC	Enteroaggregative *Escherichia coli*	肠集聚性大肠埃希菌
EBV	EB virus	EB 病毒
EV	Echo virus	埃可病毒
eCIM	EDTA-modified carbapenem inactivation method	EDTA 改良碳青霉烯类失活试验
ECLIA	electro-chemiluminescence immunoassay	电化学发光免疫分析
EGFR	epidermal growth factor receptor	表皮生长因子受体
EHEC	enterohemorrhagic *Escherichia coli*	肠出血性大肠埃希菌
EIEC	enteroinvasive *Escherichia coli*	肠侵袭性大肠埃希菌
EL	erythroid leukemia	红白血病
ELFA	enzyme-linked fluorescence immunoassay	酶联免疫荧光试验
ELISA	enzyme-linked immunoadsordent assay	酶联免疫吸附试验
ENA	extractable nuclear antigen	可提取性核抗原
EP	erythrocyte protoporphyrin	红细胞原卟啉
EPEC	enteropathogenic *Escherichia coli*	肠致病性大肠埃希菌
ESBLs	extended spectrum β-lactamase	超广谱 β-内酰胺酶
ESR	erythrocyte sedimentation rate	红细胞沉降率
ET	essential thrombocythemia	原发性血小板增多症
ETEC	enterotoxigenic *Escherichia coli*	肠产毒素性大肠埃希菌
ETP	early T-cell precursor	早期 T 细胞前体
ETP-ALL	early T-cell precursor acute lymphoblastic leukemia	早期 T 细胞前体急性淋巴细胞白血病
Fb	fibrin	纤维蛋白
FCM	flow cytometry	流式细胞术
FDP	fibrin/fibrinogen degradation product	纤维蛋白（原）降解产物
FEIA	fluorescence enzyme immunoassay	荧光酶免疫分析法
FEP	free erythrocyte protoporphyrin	红细胞游离原卟啉
Fg	fibrinogen	纤维蛋白原
FIA	fluorescence immunoassay	荧光免疫分析
FIC	fractional inhibitory concentration	部分抑菌浓度
FICI	fractional inhibitory concentration index	部分抑菌浓度指数
FISH	fluorescence in situ hybridization	荧光原位杂交
FITC	fluorescein isothiocyanate	异硫氰酸荧光素
FM	fibrin monomer	纤维蛋白单体

缩略语	英文全称	中文
FP	fibrin polymer	纤维蛋白多聚体
FPA	fibrinopeptide A	纤维蛋白肽 A
FPB	fibrinopeptide B	纤维蛋白肽 B
FPG	fasting plasma glucose	空腹血浆葡萄糖
FPS	free protein S	游离蛋白 S
FRET	fluorescence resonance energy transfer	荧光共振能量转移
FSH	follicle-stimulating hormone	卵泡刺激素
GC-MS	gas chromatography-mass spectrometry	气相色谱质谱技术
GD	toxic diffuse goiter	毒性弥漫性甲状腺肿
GDM	gestational diabetes mellitus	妊娠糖尿病
GFR	glomerular filtration rate	肾小球滤过率
GH	growth hormone	生长激素
GHb	glycosylated hemoglobin	糖化血红蛋白
GHRH	growth hormone releasing hormone	生长激素释放激素
GLB	globulin	球蛋白
GLDH	glutamate dehydrogenase	谷氨酸脱氢酶
GM	galactomannan	半乳甘露聚糖
GnRH	gonadotropin-releasing hormone	促性腺激素释放激素
GP	glycoprotein	糖蛋白
GPA	granulomatosis with polyangiitis	肉芽肿性多血管炎
GPI	glycosyl-phosphatidyl inositol	糖基磷脂酰肌醇
GT	thrombocytasthenia	血小板无力症
GWAS	Genome-Wide Association Study	全基因组关联研究
HA	viral hepatitis type A	甲型病毒性肝炎
HA	hemolytic anemia	溶血性贫血
HAP	hospital acquired pneumonia	医院获得性肺炎
HAV	hepatitis A virus	甲型肝炎病毒
Hb	hemoglobin	血红蛋白
HB	viral hepatitis type B	乙型病毒性肝炎
HBcAg	hepatitis B core antigen	乙肝核心抗原
HBeAg	hepatitis B e antigen	乙肝 e 抗原
HBsAg	hepatitis B surface antigen	乙肝表面抗原
HBV	hepatitis B virus	乙型肝炎病毒
HC	viral hepatitis type C	丙型病毒性肝炎
HCD	heavy chain disease	重链病

缩略语	英文全称	中文
HCG	human chorionic gonadotropin	人绒毛膜促性腺激素
HCM	hypertrophic cardiomyopathy	肥厚型心肌病
Hct	hematocrit	血细胞比容
HCV	hepatitis C virus	丙型肝炎病毒
Hcy	homocysteine	同型半胱氨酸
HD	viral hepatitis type D	丁型病毒性肝炎
HDA	heteroduplex analysis	异源双链分析
HDFN	hemolytic disease of the fetus and newborn	胎儿新生儿溶血病
HDL	high density lipoprotein	高密度脂蛋白
HDL-C	high density lipoprotein cholesterol	高密度脂蛋白胆固醇
HDV	hepatitis D virus	丁型肝炎病毒
HE	viral hepatitis type E	戊型病毒性肝炎
HEV	hepatitis E virus	戊型肝炎病毒
HF	heart failure	心力衰竭
HFR	high fluorescent reticulocyte	高荧光强度网织红细胞
HGMD	human gene mutation database	人类基因突变数据库
HIV	human immunodeficiency virus	人类免疫缺陷病毒
HLA	human leukocyte antigen	人类白细胞抗原
HLAR	high level aminoglycoside resistant *Enterococcus*	高水平氨基糖苷类耐药肠球菌
HLC	hairy cell leukemia	毛细胞白血病
HLE	human leukocyte elastase	人类白细胞弹性蛋白酶
HNPCC	hereditary nonpolyposis colorectal cancer	遗传性非息肉病性结直肠癌
HPA	human platelet antigen	人类血小板抗原
hPIV	human parainfluenza virus	人副流感病毒
HPLC	high performance liquid chromatography	高效液相色谱法
HPS	hemophagocytic syndrome	噬血细胞综合征
HPV	human papilloma virus	人乳头状瘤病毒
HRM	high resolution melting	高分辨率溶解曲线分析
HS	hereditary spherocytosis	遗传性球形红细胞增多症
hs-CRP	high-sensitivity C-reactive protein	超敏 C 反应蛋白
hs-cTn	high-sensitivity cardiac troponin	超敏心肌肌钙蛋白
HSV	herpes simplex virus	单纯疱疹病毒
IAS	International Atherosclerosis Society	国际动脉粥样硬化学会
IASO	International Association for the Study of Obesity	国际肥胖研究学会
IAT	indirect antiglobulin test	间接抗球蛋白试验

缩略语	英文全称	中文
IC	immune complex	免疫复合物
ICSH	International Council for Standardization in Hematology	国际血液学标准化委员会
IDA	iron deficiency anemia	缺铁性贫血
IDD	immunodeficiency disease	免疫缺陷病
IDF	International Diabetes Federation	国际糖尿病联盟
IDL	intermediate density lipoprotein	中间密度脂蛋白
IFA	immunofluorescence assay	免疫荧光测定
IFCC	International Federation of Clinical Chemistry and Laboratory Medicine	国际临床化学与检验医学联合会
IFG	impaired fasting glucose	空腹血糖受损
IFN	interferon	干扰素
IFN-γ	interferon-γ	γ 干扰素
Ig	immunoglobulin	免疫球蛋白
IgA	immunoglobulin A	免疫球蛋白 A
IgD	immunoglobulin D	免疫球蛋白 D
IgE	immunoglobulin E	免疫球蛋白 E
IgG	immunoglobulin G	免疫球蛋白 G
IgM	immunoglobulin M	免疫球蛋白 M
IGR	impaired glucose regulation	糖调节受损
IGT	impaired glucose tolerance	糖耐量减低
IHA	Indirect hemagglutination test	间接血凝试验
IHC	immunohistochemistry	免疫组织化学
IIF	indirect immunofluorescence	间接免疫荧光法
IL	interleukin	白介素
IM	infectious mononucleosis	传染性单核细胞增多症
IMF	idiopathic myelofibrosis	特发性骨髓纤维化
INR	international normalized ratio	国际标准化比值
IPSS	international prognostic scoring system	国际预后评分系统
ISE	ion-selective electrodes	离子选择性电极法
ISTH	International Society on Thrombosis and Hemostasis	国际血栓与止血学会
ITP	immunothrombocytopenia	免疫性血小板减少症
IVA	influenza virus A	甲型流感病毒
IVB	influenza virus B	乙型流感病毒
LA	lupus anticoagulant	狼疮抗凝物
LAD	leucocyte adherence deficiency	白细胞黏附缺陷

缩略语	英文全称	中文
LAR	ligase amplification reaction	连接酶扩增反应
LAT	latex agglutination test	乳胶凝集试验
LBL	lymphoblastic lymphoma	淋巴母细胞淋巴瘤
LC-Ⅰ	liver cytosol antigen type Ⅰ	肝细胞溶胶Ⅰ型抗原
LCAT	lecithin-cholesterol acyltransferase	卵磷脂胆固醇酰基转移酶
LCD	light chain disease	轻链病
LC-MS/MS	liquid chromatography-tandem mass spectrometry	液相色谱串联质谱技术
LCR	ligase chain reaction	连接酶链反应
LDA	leukocyte differentiation antigen	白细胞分化抗原
LDH	lactate dehydrogenase	乳酸脱氢酶
LDL	low density lipoprotein	低密度脂蛋白
LDL-C	low density lipoprotein cholesterol	低密度脂蛋白胆固醇
LD-PCR	long distance polymerase chain reaction	长距离聚合酶链反应
LF	lactoferrin	乳铁蛋白
LFR	low fluorescent reticulocyte	低荧光强度网织红细胞
LGL	large granular lymphocyte	大颗粒淋巴细胞
LGS	Langer-Giedion syndrome	朗格尔-吉迪翁综合征
LH	luteinizing hormone	黄体生成素
LHON	Leber hereditary optic neuropathy	莱伯遗传性视神经病
LKM	liver-kidney microsome	肝肾微粒体
Lp(a)	lipoprotein a	脂蛋白（a）
LPL	lipoprotein lipase	脂蛋白脂肪酶
LPS	lipase	脂肪酶
LPTIA	latex particle turbidimetric immunoassay	乳胶颗粒浊度免疫分析
LR	leukemoid reaction	类白血病反应
L-RCA	ligation-rolling circle amplification	连接滚环扩增
LSD	lipoid storge disease	类脂质沉积病
LYS/LZM	lysozyme	溶菌酶
MA	megaloblastic anemia	巨幼细胞贫血
MA	microalbuminuria	微量白蛋白尿
MA	metabolic acidosis	代谢性酸中毒
MACE	modified antigen capture ELISA	改良的抗原捕获酶联免疫吸附试验
MAl	metabolic alkalosis	代谢性碱中毒
MAIPA	monoclonal antibody immobilization of platelet antigen assay	单克隆抗体血小板抗原固定试验
MALDI	matrix-assisted laser desorption ionization ion source	基质辅助激光解吸电离离子源

缩略语	英文全称	中文
MALDI-TOF-MS	matrix-assisted laser desorption ionization time of flight mass spectrometry	基质辅助激光解吸电离飞行时间质谱鉴定技术
MAO	monoamine oxidase	单胺氧化酶
Mb	myoglobin	肌红蛋白
MBC	minimal bactericidal concentration	最小杀菌浓度
McAb	monoclonal antibody	单克隆抗体
MCH	mean corpuscular hemoglobin	平均红细胞血红蛋白量
MCHC	mean corpuscular hemoglobin concentration	平均红细胞血红蛋白浓度
mCIM	modified carbapenem inactivation method	改良碳青霉烯类灭活试验
MCTD	mixed connective tissue disease	混合性结缔组织病
MCV	mean corpuscular volume	平均红细胞体积
MDR-TB	multidrug-resistant tuberculosis	多重耐药结核
MDS	myelodysplastic syndrome	骨髓增生异常综合征
MDS	Miller-Dieker syndrome	米勒-迪克尔综合征
MDS-RS	myelodysplastic syndrome with ring sideroblasts	骨髓增生异常综合征伴环形铁粒幼细胞
MDS-SLD	myelodysplastic syndrome with single lineage dysplasia	骨髓增生异常综合征伴单系发育异常
MELAS	mitochondrial encephalomyopathy with lactic acidosis and stroke-like episode	线粒体脑肌病伴高乳酸血症和卒中样发作
MEN	multiple endocrine neoplasia	多发性内分泌瘤
MERRF	myoclonus epilepsy associated with ragged-red fiber	肌阵挛癫痫伴破碎红纤维
MET	minimal effective target	最小有效靶值
MFC	multiparameter flow cytometry	多参数流式细胞术
MFR	middle fluorescent reticulocyte	中荧光强度网织红细胞
MGUS	monoclonal gammopathy of undetermined significance	意义未明的单克隆丙种球蛋白症
MHC	major histocompatibility complex	主要组织相容性复合体
MIC	minimum inhibitory concentration	最小抑菌浓度
MIF	membrane-based immunofiltration assay	膜免疫渗透试验
MLPA	multiplex ligation-dependent probe amplification	多重连接探针扩增技术
MM	multiple myeloma	多发性骨髓瘤
MMCA	multicolor melting curve analysis	多色探针溶解曲线法
MODS	multiple organ dysfunction syndrome	多器官功能障碍综合征
MPAL	mixed phenotype acute leukemia	混合表型急性白血病
MPC	mutant prevention concentration	防突变浓度
MPD	myeloproliferative disease	骨髓增殖性疾病
MPN	myeloproliferative neoplasm	骨髓增殖性肿瘤

缩略语	英文全称	中文
MPO	myeloperoxidase	髓过氧化物酶
MRD	minimal residual disease	微小残留病
MRI	magnetic resonance imaging	磁共振成像
MRSA	methicillin resistant *Staphylococcus aureus*	耐甲氧西林金黄色葡萄球菌
MS	metabolic syndrome	代谢综合征
MSI	microsatellite instability	微卫星不稳定
MSW	mutant selection window	突变选择窗
NADH	reduced nicotinamide adenine dinucleotide	还原型辅酶Ⅰ
NADPH	reduced nicotinamide adenine dinucleotide phosphate	还原型辅酶Ⅱ
NAP	neutrophilic alkaline phosphatase	中性粒细胞碱性磷酸酶
NASBA	nucleic acid sequence-based amplification	核酸序列依赖扩增
NC	nitrocellulose	硝酸纤维素
NCBI	National Center for Biotechnology Information	国立生物技术信息中心
NCCLS	National Committee for Clinical Laboratory Standards	临床实验室标准化委员会
NEC	non erythroid cell	非红系细胞
NGS	next generation sequencing	下一代测序
NGSP	National Glycohemoglobin Standardization Program	国家糖化血红蛋白标准化计划
NHDC	nonketogenic hyperosmolar diabetic coma	非酮症高渗性糖尿病昏迷
NHLBI	National Heart Lung and Blood Institute	国家心肺血液研究所
NLPHL	nodular lymphocyte-predominant Hodgkin lymphoma	结节性淋巴细胞为主型霍奇金淋巴瘤
NOR	nucleolar organizer regions	核仁形成区
NS	nephrotic syndrome	肾病综合征
NSE	neuron specific enolase	神经元特异性烯醇化酶
NSE	nonspecific esterase	非特异性酯酶
NSHL	nonsyndromic hearing loss	非综合征型耳聋
NSTEMI	non-ST segment elevated myocardial infarction	非ST段抬高型心肌梗死
NTD	neural tube defect	神经管缺陷
NT-proBNP	N-terminal pro-B-type natriuretic peptide	N-末端B型钠尿肽前体
NYE	new Yersinia selective agar	新耶尔森菌选择性琼脂
OC	osteocalcin	骨钙素
OCA	oculocutaneous albinism	眼皮肤白化病
OGTT	oral glucose tolerance test	口服葡萄糖耐量试验
OLA	oligonucleotide ligation assay	寡核苷酸连接分析
PAB	prealbumin	前白蛋白
PAI	plasminogen activator inhibitor	纤溶酶原激活物抑制剂

缩略语	英文全称	中文
PAIg	platelet associated immunoglobulin	血小板相关免疫球蛋白
pANCA	perinuclear anti-neutrophilic cytoplasmic antibody	核周型抗中性粒细胞胞质抗体
PBC	primary biliary cirrhosis	原发性胆汁性肝硬化
PBP	penicillin-binding protein	青霉素结合蛋白
PC	platelet count	血小板计数
PC	protein C	蛋白 C
PCAT	protein C activity-dependent clotting time	蛋白 C 活性依赖凝固时间
PCH	paroxysmal cold hemoglobinuria	阵发性冷性血红蛋白尿症
PCM	plasma cell myeloma	浆细胞骨髓瘤
PCNA	proliferating cell nuclear antigen	增殖细胞核抗原
PCR	polymerase chain reaction	聚合酶链反应
PCR-ARMS	polymerase chain reaction-amplification refractory mutation system	聚合酶链反应突变扩增技术
PCR-ASO	polymerase chain reaction and allele-specific-oligonucleotide hybridization	聚合酶链反应等位基因特异性寡核苷酸杂交法
PCR-DGGE	polymerase chain reaction-denaturing gradient gel electrophoresis	聚合酶链反应变性梯度凝胶电泳
PCR-RFLP	polymerase chain reaction-restriction fragment length polymorphism	聚合酶链反应限制性片段长度多态性分析
PCR-SBT	polymerase chain reaction-sequence-based typing	聚合酶链反应单核苷酸序列分析
PCR-SSCP	polymerase chain reaction-single-strand conformational polymorphism	聚合酶链反应单链构象多态性分析
PCR-SSOP	polymerase chain reaction-sequence specific oligonucleotide probe	聚合酶链反应序列特异性寡核苷酸探针分析
PCR-SSP	polymerase chain reaction-sequence specific primer	聚合酶链反应序列特异性引物
PCT	procalcitonin	降钙素原
PD	pharmacodynamics	药效动力学
PDGFA	platelet derived growth factor A	血小板衍生生长因子 A
PDGFB	platelet derived growth factor B	血小板衍生生长因子 B
PE	pulmonary thromboembolism	肺栓塞
PET	positron emission tomography	正电子发射断层成像
PF	platelet factor	血小板因子
PF	primary fibrinolysis	原发性纤溶亢进
PH	prolyl hydroxylase	脯氨酰羟化酶
PID	primary immunodeficiency disease	原发性免疫缺陷病
PK	pharmacokinetic	药物代谢动力学
PK	pyruvate kinase	丙酮酸激酶
PKU	phenylketonuria	苯丙酮尿症
PLG	plasminogen	纤溶酶原

缩略语	英文全称	中文
PLT	platelet	血小板
PM	polymyositis	多发性肌炎
PMF	primary myelofibrosis	原发性骨髓纤维化
PMP	platelet microparticle	血小板微粒
PNH	paroxysmal nocturnal hemoglobinuria	阵发性睡眠性血红蛋白尿症
PNP	purine nucleoside phosphorylase	嘌呤核苷磷酸化酶
POCT	point of care testing	即时检验
PR3	proteinase 3	蛋白酶 3
PRCA	pure red cell aplasia	纯红细胞再生障碍
PRH	prolactoliberin	催乳素释放素
PRIH	prolactin release inhibiting hormone	催乳素释放抑制素
PRL	prolactin	催乳素
PRSP	penicillin resistant *Streptococcus pneumoniae*	耐青霉素肺炎链球菌
PS	phosphatidylserine	磷脂酰丝氨酸
PS	protein S	蛋白 S
PSA	prostate specific antigen	前列腺特异性抗原
PSC	primary sclerosing cholangitis	原发性硬化性胆管炎
PSGN	poststreptococcal glomerulonephritis	链球菌感染后肾小球肾炎
PT	prothrombin time	凝血酶原时间
PTA	probability of target attainment	实现某达标概率
PTH	parathyroid hormone	甲状旁腺素
PTS	prethrombotic state	血栓前状态
PTT	protein truncation test	蛋白质截短试验
PV	polycythemia vera	真性红细胞增多症
PWD	platelet distribution width	血小板分布宽度
PWS	Prader-Willi syndrome	普拉德-威利综合征
QF-PCR	quantitative fluorescent polymerase chain reaction	荧光定量聚合酶链反应
RA	rheumatoid arthritis	类风湿关节炎
RA	respiratory acidosis	呼吸性酸中毒
RAI	respiratory alkalosis	呼吸性碱中毒
RAPD	randomly amplified polymorphic DNA	随机扩增多态性 DNA 分析
RBC	red blood cell	红细胞
RDW	red blood cell volume distribution width	红细胞体积分布宽度
Ret	reticulocyte	网织红细胞
RF	rheumatoid factor	类风湿因子

缩略语	英文全称	中文
RFLP	restriction fragment length polymorphism	限制性片段长度多态性分析
RIA	radioimmunoassay	放射免疫法
RIBA	recombinant immunoblot assay	重组免疫印迹法
rib-P	anti-ribosomal P-protein	抗核糖体 P 蛋白
RIPA	ristocetin induced platelet aggregation	瑞斯托霉素诱导的血小板聚集试验
RMI	reticulocyte maturity index	网织红细胞成熟指数
RNA	ribonucleic acid	核糖核酸
ROD	renal osteodystrophy	肾性骨营养不良
RPGN	rapidly progressive glomerulonephritis	急进性肾小球肾炎
RPI	reticulocyte production index	网织红细胞生成指数
RPR	rapid plasma regain test	快速血浆反应素试验
RSV	respiratory syncytial virus	呼吸道合胞病毒
RT-PCR	reverse transcription polymerase chain reaction	逆转录-聚合酶链反应
RVVT	Russell viper venom time	拉塞尔蛇毒时间
SBB	sudan black B	苏丹黑 B
SBE	single base extension	单碱基延伸
SBT	serum bactericidal titer	血清杀菌效价
SCID	severe combined immunodeficiency disease	重症联合免疫缺陷病
Scr	serum creatinine	血肌酐
SDA	strand displacement amplification	链置换扩增
SDS-PAGE	sodium dodecylsulfate-polyacrylamide gel electrophoresis	十二烷基硫酸钠－聚丙烯酰胺凝胶电泳
SE	specific esterase	特异性酯酶
SF	serum ferritin	血清铁蛋白
SF	soluable fibrin	可溶性纤维蛋白
SHBG	sex hormone binding globulin	性激素结合球蛋白
SHL	syndromic hearing loss	综合征型耳聋
SI	serum iron	血清铁
SID	secondary immunodeficiency disease	继发性免疫缺陷病
SKY	spectral karyotyping	频谱染色体核型分析
SLE	systemic lupus erythematosus	系统性红斑狼疮
SLL	small lymphocytic lymphoma	小淋巴细胞淋巴瘤
SMA	smooth muscle antibody	平滑肌抗体
SMA	spinal muscular atrophy	脊髓性肌萎缩
SMBG	self-monitoring of blood glucose	血糖自我监控
SMS	Smith-Magenis syndrome	史密斯-马吉利综合征

缩略语	英文全称	中文
SNP	single nucleotide polymorphism	单核苷酸多态性
SNP arrays	single nucleotide polymorphism arrays	单核苷酸多态性的微阵列
SPD	storage pool disease	贮藏池病
SPECT	single photon emission computed tomography	单光子发射计算机断层成像
SS	SjÖgren syndrome	干燥综合征
SSc	systemic scleroderma	系统性硬化病
SSCP	single-strand conformation polymorphism	单链构象多态性分析
ssDNA	single strand DNA	单链 DNA
SSO	sequence specific oligonucleotide	序列特异性寡核苷酸
SSP	sequence specific primer	序列特异性引物
STB	scrum total bilirubin	血清总胆红素
STD	sexually transmitted disease	性传播疾病
STEMI	ST segment elevated myocardial infarction	ST 段抬高型心肌梗死
sTfR	soluable transferrin receptor	可溶性转铁蛋白受体
STR	short tandem repeat	短串联重复序列
TAS	transcript-based amplification system	转录依赖的扩增系统
TAT	thrombin antithrombin complex	凝血酶-抗凝血酶复合物
TBG	htyroid hormone binding globulin	甲状腺素结合球蛋白
TC	total cholesterol	总胆固醇
TCR	T cell receptor	T 细胞受体
Tf	transferrin	转铁蛋白
Tfs	transferrin saturation	转铁蛋白饱和度
TG	triacylglycerol	三酰甘油
TGGE	temperature gradient gel electrophoresis	温度梯度凝胶电泳分析
Th	helper T cell	辅助性 T 细胞
THRLBCL	T cell/histiocyte-rich large B cell lymphoma	富含 T 细胞/组织细胞的大 B 细胞淋巴瘤
TIBC	total iron binding capacity	总铁结合力
T-LGLL	T-cell large granular lymphocytic leukemia	大颗粒 T 淋巴细胞白血病
TMA	transcription mediated amplification	转录介导扩增
Tn	troponin	肌钙蛋白
TnC	troponin C	肌钙蛋白 C
TNF	tumor necrosis factor	肿瘤坏死因子
TNF-α	tumor necrosis factor α	肿瘤坏死因子-α
TnI	troponin I	肌钙蛋白 I

缩略语	英文全称	中文
TnT	troponin T	肌钙蛋白 T
TOF	time of flight mass analyzer	飞行时间质量分析器
TORCH	toxopasma, others, rubella virus, cytomegalovirus and herpes simplex virus	弓形虫、其他病原体、风疹病毒、巨细胞病毒与单纯疱疹病毒
TP	total protein	总蛋白
t-PA	tissue plasminogen activator	组织型纤溶酶原激活物
TPS	total protein S	总蛋白 S
TRAP	tartrate-resistant acid phosphatase	抗酒石酸酸性磷酸酶
TRH	thyrotropin-releasing hormone	促甲状腺激素释放激素
TRUST	toluidine red unheated serum test	甲苯胺红不加热血清试验
TSB	trypticase soy broth	胰酪胨大豆肉汤
TSH	thyroid stimulating hormone	促甲状腺激素
TT	thrombin time	凝血酶时间
TXB_2	thromboxane B_2	血栓素 B_2
UA	uric acid	尿酸
UAE	urinary albumin excretion	尿白蛋白排泄率
UAP	unstable angina pectoris	不稳定型心绞痛
UCB	unconjuncted bilirubin	非结合胆红素
Ucr	urine creatinine	尿肌酐
u-PA	urokinase-type plasminogen activator	尿激酶型纤溶酶原激活物
UPD	uniparental disomy	单亲二倍体
URO	urobilinogen	尿胆原
USR	unheated serum reagm test	不加热血清反应素试验
VASA	vancomycin resistant *Staphylococcus aureus*	耐万古霉素金黄色葡萄球菌
VDRL	venereal disease research laboratory test	性病研究实验室试验
VLDL	very low density lipoprotein	极低密度脂蛋白
VNTR	variable number tandem repeats	可变数串联重复序列
VRE	vancomycin resistant *Enterococcus*	耐万古霉素肠球菌
VTE	venous thromboembolism	静脉血栓栓塞
vWD	von Willebrand disease	血管性血友病
vWF	von Willebrand factor	血管性血友病因子
WB	Western blotting	蛋白质印记法
WBC	white blood cell	白细胞
WES	whole exome sequencing	全外显子组测序
WGA	whole genome amplification	全基因组扩增技术

缩略语	英文全称	中文
WGS	whole genome sequencing	全基因组测序
WHF	World Heart Federation	世界心脏联盟
WHS	Wolf-Hirschhorn Syndrome	沃-赫综合征
WS	Williams syndrome	威廉斯综合征
XLA	X-linked agammaglobulinemia	X 连锁无丙种球蛋白血症
ZPP	zinc protoporphyrin	锌原卟啉
α-NAE	α-naphthol acetate esterase	α-乙酸萘酚酯酶
α-NBE	α-naphthol butyrate esterase	α-丁酸萘酚酯酶
$α_1$-MG	$α_1$-microglobulin	$α_1$ 微球蛋白
$α_2$-AP	$α_2$-antiplasmin	$α_2$ 抗纤溶酶
β- TG	β- thromboglobulin	β-血小板球蛋白
$β_2$-MG	$β_2$-microglobulin	$β_2$ 微球蛋白
γ-GT	γ-glutamyltransferase	γ-谷氨酰基转移酶

目　录

实验诊断学	1
临床基础检验实验诊断	3
血液基础检验	4
血细胞计数	5
红细胞计数	5
血红蛋白测定	6
血细胞比容测定	7
平均红细胞体积测定	8
平均红细胞血红蛋白量测定	8
平均红细胞血红蛋白浓度测定	8
红细胞体积分布宽度测定	9
白细胞计数	9
白细胞分类计数	10
血小板计数	12
平均血小板体积测定	13
血小板比容测定	13
网织红细胞计数	13
血液分析仪	14
外周血细胞形态学检查	15
红细胞形态学检查	15
白细胞形态学检查	17
血小板形态学检查	19
红细胞沉降率测定	20
红细胞沉降率分析仪	21
血液流变学检测	21
全血黏度测定	22
血浆黏度测定	22
血液黏度分析仪	22
尿液基础检验	23
尿液物理学检查	23
尿量测定	23
尿气味检测	24
尿外观检测	24
尿液干化学分析	25
尿酸碱度检测	25

尿比重检测	26
尿蛋白检测	26
尿糖检测	28
尿胆红素检测	29
尿胆原检测	30
尿酮体检测	30
尿亚硝酸盐检测	31
尿潜血检测	31
尿白细胞检测	32
尿维生素 C 检测	32
尿液干化学分析仪	32
尿液有形成分分析	33
尿液细胞检测	33
尿液管型检测	35
尿液结晶检测	38
尿液有形成分分析仪	39
粪便检验	39
粪便物理学检查	40
粪便潜血试验	41
粪便有形成分分析	41
脑脊液检验	42
脑脊液物理学检查	44
脑脊液化学分析	44
脑脊液有形成分分析	45
痰液检验	46
痰液物理学检查	47
痰液有形成分分析	47
支气管肺泡灌洗液检验	48
支气管肺泡灌洗液细胞学检查	49
浆膜腔积液检验	49
浆膜腔积液物理学检查	49
浆膜腔积液化学分析	50
浆膜腔积液有形成分分析	50
精液检验	51
精液物理学检查	51

精液有形成分分析 …………………………… 52

精子功能检查 ………………………………… 54

前列腺液检验 …………………………………… 55

前列腺液物理学检查 ………………………… 55

前列腺液有形成分分析 ……………………… 56

阴道分泌物检验 ………………………………… 56

阴道分泌物理学检查 ………………………… 56

阴道清洁度检查 ……………………………… 57

临床血液学实验诊断 …………………………… 57

[常用检测]

骨髓细胞形态学检查 ………………………… 59

血细胞化学染色 ……………………………… 63

髓过氧化物酶染色 ………………………… 63

酯酶染色 …………………………………… 64

过碘酸希夫反应 …………………………… 65

中性粒细胞碱性磷酸酶染色 ……………… 66

铁染色 ……………………………………… 67

血细胞免疫表型分析 ………………………… 67

血栓与止血试验 ……………………………… 69

出血时间测定 ……………………………… 69

活化部分凝血活酶时间测定 ……………… 70

凝血酶原时间测定 ………………………… 71

血浆纤维蛋白原测定 ……………………… 72

凝血酶时间测定 …………………………… 73

血管性血友病因子分析 …………………… 73

血小板功能试验 …………………………… 75

血小板自身抗体检测 ……………………… 76

血小板膜糖蛋白检测 ……………………… 76

凝血因子检测 ……………………………… 77

血浆抗凝血酶检测 ………………………… 78

血浆蛋白 C 检测 …………………………… 79

活化蛋白 C 抵抗试验 ……………………… 79

血浆蛋白 S 检测 …………………………… 80

狼疮抗凝物检测 …………………………… 80

血浆组织型纤溶酶原激活物检测 ………… 81

血浆纤溶酶原激活物抑制剂检测 …………… 81

血浆纤溶酶原检测 ………………………… 82

血浆 α_2-抗纤溶酶检测 …………………… 82

血浆纤维蛋白（原）降解产物检测 ………… 82

血浆 D-二聚体检测 ………………………… 83

抗球蛋白试验 ………………………………… 85

贫血实验诊断 ……………………………………… 86

缺铁性贫血实验诊断 ………………………… 88

铁代谢试验 ………………………………… 90

巨幼细胞贫血实验诊断 ……………………… 91

再生障碍性贫血实验诊断 …………………… 92

溶血性贫血实验诊断 ………………………… 93

遗传性球形红细胞增多症实验诊断 ……… 95

红细胞渗透脆性试验 ……………………… 97

红细胞自身溶血试验 ……………………… 98

阵发性睡眠性血红蛋白尿症实验诊断 …… 98

糖基磷脂酰肌醇锚蛋白测定 ……………… 99

红细胞膜缺陷病实验诊断 ………………… 100

红细胞酶测定 ……………………………… 100

血红蛋白病实验诊断 ……………………… 101

镰形细胞贫血实验诊断 …………………… 103

珠蛋白生成障碍性贫血实验诊断 ………… 104

血红蛋白电泳 ……………………………… 105

自身免疫性溶血性贫血实验诊断 ………… 106

髓系肿瘤实验诊断 ……………………………… 108

骨髓增殖性肿瘤实验诊断 …………………… 109

慢性髓系白血病伴 *BCR-ABL* 1 阳性实验诊断 …… 110

真性红细胞增多症实验诊断 ………………… 112

原发性骨髓纤维化实验诊断 ………………… 112

原发性血小板增多症实验诊断 ……………… 113

骨髓增生异常综合征实验诊断 ……………… 113

急性髓系白血病实验诊断 …………………… 116

急性髓系白血病伴重现性遗传学异常实验

诊断 ……………………………………… 118

急性髓系白血病微分化型实验诊断 ………… 120

急性髓系白血病未成熟型实验诊断 …………… 121
急性髓系白血病成熟型实验诊断 ……………… 122
急性粒-单细胞白血病实验诊断 ………………… 123
急性原单核细胞与单核细胞白血病实验诊断 …… 124
纯红系白血病实验诊断 ………………………… 125
急性巨核细胞白血病实验诊断 ………………… 125
不明系列急性白血病实验诊断 ………………… 126
急性未分化型白血病实验诊断 ………………… 127
混合表型急性白血病实验诊断 ………………… 127
淋巴系肿瘤实验诊断 ……………………………… 129
原淋巴细胞白血病/淋巴母细胞淋巴瘤实验诊断 … 130
急性淋巴细胞白血病实验诊断 ………………… 131
成熟淋巴细胞肿瘤实验诊断 …………………… 133
B-慢性淋巴细胞白血病实验诊断 ……………… 134
B-幼淋巴细胞白血病实验诊断 ………………… 135
毛细胞白血病实验诊断 ………………………… 135
浆细胞骨髓瘤实验诊断 ………………………… 136
伯基特淋巴瘤实验诊断 ………………………… 137
大颗粒 T 淋巴细胞白血病实验诊断 …………… 138
成人 T 细胞白血病实验诊断 …………………… 139
霍奇金淋巴瘤实验诊断 ………………………… 139
良性白细胞疾病实验诊断 ………………………… 140
类白血病反应实验诊断 ………………………… 141
传染性单核细胞增多症实验诊断 ……………… 142
噬血细胞综合征实验诊断 ……………………… 142
类脂质沉积病实验诊断 ………………………… 143
出血性疾病实验诊断 ……………………………… 144
血小板无力症实验诊断 ………………………… 145
血管性血友病实验诊断 ………………………… 146
血友病实验诊断 ………………………………… 148
免疫性血小板减少症实验诊断 ………………… 150
血栓性疾病实验诊断 ……………………………… 151
血栓前状态实验诊断 …………………………… 151
易栓症实验诊断 ………………………………… 152
弥散性血管内凝血实验诊断 …………………… 153

血型与输血相关疾病实验诊断 …………………… 155
输血不良反应实验诊断 ………………………… 156
胎儿新生儿溶血病实验诊断 …………………… 157
血型鉴定 ………………………………………… 158
ABO 血型鉴定 ………………………………… 160
Rh 血型鉴定 …………………………………… 161
人类白细胞抗原配型 …………………………… 163
交叉配血试验 …………………………………… 164
不规则抗体筛选 ………………………………… 165
临床生物化学实验诊断 …………………………… 167
临床生物化学实验检测 …………………………… 168
临床生物化学实验检测技术 …………………… 169
脂质异常实验检测 ……………………………… 171
总胆固醇测定 …………………………………… 171
三酰甘油测定 …………………………………… 172
低密度脂蛋白胆固醇测定 ……………………… 172
高密度脂蛋白胆固醇测定 ……………………… 173
载脂蛋白 B 测定 ……………………………… 173
载脂蛋白 A I 测定 …………………………… 174
脂蛋白(a)测定 ………………………………… 174
心血管病实验检测 ……………………………… 174
心肌损伤标志物检测 …………………………… 174
心肌肌钙蛋白检测 …………………………… 175
肌红蛋白检测 ………………………………… 176
肌酸激酶检测 ………………………………… 176
心功能损伤标志物检测 ……………………… 177
B 型钠尿肽检测 ……………………………… 177
心血管病生物化学危险因素检测 …………… 178
超敏 C 反应蛋白检测 ………………………… 178
同型半胱氨酸检测 …………………………… 178
肝胆胰疾病实验检测 …………………………… 179
肝功能试验 ……………………………………… 179
蛋白质测定 …………………………………… 179
胆红素测定 …………………………………… 181
丙氨酸转氨酶测定 …………………………… 182

天冬氨酸转氨酶测定 ……………………… 183

碱性磷酸酶测定 …………………………… 184

γ-谷氨酰基转移酶测定 …………………… 184

淀粉酶测定 …………………………………… 185

脂肪酶测定 …………………………………… 186

［肾脏疾病实验检测］

肾功能试验 …………………………………… 186

肾小球滤过率计算 ………………………… 186

肌酐测定 …………………………………… 187

内生肌酐清除率计算 ……………………… 187

尿素测定 …………………………………… 187

尿酸测定 …………………………………… 188

胱抑素 C 测定 ……………………………… 188

微量白蛋白尿测定 ………………………… 188

α_1 微球蛋白测定 ………………………… 189

β_2 微球蛋白测定 ………………………… 189

糖代谢紊乱实验检测 ……………………… 190

葡萄糖测定 ………………………………… 190

葡萄糖耐量试验 …………………………… 191

糖化血红蛋白测定 ………………………… 192

酮体测定 …………………………………… 193

胰岛素测定 ………………………………… 193

C 肽测定 …………………………………… 194

水-电解质-酸碱平衡失调实验检测 ……… 194

钾离子测定 ………………………………… 195

钠离子测定 ………………………………… 195

氯离子测定 ………………………………… 196

血气分析 …………………………………… 196

骨代谢紊乱实验检测 ……………………… 198

血钙测定 …………………………………… 199

磷酸盐测定 ………………………………… 199

血镁测定 …………………………………… 200

甲状旁腺素测定 …………………………… 200

降钙素测定 ………………………………… 201

骨钙素测定 ………………………………… 202

内分泌疾病实验检测 ……………………… 202

下丘脑-垂体激素测定 …………………… 202

甲状腺激素测定 …………………………… 204

肾上腺激素测定 …………………………… 205

性激素测定 ………………………………… 206

临床生物化学相关疾病实验诊断 ………… 207

脂质异常实验诊断 ………………………… 208

原发性脂质异常实验诊断 ………………… 209

继发性脂质异常实验诊断 ………………… 210

代谢综合征实验诊断 ……………………… 210

心血管病实验诊断 ………………………… 211

动脉粥样硬化性心血管病危险评估 ……… 212

急性冠脉综合征实验诊断 ………………… 214

心力衰竭实验诊断 ………………………… 215

肝胆胰疾病实验诊断 ……………………… 216

酒精性肝病实验诊断 ……………………… 217

非酒精性脂肪性肝病实验诊断 …………… 218

肝硬化实验诊断 …………………………… 218

胰腺炎实验诊断 …………………………… 220

黄疸实验诊断 ……………………………… 220

肾脏病实验诊断 …………………………… 221

肾小球肾炎实验诊断 ……………………… 222

肾病综合征实验诊断 ……………………… 223

肾衰竭实验诊断 …………………………… 223

糖代谢紊乱实验诊断 ……………………… 224

糖尿病实验诊断 …………………………… 225

糖尿病并发症实验诊断 …………………… 225

低血糖症实验诊断 ………………………… 227

血糖控制监测 ……………………………… 227

水-电解质-酸碱平衡失调实验诊断 ……… 228

容量异常实验诊断 ………………………… 228

血钠异常实验诊断 ………………………… 229

血钾异常实验诊断 ………………………… 230

酸中毒实验诊断 …………………………… 231

碱中毒实验诊断 …………………………… 232

骨代谢紊乱实验诊断 …………………… 233

骨质疏松实验诊断 ……………………… 233

骨软化-佝偻病实验诊断 ………………… 234

肾性骨营养不良实验诊断 ……………… 235

变形性骨炎实验诊断 …………………… 236

内分泌疾病实验诊断 …………………… 236

甲状腺功能亢进症实验诊断 …………… 237

甲状腺功能减退症实验诊断 …………… 238

库欣综合征实验诊断 …………………… 238

肾上腺皮质功能减退症实验诊断 ……… 240

原发性醛固酮增多症实验诊断 ………… 241

嗜铬细胞瘤实验诊断 …………………… 242

治疗药物监测 …………………………… 242

临床微生物学与寄生虫学实验诊断 ……… 245

［各种病原体感染性疾病实验诊断］

细菌感染病实验诊断 …………………… 247

细菌标本采集运送 ……………………… 249

细菌显微镜检查 ………………………… 250

［分离培养鉴定］

细菌分离培养 …………………………… 251

细菌需氧培养 ………………………… 252

细菌厌氧培养 ………………………… 252

细菌二氧化碳培养 …………………… 253

细菌微需氧培养 ……………………… 253

支原体培养 …………………………… 254

螺旋体培养 …………………………… 254

衣原体培养 …………………………… 255

细菌鉴定 ………………………………… 256

细菌生化鉴定 ………………………… 256

细菌血清学鉴定 ……………………… 258

细菌噬菌体鉴定 ……………………… 259

细菌数值鉴定 ………………………… 259

自动细菌鉴定系统 …………………… 260

细菌质谱鉴定 ………………………… 262

［非培养检验］

细菌毒素检测 …………………………… 262

细菌抗原检测 …………………………… 263

生殖道沙眼衣原体抗原检测 ………… 264

细菌抗体检测 …………………………… 264

肥达试验 ……………………………… 265

梅毒非特异性抗体试验 ……………… 265

梅毒特异性抗体试验 ………………… 266

外斐试验 ……………………………… 266

嗜异性凝集试验 ……………………… 267

冷凝集试验 …………………………… 267

细菌核酸检测 …………………………… 267

抗菌药物敏感性试验 ……………………… 268

纸片扩散法抗菌药物敏感性试验 ……… 271

稀释法抗菌药物敏感性试验 …………… 271

浓度梯度纸条扩散法抗菌药物敏感性试验 …… 272

抗菌药物联合药敏试验 ………………… 272

最小杀菌浓度试验 ……………………… 273

防突变浓度试验 ………………………… 274

时间杀菌试验 …………………………… 274

抗生素后效应试验 ……………………… 275

血清杀菌试验 …………………………… 275

抗菌药物敏感性折点 …………………… 276

细菌耐药性检测 …………………………… 277

耐药机制表型检测 ……………………… 279

β-内酰胺酶检测 ………………………… 279

超广谱β-内酰胺酶检测 ……………… 280

碳青霉烯酶检测 ……………………… 281

临床重要耐药菌检测 …………………… 282

耐甲氧西林金黄色葡萄球菌检测 …… 284

耐万古霉素金黄色葡萄球菌检测 …… 285

耐青霉素肺炎链球菌检测 …………… 285

耐万古霉素肠球菌检测 ……………… 286

高水平耐氨基糖苷类肠球菌检测 …… 287

碳青霉烯类耐药肠杆菌科细菌检测 … 287

碳青霉烯类耐药铜绿假单胞菌检测 ………… 289

碳青霉烯类耐药鲍曼不动杆菌检测 ………… 289
病毒感染病实验诊断 ……………………… 290
　病毒电子显微镜检查 ……………………… 292
　病毒分离培养鉴定 ………………………… 292
　　病毒增殖指标检测 ……………………… 293
　病毒血清学检测 …………………………… 294
　病毒分子生物学检测 ……………………… 295
真菌感染病实验诊断 ……………………… 296
　真菌显微镜检查 …………………………… 298
　　墨汁染色真菌显微镜检查 ……………… 299
　真菌分离培养 ……………………………… 299
　真菌鉴定 …………………………………… 299
　1，3-β-D 葡聚糖检测 ……………………… 299
　半乳甘露聚糖检测 ………………………… 300
寄生虫感染病实验诊断 …………………… 300
　寄生虫感染病原体检查 …………………… 302
　　粪便寄生虫虫卵检查 …………………… 302
　　粪便寄生性原虫滋养体包囊检查 ……… 303
　　粪便寄生虫成虫检查 …………………… 304
　　肛门周围寄生虫检查 …………………… 304
　　血液寄生虫检查 ………………………… 305
　　活组织寄生虫检查 ……………………… 306
　寄生虫感染免疫学检查 …………………… 308
　　弓形虫病免疫学检测 …………………… 308
　寄生虫感染分子生物学检查 ……………… 309
［各系统感染性疾病实验诊断］
　血流感染实验诊断 ………………………… 309
　　导管相关性血流感染实验诊断 ………… 312
　　血培养 …………………………………… 314
　　连续监测血培养系统 …………………… 315
　中枢神经系统感染实验诊断 ……………… 316
　皮肤及软组织感染实验诊断 ……………… 318
　呼吸系统感染实验诊断 …………………… 320
　　痰细菌培养 ……………………………… 324
　　结核分枝杆菌培养 ……………………… 325

　　分枝杆菌直接涂片检查 ………………… 325
　　儿童呼吸道感染常见病毒快速检测 …… 326
　消化系统感染实验诊断 …………………… 327
　　肠道选择鉴别培养基 …………………… 330
　　幽门螺杆菌快速脲酶试验 ……………… 330
　　抗生素相关性腹泻检测 ………………… 331
　　轮状病毒检测 …………………………… 331
　肝脏感染实验诊断 ………………………… 331
　　甲型肝炎病毒标志物检测 ……………… 334
　　乙型肝炎病毒标志物检测 ……………… 334
　　丙型肝炎病毒标志物检测 ……………… 336
　　丁型肝炎病毒标志物检测 ……………… 337
　　戊型肝炎病毒标志物检测 ……………… 337
　泌尿系统感染实验诊断 …………………… 338
　　尿细菌（定量）培养 …………………… 341
　生殖系统感染实验诊断 …………………… 342
　　TORCH 检测 …………………………… 344
　　人类免疫缺陷病毒抗体检测 …………… 344
　　性传播疾病核酸检测 …………………… 345
　眼组织感染实验诊断 ……………………… 345
　骨关节感染实验诊断 ……………………… 347
［特殊人群感染性疾病实验诊断］
　先天感染实验诊断 ………………………… 349
　免疫低下患者感染实验诊断 ……………… 352
　旅行者感染实验诊断 ……………………… 354
临床免疫学实验诊断 ……………………… 355
［常用检测］
　自身抗体检测 ……………………………… 356
　　抗核抗体检测 …………………………… 358
　　抗可提取性核抗原抗体谱检测 ………… 360
　　　抗 U1RNP 抗体检测 ………………… 362
　　　抗 Sm 抗体检测 ……………………… 362
　　　抗 SSA 抗体检测 …………………… 363
　　　抗 SSB 抗体检测 …………………… 363
　　　抗 Scl-70 抗体检测 ………………… 363

抗 Jo-1 抗体检测 …………………… 364
抗核糖体 P 蛋白抗体检测 ………… 364
抗核小体抗体检测 ………………… 364
抗组蛋白抗体检测 ………………… 365
抗双链 DNA 抗体检测 …………… 365
类风湿因子检测 …………………… 366
抗环瓜氨酸肽抗体检测 …………… 366
抗角蛋白抗体检测 ………………… 366
抗中性粒细胞质抗体检测 ………… 367
胞质型抗中性粒细胞胞质抗体检测 … 368
抗蛋白酶 3 抗体检测 …………… 369
核周型抗中性粒细胞胞质抗体检测 … 369
抗髓过氧化物酶抗体检测 ……… 369
抗弹性蛋白酶抗体检测 ………… 370
抗组织蛋白酶 G 抗体检测 …… 370
抗溶菌酶抗体检测 ……………… 370
抗乳铁蛋白抗体检测 …………… 370
抗杀菌性/通透性增强蛋白抗体检测 … 371
自身免疫性肝病相关抗体检测 …… 371
抗线粒体 2 型抗体检测 ………… 373
抗肝肾微粒体抗体检测 ………… 374
抗可溶性肝抗原抗体检测 ……… 374
抗肝细胞溶质抗原Ⅰ型抗体检测 …… 374
抗磷脂抗体检测 …………………… 375
抗心磷脂抗体检测 ……………… 376
抗平滑肌抗体检测 ………………… 376
免疫球蛋白检测 …………………… 377
免疫球蛋白 G 检测 ……………… 378
免疫球蛋白 A 检测 ……………… 378
免疫球蛋白 M 检测 ……………… 379
免疫球蛋白 E 检测 ……………… 379
免疫球蛋白 D 检测 ……………… 379
补体检测 …………………………… 380
补体 C3 检测 …………………… 380
补体 C4 检测 …………………… 381

白介素检测 ………………………… 381
白介素-2 检测 …………………… 383
白介素-4 检测 …………………… 384
白介素-6 检测 …………………… 384
白介素-10 检测 ………………… 385
白介素-17 检测 ………………… 385
肿瘤坏死因子-α 检测 …………… 386
淋巴细胞分化抗原检测 …………… 386
T 淋巴细胞分化抗原检测 ……… 387
CD3 检测 ……………………… 388
CD4 检测 ……………………… 388
CD8 检测 ……………………… 389
B 淋巴细胞分化抗原检测 ……… 389
CD5 检测 ……………………… 389
CD19 检测 …………………… 390
自身免疫病实验诊断 ……………… 390
类风湿关节炎实验诊断 …………… 392
系统性红斑狼疮实验诊断 ………… 394
干燥综合征实验诊断 ……………… 396
多发性肌炎/皮肌炎实验诊断 …… 397
自身免疫性肝炎实验诊断 ………… 397
原发性胆汁性肝硬化实验诊断 …… 400
强直性脊柱炎实验诊断 …………… 401
免疫缺陷病实验诊断 ……………… 402
原发性免疫缺陷病实验诊断 ……… 402
X 连锁无丙种球蛋白血症实验诊断 …… 404
选择性 IgA 缺乏症实验诊断 …… 405
慢性肉芽肿病实验诊断 ………… 406
白细胞黏附缺陷实验诊断 ……… 407
重症联合免疫缺陷实验诊断 …… 408
原发性补体缺陷病实验诊断 …… 409
继发性免疫缺陷病实验诊断 ……… 410
获得性免疫缺陷综合征实验诊断 …… 411
免疫增殖性疾病实验诊断 ………… 413
重链病实验诊断 ………………… 414

轻链病实验诊断 ………………………………… 414

巨球蛋白血症实验诊断 ………………………… 415

淀粉样变性实验诊断 …………………………… 416

变态反应实验诊断 ……………………………… 416

变应原检测 ……………………………………… 418

Ⅰ型变态反应实验诊断 ………………………… 420

支气管哮喘实验诊断 ………………………… 422

变应性休克实验诊断 ………………………… 423

特异性 IgE 检测 …………………………… 424

Ⅱ型变态反应实验诊断 ………………………… 424

Ⅲ型变态反应实验诊断 ………………………… 426

循环免疫复合物检测 ………………………… 427

免疫复合物病实验诊断 ……………………… 428

Ⅳ型变态反应实验诊断 ………………………… 429

接触性皮炎实验诊断 ………………………… 430

肿瘤实验诊断 …………………………………… 431

肿瘤标志物检测 ………………………………… 432

糖链抗原 125 检测 …………………………… 435

糖链抗原 15-3 检测 …………………………… 436

糖链抗原 19-9 检测 …………………………… 437

糖链抗原 72-4 检测 …………………………… 438

甲胎蛋白检测 ………………………………… 439

癌胚抗原检测 ………………………………… 440

前列腺特异性抗原检测 ……………………… 441

烯醇化酶检测 ………………………………… 442

［移植免疫］

器官移植检测 …………………………………… 443

同种异体移植检测 …………………………… 444

人类白细胞抗原交叉配型 …………………… 446

氨基酸残基配型检测 ………………………… 447

HLA 抗体检测 ……………………………… 448

供者特异性抗体检测 ………………………… 449

受者预存抗体检测 …………………………… 449

群体反应性抗体检测 ………………………… 450

宿主抗移植物反应实验诊断 …………………… 451

移植物抗宿主反应实验诊断 …………………… 453

［排斥反应实验诊断］

超急性排斥反应实验诊断 …………………… 454

急性排斥反应实验诊断 ……………………… 455

慢性排斥反应实验诊断 ……………………… 457

临床遗传病学实验诊断 ………………………… 457

遗传学实验诊断技术 …………………………… 459

染色体核型分析 ………………………………… 462

染色体显带技术 …………………………… 464

频谱染色体核型分析 ………………………… 466

染色体芯片技术 ………………………………… 467

［染色体病实验诊断］

13 三体综合征实验诊断 ……………………… 467

18 三体综合征实验诊断 ……………………… 468

21 三体综合征实验诊断 ……………………… 469

特纳综合征实验诊断 ………………………… 471

X 三体综合征实验诊断 ……………………… 472

克氏综合征实验诊断 ………………………… 472

XYY 综合征实验诊断 ………………………… 473

脆性 X 染色体综合征实验诊断 ……………… 473

46,XY 单纯性腺发育不全综合征实验诊断 ……… 474

缺失实验诊断 ………………………………… 475

沃-赫综合征实验诊断 ……………………… 476

猫叫综合征实验诊断 ……………………… 476

威廉斯综合征实验诊断 …………………… 477

朗格尔-吉迪翁综合征实验诊断 …………… 478

米勒-迪克尔综合征实验诊断 ……………… 478

史密斯-马吉利综合征实验诊断 …………… 478

迪格奥尔格综合征实验诊断 ……………… 479

单亲二倍体实验诊断 ………………………… 479

普拉德-威利综合征实验诊断 ……………… 480

安格尔曼综合征实验诊断 ………………… 481

染色体易位实验诊断 ……………………… 482

标记染色体实验诊断 ……………………… 482

［单基因病实验诊断］

血友病分子诊断 …………………………… 483

遗传性耳聋实验诊断 ……………………… 484

囊性纤维化实验诊断 ……………………… 486

X 连锁无丙种球蛋白血症分子诊断 ………… 487

珠蛋白生成障碍性贫血分子诊断 ………… 487

假性肥大型肌营养不良实验诊断 ………… 488

脊髓性肌萎缩实验诊断 …………………… 490

苯丙酮尿症实验诊断 ……………………… 491

抗维生素 D 佝偻病实验诊断 ……………… 493

葡萄糖-6-磷酸脱氢酶缺乏症实验诊断 …… 493

肝豆状核变性实验诊断 …………………… 495

亨廷顿病实验诊断 ………………………… 495

遗传性共济失调实验诊断 ………………… 496

眼皮肤白化病实验诊断 …………………… 497

马方综合征实验诊断 ……………………… 498

多基因病实验诊断 …………………………… 498

线粒体病实验诊断 …………………………… 499

临床分子生物学实验诊断 …………………… 500

分子诊断技术 ……………………………… 503

临床样本核酸分离 ……………………… 503

基因扩增检验 …………………………… 505

荧光定量聚合酶链反应 ………………… 509

Sanger 测序 …………………………… 512

高通量测序 ……………………………… 513

全基因组测序 ………………………… 514

基因突变检测 …………………………… 515

单核苷酸多态性检测 …………………… 518

拷贝数变异检测 ………………………… 520

染色体易位检测 ………………………… 520

荧光原位杂交 …………………………… 521

分子成像检验 …………………………… 522

微小 RNA 检测 ………………………… 523

DNA 甲基化检测 ……………………… 524

组蛋白修饰检测 ………………………… 525

循环核酸检测 …………………………… 527

循环肿瘤细胞检测 ………………………… 527

［遗传病分子诊断］

多基因病分子诊断 ………………………… 528

心血管疾病分子诊断 …………………… 530

内分泌疾病分子诊断 …………………… 532

神经/神经肌肉病分子诊断 …………… 534

凝血异常分子诊断 ……………………… 536

自身免疫病分子诊断 …………………… 537

肿瘤分子诊断 …………………………… 538

白血病分子诊断 …………………… 540

淋巴瘤分子诊断 …………………… 542

遗传性非息肉病性结直肠癌分子诊断 … 546

原发性肝癌分子诊断 ……………… 549

肺癌分子诊断 ……………………… 550

乳腺癌分子诊断 …………………… 551

病原微生物基因扩增检测 …………………… 551

乙型肝炎病毒基因扩增检测 …………… 551

丙型肝炎病毒基因扩增检测 …………… 553

人类免疫缺陷病毒基因扩增检测 ……… 554

EB 病毒基因扩增检测 ………………… 555

巨细胞病毒基因扩增检测 ……………… 555

单纯疱疹病毒基因扩增检测 …………… 556

结核分枝杆菌基因扩增检测 …………… 556

淋病奈瑟菌基因扩增检测 ……………… 557

金黄色葡萄球菌基因扩增检测 ………… 557

幽门螺杆菌基因扩增检测 ……………… 558

O157 型大肠埃希菌基因扩增检测 …… 558

梅毒螺旋体基因扩增检测 ……………… 559

肺炎支原体基因扩增检测 ……………… 559

沙眼衣原体基因扩增检测 ……………… 560

溶脲脲原体基因扩增检测 ……………… 560

个体化医学检验 ……………………………… 560

［基因分型相关］

细胞色素 P450 基因分型检测 ………… 562

乙型肝炎病毒基因分型检测 …………… 565

丙型肝炎病毒基因分型检测 …………………… 567
人类免疫缺陷病毒基因分型检测 …………… 569
人类白细胞抗原基因分型检测 ……………… 570
载脂蛋白 E 基因分型检测 …………………… 572
［基因突变相关］
K-ras 基因突变检测 ………………………… 573
p 53 基因突变检测 …………………………… 573
BRCA 1/BRCA 2 基因突变检测 …………… 574
表皮生长因子受体基因突变检测 …………… 575
JAK 2 基因突变检测 ………………………… 575
多药耐药基因突变检测 ……………………… 576
［基因扩增相关］
HER -2/neu 基因扩增检测 ………………… 576
表皮生长因子受体基因扩增检测 …………… 577
［基因易位相关］
BCR-ABL 易位检测 ………………………… 577
亲子鉴定 ………………………………………… 578
实验诊断质量管理 ………………………………… 580
实验室生物安全 ………………………………… 582
实验室生物安全认可 ………………………… 583
实验室生物安全管理体系文件 ……………… 584
实验室人员管理 ……………………………… 584
实验室材料管理 ……………………………… 585
实验室活动管理 ……………………………… 585
实验室设施设备管理 ………………………… 586
实验室生物安全风险评估 …………………… 586
实验室生物安全防护水平分级 ……………… 586
实验室职业暴露 ……………………………… 587
实验诊断方法学分级 …………………………… 588
实验室检测量值溯源 …………………………… 588

实验诊断方法性能评价 ………………………… 590
实验诊断项目评价 ……………………………… 591
［实验诊断项目选择］
筛查实验 ……………………………………… 592
诊断试验 ……………………………………… 593
确证实验 ……………………………………… 593
［实验诊断常用参数］
参考区间 ……………………………………… 593
危急值 ………………………………………… 594
临界值 ………………………………………… 594
医学决定水平 ………………………………… 594
循证实验医学 …………………………………… 595
实验诊断质量控制 ……………………………… 596
室内质量控制 ………………………………… 597
质控图 ………………………………………… 598
室间质量评价 ………………………………… 599
实验诊断质量保证 ……………………………… 600
医学实验室认可 ………………………………… 602
即时检验 ………………………………………… 603
实验室信息系统 ………………………………… 604
医院感染 ………………………………………… 606
医院感染管理 ………………………………… 607
医院感染监测 ………………………………… 608
医院消毒灭菌 ………………………………… 609
医院感染的预防控制 ………………………… 610

索引 ……………………………………………… 613
条目标题汉字笔画索引 ………………………… 613
条目外文标题索引 ……………………………… 627
内容索引 ………………………………………… 641

shíyàn zhěnduànxué

实验诊断学（laboratory diagnostics） 以医学检验为基础，依据患者或人群的临床相关信息（病史、症状、体征与其他辅助检查）制定实验诊断方案（策略），并逻辑分析所获取的检验结果，科学地应用于临床诊断、鉴别诊断、观察病情、判断疗效和估计预后的学科。实验诊断学是一门新型交叉学科，它得力于化学、细胞生物学、生物物理学、免疫学、微生物学与血液学等学科飞速发展，并与自动化技术、信息技术和智能技术交叉融合。实验诊断学包括临床基础检验实验诊断、临床血液学实验诊断、临床生物化学实验诊断、临床微生物学及寄生虫学实验诊断、临床免疫学实验诊断、临床遗传学实验诊断、临床分子生物学实验诊断和实验诊断质量管理等 8 个分支领域。

简史 实验诊断是一个古老临床技能，早在 3000～4000 年前人类即开始利用它来辅助诊断疾病。但是直到 21 世纪，随着循证医学的兴起和实验诊断技术的进步，实验诊断才逐步形成一门独立的学科——实验诊断学。

实验诊断的形成 据记载，古希腊医师希波克拉底（Hippocrates）通过感官直视法观察尿液的外观（颜色、气味等），用以辅助诊断有关疾病，并观察到长期肾病患者的尿液呈泡沫状。希腊解剖学家伽林（Galen）认为尿是由血液过滤而来，它可反映疾病的类型与位置。公元 800 年，古罗马医师西奥菲勒斯（Theophilus）发现了肾病患者的尿液加热后会变混浊的现象；几百年后被鉴定出是蛋白质，与疾病有关。随后在 9～10 世纪，希波克拉底

与伽林的理论成了尿液实验检查的基础。之后，观察尿液诊断疾病一直受到重视，到中世纪出现尿轮，将尿液的颜色、气味和体积等与不同疾病的关系进行了总结，成为当时诊断疾病的规范。与此同时，也有学者注意到尿液检测的局限性，提出单一的检验结果不能排斥其他临床检验结果；不同时间采集尿液的检查结果可有差异等观点，这可能是历史上实验诊断的雏形。

实验诊断的发展 17 世纪后期显微镜发明之后，人们利用显微镜观察血细胞形态，也发现并证实了自然界中细菌的存在。利用经典化学手段（蒸发、提取、沉淀、称重等）分析血液成分，随后尝试研究血液成分与疾病的关系。英国化学家罗伯特·波义耳（Robert Boyle）敏锐观察到，健康人的实验检测结果有助于对患者的评估，可称为历史上提出"参考区间"的第一人。随着尿液、血液的实验分析结果在进行临床诊断时被医生所接受，实验诊断取得公信力。

19 世纪后半叶，医学实验诊断得到广泛应用与飞速发展。法国医师加布里埃尔·安德拉（Gabriel Andral）和同事分析了不同病理状态下，血液中的细胞、纤维蛋白和血清固体比例；并在《血液病理学》中记载了对人群血液进行化学分析、显微镜观察与直接观察，证明了贫血患者血液中红细胞计数的减少与蛋白尿患者血液中清蛋白的下降。他的成功激励了更多科学工作者的投入，此期间是实验方法多产的时代。

19 世纪晚期至 20 世纪中期，美国出现了医院并设有专门的尿液检验实验室。1896 年，美国约翰·霍普金斯（John Hopkins）大

学医学院韦尔奇（Welch）博士建立了第一个医院临床实验室。1908 年，美国生物化学家奥托·福林（Otto Folin）在哈佛大学医学院建立了临床化学实验室，并提出应培养临床实验室的专门人才，即"临床化学家"。1918 年，利奥波德·利奇威茨（Leopold Lichtwitz）首先出版德文版的《临床化学》（Klinische chemie）。随后，1931 年约翰·普内特·彼得斯（John Punnett Peters）和唐纳德·德克斯特·范斯莱克（Donald Dexter Van Slyke）出版二卷本的临床化学专著《定量临床化学》（Quantitative Clinical Chemistry）。美国宾夕法尼亚医院有记录显示监测尿糖对糖尿病患者的治疗效果，这是首次用实验检测进行疗效判断的记录。

1940 年，美国发明家瓦利亚塞·库尔特（Wallace Coulter）发明了电阻抗对血液细胞进行计数的原理，并在 1958 年推出了世界上第一台商业化的血液细胞计数仪。1957 年，美国发明家斯伦纳德·斯基格（Leonard Skeggs）设计了第一台流动分析器并应用于临床分析，以解决人工操作的主观性所导致的检测结果不一致，并由此开创了实验诊断自动化的时代。1975 年英籍阿根廷生物学家米尔斯坦（Milstein）和德国生物学家科勒（Kohler）发明了单克隆抗体制备技术，大大促进了临床免疫学实验诊断的发展。近年来发展的化学发光免疫分析技术，将具有高灵敏度的化学发光测定技术与高特异性的免疫反应相结合，使实验诊断达到一个新的高度。即时检验和分子诊断是目前发展最快的两个领域。

中国科学家对实验诊断的发展作出了巨大的贡献。早在 20 世

纪 20 年代，中国临床生物化学家吴宪（Hsien Wu）博士创新性地建立了制备无蛋白血滤液测定葡萄糖的方法，大大减少了血液用量，称为福林-吴法。他于 1920 年回国，在北京协和医学院建立生物化学科，成为中国实验诊断的奠基人。1955 年中国著名医学家汤飞凡分离出沙眼衣原体，是世界上发现重要病原体的第一个中国人，这一发现为沙眼的实验诊断提供了科学依据。

21 世纪开始，临床实验诊断进入新阶段，分子生物技术的加入使临床实验诊断从只能描述疾病本质（化学、血液学、微生物解剖病理学的检测）转变为可提示预见性疾病，即可能患有某种疾病的风险（预测），加快了个体化医学和精准医学的形成和发展。

实验诊断学的创建　实验诊断学源自于诊断学，伴随着实验医学的飞速发展而独立为一门新学科。

1949 年前，诊断学的内容分散在物理诊断与实验诊断中，放射诊断、心电图检查及其他特殊检查均以专题讲座形式出现。但 1954 年，又按苏联模式，将诊断（物理诊断与实验检查）穿插于各个系统的疾病之中。后来也曾将诊断学的内容划归于内科学。直到 1978 年，戚仁铎教授编写了第一版《诊断学》，将诊断学课程分为检体诊断（也称临床诊断学）和实验诊断两部分。

进入 21 世纪后，随着医学检验技术、自动化技术和信息化技术的交叉融合、协同发展，临床检测项目越来越多。一门既要为临床提供客观、精确实验数据又要能逻辑分析所获取的检验结果，科学地应用于临床诊断、鉴别诊断、观察病情、判断疗效和估计

预后的现代医学学科，且以经验为主的医学模式改变为基于证据的循证医学的需求，实验诊断学应运而生。

中国医院从事检验人员主要来自高等院校检验系毕业非临床医学生，限制了与临床的沟通。临床医生借助医学检验达到疾病诊断和鉴别诊断、病情及疗效观察、疾病预防、健康体检与卫生保健等目的思维过程需要进行实验诊断学的学习。

2000 年，全国高等医药教材建设研究会将七年制临床医学《实验诊断学》从《诊断学》中分离出来，列为一本独立的教材。2001 年，王鸿利教授主编了首部《实验诊断学》教材，用于七年制临床医学等专业。2005 年王鸿利教授主编首部八年制（长学制）临床医学《实验诊断学》教材。2014 年，王兰兰教授和尚红教授主编首部研究生教材《实验诊断学》。短短 20 年间，实验诊断学内容和形式等方面都有了很大的进展。其突出表现为从既往的以临床检验为主体的实验诊断，进展为以临床检验基础、密切结合临床的并包括 8 个分支领域的实验诊断学。

研究范围　分析现代医学实验技术检测人体标本（血液、尿液、粪便、胸腹水等浆膜腔积液、痰、精液、前列腺液、汗液、组织和脏器等）所获取结果信息的可应用性；依据临床资料选择与优化组合检验项目；逻辑分析与科学思维所获取结果；综合判断机体功能状态、病理变化与疾病病因。按疾病与器官系统划分，实验诊断学又包括红细胞疾病、白细胞疾病、造血系统肿瘤、血栓与止血疾病、血型鉴定与输血性疾病的实验诊断；心脏疾病、

肝脏疾病、肾脏疾病、内分泌系统及代谢性疾病的实验诊断；水电解质紊乱、酸碱平衡失调与骨代谢紊乱等疾病的实验诊断；风湿病、变态反应性疾病、免疫缺陷病、免疫增殖病、器官移植和恶性肿瘤等实验诊断；感染性疾病、性传播疾病及医院感染等实验诊断；遗传病、产前诊断与新生儿筛查的实验诊断。

研究方法　主要包括以下内容。

循证实验医学与循证医学研究方法　实验诊断决策（实验诊断方案制定）应在现有的最好的临床研究依据基础上作出。它强调实验方法的渊源性以及对方法作系统的评价。临床评价证据主要来自大样本的随机对照临床试验和系统性评价或荟萃分析。这些评价均依赖于统计学与生物信息学的研究方法。同时也重视结合个人的临床经验，要求实验医学与临床医学密切结合。

临床流行病学研究方法　主要包括观察性研究和试验性研究。观察性研究是一种非随机化的研究，是在自然状态下对研究对象的特征进行观察、记录，并对结果进行描述和对比分析的研究方法，包括描述型研究、横断面研究、病例-对照研究和队列研究等；试验性研究就是人为地进行干预措施，以探讨某因素与疾病的关系。常采用的方法包括随机对照试验、非随机对照试验等。一般来说，试验性研究的论证强度较高，所得结论更可靠。

逻辑学研究方法　即常用比较、分析、综合、抽象、概括、推理与论证的思维方法。通过收集临床资料（病史、体格检查与实验室检查），分析综合资料、形成初步印象，验证或修正诊断，

以达到实验诊断学学习目的。

与相关学科间关系　与临床医学（包括诊断学）、预防医学、基础医学及医学检验之间互相依赖、互相促进、密不可分。其中，与诊断学以及医学检验的关系最为密切。实验诊断学由诊断学而生，诊断学中的内容（病史、体格检查与其他辅助检查等临床信息）是实验诊断的依据。诊断学中的实验诊断（曾称为实验检查）在不同国家归属的学科不同，美国包含在临床病理学（Clinical Pathology）或临床实验医学（Clinical Laboratory Medicine）。临床病理学又由分子病理学、输血学、血液学、化学、微生物学与免疫学组成，与中国的实验诊断学分支领域组成相近。医学检验是以化学、生物化学、细胞学、免疫学、生物物理学及分子生物学等技术对取自人体标本进行检验，提供可靠的数据，是实验诊断学的基础。医学检验给临床提供充分检测项目，在不断优化实验设施、改善检验仪器、创建更灵敏与更特异的检测项目、完善实验室管理保证检验质量服务于临床前提下，才能完成实验诊断学要求的目的。

应用　随着 21 世纪医学模式由疾病诊治的单一方式向"以人为本，以患者为中心""预防、医疗、保健为一体"的多方向转化，实验诊断学除应用于疾病发生、发展及转归全过程的临床医学服务，即疾病诊断、治疗方案选择、病情及疗效观察、预后评估及复发监测等，还服务于健康普查和卫生保健、遗传咨询、流行病学调查与科学研究。如：①对肥胖、高血糖、血脂异常、高尿酸、高血黏、高血压等亚临床型的代谢综合征、慢性肝病、慢性肾脏病等某些常见病和多发病，进行定期或不定期的、常规的或特殊的实验检查，以利于疾病的早期发现、早期诊断、早期治疗。②提供计划生育、健康生育和遗传咨询，以达到优生优育，提高人口素质和健康水平。③流行病学调查、传染源的确定、疾病的预防和控制等。

（王鸿利　张丽霞）

línchuáng jīchǔ jiǎnyàn shíyàn zhěnduàn

临床基础检验实验诊断（clinical basic laboratory diagnosis）

使用理学、化学、免疫学和有形成分识别等分析技术，对来源于人体的血液、尿液、粪便、脑脊液、浆膜腔积液等多种体液标本中的细胞和其他成分进行检测，获得定量、定性和形态学检测等基础检验结果并用于临床诊疗活动的实验诊断学分支领域。

临床基础检验是临床实验室最常用的检验项目，是各种疾病的初筛项目，也是临床基础检验实验诊断的重要组成部分，主要包括：血液基础检验、尿液基础检验、粪便检验、脑脊液检验、痰液检验、支气管肺泡灌洗液检验、浆膜腔积液检验、精液检验、前列腺液检验和阴道分泌物检验等。临床基础检验为疾病预防、诊断、鉴别诊断、疗效监测及预后判断提供客观的实验室依据。临床基础检验既往多采用传统手工方法对细胞及其他成分进行检测，随着自动化分析技术的应用，仪器检测以其快速、操作简便、重复性好、参数多等优势越来越多地替代了手工方法，但对异常标本的检验，仪器检测还不能完全替代手工方法。

简史　主要包括以下内容。

血液基础检验　17 世纪，荷兰人安东尼·范列文虎克（Antony van Leeuwenhoek）改进了显微镜，推动了医学实验研究进入微观世界，用显微镜观察到血液中的红细胞（1667 年）、白细胞（1749 年）和血小板（1842 年）。19 世纪末，保罗·埃利克（Paul Ehrlich）发明了新的细胞染色技术，使血细胞在显微镜下更容易辨认。1953 年，美国工程师华莱士·H·库尔特（Wallace H. Coulter）发明了世界上第一台自动化血液分析仪，标志着血液有形成分的检测从手工显微镜检查步入自动化检测时代。经过半个多世纪的发展，采用电学、光学、细胞化学等多种原理，血液分析仪可快速检测出数十种参数，且检测速度快、检测结果精密度好、操作简便，在临床得到了广泛应用。1897 年，波兰医师艾德蒙·别尔纳茨（Edmund Biernacki）将红细胞沉降率应用于临床，随后瑞典内科医师阿尔夫·魏海姆·阿尔贝特松·韦斯特格伦（Alf Vilhelm Albertsson Westergren）对其检测方法进行了改良，故红细胞沉降率检测方法又称魏氏检测法。早期红细胞沉降率检测多采用手工法，检测速度较慢，结果易受环境温度影响。为此，国际血液学标准化委员会（ICSH）对魏氏检测法进行了多次修订并推荐其为参考方法。20 世纪 90 年代以后，基于多种原理的自动化红细胞沉降率分析仪相继出现并得到广泛应用。20 世纪中叶，全血黏度检测和血浆黏度检测在临床开展应用，国际标准化组织分别于 1986 年（ICSH）和 2009 年（国际临床血液流变学学会和欧洲临床血液流变学与微循环学会）发布指南用于规范检测。

体液基础检验　公元前 400

年，希腊名医希波克拉底（Hippocrates）开始检查尿液的颜色、气味等，并将其应用于相关疾病的辅助诊断。干化学试带法和显微镜的应用，推动了尿液基础检验的发展。随后，各种特殊显微镜，如相差显微镜、荧光显微镜、微分干涉显微镜和电子显微镜的应用，使尿液有形成分的检查手段得以不断更新。1912年，神经学家威廉·梅斯特扎特（William Mestrezat）第一次对脑脊液的化学成分进行了准确描述。20世纪70年代，开始应用支气管镜进行肺泡灌洗，随后发现可以从肺泡灌洗液中获取实验诊断的相关信息。17世纪中叶，安东尼·范列文虎克的报道开创性描述了精子的形态、液化和运动模式，20世纪30年代以后，精液检验逐渐应用于临床。

在近30年的时间里，针对不同的检测标本，发明了尿液干化学分析仪、尿液有形成分分析仪、精子质量分析仪、粪便分析工作站等。检测仪器应用了物理学、化学、生物学等基础学科的研究成果，加上网络信息技术的应用，为疾病诊断提供了快速、可靠的实验诊断依据。

应用范围　①为疾病诊断和鉴别诊断提供筛检或确诊依据：血液分析仪和显微镜检查有机结合，可提供被检者外周血多项参数，对外周血红细胞、白细胞、血小板等数量和质量异常提供最基本的诊断信息。例如，外周血红细胞数减少，血红蛋白浓度下降，形态学表现为小细胞为主，大小不均一，则为小细胞低色素性贫血提供了鉴别诊断筛检实验依据；显微镜检查可发现病原体，是确诊感染性疾病的依据。②为疾病疗效监测和预后判断提供动

态依据：尿蛋白和有形成分的检测对肾脏疾病的病情估计和治疗预后判断，网织红细胞计数对于化疗和放疗或贫血患者骨髓造血功能的判断具有直接的指导作用。③为疾病预防提供依据：从标本中检测出寄生虫，可对感染人群进行必要的治疗和隔离，防止疾病的传播和传染。④为健康咨询提供依据：通过健康体检，了解身体状况，纠正不良生活习惯，可及时发现疾病，强化防病的主动性，达到减少疾病、保持健康的目的。⑤为医学科学研究提供医学检验基本方法和基本数据：临床基础检验除了为疾病诊断和鉴别诊断、病情监测和预后判断、预防措施提供依据外，其检验过程所使用的各种方法和技术，是开展医学研究的必备手段。

现状及发展趋势　临床基础检验实验诊断是实验诊断学的分支领域，临床基础检验是临床基础检验实验诊断的重要组成部分，临床基础检验的检测方法主要包括手工检测法（含显微镜检查法）和仪器检测法。显微镜检查法主要用于血细胞形态、尿液有形成分、粪便常规、胸腹水及脑脊液、精子形态、阴道分泌物、痰液和肺泡灌洗液等项目的检查；仪器检测法主要用于血细胞分类计数、网织红细胞、红细胞沉降率、尿液干化学分析、尿液有形成分、精子活力和活动度等项目的检测。一些检验项目，如血细胞形态、粪便、胸腹水及脑脊液检查等也逐渐采用仪器法检测。随着自动化分析技术的不断发展，仪器检测方法以其检测速度快、操作简便、检测结果精密度好、检测参数多等优势越来越多地替代了手工方法。做好仪器检测的性能验证、制订并实施复检规则、开展

质量控制是保证仪器检测结果可靠性的基本要求。血液和尿液基础检验的自动化分析方法已普遍用于各级医院的常规工作中，但对于结果异常标本的检测，仪器仍存在缺陷或不足，不能以仪器检测法完全取代显微镜检查法。疑难或异常的检测结果还需借助显微镜检查法来确认或识别。培养高水平的形态学检查人才和满足临床需求的检验医师是做好临床基础检验实验诊断工作的重要保障。

（彭明婷）

xuèyè jīchǔ jiǎnyàn

血液基础检验（basic hematologic test）　通过物理、化学、显微镜形态检查和自动化分析等技术，对人体血液标本的有形成分和物理性状进行分析的检验项目。血液有形成分的数量、种类、形态特征以及血液的物理性状与人体的生理和病理状态密切相关，血液基础检验可作为血液系统疾病及相关疾病的筛查、诊断和治疗监测指标，是临床实验室最常用的检验项目类别之一。主要包括血细胞计数、外周血细胞形态学检查、红细胞沉降率测定和血液流变学检测。

血液基础检验是血液系统疾病及相关疾病的筛查、诊断和治疗监测的基础指标之一，也是普通人群健康体检的重要项目之一。①血细胞计数的血液分析仪检测数据和外周血细胞形态学检查结果可提供血细胞数量、种类和形态的诸多信息，结合临床资料进行综合分析，可为血液系统疾病及其他相关疾病的筛查与诊断提供重要依据，如网织红细胞数量是反映骨髓红系造血状态的敏感指标。血小板计数及网织红细胞计数对接受放化疗的患者或贫血

患者的疗效监测和预后判断具有指导作用。②红细胞沉降率常作为反映红细胞之间聚集性的指标，提示机体可能存在感染、自身免疫病、肿瘤、高球蛋白血症等疾病状态，便于进行下一步检查，也可作为疾病活动状态的监测指标。③血液流变学特性的改变与红细胞增多症、血栓形成等多种临床疾病的发生和发展有密切联系，血液流变学检查广泛应用于临床疾病（尤其是血栓性疾病）发病机制的研究、临床诊断、治疗、预防及预后判断。④血液不断地流经身体各个重要器官，参与人体新陈代谢，调节和维护人体各系统功能活动和内外环境的平衡。人体各部位的异常改变，可通过血液中细胞成分量和质的变化体现出来，故血液基础检验能够及时、准确、全面地反映机体的基本功能状况，可用于健康普查。

随着科学技术的发展，血液基础检验历经了人工检查、半自动化仪器检测和全自动化仪器检测阶段。自动化程度不断提高，检测速度明显加快，检测参数越来越多，检测结果的精密度和准确性也得到明显改善。如临床实验室逐渐淘汰了半自动血液分析仪，而采用全自动血液分析仪；将全自动血液分析仪与自动血涂片制备系统组装在一起，加上智能传送装置，实现了血液检测、涂片和染色的全自动化，大大提高了工作效率。随着自动数字细胞图像分析技术和流式细胞术的发展，未来血细胞分析技术会将血液分析仪（连接自动血涂片机）、自动数字细胞图像分析仪和流式细胞仪整合为血细胞分析工作站。这些自动化仪器在血液一般检验中的联合应用，不仅降低了检验人员的劳动强度，而且提高了工作效率，在全面实施质量保证的前提下，可为临床提供更全面、更及时、更可靠的实验诊断信息。

（彭明婷）

xuèxìbāo jìshù

血细胞计数（blood cell count）

反映血液中主要有形成分（血细胞）的数量、体积和血红蛋白浓度等信息的检验项目。通常包括红细胞计数、血红蛋白测定、血细胞比容测定、平均红细胞体积测定、平均红细胞血红蛋白量测定、平均红细胞血红蛋白浓度测定、白细胞计数、血小板计数和网织红细胞计数等。

19世纪中叶，临床医师开始使用显微镜进行红细胞和白细胞计数，使用目测比色法进行血红蛋白测定。20世纪50年代，随着血液分析仪的问世，红细胞和白细胞计数实现了自动化检测；60年代，可使用血液分析仪检测血红蛋白和血细胞比容；70年代，实现了血液分析仪对血小板和红细胞的同步检测，同时也出现了平均红细胞体积、平均红细胞血红蛋白量和平均红细胞血红蛋白浓度等多个计算参数；80年代，可使用血液分析仪检测白细胞三分类计数结果；90年代以来，随着激光、射频、化学染色技术的发展，可通过血液分析仪检测白细胞五分类计数和网织红细胞计数等参数，而且检测结果的精密度和准确性得到明显提高。

血细胞计数广泛用于贫血、感染、炎症、出凝血异常和其他多种疾病（如恶性肿瘤、烧伤、先天性心血管疾病、肺气肿和肺源性心脏病等）的筛查和治疗监测，已成为临床诊疗最常用的实验室检测指标之一，同时也是健康普查的重要内容。

（彭明婷）

hóngxìbāo jìshù

红细胞计数（red blood cell count）

测定单位体积血液中红细胞数量的血液学常规检验项目。红细胞是血液中数量最多的一种血细胞，也是人体通过血液运送氧气和二氧化碳的主要媒介。正常情况下，红细胞的生成和破坏处于动态平衡状态，血液中红细胞的数量及质量保持相对稳定。无论何种原因造成的红细胞生成与破坏异常，都会导致红细胞数量或质量的改变，引起与红细胞有关疾病的发生。可用于贫血和红细胞增多症等多种疾病的诊断和治疗监测。

检测方法 可采用血液分析仪或显微镜检查法进行检测，以前者最为常用。

血液分析仪法 采用的基本原理是电阻抗原理。

显微镜检查法 用等渗稀释液将血液按一定倍数稀释并充入细胞计数板（又称牛鲍计数板）的计数池，在显微镜下计数一定体积内的红细胞数，经换算得出每升血液中红细胞的数量。

参考区间 成年男性：$(4.3 \sim 5.8) \times 10^{12}/L$；成年女性：$(3.8 \sim 5.1) \times 10^{12}/L$；新生儿：$(5.2 \sim 6.4) \times 10^{12}/L$；婴儿：$(4.0 \sim 4.3) \times 10^{12}/L$；儿童：$(4.0 \sim 4.5) \times 10^{12}/L$。

临床意义 正常情况下，红细胞的数量受年龄、运动、精神等因素的影响而产生生理性变化，而多种疾病可引起红细胞数量的病理性变化。

生理性变化 新生儿的红细胞明显增多，出生2周后逐渐减少。男性在6~7岁时红细胞最少，在25~30岁时达到高峰；女性在 13～15 岁时达到高峰，在 21～35 岁期间维持低水平，以后逐渐升高至与男性接近的水平。情绪激动、兴奋、恐惧、冷刺激、剧烈体力劳动和运动、长期处于低气压环境等情况会引起红细胞增多。妊娠中后期孕妇血容量明显增加，引起血液稀释，红细胞减少；6 个月～2 岁的婴幼儿生长发育迅速，导致造血原料相对不足，红细胞减少；某些老年人造血功能明显减退，可造成红细胞减少。

病理性变化 ①病理性增高：可分为相对性增高和绝对性增高。相对性增高，各种原因所致血浆容量减少，多为暂时性，常见于连续剧烈呕吐、大面积烧伤、严重腹泻、大量出汗、多尿以及晚期消化道肿瘤长期不能进食等原因导致的脱水状态；绝对性增高，多是各种原因引起的组织缺氧或病理性红细胞生成素增多而导致的红细胞代偿性增多，常见于严重的慢性心肺疾病（如房间隔缺损、法洛四联症、阻塞性肺气肿、肺纤维化、肺源性心脏病）、异常血红蛋白病、真性红细胞增多症及肿瘤等。②病理性降低：见于各种所致贫血，如急慢性失血性贫血，缺铁性贫血和再生障碍性贫血等。

临床评价 包括以下内容。

方法学评价 ①血液分析仪法：临床实验室主要使用血液分析仪进行红细胞计数，操作简便、检测快速、重复性好，能够同时得到多个红细胞相关参数。使用配套校准物或溯源至参考方法的定值新鲜血实施校准后，可确认或改善检测结果的准确性。②显微镜检查法：是传统方法，无需特殊设备，但操作费时费力，结果重复性较差，在常规检测中已

较少使用。在仪器计数结果不可靠（如红细胞数量较低、存在干扰因素时）需要确认或不具备条件使用血液分析仪时，可采用该法进行红细胞计数。

临床应用评价 红细胞计数常作为健康体检、术前检查以及其他一些疾病的实验室检查指标。在出血、慢性贫血、红细胞增多症和放疗、化疗等情况下，常需动态监测该指标的变化。红细胞数量的变化应结合其他参数（如血红蛋白、血细胞比容和红细胞平均指数）进行分析。存在影响因素致使仪器法的检测结果不可靠时，可通过重复检测、检查标本是否合格、采用显微镜检查等手段加以确认。如某些病理状态时（白细胞数过高、巨大血小板、红细胞过小、存在冷凝集素等），仪器检测结果易受干扰，需使用显微镜检查法进行确认。

标本事项 血液标本中有凝块、溶血、严重脂血等因素可导致红细胞计数结果不可靠。

（彭明婷）

xuèhóngdànbái cèdìng

血红蛋白测定 （assay of hemoglobin）

测定单位体积血液中血红蛋白含量的血液学常规检验项目。血红蛋白（Hb）是红细胞内发挥运送氧气和二氧化碳功能的载体。

检测方法 氰化高铁血红蛋白分光光度法，是其他血红蛋白测定方法的溯源标准。常规实验室多使用血液分析仪或血红蛋白计进行测定。

参考区间 成年男性：130～175g/L；成年女性：115～150g/L；新生儿：180～190g/L；婴儿：110～120g/L；儿童：120～140g/L。

临床意义 对人体生理或病

理状态的判断具有重要意义。

生理性变化 ①生理性降低：主要见于生理性贫血，如生长发育迅速而导致造血原料相对不足的婴幼儿，妊娠中后期血容量明显增加而引起血液稀释的孕妇，以及造血功能减退的老年人。②生理性增高：见于胎儿及新生儿、进行剧烈运动或从事重体力劳动时的健康人，以及生活在高原地区的居民。

病理性变化 ①病理性降低：见于各种病理性贫血，常见原因有骨髓造血功能障碍，如再生障碍性贫血、白血病、骨髓瘤、骨髓纤维化等；造血物质缺乏或利用障碍，如缺铁性贫血、铁粒幼细胞贫血、巨幼细胞贫血（叶酸及维生素 B_{12} 缺乏）等；急慢性失血，如手术或创伤后急性失血、消化性溃疡、寄生虫病等；血细胞破坏过多，如遗传性球形红细胞增多症、阵发性睡眠性血红蛋白尿症、异常血红蛋白病、溶血性贫血等；其他疾病，如炎症、肝病、内分泌系统疾病等造成或伴发的贫血。②病理性增高：分为相对性增高和绝对性增高。相对性增高，通常是由于血浆容量减少，血液中有形成分相对增多形成的暂时性假象，多见于脱水或血液浓缩时，常由剧烈呕吐、严重腹泻、大量出汗、大面积烧伤、尿崩症、大剂量使用利尿药等引起；绝对性增高，多与组织缺氧、血液中促红细胞生成素水平升高、骨髓加速释放红细胞有关，见于原发性红细胞增多症（慢性骨髓增生性疾病，临床较为常见，特点为红细胞及全血容量增加导致皮肤黏膜暗红、脾大，同时伴有白细胞和血小板增多）和继发性红细胞增多症（可继发于肺源性心脏病、阻塞性肺气肿、

发绀型先天性心脏病及异常血红蛋白病等），还与某些肿瘤和肾脏疾病有关（如肾癌、肝细胞癌、子宫肌瘤、卵巢癌、肾胚胎瘤、肾积水、多囊肾和肾移植后），此外还见于家族性、自发性促红细胞生成素浓度增高，药物（雌激素、皮质类固醇等）等引起的红细胞增多。

临床评价 包括以下内容。

方法学评价 氰化高铁血红蛋白分光光度法操作繁琐耗时，对操作人员的要求较高，仅在参考实验室使用。Hb 测定多用仪器法，其操作简单、快速，通过使用配套校准物或溯源至参考方法的定值新鲜血实施校准后，可得到准确结果。

临床应用评价 Hb 测定常与红细胞（RBC）计数和血细胞比容（Hct）联合用于贫血的诊断与疗效观察。

Hb 与 RBC 测定只是体现单位容积血液中被测物质数量的多少，对结果进行判断时应注意如下问题：①患者的性别、年龄以及居住地海拔等因素会影响 Hb、RBC 的测定结果。②全身血浆容量的变化会影响 Hb、RBC 的测定结果，如各种原因引起的脱水或水液潴留，血浆容量减少或增加造成的血液浓缩或稀释，均可使 Hb、RBC 值增高或减低。③急性大出血，如大量失血的早期，应激性血管收缩导致 Hb、RBC 的测定结果暂时正常，数小时后可见 Hb、RBC 值降低，表现出贫血且逐渐加重。

Hb 浓度和 RBC 计数的变化程度可不一致。如大细胞性贫血时，血红蛋白浓度降低的程度低于红细胞计数降低的程度；而小细胞低色素性贫血时，Hb 浓度降低的程度较红细胞计数降低的程

度更明显。同时检测红细胞计数和血红蛋白浓度并进行比较，有助于分析原因判断贫血类型。

标本事项 引起血浆浊度增大的因素常导致 Hb 浓度升高，如高脂血症、异常血浆蛋白症、白细胞计数过高（$>30\times10^9/L$）、血小板计数过高（$>700\times10^9/L$）、胆红素增高、溶血等。另外，末梢血标本的测定结果比静脉血标本的测定结果略高。

（彭明婷）

xuèxìbāobǐróng cèdìng

血细胞比容测定 （assay of hematocrit）

测定血细胞在全血中所占容积百分比的血液学常规检验项目。

检测方法 可采用离心法或血液分析仪法。

离心法 可分为微量法和温氏法。其中微量法是国际血液学标准化委员会（ICSH）推荐的参考方法。二者检测原理均为将待测标本吸入孔径一致的标准毛细玻璃管并进行离心，血细胞与血浆分离并被压紧，通过测量血细胞柱和血浆柱的长度即可计算出血细胞比容（Hct）。

血液分析仪法 临床实验室中检测 Hct 的主要方法。其检测原理分为两类：一类是通过累积细胞计数时检测到的脉冲信号强度得出；另一类是通过测定红细胞计数和红细胞平均体积的结果计算得出，Hct ＝ 红细胞计数×红细胞平均体积。血液分析仪的检测结果应当通过校准溯源至参考方法。

参考区间 男性 0.40～0.50；女性 0.35～0.45。

临床意义 Hct 不仅与红细胞数量的多少有关，而且与红细胞体积的大小及血浆容量的改变有关。Hct 是诊断贫血的主要实验室

检查指标之一，可用于红细胞平均参数的计算，帮助进行贫血的形态学分类；而且通过 Hct 变化还可以判断血浆容量是否有丢失，是影响全血黏度的重要因素，也是纠正脱水及酸碱平衡失调时治疗的参考指标。

Hct 增高 常见于：①各种原因所致的血液浓缩，红细胞数量相对增多，如严重呕吐、腹泻、大量出汗、大面积烧伤等。②真性红细胞增多症。③继发性红细胞增多症，如高原病、慢性肺源性心脏病等。

Hct 增高常导致全血黏度增加，呈现血液高黏滞综合征。高 Hct 与血栓形成密切相关，在诊断血管疾病的血栓前状态中也有显著意义。

Hct 降低 常见于：①正常孕妇。②各种类型的贫血，如急慢性失血性贫血、缺铁性贫血和再生障碍性贫血，但 Hct 降低的程度与红细胞、血红蛋白的减少程度并非完全一致。③继发性纤维蛋白溶解症患者。④应用干扰素、青霉素、吲哚美辛、维生素 A 等药物的患者。

临床评价 包括以下内容。

方法学评价 ①离心法：常规条件使用的离心法操作简单，但检测速度较慢，结果准确性易受离心条件的影响，在临床实验室较少使用。②血液分析仪法：优点是检测速度快，精密度良好，适合批量标本的检测。使用配套校准物或溯源至参考方法的定值新鲜血实施校准后，可确认或改善检测结果的准确性。

临床应用评价 Hct 的检测可帮助判断血液浓缩程度、协助诊断贫血及判断贫血严重程度，但由于贫血类型不同，Hct 的降低程度与红细胞的减少程度可不完全

一致，需要将红细胞计数、血红蛋白和Hct结合起来分析；Hct是临床决定患者是否需要补液或补充电解质的实验检查依据，也是严重的继发性贫血的输血指征和输血效果的评价指标；大失血临床补液治疗后检测Hct，结果恢复正常表明血容量已得到纠正。另外，分析Hct的结果时应综合考虑年龄、性别和生活环境等因素，如新生儿、高原地区人群的Hct较高，可超出参考区间60%以上。

标本事项　血液标本中有凝块、溶血、严重脂血等因素可导致血细胞比容结果不可靠。

（彭明婷）

píngjūn hóngxìbāo tǐjī cèdìng

平均红细胞体积测定 （assay of mean corpuscular volume）

反映红细胞体积平均大小的血液学常规检验项目。平均红细胞体积（MCV）以飞升（fl）为单位，是进行贫血形态学分类的依据之一，也是平均红细胞指数即平均红细胞体积、平均红细胞血红蛋白量（MCH）和平均红细胞血红蛋白浓度（MCHC）之一。

检测方法　MCV为计算指标，可由血液分析仪或手工计算得出。根据红细胞（RBC）计数和血细胞比容（Hct）的检测结果进行计算，MCV=Hct/RBC。

参考区间　82~100fl。

临床意义　MCV的检测结果结合MCH和MCHC可进行贫血形态学分类，初步判断贫血的原因以及对贫血进行鉴别诊断（表）。

临床评价　MCV是计算得出的参数，其准确性受RBC计数和Hct检测结果的影响。红细胞凝集（如冷凝集综合征）可引起MCV假性增高；严重高血糖症可引起红细胞肿胀，亦可使MCV假性增高。用于血细胞计数的血标本中

有凝块、溶血、严重脂血等因素均可导致MCV检测结果不可靠。

（彭明婷）

píngjūn hóngxìbāo xuèhóngdàn báiliàng cèdìng

平均红细胞血红蛋白量测定 （assay of mean corpuscular hemoglobin）

反映红细胞内所含血红蛋白平均水平的血液学常规检验项目。平均红细胞血红蛋白量（MCH）以皮克（pg）为单位，是进行贫血形态学分类的相关依据之一。

检测方法　MCH为计算指标，根据红细胞（RBC）计数和血红蛋白（Hb）测定的检测结果进行计算，MCH=Hb/RBC，可由血液分析仪或手工计算得出。

参考区间　27~34pg。

临床意义　见平均红细胞体积测定。

临床评价　MCH是计算指标，影响红细胞计数和血红蛋白测定的各种因素均可对MCH的检测结果产生影响；在进行贫血形态学分类和查找贫血原因时，MCH的检测结果需结合平均红细胞体积（MCV）和平均红细胞血红蛋白浓度（MCHC）等参数一起进行分析；血标本中有凝块、溶血、严重高脂血或白细胞增多引起的血浆浊度增加均可导致MCH检测结果不可靠。

（彭明婷）

píngjūn hóngxìbāo xuèhóngdànbái nóngdù cèdìng

平均红细胞血红蛋白浓度测定 （assay of mean corpuscular hemoglobin concentration）

反映平均每升红细胞中所含血红蛋白浓度的检验项目。

检测方法　平均红细胞血红蛋白浓度（MCHC）为计算指标，其结果依据血红蛋白（Hb）和血细胞比容（Hct）的检测数据计算得出，MCHC=Hb/Hct。

参考区间　316~354g/L。

临床意义　依据MCHC、平均红细胞体积（MCV）、平均红细胞血红蛋白量（MCH）和血细胞形态学检查结果，同时结合临床表现，有助于贫血的形态学分类、检验项目的进一步选择以及贫血的病因分析和诊断。

MCHC升高　见于红细胞内血红蛋白异常浓缩，如烧伤、严重呕吐、频繁腹泻、慢性一氧化碳中毒、心脏代偿功能不全、遗传性球形红细胞增多症和相对罕见的先天性疾病。

MCHC降低　主要见于小细胞低色素性贫血，如缺铁性贫血和珠蛋白生成障碍性贫血。

临床评价　患者的MCHC结果通常变化较小，可用于辅助监控血液分析仪检测结果的可靠性和标本异常等情况，如MCHC>400g/L提示仪器检测状态可能有

表　贫血的形态学分类

贫血形态学分类	MCV	MCH	MCHC	临床常见贫血原因
正细胞性贫血	正常	正常	正常	再生障碍性贫血、急性失血性贫血、某些溶血性贫血
大细胞性贫血	增高	增高	正常	各种造血物质缺乏或利用不良所致贫血，如巨幼细胞贫血
单纯小细胞性贫血	降低	降低	正常	慢性感染、慢性肝肾疾病造成的贫血
小细胞低色素性贫血	降低	降低	降低	缺铁及铁利用不良造成的贫血、慢性失血性贫血

错误，也可能是标本出现了冷凝集。Hb 和 Hct 检测结果的干扰因素可对 MCHC 产生影响，患者标本中有凝块、溶血、高血脂以及高胆红素等可致使 MCHC 结果不可靠。

（彭明婷）

hóngxìbāo tǐjī fēnbùkuāndù cèdìng

红细胞体积分布宽度测定

（assay of red blood cell volume distribution width） 由血液分析仪测得的反映外周血红细胞体积异质性的检验项目。可用红细胞分布宽度变异系数（RDW-CV）和红细胞分布宽度标准差（RDW-SD）表示。

检测方法 红细胞体积分布宽度（RDW）由血液分析仪通过对所计数红细胞的体积进行统计学分析获得。主要有电阻抗法和光散射法。

电阻抗法 当红细胞通过小孔的瞬间，计数电路得到一个相应大小的脉冲，因细胞体积大小不同，得到的脉冲亦不同。不同的脉冲信号经计算机统计处理得出 RDW。

光散射法 在检测系统中，血液先经特殊液体稀释，使自然状态下双凹扁平圆盘状的红细胞成为球形，并经戊二醛固定，再通过测试区。低角度的光散射可测定单个红细胞体积并绘制红细胞散射图和单个红细胞体积直方图，根据图形可导出 RDW。

参考区间 RDW<14.9%。

临床意义 RDW 联合平均红细胞体积（MCV）可对贫血进行分类（表），有助于缺铁性贫血、再生障碍性贫血、溶血性贫血以及其他贫血的诊断和鉴别，但只有结合临床资料进行全面分析，才能保证 RDW 结果的正确使用。

临床评价 血液分析仪检测

数万个红细胞后计算得出 RDW 结果，可避免人工观察红细胞形态数量有限的不足，能更准确客观地反映红细胞体积的异质程度。除了用于贫血的分类，RDW 可检出处于隐性缺铁期的患者，表现为 RDW 增高。但 RDW 对缺铁性贫血诊断的敏感性高，特异性较低。若存在冷凝集、严重小红细胞增多、红细胞碎片、大量巨大血小板、体外溶血、白细胞增多、自凝集、纤维蛋白、细胞碎片或其他碎片，检测结果的可靠性易受影响。

（彭明婷）

báixìbāo jìshù

白细胞计数

（white blood cell count） 检测单位体积血液中白细胞总数的血液学常规检验项目。白细胞（WBC）包括中性粒细胞、淋巴细胞、单核细胞、嗜酸性粒细胞和嗜碱性粒细胞，是机体防御系统的重要组成部分。是临床某些疾病诊断、鉴别诊断、病情及疗效观察、药物监测、健康检查等常用的实验室检测指标。

检测方法 可采用血液分析仪或显微镜检查法进行检测，以前者最为常用。

血液分析仪法 原理主要有电阻抗法和光散射法。即血液经溶血素处理后，在鞘流液的带动下，白细胞逐个通过血液分析仪的细胞计数小孔或激光照射区，

引起小孔周围电阻抗的变化或产生特征性的光散射，对应的脉冲信号或光散射信号的多少即代表白细胞的数量。

显微镜检查法 用白细胞稀释液将血液稀释一定倍数并破坏成熟的红细胞，然后将稀释后的标本充入细胞计数板（又称牛鲍计数板）的计数池，在显微镜下计数一定体积内的白细胞数，换算出每升血液中白细胞的数量。

参考区间 （3.5~9.5）× 10^9/L。

临床意义 白细胞计数常用于提示感染、恶性血液病及类白血病反应，也用于辅助监测机体的治疗反应、骨髓造血功能和机体状态等。白细胞总数高于参考区间上限称为白细胞增多，低于参考区间下限称为白细胞减少。多数情况下，白细胞数量的变化主要由中性粒细胞的增多或减少引起。白细胞总数的增多或减少与许多疾病的发生和发展相关，但一些生理因素也会影响白细胞数量的变化。

生理性变化 白细胞计数结果可有明显的生理性波动，如早晨较低，傍晚较高；餐后较餐前高；剧烈运动、情绪激动时较安静状态下偏高；月经期、妊娠、分娩、哺乳期亦可增高；新生儿及婴儿明显高于成年人；吸烟亦可增高。

表 根据 MCV 和 RDW 对贫血进行分类

MCV	RDW	贫血分类	临床意义
降低	正常	小细胞均一性	珠蛋白生成障碍性贫血
	增高	小细胞非均一性	缺铁性贫血
正常	正常	正细胞均一性	急性失血性贫血
	增高	正细胞非均一性	再生障碍性贫血、阵发性睡眠性血红蛋白尿症
增高	正常	大细胞均一性	骨髓增生异常综合征
	增高	大细胞非均一性	巨幼细胞贫血、恶性贫血

病理性变化 ①病理性增多：常见于急性化脓性感染（尤其是革兰阳性球菌感染如脓肿、脑膜炎、肺炎、阑尾炎、扁桃体炎等）、某些病毒感染（传染性单核细胞增多症、流行性乙型脑炎等）、组织损伤（严重外伤、大手术、大面积烧伤、急性心肌梗死等）、急性大出血、白血病、骨髓纤维化、恶性肿瘤（肝癌、胃癌、肺癌等）、代谢性中毒（糖尿病酮症酸中毒、尿毒症等）和某些金属（铅、汞等）中毒。②病理性减少：常见于某些感染性疾病（尤其是革兰阴性杆菌感染如伤寒、副伤寒等）、某些原虫感染（黑热病、疟疾等）、某些病毒感染（病毒性肝炎、流感等）、某些血液病（再生障碍性贫血、急性粒细胞缺乏症、巨幼细胞贫血等）、自身免疫病（系统性红斑狼疮、获得性免疫缺陷综合征等）、脾功能亢进（门脉肝硬化、班替综合征等）、肿瘤化疗、电离辐射（如X线）和某些药物（氯霉素、磺胺类药物等）反应等。

临床评价 包括以下内容。

方法学评价 ①血液分析仪法：临床实验室主要使用血液分析仪进行白细胞计数，不仅操作简便、检测快速，而且重复性好，易于标准化，适合批量标本的检测。使用配套校准物或溯源至参考方法的定值新鲜血液实施校准后，可确认或改善检测结果的准确性。某些人为因素（如抗凝不充分）或病理状态（如外周血出现有核红细胞、巨大血小板、血小板凝集）干扰仪器的检测结果时，需使用显微镜检查法进行确认。②显微镜检查法：是白细胞计数的传统方法，简便易行，无需特殊设备，但检测速度慢、结果重复性较差，难于满足常规工

作批量标本的检测需求。在血液分析仪计数结果异常（如白细胞数量较小、存在干扰等）需要确认或没有条件使用血液分析仪时，可采用显微镜检查法进行白细胞计数。

临床应用评价 白细胞计数结合白细胞分类计数及形态变化，是疾病诊断，尤其是对恶性血液病进行初步诊断的基本指标。白细胞计数还可为疾病的鉴别诊断提供依据，如急性心肌梗死后WBC常增多，并可持续一周，借此可与心绞痛鉴别；细菌性感染时WBC常增多，病毒性感染时WBC常减少，临床常借此鉴别细菌性感染与病毒性感染，并据此指导治疗用药。此外，白细胞计数也用于监测疾病治疗效果。

标本事项 血液应与抗凝剂充分混匀，避免产生凝块；同时应避免标本出现溶血。存在冷球蛋白、冷纤维蛋白原、红细胞抵抗溶血和高浓度三酰甘油等影响因素均会干扰白细胞计数的结果。

（彭明婷）

báixìbāo fēnlèi jìshù

白细胞分类计数 （differential leukocyte count，DLC） 根据外周血中不同白细胞的形态和生理特点，使用血液分析仪和（或）显微镜分类计数法对其进行分类、计数，求得各种白细胞的百分率和绝对值的检验项目。

检测方法 包括血液分析仪法和显微镜分类计数法。

血液分析仪法 主要应用到电阻抗、电导、光散射、射频、细胞化学等技术，一般采用一种或多种技术联合应用对白细胞进行分类计数。①电阻抗、电导和光散射技术：在混匀池内加入红细胞溶解剂，血液标本中的红细胞与之相作用而溶解，然后加入

白细胞稳定剂使溶血反应中止，留下的白细胞恢复到原态用以分析。通过一个检测通道，分别应用电阻抗技术检测细胞体积，电导技术检测细胞大小和内部结构（包括细胞化学成分和核的体积），光散射技术检测细胞内的颗粒性、核分叶性和细胞表面结构。每个细胞通过检测区域时，根据它的体积（y轴）、传导性（z轴）和光散射（x轴）而被定义到三维散点图中的相应位置，按散点定位分析出细胞类型，按每一类型细胞数量计算出百分率，按散点密度检测出细胞亚类。②流式细胞检测结合核酸荧光染色技术：根据不同白细胞类型和不同成熟度的白细胞对荧光染料的着色能力不同（未成熟粒细胞、异常细胞荧光染色更深，成熟白细胞荧光染色浅），检测散射光信号和荧光信号，从而区分出中性粒细胞、嗜酸性粒细胞、嗜碱性粒细胞、淋巴细胞、单核细胞等。为了区分中性粒细胞和嗜碱性粒细胞，设立单独的BASO通道，加入表面活性剂使除嗜碱性粒细胞以外的白细胞破碎，只剩下裸核，而嗜碱性粒细胞保持细胞完整。裸核和完整的嗜碱性粒细胞的体积差异表现为散射光信号的差异，从而达到准确区分嗜碱性粒细胞和中性粒细胞的目的。③多角度偏振光散射分析技术：用专用的鞘液将全血细胞排成单列，使之逐个通过激光检测区。仪器检测细胞颗粒对垂直入射的激光在4个角度的散射强度：0°前向散射光强度检测细胞大小和细胞数量，10°前向散射光强度检测细胞结构和核质复杂性，90°垂直角度的散射光强度检测细胞内部的颗粒和分叶状况，90°垂直角度的消偏振光散射强度检测嗜酸性粒细胞。

仪器通过收集每个细胞在以上 4 个角度散射光的数据，从而对白细胞进行分类。④双鞘流五分类技术：主要采用双鞘流系统即 60μm 鞘流微孔用于测定细胞体积和 42μm 鞘流微孔用于分析细胞内容物，并联合细胞化学染色技术对不同细胞的特异颗粒和细胞膜进行不同程度的染色，产生了不同的吸光比率，从而对白细胞进行分类。⑤激光组化法：由于嗜酸性粒细胞有很强的过氧化物酶活性，中性粒细胞有较强的过氧化物酶活性，单核细胞次之，而淋巴细胞和嗜碱性粒细胞无此酶，将血液通过过氧化物酶染色，胞质内部会出现不同的酶化学反应。当这类细胞通过测量区时，酶反应强度不同，细胞体积大小也有差异。以透射光检测酶反应强度的结果为 x 轴，以散射光检测细胞体积为 y 轴，每个细胞产生的两个信号定位在细胞图上，同时利用 BASO 通道，区分出嗜碱性粒细胞，并利用不同细胞裸核结构的不同，达到分类的目的。

显微镜分类计数法 把血液制成分布均匀的薄膜涂片，用复合染料构成的染色液染色，血液中的细胞由于内容物不同，而被染成不同颜色，根据各类细胞形态特征予以分类计数，得出各细胞的比值。

参考区间 采用行业标准 WS/T405-2012（表）。

临床意义 正常白细胞分为中性粒细胞（图 1）、嗜酸性粒细胞、嗜碱性粒细胞、淋巴细胞（图 2）、单核细胞 5 种，各种细胞的数量和形态的改变对疾病的诊断有重要意义。

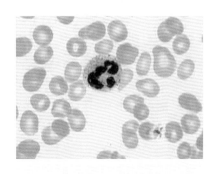

图 1 中性粒细胞（瑞氏染色 ×1000）
注：细胞呈圆形；胞质呈粉红色，布满细小的紫红色中性颗粒；胞核呈深紫红色，染色质紧密呈块状，核呈分多叶状

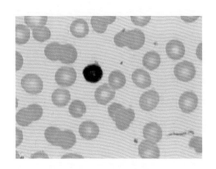

图 2 淋巴细胞（瑞氏染色 ×1000）
注：细胞呈圆形；胞质很少，呈深蓝色；胞核呈圆形，深紫色，染色质聚集成块状

病理性增多 常见以下几种情况。①中性粒细胞：见于急性感染、严重的组织损伤及大量血细胞破坏、急性大出血、急性中毒、急性溶血、恶性肿瘤和白血病等。②嗜酸性粒细胞：见于变态反应性疾病（如支气管哮喘）、寄生虫病、传染病（如猩红热）、皮肤病（如湿疹）、血液病（如嗜酸性粒细胞增多症）、恶性肿瘤（如肺癌）等。③嗜碱性粒细胞：见于变态反应性疾病（如变态反应性结肠炎）、血液病（如慢性粒细胞白血病）、恶性肿瘤（如转移癌）、内分泌疾病（如糖尿病）、传染病（如结核）等。④淋巴细胞：见于感染性疾病（如病毒感染）、肿瘤性疾病（如急性和慢性淋巴细胞白血病）、急性传染病的恢复期、移植排斥反应等。⑤单核细胞：见于活动性肺结核、伤寒、亚急性感染性心内膜炎、疟疾、单核细胞白血病、淋巴瘤等。

病理性减少 常见以下几种情况。①中性粒细胞：见于感染（如疟疾和流感）、血液系统疾病（如再生障碍性贫血）、物理化学因素损伤（如 X 线和氯霉素）、单核-巨噬细胞系统功能亢进（如门脉肝硬化）、自身免疫病（如系统性红斑狼疮）等。②嗜酸性粒细胞：见于伤寒、副伤寒初期、大手术、烧伤等应激状态以及长期应用肾上腺皮质激素之后等。③淋巴细胞：见于应用肾上腺皮质激素、烷化剂、放射线损伤、免疫缺陷性疾病等。

临床评价 包括以下内容。

方法学评价 ①血液分析仪法：白细胞分类计数筛查的首选方法，检测速度快、分析细胞多、重复性好、准确性高、易于标准化，可与全自动推片染色机连接，但不能准确识别细胞类别和病理变化。②显微镜分类计数法：白细胞分类计数的参考方法，分类结果较准确，能及时发现各种细

表 白细胞分类计数参考区间

白细胞种类	百分率（%）	绝对值（×10⁹/L）
中性粒细胞	40~75	1.8~6.3
嗜酸性粒细胞	0.4~8.0	0.02~0.52
嗜碱性粒细胞	0~1	0~0.06
淋巴细胞	20~50	1.1~3.2
单核细胞	3~10	0.1~0.6

胞形态的病理变化；其缺点是费时，受血涂片质量和检验人员经验的影响，不适于大量健康人群的筛查。当血液分析仪检测的白细胞总数和分类计数结果异常或细胞分布图形有异常时，须用显微镜复查。

临床应用评价　该检测是临床上最常用的检测项目之一，其变化可以反映出疾病的不同时期和程度。如感染急性期，主要表现为白细胞总数升高，中性粒细胞增多；轻度感染时，中性粒细胞仅轻度增多，未成熟者极少；严重感染时，白细胞增多明显或反而减少，且未成熟者增多。但是对于老年人，患感染性疾病后白细胞增多并不明显。由于中性粒细胞占白细胞总数的 50%～70%，故其数量的增多或减少可直接影响白细胞总数的变化，淋巴细胞、嗜酸性粒细胞等数量上的变化也会引起白细胞总数的变化，需要结合临床资料具体分析。

标本事项　诸多因素均会影响标本质量，进而影响检测结果（见白细胞计数）。

（辛晓敏）

xuèxiǎobǎn jìshù

血小板计数 （platelet count, PC）

检测单位体积血液中血小板数量的血液学常规检验项目。血小板（PLT）由巨核细胞生成，通过其黏附、聚集功能和释放反应等在机体止血、凝血过程中发挥重要作用。血小板数量和功能的异常，会引起人体止血和凝血功能的变化，导致出血或血栓性疾病的发生。

检测方法　包括血液分析仪法、显微镜检查法以及流式细胞仪法。

血液分析仪法　临床实验室多使用血液分析仪进行批量标本的检测，包括电阻抗法和（或）光散射法，分别根据血小板的电阻抗特性和光学特性进行血小板计数。

显微镜检查法　可选用普通光学显微镜或相差显微镜，将血液标本按一定比例稀释后充入细胞计数池，在显微镜下计数一定体积内的血小板数量，经过换算得出每升血液中的血小板数。

流式细胞仪法　国际血液学标准化委员会（ICSH）推荐的参考方法。用单克隆抗体染色标记血小板，根据荧光强度和散射光强度，用流式细胞检测原理计数血小板。

参考区间　（125～350）×10^9/L。

临床意义　血小板计数是人体止血与凝血功能障碍筛查的重要指标之一。血小板数量的增多或减少，除了个体自身的生理波动外，还与多种出血和血栓性疾病密切相关。

生理性变化　正常人的血小板数随时间和生理状态而波动。通常午后略高于早晨；冬季高于春季；高原居民高于平原居民；月经后高于月经前；妊娠中晚期增高，分娩后即降低；运动、饱餐后增高，休息后恢复。小儿出生时血小板略少，两周后显著增加，半年内可达到成年人水平。

病理性变化　①病理性增多：血小板计数>400×10^9/L为血小板增多。常见于原发性增多，如骨髓增生综合征、原发性血小板增多症、慢性粒细胞性白血病、真性红细胞增多症、特发性骨髓纤维化等；反应性增多，如急性和慢性炎症、急性大失血、急性溶血、近期曾行外科手术（尤其是脾切除术后）、缺铁性贫血、恶性肿瘤早期等。②病理性减少：血小板计数<100×10^9/L为血小板减少。常见于血小板生成障碍，如再生障碍性贫血、急性白血病、急性放射病、巨幼细胞贫血、骨髓纤维化等；血小板破坏增多，如原发免疫性血小板减少症、脾功能亢进、系统性红斑狼疮和同种血小板抗体生成等；血小板消耗过多，如弥散性血管内凝血、血栓性血小板减少性紫癜等。

临床评价　包括以下内容。

方法学评价　①血液分析仪法：临床实验室主要使用血液分析仪进行血小板计数，其优点是重复性好，检测速度快。②显微镜检查法和流式细胞仪法：流式细胞仪法主要用于其他计数方法的溯源。当血液分析仪计数结果异常或报警提示或不具备条件使用血液分析仪时，应使用显微镜检查法或流式细胞仪法进行计数。

临床应用评价　血小板计数是初期止血和凝血功能异常的筛查试验之一。血小板减少是引起出血的常见原因，与发生出血的严重程度密切相关。PLT<50×10^9/L时，可有轻度出血或手术出血症状；PLT<20×10^9/L时，可有较严重的出血；PLT<15×10^9/L时有自发性出血的风险，需进行血小板输注。

血小板计数存在一些非技术性因素的干扰，如血小板冷凝集、异常蛋白血症、血小板卫星现象、巨大血小板、乙二胺四乙酸盐（EDTA）诱导的血小板聚集等可引起PLT假性减少；细胞碎片、小红细胞、冷球蛋白血症、疟疾感染等可引起血小板假性增多。需要复核检测结果的准确性时，应制备血涂片并由经验丰富的技术人员进行显微镜检查确认，观察血小板的数量、形态和分布情况。

标本事项　标本采集应使用

塑料注射器或真空采血系统；应避免标本出现溶血或凝块。应注意排除以下影响因素：标本中存在小红细胞、白细胞碎片或微生物等干扰；重度营养不良患者输注脂肪乳（可导致血小板计数假性增高）；血小板有聚集或患者接受大量静脉输液（可导致血小板计数结果假性减低）。

（彭明婷）

píngjūn xuèxiǎobǎn tǐjī cèdìng

平均血小板体积测定（assay of mean platelet volume）

血液分析仪检测外周血单个血小板平均体积的检验项目。

检测方法 由血液分析仪通过对所计数的血小板体积进行统计学分析获得。主要采用电阻抗法。当血小板通过微孔时，会取代电解质溶液而使两极间的电阻增大，从而产生一个相应的脉冲信号，脉冲的次数代表血小板的数量，脉冲的大小代表血小板的体积，根据血小板的分布曲线得出平均血小板体积（MPV）值。

参考区间 7~11fl。

临床意义 在临床上，MPV检测结果的分析要结合血小板（PLT）变化才有意义。①鉴别PLT减少的原因：骨髓造血功能损伤致PLT减少时，MPV减小；PLT在外周血中破坏增多致PLT减少时，MPV增大；PLT分布异常致PLT减少时，MPV正常。②评估骨髓造血功能恢复的早期指标：骨髓造血功能衰竭时，MPV减小与PLT减少同时持续进行；骨髓造血功能抑制越严重，MPV越小；骨髓造血功能恢复时，MPV增大先于PLT增多。③其他：MPV增大见于骨髓纤维化、原发免疫性血小板减少症、血栓性疾病及血栓前状态、慢性粒细胞白血病等；MPV减小见于

脾功能亢进、化疗后、再生障碍性贫血、巨幼细胞贫血等。

临床评价 包括以下内容。

方法学评价 血液分析仪法检测速度快、重复性好、准确性高，但不能完全排除非血小板有形成分（如红细胞、白细胞碎片或杂物）的干扰，当血小板数量明显异常或有报警提示时，仍需显微镜检查复核。

临床应用评价 在PLT异常时，MPV结合血小板分布宽度（PDW）可衡量血小板体积及其变异程度。单独出现MPV的异常，一般临床意义不明显。

标本事项 见血小板计数。

（辛晓敏）

xuèxiǎobǎnbǐróng cèdìng

血小板比容测定（assay of plateletcrit）

经抗凝血、离心沉淀后，检测下沉的血小板在全血中所占容积百分比值的检验项目。

检测方法 血小板比容（PCT）由血液分析仪通过对所计数的血小板进行统计学分析获得。常用以下几种。

电阻抗法 当血小板通过微孔时，会取代电解质溶液而使两极间的电阻增大，从而产生一个相应的脉冲信号，脉冲的次数代表血小板的数量，脉冲的大小代表血小板的体积，从而计算出PCT。

流式细胞激光核酸荧光染色和电阻抗法 用鞘流电阻抗法测定血小板计数结果异常时，可用光学法核酸荧光染色网织红细胞/血小板检测通道，用光学法测定血小板，核酸荧光染色时，未成熟网织血小板染色多，成熟血小板染色少，并显示血小板散点图结果，从而计算出PCT。

激光散射法 用稀释液十二烷基硫酸钠使血小板成为球形并

经戊二醛固定，球形化血小板通过激光照射区时，在高角度得到血小板折射指数，此与血小板密度有关；低角度得到血小板大小，从而计算出PCT。

参考区间 0.1%~0.3%。

临床意义 在临床上，PCT增高，见于反应性和原发性血小板增多症、骨髓纤维化早期、脾切除、慢性粒细胞白血病早期等。PCT减低，见于再生障碍性贫血、化疗后、血小板减少症等。

临床评价 血液分析仪法具有操作简单、快速、准确等优点，但检测结果与PLT和平均血小板体积（MPV）有关。而PCT与血小板的数量及大小呈正相关，要与PLT和MPV联合进行分析。相关标本事项见血小板计数。

（辛晓敏）

wǎngzhīhóngxìbāo jìshù

网织红细胞计数（reticulocyte count）

测定血液中网织红细胞含量的检验项目。通常用网织红细胞（Ret）占成熟红细胞的百分数，或单位体积血液中含有Ret绝对值来表示。新使用的指标还有网织红细胞生成指数（RPI）和网织红细胞成熟指数（RMI）。

Ret是介于晚幼红细胞和成熟红细胞之间尚未完全成熟的红细胞。正常直径为8~9.5t。Ret的胞质中含有数量不等的嗜碱性核糖核酸（RNA）物质，用煌焦油蓝或新亚甲蓝等染料染色时，这些嗜碱性RNA呈深蓝色或浅蓝色，在细胞内类似网织状，故名网织红细胞。细胞内网状结构越多，表示细胞越不成熟。Ret进一步成熟，RNA消失即可为成熟红细胞。从Ret发育到成熟红细胞的时间为1~2天，成熟红细胞的寿命约为120天。在正常生理情况下，骨髓中未成熟的有核红细胞

不会释放到外周血中，只有 Ret 和成熟红细胞才能进入外周血循环。

检测方法 可分为显微镜检查法和全自动仪器检测法。

显微镜检查法 用等量煌焦油蓝或新亚甲蓝染料染色微量全血，室温放置 10～15 分钟。将一滴染好的血液样本滴到玻璃载玻片上，制成薄血膜片，血片完全干燥后在显微镜油镜下计数。成熟红细胞呈均一的浅蓝或蓝绿色，Ret 的胞质中嗜碱性 RNA 染成深蓝或浅蓝色点状或网织状结构。显微镜下计数 1000 个红细胞，计算其中 Ret 的百分数。

Ret 百分数 = 计数 1000 个红细胞中的 Ret 数量/1000

Ret 绝对值（个/升）= Ret 百分数×红细胞数/升

RPI =（Ret 百分数/2）×（血细胞比容/0.45）

RMI =（MFR + HFR）/LFR×100

注：MFR 为中荧光强度网织红细胞；HFR 为高荧光强度网织红细胞；LFR 为低荧光强度网织红细胞。

全自动仪器检测法 采用血液分析仪或网织红细胞分析仪自动检测 Ret。仪器采用流式细胞术检测技术，使用荧光染料或新亚甲蓝染料染色的 Ret 内的 RNA。当细胞通过激光束时，仪器测量细胞的前向散色光和荧光强度，分析细胞体积大小和所含 RNA 数量，构成二维散点图。成熟红细胞内没有 RNA 成分，荧光检测为阴性。根据细胞荧光强度可以分出高、中、低三个等级（HFR、MFR、LFR），显示从幼稚到成熟各亚群的百分数。荧光的强弱反映了网织细胞内 RNA 含量的多少，荧光越强，说明 RNA 含量越多，网织细胞也就越不成熟。根

据荧光强度的分布仪器计算出 RMI，判断骨髓造血功能。仪器采用全自动检测方法，速度很快，可以同时报告 Ret 百分比以及绝对值。

参考区间 取决于年龄和检测方法。①显微镜检查法：成年人和儿童 Ret 百分数 0.5%～1.5%，绝对值为（24～84）×10^9/L；新生儿百分数 3%～6%。正常人 RPI 是 2。②全自动仪器检测法：Ret 计数结果略高于显微镜计数法。

临床意义 Ret 计数是反映骨髓造血功能的重要指标。检查外周血中 Ret 数量可以了解骨髓生成红细胞的情况，反映骨髓造血功能以及判断贫血类型，监测一些疾病的治疗效果。

Ret 增加 表示骨髓红细胞生成增多，常见于以下几种情况。①溶血性贫血：急性溶血性贫血常见 Ret 显著增高。②急性出血：Ret 增多的时间、幅度与失血量有关。③各种营养性贫血：如缺铁性贫血、巨幼细胞贫血可轻度升高，给予铁剂、维生素 B_{12}、叶酸治疗之后，2～3 天开始升高，7～10 天最高，2 周后逐渐降到正常水平。④红细胞生成素治疗有效时，短期内可见升高。

Ret 数量减少 骨髓红系造血功能低下的指征，常见于再生障碍性贫血、恶性肿瘤、受到某些药物或其他物质抑制等。

RPI RPI>3，提示溶血性贫血或急性失血性贫血；RPI<2，提示骨髓增生低下或红系成熟障碍引起的贫血。

RMI 在治疗有效时或骨髓移植物存活的早期升高，是最早的变化指标，提示骨髓恢复造血。

临床评价 包括以下内容。

方法学评价 ①显微镜检查

法：操作简单、设备要求低，成本低，但由于人工计数细胞量少，结果精密度较差。②全自动仪器检测法：计数量多，精密度较好，检测速度快，且能提供 RMI 等参数，有良好的应用价值。

临床应用评价 Ret 计数是反映骨髓造血功能的重要指标，但不能凭此一项试验做病因诊断。

标本事项 检测末梢血或乙二胺四乙酸盐（EDTA）抗凝的静脉血液标本。根据采血部位不同分为静脉采血法和毛细血管采血法。标本稳定性取决于标本储存方法、染色技术和测定方法。对不同部位的皮肤穿刺采血所获得的细胞成分以细胞与血浆的比例常不稳定，所以毛细血管与静脉采血法的检测结果比较也有一定差别。

（孙 蒂）

xuèyè fēnxīyí

血液分析仪（hematology analyzer） 对血液中血细胞进行计数和分析的仪器。又称血细胞分析仪或血细胞计数仪。20 世纪 50 年代美国人库尔特（Coulter）根据血细胞是不良导体的特点发明出电子细胞计数仪，其采用的技术被称为库尔特原理。与传统的显微镜检查技术相比，血液分析仪不但提高了血细胞分析实验结果的准确性和工作效率，还提供了更多有价值的检测指标，对疾病的诊断、鉴别诊断和治疗监测起到了重要的作用，在中国及世界各地各级医院都得到了普遍应用。

基本原理 根据检测方法和检测原理不同进行区分。

电阻抗法细胞计数及体积检测 采用库尔特原理，在等渗电解质溶液中，有一个用于细胞计数的小孔管。小孔管外侧细胞悬液中有一个外电极，其内侧也充

满同样的稀释液，并有一个内电极。细胞为相对不良导体，其导电性能比稀释液低，当有一个细胞通过检测小孔时，瞬间可引起电压变化而出现一个脉冲信号。脉冲数量的多少与细胞的数量成正比，脉冲的高低与细胞体积大小成正比。以此进行细胞计数和体积测定。

血红蛋白测定 稀释的血液加入溶血剂后释放出血红蛋白（Hb），Hb 与溶血剂结合形成稳定的血红蛋白衍生物。在特定波长下比色，吸光度的增加与液体中的 Hb 含量成比例。

红细胞体积分布宽度测定 是反映红细胞体积异质性的参数。红细胞通过小孔的一瞬间，计数电路得到一个相应大小的脉冲，不同大小的脉冲信号分别贮存在仪器内装计算机的不同通道，计算出相应的体积的细胞数，经统计处理而得到红细胞体积分布宽度结果。

流式细胞激光分析技术进行白细胞计数和分类 可以对保持原态下的白细胞大小和形态进行计数和分析，通过检测细胞大小和内部结构，有效地将白细胞进行分类计数。可以得到中性粒细胞、淋巴细胞、单核细胞、嗜酸性粒细胞和嗜碱性粒细胞的百分比和绝对值结果，并能够对存在的异常细胞和结构进行报警提示。

检测标本要求 检测末梢或乙二胺四乙酸盐（EDTA）抗凝的静脉血液标本。根据采血部位不同，血细胞检测标本的采集方法可分为静脉采血法和毛细血管采血法两种。使用血液分析仪时，一般要求用静脉采血法，尽可能不用毛细血管采血法。因为对不同部位的皮肤穿刺采血所获得的细胞成分以及细胞与血浆的比例常不稳定，所以毛细血管与静脉采血法的测定结果比较可能会有差别。另外，毛细血管法的取血量少，因此无法在必要时进行重复检测。

临床应用 血液分析仪可以检测出以下指标：白细胞计数及分类计数、红细胞计数、血红蛋白浓度、血细胞比容、平均红细胞体积、平均红细胞血红蛋白含量、红细胞体积分布宽度、血小板计数、血小板平均体积、血小板比容等（见血细胞计数）。

评价 血液分析仪可以对抗凝全血或稀释后的末梢血标本进行检测，在短时间内准确给出多种细胞计数、体积测定、血红蛋白浓度、白细胞分类计数等多项参数，还可以提供细胞分布的直方图或散点图，大大提高了细胞检测的准确性和工作效率。在很短时间内就可以得到多项分析结果，对标本中存在的异常细胞也可以做出警报提示，以便进一步检查。

血液分析仪可因一些干扰因素影响结果的准确性。①影响白细胞检验的因素：主要有血小板聚集、冷球蛋白血症、有核红细胞、难溶性红细胞和疟原虫等。②影响红细胞检验的因素：主要有冷凝集综合征、白血病、高脂血症、高胆红素血症和大量巨大血小板。③影响血小板检验的因素：主要有小红细胞、血小板凝集和假性血小板减少等；极少数患者的血小板在 EDTA 抗凝剂的作用下会发生聚集，导致血小板假性减少症。此时可改用枸橼酸盐作为抗凝剂重新测定。如果细胞计数时出现异常报警，必须要涂片进行显微镜检查进行确定。

（孙　蒂）

wàizhōu xuèxìbāo xíngtàixué jiǎnchá

外周血细胞形态学检查（morphology examination of peripheral blood） 用显微镜检查染色的血涂片中红细胞、白细胞、血小板形态和数量的改变情况，以及有无寄生虫及特殊异常细胞的检验项目。而血液分析仪检测血细胞形态异常（质量变化）只能用于筛查。

原理 不同细胞所含化学成分不同，对各种染料的亲和力存在差异，致不同细胞着色不同，便于辨识。

检测方法 常用瑞氏（Wright）染液和吉姆萨（Giemas）染液对外周血涂片进行染色，然后用显微镜进行观察。

参考区间 见红细胞形态学检查、白细胞形态学检查和血小板形态学检查。

临床意义 通过血涂片检查可以协助诊断白血病、某些特殊感染性疾病、多发性骨髓瘤及各种贫血的鉴别等。

临床评价 若血液分析仪检验结果异常或细胞分布图形有异常时，须用血涂片复查。血液分析仪不能准确识别细胞类别和病理变化，仪器测定加上血涂片镜检可防止误诊、漏诊。该检查适用于临床诊断快速简捷的要求。联合化学、免疫学及细胞遗传学检查，可以弥补血细胞形态学检查的经验性与主观性带来的负面影响。标本采集要求见血细胞计数。血涂片制备和染色不良会对血细胞形态造成影响。

（辛晓敏）

hóngxìbāo xíngtàixué jiǎnchá

红细胞形态学检查（morphology examination of red blood cell） 用显微镜观察染色的血涂片中红细胞大小、形态、染色性质和内含物变化的检验项目。血液分析仪可通过检测平均红细胞体积（MCV）、平均红细胞血红蛋白量（MCH）、平均红细胞血红蛋白浓度（MCHC）等红细胞参数变化对其形态异常（质量变化）进行初筛。

原理 瑞氏染液中的酸性染料伊红与红细胞中的血红蛋白结合染成红色。

检测方法 制作血涂片→染色→显微镜检查。

血涂片制备和染色 ①手工推片法：取充分混匀的抗凝管血或直接取末梢血，滴一小滴于载玻片的一端 1cm 处或整片的 3/4 端，左手持载玻片，右手持推片接近血滴，推片与载玻片呈30°～45°，匀速、平稳地向前移动，使血液沿推片边缘展开适当的宽度，制成血涂片（血膜）。将血涂片在空气中晃动，使其快速干燥。标记血涂片，加瑞氏染液3～5滴，约1分钟后，滴加等量或稍多的缓冲液，轻轻混匀使缓冲液和染液充分混合。染色5～10分钟后，用流水从血涂片一端冲去染液，而后待干。②仪器自动涂片法：许多血液分析仪配有自动血涂片仪和染色仪，可以按照操作者的指令执行自动送片、取血、推片、标记、染色等。

显微镜检查 正常情况下，干燥后的血涂片外观为淡紫红色。低倍镜下，细胞分布均匀，红细胞呈淡红色。

参考区间 正常红细胞（图1）呈双凹盘状扁平圆形，细胞大小较一致，平均直径7.5μm；瑞氏染色后为淡红色，中心区为生理性淡染区，大小约为细胞直径的1/3；胞质内无异常结构。

临床意义 在临床上，除健康人外，某些病理性改变时红细

胞形态仍可正常。除人为因素造成的红细胞形态异常外，血涂片出现异常形态红细胞多提示病理性改变。

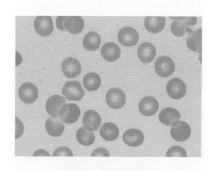

图 1 正常红细胞
（瑞氏染色 ×1000）

正常形态红细胞 可见于健康人、急性失血性贫血和部分再生障碍性贫血等。

异常形态红细胞 异常形态包括红细胞大小异常、形态异常、染色反应异常、结构异常和排列异常等。

大小异常 通常表现为以下4种（表1）。

形态异常 较常见的有以下几种。①球形红细胞：直径＜6μm，厚度增大，生理性中心淡染区消失，呈圆球形，其中心区血红蛋白含量较正常红细胞多（正常人红细胞中心区血红蛋白含量＜5%）。常见于遗传性球形红细胞增多症（红细胞中心区血红蛋白含量大多＞10%）和自身免疫性溶血性贫血。②椭圆形红细胞：

红细胞长径增大，横径缩小，呈卵圆形。正常人血涂片中有约1%的椭圆形红细胞。常见于遗传性椭圆形红细胞增多症，一般椭圆形红细胞＞25%才有临床意义。③口形红细胞：红细胞中心淡染区呈扁平裂隙状，宛如微张的鱼口。正常人口形红细胞＜4%，遗传性口形红细胞增多症可达10%以上，弥散性血管内凝血和酒精中毒可见少量口形红细胞。④靶形红细胞：细胞中央淡染区扩大，中心部位有部分色素存留而着色较深，形状似射击用的靶。正常人靶形红细胞占1%～2%，增多见于珠蛋白生成障碍性贫血（靶形红细胞常＞10%）、缺铁性贫血、肝病、脾切除后及阻塞性黄疸等。⑤镰形红细胞：红细胞形如镰刀、柳叶状等。多见于遗传性镰形红细胞增多症。⑥棘红细胞：细胞表面有针尖突起，突起的长度和宽度不一，突起数目不定。可见于棘红细胞增多症（先天性β-脂蛋白缺乏症）、严重肝病、脾切除后、尿毒症。⑦泪滴形红细胞：形似泪滴状或手镜状，见于骨髓纤维化、珠蛋白生成障碍性贫血、溶血性贫血等。⑧红细胞形态不整：又称裂细胞、红细胞异形症。指成熟红细胞形态发生各种明显的异常改变，如三角形、新月形、梨形、哑铃形、帽盔形等。见于红细胞因机械或物理因素所致的破坏，如弥散性血管内凝血、血栓性血小板减少性紫癜、溶血尿

表 1 红细胞大小异常及临床意义

异常类型	形态改变	临床意义
小红细胞	直径＜6μm	缺铁性贫血
大红细胞	直径＞10μm	急性溶血性贫血和巨幼细胞贫血
巨红细胞	直径＞15μm	叶酸及维生素 B_{12} 缺乏所致的巨幼细胞贫血
细胞大小不均	直径相差 1 倍以上	中度以上的增生性贫血和病理性造血

毒症综合征、恶性高血压等。

染色反应异常 通常有以下几种（表2）。

结构异常 ①嗜碱性点彩红细胞：指在瑞氏染色时，红细胞胞质内残存的核糖核酸等嗜碱性物质被染成黑蓝色颗粒。常见于重金属（如铅、汞）中毒及较为严重的增生性贫血等。②豪焦（Howell-Jolly）小体：红细胞胞质中的圆形紫红色小体，直径多为0.5~1μm，可一个或数个，是细胞核的残余物质。常见于巨幼细胞贫血、溶血性贫血、红白血病等。③卡波（cabot）环：成熟红细胞内出现的一条紫红色细圈状结构，有时绕成"8"字形，可能为纺锤体的残余物，也可能为胞质脂蛋白变性所致。常见于严重贫血、溶血性贫血、巨幼细胞贫血、铅中毒及白血病等。④有核红细胞：由于骨髓屏障的存在，正常成年人有核红细胞均存在于骨髓中；除新生儿外，外周血涂片中如出现有核红细胞，均属病理现象。见于溶血性贫血、红白血病、髓外造血、骨髓转移癌、严重缺氧等。

排列异常 如多发性骨髓瘤，红细胞呈缗钱状排列。

临床评价 包括以下内容。

方法学评价 对红细胞形态的识别，特别是异常形态的鉴别，主要采用显微镜检查法观察染色

后的血涂片，该方法是仪器法校准的参考方法和检测的复核方法，但易受血涂片质量和操作人员经验的影响。

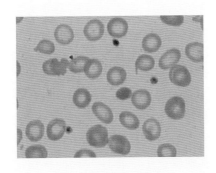

图2 低色素性红细胞
（瑞氏染色 ×1000）

临床应用评价 血液分析仪对红细胞形态检测是通过联合RDW、MCV、MCH和MCHC及红细胞异常报警信息（如红细胞碎片、有核红细胞、难溶性红细胞等）对红细胞形态有无异常的初步判定，对于存在红细胞形态异常的标本，需进行显微镜复核，红细胞形态异常的准确识别依据显微镜检查染色后血涂片的方法，显微镜检查法是仪器法的重要补充，因此，仪器法和手工法缺一不可。

标本事项 采血过程中应避免对红细胞的损伤。抗凝剂浓度过高或放置时间过长都会导致锯齿状红细胞的产生。涂片不当，易产生棘红细胞、红细胞缗钱状

排列异常等；染色不当，易出现嗜多色性红细胞。因此，涂片染色过程动作要标准，防止异常红细胞的产生。

（辛晓敏）

báixìbāo xíngtàixué jiǎnchá

白细胞形态学检查（morphology examination of white blood cell） 用显微镜观察染色的外周血涂片中白细胞形态的检验项目。白细胞包括中性粒细胞、嗜酸性粒细胞、嗜碱性粒细胞、淋巴细胞和单核细胞5种。

原理 瑞氏染液由酸性染料伊红和碱性染料亚甲蓝溶解于甲醇而成。不同细胞由于其成分不同，对各种染料的亲和力不同。中性粒细胞的中性颗粒与伊红和亚甲蓝均可结合，染成淡紫红色；嗜酸性粒细胞的嗜酸性颗粒与伊红结合，染成红色；淋巴细胞和嗜碱性粒细胞的嗜碱性颗粒与亚甲蓝结合，染成蓝色。

检测方法 制作血涂片→染色→显微镜检查。

血涂片制备和染色 同红细胞形态学检查。

显微镜检查 正常情况下，干燥后的血涂片血膜外观为淡紫红色。低倍镜下，细胞分布均匀，胞质能显示各类细胞的特有色彩，胞核染成紫红色，染色质清晰，粗细和致密程度可辨。

参考区间 外周血中白细胞正常形态特征如下。

中性粒细胞 可分为中性杆状核粒细胞和中性分叶核粒细胞。细胞呈圆形，直径为10~13μm。胞质丰富，染粉红色，含较多细小均匀的淡粉红色中性颗粒。胞核呈深紫红色，染色质紧密呈块状，核弯曲成杆状者称为杆状核，有时核弯曲盘绕成"C"形、"S"形、"V"形或不规则形；而核呈

表2 红细胞染色反应异常及临床意义

染色反应	形态改变	临床意义
低色素	中心淡染区扩大，超过细胞直径的1/3，红细胞染色过浅（图2）	缺铁性贫血、珠蛋白生成障碍性贫血、铁粒幼细胞性贫血、某些血红蛋白病
高色素	中心淡染区消失，整个红细胞着色较深	巨幼细胞贫血
嗜多色	红细胞呈淡蓝灰或灰红色，胞体略大	各种增生性贫血
细胞着色不一	红细胞大小不一、染色不均	多种贫血

分叶状称为分叶核，通常为2~5叶，叶与叶之间经细丝相连，一般以2~3叶居多。

嗜酸性粒细胞 细胞呈圆形，直径为13~15μm。胞质内充满粗大、整齐、均匀、紧密排列的砖红色或橘红色颗粒，折光性强。胞核多为2叶，呈眼镜状，呈紫红色。嗜酸性粒细胞容易破碎，颗粒可分散于细胞周围。

嗜碱性粒细胞 细胞呈圆形，直径为10~12μm。胞质紫红色，内有少量粗大但大小不均、排列不规则的黑蓝色嗜碱性颗粒，常覆盖于核表面。胞核一般为2~3叶，因被颗粒覆盖，着色较浅，分叶有模糊不清感。

淋巴细胞 分为大淋巴细胞和小淋巴细胞，前者直径为10~15μm，占10%；后者直径为6~10μm，占90%。细胞呈圆形或椭圆形。大淋巴细胞的胞质量丰富，呈蔚蓝色，内含少量紫红色嗜天青颗粒；小淋巴细胞胞质很少，甚至完全不见，呈深蓝色。胞核呈圆形或椭圆形，偶见凹陷，呈深紫色，染色质聚集成块状。

单核细胞 胞体大，直径为14~20μm，呈圆形或不规则形。胞质较多，呈淡蓝或灰蓝色，内含较多细小、灰尘样的紫红色颗粒。胞核大，核形不规则，呈肾形或马蹄形，常折叠扭曲，呈淡紫红色，染色质细致，疏松如网状。

临床意义 包括以下内容。

中性粒细胞的形态异常 包括中毒性改变、核象变化和棒状小体。

中毒性改变 在各种生物、物理、化学因素作用下，中性粒细胞可有下列形态学改变。①大小不均：表现为细胞体积大小相差悬殊。常见于病程较长的化脓性感染或慢性感染，与骨髓内幼稚中性粒细胞受内毒素等因素作用发生不规则分裂增殖有关。②中毒颗粒（图1）：中性粒细胞胞质中出现的粗大、大小不等、分布不均、染色呈紫黑色或深紫红色颗粒。见于严重感染及大面积烧伤等。③空泡形成：中性粒细胞胞质或胞核中可出现一个或数个、大小不等的空泡。常见于严重感染。一般认为，空泡是细胞受损发生脂肪变性的结果。④杜勒（Dohle）小体：中性粒细胞胞质发生中毒性变化而保留的局部嗜碱性区域。呈圆形或梨形，云雾状，染天蓝色或灰蓝色，直径1~2μm，是胞质局部不成熟，即核质发育不平衡的表现。常见于严重化脓性细菌感染。Dohle小体也可在单核细胞胞质中出现，其意义相同。⑤核变性：细胞核发生固缩、溶解及碎裂的现象。核固缩时，核染色质呈深紫色粗大凝块状；核溶解时，核膨胀增大，核染色质结构模糊，着色浅淡；核碎裂时，核碎成若干小块。其临床意义与中毒颗粒和空泡形成相同。上述形态学改变可各自单独出现，也可同时出现。观察中性粒细胞的中毒性改变，对评估疾病的预后有一定帮助。

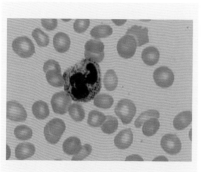

图1 中性粒细胞中毒颗粒
（瑞氏染色 ×1000）

核象变化 病理状态下，中性粒细胞的核象可发生改变。①核左移：即在外周血中，中性不分叶核粒细胞（包括杆状核粒细胞、晚幼粒细胞、中幼粒细胞或早幼粒细胞等）的百分率超过5%。常见于急性化脓性感染、急性失血、急性溶血、急性中毒以及应用细胞因子时。核左移时常伴有中毒颗粒、空泡、核变性等变化。核左移分为轻、中、重度：轻度核左移，即中性杆状核粒细胞增多（>5%）；中度核左移，即中性杆状核粒细胞增多（>10%），伴有少量晚幼粒甚至中幼粒细胞；重度核左移，即中性杆状核粒细胞增多（>25%），并出现早幼粒、原粒细胞。核左移伴白细胞总数增高，见于急性化脓性感染、急性中毒、急性溶血和急性失血；核左移显著但白细胞数不增高甚至降低，可见于严重感染、白血病和类白血病反应等。②核右移：即外周血中的中性粒细胞核出现5叶以上者的百分率超过3%。常伴有白细胞总数减少。常见于营养性巨幼细胞贫血、恶性贫血，使用抗代谢药物时也会出现。在炎症的恢复期，可出现一过性核右移，但疾病进行期突然出现核右移是预后不良的征兆。核分叶常在5叶甚至在10叶以上，核染色质疏松的中性分叶核粒细胞，称为中性多分叶核粒细胞。常见于巨幼细胞贫血，也可见于骨髓异常增生综合征。

棒状小体 即在瑞氏染色的血涂片中，胞质中出现的紫红色细杆状物质。长1~6μm，可为1个或多个。棒状小体一旦出现在细胞中，就可拟诊为急性白血病。棒状小体对鉴别急性白血病的类型有重要价值，急性粒细胞白血病和急性单核细胞白血病时，可见到棒状小体，而急性淋巴细胞白血病则无此种小体。

淋巴细胞的形态异常 可表现为异型淋巴细胞（图2）和卫星核淋巴细胞。

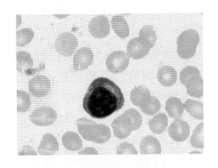

图2 异型淋巴细胞
（瑞氏染色 ×1000）

异型淋巴细胞 即在病毒或变应原等因素刺激下，出现增生并发生形态变化的外周血淋巴细。根据形态学特征，可分为3型。①Ⅰ型（泡沫型）：最常见。胞体多为圆形，正常淋巴细胞大小或稍大；细胞核可呈圆形或椭圆形，偶见凹陷，染色质呈粗网状或聚集成块状，排列不规则，有缝隙感；胞质丰富，深蓝色，无颗粒，所含大小不等的空泡使胞质呈泡沫状。②Ⅱ型（不规则型）：胞体较大，似单核细胞，外形不规则，常有多个伪足呈花边状；细胞核呈圆形或不规则形，染色质较细致疏松；胞质丰富，浅蓝色或蓝色，有透明感，边缘处着色较深，胞质内一般无空泡，可有少量嗜天青颗粒。③Ⅲ型（幼稚型）：胞体较大，直径15~18μm；细胞核大，呈圆形或椭圆形，染色质细致均匀，可有1~2个核仁；胞质蓝色或深蓝色，一般无颗粒，偶有小空泡。有些异常形态的淋巴细胞介于上述各型之间，不宜划分，常统称为异型淋巴细胞。正常人血涂片中偶见异型淋巴细胞。异型淋巴细胞增多主要见于传染性单核细胞增多症（异型淋巴细

胞常>10%）、病毒性肝炎、流行性出血热、湿疹及变态反应性疾病等。

卫星核淋巴细胞 即细胞核旁出现另一个游离小核的淋巴细胞。当染色体有损伤时，在细胞有丝分裂末期，其丧失着丝点的染色单体或其片段被两个子细胞的核所排斥，遂形成卫星核。此类型细胞的出现常作为致畸、致突变的客观指标之一。常见于接受较大剂量电离辐射、核辐射后或其他理化因素、抗癌药物等造成的细胞损伤。

临床评价 包括以下内容。

方法学评价 白细胞分类时，应从血膜的体尾交界处边缘向中央依次上下呈城垛状迂回移动，计数时不能重复遗漏。白细胞数明显减少的血涂片，应多检查几张血涂片。显微镜检查法对鉴别异常形态白细胞有重要价值。血液分析仪对异常结果作出报警后，需采用显微镜检查血涂片进行核实。显微镜检查法易受血涂片质量和操作人员经验的影响。

临床应用评价 血液分析仪技术不断提高，对于白细胞分类的识别能力增强，但仍存在不能识别的异常形态白细胞，因此，白细胞显微镜检查法不可替代，血液分析仪通过电阻抗、射频、光散射、核酸染色等原理以及不同检测通道对白细胞形态进行检测，当白细胞形态异常时出现报警信息（如无白细胞分类计数、不典型和或异常淋巴细胞等），需进行手工镜检。因此，手工镜检是血液分析仪检测不可或缺的准确补充。

标本事项 血涂片染色偏碱或染色时间过长，会造成正常中性粒细胞颗粒染色过深，易与毒性颗粒混淆，此时观察全片细胞

染色情况有助于辨别。

（辛晓敏）

xuèxiǎobǎn xíngtàixué jiǎnchá

血小板形态学检查（morphology examination of platelet） 观察染色的血涂片中血小板大小、形态、聚集性和分布的检验项目。

原理 见白细胞形态学检查。

检测方法 制作血涂片→染色→显微镜检查。

血涂片制备和染色 见红细胞形态学检查。

显微镜检查 正常情况下，干燥后的血涂片的血膜外观表现为淡紫红色；低倍镜下，细胞分布均匀。

参考区间 正常血小板多呈圆形或椭圆形，直径2~4μm；胞质多为淡红色，内含细小的嗜天青颗粒（图）。用抗凝剂制备的血涂片中，血小板呈分散状态；不用抗凝剂制备的血涂片，血小板常数量不等地聚集在一起。正常人血涂片中血小板与红细胞的数量比例大致是1:（15~20）。

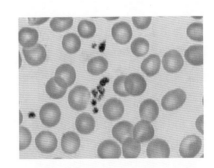

图 血小板
（非抗凝血瑞氏染色 ×1000）

临床意义 血小板异常包括大小异常、形态异常、分布异常和聚集功能异常。

大小异常 ①大血小板：4μm<直径<7μm。见于各型急慢性白血病，骨髓增生异常综合征和巨幼细胞贫血等。②巨血小板：

直径>7μm，可达 8μm，甚至更大。见于巨血小板综合征。③小血小板：直径<2μm。见于缺铁性贫血、再生障碍性贫血等。④血小板大小不均：见于各型急、慢性白血病，骨髓增生异常综合征及特发性血小板减少性紫癜。

形态异常 ①无颗粒型血小板：血小板内无颗粒，呈灰蓝色或淡蓝色，见于骨髓增生异常综合征和毛细胞白血病。②血小板卫星现象：在乙二胺四乙酸盐（EDTA）抗凝血涂片中，血小板黏附于中性粒细胞表面，有时可见部分血小板被吞噬。这种现象是血液分析仪血小板计数假性减少的原因之一（血小板被误计为白细胞）。

分布异常 ①血小板增多：因血小板数量增多，血小板大片聚集，甚至占满整个油镜视野。见于原发性血小板增多症和慢性粒细胞白血病。②血小板减少：因血小板数量减少，血小板聚集成团情况明显减少。见于再生障碍性贫血和原发性免疫性血小板减少症。

聚集功能异常 血涂片中血小板呈单个散在分布，不出现聚集成团现象，提示血小板无聚集反应。见于血小板无力症。

临床评价 用显微镜观察血涂片染色后的血小板形态、聚集性和分布情况，对判断、分析血小板相关性疾病具有重要的意义。显微镜法易受血涂片质量和操作人员经验的影响。血小板显微镜检查法是血细胞分析复检中的重要工作，当仪器检测血小板时出现血小板相关参数异常或异常血小板报警信息（如血小板异常、大血小板、血小板异常分布等），需进行血涂片镜检。采血保持顺利，避免对血小板的破坏。标本

放置较久，可见血小板外形增大、边缘不整。

（辛晓敏）

hóngxìbāo chénjiànglǜ cèdìng
红细胞沉降率测定（assay of erythrocyte sedimentation rate）

检测体外抗凝血液中红细胞在规定条件下，一定时间内自然下沉速率的检验项目。红细胞沉降率（ESR）简称血沉。红细胞密度略重于血浆，但红细胞膜表面的涎酸带有一定量的负电荷，使红细胞互相排斥，彼此间有微小距离，分散悬浮于血浆中而沉降缓慢；但当血液中红细胞数量或血浆成分发生变化时，可以影响排斥效果，改变红细胞沉降速度。

影响 ESR 的因素主要有血浆因素和红细胞因素。①血浆因素：在血浆纤维蛋白原或球蛋白增加时，红细胞表面负电荷减少，红细胞间排斥力减小时易于彼此粘连成缗钱状，这种缗钱状红细胞与血浆接触总面积减小，下沉阻力减小导致 ESR 加快。清蛋白减少可以引起 ESR 增快。胆固醇、三酰甘油有促进作用，卵磷脂有抑制作用。②红细胞因素：严重贫血时，红细胞总表面积减少，细胞间距增加，使得 ESR 加快。红细胞增多，ESR 减慢。球形红细胞不易形成缗钱状，ESR 减慢。

检测方法 魏氏（Westergren）检测法是使用最普遍的传统检测方法。可以用手工法检测，也可以用红细胞沉降率分析仪测定。采用 109mmol/L 枸橼酸钠抗凝剂抗凝的静脉血标本，抗凝剂和血液比例是 1:4。经典方法是将混匀的抗凝血放入特制的魏氏血沉管内，直立于室温条件下 1小时，读取红细胞上层血浆高度的毫米数，即为红细胞沉降率。魏氏血沉管长度为 300mm，上下

直径相同，有标准的毫米刻度，管内径是 2.55mm。

目前全血细胞分析都采用乙二胺四乙酸（EDTA）钾盐抗凝血，为了减少抽血量，有专家提出用生理盐水或枸橼酸钠抗凝剂把 EDTA 抗凝血作 1:4 稀释，立即采用魏氏血沉管检测，一小时后读取上层血浆毫米数，这种检测方法与魏氏法有良好的相关性。

参考区间 成年男性 0～15mm/h（魏氏检测法），成年女性 0～20mm/h（魏氏检测法）。

临床意义 包括以下内容。

ESR 加快 ①生理性 ESR 加快：女性月经期，ESR 略增快；老年人（特别是 60 岁以上）由于血浆纤维蛋白原逐渐增加而使 ESR 加快；妊娠 3 个月以上的孕妇等由于生理性贫血及血浆纤维蛋白原的增加可使 ESR 加快。②病理性 ESR 加快：急性细菌性炎症时，由于血中急性期反应物质迅速增多，可出现 ESR 加快。慢性炎症如结核或风湿病时，血沉可用于观察病情变化和疗效，如 ESR 加快，表示病情复发和活跃；当病情好转或静止时，ESR 也逐渐恢复正常。组织损伤和坏死、较大手术创伤也可导致 ESR 加快，如无合并症多于 2～3 周内恢复正常。通常生长迅速的恶性肿瘤，可出现 ESR 加快，良性肿瘤则多正常。恶性肿瘤手术切除或治疗较彻底时，ESR 可趋于正常；复发或转移时，又见 ESR 加快。高球蛋白血症如多发性骨髓瘤、肝硬化、巨球蛋白血症、系统性红斑狼疮、慢性肾炎时，血浆中出现大量异常球蛋白，ESR 显著加快。贫血患者血红蛋白低于 90g/L 时，ESR 加快。

ESR 减慢 多见于红细胞增多症、纤维蛋白原缺乏等。

临床评价 包括以下内容。

方法学评价 ESR 检测操作简单、技术要求低、费用低廉，是动态观察病情和判断治疗效果的一种非特异性的指标，是普遍使用的检测项目之一。

临床应用评价 ESR 变化受血浆和红细胞等很多因素影响，不是某一种疾病的特异性变化，仅此一项检测不能单独用于疾病诊断和治疗监测。

标本事项 检测应在标本采集后 3 小时内测定完毕。存放时间超过 3 小时的样品，会出现假性 ESR 加快。血沉管架应平稳放置，避免震动和阳光直射，保证血沉管直立 90±1 度。

（孙 蒂）

hóngxìbāo chénjiànglǜ fēnxīyí

红细胞沉降率分析仪（erythrocyte sedimentation rate analyzer）

测定红细胞沉降率的自动化分析仪器。简称血沉分析仪。根据手工魏氏法检测原理设计，一般采用微电脑控制，可以同时或分别检测多个样本。仪器动态观测每个样品的沉降情况，报告检测结果。

基本原理 使用配套的含枸橼酸钠抗凝剂的真空标本采集管。采集血液标本到标本管规定刻度后与管内抗凝剂混匀避免血液凝固。将混匀后的标本管插入仪器内，仪器通过红外线发射和接收装置自动测定初始液面高度，并开始计时。因为红外线只能穿过红细胞沉降后的血浆层，不能穿过含大量红细胞的血液，所以可以检测到红细胞下降水平。仪器每间隔一定时间扫描一次红细胞高度，直至 30 分钟推算出每小时红细胞沉降数值。有些型号血沉分析仪还可以监测分析的环境温度，然后按照温度修正标准修正

所得的红细胞沉降率（简称血沉）结果，使其换算为相当于 18℃ 时的血沉结果，保证在不同温度条件下检测结果有较好的再现性。血沉测定时，红细胞沉降在开始时速度较慢，之后红细胞形成缗钱状，沉降速度加快，最后红细胞堆积到管底。血沉分析仪可以动态监测红细胞沉降过程。

还有一种全自动快速血沉分析仪，采用乙二胺四乙酸（ED-TA）抗凝血检测，与全血细胞计数检测可以采用同一采血管。此仪器 20 秒内对毛细管中的微量血进行 1000 次光学扫描，动态检查红细胞缗钱状结构的形成及沉降的变化过程，通过光密度的变化得到魏氏法结果。

检测标本要求 根据仪器要求采用静脉枸橼酸或 EDTA 抗凝的血液标本，采用仪器配套的采血管。抗凝全血标本应在室温条件下 18~25℃ 保存。2 小时内测定。存放时间超过 3 小时的样品，结果会有假性增加。

临床应用 见红细胞沉降率测定。

评价 自动血沉分析仪操作简单，可以同时检测多个标本，自动得出分析结果，并可以提供红细胞沉降动态图形。检测时间比经典魏氏法更短，可推算出一小时血沉结果，广泛应用于实验室。需要注意的是一定要按照要求采集足够量的血液标本。该方法全过程封闭检测标本，可以避免污染。

（孙 蒂）

xuèyè liúbiànxué jiǎncè

血液流变学检测（hemorheological test）

通过检测全血、血浆及血液有形成分（红细胞、白细胞、血小板）的流动性、变形性和聚集性的变化规律，判断血

管内血液循环状况的检验项目。主要包括宏观和微观血液流变学检测。常用全血黏度测定、血浆黏度测定、红细胞聚集性检测、红细胞变形性检测、血小板黏附性检测和体外血栓形成检测等。其中，红细胞变形性是微观血液流变学检测的最重要指标。

血液是由有形成分（血细胞）悬浮在富含蛋白质的血浆溶液中所构成的悬浮液。血黏度有赖于血浆蛋白的构成、浓度及悬浮在血浆中的血细胞数，血浆成分与血细胞的比例多变可引起血黏度的改变。在多种病理条件下，红细胞表现出异常构形。例如遗传性球形红细胞增多症，红细胞变形能力下降，刚性增强，导致血液阻力上升，黏度升高；由于刚性红细胞不易通过脾窦，容易在脾脏破坏，红细胞寿命会缩短，严重时可导致贫血。血红蛋白 S 病、镰形细胞贫血时，有镰形细胞出现，异常的血液流变方式可导致微循环的病变：器官的血液灌注处于严重的慢性不足。遗传性球形红细胞增多症时的细胞刚化，可造成难以治愈的静脉溃疡。糖尿病时，红细胞的"刚化"程度不如上述几种疾病剧烈，此时的刚化可能与血红蛋白、以及红细胞的肿胀有关。此外，由于血纤维蛋白原和巨球蛋白增多，红细胞聚集的趋向也更明显。这一流变学异常再加上其他微血管方面的异常，可导致糖尿病时微血流障碍和微血管病变；引起视网膜病变和糖尿病性神经病。

该检测对疾病诊断、治疗监测和预后判断有一定参考价值，但不能单凭此项检查直接用于疾病诊断；可以受多种因素影响，如采血情况、标本存放时间、血细胞比容、检测仪器等。尚无世

界公认的标准化检测仪器和标准方法。

（孙　蒂）

quánxuè niándù cèdìng

全血黏度测定 （assay of blood viscosity）

利用血液黏度分析仪检测全血黏度的检验项目。是宏观流变学检验的常用指标。全血黏度主要由血细胞比容、红细胞聚集性、红细胞变形性、红细胞表面电荷、血浆黏度、纤维蛋白原含量以及白细胞和血小板流动性等多种因素决定，还受到测定条件的影响。全血黏度越大血液流动性越小。

检测方法　血液是非牛顿流体，其黏度随切变率变化而变化，测定全血黏度必须选择一定的切变率范围，通常采用锥板旋转式黏度分析仪进行测定。国际血液学标准化委员会（ICSH）建议，测定全血黏度的低切变率范围在 $1 \sim 200s^{-1}$，高剪切最好可以测量到 $300 \sim 400s^{-1}$ 的黏度。临床通常选择 2~3 个切变率。

参考区间　取决于检测方法和检测切变率。切变率为 $230s^{-1}$ 时，男性是 $4.53 \pm 0.46mPa \cdot s$，女性是 $4.22 \pm 0.41mPa \cdot s$；切变率为 $11.5s^{-1}$ 时，男性是 $9.31 \pm 1.48mPa \cdot s$，女性是 $8.37 \pm 1.22mPa \cdot s$。

临床意义　全血黏度是血液最重要的流变学特性参数，全血黏度测定为临床许多疾病，特别是血栓性疾病的诊断、治疗和预防提供了重要依据，可为血栓性疾病的预防提供一项前瞻性指标。

全血黏度增高加大了患病的风险。全血黏度升高常见于以下疾病。①心脑血管疾病：脑血栓、脑供血不足、心肌梗死和心绞痛的发病与全血黏度升高有关，增高的程度可反映心肌缺血的严重

性。②高血压及肺心病：主要与红细胞变形性降低、血细胞比容增加、纤维蛋白原增加有关。③血液病：白血病使白细胞增多、红细胞系统疾病使得红细胞形态改变等，导致全血黏度和血浆黏度均增高。④异常血红蛋白病：红细胞变形能力明显降低，全血黏度增高。⑤恶性肿瘤：全血黏度升高还使得肿瘤易于转移。

临床评价　全血黏度升高，会降低微循环的血液灌注，增加血栓性疾病的风险。全血黏度测定为血流状态的监测及治疗效果评估提供了客观依据。但全血黏度检测的准确性受很多因素的影响，包括采血、抗凝、血样的处置存放、仪器状态等，且检测温度一定要稳定保持在 37°C，应该保证在测定前血样处理的标准化。旋转式黏度分析仪较适合全血黏度测定。

（孙　蒂）

xuèjiāng niándù cèdìng

血浆黏度测定 （assay of plasma viscosity）

利用血液黏度分析仪检测血浆黏度的检验项目。是宏观流变学检验的常用指标。血浆黏度结果受血液蛋白质的大小、形状和浓度的影响，如血纤维蛋白原、巨球蛋白、免疫球蛋白等。这些蛋白质的浓度往往随机体特定的免疫状态而有相当大的变化。血浆黏度在很大程度上还取决于机体内水的含量，当发生脱水时，血浆黏度可有大幅度升高。正常血浆在 37℃ 的黏度约为 $1.2mPa \cdot s$。中国报道数据多偏高，原因是常采用锥板旋转式黏度分析仪在高剪切条件（如 $100s^{-1}$）下测定。

检测方法　由于血浆是牛顿流体，其黏度与切变率变化无关，血浆黏度通常用毛细管黏度分析

仪测定，但也有些实验室采用锥板旋转式黏度分析仪进行测定。

参考区间　男性是 $1.76 \pm 0.04mPa \cdot s$，女性是 $1.78 \pm 0.06mPa \cdot s$；不同的检测仪器和方法参考区间不完全相同。

临床意义　与全血黏度测定基本相同。下降见于血液稀释时。另外，异常免疫球蛋白血症、高球蛋白血症、多发性骨髓瘤、巨球蛋白血症可导致血浆黏度显著升高。

临床评价　血浆黏度是反映血液流动性的指标之一，其结果不随切变率的变化而变化，不论在高或低切变率范围内，血浆黏度值都是一个常数。能够检测血浆黏度的实验室数量有限，绝大多数医院临床实验室只提供全血黏度检测。毛细管黏度分析仪更适合血浆黏度测定。

（孙　蒂）

xuèyè niándù fēnxīyí

血液黏度分析仪 （blood viscometer）

通过检测抗凝全血或血浆标本测定全血或血浆黏度的仪器。

基本原理　根据检测方法的不同，可分为以下 2 种。

锥板旋转式黏度分析仪　由一个平板和一个圆锥构成，圆锥和平板之间有一个很小的夹角，将血液填充在圆锥和平板之间的狭窄空间里，通过电机控制平板以一定的角速度旋转时，由于血液的黏稠性，在圆锥内产生一个复原扭矩，并被与圆锥相连的感受器检测出来。复原扭矩的大小与血液黏度呈正相关。

毛细管黏度分析仪　在固定的压力驱动下，通过一定量的不同牛顿流体在毛细管里的流过时间之比，计算出该液体的黏度。计算公式如下。

待测液体黏度＝对照液体的已知黏度×待测液体流过时间÷已知液体流过时间

检测标本要求 全血黏度采用静脉乙二胺四乙酸盐（EDTA）或肝素抗凝血液标本。血浆黏度采用离心后的血浆检测。抗凝全血标本应在室温条件下 18~25℃ 保存。4 个小时内检测。

临床应用 可以测定出不同切变率条件下的全血黏度（高切黏度、中切黏度、低切黏度）和血浆黏度，并据此计算出红细胞刚性指数和红细胞聚集指数等很多血液流变学参数。

血液黏度的高低和切变率密切相关，因不同厂家仪器的切变率设置不完全相同，所以各个实验室采用的参考区间也不同。应定期检查仪器的精密度，并用黏度质控物进行仪器状态室内质控监测，按照厂商要求对仪器进行定期维护保养。

（孙 带）

niàoyè jīchǔ jiǎnyàn

尿液基础检验（routine urinalysis） 通过物理、化学和显微镜技术，对人体尿液标本的物理性状和有形成分进行分析的检验项目。可作为诊断和鉴别诊断泌尿系统疾病的筛查指标，是实验室常规检验项目之一。尿液是血液流经肾脏形成的人体终末代谢产物，其性状和成分能反映泌尿系统对机体的水、电解质、酸碱平衡及其他代谢产物的调节功能。

主要包括以下内容。①尿液物理学检查：包括检测尿量、尿外观、尿气味、尿比重等。②尿液干化学分析：包括检测尿酸碱度、尿蛋白、尿糖、尿胆红素、尿胆原、尿酮体、尿亚硝酸盐、尿潜血、尿白细胞、尿维生素 C 等。③尿液有形成分分析：包括检测尿细胞、尿管型、尿结晶体等。

临床主要用于：①泌尿系统疾病的辅助诊断与鉴别诊断，如炎症、结石、肿瘤、感染、损伤及某些遗传性疾病。②非泌尿系统疾病的辅助诊断，如糖尿病的尿糖检查、肝细胞性黄疸的尿胆红素和尿胆原检查等。③健康状态评估，如筛查肾脏、肝胆及某些代谢性疾病等，以达到早期诊断和早期预防的目的。

（李 艳）

niàoyè wùlǐxué jiǎnchá

尿液物理学检查（physical examination of urine） 通过感官和物理学方法检测尿量、尿外观、尿气味和尿比重等尿液一般性状的检验项目。尿外观通过肉眼观察或仪器判断尿液的颜色和透明度（见尿外观检测）；尿气味通过嗅觉闻出尿液的特殊气味（见尿气味检测）；尿量通过刻度容器来计算单位时间的尿液总量（见尿量测定）；尿比重在4℃下尿液与同体积纯水的重量之比（见尿比重检测），通过这 4 个方面来初步筛查尿液的生理或病理变化。

（李 艳）

niàoliàng cèdìng

尿量测定（assay of urine volume） 检测一定时间内排出体外尿液总量的检验项目。包括 12 小时尿量和 24 小时尿量检测等，在临床中 24 小时尿量检测应用较多。收集尿液前首先排空膀胱，然后将 24 小时产生的所有尿液收集到容器中，测定总体积即 24 小时尿量。

检测方法 使用量筒等刻度容器进行测定。

直接法 将每次排出的尿液全部集中于一个容器内，然后测定总体积。

累计法 分别测定每次排出的尿液体积，最后计算总体积。

计时法 测定每小时排出的尿液体积或将特定时间段内一次排出的尿液体积，换算成每小时尿量。

参 考 区 间 每 天 1000 ~ 2000ml。

临床意义 在临床上可分为多尿和少尿 2 种。

多尿 即成年人尿量 > 3000ml/24h。饮水、饮酒、服用咖啡因、精神紧张、使用利尿剂或脱水剂等均可导致尿量出现不同程度的增加。

病理性多尿主要见于尿崩症及糖尿病，但二者的发生机制不同。①尿崩症：抗利尿激素（ADH）分泌不足或肾小管上皮细胞对 ADH 敏感性降低，使肾小管重吸收水分的能力降低所致，此时尿比重较低，一般 < 1.010。②糖尿病：葡萄糖经尿液流失，尿比重显著增高所致，由此引起的溶质性利尿现象可与尿崩症相区别。慢性进行性肾功能不全时，肾小管对尿液的浓缩功能减退，亦可引起多尿现象，表现为昼夜尿量失常，夜尿增多。

少尿 成年人的尿量 < 400ml/24h 或 < 17ml/h 称为少尿，<100ml/24h 称为无尿。生理性少尿多见于出汗过多或机体缺水。病理性少尿和无尿为严重症状，应及时查找病因并加以处理。病理性少尿根据病因可分为肾前性、肾性和肾后性 3 种。

肾前性少尿 肾灌注量减少、血容量减少、血液浓缩或应激状态等造成的肾血流量不足，肾小球滤过率减低所致。主要见于：①肾动脉栓塞、肿瘤压迫。②休克、变态反应、失血过多、心力衰竭、重症肝病、全身性水肿。

③严重腹泻、呕吐、大面积烧伤、高热。④严重创伤、感染等。

肾性少尿 肾实质病变使肾小球滤过率减低所致。主要见于：①肾小球病变，如重症急性肾小球肾炎、急进性肾小球肾炎、慢性肾小球肾炎急性发作或因严重感染及血压持续增高引起的肾功能急剧改变。②肾小管病变，如急性间质性肾炎、生物毒素或重金属所致的急性肾小管坏死、严重的肾盂肾炎并发肾乳头坏死等。③肌肉损伤（肌红蛋白尿）、溶血（血红蛋白尿）和肾移植（急性排斥反应）等。

肾后性少尿 各种原因导致的尿路梗阻，如结石、肿瘤、药物结晶、尿路先天畸形、单侧性或双侧性上尿路梗阻、膀胱功能障碍、前列腺肥大和前列腺癌等。

临床评价 包括以下内容。

方法学评价 直接法准确性较好，但容器内需要加防腐剂；累计法需多次测定，误差较大，易漏测，对结果准确性有一定的影响；计时法常用于危重患者排尿量的观察。

临床应用评价 检测24小时尿量，对于肾脏功能性和（或）器质性病变的诊断具有重要的临床意义，临床应用较广泛。

标本事项 正常饮食，使用清洁容器留取尿液标本，且必须收集完全，避免遗漏，并及时送检。进行尿量测定的容器必须有清晰可见的容积刻度，要求精确到毫升，24小时尿量的检测读数误差应<20ml。不能用称重的方法估算尿量。

(李 艳)

niàoqìwèi jiǎncè

尿气味检测（detection of urine smell） 健康人新鲜尿液有特殊微弱芳香气味。主要来自尿液中的挥发性酸性物质，久置可由于尿素分解而产生氨臭味。

检测方法 嗅觉检查。

参考区间 微弱芳香气味。

临床意义 ①氨臭味：见于慢性膀胱炎或慢性尿潴留。②烂苹果味：见于糖尿病酮症酸中毒。③蒜臭味：见于有机磷中毒。④鼠臭味：见于苯丙酮尿症。⑤腐败性臭味：常见于泌尿道细菌感染、膀胱炎、化脓性肾盂肾炎。⑥粪臭味：见于膀胱结肠瘘患者。⑦其他：当进食大蒜、葱头等食物或带有特殊气味的药物时，尿液中可带有这些物质的特殊气味。

临床评价 包括以下内容。

方法学评价 尿气味是依靠嗅觉而感知的，与嗅觉的灵敏度有关。

临床应用评价 用嗅觉去识别尿液的气味，带有一定的主观性，临床应用中仅作为参考。

标本事项 在辨别尿气味时应使用新鲜尿液，尿液放置过久后，由于细菌繁殖，尿素被分解而产生氨味，可对检查结果造成影响。

(李 艳)

niàowàiguān jiǎncè

尿外观检测（detection of urine appearance） 检测尿液颜色和透明度的检验项目。尿液颜色一般以无色、淡黄色、深黄色、茶色、酱油色、淡红色、红色等描述；尿液透明度一般以浑浊度表示，分为清晰透明、轻微浑浊（雾状）、浑浊（云雾状）和明显浑浊4个等级。

检测方法 肉眼观察或仪器判断。

参考区间 正常为淡黄色、清晰透明。

临床意义 尿外观随机体生理或病理因素而变化。

生理性变化 某些食物（胡萝卜、木瓜、芦荟等）的代谢产物、饮水量、尿量、酸碱度、药物及盐类结晶等均可影响尿外观。

病理性变化 一些疾病可导致尿外观发生变化。①茶色尿：见于发热或脱水等引起的尿液浓缩。②深黄色尿：见于肝细胞性黄疸或胆汁淤积性黄疸等引起的尿胆红素增多。③红色尿：见于出血或溶血性疾病等。④棕黑色尿：见于标本放置过久、服药或黑色素瘤等。⑤黄白色尿：见于泌尿系统感染引起的脓尿。⑥绿蓝色尿：见于肝胆疾病。⑦乳白色尿：见于丝虫病或淋巴管破裂等引起的乳糜尿或脂肪尿。⑧云雾状尿：见于尿结石、血尿或尿路感染等。⑨其他：尿中出现膜状物见于肾综合征出血热等；尿中出现絮状物见于细菌感染等。

血尿 含有一定量红细胞的尿液。红细胞量少时尿液颜色可无异常，需靠显微镜检查才能做出确认，即镜下血尿。每升尿液内含血量>1ml时，尿液呈红色，即肉眼血尿。尿液颜色可因出血量的不同而呈淡红色、洗肉水样、鲜红色或混有血凝块。在排除女性月经血污染情况下，血尿主要见于各种原因所致的泌尿系统疾病，如结核、肿瘤、结石、创伤及感染等。最常见于急性肾小球肾炎，亦可见于全身性疾病，如原发性免疫性血小板减少症、血友病、白血病、再生障碍性贫血、系统性红斑狼疮、感染性心内膜炎、败血症、高血压肾病、心力衰竭、糖尿病等。剧烈运动或药物不良反应（如某些抗生素、抗凝血类、水杨酸类、汞剂、环磷酰胺等）也可导致不同程度的血尿。

血红蛋白尿 血管内溶血使

血浆游离血红蛋白增多，超过珠蛋白的结合能力，通过肾小球基底膜滤过而进入原尿，超过肾小管的重吸收阈值，随尿液排出所致。血红蛋白尿一般呈不同程度的红色，如尿液为酸性，血红蛋白可氧化为变性血红蛋白而呈棕色，含量较多时可呈棕黑色酱油样外观。与血尿不同，血红蛋白尿离心后上清液颜色不变，镜检时不见红细胞或仅见红细胞碎片，潜血试验呈强阳性；而血尿离心后上清红色消退，潜血试验一般呈阴性或弱阳性，沉淀物显微镜检查可见大量完整的红细胞。血红蛋白尿见于溶血性贫血、血型不合输血、恶性疟疾、大面积烧伤、阵发性睡眠性血红蛋白尿症、毒蛇咬伤以及化学物质所致的溶血等。

肌红蛋白尿　肌肉组织广泛损伤变性，肌红蛋白从损伤的组织中释放出来，经肾小球滤过所致，多呈粉红色或暗红色。见于挤压综合征、缺血性肌坏死、多发性肌炎、进行性肌营养不良、先天性肌细胞磷酸化酶缺陷。但是，正常人剧烈运动后也可出现一过性肌红蛋白尿。

脓尿和菌尿　健康人尿液清澈，当尿液中含有大量脓性渗出物或细菌时，表现为白色浑浊状脓尿或云雾状菌尿。尿中白细胞明显增多时提示肾盂肾炎、膀胱炎、尿道炎等泌尿系统感染性疾病。感染性前列腺炎、精囊炎亦可出现脓尿或菌尿。

乳糜尿　尿液中混有乳糜液或淋巴液而呈乳白色浑浊称乳糜尿，若同时混有血液称乳糜血尿。乳糜尿由泌尿系统淋巴管破裂或深部淋巴管阻塞所致，其主要成分为脂肪微粒，并含有卵磷脂、胆固醇及少许纤维蛋白原和清蛋白等。乳糜尿经离心沉淀后外观不变，沉渣中可见少量红细胞及淋巴细胞。主要见于丝虫病、腹腔淋巴管结核、肿瘤压迫胸导管和腹腔淋巴管等。

脂肪尿　尿中出现脂肪小滴。多为脂肪组织挤压损伤、骨折、肾病综合征、肾小管变性坏死等所致。

胆红素尿和尿胆原尿　血液中结合胆红素增高，超过肾阈值时经尿液排出，形成胆红素尿，见于肝细胞性黄疸和阻塞性黄疸。尿中出现胆红素时呈深黄色至棕黄色，振荡后形成黄色泡沫。若在空气中久置，因胆红素被氧化为胆绿素而使尿液外观呈棕绿色，但胆红素定性试验仍为阳性。结合胆红素随胆汁排入肠道后，被肠道细菌分解为无色的胆素原族化合物，后者经肠道重吸收后，小部分经肾脏排出而形成尿胆原，无色的尿胆原经空气氧化及光线照射后转化为黄色的尿胆素。当尿胆原合成增加，或肝细胞摄取、转化尿胆原能力降低时，尿液中尿胆原排出增加，形成尿胆原尿，此时尿液呈深黄色。

临床评价　包括以下内容。

方法学评价　尿外观的观察与视觉和环境有关，仪器法的准确性只能作为参考。

临床应用评价　尿外观的观察受检测者主观因素或尿液分析仪设计标准的影响，其中透明度还易受某些盐类结晶的影响，临床应用中仅作为参考。

标本事项　尿液标本必须新鲜，尿液久置后盐类结晶析出、尿胆原转变为尿胆素、细菌繁殖和腐败等多种因素均可使尿液颜色加深、浑浊度增高。另外，应采用无色、清洁容器收集尿液，收集标本前 3 天应禁服碘化物、溴化物等易使结果出现假阳性的药品或食物。

（李　艳）

niàoyè gānhuàxué fēnxī

尿液干化学分析（chemical analysis of urine）

通过以试带法为主的化学技术检测尿液化学成分及含量的检验项目。是诊断或鉴别诊断泌尿系统疾病的实验室常规检验项目之一。尿液化学成分复杂且不稳定，很多病理因素都可导致尿液化学成分及含量发生变化。尿液干化学分析主要包括尿酸碱度检测、尿比重检测、尿蛋白检测、尿糖检测、尿胆红素检测、尿胆原检测、尿酮体检测、尿亚硝酸盐检测、尿潜血检测、尿白细胞检测及尿维生素 C 检测等。该分析标本用量少，速度快，项目多，重复性好，适用于大批量样本的筛查，但是该分析中的尿潜血和尿白细胞检测属于间接检查，并不能替代显微镜检查。

（李　艳）

niào suānjiǎndù jiǎncè

尿酸碱度检测（analysis of urine pH value）

通过酸碱反应原理，分析尿液 pH 的检验项目。生理状态下，尿酸碱度主要取决于饮食习惯和摄入食物的成分，不同种类的饮食可使尿液的 pH 发生变化。肉食为主者尿液偏酸性，素食为主者尿液偏碱性；受胃酸分泌的影响，餐后尿 pH 可出现一过性增高，称为碱潮。病理状态下，尿 pH 可发生较大的变化。

检测方法　可采用以下几种方法。

试带法　操作简便，可目测或用尿液分析仪检测，是目前应用最广泛的筛检方法。

酸碱指示剂法　因指示剂不易溶于水，配制时应充分搅拌以助其完全溶解。

酸碱中和滴定法 应使用新鲜配制的 NaOH 溶液。

pH 试纸法 浸渍有多种指示剂混合液的试纸条，肉眼可判断 pH 的近似值。

pH 计法 准确度较高，可用于酸负荷试验后尿液 pH 值的检测，对于肾小管性酸中毒的定位诊断、分型、鉴别诊断有一定的应用价值。

参考区间 正常人晨尿 pH 5.5～6.5；随机尿 pH 4.5～8.0。尿 pH 与从尿液中排出的酸性和碱性物质的量有关。

临床意义 用于了解机体酸碱代谢和电解质平衡情况，辅助诊断呼吸性或代谢性酸（或碱）中毒，监测患者的用药情况，监测尿 pH 对试带其他模块的影响。

尿 pH 降低 多见于酸中毒、高热、脱水、痛风、慢性肾脏病、糖尿病及服用氯化铵、维生素 C 等酸性药物。

尿 pH 增高 多见于碱中毒、尿潴留、泌尿系统感染、Ⅰ 型肾小管性酸中毒、使用噻嗪类或保钾利尿药及碳酸氢钠等碱性药物。

临床评价 包括以下内容。

方法学评价 ①试带法：操作简便，可目测或用尿液分析仪检测，是目前应用最广泛的筛检方法。②酸碱指示剂法：因指示剂不易溶于水，配制时应充分搅拌以助其完全溶解。③酸碱中和滴定法：须使用新鲜配制的 NaOH 溶液。④pH 试纸法：手工操作方法同试带法，通过目测比色报告结果，临床上已很少使用。⑤pH 计法：准确度较高，可用于酸负荷试验后尿液 pH 检查，对于肾小管酸中毒的定位诊断、分型、鉴别诊断，有一定的应用价值。

临床应用评价 该检测单独应用通常无明显临床意义，一般应与其他项目联合使用。

标本事项 其标本应确保使用清洁容器，收集新鲜标本；如果容器被污染或标本久置可导致尿液 CO_2 挥发或细菌生长而使 pH 发生改变。

（李艳）

niàobǐzhòng jiǎncè

尿比重检测（detection of urine specific gravity） 用试带法和折射计法检测尿液比重的检验项目。是尿液物理学检查指标之一。在 4℃下尿液与同体积纯水的重量之比称为尿比重，又称尿比密。尿比重与尿液中可溶性物质的量及尿量密切相关，病理状态下，尿比重受尿液蛋白质、糖类、细胞及管型等成分的影响，可发生较大的变化。

检测方法 主要包括试带法和折射计法，其中以试带法最为常用。

参考区间 用试带法检测，健康人随机尿比重为 1.003～1.030；晨尿尿比重>1.020；新生儿尿比重 1.002～1.004。

临床意义 尿比重可粗略反映肾小管的浓缩和稀释功能，辅助诊断泌尿系统疾病。

尿比重升高 主要见于急性肾小球肾炎、肾病综合征、出血热少尿期、肝功能严重损害、心力衰竭和失水等导致的肾血流灌注不足，以及尿液中含较多蛋白质或葡萄糖等。

尿比重降低 主要见于大量饮水、尿崩症、间质性肾炎、肾衰竭等影响肾脏浓缩功能的疾病。若持续排出比重为 1.010 左右的低比重尿，称为等渗尿，见于肾实质损害终末期。

临床评价 包括以下内容。

方法学评价 ①试带法：操作简单、快速，不受高浓度葡萄糖、尿素或放射性造影剂的影响，但是灵敏度低、精密度差，检测范围窄，易受强酸、强碱及尿蛋白质的影响，仅适用于筛查试验。②折射计法：易于标准化，标本用量少，但操作繁琐，不适用于临床批量标本检测。尿比重易受多种生理和病理因素影响，波动较大，连续多次测定较单次测定更有价值。

临床应用评价 尿比重波动较大，易受多种生理和病理因素影响，连续多次测定较单次测定更有价值。

标本事项 标本应使用清洁容器留取，新鲜尿液并及时送检。

（李艳）

niàodànbái jiǎncè

尿蛋白检测（detection of urine protein） 利用物理或化学方法定性或定量分析尿液中蛋白质的检验项目。生理情况下，血液流经肾小球形成原尿时，仅有少量小分子量的蛋白质（如 α_1 微球蛋白、β_2 微球蛋白等）可自由通过肾小球滤过膜，中、大分子量的蛋白质（如清蛋白、球蛋白）不能滤过。

检测方法 可分为尿蛋白定性试验和定量试验两种。

尿蛋白定性试验 最常用以下 3 种方法。①试带法：利用 pH 指示剂的蛋白质误差原理，酸碱指示剂产生的阴离子与带正电荷的蛋白质结合成复合物，发生颜色变化，这种颜色变化与蛋白质含量成正比，通过颜色的变化对蛋白质进行定性。在原尿中，约 95%的小分子量蛋白质在近曲小管被重吸收，仅有极微量蛋白质（30～130mg/24h）经尿液排出，此时试带法尿蛋白定性试验呈阴性。当尿液中蛋白质含量 >

150mg/24h 或浓度>100mg/L 时，试带法尿蛋白定性试验呈阳性，称为蛋白尿。②加热乙酸法：加热煮沸可使蛋白质变性凝固，加酸可使蛋白质接近等电点（pH = 4.7），促使蛋白质变性沉淀，通过沉淀形成的情况对蛋白质进行定性。③磺基水杨酸法：磺基水杨酸为生物碱试剂，其阴离子可与带正电荷的蛋白质结合成不溶性蛋白盐而沉淀，通过沉淀量或反应后溶液的浑浊程度对蛋白质进行定性。

尿蛋白定量试验　①比色法：常用双缩脲法，蛋白质的肽键在碱性溶液中能与铜离子作用产生紫红色络合物，在 540nm 有吸收峰，吸光度与蛋白质含量成正比。②比浊法：常用磺基水杨酸-硫酸钠法，磺基水杨酸对清蛋白的沉淀能力强于球蛋白，加入硫酸钠后使两者均能沉淀，产生白色浑浊与蛋白标准液浊度相比，即可计算出尿蛋白含量。③免疫法及电泳法：常用方法有聚丙烯酰胺凝胶电泳、醋酸纤维薄膜电泳、尿蛋白免疫电泳等。该类方法主要从确定尿中蛋白质的种类出发，不仅可以区分不同尿蛋白的种类，也可以区别尿蛋白的分子量大小。

参考区间　定量试验：<0.1g/L（≤0.15g/24h）；定性试验：阴性。

临床意义　可以反映肾小球、肾小管的损害程度，辅助诊断原发性及继发性泌尿系统疾病。引起蛋白尿的原因有很多，常见的有生理性蛋白尿和病理性蛋白尿 2 种。

生理性蛋白尿　泌尿系统无器质性病变，尿液中暂时出现蛋白质，程度较轻，持续时间短，多由机体内外环境变化所致，诱因解除后即可消失。根据蛋白尿形成的生理机制，可以分为以下几类。

功能性蛋白尿　剧烈运动、发热、低温刺激、精神紧张、交感神经兴奋等生理状态引起的机体暂时性、轻度的蛋白尿。这种蛋白尿可随影响机体生理反应因素的消除和肾功能的恢复而消失，半定量一般不超过"+"，定量<0.5g/24h，多见于青少年。

体位性蛋白尿　可能是在直立体位时，前突的脊柱压迫肾静脉或因直立过久肾脏下移，使肾静脉扭曲造成肾静脉淤血，淋巴、血流循环受阻，又称直立性蛋白尿。表现为卧位时尿蛋白呈阴性，起床活动或久立后，尿蛋白呈阳性，平卧休息后又呈阴性，多见于青少年，但绝大多数无肾病证据，50%左右蛋白尿可在数年后转阴。

其他生理性蛋白尿　①摄入性蛋白尿：在输入成分血浆、清蛋白及其他蛋白制剂或进食过多蛋白质后，尿蛋白呈阳性。②假性蛋白尿：若标本受白带、月经血、精液、前列腺液的污染，可出现假性蛋白尿。③老年性蛋白尿：60 岁及以上人群发生率较高，除偶尔呈尿蛋白阳性外，其病史、体检、肾功能检查及尿液分析项目均无异常。④妊娠蛋白尿：妊娠时出现蛋白尿，分娩后可消失，但应注意随访。

病理性蛋白尿　根据蛋白尿发生的机制可分为以下 5 类。

肾小球性蛋白尿　肾脏受感染、毒素、免疫、代谢等因素损害，导致肾小球滤过膜通透性增强或电荷屏障作用受损，血浆蛋白质特别是清蛋白大量滤入原尿，超出近端肾小管重吸收能力而形成的蛋白尿。若损害较重，球蛋白及其他大分子量的蛋白质也可滤出。肾小球性蛋白尿是临床最常见的蛋白尿，根据肾小球滤过膜损伤的严重程度及尿液中蛋白质的不同组分，将其分为以下 2 类。①选择性蛋白尿：当肾小球损伤较轻时，滤过膜屏障尤其是电荷屏障受损，致使膜电荷减低，清蛋白、转铁蛋白等滤出增多。选择性蛋白尿主要是中分子的清蛋白。尿蛋白半定量多为"++~++++"，定量多>3.5g/24h，最典型的是肾病综合征。②非选择性蛋白尿：源于肾小球毛细管壁出现严重破裂损伤，蛋白尿中大分子量和中分子量的蛋白质同时存在，如大分子量的免疫球蛋白 IgG、IgM 和补体，中分子量的清蛋白以及小分子量的 β_2 微球蛋白等。尿免疫球蛋白/清蛋白>0.5，半定量为"+~++++"，定量 0.5~3.0g/24h，多见于急慢性肾小球肾炎、膜性肾小球肾炎或膜增生性肾小球肾炎等原发性肾小球疾病以及糖尿病肾病、系统性红斑狼疮肾小球肾炎等继发性肾小球疾病。肾小球性蛋白尿常呈持续性，若未能及时治疗或治疗不慎，多有发展为肾衰竭的危险。出现非选择性蛋白尿常提示预后较差。

肾小管性蛋白尿　肾小管受到感染、中毒损伤或继发于肾小球疾病时，近曲小管对低分子量蛋白质的重吸收能力降低或受抑制所致的蛋白尿。通过尿蛋白电泳或免疫化学方法检查可见，尿蛋白以 α_1 微球蛋白、β_2 微球蛋白、溶菌酶、核糖核酸酶增多为主，清蛋白成分可正常或轻度增多，主要见于间质性肾炎、重金属或肾毒性药物所致的肾小管损伤及肾移植后排斥反应等。

混合性蛋白尿　肾小球和肾小管同时或相继受损而产生的蛋

白尿。在尿蛋白电泳图谱中，显示以小分子量的 β_2 微球蛋白和中分子量的清蛋白为主。混合性蛋白尿各种组分所占比例可因病变侵害部位不同而不同。尿蛋白电泳检查有助于临床对蛋白尿组成进行分析和判断。

溢出性蛋白尿　血浆中出现异常增多的低分子量蛋白质，如游离血红蛋白、肌红蛋白、溶菌酶等，经肾小球滤出，超过肾小管重吸收能力所形成的蛋白尿。半定量多为"＋~＋＋"，定量 $1.0~2.0g/24h$。溢出性蛋白尿最初与肾小球、肾小管疾病无关，但长期作用可引起肾脏损伤，可见于骨髓瘤、巨球蛋白血症、重链病和单克隆免疫球蛋白血症等。阵发性睡眠性血红蛋白尿症、电灼伤、心肌梗死和横纹肌溶解综合征等急性肌肉损伤，急性白血病时血溶菌酶增高，胰腺炎时血淀粉酶增高等所形成的蛋白尿均属于溢出性蛋白尿。其中本周蛋白尿是典型的溢出性蛋白尿，是骨髓瘤的典型特征。

组织性蛋白尿　由肾脏组织结构破坏或肾小管分泌蛋白增多所致的蛋白尿，其组织成分多以 T-H 糖蛋白为主，见于肾脏疾病（如炎症、中毒）以及泌尿系统结石等。

临床评价　包括以下内容。

方法学评价　尿蛋白定性和定量试验的优缺点如下。

尿蛋白定性试验　①试带法：对清蛋白敏感，而对球蛋白的敏感性仅为清蛋白的 $1/100~1/50$，且易漏检本周蛋白，干扰因素较多，仅适用于健康普查或临床筛检。②加热乙酸法：能同时检出清蛋白及球蛋白，检查尿蛋白特异性强、干扰因素少、成本低，但灵敏度较低。③磺基水杨酸法：

操作简便、速度快，与清蛋白、球蛋白、糖蛋白和本周蛋白等均能发生反应，灵敏度高，美国临床和实验室标准协会（CLSI）推荐其为尿蛋白定性检查的确证试验。

尿蛋白定量试验　①比色法：显色稳定，对清蛋白、球蛋白的反应灵敏度均较低，且操作繁琐。②比浊法：操作简便，但线性范围窄，易受温度、pH、时间、混匀方式等多种因素影响，结果难以标准化，已很少采用。③免疫法及电泳法：操作繁琐，成本高，但具有较高的灵敏度和特异性。

临床应用评价　尿蛋白阳性在临床上具有重要的临床意义。检测结果的准确性、可靠性和可比性是临床关注的重点。应注重不同检测方法检测结果间的比对，分析检测前、检测中可能存在的干扰因素，以提高尿蛋白定性和定量试验的临床诊断性能。

标本事项　尿液标本无特殊要求，正常饮食即可。

（李　艳）

niàotáng jiǎncè

尿糖检测（detection of urine glucose）

用物理或化学方法检测尿液中糖类物质含量的检验项目。尿糖是尿液中糖类物质的总称，主要是葡萄糖，还包括微量乳糖、半乳糖、果糖、核糖、戊糖和蔗糖等。健康人尿液中含有微量的葡萄糖，定性试验多为阴性。尿糖定性试验呈阳性的尿液称为糖尿，与血糖浓度、肾血流量和肾糖阈有关。一般情况下，当血糖浓度 $>8.88mmol/L$ 时，尿液中的糖类物质（葡萄糖）即可被定性试验检测出来。

检测方法　包括以下内容。

试带法（半定量方法）　采用葡萄糖氧化酶-过氧化物酶法。试带模块中含有葡萄糖氧化酶、

过氧化物酶、色素原等。尿液葡萄糖在葡萄糖氧化酶的催化作用下，生成葡萄糖酸内酯和过氧化氢。在过氧化氢酶的催化下，过氧化氢使色素原氧化而显色，色泽深浅与葡萄糖含量成正比，通过色泽深浅对尿糖进行半定量。

班氏定性法　在高热及强碱性溶液中，含有醛基的葡萄糖，能将溶液中蓝色的硫酸铜还原为黄色的氢氧化亚铜沉淀，进而形成红色的氧化亚铜沉淀。形成沉淀的量与葡萄糖含量成正比，根据沉淀有无和色泽变化判断尿糖含量。

薄层层析法（定量方法）　采用涂布吸附剂作固定相，醇类或其他有机溶剂作流动相，两相间可作相对移动。各组分随流动相通过固定相时，发生反复的吸附、解析或其他亲和作用，各组分因不同的展开速度而得以分离。显色后观察斑点移动距离和溶剂移动距离，计算比移值，根据比移值可定性鉴定尿液成分，根据斑点面积或颜色深浅可作定量测定。

参考区间　①定性试验：阴性。②定量试验：$0.1~0.8mmol/L$。③24 小时尿测定：$<2.8mmol$。

临床意义　主要用于内分泌和代谢性疾病的诊断、治疗监测和疗效观察。引起尿糖的原因有很多，常见以下几种。

血糖增高性糖尿　血糖浓度增高超过肾糖阈而出现的糖尿。①摄入性糖尿：摄入大量的糖类食物或静脉输注高渗葡萄糖溶液后所引起的糖尿。②应激性糖尿：情绪激动、脑血管意外、颅脑损伤、急性心肌梗死等情况时，延髓血糖中枢受刺激，导致肾上腺素、胰高血糖素分泌增加，出现暂时性高血糖和一过性糖尿。③代谢性糖尿：内分泌激素分泌

失调，糖代谢紊乱引起的高血糖所致。典型的代谢性疾病是糖尿病，由于胰岛素分泌或胰岛素作用绝对或相对不足，葡萄糖在血液中浓度过高而从尿液中排出。尿糖检测是糖尿病诊断、鉴别诊断、病情判断、疗效观察及预后的重要指标之一。④内分泌性糖尿：内分泌激素中生长激素、甲状腺激素、肾上腺素、糖皮质激素、胰高血糖素等都可使血糖增高，常见于可导致甲状腺功能亢进和垂体前叶功能亢进的疾病及嗜铬细胞瘤、库欣（Cushing）综合征等。

血糖正常性糖尿 肾小管对葡萄糖重吸收能力降低，肾糖阈减低所致。又称肾性糖尿，如家族性肾性糖尿、新生儿糖尿、获得性肾性糖尿、妊娠期糖尿等。妊娠期糖尿多见于妊娠末期，多为肾小球滤过率增高，肾小管重吸收相对减少，肾糖阈减低所致。

其他糖尿 尿液中除了葡萄糖外，也可出现其他糖类，如乳糖、半乳糖、果糖、戊糖、蔗糖等，它们经肾小球滤过后，通过肾小管重吸收，在尿液中含量甚微。如果进食过多或受遗传因素影响，体内糖代谢紊乱亦可使血糖升高而出现相应的糖尿。①乳糖尿：见于妊娠期或哺乳期妇女。②半乳糖尿：见于先天性半乳糖血症，是一种常染色体隐性遗传性疾病。由于缺乏半乳糖-1-磷酸尿苷转移酶或半乳糖激酶，不能将食物中的半乳糖转化为葡萄糖所致。③果糖尿：见于原发性果糖尿，是一种常染色体隐性遗传性疾病。由于缺乏果糖激酶，血中果糖浓度增高，出现果糖尿；此外，果糖不耐受症患者在摄入含果糖食物后，可诱发严重低血糖，并出现果糖尿。

临床评价 包括以下内容。

方法学评价 ①试带法：特异性强、灵敏度高，大多数试带不与非葡萄糖还原性物质如乳糖、半乳糖、果糖等发生反应，且简便快速，适用于自动化分析。②班氏定性法：传统尿糖定性试验的非特异性方法，可检出多种糖类。尿中的葡萄糖、半乳糖、果糖和乳糖都能使班氏试验呈阳性。该法的灵敏度低于试带法，但由于其非特异性，试带法呈阴性的标本，也可能在该法中呈阳性结果。③薄层层析法：鉴别、确证尿糖种类特异而灵敏的方法，但操作繁琐、费时、成本高，临床实验室很少应用，主要用于基础研究。

临床应用评价 尿糖作为糖尿病的筛查指标，在确诊或动态观察时应联合测定血糖浓度，同时应注意化学物质对尿糖检测结果的影响。试带法测定时，尿液中高浓度的酮体、维生素 C 和阿司匹林均可引起假阴性结果，而使用氟化钠保存尿液可引起假阳性结果。

标本事项 尿液标本必须新鲜，并及时送检。标本久置，细菌繁殖消耗尿中葡萄糖易造成假阴性结果。容器应清洁，不能含有氧化性物质，否则易导致班氏定性法呈假阴性而试带法呈假阳性。推荐使用带盖的一次性尿杯。根据临床诊疗需要，留取清晨空腹尿、餐后 2 小时尿或随机尿。

（李艳）

niàodǎnhóngsù jiǎncè

尿胆红素检测（detection of urobilin） 检测尿液中结合胆红素含量的检验项目。血液中总胆红素包括 3 部分。①非结合胆红素：在血液中通过与清蛋白疏松结合而运输，不溶于水，不能通过肾小球滤过膜。②结合胆红素：非结合胆红素进入肝细胞后，与葡萄糖醛酸结合形成的葡萄糖醛酸胆红素，可溶于水，随其他胆汁成分一并排入肠道。当发生肝细胞病变或胆道阻塞时，结合胆红素溢入血液，可通过肾小球滤过膜由尿液排出。③δ-胆红素：非结合胆红素与清蛋白形成的共价结合物，通常在血液中含量很低。

健康人血液中的结合胆红素含量很低，滤过量极少，常用检验方法的结果为阴性。肝脏及胆道内外各种疾病引起胆红素代谢障碍，使非结合胆红素及结合胆红素在血液中潴留，后者能溶于水，部分从尿中排出，形成尿胆红素，尿胆红素检测呈阳性。

检测方法 包括以下内容。

试带法 采用偶氮法原理，在强酸介质中，结合胆红素与 2,4-二氯苯胺重氮盐起偶联反应，生成红色偶氮化合物，颜色深浅与胆红素含量成正比，通过颜色深浅判断胆红素的含量。

哈里森（Harrison）氧化法用硫酸钡或氯化钡吸附尿液中的胆红素后，滴加酸性三氯化铁试剂，使胆红素氧化为胆青素、胆绿素和胆黄素复合物，呈蓝绿色、绿色或黄绿色。呈色快慢和深浅程度与胆红素含量成正比。

参考区间 阴性。

临床意义 用于肝脏、胆道疾病的诊疗监测，对黄疸的诊断和鉴别诊断有重要意义。引起尿胆红素的原因有很多，常见以下几种。

肝细胞性黄疸 在感染（如病毒性肝炎）、中毒及肝硬化等病理状态下，肝细胞对胆红素的摄取、结合、转运及排泄功能受阻，所产生的结合胆红素因肝细胞肿胀、毛细胆管受压而弥散入血，导致血液中结合胆红素升高形成肝细胞性黄疸，结合胆红素经肾脏排出，此时尿胆红素试验呈阳性。

溶血性黄疸　血管内溶血使红细胞被大量破坏，产生的非结合胆红素超过肝细胞的处理能力，同时肝细胞代谢功能也因溶血性贫血所致的缺氧和红细胞破坏产物的毒性作用而削弱，致血液中非结合胆红素增加，而非结合胆红素不能从肾小球滤出，故发生溶血性黄疸时尿胆红素呈阴性。

阻塞性黄疸　结石、肿瘤或先天性胆道闭锁等原因造成总胆管阻塞，结合胆红素不能排入肠道而逆流入血，由尿液排出，导致尿胆红素试验呈阳性。

先天性高胆红素血症　①杜宾-约翰逊（Dubin-Johnson）综合征：肝细胞向毛细胆管排泄结合胆红素发生障碍，使血液中结合胆红素增高，尿胆红素呈阳性。②克里格勒-纳贾尔（Crigler-Najjar）综合征：肝细胞缺乏葡萄糖醛酸转移酶，致非结合胆红素不能形成结合胆红素，尿胆红素呈阴性。③罗托（Rotor）综合征：肝细胞对摄取非结合胆红素和排泄结合胆红素存在先天性障碍，使血液中非结合胆红素及结合胆红素均增高，尿胆红素呈阳性。④吉尔贝（Gilbert）综合征：肝细胞摄取非结合胆红素功能障碍及微粒体内葡萄糖醛酸转移酶不足，使血清非结合胆红素增高，尿胆红素呈阴性。

临床评价　包括以下内容。

方法学评价　①试带法：操作简便，可用于尿液自动化分析仪，但灵敏度较低，不同检测系统的检测灵敏度为 $7 \sim 14 \mu mol/L$，常用此法进行筛查试验。当尿液中含有高浓度的维生素 C 或亚硝酸盐时，可抑制偶氮反应，出现假阴性结果。当患者接受大剂量氯丙嗪治疗或尿中含有盐酸苯偶氮吡啶的代谢产物时，可出现假阳性结果。②Harrison 氧化法：操作繁琐，但灵敏度较高，尿胆红素浓度$>0.9\mu mol/L$ 时即可出现阳性反应。水杨酸盐、阿司匹林可与三氯化铁反应，干扰 Harrison 法的结果观察。

临床应用评价　尿胆红素可作为肝胆疾病的早期筛查指标，与血清胆红素联合检测更有临床诊断价值；药物对尿胆红素的检测影响较大，分析结果时应结合用药史。试带法检测结果可疑时，最好用 Harrison 法予以验证。

标本事项　检测时应使用新鲜尿液标本。胆红素在阳光照射下易转变为胆绿素，为避光可使用棕色容器收集标本。

（李艳）

niàodǎnyuán jiǎncè

尿胆原检测（detection of urobilinogen）

检测结合胆红素的代谢终产物尿胆原含量的检验项目。结合胆红素随胆汁排泄至肠道后，在肠道细菌的作用下分解为尿胆原、粪胆原。粪胆原随粪便排出体外，尿胆原从肠道重吸收回肝脏，大部分再转化为结合胆红素排入肠道，构成胆红素的肝-肠循环，小部分尿胆原由肾脏排出。无色的尿胆原经空气氧化及光线照射后转变成黄色的尿胆素。

检测方法　主要用基于埃尔利希（Ehrlich）法原理和偶氮反应原理的试带法。①改良 Ehrlich 法：酸性条件下，尿胆原与对二甲氨基苯甲醛反应，生成红色化合物，颜色深浅与尿胆原含量有关。②偶氮法：酸性条件下，尿胆原与重氮盐反应，生成胭脂红色化合物，其呈色深浅与尿胆原含量成正比。

参考区间　阴性或弱阳性。

临床意义　可反映肝细胞损伤程度，主要用于黄疸的诊断和鉴别诊断，对诊断和鉴别诊断溶血性黄疸、肝细胞性黄疸和阻塞性黄疸有重要的应用价值。溶血性黄疸时尿胆原生成和排出明显增加，肝细胞性黄疸时尿胆原排出增加，而完全阻塞性黄疸时尿胆原阴性。急性黄疸性肝炎时，尿胆原排出量最先增加，早于黄疸症状的出现，是反映肝细胞损伤的敏感指标。

临床评价　包括以下内容。

方法学评价　试带法操作简便，可用于疾病的筛查，但结果容易受药物以及胆红素、卟胆色素原的干扰，如酚噻嗪类、磺胺类、普鲁卡因、氯丙嗪类药物可使尿胆原检测呈假阳性。卟胆原、吲哚类化合物等尿液中的内源物质可与 Ehrlich 醛试剂作用显红色，出现假阳性。维生素 C、甲醛等可阻止醛反应而出现假阴性。

临床应用评价　长时间大剂量使用抗生素可抑制肠道菌群，使尿胆原不能合成，造成尿胆原阴性，而长时间便秘则容易使尿胆原阳性程度增加，因此尿胆原与尿胆红素、血清胆红素联合检测更有临床意义。

标本事项　应使用新鲜尿液标本，久置后尿胆原氧化为尿胆素，呈假阴性结果。健康人尿胆原 24 小时内排出量波动很大，夜间和上午量少，午后则迅速增加，在午后 $2 \sim 4$ 小时达最高峰。为提高尿胆原阳性检出率，可留取午餐后 $2 \sim 4$ 小时内尿标本。

（李艳）

niàotóngtǐ jiǎncè

尿酮体检测（detection of urine ketone body）

检测尿液中酮体含量的检验项目。酮体是脂肪在机体内氧化代谢产生的中间产物，包括乙酰乙酸、β-羟丁酸、丙酮。酮体由肝产生，肝内酮体产生的速度超过肝外组织利用的速度，即出现酮血症。酮体以 78% 的 β-羟丁酸、20% 的乙酰乙酸和 2% 的丙酮的比例存在于血液，过多的酮体从尿中排出称为酮尿。

检测方法 主要采用试带法，基于亚硝基铁氰化钠反应原理。在碱性条件下，尿液中的乙酰乙酸、丙酮与亚硝基铁氰化钠反应形成紫色复合物，由淡棕色变紫色，通过颜色的变化判断酮体的含量。

参考区间 阴性。

临床意义 主要用于糖代谢障碍和脂肪不完全氧化的判断与评价。如用于酮症酸中毒的辅助诊断。发生糖尿病酮症酸中毒时，由于糖利用减少，脂肪分解产生酮体增加而引起酮症。糖尿病出现酸中毒或昏迷时，尿酮体检测阳性可与低血糖、心脑血管疾病的酸中毒或高血糖渗透性糖尿病昏迷相区别，有重要临床意义；但应注意糖尿病酮症者肾功能严重障碍而肾阈值增高时，尿酮体亦可减少，甚至完全消失。感染性疾病如肺炎、伤寒、败血症、结核等，严重呕吐，剧烈运动，腹泻，长期饥饿，禁食，氯仿、磷中毒，全身麻醉后等均可出现酮尿。新生儿出现尿酮体强阳性时，应高度怀疑遗传性疾病。

临床评价 包括方以下内容。

方法学评价 试带法操作简便、速度快，成本低廉，是临床最常用的尿酮体筛检方法。但试带法基于亚硝基铁氰化钠原理，主要对乙酰乙酸发生反应，检测灵敏度为 50~100mg/L，其次为丙酮，对 β-羟丁酸不起反应；而正常尿液中乙酰乙酸含量<20mg/L，

故尿酮体检测阴性不一定没有临床意义。

临床应用评价 不同病因引起酮症的酮体成分可不同，即使同一患者不同病程也有差异。如在糖尿病酮症酸中毒早期，酮体的主要成分是 β-羟丁酸，乙酰乙酸很少或缺乏，此时检测可导致对总酮体量估计不足；在糖尿病酮症酸中毒症状缓解之后，乙酰乙酸含量反而较急性期含量高，故结果判断必须注意病情的发展。

标本事项 丙酮在室温下容易挥发，乙酰乙酸在菌尿中会被细菌降解，因此尿酮体检测应使用新鲜的尿标本并尽快检测。如需保存尿液，应密闭冷藏以避免挥发。

（李 艳）

niào yàxiāosuānyán jiǎncè

尿亚硝酸盐检测（detection of urine nitrite） 检测尿液中亚硝酸盐含量的检验项目。

原理 亚硝酸盐是硝酸盐在细菌作用下的代谢终产物。大肠埃希菌、变形杆菌等泌尿系统感染常见的革兰阴性菌中含有硝酸盐还原酶，能与尿液中的蛋白质代谢产物硝酸盐发生还原反应，生成亚硝酸盐。

检测方法 主要采用试带法，检测原理为亚硝酸盐还原法。尿亚硝酸盐与对氨基苯磺胺（或对氨基苯砷酸）形成重氮盐，重氮盐与 3-羟基-1，2，3，4-四氢苯并喹啉（或 N-1-萘基乙二胺）结合形成红色偶氮化合物，颜色深浅与亚硝酸盐含量成正比。

参考区间 阴性。

临床意义 对泌尿系统感染的辅助诊断有重要意义，主要用于尿路感染的快速筛查，与大肠埃希菌、变形杆菌等可产生硝酸盐还原酶的细菌感染相关性较高。

阳性结果常提示有细菌存在，但阳性程度与细菌数量不成正比。

临床评价 包括以下内容。

方法学评价 该法的阳性检出率取决于尿液中的致病菌是否存在硝酸盐还原酶；尿液在膀胱内停留的时间是否足够细菌生长（≥4 小时）；尿液中是否存在适量的硝酸盐。不同检测系统的检测灵敏度为 0.3~0.6mg/L，单项检测结果影响因素较多。

临床应用评价 结果阴性不能排除菌尿的可能，结果阳性也不能诊断泌尿系统的感染，应与白细胞酯酶、尿沉渣显微镜检查结果综合分析，而尿细菌培养为诊断泌尿系感染的确证试验。

标本事项 晨尿在膀胱中停留时间长，细菌有充分的作用时间，宜使用晨尿标本，并及时送检，尽快检测。

（李 艳）

niàoqiánxiě jiǎncè

尿潜血检测（detection of urine blood） 检查尿液中是否存在游离血红蛋白和红细胞的检验项目。尿潜血指不能用肉眼辨别颜色变化的血尿，即 1L 尿液中含血量不超过 1ml。

原理 主要检测的是尿液中的游离血红蛋白，也与尿液中完整的红细胞反应，但是当红细胞不溶解时，试带灵敏度降低。

检测方法 主要采用试带法和免疫法。

试带法 利用血红蛋白中含铁血红素有类似过氧化物酶的作用，使色素原氧化呈色，借以识别微量血红蛋白的存在，呈色的深浅可反映血红蛋白含量。

免疫法 采用胶体金标记的抗人血红蛋白单克隆抗体测定尿液中血红蛋白。

参考区间 阴性。

临床意义 对辅助诊断肾脏及其他泌尿系统出血（如各种肾小球肾炎、尿路损伤等）、血管内溶血等疾病有重要意义，有助于泌尿系统疾病、血管内溶血疾病的诊断。以下为可引起血管内溶血的主要原因。①免疫因素：如血型不合输血、阵发性睡眠性血红蛋白尿症和其他急性溶血性疾病等。②生物因素：如各种病毒感染和疟疾等。③红细胞破坏：如大面积烧伤、体外循环、心脏瓣膜修复术后、剧烈运动、严重的肌肉外伤和血管组织损伤等。④微血管性溶血性贫血：如弥散性血管内凝血等。⑤动植物因素：如蛇毒、蜂毒等毒素。

临床评价 包括以下内容。

方法学评价 ①试带法：尿潜血筛查应用最广的方法，操作简便、快速、灵敏度高，但影响因素较多，仅做筛查试验。试带法不仅能与游离血红蛋白反应，还能与完整的红细胞反应。②免疫法：操作简便、灵敏度高、特异性强，不受其他动物血、辣根过氧化物酶干扰，可作为确证试验。

临床应用评价 当尿液中红细胞没有破裂或仅有少量红细胞破裂时，可能出现尿潜血试验与显微镜检查结果不一致的情况，应注意具体分析。尿液中甲醛过量、含有大量维生素 C 或其他还原物质时均可导致试带法假阴性。尿液中含有对热不稳定酶、被氧化剂污染或感染时，某些细菌产生过氧化物酶可导致试带法假阳性。

标本事项 标本应新鲜，容器应保持清洁，不被干扰物污染。

(李 艳)

niào báixìbāo jiǎncè

尿白细胞检测 （detection of urine white blood cell） 检测尿液白细胞特异性酯酶含量的检验项目。

检测方法 酯酶法。特异性酯酶存在于中性粒细胞胞质中，能使试带中吲哚酚酯产生吲哚酚，后者与重氮盐形成紫红色缩合物，颜色深浅与中性粒细胞的数量呈正比。

参考区间 阴性。

临床意义 间接反映尿白细胞含量，初步筛查是否存在泌尿系统感染，主要用于泌尿系统感染的辅助诊断。该检测阳性提示各种原因所致的尿路感染，其中细菌感染最为常见。

临床评价 包括以下内容。

方法学评价 该法不同检测系统的检测灵敏度为 $5\sim15/\mu l$，特异性较强，但只对粒细胞灵敏，不与淋巴细胞发生反应。

临床应用评价 该法假阳性发生率较高，主要见于尿液标本被阴道分泌物或甲醛污染、或受到在酸性环境中呈红色或深色的药物或食物影响，如高浓度胆红素、非那吡啶等。假阴性见于尿白细胞 $<10/\mu l$、高比重尿液、尿液中含维生素 C、庆大霉素、头孢菌素等。肾移植后发生排斥反应时，尿液中以淋巴细胞为主，白细胞酯酶检测呈阴性。此时，应结合尿沉渣检查结果，以显微镜检查为准。尿白细胞检测结果应结合临床，综合分析酯酶、亚硝酸盐结果，同时结合显微镜检查，以提高尿路感染诊断的可靠性。

标本事项 尿液久置后白细胞破坏可导致试带法和镜检结果不符，故送检标本应新鲜。

(李 艳)

niào wéishēngsùC jiǎncè

尿维生素 C 检测 （detection of urine vitamin C） 检查尿液中维生素 C 含量的检验项目。

检测方法 主要采用试带法。维生素 C 在酸性条件下，能将试带中的粉红色 2，6-二氯酚靛酚（氧化态下）还原为无色的 2，6-二氯二对酚胺，颜色呈现由绿或深蓝至粉红色变化，呈色深浅与维生素 C 含量成正比。

参考区间 阴性或阳性，与饮食相关。

临床意义 该检测并非用于诊断疾病，而是用于判断尿液试带法的其他检测项目是否受维生素 C 的影响，对结果给予正确的分析和评价。维生素 C 有还原性，尿液维生素 C 浓度增高，可对尿血红蛋白、胆红素、葡萄糖、亚硝酸盐以及尿潜血等检测结果产生严重干扰。

临床评价 包括以下内容。

方法学评价 试带法只能检测还原型维生素 C，检测灵敏度依试带不同而异。

临床应用评价 假阳性见于尿液中含有龙胆酸、左旋多巴等。假阴性见于碱性尿液（因维生素 C 易分解）。当试带法酮体阳性、试带法葡萄糖阴性与班氏法结果出现矛盾时，应注意维生素 C 的影响。

标本事项 送检标本采用随机尿，无需特殊处理。

(李 艳)

niàoyè gānhuàxué fēnxīyí

尿液干化学分析仪 （dry chemistry urine analyzer） 通过特殊试剂条反应后颜色变化来判断尿液中某些成分含量的自动化仪器。具有操作简单、测定快速、结果准确等优点。

20 世纪 50 年代，开始采用单一干化学试带法，通过肉眼观察试带颜色的变化来判断尿液中蛋白质和葡萄糖的含量。70 年代，第一台尿液干化学分析仪诞生，开始利用仪器代替肉眼判读结果。

80年代，由于计算机技术的飞速发展与应用，自动化程度逐渐提高，出现了自动进样、自动浸润、自动读数一体机，加快了尿液干化学分析仪的发展，保证了尿液检测的质量。尿液检测试带也逐步发展到八联、十联、十一联。尿液干化学分析仪的快速发展与检测项目的逐渐丰富，对泌尿系统及其他系统疾病的诊断和治疗有重要意义。

基本原理　该仪器通常由机械系统、光学系统、电路系统三部分组成，利用的是光的吸收和反射原理。尿液中的化学成分与相应的试剂模块发生化学反应后产生颜色变化，颜色深浅与尿液中相应物质浓度呈正比，试剂模块颜色越深，光吸收越大，反射光越小，反射率越小；反之，颜色越浅，光吸收越小，光反射越大，反射率也越大。各试剂模块依次受到仪器的光源照射，在特殊波长下产生不同的反射光，仪器接收不同的光信号后将其转化为相应的电信号，经微处理器处理，计算出各检测项目的反射率，然后与标准曲线进行比较，最后以定性或半定量方式自动报告结果。

检测标本要求　尿液标本的正确采集是分析前质量控制的重要内容，除了正确的收集方法、样本容器、有效的标本标记与识别信息、适宜的防腐或冷藏保存、规定的时间内完成检测外，还需注意以下几点。①患者告知：如饮食和药物等对检测结果的影响。②非正确采集方法的影响：尿液标本混入生殖系统分泌物时，可出现假性蛋白尿；尿液标本混入脓性分泌物时，可同时引起假性蛋白尿和白细胞检测结果假阳性。③放置时间的影响：采集标本后应尽快送检，并及时检验。尿液标本放置时间过久对多种检验项目均有影响，如导致尿pH升高，尿葡萄糖降低，尿酮体、尿胆红素、尿胆原、尿潜血、尿白细胞假阴性，以及尿亚硝酸盐假阳性等。

临床应用　常用检测指标包括：pH、比重、蛋白质、葡萄糖、酮体、胆红素、尿胆原、红细胞或血红蛋白（或潜血）、亚硝酸盐、白细胞、维生素C等。尿液干化学分析仪以其操作简单、检测快、项目多、结果准确等特点在临床尿液检验中广泛应用。

评价　由于干化学法的检测原理和多种干扰因素如标本因素、理化因素、病原因素、操作因素、试剂因素等的影响，其结果可出现假阳性和假阴性，具体表现为：①对白细胞、红细胞是间接检测。②不能判断尿红细胞形态特征。③对球蛋白不敏感。④只能检测出含有亚硝酸盐还原酶的细菌。由于干化学法的局限性，不能完全取代传统的化学检查和尿液有形成分显微镜检查，只能起筛查作用，因此在临床应用中应与显微镜检查相结合。

（李　艳）

niàoyè yǒuxíngchéngfèn fēnxī

尿液有形成分分析（urine analysis for morphology）　用显微镜或尿液有形成分分析仪等仪器检测尿液中的各种有形成分及含量的检验项目。又称尿沉渣检查。是尿液常规检验的重要组成部分。1630年，法国的克洛代尔·法布里·德·佩雷斯克（Claude Fabri de Peiresc）首次用显微镜观察尿液中的有形成分，开创了尿液有形成分分析的先河。20世纪末出现了基于显微摄像原理和流式细胞术原理的尿液有形成分分析仪。主要包括尿液细胞检测、尿液管型检测和尿液结晶检测。该检测对泌尿系统疾病的诊断和治疗有重要临床意义。一方面，分析尿液中有形成分的种类及数量变化，能对泌尿系统疾病进行诊断和疗效观察，辅助判断病变部位。另一方面，也是对化学检查结果的补充，能客观地为临床诊疗提供重要的实验室依据。相比于传统离心显微镜检查法，尿液有形成分分析仪能够更加快速、准确地对各种尿液有形成分进行筛查，但是仪器分析不能替代显微镜检查，标准化尿液显微镜检查是尿液有形成分分析的"金标准"。对于筛查阳性的标本必须进行显微镜人工镜检，对于肾脏疾病患者及医师提出显微镜检查要求的标本也需要进行显微镜人工镜检。

（李　艳）

niàoyè xìbāo jiǎncè

尿液细胞检测（detection of urine cell）　用显微成像技术或流式细胞术分析尿液中细胞成分的检验项目。该检测是尿液有形成分分析的重要组成部分，可用于弥补理化检查难以发现的形态学变化。尿液细胞主要包括白细胞（图1）、红细胞（图2）、上皮细胞（图3）等。尿液中白细胞可分为：中性粒细胞、淋巴细胞、单核细胞、嗜酸性粒细胞等。红细胞除正常形态外还可分为大红细胞、小红细胞、棘红细胞（图4）、皱缩红细胞（图5）、环形红细胞、新月形红细胞和其他不规则红细胞（图6）。红细胞的形态除与疾病有关外，还与尿液渗透压和pH有关。上皮细胞可分为鳞状上皮细胞（又称扁平上皮细胞）、移行上皮细胞和肾小管上皮细胞（图7）等。

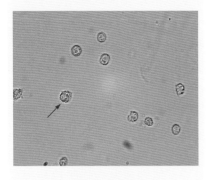

图1 白细胞

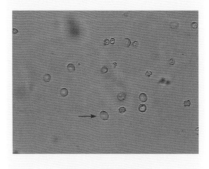

图5 皱缩红细胞

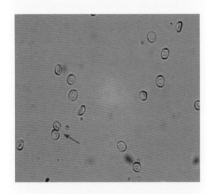

图2 红细胞

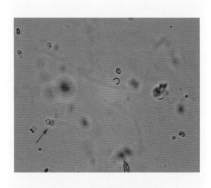

图6 不规则红细胞

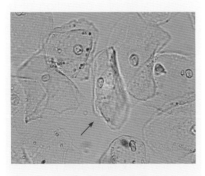

图3 上皮细胞

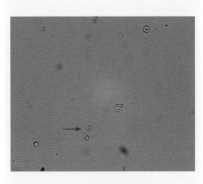

图7 肾小管上皮细胞

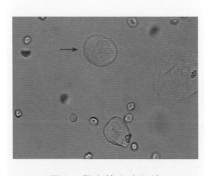

图4 棘红细胞

检测方法 可采用显微镜检查法或尿液有形成分分析仪法。

显微镜检查法 包括离心未染色和离心染色显微镜检查法。①离心未染色显微镜检查法：选用恒温式水平离心机，尿液标本专用离心管（一般10ml），用相对离心力400×g，将尿液离心5分钟，离心后倒去上清液，将残留约0.2ml的尿液沉渣混匀后取1滴充液到专用尿沉渣定量计数板内，然后在显微镜下分类计数。②离心染色显微镜检查法：与离心未染色显微镜检查法的区别在于，该法需在充液前加1滴染液到沉渣中，混合后再进行充液并计数。

尿液有形成分分析仪法 根据检测原理不同可分为两类：①采用流式细胞术和电阻抗法原理。②采用流式细胞技术各影像自动识别分析原理。尿液有形成分分析仪能比传统离心镜检法更加快速地对各种尿液有形成分进行筛查。将一定量（10ml）未离心尿液通过仪器自动混匀、吸取、稀释后自动分析相关有形成分。

参考区间 见表。

临床意义 健康人尿液中红细胞极少见，有少量白细胞、巨噬细胞和上皮细胞。当尿中出现红细胞时称为血尿。尿液中的红细胞形态与其来源有关，可通过检测细胞形态来判断出血的部位；尿液中的白细胞主要是中性粒细胞，还有少量的淋巴细胞、单核细胞和嗜酸性粒细胞，可通过检测白细胞来判断泌尿系统感染情况；尿液中的上皮细胞可来自泌尿系统的不同部位，阴道脱落上皮细胞也可混入尿液中，通过检测其形态特征，对泌尿系统疾病的定位有重要意义。

出现尿路感染、不明原因血尿以及其他各种泌尿系统疾病症状时可留取尿液标本送检。尿液细胞检查应作为肾内科和泌尿外科患者的常规检测项目，与尿液物理学检查、尿液干化学分析结果相互参照，综合判断。

白细胞 增多提示泌尿系统存在感染或非感染性炎症，多见于细菌或真菌感染引起的肾盂肾炎、尿道炎、前列腺炎和膀胱炎，也可见于各种泌尿系统肿瘤疾病。

方法	红细胞（个/微升）	白细胞（个/微升）	上皮细胞（个/微升）
显微镜检查法	儿童：男 0~4.0	儿童：男 0~3.0	儿童：男 0~2.5
	女 0~6.0	女 0~4.0	女 0~3.8
	成年人：男 0~4.5	成年人：男 0~6.0	成年人：男 0~3.2
	女 0~7.0	女 0~14.0	女 0~28.0
尿液有形成分分析仪法	儿童：男 0~11.4	儿童：男 0~7.2	儿童：男 0~2.7
	女 0~14.8	女 0~11.0	女 0~8.8
	成年人：男 0~9.9	成年人：男 0~10.4	成年人：男 0~5.0
	女 0~17.6	女 0~15.4	女 0~8.7

表　尿液细胞成分参考区间

尿液中白细胞为中性粒细胞，一般不进行分类，炎症时白细胞将增多并可成团聚集（图8）。发生肾移植排斥反应时，尿液白细胞以淋巴细胞和单核细胞为主。嗜酸性粒细胞出现，对变态反应性炎症和间质性肾炎诊断具有重要价值。

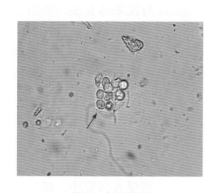

图8　白细胞团

红细胞　血尿是泌尿系统疾病的常见症状，根据红细胞的形态和数量可以大致判断血尿来源，用以区分是肾源性还是非肾源性出血。非均一性红细胞尿多见于肾源性出血，而均一性红细胞尿多见于肾外组织出血。应注意的是，在某些情况下，红细胞形态分析是不可靠的，如强制性利尿、肾小球肾炎伴大量血尿或肾功能不全时，均可见均一性红细胞血尿。

上皮细胞　可来源于肾小管、膀胱、输尿管或尿道，健康人可偶见鳞状上皮细胞。根据上皮细胞的种类和数量可以判断炎症的发生部位。上皮细胞增多提示有相应部位的炎症或坏死性病变，多见于肾盂肾炎、膀胱炎、尿道炎、肾小管急性坏死等。上皮细胞检测也是泌尿系统肿瘤诊断的重要项目。

临床评价　包括以下内容。

方法学评价　①显微镜检查法：离心未染色显微镜检查法检出率高，需人工观察，检测速度慢，且离心可破坏部分细胞成分造成假阴性结果；离心染色显微镜检查法阳性率高、细胞形态清楚，尤其适用于管型、细胞成分及细微结构的观察和鉴别，但操作过程更加复杂、费时并易受检测者主观因素影响，不适合进行批量标本的常规检测。②尿液有形成分分析仪法：可使用不离心尿标本，避免细胞破坏，检测速度快，定量结果准确度高，但应保证标本收集容器的洁净，不可有任何污染物。尿液中黏液、结晶、真菌等可干扰某些仪器的检测结果，可使用尿液有形成分分析仪法与显微镜检查法相结合的方法。

临床应用评价　尿液细胞检测在临床尿液常规检验中广泛应用，能够对血尿来源、尿路感染或其他尿路病变提供准确的诊断依据。

标本事项　留取首次晨尿送检最佳，急诊患者可留取随机尿。标本留取前尽量避免摄入大量液体（如大量饮水）及剧烈运动，以免影响尿液成分。使用一次性带盖容器，留取 10ml 以上尿量，密封后立即送检，时间不宜超过2小时。标本应避免混入经血、白带、精液、粪便等，此外还应注意避免烟灰、纸等异物混入，不可从地上、便盆或尿壶中采集。

（李　艳）

niàoyè guǎnxíng jiǎncè

尿液管型检测（detection of urine cast）　用显微镜和尿液有形成分的分析仪检测尿液管型。管型是尿液中的一种特殊有形成分，由 T-H 蛋白在远曲小管和集合管管腔中经浓缩及酸化环境的作用逐渐聚集形成，最终由尿液排出。

尿液管型的形成具备以下条件：①原尿中含有少量的清蛋白和由肾单位髓袢上行支及远端肾小管分泌的 T-H 蛋白，构成管型的基质。②肾小管具有使尿液浓缩和酸化的能力，需要让具备形成管型的尿液在肾单位远端有足够的停滞时间，使蛋白质得以浓缩并凝聚成管型。其中，浓缩可提高盐类和蛋白质的含量，而酸化的尿液能促进蛋白质沉淀。③具有可交替使用的肾单位。正常人肾单位交替休息和工作，两肾共有约200万个肾单位，尿液需要有足够的时间在休息的肾单位中浓缩、沉析，蛋白质等物质在此浓缩、酸化、沉淀而形成管型，当该肾单位重新工作时，已形成的管型即可随尿液排出。

检测方法 同尿液细胞检测。

参考区间 阴性或偶见透明管型。

临床意义 根据形态特点，尿液管型一般分为透明管型、颗粒管型、细胞管型、混合管型、脂肪管型、蜡样管型、宽大管型、窄幅管型和其他管型。尿液中管型的出现（除少量透明管型外）常提示肾脏存在实质性病变。对于了解肾脏实质性损害，急慢性肾小球肾炎、肾病综合征等诊断有重要意义，对由糖尿病、高血压、肿瘤等相关疾病引起的继发性肾损害的鉴别诊断也有重要意义。

透明管型 形态为圆柱形，大小、长短不一，两边平行、两端钝圆，有时一端可稍细，平直或弯曲，甚至可扭曲。质地菲薄、无色、半透明，也可有少许颗粒或细胞黏附在管型外或包含其中。透明管型（图1）由T-H蛋白和少量清蛋白共同构成，是各种管型的基本结构，在临床尿液常规检测中最常见，正常人尿液中偶见。可分为单纯型和复合型透明管型。①单纯型：管型中不含细胞或颗粒成分。②复合型：所含细胞或颗粒不超过管型总体积的一半。其临床意义较单纯型大，如透明管型、白细胞管型是肾炎的标志。

颗粒管型 含有大小不等的颗粒物，且含量超过容积1/3的管型。其中的颗粒来自于崩解变性的细胞残渣、各种蛋白质成分及其他物质。颗粒管型一般较透明管型短而宽大，不染色标本呈淡黄褐色或黑褐色。出现颗粒管型意味着在蛋白尿的同时伴有肾小管上皮细胞的变性和坏死，多见于各种肾小球疾病及肾小管的毒性损伤。

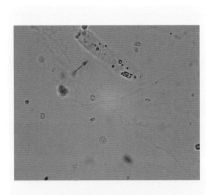

图1 透明管型（×400）

根据颗粒的大小可分为细颗粒管型（图2）和粗颗粒管型（图3）。①细颗粒管型：含有许多细沙样颗粒，不透明，呈灰色或微黄色。提示肾实质损伤的可能，但有时也可出现于健康人尿液中，特别是剧烈运动之后，如反复大量出现则属异常。②粗颗粒管型：常充满粗大颗粒，多呈黑褐色。多见于慢性肾小球肾炎或肾病综合征。

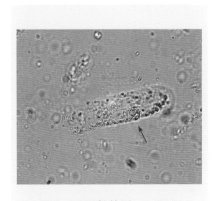

图2 细颗粒管型（×400）

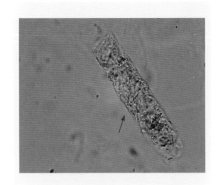

图3 粗颗粒管型（×400）

细胞管型 脱落的细胞黏附或包容聚集在管型基质中而形成的管型。管型内的细胞可表现为形态完整，也可出现退化变性。当某种细胞含量占整个管型1/3以上时，称为某种细胞管型。

根据管型内包含细胞的不同，可分为红细胞管型、白细胞管型和上皮细胞管型。①红细胞管型：管型内含有大量红细胞，表明血尿来源于肾小管或肾小球，常见于急性肾小球肾炎、急进性肾小球肾炎、急性肾衰竭或慢性肾小球肾炎急性发作期。②白细胞管型（图4）：与颗粒管型类似，含有大量白细胞或白细胞团，是诊断急性肾小球肾炎、肾盂肾炎和间质性肾炎的重要依据，也可作为肾盂肾炎和下尿路感染鉴别诊断的依据。③上皮细胞管型：主要由肾小管上皮细胞形成。该类管型在尿液中大量出现，表明肾小管有活动性病变，多见于肾小球肾炎、重金属中毒和肾淀粉样变等。

混合管型 同时含有细胞（一种或多种）、颗粒、细菌、脂肪滴或其他有形成分的管型（图5）。又称复合管型。其外形与颗粒管型相似，管型内细胞数量较少，用染色法有助于识别内含物种类。多见于肾病综合征进行期、活动性肾小球炎及系统性红斑狼疮肾小球肾炎等。

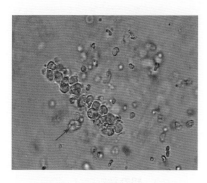

图4 白细胞管型（×400）

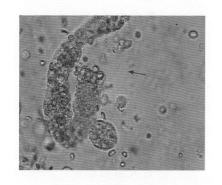

图5 混合管型（×400）

脂肪管型 含许多大小不均、折光性很强的圆形脂肪滴，且超过管型体积1/3的管型。用偏振荧光显微镜观察时，管型基质部分黑暗，脂肪滴明亮，中心部位可见脂肪特有的马耳他十字形折光。脂肪管型是细胞管型或颗粒管型再度退化后的产物，由肾小管上皮细胞脂肪变性、崩解，大量脂肪滴进入管型内而形成，常反映肾小管有萎缩或扩张，多见于慢性肾脏病、微小病变性肾病、肾小球肾炎或肾病综合征少尿期。

蜡样管型 均匀蜡质感、浅灰色或淡黄色的管型。由细颗粒管型或细胞管型继续破碎衍化的产物在肾小管内停留时间较长，或由淀粉样变性的上皮细胞在管型内溶解后逐步形成。其外形与透明管型类似，不含任何细胞或

颗粒成分，边缘常有切迹，折光性强、质地厚，一般略有弯曲或扭曲，多数较短而粗，两端常不整齐。其出现多伴有肾小管的严重病变，多见于重症肾小球肾炎、慢性肾小球肾炎和肾淀粉样变性。

宽大管型 又称宽幅管型。产生于较宽大的肾小管、集合管或乳头管，其宽度可达50μm，是一般管型的2～6倍。除具有所有管型的特征外，既宽又长、不规则、易折断，有时呈扭曲样，可横跨整个镜下视野，以透明状、颗粒状和蜡样最为常见，在重症肾脏病或肾性昏迷时易见。

窄幅管型 又称狭幅管型或细小管型。相对于一般管型和宽幅管型，其宽度明显细小，一般<15μm，有时仅能容纳一个细胞的宽度。多在肾小管深部形成，也见于新生儿和婴幼儿尿液中。

其他 尿液成分多样，管型内含物也可由其他成分组成。随着各种新技术在管型研究中的不断应用，越来越多未知管型的构成、来源和临床意义被逐步确认，包括血液管型、血红蛋白管型、肌红蛋白管型、血小板管型、胆红素管型、结晶管型、细菌或真菌管型等。

临床评价 包括以下内容。

方法学评价 ①显微镜检查法：离心非染色显微镜检查法检出率高，但操作过程复杂，需人工观察，速度慢，且离心速度过高可破坏部分管型结构造成假阴性结果；镜下观察时应采用暗视野，否则易漏检透明管型。离心染色显微镜检查法阳性率高，形态清楚，尤其适用于管型分类和细微结构观察，但操作过程更加复杂、费时，易受检测者主观因素影响，不适合常规批量标本的检测。②尿液有形成分分析仪法：

优点是使用不离心的尿标本，减少了对管型结构的破坏，检测速度快，能够对管型结果进行定量报告；缺点是尿液有形成分分析仪尚不能对管型进行分类鉴别。另外，尿液中黏液、纤维杂质等会干扰仪器的检测结果，所以当尿液有形成分分析仪法提示有管型时，必须进行显微镜复检。

临床应用评价 若细胞管型或较多的颗粒管型与蛋白尿同时出现，临床诊断及疗效观察意义更大。

标本事项 管型是蛋白质和细胞碎片的集合物，碱性尿液中不存在管型，所以宜采集晨尿做检查。

结果解释 下列物质形态和管型类似，易被误认，需要加以鉴别。①黏液丝：为长线条形，大小不等、边缘多不平行，末端可尖细卷曲，常见暗淡纹，也可有空泡或颗粒状物质存在。见于正常尿液中，尤其女性多见，如大量增加常提示尿路受刺激或炎症反应。②假管型：非晶形磷酸盐、尿酸盐等形成的圆柱体。其外形与管型相似，但无管型的基质，两端破碎、边缘不整齐，其颗粒粗细不均，色泽发暗，加温或加酸后即消失，而真管型不受影响。③圆柱体：又称类管型，其形态与透明管型相似，但一端较细，有时扭曲如螺旋状，常伴透明管型同时出现。见于急性肾炎、肾血循环障碍或肾损伤。④其他：衣物中的丝、毛、麻等各种纤维脱落物（图6）可污染尿液，易被误认为管型。此类纤维一般两边缘不整齐，轮廓较粗，无特征性内含物，比较容易鉴别。另外，颗粒状结晶体、细菌或细胞团块聚集的长条形集团也应注意与管型鉴别。

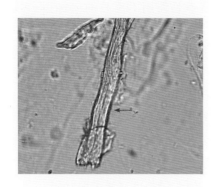

图6　纤维杂质（×400）

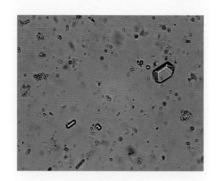

图5　磷酸铵镁结晶（×400）

和尿液有形成分分析仪法，一般不需要进行染色即可识别。

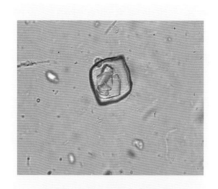

图1　尿酸结晶（×400）

（李　艳）

niàoyè jiéjīng jiǎncè

尿液结晶检测（detection of urine crystal）

检测尿液结晶类型的检验项目。健康人尿液中含有许多晶体和非晶体盐类物质。在饱和状态下，这些物质可因尿液酸碱度、温度的改变，或代谢紊乱、摄入过量而发生沉淀，形成尿液结晶。尿液酸碱度不同，析出的结晶类型也不同。①酸性尿中常见的结晶：非晶形尿酸盐结晶、尿酸结晶（图1~2）、草酸钙结晶（图3）、胱氨酸结晶、亮氨酸结晶、酪氨酸结晶、胆固醇结晶等。②碱性尿中常见的结晶：非晶形磷酸盐结晶（图4）、磷酸钙结晶、尿酸铵结晶、磷酸铵镁结晶（图5）等。③其他：有胆红素结晶以及多种药物结晶。

生理性结晶，多来自于食物及机体盐类的正常代谢，如草酸钙结晶、尿酸结晶、硫酸盐结晶、磷酸盐类结晶、非晶形尿酸盐结晶、非晶形磷酸盐类结晶等。病理性结晶，由各种病理因素或某种药物在体内代谢异常所致，在尿液中出现的结晶：如胱氨酸结晶、亮氨酸结晶、酪氨酸结晶、胆固醇结晶、药物结晶等。

检测方法　依据结晶在显微镜下的形态进行区分，其检测方法包括离心非染色显微镜检查法

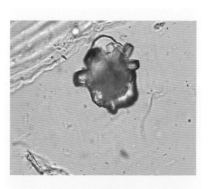

图2　不规则尿酸结晶（×400）

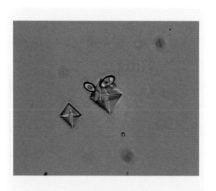

图3　草酸钙结晶（×400）

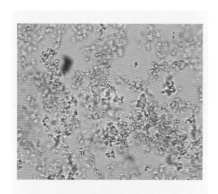

图4　非晶型磷酸盐结晶（×400）

参考区间　阴性或少量生理性结晶。

临床意义　无明显症状或其他影响因素时检出的结晶一般无临床意义，此类结晶多是由食物及机体盐类代谢产生的各种酸性产物与钙、镁、铵等离子结合生成的各种无机盐。但尿液结晶检查对泌尿系统炎症、结石及药物代谢监测有重要临床意义。①草酸钙结晶：新鲜尿液中含有大量草酸钙结晶，同时伴有血尿或尿频、尿急、尿痛等膀胱刺激症状者，应考虑尿路结石。②尿酸结晶：一般见于急性痛风症、儿童急性发热、慢性间质性肾炎等，肾小管重吸收障碍和肾衰竭患者尿液中也可出现大量尿酸盐结晶。③非晶型磷酸盐结晶：在低温、浓缩尿或酸性较强的尿液中容易析出。④其他：如出现胆红素、氨基酸、胆固醇或某些药物结晶时可判定为异常结晶，可能与某些肝脏疾病或代谢性疾病有关。

临床评价　包括以下内容。

方法学评价　①离心非染色显微镜检查法：检测尿液结晶最常用和快速有效的方法，可对结晶进行分类。②尿液有形成分分析仪法：尚不能够识别结晶种类，且结晶析出过多可影响尿液有形成分分析仪检测结果。部分仪器采用了加热处理，能够避免结晶

对其他检测指标的影响。

临床应用评价 如尿液结晶检测发现磺胺结晶，临床应考虑与药物结石有关，可结合临床表现和用药情况及时进行尿液结晶成分的相关检查，有助于预后判断及治疗。其他尿液结晶的出现也有一定的临床意义，也和饮食有关。

标本事项 尿液结晶的浓度、溶解度随尿液温度和酸碱度变化较大，因此标本留取后应及时送检，避免存放时间过长而导致结晶析出过多。

(李 艳)

niàoyè yǒuxíngchéngfèn fēnxīyí

尿液有形成分分析仪 （urine analyzer for morphology） 用物理、化学、免疫学及影像学技术，对尿液有形成分进行计算机自动识别后分析计数的自动化仪器。检测项目包括尿液细胞、管型、细菌、结晶等有形物质。1630年，法国人克洛代尔·法布里·德佩雷斯克（Claude Fabri de Peiresc）第一次用显微镜观察到尿液中存在结晶体，并认为是引起排尿刺激和疼痛的可能原因，此后人们一直致力于研究尿液有形成分对疾病诊断和治疗的意义。1983年，美国研制了世界上第一台高速摄像机式尿液有形成分自动分析仪，可将标本中有形成分的形态展示在计算机屏幕上，由技术人员进行鉴别和分析。1990年，美国与日本合作，开发并生产了影像流式细胞术的尿液有形成分自动分析仪，经过不断的改进，性能越来越优良。1995年，日本将流式细胞术和电阻抗技术结合起来，生产出了现在应用广泛的尿液有形成分分析仪。2002年，中国研制了尿液有形成分高速摄像机式智能分析仪，并已在临床上广泛使用。

基本原理 根据检测方法的原理可分为两类。

流式细胞术和电阻抗法 尿液中的有形成分经核酸荧光染色后，在压力作用下逐一通过激光鞘液流动池。在激光的照射下，不同有形成分会产生不同程度的荧光强度，能间接反映这些成分的定量特性（如细胞核膜、线粒体和核酸信息），仪器对所获得的散射光强度和电阻信号进行识别后，将尿液中有形成分按照荧光强度和散射光强度转化为散点图，并自动给出数值。

影像分析法 应用平面流式细胞技术和高速摄像技术的原理，对尿液中存在的有形成分进行定位及识别，主要是根据拍摄视频图像中细胞的大小、形状和对比度来分辨各种有形成分的类别并计数。

检测标本要求 检测尿液标本时无特殊要求，一般情况下应留取新鲜中段尿，并立即上机检测。存放时间过长会影响某些尿液参数结果。

临床应用 该仪器可检出尿液中红细胞、白细胞、上皮细胞、管型、细菌、结晶体、精子及酵母菌等有形成分的种类及定量信息，结合尿液其他检查结果能够对泌尿系统疾病进行辅助诊断或鉴别，或对预后做出判断。该类仪器还能够通过一定方式给出红细胞形态的相关信息，辅助临床判断血尿来源。

评价 尿液有形成分分析仪检测速度快、重复性好、精密度高、自动化程度高且可批量检测，是尿液沉渣初筛的最好选择。①用流式细胞术原理的分析仪：标本无需离心、检测速度快、重复性好，且便于进行室内质量控制及标准化，但不能检出滴虫、脂肪滴及部分结晶类物质，也不能识别肿瘤细胞。尿液标本中含有大量细菌、酵母菌、结晶等颗粒时可干扰红细胞计数；尿液标本中存在含色素的防腐剂或含有荧光剂时会降低分析结果的准确度。②采用影像分析术原理的分析仪：可检测非离心标本，同时预处理染色标本，检测速度更快，但仪器法对电脑软、硬件和摄影显微镜要求较高。尿液标本浑浊则可干扰检测结果。

仪器法检测灵敏度较高，但影响因素也较多，标本中有任何污染物存在，如存在大量黏液、结晶、真菌、精子等，均可影响检测结果。使用仪器对尿液标本进行检测时应结合尿液理化检测结果综合分析。自动分析仪尚不能完全取代显微镜检查，当仪器结果和显微镜检结果不相符时以显微镜检测结果为准。

(李 艳)

fènbiàn jiǎnyàn

粪便检验 （feces test） 用物理、化学、免疫学及显微镜技术分析粪便标本的检验项目。粪便是食物在体内消化代谢的最终产物，主要由食物残渣、水分及大量肠道内细菌组成，并伴有胃、肝、胰、肠分泌的消化液及肠内分解产物。常用检查项目包括粪便物理学检查、粪便潜血试验和粪便有形成分分析。对了解消化管及消化腺有无病变，间接判断胃肠、胰腺、肝胆系统的功能状况有重要临床意义。通常选用自然排出，含有异常成分（脓血、黏液或色泽异常）的新鲜粪便标本送检。外观颜色无异常的粪便必须从其表面、深处及末端等多部位采集送检。无粪便排出而又必须检查时，可采用肛门指诊或

采便管采集标本。灌肠或服油类泻剂的粪便不适合作检查标本。

(李艳)

fènbiàn wùlǐxué jiǎnchá

粪便物理学检查（physical examination of feces） 用物理学方法检查粪便一般性状的检验项目。包括粪便的量、性状、颜色、气味、寄生虫等。可初步判断消化管及消化腺功能状况，辅助诊断消化系统各种疾病，如辅助诊断黄疸的类型，粗略判断胰腺的外分泌功能。

粪便量 与进食量、食物种类及消化器官的功能状态有直接关系。进食粗粮或多食蔬菜者，粪便纤维含量高而粗糙、量多；进食细粮及肉食为主者，粪便细腻、量少。健康成年人排便频率可呈隔天1次至每天2次，多数为每天1次，每次排便量为100~250g。病理状态下，如胃肠、胰腺出现炎症或功能紊乱，粪便量、排便次数等可出现不同程度的改变。

性状 健康成年人粪便质软，成形、呈条带状，其性状、硬度常与进食的食物种类有关。婴儿因饮食因素致粪便多呈糊状。病理状态下，粪便性状可发生改变（表1）。

颜色 粪便主要是由于粪胆素的存在而呈现棕黄色。健康成年人粪便为黄色或褐色；婴儿粪便由于胆绿素未转变成胆红素而呈黄绿色或金黄色。粪便色泽改变一般受食物种类、数量和一些疾病的影响。病理状态下，粪便可发生改变（表2）。

气味 健康人粪便有一定臭味。食物中的蛋白质经细菌作用后，分解产生吲哚、硫醇、粪臭素、硫化氢、靛基质等很多有臭味的物质。肉食者饮食中含大量蛋白质而使臭味强烈，素食者则臭味相对较淡。病理状态下，粪便气味亦可发生改变。慢性肠炎、胰腺疾病、消化道大出血、结肠或直肠溃烂时，未消化的蛋白质被肠道细菌分解而致粪便有恶臭。脂肪及糖类消化或吸收不良时，脂肪酸的分解及糖的发酵，可致粪便有酸臭味。阿米巴肠炎时，粪便呈鱼腥臭味。

寄生虫 健康人粪便中无寄生虫虫体及虫卵。在粪便中发现寄生虫虫体或虫卵提示人体存在肠道寄生虫感。主要通过肉眼观察，必要时需采用显微镜检查。如粪便中蛔虫、蛲虫、猪肉绦虫、

表1 粪便性状异常的特点、机制及原因

粪便性状	特点	可能机制	常见原因
球状便	球状硬块	粪便在肠内停留过久，水分吸收过多	习惯性便秘、老年人或经产妇排便无力、儿童巨结肠症、肠痉挛
黏液便	小肠病变时黏液混于粪便中；大肠病变时黏液附着于粪便表面	肠道受刺激、炎症或变态反应	肠炎或肠道受刺激，细菌性痢疾、阿米巴痢疾、急性血吸虫病，肠道肿瘤或便秘
鲜血便	鲜红色，滴落于排便之后或附着在粪便表面	下消化道出血	肛裂、痔疮、直肠息肉、直肠癌及结肠癌等
柏油样便	黑色柏油样，有光泽	上消化道出血	消化性溃疡等
稀汁便	脓样，含膜状物	肠蠕动亢进或分泌物增多	假膜性肠炎、隐孢子虫感染
	洗肉水样		副溶血性弧菌食物中毒
	红豆汤样		出血性小肠炎
	稀糊或稀汁样		急性（胃）肠炎
米泔样便	白色淘米水样，含有黏液片块，量多	霍乱弧菌外毒素刺激所致分泌性腹泻	霍乱、副霍乱
白陶土样便	白色成形便	胆道梗阻时，分泌到肠道的胆汁减少或缺如	阻塞性黄疸
胨状便	黏胨状、膜状	肠道炎症或变态反应	肠易激综合征腹部绞痛后、变应性肠炎
乳凝块状便	黄白色乳凝块或蛋花水样	脂肪或酪蛋白消化不全	婴儿消化不良和腹泻
糊便	粥样，内容物粗糙	脾胃虚弱证或肠炎、肠功能紊乱	消化不良、慢性胃炎、胃窦潴留
脓便及脓血便	脓样或脓血样、黏液脓血样	肠道急性炎症或受外界刺激	细菌性痢疾、阿米巴痢疾、溃疡性结肠炎、局限性肠炎、肠结核、结肠癌或直肠癌和急性血吸虫病
条状便	细条、扁片状	直肠或肛门狭窄或有肿物	结肠紧张亢进、痔疮、结直肠癌

牛肉绦虫、阔头裂节绦虫等寄生虫虫体较大，肉眼即可分辨；将粪便过筛冲洗后可发现钩虫、鞭虫等细小虫体；服驱虫剂后可查看有无虫体，且驱绦虫后应寻找头节。检查标本送检时间不宜>24小时。原虫和某些蠕虫有周期性排卵现象，故未发现寄生虫或虫卵时，应连续送检3天，以避免漏检。

结石 健康人粪便中无结石。粪便中最多见且最重要的是胆石，另外还有胰石、肠石和粪石。体积较大者肉眼可见，较小者需用铜筛淘洗粪便后仔细查找才能检出。幼儿有时吞食异物，也可在粪便中发现。

（李 艳）

fènbiàn qiánxiě shìyàn

粪便潜血试验（feces occult blood test，FOBT）

用化学或免疫学等方法检测粪便中肉眼及显微镜无法观察到血液成分的检验项目。消化道出血<5ml时，红细胞多被消化分解，粪便外观颜色无明显变化，肉眼及显微镜均无法发现，而需要化学法和免疫法证实的出血，称为潜血。

检测方法 包括化学法和免疫法。

化学法 利用血红蛋白中的含铁血红素有类似过氧化物酶的作用，催化 H_2O_2 作为电子受体使色素原氧化呈色，以识别微量血红蛋白的存在，呈色的深浅可反映血红蛋白的含量（出血量）。

免疫法 采用胶体金标记的抗人血红蛋白单克隆抗体测定粪便中血红蛋白。

参考区间 阴性。

临床意义 用于判断肠道内有无肉眼难以发现的出血，对慢性消化道出血的诊断及消化道恶性肿瘤等疾病的筛检有重要意义。阳性见于消化道出血，药物致胃黏膜损伤（如服用阿司匹林、吲哚美辛、糖皮质激素等）、肠结核、克罗恩（Crohn）病、胃病（胃溃疡、各种胃炎）、溃疡性结肠炎、结肠息肉、钩虫病、消化道恶性肿瘤等。消化性溃疡潜血试验呈间歇阳性，消化道肿瘤（如胃癌、结肠癌）潜血试验多呈持续阳性，由此可用于对二者进行鉴别。

临床评价 包括以下内容。

方法学评价 临床常用两种方法结合检测，使用化学法可检验出上消化道出血的粪便，使用免疫法可检验出下消化道出血的粪便。如上消化道出血时，血红蛋白在肠道中被降解，免疫法检测呈假阴性，化学法则不受影响；但化学法易受动物性食物所含的血红蛋白、肌红蛋白及其他还原性物质干扰，检测呈假阴性，而免疫法特异性强，不受食物因素影响。

临床应用评价 大规模随机对照试验显示每年行 FOBT 可降低结直肠癌死亡率 15% ~ 33%。美国临床生物化学学会关于 FOBT 临床应用循证评价时，强烈建议 50 岁以上人群，每年或每 2 年进行 1 次 FOBT 筛查，因为 FOBT 简单、价廉、对患者无危害。

标本事项 行 FOBT 化学法者，应素食 3 天，禁服维生素 C 及铁剂等干扰试验的药品，否则易出现假阳性。灌肠或服油类泻剂的粪便不适合作为检查标本。

（李 艳）

fènbiàn yǒuxíngchéngfèn fēnxī

粪便有形成分分析（feces analysis for morphology）

通过显微镜检测技术观察粪便中有形成分的检验项目。分析内容包括：白细胞、红细胞、巨噬细胞、上皮细胞、肿瘤细胞、食物残渣、病原菌、寄生虫和原虫。

检测方法 显微镜检查法。

参考区间 健康人粪便无或偶见白细胞，不含红细胞、原虫。

临床意义 可以辅助诊断各种消化系统疾病。

白细胞 细菌性痢疾、阿米巴痢疾和溃疡性结肠炎时，中性粒细胞大量成堆出现；变态反应性肠炎和肠道寄生虫感染时，可出现较多的嗜酸性粒细胞，并且伴有夏科-莱登（charcot-leyden）结晶。

红细胞 见于下消化道炎症或出血、溃疡性结肠炎、急性血

表2 粪便颜色异常的常见原因

颜色	食物或药物原因	病理原因
鲜红色	食用大量鲜红色食物，如西红柿或西瓜等	肠道下段出血，如痔疮、肛裂、直肠癌等
果酱色	食用大量暗红色食物，如咖啡、可可、巧克力等	阿米巴痢疾、肠套叠等
灰白色	钡餐造影服用硫酸钡、金霉素，食入脂肪过量	胆道梗阻、阻塞性黄疸、胰腺疾病、肠结核
绿色	食用大量绿色的蔬菜	乳儿肠炎，因胆绿素来不及转变为粪胆素而呈绿色
黑色	食用铁剂、动物血、肝脏、活性炭及某些中药	上消化道出血
淡黄色	乳儿正常粪便颜色；食用较多奶类，服用大黄或山道年	胆红素未氧化及脂肪不消化

吸虫病、结肠癌、直肠癌、直肠息肉、细菌性痢疾、阿米巴痢疾、痔疮出血及其他出血性疾病。

巨噬细胞 急性细菌性痢疾时，可见较多巨噬细胞；也可见于急性出血性肠炎，偶见于溃疡性肠炎。

上皮细胞 结肠炎症时上皮细胞数量增多，如坏死性肠炎、霍乱、副霍乱、假膜性肠炎等。

肿瘤细胞 乙状结肠癌和直肠癌患者的血性粪便及时涂片染色，可发现肿瘤细胞。

食物残渣 大量淀粉颗粒见于碳水化合物消化不良和腹泻；脂肪小滴的存在提示胰腺功能障碍，见于急慢性胰腺炎、胰头癌、乳糜泻和吸收不良综合征等；游离脂肪酸增多提示脂肪吸收障碍，见于阻塞性黄疸；肌纤维增多见于腹泻、肠蠕动亢进或蛋白质消化不良；结缔组织增多见于胃蛋白酶缺乏或腹泻。

病原菌 用于判断是否存在菌群失调；可以进行霍乱弧菌初筛、幽门螺杆菌或真菌检测等（图1）。

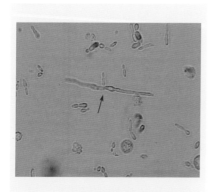

图1 酵母菌及假菌丝（×400）

寄生虫 粪便中常见的寄生虫有粪类圆线虫虫体（图2）以及虫卵，包括蛔虫卵、鞭虫卵、钩虫卵（图3）、蛲虫卵、血吸虫卵、肺吸虫卵、华支睾吸虫卵、姜片虫卵、绦虫卵等。

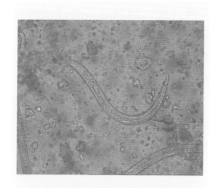

图2 粪类圆线虫（×400）

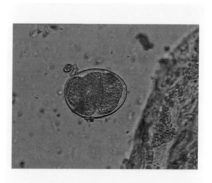

图3 钩虫卵（×400）

原虫 病理状态下，粪便涂片可见滋养体或包囊，常见感染包括阿米巴原虫、蓝氏贾第鞭毛虫、隐孢子虫等。

临床评价 包括以下内容。

方法学评价 粪便显微镜检查法是实验室使用的主要方法，具有操作简单、快速、直观等特点，但存在取样少时容易漏检和发生交叉污染的问题。近年来，基于人工智能图像识别技术为主要检测原理的全自动粪便分析仪也逐步在临床应用，该类仪器具有自动取样、稀释、分析的特点，但缺乏统一检测标准，有形成分的识别率有待进一步的临床验证。

临床应用评价 上消化道出血时，红细胞被胃肠道中的消化液消化破坏，显微镜检查常阴性，可通过粪便潜血试验证实。

标本事项 通常采用自然排出的新鲜、含有异常成分（脓血、黏液或色泽异常）的粪便标本送检。寄生虫虫卵和血吸虫毛蚴孵化需留取鸡蛋大小（30g）粪便，检查痢疾阿米巴滋养体等寄生虫时应于排便后30分钟内送检，气温低时应保温送检，以免阿米巴滋养体失去活力而漏检。由于许多肠道寄生虫有周期性排卵现象，应连续多次送检。

(李 艳)

năojǐyè jiǎnyàn

脑脊液检验（cerebrospinal fluid test） 用物理、化学、病原学及显微镜技术分析脑脊液标本的检验项目。脑脊液是一种循环流动于脑室、蛛网膜下腔及脊髓中央管的无色透明液体，约70%由脑室系统脉络丛主动分泌，其余由脑室的室管膜细胞分泌及血管滤过液进入蛛网膜下腔而产生，通过蛛网膜颗粒和蛛网膜绒毛吸收返回静脉。正常成年人脑脊液容量为120～180ml，新生儿为10～60ml。

脑脊液有重要的生理功能：①提供浮力，保护脑组织和脊髓免受外力的震荡性损伤。②调节颅内压力。③供给脑组织和脊髓营养物质，并运走代谢产物。④调节神经系统碱储量，维持脑脊液pH的正常范围。⑤参与神经内分泌的调节。生理状态下，血液和脑脊液之间的血脑屏障对血浆中的各种成分具有选择性的通透作用，以保持脑脊液自身的理化特性，维护中枢神经系统内环境的稳定。中枢神经系统任何部位发生感染、肿瘤、外伤等均可引起脑脊液性状和成分的改变。

最早开展的脑脊液检验项目是显微镜下有形成分分析，由于方法学的缺陷，一直只能进行简单的细胞计数和分类。1954年萨伊卡（Sayk）发明了玻片细胞沉淀法，1966年沃森（Watson）发明了细胞玻片离心沉淀法，促进了脑脊液有形成分分析的不断改进。随着新技术、新方法的出现，脑脊液检验逐步完善，开展了物理学检查、化学分析、病原学检查等项目。

临床应用 主要用于中枢神经系统感染性疾病和脑血管疾病的诊断与鉴别诊断、脑部肿瘤的辅助诊断、中枢神经系统疾病的治疗与疗效观察等。生理状态下，血液和脑脊液之间的血脑屏障对血浆中的各种成分具有选择性的通透作用，从而维持中枢神经系统内环境的相对稳定。感染、炎症、外伤、肿瘤等病理状态下，血脑屏障受损，通透性增加，引起脑脊液性状和成分的改变。脑脊液外观、蛋白质、葡萄糖、氯化物、细胞分类及病原微生物等检验，为化脓性脑膜炎、结核性脑膜炎、病毒性脑膜炎、脑室及蛛网膜下腔出血、脑肿瘤等常见中枢神经系统疾病的鉴别诊断提供了重要依据。常见中枢神经系统疾病脑脊液鉴别诊断特点见表。

脑脊液检验有严格的适应证和禁忌证。①适应证：有脑膜刺激症状者，疑有颅内出血者，脑膜白血病和肿瘤颅内转移者，脱（神经）髓鞘疾病者，原因不明的剧烈头痛、昏迷、抽搐或瘫痪者，中枢神经系统疾病需椎管内给药治疗者。②禁忌证：颅内压增高、颅后窝占位性病变者，处于休克、全身衰竭状态者，穿刺位置局部皮肤有炎症者。

临床评价 该法操作简便，已广泛应用于常见中枢神经系统疾病的诊断和治疗，但在不同的病理过程中，脑脊液成分的改变可能是相似的，这对检验结果的解释造成了困难。通过对脑脊液总蛋白、清蛋白、免疫球蛋白、葡萄糖和细胞形态学变化以及对感染性病原体的特异性抗原和抗体的联合检测，可以提高诊断的敏感性和特异性。分子生物学、蛋白质组学等新技术的应用使脑脊液检验从单纯形态学检查转向形态学与功能学检查相结合，使其对中枢神经系统疾病的诊疗价值达到了新的高度。

（王传新）

表　常见中枢神经系统疾病脑脊液鉴别诊断特点

	外观	蛋白质定性、定量（g/L）	葡萄糖（mmol/L）	氯化物（mmol/L）	细胞总数及分类	病原菌
正常人	无色透明	– 0.2~0.4	2.5~4.4	120~130	(0~0.008) ×10⁹/L，多为淋巴细胞	无
化脓性脑膜炎	浑浊、有凝块	++以上 ↑↑	↓↓	↓	显著增高 >0.2×10⁹/L，以中性粒细胞为主	可检出致病菌
结核性脑膜炎	磨玻璃样浑浊有薄膜形成	+~++ ↑	↓	↓↓	中度增高（0.05~0.1）×10⁹/L，早期以中性粒细胞为主，其后以淋巴细胞为主	找到抗酸杆菌或结核培养阳性
病毒性脑膜炎	清晰或微浑浊	+ ↑	正常	正常	轻度增高（0.01~0.05）×10⁹/L，以淋巴细胞为主	无
乙型脑炎	清晰或微浑浊	+ ↑	正常	正常	增高，早期以中性粒细胞为主，其后以淋巴细胞为主	无
新型隐球菌脑膜炎	清晰或微浑浊	+ ↑	↓	↓	增高，以淋巴细胞为主	新型隐球菌
脑室及蛛网膜下腔出血	红色浑浊	+~++ ↑	↑	正常	增高，以红细胞为主	无
脑脊髓梅毒	清晰	+	正常	正常	增高，以淋巴细胞为主	无
脑肿瘤	清晰	+	正常	正常	增高，以淋巴细胞为主	无

注：↑：增高或轻度增高；↑↑：显著增高；↓：降低或稍低；↓↓：显著降低；–：阴性；+~++：阳性程度

nǎojǐyè wùlǐxué jiǎnchá

脑脊液物理学检查（physics examination of cerebrospinal fluid）

检测脑脊液物理学性状的常规检验项目。脑脊液物理学性状包括脑脊液压力、颜色、透明度、薄膜、凝块和比重等。

检测方法 各物理学性状的检测方法如下。

压力 用压力管或压力表于穿刺时测定。

颜色与透明度 肉眼观察。

薄膜与凝块 静置24小时，肉眼观察是否形成薄膜、凝块或沉淀。

比重 折射仪法。

参考区间 各物理学性状的参考区间如下。

压力 腰椎穿刺侧卧位下，成年人0.69~1.97kPa，儿童0.69~1.96kPa，婴儿0.29~0.78kPa。

颜色与透明度 无色透明或淡黄色。

薄膜与凝块 静置24小时不形成薄膜、凝块或沉淀。

比重 折射仪法：1.006~1.008（腰椎穿刺），1.002~1.004（脑室穿刺），1.004~1.008（小脑延髓池穿刺）。

临床意义 病理状态下，脑脊液物理学性状出现不同程度的改变，可为中枢神经系统疾病的诊断和治疗提供依据。

压力 增高是各种颅内炎症性及非炎症性病变、高血压等因素所致；降低见于脑脊液循环受阻、流失过多、分泌减少和颅内压降低，还可见于正常眼压性青光眼。

颜色 乳白色主要见于化脓性脑膜炎等可使白细胞增多的疾病；红色主要见于脑及蛛网膜下腔出血或由穿刺损伤引起；黄色主要见于颅内陈旧性出血、蛛网膜下腔阻塞及重症黄疸等；绿色见于铜绿假单胞菌、肺炎链球菌、甲型链球菌所致的脑膜炎；褐色或黑色见于脑膜黑色素瘤病等。

透明度 脑脊液中细胞数>$0.3×10^9$/L或含大量细菌、真菌、蛋白质时呈不同程度的浑浊。如结核性脑膜炎时，脑脊液呈磨玻璃样浑浊；化脓性脑膜炎时，脑脊液呈脓性浑浊；蛛网膜下腔阻塞时，脑脊液呈现黄色胶冻状。

薄膜与凝块 脑脊液中蛋白质（特别是纤维蛋白原）含量>10g/L时出现薄膜、凝块或沉淀。如化脓性脑膜炎在1~2小时内即可出现肉眼可见的凝块；结核性脑膜炎在12~24小时内形成薄膜或纤细凝块；神经梅毒可出现小絮状凝块。

比重 增高见于颅内炎症等可使脑脊液中的细胞数或蛋白质含量增高的疾病；降低见于引起脑脊液分泌增多的疾病。

临床评价 包括以下内容。

方法学评价 该检查简便易行，无需特殊设备，在基层医疗单位均可开展。

临床应用评价 临床应用成熟，对多种中枢神经系统疾病的初步诊断及鉴别诊断等具有重要价值。

标本事项 脑脊液标本最常用的采集方法是腰椎穿刺，患者多取侧卧位，临床医师应遵循无菌操作，于第三、四或四、五腰椎间隙刺入穿刺针，抽出针芯流出脑脊液，检测压力后收集标本，并立即送检，避免因放置时间过久引起性状改变。

（王传新）

nǎojǐyè huàxué fēnxī

脑脊液化学分析（chemical analysis of cerebrospinal fluid）

测定脑脊液中生物化学成分的常规检验项目。脑脊液生物化学成分包括蛋白质、葡萄糖、氯化物、酶类、免疫球蛋白、髓鞘碱性蛋白等。

检测方法 各生物化学成分检测方法如下。

蛋白质 ①定性：常用潘迪（Pandy）试验。②定量：常用磺基水杨酸-硫酸钠比浊法。③蛋白成分分析：采用蛋白质电泳技术，如琼脂糖凝胶电泳法、高效毛细管电泳法。

葡萄糖 采用己糖激酶法、葡萄糖氧化酶法。

氯化物 常用电极分析法。

酶类 采用酶速率法。常用的检测指标有乳酸脱氢酶（LDH）、天冬氨酸转氨酶（AST）、丙氨酸转氨酶（ALT）、肌酸激酶（CK）、腺苷脱氨酶（ADA）。

免疫球蛋白 常用免疫散射比浊法、免疫电泳法以及免疫扩散法。

髓鞘碱性蛋白 采用酶联免疫分析法。

参考区间 各生物化学成分参考区间如下。

蛋白质 ①定性：阴性。②定量：0.2~0.4g/L（腰椎穿刺）、0.10~0.25g/L（小脑延髓池穿刺）、0.05~0.15g/L（脑室穿刺）。③蛋白成分：琼脂糖凝胶电泳法时，前清蛋白3%~6%、清蛋白50%~70%、α_1球蛋白4%~6%、α_2球蛋白4%~9%、β球蛋白7%~13%、γ球蛋白7%~8%。

葡萄糖 己糖激酶法：2.5~4.4mmol/L（腰椎穿刺）、2.8~4.2mmol/L（小脑延髓池穿刺）、3.0~4.4mmol/L（脑室穿刺）。

氯化物 电极分析法：成年人为120~130mmol/L、儿童为111~123mmol/L。

酶类 酶速率法：LDH<

40U/L、AST<20U/L、ALT<15U/L、CK 为 0.5~2U/L、ADA<8U/L。

免疫球蛋白 免疫散射比浊法：IgG 为 10 ~ 40mg/L、IgA < 6mg/L、IgM < 0.22mg/L、IgE 极少量。

髓鞘碱性蛋白 <4μg/L。

临床意义 为中枢神经系统疾病的诊断和鉴别诊断提供依据。

蛋白质 ①定性或定量：增高见于中枢神经系统炎症、神经根病变、椎管内梗阻、脑出血及脑外伤等。②蛋白成分：前清蛋白增多见于舞蹈症、帕金森病及脑积水等，减少见于中枢神经系统炎症；清蛋白增高见于脑血管病变，减少见于脑外伤急性期；α球蛋白增高见于脑膜炎、脑肿瘤等；β球蛋白增多见于退行性病变、外伤后偏瘫等；γ球蛋白增多见于脑胶质瘤、多发性硬化等。

葡萄糖 增高见于脑出血，影响到脑干的急性外伤或中毒及糖尿病等；降低见于急性化脓性脑膜炎、结核性脑膜炎、真菌性脑膜炎、脑肿瘤、神经梅毒及低血糖等。

氯化物 增高见于脱水、尿毒症、心力衰竭及浆液性脑膜炎等；降低主要见于呕吐、细菌性脑膜炎、真菌性脑膜炎、结核性脑膜炎、病毒性脑膜炎、肾上腺皮质功能减退、肾脏病变、脊髓灰质炎及脑肿瘤等。

酶类 LDH 活性增高见于脑组织坏死、出血等；ALT、AST 活性增高见于脑梗死、脑萎缩及急性颅脑损伤等；CK 活性增高见于化脓性脑膜炎、结核性脑膜炎及多发性硬化等；ADA 活性增高见于化脓性脑膜炎、脑出血及吉兰-巴雷（Guillain-Barré）综合征等。

免疫球蛋白 IgG 增高常见于神经梅毒、化脓性脑膜炎、结核性脑膜炎及病毒性脑膜炎等；IgA 增高见于化脓性脑膜炎、结核性脑膜炎及病毒性脑膜炎等；IgM 增高见于化脓性脑膜炎、病毒性脑膜炎、肿瘤及多发性硬化等；IgE 增高见于脑寄生虫病等。

髓鞘碱性蛋白 含量增高是髓鞘破坏的近期指标，亦可作为多发性硬化的辅助诊断指标。

临床评价 包括以下内容。

方法学评价 该法操作简单快速，敏感性和特异性高，广泛应用于临床实验室。

临床应用评价 主要用于中枢神经系统疾病的诊断以及鉴别诊断。

标本事项 标本应及时送检，存放时间过长会使葡萄糖分解；血液污染、试管不干净、苯酚不纯等易引起蛋白质检测的假阳性。

（王传新）

nǎojǐyè yǒuxíngchéngfèn fēnxī

脑脊液有形成分分析 （cerebrospinal fluid analysis for morphology） 检测脑脊液有形成分的检验项目。脑脊液有形成分包括红细胞、白细胞、肿瘤细胞等。该分析可对以上成分进行计数和分类。

检测方法 各有形成分可采用以下检测方法。

细胞计数 采用直接计数法和仪器计数法。

细胞分类 采用直接分类法和瑞氏染色分类法。

细菌检查 用革兰染色法和抗酸染色法，新型隐球菌采用墨汁染色法。

参考区间 各有形成分参考区间如下。

细胞计数 直接计数法（腰椎穿刺）：①红细胞：无。②白细胞：儿童（0 ~ 0.015）×10⁹/L，成年人（0 ~ 0.008）×10⁹/L。③肿瘤细胞：无。

细胞分类 瑞氏染色法（腰椎穿刺）：淋巴细胞与单核细胞比例为 7 : 3。

细菌检查 无新型隐球菌。

临床意义 可为神经系统疾病的诊断和治疗提供依据，辅助脑膜炎等疾病的诊断及鉴别诊断。

细胞计数与分类 ①红细胞：增高主要见于蛛网膜下腔出血、穿刺损伤等（图 1）。②白细胞：轻度增高 [（0.01 ~ 0.05）× 10⁹/L]，以淋巴细胞为主，主要见于病毒性脑膜炎（图 2）；中度增高 [（0.05~0.1）×10⁹/L]，早期以中性粒细胞为主，后期以淋巴细胞为主，主要见于结核性脑膜炎；显著增高（>0.2×10⁹/L），以中性粒细胞为主，主要见于化脓性脑膜炎。③肿瘤细胞：提示原发性、转移性肿瘤或淋巴瘤（图 3）。

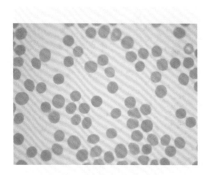

图 1 脑脊液中红细胞
（瑞氏染色 ×1000）

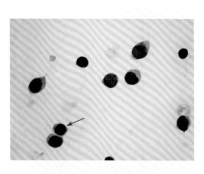

图 2 脑脊液中淋巴细胞
（瑞氏染色 ×1000）

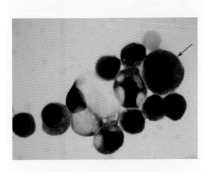

图3 脑脊液中肿瘤细胞
（瑞氏染色 ×1000）

细菌检查 新型隐球菌见于真菌性脑膜炎（图4）。

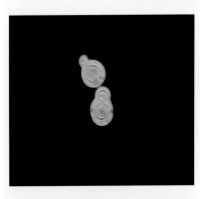

图4 脑脊液中新型隐球菌
（墨汁染色 ×400）

临床评价 包括以下内容。

方法学评价 仪器法检测结果精密度高，可实现自动化；直接法简便快捷；瑞氏染色法细胞形态清楚。

临床应用评价 脑脊液有形成分分析在颅脑疾病的诊断和鉴别诊断中具有重要价值。颅脑疾病时，脑脊液细胞数目会发生变化，变化程度和细胞类型与病变性质有关。化脓性脑膜炎、流行性脑脊髓膜炎、基底膜脑膜炎、脑脓肿等细菌性感染，白细胞增多以中性粒细胞为主，而病毒性、结核性和真菌性脑膜炎则以淋巴细胞增高为主；脑囊虫病、脑包虫病、脑型肺吸虫病、脑血吸虫病等，可见嗜酸性粒细胞增多；浆液性脑膜炎内皮细胞增多。淋巴瘤、脑膜癌、急性脑膜白血病白细胞增加，可见相应的原始及幼稚细胞。除蛛网膜下腔出血、颅外伤、颅脑术后、腰椎穿刺损伤可使红细胞明显增多外，其他各种中枢神经系统感染亦可见红细胞增加。

脑脊液有形成分分析要注意鉴别蛛网膜下腔出血或腰椎穿刺损伤性出血。抗酸染色是结核杆菌感染的最佳诊断方法，但脑脊液标本量少，留取困难等，致其对结核性脑膜炎患者脑脊液检出率较低，因此不适用于结核性脑膜炎的普查诊断。

疑有颅内压增高者，处于休克、呼吸衰竭或濒危状态及局部皮肤（穿刺点附近）有炎症、颅后窝有占位性病变或伴有脑干症状、开放性颅脑损伤或有脑脊液漏者禁忌腰椎穿刺。

标本事项 脑脊液标本留取困难，血液污染易引起细胞总数增多。标本常温保存，立即送检，放置过久将使细胞破坏、变性、影响检验结果。如需增菌培养提高阳性率可直接无菌注入血培养瓶内，及时送检。

（王传新）

tányè jiǎnyàn

痰液检验（sputum test） 对痰液进行物理学、有形成分和病原学分析的常规检验项目。痰液是气管、支气管和肺泡的分泌物。主要成分有：①黏液、浆液。②白细胞、红细胞、上皮细胞和巨噬细胞。③清蛋白、酶、免疫球蛋白和补体等。④各种病原微生物、坏死组织和异物等。⑤非痰成分，如涎、鼻咽部分泌物等。正常人无痰或仅有少量泡沫样痰。

病理状态下，呼吸道黏膜受到理化因素、感染等刺激，分泌物增加，痰量增多，性质也发生改变。

标本采集方法 痰液标本采集方法根据检验目的不同而异，有自然咳痰法（主要收集方法）、气管穿刺吸取法和经支气管镜抽取法。①痰液物理学检查：以清晨第一口痰标本最宜；细胞学检验每次咳痰5~6口，约5ml，或收集上午9~10时新鲜痰液；浓缩法找结核分枝杆菌，应留取12~24小时痰液；观察痰液量和分层检查时采集24小时痰液，并在容器内加入少量石炭酸。

检测方法 主要是肉眼观察和显微镜检查法。

临床意义 为呼吸系统感染性疾病、肿瘤、结核等疾病的诊断、疗效观察和预后判断提供重要依据。①呼吸系统感染性疾病的病原学诊断：根据物理学性状可粗略判断感染病原体的种类，如痰有恶臭，提示为厌氧菌感染；痰液涂片革兰染色检查，可大致识别为何种细菌感染；进行细菌培养和药物敏感性试验，可鉴定菌种，指导临床用药；检出肺孢子菌，可诊断肺孢子菌肺炎；痰液检验结合血液学、免疫学以及粪便检查可确诊卫氏并殖吸虫病。②肺部肿瘤的诊断：痰脱落细胞检查阳性可在细胞学水平确诊肺癌；痰液中异常基因的检测则可在基因水平辅助诊断肺癌。③肺结核的诊断：痰涂片抗酸染色，发现抗酸杆菌则可诊断为肺结核。集菌法还可用于药物敏感性试验和菌型鉴定。

临床评价 痰液检验是诊断呼吸系统疾病的重要组成部分，痰涂片显微镜检查和痰培养已常规用于指导临床治疗。痰液标本容易采集和运送，是临床微生物学检验最常用的标本。检验方法简便易行，成本低廉，在各级医疗机构都可开展，临床应用较广泛。痰液检验质量控制对于保证检验结果准确性尤为重要，临床上将进一步规范标本的采集和运送，加强痰液检验质量控制，严格遵循操作规程，保证检验结果准确可靠，为呼吸系统疾病诊断提供更准确的依据。标本采集后立即送检，以免细胞分解、细菌自溶，用过的标本应该灭菌后再处理。

（王传新）

tányè wùlǐxué jiǎnchá

痰液物理学检查（physical examination of sputum）

检测痰液物理学性状的常规检验项目。痰液物理学性状包括量、颜色、气味、性状等。

检测方法 ①量：留取 24 小时痰液，吐入无色广口瓶内，必要时加入石炭酸防腐。②颜色：肉眼观察。③气味：嗅觉判断。④性状：肉眼观察。⑤异物：黑色背景下，将痰液涂成薄层，肉眼或放大镜观察。

参考区间 正常情况下，无痰或仅有少量泡沫样或黏液样痰，痰液颜色为白色或灰白色，无特殊气味，呈泡沫状或稍黏稠，不含异物。

临床意义 病理状态下，痰液物理学性状可出现不同程度的改变，可为呼吸系统疾病的诊断及疗效判断提供依据。

量 增多常见于支气管扩张、肺脓肿、肺水肿、空洞型肺结核和慢性支气管炎。

颜色 血性痰见于支气管扩张、肺结核、肺癌和肺吸虫病；粉红色泡沫样痰见于急性肺水肿；铁锈色痰见于大叶性肺炎、肺梗死等；砖红色胶冻样痰见于克雷伯杆菌肺炎；黄痰见于呼吸道化脓性感染；黄绿色痰见于铜绿假单胞菌或干酪性肺炎；棕褐色痰见于阿米巴肺脓肿及慢性充血性心力衰竭肺淤血；烂桃样灰黄色痰见于卫氏并殖吸虫病引起的肺组织坏死分解；灰色、灰黑色痰见于矿工、锅炉工和长期吸烟者。

气味 血腥味见于肺癌、肺结核等；粪臭味见于膈下脓肿与肺相通；恶臭见于肺脓肿、晚期肺癌或支气管扩张合并厌氧菌感染等。

性状 黏液性痰见于急性支气管炎、支气管哮喘和早期肺炎等；浆液性痰见于肺水肿、肺淤血等；脓性痰见于支气管扩张、肺脓肿、脓胸向肺内破溃和活动性肺结核等。

异物 支气管型异物见于慢性支气管炎、纤维蛋白型支气管炎和大叶性肺炎；干酪样小块见于肺结核、肺坏疽；硫磺样颗粒见于肺放线菌病；肺结石见于肺结核；库什曼螺旋体见于支气管哮喘、喘息型支气管炎；寄生虫见于肺吸虫病、肺蛔虫病、阿米巴肺脓肿和肺孢子菌感染。

临床评价 包括以下内容。

方法学评价 该检测简便易行，无需特殊设备。

临床应用评价 临床上应用广泛，主要用于呼吸系统疾病的诊断及疗效判断。

标本事项 标本采集后应立即送检，不能及时送检可暂时冷藏保存。

（王传新）

tányè yǒuxíngchéngfèn fēnxī

痰液有形成分分析（sputum analysis for morphology）

分析痰液有形成分的常规检验项目。痰液有形成分包括白细胞、上皮细胞、细菌、肿瘤细胞等。

检测方法 采用显微镜检查法。包括直接涂片法和染色法。瑞氏染色观察白细胞、肿瘤细胞等；革兰染色观察细菌；抗酸染色观察抗酸杆菌。

参考区间 无红细胞，可见少量上皮细胞及白细胞。

临床意义 为呼吸系统疾病的诊断和疗效监测提供依据。红细胞增多见于支气管扩张、肺癌、肺结核等；中性粒细胞（图 1）增多见于化脓性感染等；嗜酸性粒细胞增多见于支气管哮喘、变态反应性支气管炎、肺吸虫病等；淋巴细胞增多见于肺结核等；发现非小细胞肺癌细胞（图 2）、小细胞肺癌细胞（图 3）、不典型改变细胞（图 4）等提示肺部肿瘤或癌前病变。

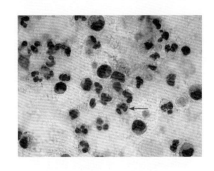

图 1　痰液中中性粒细胞
（瑞氏染色　×1000）

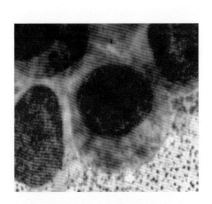

图 2　痰液中非小细胞肺癌细胞
（瑞氏染色　×1000）

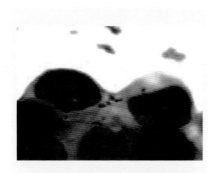

图 3　痰液中小细胞肺癌细胞
（瑞氏染色　×1000）

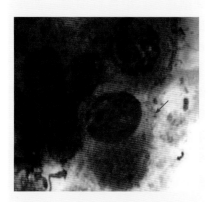

图 4　痰液中不典型改变细胞
（瑞氏染色　×1000）

临床评价　包括以下内容。

方法学评价　①直接涂片法：常规方法，直观、简便、快速。②涂片染色法：可清晰显示痰液中有形成分的结构，有利于细胞的识别和细菌鉴定，具有较高的临床应用价值。

临床应用评价　该检查可用于确诊某些呼吸系统疾病，如肺结核、肺癌、肺吸虫病等，并可观察疗效和判断预后。①直接涂片法：正常人痰涂片中，无红细胞，可见少量中性粒细胞和鳞状上皮细胞，不见柱状上皮细胞及肺泡上皮细胞，偶见脂肪滴和髓磷脂小体。肺泡吞噬细胞吞噬了红细胞则称为含铁血红素细胞（又称心衰细胞），见于肺部长期淤血、心脏代偿功能不全，包括肺淤血、肺炎、肺梗死和肺出血

等。②染色法：革兰染色多用于一般细菌涂片检查，但确诊需经细菌培养和鉴定；抗酸染色用于检查抗酸杆菌；H-E 染色用于痰液及白细胞分类计数，分析呼吸道炎症和过敏情况；瑞氏染色：用于各种血细胞、上皮细胞检查，如怀疑有癌细胞时，用巴氏染色法检查识别。

标本事项　留取标本以清晨第一口痰为宜，清水漱口，用力咳出深部痰液，采集后应及时送检。涂片应厚薄适中、均匀，利于观察。

（王传新）

zhīqìguǎn fèipào guànxǐyè jiǎnyàn

支气管肺泡灌洗液检验

（bronchoalveolar lavage fluid test）　分析支气管肺泡灌洗液细胞成分、微生物及可溶性物质等，为肺部疾病诊断提供依据的检验项目。1828 年格林（Green）开始探索气管插管的可能性并将液体注入支气管；1904 年希瓦利埃·杰克逊（Chevalier Jackson）在支气管镜远端安置光源和吸引管，促进了硬质支气管镜的发展；1964 年池田茂人（Shigeto Ikeda）发明纤维支气管镜并为临床收集支气管肺泡灌洗液打下基础；1974 年雷诺兹（Reynolds）与纽伯（Newball）等完善了支气管肺泡灌洗技术。支气管肺泡灌洗术分为全肺灌洗和肺段亚肺段灌洗，前者多用于治疗，后者多用于采集检验标本。

检测方法　支气管肺泡灌洗液是利用纤维支气管镜，对肺段和亚肺段进行灌洗后，采集得到的肺泡表面衬液。通常由临床呼吸科医师经纤维支气管镜检查时采集，经过滤、离心后，上清液做生化和免疫检测，沉淀做细胞检查。支气管肺泡灌洗液细胞学

检查最常用的是有核细胞的计数和分类、淋巴细胞亚群分析以及癌细胞检测。

参考区间　正常人支气管肺泡灌洗液中的有形成分包括巨噬细胞、淋巴细胞、中性粒细胞以及嗜酸性粒细胞等，无癌细胞。其中细胞学分类的正常值为肺泡吞噬细胞 > 85%，淋巴细胞 ≤ 15%，中性粒细胞 ≤ 3%，嗜酸性粒细胞 ≤ 1%。

临床意义　主要用于肺部感染的病原体检查、间质性肺疾病、呼吸道原发性或继发性恶性肿瘤等疾病的诊断。

中性粒细胞增多见于细菌性肺炎、严重支气管炎、急性呼吸窘迫综合征和药物性肺泡炎；淋巴细胞增多见于外源性变态反应性肺泡炎、类肉瘤病、癌性淋巴管病、病毒性感染和耶氏肺孢子菌感染；嗜酸性粒细胞增多见于支气管哮喘、嗜酸性粒细胞性肺炎和嗜酸性粒细胞增多综合征。

临床上可根据支气管肺泡灌洗液中各类细胞成分的比例，将某些间质性肺疾病分类为淋巴细胞-巨噬细胞增多的肺疾病（如结核病、变态反应性肺炎和肺泡蛋白沉着症）和中性粒细胞-巨噬细胞增多的肺疾病（如特发性肺纤维化、家族性肺纤维化、血管间质性疾病、组织细胞增生症和肺沉着病）。肺部感染患者的支气管肺泡灌洗液中可查见一定数量的细菌、真菌孢子及菌丝、耶氏肺孢子菌包囊、寄生虫卵等病原体。支气管肺泡灌洗液沉淀物中检测出癌细胞有助于肺癌的诊断。

临床评价　有助于肺部感染的病原学诊断和周围型肺癌的细胞学诊断，对间质性肺疾病发病机制的研究具有其他方法无法替代的作用，对某些肺疾患如支气

管哮喘、急性呼吸窘迫综合征、弥漫性肺出血和肺泡蛋白沉着症等的临床意义也处于研究和观察之中。该检查为一些下呼吸道疾病的诊断、病情观察和预后判断开辟了一条新途径。

（王传新）

zhīqìguǎn fèipào guànxǐyè xìbāoxué jiǎnchá

支气管肺泡灌洗液细胞学检查 （cytological examination of bronchoalveolar lavage fluid）

计数及分类肺泡灌洗液中多类细胞的检验项目。包括有核细胞计数、分类、淋巴细胞亚群分析和肿瘤细胞检查，主要用于肺部感染、恶性肿瘤和间质性肺疾病等多种疾病的辅助诊断、疗效监测和预后评估。

检查方法 ①有核细胞计数：采用直接计数法。计数除上皮细胞及红细胞以外的所有细胞。②有核细胞分类：采用瑞氏染色分类法。③淋巴细胞亚群分析：采用流式细胞术。④肿瘤细胞检查：采用瑞氏-吉姆萨染色。

参考区间 ①有核细胞计数：正常人的有核细胞总数一般为 $(0.005 \sim 0.01) \times 10^9/L$。②有核细胞分类：肺泡吞噬细胞>85%，淋巴细胞≤15%，中性粒细胞≤3%，嗜酸性粒细胞≤1%，可见上皮细胞（图1），无癌细胞。③淋巴细胞亚群分析：淋巴细胞中T细胞占2/3，T细胞亚群 $CD4^+$/$CD8^+$<1.7。④肿瘤细胞检查：该检查可以发现原发性恶性肿瘤或继发性恶性肿瘤，其中以肺腺癌和肺鳞癌最为多见。

临床意义 ①淋巴细胞增多：见于结节病、变态反应性肺泡炎等。一般结节病中 CD4/CD8 增高，变应性肺泡炎中 CD4/CD8 比例倒置。②中性粒细胞增多：见

于特发性肺纤维化、胶原血管性疾病伴肺间质纤维化和石棉肺等。③重度不典型增生细胞（图2）、癌细胞：有利于对肺部肿瘤进行辅助诊断。

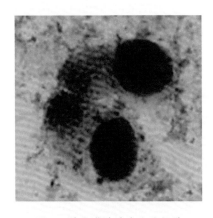

图1 肺泡灌洗液中上皮细胞
（瑞氏染色 ×1000）

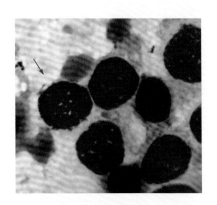

图2 肺泡灌洗液中重度不典型增生细胞（瑞氏染色 ×1000）

临床评价 检查直观快捷，临床应用广泛。

（王传新）

jiāngmóqiāng jīyè jiǎnyàn

浆膜腔积液检验 （serous effusion test）

检查胸腔、腹腔及心包积液的检验项目。正常情况下，人体浆膜腔内含有少量起润滑作用的液体。病理情况下，浆膜腔内因有大量液体潴留而形成浆膜腔积液。

分类 这些积液按部位不同

而分为胸腔积液、腹腔积液、心包积液等；按积液性质分为漏出液和渗出液。①漏出液：多为双侧非炎症性积液，常见于血浆渗透压降低、毛细血管流体静压增高和淋巴管梗阻等。②渗出液：多为单侧炎性积液，其中脓性渗出液常见于致病菌的感染；浆液性渗出液常见于结核性积液、化脓性积液早期和浆膜转移癌；血性渗出液常见于创伤、恶性肿瘤和肺梗死等；乳糜性渗出液常见于丝虫感染、纵隔肿瘤等；胆固醇性渗出液多见于结核杆菌感染；胆汁性渗出液多见于胆汁性腹膜炎引起的腹腔积液。

临床评价 该检验操作简单，临床应用广泛，在漏出液和渗出液、癌性和非癌性积液、结核性和非结核性积液的鉴别诊断以及寻找致病因素等方面具有重要意义。由于积液易出现凝块，临床上应规范标本的采集和保存，留取标本后及时送检，以保证检验结果的准确性。

（王传新）

jiāngmóqiāng jīyè wùlǐxuéjiǎnchá

浆膜腔积液物理学检查 （physical examination of serous effusion）

检测浆膜腔积液物理学性状的检验项目。包括量、颜色、透明度、凝固性、比重和酸碱度等，为浆膜腔积液的鉴别诊断提供依据。

检测方法 ①量：量筒测量。②颜色、透明度和凝固性：肉眼观察。③比重：折射仪法。④酸碱度：用精密 pH 试纸或者 pH 计测定。

参考区间 ①量：胸腔积液<30ml，腹腔积液<100ml，心包积液 20～50ml。②颜色：清亮、淡黄色液体。③透明度：清晰透明。④凝固性：不易凝固。⑤比重：

漏出液 < 1.015，渗出液 > 1.018。⑥酸碱度：pH 为 7.40~7.50。

临床意义 病理状态下，浆膜腔积液物理学性质会出现不同程度的改变。①量：增多可见于结核性胸膜炎、肺癌和肝硬化等。②颜色：红色见于恶性肿瘤、结核病急性期等；黄色与黄疸有关；绿色见于铜绿假单胞菌感染；乳白色见于胸导管或淋巴管阻塞引起的疾病；黑色见于曲菌感染。③透明度：渗出液因含细菌、蛋白质而呈不同程度浑浊。④凝固性：渗出液易自行凝固或有凝块产生。⑤比重：渗出液因含蛋白质、细胞较多而比重常 > 1.018。⑥酸碱度：pH 降低见于感染性浆膜炎以及风湿性疾病等继发性浆膜炎。

临床评价 该检查简便易行，主要用于浆膜腔积液的鉴别诊断。采集标本后应及时送检，避免因标本放置过久，积液成分发生变化而影响检验结果。

(王传新)

jiāngmóqiāng jīyè huàxué fēnxī

浆膜腔积液化学分析（chemical analysis of serous effusion）

检测浆膜腔积液生物化学成分的检验项目。包括蛋白质、葡萄糖及酶类等，为浆膜腔积液的鉴别诊断提供依据。

检测方法 ①蛋白质：定性常用里瓦尔塔（Rivalta）试验，定量常用双缩脲法。②葡萄糖：己糖激酶法。③酶类：常测定的酶有乳酸脱氢酶（LDH）、溶菌酶（LZM）、腺苷脱氨酶（ADA）、淀粉酶（AMY）、碱性磷酸酶（ALP），常用的方法有酶法和比色法。

参考区间 ①蛋白质：定性，漏出液为阴性，渗出液为阳性；定量，漏出液 < 25g/L，渗出

液 > 30g/L。②葡萄糖：3.6 ~ 5.5mmol/L。③酶类：漏出液 LDH < 200U/L，渗出液 LDH > 200U/L（酶速率法）；LZM < 5mg/L（酶联免疫吸附试验）；ADA<45U/L（比色法或紫外分光光度法）；AMY<300U/L（酶速率法）；ALP 40 ~ 150U/L（连续监测法或酶联免疫吸附试验）。

临床意义 在临床上，蛋白质检测主要用于漏出液和渗出液的鉴别；葡萄糖降低主要见于风湿性积液、积脓、结核性积液、恶性积液或食管破裂；酶类中 LDH 增高见于化脓性积液、癌性积液、结核性积液；LZM 增高常见于感染性积液；ADA 增高主要见于结核性积液；AMY 增高多见于胰腺炎和胰腺癌；ALP 增高常见于小肠扭转穿孔。

临床评价 浆膜腔积液化学分析操作简单快速，敏感性和特异性较高，广泛应用于临床实验室中。

(王传新)

jiāngmóqiāng jīyè yǒuxíngchéngfèn fēnxī

浆膜腔积液有形成分分析

（serous effusion analysis for morphology） 检测浆膜腔积液有形成分的常规检验项目。正常时浆膜腔内有少量液体，病理情况下大量体液潴留，并伴随多种有形成分。对浆膜腔积液有形成分（包括红细胞、白细胞、肿瘤细胞、结晶等）进行分析，为胸腹部疾病的诊断与鉴别诊断提供依据。

检测方法 ①细胞计数：采用仪器计数法和直接计数法，计算细胞总数和有核细胞数。②细胞分类：采用离心后取沉淀直接涂片分类法和瑞氏染色分类法。

参考区间 有核细胞（直接

计数法，浆膜腔穿刺）：漏出液 < 0.1×10⁹/L，渗出液 > 0.5× 10⁹/L。

临床意义 ①红细胞：少量红细胞多见于穿刺损伤，对渗出液和漏出液的鉴别意义不大；大量红细胞（>100×10⁹/L）提示为出血性渗出液，主要见于恶性肿瘤（最常见）、穿刺损伤及肺栓塞等。②中性粒细胞：增多（>1.0×10⁹/L）主要见于化脓性积液、早期结核性积液（图1）。③淋巴细胞：增多（>0.2×10⁹/L）主要见于慢性炎症，如结核、梅毒、肿瘤或结缔组织病所致渗出液，也可见于慢性淋巴细胞白血病乳糜胸腔积液；如见大量浆细胞样淋巴细胞，可能为增殖型骨髓瘤（图1）。④嗜酸性粒细胞：增多常见于变态反应和寄生虫病所致的渗出液，也见于多次反复穿刺、人工气胸、术后积液、结核性渗出液吸收期、系统性红斑狼疮、充血性心力衰竭、肺梗死、霍奇金淋巴瘤和间皮瘤等。⑤癌细胞：提示恶性肿瘤，如心包积液、腹腔积液中腺癌细胞（图2、图3）。⑥其他：胆固醇结晶见于陈旧性胸腔积液脂肪变性及胆固醇胸膜炎积液；含铁血黄素颗粒见于浆膜腔出血；乳糜样积液离心后沉淀物中可查有无微丝蚴，包虫病患者胸腔积液可查有无棘球蚴头节和小钩，阿米巴积液可查有无阿米巴滋养体。

临床评价 浆膜腔积液有形成分分析对鉴别积液性质及分析形成原因具有重要价值。直接法简便快捷。因穿刺损伤引起的血性浆膜腔积液，白细胞计数结果须校正；染色法细胞形态清楚，结果准确可靠。标本离心速度不能过快，否则会影响细胞形态；标本采集后应及时送检。

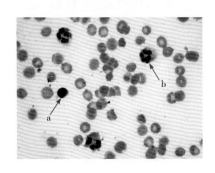

图 1 浆膜腔积液中淋巴细胞
(a) 及中性粒细胞 (b)
(瑞氏染色 ×1000)

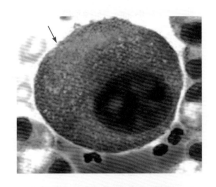

图 2 心包积液中腺癌细胞
(瑞氏染色 ×1000)

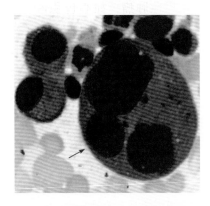

图 3 腹腔积液中腺癌细胞
(瑞氏染色 ×1000)

（王传新）

jīngyè jiǎnyàn

精液检验（semen test） 对精液进行物理学、有形成分、微生物学和精子功能等进行分析的检验项目。为男性生育能力的评价、生殖系统疾病的诊断和预后判断提供依据。精液是男性生殖器官和附属性腺分泌的液体，主要由精子和精浆组成。①精子：由睾丸产生，是精液的主要有形成分。除精子外，精液中还可含有少量的上皮细胞、白细胞、未成熟的生精细胞等。②精浆：由精囊液、前列腺液、尿道球腺液和尿道旁腺液组成，含有多种蛋白、酶、微量元素、糖类和激素等。

精液的质和量能够反映男性生殖系统的功能状态。1677 年显微镜发明家列文虎克（Leeuwenhock）首次对精子进行了详细的描述；1978 年以色列学者马克（Makler）发明了马克（Makler）计数板；在此基础上，中国研制了 Macro 精子计数板，可适用于各种型号普通显微镜的物镜；1990 年金斯伯里（Ginsbury）和阿曼德（Armand）发明了 Micro-Cell 计数板，用于精液自动分析仪中的精子计数。20 世纪 80 年代以来，以计算机辅助精液分析技术为代表的各种辅助检测技术相继发展，在精液检验中显示出各自优势。

精液检验主要用于：①评价男性生育能力，用于不育症的诊断和疗效观察。②辅助诊断男性生殖系统疾病，如生殖系统炎症、感染性疾病、肿瘤及先天性性发育不全等。③为计划生育和科研提供依据，如男性绝育术（输精管结扎）后疗效观察。④为精子库和人工授精筛选优质精子。⑤为法医学鉴定提供支持。⑥婚前检查。其中，对于男性不育症的诊断和预后观察，精液检验是必不可少的检查项目。

精液检验是男性生殖系统检查的重要组成部分，已成为一种常规检查项目，得到了广泛的开展。精液检验的标准化及质量控制对于确保检验结果的准确性和减少检验结果的系统误差至关重要。计算机技术的进步使计算机辅助精液分析技术已越来越多被应用于临床实践中。相对于人工检查，计算机辅助精液分析技术有较好的重复性和一致性，尤其在分析精子的运动能力方面，可排除人工分析的主观性，而且有统一的量化标准，其检查速度也相对较快。临床精液检验正处于人工常规检查法与计算机辅助分析法的交替阶段。世界卫生组织也不断制定新的精液检验操作规范，并修订不同地区和种族男性的精液检验参考区间。

（王传新）

jīngyè wùlǐxué jiǎnchá

精液物理学检查（physical examination of semen） 检测精液物理学性状的常规检验项目。精液物理学性状包括精液外观、精液量、液化时间、黏稠度和酸碱度等。

检测方法 不同物理学性状采用不同的检测方法。

外观 肉眼观察。

精液量 待精液完全液化后，用刻度吸管或小量筒测定。

液化时间 将精液置于 37℃ 水浴中，每 5 分钟观察一次，直至液化，记录精液由胶冻状至完全液化的时间。

黏稠度 ①直接玻棒法：将玻棒插入标本，测量提棒时拉起的黏丝长度。②黏度计法：测定 0.5ml 精液通过黏度计所需要的时间。

酸碱度 精液液化后，用精密 pH 试纸或 pH 计测定。

参考区间 各物理学性状参考区间如下。

外观 正常情况下，精液为

灰白色或乳白色，自行液化后呈半透明乳白色，久未射精者可略呈淡黄色。

精液量　每次射精2~6ml。

液化时间　射精后精液立即凝固，液化时间<30分钟。

黏稠度　直接玻棒法：正常精液拉丝长度<2cm，呈水样，形成不连续小滴。

酸碱度　正常精液pH为7.2~8.0。

临床意义　为男性生殖能力的判断和生殖系统疾病的诊断提供依据。

外观　血性精液，呈红色或酱油色，并伴有大量红细胞，多见于前列腺和精囊腺炎症、结核、结石或肿瘤等；黄色脓性精液，见于前列腺炎或精囊炎等。

精液量　①精液增多症：精液量>6ml。见于垂体促性腺激素分泌功能亢进或禁欲时间过长。②少精液症：5~7天未射精，精液量<1.5ml。多见于雄激素分泌减少或副性腺感染。③无精液症：3天不排精，精液量<0.5ml。见于生殖系统特异性感染、不射精或逆行射精等。此外，精液量减少也可见于睾丸癌。

液化时间　精囊腺炎或输精管缺陷时，凝固蛋白分泌减少，从而使精液凝固障碍；前列腺炎时，前列腺分泌纤溶酶减少，使精液液化时间延长，液化不完全，甚至不液化。

黏稠度　增加见于附睾炎、前列腺炎等附属性腺功能异常，常伴不液化、精子活力降低，致使穿透障碍而影响生育；下降见于先天性无精囊腺、精子浓度太低或无精子症。

酸碱度　pH<7.0并伴少精子症，多见于输精管、精囊或附睾发育不全等；pH>8.0，常见于前列腺炎、附睾炎或精囊炎等。

临床评价　该检查简便易行，临床应用广泛，为男性生育功能的评价及不育症的诊断提供依据，同时对多种男性生殖系统疾病的辅助诊断具有重要价值。正常精液中精子浓度变化较大，通常需做2次或多次精液分析，以保证结果的精度和准度。

标本采集方法以手淫法为宜，应将一次射出的精液全部收集在干净的广口容器内并注明采集时间。标本采集后应注意保温并立即送检。

（王传新）

jīngyè yǒuxíngchéngfèn fēnxī

精液有形成分分析（semen analysis for morphology）　测定精液中的精子、生精细胞及上皮细胞等有形成分的检验项目。为评价男性生育功能、捐精者精液质量、输精管结扎术后疗效和法医学鉴定提供依据。

原理　精液中有形成分约占10%，包括精子和生殖管道脱落的少量上皮细胞、白细胞及未成熟的生精细胞。精子是精液中主要的有形成分，占精液的5%左右，其检测项目主要有精子计数、精子存活率、精子活动率、精子活动力、精子形态。①精子计数：包括精子密度和精子总数。前者指单位体积精液中的精子数，亦称精子浓度；后者指一次所射精液中的精子数量，即精液量乘以精子密度。②精子存活率：指活精子占精子总数的百分率。③精子活动率：指活动精子占精子总数的百分率。④精子活动力：指精子前向运动的能力，与受精关系密切，可直接反映精子质量。世界卫生组织将精子活动力分为4级。a级：快速前向运动；b级：慢速或呆滞前向运动；c级：非前

向运动；d级：不动状态。正常精子似蝌蚪状，由头、体、尾构成（图1）。精子头部呈椭圆形，长4.0~5.0μm，宽2.5~3.5μm，轮廓规则；顶体清楚，在头部前端呈透亮区，占头部的40%~70%；精子体轮廓直而规则，长5.0~7.0μm，宽不超过1μm，与头部纵轴成一直线。异常精子包括精子头部、颈段、精子体、尾部的各种异常（图2）。常见精子头部异常有大头、小头、圆头，其他如多头、双头、锥形头、梨形头、无头、有空泡头、无定形头、顶体过小、顶体部分或全部脱落等；精子颈段和精子体常见异常有颈部弯曲、精子体肿胀增粗、变细缺如或以上缺陷的联合体；尾部常见异常有尾部消失、短尾、双尾、多尾、弯曲尾等。生精细胞指各阶段发育未成熟的生殖细胞，包括精原细胞、初级精母细胞、次级精母细胞和精子细胞，精子细胞经一系列形态变化后形成精子。正常精液中偶见前列腺上皮细胞、尿道移行上皮细胞、柱状或鳞状上皮细胞及少量红细胞和白细胞。

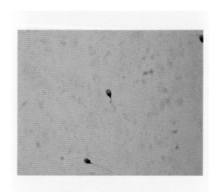

图1　正常精子形态
（改良巴氏染色法　×1000）

检验方法　①精子计数：血细胞计数板法、马克（Makler）精子计数板法和计算机辅助精液分析法。②精子存活率：采用精

子体外染色法。精子死亡后其细胞膜破损，易于着色，活精子不易着色，从而判断精子存活率，常用伊红染色法。③精子活动率：一般采用湿片法。④精子活动力：常用传统显微镜法、连续摄影法和精子质量分析仪法。⑤精子形态：可采用湿片法或染色法。⑥生精细胞和其他细胞：采用正甲苯胺蓝过氧化酶染色法、免疫细胞化学法。

参考区间 ①精子密度（血细胞计数板法）≥20×10⁹/L，精子总数（血细胞计数板法）≥40×10⁶/次射精。②精子存活率（伊红染色法）：排精30~60分钟内≥75%。③精子活动率（湿片法）>70%。④精子活动力（显微镜法）：射精60分钟内，a级精子>25%或a级+b级>50%。⑤精子形态（改良巴氏染色法）：正常形态精子≥30%，异常精子<20%。⑥生精细胞（正甲苯胺蓝过氧化酶染色法）<1%，上皮细胞、红细胞和白细胞<5个/高倍视野。

临床意义 精液有形成分分析对男性不育的诊断、病因及治疗方案的选择有重要意义，并可用于输精管结扎术后的疗效观察

及人工授精和精子库筛选优质精子。其常规检测项目的具体临床意义介绍如下。

精子计数 减低可见于：①先天或后天性睾丸疾病，流行性腮腺炎并发睾丸炎。②精索静脉曲张。③输精管梗阻或精囊缺陷。④应用某些抗肿瘤药、男性避孕药等。⑤重金属、放射线损害等理化因素。⑥50岁以上男性精子计数生理性降低。⑦输精管结扎术6周后。

精子存活率与活动率 精子存活率与活动率主要用于男性不育症的检查，精子存活率<75%、精子活动率<70%时，男性生育力下降，精子活动率<40%可导致不育。精子活动率降低可见于：①精索静脉曲张。②淋病、梅毒等生殖系统感染。③高温环境、射线等物理因素作用。④应用某些抗代谢药、抗疟药、雌激素等。⑤存在抗精子抗体等免疫因素。

精子活动力 减低可见于：①精索静脉曲张；②生殖系统非特异性感染；③应用某些抗代谢药、抗疟药、雌激素等。

精子形态 正常精液中也可存在畸形精子，畸形精子>20%为异常，若畸形率>50%可能导致不

育。精子形态异常与感染、外伤、体内雄激素水平变化、射线损伤、遗传因素、药物和环境污染等因素有关。尖头和不规则头异常精子比例增加常见于生殖系统非特异性感染；精子头体部肿胀或缺陷可见于精索静脉曲张；精液中出现未成熟精子可见于服用呋喃类、激素、甲氨蝶呤及阿司匹林等药物；畸形精子指数增加可见于铅、砷等工业废物污染及放射性物质损伤。

生精细胞和其他细胞 药物或其他因素导致睾丸曲细精管受损时，精液中可出现较多生精细胞。前列腺增生肥大者可见较多增大的前列腺上皮细胞。精液中红细胞、白细胞异常增多见于生殖道炎症、结核、恶性肿瘤等。根据世界卫生组织标准，精液中白细胞>1.0×10⁹/L称为白细胞精子症，见于前列腺炎、精囊炎和附睾炎等。精液中出现癌细胞，可为生殖系统恶性肿瘤的诊断提供依据。

临床评价 包括方法学评价、临床应用评价以及标本事项等3方面。

方法学评价 ①精子计数：血细胞计数板法需稀释标本，计数速度慢；Makler精子计数板是专用于精液检验的计数板，可同时分析精子存活率和活动力等多项参数，若在暗视野显微镜或相差显微镜下配合显微照相，可观察精子运动轨迹，分析其运动方式和运动速度；计算机辅助精液分析法操作简便、快速、客观准确，可进行定量分析，并动态分析精子形态、运动图像。②精子存活率与活动率：湿片检查若不活动精子过多，应采用体外活体染色法测定活精子数目进行确证。湿片法和染色法操作简单，适合

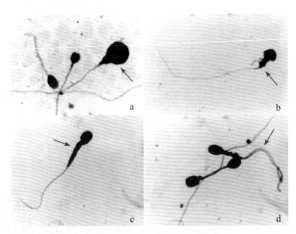

图2　部分异常精子形态（改良巴氏染色法　×1000）

a. 头部异常；b. 颈部异常；c. 体部异常；d. 尾部异常

临床筛查。③精子活动力：显微镜法操作简便，在基层医疗单位可普及；连续摄影法需要高精度实验设备；精子质量分析仪法简便、快捷、重复性好，是较理想的精子活动力检验方法。④精子形态：此检查对预测体内外精子功能具有重要意义。湿片法操作简便，要求检验人员经验丰富；染色法精子结构清楚，结果准确，重复性好，是世界卫生组织推荐的检测方法。常用于精子形态学分析的染色方法主要有6种：改良巴氏染色法、苏木精-伊红染色法、瑞氏（Wright）染色法、瑞氏-吉姆萨染色法、快速瑞氏染色法和肖尔染色法。陆金春等对上述染色方法进行了比较，6种染色方法对精子头大小的影响不同，根据精子头的长轴、短轴、面积和周长作为比较因素，影响由大到小依次为：瑞氏-吉姆萨染色法、瑞氏染色法、快速瑞氏染色法、苏木精-伊红染色法、肖尔染色法和改良巴氏染色法。快速瑞氏染色法和肖尔染色法可以很清楚地区分顶体和核。《世界卫生组织人类精液分析实验室技术手册》第5版中，主要推荐巴氏染色法、快速瑞氏染色法和肖尔染色法。⑤生精细胞和其他细胞：各阶段生精细胞形态、大小及胞核的形态、大小均不规则，如用显微镜直接观察未染色精液，生精细胞易与中性粒细胞混淆。故世界卫生组织推荐正甲苯胺蓝过氧化酶染色法观察生精细胞，染色结果生精细胞为阴性，中性粒细胞为阳性，对不含过氧化物酶的白细胞建议用免疫细胞化学法检测。

临床应用评价 精子计数、精子存活率与活动率、精子活动力、精子形态和生精细胞检查临床应用均较成熟，有助于判断精子功能，在男性不育的诊断及辅助生殖方面有重要临床价值。

标本事项 精子存活率与活动率、精子活动力检查受许多因素影响，如精液离体时间、检查室温度、液化程度等。因此，最好在排精后尽快检查，尽可能在37℃环境中测定。

（王传新）

jīngzǐ gōngnéng jiǎnchá

精子功能检查（sperm function examination）

测定精子运行及授精能力的检验项目。

检测方法 包括以下几种方法。

体内穿透试验 又称性交后试验。夫妻于接近排卵期性交后，9~24小时检测宫颈内口黏液中活动精子的数量、存活率、活动率及活动力。

体外穿透试验 玻片试验是利用精液与宫颈黏液在玻片上形成的界面，观察精子穿透宫颈黏液的能力；精子宫颈黏液接触试验是指将精子与近排卵期宫颈黏液等比例混合，室温30分钟后，计数摆动精子的出现率。

无透明带仓鼠卵-精子穿透试验 将精子与去透明带的仓鼠卵细胞在合适条件下孵育，用相差显微镜计数卵子受精率。

精子泳动速度试验 将精子置于细胞计数器上，显微镜观察并计算精子的平均泳动速度。

精子尾部低渗肿胀试验 相差显微镜计数低渗溶液中出现尾部肿胀的精子比例。

参考区间 各检测方法参考区间如下。

体内穿透试验 性交后2~4小时，阴道穹窿标本的精子明显减少或死亡，宫颈标本4~6小时后活动度良好的精子数>25个/高倍视野，6~8小时后>70个/高倍视野。

体外穿透试验 玻片试验正常定性为阳性。定量分为四个等级，紧邻精液与宫颈黏液交界处的第1个高倍视野（F1）的精子数为：优（16~25个）、良（6~15个）、差（1~5个）、阴性（0）；靠近F1的第2个高倍视野（F2）的精子数为：优（11~25个）、良（2~10个）、差（1个）、阴性（0）。

无透明带仓鼠卵-精子穿透试验 正常受精率≥10%。

精子泳动速度试验 精子平均泳动速度>30μm/s。

精子尾部低渗肿胀试验 肿胀精子为61.9%±11.0%，全尾肿胀精子为22.8%±9.0%。

临床意义 反映精子生存周期中各阶段功能的完整性，是对精液常规检查的必要补充。可用于检测精子功能，评价男性生育能力。病理情况下，各种原因所致的精子功能失调可以导致男性不育。

体内穿透试验 精子体内穿透力减弱或丧失，多是宫颈黏液异常或含有抗精子抗体导致，还可见于精子减少、畸形精子增多、精液不液化、逆行射精、尿道下裂、阳痿及性交方法不当等。

体外穿透试验 当宫颈黏液异常或含有抗精子抗体时，试验结果为阴性。

无透明带仓鼠卵-精子穿透试验 可综合反映精子的获能、顶体反应和对卵细胞的穿透能力，穿透力较高的精子可用于人工授精，同时对不育症的诊断价值也较高。

精子泳动速度试验 不育症患者的精子泳动速度减慢。

精子尾部低渗肿胀试验 直接反映精子的膜功能状态和授精

能力，不育症患者精子肿胀率明显降低。

临床评价　包括以下内容。

方法学评价　该检查主要依靠肉眼在显微镜下进行观察，简便易行。

临床应用评价　可用于评价精子的授精能力，反映男性生育能力、寻找男性不育的原因、对不育症进行诊断和疗效观察，同时可以为精子库和人工授精筛选优质精子。

标本事项　收集精液标本后应保温并立即送检，检验过程宜在保温镜台上进行。

（王传新）

qiánlièxiànyè jiǎnyàn

前列腺液检验（prostatic fluid test）

检查前列腺液理化性状、有形成分及微生物的常规检验项目。前列腺液是前列腺分泌的乳白色不透明液体，是精液的重要组成成分，约占精液的30%。其分泌受雄激素的控制，每日分泌量为 0.5~2.0ml。前列腺液中蛋白质的含量很少，主要含有高浓度的锌离子、酸性磷酸酶、蛋白水解酶、纤维蛋白酶、枸橼酸及精胺等。前列腺液参与精浆 pH 的调节与维持，并参与精子的能量代谢，使精子具有较高的活力，提高精子存活率。前列腺液中的蛋白水解酶和纤维蛋白酶可促进精液液化，并能够辅助精子穿过宫颈黏液和卵细胞透明带，促进受精卵的形成。当前列腺出现功能状态改变时，前列腺液的组成成分也会随之发生变化。

该检验用途广泛，主要应用于前列腺炎、结核、肿瘤、前列腺肥大等疾病的诊断、疗效观察和预后判断，性传播疾病的辅助诊断。如前列腺液中白细胞增多、卵磷脂小体减少，可认为前列腺存在炎症。前列腺液中的酶类检验也具有重要应用价值，如酸性磷酸酶检测可辅助判断前列腺功能状态及有无癌变。进行前列腺液有形成分分析时，如染色后发现癌细胞，则可作为前列腺癌确诊的重要证据。前列腺液微生物学检查可以判断有无前列腺感染及引起感染的微生物种类。

前列腺液检验简便易行，标本采集在门诊即可进行。检查过程操作简单，成本低廉，在各级医疗机构均可开展，临床应用广泛。由于每次采集的前列腺液标本较少，前列腺液检验主要是显微镜检查。在严格实验室质量控制及遵循操作规程的情况下，检验结果对于临床疾病的诊断和预后判断有重要价值。超高倍显微镜的应用，提高了前列腺液有形成分及微生物学检查的阳性检出率。随着计算机技术的不断进步，计算机辅助的前列腺液检验已得到逐步应用，但人工检查仍然具有不可替代的重要价值。

（王传新）

qiánlièxiànyè wùlǐxué jiǎnchá

前列腺液物理学检查（physical examination of prostatic fluid）

检测前列腺液物理学性状的常规检验项目。前列腺液物理学性状包括前列腺液量、颜色、透明度和酸碱度等。

检测方法　前列腺液各物理学性状检查方法如下。

量　成年人经一次前列腺按摩后，计数前列腺液滴数或使用刻度吸管、小量筒测量前列腺液毫升数。

颜色和透明度　肉眼观察。

酸碱度　使用精密 pH 试纸或 pH 计测定。

参考区间　正常成年人经一次前列腺按摩后，可采集的前列腺液为数滴至 2ml 不等，颜色呈乳白色、不透明、稀薄、有光泽，呈弱酸性，pH 为 6.3~6.5。

临床意义　在男性前列腺炎症、结核或恶性肿瘤等病理情况下，前列腺液的物理学性状出现不同程度的改变。该检测可为前列腺疾病的诊断提供依据。

量　减少主要见于前列腺炎，当合并前列腺炎性纤维化或性功能低下时，前列腺分泌功能严重不足，甚至可减少至采集不到；增多主要见于前列腺慢性充血或过度兴奋。

颜色和透明度　黄色、浑浊、黏性浓稠的前列腺液多是前列腺炎、精囊炎等化脓性感染所致；红色提示存在出血，多是精囊炎、前列腺炎、前列腺结核或恶性肿瘤所致。此外，前列腺按摩时用力过重也可导致血性前列腺液。

酸碱度　75 岁以上者 pH 可略升高；如混入精囊液较多时，其 pH 亦可升高。

临床评价　包括以下内容。

方法学评价　该检查简单，便于开展。

临床应用评价　通过对前列腺液物理学性状的检查，可辅助诊断前列腺炎症、结核、肿瘤等疾病。

标本事项　临床医师应严格遵守标本采集要求，熟练掌握前列腺按摩技术。疑有前列腺急性炎症、脓肿、结核或肿瘤且压痛明显者，应慎重采集标本；标本量少时可直接涂于载玻片上，量多时弃去第一滴前列腺液后，收集于洁净干燥的容器中，并立即送检。检查前 3 天禁止性活动，若一次采集失败或检查结果为阴性但临床指征明确者，可于 3~5 天后复查。

（王传新）

qiánlièxiànyè yǒuxíngchéngfèn fēnxī

前列腺液有形成分分析

（prostatic fluid analysis for morphology）　检测前列腺液有形成分的常规检验项目。前列腺液有形成分包括卵磷脂小体、前列腺颗粒细胞、红细胞、白细胞、淀粉样小体等。

检测方法　前列腺按摩采集标本后进行显微镜检查，一般采用非染色直接涂片法检验，也可采用瑞氏染色、巴氏染色后进行细胞形态学检查，或革兰染色、抗酸染色查找病原微生物。

参考区间　①卵磷脂小体均匀分布且布满视野。②前列腺颗粒细胞 0～1 个/高倍镜视野。③红细胞 < 5 个/高倍镜视野。④白细胞 < 10 个/高倍镜视野。

临床意义　为前列腺炎、前列腺结核、前列腺癌等疾病辅助诊断和疗效监测提供依据。

卵磷脂小体　数目减少、聚集成堆或不均匀分布，严重时被巨噬细胞吞噬，从而减少甚至消失，可见于前列腺炎。

前列腺颗粒细胞　增多见于老年人、前列腺炎等。

红细胞　增多见于前列腺炎、前列腺结石等。如果标本采集时按摩过度，也可出现大量新鲜红细胞。

白细胞　增多见于慢性前列腺炎。

淀粉样小体　体积大，为圆形、卵圆形或同心圆型，如透明的淀粉颗粒，颜色微黄或褐色。在正常前列腺液中可见，且随年龄增长而数量增多，一般无特殊临床意义。

临床评价　包括以下内容。

方法学评价　直接涂片法简便快速，染色法可清晰观察细胞形态，对不同细胞进行辨别，准确度高。染色检查时涂片厚薄应适宜，先低倍镜观察全片，然后高倍镜进一步确认。

临床应用评价　该分析可为前列腺炎及前列腺癌的辅助诊断提供依据，也可为治疗提供监测手段。

标本事项　标本应及时检测，防止干燥，避免污染。

（王传新）

yīndào fēnmìwù jiǎnyàn

阴道分泌物检验

（vaginal secrection test）　检测阴道分泌物物理性状、清洁度及微生物的妇科常规检验项目。阴道分泌物主要由阴道黏膜、宫颈腺体、前庭大腺及子宫内膜的分泌物和阴道脱落的上皮细胞、阴道杆菌等混合而成，又称白带。生理状态下，阴道具有一定的自净作用，可抑制病原微生物生长，但某些病理变化能导致阴道分泌物出现异常。临床常用阴道分泌物物理学检查、阴道清洁度检查和阴道分泌物微生物学检查。

临床意义　阴道分泌物检验对于女性生殖系统炎症、肿瘤等疾病的诊断和雌激素水平的判断具有重要价值。主要用于各种类型的阴道炎、子宫内膜炎、慢性子宫颈炎、子宫积脓、女性生殖道肿瘤、性传播疾病等疾病的诊断和预后判断，以及卵巢功能的评价和雌激素水平的判断等。通过阴道分泌物检验可以判断阴道有无炎症及引起炎症的原因，为炎症的治疗提供直接的依据。此外，阴道分泌物涂片经特殊染色后，如发现阴道加德纳菌、阴道毛滴虫、淋球菌、葡萄球菌、大肠埃希菌、链球菌、枯草杆菌、类白喉杆菌等，可为相关疾病的诊断和治疗提供实验依据。对于具有分泌物异常、阴道或外阴瘙痒、月经不调及痛经等症状者应进行阴道分泌物检验。

临床评价　阴道分泌物标本容易采集和运送，检验方法简便易行，对设备要求不高，在临床上得到了广泛的开展，是女性生殖系统检查的重要组成部分。干化学酶法的临床应用可同时对阴道分泌物进行多种酶学检测，操作简单快速，结果客观，易于标准化，敏感性与特异性高，为女性生殖系统疾病大规模筛查提供技术支持，但显微镜检查仍然具有不可替代的重要价值。阴道分泌物检验结果对于女性生殖系统炎症、肿瘤、性传播疾病的诊断及预后判断具有一定应用价值，并为相关疾病治疗提供实验室依据。

（王传新）

yīndào fēnmìwù wùlǐxué jiǎnchá

阴道分泌物物理学检查

（physical examination of vaginal secrection）　检测阴道分泌物物理学性状的检验项目。阴道分泌物物理学性状包括外观（色、质、量）、酸碱度等。

检查方法　各物理学性状检查方法如下。

外观　肉眼观察。

酸碱度　用精密 pH 试纸或 pH 计测定。

参考区间　各物理学性状参考区间如下。

外观　正常为白色稀糊状、无气味、量多少不等，与生殖器官充血和雌激素水平有关。

酸碱度　正常呈酸性，pH 3.8～4.5。

临床意义　可为女性生殖系统感染、肿瘤等疾病的诊断提供依据。

外观　①生理情况下：临近排卵期时，量增多、清澈透明、稀薄；排卵期 2～3 天后，量少、浑浊、黏稠；月经前量又增加；妊娠期量较多。②病理情况下：外观异常可表现为色、质、量的改变。如阴道分泌物呈黏性、无色透明、增多，见于应用雌激素后和卵巢颗粒细胞瘤；呈脓性、黄色或黄绿色、味臭，多见于滴虫性或化脓性细菌感染等；呈脓性、泡沫状，主要见于滴虫性阴道炎；呈豆腐渣样，见于真菌性阴道炎；呈黄色水样，多见于子宫黏膜下肌瘤、宫颈癌、输卵管癌等引起的组织变性坏死；呈血性伴特殊臭味，见于恶性肿瘤、宫颈息肉、老年性阴道炎、慢性宫颈炎及使用宫内节育器的副反应等；呈灰白色、奶油状、稀薄均匀，见于阴道加德纳菌感染。

酸碱度 各种阴道炎、幼女和绝经后的妇女，pH 可升高。

临床评价 包括以下内容。

方法学评价 该法简便，易于开展。

临床应用评价 该检查对辅助诊断生殖系统感染、肿瘤等有一定应用价值。

标本事项 采集容器应清洁干燥，月经期间不宜进行阴道分泌物物理学检查。

（王传新）

yīndào qīngjiédù jiǎnchá
阴道清洁度检查（vaginal cleanliness examination） 检查阴道细菌和细胞数量的检验项目。

阴道清洁度分级 根据上皮细胞、白细胞、乳酸杆菌、杂菌的数量分级。Ⅰ度：杆菌多，无球菌，白细胞或脓细胞 0～5 个/高倍镜视野，上皮细胞满视野；Ⅱ度：杆菌中等量，球菌少，白细胞或脓细胞 5～15 个/高倍镜视野，上皮细胞 1/2 视野；Ⅲ度：杆菌少，球菌多，白细胞或脓细胞 15～30 个/高倍镜视野，少量上皮细胞；Ⅳ度：无杆菌，大量球菌，白细胞或脓细胞 >30 个/高倍镜视野，无上皮细胞。

检查方法 显微镜检查法。将阴道分泌物直接涂片或加少量生理盐水混合后均匀涂片（必要时染色），在显微镜下观察。

参考区间 正常阴道清洁度为Ⅰ～Ⅱ度。

临床意义 育龄期妇女阴道清洁度与性激素分泌变化有关。排卵前期阴道趋于清洁，卵巢功能不足或病原体侵袭时，阴道感染杂菌，清洁度下降，因此检查的最佳时间为排卵期；Ⅲ度提示阴道炎、宫颈炎等疾病；Ⅳ度提示炎症加重，如滴虫性阴道炎、淋菌性阴道炎、细菌性阴道炎等。

临床评价 包括以下内容。

方法学评价 该法简便易行。

临床应用评价 阴道清洁度检查可判断阴道有无炎症，还可推测病因。对可疑阳性标本或与临床诊断不符的应复查。

标本事项 载玻片必须干净，生理盐水要新鲜，涂片应均匀，标本应避免污染。

（王传新）

línchuáng xuèyèxué shíyàn zhěnduàn
临床血液学实验诊断（clinical hematology laboratory diagnosis） 以血液学为基础理论、临床血液病及其相关疾病为主要研究对象、临床血液学检验技术与方法为手段，根据各种血液学检验所提供的检测数据、图形和图像等资料及相关信息，结合临床和其他相关检查，为血液病及其相关疾病的诊断与鉴别诊断、治疗方案选择、疗效监测、预后评估和预防预测等提供客观实验依据和实验诊断结论或建议的实验诊断学分支领域。也可用于健康评估与咨询、医学科学研究等。

简史 显微镜的发明，使人们发现了血细胞，也使血液学实验诊断的研究扩展到了血液；骨髓细胞的发现，使血液学实验诊断的研究领域从单纯的血液拓展到了造血组织。

外周血细胞的发现与血液基础检验 从 17 世纪到 18 世纪中期，就有学者在显微镜下分别观察到了人红细胞、白细胞，随后又发现了血小板。1852 年，菲罗特（Vierordt）第一次使用刻度毛细管成功地进行了血红细胞计数；之后血细胞计数盘与血细胞计数稀释管的发明，以及红细胞稀释液与白细胞稀释液的配制使外周血红细胞和白细胞细胞计数成为可能。1880 年，埃利克（Ehrlich）发明了血细胞染色法，后来经过吉姆萨（Giemsa）、瑞特（Wright）等反复改进染液及染色方法，使血细胞形态学观察与研究、白细胞分类计数变得简单、方便，并沿用至今。1878 年，高尔斯（Gowers）研制出血红蛋白测定计，后经萨赫利（Sahli）加以改进，使血红蛋白浓度测定在世界范围内逐步推广应用。20 世纪 50 年代以前，外周血细胞计数都是手工操作；直到 1953 年，库尔特（Coulter）发明了第一台自动血液分析仪，随后经过无数次改进，特别是随着计算机技术应用的成熟，才有了可以检测数十项血细胞参数的全自动血液分析仪。利用全自动血液分析仪进行血细胞分析已成为实验诊断与临床诊断中最常用、最普遍的血液学常规试验，为临床血液病及其相关疾病的筛查、初步诊断与疗效监测和健康评估等奠定了基础。

骨髓细胞的发现与骨髓检查 1905 年，皮亚内塞（Pianese）开始使用骨髓穿刺术发现利什曼原虫感染；1910 年，瑞特（Wright）证实骨髓巨核细胞产生血小板；1929 年有人发明了专门的骨髓穿刺针用于骨髓穿刺，从而使骨髓可以像血液一样被吸取并推成薄膜骨髓涂片，经染色后可在显微镜下观察各种骨髓细胞。从此，骨髓涂片形态学检查成为研究造血及其相关疾病的重要内容，也是大多数血液病及相关疾病的实验诊断必不可少的检验项目。

镰形细胞贫血与分子病实验诊断　1910 年，赫里克（Herrick）发现在美国的一名非洲学生患严重贫血伴冠状动脉血栓形成，其血液中有拉长的、镰形红细胞。1923 年，托利弗（Taliaferro）证实镰形现象属于常染色体显性遗传病。1927 年，阿恩（Hahn）和吉莱斯皮（Gillespie）发现红细胞镰形变是由于氧张力降低所致。1948 年，达兰德（Daland）和卡斯尔（Castle）使用还原剂建立了一种简便、快速的红细胞镰形变试验，使其可在显微镜下观察到由于氧张力逐渐降低导致红细胞发生镰形变的过程。1949 年，保林（Pauling）及其同事发现所有镰形细胞贫血患者的血红蛋白电泳异常，并认为其异常是由于血红蛋白分子结构异常所致，在人类历史上首次提出"镰形细胞贫血-分子病"的概念。1957 年，英格拉姆（Ingram）等的研究证实镰形细胞贫血的异常血红蛋白（HbS）是由于基因突变导致血红蛋白分子中珠蛋白 β 肽链第 6 位谷氨酸被缬氨酸替代所致。镰形细胞贫血是通过实验研究确立的人类第一种分子病，使临床血液学实验诊断逐渐从细胞形态、功能分析深入到蛋白结构、基因突变的不同层面，促进了当今分子生物学、分子遗传学实验诊断的

迅速发展。

慢性髓系白血病与细胞遗传学实验诊断　1845 年，贝内特（Bennett）和菲尔绍（Virchow）最早观察到慢性髓系白血病（CML）；1878 年，诺伊曼（Neumann）提出骨髓不仅产生正常血细胞，而且也是白血病起源的部位，从而提出了髓性白血病（myelogene leukemia）的概念。1960 年，诺埃尔（Nowell）和亨格福德（Hungerford）通过改进染色体核型分析技术发现了 CML 患者几乎都有 22 号染色体长臂缺失，后来命名为费城染色体，这是人类肿瘤研究中发现的第一个标志染色体。1973 年，罗利（Rowley）发现费城染色体是 9 号和 22 号染色体长臂相互易位后形成的一个小于正常 22 号的染色体；随后的研究运用染色体分带技术发现 90% 以上 CML 患者的均有 t（9；22）（q34；q11）异常核型。10 年后，1983 年，巴特拉姆（Bartram）等发现 CML 的 9 号染色体在断裂点处的 *C-ABL* 基因与 22 号染色体断裂点处的 *M-BCR* 基因形成 *BCR-ABL*1 融合基因，其转录后的翻译产物主要为分子量 210kd 具有高活性的酪氨酸激酶蛋白。后来经 Daley 等将 *BCR-ABL*1 融合基因导入小鼠骨髓细胞后证实可诱发 CML 样疾病，从而肯定了 *BCR-ABL*1 融合基因形成是 CML 发病的分子基础，也使 t（9；22）（q34；q11）异常核型和 *BCR-ABL*1 融合基因阳性成为 CML 实验诊断的"金标准"，后来促成了世界上第一个成功治疗 CML 的靶向药物——格列卫（Imatinib）的研发，成为现代肿瘤靶向药物治疗的里程碑。通过 CML 的实验研究，促进了细胞遗传学技术，特别是染色体核型与分带技术在造

血与淋巴组织肿瘤实验诊断中的应用，即使在 2017 年世界卫生组织提出的造血与淋巴组织肿瘤分类诊断标准中，细胞遗传学检验仍然是最重要的技术手段之一。

造血干细胞的发现与应用　1896 年，维尔松（Wilson）最早描述干细胞这一术语。20 世纪初有学者提出造血干细胞（HSC）的概念。1961 年，蒂尔（Till）应用小鼠脾结节形成技术，最早发现了 HSC。后来借助体外培养技术，有学者证实了粒细胞-单核细胞集落形成单位（CFU-GM）。1971 年红细胞集落形成单位（CFU-E）的培养成功以及 1975 年巨核细胞集落形成单位（CFU-Meg）的证实，形成了多能 HSC、定向 HSC 和造血祖细胞等概念。1984 年，齐温（Civin）发明了鉴定与分析 HSC 实验方法，提出表达 CD34 抗原的细胞就是移植后重建造血的 HSC。HSC 研究与实验诊断技术的发展，极大促进了从骨髓移植到造血干细胞移植治疗血液肿瘤及地中海贫血等疾病的实验诊断与监测。

血型的发现与输血　1900 年，兰德斯坦纳（Landsteiner）发现了 ABO 血型；1940 年，Landsteiner 和威纳（Wiener）发现 Rh 血型。两种主要血型系统的发现逐渐形成了输血前配血、同型输血原则。1937 年，蒂塞利乌斯（Tiselius）创立蛋白电泳技术，为血浆蛋白研究提供了新手段。1945 年，库姆斯（Coombs）等建立抗球蛋白试验，对免疫性输血反应试验诊断起了重要作用。

出血性疾病与瀑布学说　早在 2000 多年前的犹太人法典中就有血友病的记载。1935 年，奎克（Quick）建立了凝血酶原时间试验，一直沿用至今；1953 年，比

格斯（Biggs）和道格拉斯（Douglas）建立凝血酶生成试验；1964年，戴维（Davie）和拉特诺夫（Ratnoff）以及麦克法兰（Macfarlane）分别提出凝血因子相互作用的阶梯式连续酶促反应学说，即"瀑布"学说，极大地推动了凝血因子的实验研究、出血性疾病实验诊断，即使目前的凝血机制也仍然是以"瀑布"学说为理论基础。

研究范围　研究各种血液学实验诊断技术在多种疾病，例如各种贫血、造血与淋巴组织肿瘤、出血与血栓性疾病、血型与输血相关疾病等在临床上的应用，选择与验证各种检验项目的实验诊断效率、临床意义，改进检测系统与流程及其质量控制措施，并为其临床选择与应用提供咨询、建议和结果解释等。

应用　主要是开发、引进与应用各种实验诊断技术与方法和新试验项目，为血液病及其相关疾病，例如贫血、造血与淋巴组织肿瘤、出血与血栓性疾病、血型与输血相关疾病的诊断、鉴别诊断、治疗方案选择、疗效监测与预后评估等提供检测数据、实验诊断结论或建议。

诊断与鉴别诊断　①贫血：如巨幼细胞贫血、再生障碍性贫血、铁粒幼细胞性贫血等。②造血与淋巴组织肿瘤：如各种急慢性白血病、淋巴瘤、骨髓增生异常综合征、骨髓增殖性肿瘤等，特别是伴重现性遗传学异常的肿瘤更具有诊断意义。③出血与血栓性疾病：如血友病、血管性血友病、血小板病和易栓症、弥散性血管内凝血等。

治疗方案选择　造血与淋巴组织肿瘤伴重现性遗传学异常，如急性早幼粒细胞白血病伴 *PML-RARA* 阳性患者选用全反式维甲酸诱导治疗可以显著获益；慢性髓系白血病伴 *BCR-ABL*1 阳性患者选用格列卫（imatinib）治疗后的细胞遗传学反应率高达 70%～90%、5 年无进展生存率和总生存率 80%～95%。

疗效监测　急性白血病治疗后的微小残留病（MRD）主要依靠实验诊断，MRD 阴性的复发率显著低于阳性患者；5 年无进展生存率则显著高于 MRD 阳性患者。若 DIC 未能有效控制，治疗过程中出现诊断试验结果异常加剧，如血小板数量和纤维蛋白原进一步显著减低、凝血酶原时间进一步延长、D-二聚体进一步增高，提示病情加重或危及生命。

现状及发展趋势　临床血液学实验诊断已发展成为实验诊断学一个独立的、十分重要的分支领域，临床研究与应用的内容涵盖了临床血液学的各项检验，如全自动外周血细胞分析、外周血细胞形态学检查、贫血相关检验、骨髓细胞形态学检查、血细胞化学染色、流式细胞分析、细胞与分子遗传学检验、血栓与止血检验、血型与输血检验等；通过应用这些血液学检验技术与方法，并结合临床，可做出各类贫血、造血与淋巴组织肿瘤、出血与血栓性疾病等多种与血液相关疾病或病理状态的实验诊断。

随着近代各种生物技术、自动化与计算机技术、人工智能与大数据分析等高新技术的发展，不断揭示与发现各种血液病及其相关疾病的病因与发病机制，为临床血液学实验诊断的深入发展提供了机遇和新思路。从 2001 年开始，世界卫生组织逐渐开始协调、规范、统一造血与淋巴组织肿瘤的分类与诊断标准；2016 年修订了第 4 版，2017 年正式出版发行了《世界卫生组织造血与淋巴组织肿瘤分类》第 4 版修订版蓝皮书，其中改变较多的主要是各类肿瘤的细胞与分子遗传学实验诊断标准，特别提出了部分髓系与淋巴系肿瘤伴重现性遗传学异常的最新分类方案。以形态学（morphology，M）、免疫表型（immunophenotype，I）、细胞遗传学（cytogenetics，C）和分子遗传学（molecular genetics，M）为主的 MICM 综合检验仍然是未来造血与淋巴组织肿瘤实验诊断的发展方向。在出血与血栓性疾病的实验诊断中，除了血栓与止血的功能、蛋白和免疫检测外，基因检测也将更多应用于一些遗传性出血与血栓性疾病的诊断。先进、自动化、快速和智能检验仪器设备的应用也必将进一步提高检测试验的敏感度和特异性，为出血与血栓性疾病的防治提供精准诊断。

由于临床血液学实验诊断的高难度和实验结果变化的高度复杂性，除了发展更多、更特异的检测技术和检验项目外，临床实验室将需要更多的检验医师签发和解释血液病及其相关疾病的实验（检验）诊断报告，这将比检测数据报告给予临床或患者更多的诊断性或结论性报告内容，或进一步检查的建议。人工智能和大数据分析的深度开发与应用，不仅会促进检测技术的进步，也将有助于检测数据分析与实验诊断报告的解释和临床应用，提高血液病的精准实验诊断质量与水平。

(王建中)

gǔsuǐ xìbāo xíngtàixué jiǎnchá

骨髓细胞形态学检查（bone marrow cytomorphology examination）　骨髓穿刺所获骨髓液，经涂片、染色后，通过显微镜观察细胞的形态、结构并分类计数各种有核细胞百分率的检验项目。骨髓细胞形态学是血液学实验诊断的分支学科，主要是通过光学显微镜观察经瑞氏（Wright）染色或瑞氏-吉姆萨（Wright-Giemsa）染色的骨髓穿刺液涂片中的骨髓细胞形态，研究其形态与生理或病理变化的相互联系的学科。广义的骨髓细胞形态学检查还包括骨髓活检、骨髓印片、细胞化学染色、免疫组织化学染色和细胞超微结构检验等。

原理　骨髓是人类出生后的主要造血器官。有高度自我更新和多向分化能力的造血干细胞，又称多能造血干细胞。多能造血干细胞首先分化为淋巴系干细胞和髓系干细胞，再分化为造血祖细胞，包括多向祖细胞和单向祖细胞，如红系祖细胞、粒-单系祖细胞、嗜酸性粒细胞祖细胞、嗜碱性粒细胞祖细胞、巨核系祖细胞、淋巴系祖细胞等。造血祖细胞已基本丧失了自我更新的能力，在不同的造血因子的作用下分化为不同系列的原始细胞，例如在粒（单）细胞集落刺激因子、红细胞生成素及多种白介素等作用下分别分化为粒（单）系、红系和巨核系的原始细胞。从原始细胞阶段开始的各种幼稚与成熟细胞可在光学显微镜下通过细胞形态或借助细胞化学、免疫化学等技术加以识别。原始细胞在骨髓中多以有丝分裂的形式增殖和发育，巨核细胞增殖则是以双倍增殖 DNA 的形式。各系列的原始细胞分化发育为不同的幼稚细胞，并逐渐成熟，最终成熟细胞在骨髓中储备或释放入外周血中发挥其各自的生理功能。通过骨髓细胞形态学检查，可为临床血液系统及其相关疾病的诊断、鉴别诊断、病情观察、治疗及疗效监测、预后评估等提供重要的实验诊断依据。

检测方法　通过骨髓穿刺获取骨髓液，并及时推制骨髓涂片和染色，在光学显微镜下观察。规范的骨髓标本采集、制片与染色，对保证骨髓细胞形态学检查的质量至关重要。

标本采集、制片与染色　①骨髓液采集：成人骨髓穿刺一般取髂后、髂前上棘，其次为胸骨、棘突或局部病灶部位。2 岁以下小儿可穿刺胫骨。较大儿童的穿刺部位与成人相同。穿刺部位不同的取材可有显著差异。若遇取材不佳或干抽，可换部位取材。再生障碍性贫血患者，骨髓造血呈所谓"向心"分布，以胸骨穿刺为最佳，棘突次之，髂骨最差。穿刺成功后，吸取骨髓液的量一般不超过 0.2ml，不需抗凝，迅速注于载玻片上。若有特殊需要时（如免疫分型）应抗凝，可用 EDTA-K2 抗凝剂，EDTA-K2 终浓度为 1.8~2.2mg/ml。②骨髓涂片：一般取未抗凝骨髓液迅速推片 3~5 张。若须进行细胞化学染色，可再推 3~5 张。骨髓涂片不宜太厚，头、体、尾三部分应分明，便于观察不同类型细胞。涂片后迅速挥干，以免细胞变形。取材良好的骨髓，涂片的片膜粗糙，并易见骨髓小粒。再生障碍性贫血患者涂片上可见较多脂肪滴或小珠。新鲜骨髓涂片经瑞氏染色或瑞氏-吉姆萨染色后在光学显微镜下观察。

检测内容　包括低倍镜视野观察和油镜视野观察。

低倍镜视野观察　①观察取材、涂片、染色情况：取材良好的标本可见骨髓小粒染色后的细胞团（造血岛）、骨髓特有的巨核细胞、巨噬细胞等胞体较大的细胞。在良好的涂片中，细胞在体尾交界部分布均匀、形态舒展、无变形；红细胞呈粉红色，幼稚细胞的核染紫红色，胞质染色鲜艳，胞质内颗粒明显，细胞形态清晰可辨。②判断骨髓有核细胞增生程度：选择涂片膜厚薄适宜、细胞分布均匀的部位、根据红细胞和有核细胞的大致比例确定骨髓有核细胞的增生程度，一般分为五级（表、图1）。③巨核细胞计数：一般要求计数全片膜中巨核细胞总数。④异常细胞筛查：在涂片的边缘、尾部或骨髓小粒周围，观察有无胞体较大或成堆分布的异常细胞或寄生虫。如巨大淋巴瘤细胞、霍奇金淋巴瘤细胞、巨大多核骨髓瘤细胞、转移癌细胞、戈谢细胞、尼曼-皮克细胞等。发现可疑细胞时应在油镜下确认。⑤选择油镜观察区域：选择细胞分布均匀、无重叠、形态清晰的单细胞层部位，一般在涂片膜的体尾交界区作为油镜视野观察。

表　骨髓有核细胞增生程度的判断标准

骨髓有核细胞增生程度	红细胞：有核细胞值（约）	常见原因
骨髓增生极度活跃	1：1	急、慢性白血病等
骨髓增生明显活跃	10：1	白血病、增生性贫血等
骨髓增生活跃	20：1	正常骨髓、某些贫血等
骨髓增生减低	50：1	慢性再生障碍性贫血等
骨髓增生极度减低	300：1	急性再生障碍性贫血等

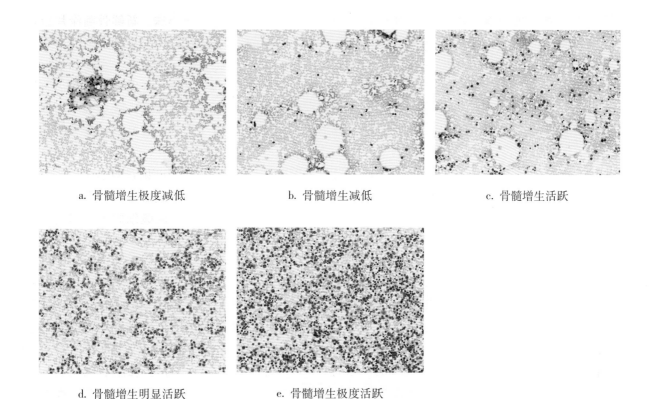

a. 骨髓增生极度减低　　　　b. 骨髓增生减低　　　　c. 骨髓增生活跃

d. 骨髓增生明显活跃　　　　e. 骨髓增生极度活跃

图1　骨髓涂片有核细胞增生程度比较（瑞氏染色　×100）

油镜视野观察　①判断骨髓取材：取材良好的涂片中可见骨髓特有的细胞，如浆细胞、组织嗜碱细胞、巨噬细胞等；杆状核粒细胞比例常>分叶核粒细胞。可见由造血细胞和骨髓基质细胞组成的造血岛。②细胞形态观察：浏览全片并在油镜检测区域内仔细观察各类骨髓有核细胞、红细胞和血小板的形态变化，在得出骨髓细胞学检验诊断的初步印象后，进行有核细胞的分类计数。③有核细胞分类计数：在油镜观察区域内，逐一视野分类计数200~500个细胞，按细胞的系列、分化发育阶段分别记录，并计算出各自的百分率，包括粒系、红系、淋巴系、单核系细胞和其他细胞的百分率。疑为巨核细胞系统疾病时，可结合低倍镜检验分类计数各阶段巨核细胞的百分率。④粒红比值（M∶E）计算：在有核细胞分类计数完成后，将各阶段粒系细胞和幼红细胞之和相除，

即为 M∶E 值。⑤其他异常细胞及感染病原体：观察有无转移的恶性肿瘤细胞及寄生虫，如弓形虫、疟原虫、黑热病利-杜小体、组织胞质菌等。

参考区间　一般指主要骨髓有核细胞的百分率范围。

骨髓细胞种类　①粒系细胞：原粒细胞、早幼粒细胞、中性中幼粒细胞、中性晚幼粒细胞、中性杆状核粒细胞和中性分叶核粒细胞，少量嗜酸性和嗜碱性粒细胞。②红系细胞：原红细胞、早幼红细胞、中幼红细胞和晚幼红细胞。③淋巴系细胞：原淋巴细胞、幼淋巴细胞和淋巴细胞。④巨核系细胞：原巨核细胞、幼巨核细胞、颗粒型巨核细胞、产血小板型巨核细胞。还可见少量单核细胞、浆细胞。除各种造血细胞外，还可见少量骨髓基质细胞，包括成纤维细胞、内皮细胞、脂肪细胞、巨噬细胞等和骨髓特有的肥大细胞（组织嗜碱细胞）、

成骨细胞、破骨细胞等。

正常骨髓象　①骨髓有核细胞增生程度多为增生活跃。②粒系细胞约占总有核细胞的40%~60%，其中原粒细胞<2%，早幼粒细胞<5%，中性中幼粒细胞和晚幼粒细胞各<15%，中性杆状核粒细胞的百分率>中性分叶核粒细胞，嗜酸性粒细胞<5%，嗜碱性粒细胞<1%。各种细胞形态及染色基本正常。③红系细胞：幼红细胞约占总有核细胞的20%左右，其中原红细胞<1%，早幼红细胞<5%，中幼红细胞和晚幼红细胞各约占10%，细胞形态及染色基本正常。成熟红细胞大小、形态、染色基本正常。④M∶E 值为（2~4）∶1，平均为 3∶1。⑤淋巴细胞：约占总有核细胞的20%，小儿可达40%，均为成熟淋巴细胞，原始与幼稚淋巴细胞难见。⑥单核细胞<4%，原始与幼稚单核细胞难见。浆细胞<2%，原始与幼稚浆细胞难见。⑦巨核

细胞：通常在 $1.5×3cm^2$ 骨髓片膜上可见巨核细胞 7~35 个，多为成熟型巨核细胞，原始与幼稚巨核细胞难见。⑧可见少量巨噬细胞、组织嗜碱细胞、浆细胞和内皮细胞等。⑨核分裂细胞约占0.1%。

临床意义　骨髓细胞形态学检查临床应用较广泛。

诊断造血与淋巴组织疾病　原发于造血与淋巴组织的疾病，骨髓细胞的形态和数量常可出现典型的或特异性的改变，如急性白血病（图2）、慢性白血病、巨幼细胞贫血、再生障碍性贫血、浆细胞骨髓瘤、骨髓增生异常综合征、骨髓增殖性肿瘤等。而且，还可依据骨髓细胞形态学对其进行分类、分型，指导治疗方案选择，观察疗效，判断预后等。

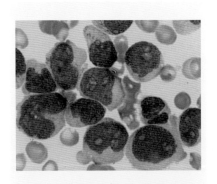

图2　急性单核细胞白血病骨髓涂片
（瑞氏染色　×1000）

协助诊断某些血液病及其相关疾病　如缺铁性贫血、溶血性贫血、脾功能亢进、原发免疫性血小板减少症等，这些疾病可以表现出明显的细胞学形态学异常，结合临床表现和其他的实验检查，可以协助其诊断。

诊断某些感染性疾病　骨髓中含有丰富的营养成分和大量单核-巨噬系统的细胞，当一些病原体感染时，尤其是一些血液寄生虫感染时，骨髓涂片中易于查找症原虫、利什曼原虫、弓形虫等，对明确诊断具有重要意义。

诊断恶性肿瘤骨髓转移　骨髓是许多恶性肿瘤侵袭的好发部位，如肝癌、肺癌、胃癌、乳腺癌、前列腺癌、黑色素瘤等发生骨髓转移时，可在骨髓涂片中见到相应的肿瘤细胞，但转移的肿瘤细胞形态变异较大，一般不易确定其类型和追溯其原发灶。有时，某些肿瘤的发现可能最早在骨髓中查到转移癌细胞，有助于进一步明确诊断。

诊断某些类脂质沉积病　如戈谢（Gaucher）病、尼曼-皮克（Niemann-Pick）病、海蓝组织细胞增生症等脂类代谢异常性疾病，骨髓涂片中可见到巨噬细胞中蓄积的类脂质而形成的特殊形态的戈谢细胞、尼曼-皮克细胞和海蓝组织细胞等，对明确诊断具有重要意义。

临床评价　包括提出诊断意见或建议及骨髓细胞学检验标本的有关事宜。

提出诊断意见或建议　通过骨髓细胞形态学检查特点从而提出诊断意见或建议。常可分为下面几种情况。①肯定性诊断：若骨髓细胞形态改变结合外周血细胞形态特征和临床表现均典型，对部分造血与淋巴组织疾病及其相关疾病可做出诊断，如急性白血病、慢性白血病、巨幼细胞贫血、浆细胞骨髓瘤、骨髓转移癌、一些寄生虫感染等。②支持性诊断：若骨髓象、血象改变缺乏一定的特异性，但可以解释患者的临床表现和其他的检查结果，可以做出支持或符合临床的诊断意见，如再生障碍性贫血、缺铁性贫血、粒细胞减少症等。③排除性诊断：若骨髓象、血象改变与临床表现不符合或相反，可以提出排除某些疾病的诊断或否定性意见，如临床怀疑为急性白血病，但骨髓中未见白血病细胞，则可排除白血病的诊断。④描述形态学所见：若骨髓细胞形态确有某些改变但不典型，不能提出诊断意见，可详细描述其形态特点，并可提出进一步检查的意见供临床参考。

*骨髓细胞形态学检查标本*需注意以下有关事宜。①骨髓取材、涂片、染色：对骨髓细胞形态学检查有很重要的影响。当骨髓取材、涂片或染色不佳时，常不能准确观察和识别各种骨髓细胞，特别是一些形态结构不清晰时很难做出判断，可重新取材或染色，以免误诊或漏诊。②不典型标本处理：可建议换部位抽取再查或定期复查，切忌轻率下结论。在识别某种细胞或划分阶段时，应综合分析。对难确认的细胞，可暂时计为"分类不明细胞"。对原始细胞，尤其是白血病性原始细胞不能鉴别其类型，可借助其他方法，如细胞化学染色、细胞免疫表型分析等；对处于两个发育阶段之间的细胞，原则上计入下一阶段。③骨髓与外周血细胞形态同时检验的意义：外周血细胞是从骨髓释放入血的，其系列或发育阶段的形态特点常常比骨髓细胞形态更典型，同时检验二者有助于相互参照做出正确判断。有助于明确诊断，如急性白血病时，尽管其血象与骨髓象变化有相当程度的差异，但二者关系密切，此时骨髓内大量低分化的白血病细胞在划分系列有困难，可根据外周血中某些分化较好的细胞来推测其原始细胞的系列归属。有助于鉴别诊断，某些疾病血象相似而骨髓变化显著不

同：如非白血性白血病与再生障碍性贫血，外周血可均表现为全血细胞减少，淋巴细胞百分率相对增高，但骨髓变化却截然不同，前者呈白血病性细胞增生，后者则可见有核细胞增生低下；某些疾病骨髓细胞形态无明显变化而外周血可出现较多反应性淋巴细胞（曾称异型淋巴细胞）：如传染性单核细胞增多症等；某些疾病的外周血白细胞无明显变化而骨髓细胞变化显著：如浆细胞骨髓瘤、戈谢病、尼曼-皮克病等。有助于判断疗效，如判断急性白血病治疗后的效果应同时观察骨髓和外周血白细胞形态。急性白血病治疗后的骨髓中原始细胞<5%，外周血中原始细胞消失，结合其他指标才可判定为完全缓解。④骨髓涂片检验与骨髓活检的应用：骨髓涂片检验，方便快捷、各种骨髓细胞的形态结构清晰、便于观察，且可对各种不同类型骨髓细胞进行相对定量检测。骨髓活检是取骨髓活组织切片经苏木精-伊红（H-E）染色后显微镜观察骨髓的组织结构和各种细胞的增生程度及分布特点，但对骨髓细胞形态的观察不如骨髓涂片，检查时间相对较长，与骨髓涂片同时检查可以弥补其不足，有助于多种血液系统疾病的诊断与鉴别（图3）。

（王建中）

xuèxìbāo huàxué rǎnsè

血细胞化学染色（blood cyto-chemical stain）

通过化学或生物化学反应，将血细胞内的一些成分（包括酶类、脂类、糖类、铁、蛋白质、核酸等）显示为显微镜可见的变化，实现在血细胞原位进行定性或者半定量的染色方法。

检测方法 包括髓过氧化物酶染色、酯酶染色、中性粒细胞碱性磷酸酶染色、酸性磷酸酶染色及过碘酸希夫反应和铁染色等。常用标本为血液或骨髓涂片。不同细胞化学染色项目，基本可分为固定、有色沉淀反应和复染3个步骤：固定是为保持细胞结构和生化成分不变；通过化学反应使被测成分最终以有色沉淀在细胞原位便于观察与分析；复染可使不同血细胞及其被测成分易于识别。

参考区间 不同血细胞化学成分染色后的结果多以反应强度判断，阴性（-）或阳性，阳性强度可以用半定量表示："±""+""++""+++""++++"；或积分值表达。

临床意义 通过血细胞化学染色可了解血液或骨髓细胞的代谢和生理功能，鉴别形态学难于识别的原始或幼稚细胞类型，辅助血液系统及相关疾病等的诊断、分型和鉴别诊断等；常作为血细胞形态学诊断的补充或进一步检验。

临床评价 血细胞化学染色作为血液学实验诊断的基本技术。常用于急性白血病系列或类型的鉴别诊断，阳性结果有辅助诊断意义，但阴性结果需结合其他检验综合分析。如原始细胞髓过氧化物酶阳性可诊断急性髓系白血病，但阴性并不能除外。染色结果的判断常需要结合瑞氏（Wright）或瑞氏-吉姆萨（Giemsa）染色形态学，并需要有一定的经验积累。

（王建中）

suǐguòyǎnghuàwùméi rǎnsè

髓过氧化物酶染色（my-eloperoxidase stain）

白细胞胞质中髓过氧化物酶（MPO）催化底物中的过氧化氢释放出新生态氧，使无色的色原物质（如联苯胺）在细胞原位转变为有色化合物沉淀（如蓝黑色颗粒），显示其活性的染色方法。

检测方法 通过复染如瑞氏（Wright）染色后，可以观察到不同白细胞的MPO染色反应（图）。常用标本为血液或骨髓涂片。根据染色时所用的色原物质（如联苯胺、二氨基联苯胺等）和复染方法的不同，试剂及染色步骤有差异，以复方联苯胺法最经典。

临床意义 MPO主要存在于粒系细胞的胞质中。无颗粒原粒细胞常呈阴性反应，有颗粒原粒细胞可呈阳性，早幼粒细胞呈强阳性反应，中性中幼粒细胞及其

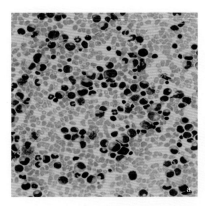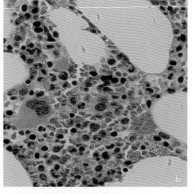

图3 骨髓涂片与骨髓活检细胞形态比较（×400）

注：a. 正常骨髓涂片，瑞氏染色；b. 正常骨髓活检切片，H-E染色

以下阶段细胞呈阳性反应，嗜酸性粒细胞呈强阳性反应，嗜碱性粒细胞呈阴性反应。原单核细胞呈阴性反应或弱阳性反应，幼单核细胞和单核细胞呈弱阳性反应；淋巴细胞、巨核细胞及各阶段幼红细胞均呈阴性反应。

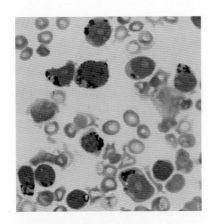

图　AML 的骨髓涂片
（MPO 染色，瑞氏染色复染　×1000）

MPO 染色主要用于急性白血病鉴别诊断和中性粒细胞 MPO 缺陷症诊断。①急性髓系白血病（AML）：原粒细胞分化较好时，MPO 阳性颗粒较粗大且较多，阳性率>3%；在分化较差的 AML，如 AML 微分化型和 AML 未成熟型，原粒细胞的 MPO 染色也可呈阴性。②急性早幼粒细胞白血病：异常早幼粒细胞的 MPO 染色阳性程度最强，阳性颗粒粗大且密集、充满整个胞质；异常早幼粒细胞胞质中可见较多 MPO 染色阳性的棒状小体。③急性单核细胞白血病：原单核细胞和幼单核细胞MPO 染色多呈弱阳性或阴性，单核细胞呈弱阳性，阳性率常>3%，阳性颗粒较为细小、稀疏。④急性淋巴细胞白血病、急性巨核细胞白血病：原始细胞 MPO 染色阴性，虽可见染色阳性的原始细胞，但阳性率<3%，多为残存的原粒

细胞。⑤中性粒细胞 MPO 缺陷症：遗传性患者的中性粒细胞 MPO 染色，纯合子呈阴性，杂合子多为弱阳性；获得性 MPO 缺陷病，如急、慢性髓系白血病，骨髓增生异常综合征，放射病或其他疾病，中性粒细胞 MPO 染色可呈阴性或弱阳性。

临床评价　原始细胞 MPO 染色阳性（>3%）是确认 AML 的特异性标志，但分化较差的原粒细胞和原单细胞、原巨核细胞、原淋巴细胞均可呈阴性（<3%），此时应结合其他细胞化学染色、细胞免疫表型分析等进行鉴别。

（王建中）

zhǐméi rǎnsè

酯酶染色（esterase stain）　白细胞中的酯酶水解不同底物产生萘酚的衍生物并与重氮盐偶联，在白细胞胞质中原位生成不溶性有色沉淀，显示酯酶活性的染色方法。

原理　根据不同底物显示的酯酶活性，酯酶可分 3 种。①萘酚 AS-D 氯乙酸酯酶（CAE）：主要为中性粒细胞系细胞所特有，又称特异性酯酶（SE）或中性粒细胞酯酶。②α-乙酸萘酚酯酶（α-NAE）：可存在于多种白细胞

中，又称非特异性酯酶（NSE）。③α-丁酸萘酚酯酶（α-NBE）：主要存在于单核系细胞中，又称单核细胞酯酶。酯酶是不同系列白细胞及其分化阶段的标志之一。

检测方法　标本常用血液或骨髓涂片。根据染色时所用的底物不同显示不同的酯酶。若在一张涂片上同时染色 CAE 和 α-NAE/α-NBE，称为酯酶双染色。在染色时加做 NaF 抑制试验，即在底物液中同时加入 NaF 观察其对 NSE 活性的抑制作用，若抑制率>50% 称为 NaF 抑制试验阳性，反之为阴性。复染时可依据不同有色沉淀选择复染剂，如甲绿等；也可不复染直接在显微镜下观察。

参考区间　各种正常白细胞的酯酶染色反应见表。

临床意义　主要用于急性白血病系列的鉴别诊断。

急性髓系白血病（AML）　AML 微分化型原粒细胞的 3 种酯酶染色均阴性。AML 未成熟型和成熟型原粒细胞的 CAE 染色弱阳性或阳性；α-NAE 染色呈阴性或弱阳性，但不被 NaF 抑制；α-NBE 染色阴性（见急性髓系白血病实验诊断）。

急性早幼粒细胞白血病　异

表　各种正常白细胞的酯酶染色反应

细胞类型	CAE	α-NAE	α-NBE
原粒细胞	-/+	-/±	-
早幼粒细胞	++/+++	-/+	-
原单核细胞	-/±	+/++	+/++
幼单核细胞	-/±	++/+++	++/+++
单核细胞	-/±	+++	+++
淋巴细胞	-	-/±	-/±
幼红细胞	-	-/±	-
巨核细胞	-	++/+++	±
肥大细胞	+/++	-	-

注："-"为阴性，"±"为弱阳性，"+"为阳性，"++"为较强阳性，"+++"为强阳性

常早幼粒细胞的 CAE 染色强阳性，奥尔（Auer）小体强阳性（图 a）；α-NAE 染色阴性或阳性，但其阳性反应不被 NaF 抑制（即 NaF 抑制试验阴性）；α-NBE 染色阴性。

急性原单核细胞与单核细胞白血病　原单核细胞、幼单核细胞及单核细胞的 α-NAE（图 b）和 α-NBE（图 c）染色阳性或强阳性，但其阳性反应能被 NaF 抑制（即 NaF 抑制试验阳性）；CAE 染色阴性或者弱阳性（见急性原单核细胞与单核细胞白血病实验诊断）。

急性粒-单细胞白血病　骨髓涂片中≥20%的原始、幼稚和成熟细胞的 CAE 染色阳性，主要为中性粒细胞系细胞。≥20%的原始、幼稚与成熟细胞呈 α-NBE 或 α-NAE 染色阳性，且 NaF 抑制试验阳性，主要为单核系细胞。酯酶双染色时，部分病例可见 ≥20% 的原始细胞（包括幼单核细胞）同时呈现 CAE 和 α-NAE 或 α-NBE 染色双阳性（见急性粒-单细胞白血病实验诊断）。

急性巨核细胞白血病　巨核细胞的 α-NAE 染色阳性，NaF 抑制试验阴性；α-NBE 染色阴性或弱阳性，CAE 染色阴性（见急性巨核细胞白血病实验诊断）。

急性淋巴细胞白血病　原淋巴细胞的 α-NAE 染色可呈阳性，但 NaF 抑制试验阴性；α-NBE 和 CAE 染色阴性（见急性淋巴细胞白血病实验诊断）。

临床评价　①CAE：主要存在于中性粒细胞系细胞，但肥大细胞白血病的肥大细胞呈阳性；正常嗜酸性粒细胞缺乏 CAE，但白血病性嗜酸性粒细胞可呈阳性，如在 AML 伴 inv（16）（p13.1q22）；CBFB-MYH11 的异常嗜酸性粒细胞 CAE 呈阳性。②α-NAE：可作为单核系细胞分化的标志之一，但 α-NAE 在各种细胞中均有不同程度的阳性反应，仅仅单核系细胞的阳性可被 NaF 抑制，而其他系列细胞的阳性反应均不能被 NaF 抑制，借此可辅助鉴别急性白血病细胞类型，特别是在形态学酷似的急性早幼粒细胞白血病细颗粒型与急性单核细胞白血病的鉴别有重要价值。α-NAE 染色对单核细胞的灵敏度比 α-NBE 高，但 α-NBE 染色对单核系细胞的特异性较 α-NAE 高，分化好的各期单核细胞均可呈阳性，而且阳性反应能被 NaF 抑制。有条件时最好同时做 α-NAE 和 α-NBE 染色。③酯酶双染色：CAE 和 α-NAE/α-NBE 双染色对急性和慢性粒-单细胞白血病染色比单一染色更容易鉴别粒系细胞和单核系细胞。

（王建中）

guòdiǎnsuān xīfū fǎnyìng
过碘酸希夫反应（periodic acid-Schiff reaction）

血细胞胞质中的糖类物质，如糖原、黏多糖、黏蛋白和糖蛋白等被过碘酸氧化后与希夫（Schiff）试剂中的无色品红结合生成紫红色化合物，显示血细胞中原位糖类物质相对含量和分布的细胞化学染色方法。又称 PAS 反应或 PAS 染色。

检测方法　血液或骨髓涂片经 PAS 染色，再用甲绿或苏木素复染后，在显微镜下观察。

参考区间　正常血细胞的 PAS 染色：在粒系细胞中，原粒及早幼粒细胞 PAS 反应多呈阴性，自中幼粒细胞阶段开始，细胞越成熟 PAS 反应阳性越强；巨核系细胞和血小板的 PAS 反应可呈强阳性；淋巴细胞、单核细胞 PAS 反应可呈弱阳性；幼红细胞和红

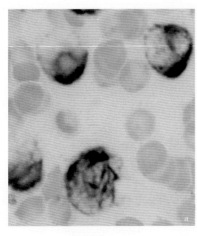
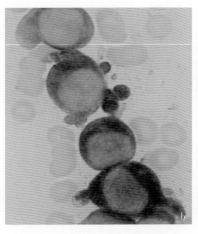
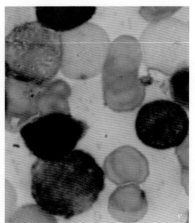

图　骨髓涂片不同酯酶染色结果比较（×1000）

注：a. 急性早幼粒细胞白血病 CAE 染色；b. 急性单核细胞白血病 α-NAE 染色；c. 急性单核细胞白血病 α-NBE 染色

细胞 PAS 反应均为阴性。

临床意义　①急性白血病类型鉴别：急性巨核细胞白血病的原巨核细胞 PAS 染色可呈颗粒状或块状阳性（图 a）；急性淋巴细胞白血病、淋巴瘤细胞白血病的白血病细胞 PAS 染色可呈强阳性，其阳性物质常呈粗大颗粒状或大块状阳性（图 c）；急性粒细胞白血病的原粒细胞 PAS 染色多为阴性反应；急性单核细胞白血病细胞可呈弥漫性、细颗粒状PAS 弱阳性。②成熟淋巴细胞肿瘤与淋巴细胞良性增多症鉴别：慢性淋巴细胞白血病或淋巴瘤细胞白血病时，淋巴细胞显著增多，PAS 染色多呈阳性，而且阳性颗粒较粗大、数量较多；传染性单核细胞增多症、传染性淋巴细胞增多症及其他病毒感染时，淋巴细胞虽增多，但 PAS 染色为阴性或微弱阳性，而且阳性颗粒细小、稀少。③幼红细胞增生性疾病鉴别：纯红系白血病、骨髓增生异常综合征等红系细胞恶性增生性疾病，幼红细胞的 PAS 染色可呈强阳性，阳性反应物质呈粗大颗粒或块状（图 b）。幼红细胞良性增生，如巨幼细胞贫血、溶血性贫血等，幼红细胞的 PAS 染色多为阴性。血细胞 PAS 染色阳性提示糖类物质存在，但并不能肯定是糖原，只有同时经唾液消化后 PAS 染色呈阴性时，才能确定 PAS 染色阳性物质是糖原；虽然急性淋巴细胞白血病、淋巴瘤的淋巴母细胞 PAS 染色可呈阳性反应，但阴性时不能除外，应结合其他检验综合分析。

（王建中）

zhōngxìnglìxìbāo jiǎnxìnglínsuānméi rǎnsè

中性粒细胞碱性磷酸酶染色

（neutrophilic alkaline phosphatase stain）　中性粒细胞碱性磷酸酶（NAP）水解底物，最终形成不溶性棕黑色硫化钴沉淀（钙-钴法）或不溶性有色偶氮染料沉淀（偶氮偶联法），定位于细胞质 NAP 活性部位，显示 NAP 的酶活性强弱的细胞化学染色方法。简称 NAP 染色。

检测方法　血液涂片 NAP 染色后显微镜观察，按细胞内 NAP 活性的强弱，分为"-""+""++""+++""++++"5 个反应等级，根据每一等级的阳性细胞个数即可计算出 NAP 阳性细胞的百分率和阳性积分值。

参考区间　正常 NAP 的阳性率为 10%～40%，积分值为 7～51（钙-钴法）。

临床意义　①感染的辅助诊断与类型鉴别：细菌感染时，NAP 阳性率和积分值显著增高，球菌感染比杆菌感染升高显著，急性感染比慢性感染升高更明显（图）。病毒感染时 NAP 阳性率与积分值一般无明显变化。②慢性髓系白血病和中性粒细胞类白血病反应的鉴别诊断：前者 NAP 活性显著降低或阴性，病情缓解时可恢复正常，急性变后 NAP 活性增高；后者 NAP 染色阳性率和积分值明显增高。③再生障碍性贫血和阵发性睡眠性血红蛋白尿症的诊断和鉴别诊断：前者的 NAP 染色阳性率和积分值增高，病情缓解后可降至正常；后者的 NAP 活性常减低。④真性红细胞增多症和继发性红细胞增多症的鉴别：前者 NAP 活性常增高，而后者常无明显变化。

临床评价　NAP 染色在临床上较为常用，但不同方法、不同实验条件的参考区间有差别，应建立本室的参考区间，实验中应

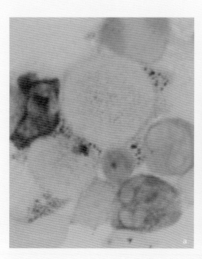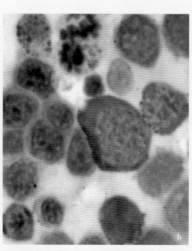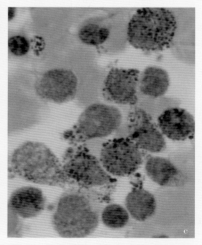

图　骨髓涂片（PAS 染色　×1000）

注：a. 急性巨核细胞白血病；b. 骨髓增生异常综合征；c. 急性 T 淋巴细胞白血病

同时设立对照，避免假阴性。

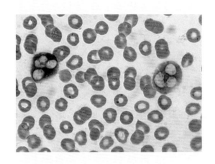

图 急性细菌感染患者外周血涂片
（NAP 染色，钙-钴法 ×1000）

（王建中）

tiěrǎnsè

铁染色（iron stain） 骨髓基质或幼红细胞中的储存铁与酸性亚铁氰化钾发生普鲁士蓝反应，生成蓝色的亚铁氰化铁颗粒定位于铁所分布的幼红细胞内或细胞外原位，直观显示幼红细胞内或细胞外储存铁含量的染色方法。存在于幼红细胞内的铁，称细胞内铁。骨髓中存储于幼红细胞外的铁，称细胞外铁，一般以含铁血黄素的形式存在，主要存在于骨髓小粒和巨噬细胞。根据染色后蓝色铁颗粒大小和多少，可大致将"细胞外铁"染色结果分为"-""±""+""++""+++""++++"几个等级；根据单个幼红细胞内铁颗粒的多少，将含铁颗粒<5 的称为"铁粒幼红细胞"将含铁颗粒≥5，且绕细胞核分布≥1/3 的称为环形铁幼细胞。环形铁粒幼细胞是因血红蛋白合成在线粒体内，线粒体多分布于核周，故当铁过多时沉积于线粒体内，铁染色后蓝色铁颗粒呈环形排列。含铁颗粒的成熟红细胞，称为铁粒红细胞。

检测方法 骨髓基质或幼红细胞中的储存铁与酸性亚铁氰化钾发生普鲁士蓝反应，生成蓝色

的亚铁氰化铁颗粒定位于铁所分布的幼红细胞内或细胞外原位，直观地显示幼红细胞内或细胞外储存铁含量。

参考区间 健康人骨髓细胞外铁："+ ~ ++"。铁粒幼细胞：19% ~ 44%。无环形铁粒幼细胞。

临床意义 主要对以下几种疾病有重要意义。①骨髓增生异常综合征伴环形铁粒幼细胞增多（MDS-RS）：细胞外铁增加；铁粒幼细胞明显增多，并且环形铁粒幼细胞占幼红细胞的 15% 以上（图），铁粒红细胞也显著增多。②鉴别缺铁性贫血与非缺铁性贫血：前者骨髓细胞外铁和铁粒幼细胞减少甚至消失，后者如巨幼细胞贫血、溶血性贫血、再生障碍性贫血等细胞外铁和铁粒幼细胞正常或增高。感染性贫血时，细胞外铁正常或增高，但铁粒幼细胞减少，提示存在铁利用障碍。③诊断铁粒幼细胞贫血：铁粒幼细胞贫血不是缺铁，是铁的利用障碍，细胞外铁显著增高，骨髓中出现环形铁粒幼细胞，常占幼红细胞的 15% 以上，可作为诊断该病的重要依据。

临床评价 骨髓铁染色被认为是反映机体储存铁的"金标

准"，与血清铁蛋白相比，不受感染等因素的影响；在铁代谢测定结果不能肯定铁代谢异常时，可进行骨髓铁染色，特别是诊断铁粒幼细胞贫血和骨髓增生异常综合征时，骨髓铁染色有诊断意义。

（王建中）

xuèxìbāo miǎnyì biǎoxíng fēnxī

血细胞免疫表型分析（immunophenotypic analysis of blood cell） 用荧光素或酶标记的抗体为探针检测血细胞表面或细胞内多种白细胞分化抗原、受体或酶类等标志物表达水平的检验项目。对识别、分类各种血细胞，特别是各种造血与淋巴组织肿瘤的分类、诊断有重要临床意义。

原理 在造血干细胞分化、发育、成熟为各种血细胞的生理演变过程中，各系列、各阶段的不同种类血细胞的免疫表型可出现一定的规律性变化，造血干祖细胞、原始细胞、幼稚细胞和成熟血细胞的各种抗原标志物表达水平、分布和种类有显著差异，是血细胞免疫表型分析的基础。在造血与淋巴组织疾病，特别是在肿瘤的发生发展过程中，一系或多系细胞的分化、发育或成熟规律紊乱，抗原标志物可出现不

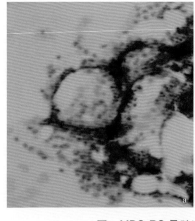
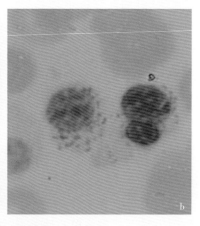

图 MDS-RS 骨髓涂片铁染色（X1000）
注：a. 细胞外铁增加（+++），细胞内铁增加；b. 环形铁粒幼细胞占幼红细胞 15% 以上

规则表达、交叉表达、过表达或表达缺乏等异常。

检测方法 临床最常用的是多参数流式细胞术（MFC）或免疫组织化学（IHC）技术。血液或骨髓属于单细胞悬液，最适合应用 MFC 分析免疫表型。通过多种荧光素标记的单克隆抗体（McAb）结合 MFC，可以快速、多参数分析大量血细胞，准确检测各种血细胞的免疫表型。

流式细胞术 以流式细胞仪为平台，对大量细胞进行高速（每秒 $10^3 \sim 10^4$ 个细胞）、灵敏、准确、多参数定量检测的细胞分析技术。血细胞表面或细胞内的抗原、受体、酶等成分与相应的荧光素标记 McAb 作用一定时间后形成带有荧光色素的抗原抗体复合物，通过流式细胞仪的激光器发出的激光激发后发出特定波长的荧光，其荧光强度与被测定抗原分子表达水平呈比例关系，由此可求得被测细胞与标记 McAb 相对应抗原的表达量和阳性细胞百分率等。常用直接免疫荧光染色法：用一种（单色）或多种（多色）荧光素标记的 McAb 染色细胞后测量其荧光强度等。多色流式细胞分析常用有四色、五色，八色荧光分析已经开始临床应用，对细胞的识别、分析更加精密、准确。

免疫组织化学技术 通过酶标记抗体后，染色骨髓等活检组织切片（血液或骨髓涂片较少用），显示血细胞表面或细胞内的抗原等成分，经复染后显微镜观察骨髓等组织中被抗体染色阳性细胞的免疫表型和分布特点。

参考区间 各实验室一般根据所用方法、仪器、单克隆抗体等实验系统建立各种正常血细胞的抗原表达水平及其在 MFC 分析散点图中或骨髓活检切片中的分布特征的参考区间。

临床意义 各种血细胞的免疫表型分析在临床血液学实验诊断中有广泛应用价值，尤其是造血与淋巴组织肿瘤的分类与诊断中是必不可少的手段。

造血与淋巴组织肿瘤免疫表型分析 应用 MFC 或 IHC 技术等检测包括髓系肿瘤、淋巴系肿瘤、不明系列急性白血病等的血液、骨髓和淋巴结等标本，从而确定其免疫表型改变，造血与淋巴组织肿瘤免疫表型分析的主要应用如下。

髓系肿瘤 MFC 分析髓系肿瘤细胞免疫表型可鉴别白血病细胞的系列及其分化阶段，评价抗原表达谱、不规则表型等。①原始细胞表型确定：髓系肿瘤细胞各种分化阶段的抗原表达谱有所不同，可以确定急性髓系白血病、骨髓增殖性肿瘤、骨髓增生异常综合征转化为白血病时原始细胞的免疫表型。②急性白血病类型鉴别诊断：鉴别急性髓系白血病微分化型、未分化型与急性淋巴细胞白血病，急性早幼粒细胞白血病与急性单核细胞白血病，急性巨核细胞白血病，慢性髓系白血病原始细胞期等。③微小残留病（MRD）监测：MFC 分析免疫表型可快速、灵敏地检测骨髓中残留的白血病细胞，指导白血病化疗，监测复发。④预后评价：CD7、CD9、CD11b、CD14、CD56 和 CD34 表达可能与急性髓系白血病预后差相关。

淋巴系肿瘤 淋巴系肿瘤主要依据肿瘤细胞的免疫表型特征进行分类诊断。由于淋巴系肿瘤在许多方面具有与正常 T 细胞和 B 细胞分化阶段相似的免疫表型，可根据相应的正常淋巴系细胞的系列及其分化阶段进行分类诊断。虽然不同分化阶段的淋巴系肿瘤细胞表达与正常淋巴细胞分化阶段类似的免疫表型，但肿瘤细胞的抗原标志物不规则表达、交叉表达、过表达或表达缺乏在淋巴系肿瘤比较常见。尚无一种抗原标志物对淋巴系肿瘤是特异的，但通过多种抗原标志物组合分析，可正确诊断与分类大多数淋巴系肿瘤。

不明系列急性白血病 没有明确的单一系列分化证据的一组急性白血病，包括没有系列特异性抗原（如急性未分化白血病）和原始细胞表达一个系列以上的抗原（如混合表型急性白血病）。混合表型急性白血病通常是白血病性原始细胞表达淋巴系列（T/B 细胞系）和髓系特异性抗原，MFC 是诊断其的首选方法，尤其是证实在同一原始细胞上共表达淋巴系和髓系分化抗原或两群原始细胞分别表达淋巴系和髓系分化抗原时所必须。

造血干/祖细胞计数 多参数 FCM 分析免疫表型是鉴别和计数造血干/祖细胞的重要方法。CD34 是目前应用最多的一个免疫标志。造血干细胞应不表达各系列分化抗原及 CD38 和 HLA-DR，高表达 CD34。在造血干细胞移植中，一般所计数的细胞主要是 $CD34^+$ 细胞，而这群细胞实际上是一群异质性的细胞群体，包括多能及定向造血祖细胞，在正常骨髓中约占 $1\% \sim 4\%$。$CD34^+$ 细胞无论在骨髓、脐带血或外周血中的含量均很低，通过计数 $CD34^+$ 细胞数量，可以判断外周血造血干细胞的动员效果、采集时机以及干细胞采集量是否足够等，对骨髓移植有重要意义。

红细胞 CD55 和 CD59 表达

水平分析 FCM 检测外周血红细胞、网织红细胞以及白细胞表面糖基磷脂酰肌醇锚蛋白的缺失，如 C3 转化酶衰变加速因子（CD55），反应性溶血膜抑制物（CD59）缺失可以辅助诊断阵发性睡眠性血红蛋白尿症，并具有较高的临床特异性和灵敏度。健康人外周血细胞膜上 CD55 和 CD59 的表达完全阳性，而阵发性睡眠性血红蛋白尿症患者血细胞膜上 CD55 和 CD59 的表达减低或完全阴性。通过红细胞上 CD55 和 CD59 的表达水平诊断阵发性睡眠性血红蛋白尿症的技术已较为成熟，但网织红细胞寿命短、转换快，CD55 和 CD59 的表达水平变化可能更有临床意义。由于红细胞易于被补体破坏，中性粒细胞 CD55 和 CD59 的表达水平更稳定，诊断阵发性睡眠性血红蛋白尿症的特异性和灵敏度更高。

血小板免疫表型分析 MFC 分析血小板免疫表型可用于血小板质膜与颗粒膜上的各种糖蛋白或受体分子、血小板的活化状态、血小板的促凝血活性等功能分析和血小板免疫计数等，对临床遗传性与获得性血小板功能缺陷病诊断，血小板减少性紫癜、血小板输血、血栓前状态与血栓性疾病的辅助诊断、治疗、预防，抗血小板活化药物的研究、评价及治疗监测等有重要的临床意义和研究价值。如血小板膜表面糖蛋白的表达水平可作为遗传性血小板功能缺陷病诊断与分型的直接依据：巨血小板综合征的 GPⅠb-Ⅸ-Ⅴ 复合物（CD42a、CD42b、CD42c、CD42d）缺陷，血小板无力症的 GPⅡb-Ⅲa 复合物（CD41、CD61）缺陷。

临床评价 ①IHC：一般只能做单或双参数检测，易受其他抗原和细胞的干扰，已较少用于骨髓或血液细胞的免疫表型分析，但在骨髓或淋巴组织活检切片中应用较多。②MFC：多参数 MFC 是血细胞免疫表型分析的首选方法，但应注意 MFC 的标准化和规范操作；IHC 可与 MFC 互补；MFC 与 IHC 同时检验为最佳。

（王建中）

xuèshuān yǔ zhǐxuè shìyàn
血栓与止血试验（thrombosis and hemostasis test）

主要指涉及机体血栓与止血机制或各个环节与因素的系列检测项目。机体的生理止血主要涉及以下因素：①血管壁和血小板。②凝血因子和抗凝因子。③纤维蛋白溶解（纤溶）因子和抗纤溶成分。④血液流变特性（见全血黏度测定、血浆黏度测定）等。在这些因素的相互作用下，凝血和抗凝血保持动态平衡。病理状态时，凝血和抗凝血动态平衡失调：凝血机制亢进（增强）或抗凝血机制减退（减弱）可形成血栓，临床上出现血栓性疾病（简称血栓病）；反之，凝血机制减退（减弱）或抗凝血机制亢进（增强），可引起出血，临床上出现出血性疾病（简称出血病）。

检测方法 常用的方法有凝固法、发色底物法、光学和阻抗法血小板功能检测、酶联免疫吸附试验、流式细胞术、免疫电泳法、基于基因扩增的分子生物学方法等。

参考区间 因所用仪器、试剂和方法学的不同有较大差异。一般来说，各个实验室可根据其具体情况，制定某个试验的特定参考区间。

临床意义 血栓与止血试验涉及止血各个环节，各项检测均有其特定的临床意义。一般临床从筛查试验着手，根据前者的结果选择进一步的确诊试验，配合相关的鉴别试验，得出最后的诊断。若是遗传性出血病或血栓病，可进一步选择分子生物学检测以确定基因缺陷所在。

（王学锋）

chūxiě shíjiān cèdìng
出血时间测定（bleeding time test）

测定出血自行停止所需要时间的检验项目。

检测方法 ①DuKe 法：用三棱针刺破耳垂皮肤后，记录出血自行停止所需要的时间。由杜克（Duke）于 1908 年发明，中国卫生部 2000 年出台 412 号文件规定，弃用 Duke 法，推荐用模板法。②模板（template）法：主要用该法检测。通过血压计在肘部曲侧加压 40mmHg（儿童 20mmHg），避开血管，刀片的长轴与前臂平行，用标准的出血时间测定器在皮肤表面做一个"标准切口"，记录出血停止所需要的时间。其敏感性和特异性较杜克（Duke）法有所提高。

参考区间 6.9 ± 2.1 分钟（模板法）。

临床意义 主要用于血管壁和血小板异常导致的出血性疾病的筛查。模板法出血时间（BT）结合血小板计数（PC）可以对出血性疾病进行初步判断。①BT 延长，PC 减少：多为血小板减少症，可以分为原发性/继发性以及免疫性/非免疫性。②BT 延长，PC 增多：多为血小板增多症，可以分为原发性或继发性。③BT 延长，PC 正常：多见于某些凝血因子缺乏，如低（无）纤维蛋白原血症、血管性血友病（vWD）或血小板功能异常症，如血小板无力症、血小板第 3 因子缺乏症和储存池病等。④BT 正常，PC 正常：有时见于血管壁异常所导致的出血病，如过敏性紫癜、遗传性毛细血管扩张症和其他血管性紫癜等。

临床评价 BT 在止血缺陷性疾病（如 vWD）的诊断中有一定临床价值，但需要严格遵守试验条件，有时需要不同时间的多次检测以获得阳性结果。BT 受多种因素的影响，如年龄、性别、血型、血细胞比容、皮肤温度、皮肤水肿、皮肤瘢痕等；也受某些药物（如阿司匹林、氯吡格雷等）的影响。缺乏敏感性、特异性，更缺乏质量控制，不能作为高凝状态、术前出血风险和术后出血的评估指标。术前用活化部分凝血活酶时间、凝血酶原时间和 BPC 判断止凝血功能。

（王学锋）

huóhuà bùfèn níngxuèhuóméi shíjiān cèdìng

活化部分凝血活酶时间测定

（activated partial thromboplastin time test） 在乏血小板血浆中加入激活剂，钙离子后，测定血浆发生凝固所需时间的检验项目。内源凝血系统最常用的筛检试验检测项目之一，在内源凝血途径凝血因子缺乏、生理或病理性抗凝物质的检测等方面具有重要的作用；活化部分凝血活酶时间（APTT）延长的混合血浆纠正试验对于鉴别凝血因子缺乏或抗凝物质存在的出血有重要意义。

原理 在 37℃下，以白陶土、硅藻土或鞣花酸为激活剂，活化凝血因子 XII 和 XI，以脑磷脂（部分凝血活酶）代替血小板提供凝血的催化表面，在钙离子的参与下，观察乏血小板血浆凝固所需要的时间，即 APTT。

检测方法 通常采用凝固法检测。

参考区间 因仪器、试剂及检测方法而异。如以某种白陶土为激活剂，手工法为 31.5～43.5 秒；某种仪器法为 25～35 秒。

临床意义 APTT 延长（>对照血浆 10 秒以上）见于：①因子 VIII、IX 和 XI 血浆水平减低，如血友病及凝血因子 XI 缺乏症；因子 VIII 减少还见于部分血管性血友病患者。②严重的凝血酶原、因子 V、因子 X 和纤维蛋白原缺乏，如肝病、阻塞性黄疸、新生儿出血症、肠道灭菌综合征、吸收不良综合征、口服抗凝药、肝素抗凝治疗以及纤维蛋白原缺乏血症等。③纤溶活性增强，如继发性、原发性纤溶亢进后期及循环血液中有纤维蛋白（原）降解产物。④血循环中有抗凝物质，例如因子 VIII/IX 抗体或者狼疮抗凝物（LA）等。

APTT 缩短见于：①高凝状态，如弥散性血管内凝血的高凝血期、促凝物质进入血流以及凝血因子的活性增高等。②血栓性疾病，如心肌梗死、不稳定性心绞痛、脑血管病变、糖尿病伴血管病变、肺梗死、深静脉血栓形成、妊娠期高血压疾病、肾病综合征及严重的灼伤等，但其敏感性较差。

临床评价 APTT 是内源性凝血系统较敏感、简便和常用的筛查试验，临床应用应特别注意以下问题或环节。

参考区间 仪器和试剂品种繁多，而且各种试剂的实际成分有较大的差异，其对凝血因子的活化程度也有较大的差异。统一的参考区间无法面对所有的检测系统。各实验室应该针对不同的检测试剂和条件建立参考区间。

对照血浆 为多个健康人的混合血浆，可反映正常人内源凝血系统凝血因子的平均水平，与待检结果比较后可了解后者的正常与否。

结果的表述方式 多直接以秒（s）表示，但同一标本，不同检测系统的结果差异很大；若用检测结果（秒）/对照血浆（秒）的比值表示，可在很大程度上减少这种差异，但无法完全消除这种差异。

活化剂的选择 各种活化剂对不同检测目的的敏感性差异较大，不同检测目的应使用含不同活化剂的 APTT 试剂。如检测凝血因子缺乏，应使用白陶土为活化剂；检测肝素的存在，应该使用硅藻土为活化剂；检测狼疮抗凝物质，则应该使用含低磷脂浓度的试剂。

混合试验的应用 通过用正常混合血浆与待检血浆 1:1 混合，37℃温育 2 小时后检测 APTT 和正常混合血浆与待检血浆分别在 37℃温育 2 小时后 1:1 混合检测 APTT，观察延长的 APTT 是否被纠正，用以判断 APTT 的延长是凝血因子真性减少或是由狼疮抗凝物质、凝血因子抑制物存在所引起（图）。该试验简便易行，无需特殊条件，有很强的实用性。

质量保证措施 采血针直径必须足够，以避免血小板和凝血系统激活。采血必须顺利，避免同一部位反复穿刺，以免在试管中启动凝血系统。血液淤滞，可导致穿刺局部的 FVIII 和 vWF 浓度升高，造成凝血时间的假性缩短。用 0.109mol/L 的柠檬酸三钠溶液作为抗凝剂，与全血的比例为 1:9（V/V）。若血细胞比容过高或过低，将会明显影响检测结果。所采血液需要避免与肝素、EDTA、NaF 或促凝剂（含分离胶）接触，因这些物质可以干扰

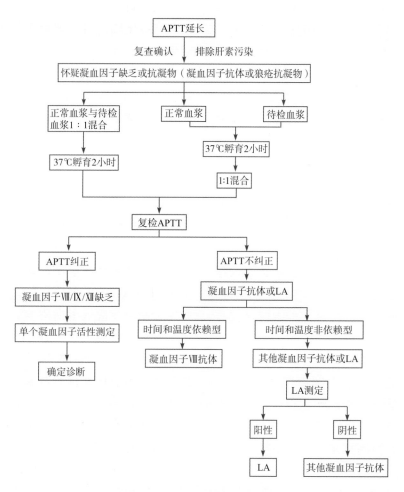

图 混合纠正试验的临床应用

凝血试验的结果。多数情况下，采血量应该是试管体积的 90%，过少的采血量，将使凝血试验出现错误结果。采血后，应该轻柔地将试管颠倒混匀 3~6 次。过度震荡试管，将导致溶血、凝血启动及血小板活化。检测应该在采血 4 小时内尽早完成，以保证易变因子的活性。若时间无法保证，标本应该保存在低温环境中尽快检测。需要保证检测系统状况正常，仪器和试剂配套，室内和室间质控合格。光学法原理的检测设备，若遇严重脂血、溶血和黄疸患者，可能影响检测结果。若乏血小板血浆的血小板浓度>10×10⁹/L，血小板可以释放出膜磷脂酰丝氨酸，后者可以中和狼疮抗凝物质的活性，使相应病理状态

的检测受到影响。血小板可以分泌纤维蛋白原、FV、FVⅧ和vWF，这些物质可以使凝血活性假性增高。血小板 α 颗粒中所释放的血小板第 4 因子，可以中和肝素的活性，使 APTT 缩短。标本制备时应该使离心机的转速达到 3000r/min，离心时间≥10 分钟。

（王学锋）

níngxuèméiyuán shíjiān cèdìng

凝血酶原时间测定（prothrombin time test）

在乏血小板血浆中加入组织因子、钙离子以后，测定血浆发生凝固所需时间的检验项目。该检测是外源凝血系统最常用的筛查试验检测项目，在外源凝血系统因子缺陷的筛检及香豆素类药物抗凝治疗的监测方面有重要意义。

原理 在受检血浆中加入过量组织的因子（兔脑、人脑、胎盘、肺组织等浸出液）和 Ca^{2+}，使凝血酶原转变为凝血酶，后者使纤维蛋白原转变为纤维蛋白，记录乏血小板血浆凝固所需要的时间即为凝血酶原时间（PT）。

检测方法 通常采用凝固法检测。

参考区间 一般情况下，为 10~14 秒，PT 大于对照血浆 3 秒以上有意义，但因仪器、试剂及检测方法而异。

临床意义 主要用于凝血功能筛查和口服抗凝药监测。

PT 延长 ①先天性见于因子 Ⅱ、Ⅴ、Ⅶ、Ⅹ 缺乏和（或）无低纤维蛋白原血症。②获得性见于弥散性血管内凝血、原发性纤溶症后期、维生素 K 缺乏症、肝疾病。③血循环中有抗凝物质，如肝素。④因子 Ⅱ、Ⅴ、Ⅶ、Ⅹ 的抗体存在等情况，狼疮抗凝物可使 PT 轻度延长。

PT 缩短 见于因子 Ⅴ 增多症、口服避孕药、高凝状态和血栓性疾病等。但其敏感性较差。

口服抗凝药监测 国际标准化比值（INR）是监测口服抗凝药（如华法林）的常用指标，中国人群抗凝治疗的 INR 维持在 2.0~2.5 较为安全和有效。

手术前筛查 PT 是外科手术前筛查出血性疾病的必查项目，若 PT 在参考区间内，常可排除外源凝血途径因子缺陷，但一些轻型或亚临床型患者也可能不出现异常。

临床评价 PT 是外源性凝血系统较为敏感、简便和常用的筛查试验，临床应用时应特别注意以下问题或环节。

参考区间 由于试剂品种繁多，对凝血因子的活化程度有较

大的差异。统一的参考区间无法面对所有的检测试剂。各实验室应该针对不同的检测试剂和自身的检测条件，设立本实验室的参考区间。

对照血浆 为多个健康人的混合血浆，可以反映正常人外源凝血系统凝血因子的平均水平，与待检结果比较后可以了解后者的正常与否。

结果的表述方式 ①以秒表示，但同一标本，不同检测试剂的结果有一定的差异。②患者检测结果（秒）/对照血浆（秒）的比值表示。③国际标准化比值由公式 $INR = PTR^{ISI}$ 计算得到，PTR 是待测血浆与对照血浆 PT 的比值，ISI 为凝血酶原试剂的国际敏感指数。

活化剂的影响 由于 PT 试剂中活化剂的不同对外源凝血途径的激活效率也不同，活化剂的标准化尤为重要。ISI 的推出，在口服抗凝剂患者的监测中，较好地解决了不同检测体系间结果的一致性问题。ISI 越接近于 1，试剂越敏感。为避免起效值与出血值之间的差距较小导致临床抗凝剂剂量调节上的困难，故要求 ISI<2 的试剂用于口服抗凝治疗患者的监测。

混合试验的应用 与活化部分凝血活酶时间测定类似（见活化部分凝血活酶时间测定），混合试验可以区分 PT 的延长是外源系统凝血因子的缺乏或是相应凝血因子抑制物（抗体）的存在所导致。结果分析（图）。

质量保证措施 采血针直径必须足够，以避免血小板和凝血系统的激活。采血必须顺利，避免同一部位反复穿刺，以免在试管中启动凝血系统。采用 0.109mol/L 的柠檬酸三钠溶液作为抗凝剂，与全血的比例为 1：9（V/V）。若血细胞比容过高或过低，将会明显影响检测结果。所采血液需要避免与肝素、EDTA、NaF 或促凝剂（含分离胶）接触，因这些物质可以干扰凝血试验的结果。多数情况下，采血量应该是试管体积的 90%，过少的采血量，将使凝血试验出现错误结果。采血后，应该轻柔地将试管颠倒混匀 3~6 次。过度震荡试管，将导致溶血、凝血启动及血小板活化。检测应该在采血 4 小时内尽早完成，以保证易变因子的活性。若时间无法保证，标本应该保存在低温环境中尽快检测。需要保证检测系统状况正常，仪器和试剂配套，室内和室间质控合格。光学法原理的检测设备，若遇严重脂血、溶血和黄疸患者，可能影响检测结果。乏血小板血浆的血小板浓度应<$10×10^9$/L，标本制备时应该使离心机的转速达到 3000r/min，离心时间不少于 10 分钟。

血清凝血酶原时间 生理条件下，血液凝固后血清中仅剩余少量的因子 Ⅱ（凝血酶原），测定此血清的凝血酶原时间便明显延长。当血浆中凝血因子（Ⅷ、Ⅸ、Ⅺ、Ⅻ）或血小板因子 3（PF3）显著减少致内源性凝血酶原酶生成发生障碍时，则血液凝固后血清中剩余较多的因子 Ⅱ，测定此血清的凝血酶原时间则缩短。此试验是检查内源性凝血系统第一阶段凝血因子和 PF3 有无缺陷的筛选试验之一。

（王学锋）

xuèjiāng xiānwéidànbáiyuán cèdìng

血浆纤维蛋白原测定（fibrinogen test）

血浆纤维蛋白原（Fg）是肝合成的大分子蛋白质，分子量 340kD，分别由 2 条 α 链、2 条 β 链和 2 条 γ 链所组成，血浆半衰期约为 90 小时。Fg 是体内含量最高的凝血因子，其含量或活性的改变，在出血性疾病和血栓性疾病的发生与发展过程中起重要作用。

原理 在凝血酶作用下，Fg 的 α（A）链上精（16）－甘（17）键和 β（B）链上精（14）－甘（15）键先后被裂解，分别释出纤维蛋白肽 A 和纤维蛋白肽 B 后形成纤维蛋白单体，纤维蛋白单体可自行聚合，形成可溶性纤维蛋白单体聚合物。该聚合物在 FXⅢa 和 Ca^{2+} 作用下，形成不溶性纤维蛋白。

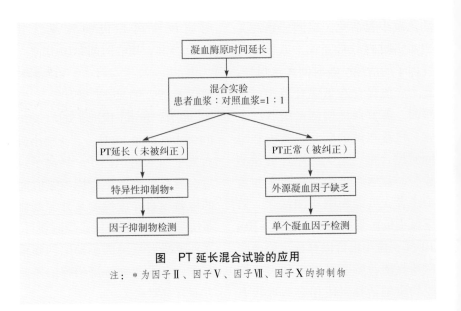

图 PT 延长混合试验的应用

注：*为因子Ⅱ、因子Ⅴ、因子Ⅶ、因子Ⅹ的抑制物

检测方法 ①克劳斯（Clauss）法：世界卫生组织推荐方法。②其他：也有使用双缩脲比色法、免疫法及衍生法。

参考区间 2.0～4.0g/L（Clauss法）。

临床意义 ①Fg增高（>4g/L）：见于糖尿病和糖尿病酸中毒、动脉粥样硬化（急性心肌梗死发作期）、急性传染病、结缔组织病、急性肾炎和尿毒症、放射治疗后、灼伤、多发性骨髓瘤、休克、外科大手术后、妊娠晚期和妊娠期高血压疾病、肝炎、败血症、急性感染和恶性肿瘤等。②Fg减少（<2g/L）：逐渐减少见于弥散性血管内凝血，明显减少见于原发性纤溶亢进症；也见于重症肝炎、肝硬化、降纤酶治疗（如抗栓酶、去纤酶）和溶血栓治疗，故Fg常作为重要的监测指标之一。

临床评价 Fg检测结果受检测方法的影响较大，临床应用应注意。

检测方法比较 Fg检测方法较多，各种方法的检测特性不同（表）。综合各种因素，Clauss法是目前首选的方法。

Clauss法的影响因素 Clauss法的检测原理与凝血酶时间测定相似，但其使用凝血酶的浓度是凝血酶时间测定的25倍，待检样本进行了10倍稀释，肝素（<0.6U/ml）和纤维蛋白降解产物（<100μg/dl）不影响检测的结果。Fg检测应采用市售商品化的试剂并进行质量控制。若采用自制试剂检测Fg，需要对凝血酶含量进行严格的标定。Fg检测中的凝血酶试剂容易氧化失活，严格按照说明书推荐的条件保存，一旦配置要尽早使用。

（王学锋）

níngxuèméi shíjiān cèdìng
凝血酶时间测定（thrombin time test）
在受检血浆中加入标准化的凝血酶溶液后，测定血浆凝固所需要时间（秒）的检验项目。纤维蛋白原含量和功能、循环肝素与类肝素物质以及纤维蛋白溶解功能检测的重要实验检测项目。

检测方法 一般用血浆凝固法检测。

参考区间 TT因仪器、试剂及检测方法不同参考区间有差异。

临床意义 TT延长（>对照血浆3秒以上）有临床意义，TT缩短一般无临床意义。TT延长多见于：①肝素增多或类肝素物质存在，如系统性红斑狼疮、肝肾疾病、外科大手术。②低（无）纤维蛋白原血症，异常纤维蛋白原血症。③纤维蛋白降解产物（FDP）增多，如原发性或继发性纤溶亢进症。

TT延长结果分析见图。延长的TT加入甲苯胺蓝/鱼精蛋白溶液后，TT变为正常或缩短，>5秒提示血浆中存在肝素或类肝素物质。TT及其纠正试验是较为敏感的肝素或类肝素物质的筛选试验；TT延长时加测纤维蛋白原及FDP、D-二聚体，有助于低（无）纤维蛋白原血症、异常纤维蛋白原血症及纤溶亢进症的判断。

（王学锋）

xuèguǎnxìng xuèyǒubìng yīnzǐ fēnxī
血管性血友病因子分析（von Willebrand factor analysis）
检测血管性血友病因子的含量和功能，辅助诊断血管性血友病的检验项目。血管性血友病（vWD）指血管性血友病因子含量或功能改变导致的比较常见的遗传性出血性疾病，女性患者较多，主要以皮肤、黏膜出血为主要临床表现。血管性血友病因子（vWF）由血管内皮细胞分泌，成熟的vWF多聚体的分子量可达20 000kD。在血小板黏附、聚集反应中发挥桥联作用；同时作为凝血因子Ⅷ的载体，保护前者不受血浆中蛋白水解酶的破坏。vWF的含量或功能改变，导致vWD，后者临床分为：1型、2型（2A、2B、2N、2M）和3型。

检测方法 主要包括血管性血友病因子（vWF）的含量和功能检测。

参考区间 与所用试验系统

表 血浆纤维蛋白原主要检测方法的比较

方法	与参考方法的相关性			精密度 CV（%）	灵敏度	最低检出值 （g/L）	准确性（相对误差%）		
	低值	正常	高值				低值	正常	高值
Clauss法	好	0.92	好	3.89	高	0.1	好	好	好
双缩脲比色法	差	0.96	差	4.68	低	0.5	差	35.43*	差
免疫法	差	0.995	差	3.71	较高	0.18	差	27.95*	差
衍生法	0.695*	0.815*	0.966*	2.88*	较高	0.6	差	3.59*	好

注：*与Clauss法比较；CV：变异系数

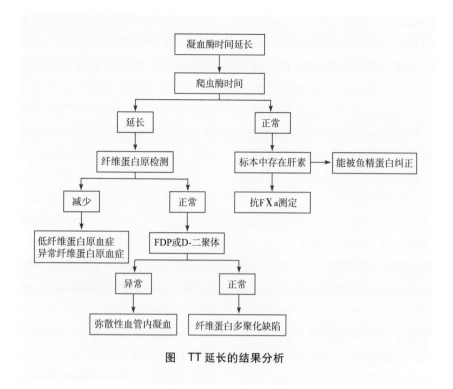

图　TT 延长的结果分析

有关，一般应建立试验系统相关的参考区间。

临床意义　主要用于血管性血友病的辅助诊断。

诊断试验　①vWF 抗原（vWF:Ag）检测：较为常用的是酶联免疫吸附试验和免疫比浊法检测。在 1 型 vWD 患者 vWF:Ag 呈中度降低，与 vWF 瑞斯托霉素辅因子（vWF:Rco）相平行。在vWD 中，vWF:Ag 异常检出率约为 40%。②vWF:Rco 检测：vWF:Rco 可反映 vWF 与血小板膜糖蛋白（GP）GP Ⅰ b-Ⅸ-Ⅴ复合物的相互作用，是标准的 vWF 活性（vWF:A）的检测方法。vWD 患者的异常检出率为>50%，其敏感性和特异性较 vWF:Ag 为佳，但检测结果变异性较大，可能与血型不同有关。③vWF:Rco/vWF:Ag 比值：2A、2B、2M 型<0.6；3 型不用该比值。④FⅧ促凝活性（FⅧ:C）检测及 FⅧ:C/vWF:Ag 比值：vWD 患者除 vWF 水平减低外，FⅧ:C 水平也可减低，故FⅧ:C 检测也是诊断 vWD 的指标

之一。2N 型或血友病 A，FⅧ:C/vWF:Ag 比值<0.7。⑤vWF:Rco/vWF:Ag 比值及 FⅧ:C/vWF:Ag 比值均>0.6，1 型 vWD。

分型试验　①vWF 多聚体检测：vWF 的分子结构由二聚体或多聚体构成，一般采用十二烷基硫酸钠（SDS）-凝胶电泳法检测。1 型 vWD 患者血浆中各种不同分子量的多聚体都存在，属正常；多数 2A 型和 2B 型患者分别是大、中分子量和大分子多聚体缺如；2M 和 2N 多聚体正常；3 型则各种分子量多聚体完全缺乏。多聚体检测是 vWD 分型的重要手段。②瑞斯托霉素诱导的血小板聚集试验（RIPA）：vWD 患者缺乏 vWF:Rco，瑞斯托霉素（1.0～1.2mg/L）加入患者富血小板血浆中，血小板无聚集反应，故大部分 vWD 患者的 RIPA 减低，3型 vWD 患者则缺如；但是 1 型vWD 患者（约 30%）RIPA 可正常。2B 型 vWD 患者用低浓度（<0.6mg/L）瑞斯托霉素可致血小板聚集（RIPA）增高。③vWF

与胶原结合试验（vWF:CBA）：vWF 的胶原结合域在 A3 区，血管受损后 vWF 立即与胶原结合（初期止血反应）。该试验是用酶联免疫吸附试验检测 vWF 与胶原结合的能力，表现为大分子量vWF（功能性 vWF）优先与胶原结合的特点。在缺乏大分子量vWF 的患者中，本试验反应不佳；计算 vWF:Ag/vWF:CBA 比值可反映 vWF 量和质的关系，有助于 1型和 2A 型 vWD 的鉴别（2 型的vWF:Ag/vWF:CBA 比值>2.0）；在 1 型和 3 型 vWD 中，该法更敏感；对于 vWF 水平改变，vWF:CBA 最为敏感。④vWF 与 FⅧ结合试验（FⅧBC）：在 FⅧ结合域vWF 的 D 区，反映 vWF 与 FⅧ的结合能力。该试验是用免疫法检测，参考区间：924±216U/L；FⅧ BC/vWF:Ag 比值为 1.10±0.24。在 1 型和 3 型 vWD 时，FⅧBC/vWF:Ag 比值正常，在 2N型 vWD 和在轻/中型血友病 A 则降低。⑤基因诊断：抽提先证者外周血基因组 DNA，采用测序仪进行测序，发现突变采用反向测序证实。针对先证者新的突变位点，通过查找相应数据库，排除突变位点的多态性。

临床评价　除了 vWF 缺陷外，还可见 vWF:Ag 浓度增高，见于剧烈运动后、肾上腺素受体被兴奋、妊娠中后期、气脑造影、电休克、胰岛素所致低血糖、注射生长激素后、心肌梗死、心绞痛、脑血管病变、肾小球疾病、尿毒症、肺部疾病、肝病、糖尿病、妊娠期高血压疾病、大手术后、周围血管病变等。vWF 增高作为血管损伤的标志物，敏感性高但特异性较低，结果分析应当注意。

（王学锋）

xuèxiǎobǎn gōngnéng shìyàn
血小板功能试验（platelet function test）

检测血小板黏附、聚集、释放、促凝和代谢功能的检查项目。血小板具有黏附、聚集、释放、促凝、维持血管完整性及血块收缩等重要功能，在止凝血过程中发挥重要作用。血小板功能缺陷临床上表现为皮肤、黏膜淤点、淤斑；血小板功能亢进，易导致血栓性疾病。通过系列血小板功能试验，可以明确血小板缺陷的本质。

检测方法 多种检测可以在不同方面反映血小板的功能。

血小板黏附试验 血小板具有黏附于损伤的血管/异物表面的特性，称血小板黏附功能。一般用 Salzman 改良法（玻璃珠柱法），也有用玻璃球旋转法及玻璃滤器法进行检测。

血小板聚集试验 血小板与血小板的黏着，称血小板聚集功能。一般用血小板聚集仪使用光学比浊法或全血电阻抗法检测。

血小板释放功能检测 血小板致密体和 α 颗粒内的物质分泌到血小板外的功能，称血小板释放功能。可以用 ATP 释放试验、5-羟色胺释放试验以及血小板钙流、P 选择素检测等。

血小板促凝血活性检测 血小板参与凝血的功能，称血小板促凝血活性。可用血小板第 3 因子有效性试验（PF3aT）、血小板膜磷脂酰丝氨酸（PS）和凝血因子测定。PS 和凝血因子测定可以反映膜 PS 暴露和凝血因子结合的水平。

血小板代谢产物检测 血小板膜磷脂代谢的产物，可以在不同侧面反映血小板的功能。常用的检测有：①17-碳羟酸与 12-羟-花生四烯酸。②前列腺素 E_2（PGE_2）。③血小板内 cAMP 和 cGMP。

血小板活化分析 血小板活化涉及血小板的形态、膜 PS 暴露并结合凝血因子，膜糖蛋白（GP）的数量、分布与构象改变，血小板微粒形成、颗粒释放反应以及花生四烯酸代谢等多方面改变。①活化血小板膜 GP 分子标志物：用流式细胞术分析血小板 GP Ⅱb（CD41）/Ⅲa（CD61）、P 选择素（CD62P）和溶酶体蛋白（CD63）等的含量，可反映血小板结合纤维蛋白原的功能和 α 颗粒、溶酶体释放反应水平。②血小板膜 PS 和凝血因子测定。③血小板微粒（PMP）：血小板活化后以出芽方式形成大量囊泡，最终芽状突起断裂，形成 0.1~1.0μm 大小的 PMP。PMP 有与血小板相同的膜结构，故应用血小板膜 GP 的单克隆抗体结合流式细胞术，可计数血浆中 PMP 的数量。④血浆 β-血小板球蛋白（β-TG）以及血小板因子 4（PF4）含量。⑤血小板花生四烯酸代谢产物：主要包括血浆血栓素 B_2（TXB_2）、尿液去二甲基-TXB_2（$DM-TXB_2$）和 11-脱氢-TXB_2（$11-DH-TXB_2$）含量。

血小板功能分析仪检测 血小板功能分析仪（PFA-100/200）将枸橼酸钠抗凝的全血以高切变率（5000~6000/s）通过毛细管滴至薄膜中央的小孔（150μm），该薄膜已覆盖有胶原、肾上腺素或 ADP。全血中的血小板黏附于胶原并被肾上腺素或 ADP 进一步激活，形成血小板栓子阻塞小孔，仪器自动记录阻塞时间。可反映血小板功能及与血小板功能有关的因子（如 vWF）的质量情况。

参考区间 血小板功能试验的参考区间因所用仪器、试剂和方法学的不同有较大差异。一般来说，各个实验室因根据本实验室的具体情况，制定某个试验系统特定的参考区间。

临床意义 血小板功能非常复杂，选择不同的试验可以检测血小板不同的功能。①血栓前状态与血栓性疾病：血小板活化程度升高，血小板释放反应功能亢进，血小板膜 PS、CD41/CD61、CD62P 和 CD63 及血浆 PMP、TXB_2、β-TG、PF4 均可呈不同程度升高。②血小板功能缺陷病：血小板因子 3（PF3）和促凝血功能缺陷症患者血小板 PS 表达不增高（健康人血小板 PS 表达可达 80% 以上）；血小板无力症患者血小板对多种诱导剂无反应或低反应性；血小板 α 颗粒缺乏症（灰色血小板综合征）患者的血小板 CD62P 表达和血浆 β-TG、PF4 浓度不增加；血小板环氧化酶或血栓素 A_2 合成酶缺乏症，血浆血栓素 B_2 显著降低。③抗血小板药物监测：越来越多的抗血小板药物应用于治疗或预防血栓形成，在用药前、后也常常需要通过血小板活化检测去了解体内血小板的功能状态与活化水平，有助于治疗方案、药物选择和疗效观察。

临床评价 血小板功能检测有其复杂性，自身容易被各种因素激活，若条件不能有效控制，往往使检测结果受到很大影响。应该特别注意检测前、中、后的各种影响因素，并对结果进行正确评价。

血小板黏附试验 影响因素多，方法难以标准化，临床现已经少用。

血小板聚集试验 临床常用光学比浊法和全血电阻抗法检测。①透射比浊法：操作简单，但制备富血小板血浆过程中容易导致血小板活化，对血小板的小聚集块不敏感，饮用豆浆、牛乳均可以使检测受到影响。②全血阻抗法：无需处理标本，试验过程与体内血小板聚集的生理状态比较接近，但对血小板的小聚集块同样不敏感。不同的检测目的，选用的诱导剂的种类和浓度各异，如服用阿司匹林后监测药物对血小板的抑制效果，最敏感的诱导剂是花生四烯酸；检测血小板聚集功能亢进，应该使用低浓度的ADP；诊断血小板无力症时，则宜选择高浓度的ADP及其他诱导剂如肾上腺素、胶原、凝血酶等。

血小板活化分析　血浆 β-TG、PF4 浓度检测影响因素较多，用于测定血小板活化功能的指标一般为血小板膜糖蛋白的分子标志物。TXB_2 测定较多受体外因素或操作的影响，$DM-TXB_2$ 和 $11-DH-TXB_2$ 的影响因素相对较少。

血小板功能分析仪（PFA-100/200）检测　对血样无须进行特殊处理，可替代出血时间测定，在血小板功能缺陷性疾病和血管性血友病（vWD）的筛查中有重要价值，而且可用于监测抗血小板疗效。

（王学锋）

xuèxiǎobǎn zìshēn kàngtǐ jiǎncè

血小板自身抗体检测 （platelet autoantibody assay）

检测血小板表面存在的血小板相关免疫球蛋白（PAIg）和血小板膜糖蛋白（GP）特异性自身抗体的检验项目。自身免疫病患者产生的血小板自身抗体。在一些自身免疫病，如自身免疫性血小板减少症（AITP）、继发性血小板减少性紫癜如系统性红斑狼疮等，服用某些药物或同种免疫反应时，机体可以产生血小板自身抗体，导致血小板破坏增加或生成障碍，循

环血小板数量减少。

检测方法　在临床上，一般使用单克隆抗体血小板抗原固定试验（MAIPA）法；改进抗原捕获酶联免疫吸附试验（MACE）和流式微球技术检测。

参考区间　阴性。

临床意义　对 AITP 的诊断与治疗有重要意义。

临床评价　①PAIg 诊断 AITP 的特异性较低；MAIPA 法对 AITP 诊断的灵敏度和特异性较高，直接检测抗血小板膜糖蛋白（GP）特异性抗体，并能区分免疫和非免疫性血小板减少。②血小板自身抗体主要针对血小板膜 GP，包括 GP Ⅱ b/Ⅲ a 和 GP Ⅰ b/Ⅸ、GP Ⅰ a/Ⅱ a、GP Ⅳ、GP Ⅴ、P 选择素和 HLA-ABC 等。抗 GPⅡb/Ⅲa、GP Ⅰ b/Ⅸ、GP Ⅰ a/Ⅱ a、GP Ⅳ、HLA-ABC 自身抗体阳性率通常分别为 20%～40%、15%～30%、10%～25%、20%、10%，可以是一种或几种自身抗体同时阳性，总阳性率一般为 50%～70%。与循环血小板结合的抗体多为抗血小板膜蛋白的抗体，血浆中游离的自身抗体可有抗血小板内成分的抗体。IgG 型抗体被证实起最重要作用，而 IgM 和 IgA 型抗体较少。③用 MAIPA 或 MACE 可检出血清中的血小板蛋白特异性自身抗体，MACE 是 MAIPA 的改进方法，操作更为简便，但 MAIPA 仍是检测特异性血小板自身抗体最主要的方法。用流式微球技术可以简便、快速地同时检测多种血小板自身抗体，重复性好，敏感度高。

（王学锋）

xuèxiǎobǎnmó tángdànbái jiǎncè

血小板膜糖蛋白检测 （platelet member glycoprotein assay）

检测血小板膜蛋白阳性的血小

板百分率或平均糖蛋白分子数的检验项目。糖蛋白（GP）是血小板主要的膜蛋白成分，如 GP Ⅰ a、GP Ⅰ b、GP Ⅱ a、GP Ⅱ b、GP Ⅲ a、GP Ⅳ、GP Ⅴ 和 GP Ⅸ 等（表 1），在血小板膜外形成细胞外衣，是血小板发挥正常功能的分子基础。

检测方法　流式细胞术（FCM）是临床检测 GP 的主要手段。用荧光色素标记的抗 GP 的单克隆抗体（McAb）作分子探针，与全血或富含血小板血浆反应，FCM 多参数分析血小板的荧光强度，可准确测定血小板质膜和颗粒膜 GP 阳性的血小板百分率或平均 GP 分子数。

参考区间　静止与活化血小板部分糖蛋白分子数（表 2），各实验室应建立实验系统及参考人群对应的参考区间。

临床意义　GP 可用于血小板功能缺陷症的诊断与鉴别诊断及血栓前状态与血栓性疾病的辅助诊断。

诊断与鉴别诊断血小板功能缺陷症　①巨血小板综合征：血小板膜 GP Ⅰ b（CD42b）/Ⅸ（CD42a）-Ⅴ 含量显著减少或缺乏。②血小板无力症：血小板膜 GP Ⅱ b（CD41）/Ⅲ a（CD61）含量显著减少或缺乏。③血小板贮存池缺陷症：致密（δ）颗粒缺乏（Ⅰ 型）患者，活化血小板膜 CD62P 表达正常；α 颗粒缺乏（Ⅱ 型）或 α 与 δ 颗粒联合缺陷（Ⅲ 型）患者，活化血小板膜 CD62P 表达减低或缺乏，但 GPⅠb（CD42b）、GP Ⅱ b（CD41）以及 GPⅢa（CD61）、GP Ⅴ（CD42d）、GPⅨ（CD42a）表达正常。

辅助诊断血栓前状态与血栓性疾病　循环血小板膜 GPⅡb-Ⅲa 分子数量增加、纤维蛋白原受体

表达量增加、CD62P 或 CD63 表达增加是血小板活化的特异性分子标志，尤其是纤维蛋白原受体高表达时，表明血小板的聚集性显著增高，易导致血栓形成。急性心肌梗死、心绞痛、急性脑梗死、脑动脉硬化、糖尿病、高血压病、外周动脉血管病等可见血小板活化水平显著增加。循环血小板活化增强，可出现在血栓前状态、糖尿病并发血管病变，可预示经皮冠状动脉血管成形术后易发生再梗死或再狭窄。

临床评价 血小板膜 GP 检测对血小板功能缺陷病有特异性诊断价值，对血小板活化也有较高的灵敏度与特异性，尤其是 FIB-R 增加可反映早期的血小板活化水平。分析循环血小板活化，必须注意血液采集与标本处理过程中可能导致的体外激活，避免出现假阳性结果。GP 检测中的质量控制对结果的可靠性有非常重要的意义。①阴性对照：非特异荧光的强弱取决于抗体浓度、单克隆荧光抗体特异性和纯度，应与试验管抗体相对应。在多色分析时，同型对照应与其他抗体同时使用，以避免补偿造成的误差。②血小板体外活化试验：用正常人活化标本作为阳性质控，正常人未活化标本作为阴性质控。③血小板表面抗原缺失：如巨血小板综合征血小板表面 CD42a/CD42b 缺失或异常，血小板无力症血小板表面 CD41/CD61 缺失或者异常，使用正常人标本做阳性对照，抗体的同型对照作为阴性对照。

（王学锋）

níngxuèyīnzǐ jiǎncè

凝血因子检测（coagulant factor assay） 测定各种凝血因子的活性、抗原、抗体及分子标志物的检验项目。人体共有 14 个凝血因子，除钙离子（Ca^{2+}/F Ⅳ）外均为蛋白质，除组织因子（TF/F Ⅲ）外均存在于血液中。凝血因子按其结构和功能可以分成以下四类。①维生素 K 依赖的凝血因子：此组凝血因子为丝氨酸蛋白酶的前体，必须经过蛋白酶切割活化才能呈现酶的活性，包括凝血酶原、因子Ⅶ、因子Ⅸ、因子Ⅹ。②接触激活因子：包括因子Ⅺ、因子Ⅻ、激肽释放酶原。③促凝辅因子：此组因子有因子Ⅴ、因子Ⅷ、血管性血友病因子（vWF）、高分子激肽原（HMWK 或 HK）和组织因子（因子Ⅲ）。④纤维蛋白凝块形成中的凝血因子：纤维蛋白原及因子 ⅩⅢ 在凝血的最后一步参与止血栓的形成，纤维蛋白原是一种大分子糖蛋白，其被凝血瀑布反应中最终生成的凝血酶转化成不溶性纤维蛋白多聚体。

检测方法 主要采用凝血因子功能活性和抗原含量测定等。活性测定最常用，多用凝固法。

活性检测 ①基于凝血酶原时间（PT）、活化部分凝血活酶

表 1 主要血小板膜糖蛋白特征

名称	CD 名称	相对分子质量	染色体定位	特性
GP Ⅰa	CD49b	160 000	5	与 GP Ⅱa 形成复合物，是胶原的受体
GP Ⅰb	CD42b	165 000	22	与 GP Ⅸ 形成复合物，是 vWF 的受体，参与血小板黏附反应，缺乏或减少时血小板黏附功能减低，见于巨血小板综合征
GP Ⅰc	CD49f	148 000	2，12	与 GP Ⅱa 形成复合物，是 Fn 的受体，也是层素受体
GP Ⅱa	CD29	130 000	10	与 GP Ⅰa 和 Ⅰc 形成复合物，是胶原和 Fn 的受体
GP Ⅱb	CD41	147 000	17	GP Ⅱb 与 Ⅲa 形成复合物，是纤维蛋白原的受体
GP Ⅲa	CD61	105 000	17	参与血小板聚集反应，是 vWF 和 Fn 的受体，参与血小板黏附反应
GP Ⅳ	CD36	88 000	7	是 TSP 的受体
GP Ⅴ	CD42d	82 000		是凝血酶的受体，缺乏或减少见于巨血小板综合征
GP Ⅵ		62 000	19	是胶原的受体，免疫球蛋白超家族成员，参与血小板聚集反应
GP Ⅸ	CD42a	22 000	3	GP Ⅰb 形成复合物，同 GP Ⅰb

注：vWF：血管性血友病因子；Fn：纤维连接蛋白；TSP：血小板致敏蛋白

表 2 血小板膜糖蛋白平均分子数的参考区间

种类	静止血小板（个分子）	TRAP 活化血小板（个分子）
GP Ⅰb（CD42a）	25 000~43 000	6000~22 000
GP Ⅱb/Ⅲa（CD41a）	30 000~54 000	46 000~800 000
GP Ⅲa（CD61）	42 000~60 000	52 000~80 000
CD62P（GMP-140）	<500	>10 000

注：TRPA：凝血酶受体活化肽

时间（APTT）测定原理，用相应的缺乏因子血浆，以待测稀释血浆纠正基质血浆延长的 PT 或 APTT 的程度，对比正常血浆就可以得出测定值。此类测定包括用 PT 试剂检测 FⅡ:C、FⅤ:C、FⅦ:C、FⅩ:C 和 APTT 试剂检测 FⅧ:C、FⅨ:C、FⅪ:C、FⅫ:C 的功能活性（表）。②基于本身功能的检测，如纤维蛋白原（Fg）和 FⅩⅢ。③基于发色底物法检测 FⅧ和 FⅩⅢ的功能活性。

抗原含量检测　免疫法，可测定多数凝血因子的抗原含量。

分子标志物检测　可使用免疫法检测凝血因子活化过程中产生的碎片，如凝血酶原片段 1+2（F_{1+2}），纤维蛋白肽 A/B（FPA/FPB）和可溶性纤维蛋白单体复合物等来反映血液凝固系统的活化。

抗体检测　多用 Bethesda 法或改良的 Nijmegen 法检测。

参考区间　因仪器、试剂及检测方法而异。此处以凝固法（一期法）为例（表）。

临床意义　①出血病：凝血因子测定广泛应用于出凝血障碍性疾病的诊断和鉴别诊断。例如遗传性凝血因子缺陷症，凝血因子活性测定是此类出血病确诊和临床分型的重要依据。如血友病 A/B 的诊断，根据 FⅧ:C/Ⅸ:C 的降低程度，可将血友病分为重型（FⅧ:C/Ⅸ:C≤1%）、中型（FⅧ:C/Ⅸ:C 2%~5%）、轻型

（FⅧ:C/Ⅸ:C 6%~25%）和亚临床型（26%~45%）。②获得性出血病：如肝病时，凝血因子活性测定有助于判断其严重程度以及评估预后；凝血因子Ⅷ活性降低，是肝病伴发弥散性血管内凝血（DIC）不可缺少的实验指标。FⅡ:C、FⅦ:C、FⅨ:C 和 FⅩ:C 同时减低，是诊断维生素 K 缺乏症的重要依据。③血栓病：可检测到不同的凝血因子含量或活性（如 FⅧ、FⅤ 和纤维蛋白原）增高；凝血因子的分子标志物（如 F_{1+2}、FPA/FPB），可提高该类疾病，如 DIC 的早期诊断率，使早期临床干预成为可能。

临床评价　单个凝血因子检测可能受到多种因素的影响，在结果分析时应注意其方法学特性和临床应用价值。①活性检测：基于 PT 和 APTT 测定原理检测，必须注意一些异常抗凝物的干扰，如肝素、纤维蛋白（原）降解产物、自身抗体（如因子抑制物）等，仍有可能引起因子活性的假性减低；采用发色底物法检测，可以避免这种情况的发生。②抗体检测：一般采用经改良的 Bethesda 方法（Nijmegen 法）。由于其使用经过 pH 缓冲的正常人混合血浆与患者血浆进行孵育，稳定性、特异性和敏感性较 Bethesda 方法更佳。③抗原检测+活性检测：同时检测凝血因子的活性和抗原性，可以将凝血因子缺陷分成交叉反应物质阳性和阴性。前

者表示相应因子的抗原正常而活性降低，后者则指因子的抗原和活性均缺乏。对于疾病诊断而言，凝血因子活性的检测已经能够满足疾病诊断与鉴别诊断的需要。抗原性的检测，多用于凝血因子缺陷发病机制的研究。④分子标志物检测：用于凝血因子被活化的检测，理论上可提高检测的敏感性和特异性。但检测的影响因素较多，如血浆纤维蛋白肽 A 的参考区间有明显的性别差异；吸烟与不吸烟者，也有显著的不同。血浆 FPA 增高对 DIC 诊断有较高的灵敏度，被作为早期或疑难 DIC 病例的诊断试验之一。血浆 FPA 增高还见于血栓前状态和血栓性疾病，如急性心绞痛和心肌梗死、脑血栓形成、深静脉血栓形成、肺栓塞、肾病综合征、尿毒症、恶性肿瘤转移等。在凝血反应的最后阶段，凝血酶降解纤维蛋白原生成纤维蛋白单体并释放出 FPA，血液中出现 FPA 表明凝血酶的生成或活性增加。FPA 被视为反映凝血活化的分子标志物之一，对血液高凝状态的诊断有重要意义。FPA 检测步骤较多，标本采集后要求尽快去除血浆中纤维蛋白原，临床应用受到一定限制。分子标志物尚未广泛应用于临床出血病和血栓病的诊断。

(王学锋)

xuèjiāng kàngníngxuèméi jiǎncè

血浆抗凝血酶检测（plasma antithrombin assay）　检测血浆抗凝血酶（AT）活性或含量，辅助诊断 AT 异常的检验项目。AT 主要由肝细胞合成的凝血过程最重要的丝氨酸蛋白酶抑制剂。主要是在肝素的辅助下灭活凝血酶、FⅩa、FⅪa 和 FⅫa。当 AT 缺陷时，易出现血液高凝状态而形成血栓。

表　凝血因子活性测定（一期法）参考区间

凝血因子	参考区间（%）（PT 纠正法）	凝血因子	参考区间（%）（APTT 纠正法）
FⅡ:C	97.7±16.7	FⅧ:C	103.0±25.7
FⅤ:C	102.4±30.9	FⅨ:C	98.1±30.4
FⅦ:C	103.0±17.3	FⅪ:C	100.0±18.4
FⅩ:C	103.0±19.0	FⅫ:C	92.4±20.7

检测方法　主要包括抗原（AT:Ag）和活性（AT:A）检测。①抗原检测：主要有免疫火箭电泳法、免疫比浊法或双抗体夹心（ELISA）。②活性检测：可用发色底物法、凝胶空斑法和凝固法。

参考区间　检测方法不同，参考区间各异。免疫火箭电泳法：AT:Ag 为 290±30.2mg/L；发色底物法：AT:A 为 108.5%±5.3%。

临床意义　①遗传性 AT 缺陷：Ⅰ型患者 AT 含量及活性均减低；Ⅱ型患者 AT 含量正常但活性减低。杂合子患者 AT 活性一般在 40%～60%。AT 缺陷患者常并发静脉血栓形成和肺栓塞。在抗凝治疗中，若出现肝素治疗无效，应注意检查有无 AT 缺乏。②获得性 AT 减低：进行性肝实质损伤，如肝硬化可致 AT 合成减少；肾病综合征时，AT 随尿蛋白排泄而丢失增多；弥散性血管内凝血（DIC）、脓毒血症、先兆子痫时，AT 因消耗增多而减少，故 AT 减少可作为 DIC 的诊断与监测指标之一。大型外科手术、烧伤也可使 AT 短暂性下降，可能诱发血栓形成或 DIC。③新生儿：由于止血系统未成熟，在最初几天 AT 含量可仅为正常成人含量的 30% 左右。④药物影响肝素治疗初期，AT 活性可降低，甚至低至 20%～30%；雌激素治疗时，AT 可伴随 FⅡ、FⅦ、FⅨ、FⅩ升高而轻微降低；口服抗凝药时，AT 随合成减少而降低。

临床评价　临床若怀疑有 AT 缺陷，一般可以首先进行活性检测。若活性减低，可以根据抗原检测的结果将患者分为交叉反应物质阳性和阴性两类。前者为 AT 含量正常，但活性减低，后者为 AT 含量和活性均下降。交叉反应物质阳性提示 AT 结构异常，阴性提示 AT 蛋白缺乏。同时测定 AT:A 和 AT:Ag，有助于 AT 缺陷症的临床分型。

（王学锋）

xuèjiāng dànbái C jiǎncè

血浆蛋白 C 检测 （plasma protein C assay）

检测血浆蛋白 C（PC）活性或含量，辅助诊断 PC 异常的检验项目。由肝合成，依赖维生素 K 的抗凝蛋白，经凝血酶和血栓调节蛋白激活为活化蛋白 C（APC），后者可以灭活凝血因子Ⅷa 和Ⅴa。蛋白 C 系统除 PC 外，还包括蛋白 S（PS）、血栓调节蛋白和内皮细胞蛋白 C 受体。

检测方法　主要包括抗原（PC:Ag）和活性（PC:A）检测。①抗原检测：主要用酶联免疫吸附试验（ELISA）或免疫火箭电泳法。②活性检测：发色底物法或血浆凝固法。

参考区间　检测方法不同，参考区间各异。免疫火箭电泳法：PC:Ag 为 102.5%±20.1%；发色底物法：PC:A 为 100.24%±13.18%。

临床意义　①遗传性 PC 缺陷：PC 含量和活性均减低。纯合子型患者，血浆 PC 水平接近 0 或<20%；杂合子型患者血浆 PC 水平<健康人的 50%。PC 缺陷的患者易出现复发性静脉血栓形成，尤其见于年轻人。②其他疾病：如急性肝炎、慢性活动性肝炎、肝硬化、弥散性血管内凝血、维生素 K 缺乏等，PC 血浆水平可减低。外伤或毒血症所致的急性呼吸窘迫综合征，PC 常减低。③口服抗凝药的影响：口服香豆素类抗凝药治疗初期，PC 比其他依赖维生素 K 的凝血因子的半衰期短，首先迅速减低 40%～50%，导致产生短暂的血液高凝状态；若患者本身存在 PC 缺陷，则极易发生血栓栓塞并发症或香豆素诱导的皮肤坏死。

临床评价　PC 的合成需要依赖维生素 K，若使用香豆素类抗凝治疗（如华法林），一般需要停药 2 周才可检测。临床一般首先检测 PC:A，若明显减低，排除人为干扰因素后，可以诊断 PC 缺乏。PC:A 两种检测方法的特点如下。①血浆凝固法：PC:A 可反映 PC 的功能，但通过凝固试验检测，可能受到狼疮抗凝物（LA）、高浓度的 FⅧ（>250%）等的影响。如果存在活化蛋白 C 抵抗时，可出现血浆凝固时间假性缩短，将待测血浆用缺乏 PC 的基质血浆进行 1:2、1:4 等适当比例稀释后可以纠正。②发色底物法：可以避免上述干扰因素对检测的影响。

（王学锋）

huóhuàdànbái C dǐkàng shìyàn

活化蛋白 C 抵抗试验 （activated protein C resistance test）

在活化部分凝血活酶时间（APTT）检测试剂中加入活化蛋白 C，以加入前后 APTT 比值反映活化蛋白 C 抵抗与否的检验项目。蛋白 C 是微循环抗血栓形成的主要调节物质，被凝血酶及内皮细胞表面的血栓调节蛋白复合物激活为活化蛋白 C（APC）。APC 的主要作用是灭活 FⅤa 和 FⅧa，当 FⅤ 或 FⅧ 发生基因突变，引起 APC 切割位点氨基酸变化，导致 APC 不能使其灭活，出现血液高凝状态的现象称为活化蛋白 C 抵抗（APC-R）。APC-R 最具代表性的是 FⅤ Leiden 突变，即 FⅤ 第 506 位精氨酸被谷氨酰胺替代，以致 APC 不能灭活 FⅤa 而发生 APC-R。

检测方法 一般是在 APTT 检测试剂中加入 APC，可以使 APTT 明显延长。若机体存在 APC-R，则 APTT 的延长程度较正常人为短。一般以 APC 比值来反映 APC-R 的存在与否。APC-R 多以凝固法检测。

APC 比值 = APTT + APC（加入 APC 的 APTT）/APTT − APC（未加入 APC 的 APTT）

参考区间 国内报道为 > 2.36；国外报道 95% 范围 > 2.15。

临床意义 APC 比值代表机体对 APC 的敏感性，比值低表示敏感性差，可能是因子Ⅷa 和Ⅴa 的 APC 作用位点的突变导致。①APC 比值降低，在血栓病中较为多见，深静脉血栓的发生率较正常人高 5~7 倍。②APC-R 分原发性和继发性，前者主要是 *F V Leidan* 突变，这部分患者血浆在 APC 加入后未见明显的 APTT 延长。继发性者主要由各种原因导致 APC 对灭活因子Ⅷa 和Ⅴa 的能力降低。*F V Leidan* 突变被发现是西方人群静脉血栓形成的重要原因，但中国及亚裔人群的发生率极低，这可能与不同种族间的遗传背景差异有关。在中国人群静脉血栓的大样本研究发现，患者存在不同程度的 APC-R 现象，但未发现血栓与 *F V Leidan* 突变的直接关系。

临床评价 APC-R 试验是基于 APTT 测定，多种因素可影响试验结果。已有改进方法检测 APC-R，将待测血浆用乏 F V 的血浆稀释后，再加入组织因子、Ca^{2+} 和 APC，测定其加和不加 APC 的凝血酶原时间并求出其比值，可更灵敏地判断 APC-R，此法对 *F V Leiden* 突变检测的灵敏度和特异性均可达 100%。

（王学锋）

xuèjiāng dànbái S jiǎncè

血浆蛋白 S 检测（plasma protein S assay）

检测血浆蛋白 S（PS）活性或含量，辅助诊断 PS 异常的检验项目。PS 主要在肝细胞合成依赖维生素 K 的抗凝蛋白。PS 在血浆中的游离形式称为游离 PS（FPS），与 C4b 结合蛋白（C4bP）结合形式即结合 PS（C4bP-PS），二者的比例为 4:6；FPS 与 C4bP-PS 之和称总 PS（TPS），但只有 FPS 能辅助活化蛋白 C（APC）发挥灭活 F Ⅴa 和 FⅧa 功能。

检测方法 分为活性和抗原含量检测。FPS 活性（FPS:A）检测常用血浆凝固法；FPS 抗原含量（FPS:Ag）检测常用胶乳凝集比浊法或免疫火箭电泳法。

参考区间 凝固法：FPS:A 为 65% ~ 140%；免疫火箭电泳法：FPS:Ag 为 100.9% ± 11.6%，TPS:Ag 为 96.6% ± 9.8%。

临床意义 PS 缺陷患者发生血栓栓塞症的风险增加，尤其是青年人。①获得性 PS 缺乏：见于肝病，如急性肝炎、慢性活动性肝炎、肝硬化、维生素 K 缺乏症和急性呼吸窘迫综合征等，PS 可明显降低；口服抗凝药、口服避孕药时，PS 降低；妊娠及新生儿 PS 偏低；弥散性血管内凝血时，PS 变化不大。②遗传性 PS 缺陷：Ⅰ型患者 TPS、FPS、PS:A 均减低；Ⅱa 型患者 TPS:Ag 正常，但 FPS:Ag 和 FPS:A 减低；Ⅱb 型患者 TPS:Ag 和 FPS:Ag 正常，但 FPS:A 减低。

临床评价 PS 的合成依赖维生素 K，若使用香豆素类抗凝治疗（如华法林），一般需停药 2 周后检测。一般首先检测 PS:A，若明显减低，排除人为干扰因素后，可诊断 PS 缺乏。①血浆凝固法：

FPS:A 可反映 PS 的抗凝血功能，但标本中存在 FⅧa 及活化蛋白 C 抵抗时，可出现血浆凝固时间假性缩短，将待测血浆用缺乏 PS 的基质血浆进行 1:2、1:4 等适当比例稀释后可去除上述影响。②发色底物法：可避免上述干扰因素对检测的影响。

（王学锋）

lángchuāngkàngníngwù jiǎncè

狼疮抗凝物检测（lupus anticoagulant assay）

基于狼疮抗凝物（LA）在体外可干扰活化部分凝血活酶时间（APTT）和蛇毒时间，通过筛查和确认试验测定其活性，判断待测血浆中是否存在 LA 的检验项目。LA 是一组抗磷脂或磷脂与蛋白（如 β_2-糖蛋白 Ⅰ 和凝血因子）复合物的抗体。

检测方法 血浆 LA 常用拉塞尔（Russell）蛇毒试剂激活 F X、加入 Ca^{2+} 和低浓度磷脂，观察血浆发生凝固的时间，称为拉塞尔（Russell）蛇毒时间（RVVT），为狼疮抗凝物筛查试验。若 RVVT 明显延长时，提示有凝血因子缺陷或存在 LA。加入等量正常血浆后，若待测血浆 RVVT 缩短，为凝血因子缺陷；若 RVVT 仍延长，表明存在 LA。加入高浓度的磷脂中和 LA 后，可使延长的 RVVT 缩短或恢复正常，确认血浆中存在 LA，为狼疮抗凝物确认试验。筛查试验、确认试验与对照血浆的 RVVT 的比值，得到筛查试验和确认试验的比值，用筛查试验除以确认试验，得到标准化 LA 比值（NLR），根据 NLR 的大小，可判断待测血浆中有无 LA。

参考区间 NLR < 1.2（凝固法），血浆 LA 阴性。

临床意义 血浆 LA 阳性可见于抗磷脂综合征、自身免疫病

（如系统性红斑狼疮）、病毒感染、骨髓增殖性疾病、复发性流产等，24%~36%患者可发生血栓形成。

临床评价 ①血浆中残存血小板的影响：由于血小板对 LA 的检测有很大影响。患者全血应该用 0.109mol/L 的柠檬酸三钠 9：1 抗凝，然后 3500r/min 离心 15 分钟，取上 2/3 体积乏血小板血浆用于检测。为保证乏血小板血浆中血小板的数量<$10×10^9$/L，必要时可以将初次离心得到的血浆，取上 2/3 体积再次以同样条件离心，检测时绝对避免下层血小板的混入。②结果判断：临床上一般根据 APTT 延长，排除凝血因子缺乏后可能提示存在 LA，进一步做 LA 的筛查或确认试验。当怀疑待测血浆 LA 阳性时，做确认试验并计算 NLR，NLR 为 1.2~1.5，LA 为弱阳性；NLR 为 1.5~2.0，LA 为阳性；NLR>2.0，LA 为强阳性。当筛查试验比值>1.2、确认试验比值>1.0、NLR<1.2，提示凝血因子 Ⅱ、Ⅶ、Ⅹ 的缺陷或其抗体存在。

（王学锋）

xuèjiāng zǔzhīxíng xiānróngméiyuán jīhuówù jiǎncè

血浆组织型纤溶酶原激活物检测（plasma tissue plasminogen activator assay）

检测血浆组织型纤溶酶原激活物（t-PA）的活性或浓度，判断机体纤溶状态的检验项目。t-PA 主要是血管内皮细胞合成的丝氨酸蛋白酶。广泛存在机体各种组织中。血浆中游离状态的 t-PA 与纤溶酶原（PLG）的亲和力低。当有血栓形成时，t-PA 与 PLG 和纤维蛋白在血栓部位结合后形成复合物，PLG 被 t-PA 激活后转变为纤溶酶使纤维蛋白凝块溶解。

检测方法 常用发色底物法 t-PA 检测活性（t-PA：A），酶联免疫吸附试验（ELISA）检测 t-PA 抗原（t-PA：Ag）浓度。

参考区间 t-PA：A 为 0.3~0.6IU/ml（发色底物法）；t-PA：Ag 为 1.5~10.5μg/L（ELISA）。

临床意义 ①血浆 t-PA 增高：见于原发性与继发性纤溶亢进症，例如弥散性血管内凝血等。②血浆 t-PA 减低：见于血栓前状态与血栓性疾病，如深静脉血栓形成、动脉血栓形成、缺血性脑梗死、高脂血症、口服避孕药等。③溶栓治疗监测：静脉注射 t-PA 10~20 分钟后，血浆 t-PA：A 或 t-PA：Ag 达到参考区间上限的 2~3 倍时可取得较好疗效。

临床评价 ①血浆 t-PA 是体内纤溶激活的重要成分，但血浆 t-PA 水平受影响因素较多，一般随年龄的增加而升高；在机体应激反应或剧烈运动时均增高，急性损伤或手术后和妊娠时降低。②血液标本采集时的状况（如压脉带的使用）、标本溶血，或血浆中存在一些自身抗体（如类风湿因子）等可影响 t-PA 的测定结果。③由于血浆 t-PA 测定方法较多，而且缺乏标准化，不同实验室的报告方式和参考区间有显著不同，每个实验室应根据所使用实验系统建立各自的参考区间。

（王建中）

xuèjiāng xiānróngméiyuán jīhuówù yìzhìjì jiǎncè

血浆纤溶酶原激活物抑制剂检测（plasma plasminogen activator inhibitor assay）

检测血浆纤溶酶原激活物抑制剂（PAI）-1 的活性或浓度，判断机体纤溶状态的检验项目。PAI 包括 PAI-1 和 PAI-2，血浆中主要以 PAI-1 为主。PAI-1 是主要由血管内皮细胞合成的一种丝氨酸蛋白

酶抑制剂。PAI-1 的主要生理功能是灭活组织型纤溶酶原激活物（t-PA）或尿激酶型纤溶酶原激活物（u-PA），抑制纤溶酶原的激活，降低纤溶活性；并且对凝血酶等活化凝血因子有一定抑制作用。

检测方法 常用发色底物法检测 PAI-1 活性（PAI-1：A），酶联免疫吸附法试验（ELISA）检测 PAI-1 抗原（PAI-1：Ag）浓度。

参考区间 PAI-1：A 为 0.1~1.0IU/ml（发色底物法）；PAI-1：Ag 为 4~43μg/L（ELISA）。

临床意义 PAI 和 t-PA 是体内最重要的纤溶活性调节剂，PAI 减少，出血风险可增高；相反，PAI 增多可导致血栓形成风险增加，30%~40%的深静脉血栓患者有 PAI-1 增高，已有家族性 PAI-1 过多伴复发性静脉血栓的病例报道。一些研究发现，手术前血浆 PAI-1 水平与术后深静脉血栓形成有显著的相关性。PAI-1 水平升高增加急性心肌梗死或再梗死的风险性；在不稳定心绞痛患者中也观察到有 PAI-1 升高。血浆 PAI-1 属于急性时相蛋白，在急性感染、炎症、脓毒血症、恶性肿瘤及手术后可见升高。肝功能异常时，因 PAI-1 清除减少，血浆浓度可增高。吸烟、肥胖、高脂血症、高血压病、体力活动较少，血浆 PAI-1 水平也相对增高；戒烟、减轻体重、加强体育锻炼可降低血浆 PAI-1 水平。

临床评价 ①标本采集：PAI 释放有明显的昼夜节律，早晨最高、下午最低。一般在上午 8~10 时采血较为适宜，采血前应休息 20 分钟以上，尽量减少 t-PA 释放，以免影响 PAI 测定。②参考区间的应用：血浆 PAI 测定方法较多，缺乏标准化，每个实验室应根据所使用的实验系统建立各

自的参考区间。③结果分析：PAI-1 属于急性时相蛋白，在检查结果增高时应注意除外急时相反应或肝功能异常等。

（王建中）

xuèjiāng xiānróngméiyuán jiǎncè

血浆纤溶酶原检测（plasma plasminogen assay）

检测血浆纤溶酶原（PLG）的活性或浓度，判断机体纤溶状态的检验项目。PLG 主要在肝合成，肾细胞和一些肿瘤细胞也能合成。当血栓形成后被吸附在纤维蛋白网上，在组织型纤溶酶原激活物（t-PA）或尿激酶型纤溶酶原激活物（u-PA）的作用下，被裂解生成纤溶酶使纤维蛋白溶解。了解血浆 PLG 含量或活性变化对纤溶亢进、原因不明的血栓形成和溶栓治疗监测有一定临床意义。

检测方法 常用发色底物法检测 PLG 活性（PLG：A），酶联免疫吸附试验（ELISA）检测 PLG 抗原（PLG：Ag）浓度。

参考区间 PLG：A：75%～160%（发色底物法）；PLG：Ag：0.16～0.18g/L（ELISA）。

临床意义 ①血浆 PLG 减低：见于弥散性血管内凝血、脓毒血症、溶栓治疗、原发性纤溶亢进、某些恶性肿瘤转移和大手术后，由于纤溶活性增高，PLG 因消耗增多而降低；肝实质损伤，如肝硬化、重症肝炎、门脉高压和肝叶切除等，由于肝合成 PLG 减少，使其活性和含量均减低；遗传性 PLG 缺乏极少见，PLG 含量和活性均显著减低，易发生血栓形成。②血浆 PLG 增高：某些恶性肿瘤、糖尿病时可见 PLG 增高。③遗传性异常纤溶酶原血症：血浆 PLG 含量一般正常，但活性减低，杂合子型 PLG：A 为 40%～60%，纯合子型可<5%。

临床评价 ①结果分析：血浆 PLG 水平受多因素影响，单项检测常不能灵敏地反映纤溶状态。血浆 PLG 减低，提示消耗或合成减少；血浆 PLG 增高提示纤溶活性减低，常见于血栓前状态或血栓性疾病，可能是纤溶酶原激活物减少或纤溶酶原激活物抑制剂增加导致 PLG 激活障碍，或合成增加；同时测定血浆纤溶酶原激活物、纤溶酶原激活物抑制剂和 α_2-抗纤溶酶，进行综合分析，可更准确地判断纤溶活性。②参考区间应用：血浆 PLG 测定方法较多，缺乏标准化，每个实验室应根据所使用的实验系统建立各自的参考区间。

（王建中）

xuèjiāng α_2-kàngxiānróngméi jiǎncè

血浆 α_2-抗纤溶酶检测（plasma α_2-antiplasmin assay）

检测血浆 α_2-抗纤溶酶（α_2-AP）的活性或浓度，判断机体纤溶状态的检验项目。血栓形成后，血浆中 α_2-AP 与纤溶酶结合形成复合物使纤溶酶灭活，并可抑制纤溶酶结合在纤维蛋白上，调节血栓形成局部的溶栓活性。α_2-AP 主要在肝合成，又称 α_2 纤溶酶抑制物。α_2-AP 还可抑制一些活化凝血因子、胰蛋白酶和激肽释放酶等。

检测方法 常用发色底物法检测 α_2-AP 活性（α_2-AP：A），酶联免疫吸附试验（ELISA）检测 α_2-AP 抗原（α_2-AP：Ag）浓度。

参考区间 α_2-AP：A：80%～120%（发色底物法）；α_2-AP：Ag：0.06～0.10g/L（ELISA）。

临床意义 α_2-AP 减少常见：①弥散性血管内凝血、大外科手术时，由于 α_2-AP 与纤溶酶形成纤溶酶-抗纤溶酶（PAP）复合物，因消耗而引起血浆 α_2-AP 减

少。②肝疾病时，因合成减少而导致血浆 α_2-AP 降低。③感染性疾病时，白细胞酶类可水解 α_2-AP，使其降低。④溶栓治疗时，用尿激酶、链激酶或组织型纤溶酶原激活物溶栓时，大量纤溶酶原转变为纤溶酶，血浆 α_2-AP 因消耗增多而减低。⑤全身淀粉样变，可因尿激酶活性增高，使 α_2-AP 消耗增多而减低。⑥遗传性 α_2-AP 缺陷症较少见，为常染色体隐性遗传，纯合子患者可有较严重的出血症状，伤口愈合差，杂合子携带者出血并发症不明显，α_2-AP 为 35%～70%。

临床评价 ①生理变化：妊娠、分娩后和月经期，血浆 α_2-AP 升高。②血浆 α_2-AP 的含量通常较为恒定，α_2-AP 比纤溶酶原能更灵敏地反映纤溶活性，对于一些伤口愈合慢，出血时间延长，凝血酶原时间、活化部分凝血活酶时间正常的患者，有可能是 α_2-AP 缺乏所致，必要时应检测血浆 α_2-AP。

（王建中）

xuèjiāng xiānwéidànbái（yuán） jiàngjiěchǎnwù jiǎncè

血浆纤维蛋白（原）降解产物检测（plasma fibrin/fibrinogen degradation product assay）

利用单克隆抗体标记的乳胶凝集试验，定量或定性检测血浆纤维蛋白（原）降解产物（FDP）的浓度，筛查机体纤溶系统活性状态的检验项目。FDP 是纤维蛋白原（Fg）及凝血过程中生成的可溶性纤维蛋白（SF）、纤维蛋白多聚体（FP）、交联纤维蛋白（CLF），被纤溶酶降解后生成的纤维蛋白（原）降解碎片的总称。包括多种不同分子量的肽段。

在生理性凝血过程中，凝血酶使 Fg 转化为 SF 并激活因子

XⅢ（FXⅢ），SF 自发形成 FP 后被活化 FXⅢ（FXⅢa）转化为 CLF，形成血栓，达到生理性止血。由于凝血因子激活而继发纤溶酶原活化，称为继发性纤溶，生成的纤溶酶使 Fg、SF、FP 和 CLF 降解，形成 FDP，可以使血管再通。

FDP 可抑制血小板聚集和释放功能、抑制凝血酶活性和纤维蛋白单体聚合，调节血栓与止血平衡。血浆 FDP 增高是体内纤溶活性亢进的重要标志之一，测定 FDP 的含量可反映体内纤溶活性。

检测方法　应用抗 FDP 的单克隆抗体制备的胶乳颗粒与血浆中 FDP 结合而产生凝集反应，可以定性或定量测定血浆 FDP 的含量。胶乳颗粒浊度免疫分析（LPTIA）常用于定量测定。手工胶乳凝集试验（LAT）常用于半定量测定。

参考区间　0～3.2mg/L（LPTIA）；＜5mg/L（LAT）；FDP ＞10mg/L（临界值）有临床意义。

临床意义　①静脉血栓栓塞性疾病：如急性深静脉血栓形成、肺栓塞，一些恶性肿瘤转移、急性早幼粒细胞白血病等血浆 FDP 可显著升高。②各种原因继发的弥散性血管内凝血（DIC），血浆 FDP 显著升高是其主要特征，常＞20mg/L 或更高，而且随着病情的进展，FDP 呈动态升高，对 DIC 诊断的灵敏度和特异性可高达 95% 以上，是 DIC 的重要诊断试验之一。③肾病、肝病、某些急性感染、外伤及外科手术后：FDP 可轻度升高，一般在 20～40mg/L 之间。肾小球肾炎或膀胱肿瘤患者的血液和尿液 FDP 均升高；若肾移植后尿 FDP 升高超过两周，提示存在并发症。④原发性纤溶亢进症和溶栓治疗：血浆

FDP 显著升高，可以＞40mg/L 或更高。

临床评价　①检测方法选择：临床常用 LAT 半定量检测 FDP，该法较为简便，适合于少量标本测定。LPTIA 可通过全自动凝血分析仪准确、快速地定量测定 FDP 的含量。酶联免疫吸附试验（ELISA）也可定量测定 FDP。②血浆 FDP 增高，间接反映纤溶活性亢进，可作为纤溶活性的筛查指标之一，具有较高的灵敏度和阴性预测值。③DIC 诊断：需动态监测血浆 FDP 的含量变化，一次测定不能准确反映 DIC 病情的进展，结合血小板计数、血浆凝血酶原时间、血浆纤维蛋白原浓度和血浆 D-二聚体（DD）等常用试验的动态观察更有临床意义。④原发性与继发性纤溶亢进的鉴别诊断：原发性纤溶亢进症仅有血浆 FDP 增高，DD 一般不增高或轻度增高；继发性纤溶亢进时血浆 FDP 和 DD 均显著增高。

（王建中）

xuèjiāng D-èrjùtǐ jiǎncè

血浆 D-二聚体检测（plasma D-dimer assay）

利用单克隆抗体标记的乳胶凝集试验，定量或定性检测血浆 D-二聚体（DD）的浓度，判断机体继发性纤溶系统活性状态的检验项目。DD 是血凝块或血栓被纤溶酶降解后生成的小分子蛋白碎片，属于纤维蛋白降解产物的一部分，其分子结构中含有两个交联的纤维蛋白 D 片段而得名。DD 的分子量约 180kD，血浆中的半衰期约 8 小时，主要通过肾和单核-巨噬系统清除。DD 是交联纤维蛋白（CLF）被纤溶酶降解后的纤维蛋白降解产物［见血浆纤维蛋白（原）降解产物检测］。DD 被视为凝血和纤溶活化的分子标志物，

或继发性纤溶亢进的标志物。DD 测定对排除血栓性疾病、原发性与继发性纤溶亢进症的鉴别诊断、溶栓治疗的监测等有重要的价值。

检测方法　应用抗 DD 的单克隆抗体制备的胶乳颗粒与血浆中 DD 特异性结合而产生凝集反应，可以定性或定量测定 DD 的含量。胶乳颗粒浊度免疫分析（LPTIA）常用于定量测定。手工胶乳凝集试验（LAT）常用于半定量测定。

参考区间　0.02～0.4 mg/L（LPTIA）；＜0.2mg/L（ELISA）；＜0.5mg/L（LAT）；＞0.5mg/L（临界值）有临床意义。

临床意义　血浆 DD 升高提示体内凝血和纤溶系统被活化，有血栓形成或弥散性血管内凝血（DIC）发生，具有较高的诊断灵敏度和阴性预测值。

静脉血栓栓塞性疾病的排除、诊断与监测　静脉血栓栓塞（VTE）性疾病主要包括深静脉血栓形成（DVT）和肺栓塞（PE），血浆 DD 含量升高对 DVT 和 PE 的诊断具有较高的灵敏度和阴性预测值，分别可达 90% 以上，但特异性（约 50%）较低。当临床怀疑 VTE 或 PE 时，若血浆 DD＜0.5mg/L，则出现急性发作或活动性血栓形成的可能性较小。若患者已有明显的血栓形成症状与体征时，且 DD＜0.5mg/L，应考虑有无纤溶活性低下的可能，如纤溶酶原激活物抑制剂（PAI）增多。当 VTE 或 PE 急性发作时，血浆 DD 显著升高；当静脉血栓机化后，血浆 DD 可不增高。血浆 DD 也有可能作为 VTE 患者的一项预后标志物。血浆 DD 含量显著升高（＞4.5mg/L）比中度增高（＜3.0mg/L）PE 患者的死亡

率增加，DD<1.5mg/L 预测 PE 死亡率的灵敏度和阴性预测值分别为 95% 和 99%。

弥散性血管内凝血的诊断 DIC 属于血栓形成与出血综合征，继发性纤溶亢进是其重要的标志之一。DD 作为交联纤维蛋白被纤溶酶降解的特异性标志物，对 DIC 诊断的灵敏度和特异性可达 90% 以上，远远大于 DIC 的其他筛查试验或诊断试验。DIC 时，血浆 DD 呈显著动态升高趋势，而且增高的幅度较大，常大于 2~3mg/L。血浆 DD 常与 FDP 联合检测用于 DIC 的诊断与治疗监测，其诊断效率可达 95%，对早期 DIC 的诊断更有意义。

纤溶亢进症的鉴别诊断 ①原发性纤溶亢进（PF）：是在某些病理状况下，如体外循环、创伤、手术、恶性肿瘤、严重肝病，纤溶酶原活化剂释放入血增多或血液中纤溶抑制物（如 α_2-抗纤溶酶）减少所致的纤溶酶活性显著增加，导致的纤溶亢进。②继发性纤溶亢进：是原发病引起的局部凝血或 DIC 而继发的纤溶亢进。PF 发作时，由于无血栓形成，纤溶酶只降解纤维蛋白原，故仅有血浆 FDP 增高，DD 一般不增高；继发性纤溶亢进最常见于 DIC，血浆 DD 和 FDP 均显著

升高，故两者同时检测有助于鉴别 PF 与 SF。

溶栓治疗监测 深静脉血栓的溶栓治疗有效后，DD 在溶栓后的两天内增高，其增高幅度可达溶栓前的 2~3 倍。急性脑梗死溶栓治疗有效后，血浆 DD 在 4~6 小时升高至溶栓前的 2~3 倍。溶栓完全后，血浆 DD 可低于溶栓前水平或降至参考区间内。

其他 凡可伴随血液高凝状态的疾病，如严重感染、脓毒血症、某些肿瘤、外科手术、外伤、大面积烧伤、外周血管病、缺血性脑梗死、缺血性心脏病（如冠心病、动脉粥样硬化，甚至急性心肌梗死）等，血浆 DD 可增高，但增高的幅度一般较小。

临床评价 血浆 DD 临床应用应注意标本采集、检测方法、影响因素，结果分析时应密切结合临床，避免漏诊或误诊。

标本采集 应尽可能"一针见血"，采血不顺利导致血液出现肉眼难见的小凝血块，可致血液体外凝固后纤溶激活，血浆 DD 假性升高。采血后的枸橼酸钠抗凝血标本应尽快送检，避免出现假阳性结果。

检测方法 有多种方法可以检测血浆 DD 含量，但所得结果的绝对值缺乏可比性，主要是各

种检测方法没有统一的 DD 国际标准品，而且所用仪器及试剂差别较大。应建立基于本实验室的 DD 检测实验系统的参考区间、临界值，评价所用方法的实验诊断效率，了解其灵敏度和特异性。几种临床常用血浆 DD 检测方法对 DVT 和 PE 诊断的灵敏度和特异性比较见表。酶联免疫吸附试验（ELISA）属于经典方法，可定量检测；酶联免疫荧光试验（ELFA）与 ELISA 属一类方法，但可以单个标本测定，而且快速；LAT 和膜免疫渗透试验（MIF）操作简便，可半定量；LPTIA 可在自动化凝血分析仪准确定量，简便快速，适合于临床大批标本检测。3 种定量方法（ELISA、ELFA 和 LPTIA）的灵敏度均 >90% 以上，但特异性均在 50% 左右，适合于临床筛查 DVT 和 PE。

影响因素 正常生理状态下，健康成年人血液中有 2%~3% 的纤维蛋白原转变为纤维蛋白，可在健康人血浆检出低水平的血浆 DD；老年人血浆 DD 水平有所升高，与年轻人有显著差别；妊娠妇女血浆 DD 水平比非妊娠妇女显著升高，而且随孕龄增加而增加，双胎妊娠升高更明显，分娩后逐渐恢复。

结果分析 抗凝治疗可导致

表　几种检测血浆 D-二聚体方法对 DVT 和 PE 诊断的灵敏度和特异性比较

检测方法	深静脉血栓形成（DVT）		肺栓塞（PE）	
	灵敏度（%） （95%可信区间）	特异性（%） （95%可信区间）	灵敏度（%） （95%可信区间）	特异性（%） （95%可信区间）
ELISA	94（86~97）	53（38~68）	95（84~99）	50（29~71）
ELFA	96（89~98）	46（31~61）	97（88~99）	43（23~65）
MIF	89（76~95）	53（37~68）	91（73~98）	50（29~72）
LAT-定性试验	69（27~93）	99（94~100）	75（25~96）	99（92~100）
LAT-半定量试验	85（68~93）	68（53~81）	88（66~97）	66（43~83）
LPTIA	93（89~95）	53（46~61）	95（88~98）	50（36~64）

假阴性结果；高水平的类风湿因子可引起血浆 DD 含量假性升高，在出现临床难以解释的高水平血浆 DD 时，应注意除外类风湿因子的干扰；除 PF 外，一般情况下 DD 和 FDP 水平变化一致；若遇 DD 单项连续、反复显著升高，但是 FDP 不增高，患者并无血栓性疾病的其他证据，DD 多为假性增高。

（王建中）

kàng qiúdànbái shìyàn

抗球蛋白试验（anti-globulin test）

用抗球蛋白血清检测血液中抗体致敏红细胞或血浆中游离抗红细胞抗体的检验项目。1945 年由库姆斯（Coombs）等首次报道，又称 Coombs 试验。主要用于诊断温抗体型自身免疫性溶血性贫血（AIHA）。可分为两种。①直接抗球蛋白试验（DAT）：检测红细胞表面上有无不完全抗体。②间接抗球蛋白试验（IAT）：检测血清中有无不完全抗体。

原理 常用红细胞凝集法。正常情况下，IgG 类抗体只能与红细胞结合，形成致敏红细胞，而不能使红细胞形成凝集反应，但加入抗球蛋白试剂后，抗球蛋白分子 Fab 片段与红细胞表面球蛋白分子的 Fc 片段结合，通过抗球蛋白分子的搭桥作用而使红细胞发生凝集反应，而未致敏的红细胞则不会发生凝集。

直接抗球蛋白试验 抗球蛋白试剂［抗 IgG、IgM、IgA 和（或）抗 C_{3d}］与受检者红细胞表面的 IgG 或补体（C）分子结合，可使红细胞发生凝集现象。如温抗体型 AIHA 患者血液中红细胞膜与其自身抗体结合形成致敏红细胞，利用多价抗球蛋白抗体与这类不完全型温抗体结合，使致敏红细胞发生凝集现象。用抗 IgG、IgM、IgA、补体（C）和 IgG 亚类等单特异性抗体，可鉴别抗红细胞抗体的种类和亚型。

间接抗球蛋白试验 以 Rh 阳性 O 型健康人红细胞与患者血清温育，如果患者血清中存在游离的抗红细胞自身抗体，则被红细胞吸附，形成致敏红细胞；其与抗球蛋白试剂反应，即可使致敏红细胞发生凝集。

检测方法 分为直接、间接抗球蛋白试验和红细胞相关抗体分型试验。

直接抗球蛋白试验 ①受检者红细胞以生理盐水充分洗涤后配成 5% 红细胞盐水悬液与抗球蛋白血清反应。②设置阳性和阴性对照。③观察受检者及阳性、阴性对照红细胞有无凝集现象；当阳性对照凝集、阴性对照不凝集时，受检红细胞凝集为阳性、不凝集为阴性。

间接抗球蛋白试验 用 Rh 阳性 O 型健康人 5% 红细胞悬液与受检者血清反应，洗涤后再加入抗球蛋白血清，与直接法相同操作并观察结果。

红细胞相关抗体分型试验 以单特异性抗 IgG、IgM、IgA、补体血清（或 IgG 亚类抗血清）试剂替代多价抗球蛋白血清，操作同直接抗球蛋白试验，若出现阳性反应，便可明确区分自身抗体、补体类型和免疫球蛋白亚类。

参考区间 阴性。

临床意义 阳性表明红细胞膜表面有自身抗体和（或）补体（主要为 IgG 和 C3）。主要见于：①温抗体型 AIHA。②药物诱发的免疫性溶血性贫血。③新生儿同种免疫溶血病。④因 Rh 血型不合所致溶血病。⑤红细胞血型不合引起的输血反应。⑥其他：传染性单核细胞增多症、系统性红斑狼疮、恶性淋巴瘤、慢性淋巴细胞白血病、恶性肿瘤、铅中毒、结节性动脉周围炎等。

抗球蛋白试验阳性反应的表现形式、抗体类型与疾病类型和病程病情有关，如温抗体型 AIHA 多为 DAT 阳性，药物诱发的免疫性溶血性贫血则依据溶血机制不同而结果各异；多价抗血清与冷凝集素综合征患者红细胞试验，DAT 可呈阳性，可能系补体组分附着红细胞之故；阵发性冷性血红蛋白尿症患者急性发作后用抗补体血清进行 DAT 亦常为阳性；ABO 或 Rh 血型不合输血，供者的红细胞被受者的血型抗体致敏，在供者被致敏的红细胞完全破坏以前，DAT 阳性；Rh 阴性者如曾妊娠胎儿为 Rh 阳性者，或在第 1 次输注 Rh 阳性血液数天之内 IAT 阳性。

临床评价 该试验是诊断 AIHA 的关键性试验。用质量可靠的商品化试剂，当每个红细胞膜上有 300~500 个免疫球蛋白分子时，经典 DAT 可呈阳性反应；如免疫球蛋白分子数小于此值，宜用改良的 Coombs 试验，如微柱凝胶法、酶处理法和聚凝胺法等，或定量测定红细胞相关抗体。AIHA 溶血的严重程度与抗红细胞抗体的类别有关，红细胞相关抗体分型试验很有价值。AIHA 患者红细胞膜上结合的自身抗体多为单纯 IgG 型，IgG+C 和单纯 C 型等 3 类，常可复合 IgM 和（或）IgA。利用单特异性抗免疫球蛋白血清法和生物素亲和素系统-抗球蛋白试验不但可以进行分型试验，且比经典 DAT 敏感。随着对 AIHA 的深入研究，有必要区分 AIHA IgG 亚类。IgG 亚类是决定红细胞破坏机制和临床表现的另一个重要因素，由于 IgG_3 具有较强的结合补体能力，IgG_1 次之；而且单核-巨噬细胞仅有针对 IgG_1 和 IgG_3 的 Fc 段的受体。IgG_3 和 IgG_1 对红细胞的破坏作用>IgG_2，而 IgG_4 抗体似乎并不引起红细胞的破坏。临床上 IgG_3 型患者都有明显溶血征象，而单独 IgG_1 型仅约5%有溶血，IgG_4 型几乎无溶血反应。

DAT 呈假阴性可见于：①红细胞致敏抗体分子太少。②自身抗体亲和力较弱。③抗体试剂效价降低。④技术原因：如红细胞洗涤不充分，温度不适宜等。下列情况可出现假阳性：①某些感染（非 AIHA）者红细胞被补体致敏。②某些疾病（如肾炎）患者血清中高补体水平。③红细胞 C_3 受体结合循环免疫复合物。④某些抗生素类药物（如头孢菌素类）可致红细胞非特异性吸附血浆球蛋白。

（王昌富）

pínxuè shíyàn zhěnduàn

贫血实验诊断

（laboratory diagnosis of anemia） 贫血指全身循环红细胞（RBC）总量减少，在临床上表现为外周血单位容积内血红蛋白（Hb）浓度、红细胞数量和血细胞比容（Hct）低于参考区间下限。诊断依据常以单位容积血液中 Hb 低于参考区间下限判断，其参考区间因地区、年龄、性别及生理血浆容量的变化而异。特征性的临床表现常可提供诊断及鉴别诊断的线索和依据。

贫血的病因和发病机制分类（表 1）：①红细胞生成减少。②红细胞破坏过多。③失血性贫血。根据红细胞形态分为大细胞、正细胞、小细胞和小细胞低色素性贫血。

实验检测 贫血实验检测的手段大致可分为 2 类。①筛查试验：确定是否存在贫血及其程度，并将贫血大致归类。②诊断试验：主要依据实验诊断路径，用于查明贫血的病因。

筛查试验 采用血细胞分析仪检测红细胞数量、血红蛋白浓度和血细胞比容；平均红细胞体积（MCV）和红细胞体积分布宽度（RDW）；平均红细胞血红蛋白量（MCH）和平均红细胞血红蛋白浓度（MCHC）；白细胞计数和白细胞分类计数；血小板计数；以及网织红细胞计数（Ret）、网织红细胞生成指数（RPI）和未成熟网织红细胞指数（IRF）等。在显微镜下观察红细胞形态特点，以验证血细胞分析结果和依据红细胞形态对贫血初步分类。

诊断试验 常用的诊断试验项目见表2。确定贫血的病因和发病机制，常规试验采用生物化学和免疫学的检测技术，必要时可借助分子诊断学技术。

实验诊断 原则：①根据筛查试验结果，确定有无贫血以及贫血程度、进行贫血的形态学分类。②综合诊断试验数据，分析可能存在的病因及发病机制。③结合临床表现和其他检查进行疾病诊断，适当时采用实验项目进行疗效观察和临床验证。

中国贫血诊断标准：成年男性 $Hb < 120g/L$，$RBC < 4.5 \times 10^{12}/L$ 及 $Hct < 0.42$；成年女性 $Hb < 110g/L$，$RBC < 4.0 \times 10^{12}/L$ 及 $Hct < 0.37$；孕妇 $Hb < 100g/L$，$Hct < 0.30$。

依据 Hb 降低的程度和临床表现，贫血分为 4 级。①轻度贫血：成年男性 Hb 为 91~120g/L，成年女性 Hb 为 81~110g/L，临床症状轻微。②中度贫血：男性 Hb 值为 61~90g/L，成年女性 Hb 为 61~80g/L，体力劳动后感心悸、气短。③重度贫血：男性和女性患者的 Hb 为 31~60g/L，休息时也感心慌、气短。④极重度贫血：Hb 值在男性和女性患者均 < 30g/L，常合并贫血性心脏病。

表 1 贫血的病因和发病机制分类

贫血的病因分类	常见病因或相关疾病
红细胞生成减少	①再生障碍性贫血（AA）：如骨髓造血衰竭综合征。②纯红细胞再生障碍（PRCA）：即骨髓造血细胞减少主要累及红系细胞。③造血原料缺乏：叶酸和维生素 B_{12} 缺乏、缺铁或利用障碍等。④骨髓病性贫血：如白血病、转移瘤、骨髓纤维化等占位性病变等。⑤骨髓无效造血：如先天性红细胞生成异常性贫血、骨髓增生异常综合征等。⑥红细胞造血调节异常：如肝、肾和内分泌疾病、慢性感染和炎症所致贫血等
红细胞破坏过多	
内在缺陷	①红细胞膜异常：如红细胞膜骨架蛋白缺乏、膜脂蛋白、胆固醇和磷脂构成异常等。②红细胞酶缺陷：如葡萄糖-6-磷酸脱氢酶（G6PD）或丙酮酸激酶（PK）缺乏等。③珠蛋白或血红素合成异常：如异常血红蛋白病、珠蛋白生成障碍性贫血以及先天性卟啉病等
外在缺陷	①免疫性溶血性贫血：如自身免疫性溶血性贫血、胎儿新生儿溶血病、药物免疫性贫血等。②非免疫性溶血性贫血：如微血管病性溶血性贫血、溶血尿毒症综合征、疟疾等
失血性贫血	①急性失血：如消化道大出血、大量咯血、外伤大出血、宫外孕大出血等。②慢性失血：如钩虫病、痔疮、月经量多、慢性创面渗血、出血性疾病等

表2 常见贫血的诊断试验

造血原料或疾病类型	检验项目
造血原料缺乏所致贫血	血清铁、总铁结合力、转铁蛋白饱和度、血清铁蛋白、血清转铁蛋白、可溶性转铁蛋白受体、红细胞原卟啉、叶酸、维生素 B_{12}、红细胞生成素
再生障碍性贫血	骨髓细胞形态学、骨髓组织活检、造血干/祖细胞培养、细胞因子测定
溶血性贫血	血浆游离血红蛋白、血浆结合珠蛋白、尿含铁血黄素试验
红细胞膜病	红细胞渗透脆性试验、酸化甘油溶解试验、自身溶血试验、红细胞膜蛋白分析、红细胞膜磷脂分析、红细胞 ATP 和 ATP 酶测定、红细胞膜病分子诊断技术
红细胞酶病	高铁血红蛋白还原试验、葡萄糖-6-磷酸脱氢酶荧光斑点试验、葡萄糖-6-磷酸脱氢酶活性测定、丙酮酸激酶荧光斑点试验、丙酮酸激酶活性测定、红细胞酶病分子诊断技术
血红蛋白病	血红蛋白电泳/色谱分析、血红蛋 A_2 定量测定、抗碱血红蛋白测定、异丙醇试验、热不稳定试验、血红蛋白病分子诊断技术
抗体、补体所致溶血病	抗球蛋白试验、红细胞相关抗体分型试验、红细胞相关抗体定量测定、冷凝集素测定、双相溶血试验、酸化溶血试验、血细胞膜 CD55 和 CD59 检测、糖基磷脂酰肌醇锚链蛋白测定

贫血形态学实验诊断路径见图1~3。

临床评价 在大多数情况下，采集外周血标本利用血细胞分析仪检测即可方便地诊断贫血及严重程度。根据红细胞形态特点和红细胞平均值参数进行形态学分类，对临床较常见的缺铁性贫血、巨幼细胞贫血等各种营养性贫血、珠蛋白生成障碍性贫血、异常血红蛋白病和遗传性球形红细胞增多症等初诊和筛查不仅简便，而且实用。但真正查明贫血的基础疾病，其意义远超过了解贫血的类型和程度，早期结肠癌或白血病患者的贫血可能是轻度的；钩虫病或痔疮出血引起的贫血可能是重度的。

贫血类型明确后更为重要的是要查找贫血的病因、阐明发病机制，以利于临床治疗。①深入了解病史：病史包括饮食习惯史、药物史、血红蛋白尿史、输血史、家庭成员贫血史、地区流行性疾病（甲状腺功能低下、蚕豆病、

疟疾史）等，应特别注意贫血发生的急缓、伴发的症状，常可提供重要的诊断线索。如育龄妇女缺铁性贫血尤其多见，多发性骨髓瘤极少在儿童发生，风湿病常

伴有免疫性溶血等。②仔细做体格检查：体征中注意肝、脾、淋巴结肿大，皮肤、黏膜出血和黄疸等。如脾大伴黄疸拟诊溶血性贫血、原因不明的巨脾则常见于骨髓增殖性肿瘤。③筛查试验：血细胞分析可以提供大量的筛查信息，如全血细胞减少可见于再生障碍性贫血、阵发性睡眠性血红蛋白尿等；贫血伴白细胞增多往往为各类白血病、骨髓纤维化、急性失血等。红细胞平均指数反映不同类型贫血可能的病因；血涂片细胞形态学检查极有价值，异形红细胞可提供重要的诊断线索；而所有的贫血患者都应提供Ret 计数和生成指数，或 IRF、RMI，因为其是最常用反映骨髓红系造血功能的参数，一般认为Ret$> 100 \times 10^9$/L 方为有效代偿，否则提示造血原料缺乏或造血功能异常。④骨髓涂片细胞形态学检查：对了解贫血发生的原因和机制很有必要，如骨髓造血功能

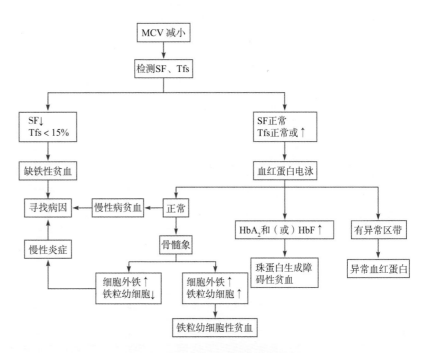

图1 小细胞性贫血实验诊断路径

注：HbA_2：血红蛋白 A_2；Tfs：转铁蛋白饱和度；SF：血清铁蛋白；HbF：血红蛋白 F

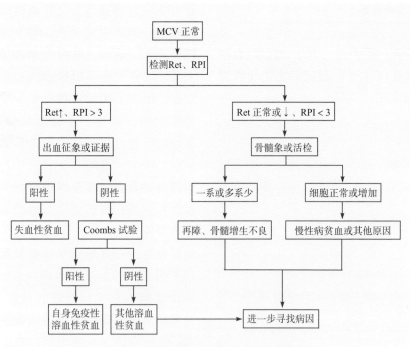

图 2　正常细胞性贫血实验诊断路径

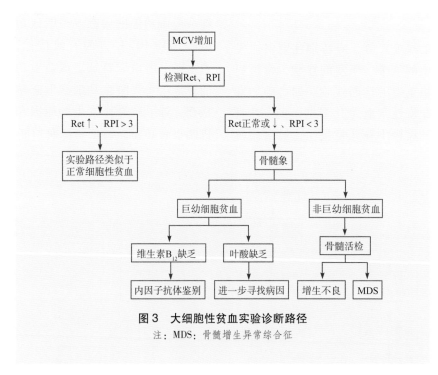

图 3　大细胞性贫血实验诊断路径

注：MDS：骨髓增生异常综合征

状况是否增生或减低，各系统有核细胞百分率、粒红比例是否正常，有核细胞是否减少，淋巴细胞、组织细胞、浆细胞、嗜酸或嗜碱性粒细胞百分率正常与否，有无异常细胞出现等。必要时宜进行骨髓活组织检查，并根据需要做特殊组织化学染色。⑤诊断试验：根据需要选择某些确诊试验，如了解铁的贮存，血清铁蛋白检测和骨髓涂片做铁染色较为重要；诊断异常血红蛋白病，可选用 Hb 电泳检测，若要分析突变基因，则应选择分子生物学方法；怀疑自身免疫性溶血性贫血应选择抗球蛋白试验等。⑥其他检查：贫血常可缘于非血液系统疾病，如消化系统或泌尿系统肿瘤，需要结合采用其他检查，如影像学检查、脏器功能检查等。

有时诊断贫血也并非简单、明确，除考虑患者性别、年龄特征外，还应注意其所居住海拔高度、生物学变异等，可疑患者要定期复查。血液标本的采集、测定方法的规范化及质量保证措施等可影响贫血的诊断。

（王昌富）

quētiěxìng pínxuè shíyàn zhěnduàn

缺铁性贫血实验诊断　（laboratory diagnosis of iron deficiency anemia）　缺铁性贫血（IDA）是骨髓贮存铁缺乏或耗竭所引起合成血红蛋白的铁不足或缺乏而导致的贫血。铁是合成血红蛋白必需的元素，各种原因造成人体铁的缺乏会影响血红蛋白的合成，使红细胞生成障碍而呈现小细胞低色素性贫血。贫血早期可以没有症状或症状很轻，但若缺铁严重或病情进展很快，可出现慢性贫血症状，如皮肤和黏膜苍白、头晕、乏力、心悸等。由于组织缺铁、含铁酶的缺乏，临床上可出现消化系统症状如食欲缺乏、舌乳头萎缩、口角炎和舌炎等，严重者有异食癖，可出现反甲。IDA 是最常见的一类贫血，男性和绝经后女性发生率 2%～5%，女性患者多于男性，婴幼儿、孕妇及育龄妇女尤为多见。IDA 实验诊断以血细胞计数及形态学观察和生物化学分析技术为主。

实验检测　主要内容包括血象、骨髓象、铁代谢试验和红细胞原卟啉测定。

血象　①血细胞计数：血红蛋白（Hb）浓度下降比红细胞（RBC）计数减少更明显，红细胞平均容积（MCV）、平均红细胞血红蛋白量（MCH）和平均红细胞血红蛋白浓度（MCHC）均下降，呈现小细胞低色素性贫血。红细胞直方图特征为曲线波峰左移，峰底变宽，显示小细胞不均一性，红细胞体积分布宽度（RDW）增大。②血涂片染色检验：红细胞体积较小，大小不均，染色较浅；中心淡染区扩大（图1），贫血严重者红细胞仅存边缘一圈红色，呈环形。

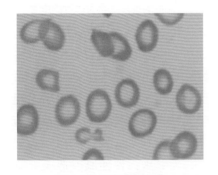

图1　IDA 外周血涂片
（瑞氏染色　×1000）
注：红细胞中心淡染区扩大

骨髓象　呈增生性贫血骨髓象，以红系增生为主，中、晚幼红细胞明显增加，粒红比例减低。严重缺铁时骨髓各阶段的幼红细胞较正常小，呈"核老质幼"样；胞质量少且蓝染，呈"裙缘"状（图2）。骨髓外铁减少或缺如、铁粒幼细胞比率降低。粒细胞和巨核细胞系统无明显改变。在钩虫感染所致的缺铁性贫血患者中嗜酸性粒细胞比例可达20%以上。

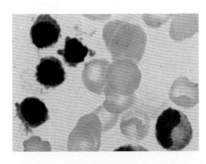

图2　IDA 骨髓涂片
（瑞氏染色　×1000）
注：幼红细胞胞质量少且蓝染

铁代谢试验　包括血清铁（SI）、总铁结合力（TIBC）、转铁蛋白饱和度（Tfs）测定，血清铁蛋白（SF）测定和血清转铁蛋白（Tf）测定。

红细胞原卟啉测定　红细胞原卟啉（EP）以两种形式存在于红细胞内，一种是与锌离子结合为锌原卟啉（ZPP），另一种是红细胞游离原卟啉（FEP），常用酸性溶剂提取 FEP 后，以荧光比色法测定 FEP，应用血液荧光测定仪检测 ZPP。

实验诊断　包括以下内容。

诊断标准　缺铁是一个渐进的发展过程，临床上分为储铁缺乏、缺铁性红细胞生成和缺铁性贫血等3个阶段。

储铁缺乏　即体内仅有贮存铁的消耗：①有明确缺铁病因和临床表现。②SF<15μg/L。③骨髓铁染色显示铁粒幼细胞<10%，细胞外铁缺如；符合①再加上②或③中任何1条即诊断成立。

缺铁性红细胞生成　指红细胞摄入铁较少，但红细胞内血红蛋白减少不明显：①符合储铁缺乏的诊断标准。② Tfs < 15%。③FEP＞0.9μmol/L；符合①再加上②或③中任何1条即诊断成立。

缺铁性贫血　红细胞内 Hb 明显减少：①符合缺铁性红细胞生成的诊断标准。②呈现小细胞低色素性贫血。③铁剂治疗有效。

鉴别诊断　主要应与形态学表现为小细胞低色素性贫血，包括铁粒幼细胞贫血、珠蛋白生成障碍性贫血、慢性病贫血等的鉴别诊断（表1）。

临床评价　SI、TIBC 测定只是缺铁的筛查试验，在人体早期铁代谢发生改变时可能变化不显著；Tfs 对于鉴别缺铁性贫血、慢性病贫血和其他贮铁增多的贫血仅次于SF。一般认为骨髓铁染色是判断铁缺乏的"金标准"，IDA 绝大多数细胞外铁表现为阴性，细胞内铁明显减少或缺如。经铁剂治疗后，细胞外铁增多。SF 能准确反映体内贮存铁情况，与骨髓细胞外铁染色具有良好的相关性。EP 增多可以间接反映铁的缺

表1　小细胞低色素贫血鉴别诊断

鉴别点	缺铁性贫血	铁粒幼细胞贫血	珠蛋白生成障碍性贫血	慢性病贫血
发病年龄	中、青年女性	中老年	幼年	不定
病因	铁缺乏	铁失利用	珠蛋白生成障碍	慢性炎症、感染及肿瘤等
网织红细胞	正常/↑	正常/↑	略↑/正常	正常
血清铁蛋白（SF）	↓	↑	↑	正常/↑
血清铁（SI）	↓	↑	↑	↓
总铁结合力（TIBC）	↑	↓	正常	正常/↓
转铁蛋白饱和度（Tfs）	↓	↑	↑	↓
骨髓细胞外铁	↓	↑	↑	↓
骨髓细胞内铁	↓	环形铁粒幼细胞>15%	↑	↓

乏，对 IDA 敏感性稍差，临床实际应用较少，常用铁代谢指标对铁缺乏诊断的效率见表2。

（王昌富）

tiědàixiè shìyàn

铁代谢试验（iron metabolism test） 反映人体铁的分布、吸收、转运、利用、贮存和排泄情况的检验项目。正常人体内铁的总量为 3~5g，其中62%为血红素铁。在骨髓的有核红细胞中，原卟啉Ⅸ在血红素合成酶的作用下与 Fe^{2+} 络合生成血红素，最后与珠蛋白结合形成血红蛋白（Hb）。Hb中血红素主要在位于脾、肝和骨髓中的吞噬细胞内分解，铁在血红素氧化酶的作用下被释放，而多数又在血红素合成过程中被重复利用。每天约有30mg铁被用于新产生 Hb，多数铁从衰老的红细胞分解而获得。

原理 在生理情况下，人体内的铁是封闭式循环，极少的铁（男性约1mg/d）被丢失。机体铁含量的变化有赖于铁吸收来维持。对于妇女，月经期和生育期增加铁丢失的量约 1.5mg/d，当铁吸收没有足够增加时可能会导致缺铁性贫血的发生和发展。在多数男性和绝经期妇女中，体内有一些贮存铁，即铁蛋白铁和含铁血黄素铁，必要时可被利用合成血红素；而多数妇女和儿童几乎没有或无贮存铁。转铁蛋白（Tf）是负责细胞外运送的铁结合蛋白，每分子转铁蛋白能结合 2 个游离铁离子，多数细胞获得铁的途径是通过细胞表面的转铁蛋白受体（TfR）结合的转铁蛋白，接着内化、形成囊泡并释放铁，将铁转运至细胞质；脱铁转铁蛋白重入血浆中参与再循环。铁调素可能是机体铁储备及循环可利用铁的生理调控因子，其通过调整肠道铁的吸收以控制体内的铁量，并可能影响巨噬细胞内铁的供给以促进红细胞的生成。

检测方法 临床上常用的铁代谢试验有血清铁（SI）、总铁结合力（TIBC）、转铁蛋白饱和度（Tfs）、血清铁蛋白（SF）、血清转铁蛋白（Tf）、血清可溶性转铁蛋白受体（sTfR）和血清铁调素测定等。

血清铁、总铁结合力、转铁蛋白饱和度 有原子吸收分光光度法、比色分析法等。①SI 测定：以比色法检测，在血清标本中加入强还原剂（如羟基胺），将 Fe^{3+} 还原成 Fe^{2+}，再与络合剂（如亚铁嗪）反应，生成有色化合物，以比色法测定铁量。②TIBC 测定：通过加入过量的高铁化合物，使之与脱铁形式转铁蛋白结合，多余的铁被除去，然后用测定 SI 的方法测定铁总量，即为 TIBC。③Tfs 计算：血清铁在总铁结合力中所占的百分比。

血清转铁蛋白 检测方法有化学（电化学）发光免疫分析法、免疫比浊法、酶免疫测定法和放射免疫测定法等，主要采用免疫比浊法。免疫比浊法原理：将兔抗人 Tf 抗体交联于胶乳颗粒上，与待测样品中转铁蛋白在液相中相遇，立即形成抗原抗体复合物，并产生一定浊度，与通过同样处理的标准品比较，即可计算出样品中 Tf 的含量。

血清铁蛋白 检测方法有化学（电化学）发光免疫法、免疫比浊法、荧光免疫法和放射免疫法等，前者最为常用。电化学发光免疫法原理：将血清标本、生物素化的抗铁蛋白单克隆抗体和钌（Ru）标记的抗铁蛋白单克隆抗体混匀，形成夹心复合物，通过生物素与链霉亲和素间的反应结合到微粒上，微粒吸附到电极上，加电压后产生化学发光，通过光电倍增管进行测定。

血清可溶性转铁蛋白受体 酶联免疫双抗体夹心法原理：将 sTfR 单克隆抗体包被于固相载体，血清中的 sTfR 与之形成抗原抗体复合物，再加入酶标记的转铁蛋白受体特异性的多克隆抗体，使之结合后加入底物和显色剂，其颜色深浅与转铁蛋白受体水平成正比。

血清铁调素 竞争性酶联免疫法原理：固相载体上包被抗人铁调素抗体，加入含有标准品或待测样品与生物素标记的铁调素抗原的混合液，标准品或待测样品中的铁调素抗原和被标记的重组铁调素抗原与固相抗体竞争性结合，加入亲和素化酶作用底物显色后检测，样品中的铁调素浓度与吸光度成反比，可根据呈色的深浅进行定量分析。

参考区间 与所用方法相关（表1）。

临床意义 铁是人体的必需元素，有生理活性的铁除以血浆的 Tf 形式存在外，主要以血红素

表2 常用铁代谢试验指标诊断铁缺乏的效率比较

诊断试验指标	SF	Tfs	ZPP
最佳临界值	30μg/L	15%	14μg/gHb
敏感度	94%	82%	56%
特异度	96%	75%	87%
准确度	95%	78%	75%

的形式存在，缺铁或铁利用障碍时会引起红细胞异常。

铁转运 在血液循环中，一部分 Tf 与 SI 结合，另一部分则以脱铁的形式存在，TIBC 指转铁蛋白所能结合的最大铁量。转铁蛋白是 670～700 个氨基酸组成的单链糖基化蛋白，分子量约 80kD。负责运载由消化道吸收的铁和由红细胞降解释放的铁，以 $Tf-Fe^{3+}$ 的复合物形式进入骨髓中，供红细胞的生成和分化，因此血浆中 Tf 水平可用于缺铁性贫血的诊断和对治疗的监测。

铁贮存 从几种动物的肝脾中提取的铁蛋白由一脱铁铁蛋白外壳封闭一个约有 4000 个铁原子的核心组成，为 24 个亚单位聚集而成的大分子（450kD）结构的糖蛋白，是铁在体内储存的一种形式。若 SF<12ng/ml，判断为储铁缺乏；若 SF>400ng/ml，反映体内贮铁过量。

铁利用 铁经肠上皮细胞吸收后结合 Tf 转运入血，再通过细胞表面的 TfR 介导，完成细胞对铁的摄取。sTfR 是血清中 TfR 的水解片段，在组织缺铁时特异性升高的特点有助于早期鉴别缺铁红细胞生成，且不受炎症、感染等因素的影响，因此 sTfR 可以很好地鉴别缺铁性贫血和慢性病贫血。

铁调节 铁调素是重要的铁代谢调控因子，通过调节组织内的铁向血浆中释放而控制体内铁的贮存和转运。①生理性变化：增高可见于能引起血清铁浓度增高的情况，如摄入大量含铁量高的食物，补铁制剂等；降低可见于红细胞增生。②病理性变化：增高多见于炎症性贫血；β-珠蛋白生成障碍性贫血铁负荷过多期以及其他铁负荷性贫血则降低。

临床评价 不同铁代谢试验检测的灵敏度和特异度有差异，联合检测可提高诊断有效性。一些生理、标本等因素可显著影响试验结果（表2）。

（王昌富）

jùyòuxìbāo pínxuè shíyàn zhěnduàn

巨幼细胞贫血实验诊断 （laboratory diagnosis of megaloblastic anemia）

巨幼细胞贫血（MA）是多种原因引起叶酸和（或）维生素 B_{12} 缺乏，使细胞 DNA 合成（核发育）障碍，导致骨髓三系细胞核质发育不平衡（巨幼样变）及无效造血的贫血。临床上常分为叶酸缺乏和维生素 B_{12} 缺乏两种。除贫血症状外，前者常伴消化道症状，如舌红、光滑、腹胀和腹泻等；后者常伴神经系统症状，如脊髓后侧束和周围神经病变等。

实验检测 分为筛查试验和诊断试验。

筛查试验 ①多为全血细胞减少。②网织红细胞正常/轻度增多。③大细胞正色素性贫血，平均红细胞体积（MCV）>100fl，呈大卵圆形。④中性粒细胞核分叶过多（5 叶者>5%，或 6 叶者>1%）。

诊断试验 ①骨髓检验：有诊断意义，但受叶酸或维生素 B_{12} 治疗的影响大。②血清和红细胞叶酸测定：血清叶酸正常为 7.9～23.8nmol/L；红细胞叶酸正常为 140～250μg/L。③血清维生素 B_{12} 测定：正常为 148～660pmol/L。④诊断性治疗试验。

表 1　常用铁代谢试验的检测方法和参考区间

检验项目	检测方法	参考区间
SI	亚铁嗪法	男性：11～30μmol/L；女性：9～27μmol/L
TIBC		男性：50～77μmol/L；女性：54～77μmol/L
Tfs		0.33～0.35（33%～35%）
Tf	免疫比浊法	28.6～51.9μmol/L
SF	电化学发光法	男性：30～400ng/ml；女性：13～150ng/ml
sTfR	酶免疫法	1.3～3.3mg/L
血清铁调素	酶免疫法	男性：29～254ng/ml；女性：17～286ng/ml

表 2　常用铁代谢检测影响因素

检验项目	影响因素
SI、TIBC	上午最高、子夜最低，其生理波动范围可达 20%～30%；溶血、严重脂血、肝素抗凝血浆的标本有影响
Tf	妊娠及口服避孕药或雌激素注射可使 Tf 升高；标本放置时间过长或处理不当，脂血，标本有沉淀，或灭活过的标本
SF	接受过小鼠单抗治疗或体内诊断的患者可能会出现假阳性反应；标本禁止使用叠氮钠防腐。标本放置时间过长或处理不当、标本灭活或有沉淀时可对检测造成影响
sTfR	新生儿、儿童>成年人；溶血、脂血可影响检测结果
血清铁调素	12 时和 20 时含量最高，早上 8 时最低；摄入大量铁和引起血清铁浓度增高的药物，可刺激机体铁调素分泌增加。标本-80℃保存 6 个月内稳定性较好

⑤血清同型半胱氨酸和甲基丙二酸（MMA）测定：前者正常为5~16μmol/L；后者正常为70~270nmol/L。⑥内因子阻断抗体测定和维生素B_{12}吸收试验等。

实验诊断 ①骨髓增生：明显/极度活跃，出现典型的巨幼红细胞（>10%）（图），粒系和巨核系也见巨型变。②放射免疫法测定：血清叶酸<6.91nmol/L，红细胞叶酸<227nmol/L。③放射免疫法测定：血清维生素B_{12}<74~103pmol/L。④叶酸诊断性治疗试验：每天口服叶酸10μg共10天（同时禁食肝类、新鲜水果和绿叶蔬菜等），4~6天后测网织红细胞（Ret）升高可考虑叶酸缺乏。⑤维生素B_{12}诊断性治疗试验：每天肌内注射1μg维生素B_{12}，4~6天后测Ret升高，考虑为维生素B_{12}缺乏。⑥叶酸缺乏：血清同型半胱氨酸水平增高而MMA水平正常。⑦维生素B_{12}缺乏测定：血清同型半胱氨酸水平和血清MMA水平都增高。⑧为明确维生素B_{12}缺乏的原因，有条件时可测定内因子阻断抗体和进行维生素B_{12}吸收试验。

叶酸缺乏和维生素B_{12}缺乏的鉴别见表。

临床评价 ①溶血性贫血、再生障碍性贫血、骨髓增生异常综合征、肝病、甲状腺功能减退症、化疗后也可见大细胞贫血，其红细胞呈大圆形，而不是卵圆形。②补充叶酸或维生素B_{12}治疗24小时后，骨髓细胞的巨幼变逐渐消失，治疗后48小时后已基本不见骨髓细胞的巨幼变，故骨髓检验受叶酸或维生素B_{12}治疗的影响很大，要特别注意。③要判断叶酸缺乏，必须同时测定血清和红细胞叶酸都减低才有价值。④血清同型半胱氨酸和MMA测定对鉴别叶酸和维生素B_{12}缺乏有帮助。⑤内因子阻断抗体测定和维生素B_{12}吸收试验对了解巨幼细胞贫血的病因有一定帮助，但由于实验复杂、干扰因素多，又受肾功能影响，目前少用。

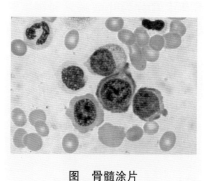

图 骨髓涂片
（瑞氏染色 ×1000）
注：有巨早幼和巨中幼红细胞

（王鸿利）

zàishēng zhàng'àixìng pínxuè shíyàn zhěnduàn

再生障碍性贫血实验诊断

（laboratory diagnosis of aplastic anemia） 再生障碍性贫血（AA）是骨髓造血功能衰竭造成全血细胞减少的综合征。简称再障。涉及遗传因素的先天性再障占极少数；大多数为获得性，与化学、物理和生物等因素有关，但其中多数属病因不明的原发性。AA可能与造血干细胞、造血微环境缺陷以及免疫机制改变有关。临床上以红细胞、粒细胞和血小板减少所致的贫血、感染和出血为特征。纯红细胞生成障碍（PRCA）指红系祖细胞衰竭而致骨髓中单纯红细胞减少或缺如所引起的红系造血障碍性贫血，简称纯红再障。

实验检测 检测项目包括：全血细胞计数和网织红细胞（Ret）计数；血涂片检验；HbF%（儿童）；骨髓涂片和活检、细胞遗传学检验；外周血染色体断裂点分析（<50岁，排除范科尼贫血）；Ham试验、流式细胞术检测GPI锚蛋白；如果酸化溶血试验（Ham试验）阳性和（或）GPI锚蛋白缺乏，检测尿含铁血黄素；维生素B_{12}和叶酸测定；肝功能试验；病毒学试验，如肝炎病毒，EB病毒、人类免疫缺陷病毒、巨细胞病毒等；抗核抗体和抗双链DNA；基因突变分析等（必要时）。

实验诊断 包括以下两部分内容。

临床诊断 为排他性诊断。在结合临床表现的基础上，实验诊断必须符合以下2条以上：①血红蛋白<100g/L。②血小板<50×10^9/L。③中性粒细胞绝对值<1.5×10^9/L。外周血Ret减少；骨髓涂片检验见骨髓增生低下、造血细胞减少，骨髓非造血细胞增多（图1）；骨髓组织学见骨髓脂肪变和有效造血面积减少（<25%，图2）；体外造血祖细胞培养、骨髓核素扫描、T细胞亚群分析、中性粒细胞碱性磷酸酶积分增高、血液红细胞生成素升高

表 叶酸和维生素B_{12}缺乏的鉴别诊断

病因	血清叶酸	血清维生素B_{12}	红细胞叶酸	血清高半胱氨酸	MMA
叶酸缺乏	↓	N	↓	↑	N
维生素B_{12}缺乏	N/↓	↓	↓	↑	↑
二者同时缺乏	↓	↓	↓	↑	↑

注：↑/↓：增高/降低；N：正常

等也有助于再障的诊断。诊断后则需进一步确定临床分型（表）。

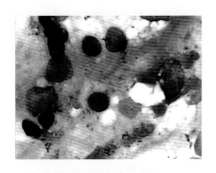

图1 再障骨髓涂片
（瑞氏染色 ×1000）

注：骨髓小粒可见非造血细胞增多

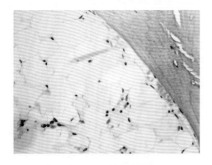

图2 再障骨髓组织学
（H-E染色 ×400）

注：可见骨髓脂肪变和有效造血面积减少

鉴别诊断 多种疾病具有与AA相似的全血细胞减少，故需进行鉴别诊断。①阵发性睡眠性血红蛋白尿症（PNH）：是一种获得性克隆性红细胞膜缺陷溶血病，发作时可见骨髓红系增生、血红蛋白尿和含铁血红素尿、Ret增高、黄疸、Ham试验阳性、血细胞（粒细胞、红细胞）补体调节蛋白（CD55、CD59）阴性表达细胞增多（>10%）（见阵发性睡眠性血红蛋白尿症实验诊断）。值得注意的是少数病例可相互转化，即AA-PNH综合征。②骨髓增生异常综合征：多数患者骨髓增生活跃，出现一系或多系病态造血；少数患者骨髓增生低下酷似AA，更应注意寻找病态造血细胞、幼稚前体细胞异常定位现象，染色体分析和突变基因检查等有助于鉴别（见骨髓增生异常综合征实验诊断）。③低增生性白血病：可表现为全血细胞减少，容易与再障混淆。多部位骨髓检验和活检寻找原始和幼稚血细胞可明确诊断；当鉴别较为困难时，可借助于细胞遗传学和分子生物学手段综合判断。④急性造血功能停滞：骨髓造血突然停止的现象，常由感染和药物引起，起病高热、病情凶险，易误诊为急性再障，其实验结果虽示贫血严重、网织红细胞明显减少、甚至为0，但血小板多不少见，骨髓增生多为活跃，可见特征性巨大原始红细胞；病程有自限性，经支持治疗2~6周多可恢复。⑤范科尼（Fanconi）贫血：多见于5~10岁儿童，进行性骨髓衰竭、发育异常或畸形以及有肿瘤易发倾向。采用染色体断裂试验、流式细胞术DNA含量和细胞周期检测等有助于诊断和儿童再障的鉴别。

临床评价 全血细胞减少，不伴肝、脾、淋巴结肿大的患者即应拟诊再障，因此全血细胞和Ret计数结合影像学检查是本病诊断的筛查试验；骨髓细胞学和组织学检查是诊断AA的可靠依据；采取生物化学、免疫学和分子生物学技术是鉴别诊断的重要方法。

（王鸿利）

róngxuèxìng pínxuè shíyàn zhěnduàn

溶血性贫血实验诊断 （laboratory diagnosis of hemolytic anemia） 溶血性贫血（HA）指遗传性/获得性等原因导致红细胞破坏速率超过骨髓造血代偿能力的溶血，即既有溶血又伴贫血；虽有溶血，但无贫血者称为溶血性疾病。

HA分型 按发病和病情分为急性和慢性两型；按溶血部位分为血管内和血管外溶血两种；按病因和发病机制分为红细胞内在缺陷所致HA（遗传性HA）和红细胞外在因素所致HA（获得性HA）。

遗传性HA ①红细胞膜缺陷（红细胞膜病）：如球形红细胞增多症、椭圆形红细胞增多症、口形红细胞增多症、靶形红细胞增多症和棘形红细胞增多症。②红细胞酶缺陷（红细胞酶病）：如葡萄糖-6-磷酸脱氢酶缺陷症、丙酮酸激酶缺陷症和嘧啶5'-核苷酸酶缺陷症。③血红蛋白病：珠蛋白生成障碍性贫血以及异常血红蛋白病。

获得性HA ①免疫性HA：分为自身免疫性（温抗体型、冷抗体型）、同种免疫性和药物诱导性HA。②非免疫性HA：如血栓

表 获得性AA的临床分型

特征	非重型	重型	极重型
临床症状	轻	重	重
血象			
网织红细胞（×10⁹/L）	≥15	<15	<15
中性粒细胞（×10⁹/L）	≥0.5	<0.5	<0.2
血小板（×10⁹/L）	≥20	<20	<20
骨髓象	增生低下	不良	不良

性血小板减少性紫癜、溶血尿毒症综合征、弥散性血管内凝血、行军性血红蛋白尿症和阵发性睡眠性血红蛋白尿症。③其他：如生物/感染、化学/药物所致 HA。

HA 临床表现　①慢性溶血：多为血管外溶血，发病慢，病程长，表现为贫血-黄疸-脾大三联症；若伴某些诱发因素可致暂时性红系造血停滞或再生障碍危象。②急性溶血：多为血管内溶血，起病急，病程短，表现为寒战、发热、头痛、呕吐、腰背疼痛，继而出现血红蛋白尿、黄疸、贫血等症状。

实验检测　分一般检测和特殊试验两类。

一般检测　通过红细胞寿命检测、红细胞破坏过多的检测、红细胞代偿性增生的检测寻找溶血证据。

红细胞寿命检测　^{51}Cr-RBC 寿命期 22~35 天，<22 天为缩短。

红细胞破坏过多的检测　①血象：检测红细胞数量和血红蛋白（RBC/Hb）；血涂片有核红细胞、豪-焦（Howell-Jolly）小体、嗜多色性红细胞等。②尿液：检测血红蛋白尿、尿含铁血黄素试验（Rous test）；尿胆红素和尿胆原。③胆红素代谢：检测总胆红素和非结合胆红素。④血清结合珠蛋白和血浆游离血红蛋白。⑤乳酸脱氢酶（LDH），尤其是 LDH-1 等。

红细胞代偿性增生的检测　①网织红细胞计数、绝对值和网织红细胞生成指数（RPI）和成熟指数（RMI）测定。②骨髓象：增生程度和红系增生情况、粒红比例关系等。③红细胞肌酸水平。④血清转铁蛋白受体测定。

特殊试验　通过实验诊断红细胞膜缺陷、红细胞葡萄糖-6-磷

酸脱氢酶（G6PD）缺陷、红细胞丙酮酸激酶缺陷、血红蛋白病、异常血红蛋白病、免疫性溶血性贫血、阵发性睡眠性血红蛋白尿症探究溶血病因。

红细胞膜缺陷　①红细胞渗透脆性试验。②酸化甘油溶血试验。③自身溶血试验及其纠正试验。④红细胞膜蛋白电泳。⑤红细胞膜缺陷基因检测。

G6PD 缺陷　①高铁血红蛋白还原试验。②G6PD 玻片洗脱染色试验。③变性珠蛋白（Heinz）小体生成试验。④硝基四氮唑蓝试验。⑤G6PD 荧光斑点试验。⑥G6PD 活性定量测定。⑦G6PD 缺陷基因检测。

红细胞丙酮酸激酶（PK）缺陷　包括：①PK 荧光斑点试验。②PK 活性定量测定。③PK 缺陷基因检测。

血红蛋白病　①一分钟碱变性试验。②HbF 酸洗脱试验。③红细胞包涵体试验。④HbA$_2$ 定量测定。⑤HbF 定量测定。⑥Hb 电泳分析。⑦血红蛋白基因检测。

异常血红蛋白病　①异丙醇试验。②热不稳定（热变性）试验。③红细胞镰变试验。④Hb 电泳分析。⑤Hb 基因检测。

免疫性溶血性贫血　①抗球蛋白（Coombs）试验。②冷凝集素试验。③冷热双相溶血（D-L）试验等。

阵发性睡眠性血红蛋白尿症　①糖水溶血试验。②蛇毒因子溶血试验。③酸化溶血试验（Ham 试验）。④血细胞 CD55/CD59 测定等。

实验诊断　根据病史、贫血、黄疸和脾大等表现，临床疑似溶血性贫血，可按下列实验诊断思路进行：即溶血证据、抗球蛋白

试验和溶血病因诊断。

溶血证据　①血常规：RBC/Hb 减低，平均红细胞体积/红细胞计数（MCV/RBC）比值<15 提示珠蛋白生成障碍性贫血；平均红细胞血红蛋白浓度（MCHC）>360g/L，提示红细胞膜病。②网织红细胞计数（%）、绝对值升高和网织红细胞生成指数（RPI）和网织红细胞成熟指数（RMI）增高。③血涂片红细胞形态改变，如球形、椭圆形、口形、靶形、棘形和裂片红细胞等。④总胆红素增高，以非结合胆红素明显增多。⑤LDH 尤其是 LDH-1 增高。⑥尿常规：尿胆红素正常、尿胆原增高/隐血、Rous 试验阳性。⑦骨髓检验：红系细胞增生，粒/红比例降低/倒置。⑧血清结合珠蛋白降低和游离血红蛋白升高。⑨血清转铁蛋白受体增高等。

抗球蛋白试验　阳性（+）：获得性免疫性溶血，可为自身免疫性、同种免疫性或药物免疫性。阴性（-）：获得性非免疫性和遗传性溶血。

溶血病因诊断　获得性溶血的实验诊断可按图 1 路径，遗传性溶血的实验诊断可按图 2 路径。

鉴别诊断　重要的是血管内与血管外溶血的鉴别（表）。

临床评价　在众多的溶血证据中，按阳性率从高到低依次为：^{51}Cr 红细胞寿命>非结合胆红素升高>红细胞肌酸升高>网织红细胞升高>结合珠蛋白下降>骨髓粒红比例降低>游离血红蛋白升高，用上述检测，得到溶血的充分证据，是诊断溶血性贫血的首要措施。

其次，判断血管内溶血（多为获得性、急性）或血管外溶血（多为遗传性、慢性）。再次，按

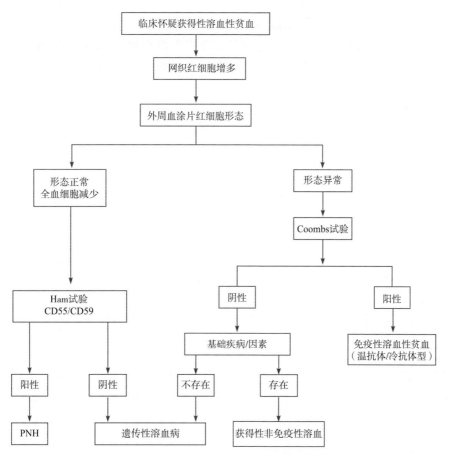

图1 获得性溶血性贫血的实验诊断路径

发病率的高（常见）、低（少见），对自身免疫性溶血性贫血（温抗体型＞冷抗体型）、阵发性睡眠性血红蛋白尿症、珠蛋白生成障碍性贫血（β链＞α链）、红细胞酶病（G6PD＞PK）以及红细胞膜病（遗传性球形红细胞增多症＞椭圆形红细胞增多症），分别依次用Coombs试验，Ham试验、CD55/CD59锚蛋白，血红蛋白电泳，G6PD/PK斑点荧光或活性测定以及红细胞渗透脆性试验/膜蛋白电泳分析等实验检测进行筛查或诊断。

诊断遗传性溶血性贫血务必要排除获得性或继发性溶血性贫血。例如，见到球形红细胞增多，应做出遗传性球形红细胞增多症与获得性自身免疫性溶血性贫血

的鉴别；诊断抗球蛋白试验阳性的自身免疫性溶血性贫血，务必排除同种免疫性溶血性贫血和药物免疫性溶血性贫血；在应用冷凝集素试验和冷热双相溶血（L-D）试验诊断冷凝集素综合征和阵发性冷性血红蛋白尿症时，务必排除继发性原因等。

溶血性疾病（贫血）病种多、试验多，情况复杂，有的试验常用（Coombs试验、红细胞渗透脆性试验、酸化溶血试验、Hb电泳等），有的试验少用（G6PD/PK活性测定、膜电泳分析、基因检测等）。无论对哪种试验，都必须做到质量控制、标准化和规范化操作，力求检测结果准确、无误，有助于诊断和鉴别诊断。

（王鸿利）

yíchuánxìng qiúxínghóngxìbāo zēngduōzhèng shíyàn zhěnduàn

遗传性球形红细胞增多症实验诊断（laboratory diagnosis of hereditary spherocytosis） 遗传性球形红细胞增多症（HS）是红细胞膜先天性缺陷的溶血性疾病，约有2/3的病例为常染色体显性遗传，基因突变多发生在 *ANK1*、*SPTB*、*SLC4A1*、*EPB42* 和 *SP-TA1*，使所编码的细胞膜锚蛋白、β 收缩蛋白、带 3 蛋白、带 4.2 蛋白和 α 收缩蛋白分别出现异常。红细胞膜蛋白的分子缺陷可导致脂质双层不稳定，并以出芽的方式丢失，使红细胞表面积减少、红细胞球形化，继而膜稳定性、变形性和流动性下降，在通过脾微循环时易被扣留，破碎而发生

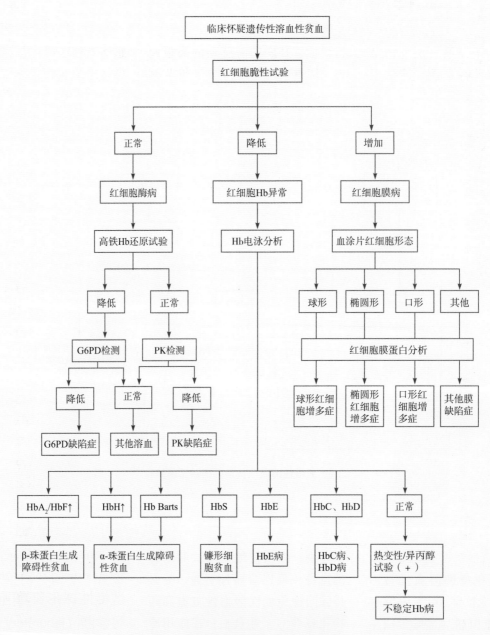

图2 遗传性溶血性贫血实验诊断路径

血管外溶血。

实验检测 主要包括以下内容。①血细胞分析和形态学检查：贫血、网织红细胞增多，血涂片中球形红细胞显著增多（图）。②红细胞渗透脆性试验：渗透脆性增强，开始溶血，氯化钠浓度多为5.2~7.2g/L。③酸化甘油溶解试验：红细胞溶血时间缩短。④红细胞自身溶液血试验：48小时溶血率明显增加，加入葡萄糖或三磷酸腺苷均可有不同程度的

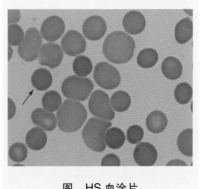

图 HS血涂片
（瑞氏染色 ×1000）
注：球形红细胞

纠正。⑤胆红素代谢检验：血清未结合胆红素增高，尿胆原正常或增高。⑥分子诊断技术：单链构象多态性分析、聚合酶链反应结合DNA测序等可检出膜蛋白基因突变位点；聚丙烯酰胺凝胶电泳和免疫印迹法可见膜蛋白异常表达。⑦抗球蛋白（Coombs）试验：阴性。

实验诊断 需结合临床特征、家族遗传史和实验检查等进行综合分析（表）。

表 血管内与血管外溶血的鉴别

鉴别点	血管内溶血	血管外溶血
病因	多见于获得性	多见于遗传性
特点	急性，也见慢性	慢性，可见急性溶血危象
贫血	较重	较轻，溶血危象时加重
黄疸	较明显	可轻、可重
非结合胆红素	↑↑	↑
肝脾大	不明显，有压痛	多明显，无压痛
红细胞形态异常	可见	常见
血红蛋白尿	常见	无
血浆游离血红蛋白	↑↑	↑/N
血清结合珠蛋白	↓↓	↓/N
含铁血黄素尿	慢性者常见	无
高铁血红素蛋白尿	可出现	无

注：↑/↓：增高/降低；↑↑/↓↓：明显增高/明显降低；N：正常

表 遗传性球形红细胞增多症的诊断

项目	特点
遗传史	75%的病例呈常染色体显性遗传
临床表现	贫血、黄疸、脾大
血象	网织红细胞↑、血红蛋白↓、平均红细胞血红蛋白浓度↑、红细胞体积分布宽度↑
血涂片	球形红细胞>10%
胆红素代谢	非结合胆红素↑
抗球蛋白试验	阴性
红细胞渗透脆性试验	增高
基因分析	可见基因突变

注：↑/↓：增高/降低

临床评价 HS 主要应与自身免疫性溶血性贫血、药物性免疫性溶血性贫血和胎儿新生儿溶血病等相鉴别。虽然后 3 种疾病同为溶血性疾病，也可见球形红细胞增多，但没有家族史，Coombs 试验阳性，红细胞相关抗体增多；红细胞膜蛋白分析和基因突变检测有助于与 Coombs 试验阴性的自身免疫性溶血性贫血相鉴别。

（王昌富）

hóngxìbāo shèntòucuìxìng shìyàn

红细胞渗透脆性试验 （erythrocyte osmotic fragility test） 观察红细胞在一系列低渗浓度盐水中溶血程度的试验。

原理 红细胞悬浮于低渗溶液中，由于红细胞内外存在渗透压差，水分子进入红细胞，使其发生肿胀，乃至红细胞破裂而发生溶血。红细胞在低渗盐水中出现溶血的特性称为红细胞渗透脆性，其与红细胞表面积/体积比值有关，比值较小者渗透脆性增强，反之渗透脆性减低。不同浓度的氯化钠（NaCl）对红细胞的影响不同，将待测红细胞置于 NaCl 梯度溶液中温浴 2 小时，可发生一定程度的肿胀；随着浓度梯度降低，部分红细胞破裂而开始溶血；至某一浓度时，可见全部红细胞破裂，发生完全溶血。将血液置于 37℃温育 24 小时后进行操作，可提高试验的灵敏度。

检测方法及参考区间 不同红细胞渗透脆性试验的参考区间见表。

临床意义 ①红细胞渗透脆性增加：见于遗传性球形红细胞增多症、自身免疫性溶血性贫血和遗传性椭圆形细胞增多症。②红细胞渗透脆性减低：见于缺铁性贫血、珠蛋白生成障碍性贫血以及某些异常血红蛋白病，如 HbE、HbC 病和镰形细胞贫血等。

临床评价 盐水法要避免影响低渗溶液浓度，故不能用草酸盐和枸橼酸盐抗凝血，应采用肝素化或去纤维蛋白原新鲜血液；配制系列低渗盐水应浓度准确、现用现配；温育红细胞所用试剂及器材均应无菌。每次实验均要有正常对照，被检者与正常对照者开始溶血的浓度相差 0.4g/L 即有诊断价值。流式细胞渗透脆性试验结果显示遗传性球形红细胞增多症患者的红细胞残余率明显减少，为 9.31%±3.75%；β-珠蛋白生成障碍性贫血患者则残余率显著增多，达 93.56%±12.98%。

表 不同红细胞渗透脆性试验的参考区间

试验名称	方法	参考区间
红细胞渗透脆性试验	简易半定量法	开始溶血 4.0~4.4g/L（NaCl）
		完全溶血 3.2~3.6g/L（NaCl）
红细胞温育渗透脆性试验	比色法	温育前 50%溶血：4.00~4.45g/L（NaCl）
		温育后 50%溶血：4.65~5.90g/L（NaCl）
流式细胞渗透脆性试验	流式细胞术	红细胞残余率：34.93%~57.59%

流式细胞渗透脆性试验诊断红细胞膜病的阈值为 23.59%，灵敏度 100%、特异度 98%。

（王昌富）

hóngxìbāo zìshēn róngxuè shìyàn

红细胞自身溶血试验（erythrocyte autohemolysis tset, EAT）

观察红细胞在 37℃、温育 48 小时后，自发性溶血的非特异性试验。

原理　在红细胞膜病时由于膜渗透抗性减低或在红细胞酶病时由于腺苷三磷酸（ATP）生成不足，在温育过程中红细胞内能量被消耗，影响胞膜钠泵的功能，使红细胞内水/钠潴留，红细胞膨胀破裂发生溶血。自身溶血纠正试验是在温育过程中加入纠正物（葡萄糖或 ATP）可以纠正自身溶血试验的辅加试验。加入纠正物后，红细胞膜病（如遗传性球形细胞增多症）的溶血可被明显纠正；红细胞酶病则有程度和纠正物类别的差异。

参考区间　溶血率<4%；加葡萄糖的溶血率<0.6%，加 ATP 的溶血率<0.8%。

临床意义　①遗传性球形红细胞增多症的自溶血率明显增高，加入葡萄糖和 ATP 后可以明显被纠正常。②葡萄糖-6-磷酸脱氢酶（G6PD）缺陷症属于戊糖旁路代谢酶缺陷，自身溶血率偏高，加入葡萄糖和 ATP 后能被小幅度纠正，但不明显。③丙酮酸激酶（PK）缺陷症属于糖酵解酶缺陷，自身溶血率明显增高，不能被葡萄糖纠正，但能被 ATP 纠正。

临床评价　该试验可初步区分球形和非球形红细胞性溶血，也可初步区分糖酵解酶缺陷与戊糖旁路的缺陷，但只是一种筛查或辅助试验，不宜用于获得性溶血的检测。由于缺乏敏感性和特异性，又受多种因素的影响，已少用。

（王鸿利）

zhènfāxìng shuìmiánxìng

xuèhóngdànbáiniàozhèng shìyàn

zhěnduàn

阵发性睡眠性血红蛋白尿症实验诊断（laboratory diagnosis of paroxysmal nocturnal hemoglobinuria）

阵发性睡眠性血红蛋白尿症（PNH）是造血干细胞 PIG-A 基因突变而致与细胞膜相连接的糖基磷脂酰肌醇（GPI）锚蛋白缺乏为特征的造血干细胞疾病。至少有 27 种 GPI 锚蛋白在血细胞上表达，具有多种功能；其中研究最为深入的是分化抗原 CD59（反应性溶血膜抑制因子）和分化抗原 CD55（衰变加速因子）；前者阻止膜攻击复合物的组装，后者抑制补体 C3 转化酶的形成及其稳定性。PNH 患者的红细胞、粒细胞、单核细胞及淋巴细胞上 GPI 锚蛋白部分或全部丧失，CD59 和 CD55 等补体调节蛋白不能连接于细胞膜，使红细胞对补体的敏感性增加，发生血管内溶血。PNH 骨髓增生低下及存在异常细胞克隆，所有的血细胞系列，包括其祖细胞都受到影响。临床上 PNH 表现出溶血、全血细胞减少和静脉血栓形成。睡眠后血红蛋白尿是本病的典型表现，重者尿色呈酱油或红葡萄酒样。

实验检测　筛查试验见溶血性贫血实验诊断。多数患者尿含铁血黄素试验呈持续阳性。溶血发作时血浆游离血红蛋白增高、结合珠蛋白降低，尿隐血试验阳性，符合血管内溶血的表现。

对补体敏感的红细胞检测　①酸化溶血（Ham）试验：PNH 病态红细胞在 pH 6.4 条件下易被补体破坏，是诊断本病的经典依据。②蔗糖溶血试验：PNH 病态红细胞在等渗低离子强度环境下易遭受补体破坏致本试验阳性。③蛇毒因子溶血试验：从眼镜蛇毒中提取的蛇毒因子，可在血清成分的协同下，通过替代途径激活补体，溶解 PNH 病态细胞。④补体溶血敏感试验：经冷凝集素和抗红细胞自身抗体致敏红细胞，通过经典途径激活补体，判断患者红细胞对补体的敏感程度。

PNH 异常血细胞检测　采用流式细胞术。在 GPI 锚蛋白中，常以血细胞膜表面缺乏 CD55、CD59 作为 PNH 细胞克隆的标志，且与临床表现关系密切（见糖基磷脂酰肌醇锚蛋白测定）。

PIG-A 基因突变检测　采用分子生物学技术。位于 X 染色体 p22.1 的 PIG-A 基因编码 α-1, 6-N-乙酰氨基葡萄糖转移酶的一个亚基，此酶是 GPI 合成第一步的关键酶。PIG-A 基因的突变使 GPI 合成受阻，并导致细胞膜表面 GPI 锚蛋白结合量减少或缺失。

实验诊断　临床表现符合 PNH，实验检查结果具备以下 I 项和（或）II 项诊断依据者即诊断成立。

诊断依据　（I）Ham 试验、蔗糖溶血试验、蛇毒因子溶血试验和尿含铁血黄素试验等四项检测中符合下述任何一种情况者，即可诊断。A. 两项以上阳性；B. 只有一项阳性，但必须具备以下条件：①两次以上阳性；或一次阳性，但操作正规、有阴性对照、结果可靠，即使重复仍阳性者。②有溶血的其他直接或间接证据，或有肯定的血红蛋白尿出现。③能除外其他溶血，特别是遗传性球形红细胞增多症、自身免疫性溶血性贫血和阵发性发冷性血红蛋白尿等。（II）流式细胞术检测：外周血中 CD55 或 CD59 阴性的中性粒细胞或红细胞>10%（5%~10%为可疑）。

鉴别诊断 PNH 主要与再生障碍性贫血（见再生障碍性贫血实验诊断）、免疫性溶血性贫血和骨髓增生异常综合征等相鉴别。随着病情的演变，少数病例也可以表现为"再生障碍性贫血-PNH 综合征"。

临床评价 在传统策略上，蔗糖溶血试验由于灵敏度高而用作 PNH 的筛查试验，酸化血清溶血试验则以特异性强作为确诊试验。在一些情况下，比如骨髓增生不够活跃，补体敏感的红细胞数量不多，或是在急性溶血发作后，补体敏感的红细胞大部分溶解，试验可阴性。宜组合蛇毒因子溶血试验和补体溶血敏感试验以供佐证。且后者能够观察使红细胞溶血所需的补体量。根据对补体的敏感性，可将 PNH 患者的红细胞可分为 3 型：一些红细胞对补体敏感性"正常"（Ⅰ型）和对补体中度敏感（Ⅱ型）；多数红细胞对补体高度敏感（Ⅲ型）。患者所含补体异常敏感细胞的数量决定临床表现的差别和血红蛋白尿发作的频度，但上述方法均难以标准化而往往漏诊少量的异质细胞群。为提高试验的可信度，要重视试验方法的标准化（特别是应设置各种对照管）。

仅检测到 *PIG-A* 基因突变并不能够确诊 PNH。应用流式细胞仪检测 GPI 锚蛋白缺陷的红细胞和粒细胞，CD55 或 CD59 阴性细胞占 3%~5% 时即可检出。若临床高度疑为 PNH，当外周血未检出 GPI 锚蛋白阴性细胞时，也可检测骨髓细胞。这是由于 PNH 异常细胞起源于造血干细胞，检测骨髓细胞可能更有早期诊断价值。

由于 GPI 锚蛋白类型和抗原位点的差异，应进行实验室间能力比对，以选用较可靠的单克隆抗体，既使检测方法有高灵敏度、又使检测结果达到一致性。气单胞菌溶素变异体可特异与 GPI 锚蛋白结合，利用荧光素标记后以流式细胞术检测白细胞 GPI 锚蛋白，有较高的灵敏度和特异性。

（王昌富）

tángjī línzhīxiānjīchún máodànbái cèdìng

糖基磷脂酰肌醇锚蛋白测定

（determination of glycosyl-phosphatidyl inositol anchor chain protein） 检测并计算缺失糖基磷脂酰肌醇（GPI）锚蛋白的异常细胞比例的检验项目。凡是通过 GPI 连接到细胞表面的膜蛋白，统称 GPI 锚蛋白。所连接的蛋白和 GPI 都在内质网中合成，蛋白合成后即与 GPI 连接。GPI 由 1 个肌醇磷脂、1 个葡糖胺、3 个甘露糖和 1 个乙醇胺按序连接构成，一头经肌醇磷脂上 2 个脂肪酸（有的是 3 个）插入细胞膜脂质双层的外层上，另一头由乙醇胺与蛋白连接。GPI 生成的每一步都需要一个关键酶，若该组酶有缺陷致使 GPI 生成障碍也可导致 GPI 锚蛋白的缺乏。GPI 的缺失是由位于 X 染色体（Xp22.1）的 *PIG-A* 基因突变致 GPI 缺失。

原理 至少有 27 种 GPI 锚连接蛋白在血细胞膜上表达，具有多功能性。其中 CD59（反应性溶血膜抑制因子，MIRL）能阻止膜攻击复合物的形成；CD55（衰变加速因子，DAF）能抑制补体 C_3 和 C_5 转化酶的形成。在阵发性睡眠性血红蛋白尿症（PNH）的血细胞（红细胞、粒细胞、单核细胞、淋巴细胞）膜上由于 GPI 锚蛋白减少/缺如，使 CD59/CD55 等补体调节蛋白不能连接到细胞膜上，致血细胞对补体的敏感性增加，发生血管内溶血。利用针对 GPI 锚蛋白的相应单克隆抗体（CD59/CD55）做免疫荧光染色，以显微镜或流式细胞术检测，并计算缺失 GPI 锚蛋白异常血细胞的比例，用以诊断 PNH。

检测方法 常用流式细胞术。

参考区间 北京协和医院报道，应用流式细胞术测定正常人外周血红细胞和中性粒细胞 CD59 阳性率≥98%，淋巴细胞 CD59 阳性率为 90.0%±14.9%；骨髓单个核细胞 CD59 的阳性率为 96.4%~99.5%。故认为 CD59⁻细胞百分率>5%为异常，PNH 患者不论外周血红细胞和中性粒细胞、骨髓单个核细胞测定的 CD59⁻细胞百分率均>10%。

临床意义 PNH 患者红细胞和粒细胞的 CD55⁻/CD59⁻细胞的百分率明显增高（>10%），其增高幅度与病情严重程度、溶血发作和输血治疗等因素相关。其他溶血性贫血，特别是红细胞膜病也可出现 CD55⁻/CD59⁻细胞的百分率轻度到中度增高，应结合其他检测的结果，加以分析、判断和鉴别。

临床评价 CD55⁻/CD59⁻细胞的流式细胞术检测法较显微镜检测法更具优越性。CD55⁻/CD59⁻细胞检测是诊断 PNH 最直接、最敏感、最特异的方法，不仅可以诊断 PNH，还可以鉴别再障-PNH 综合征，也有助于 PNH 病情、转化和克隆大小、分布的诊断；骨髓细胞的 CD55⁻/CD59⁻细胞的百分率较外周血细胞为高、更为敏感。

不同血细胞可有不同类别的 GPI 锚蛋白，如中性粒细胞（CD16）、单核细胞（CD14）、淋巴细胞（CD48）等。PNH 克隆累及造血干/祖细胞，其检测敏感次序为粒细胞>单核细胞/红细胞>淋巴细胞。骨髓出现早于外周血。检测 PNH 异常细胞的敏感度 CD59$^-$>CD55$^-$，且高出 Ham 试验的 10 倍。在用流式细胞术检测血细胞 CD59$^-$>CD55$^-$，比率<5%时，仅检测 *PIG-A* 基因突变并不能确诊 PNH，若伴 Ham 试验阳性可以确诊 PNH。气单胞菌溶血素能特异与 GPI 锚蛋白结合，利用荧光素标记后以流式细胞术检测白细胞 GPI 锚蛋白有更高的敏感度和特异度。

(王鸿利)

hóngxìbāoméi quēxiànbìng shíyàn zhěnduàn

红细胞酶缺陷病实验诊断

(laboratory diagnosis of erythrocyte enzyme defect) 红细胞酶缺陷病指参与红细胞代谢（主要是糖代谢）的酶由于遗传性基因突变，导致酶活性缺陷而发生的一组以溶血性贫血为主要表现的疾病。该组缺陷酶主要有：①磷酸戊糖旁路代谢的酶，如葡萄糖-6-磷酸脱氢酶（G6PD）等。②无氧酵解途径中的酶，如丙酮酸激酶（PK）等。③核苷酸代谢的酶，如嘧啶 5'-核苷酸酶（P5'N）等。临床上，红细胞酶缺陷病常以贫血-黄疸-脾大三联征等慢性表现为特征；常伴生长迟缓、胆石症、腹痛和外踝部溃疡等并发症，若伴家族史诊断更为明确。

实验检测 包括筛查试验和诊断试验（见红细胞酶测定）。一般先筛查有异常时再通过诊断试验确认。

葡萄糖-6-磷酸脱氢酶缺陷症

筛查试验：高铁血红蛋白还原试验（还原率降低）、变性珠蛋白（Heinz）小体生成试验（阳性）、

G6PD 荧光斑点试验（阳性）、硝基四氮唑蓝还原试验（阳性）以及红细胞 G6PD 酸洗脱试验（阳性）等。

诊断试验：G6PD 活性定量测定（活性降低）。

PK 缺陷症 筛查试验：有时血涂片上见到数量不等的棘形红细胞（>5%），脾切后棘形红细胞明显增多；还可见 PK 荧光斑点试验阳性。

诊断试验：PK 酶活性定量测定（活性降低）、低底物利用率 [PK（L）] 测定（活性降低）。

P5'N 缺陷症 筛查试验：外周血涂片中嗜碱性点彩红细胞明显增多，常在 2%~12%（参考区间<0.2%）；红细胞核苷酸光谱吸收比值（R260nm/R280nm）；嘌呤核苷酸（最大吸收峰在 260nm）与嘧啶核苷酸（最大吸收峰在 280nm）的光谱吸收值之比，若<2.29，提示 P5'N 的活性减低。

诊断试验：P5'N 活性定量测定，患者的 P5'N 残余酶活性<50%（范围 1%~64%）；基因分析，可检测 7 号染色体上 P5'N 的基因突变。

实验诊断 遗传性红细胞酶病，如 G6PD、PK 和 P5'N 等酶缺陷病的实验诊断首先通过筛查试验初步判断，但确认则依赖 G6PD 活性、PK 活性和 P5'N 活性定量测定，必要时进行基因分析和家系调查。

临床评价 红细胞的年龄、近期输血、急性溶血发作和性别等因素可影响红细胞酶活性的测定。例如红细胞年龄越小，酶活性越高；PK 活性，白细胞比红细胞高 300 倍以上，要求检测血样必须清除白细胞；近期输血后和溶血发作时测定酶活性，其结果往往偏高，不能反映真正红细胞

的酶活性；有些患者的酶活性降低不明显，接近于参考区间的下限，反复检测才能判断；有些属 X 连锁遗传病（如 G6PD），女性杂合子的酶活性常不能反映病变程度，需用直系血缘中男性携带者的酶测定作为对照才具诊断参考价值。针对上述干扰因素可采取下列措施：①溶血发作和输血 3 个月后重复检测酶活性。②对 PK 酶活性检测有疑问时，同时测定 PK 酶的低底物利用率 [PK（L）]，以辅助确诊。③做血缘亲属家系调查或家系成员的基因分析更具特异性和准确性。

(王鸿利)

hóngxìbāoméi cèdìng

红细胞酶测定

(determination of erythrocyte enzyme) 通过筛查试验和诊断试验检测红细胞相关酶的缺陷和异常的检验项目。可反映红细胞酶活性。红细胞酶缺乏或异常可导致红细胞酶病，又称红细胞酶缺陷病。在已知 20 多种红细胞代谢酶中，引起红细胞酶病发病率最高的为葡萄糖-6-磷酸脱氢酶（G6PD）缺陷症，其次是丙酮酸激酶（PK）缺陷症，其他酶缺陷相对少见。

原理 成熟红细胞没有细胞核，也没有线粒体和核糖体等细胞器，其能量来源主要依靠红细胞糖酵解途径，经过多种酶（如 PK）促反应，葡萄糖分解为丙酮酸或乳酸，产生的 ATP 用于维持红细胞 Na$^+$-K$^+$平衡和 Ca^{2+}输送等生理作用；在红细胞内有 5%~10%的葡萄糖进入磷酸戊糖途径代谢，在多种酶（如 G6PD）参与下，生成还原型辅酶Ⅱ（NADPH），对防止蛋白分子氧化和维持红细胞膜稳定有重要作用。若 PK 缺陷导致 ATP 生成不足，或磷酸戊糖途径代谢的先天性酶（如 G6PD）

缺陷，均可能使红细胞不能维持结构的完整性，表现为先天性非球形红细胞溶血性贫血。

检测方法 可分为筛查和诊断试验两类。

G6PD 缺陷症 筛查试验：①高铁血红蛋白还原试验：在待测血液标本中加入亚硝酸盐后，红细胞中的亚铁血红蛋白转变为高铁血红蛋白（MetHb），正常红细胞可以通过 G6PD 催化氧化型辅酶 Ⅱ（$NADP^+$）转化为 NADPH。后者可以通过亚甲蓝递氢作用将 MetHb 还原成亚铁血红蛋白；而 G6PD 缺陷的红细胞由于 NADPH 生成减少，导致 MetHb 还原率下降。②变性珠蛋白（Heinz）小体生成试验：若在 G6PD 缺陷的血样中加入乙酰苯肼于 37℃ 温育 2~4 小时，乙酰苯肼可使亚铁 Hb 氧化为 MetHb，后者可以离解成高铁血红素和变性珠蛋白，变性珠蛋白聚合成 Heinz 小体，附着于红细胞膜上，用煌焦油蓝染色即可在显微镜下观察。③G6PD 荧光斑点试验：G6PD 可以催化葡萄糖-6-磷酸和 $NADP^+$ 形成 6-磷酸葡萄糖酸和还原型辅酶 Ⅱ（NADPH），NADPH 在紫外光波长（260~365nm，吸收峰 340nm）下发出可见荧光 G6PD 活性越强，荧光越强；G6PD 缺乏时，不出现荧光。

诊断试验：G6PD 活性定量测定，即在 340nm 波长下以紫外分光光度计检测单位时间生成的 NADPH 的量来计算 G6PD 的活性。

PK 缺陷症 筛查试验：常用 PK 荧光斑点试验，在腺苷二磷酸（ADP）的存在下，PK 催化磷酸烯醇丙酮酸转化为丙酮酸；在乳酸脱氢酶作用下，丙酮酸转化为乳酸。同时，有荧光的还原型辅酶 Ⅰ（NADH）氧化为无荧光的产物氧化型辅酶 Ⅰ（NAD^+），在长波紫外线照射下检测以上过程中荧光消失的时间，PK 缺乏时荧光消失时间延长。

诊断试验：采用 PK 活性定量测定，与 PK 荧光斑点试验过程相似，鉴于 NADH 在 340nm 波长下有特定吸收峰，而 NAD^+ 没有吸收峰。在此波长下检测 NADH 减少的速率，从而推算 PK 的活性水平。

参考区间 各试验的参考区间如下。

G6PD 检测 ①高铁血红蛋白还原率 ≥75%（脐血 >78%）。②Heinz 小体阳性细胞 <28%，临界值为 33%。③G6PD 荧光斑点试验（37℃）10 分钟出现强荧光斑点。④G6PD 活性定量，参考区间为 12.1±2.09U/gHb（Zinkham 法）。

PK 检测 ①PK 荧光斑点试验（37℃）25 分钟斑点消失。②PK 活性定量，参考区间为 15.0±1.99U/gHb。

临床意义 实验检查对于诊断 G6PD 缺陷症和 PK 缺陷症有重要价值。

G6PD 缺陷症 ①高铁血红蛋白还原试验：G6PD 缺乏时，高铁血红蛋白还原率下降，可见于蚕豆病和一些药物（例如抗疟疾药等）引起的溶血性贫血、感染等。G6PD 缺陷杂合子为 31%~74%；（脐血 41%~76%）；纯合子为 <30%（脐血 <40%）。在 HbH 病、不稳定 Hb 病、高脂血症、巨球蛋白血症和细菌污染等可致本试验假阳性；新近溶血发作和输血等可致假阴性。②Heinz 小体生成试验：阳性率增高，见于 G6PD 缺陷症，也可见于不稳定 Hb 病、β-珠蛋白生成障碍性贫血、HbH 病等。应排除谷胱甘肽（GSH）和化学中毒所致的假阳性。③G6PD 荧光斑点试验：纯合子 10 分钟不出现荧光，>30 分钟出现弱荧光；杂合子 10~30 分钟出现弱荧光。G6PD 荧光斑点试验方法简便，可用于大批量标本的筛查，应注意规范化操作，防止假阴性。④G6PD 活性定量测定：G6PD 缺陷男性杂合子显著下降，甚至为 0；女性杂合子下降轻微；女性纯合子有中度至显著性降低。G6PD 活性定量对诊断 G6PD 缺陷症具有较高的特异性和灵敏度，但在溶血高峰期和恢复期，G6PD 活性可接近正常，应于 2~4 个月复查。

PK 缺陷症 ①PK 荧光斑点试验：杂合子的荧光斑点在 37℃、25 分钟时荧光减弱，60 分钟时荧光消失；纯合子的斑点在 60 分钟时荧光仍不消失。②PK 活性定量测定：PK 缺陷杂合子酶活性为正常人的 50%~75%；纯合子小于正常人的 50%。PK 酶活性定量对诊断 PK 缺陷症具有较高的特异性，对荧光斑点试验阳性或可疑病例，可直接测定酶活性；但应注意再生障碍性贫血、白血病、骨髓增生异常综合征时，PK 可见继发性减低。

临床评价 该病检测方法多为手工操作，全面质量保证措施是进行诊断有效性评价的前提。红细胞酶缺陷病通过筛查和诊断试验一般可以获得确诊，少数病例应通过基因检测和家系调查联合诊断。

（王昌富）

xuèhóngdànbáibìng shíyàn zhěnduàn

血红蛋白病实验诊断（laboratory diagnosis of hemoglobinopathy） 血红蛋白病是一类由于血红蛋白（Hb）中珠蛋白结构异常或者肽链合成失衡而引起的

遗传性血液病。分为两大类：一类是珠蛋白生成障碍性贫血（见珠蛋白生成障碍性贫血实验诊断）；另一类即异常血红蛋白病，又称血红蛋白变异体，是珠蛋白基因所致肽链结构异常的血红蛋白分子病。根据 Hb 肽链四级结构的生理生化特性，基因突变所致氨基酸变异发生的部位不同，对其功能的影响也各不相同，可表现出各自的特征，分为：不稳定性、凝聚性、氧亲和性改变、伴有高铁血红蛋白血症和无临床表现的异常 Hb（表1）。

实验检测 分为 3 个层次：①Hb 异常筛查。②Hb 功能检测和肽链结构分析。③基因诊断技术，即基因突变检测和序列分析。

Hb 异常筛查 血红蛋白电泳常用；高效液相色谱法（HPLC），不同 Hb 的理化性质差异导致其在相应色谱柱中保留时间不同，使各种组分按顺序被洗脱出来，根据洗脱时间进行血红蛋白种类定性，以及特定组分洗脱峰面积的定量检测。

Hb 功能检测 ①不稳定 Hb 检测：异丙醇沉淀试验采用非极性溶剂异丙醇，使 Hb 分子内部的非极性键减弱，稳定性下降；尤其不稳定 Hb 最显著，37℃温育 5 分钟即开始形成混浊、40 分钟内出现颗粒状沉淀。热变性试验将不稳定 Hb 在体外加热后促使其变

性，检测在不同时间 Hb 浓度降低的变化，描绘出热变性曲线。②凝聚性 Hb 检测：偏重亚硫酸钠加入血液中可降低红细胞氧张力，密封后于 24 小时内定时连续观察，是否出现镰形红细胞，此为镰变试验。HbS 是镰形细胞贫血的分子基础。HbC 试验即在 3% NaCl 中，HbC 病患者红细胞温育后可见棒状或六角形结晶体。③氧亲和性改变的 Hb 检测：以氧分压（PO₂）值为横坐标，相应的血氧饱和度为纵坐标，得出一条 S 形的曲线为氧解离曲线，用以评估氧亲和性。④HbM 病检测：Hb 含有亚铁血红素发色基团，在可见光谱中具有特有的吸收峰；HbM 由于 α87、β92 或 α58、β63 位的组氨酸被酪氨酸替代，使血红素铁始终处于高铁状态而不能与氧结合，以 Hb 吸收光谱分析方法即可得到 HbM 特异的吸收光谱。

肽链结构分析 Hb 珠蛋白肽链经尿素或对氯汞苯甲酸能破坏 Hb 的空间结构，裂解成肽链亚单位，通过聚丙烯酰胺凝胶电泳将其分离成不同区带，当肽链间比例或某一结构异常时，各区带含量或电泳迁移位置便出现异常改变。质谱技术可用于大分子结构检测。电喷射质谱可以揭示珠蛋白链的质量异常，从而推测氨基酸发生替代。基质辅助激光解析

离子化-飞行时间-质谱和质谱联用能够分析肽链切割后而显示单一小片段或片段链，检出细微的变化。

基因诊断技术 临床上以下两种情况需进行 DNA 分析：①疑为 Hb 病而血液学试验不能确定。②寻找已被确诊 Hb 病的突变基因。多数情况下，异常 Hb 是基因点突变所致，许多基于聚合酶链反应（PCR）的技术被用于鉴别已知突变，包括等位基因特异性寡核苷酸杂交或点印迹法、突变特异性扩增系统、限制性核酸内切酶分析和跨越断裂点 PCR 等。对于筛查未知突变，聚合酶链反应技术有利于检测单链 DNA 结构变化，包括变性梯度凝胶电泳、单链结构多肽性和异源双链分析。依据迁移率及位置的特征变化图像，按照这些筛查方法的指南进一步用其他方法鉴别其突变位点、目标区带。突变鉴定的最终方法是直接测序分析特异性扩增 DNA。核酸印迹法或许是为数不多的非基于聚合酶链反应的分子技术，在筛查大的基因缺失或重排有着重要意义，对于阐明新的缺失特征是必不可少的。

实验诊断 常规检验涉及红细胞计数和红细胞指数、Hb 电泳和（或）色谱分析，依据检测结果再按既定的流程（图），以特定的试验，包括 DNA 分析技术逐步

表1 异常血红蛋白的功能分类及临床特征

Hb 功能异常	氨基酸取代的位置	临床异常特征	病例
不稳定性	内部的非极性残基	溶血性贫血（纯合子）	HbKoln
溶解度降低的聚集	表面	溶血性贫血（纯合子）	HbS
氧亲和性增高	α₁β₂ 接触或 βC-末端	红细胞增多症	HbCesapeake
氧亲和性降低	接近 Heme 及 α₁β₂ 接触	发绀	HbKansas
高铁血红蛋白血症	近端（F8）或远端（E7）组氨酸	发绀	HbM
无临床表现	表面	无	HbG Philadelphia

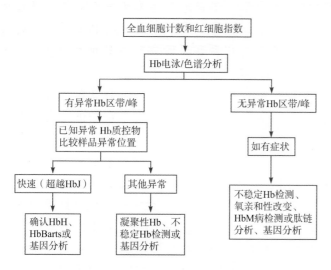

图　异常血红蛋白实验诊断流程

注：许多异常 Hb 与 HbA 位置一致而无法鉴别

进行鉴别和确诊（表2）。

临床评价　异常 Hb 病属常染色体显性遗传，是珠蛋白氨基酸序列改变所致。临床上常见的异常 Hb 主要位于电泳图谱 HbS、HbE 和 HbC 区带，在各组中还存在许多亚类。异常 Hb 可合并珠蛋白生成障碍性贫血或多类并存。许多异常血红蛋白基因突变并未

改变其功能，因而不表现出明显的临床症状。在一些结构变异的纯合子（甚至有时是杂合子）具有明显的临床表现；一些突变影响物理、化学特征的血红蛋白分子或致血红蛋白溶解性、稳定性，或引起氧结合特性的变化。幸运的是常见的异常血红蛋白在筛查试验中即可发现，但另一些则不

能。高度怀疑此病时宜进行 Hb 功能检测和肽链结构分析，基因突变检测和蛋白质序列分析结果是此病确诊依据。在该病的实验诊断中，每一筛查项目和基因分析的实验技术都有其局限性，一个实验室的实验诊断策略和流程宜取决于当地的发病特点、仪器环境和技术水平。

（王昌富）

liánxíng xìbāo pínxuè shíyàn zhěnduàn

镰形细胞贫血实验诊断（laboratory diagnosis of Sickle-cell anaemia）　镰形细胞贫血是血红蛋白病的一种。该病是一种常染色体隐性遗传病，也是世界上第一个被报道的分子病。β 珠蛋白基因的碱基置换，导致第 6 位编码谷氨酸（GAG）的密码子被缬氨酸（GTG）所取代，产生血红蛋白 S（HbS）。纯合子患者（$\alpha\alpha\beta^S\beta^S$）血中的 HbS 含量可达 90% 以上。血液中氧分压较低时，红细胞便会发生镰形变，寿命缩

表2　常见异常血红蛋白病的主要症状、血液学指标和基因型

诊断	主要症状	血细胞计数	血红蛋白变异	基因型
镰形细胞贫血	慢性溶血性贫血 镰形细胞病危象	Hb 60~90g/L	HbS 55%~90% HbA_2>3.5%	HbSS
HbS 杂合子	无明显症状	大致正常	HbS 30%~40% HbA_2>3.5%	HbAS
镰形细胞/β^+-珠蛋白生成障碍性贫血	依病情而变化	Hb 90~120g/L 低色素小细胞增多	HbS>55%、HbF>20% HbA_2>3.5%	HbSβ^+-地贫
HbE 杂合子	轻度低色素贫血	Hb 正常或略低	HbE 25%~35%	HbAE
HbE 病	轻度贫血，药物或感染致溶血性贫血	Hb 100g/L 以上 MCV 65fl、MCH 20pg	HbE>95%、HbF<3% HbA_2≈2.5%	HbEE
HbE/β^+-珠蛋白生成障碍性贫血	中度低色素贫血，依病情而变化	低色素小细胞症	HbA_2+ HbE 25%~80% HbF 6%~50%	HbEβ^+-地贫
不稳定 Hb 病	慢性溶血性贫血，依病情而变化	显著贫血，病毒感染、药物加重溶血	HbX≈20%、HbF<5% HbA_2 3%~4%	150 种以上变异体
运氧功能失调的异常 Hb	先天性发绀伴 HbM、先天性红细胞增多症伴高氧亲和力异常 Hb		依不同异常类型而改变	较多变异体

注：HbS：血红蛋白 S；HbE：血红蛋白 E；HbM：血红蛋白 M；MCV：平均红细胞体积；MCH：平均红细胞血红蛋白浓度

短，引起严重的溶血性贫血及脾肿大，还可产生血管阻塞危象，阻塞部位不同可引起不同表现，如腹部疼痛、脑血栓等。杂合子患者（$\alpha\alpha\beta^A\beta^S$）血中的 HbS 含量为正常的 20%～40%，故一般无临床症状，但是在氧分压降低的情况下也可引起红细胞镰形变。还有少量复合杂合子个体，其中基因型为 $\alpha\alpha\beta^0\beta^S$ 的患者可检测 HbF、HbS；基因型为 $\alpha\alpha\beta^+\beta^S$ 的患者可检测 HbF、HbS 和 HbA；基因型为 $\alpha\alpha\beta^C\beta^S$，可检测 HbF、HbS 和 HbC。镰形细胞贫血在中国的发病率很低，主要见于非洲黑人群体，该人群杂合子携带者占非洲黑人的 20%，美国黑人的 8%，也见于中东、希腊、印第安人及与上述民族长期通婚的人群。杂合子之间通婚，其子女有 1/4 机会患病。

实验检测 通常采用外周血、骨髓象、血清胆红素、血浆结合珠蛋白、血红蛋白电泳和分子检测等方法。

外周血检测 检测血红蛋白含量；计数网织红细胞、有核红细胞、靶形红细胞、异形红细胞的数量；通过"镰变试验"检测有无镰形细胞。

骨髓象检测 观察红系增生状况。

血清胆红素 通常采用重氮酸盐法、化学氧化法、钒酸盐氧化法、胆红素氧化酶法对血清总胆红素和直接胆红素进行测定。

血红蛋白电泳 主要检测异常血红蛋白，包括 HbS、HbC 等。

分子检测 ①限制性内切酶片段长度多态性分析法：可发现碱基置换导致的限制性内切酶 MstⅡ识别位点 CCTNAGG 丢失，产生 1.35Kb 的片段，做出诊断。②DNA 印迹法：应用 β 珠蛋白基因制备的寡核苷酸探针，进行印迹杂交可检测突变。③直接测序法：进行镰形细胞贫血患者基因突变的检出、基因诊断、杂合子检出和产前诊断。

实验诊断 实验检测是确诊的关键。

外周血检测 患者血红蛋白为 50～100g/L，危象时进一步降低。网织红细胞计数常在 10% 以上。红细胞大小不均，多染性、嗜碱性点彩细胞增多，可见有核红细胞、靶形红细胞、异形红细胞、豪焦（Howell-Jolly）小体。镰形红细胞并不多见，若发现则有助于诊断。通常采用"镰变试验"检查有无镰形细胞。红细胞渗透脆性显著降低。白细胞和血小板计数一般正常。

骨髓象检测 红系显著增生，但在再生障碍危象时增生低下，在巨幼细胞危象时有巨幼细胞变。

血清胆红素 通常采用重氮酸盐法、化学氧化法、钒酸盐氧化法、胆红素氧化酶法对血清总胆红素和直接胆红素进行测定。血清胆红素有轻中度增高，溶血危象时显著增高。

血浆结合珠蛋白 血浆结合珠蛋白可降低，而血浆游离血红蛋白可增高。

红细胞半衰期测定 红细胞生存时间缩短至 5～15 天（参考区间为 28±5 天）。

血红蛋白电泳 HbS 占 80% 以上，HbF 增多至 2%～15%，HbA_2 正常，而 HbA 缺如。

分子检测 采用限制性内切酶片段长度多态性分析法、DNA 印迹法和直接基因序列测序法可以检出第 6 位谷氨酸被缬氨酸所取代。

鉴别诊断 该病应与遗传性高铁血红蛋白症（HbM）、α 和 β-珠蛋白生成障碍性贫血等鉴别。HbM 的基因突变主要为 a 链 58 位的组氨酸被酪氨酸替代所致，临床上有组织缺氧但无贫血的表现。α 和 β-珠蛋白生成障碍性贫血主要是珠蛋白肽链合成不足或不能合成所致，一般并不形成异常血红蛋白。

临床评价 实验检查对镰形细胞贫血等血红蛋白病诊断不可或缺。有条件时最好开展基因诊断。家系中一旦确认了基因突变类型，就可采用直接基因测序法进行携带者检测、出生前诊断和着床前诊断。

（顾鸣敏）

zhūdànbái shēngchéng zhàng'àixìng pínxuè shíyàn zhěnduàn

珠蛋白生成障碍性贫血实验诊断（laboratory diagnosis of thalassemia） 根据红细胞指标和血红蛋白分析结果初步诊断不同类型珠蛋白生成障碍性贫血，根据基因突变检测确定该病基因类型。珠蛋白生成障碍性贫血是珠蛋白基因缺陷使 1 种或多种珠蛋白肽链合成减少或缺如，形成血红蛋白的 α 链/非 α 链比例失衡而导致的遗传性溶血性疾病。曾称地中海贫血，简称地贫，国际上仍在使用。根据珠蛋白肽链合成受到抑制的类型可将地中海贫血分为许多类型，临床常见 α-地中海贫血（α 链合成受到抑制）和 β-地中海贫血（β 链合成受到抑制）。溶血和无效造血是其主要病理生理学机制。通过血液学表型与基因分型相结合的基本原则诊断该病。

实验检测 根据血液学表型指标改变的不同组合可进行初步分类，以便于后续采用分子诊断技术鉴定其个体基因型。

血液学表型 ①全血细胞计

数：该检测中平均红细胞体积（MCV）<80fl 和（或）平均红细胞血红蛋白量（MCH）< 27pg，表现为小细胞低色素性贫血，观察血涂片易见靶形红细胞等异形红细胞。②血红蛋白分析和定量：采用血红蛋白电泳（或高效液相色谱等）技术检测 HbA$_2$、HbBarts 以及 HbH 等组分的相对含量（见血红蛋白电泳），比色法测定抗碱血红蛋白（见血红蛋白病实验诊断）。

基因分型 对于缺失突变，跨越缺失基因断裂点序列聚合酶链反应（Gap-PCR）是 α-地贫和 β-地贫分析的主流技术；对于点突变，主要采用聚合酶链反应（PCR）结合反向点杂交技术进行 β-地贫和非缺失型 α-地贫的分析；测序技术是地中海贫血 DNA 大片段缺失和点突变分析的"金标准"，临床上主要用于分析少见位点突变，尤其是新的突变基因。

实验诊断 包括血液学表型分析诊断及基因分型诊断。

血液学表型分析诊断 根据红细胞指标和血红蛋白分析的结果对不同类型地贫进行初步诊断。①MCH、血红蛋白 A$_2$（HbA$_2$）和血红蛋白 F（HbF）均正常：正常或静止型地贫。② MCH < 27pg、HbA$_2$ > 3.5% 和 HbF < 5%：β-地贫基因携带者。③ MCH < 27pg、HbA$_2$<3.5% 和 HbF<2.0%：α-地贫特征或铁缺乏。④ MCH < 27pg、HbA$_2$ < 3.5% 和 HbF 升高（5%~30%）：δβ-地贫或者遗传性胎儿血红蛋白持续存在症。⑤MCH < 19pg、HbA$_2$ < 3.5%、HbF>30% 并有中、重度贫血：中间型或重症 β-地贫。⑥异常血红蛋白区带：HbH、HbBarts 为重症或中间型 α-地贫；α-地贫或 β-地贫可合并 Hb 变异体。

基因分型诊断 在血液学表型分析的指导下对检测对象进行筛查以确定进行 DNA 分析的方向及流程（表）。

鉴别诊断 地贫应主要与形态学表现为小细胞低色素性贫血，包括缺铁性贫血、铁粒幼细胞贫血、慢性病贫血等进行鉴别诊断（见缺铁性贫血实验诊断）。

临床评价 根据血液学表型分析可以初步识别不同类型地贫。基于 DNA 分析的基因分型是地贫的确诊指标。由于地贫的基因突变及基因频率具有明显的种族特异性和地域性，应针对本民族和本地区的突变和缺失采取相应的检测方法。地贫是预后不良的遗传性血液病，杂合子筛查是人群预防的主要技术策略，产前诊断是实现疾病预防目标的最佳手段。

(王昌富)

xuèhóngdànbái diànyǒng

血红蛋白电泳 （hemoglobin electrophoresis） 根据分子量大小及其电荷特性分离鉴定血红蛋白（Hb）的检验项目。主要用于筛查异常血红蛋白。

原理 在一定 pH 的缓冲液中，Hb 为两性颗粒，不同种类的 Hb 带正电荷或负电荷，在电场中分别向阴极或阳极移动；又因其等电点、分子量大小和形状等不同，在电场中移动速率不同，在一定支持介质中得以分离，形成各种相应的区带电泳图。血红蛋白肽链中氨基酸序列发生改变，会影响其迁移位置和方向，能显示血红蛋白变异体。若对电泳图进行吸光度扫描，可计算出相对含量。Hb 电泳常用醋酸纤维薄膜和琼脂糖凝胶作为支持介质。

检测方法 以 pH 8.5 醋酸纤维薄膜电泳法为例。取已制备的待检和正常对照的血红蛋白溶液分别在醋酸纤维膜条上点样后电泳，以丽春红染色，正常血红蛋白溶液电泳结果显示出四种区带：从阳极端起，依次为 HbA 区带、HbA$_2$ 区带及两条非 Hb 区带（NHb1 和 NHb2）。异常血红蛋白能够清楚分辨出 Hb H、J、K、G、D、E 区带等（图），可用吸光度扫描仪定量检测。

表 常见地中海贫血的主要症状和基因型

诊断	主要症状	血红蛋白变异	基因型
α-地贫			
静止型	无明显症状	正常	-α/αα
轻型	轻度贫血	正常	-α/-α
			--/αα
HbH 病	慢性溶血性贫血，依病情而变化	HbH 10%~20%	--/-α
HbBarts 病	危及生命胎儿贫血	HbBarts 80%~90%	--/--
		HbPortland 10%~20%	
β-地贫			
轻型	轻度贫血	HbF 0.5%~6%	β$^+$/β^N
		HbA$_2$>3.5%	β^0/β^N
中间型	较重，根据病情输血	HbF 可达 100%	β$^+$/β$^+$
		HbA$_2$ 不定	β^0/β^0
重型	病情严重，依赖输血	HbF 70%~90%	β$^+$/β^0
		HbA$_2$ 不定	β^0/β^0

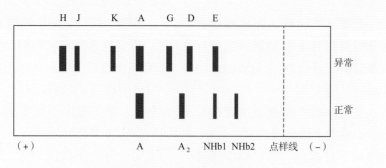

图 Hb 电泳区带模式图 (pH 8.5)
注: (+) 正极, (−) 负极

自 20 世纪 90 年代后，血红蛋白电泳技术多为全自动琼脂糖凝胶电泳系统，将电泳与固定、染色、脱色、烘干，吸光度扫描等结合；全自动毛细管电泳仪则使用碱性缓冲液，二氧化硅毛细管，分光光度法检测，定量分析 HbA、HbF 和 HbA₂，并分离鉴定血红蛋白变异体。

参考区间 HbA>97%，HbA₂ 参考区间为 1.5%~3.0%，无异常血红蛋白区带。

临床意义 通过与正常人的 Hb 电泳图谱进行比较，可发现异常血红蛋白区带，筛查或辅助诊断异常血红蛋白病。对 α-珠蛋白生成障碍性贫血患者，可检出 HbH、HbBarts 等异常区带；对 β-珠蛋白生成障碍性贫血，可见 HbA₂ 和 HbF 水平升高。

临床评价 Hb 电泳是血红蛋白分析的基本方法，也是评估血红蛋白病血液学表型的关键手段。醋酸纤维薄膜对蛋白质吸附极少，几乎无"拖尾"现象。膜亲水性较小，分离速度快，电泳时间短；样品用量少，分离清晰，易定量。但由于 HbF 与 HbA 等电点接近，通常二者分不开，难分辨出在 HbA 带稍后的 HbF 区带；在碱性条件下，HbE 与 HbA₂ 也因有相同的迁移率而难以分开；某些异常血红蛋白由于等电点、分子量变化不大，常规电泳结果不能显示异常血红蛋白区带。如临床疑为血红蛋白病，则进一步在不同 pH 条件下进行电泳（如 pH 6.5 时仅 HbH 向阳极泳动）和采用自动化程度和分辨率更高的琼脂糖凝胶电泳法筛查、肽链解离电泳和毛细管电泳分析等。高效液相色谱法已成为血红蛋白分析的重要技术，可与前述方法结合应用。

(王昌富)

zìshēn miǎnyìxìng róngxuèxìng pínxuè shíyàn zhěnduàn

自身免疫性溶血性贫血实验诊断 (laboratory diagnosis of autoimmune hemolytic anemia)

自身免疫性溶血性贫血 (AIHA) 是由于体内免疫功能紊乱，产生抗红细胞膜组分的自身抗体及（或）补体，结合于红细胞表面，被单核-巨噬细胞吞噬而遭破坏的获得性溶血性贫血。根据抗体反应最适温度将 AIHA 分为：温抗体型（在 37℃ 时作用最活跃）和冷抗体型（<20℃ 时作用最活跃）；根据致病原因分为：原发性（发病原因不明）和继发性（继发于某种疾病）；根据自身抗体的性质分为：温性自身抗体、冷性自身抗体和混合性自身抗体（温性与冷性自身抗体同时存在）。

AIHA 的临床表现呈多样性。慢性多见于成人，起病缓慢，数月后出现贫血症状；急性多见于儿童，起病急，常见发热、寒战、腰背痛、呕吐、腹泻等。部分患者可有脾肝大、黄疸，常无淋巴结大。在临床诊断 AIHA 的同时必须排除同种免疫性和药物诱导性溶血性贫血。

实验检测 可分为常规检测和特殊检测两类。

常规检测 ①贫血系正细胞正色素性，轻重不一，血涂片上可有球形红细胞；白细胞可正常、增多（类白血病反应）或减少（溶血危急时）；血小板可正常、增多或减少（出血及血小板减少性紫癜、溶血危象时）。②网织红细胞计数：常见升高和生成指数增加，但在溶血危象时也可降低。③骨髓象：增生明显活跃/增生活跃，以中、晚幼红细胞增生为主，部分可呈巨幼变，溶血危象可增生减低。

特殊检测 ①抗球蛋白试验 (AGT，又称 Coombs 试验)：分为直接抗球蛋白试验 (DAT) 和间接抗球蛋白试验 (IAT)。②冷凝集试验：冷凝集素综合征 (CAS) 患者的血清中存在冷凝集素，为 IgM 类完全抗体，在低温时可使自身红细胞及异体红细胞发生凝集，凝集反应的高峰出现在 0~4℃，当温度回至 37℃ 时凝集反应减弱或消失。正常人血清中含低效价凝集素，效价 < 1 ∶ 32 (4℃)。③冷热双相溶血试验：阵发性冷性血红蛋白尿症 (PCH) 患者血清中存在一种特殊的冷反应抗体 (D-L 抗体) 或称冷-热凝集素，即在<20℃（常为 0~4℃）时与红细胞结合，同时吸附补体，但不溶血；温度升至 37℃ 时，补体被激活，红细胞破裂而发生急

性血管内溶血。正常人该试验阴性。④酶处理红细胞凝集试验：将胰蛋白酶、木瓜蛋白酶或菠萝蛋白酶处理 Rh 基因型的"O"型红细胞分别与患者血清温育，发生凝集反应者说明患者血清中有游离抗体。比较酶处理红细胞试验与 IAT 检测血清游离抗体，前者较后者敏感。⑤自身免疫红细胞抗体测定：红细胞自身抗体的定量试验，基本原理是利用荧光标记羊或兔的抗人 IgG 单克隆抗体，特异性结合于红细胞膜相应抗原上，通过荧光强度测定，间接反映红细胞抗体的有无、种类和含量。

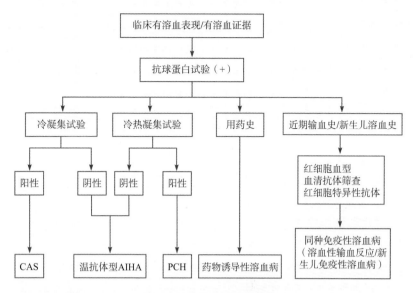

图　AIHA 的实验诊断路径

实验诊断　AIHA 的实验诊断路径见图。

温抗体型 AIHA 实验诊断　①有明确的溶血性贫血的实验证据。②DAT 阳性，即抗 IgG 和抗 C_3 阳性；IAT 少数阳性或多数阴性。③寻找病因，常继发于自身免疫病、淋巴细胞增殖病、恶性肿瘤和感染等。

冷抗体型 AIHA 实验诊断　①有明确的溶血性贫血的实验证据。②DAT 阳性，多为 C_3 阳性。③冷凝集素试验的抗体效价 > 1：32。④寻找病因，常继发于淋巴增殖病、感染和恶性肿瘤等。阵发性冷性血红蛋白尿症主要是：①有明确的溶血性贫血的实验证据。②AGT 阳性，抗 IgG 阴性，抗 C_3 阳性。③冷-热（D-L）溶血试验阳性。④寻找病因，常继发于多种病毒或螺旋体感染等。

鉴别诊断　AGT 阳性的鉴别诊断见表。

AIHA 需与遗传性球形红细胞增多症、葡萄糖-6-磷酸脱氢酶（G6PD）缺陷症和阵发性睡眠性血红蛋白尿症相鉴别，二者均有慢性溶血性贫血的临床表现、症状和体征，多为正细胞正色素性贫血；网织红细胞增多、急性发作时尤其明显；筛查试验结果有

表　抗球蛋白试验阳性的鉴别诊断

	DAT	IAT	抗 IgG 抗体	抗 C_3 抗体
温抗体型 AIHA	（++）占>95%	多数（−）/少数（+）		
Ⅰ型			（+）	（+）
Ⅱ型			（+）	（−）
Ⅲ型			（−）	（+）
冷凝集素综合征	（+）	（−）		
Ⅰ型			（+）	（+）
Ⅱ型			（−）	（+）
阵发性冷性血红蛋白尿症	（+）	（−）	（−）	（+）
药物诱导性溶血性贫血				
自身抗体型（α甲基多巴、西咪替丁型）	（+）	（+）	（+）	（−）
半抗原型（青霉素型）	（+）	（−）	（+）	
免疫复合型（奎宁型）	（+）/（−）	（−）	（+）	（+）
其他（"传单"、SLE、淋巴增殖病、艾滋病、恶性肿瘤、铅中毒）	（+）	（+）		

注：传单：传染性单核细胞增多症；SLE：系统性红斑狼疮

相似性；但遗传性球形红细胞增多症的球形红细胞明显增多（≥10%），渗透脆性增强；G6PD 缺陷症的 G6PD 活性减低；阵发性睡眠性血红蛋白尿患者酸化溶血试验阳性，GPI 锚蛋白减少或缺如。

临床评价 AIHA 的诊断应结合病史、临床表现和实验检测综合判断。首先应确定有无溶血，其次确定是否有免疫介导溶血，最后再判断溶血的种类。在确定红细胞自身抗体的同时，必须要排除同种免疫的存在，特别关注过去、近期输血史和女性妊娠史、胎儿新生儿溶血病史等。

虽然 AGT 试验阳性是诊断 AIHA 的重要依据，但不是所有阳性结果都应诊断 AIHA，应根据病史排除同种免疫性溶血性贫血、药物诱导的溶血性贫血和其他疾病如系统性红斑狼疮、多发性骨髓瘤、镰形细胞贫血、器官移植、淋巴增殖病、恶性肿瘤等所致 AGT 试验阳性。

应注意 DAT 阴性的 AIHA，表明其每个红细胞表面上 IgG 分子数<300 个或 C_3 分子数<60 个。此时需用更敏感的试验如生物素亲和系统—抗球蛋白试验或亲和素生物素化酶复合物酶联免疫分析、抗免疫球蛋白消耗试验、免疫荧光试验、流式细胞术等方法检测红细胞膜上结合的 IgG 抗体。真正的 AGT 试验阴性的 AIHA 极罕见。

IAT 阳性、DAT 阴性时，应结合病史，考虑同种免疫性溶血性贫血，而不考虑 AIHA。还应注意混合型 AIHA，可能是温抗体（IgG）和冷抗体（IgM）同时存在，表现为 IgG+C_3 阳性或单一 C_3 阳性。可用冷凝集素和冷热凝集素试验协助诊断。

（王鸿利）

suǐxì zhǒngliú shíyàn zhěnduàn

髓系肿瘤实验诊断（laboratory diagnosis of myeloid neoplasm） 髓系肿瘤指骨髓来源的造血干细胞（包括粒细胞、单核细胞、红系和巨核细胞系细胞）恶性克隆所导致的造血系统恶性肿瘤，其特点为髓系肿瘤细胞异常增生、分化成熟障碍，并伴有凋亡减少。

髓系肿瘤是造血系统恶性肿瘤的一个重要类型，其实验诊断和进一步分型几经演变。长期以来，形态学检查占据主导地位，1976 年法-美-英（FAB）协作组首先提出 FAB 的形态学分型方案及诊断标准，1985 年进行了修改，此分型方案得到广泛的应用。根据 FAB 方案，髓系肿瘤主要指髓系来源的白血病，包括急性髓系白血病（AML）、慢性髓系白血病（CML）及少见类型髓细胞性白血病。随着基因表达分析和下一代测序技术的应用，人们对髓系肿瘤相关的独特生物标志物的识别取得了重大的进步，2008 年世界卫生组织联合血液病理学会和欧洲血液病理工作者协会再次对这一方案进行了大幅度的修改，并于 2016 年再次修订。

实验检测 包括以下内容。

形态学检查 ①外周血涂片：外周血涂片中见到髓系肿瘤细胞是髓系肿瘤诊断的重要提示。新鲜血标本涂片后应立即进行瑞氏-吉姆萨染色，世界卫生组织推荐计数分类 200 个有核细胞，同时注意各类细胞（包括红细胞和血小板）的形态，并要全面观察涂片的其他部位。涂片制备和涂片染色的质量对疾病的诊断和鉴别诊断至关重要。外周血涂片分析最好结合全血细胞计数。②骨髓穿刺涂片：在骨髓穿刺液涂片中，髓系肿瘤细胞的出现和所占比例对髓系肿瘤的诊断和分型有重要价值。骨髓穿刺涂片采用瑞氏-吉姆萨染色，世界卫生组织推荐计数分类 500 个骨髓有核细胞，骨髓有核细胞包括原始细胞、早幼粒细胞、中幼粒细胞、杆状核中性粒细胞、分叶核中性粒细胞、嗜酸性粒细胞、嗜碱性粒细胞、单核细胞、淋巴细胞、浆细胞、红系早期细胞及肥大细胞等。当骨髓纤维化严重而无法获得穿刺标本时，可采用骨髓活检标本替代。③骨髓活检：骨髓活检可提示有核细胞增生程度、造血细胞比例及成熟度等，还可对骨髓基质进行分析，以及进行免疫组织化学染色，这有助于疾病诊断和预后判断。某些疾病的诊断，尤其是骨髓增殖性肿瘤（MPN），主要依赖于骨髓活检。活检切片可采用苏木精-伊红染色或瑞氏-姬姆萨染色，骨髓纤维化者可采用银染法观察网状纤维。此外，过碘酸希夫反应（PAS）可用于鉴定巨核细胞。

细胞化学染色 可用来鉴定髓系肿瘤细胞的系别，其他免疫学分析如流式细胞术、免疫组化染色等可部分替代细胞化学染色。细胞化学染色多采用外周血或骨髓涂片，也可采用骨髓切片。常用的细胞化学染色项目包括髓过氧化物酶（MPO）、中性粒细胞碱性磷酸酶（NAP）、苏丹黑 B（SBB）、酯酶染色和酸性磷酸酶染色等。

免疫表型分析 可采用多参数流式细胞术或免疫组化技术进行。不同髓系肿瘤在不同造血发育阶段具有不同的分化抗原，关于免疫表型系列分析的判定标准参见混合表型急性白血病实验诊断。免疫表型分析在区分 AML-

MO 型和急性淋巴细胞白血病（ALL），以及在区分 CML 髓系原始细胞和淋巴系原始细胞中起到主要作用。某些伴重现性遗传学异常 AML 具有特征性的免疫表型。尽管在 AML 中表达某些特异性抗原如 CD7、CD9、CD11b、CD14、CD56 和 CD34 等提示预后不良，但其是否存在独立预测作用仍存在争议。异常免疫表型见于 75% 的 AML 病例中，主要表现为交叉系列抗原表达、成熟不同步抗原表达、抗原过表达或表达降低甚至缺如。

染色体分析和基因检测　2016 年世界卫生组织分类中包含许多以特异性细胞遗传学或分子遗传学异常定义的髓系肿瘤，这些遗传学异常包括染色体易位或特异性基因突变导致的基因重排等；通过染色体分析和分子生物学技术检测髓系肿瘤细胞的遗传学特征非常重要。在某些病例中，逆转录-聚合酶链反应（RT-PCR）和（或）荧光原位杂交（FISH）技术可以检测到频率很低的基因

重排，这些是在染色体分析中无法获得的。许多基因突变在不同类型的髓系肿瘤中具有重要的诊断和预后价值，可通过基因测序、等位基因特异性 PCR 以及其他技术进行检测。基因的过表达与低表达、杂合性缺失以及拷贝数的改变可通过基于阵列的技术进行检测，在疾病的诊断和预后中也具有重要价值。

实验诊断　根据实验检测结果，结合临床表现，髓系肿瘤可分为 MPN、伴嗜酸性粒细胞增多和 *PDGFA*、*PDGFB*、*FGFR1* 或 *PCM-JAK2* 异常的髓系或淋巴系肿瘤、骨髓增生异常综合征（MDS）、MDS/MPN、AML 及相关肿瘤等主要亚型，实验诊断要点见表。

临床评价　髓系肿瘤的实验诊断主要基于治疗前标本所获得的结果，其中外周血和骨髓中原始细胞百分率、细胞化学及免疫表型分析对于髓系肿瘤的诊断、分型及预后评价具有重要意义；而染色体分析和基因诊断不仅可以进一步帮助诊断存在特异性遗

传学异常的髓系肿瘤亚型，而且，有助于疾病的预后判断、疗效观察和复发监测。

（崔巍）

gǔsuǐ zēngzhíxìng zhǒngliú shíyàn zhěnduàn

骨髓增殖性肿瘤实验诊断

（laboratory diagnosis of myeloproliferative neoplasm）　骨髓增殖性肿瘤（MPN）是表现为一系或多系髓系细胞（包括粒系细胞、红系细胞、巨核系细胞和肥大细胞）明显增生的一组造血干细胞克隆性疾病。与骨髓增生异常综合征（MDS）的无效造血不同，增殖的细胞多分化成熟且发育相对正常，外周血粒细胞、红细胞和（或）血小板计数增加，常见肝脾肿大。疾病进展到终末期可出现骨髓纤维化、无效造血或转化为急变期进展为骨髓衰竭或急性白血病。外周血或骨髓原始细胞达 10% ~ 19% 时，通常意味着病情恶化，≥20% 则明显进入急变期。本组疾病包括慢性髓系白血病（CML）伴 *BCR-ABL1* 阳性、

表　髓系肿瘤主要亚型及诊断要点

疾病	骨髓细胞数	骨髓原始细胞	成熟	形态学	造血	血细胞计数	脏器肿大
MPN	常增多，ET 多正常	正常或轻度升高，在慢性期<10%	出现	粒系和红系早期细胞相对正常，巨核细胞异常	有效	不定，最初可见一系以上髓系细胞增多	常见
伴嗜酸性粒细胞增多和 *PDGFA*、*PDGFB*、*FGFR*1 或 *PCM1-JAK2* 异常的髓系或淋巴系肿瘤	增多	正常或轻度升高，慢性期<20%	出现	相对正常	有效	嗜酸性粒细胞 ≥1.5×10^9/L	常见
MDS	增多，偶见正常或减少	正常或升高，<20%	出现	一系或多系发育异常	无效	细胞减少	少见
MDS/MPN	增多	正常或轻度升高，<20%	出现	一系或多系发育异常，JMML 常有轻度发育异常	不同系列表现不同	不定，但 WBC 常增多	常见
AML	通常增多	增多 ≥20%，除伴有特殊细胞遗传学异常	不定，通常较少	可出现或不出现一系或多系发育异常	无效或有效	WBC 不定，通常贫血或血小板减少	少见

注：ET：原发性血小板增多症；JMML：幼年型粒单细胞白血病；WBC：白细胞计数

慢性中性细胞白血病、真性红细胞增多症（PV）、原发性骨髓纤维化、特发性血小板增多症和不另作特殊分类的慢性嗜酸性粒细胞白血病和不能分类的MPN。

某些遗传学异常如慢性髓系白血病中的BCR-ABL1融合基因，与临床特征、实验检查及形态学研究结果具有较好的一致性，使其可作为该病分类的主要标准，并表明异常增殖的骨髓细胞是肿瘤而不是反应性增生。JAK2、MPL、CALR、CSF3R等新的分子突变的发现为疾病的克隆性、诊断和预后提供了更多的证据。

在世界卫生组织2016年修订的"造血与淋巴组织肿瘤分类"中，对MPN做了如下修改：①肥大细胞增多症不再属于MPN大类下的一种亚分类，其名称由2008版的"系统性肥大细胞增多症伴相关的克隆性非肥大细胞系血液病（SH-AHNMD）"更改为"系统性肥大细胞增多症相关的血液肿瘤（SM-AHN）"。②BCR-ABL1阳性CML中新增了TKI反应的"临时"加速期标准。③将骨髓形态学纳入到PV的诊断标准中，以弥补血红蛋白水平对于PV诊断存在的不足。④除了JAK2和MPL突变外，将CALR突变、CSF3R突变等新纳入到诊断标准。

（崔巍）

mànxìng suǐxì báixuèbìng bàn BCR-ABL1 yángxìng shíyàn zhěnduàn

慢性髓系白血病伴 BCR-ABL1 阳性实验诊断

（laboratory diagnosis of chronic myeloid leukemia with BCR-ABL1⁺）慢性髓系白血病（CML）伴 BCR-ABL1 阳性是起源于骨髓多能造血干细胞的恶性骨髓增殖性肿瘤（MPN），常与定位于 Ph 染色体上的 BCR-ABL1 融合基因密切相关。BCR-ABL1 最初多在中性粒细胞增多症中报道，随后，在其他各类髓系细胞、部分淋巴细胞及上皮细胞上也见报道。

该病按自然病程可分为3期：慢性期（CP）、加速期（AP）和急变期（BP）（或原始细胞期）。①慢性期：起病隐匿，20%~40%患者无症状，可因常规体检发现外周血白细胞计数异常而就诊。随病情发展逐渐出现乏力、体重下降、夜间盗汗、脾大及贫血等临床表现。若不治疗，大多数患者可迅速进展为原始细胞期。②加速期：各种表现介于CP和BP之间。③急变期：一般伴有恶化的临床特征如贫血加重、血小板减少或脾显著增大等。世界范围内年发病率为1/10万~2/10万。各年龄段均可发病，发病年龄多为50~60岁，男性略>女性。病因不明，某些病例可能与放射性暴露有关，无遗传倾向。

实验检测 包括以下内容。

形态学检查 ①血象：CP外周血白细胞明显增多，为（12~1000）×10⁹/L，中位数为100×10⁹/L，可见不同成熟阶段的中性粒细胞，以中幼粒和晚幼粒细胞居多，无明显发育异常。可伴嗜碱性粒细胞、嗜酸性粒细胞及单核细胞增多。原始细胞一般<2%。AP和BP原始细胞逐渐增加，其中AP可达10%~19%，BP≥20%。血红蛋白浓度和红细胞计数正常，随病情发展可呈中度到重度减低，呈正细胞正色素性贫血。血小板计数可正常甚至>1000×10⁹/L，少数病例可见血小板减少，AP和CP时血小板可进行性减少。血小板大小不均，可见巨大血小板、畸形血小板和小巨核细胞等。②骨髓象：CP骨髓增生极度活跃，粒红比可达（10~50）∶1。显著增生的粒细胞中幼粒、晚幼粒和杆状核粒细胞居多。异常增生的粒细胞常有形态异常，表现为细胞大小不一，核质发育不平衡，部分细胞核染色质疏松，胞质内有空泡、偶见Auer小体；疾病晚期可见假性Pelger-Huët核畸形，嗜碱性粒细胞和嗜酸性粒细胞可增多，原始和早幼粒细胞亦增多，原始细胞常<5%，>10%预示疾病进展（图）。红系细胞早期增生，晚期受抑制。巨核细胞的数量可正常或轻度增多，以成熟巨核细胞为主，细胞体积较小，可见小巨核细胞。骨髓中可见类戈谢细胞和类海蓝组织细胞等吞噬细胞。30%的患者可出现中度到重度骨髓网状纤维化，其预后较差。骨髓活检时骨小梁旁区非成熟中性粒细胞常为5~10个（正常为2~3个），成熟中性粒细胞多定位于骨小梁间区域。

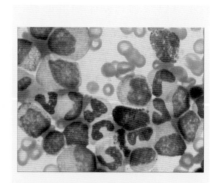

图　CML 骨髓涂片
（瑞氏染色　×1000）

细胞化学染色 中性粒细胞碱性磷酸酶（NAP）染色阳性率及积分明显减低，甚至缺如。若合并感染或妊娠或发生急变，NAP积分可升高。治疗获得完全缓解时，NAP恢复正常提示预后较好。CML急变后的细胞化学染色同相应细胞类型的急性白血病。

免疫表型分析 BP时细胞免疫表型较复杂，可表达髓系和淋系分化抗原。急粒变时多表现为CD33、CD13、CD15、CD14及HLA-DR阳性；急淋变时多表现为CD3、CD7、CD2、CD5、CD10、CD19、CD20、CD22、SIg及HLA-DR阳性；巨核细胞变时可出现CD41a、CD41b及血小板过氧化物酶阳性。大多数患者可出现粒系及淋巴系抗原的共表达，其中约25%的急变期患者符合混合表型急性白血病的诊断标准，但普遍认为这部分患者属于慢性髓系白血病的急变期，而非混合表型急性白血病的新发病例。

染色体分析和基因检测 90%~95%的患者有特征性的t(9;22)(q34;q11.2)相互易位，以及易位产生的Ph染色体。易位使22号染色体的BCR基因和9号染色体的ABL1基因融合。少数患者可发生隐匿性的9q34和22q11.2易位，这种易位使用常规遗传学检验不能发现，但通过荧光原位杂交、逆转录-聚合酶链反应及印迹杂交等技术在分子水平可检测到BCR-ABL1融合基因。BCR基因的断裂点可影响疾病表型。大部分CML患者BCR的断裂点位于主要断裂点簇集区M-BCR，跨越12~16号外显子，并形成相对分子量为210kD的异常融合蛋白P210，该蛋白具有较强的酪氨酸激酶活性，可通过多种信号传导通路激活癌基因和某些细胞因子，最终导致细胞的恶性转化。少部分CML患者BCR基因断裂点可位于μ-BCR区域，该区域跨越17~20号外显子，编码更大的蛋白P230，这种CML患者中性粒细胞明显趋于成熟和（或）血小板显著增多。另外，90%以上有经

典P210蛋白的CML患者可同时有次要断裂区m-BCR（1~2号外显子），形成更短的融合蛋白P190，这部分CML患者具有特征性的单核细胞增多，类似于慢性粒-单细胞白血病。疾病转化的分子机制仍待研究。疾病进展常与克隆改变有关，转化为AP、BP时，80%的患者除Ph染色体外还可出现其他细胞遗传学异常，如+8、+19或i(17q)。转化阶段发生改变的基因包括TP53、RB1、MYC、p16^{INK4a}（CDKN2A）、RAS、AML1、EVI1等，但在转化过程中的作用尚未可知。基于全基因组表达谱的微阵列技术已经开始揭示与进展期相关的其他候选基因，并且已经发现AP和BP之间具有相似的基因表达特征，提示导致AP和BP转化的基因事件在CP晚期或AP早期就已经发生。

实验诊断 血象、骨髓象结合细胞或分子遗传学检验有助于本病的诊断与鉴别诊断。

诊断 凡临床上有不明原因的持续性粒细胞增多，有典型的血象和骨髓象变化，NAP阳性率及积分明显降低，脾肿大及Ph染色体阳性或检测到BCR-ABL1融合基因，诊断即可成立。及早诊断疾病从CP进展至AP和BP，对疾病预后和治疗十分重要，但是各期之间的临床和形态学界限不清，不同研究者所用的诊断标准也不尽相同。

世界卫生组织分类标准（第4版）规定存在以下情况之一可诊断为AP：①持续性/进行性白细胞增多（>10×10^9/L）和（或）脾大且对治疗无反应。②持续性血小板增多（>1000×10^9/L）且治疗无效。③持续性血小板减少（<100×10^9/L）且与治疗无关。④细胞遗传学与首次诊断结果相

比进一步发展或改变。⑤外周血嗜碱性粒细胞≥20%。⑥外周血或骨髓中原始粒细胞占10%~19%。诊断标准①~④可能与CP进展为AP相关，而⑤和⑥则更可能预示AP到BP之间的转变。

符合以下标准之一可诊断为BP：①外周血或骨髓中原始细胞≥20%。②髓外原始细胞增殖浸润。世界卫生组织2016版新增了对酪氨酸激酶抑制剂（TKI）反应的"临时"加速期标准，包括：①首次TKI治疗发生血液学抵抗（或首次TKI治疗未能达到完全血液学缓解）。②连续2个TKI疗程，血液学、细胞遗传学或分子学检验中至少有一项显示抵抗。③TKI治疗过程中发生两种及以上BCR-ABL1突变。

鉴别诊断 ①Ph染色体阳性的其他白血病：Ph阳性的急性淋巴细胞白血病须与无慢性期的CML急淋变相鉴别，约50%的Ph阳性急性淋巴细胞白血病BCR基因断裂点与CML急淋变不同，选用不同的引物和探针检测可以鉴别。②类白血病反应：类白血病反应常并发于严重感染、恶性肿瘤等疾病。白细胞增多，但一般<50×10^9/L。中性粒细胞碱性磷酸酶积分增高。③骨髓纤维化：骨髓纤维化有脾大，外周血白细胞增多和幼粒细胞等表现，但白细胞一般不超过30×10^9/L，NAP阳性。幼红细胞持续出现在外周血中，红细胞形态异常，易见泪滴形红细胞，Ph染色体阴性。

临床评价 遗传学检测BCR-ABL1融合基因有助于CML伴BCR-ABL1阳性患者的药物治疗。伊马替尼是一种特异性针对BCR-ABL1酪氨酸激酶的靶向药物，约88%使用伊马替尼的CP患者保持疾病无进展，只有5%左右进入疾

病的急变期或加速期。血液白细胞数过高、血小板数过高或过低以及遗传学检测染色体异常等，均提示患者预后不良。

（崔 巍）

zhēnxìng hóngxìbāo zēngduōzhèng shíyàn zhěnduàn

真性红细胞增多症实验诊断

（laboratory diagnosis of polycythemia vera） 真性红细胞增多症（PV）是以红系细胞增生为主要特点的慢性骨髓增殖性肿瘤（MPN）。PV 临床上可分为 3 个阶段。①初期：只有轻度的红细胞增多。②显著红细胞增多期：伴随红细胞数量的显著增加。③骨髓纤维化期：出现与无效造血、骨髓纤维化、髓外造血和脾功能亢进相关的贫血和血细胞减少的症状。

实验检测 包括以下内容。

形态学检查 红细胞计数和血红蛋白浓度均升高，促红细胞生成素减少。①疾病初期和显著红细胞增多期：外周血和骨髓主要表现为红系、粒系和巨核系三系细胞增生，其中外周血红细胞数量轻度或显著增加，呈正色素正细胞形态；骨髓细胞比容明显增加，以红系和巨核系为主，但各系各阶段有核细胞比值及形态大致正常。②骨髓纤维化期：红细胞数量逐渐减少，外周血涂片可见未成熟粒细胞、有核红细胞和泪滴形红细胞增加；骨髓明显纤维化，易见成堆的巨核细胞，细胞核不规则、核深染，此期幼稚细胞增多，可进展为骨髓增生异常综合征（MDS）或急性髓系白血病（AML）。

基因检测 最常见的遗传学异常是体细胞功能获得性 *JAK2 V617F* 基因突变，见于 95% 以上的患者，但缺乏特异性；*JAK2*

V617F 基因突变也见于其他 MPN，但发生频率较低。

实验诊断 分为主要标准和次要标准，确诊 PV 需同时满足三个主要标准，或前两条主要标准加上次要标准。

主要标准 ①血红蛋白浓度：男>165g/L，女>160g/L，或存在其他红细胞容积增大的证据（当男女血红蛋白浓度或红细胞比容>与年龄、性别、居住纬度相关的方法特异性参考区间的第 49 或 48 百分位值；或红细胞数升高>25% 平均预测值）。②骨髓活检显示与年龄相对的细胞过多伴三系增生，包括显著的红系、粒系和巨核系细胞增多伴多形性成熟的巨核细胞。③ 存在 *JAK2 V617F* 或与其功能类似的突变如 *JAK2* 第 12 号外显子突变。

次要标准 血清红细胞生成素水平<参考区间。

临床评价 已有报道 *JAK2* 基因 12 号外显子也有 *JAK2 V617F* 类似突变，实际上所有的 PV 患者都携带有 *JAK2* 变异。但尚未发现对 PV 完全特异的基因缺陷。约 20% 患者伴有染色体异常，最常见的异常包括+8,+9,del（20q），del（13q）和 del（9p），有时 +9 和 +8 异常同时出现，但没有 Ph 染色体或 *BCR-ABL*1 融合基因。这些染色体异常出现的频率随着疾病的进展而增加，80%~90% 的患者在疾病后期出现这些异常，发展为 MDS 或 AML 的 PV 患者几乎都存在细胞遗传学异常。

（崔 巍）

yuánfāxìng gǔsuǐ xiānwéihuà shíyàn zhěnduàn

原发性骨髓纤维化实验诊断

（laboratory diagnosis of primary myelofibrosis） 原发性骨髓纤维化（PMF）是以骨髓中巨核细胞

和粒细胞过度增生为主要表现，伴有骨髓纤维结缔组织反应性增生和髓外造血的克隆性骨髓增殖性肿瘤（MPN）。疾病进展经历纤维化前期和纤维化期。①纤维化前期：表现为骨髓细胞过度增生，尤其是粒系和巨核细胞系；巨核细胞形态明显异常，核质比失调，细胞核呈球形，可见裸核，细胞成簇排列于骨髓血管窦和骨小梁周围；此期骨髓纤维化程度较低。②纤维化期：表现为造血组织减少，脂肪组织或纤维组织增多；骨髓细胞数减少，但原始细胞比例增加，非典型巨核细胞易见，外周血幼红细胞和幼粒细胞增多，可见泪滴形红细胞；伴髓外造血，肝脾大。

实验检测 约 50% 存在 *JAK2 V617F* 突变，5% 出现功能获得性 MPL 基因（*MPL W515K/L*）突变，约 20% 出现 *CALR* 基因第 9 外显子突变，但都缺乏特异性，不能将其作为鉴别 PMF 和其他 MPN 的证据。30% 的患者存在细胞遗传学异常，最常见的染色体异常包括 del（20q）和 1q 三体，+9 和（或）+8，但无 Ph 染色体或 *BCR-ABL*1 融合基因。

实验诊断 其诊断需同时满足 3 个主要标准和至少 1 个次要标准。

主要标准 ①存在巨核细胞增生和异型性（小巨核细胞或大巨核细胞伴随异常核质比、染色质粗糙浓集、细胞核呈不规则折叠和聚集成簇），通常伴有网状或胶原纤维化（2 或 3 级）。②不满足真性红细胞增多症（在血清铁蛋白下降时采用铁剂替代疗法治疗无效）、*BCR-ABL*1 阳性慢性髓系白血病（无 *BCR-ABL*1）、骨髓增生异常综合征（无红系及粒系造血异常）或其他髓系肿瘤的世界卫生组织诊断标准。③存在 *JAK2 V617F*、*CALR* 或 *MPL* 突变；或无以上突变时，存在其他克隆标记（最常见的如 *ASXL1*、*EZH2*、*TET2*、*IDH1*/*IDH2*、*SRSF2*、*SF3B1*）；或没有证据表明骨髓纤维化或其他改变是继发于感染、自身免疫病、慢性炎症状态、毛细胞白血病、淋巴肿瘤、转移性恶性肿瘤或中毒性/慢性骨髓病变。

次要标准 连续 2 次测定证实至少存在以下一种：①非并发症导致的贫血。②白细胞数≥11×10⁹/L。③脾大可扪及。④血清乳酸脱氢酶水平升高。⑤外周血幼红与幼粒细胞增多。

临床评价 大多数患者有轻重不等的贫血，通常属于正细胞正色素性贫血。外周血泪滴形红细胞显著增多；网织红细胞计数轻度增多；约 70% 的患者，外周血中出现幼粒、幼红细胞增多，是本病的重要特征之一。血小板计数高低不一，约 1/3 病例血小板增加，个别可达 1000×10⁹/L；可见到大而畸形的血小板，偶见巨核细胞碎片或巨核细胞。可继发叶酸缺乏。

（崔 巍）

yuánfāxìng xuèxiǎobǎn zēngduōzhèng shíyàn zhěnduàn

原发性血小板增多症实验诊断（laboratory diagnosis of essential thrombocythemia） 原发性血小板增多症（ET）是以巨核系细胞增生为主的慢性骨髓增殖性肿瘤。

实验检测 包括以下内容。

形态学检查 ①血象：外周血小板计数持续性＞450×10⁹/L，大小不等，可见形态异常、带有伪足、无颗粒的血小板。白细胞计数及分类正常，嗜碱性粒细胞减少或缺如。红细胞通常呈正细胞正色素性，也可因出血导致小细胞低色素性贫血。外周血无幼红与幼粒细胞，无泪滴形红细胞。②骨髓象：骨髓增生正常或明显活跃，骨髓中可见大量巨型多分叶核巨核细胞，胞质丰富成熟，胞核高度分叶状（类似鹿角），分散存在，也可聚集成簇；涂片中可见大片血小板。少数出血患者可见红系增生，但粒系增生较为罕见。

染色体分析和基因检测 尚未发现 ET 特异的基因或染色体异常。40%～50% 的患者存在 *JAK2 V617F* 或功能类似的基因突变，但这种突变缺乏特异性，真性红细胞增多症和原发性骨髓纤维化也可出现。*MPL* 和 *CALR* 突变在 *JAK2* 阴性的患者中的检出率大约为 5% 和 20%。5%～10% 的 ET 患者存在染色体异常，包括+8，9q 异常和 del（20q）的异常。

实验诊断 不明原因的血小板显著增多应考虑该病，需排除其他骨髓增殖性肿瘤和继发性血小板增多症。ET 的诊断需同时满足 4 条主要标准或前 3 条主要标准加次要标准。

主要标准 ①血小板计数持续≥450×10⁹/L（在检验过程中持续存在）。②骨髓活检主要为巨核系增生，胞体大而成熟的巨核细胞增多。没有明显的中性粒细胞增多及核左移或红细胞生成增多，网状纤维仅轻度增加（1 级）。③不满足真性红细胞增多症（在血清铁蛋白下降时采用铁剂替代疗法治疗无效）、原发性骨髓纤维化（要求缺乏相应的网状纤维化、胶原纤维化、外周血幼红与幼粒细胞增多或骨髓细胞显著增多伴随特发性骨髓纤维化特征性巨核细胞形态特征，包括小巨核细胞或大巨核细胞伴随异常核质比、染色质粗糙、浓集、细胞核呈不规则或折叠、细胞聚集呈簇）、*BCR-ABL1* 阳性慢性髓系白血病（无 *BCR-ABL1*）、骨髓异常综合征（无红系及粒系造血异常）或其他髓系肿瘤的世界卫生组织诊断标准。④存在 *JAK2 V617F*、*CALR* 或其他 *MPL* 突变。

次要标准 存在克隆标记，或缺乏 *JAK2 V617F* 时，没有反应性血小板增多（若存在反应性血小板增多症相关表现，但仅满足 ET 的前三个诊断标准时不能排除 ET 的可能性）的证据。

（崔 巍）

gǔsuǐ zēngshēng yìcháng zōnghézhèng shíyàn zhěnduàn

骨髓增生异常综合征实验诊断（laboratory diagnosis of myelodysplastic syndrome） 骨髓增生异常综合征（MDS）是一组造血干细胞克隆性疾病，主要特征为血细胞减少、一系或多系髓系细胞发育异常、无效造血和向急性髓系白血病（AML）转化的风险增加。国际预后评分系统（IPSS）推荐血红蛋白浓度＜100g/L，中性粒细胞绝对值（ANC）＜1.8×10⁹/L，血小板＜100×10⁹/L 为 MDS 危险度分期细胞减少的阈值。如血细胞高于这些阈值而形态学和（或）细胞遗传学表现明显时，也不能排除 MDS 的诊断。发育异常通常伴随外周血和骨髓原始细胞的增多，但＜20%。在 MDS 病例中，发育异常系列与外周血血细胞减少的系列常不相符。因此，在成人 MDS 中，诸如"难治性贫血"等术语不科学，2016 年《世界卫生组织造血和淋巴组织肿瘤分类》将 MDS 分类命名更新为"MDS"后加上适当的修饰：如 MDS 伴单系发育异常（MDS-SLD）等。但

是，儿童 MDS 仍然按照旧版本进行分类。

尽管许多 MDS 进展为 AML 是一个自然过程，但不同亚型 MDS 进展为 AML 的比例也各不相同，其中原粒细胞增多的 MDS 进展为 AML 的比例较高。大部分 MDS 患者都有进行性骨髓衰竭的特征，但某些患者，如 MDS 伴单系发育异常（MDS-SLD）、MDS 伴环形铁粒幼细胞（MDS-RS）等，向 AML 进展的生物学过程相对缓慢，且进展率较低。

实验检测 主要包括形态学检查、免疫表型分析、染色体分析和基因检测等内容。

形态学检查 MDS 形态学分类主要是基于骨髓和外周血中原始细胞百分比、发育异常的类型和程度以及环形铁粒幼细胞的比例。血细胞减少通常与发育异常的系列相一致，但有时也可能不同。为了确定骨髓中原始细胞百分比，推荐对骨髓涂片或骨髓活检组织印片 500 个有核细胞以及外周血 200 个白细胞进行分类计数。对于血细胞严重减少的患者，可采用分离外周血白细胞涂片进行分类计数。

世界卫生组织推荐的显著发育异常的标准是红系前体细胞中发育异常细胞≥10%（表1）；粒系发育异常细胞≥10%（图1）；巨核系发育异常指在涂片或切片中至少分类计数 30 个巨核细胞，

其中发育异常的巨核细胞≥10%（图2）。

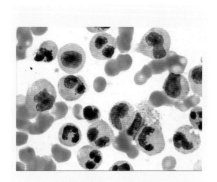

图1 MDS 粒系发育异常骨髓涂片
（瑞氏染色 ×1000）
注：可见多个粒细胞有假性 Pelger-Huët 核畸形

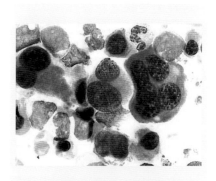

图2 MDS 巨核系发育异常骨髓涂片
（瑞氏染色 ×1000）
注：可见多核巨幼样变红细胞及多圆形核巨核细胞增多

免疫表型分析 采用流式细胞术对 MDS 进行免疫表型分析，主要包括确定原始细胞群的大小、免疫分型和评估髓系细胞群的成熟类型。具体包括 CD34⁺ 细胞计数，用评分系统、采用多色分析及与正常外周血和骨髓进行对照

制定识别策略。常规涂片、印片或免疫组织化学检测的原始细胞百分比与流式细胞术检测的 CD34⁺ 细胞数之间存在良好的相关性。某些病例由于严重的骨髓纤维化和血液稀释可导致两者的不一致。流式细胞术 CD34⁺ 细胞百分比不能取代涂片的分类计数。当存在异常表型的 CD34⁺ 细胞时，流式细胞术能提供更多的信息，可能是发育异常的另一证据。此外，在低危等级的 MDS 中检测到 CD34 或 CD117 病理性细胞群时，提示疾病进展。正常骨髓中红系、粒系和单核系细胞的分化成熟模式以及外周血中成熟细胞的免疫表型已阐明。红系发育异常可通过在血型糖蛋白 A 阳性的有核细胞中表达 H-铁蛋白、CD71 和 CD105 进行确定，其预测形态学上红系发育异常的敏感性可达到 98%。粒细胞生成过程中的异常成熟模式可预测约 90% 的病例中的形态学发育异常和细胞遗传学异常。在 MDS 中，流式免疫分型结果与形态学检查和细胞遗传学检查结果有很好的相关性。但是，对于形态学异常不明显而又没有细胞遗传学异常的病例，免疫分型结果必须显示 3 个或更多红系、粒系或髓系细胞成熟异常特征才高度提示 MDS，单一异常特征通常意义不大。形态学和细胞遗传学结果不确定而免疫分型显示 3 个或更多异常特征的病例，应该在几个月后重新评估其是否有确定的 MDS 形态学或细胞遗传学的证据。

染色体分析和基因检测 染色体分析和基因检测在评估 MDS 的预后、确定克隆性以及识别细胞遗传学、形态学和临床关联等方面起重要作用。克隆异常可见于约 50% 的 MDS 患者。孤立性

表1 MDS 发育异常的形态学表现

红系发育异常	粒系发育异常	巨核系发育异常
细胞核：核出芽、核内桥联、核碎裂、多核、细胞核分叶过多、巨幼变；细胞质：环形铁粒幼细胞、空泡形成、过碘酸希夫反应阳性	体积偏小或偏大；细胞核分叶过少（假性 Pelger-Huët 核畸形）；核分叶过多；颗粒减少或无颗粒；假性 Chediak-Higashi 颗粒；Auer 小体	微小巨核细胞；细胞核分叶过少；多核（正常巨核细胞为分叶的一个细胞核）

del（5q）型 MDS 多发于女性，主要特征为巨核细胞核不分叶或分叶过少，难治性巨幼细胞贫血，血小板计数正常或增加，有较好的临床过程，是一种特殊类型的 MDS。而 17p 缺失的 MDS 或 AML 常伴随假 Pelger-Huët 核异常、小空泡中性粒细胞、TP53 突变以及不良临床过程，这种类型最常见于治疗相关的 MDS。复杂核型（≥3 个异常）包括 5 号或 7 号染色体异常［-5/del（5q），-7/del（7q）］，通常与不良临床过程相关。一些其他类型的细胞遗传学异常则与某些特征性的形态学异常相关，如孤立性 del（20q）常与红系和巨核系细胞发育异常相关，而 3［inv（3）(q21;q26.2)或 t(3;3)(q21;q26.2)］则与 MDS 和 AML 伴随异常巨核细胞增多相关。某些 MDS 发生的克隆性细胞遗传学异常在缺乏形态学标准时不能作为 MDS 确诊依据，例如单一的-Y、+8 或 del（20q）异常；但如果出现难治性血细胞减少而不存在形态学发育异常表现时，这些克隆性细胞遗传学异常核型被看作是 MDS 的参考证据。建议密切随访此类患者，观察是否有 MDS 的形态学证据的出现。一旦出现重现性异常时，荧光原位杂交（FISH）在监测此类患者时具有更高的灵敏度。2016 版世界卫生组织分型中强调了一些特定基因突变的临床意义的重要性。虽然大多数突变并不与特定疾病类型相关，如 MDS 中存在一些与预后相关的体细胞突变（TP53、EZH2、ETV6、RUNX1 和 ASXL1 等）。在 MDS 伴环状铁粒幼红细胞中，SF3B1 突变常意味良好预后及向白血病转化低风险性。另外还推荐进行 TP53 突变评估，因其与向白血病转化风险相关，并且有助于在伴孤立性 5q-这一预后较好的 MDS 类型中发现不良预后的亚组。

实验诊断 MDS 的实验诊断主要依据形态学检查、免疫表型分析、细胞与分子遗传学检测的综合分析，特别是血象和骨髓象中血细胞的发育异常和原始细胞比例尤为重要，是诊断 MDS 的主要依据（表 2）。

表 2　2016 年世界卫生组织 MDS 分型标准和主要异常特征

疾病	发育异常	血细胞减少*	环形铁粒幼细胞	骨髓（BM）和外周血（PB）原始细胞	细胞遗传学分析
MDS 伴单系发育异常（MDS-SLD）	1 系	1 或 2 系	<15%或<5%+SF3B1 突变	BM<5%，PB<1%，无 Auer 小体	任何，除外单纯 5q-
MDS 伴多系发育异常（MDS-MLD）	2 或 3 系	1~3 系	<15%或<5%+SF3B1 突变	BM<5%，PB<1%，无 Auer 小体	任何，除外单纯 5q-
MDS 伴环形铁粒幼细胞（MDS-RS）					
MDS 伴环形铁粒幼细胞和单系发育异常（MDS-RS-SLD）	1 系	1 或 2 系	≥15%或≥5%+SF3B1 突变	BM<5%，PB<1%，无 Auer 小体	任何，除外单纯 5q-
MDS 伴环形铁粒幼细胞和多系发育异常（MDS-RS-MLD）	2 或 3 系	1~3 系	≥15%或≥5%+SF3B1 突变	BM<5%，PB<1%，无 Auer 小体	任何，除外单纯 5q-
MDS 伴孤立 5q-	1~3 系	1~2 系	有或无	BM<5%，PB<1%，无 Auer 小体	单纯 5q-或另加一种除外-7 或 del（7q）的异常
MDS 伴原始细胞增多（MDS—EB）					
MDS-EB-1	0~3 系	1~3 系	有或无	BM 5%~9%或 PB 2%~4%，无 Auer 小体	任何
MDS-EB-2	0~3 系	1~3 系	有或无	BM 10%~19%或 PB 5%~19%，无 Auer 小体	任何
MDS 未分类（MDS-U）					
伴 PB1%原始细胞	1~3 系	1~3 系	有或无	BM<5%，PB=1%（必须为两次不同场合检测结果），无 Auer 小体	任何

续　表

疾病	发育异常	血细胞减少*	环形铁粒幼细胞	骨髓（BM）和外周血（PB）原始细胞	细胞遗传学分析
伴单系发育异常，全血细胞减少	1系	3系	有或无	BM<5%，PB<1%，无 Auer 小体	任何
根据已明确的 MDS 特异性细胞遗传学异常	0系	1~3系	<15%**	BM<5%，PB<1%，无 Auer 小体	MDS 特异性细胞遗传学异常
儿童难治性血细胞减少	1~3系	1~3系	无	BM<5%，PB<2%，无 Auer 小体	任何

注：*血细胞减少定义：血红蛋白浓度<100g/L，中性粒细胞绝对值（ANC）<1.8×10^9/L，血小板<100×10^9/L；
　　**环形铁粒幼细胞≥15%且有明显红系造血异常应该划分为 MDS 伴环形铁粒幼细胞

临床评价　血细胞发育异常的特征对 MDS 不同亚型间的鉴别以及预后十分重要。染色体核型分析和基因检测有助于判断 MDS 预后。涂片和染色的质量会影响发育异常程度的判定。涂片质量较差会导致对发育异常判断的错误解释，尤其是评估中性粒细胞的颗粒度。用于评估血细胞发育异常的涂片必须来自于新鲜标本，>2 小时的抗凝血标本不符合要求。

（崔 巍）

jíxìng suǐxì báixuèbìng shíyàn zhěnduàn

急性髓系白血病实验诊断

（laboratory diagnosis of acute myeloid leukemia）　急性髓系白血病（AML）是造血祖细胞增殖分化失控，在外周血、骨髓或其他组织出现髓系原始细胞克隆性增生的疾病。此类疾病在临床特征、形态学、遗传学等方面具有异质性表现，可涉及一系或所有髓系。AML 在全世界的年发病率为 2.5/10 万~3/10 万，其中澳大利亚，西欧和美国发病率较高。发病年龄中位数为 65 岁，男性略多于女性。在<15 岁的儿童中，AML 占所有急性白血病的 15%~20%，发病高峰在 3~4 岁。该类疾病进展迅速，如不及时治疗，患者通常在患病后数周或数月内死亡。

实验检测　主要采用形态学检查、细胞化学染色、免疫表型分析、染色体分析及基因检测进行诊断（见髓系肿瘤实验诊断）。

实验诊断　主要依据形态学、免疫表型、细胞与分子遗传学检测的综合分析，以 2016 年世界卫生组织分类方案为标准诊断。外周血或骨髓中原粒细胞和（或）原单核细胞/幼单核细胞和（或）原巨核细胞≥20%是诊断 AML 的必要条件。如果外周血和（或）骨髓中原始细胞<20%，但存在特异性染色体异常，如 t（8；21）（q22；q22）、t（16；16）（p13.1；q22）、inv（16）（p13.1q22）或 t（15；17）（q22；q12）等。

2016 年世界卫生组织分类方案结合患者的临床表现及病史、形态学和免疫分型、细胞遗传学和分子生物学检验，形成了"临床-病理-遗传"的诊断体系。首先从形态学基本诊断的 AML 中，经过详细的临床特征分析、细胞遗传学、分子生物学以及形态学检查，分出重现性遗传学异常、骨髓增生异常相关改变和治疗相关的 AML 等特定类型后，其他则归入 AML，未另作分类（NOS）类型。

AML 分型　包括以下几型（表1）。

AML 伴重现性遗传学异常以特异的染色体易位或基因突变为特征，同时具有相对一致的形态学和临床表现。新分类中对部分命名进行了更正，如 *PML-RARA* 融合除了见于异性染色体易位重排 t（15；17）（q22；q12）外，也见于隐蔽易位或复杂的细胞遗传学重排，故将 APL 伴 t（15；17）（q22；q12）；*PML-RARA* 更名为 APL 伴 *PML-RARA*。除此之外，还新增加了 AML 伴 *BCR-ABL*1 以及 AML 伴 *RUNX*1 突变两个暂定类别。

AML 伴骨髓增生异常相关改变　主要表现为既往患有骨髓增生异常综合征（MDS）并发展为 AML，存在骨髓增生异常相关细胞遗传学改变，或形态学上表现为多系增生异常（异常细胞≥50%）。后者中如果核型正常，应该进行 *FLT*3、*NPM*1 和 *CEBPA* 突变检测。这些基因突变与形态学发育异常之间的相关性尚不清楚。

治疗相关的髓系肿瘤　包括治疗相关骨髓增生异常综合征（t-MDS）、治疗相关 AML（t-AML）和治疗相关骨髓增生异常综合征/骨髓增殖性肿瘤（t-MDS/MPN）。>90% 的 t-AML、t-MDS

表1 2016年世界卫生组织AML及相关髓系肿瘤分型

AML伴重现性遗传学异常

    AML伴t(8;21)(q22;q22);*RUNX1-RUNX1T1*

    AML伴inv(16)(p13.1 q22)或t(16;16)(p13.1;q22);*CBFB-MYH11*

    APL伴*PML-RARA*

    AML伴t(9;11)(p22;q23);*MLLT3-KMT2A*

    AML伴t(6;9)(p23;q34.1);*DEK-NUP214*

    AML伴inv(3)(q21q26.2)或t(3;3)(q21.3;q26.2);*GATA2, MECOM*

    AML(原巨核细胞)伴t(1;22)(p13.3;q13.3);*RBM15-MKL1*

    暂定类别:AML伴*BCR-ABL1*

    AML伴*NPM1*突变

    AML伴*CEBPA*双等位基因突变

    暂定类别:AML伴*RUNX1*突变

AML伴骨髓增生异常相关改变

治疗相关髓系肿瘤

AML,未另作分类(NOS)

    AML微分化型

    AML未成熟型

    AML成熟型

    急性粒单细胞白血病

    急性原单核细胞/单核细胞白血病

    纯红系白血病

    急性巨核细胞白血病

    急性嗜碱性粒细胞白血病

    急性全髓增殖伴骨髓纤维化

髓系肉瘤

唐氏综合征相关骨髓增生症

    一过性骨髓异常增生症(TAM)

    唐氏综合征相关髓系白血病

或t-MDS/MPN可出现与AML伴重现性遗传学异常或AML伴骨髓增生异常相关改变类似的遗传学异常,这类疾病的归属仍存在很大争议。然而,除t-AML伴inv(16)(p13.1 q22),t(16;16)(p13.1;q22)或t(15;17)(q22;q12)外,治疗相关的髓系肿瘤与携带相同遗传学异常的原发髓系肿瘤相比,其预后更差,提示这两组疾病存在某些生物学上的区别。总之,治疗相关的髓系肿瘤如果伴有特异性细胞遗传学异常,仍应划分为此类,但需强调细胞遗传学异常,如治疗相关的AML伴t(9;11)(p22;q23)。

AML,未另作分类(AML,NOS) 主要包括不存在确定的细胞遗传学或基因型异常的AML,约占所有AML的25%～30%。随着更多遗传学异常的亚型被确定,此类疾病所占的比例会继续减少。需要注意的是,2016版新分类规定的原始细胞均为骨髓有核细胞百分比,因此原来急性红白血病的多数病例因原始细胞比例不足

20%而被归到MDS(大多数为MDS-EB),而纯红系白血病作为AML,NOS的一个亚型,是新分类中急性红白血病的唯一一个类型。表2总结了新分类中对骨髓标本中红系前体细胞≥50%的血液肿瘤的诊断分类。

髓系肉瘤 由原粒细胞组成的髓外肿瘤。当髓系肉瘤作为一种原发病出现时,其诊断等同于AML,但需要通过遗传学分析等进一步评估来确定合适的白血病亚型。当AML同时累及外周血和骨髓时,需要对其组织进行分析和进一步分型。当髓系肉瘤发生在外周血或骨髓出现证据之前,可通过流式细胞术和(或)免疫组化技术确定其免疫表型、遗传学分析确定其基因型;或在缺乏新鲜组织时,通过荧光原位杂交(FISH)或分子生物学分析来寻找重现性遗传学异常。

唐氏综合征相关骨髓增生症 由于其独有的特征被单独列出,主要包括一过性骨髓异常增生症和唐氏综合征相关髓系白血病两种类型。

临床评价 AML的实验诊断涉及的技术较多,而且分类方案复杂,应注意多种技术的联合应用。形态学检查是AML诊断必不可少的、最基本和最重要的手段,骨髓取材、涂片、染色良好时才能进行骨髓象的形态学检查,应综合分析、鉴别细胞及阶段的划分,血象是骨髓象的延续,二者应相互参考做出正确的诊断;细胞化学染色可以补充形态学的不足,对AML的鉴别诊断具有重要的意义;免疫表型分析、染色体分析和基因检测对造血和淋巴组织肿瘤的诊断和鉴别诊断、分型和预后均起到重要作用。

(崔 巍)

表 2　骨髓红系前体细胞≥50%的血液肿瘤诊断分类

骨髓红系前体细胞	骨髓（外周血）中原始（粒）细胞百分比	既往治疗	WHO 重现性遗传学异常	符合 AML-MRC 条件	WHO 分类第四版（2008 年）诊断	WHO 分类更新版（2016 年）诊断
≥50%	NA	是	NA	NA	治疗相关髓系肿瘤	治疗相关髓系肿瘤
≥50%	≥20%	否	是	NA	AML 伴重现性遗传学异常	AML 伴重现性遗传学异常
≥50%	≥20%	否	否	是	AML 伴骨髓增生异常相关改变	AML 伴骨髓增生异常相关改变
≥50%	≥20%	否	否	否	AML, NOS, 急性红白血病（粒系红系型）	AML, NOS,（非红系亚型）
≥50%	<20%, 但占非红系细胞百分比≥20%	否	否*	NA	AML, NOS, 急性红白血病（粒系红系型）	MDS**
≥50%	<20%, 且占非红系细胞百分比<20%	否	否*	NA	MDS**	MDS**
>80%, 且原始红细胞≥30%	<20%	否	否*	NA	AML, NOS, 急性红白血病（纯红系型）	AML, NOS, 急性红白血病（纯红系型）

注：AML-MRC：AML 伴骨髓增生异常改变；NA：不适用；WHO：世界卫生组织

*AML 伴 t(8;21)(q22;q22.1)；RUNX1-RUNX1T1，AML 伴 inv(16)(p13.1q22) 或 t(16;16)(p13.1;q22)；CBFB-MYH11 或 APL 伴 PML-RARA 病例，很少情况下原始细胞可以<20%，诊断将优先于 AML，NOS 或 MDS 的诊断

**分类基于原始（粒）细胞占骨髓有核细胞和外周血白细胞的百分比并符合 MDS 的其他标准

jíxìng suǐxì báixuèbìng bàn chóngxiàn xìng yíchuánxué yìcháng shíyàn zhěnduàn

急性髓系白血病伴重现性遗传学异常实验诊断（laboratory diagnosis of acute myeloid leukemia with recurrent genetic abnormalities）

急性髓系白血病（AML）伴重现性遗传学异常是一组以具有预后意义的重现性遗传学异常为特征的 AML。重现性遗传学异常包括染色体平衡易位和基因突变两种。①染色体平衡易位：最常见 t(8;21)(q22;q22.1)、inv(16)(p13.1 q22) 或 t(16;16)(p13.1 q22)、t(15;17)(q22;q12) 及 t(9;11)(p21.3;q23.3)。此类 AML 染色体重排后可产生融合基因，编码融合蛋白，并对白血病的发病产生影响，其中某些类型具有特征性的形态学和免疫表型特征。AML 伴 t(8;21)(q22;q22.1)、inv(16)(p13.1 q22) 或 t(16;16)

(p13.1;q22)、t(15;17)(q22;q12) 可被直接诊断为急性白血病而不考虑其原始细胞计数。②基因突变：常见 fms 相关的酪氨酸激酶-3（FLT3）和核仁磷酸蛋白 1（NPM1），不常见的基因突变有 CEBPA、KIT、MLL、WT1、NRAS 和 KRAS。FLT3、NPM1 和 CEBPA 单一或联合突变可见于核型正常或异常的 AML 患者，这些突变与核型正常患者治疗的预后相关。

实验检测　主要包括形态学检查、细胞化学染色、免疫表型分析、染色体分析和基因检测（见髓系肿瘤实验诊断）。

实验诊断　根据特征性的白血病细胞形态变化、细胞化学染色、免疫表型以及特异性的染色体易位重排或融合基因阳性，可诊断 AML 伴 t(8;21)(q22;q22.1)；RUNX1-RUNX1T1、AML 伴 inv(16)(p13.1 q22) 或 t(16;16)(p13.1;q22)；CBFB-MYH11、APL 伴 PML-

RARA，尤其是特异性染色体平衡易位与融合基因表达具有特异诊断价值。

AML 伴 t(8;21)(q22;q22.1)；RUNX1-RUNX1T1　主要表现为粒系的分化成熟障碍。此型白血病占 AML 病例的 5%，约占原法-美-英（FAB）协作组分型中 AML-M₂ 型的 10%，形态学类似于原 FAB 分型中的 AML-M₂。

形态学检查　①血象：白细胞总数大多正常或低于正常，少数病例可增高，分类中可见各阶段幼稚粒细胞，异常中性中幼粒、嗜酸性粒细胞和嗜碱性粒细胞亦可增多；血红蛋白含量及红细胞计数降低；血小板计数降低，形态多异常。②骨髓象：骨髓增生明显活跃或增生活跃，其中粒系增生明显活跃，红系和巨核系增生减低。原始细胞体积较大，胞质丰富，呈嗜碱性，嗜苯胺蓝颗粒丰富，也可见到异常的粗大颗

粒。Auer 小体可见。骨髓中可见发育异常的早幼、中幼及成熟的中性粒细胞，表现为核分叶不良（假性 Pelger-Huët 核畸形）及细胞质异常染色（均匀红染）等。其他系细胞形态发育多正常。可见嗜酸性粒细胞、嗜碱性粒细胞和（或）肥大细胞增多。少数病例原始细胞<20%，但仍应诊断为 AML 而非骨髓增生异常综合征（MDS）（图 1）。

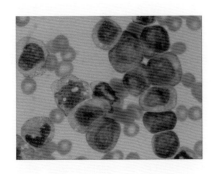

图 1　AML 伴 t（8；21）（q22；q22.1）；
***RUNX*1-*RUNX*1*T*1 骨髓涂片**
（瑞氏染色　×1000）

注：原始粒细胞>20%伴异常中幼粒细胞增多，胞体大小不等，核圆形，核质发育不平衡，染色质粗颗粒状，核仁 1~2 个，胞质量多，可见内外紫，大部分可见"黄沙土"样颗粒

细胞化学染色　髓过氧化物酶（MPO）及苏丹黑 B（SBB）染色呈阳性或强阳性反应，萘酚 AS-D 氯乙酸酯酶（CAE）染色为阳性，α-丁酸萘酚酯酶（α-NBE）为阴性。

免疫表型分析　系列非特异标志和髓系标志如 CD34、HLA-DR、MPO 和 CD13 表达阳性，而 CD33 表达相对较弱。粒系分化成熟抗原 CD15 和（或）CD65 也可表达，有时呈现 CD34 和 CD15 共表达，提示原始细胞成熟的不同步化。可表达淋巴细胞标志物 CD19 和 PAX5，以及胞质 CD79a。

部分患者可表达 CD56，提示预后不良。

染色体分析和基因检测　特异性染色体易位重排 t（8；21）（q22；q22.1），*RUNX*1-*RUNX*1*T*1 融合基因阳性。超过 70%的患者同时伴有其他染色体异常，如性染色体缺失、9q22 缺失、*KRAS* 或 *NRAS* 二次突变以及 *KIT* 突变等。

AML 伴 inv（16）（p13.1 q22）或 t（16；16）（p13.1；q22）；*CBFB-MYH*11　主要表现为单核细胞和粒细胞的异常分化并伴有骨髓嗜酸性粒细胞异常增多。此型白血病占 AML 的 5%~8%。任何年龄段均可发病，主要见于年轻人。此型相当于原 FAB 分型中的 AML-M$_{4Eo}$。

形态学检查　①血象：与其他类型的 AML 没有明显区别，嗜酸性粒细胞通常不增多。外周血白细胞总数可增多、正常或减少，血红蛋白浓度及红细胞计数呈中度到重度减少。血小板计数多呈重度减少。②骨髓象：骨髓增生极度活跃或明显活跃，主要以单核系及嗜酸性粒细胞增多为主，粒系细胞常减少，红系及巨核系细胞受抑制。骨髓中可见到各阶段嗜酸性粒细胞异常增多（通常>5%），未成熟的嗜酸性颗粒是其最突出的异常表现，通常较为粗大，染色深紫，颗粒密集者可遮盖细胞形态，在早幼粒及中幼粒阶段表现最为明显。成熟的嗜酸性粒细胞可出现细胞核分叶不良。原始细胞中可见 Auer 小体。少数病例原始细胞<20%，但仍应诊断为 AML 而非 MDS（图 2）。

细胞化学染色　异常嗜酸性粒细胞的 CAE 染色表现为特征性的阳性，正常嗜酸性粒细胞阴性。3%以上的原始细胞 MPO 染色呈阳性。

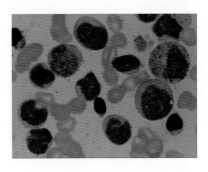

图 2　AML 伴 inv（16）（p13.1 q22）或 t（16；16）（p13.1；q22）；*CBFB-MYH*11 骨髓涂片（瑞氏染色　×1000）

注：原粒细胞及原、幼单核细胞混合存在，>20%，嗜酸性粒细胞可见大而紫的异常嗜酸颗粒

免疫表型分析　白血病细胞可高表达系列非特异抗原，如 CD34 和 CD117；表达粒系分化抗原，如 CD13、CD33、CD15、CD65 和 MPO；表达单核系分化抗原，如 CD14、CD4、CD11b、CD11c、CD64 和 CD36 等。还可见 CD2 和髓系抗原的共表达，但对该病的诊断缺乏特异性。

染色体分析和基因检测　特异性染色体易位重排 inv（16）（p13.1 q22）或 t（16；16）（p13.1；q22），其中 inv（16）（p13.1 q22）更常见。*CBFB-MYH*11 融合基因阳性。某些病例存在微小基因重排，用传统的细胞遗传学分析难以测出，需采用更为敏感的荧光原位杂交技术（FISH）和逆转录-聚合酶链反应（RT-PCR）技术进行测定。约 40%的患者可出现其他遗传学异常，如+22，+8（分别占 10%~15%），del（7q）或+21（约占 5%）。22 号染色体三体在 AML 伴 inv（16）（p13.1 q22）异常的患者中极具特异性，较少出现在伴随其他遗传学异常的 AML 中。极少数病例可同时出现 inv（16）（p13.1 q22）和 t（9；22）（q34；q11.2）异常，此种病例多见

于慢性髓系白血病（CML）的加速期或急变期。约30%的患者可出现 KIT 突变。据报道同时伴随 KIT 突变的患者复发风险较高，预后较差；而伴随22号染色体三体的患者预后较好。

APL 伴 PML-RARA 表现为异常早幼粒细胞增多，包括颗粒增多的粗颗粒型 APL 和颗粒减少的细颗粒型 APL。此型白血病占 AML 的 5%~8%。任何年龄段均可发病，主要见于成年人。临床上除发热、感染、贫血、浸润等急性白血病的症状外，细颗粒型 APL 通常还并发弥散性血管内凝血，此型相当于原 FAB 分型中的 AML-M$_3$。

形态学检查 ①血象：白细胞计数大多正常或降低，也可增高，但通常<15×10^9/L；分类以异常早幼粒细胞为主，也可见少数原粒和其他阶段的粒细胞，Auer 小体易见；嗜酸、嗜碱性粒细胞也可增多。血红蛋白浓度和红细胞计数呈轻度到中度减少，部分病例可见重度减少。血小板计数中度到重度减少，多为（10~30）×10^9/L，形态多异常。②骨髓象：骨髓增生明显活跃或增生活跃，其中红系及巨核系细胞增生减低，粒系增生明显活跃。原粒及早幼粒细胞明显增多，以粗颗粒型早幼粒细胞为主（图3），细胞核大小和形状多不规则，呈肾形或双分叶，胞质中充满密集甚至是融合的粗大的嗜苯胺蓝颗粒，染色呈粉红色、红色或紫色，多位于胞质的一端、核周或遮盖胞核，导致胞核和胞质边缘模糊不清。部分细胞胞质中含有较多 Auer 小体，可呈束状排列，似柴捆样，也称为"柴捆细胞"。少数病例表现为细颗粒型早幼粒细胞，胞质中的嗜苯胺蓝颗粒细小而密集，

似尘埃样，易与单核细胞混淆，或颗粒明显减少甚至在光学显微镜下难以分辨。

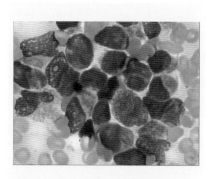

图3 APL 伴 *PML-RARA* 骨髓涂片（瑞氏染色 ×1000）

注：以异常颗粒增多的早幼粒细胞增多为主，细胞大小不等，核形不规则，可见扭曲、折叠、皱褶、凹陷或呈肾形。染色质粗糙、致密，核仁明显。胞质量丰富、内充满大小不等的紫黑或紫红色颗粒，形成内外胞质，可见 Auer 小体

细胞化学染色 APL 早幼粒细胞 MPO 染色强阳性，甚至覆盖整个细胞质和细胞核。约25%的病例非特异性酯酶（NSE）染色呈弱阳性。

免疫表型分析 APL 细胞以表达髓系标志为主，特征性高表达 CD33，差异性表达 CD13，但 HLA-DR、CD34、CD11a、CD11b 和 CD18 低表达或缺失，CD117 通常情况下均表达，但有时表达较弱。粒系分化标志 CD15 和 CD65 为阴性或弱表达，可表达 CD64。大约20%的 APL 患者可表达 CD56，提示预后不良。

染色体分析和基因检测 特异性染色体易位重排 t（15;17）（q22;q12），*PML-RARA* 融合基因阳性。*PML-RARA* 融合也见于隐蔽易位或复杂的细胞遗传学重排。40%的患者可伴随其他细胞遗传学异常，其中伴+8 发生率最高，占 10%~15%。而涉及 *FLT*3 的突

变，包括内部串联重复（ITD）和酪氨酸激酶结构域突变（TKD）在 APL 中发生率占 34%~45%。其中 *FLT3-ITD* 突变较常见。

临床评价 特异性的染色体易位过免疫表型有助于诊断 AML 伴重现性遗传学异常并预测疾病预后，如 AML 伴 t（8;21）（q22;q22）预示化疗应答良好，但存在 CD56 表达和 KIT 突变则预示预后不良。

（崔 巍）

jíxìng suǐxì báixuèbìng wēifēnhuàxíng shíyàn zhěnduàn

急性髓系白血病微分化型实验诊断（laboratory diagnosis of acute myeloid leukemia with minimal differentiation）

对疑似患者进行细胞形态学检查、细胞化学染色、免疫表型分析、染色体分析和基因检测，辅助诊断急性髓系白血病（AML）微分化型。AML 微分化型指通过形态学及光学显微镜细胞化学技术无法找到髓系分化证据，原始细胞免疫表型和（或）细胞超微结构分析可见髓系特征的 AML。AML 微分化型占 AML 的 5%以下，可发生于任何年龄，但最常见于婴幼儿及老年人。此型患者多表现为骨髓衰竭，三系降低，可能出现骨髓原始细胞数量的显著增加，治疗效果差，生存期短。此型相当于原法-美-英（FAB）协作组分型中的 AML-M$_0$。

实验检测 主要包括形态学检查、细胞化学染色、免疫表型分析、染色体分析及基因检测（见髓系肿瘤实验诊断）。

形态学检查 ①血象：外周血白细胞计数较低，可检出原始细胞，伴正细胞正色素性贫血，血小板可减低或正常。②骨髓象：骨髓有核细胞增生程度较轻，原

始细胞≥20%，可达90%以上。红系、巨核系有不同程度的增生减低。原始细胞通常为中等大小，核圆形或轻微凹陷、1~2个核仁、核染色质弥散，胞质内无颗粒、无Auer小体、呈不同程度的嗜碱性。在少数情况下，原始细胞较小，核染色质较致密，核仁不明显，胞质量少类似原淋巴细胞，易误诊为急性淋巴细胞白血病（ALL），可通过免疫分型表达髓系分化抗原鉴别。在极少数病例还可见到残余的正常群体的成熟中性粒细胞，这种病例类似于成熟型AML，但可通过原始细胞髓过氧化物酶（MPO）染色或苏丹黑B（SBB）染色呈阴性及无Auer小体鉴别。

细胞化学染色　原始细胞MPO、SBB以及萘酚AS-D氯乙酸酯酶（CAE）等染色均为阴性或阳性率<3%；α-乙酸萘酚酯酶（α-NAE）和α-丁酸萘酚酯酶（α-NBE）呈阴性或非特异性弱阳性反应或点灶状反应，与单核细胞不同。敏感的超微结构检验发现，MPO和CAE的阳性小颗粒在内质网、高尔基区和（或）核膜部位均表现出活性。

免疫表型分析　多表达早期造血相关抗原（如CD34、CD38和HLA-DR），缺乏成熟髓系及单核细胞相关抗原，如CD11b、CD15、CD14、CD64和CD65。原始细胞通常表达CD13和（或）CD117，约60%的病例表达CD33。原始细胞缺乏B系及T系相关胞质淋巴抗原如cCD3、cCD79a和cCD22。细胞化学显示MPO阴性，但流式细胞术或免疫组织化学染色显示部分原始细胞MPO为阳性。约50%的病例可见核末端脱氧核苷酸转移酶（TdT）阳性。

染色体分析和基因检测　该型未发现特异的染色体异常。常见的异常主要为复杂核型和非平衡型异常如-5/del（5q），-7/del（7q），+8和del（11q），但这些异常中部分病例已被划分为骨髓发育异常相关改变的AML分类中。27%的患者存在 *RUNX*1（*AML*1）突变，16%~22%的患者存在 *FLT*3突变。

实验诊断　主要依据形态学、细胞化学和免疫表型特点确立诊断。①骨髓原始细胞≥20%，形态学上呈如上所述原始细胞特征。②细胞化学染色显示MPO、SBB、CAE阳性原始细胞<3%，超微结构显示MPO、CAE的阳性小颗粒在内质网、高尔基区和（或）核膜部位表现出活性。③免疫分型显示原始细胞可表达髓系分化抗原CD13和（或）CD117及CD33，但不表达T系和B系分化抗原如cCD3，cCD79a和cCD22。无特异性染色体异常。

主要通过免疫表型分析与急性淋巴细胞白血病、急性巨核细胞白血病、混合表型急性白血病及大细胞性淋巴瘤白血病期进行鉴别。

临床评价　此型白血病细胞形态学不能分型，常规细胞化学染色阴性，无Auer小体，但超微结构MPO阳性。免疫分型为髓系分化抗原表达，但不表达T系和B系分化抗原，因此免疫表型分析是区分此型白血病和急性淋巴细胞白血病的重要方法。

（崔 巍）

jíxìng suǐxì báixuèbìng wèichéngshúxíng shíyàn zhěnduàn

急性髓系白血病未成熟型实验诊断（laboratory diagnosis of acute myeloid leukemia without maturation）　急性髓系白血病（AML）未成熟型主要特征为骨髓中存在大量原始细胞，占非红系细胞（NEC）的90%以上，但缺乏向成熟中性粒细胞分化的标志。骨髓原始细胞的髓系特征定义为髓过氧化物酶（MPO）或苏丹黑B（SBB）阳性率≥3%和（或）出现Auer小体。此型占AML总病例的5%~10%，可发生于任何年龄，但最常见于成年人，平均发病年龄46岁。此型患者多表现为骨髓衰竭，三系降低，可能出现骨髓原始细胞数量的显著增加。此型相当于原法-美-英（FAB）协作组分型中的AML-M_1。

实验检测　主要包括形态学检查、细胞化学染色、免疫表型分析、染色体分析及基因检测（见髓系肿瘤实验诊断）。

形态学检查　①血象：外周血中白细胞计数升高，为（10~50）×10^9/L，以原粒细胞为主，可占30%~60%，有时高达90%以上。贫血显著，呈正细胞正色素性，约70%的患者血红蛋白浓度<60g/L，外周血可见幼红细胞。血小板中度到重度减少，半数病例在50×10^9/L以下。②骨髓象：骨髓增生极度活跃或明显活跃。骨髓中原粒细胞明显增多且≥90%（图），部分病例含有嗜苯胺蓝颗粒和（或）明显的Auer小体。部分病例中原始细胞类似于原淋巴细胞，胞体小，细胞核染色质呈细颗粒状、较正常原粒细胞密集，核仁1~2个，胞质缺乏嗜苯胺蓝颗粒。早幼粒细胞很少，中幼粒细胞及以下各阶段细胞罕见或不见。多数病例幼红细胞以及巨核细胞明显减少，淋巴细胞也减少。

细胞化学染色　MPO和SBB阳性的原始细胞数量不等，但通常≥3%。α-丁酸萘酚酯酶（α-NBE）阴性。

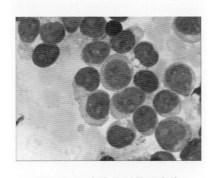

图 AML 未成熟型骨髓涂片
（瑞氏染色 ×1000）

注：原粒细胞明显增多，≥90%，核呈圆形或椭圆形，染色质细致呈细沙粒状，核仁 2~5 个，小而易见，胞质量少至中等

免疫表型分析 原始细胞通常表达 MPO 及一种或多种髓系相关抗原，如 CD13、CD33 和 CD117。70% 的病例表现为 CD34 和 HLA-DR 阳性。通常不表达成熟粒细胞相关抗原或单核细胞相关抗原，如 CD15、CD65、CD14 和 CD64。部分病例可表达 CD11b。原始细胞不表达 B 系及 T 系相关抗原，如 cCD3、cCD79a 和 cCD22。大约 30% 的病例可表达 CD7，而 10%~20% 的病例可表达其他膜相关或淋系相关抗原，如 CD2、CD4、CD19 和 CD56。

染色体分析和基因检测 可见染色体结构异常或数量改变，但缺乏特异性的染色体异常。

实验诊断 主要依据形态学、细胞化学和免疫表型特点确立诊断。①骨髓中原粒细胞 ≥90%，伴形态学异常，早幼粒细胞很少，中幼粒细胞及以下各阶段细胞罕见或不见。②细胞化学染色显示 MPO 和 SBB 阳性的原始细胞数量不等，但通常 ≥3%。③免疫分型显示原始细胞表达 MPO 及一种或多种髓系相关抗原如 CD13、CD33 和 CD117，但不表达 B 系及 T 系相关抗原，从而与急性淋巴细胞白血病进行鉴别。④缺乏特异性的染色体异常。

应当注意与原始细胞缺乏颗粒或者 MPO 阳性率较低的急性淋巴细胞白血病，以及 MPO 阳性原始细胞较多的 AML 成熟型的鉴别诊断。

临床评价 骨髓形态学和免疫表型分析是诊断的重要依据，同时，遗传学显示缺乏特异性的染色体异常。

(崔 巍)

jíxìng suǐxì báixuèbìng chéngshúxíng shíyàn zhěnduàn

急性髓系白血病成熟型实验诊断（laboratory diagnosis of acute myeloid leukemia with maturation） 急性髓系白血病（AML）成熟型指骨髓或外周血中原始细胞 ≥20%，并有粒系成熟特征（≥10% 中性粒细胞发育成熟），而单核系细胞 <20%。此型约占 AML 的 10%，可发生于任何年龄，其中 20% 的患者发病年龄 <25 岁，40% 的患者发病年龄 ≥60 岁。患者通常表现为与贫血、血小板减少和中性粒细胞减少的相关症状，其中白细胞计数随原始细胞数变动而变动。此型相当于原法-美-英（FAB）协作组分型中的 AML-M$_2$。

实验检测 主要包括形态学检查、细胞化学染色、免疫表型分析、染色体分析及基因检测（见髓系肿瘤实验诊断）。

形态学检查 ①血象：白细胞计数中度升高，以原粒细胞增多为主；血红蛋白浓度及红细胞计数均减低，呈正细胞正色素性贫血；血小板呈中度到重度减低。②骨髓象：骨髓增生明显活跃或活跃，红系及巨核系细胞均增生减低。原始细胞中可出现或不出现嗜苯胺蓝颗粒，Auer 小体常见（图）。早幼粒细胞、中幼粒细胞及成熟中性粒细胞至少占骨髓细胞的 10%。同时伴有不同程度的发育异常，表现为细胞大小及形态异常，胞核畸形，核质发育不平衡。嗜酸性早幼粒细胞通常增多，但与急性粒单白血病伴 inv（16）（p13.1 q22）中所表现的细胞学及细胞化学的嗜伊红异常特征不同。亦见嗜碱性粒细胞和（或）肥大细胞增多。幼红细胞及巨核细胞均明显减少。

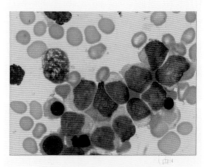

图 AML 成熟型骨髓涂片
（瑞氏染色 ×1000）

注：细胞胞体较大，核呈圆形或椭圆形，染色质细致呈细沙粒状。胞质量少至中等，个别细胞胞质中可见嗜天青颗粒和 Auer 小体

细胞化学染色 原始细胞髓过氧化物酶（MPO）染色、苏丹黑 B（SBB）染色均呈阳性或强阳性反应，萘酚 AS-D 氯乙酸酯酶（CAE）染色阳性。

免疫表型分析 白血病原始细胞通常表达一种或多种髓系相关抗原，如 CD13、CD33、CD65、CD11b 和 CD15。部分原始细胞通常还表达系列非特异抗原，如 HLA-DR、CD34 和（或）CD117。20%~30% 的病例可表达 CD7，约 10% 的病例可表达 CD5、CD2、CD19 和 CD4。一般不表达单核细胞抗原，如 CD14 和 CD64。

染色体分析和基因检测 可见染色体结构异常或数量改变，

极少数病例会出现特异性染色体重排易位 t（6；9），导致 6 号染色体短臂上的 *DEK* 基因和 9 号染色体长臂上的核孔素基因 *CAN* 发生融合。

实验诊断 主要依据形态学、细胞化学和免疫表型特点确立诊断。①骨髓或外周血中原始细胞 ≥20%，其中成熟中性粒细胞 ≥10%，而单核系细胞 <20%。②细胞化学染色原始细胞 MPO、SBB 及 CAE 呈阳性反应。③免疫分型表达髓系相关抗原及成熟粒细胞抗原。

原始细胞数较低的病例应与难治性贫血相鉴别；原始细胞数较高的病例应与急性髓细胞性白血病未成熟型相鉴别；单核细胞数升高的病例应与急性粒-单细胞白血病相鉴别。

临床评价 骨髓形态学和免疫表型分析是诊断的重要依据，同时，遗传学显示缺乏特异性的染色体异常。

（崔巍）

jíxìng lì-dānxìbāo báixuèbìng
shíyàn zhěnduàn

急性粒-单细胞白血病实验诊断（laboratory diagnosis of acute myelomonocytic leukemia）

急性粒-单细胞白血病是以粒系和单核系早期细胞同时增生为特征的急性髓系白血病（AML）。骨髓或外周血中原始细胞 ≥20%（包括幼单核细胞）；中性粒细胞及其前体细胞之和，单核细胞及其前体细胞之和均占骨髓细胞的 20% 以上。单核细胞及其幼稚细胞之和 >20% 是区分急性粒-单细胞白血病和有单核细胞存在的 AML 成熟型或未成熟型的标准。外周血中单核细胞通常 ≥5×10^9/L。此型占 AML 的 5%~10%，可发生于任何年龄，其中老年人多见，男女发病比例为 1.4：1。临床表现为贫血、血小板减少、发热、乏力等症状，白细胞计数增高，伴随大量的原始细胞和幼单核细胞。此型相当于原法-美-英（FAB）协作组分型中的 AML-M_4。

实验检测 主要包括形态学检查、细胞化学染色、免疫表型分析、染色体分析和基因检测（见髓系肿瘤实验诊断）。

形态学检查 ①血象：外周血白细胞计数可升高、正常或降低，分类以中性粒细胞和单核细胞增多为主，可见到粒系和单核系早期细胞，有活跃的吞噬现象，早幼粒细胞以下各阶段粒细胞均易见。血红蛋白浓度和红细胞计数呈中度到重度减低，呈正细胞正色素性贫血。血小板呈中度到重度减低。②骨髓象：骨髓增生极度活跃或明显活跃，粒单两系同时增生，红系和巨核系增生受到抑制。原始单核细胞体积较大，胞质丰富，中度到重度嗜碱性，可有伪足形成。胞质中可见散在的细小的嗜苯胺蓝颗粒和空泡。细胞核通常为圆形，染色质细致，有一个或多个大而明显的核仁。幼稚单核细胞的胞核不规则，明显扭曲或折叠，胞质嗜碱性较弱，嗜苯胺蓝颗粒大而明显，可见空泡。Auer 小体可见。

细胞化学染色 原始细胞表现为髓过氧化物酶（MPO）阳性率 ≥3%，原粒细胞较原单核细胞染色更强。原单核细胞、幼单核细胞和成熟单核细胞特征性表现为非特异性酯酶（NSE）阳性，仅在少部分病例中反应较弱或缺失。如果细胞符合单核细胞的形态学标准，即使 NSE 阴性也不能排除诊断。NSE 和萘酚 AS-D 氯乙酸酯酶（CAE）或 MPO 的双染色表现为双阳性细胞。

免疫表型分析 部分原始细胞可差异性表达髓系相关抗原，如 CD13、CD33、CD65 和 CD15。另一部分原始细胞则通常表达单核细胞分化特征性标志，如 CD14、CD4、CD11b、CD11c、CD64、CD36 及巨噬细胞抗原，如 CD68（PGM1）和 CD163。尤其是 CD15 和 CD64 强阳性共表达是单核细胞分化的特征。通常还存在表达 CD34 和（或）CD117 的原始或幼稚细胞。大部分病例 HLA-DR 阳性，约 30% 的病例 CD7 阳性，而较少表达其他髓系相关抗原。

染色体分析和基因诊断 可见髓系相关非特异性细胞遗传学异常，如 +8 可见于大部分病例。

实验诊断 主要依据形态学、细胞化学和免疫表型特点确立诊断。①骨髓或外周血中原始细胞 ≥20%（包括幼单核细胞），中性粒细胞及其早期细胞之和，单核细胞及其早期细胞之和分别 ≥20%，外周血中单核细胞通常 ≥5×10^9/L。②细胞化学染色显示 MPO 阳性率 ≥3%，单核系细胞 NSE 呈阳性，但阴性亦不能排除诊断。③免疫分型可见白血病细胞同时表达髓系及单核系抗原。

需要与急性髓系白血病成熟型、急性单核细胞白血病以及慢性粒-单细胞白血病进行鉴别，主要依据细胞化学染色结果和单核细胞是否存在。与慢性粒-单细胞白血病的鉴别诊断较严格，主要依赖于对幼单核细胞的准确鉴定。单核细胞和幼单核细胞在常规骨髓涂片中有时较难区分，需仔细鉴别。

临床评价 骨髓形态学和免疫表型分析是诊断的重要依据，同时，遗传学显示髓系相关非特异性的染色体异常。

（崔巍）

jíxìng yuándānhéxìbāo yǔ dānhéxì
bāo báixuèbìng shíyàn zhěnduàn

急性原单核细胞与单核细胞白血病实验诊断

（laboratory diagnosis of acute monoblastic and monocytic leukemia） 急性原单核细胞与单核细胞白血病属于急性髓系白血病（AML），骨髓涂片或血涂片中原单核细胞、幼单核细胞和成熟单核细胞之和≥80%，而中性粒细胞系细胞<20%。分为急性原单核细胞白血病和急性单核细胞白血病两个亚型。二者的主要区别在于原单核细胞和幼单核细胞的相对比例不同。①急性原单核细胞白血病：以原单核细胞为主，通常占单核系细胞的80%以上。占AML的比例<5%，可发生于任何年龄，其中年轻人多见，可出现骨髓病变。②急性单核细胞白血病：以幼单核细胞为主。占AML的比例也<5%，男女发病率之比为1.8∶1，多见于成年人，平均发病年龄为49岁。二者临床表现为出血，骨髓病变、皮肤和牙龈侵犯以及中枢神经系统症状。相当于原法－美－英（FAB）协作组分型中的AML-M₅。

实验检测 主要包括形态学检查、细胞化学染色、免疫表型分析、染色体分析和基因检测（见髓系肿瘤实验诊断）。

形态学检查 ①血象：大多数患者白细胞计数偏低，分类计数单核细胞明显增多，以原单和幼单核细胞增多为主，Auer小体少见。血红蛋白和红细胞计数呈中度到重度减少，血小板呈重度减少。②骨髓象：骨髓增生极度活跃或明显活跃，以原单、幼单核细胞增多为主。原单核细胞体

积较大，胞质丰富，中度到重度嗜碱性，可有伪足形成；胞质中有散在的细小的嗜苯胺蓝颗粒和空泡；胞核通常为圆形，染色质细致，有一个或多个大而明显的核仁（图）。幼单核细胞的胞核不规则，明显扭曲或折叠，胞质嗜碱性较弱，嗜苯胺蓝颗粒大而明显，可见空泡。Auer小体在急性原单核细胞白血病中较少见，如果出现，通常在原单核细胞中。可见吞噬红细胞现象，这与t(8;16)(p11.2;p13.3)染色体异常有关。吞噬红细胞现象伴随t(8;16)(p11.2;p13.3)染色体异常还可见于AML成熟型。

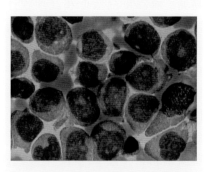

图 急性原单核细胞白血病骨髓涂片（瑞氏染色 ×1000）

注：原始单核细胞数≥80%，细胞胞体较大，核呈圆形或不规则形，部分细胞的胞核扭曲、折叠，核染色质细致、疏松呈网状；核仁少而大；胞质量丰富呈灰蓝色，个别可见少许嗜天青颗粒

细胞化学染色 原单核细胞和幼单核细胞多表现为非特异性酯酶（NSE）反应强阳性，可被氟化钠（NaF）抑制。在10%~20%的急性单核细胞白血病中，NSE反应可为阴性或弱阳性。在这些情况下，通过免疫表型分析可以区分单核系细胞。原单核细胞通常表现为髓过氧化物酶（MPO）反应阴性，而幼单核细胞可出现散在的MPO反应阳性。

免疫表型分析 此种类型的白血病细胞可差异性表达髓系相关抗原，如CD13、CD33（通常较强）、CD65和CD15。通常还表达至少两种单核细胞分化抗原，如CD14、CD4、CD11b、CD11c、CD64、CD68和CD36。只有30%的病例表达CD34，而CD117表达较常见。几乎所有的病例HLA-DR阳性，约30%的病例CD7阳性，而其他髓系相关抗原较少表达。MPO可表达于急性单核细胞白血病，但在原单核细胞白血病中较少见。25%~40%的病例可见CD7和（或）CD56的异常表达。

染色体分析和基因检测 髓系相关非特异性细胞遗传学异常可见于大部分病例。t(8;16)(p11.2;p13.3)可能与急性原单核细胞白血病或急性单核细胞白血病有关，此种核型异常多与白血病细胞吞噬红细胞相关，尤其是吞噬红细胞现象和凝血障碍。

实验诊断 主要依据形态学、细胞化学和免疫表型特点确立诊断。①骨髓或外周血中单核系细胞≥80%，而中性粒细胞系细胞<20%。②急性原单核细胞白血病以原单核细胞为主，≥80%以上，而急性单核细胞白血病以幼单核细胞为主。③细胞化学染色显示原单核细胞和幼单核细胞NSE强阳性，可被NaF抑制。④白血病细胞至少表达两种及以上单核系抗原标志，同时表达髓系标志。

需要与以下疾病相鉴别。①急性原单核细胞白血病：要与AML未成熟型、AML微分化型以及急性巨核细胞白血病进行鉴别。髓外髓样细胞（原单核细胞）肉瘤可能与恶性淋巴瘤或软组织肉瘤相混淆。部分病例与幼淋巴细胞白血病类似，可通过免疫表型

分析和细胞化学染色进行鉴别。②急性单核细胞白血病：要与慢性粒-单细胞白血病、急性粒-单细胞白血病和微颗粒型急性早幼粒细胞白血病进行鉴别，可通过良好的涂片染色进行鉴别；其中与慢性粒-单细胞白血病的鉴别较为困难，主要依赖于对幼单核细胞和相应原始细胞的准确鉴别。

临床评价　骨髓形态学和免疫表型分析是诊断的重要依据，同时，遗传学显示髓系相关非特异性的染色体异常。

（崔 巍）

chúnhóngxì báixuèbìng shíyàn zhěnduàn

纯红系白血病实验诊断（laboratory diagnosis of pure erythroid leukemia）

纯红系白血病（PEL）指骨髓中红系早期细胞呈肿瘤性增生，占80%以上，且原始红细胞占总骨髓细胞比≥30%，原始粒细胞占总骨髓细胞比<20%。PEL极少见，可发生于任何年龄，包括儿童。

实验检测　主要包括形态学检查、细胞化学染色、免疫表型分析、染色体分析和基因检测（见髓系肿瘤实验诊断）。

形态学检查　①血象：血红蛋白浓度常在10~20g/L，且随疾病进展进一步降低，网织红细胞计数轻度升高，可见各阶段的幼红细胞，以原红和早幼红细胞为主，幼红细胞形态异常，伴随巨幼样变。血小板计数常减低。②骨髓象：骨髓增生活跃或明显活跃，以红系增生为主，粒红比倒置，主要为原红及早幼红细胞，且伴有细胞形态异常。原红细胞个体中等或较大，胞核圆形，染色质细致、一个或多个核仁，胞质嗜碱深染、无颗粒、通常包含边界不清的液泡（图）。

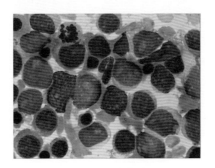

图　PEL骨髓涂片
（瑞氏染色　×1000）

细胞化学染色　PEL的PAS染色阳性。偶尔可见到体积较小的原始细胞，类似于急性淋巴细胞白血病中的原始淋巴细胞，MPO和SBB阴性，α-乙酸萘酚酯酶、酸性磷酸酶和PAS染色阳性，其中PAS染色呈块状阳性。

免疫表型分析　较多分化型PEL细胞表达血型糖蛋白和血红蛋白A，MPO和其他髓系抗原为阴性；原始细胞则表现为HLA-DR和CD34阴性，但CD117可为阳性。较多未成熟型AEL细胞通常血型糖蛋白阴性或仅在少数原始细胞中弱表达。巨核细胞相关抗原（CD41和CD61）通常为阴性，但在某些病例中可部分表达。免疫组化中血型糖蛋白和血红蛋白A染色有助于鉴别骨髓活检标本中细胞来源。

染色体分析及基因检测　此型AML没有特异性的染色体异常。复杂核型伴多重结构异常较为常见，其中-5/del（5q）、-7/del（7q）和+8最为常见。

实验诊断　主要依据形态学、细胞化学和免疫表型特点确立诊断。PEL骨髓增生活跃，以红系为主，粒红比倒置，其中红系早期细胞>80%，且原红细胞≥30%。红系PAS染色阳性，血型糖蛋白和血红蛋白A阳性。

鉴别诊断包括维生素B_{12}或叶酸缺乏引起的巨幼细胞贫血。针对疑难病例，应考虑进行维生素B_{12}或叶酸的试验性治疗。形态学上没有成熟红系特征的PEL很难与其他类型的AML（尤其是巨核细胞白血病）、急性淋巴细胞白血病或淋巴瘤相鉴别。缺乏淋巴相关抗原的表达可以排除急性淋巴细胞白血病或淋巴瘤的诊断。与巨核细胞白血病的鉴别最为困难，如果免疫表型具有红系早期细胞的特征，PEL的诊断可成立。

临床评价　骨髓形态学和免疫表型检验是诊断的重要依据，同时，遗传学显示缺乏特异性的染色体异常。

（崔 巍）

jíxìng jùhéxìbāo báixuèbìng shíyàn zhěnduàn

急性巨核细胞白血病实验诊断（laboratory diagnosis of acute megakaryoblastic leukemia）

急性巨核细胞白血病指原始细胞≥20%而且其中至少有50%为巨核系细胞的急性髓系白血病（AML）。此病较为罕见，占AML的比例<5%，可发生于成年人和儿童。表现为血细胞减少，通常为血小板减少，有些病例也可出现血小板增多。粒系、红系祖细胞、血小板及巨核细胞可出现发育异常的特征。肝脾大较少发生。在年轻男性中，急性巨核细胞白血病和纵隔腔生殖细胞肿瘤的发生有相关性。此型相当于原法-美-英（FAB）协作组分型中的AML-M₇。

实验检测　主要包括形态学检查、细胞化学染色、免疫表型分析、染色体分析及基因检测（见髓系肿瘤实验诊断）。

形态学检查　①血象：血红蛋白浓度及红细胞计数均降低，

呈正细胞正色素性贫血。白细胞总数大多正常，中性粒细胞内颗粒增多。血小板计数减低，可见到异常的大血小板、类似淋巴细胞的小巨核细胞以及巨核细胞碎片等。②骨髓象：骨髓增生明显活跃或增生活跃，其中粒系及红系增生减低，巨核系异常增生，以原始及幼稚巨核细胞为主。原巨核细胞胞体中等或偏大（12~18μm），细胞核圆形，轻微不规则或呈锯齿状，染色质细致呈网状、1~3个核仁。胞质嗜碱性，通常无颗粒，可有明显的液泡或伪足形成（图）。在一些病例中，原始细胞体积较小，核质比较高，类似原淋巴细胞。在同一患者中可同时出现大、小两种体积的原始细胞。有时原始细胞还可排列成簇。可见小巨核细胞，体积较小，有1~2个圆形的细胞核，染色质浓缩，胞质成熟。在一些患者中，由于严重的骨髓纤维化导致"干抽"，可通过骨髓活检诊断，骨髓活检表现为原巨核细胞增多和不同程度的网状纤维化。

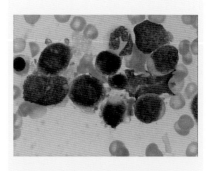

图　急性巨核细胞白血病骨髓涂片（瑞氏染色 ×1000）

注：原巨核细胞胞体大小不均，染色质细而致密，核仁1~2个，胞质量少至中等，淡蓝色呈云雾状，可见伪足突出，可见胞质脱落现象

细胞化学染色　原巨核细胞苏丹黑B（SBB）、萘酚AS-D氯乙酸酯酶（CAE）和髓过氧化物酶（MPO）均阴性，过碘酸希夫反应（PAS）和酸性磷酸酶可出现阳性反应，非特异性酯酶可出现点状或灶状阳性反应。

免疫表型分析　原始巨核细胞表达一种或多种血小板糖蛋白，如CD41（糖蛋白Ⅱb/Ⅲa）和（或）CD61（糖蛋白Ⅲa）。较为成熟的血小板相关抗原如CD42（糖蛋白Ⅰb）较少表达。髓系相关抗原如CD13和CD33可阳性，而CD34、白细胞共同抗原CD45以及HLA-DR常为阴性，CD36常为特征性阳性表达。原始细胞不表达MPO以及其他粒系分化抗原。淋系抗原和末端脱氧核苷酸转移酶（TdT）阴性，但可能异常表达CD7。由于血小板可能黏附到原始细胞表面导致流式细胞术免疫表型分析中出现假阳性，故胞质中CD41或CD61的表达比表面染色更敏感和特异。在某些伴随纤维化的病例中，骨髓活检的免疫表型分析对于诊断至关重要。巨核细胞以及一些病例中的原始巨核细胞可以通过与血管性血友病因子（vWF）抗体、血小板糖蛋白（CD61、CD42b）和T细胞活化连接蛋白的阳性反应进行检测；其中血小板糖蛋白的系别特异性最强的，但对固定和脱钙的步骤依赖较大。

染色体分析和基因检测　成人急性巨核细胞白血病缺乏特异的染色体异常。骨髓增生异常综合征的复杂核型、inv（3）（q21；q26.2）以及t（3；3）（q21；q26.2）都与原始巨核细胞/巨核细胞的分化有关，但这些病例应归为其他类型的AML（见急性髓系白血病伴重现性遗传学异常）。对于年轻男性患纵隔腔生殖细胞肿瘤和急性巨核细胞白血病者，可观察到

一些细胞遗传学异常，其中i（12p）具有特征性。

实验诊断　主要依据形态学、细胞化学和免疫表型特点确立诊断。①原始细胞≥20%而且其中至少有50%为巨核系细胞。②骨髓巨核系增生活跃伴形态异常。骨髓细胞少时往往"干抽"，活检可见原巨核细胞增多，网状纤维增加。③细胞化学染色显示原始巨核细胞PAS、酸性磷酸酶及非特异性酯酶呈阳性反应。④免疫分型显示原巨核细胞表达巨核系抗原，其中CD36特异性较强。

需与AML微分化型、AML伴骨髓增生异常相关性改变、急性全髓增生伴骨髓纤维化、急性淋巴细胞白血病、慢性髓系白血病原始细胞期及骨髓增殖性肿瘤原始巨核细胞危象等鉴别。后两种情况基本都有慢性期；骨髓转移性肿瘤尤其是儿童患者，如腺泡状横纹肌肉瘤，类似于急性巨核细胞白血病。总之，急性巨核细胞白血病主要是以原始巨核细胞增生为主，而急性全髓增生伴骨髓纤维化以粒系、巨核系以及红系3系增生为特征。尚无区分急性巨核细胞白血病、急性全髓增生伴骨髓纤维化及急性髓系白血病伴骨髓增生异常相关性改变的明确标准。

临床评价　骨髓形态学和免疫表型分析是诊断的重要依据，遗传学检测显示缺乏特异性的染色体异常。

(崔巍)

bùmíng xìliè jíxìng báixuèbìng shíyàn zhěnduàn

不明系列急性白血病实验诊断（laboratory diagnosis of acute leukemia of ambiguous lineage）　不明系列急性白血病是缺乏分化为单一系列明确证据的急

性白血病，主要包括急性未分化型白血病（AUL）和混合表型急性白血病（MPAL）（见急性未分化型白血病实验诊断、混合表型急性白血病实验诊断）。该病非常罕见，在急性白血病中所占的比例不足4%。一些病例虽报道为AUL，但实际上应为少见系列的白血病；另一些多被报道为MPAL，但实际为表达系列交叉抗原的急性淋巴细胞白血病或急性髓系白血病；所以该病的实际发病率可能更低。可见于成年人或儿童。

实验检测 包括以下内容。

免疫表型分析 可以确定同一细胞上淋巴系和髓系抗原的共表达。对于含有表型不同的两种白血病细胞群的病例，也可通过对组织切片的免疫组织化学染色，或通过对骨髓涂片的髓过氧化物酶染色，同时结合流式细胞术来检测B系或T淋巴系白血病细胞群。

染色体分析和基因检测 此类白血病存在多种遗传学异常，尤其是MPAL患者，其中t(9;22)(q34;q11)BCR-ABL1易位和与MLL基因相关的易位发生频率最高，且具有各自鲜明的特征，已被单独列出。

实验诊断 主要依靠免疫表型分析。其中，流式细胞术是诊断的首选方法，尤其是对于MPAL的诊断。

（崔　巍）

jíxìng wèifēnhuàxíng báixuèbìng shíyàn zhěnduàn

急性未分化型白血病实验诊断（laboratory diagnosis of acute undifferentiated leukemia）

急性未分化型白血病（AUL）的特征为不表达任何淋巴系或髓系特异性抗原。病变累及骨髓及外周血，但由于病例过少，尚不知是否有其他好发部位。临床特征缺乏特异性，不能将其与其他类型的急性白血病区分开来。此类白血病预后较差。

实验检测 ①AUL的原始细胞缺乏髓系分化的形态学特征，并且原始细胞髓过氧化物酶（MPO）及酯酶染色均为阴性。②免疫表型分析：典型特征为最多仅表达一种已知系列的膜抗原，此类白血病细胞缺乏T系或髓系特异性抗原如cCD3和MPO，也不表达B系特异性抗原如cCD22、cCD79a或者强CD19。同时，也不表达其他系列如巨核细胞或浆细胞样树突状细胞的特异性抗原。原始细胞通常表达系列非特异性抗原如HLA-DR、CD34和（或）CD38，末端脱氧核苷酸转移酶可为阳性。③由于病例太少，无法获得一致的遗传学信息。

实验诊断 诊断AUL前，须进行全面的免疫表型分析，以排除非常见谱系的白血病，如起源于髓系前体细胞、浆细胞样树突细胞前体细胞、NK细胞前体细胞以及嗜碱性粒细胞前体细胞的白血病，甚至是非造血细胞系的肿瘤。主要结合上述形态学与免疫表型特征进行诊断。

临床评价 总之，由于此类白血病过于罕见，无足够病例进行统计分析，缺乏确定性结论；且临床特征及形态学表现缺乏特异性，全面的免疫表型分析有助于排除其他非常见谱系的白血病。

（崔　巍）

hùnhébiǎoxíng jíxìng báixuèbìng shíyàn zhěnduàn

混合表型急性白血病实验诊断（laboratory diagnosis of mixed phenotype acute leukemia） 混合表型急性白血病（MPAL）是骨髓原始细胞≥20%，并表达一种以上系列标志抗原，且排除具有明确遗传学特征或临床特征而被划分为其他类别的白血病。

MPAL通常包含以下几种情况：①含两种以上特定的原始细胞群，但分属于不同的谱系（双系列白血病）。②含一个细胞群，但同时表达多种不同谱系的抗原（双表型白血病）。③两种情况同时存在。MPAL在治疗或疾病进展过程或复发时均可发生免疫表型的改变，即由双系列变为双表型，或双表型变为双系列，或变为急性髓系白血病（AML）或急性淋巴细胞白血病（ALL）单一表型的白血病，这种现象称为"系列转换"。

MPAL常见以下4型。①MPAL伴t(9;22)(q34;q11.2)；BCR-ABL1：MPAL中最常见的遗传学异常。此类白血病占急性白血病的比例不足1%。多见于成人，预后不良。患者临床表现与其他白血病类似，部分患者表现为与Ph[+]的ALL相似的白细胞计数增高。②MPAL伴t(v;11q23)；MLL重排：此类白血病较罕见，儿童发病率>成人，与伴MLL重排的ALL和AML一样，此类型白血病在婴幼儿中相对常见，预后不良。患者临床表现与其他急性白血病者相似，且与ALL重排的白血病一样，白细胞计数增高常见。③未另作分类的B系/髓系MPAL（B系/髓系MPAL，NOS）：此类白血病较罕见，约占全部白血病的1%。儿童和成人均可发病，但多见于成人。无特征性临床表现，预后不良。④未另作分类的T系/髓系MPAL（T系/髓系MPAL，NOS）：此类白血病较罕见，约占全部白血病的1%。儿童和成人均可发病，其中儿童发病率略大于 B 系/髓系 MPAL, NOS。该病没有特征性的临床表现，预后不良。

实验检测 主要包括形态学检查、免疫表型分析、染色体分析和基因检测。

MPAL 伴 t(9;22)(q34;q11.2); *BCR-ABL1* ①形态学检查：大部分患者可出现两种原始细胞群，一群类似于原淋巴细胞，一群类似于原粒细胞。没有明显的髓系分化成熟特征。此类疾病的诊断应十分谨慎，注意鉴别伴有混合表型特征的慢性髓系白血病（CML）急变期。②免疫表型分析：大部分患者原始细胞表达 B 系及髓系标志，少部分患者原始细胞表达 T 系及髓系标志，表达三种系列标志的病例罕见。③染色体分析和基因检测：通过经典的染色体核型分析，所有病例均伴有 t(9;22) 异常和 *BCR-ABL*1 易位，部分还伴有其他的细胞遗传学异常，通常核型较复杂。

MPAL 伴 t(v;11q23); *MLL* 重排 ①形态学检查：大部分患者可出现两种原始细胞群，一群类似于原淋巴细胞，一群类似于原粒细胞。少数病例可表现为未分化的原始细胞群，没有明显特征。如果整个原始细胞群类似于原单核细胞，则通常为 AML 伴 *MLL* 易位。②免疫表型分析：大部分患者原始细胞呈 CD19 阳性、CD10 阴性的 B 前体细胞免疫表型，通常 CD15 阳性。其他 B 系抗原如 CD22 和 CD79a 表达较弱。同时伴有表达髓系抗原的髓系细胞群或原始单核细胞群。原淋巴细胞共表达 MPO 者少见。MLL 易位也可引起 T-ALL，故理论上 T 系/髓系混合表型也可发生，但还没有此类报道。③染色体分析和基因检测：所有的病例都伴有

MLL 基因重排，也有关于 t(9;11) 和 t(11;19) 易位的报道。*MLL* 易位可能是唯一的染色体损伤，或者伴有其他细胞遗传学或分子生物学异常。

未另作分类的 B 系/髓系 MPAL（B 系/髓系 MPAL, NOS） ①形态学检查：大部分病例原始细胞无特征性表现，形态类似 ALL，或有两种不同的原始细胞群，一种类似原淋巴细胞，一种类似髓系原始细胞。②免疫表型分析：符合 B 系和髓系的表型特征（表）。MPO 阳性的髓系原始细胞或原单核细胞通常也表达其他髓系相关标记，如 CD13、CD33 或 CD117。当 B 系作为单独细胞群存在时，可表达较为成熟的 B 细胞抗原如 CD20，但此种情况较为罕见。③染色体分析和基因检测：大部分病例都具有克隆性染色体异常，但发生频率较低，缺乏特异性。出现超过一次的异常包括 del(6p)、12p11.2 异常、del（5q）、7 号染色体结构异常、染色体数量异常及复杂核型。

未另作分类的 T 系/髓系 MPAL（T 系/髓系 MPAL, NOS） ①形态学检查：大部分病例原始细胞无特征性表现，形态类似 ALL，或具有两种不同的原始细胞群，一种类似原淋巴细胞，一种类似髓系原始细胞。②免疫表型分析：符合 T 系和髓系的表型特征（表）。MPO 阳性的髓系原始细胞或原单核细胞通常也表达其他髓系相关标志，如 CD13、CD33 或 CD117。除了 cCD3，T 细胞组分还经常表达其他 T 细胞相关标志，如 CD7、CD5 和 CD2。当 T 系作为单独细胞群存在时，还可表达膜表面抗原 CD3。③染色体分析和基因检测：大部分病例都具有克隆性染

色体异常，但由于发生频率较低，缺乏特异性。

实验诊断 诊断 MPAL 需满足骨髓原始细胞≥20%，并表达一种以上系列标志抗原（表），且排除具有明确遗传学特征或临床特征而被划分为其他类别的白血病。①MPAL 伴 t(9;22)(q34;q11.2); *BCR-ABL1*：诊断满足 MPAL 标准，并且遗传学检测原始细胞有 t(9;22) 异常或者 *BCR-ABL*1 易位。需要和 AML 以及 CML 急变出现核型异常者进行鉴别。部分 CML 患者可发展或者呈现出混合型急变期，此期虽符合 MPAL 特点，但应继续维持 CML 的诊断。②MPAL 伴 t(v;11q23); *MLL* 重排：诊断满足 MPAL 标准，并且遗传学检测原始细胞伴有 *MLL* 基因易位。许多伴 *MLL* 易位的 ALL 病例也表达髓系相关抗原，但除非其满足表中所述条件，否则不能诊断为 MPAL。③未另作分类的 B 系/髓系 MPAL（B 系/髓系 MPAL, NOS）：诊断此类白血病满足 B 系和髓系的表型特征（表），但不伴①②提到的两种遗传学异常。④未另作分类的 T 系/髓系 MPAL（T 系/髓系 MPAL, NOS）：诊断满足 T 系和髓系的表型特征（表），但不伴①②提到的两种遗传学异常。

临床评价 MPAL 诊断较难，需要结合临床和实验检查，排除有明确遗传学特征或临床特征而被划分为其他类别的白血病，如 AML 伴 t(8;21)、t(15;17) 或 inv(16)，尤其是 AML 伴 t(8;21)，虽然通常也表达多种 B 细胞抗原，但不属于 MPAL。伴 *FGFR*1 基因突变的白血病也属于一个单独的类型，不应被视为 T 系/髓系 MPAL。CML 急变期、骨髓增生异常综合征相关 AML 和治疗相关

AML，尽管可能含有混合表型，但应归属于原来的类别。

（崔 巍）

línbāxì zhǒngliú shíyàn zhěnduàn

淋巴系肿瘤实验诊断 （laboratory diagnosis of lymphoid neoplasms）

淋巴系肿瘤起源于淋巴细胞和（或）组织的肿瘤，主要包括原淋巴细胞白血病/淋巴母细胞淋巴瘤、成熟淋巴细胞肿瘤、霍奇金淋巴瘤、移植后淋巴组织增生性疾病。T 细胞和 B 细胞肿瘤在多方面有与正常 T 细胞和 B 细胞分化阶段有相似的免疫表型特征，在一定程度上可根据相应的正常淋巴系细胞分化阶段进行分类诊断。但也有些常见 B 细胞肿瘤，例如毛细胞白血病，不能清楚的按照正常 B 细胞分化阶段分类；有些肿瘤存在系列异质性。淋巴系肿瘤由于起源的部位不同而存在差异，起源于中心淋巴组织（骨、胸腺）的主要为 B 或 T 原淋巴细胞白血病/淋巴母细胞淋巴瘤；起源于外周淋巴组织（滤泡间、滤泡、滤泡周围）的主要为成熟 B、T 或 NK 淋巴瘤/白血病。虽然分化不同阶段的淋巴系肿瘤细胞表达与正常淋巴系细胞分化阶段相似的免疫表型，但存在差异。

实验检测 主要包括以下内容。

形态学检查 ①血象：当肿瘤细胞进入外周血时，不同类型的淋巴系肿瘤，原淋巴细胞、幼淋巴细胞和淋巴细胞的种类、数量有差异；多见白细胞增多、易见退化白细胞；有轻到中度贫血和（或）血小板减少。②骨髓象：原淋巴细胞 ≥ 20% 可诊断急性淋巴细胞白血病（ALL），原淋巴细胞 < 20%，一般不应该诊断为 ALL。伯基特（Burkitt）淋巴瘤细胞白血病不再作为 B-ALL 诊断。一般情况下，骨髓有核细胞增生活跃至增生极度活跃，以肿瘤性原淋巴细胞增生为主，髓系细胞受到不同程度的抑制。③病理：淋巴结病理学检查（活检）是诊断淋巴瘤的主要手段。当淋巴组织（淋巴结或结外组织）出现实质性病变，而骨髓或外周血没有或有极少的肿瘤细胞时，应诊断为淋巴瘤。当肿瘤性淋巴细胞浸润骨髓时，骨髓活检有助于诊断，但通常并非必须。

免疫表型分析 流式细胞分析或免疫组织化学检测血液、骨髓或淋巴组织的细胞免疫表型，结合形态学检查，能够诊断大多数淋巴系肿瘤；虽然还没有一种抗原标志物对淋巴系肿瘤是特异的，但通过多种抗原标志物组合分析，足以正确诊断并分类大多数淋巴系肿瘤。例如，B 慢性淋巴细胞白血病/小淋巴细胞淋巴瘤细胞共表达 CD5、CD19、CD20 和 CD22，不表达 CD10；毛细胞白血病的肿瘤细胞共表达 CD20、CD22、CD11c、CD103 和 CD25。然而，抗原标志物的不规则表达、交叉表达、过表达或表达缺如在淋巴系肿瘤中也比较常见。免疫表型分析也有助于良性与恶性淋巴系肿瘤的鉴别诊断。

细胞化学染色 少数细胞化学染色对淋巴系肿瘤有一定的辅助诊断意义。髓过氧化物酶（MPO）阴性是淋巴系肿瘤细胞的共同特征，但并非 MPO 阴性即可确定为淋巴系细胞，MPO 阴性还可见于一些髓系细胞，如早期原粒细胞、原单核细胞、巨核细胞、红系细胞等。糖原染色块状或粗颗粒状阳性可见于淋巴系肿瘤细胞，但异常红系细胞和巨核细胞也可呈阳性。

染色体分析和基因检测 少部分淋巴系肿瘤伴有重现性细胞和分子遗传学异常，并具有一定的免疫表型和临床特征。几种典型的急性原淋巴细胞白血病/淋巴母细胞淋巴瘤与 t（9；22）（q34；q11.2）；*BCR-ABL1*，t（v；11q23）；*MLL* 重排，t（12；21）（p13；q22）；*TEL-AML1*（*ETV6-RUNX1*），t（5；14）（q31；q32）；*IL3-IGH*，t（1；19）（q23；p13.3）；*E2A-PBX1*（*TCF3-PBX1*）有关。几种成熟 B 细胞肿瘤也具有特征性遗传学异常，包括套细胞淋巴瘤的 t（11；14）、滤泡淋巴瘤的 t（14；18）、伯基特（Burkitt）淋巴瘤的 t（8；14）等，对确定这些疾病的生物学特征和分类诊断有重要价值。免疫球蛋白重链（IgH）和 T 细胞受体 γ、δ（TCRγ、TCRδ）基因重排，也是 B 细胞和 T 细胞肿瘤诊断的分子标志之一。淋巴系肿瘤来自淋巴细胞的恶性改变，但恶性变后仍然具有淋巴细胞免疫球

表 白血病细胞表达一种以上系列标志的诊断标准

系别	系列标志
髓系	髓过氧化物酶阳性（可通过流式细胞术、免疫组织化学染色或细胞化学染色测定）；或单核细胞系分化抗原至少两项阳性（NSE、CD11c、CD14、CD64、溶菌酶）
T 系	胞质 CD3（cCD3）阳性（通过流式细胞术检测 CD3ε 链，或通过免疫组织化学染色采用抗-CD3 的多克隆抗体检测 CD3ζ 链，但不具备 T 细胞特异性）；或膜 CD3 阳性（MPAL 中较罕见）
B 系（要求多种抗原）	CD19 高表达伴至少 CD79a、胞质 CD22、CD10 中至少一项高表达；或 CD19 弱表达伴至少 CD79a、胞质 CD22、CD10 中至少两项高表达

蛋白（Ig）和 TCR 基因重排的基本功能。每个正常淋巴细胞都有其序列不同的 Ig 或 TCR 片段，淋巴系肿瘤细胞的增殖呈单克隆性，如果检测出一种优势克隆，则提示体内大量扩增的肿瘤性淋巴细胞群。因此，定量分析特有的 Ig 或 TCR 重排基因可以代表体内肿瘤性淋巴细胞的数量。

实验诊断 通常依据血象、骨髓象、骨髓或淋巴结活检的细胞形态学改变及肿瘤细胞的数量，参考细胞化学染色，并结合临床表现，能够对多数淋巴系肿瘤做出基本诊断。结合免疫表型分析能够对肿瘤的进一步分类分型，对疑难病例的诊断及良、恶性淋巴肿瘤的鉴别有不可替代的作用。

临床评价 对于一些疑难淋巴系肿瘤的诊断与鉴别诊断，免疫表型分析是必不可少的检查。淋巴细胞增殖呈单克隆性并非一定是肿瘤，应结合其他相关检查鉴别诊断。细胞与分子遗传学检验对少部分淋巴系肿瘤的分类诊断、预后判断、合理治疗方案的选择及微小残留病的检测、监测复发等具有重要意义。

（郭晓临）

yuánlínbāxìbāo báixuèbìng/línbāmǔ xìbāo línbāliú shíyàn zhěnduàn

原淋巴细胞白血病/淋巴母细胞淋巴瘤实验诊断

（laboratory diagnosis of lymphoblastic leukemia/lymphoma） 原淋巴细胞白血病/淋巴母细胞淋巴瘤（ALL/LBL）是起源于发育早期阶段的淋巴细胞的恶性增殖性肿瘤，按淋巴细胞的起源不同，分为 B 和 T 原淋巴细胞白血病/淋巴母细胞淋巴瘤。前者有 B-ALL/LBL 伴未另作分类（B-ALL/LBL，NOS）和 B-ALL/LBL 伴重现性遗传学异常；后者为 T 原淋巴细胞白血

病/淋巴母细胞淋巴瘤（T-ALL/LBL）。当肿瘤细胞浸润骨髓和外周血，骨髓中原淋巴细胞≥20%时，称为急性淋巴细胞白血病（ALL）；依据原淋巴细胞的起源，分为 B-ALL 或 T-ALL；肿瘤损害仅涉及淋巴结或结外组织或胸腺（T 原淋巴细胞），或骨髓和外周血仅有少量原淋巴细胞，称 B 淋巴母细胞淋巴瘤（B-LBL）或 T 淋巴母细胞淋巴瘤（T-LBL）。

实验检测 包括形态学检查（血象、骨髓象、骨髓/淋巴组织活检）、免疫表型分析、染色体分析和基因检查。

形态学检查 包括以下内容。

B-ALL/LBL ①血象：在血涂片中，B-ALL/LBL 的原淋巴细胞形态变化多样，有极少量胞质的小原始细胞，核染色质致密，核仁不清晰；也有中等量亮蓝色到灰蓝色胞质的大原始细胞，偶见空泡，核染色质弥散，多个核仁，大小不一。细胞核圆形、不规则形或有折叠。约 10% 的病例原淋巴细胞内可见粗大的嗜苯胺蓝颗粒。在一些病例中，原淋巴细胞胞质有伪足，形似手镜，又称手镜细胞。②骨髓活检/淋巴组织活检：在骨髓活检中，B-ALL 原淋巴细胞的形态相对一致，呈圆形或椭圆形，细胞核卷曲或折叠，核仁不明显或很明显，核染色质弥散。LBL 大多侵犯淋巴结或其他组织；有丝分裂象多见，在一些病例中可见"满天星"样病灶。B 和 T 原淋巴细胞增生的形态学特征无法区分。B-ALL/LBL 伴重现性遗传学异常与不伴有重现性遗传学异常在形态学上也无特征性差异。

T-ALL/LBL ①血象：原始细胞中等大小，核质比例高，小

原始细胞，核染色质致密，核仁不明显；或是大细胞，染色质弥散，核仁相对清晰；核圆形或不规则带有折叠；细胞质中可见空泡。有时 T-ALL 的原始细胞类似于更成熟的淋巴细胞，在这种情况下，需要免疫表型分析与成熟的（外周）T 细胞白血病鉴别。②骨髓活检/淋巴组织活检：在骨髓活检中，原始细胞核质比例高，核膜薄，细点状染色质，核仁不清；有丝分裂象易见。在 T-LBL，淋巴结结构完全消失，并累及滤泡，部分累及副皮质区，并且缺少生发中心。有时，由于纤维框架的拉伸导致出现多结节，类似滤泡淋巴瘤。有时也可见"星空"样改变，类似于伯基特（Burkitt）淋巴瘤，但细胞核仁与胞质并不明显。胸腺实质被病变组织的瘤细胞大量替代和浸润。

细胞化学染色 对 ALL 有辅助诊断意义。原淋巴细胞髓过氧化物酶染色阴性，糖原染色可呈粗颗粒状阳性。

免疫表型分析 ①B-ALL/LBL：原淋巴细胞几乎都表达 B 淋巴细胞免疫标志，如 CD19、CD79a、CD22 和 HLA-DR；尽管这些标志不是特异的，但均呈阳性或高强度表达，支持 B 细胞系列。大多数 ALL 原淋巴细胞 CD10 为阳性，表达 mCD22、CD24、PAX5 和末端脱氧核苷酸转移酶（TdT）；但 CD20 和 CD34 的表达变异较大，CD45 可能缺乏。B 原淋巴细胞的分化程度与其临床和遗传学存在相关性。在 B-ALL 更早期阶段，即早期前体 B 急性淋巴细胞白血病或早期 B 急性淋巴细胞白血病（pro-B-ALL），原始细胞表达 CD19、CD79a、CD22 和 TdT。在 B-ALL 中期阶段，即普通 B 急性淋巴细胞白血病，原始

细胞表达 CD10。在大多数成熟前体 B 细胞分化阶段，即前体 B 急性淋巴细胞白血病（pre-B-ALL），原始细胞表达胞质 μ 链，膜表面免疫球蛋白通常不表达。儿童 B-ALL 预后良好，但成年人较差。儿童的总完全缓解率>95%，成年人仅 60%~85%。②T-ALL/LBL：原淋巴细胞通常表达 TdT，不同程度表达 CD1a、CD2、CD3、CD4、CD5、CD7 和 CD8，其中 CD7 和 CD3 常表达，但只有 CD3 具有 T 系列特异性。CD4 和 CD8 在原始细胞中常共表达，CD10 可阳性，但对于 T-ALL 并不特异。除 TdT 外，早期 T 原淋巴细胞的特异标志物有 CD99、CD34 和 CD1a。CD99 最有意义。

根据 T-ALL/LBL 肿瘤细胞的抗原表达，可进一步将其分为不同的胸腺内分化阶段：pro-T、pre-T、皮质 T 和髓质 T。Pro-T 和 pre-T 阶段 CD4 和 CD8 双阴性，皮质 T 阶段 CD4 和 CD8 双阳性，髓质 T 阶段 CD4 和 CD8 选择性表达。

染色体分析和基因检测 在 B-ALL/LBL 伴有重现性遗传学异常中，重现性遗传学异常包括平衡易位和其他的染色体异常。这些异常多与 B-ALL 的临床或免疫表型特征相关，并有重要的预后意义。①B-ALL/LBL 伴 t(9;22)(q34;q11.2)；*BCR-ABL1*：其典型免疫表型为 CD10、CD19 和 TdT 阳性。髓系抗原 CD13 和 CD33 也经常表达。不表达 CD117。CD25 与 B-ALL 伴有 t(9;22)至少与成人高度相关，几乎没有 T 前体细胞的抗原表达。ALL 伴有 t(9;22)的儿童或成年患者的预后较差。②B-ALL/LBL 伴 t(v;11q23)；*KTM2A* 重排：在一些伴有 *KTM2A* 重排的病例中，可能会

见到明显的原淋巴细胞和原单核细胞两群细胞，可以通过免疫表型证实，这种病例应当诊断 B/髓系白血病。③ B-ALL/LBL 伴 t(12;21)(p13.2;q22.1)；*ETV6-RUNX1*：表达 B 细胞免疫标志 CD19、CD10，大多数病例 CD34 阳性。其他特点相对特异，如几乎不表达 CD9、CD20 和 CD66c，髓系相关抗原 CD13 常有表达，但并非提示混合表型急性白血病。预后良好，儿童治愈率＞90%。④B-ALL/LBL 伴超二倍体：原始细胞表达 CD19、CD10 以及其他 B-ALL 的标志。大多数情况 CD34 阳性，CD45 常常阴性。虽然 T 急性淋巴细胞白血病伴有超二倍体的患者可见四倍体核型，但不属于此种疾病。超二倍体 B-ALL 染色体数目增多（一般<66 条染色体），但通常无染色体结构畸变。可通过标准的核型分析、荧光原位杂交或流式细胞术检测 DNA 指数，检测到染色体倍体的异常。预后良好，儿童治愈率＞90%。⑤B-ALL/LBL 伴亚二倍体：原始细胞表达 B 前体细胞免疫表型，CD19、CD10 阳性，无其他特征性表型。所有患者缺少一至多条染色体，可从 45 条减少至 23 条，也可有染色体结构异常，但无特异性畸变。预后较差，并且染色体数目减少越多，其预后越差。⑥B-ALL/LBL 伴 t(5;14)(q31.1;q32.3)；*IL3-IGH*：原始细胞具有典型原淋巴细胞的形态学特点，并伴有外周血嗜酸性粒细胞增多，但此种增多属于反应性增多，并不是白血病细胞克隆。原始细胞表达 CD19、CD10，即使有很少数量的原始细胞表达此种表型，如同时伴有嗜酸性粒细胞增多，都强烈提示该病的诊断。如果骨髓中原始细胞数量较低，依据免

疫表型和 *IL3-IGH* 融合基因也可诊断。⑦B-ALL/LBL 伴 t(1;19)(q23;p13.3)；*TCF3-PBX1*：原始细胞表达 CD19、CD10、胞质 μ 链。这一类型白血病 CD9 表达强，CD34 不表达，或仅有一个很小的亚群白血病细胞有限表达 CD34，即使没有 μ 链阳性，也应考虑该病的诊断。

实验诊断 血象、骨髓象或组织活检的细胞形态学改变是诊断的基础，进一步分析肿瘤细胞的免疫表型，进行染色体和基因的细胞及分子遗传学检查，对明确诊断分型、选择合理的治疗方案及预后判断具有重要价值。

临床评价 血象、骨髓象以及骨髓或淋巴结等组织活检的细胞形态学改变是诊断 B-ALL/LBL（未另作分类）、B-ALL/LBL 伴重现性遗传学异常及 T-ALL/LBL 的基础，但这种形态学变化在三者间没有特征性差异，需要进一步通过免疫表型分析，将 B-ALL/LBL 与 T-ALL/LBL 分类，并结合染色体与基因的相对特征性改变，进行准确分类分型，为临床治疗方案的选择、预后的判断及微小残留病的检测提供依据。

（郭晓临）

jíxìng línbāxìbāo báixuèbìng shíyàn zhěnduàn

急性淋巴细胞白血病实验诊断（laboratory diagnosis of acute lymphoblastic leukemia）急性淋巴细胞白血病（ALL）是以骨髓或外周血原淋巴细胞恶性增生为特征的急性淋巴系肿瘤。多发生于儿童和青少年，常出现发热、贫血、出血和骨痛等，常伴有淋巴结肿大，其次为轻中度肝脾大。白血病细胞浸润脑膜，可引起中枢神经系统白血病，出现头痛、恶心、呕吐、抽搐甚至

昏迷等症状；睾丸浸润可导致睾丸无痛性肿大。急性白血病的法-美-英（FAB）协作组曾将ALL分为L1、L2、L3三型；2008年世界卫生组织的造血与淋巴组织肿瘤分类方案将ALL与淋巴母细胞淋巴瘤（LBL）归为前体淋巴系肿瘤，包括ALL/LBL；2016年世界卫生组织的造血与淋巴组织肿瘤分类方案在原来的基础上增加了B-ALL分型中的2个亚型，即B-ALL伴21号染色体内部扩增和B-ALL伴涉及酪氨酸激酶及细胞因子受体的易位。当淋巴组织（淋巴结或结外组织）出现实质性病变，而骨髓或外周血没有或有极少的原淋巴细胞时，应诊断为淋巴瘤；骨髓原淋巴细胞≥20%则诊断为ALL；原淋巴细胞<20%，一般不诊断为ALL。ALL主要包括B-ALL、T-ALL两大类，伯基特（Burkitt）淋巴瘤细胞白血病不再作为B-ALL诊断。惰性T原淋巴细胞增殖现被视为非肿瘤疾病，相关淋巴结的组织学检查可见原淋巴细胞增殖物的渗透及替换，比普通T-ALL的细胞学非典型性更低。尽管其具有淋巴结TdT染色可见的非成熟胸腺细胞表型，但其表型仍反映出一种发展中的正常性和非侵袭性，其增殖物并不属于克隆性。后一特征可将这一惰性疾病与典型T-ALL区分开。ALL免疫分型对制定合理的治疗方案、估计预后具有重要意义。

实验检测　主要包括形态学检查、细胞化学染色、免疫表型分析，必要时进行细胞遗传学和分子生物学检测。疑为中枢神经系统白血病细胞浸润时可检测脑脊液。

形态学检查　①血象：白血病细胞的大量增殖抑制了骨髓的正常造血功能，使红细胞、白细胞、血小板数量明显减少。外周血象表现为：红细胞数、血红蛋白量、血细胞比容均有下降，一般为正细胞正色素性贫血，随着病情的进展，贫血程度轻重不一。网织红细胞正常或减低。白细胞常增多，为（10～30）×10⁹/L。>100×10⁹/L，称高白细胞性白血病；<10×10⁹/L，称白细胞不增多性白血病。白细胞分类计数常见大量原淋巴细胞，可达90%以上，但白细胞不增多性病例可能见不到。随着病情的进展，多数病例血小板减少，约50%病例血小板<60×10⁹/L。②骨髓象：骨髓细胞形态学检查是诊断ALL的基础。骨髓增生程度多为明显活跃或极度活跃，世界卫生组织分类标准原淋巴细胞增生为主≥20%（图）；巨核系细胞和红系细胞明显减少。早期法-美-英（FAB）协作组分型方案将原淋巴细胞>30%作为诊断ALL的标准。FAB分类主要依据骨髓形态学检查，ALL分三型：L1，原淋巴细胞以小细胞（直径≤12μm）为主，胞质量少，核形规则，核仁小且不清楚。L2，原淋巴细胞以大细胞（直径>12μm）为主，胞质量多，核形多不规则、常见凹陷或折叠，核仁明显。L3，原淋巴细胞以大细胞为主，且大小一致，胞质量多、内有明显空泡、

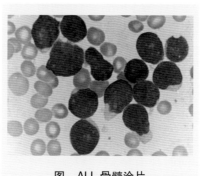

图　ALL骨髓涂片
（瑞氏染色　×1000）

胞质嗜碱性、染深蓝色，核形规则，核仁清楚。

细胞化学染色　①髓过氧化物酶染色：原淋巴细胞呈阴性反应。②糖原染色：原淋巴细胞呈粗颗粒状或块状强阳性反应。③中性粒细胞碱性磷酸酶染色：中性粒细胞碱性磷酸酶活性明显增高。

免疫表型分析　在B-ALL中，几乎所有原淋巴细胞都表达B淋巴细胞表面标志，如：CD19、CD79a、CD22；这些标志虽非特异性，但均呈阳性或强表达，支持原淋巴细胞来自B系列。在T-ALL中，原淋巴细胞常表达TdT，不同程度表达CD1a、CD2、CD3、CD4、CD5、CD7、CD8，CD4和CD8常为共表达，其中CD7和CD3常表达，但仅CD3为T系列特异性。早期T细胞前体ALL（ETP）具有独特的免疫学表型和基因结构，在免疫表型和基因水平上保留骨髓和干细胞的特征。ETP-ALL表达CD7但缺乏CD1a、CD8，骨髓/干细胞标志物CD34、CD117、HLA-DR、CD13、CD33、CD11b或CD65一项或多项阳性。CD5通常阴性，<75%人群可表现为阳性。ETP ALL具备高频的骨髓相关基因突变*FLT3*、*NRAS/KRAS*、*DNMT3A*、*IDH*1和*IDH*2。但更典型的T-ALL相关基因突变，如*NOTCH*1激活突变体或*CDKN*1/2突变较罕见。

细胞和分子遗传学检测　B-ALL又分为两大类：①B-ALL，未另作分类（B-ALL，NOS）；②B-ALL伴重现性遗传学异常：B-ALL伴t（9;22）（q34.1;q11.2）；*BCR-ABL*1，B-ALL伴t（v;11q23.3）；*KMT2A*重排，B-ALL伴t（12;21）（q13.2;q22.1）；*ETV6-RUNX*1，B-ALL伴超二倍体，B-ALL伴亚

二倍体，B-ALL 伴 t（5；14）（q31.1；q32.3）；IL3-IGH，B-ALL 伴 t（1；19）（q23；p13.3）；*TCF3-PBX*1，暂时分型：*BCR-ABL*1 样 B-ALL，暂时分型：B-ALL 伴 iAMP21。*FGFR*1 常表达于 T-ALL。t（8；9）（p22；q24.1）；*PCM1-JAK*2 见于 B-ALL。*TV6-JAK*2 和 *BCR-JAK*2 重排表达于 B-ALL，这种 B-ALL 被视为 *BCR-ABL* 样 B-ALL，是 B 淋巴细胞白血病/淋巴瘤的一种。*BCR-ABL*1 样 B-ALL：常伴酪氨酸激酶易位或细胞因子样受体 2（CRLF2），或伴导致红细胞生成素受体（EPOR）活化或重排，伴有 *CRLF*2 易位的病例，常与 *JAK* 基因突变有关，并且在唐氏综合征的儿童中特别普遍，*BCR-ABL*1 样 B-ALL 具备高频 *IKZF*1 以及 *CDKN2A/B* 缺失（这种缺失在其他类型 ALL 中同样高频）。伴酪氨酸激酶易位的 *BCR-ABL*1 样 B-ALL 涉及 *ABL*1（除与 *BCL* 配对外）基因，其他激酶易位则包括 *ABL*2、*PDGFRB*、*NTRK*3、*TYK*2、*CSF1R* 和 *JAK*2 基因。

其他 血清乳酸脱氢酶可明显增高，特别是高白细胞性白血病。血尿酸和尿尿酸增多，特别是化疗期间。当合并中枢神经系统白血病时，脑脊液压力增高，清浊度随细胞数多少而增大，白细胞增多（$>0.01×10^9$/L），蛋白质增多（>450mg/L），糖定量减少，脑脊液涂片中可查到 ALL 细胞，有诊断意义。

实验诊断 主要是根据血象、骨髓象特点，结合细胞化学染色、免疫表型分析，结合临床表现可以明确诊断 B-ALL 或 T-ALL。

临床评价 血象和骨髓象检查是诊断 ALL 的主要依据，但有些病例在发病早期外周血白细胞数正常或减少，且不出现原淋巴细胞，易被误诊、漏诊。对病史、临床表现高度可疑的病例，应及时做骨髓穿刺涂片检查以明确诊断。免疫学、细胞遗传学和分子生物学检测对明确分型、特别是一些疑难病例的诊断，有重要意义。免疫表型和细胞与分子遗传学检测对估计预后、制定有效、合理的治疗方案具有重要作用，如 B-ALL 伴 t（1；19）（q23；q13）预后和治疗效果较差；B-ALL 伴 t（12；21）（q13；q22）预后较好；*BCR-ABL*1 融合基因是监测微小残留病的重要标志。有些病例，特别是儿童 ALL，可以中枢神经系统白血病为首发临床表现，脑脊液涂片查到白血病细胞有诊断意义。另外 *BCR-ABL*1 样 B-ALL 具有重要临床价值，与不良预后和 TKI 疗法的应答反应均有关联。

（郭晓临）

chéngshú línbāxìbāo zhǒngliú shíyàn zhěnduàn

成熟淋巴细胞肿瘤实验诊断

（laboratory diagnosis of mature lymphoid neoplasm） 成熟淋巴细胞肿瘤（MLN）按淋巴细胞的起源不同分为两大类：成熟 B 淋巴细胞肿瘤以及成熟 T 淋巴细胞和 NK 细胞肿瘤。NK 细胞与 T 细胞密切相关，不仅免疫表型有些相同，而且功能也有相似，故归为一大类。主要依据实验检查，包括血象、骨髓象、组织活检（骨髓、淋巴结、脾、皮肤等）等，根据病变组织及血细胞形态学、免疫表型分析、细胞与分子遗传学的特征性改变，结合临床表现进行实验诊断，其中组织活检和免疫表型分析尤为重要。

成熟 B 淋巴细胞肿瘤 为不同分化成熟阶段的 B 细胞克隆性增生，占淋巴系肿瘤的 85% 以上，包括：慢性淋巴细胞白血病/小淋巴细胞淋巴瘤、单克隆 B 淋巴细胞增多症、B 细胞幼淋巴细胞白血病、脾 B 细胞边缘带淋巴瘤、毛细胞白血病、脾 B 细胞淋巴瘤/白血病（脾弥漫性红髓性小 B 细胞淋巴瘤、毛细胞白血病-变异型）、淋巴样浆细胞淋巴瘤/华氏巨球蛋白血症、IgM 意义未明的单克隆丙种球蛋白症（MGUS）、重链病、浆细胞肿瘤、孤立性骨浆细胞瘤、髓外浆细胞瘤、单克隆免疫球蛋白沉积病、黏膜相关淋巴组织结外边缘带淋巴瘤（MALT 淋巴瘤）、淋巴结边缘带淋巴瘤（小儿淋巴结边缘区淋巴瘤）、滤泡性淋巴瘤（原位滤泡瘤、十二指肠球部滤泡淋巴瘤）、小儿滤泡淋巴瘤、伴 *IRF*4 重排大 B 细胞淋巴瘤、原发性皮肤滤泡中心淋巴瘤、套细胞淋巴瘤（原位套淋巴瘤）、弥漫性大 B 细胞淋巴瘤（DLBCL），未另作分类（NOS）（生发中心 B 细胞型、活化 B 细胞型）、富于 T 细胞/组织细胞的大 B 细胞淋巴瘤、原发性中枢神经系统 DLBCL、原发性皮肤 DLBCL，腿型、EBV⁺ DLBCL，NOS、EBV⁺ 黏膜皮肤溃疡、DLBCL 相关慢性炎症、淋巴瘤样肉芽肿病、血管内大 B 细胞淋巴瘤、ALK⁺大 B 细胞淋巴瘤、浆母细胞淋巴瘤、原发性渗出性淋巴瘤、HHV8⁺ DLBCL，NOS、伯基特（Burkitt）淋巴瘤、伴 11q 异常的伯基特样淋巴瘤、伴 *MYC*、*BCL* 和（或）*BCL*6 重排的高级别 B 细胞淋巴瘤、高级别 B 细胞淋巴瘤，NOS、B-细胞淋巴瘤，未分类。

成熟 T 淋巴细胞和 NK 细胞肿瘤 约占淋巴系肿瘤的 12%，包括：T 细胞幼林巴细胞白血病、大颗粒 T 淋巴细胞白血病、慢性

NK 细胞淋巴增殖性疾病、侵袭性 NK 细胞白血病、儿童系统性 EBV⁺ T 细胞淋巴瘤、种痘样水疱病样淋巴组织增生性疾病、成人 T 细胞白血病/淋巴瘤、结外 NK/T 细胞淋巴瘤，鼻型、肠病相关 T 细胞淋巴瘤、单形性亲上皮肠 T 细胞淋巴瘤、胃肠道惰性 T 细胞淋巴组织增生性疾病、肝脾 T 细胞淋巴瘤、皮下脂膜炎样 T 细胞淋巴瘤、蕈样肉芽肿病、Sèzary 综合征、原发性皮肤 CD30 阳性 T 淋巴细胞增殖病（淋巴瘤样丘疹病、原发性皮肤间变性大细胞淋巴瘤）、原发性皮肤 γδ-T 淋巴瘤、原发性皮肤侵袭性亲表皮 CD8⁺ 细胞毒性 T 细胞淋巴瘤、原发性皮肤肢端 CD8⁺ 小/中型 T 细胞淋巴组织增生性疾病、原发性皮肤肢端 CD4⁺ 小/中型 T 细胞淋巴组织增生性疾病、外周 T 细胞淋巴瘤、血管免疫母细胞性 T 细胞淋巴瘤、滤泡 T 细胞淋巴瘤、结内外周 T 细胞淋巴瘤，呈 TFH 表型、间变性大细胞淋巴瘤，ALK⁺、间变性大细胞淋巴瘤，ALK⁻、乳房植入物相关的－间变性大细胞淋巴瘤。T 细胞和 NK 细胞肿瘤一般侵袭性强，对治疗反应差，生存期较短。

（郭晓临）

B-mànxìng línbāxìbāo báixuèbìng shíyàn zhěnduàn

B-慢性淋巴细胞白血病实验诊断（laboratory diagnosis of B-chronic lymphocytic leukemia）

B-慢性淋巴细胞白血病（B-CLL），又称小淋巴细胞淋巴瘤（SLL），是一种起病隐袭、进展缓慢的成熟 B 淋巴细胞肿瘤，其特征为外周血、骨髓、脾和淋巴结中出现形态均一、圆形或轻度不规则形的成熟 B 淋巴细胞增多。患者早期多无明显症状，倦怠、不适是最常见的首发症状，随疾病进展出现消瘦、皮肤损害、感染等症状，全身淋巴结肿大为突出特征，肝脾轻度肿大。B-CLL 患者常有低丙种球蛋白血症，占 50%~75%，长期生存者更多见，其降低程度与临床病情有关，晚期患者几乎均可发生，首先是 IgM 降低，继而 IgG 和 IgA 降低。此外，B-CLL 可并发自身免疫性溶血性贫血，少数患者血液网织红细胞可增多、血清总胆红素增高、抗球蛋白试验阳性反应等。以 50 岁以上老年人多见。西欧和北美国家发病率较高，亚洲少见。大的/融合的和（或）高度增生的增殖中心可作为有害预后因素。

实验检测 包括以下内容。

形态学检查 ①血象：白细胞数量增高，常为（30~200）× 10⁹/L，淋巴细胞计数持续增高。如果无髓外细胞浸润，外周血的 CLL 表型的单克隆淋巴细胞必须 ≥5×10⁹/L，血涂片白细胞分类时可见以分化较好的白血病性淋巴细胞为主，常 >50%，可达 80%~90%；CLL 细胞形态类似正常淋巴细胞（图），但可见细胞核形不规则、核深切迹或核裂隙、核染色质不规则聚集、胞质中可见空泡等异常改变，破碎细胞（篮状细胞）多见；可见少量幼淋巴细胞，通常 <2%。红细胞和血红蛋白发病早期多为正常，晚期降低。血小板晚期可见减少。②骨髓象：骨髓增生极度或明显活跃，以淋巴系细胞增生为主，以分化较好的白血病性淋巴细胞为主，>40% 甚至在 90% 以上。细胞形态特点同外周血象。幼淋巴细胞数目增多与疾病进展相关。当幼淋巴细胞 >55% 时，可诊断为 B-幼淋巴细胞白血病（B-PLL）。粒系细胞、红系细胞及巨核细胞三系细胞明显减少。成熟红细胞形态染色大致正常。

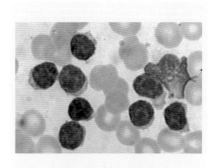

图　B-CLL 血涂片
（瑞氏染色　×1000）

细胞化学染色 淋巴细胞糖原染色阳性率及积分值常显著增高，并呈粗大颗粒状阳性反应。

免疫表型分析 成熟淋巴细胞主要表达 B 淋巴细胞免疫标志：CD19、CD20、CD22、CD23、CD43、CD79a、CD11c（弱表达）和膜表面免疫球蛋白（IgM/IgD），并且常共表达 CD5，此为 CLL 的特异性免疫表型异常；一般不表达 CD10。ZAP-70 和 CD38 表达与预后呈负相关。在组织活检切片中，B-CLL/SLL 淋巴细胞胞质免疫球蛋白阳性，cyclinD1 阴性。但是在生发中心的细胞，cyclinD1 阳性，CLL/SLL 增殖中心中 CyclinD1 表达率为 30%，如果增殖中心、是大的、融合的和（或）高增殖分数，提示预后不良。

细胞或分子遗传学检测 80% 以上的 B-CLL 患者有染色体核型异常。约 50% 的病例显示 del（13）（q14.3）；约 20% 病例有 12 号染色体三体。40%~50% 的病例有免疫球蛋白受体基因重排。现已发现 B-CLL/SLL 具有潜在临床相关性的变体：*TP53*、*NOTCH1*、*SF3B1*、*ATM* 和 *BIRC3*。

实验诊断 主要诊断依据为外周血单克隆性慢性淋巴细胞白血病表型的成熟 B 淋巴细胞绝对

计数持续增高（≥5×10⁹/L）；结合骨髓淋巴细胞＞40%和临床表现，即可诊断。

临床评价 外周血和骨髓单克隆性的成熟B淋巴细胞计数持续增高是诊断的重要依据，但由于形态学类似成熟的淋巴细胞，应注意与良性白细胞疾病相鉴别。①病毒感染引起的传染性单核细胞增多症和传染性淋巴细胞增多症，淋巴细胞常增多，但为多克隆性，原发病控制后淋巴细胞恢复正常。②小B细胞淋巴瘤/淋巴瘤白血病，如脾边缘带B淋巴细胞淋巴瘤、淋巴样浆细胞淋巴瘤等，可通过病理学和免疫表型与其鉴别。

（郭晓临）

B-yòulínbāxìbāo báixuèbìng shíyàn zhěnduàn

B-幼淋巴细胞白血病实验诊断 （laboratory diagnosis of B-cell prolymphocytic leukemia）

B-幼淋巴细胞白血病（B-PLL）是累及外周血、骨髓和脾的B幼淋巴细胞肿瘤。以外周血白细胞明显增高，幼淋巴细胞比例超过淋巴系细胞的55%为特点。B-PLL少见，仅占淋巴细胞白血病的1%，多为60岁以上老年人。B-PLL可为原发，也可见于B-慢性淋巴细胞白血病转化而来。

实验检测 包括以下内容。

形态学检查 ①血象：淋巴细胞计数明显增高，通常高于100×10⁹/L，幼淋巴细胞比例显著升高。半数患者可出现贫血和血小板减少。②骨髓象：骨髓增生程度活跃或明显活跃，以淋巴系细胞为主，幼淋巴细胞＞55%，可达90%以上。幼淋巴细胞中等大小，核圆形、核染色质中等致密、常见一个大而明显的核仁；细胞质量少、嗜碱性（图）。

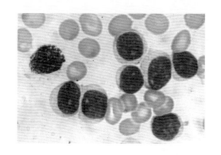

图 B-PLL血涂片
（瑞氏染色 ×1000）

细胞化学染色 约80%的患者糖原染色呈不同程度的阳性，酸性磷酸酶染色阳性，抗酒石酸酸性磷酸酶、髓过氧化物酶、苏丹黑B染色均阴性。

免疫表型分析 B-PLL细胞表面IgM+/-、IgD表达强，同时表达B细胞抗原CD19、CD20、CD22、CD79a、CD79b、FMC7，仅有20%～30%和10%～20%的病例分别表达CD5和CD23。有57%和46%的病例分别表达ZAP-70和CD38。

细胞与分子遗传学检测 约20%的病例可见t（11；14）（q13；q32）。约一半的病例可见免疫球蛋白重链基因克隆性重排。

实验诊断 依据血象、骨髓象、细胞化学染色、免疫表型分析、细胞与分子遗传学检查，结合临床症状即可做出实验诊断。

临床评价 B-PLL很少见，血象、骨髓象和免疫表型分析是诊断的重要依据。B-PLL应注意与B-CLL和毛细胞白血病（HCL）鉴别。B-CLL为成熟B细胞增殖，转化中的B-CLL可有幼淋巴细胞增多，但比例小于55%。HCL的毛细胞形态有时与幼林巴细胞相似，但结合患者临床，特别是免疫表型分析可以鉴别（见毛细胞白血病实验诊断）。

（郭晓临）

máoxìbāo báixuèbìng shíyàn zhěnduàn

毛细胞白血病实验诊断 （laboratory diagnosis of hairy cell leukemia）

毛细胞白血病（HCL）是缓慢起病的成熟小B淋巴细胞惰性肿瘤，外周血、骨髓和脾红髓中有特征性毛细胞浸润，同时伴有全血细胞减少、脾大等临床表现。此病少见，约占淋巴细胞白血病的2%。中老年多见，男性多于女性。

实验检测 包括以下内容。

形态学检查 ①血象：可有全血细胞减少，轻至中度贫血，多数病例血小板减少，大部分病例白细胞减少，可见特征性毛细胞。毛细胞形态为小到中等大小的淋巴样细胞；胞质丰富，淡蓝色，周边有绒毛状或伪足状突起；偶尔胞质中会出现空泡或棒状包涵物；细胞核呈椭圆形或圆形，染色质较粗呈团块状聚集，但比正常的淋巴细胞疏松，常无核仁或不易见。②骨髓象：骨髓增生活跃或明显活跃，特征性毛细胞多见，可达7%～90%以上，形态与外周血毛细胞一致（图）。粒系、红系和巨核系细胞可见到不同程度抑制，淋巴细胞相对增加，浆细胞常增多。③骨髓活检：最重要的诊断方法。依毛细胞骨髓浸润的程度有相应表现，在骨髓浸润很少时，微聚集的毛细胞可能会被忽略，不易发现；在进展期患者中，可见明显的弥散浸润。浸润的主要特征为椭圆形或豆形核的淋巴样细胞在骨髓中大量增多，胞质丰富，周边凸起，细胞边缘清晰，使毛细胞出现"煎蛋样"形状。HCL常见网状纤维增加，导致"干抽"，与毛细胞在骨髓和其他位置浸润有关。在部分病例中，骨髓细胞减少，造血细胞缺乏，特别是粒系细胞，常常被误诊为骨髓再生障碍。这种情况下，B 细胞抗原如 CD20 的免疫组织化学染色有助于 HCL 的诊断。

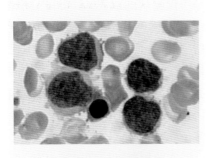

图　HCL 骨髓涂片
（瑞氏染色　×1000）

细胞化学染色　抗酒石酸酸性磷酸酶（TRAP）染色阳性是唯一有诊断意义的染色，几乎所有 HCL 都含有浓染的、颗粒样的 TRAP，而弱染色不适用诊断 HCL；但 TRAP 已逐渐被免疫表型和免疫组织化学所取代。

免疫表型分析　诊断 HCL 的必要方法，多抗原评估是 HCL 诊断中所必需的。典型的 HCL 免疫表型为高表达、单一型的膜表面免疫球蛋白，共表达为 CD20、CD22 和 CD11c，还有表达 CD103、CD25、CD123、Tbet、Annexin A1（ANXA1）、DBA44、FMC-7 和 cyclin D1（弱）表达。大多数情况下，不表达 CD10 和 CD5。尽管免疫表型是多变的，但免疫组织化学染色 Annexin A1 是最特异的指标，除 HCL 以外，不表达在的任何 B 细胞淋巴肿瘤。

细胞或分子遗传学检测　几乎所有 HCL 中均可见 BRAF V600E 突变体，但在 HCL 变异型（HCL-v）或其他小 B 细胞淋巴肿瘤中均不可见；编码 MEK1 的 MAP2K1 突变体在近半数的 HCL-v 及多数具有 IGHV4-34 和缺乏

BRAFV600E 的 HCL 中可见报道。

实验诊断　主要依据外周血、骨髓毛细胞特征性形态学改变，相应的细胞化学染色、免疫表型特点及骨髓活检，结合临床表现诊断。

临床评价　典型的 HCL 通过血液或骨髓细胞形态学、细胞化学染色和免疫表型分析不难诊断。相差显微镜和扫描电镜可以观察到毛细胞表面有较多分散或成束的细长绒毛状突起，也可呈现"金鱼尾样"皱膜，透射电镜下除表面有伪足突出外，胞质内可见核糖体板层复合物，高尔基体发达。细胞质内可见一个或多个核糖体板层复合体，是确认毛细胞的重要形态学特征。48%～60% 的 HCL 病例可出现骨髓穿刺时"干抽"，主要是毛细胞的毛状突起相互交织及受累骨髓内网硬蛋白增加所致。遇"干抽"时，骨髓活检更有价值。

（郭晓临）

jiāngxìbāo gǔsuǐliú shíyàn zhěnduàn

浆细胞骨髓瘤实验诊断（laboratory diagnosis of plasma cell myeloma）

浆细胞骨髓瘤（PCM）是源于骨髓并与血清和（或）尿液单克隆免疫球蛋白（M 蛋白）相关的多灶性浆细胞肿瘤，又称多发性骨髓瘤（MM），是浆细胞肿瘤中最常见的一种，占所有恶性肿瘤的 1%，造血细胞肿瘤的 10%～15%，主要见于中老年患者。骨髓克隆性浆细胞恶性增殖和广泛浸润，并分泌大量单克隆免疫球蛋白（M 蛋白），引起广泛性溶骨性骨质破坏、出现骨痛甚至病理性骨折和高钙血症。患者可因正常免疫球蛋白含量减少、免疫功能缺陷等常伴发反复感染。异常浆细胞，又称骨髓瘤细胞浸润骨髓，抑制正常造血细胞增殖而出现不同程度贫血、血小板减

少等。由于异常免疫球蛋白与血浆某些凝血因子（纤维蛋白原、凝血酶原、第 V 和 Ⅶ 因子等）形成复合物或附着在血小板表面而阻碍了正常的止血和凝血过程，患者常可见皮肤黏膜甚至组织器官出血。高异常免疫球蛋白导致高黏滞综合征和肾损害等临床表现。PCM 由于从肾小球滤过的 Ig 轻链被肾小管重吸收而大量沉积在肾小管上皮细胞而导致其功能受损，出现蛋白尿、管型尿，血清肌酐、尿素增高。瘤细胞大量破坏导致高尿酸血症，尿酸沉积在肾小管而导致高尿酸血症肾病。慢性肾功能不全为本病的显著特征之一，有助于 PCM 的辅助诊断。部分患者常因肾功能异常入院治疗而被发现。

实验检测　包括以下内容。

形态学检查　①血象：红细胞、血红蛋白多有不同程度的减少，随病情进展而加重，多为正细胞正色素性贫血，常见红细胞缗钱状形成，导致红细胞沉降率加快，常达 80～100mm/h。白细胞计数正常或减低。血涂片白细胞分类时常可见淋巴细胞百分率相对增加 40%～55%，可见少数骨髓瘤细胞，一般 <5%，若骨髓瘤细胞 >20%，或外周血浆细胞 >$2.0×10^9$/L，则考虑继发浆细胞白血病。血小板数正常或减低。②骨髓象：骨髓瘤细胞出现是 PCM 的主要特征，也是诊断的主要依据。骨髓增生活跃或明显活跃，骨髓瘤细胞数量多少不等，一般 >10%，高者可达 70%～90% 或更高。骨髓瘤细胞大小悬殊，常成群簇集；胞核常呈不规则形，可见双核或多核者；核染色质呈粗网状或不规则排列，易见核仁，核旁淡染区多消失；胞质嗜碱性增强，呈深蓝色（图）。IgA 型骨

髓瘤细胞由于其胞质中充满富含糖原的异常 IgA，染色后胞质可呈红色，称之为"火焰细胞"。骨髓瘤细胞胞质中可见病理性免疫球蛋白形成的樱桃红色的球形包涵体（Russell 小体）和葡萄状排列的蓝色空泡（Mott 细胞）等。骨髓瘤细胞可以是成熟、幼稚、原浆细胞或多形性浆细胞。成熟浆细胞通常呈卵圆形，核偏心，车轮状或表盘样染色质，无核仁，核周淡染，通常胞质量丰富。幼浆细胞核染色质弥散，核质比例高，核仁明显。在大约 10% 的病例中可见原浆细胞。反应性浆细胞几乎不会出现胞核不成熟及多形性表现，这类变化的细胞为肿瘤浆细胞。粒细胞系、红细胞系不同程度受抑制，细胞形态染色大致正常。随病情进展可见巨核细胞减少。可见红细胞呈缗钱状排列。③骨髓活检：正常浆细胞呈现小簇状围绕骨髓细动脉分布；骨髓瘤浆细胞经常呈间隙簇状、局部小结或弥散片状分布，与骨髓瘤细胞浸润的程度有关。若骨髓容量的 30% 被浆细胞浸润，基本可明确骨髓瘤诊断。即使浆细胞比例<30%，如果大量肿瘤样浆细胞代替骨髓中正常细胞时，也支持浆细胞骨髓瘤的诊断。在骨髓活检中，免疫组化，例如 CD138 同 κ、λ 轻链染色可定性浆细胞，并确认有无单克隆浆细胞增生。

免疫表型分析　骨髓瘤细胞通常表达 CD79a、CD38，CD138 高表达，67% ~ 79% 的病例 CD56 阳性。用 CD19 和 CD56 双染色可区分 B 淋巴细胞和骨髓瘤细胞，前者 CD19⁺ 和 CD56⁻，后者 CD19⁻ 和 CD56⁺。

血清蛋白电泳与免疫固定电泳　>90% 的患者可在血清蛋白电泳的 γ 球蛋白区、β 球蛋白区或 α₂ 球蛋白区出现一高含量的异常单克隆蛋白区带，即 M 蛋白。免疫固定电泳可对 M 蛋白进行免疫球蛋白（Ig）或轻链分类，多为单克隆性异常 Ig 和（或）轻链增多。结合血清免疫球蛋白定量，可将 PCM 分为 IgG 型、IgA 型、IgD 型、IgE 型、轻链型及不分泌型等。其中 IgG 型最常见约占 70%，IgA 型约占 25%，IgD 型及轻链型也较易见到，其他型罕见，个别病例的骨髓瘤细胞可分泌双克隆免疫球蛋白。骨髓瘤细胞分泌大量的 M 蛋白常可导致血清总蛋白含量明显增高。血浆球蛋白增高而白蛋白相对减低，因此白蛋白与球蛋白的比值降低甚至倒置。骨髓瘤细胞能分泌 β₂-微球蛋白，使血清 β₂-微球蛋白增高，而且其增高的水平与全身瘤细胞的总量具有相关性。

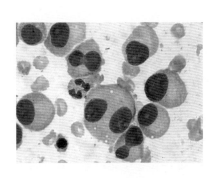

图　PCM 骨髓涂片
（瑞氏染色　×1000）

尿液分析　常有蛋白尿、镜下血尿，管型少见，有时可见到浆（瘤）细胞。尿本周蛋白具有诊断意义，由于骨髓瘤细胞合成的异常 Ig 其轻链与重链的比例失衡，过剩的轻链可自肾小球滤过而从尿液中排出，称轻链尿或本周蛋白尿。因此，PCM 可查见轻链尿，尿液蛋白电泳也可见到蛋白增加，尿液免疫电泳分析可区分 κ 链或 λ 链。约 80% 的 PCM 可查到轻链尿。

血生化检查　血清钙、磷增高，血清肌酐、尿素、血尿酸含量可增高。破骨细胞被激活，骨质溶解破坏而引起高钙血症；肾功能严重受损时，常由于排出受阻而导致血清磷含量增高，血清肌酐、尿素、血尿酸增高。

实验诊断　通过形态学检查，尤其是骨髓细胞形态学和血清 M-蛋白的检测，对 PCM 的诊断、分型、临床分期及预后判断都有重要意义。PCM 的诊断标准不一致，2008 年世界卫生组织的诊断标准较通用，把 PCM 分为有症状和无症状两类。

有症状 PCM　①血清或尿中有 M 蛋白，大多数病例 IgG > 30g/L，IgA > 25g/L 或尿轻链每 24h>1g/L，但一些患者可能<此值。②骨髓克隆性浆细胞增多，通常大于骨髓有核细胞的 10%，但约有 5% 的患者可<10%。③有相关器官或组织受损，包括高钙血症、肾功能不全、贫血、溶骨性病变、高黏滞血症、淀粉样变性和反复感染。

无症状 PCM　血清 M 蛋白>30g/L 和（或）骨髓克隆性浆细胞≥10%，无相关的器官或受损或骨髓瘤相关症状。

临床评价　需注意的是，骨髓瘤细胞常常呈灶状分布，有时单一部位穿刺结果不足以说明问题，常需多次、多部位穿刺检查才能诊断。

（郭晓临）

bójītè línbāliú shíyàn zhěnduàn
伯基特淋巴瘤实验诊断　（laboratory diagnosis of Burkitt lymphoma）　伯基特淋巴瘤（BL）是高度侵袭性的非霍奇金淋巴瘤。1958 年由伯基特（Burkitt）首次报道而得名，常发生在淋巴结外或表现为急性白血病。法-美-英协作组（FAB）曾将 BL 分类为急性淋巴细胞白血病 3 型（L3 型）。肿瘤由中等大小、细胞成分单一的 B 细胞组成。常有 *MYC* 基因易位，部分病例有 EB 病毒感染。

实验检测 包括以下内容。

形态学检查 ①血象：BL 白血病期在骨髓或外周血可查到白血病细胞。②骨髓象：在骨髓涂片中常见成堆成团分布的 Burkitt 淋巴瘤细胞，其显著形态学特征是细胞质或细胞核内有较多空泡（图）。

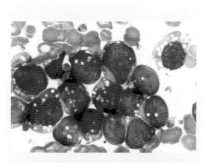

图　伯基特淋巴瘤白血病骨髓涂片
（瑞氏染色 ×1000）

免疫表型分析 瘤细胞表达 IgM、单一轻链、B 细胞相关抗原（CD19、CD20、CD22）、CD10 和 bcl-6、CD38、CD77 和 CD43，但 CD5、CD23 和 TdT 呈阴性。不表达 bcl-2。瘤细胞核增殖指数很高，几乎 100% 的细胞呈 Ki-67 阳性。表现为白血病的 BL 母细胞有成熟的 B 细胞免疫表型，CD45 强表达、TdT 呈阴性。

遗传学检查 免疫球蛋白（Ig）重链、轻链重排，具有 Ig 基因自体突变。几乎所有病例均有 myc 基因易位 t（8；14）（q24；q32）/myc-IgH 改变或较少见的 t（2；8）（2q11）/ myc- Igκ 或 t（8；22）（22q11）/myc-Igλ。不同变异型还有各自的特点。myc 功能失调，促进细胞进入细胞增殖周期，

在淋巴瘤的发生中起到重要作用。但 myc 基因易位并非 BL 所特有，也可见于继发于滤泡性淋巴瘤的 B 细胞原淋巴细胞淋巴瘤或白血病。曾认为所有病例都有 myc 基因易位，但 2016 年世界卫生组织的造血与淋巴组织肿瘤分类方案中提出：是否确实存在没有 myc 易位的 BL 的争议尚未解决。有研究发现有种淋巴瘤亚型，形态学上类似于 BL，表型变化大，但缺乏 myc 重排。与 BL 相比，这类淋巴瘤具有更复杂的核型，myc 表达水平更低，具有一定程度的细胞学异质性，经常呈现结节型，偶尔为滤泡型，临床过程与 BL 相似，由于这类病例报道的数量有限，暂时命名为伴 11q 染色体异常的伯基特样淋巴瘤。高达 70% 的散发性和免疫缺陷相关性 BL 以及 40% 的地方性 BL 可见 TCF3 或 ID3 突变。

实验诊断 主要依赖于病理组织活检、细胞形态、免疫表型和遗传学特点。但对于 BL 的诊断，尚无一个单一的参数，如形态学、遗传学分析或免疫表型检查，可以用作金标准，但这几种诊断技术综合应用是必不可少的。

临床评价 BL 是一种高度侵袭性的淋巴瘤，常发生在结外或表现为急性淋巴细胞白血病，肿瘤由细胞单一、中等大小的 B 细胞组成，胞质嗜碱性伴大量空泡、核分裂象多见，而且易发生中枢神经系统转移。

（郭晓临）

dàkēlì T línbāxìbāobáixuèbìng shíyàn zhěnduàn

大颗粒 T 淋巴细胞白血病实验诊断（laboratory diagnosis of T-cell large granular lymphocytic leukemia） 大颗粒 T 淋巴细胞白血病（T-LGLL）是外周血大颗粒

淋巴细胞（LGL）持续增多（>6 个月）而无明确病因的一组疾病总称。T-LGLL 起病缓慢，中老年人多见。乏力、脾肿大多见，常合并类风湿关节炎，也有合并纯红细胞再生障碍性贫血或溶血性贫血、血小板减少性紫癜等。

实验检测 包括以下内容。

形态学检查 ①血象：大多数患者有白细胞中度增多，中性粒细胞减少，约半数有粒细胞缺乏和贫血，血小板减少少见；淋巴细胞增多，>5×10⁹/L；LGL 持续性增高，分类计数占淋巴细胞的 50%~90%，绝对计数通常在（2~20）×10⁹/L。②骨髓象：骨髓增生程度明显活跃或极度活跃，LGL 显著增多，平均可达 50% 以上；大多数病例可见髓系细胞成熟停滞伴淋巴细胞浸润。LGL 的特点为胞体较大，胞质丰富，略嗜碱性，胞质中有数量不等的嗜天青颗粒；核圆形或椭圆形，核染色质较粗，可见核仁。

免疫表型分析 典型 T-LGLL 为 CD3、CD8 和 T 细胞受体 αβ（TCRαβ）阳性细胞毒 T 细胞，约 80% 病例表达 CD16、CD57；常伴 CD5 和 CD7 低表达或缺失表达；较少见的变异型包括 CD4 阳性、TCRαβ 和 TCRγδ 阳性。

遗传学检查 在一些病例中，发现 STAT3 和 STAT5B 变异，后者与临床侵袭性疾病具有更多的关联。

免疫学检测 T-LGLL 患者常有多克隆高丙种球蛋白血症，循环免疫复合物、类风湿因子及抗核抗体阳性，可有抗中性粒细胞抗体和抗血小板抗体。

实验诊断 一般依据血象、骨髓象、细胞形态学、免疫表型，结合临床症状进行实验诊断。

临床评价 尚无统一的诊断

标准。由于 T-LGLL 为典型的惰性、非侵袭性淋巴组织增生，一些学者建议将其归类为无典型特征的克隆性疾病更好，而不是白血病。

（郭晓临）

chéngrén T xìbāo báixuèbìng shíyàn zhěnduàn

成人 T 细胞白血病实验诊断

（laboratory diagnosis of adult T cell leukemia） 成人 T 细胞白血病（ATL）是由逆转录病毒——人类 T 细胞白血病病毒-Ⅰ型（HTLV-Ⅰ）感染所引起的外周 T 细胞单克隆增殖性肿瘤。其特点是外周血有高度多形性的 T 淋巴细胞，肝脾肿大，高钙血症并常有皮肤损害。ATL 可分为 4 型：急性型、慢性型、冒烟型和淋巴瘤型，急性型伴高钙血症最为常见，其他三型无或少见高钙血症。ATL 多发于日本、加勒比海区域和中非一带，世界各地包括中国有散发病例，以中老年多见。HTLV-Ⅰ可通过哺乳、输血或血制品和性途径传播。

实验检测 包括以下内容。

形态学检查 ①血象：红细胞、血红蛋白减少，可有轻中度贫血，白细胞增多、可 > 10 × 10^9/L，或升至 $500×10^9$/L，淋巴细胞中 ATL 细胞比例一般为 10% ~ 95%，而且呈"多形性"。ATL 细胞的形态学特点（图）：胞体中等至大淋巴细胞大小，胞质量很少、嗜碱性；细胞核染色质较粗，核仁不明显，核形显著不规则胞，核有深切迹呈多分叶状，形似花瓣，故又称"花细胞"。②骨髓象：有核细胞增生活跃或明显活跃，以淋巴细胞增生为主，ATL 细胞常>10%，可高达 80% 以上；粒系细胞、红系细胞和巨核细胞受抑制；约 2/3 的病例骨髓

白血病细胞呈弥漫性或片状浸润。

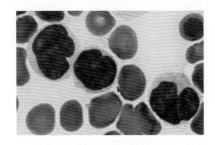

图 ATL 血涂片
（瑞氏染色 ×1000）

免疫表型分析 主要表达 T 细胞相关抗原典型者为 CD2+、CD3+、CD5+，多数为 CD4+/CD8-，少数为 CD4-/CD8+、CD4+/CD8+，几乎所有病例的 CD25 高表达。

分子细胞遗传学检查 ATL 细胞出现 T 细胞受体基因克隆性重排。

血生化检查 多数病例乳酸脱氢酶、天冬氨酸转氨酶、丙氨酸转氨酶升高，血钙升高。

免疫学检查 所有病例血清 HTLV-Ⅰ抗体均为阳性。除淋巴瘤外，外周血有典型的"花细胞"及血清 HTLV-Ⅰ抗体阳性有重要诊断意义。

实验诊断 依据血象、骨髓象、免疫表型、细胞遗传学、血清酶学、血钙、血清 HTLV-Ⅰ抗体检测，结合临床表现进行实验诊断。

临床评价 4 型 ALT 中，除淋巴瘤外，外周血有典型的"花细胞"及血清 HTLV-Ⅰ抗体阳性具有重要诊断意义。

（郭晓临）

huòqíjīn línbāliú shíyàn zhěnduàn

霍奇金淋巴瘤实验诊断 （laboratory diagnosis of Hodgkin lymphoma） 霍奇金淋巴瘤（HL）是原发于淋巴结或淋巴组织的淋巴系肿瘤，约占所有淋巴

瘤的 30%。霍奇金（Hodgkin）在 1832 年首先报道此病。HL 的共同特点是多始发于淋巴结，尤其是颈部淋巴结；以青年人发病为主，浅表淋巴结无痛性、不对称进行性肿大，多累及 1~2 个淋巴结区域；纵隔受累最常见于结节硬化型，腹部和脾受累则更常见于混合细胞型；40% 患者出现发热、夜间大量盗汗以及明显的体重减轻。赘生组织通常有特征性的、散在分布的、大单个核细胞和多核肿瘤细胞，即霍奇金淋巴瘤（HRS）细胞；T 淋巴细胞呈玫瑰花型分布环绕在肿瘤细胞周围。

HL 的分类：主要分为结节性淋巴细胞为主型霍奇金淋巴瘤（NLPHL）和经典型霍奇金淋巴瘤（CHL）两大类，前者生长模式变化很大，可进展为弥漫性 T 细胞/丰富的增殖状态，与富含 T 细胞组织细胞的大 B 细胞淋巴瘤（THRLBCL）难以区分，故 NLPHL 进展时命名为 THRLBCL 样转化；后者又分为 4 个亚型：①结节硬化型 HL。②混合细胞型 HL。③淋巴细胞为主型 HL。④淋巴细胞消减型 HL。NLPHL 大约占 5%，CHL 大约占 95%。淋巴细胞为主型 HL 的特征介于 NLPHL 与其他类型的经典霍奇金淋巴瘤之间。

主要依据病理学检查，辅以血液学检查，结合临床表现进行诊断。

实验检测 包括以下内容。

形态学检查 ①血象：红细胞早期多无异常或仅有轻度贫血，随疾病进展可出现自身免疫性溶血性贫血。白细胞轻度增多，中性粒细胞和单核细胞增多，淋巴细胞减少，嗜酸性粒细胞可增多。血小板正常或增多。肿瘤细胞广泛浸润骨髓或伴脾功能亢进，可

出现全血细胞减少。②骨髓象：骨髓有核细胞增生活跃或明显活跃。若肿瘤细胞浸润骨髓，可查见此病特有的 HRS 细胞。骨髓穿刺涂片查到 HRS 细胞的阳性率约为 3%，骨髓活检可提高阳性率，达到 9%~22%。经典的 HRS 细胞（图）是一种细胞质丰富略嗜碱性的大细胞，外形不规则，核呈圆形或椭圆形、至少有两个核、可呈"镜影状"或分叶状、核膜清楚、核染色质较粗，每个核叶至少有一个核仁。典型的 HRS 细胞对经典型 HL 有诊断意义，又称诊断性 HRS 细胞。③淋巴结活检：组织病理学检查是诊断 HL 的主要手段。淋巴结活检发现 HRS 细胞及其变异型 HRS 细胞，为单个核大细胞，又称霍奇金细胞，是诊断 CHL 的主要依据。

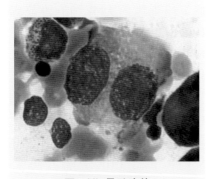

图　HL 骨髓涂片
（瑞氏染色　×1000）
注：示一个双核 HRS 细胞

免疫组织化学染色　①NL-PHL：肿瘤细胞表达 CD20、CD79a、bcl-6 和 CD45，多数病例 J 链和 CD75 阳性，免疫球蛋白重链和轻链阳性，同时表达转录因子 OCT-2 和共同活化因子 BOB.1；不表达 CD15 和 CD30，或少数情况下 CD30 弱表达。②CHL：HRS 细胞几乎 100% CD30 阳性，大多数情况下（75%~85%）CD15 阳性，通常情况下 CD45 阴性，J

链、CD75 和巨噬细胞特异性标志物如 CD68 不表达。在 30%~40% 病例中，可检测到 CD20，但是强度不定而且只在少数的瘤细胞中表达。B 细胞相关抗原 CD79 较少表达。90% 的病例表达 B 细胞特异性催化蛋白（PAX5/BSAP），不表达转录因子 OCT-2 和共同活化因子 BOB.1。

细胞与分子遗传学检测　多数 HL 病例未发现克隆性染色体异常。在 98% 以上的病例中 HRS 细胞包含克隆免疫球蛋白（Ig）的基因重排，少数病例存在克隆 T 细胞受体基因的重组。克隆性重排只能够在分离的单个 HRS 细胞的 DNA 中可检测到，但是在整个组织的 DNA 中则无法识别。研究结果支持 HRS 细胞主要是从生发中心的 B 细胞衍变而来。

实验诊断　淋巴结活检和免疫组织化学是诊断的金标准，血象、骨髓象等对诊断和评估病情具有辅助作用。

临床评价　淋巴结活检是诊断 HL 的必要手段，HRS 细胞是 HL 的特征性表型，有时需要多次淋巴结活检才能确定诊断。对于 NLPHL，异常的生长模式具有临床病理联系，因此一经发现必须记录在诊断报告中。肿瘤组织的免疫表型分析与基因检测对 HL 的诊断与鉴别诊断有辅助作用。随着对 HL 分子及细胞遗传学研究的不断深入，特征性的分子遗传学改变将对临床诊断、治疗、预后判断提供重要依据。

（郭晓临）

liángxìng báixìbāo jíbìng shíyàn zhěnduàn

良性白细胞疾病实验诊断

（laboratory diagnosis of benign leukocytic disease）　良性白细胞疾病是某些刺激因素，如感染、

过敏反应、肿瘤、药物等或遗传原因导致的白细胞良性病变，常常引起外周血白细胞的数量和（或）形态发生改变；除遗传性疾病外，骨髓象一般变化不明显；多数为一过性病理改变，随着刺激因素消除，白细胞病变恢复，结局、预后良好。

常见的良性白细胞疾病有：①类白血病反应。②传染性单核细胞增多症。③噬血细胞综合征。④中性粒细胞减少症。⑤嗜酸性粒细胞增多症。⑥类脂质沉积病。⑦伴有形态学改变特征的中性粒细胞疾病，多属遗传性疾病，如白细胞异常色素减退综合征等。

实验检测　其中血象的变化最为显著，特别是白细胞总数、分类计数和形态的改变尤为明显；骨髓象检查对于鉴别诊断至关重要，必要时通过免疫学、微生物学或细胞与分子遗传学检查，查找病因、明确细胞病变性质。①血象：一般是首选试验。白细胞数量减少：$<4×10^9/L$ 或降至 $1×10^9/L$；中性粒细胞 $<0.5×10^9/L$，见于中性粒细胞缺乏症；$<2.0×10^9/L$ 见于中性粒细胞减少症。白细胞数量增多：$>10×10^9/L$，可升至 $30×10^9/L$ 或更高，血涂片中出现不同发育或成熟阶段的幼稚白细胞，如中性晚幼粒细胞、中性中幼粒细胞等，白细胞常伴中毒性改变，中性粒细胞碱性磷酸酶积分明显增高，常见于类白血病反应；淋巴细胞增多：伴反应性淋巴细胞>10%，常见于病毒感染，如传染性单核细胞增多症；嗜酸性粒细胞显著增多：常见于寄生虫感染、过敏等。②骨髓象：通常变化不明显，但少数疾病可见到特征性细胞形态改变，如戈谢病可见特征性的戈谢细胞，尼曼-皮克病可见特征性

的尼曼-皮克细胞。

实验诊断 根据血象、骨髓象、细胞化学染色、免疫学检查、微生物学检查等，结合临床表现进行诊断。需与一些恶性血液病如白血病等进行鉴别。

临床评价 如形态学检查不能鉴别，常需要结合免疫表型分析或分子和细胞遗传学检查，并与患者的临床表现和其他检查结果综合分析，避免误诊或漏诊。

(郭晓临)

lèibáixuèbìng fǎnyìng shíyàn zhěnduàn

类白血病反应实验诊断 （laboratory diagnosis of leukemoid reaction）

类白血病反应（LR）是机体对某些刺激因素所产生的类似白血病表现的血象反应。LR有以下特点：外周血白细胞显著增多，并出现数量不等的幼稚细胞；当病因或刺激因素去除后，类白血病反应也逐渐消失。

感染、恶性肿瘤是最常见的病因：①感染性疾病，如细菌感染时的败血症、结核病、肺炎、脑膜炎、腹膜炎、胰腺炎、百日咳等；病毒感染时的病毒性肝炎、水痘、传染性单核细胞增多症等；真菌败血症、寄生虫感染病。②肿瘤，主要见于骨髓转移癌，原发性肿瘤最常见的有乳腺癌、前列腺癌、肺癌、胃肠道恶性肿瘤等。③其他，急性中毒、外伤、休克、急性溶血、出血、大面积烧伤、免疫性疾病等。不同病因引起不同白细胞类型的LR。

按增多的白细胞类型分为：①中性粒细胞型，此型最常见，可见于各种感染、恶性肿瘤骨髓转移、急性中毒、急性溶血或出血、严重外伤或大面积烧伤等，其中急性化脓性感染最多见。②淋巴细胞型，常见于病毒性感染，如传染性单核细胞增多症、水痘、流行性腮腺炎、风疹等，也可见于粟粒性结核、猩红热、先天性梅毒、胃癌等。③嗜酸性粒细胞型，常见于寄生虫感染、过敏性疾病，还可见于风湿性疾病、霍奇金淋巴瘤等。④单核细胞型，主要见于粟粒性结核、亚急性感染性心内膜炎、细菌性痢疾、斑疹伤寒等。按照外周血白细胞总数的多少可分为白细胞增多性和不增多性两型，以前者为多见。

实验检测 主要包括以下内容。

形态学检查 ①血象：主要观察白细胞计数及分类计数；红细胞、血红蛋白和血小板计数常无明显变化。中性粒细胞型，白细胞总数可达（50～100）×10^9/L或更高；分类计数中性粒细胞明显增多，并伴核左移，除中性杆状核粒细胞增多外，常出现中性晚幼粒、中幼粒细胞，甚至可出现早幼粒和原粒细胞；中性粒细胞常有中毒性改变。淋巴细胞型，白细胞总数多为（20～30）×10^9/L，也可>50×10^9/L，分类计数成熟淋巴细胞占40%以上，可见反应性淋巴细胞增多。嗜酸性粒细胞型，白细胞总数多为20×10^9/L，嗜酸性粒细胞多>20%，甚至可达90%，多为成熟嗜酸性粒细胞（骨髓嗜酸性粒细胞增多，以成熟型为主）。单核细胞型，白细胞总数一般<50×10^9/L，单核细胞多>30%。在上述几型中，可出现外周血白细胞总数不高，但出现较多该种类型的幼稚白细胞，常见于结核、败血症和恶性肿瘤等，此种情况下应做骨髓象检查，以排除相关细胞类型的白血病。②骨髓象：主要观察骨髓增生程度、各系列白细胞数量及形态变化及有无转移的肿瘤细胞等。LR时，一般骨髓造血细胞增生活跃，粒系可有核左移、中毒性改变。少数病例可有原始或幼稚细胞轻度增多，红系和巨核系一般正常。骨髓转移癌者可见数量不等的癌细胞。

细胞化学染色 中性粒细胞碱性磷酸酶积分显著增高。

免疫表型分析 无明显异常。

细胞或分子遗传学检查 Ph染色体或 *BCR-ABL*1 融合基因为阴性。

实验诊断 主要根据血象、骨髓象，结合病史与临床表现进行实验诊断。

LR 需与白血病进行鉴别，特别是中性粒细胞型 LR 需要与慢性髓系白血病（CML）鉴别。①与CML 鉴别：LR 一般有明确病因，血象除白细胞数量和形态改变外，红细胞、血红蛋白和血小板常无明显变化，骨髓象无明显异常。中性粒细胞型 LR 常可见核左移、中性粒细胞中毒性改变、中性粒细胞碱性磷酸酶积分显著增高。一旦病因去除或原发病好转，LR 血象很快恢复正常。而 CML 中性粒细胞碱性磷酸酶积分显著降低，甚至为 0。虽然中性粒细胞型 LR 的形态学有时不易与 CML 鉴别，但 90%～95% 的 CML 可以查到 Ph 染色体或 *BCR-ABL*1 融合基因，而中性粒细胞型 LR 为阴性。②与淋巴细胞白血病或淋巴瘤鉴别：淋巴细胞型 LR 增高的淋巴细胞或反应性淋巴细胞的免疫表型无明显异常，进而可鉴别。

临床评价 LR 不属于白血病，通常有着明确的病因或原发病。一旦病因去除，LR 也会随之消失。骨髓象检查可除外白血病，明确诊断。

(郭晓临)

chuánrǎnxìng dānhéxìbāo
zēngduōzhèng shíyàn zhěnduàn

传染性单核细胞增多症实验诊断

（laboratory diagnosis of infectious mononucleosis） 传染性单核细胞增多症（IM）属于急性散在的感染性疾病，多由 EB 病毒（EBV）感染引起，常见于儿童及青少年。主要表现为不规则发热、乏力、咽炎、淋巴结肿大和脾肿大。血液中白细胞总数增高、反应性淋巴细胞、淋巴细胞、单核细胞等单个核细胞增多。预后大多良好，病程 2~4 周。

实验检测 包括以下内容。

形态学检查 ①血象：大多数病例白细胞总数增高可达（20~50）×10⁹/L，在发病第 2~3 周白细胞数达最高，维持数周，少数表现为减少；病程早期中性分叶核粒细胞增多，随后淋巴细胞增多占 60%~95%，并伴有反应性淋巴细胞（图）增多，反应性淋巴细胞（>10%），于疾病第 4~5 天开始出现，第 7~10 天达高峰，可达 60% 以上。②骨髓象：一般无明显变化，淋巴细胞可增多或正常，反应性淋巴细胞比例<外周血或很低。

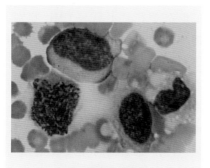

图 IM 血涂片
（瑞氏染色 ×1000）
注：示反应性淋巴细胞增多

免疫学检查 ①血清嗜异性凝集试验：IM 的诊断性试验之一，患者血清中含有能使绵羊和马红细胞凝集的 IgM 型抗体，称嗜异性凝集素，阳性反应的效价通常>1：224；嗜异性反应常在疾病第 2 周出现，最高效价在第 2~3 周，可持续 4~8 周，恢复期逐渐下降至消失。②EBV 抗体或 EBV 核酸检测：对急性 IM 有确诊价值。如 EBV 膜壳抗原的 IgM 抗体（VCA-IgM）最早出现，发病第 2 周达最高，然后很快下降，代之为抗 VCA-IgG 抗体，此抗体可维持终生；80%~85% 患者也有对弥漫性早期抗原（EA）成分的抗体即 EA-IgG，高峰在第 2~3 周。

其他 患者可有轻、中度肝功能异常；部分患者有蛋白尿、尿红细胞、白细胞增多；也可查到自身抗体，如抗核抗体、类风湿因子等。

实验诊断 根据特殊血象、嗜异性凝集试验和 EBV 抗体检测结果，结合临床表现进行实验诊断。

需与传染性淋巴细胞增多症鉴别，后者属良性、自愈性急性传染病，是柯萨奇 A 群病毒感染所致，白细胞、淋巴细胞明显增高，外周血白细胞数（15~147）×10⁹/L，淋巴细胞占 60%~97%，增多的淋巴细胞多为成熟的正常小淋巴细胞，持续 3~5 周，嗜异凝集试验多为阴性，少数呈低凝集效价 1：（80~128）。

临床评价 ①IM 临床表现变化多样，能证实 EBV 感染的各种检测有助于诊断和鉴别诊断。②约 10% 的青年和成人 IM 患者嗜异凝集试验为阴性。

（郭晓临）

shìxuèxìbāo zōnghézhèng shíyàn zhěnduàn

噬血细胞综合征实验诊断

（laboratory diagnosis of hemophagocytic syndrome） 噬血细胞综合征（HPS）为组织细胞系统性非肿瘤性异常增生，又称噬血细胞性淋巴组织细胞增生症，是不同原因导致的以过度炎症反应为特征的一组疾病。噬血细胞为具有吞噬能力的巨噬细胞，能吞噬血细胞。

HPS 按病因分为原发性和继发性，二者的发病机制都与高细胞因子血症相关。①原发性 HPS：又分为家族性和散发性。家族性 HPS 多见于<2 岁婴幼儿；散发性 HPS 常发生于免疫功能低下者，常继发于各种严重感染，远较前者多见，发病年龄平均 46.5 岁，病情轻重不一。②继发性 HPS：最多见，继发于各种病毒、细菌、真菌及原虫等病原微生物感染，还有恶性病（如急慢性白血病、胃癌）、自身免疫病及药物如细胞毒药物等。

HPS 的临床表现相似，最常见的表现有发热、皮疹、肝脾淋巴结肿大等。

实验检测 包括以下内容。

形态学检查 ①血象：常见全血细胞减少，血小板数量的变化与病情相关，缓解期血小板数量上升，下降预示复发。②骨髓象：疾病早期无明显变化，随疾病进展可见噬血细胞（图）、吞噬红细胞、中性粒细胞、血小板，但无恶性肿瘤细胞。

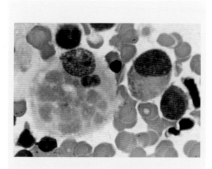

图 HPS 骨髓涂片
（瑞氏染色 ×1000）
注：示一个巨大噬血细胞

生化检查 高甘油三酯血症（>3.0mmol/L）和（或）低纤维蛋白原血症（<1.5g/L），血清铁蛋白增高（>500μg/L），血清可溶性 CD25（可溶性 IL-2 受体）升高（>2400U/L）。

其他 血液 NK 细胞活性下降或缺乏。

实验诊断 根据血象、骨髓象、生化检查等结果，并结合临床表现，一般可确认。在疾病活动期常有凝血功能异常。脑脊液白细胞增多，以淋巴细胞为主，蛋白增高。

临床评价 ①骨髓涂片中查到噬血细胞增多是重要的依据之一。②诊断为继发性 HPS，应特别注意有无基础疾病，EB 病毒感染与非霍奇金淋巴瘤并发 HPS 最多见，也发现既往诊断为恶性组织细胞病的病例多为伴发 HPS 的间变性大细胞淋巴瘤。

（郭晓临）

lèizhīzhì chénjībìng shíyàn zhěnduàn

类脂质沉积病实验诊断 （laboratory diagnosis of lipoid storge disease）

类脂质沉积病（LSD）属于较为罕见的遗传代谢性疾病，溶酶体内参与脂类代谢的酶缺陷，导致鞘脂类不能分解，以各种神经酰胺衍生物沉积于肝、脾、淋巴结、骨髓以及中枢神经系统等全身各组织而引起各种疾病，大多有肝脾大、骨骼改变、中枢神经系统症状及视网膜病变。患者多为儿童，少数到青春期或青春期后才出现明显症状。现已知有十余种 LSD，如戈谢病、尼曼-皮克病等。缺少有效治疗方法，产前诊断尤为重要。

实验检测 主要包括以下内容。

形态学检查 ①血象：常见白细胞、红细胞、血红蛋白减少，轻、中度贫血，多为正细胞正色素贫血，血小板减少较常见。②骨髓象：可见到数量不等的形态特殊的细胞，多者可达 10% 以上，成堆或散在分布，是诊断 LSD 的重要依据。戈谢病，又称葡萄糖脑苷脂病，β-葡萄糖脑苷脂酶缺陷导致葡萄糖脑苷脂在单核巨噬细胞内大量蓄积；骨髓涂片中可见胞质中含许多与细胞长轴平行的粗暗条纹样结构、交织成网、形似洋葱皮样或蜘蛛网状的巨大细胞，直径 20～80μm，含一个或数个偏心细胞核，称戈谢细胞（图 a）。尼曼-皮克病，又称神经鞘磷脂病，神经鞘磷脂酶缺陷导致神经鞘磷脂在单核-巨噬细胞内大量蓄积。骨髓涂片中可见特征性的巨大"泡沫细胞"，又称尼曼-皮克细胞，细胞直径 20～90μm，常有一个偏位的细胞核，胞质中充满神经鞘磷脂颗粒，形似桑葚状脂肪滴，呈泡沫状胞质（图 b）。③病理：类脂质沉积所形成的形态特殊的细胞，如戈谢细胞和尼曼-皮克细胞，可以在脾以及淋巴结活检切片中查到大量密集分布的这类细胞，有助于诊断。

细胞化学染色 ①酸性磷酸酶染色：戈谢细胞强阳性，尼曼-皮克细胞阴性。②糖类染色：戈谢细胞强阳性，尼曼-皮克细胞泡壁弱阳性、空泡中心阴性。

生化检查 ①戈谢病：慢性型、急性型和亚急性型的儿童患者白细胞的 β-葡萄糖脑苷脂酶活性分别为 12%～45%、极低或为零、13%～20%。酶活性最好与患者双亲一起测定，便于比较分析。②尼曼-皮克病：白细胞的神经鞘磷脂酶活性显著降低，常为正常人的 10% 以下。酶活性定量对 LSD 有确诊意义，也可用于产前诊断（检查羊水或绒毛细胞的酶活性）。

染色体分析和基因检测 葡糖脑苷脂酶的编码基因位于染色体 Iq21，基因长 7kb，有 11 个外显子。已确定的突变有 100 多种，导致葡糖脑苷脂酶的催化功能和稳定性下降。不同人种的戈谢病基因型不同，基因型可能是临床表型不同的分子基础。中国人最常见的基因型是 L444P，可见各型患者。在等位基因中占 40%。N409H、F213I、D409H 及 G202R 可能与神经系统损害表型有密切关系。

实验诊断 依据血象、骨髓

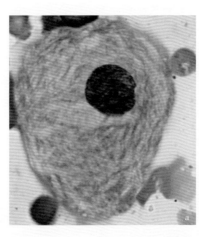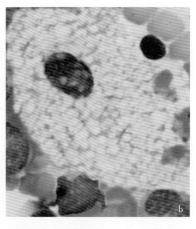

图 LSD 骨髓涂片（瑞氏染色 ×1000）

a. 戈谢细胞；b. 尼曼-皮克细胞

象，特别是骨髓涂片检查见到典型、有特征性形态细胞时，结合临床症状可做初步诊断，进一步需要做生化酶学活性测定或基因检查有助于确诊。

临床评价 ①戈谢细胞及尼曼-皮克细胞分别是诊断戈谢病及尼曼-皮克病的重要依据，可在骨髓或多种组织中查到，但不是确诊此病的特异性指标。②许多其他疾病如慢性髓系白血病、珠蛋白生成障碍性贫血、多发性骨髓瘤等均可见到与戈谢细胞酷似的类戈谢细胞（即胞质中无典型的管状结构）。③在慢性髓系白血病、原发免疫性血小板减少性紫癜、珠蛋白生成障碍性贫血等骨髓涂片也可见到泡沫样细胞，应进行鉴别。④进一步检测白细胞特异的酶活性是确诊此病的可靠依据。

（郭晓临）

chūxuèxìng jíbìng shíyàn zhěnduàn

出血性疾病实验诊断 （laboratory diagnosis of hemorrhagic disease） 出血性疾病是先天性或获得性的原因导致患者止血功能缺陷或异常而引起的以自发性或轻微损伤后出血难止为特征的疾病。简称出血病。出血病在血液病中的发生率约占 30%，出血是其特征性临床表现。临床上除表现为皮肤或黏膜、关节或肌肉和内脏出血外，还需关注出血与年龄或性别、病史或家族史、月经史或分娩史、创伤史或手术史和药物应用史等的相关性，还要重视出血的频率、部位和伴随疾病等情况。

出血病分类有两种：一种是按出血的病因分为遗传性或先天性和获得性或继发性；另一种是按出血的病理生理分为：①血管因素异常（遗传性与获得性）。

②血小板数量异常（原发性与继发性）。③血小板功能异常（遗传性与获得性）。④凝血因子异常（遗传性与获得性）。⑤病理性循环抗凝物质增多（凝血因子抑制物与狼疮抗凝物等）。⑥纤溶功能亢进（原发性与继发性）。⑦复合因素异常（遗传性与获得性）等。

实验检测 出血病检测涉及的方法与技术种类繁多，按异常因素分类（表1），按试验目的可分为筛查试验（表2）以及诊断试验。

筛查试验 ①一期止血缺陷筛查试验：血管损伤和血小板异常所致出血性疾病常选用出血时间（BT）和血小板计数（PLT）作为筛查试验。②二期止血缺陷筛查试验：凝血因子缺乏或病理性抗凝物增多所致出血性疾病多选用活化部分凝血活酶时间（APTT）、凝血酶原时间（PT）作为筛查试验。③纤溶亢进出血筛查试验：指纤维蛋白（原）和某些凝血因子被纤溶酶降解所致的出血病，即纤溶亢进综合征，多见于获得性和原发性两种，可选用纤维蛋白（原）降解产物

（FDP）/D-二聚体（DD）等作为筛查试验。

诊断试验 主要用于遗传性出血病和获得性出血病的诊断。遗传性出血病包括血小板无力症、血管性血友病、血友病和出血性毛细血管扩张症等的诊断试验（见血小板无力症实验诊断、血管性血友病实验诊断、血友病实验诊断）。

获得性出血病的诊断试验较多，其主要结果变化如下。①免疫性血小板减少症：见免疫性血小板减少症实验诊断。②肝病：诊断试验较多，PLT 中度减少和血小板功能减低，凝血因子（除 FⅧ外）合成减少，肝素样抗凝物质增多，纤溶活性亢进等。③依赖维生素 K 凝血因子缺乏症：多由获得性维生素 K 缺乏、毒鼠药、抗磷脂抗体、自身免疫病和抗凝药物（华法林）等因素所致；PT 和 APTT 同时延长，F Ⅱ、F Ⅶ、FⅨ、FⅩ 水平减低，血浆维生素 K 水平降低，对维生素 K_1 治疗有效。④肝素样抗凝物增多：多见于严重肝病、DIC、系统性红斑狼疮、肾病综合征出血热、恶性肿

表 1 出血病的常用实验检测

异常因素	常用实验检测
血管因素异常	出血时间、血小板计数、血管性血友病因子抗原/活性、6-酮-前列腺素 $F_{1\alpha}$、凝血酶调节蛋白抗原、内皮素-1 测定等。
血小板量减少	出血时间、血小板计数、血小板相关免疫球蛋白、单克隆抗体俘获特异血小板抗原试验等
血小板质异常	血小板聚集试验、血小板 P 选择素、血栓素 B_2、β-血小板球蛋白和血小板因子 4、血小板微颗粒测定、血小板膜糖蛋白 Ⅱ b/Ⅲ a 和 Ⅰ b/Ⅸ-Ⅴ 测定等
凝血因子异常	活化部分凝血活酶时间、凝血酶原时间、纤维蛋白原、凝血因子促凝活性/抗原、凝血因子ⅩⅢ定性/FⅩⅢ亚基测定、凝血酶-抗凝血酶复合物、凝血酶原片段 1+2（F_{1+2}）和纤维蛋白肽 A 测定等
病理性抗凝物	凝血酶时间延长加甲苯胺蓝纠正试验、肝素浓度测定、狼疮抗凝物测定等
纤溶活性异常	纤维蛋白（原）降解产物/D-二聚体、血浆鱼精蛋白副凝固试验（3P 试验）、组织型纤溶酶原激活物及其抑制物、纤溶酶原、α_2-抗纤溶酶、纤溶酶-抗纤溶酶复合物测定等
血液流变学	全血/血浆黏度、红细胞变形性测定等

表 2　出血性疾病筛查试验

试验项目	试验结果	结果分析
一期止血缺陷筛查试验		
	BT（正常）PLT（正常）	除正常人外，多为单纯血管通透性和（或）脆性增加所致血管性紫癜，如过敏性紫癜、单纯性紫癜和其他血管性紫癜等
	BT（↑）PLT（↓）	多为血小板减少所致血小板减少症，多见于原发性/继发性血小板减少症
	BT（↑）PLT（↑）	多为血小板增多所致血小板增多症，多见于原发性/继发性血小板增多症等
	BT（↑）PLT（正常）	多为血小板功能异常或某种凝血因子严重缺乏所致出血病，如血管性血友病（vWD）、贮藏池病、血小板无力症和纤维蛋白原缺乏症等
二期止血缺陷筛查试验		
	APTT（正常）PT（↑）	外源途径缺陷，见于 FⅦ缺乏（遗传性/获得性）
	APTT（↑）PT（正常）	内源途径缺陷：①有临床出血，见于 FⅧ/FⅨ、FⅪ缺乏。②无临床出血，见于 FⅫ、PK/HMWK 缺乏
	APTT（正常）PT（正常）	FXⅢ缺乏
	APTT（↑）PT（↑）	共同途径缺血，见于 FX、V、Ⅱ、Ⅰ缺乏
纤溶亢进出血筛查试验		
	FDP（−）DD（−）	纤溶活性正常，临床出血可能与纤溶亢进无关
	FDP（+）DD（−）	理论上只见于纤维蛋白原（Fg）被降解，纤维蛋白（Fn）未被降解，即原发性纤溶亢进，实际上多见于肝病、手术、纤溶亢进初期、类风湿关节炎等
	FDP（−）DD（+）	理论上只见于 Fn 被降解，Fg 未被降解，即继发性纤溶亢进，实际上这种情况可能是 FDP 的假阴性，见于静脉和动脉血栓等
	FDP（+）DD（+）	提出 Fg 和 Fn 同时被降解，见于继发性纤溶和原发性纤溶亢进后期，如弥散性血管内凝血（DIC）和溶血栓治疗等，这种情况临床最多见

瘤、放射病和器官移植等，可见 TT 延长能被甲苯胺蓝/鱼精蛋白纠正，血浆肝素浓度升高，对鱼精蛋白治疗有效。⑤抗凝血药和溶血栓药所致出血：多见用药过量。用肝素时 APTT 延长，维持在低于对照值的 2 倍、肝素浓度维持在 0.2～0.4U/ml；用华法林时国际标准化比值维持在 2.0～2.5；用溶血栓药时 Fg>1.0g/L、凝血酶时间（TT）较对照值<2.5倍、FDPs 维持在 300mg/L 为宜。⑥DIC 出血：见弥散性血管内凝血实验诊断。⑦其他：也见于恶性肿瘤、外科手术、严重创伤、

产科意外、严重感染、介入治疗、放（化）疗、多脏器功能障碍综合征等。此外，还必须注意出血病的遗传性与获得性、原发性与继发性的鉴别诊断。

实验诊断　一般首选筛查试验，然后通过诊断试验确认。

临床评价　①实验检测为出血病的诊断和鉴别诊断、病情观察和疗效判断、评估预后和监测复出等提供重要依据，为遗传性出血病的优生优育和产前诊断，为出血病的发病机制和病理生理等基础研究提供科学依据。②在选择试验时，应以循证医学为导

向，做到目的明确，方法有效，为临床提供准确、经济、有价值的实验诊断结果。③出血病实验检测的筛查试验，已基本实现了仪器自动化、试剂多样化，方法标准化，但还必须要认识到实验诊断的局限性和受多种因素的影响，每项试验还必须要做到检测前、中和后的质量控制，每项试验还必须要按循证医学的要求，做到与临床紧密结合，特别提倡实验项目的优化组合应用和在实验监测下的个体化治疗。

（王鸿利）

xuèxiǎobǎn wúlìzhèng shíyàn zhěnduàn

血小板无力症实验诊断（laboratory diagnosis of thrombasthenia）　血小板无力症（GT）是常染色体隐性遗传的血小板膜糖蛋白Ⅱb/Ⅲa（GPⅡb/Ⅲa）缺陷为特征的血小板功能缺陷症。临床以自幼皮肤出血、鼻出血、牙龈出血、月经过多和外伤后出血难止为主要表现。

实验检测　包括以下内容。

筛查试验　①血小板计数和形态：正常，未抗凝血涂片上的血小板分布散在、不聚集。②出血时间：延长。③血块退缩试验：大多退缩不良或无退缩。

诊断试验　①血小板聚集试验：患者血小板对多种诱导剂，如二磷酸腺苷、肾上腺素、胶原以及花生四烯酸等的聚集反应明显减低/缺乏，但对瑞斯托霉素诱导的凝集反应则正常。②血小板膜 GPⅡb/Ⅲa（CD41/CD61）检测：减少/异常，但变异型也可正常。③纤维蛋白原结合试验：减低/缺如。④血小板纤维蛋白原含量检测：明显减低。

基因分析　DNA 序列检测可有点突变，例如无义突变、错义

突变等最有诊断意义。

实验诊断 GT 的分型诊断见表1。GT 需与其他遗传性血小板功能缺陷症，如巨血小板综合征（BSS）、贮藏池病（SPD）和释放障碍病相鉴别（表2）。此外，GT 尚需与获得性和药物性血小板功能异常作鉴别。前者有原发性疾病史，后者有药物使用史，鉴别不难。

临床评价 GT 以出血表现为基础；首先选用筛查试验和诊断试验；有条件时可做基因诊断。

（王鸿利）

xuèguǎnxìng xuèyǒubìng shíyàn zhěnduàn

血管性血友病实验诊断（laboratory diagnosis of von Willebrand disease）

血管性血友病（vWD）是 vWF 基因缺陷致血管性血友病因子（vWF）合成量减少或分子结构异常所引起的常染色体遗传性出血性疾病。vWF 是由血管内皮细胞和巨核细胞合成，存在于血浆中的糖蛋白（GP）；在血管损伤部位介导血小板黏附，与凝血因子Ⅷ（FⅧ）结合起稳定和保护 FⅧ 不被降解的作用。vWF 先天性/获得性缺陷时，可损害血小板黏附、聚集功能，并降低血循环中 FⅧ 的水平，引起以皮肤、黏膜出血和月经过多、手术异常出血等为特征的一期止血缺陷的临床表现。vWD 的发病率差异较大，在普通人群中为（2.3~11.0）/10 万；对临床有出血症状合并低 vWF 水平且家族出血史阳性的患者，通过筛查试验其患病率分别为 0.6%、0.8% 和 1.3%，可见 vWD 并非罕见。

实验检测 除常规的止凝血检测外，尚需用 vWD 的筛查试验、诊断试验和分型试验做深入地检测，并在间隔一定时间再做重复检测，2 次检测的结果要基本相符，才可诊断。

筛查试验 ①血小板功能分析仪-100/200 的膜孔闭合时间（PFA-100/200 CT）：筛查血小板的黏附和聚集功能。②活化的部分凝血活酶时间（APTT）：筛查因子Ⅷ 的促凝活性（FⅧ:C）。③瑞斯托霉素（剂量 1.1~1.5mg/L）诱导的血小板凝集试验（RIPA）：筛查 vWF 与血小板膜糖蛋白Ⅰb（GPⅠb）的结合能力。④出血时间（BT）：现用模板法（template）检测，初筛血管壁和血小板的功能。

诊断试验 世界卫生组织推荐下列 4 项试验。①vWF 抗原含量测定（vWF:Ag）：反映 vWF 的抗原含量。②vWF 瑞斯托霉素辅因子测定（vWF:Rco）：即 vWF 活性（vWF:A），反映 vWF 与血小板 GPⅠb 结合的功能活性。③凝血因子Ⅷ 促凝活性测定（FⅧ:C）：反映循环血液中 vWF

表 1　血小板无力症的分型诊断

分型	患者比例（%）	GPⅡb/Ⅲa 量（%）	血小板聚集	血块退缩	血小板纤维蛋白原含量	纤维蛋白原结合试验
Ⅰ型	75	<5	不聚集	不退缩	中度减少	缺如
Ⅱ型	16	5~25	减低	部分退缩	减少（30%~70%）	减低
变异型	9	40~100	不聚集/减低	正常/部分退缩	不定	缺如/减低

表 2　血小板无力症的鉴别诊断

鉴别点	GT	BSS	SPD	释放障碍病
血小板计数	N	↓	N	N
血小板形态	N	有巨大血小板	N	N
出血时间	↑↑	↑	不定	↑
血块退缩时间	大部分不良	N	N	N
血小板聚集试验				
5μmol/L　ADP	不聚集	N	N	N
0.2~1.5μmol/L　ADP	不聚集	N	无Ⅱ相聚集性	同左
胶原+5μmol/L肾上腺素	不聚集	N	不聚集	同左
瑞斯托霉素 　　(1.2~1.5mg/ml)	N	不聚集	N	N

注：N: 正常；↓: 减少；↑: 延长；↑↑: 明显延长

结合稳定 F Ⅷ 的水平。④vWF：Rco/vWF：Ag 比值（vWF 功能活性/vWF 抗原含量的比值），正常时该比值>0.6。

分型试验 ①vWF 多聚体分析：多用琼脂糖凝胶电泳法检测。在 2A 亚型、2B 亚型和血小板型 vWD 中出现异常多聚体，在 1 型、2M 亚型和 2N 亚型中多聚体正常。②低剂量瑞斯托霉素（<0.6mg/L）诱导的血小板凝集试验（LD-RIPA）：正常人的 vWF 与血小板不发生凝集，但是可致 2B 亚型和血小板型 vWD 的血小板凝集。③vWF 血小板结合试验（vWF：PB）：用低剂量瑞斯托霉素（0.3~0.6mg/L）测定 vWF 结合甲醛固定的血小板的能力。只有 2B 亚型的 vWF：PB 增高，其他亚型正常。④vWF 胶原结合试验（vWF：CB）：反映 vWF 结合胶原的能力，大分子多聚体结合胶原的能力强。vWF：CB 评价 vWD 的作用尚未确定。⑤vWF 凝血因子Ⅷ结合试验（vWF：FⅧB）：可以反映 vWF 与外源性 FⅧ的结合能力。2N 亚型 vWD 循环中的 vWF 不能与 FⅧ结合，vWF：FⅧB 显著减低。⑥vWF 前肽检测（vWF-pp）：反映循环中 vWF 的清除速率，1C 亚型 vWFpp/vWF：Ag 比值明显增高。⑦vWF 基因检测：尚未被常规应用，多用于 2 型 vWD 变异型的诊断，2A 亚型突变多集中在 vWF 的 A 结构域，2B、2M 和 2N 亚型的突变多集中在 cDNA 的特定区域段，大多数 1 型 vWD 的基因突变不明，3 型 vWD 多见大片段基因缺失。

实验诊断 根据临床多为一期止血缺陷的出血表现和出血家族史，结合各项实验检测，可确定 vWD 的诊断、分型诊断和鉴别诊断。

诊断与分型 见表1。

诊断路径 依据诊断路径（图），有助于 vWD 的快速和准确诊断。

鉴别诊断 遗传性 vWD 主要需要与获得性血管性血友病综合征（AvWD）、血友病 A（HA）以及获得性血友病 A（AH）相鉴别（表2）。

vWD 还需与下列情况鉴别。①O 型血：O 型血正常人群中 vWF 水平偏低（参考区间 41~179 IU/L），常与 1 型 vWD 混淆。若有出血家族史，血浆 vWF：Ag<50%，就可以诊断为 1 型 vWD。②血小板型 vWD（假性 vWD）：常与 2B 亚型 vWD 相混淆。鉴别点是前者的血小板加正常混合血浆有血小板聚集现象；后者的血小板加正常混合血浆无血小板聚集现象，或检测血小板 GPⅠbα 基因。③血小板减少：2B 亚型 vWD 可伴血小板减少，但 2B 亚型有家族出血史，多聚体异常，LD-RIPA 升高，vWF：Ag、FⅧ：C 和 vWF：Rco 水平减低等变化，可做鉴别。

临床评价 vWD 的发病率高，但其出血表现缺乏临床特异性，易漏诊和误诊，诊断需要依赖实验检测。实验检测项目繁多，也

表1 vWD 的实验诊断与分型

特征	1 型	2 型（vWF 结构异常）				3 型	血小板型
		2A	2B	2M	2N		
遗传方式	AD/AR	AD/AR	AD	AD/AR	AR	AR	AD
vWD 特征	vWF 量减少	被 ADAMTS13 裂解↑	与血小板结合↑	与血小板结合↓	与FⅧ结合↓	vWF 量完全缺乏	假性 vWD，GPⅠbα 基因突变
血小板计数	N	N	↓/N	N	N	N	↓
APTT	N/↑	N/↑	N/↑	N/↑	↑	↑↑↑	N
PFA-100CT	N/↑	↑	↑	↑	N	↑↑↑	↑
vWF：Ag	↓/↓↓	↓	↓	↓	N/↓	无	↓
vWF：Rco	↓/↓↓	↓	↓	↓	↓	无	↓↓
FⅧ：C	N/↓	N/↓	N/↓	N/↓	↓↓	↓↓↓	N/↓
vWF：Rco/vWF：Ag	>0.6	<0.6	<0.6	<0.6	>0.6	/	<0.6
RIPA	多数 N	↓	多数↑	↓	多数 N	↓↓↓	多数↑
LD-RIPA	/	/	↑↑↑	/	/	/	↑↑↑
大分子 vWF 多聚体	N	↓	↓	N	N	无	↓

注：AD：常染色体显性遗传；AR：常染色体隐性遗传；ADAMTS13：VWF 裂解蛋白酶；↓、↓↓、↓↓↓：相对减低；↑、↑↑、↑↑↑：相对增高；N：正常

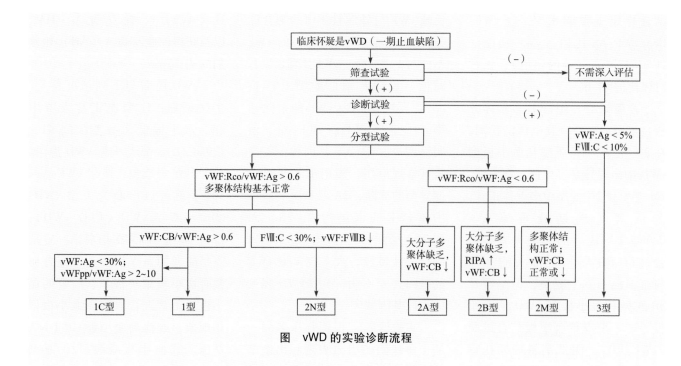

图　vWD 的实验诊断流程

表2　vWD 的主要鉴别诊断

鉴别点	vWD	AvWD	HA	AH
家族史	有	无	有/无	无
原发疾病	无	淋巴增殖病、B 细胞肿瘤、自身免疫病或不明	无	肿瘤、自身免疫病或不明
PFA-100CT	↑	↑	N	N
APTT	↑/N	↑/N	↑/↑↑	↑/↑↑
FⅧ:C	↓/N	↓/N	↓/↓↓	↓/↓↓
vWF:Ag	↓	↓	N	N
vWF:Rco	↓	↓	N	N
FⅧ:Ab	N	N	↑/N	↑/↑↑
vWF:Ab	无	可有（占20%）	无	无
基因突变	vWF 基因突变	无	F8 基因突变	无

注：↑：升高；↓：降低；N：正常；FⅧ:Ab：FⅧ抗体；PFA-100CT：血小板功能分析仪膜孔关闭时间；vWF:Ab：vWF 抗体

多缺乏足够高的灵敏度和特异度，需要反复检测，以提高检测结果的可信度。①筛查试验：APTT 是该病常用筛查试验之一，其结果也受试剂、方法和仪器的干扰；众所周知，BT 受影响的因素更多，可信度低；FPA-100CT 虽然敏感性高，但受仪器和试剂的限制，难以在临床上广泛应用。②诊断试验：建议用 vWF:Ag、

vWF:Rco、FⅧ:C 和 vWF:Rco/vWF:Ag 比值，但是它们不能对 vWD 分型做出准确诊断；vWD 的分型诊断，需要依赖 vWF 多聚体分析、LD-RIPA、vWF:PB 以及 vWF:CB、vWF-FⅧB 等综合分析（图1）；最具诊断价值的是 vWF 基因检测，但一般临床实验室不易开展。诊断遗传性 vWD 时，需要排除获得性 vWD，后者大多是

淋巴增殖病和免疫性疾病所致，发病年龄较大，无家族史，无 vWF 基因突变。

（王鸿利）

xuèyǒubìng shíyàn zhěnduàn

血友病实验诊断 （laboratory diagnosis of hemophilia） 血友病是常见的性连锁隐性遗传的出血性疾病，临床上分为 A（凝血因子Ⅷ缺陷症）和 B（凝血因子Ⅸ缺陷症）两型。A 型的发生率占血友病的 80%～85%，B 型占15%～20%。自幼反复出现自发性、轻微外伤后负重大关节、肌肉和内脏出血难止是其特征性的临床表现，关节畸形和假肿瘤是反复出血的严重并发症，泌尿道、消化道、颅内等也可发生出血，凝血检测对血友病的诊断和鉴别诊断有重要的价值。

实验检测 涉及多项筛查、诊断与排除试验。出血时间（BT）、血小板计数、血块退缩时间以及凝血酶原时间（PT）、凝血酶时间和纤维蛋白原含量等检测均正常。

筛查试验 凝血因子Ⅷ

（FⅧ）和因子Ⅸ（FⅨ）属于内源凝血系统第一阶段的凝血因子，故在血友病时，试管法凝血时间（CT）、复钙时间、活化凝血时间、硅管法凝血时间以及部分凝血活酶时间和活化的部分凝血活酶时间（APTT）等都可有不同程度的延长，临床上多用 APTT 延长、PT 正常作为血友病的筛查试验（见出血性疾病实验诊断）。

诊断试验 ①凝血因子Ⅷ促凝活性（FⅧ：C）和因子Ⅷ抗原含量（FⅧ：Ag）测定：据 FⅧ：C 和 FⅧ：Ag 测定的结果，可将血友病 A 分为交叉反应物质阳性（CRM⁺）和阴性（CRM⁻）两型。CRM⁺指 FⅧ：C 水平降低但是 FⅧ：Ag 含量正常/增高，提示可能是 FⅧ基因突变所致；CRM⁻指 FⅧ：C 水平与 FⅧ：Ag 含量均降低，提示患者可能是 FⅧ的合成量减少所致。②FⅨ：C 和 FⅨ：Ag 测定：根据 FⅨ：C 和 FⅨ：Ag 测定的结果，可以将血友病 B 分为 CRM⁺ 和 CRM⁻ 两种，其意义同血友病 A。③基因检测。

鉴别试验 血友病主要与血管性血友病（vWD）、凝血因子Ⅺ缺陷症、获得性血友病 A（AH）鉴别。用血管性血友病因子抗原（vWF：Ag）、血管性血友病瑞斯托霉素辅因子（vWF：Rco）测定与 vWD 鉴别；用 FⅪ：C/FⅪ：Ag 与凝血因子Ⅺ缺陷症鉴别；用凝血因子Ⅷ抗体（FⅧ：Ab）测定与获得性血友病 A 鉴别。

排除试验 诊断血友病时，应排除患者体内产生凝血因子Ⅷ/Ⅸ抗体（FⅧ：Ab/FⅨ：Ab）。可以先用复钙交叉试验或者 APTT 交叉试验作为抗体的筛查试验，如果延长的复钙时间或者延长的 APTT 不能被等量的正常人血浆（患者血浆：正常人血浆 = 1 : 1）

所纠正，应考虑血友病患者的血浆中有 FⅧ：Ab/FⅨ：Ab 的存在，必要时可以分别检测患者的 FⅧ：Ab/FⅨ：Ab 的滴定度（Bethesda 法或 Nijmegen 法）。

实验诊断 血友病的诊断涉及多项试验，需要综合分析后才能做出准确诊断与分型。

常规诊断 主要通过其男性患者（极罕见为女性纯合子型），有或无家族史（有家族史者符合性联隐性遗传规律），有自发性或轻微外伤后反复关节、肌肉和深部组织出血病史者，反复关节出血所致关节畸形、反复深部组织出血所致假肿瘤病史的临床表现，结合多项试验进行诊断。①CT（试管法）：重型延长，中型可延长/正常，轻型和亚临床型可正常。②APTT：重型明显延长、中型延长、轻型稍延长、亚临床型可正常，延长的 APTT 能被正常人新鲜血浆或吸附血浆纠正。③血小板计数、BT、血块退缩时间和 PT 正常。④FⅧ：C/FⅨ：C 水平减低或极低。⑤vWF：Ag、vWF：RCo 正常，但 FⅧ：C/vWF：Ag 比值明显减低。⑥排除 FⅧ抗体所致获得性血友病（获得性凝血因子Ⅷ缺乏症）。

分型诊断 见表1。

鉴别诊断 主要需与 FⅪ缺陷症、vWD 和 AH 鉴别（表2）。

携带者和产前诊断 血友病 A 的携带者和产前诊断：①F8 基因 22 号内含子倒位和 1 号内含子倒位检测，阳性即可做出诊断，其诊断率约占 50%。②若为阴性，再联合应用 F8 基因外的 5 个短串联重复序列（STR）位点（5-22b、3-48b、5-147、DXS1073、DXS8069），F8 基因内的 2 个 STR 位点（Intron25、F8civs13）和性别基因位点，其阳性率基本为

表1 血友病的临床分型

分型	FⅧ：C/FⅨ：C（%）	临床出血特点
重型	<1	关节、肌肉、深部组织出血，关节畸形、假肿瘤，自发性出血
中型	2～5	可见关节、肌肉、深部组织出血，关节畸型但较轻，小手术出血
轻型	6～25	关节、肌肉出血少见，无关节畸形，大手术出血

表2 血友病的鉴别诊断

鉴别点	血友病 A	血友病 B	FⅪ缺陷症	vWD	AH
遗传规律	性联隐性	同左	AR	AD/AR	无
APTT	↑	↑	↑	↑/N	↑↑
FⅧ：C	↓	N	N	↓/N	↓↓
FⅨ：C	N	↓	N	N	N
FⅪ：C	N	N	↓	N	N
vWF：Ag	N	N	N	↓	N
vWF：Rco	N	N	N	↓	N
BT	N	N	N	↑/N	N
FⅧ：Ab	N/↑	N	N	N	↑

注：↑：延长/升高；↓：降低；N：正常；↑↑：明显延长；↓↓：明显减低；AR：常染色体隐性；AD：常染色体显性

100%。③若再为阴性，则用 X 染色体非随机灭活检测技术和二代测序技术，进行血友病 A 携带者和产前诊断。目前应用 ACCUCopy 技术以及二代测序技术诊断血友病 A。

血友病 B 携带者和产前诊断：①联合应用基因外的 6 个 STR 位点（DXS102、DXS1211、DXS1192、DXS8013、DXS8094、DSX1227）和性别基因位点，进行遗传连锁分析。②若为阴性，则用 X 染色体非随机灭活检测技术和二代测序技术进行血友病 B 的携带者和产前诊断。

临床评价 血友病是以关节、肌肉和深部组织出血为临床特征，APTT 延长和 PT 正常是其常用筛查试验，但它们的检测结果也受试剂、方法和仪器等多种因素的影响。然而硅管法凝血时间和活化凝血时间作为筛查试验最为敏感，可检出 $FVIII:C<45\%$ 的亚临床型患者；APTT 是较敏感的试验，可检出 $FVIII:C<25\%$ 的轻型患者；试管法 CT 和复钙时间不甚敏感，仅能检出 $FVIII:C<2\%$ 和 $<4\%$ 的部分重型和中型患者。临床上多用 APTT 作为血友病的筛查试验。

$FVIII:C/FIX:C$ 检测（常用一期法）是血友病临床诊断和分型诊断的必备试验；凝血活酶生成试验由于操作繁琐，耗时费力，缺乏质量控制，结果可靠性差，故已很少应用；应用 APTT 延长等量正常血浆纠正试验，作为 $FVIII/FIX$ 抗体筛查试验，若阳性再用 $FVIII/FIX$ 抗体检测以排除/诊断其抗体存在。

诊断血友病时，必须与因子 XI 缺陷症，vWD 和获得性血友病 A 做鉴别，vWF:Ag、vWF:Rco 和 $FVIII:Ab$ 检测是重要的鉴别试验。血友病携带者和产前诊断对阻止有病胎儿的出生有现实意义，有条件时应该开展血友病携带者和产前基因诊断。

（王鸿利）

miǎnyìxìng xuèxiǎobǎn jiǎnshǎozhèng shíyàn zhěnduàn

免疫性血小板减少症实验诊断（laboratory diagnosis of immunothrombocytopenia）

免疫性血小板减少症（ITP）是免疫介导血小板破坏增多引起的以血小板数量减少（$<100\times10^9/L$）为特征的临床综合征。临床上分为原发性和继发性 ITP。①原发性 ITP：是一种免疫性疾病，为无原因可寻的单纯性免疫性血小板减少症。②继发性 ITP：是除原发性 ITP 外，其他所有形式免疫介导的血小板减少症。ITP 在临床上可无出血表现或以皮肤、黏膜和（或）内脏出血为主要表现，是常见的出血性疾病。

实验检测 包括以下内容。

血常规检测 ①血小板计数（PLT）减低。②白细胞计数、红细胞计数和血红蛋白一般正常。③平均血小板体积、血小板分布宽度和网织血小板升高。④血小板形态可有改变，如体积增大、形态特殊、颗粒减少等。

一般出血常规检测 ①出血时间延长、血块退缩不良、束臂试验阳性。②常规凝血试验正常。③血小板功能可减低或升高。

特殊检测 ①血小板生成素水平：正常/轻度升高。②自身免疫检测：阴性，部分患者抗心磷脂抗体和抗核抗体可阳性。③骨髓检查：巨核细胞增生正常或显著增生，伴成熟障碍。④血小板糖蛋白特异性自身抗体检测：国际上较多推荐的是单克隆抗体血小板抗原固定试验（MAIPA），其特异性高，敏感性略低。⑤幽门螺杆菌检测：部分患者呈阳性。

实验诊断 实验检测结果与临床结合可以诊断绝大部分 ITP，应注意 ITP 的分型与鉴别诊断。

ITP 的诊断 ①至少 2 次检测显示 $PLT<100\times10^9/L$，血细胞形态无异常。②脾一般不增大。③骨髓检查：巨核细胞数增多或正常，有成熟障碍。④需排除继发性血小板减少症。⑤特殊实验检测：MAIPA 特异性 $>90\%$，敏感性仅为 40%，可鉴别免疫性和非免疫性血小板减少。

ITP 的分型 ①新诊断的 ITP：诊断后 3 个月内血小板减少的所有患者。②持续性 ITP：诊断后 3~12 个月血小板持续减少的所有患者，包括没有自发性缓解的患者或停止治疗后不能维持完全缓解的患者。③慢性 ITP：血小板减少持续 >12 个月的所有患者。④重症 ITP：$PLT<10\times10^9/L$，显著的皮肤、黏膜多部位出血和（或）内脏出血。包括就诊时即需要治疗的出血或发生新的出血而要加强治疗措施的患者。⑤难治性 ITP：符合下列三条的患者：脾切除后无效/复发者、需要持续治疗以降低出血的危险以及确诊为原发性 ITP 者。

鉴别诊断 ITP 是用排除法诊断，需结合临床特点和实验检测与下列疾病鉴别。①假性血小板减少：常由 EDTA 抗凝剂或冷凝集素引起血小板聚集导致体外血小板计数假性减少。②非免疫性血小板减少：常见于再生障碍性贫血、骨髓增生异常综合征、脾功能亢进、血栓性血小板减少性紫癜、溶血性尿毒症综合征、恶性血液病、妊娠血小板减少、恶性肿瘤、弥散性血管内凝血等。③继发免疫性血小板减少：常见于获得性免疫缺陷综合征、甲状腺疾病、同种免疫病、自身免疫病、淋巴细胞增殖病、药物免疫性血小板减少等。

疗效判断 ①完全缓解（CR）：治疗后 $PLT \geq 100 \times 10^9/L$ 且无临床出血表现。②有效（R）：治疗后 $PLT > 30 \times 10^9/L$ 或至少比基础 PLT 值增加 2 倍，且无出血症状。③无效（NR）：治疗后 $PLT < 30 \times 10^9/L$，或 PLT 值增加不到基础 PLT 值的 2 倍或有出血症状。④复发：有下列情况之一者：患者 CR 后，$PLT < 100 \times 10^9/L$ 或有出血；患者 CR 后，$PLT < 30 \times 10^9/L$，或 PLT 值增加不到基础值的 2 倍或有出血症状。⑤糖皮质激素依赖：需要继续/反复使用糖皮质激素治疗至少 2 个月，以维持 $PLT > 30 \times 10^9/L$ 和（或）避免出血。

临床评价 ①血小板数量：$PLT < 100 \times 10^9/L$ 作为 ITP 的诊断阈值，PLT 为 $(80 \sim 50) \times 10^9/L$，一般无出血表现，$< 50 \times 10^9/L$ 可有创伤后出血症状，$< 30 \times 10^9/L$ 可有自发性出血倾向，故通常以 $PLT < 30 \times 10^9/L$ 作为血小板减少的危急值或以 $PLT > 30 \times 10^9/L$ 作为血小板减少的安全值。②骨髓检查：多用于临床表现不典型、年龄 >60 岁、治疗过程中或治疗后复发、需要作鉴别诊断和考虑脾切除等的患者，需要骨髓检查。③血小板自身抗体检测：血小板相关免疫球蛋白（PAIg）检测包括 PAIgG、PAIgA、PAIgM，由于可见于免疫性和非免疫性血小板减少症，故特异性低，国外已弃用，国内也少用；国际上推荐用 MAIPA 法检测，中国山东大学齐鲁医院用改良的 MAIPA 法检测 ITP 的敏感性 76.4%、特异性为 96.4%、可作为免疫性和非免疫性血小板减少的鉴别试验，但不能作为原发性 ITP 与继发性 ITP 的鉴别。④血小板减少的手术/分娩问题：建议 $PLT > 50 \times 10^9/L$ 可做小手术/自然分娩；$PLT > 80 \times 10^9/L$ 可做大手术/剖宫产。⑤促血小板生成素不作为 ITP 的常规检测。

（王鸿利）

xuèshuānxìng jíbìng shíyàn zhěnduàn

血栓性疾病实验诊断（laboratory diagnosis of thrombotic disease） 血栓性疾病是各种原因导致血液在血管/心脏内，由流动的液体状态变为凝固的凝胶状态，造成血管不同程度的狭窄/栓塞而产生的临床综合征。又称血栓栓塞性疾病，简称血栓病。血栓形成的过程称血栓形成，血凝块称血栓，血管完全被栓塞致使组织、脏器因缺血而坏死称血栓性梗死。全球死于血栓患者数高出死于癌症人数的 5 倍，对血栓病的基础研究和临床防治已成为亟待解决的首要问题之一。血栓病可以分为动脉、静脉和微血管血栓三大类。

按照 Virchaw 血栓形成的理论，血栓病的实验检测需从下列几方面做出选择。①动脉血栓：有心肌梗死、脑梗死和周围动脉血栓等。常选用反映血管损伤和血小板激活的指标，如血管性血友病因子、6-酮-前列腺素 $F_1\alpha$、内皮素-1、血小板聚集、血小板释放产物和血小板膜糖蛋白等。②静脉血栓：有深静脉血栓、肺梗死和其他静脉血栓等。常选用反映凝血因子和抗凝因子活性的检测，如凝血因子活性，例如 FⅧ、FⅨ、FⅦ、纤维蛋白原等；抗凝因子，例如抗凝血酶、蛋白 C、蛋白 S 等。③微血栓：有弥散性血管内凝血、血栓性血小板减少性紫癜和溶血尿毒症综合征等。

常选用血小板、凝血功能、纤溶活性等检测。动脉和静脉血栓尚可选用血液流变学的检测指标。

血栓病的诊断是以病史和症状为基础，以影像学和造影检查为依据，实验诊断仅为辅助手段。但是，在诊断血栓前状态、遗传性易栓症、弥散性血管内凝血、血栓性血小板减少性紫癜，观察抗血栓和溶血栓治疗，研究血栓发病机制时需用实验检测。这些实验检测涉及面广、方法各异、操作复杂，虽然有一定的敏感性，但往往缺乏特异性，应做好质量控制，排除干扰因素，做到标准化、规范化检测。单据一项检测不能做出准确诊断，须将几项检测作优化组合应用，可提高检测的敏感性、特异性和诊断准确率。此外，尚需积极地解除血栓栓塞的各种危险因素，如高血压、高血脂、高血糖和高黏稠血症等。

（王鸿利）

xuèshuānqián zhuàngtài shíyàn zhěnduàn

血栓前状态实验诊断（laboratory diagnosis of prethrombotic state） 血栓前状态（PTS）指血管、血小板、凝血、抗凝血、纤溶系统的相关因子及血液流特性发生了改变而引起的病理状态。又称血栓前期。高凝状态包含于 PTS 之内。高凝状态指血液凝固性增高的病理状态。PTS 常见于遗传性血栓病，如抗凝血酶、蛋白 C、蛋白 S 等缺陷症以及异常纤维蛋白原血症、因子 V Leiden 突变等；获得性血栓病，常伴高脂血症、糖尿病、高血压、高黏稠综合征、恶性肿瘤、妊娠/分娩和免疫病等。处于 PTS 的患者可能有以下后果：①无明显诱因而自发性发生血栓形成。②某些诱因（妊娠、感染、手术、创伤、制动、口服避孕药）可诱发血栓形成。③长期无血栓形成。

实验检测 常用敏感性高、特异性强的分子标志物。①血管受损伤标志物：如血管性血友病因子、凝血酶调节蛋白和内皮素-1（ET-1）等。②血小板激活标志物：如血小板聚集率、血小板膜糖蛋白（GP）Ⅱb/Ⅲa（CD41/CD61）、血小板 P 选择素（CD62P）、血小板溶酶体释放产物（CD63）、β-血小板球蛋白和血小板因子 4 等。③凝血因子活化标志物：血浆凝血酶原片段 1+2（F_{1+2}）、纤维蛋白肽 A、凝血酶-抗凝血酶复合物和可溶性纤维蛋白单体复合物、血浆纤维蛋白原和组织因子活性测定等。④抗凝因子：如活化蛋白 C 抵抗试验、抗凝血酶、蛋白 C、蛋白 S、肝素辅因子Ⅱ和组织因子途径抑制物测定等。⑤纤溶活性分子标志物：如纤维蛋白（原）降解产物、D-二聚体、纤溶酶-抗纤溶酶复合物、组织型纤溶酶原激活物及其抑制物-1、纤溶酶原、α_2-抗纤溶酶和凝血酶激活的纤溶抑制物等。⑥血液流变学检测：如全血黏度、血浆黏度和红细胞变形性测定等。

实验诊断 众多的血栓病发病前长期存在着 PTS，应重视并有效控制和治疗原发病，如高血脂、高血糖、高血压、高黏稠综合征、免疫异常和恶性肿瘤等。关于 PTS，尚缺乏公认的定义和诊断标准，简述若干参考性意见。

筛查试验 ①血小板计数增高，活化部分凝血活酶时间和凝血酶原时间缩短。②血小板聚集率增高。③血浆纤维蛋白原增多。④活化蛋白 C 抵抗试验阳性。⑤血液流变学检测：全血黏度、血浆黏度增高等。

诊断试验 ①血管性血友病因子活性和（或）含量增高。②血小板膜糖蛋白含量 GPⅡb/Ⅲa 增高。③凝血因子活性如 FⅦ：C、FⅧ：C 增高。④可溶性纤维蛋白单体复合物增高。⑤抗凝血因子，包括抗凝血酶、蛋白 C 和蛋白 S 活性降低。⑥纤溶酶原激活抑制物-1、α_2-抗纤溶酶活性和凝血酶激活的纤溶抑制物增多。⑦血浆 D-二聚体持续明显增多。

特殊试验 ①血栓调节蛋白和（或）内皮素-1 增高。②血小板 P-选择素和（或）尿 11-去氢-血栓素 B_2 增高。③凝血酶原片段 1+2（F_{1+2}）和（或）纤维蛋白肽 A 增高。④组织因子活性增高。⑤可溶性纤维蛋白单体复合物增高。⑥凝血酶-抗凝血酶复合物增高和（或）纤溶酶-抗纤溶酶复合物增高。⑦抗磷脂抗体，包括狼疮抗凝物、抗心磷脂抗体以及抗 β_2-糖蛋白Ⅰ等增高，可以协助诊断。

临床评价 上述试验必须进行选择或组合应用，只有多个试验或一组试验同时或反复出现异常，才可疑似 PTS，此时进行有效干预有意义。不能单纯根据实验检测的结果，脱离临床和影像学检查做出血栓病的肯定诊断。对于这些试验必须做到质量控制、标准化和规范化检测，以取得较为可靠的结果。

（王鸿利）

yìshuānzhèng shíyàn zhěnduàn

易栓症实验诊断 （laboratory diagnosis of thrombophilia） 易栓症原指容易形成血栓的遗传性疾病。由埃格伯格（Egeberg）于 1965 年首次提出。临床上分为获得性和遗传性两类。①获得性易栓症：前者常见的有心肌梗死、脑栓塞、周围动脉血栓，深静脉血栓、肺栓塞、其他静脉血栓、弥散性血管内凝血、血栓性血小板减少性紫癜、溶血性尿毒症等。②遗传性易栓症：常见的有遗传性抗凝血酶（AT）、蛋白 C（PC）、蛋白 S（PS）缺陷症、因子 V Leiden 突变（*F V Leiden*）、异常纤维蛋白原血症、高半胱氨酸血症和凝血酶原 *G20210A* 基因突变等。常见病因有高血压、高血脂、高血糖、血液高黏稠度、卧床制动、恶性肿瘤（恶性血液病）、人工材料（心瓣膜、植入物、留置导管）、妊娠/分娩、手术/创伤和避孕药/雌激素治疗等。获得性易栓症涉及因素较多，一般所指易栓症即是遗传性易栓症。易栓症的实验诊断主要是指遗传性易栓症。

实验检测 包括以下内容。

筛查试验 对于遗传性 AT、PC、PS 缺陷症，用凝血酶时间（TT）、凝血酶原时间（PT）、活化部分凝血活酶时间（APTT）和蛋白 C 活性依赖凝固时间（PCAT）；对于 *F V Leiden*，用改良的活化蛋白 C 敏感比值筛查。TT 和 PT 在异常纤维蛋白原血症和肝素治疗时延长；APTT 和 PT 在肝素治疗和抗磷脂综合征中延长；PCAT 在 PC、PS 缺陷和因子 V Leiden 突变时异常，但 TT、PT 和 APTT 常变化不明显。用 TT、PT 和 APTT 结合 PCAT 作为 PC 系统异常导致的易栓症筛查或排除试验有一定的临床意义。

诊断试验 抗凝因子活性/抗原检测：如 AT 活性（AT：A）/抗原（AT：Ag）、PC 活性（PC：A）/抗原（PC：Ag）以及游离蛋白 S 活性（FPS：A）及其抗原（FPS：Ag）、总蛋白 S 抗原（TPS：Ag）测定等。

基因分析 必要时检测 AT、

PC、PS、FV Leiden 和凝血酶原 G20210A 的基因突变。诊断准确率最高，但并非常规实验。

排除试验　主要用于排除获得性易栓症。如抗磷脂综合征，可用狼疮抗凝物（LA）、抗心磷脂抗体（ACA）和抗 β2-糖蛋白 I（抗 β2-GP I）等检测；其他获得性易栓症用相应的实验检测加以排除。

实验诊断　遗传性易栓症的患病率较低，检测费用较贵，检测方法费时费力，故对检测对象和检测项目应做选择。

检测对象　①50 岁以前首次发病并曾有过反复静脉血栓史。②有血栓形成的家族史。③出现少见部位（肠系膜、肝静脉、脑静脉）血栓。④新生儿发生内脏血栓、暴发性紫癜、皮肤出血坏死等。⑤应用抗凝药物（肝素/低分子肝素或华法林）治疗过程中出现血栓。⑥妊娠期、围产期或口服避孕药/雌激素治疗中发生血栓等。

分型诊断　见表。

诊断路径　见图。

临床评价　在待测血浆中加入 FXII 激活剂、部分凝血活酶和蛋白 C（PC）活化剂，使内源凝血途径和 PC 系统激活，再加入钙离子测定其血浆的凝固时间，称为蛋白 C 活性依赖凝固时间（PCAT）。加入 PC 活化剂后，PC 系统激活生成活化蛋白 C（APC），APC 灭活 FVa 和 FVIIIa，故血浆凝固时间比未加 PC 激活剂时会明显延长。PCAT 是一项 PC 系统异常的筛选试验。PC、PS 缺陷时，PC 系统不能活化降低。当 PC 活性<60%时，PCAT 的灵敏度可达 90%。若存在活化蛋白 C 抵抗（APC-R），尤其是有 FV Leiden 突变时，PCAT 测定的灵敏度可达 100%。PCAT 对 PC 系统功能异常检出的特异性为 79%。当 PCAT 异常时，应进一步做确诊试验。

检测 AT、PC 和 PS 的活性，发色底物法较血浆凝固法受到的干扰因素少；它们的抗原检测选用免疫法较好。只做临床诊断，一般仅用活性检测即可；只有在临床分型需要时才检测其原含量。①FV Leiden 用活化蛋白 C 敏感度比值（APC-SR）作为筛查试验的敏感性和特异性高，也可用做诊断试验。②凝血酶原 G20210A 突变没有筛查试验，它的诊断需要用基因分析。然而 FV Leiden 突变和凝血酶原 G20210A 在白种人中发生率较高，需要常规检测；但在中国和东南亚国家十分罕见，一般情况下可以不做检测。③AT:A 检测受肝素和低分子量肝素的干扰。④PC:A 和 PS:A 在检测中受口服抗凝剂（华法林）的干扰，故在用肝素和低分子量肝素和抗凝治疗（华法林）过程中不能检测。肝素需停用 2~3 天、华法林需停用 2 周以上检测才能排除抗凝药物的干扰，检测结果才有价值，但是基因检测不受上述因素干扰。

（王鸿利）

mísànxìng xuèguǎnnèi níngxuè shíyàn zhěnduàn

弥散性血管内凝血实验诊断
（laboratory diagnosis of disseminated intravascular coagulation）

2001 年国际血栓与止血学会（ISTH）公布的弥散性血管内凝血（DIC）的定义：不同病因引起局部组织损伤，出现以血管内凝血为特征的获得性综合征，将其分为显性 DIC（overt-DIC）和非显性 DIC（non overt-DIC）两型。前者包括急性 DIC 和失代偿性 DIC；后者包括慢性 DIC 和代偿性 DIC［前 DIC（pre-DIC）］。DIC 既可以由微血管体系受损引起，又可导致微血管体系的损伤，严重损伤可引起多器官功能障碍综合征，不强调继发性纤维蛋白溶解。DIC 是多种严重原发病的一个中间环节，下列情况均可出

表　常见遗传性易栓症的分型诊断

疾病及分型	检测项目		
AT 缺陷症	AT:A	AT:Ag	肝素结合试验
I a 型	↓	↓	N
I b 型	↓↓	↓	N/aN
II a 型	↓	N	↓
II b 型	↓	N	N
II c 型	N	N	aN
蛋白 C 缺陷症	PC:A	PC:Ag	PC:A/PC:Ag 比例
I 型	↓	↓	>0.75
II a 型	↓	N	<0.75
II b 型	N	N	<0.75
蛋白 S 缺陷症	PS:A	TPS:Ag	FPS:Ag
I 型	↓	↓	↓
II a 型	↓	N	N
II b 型	↓	N	↓

注：↓：降低；↓↓：明显减低；N：正常；aN：异常

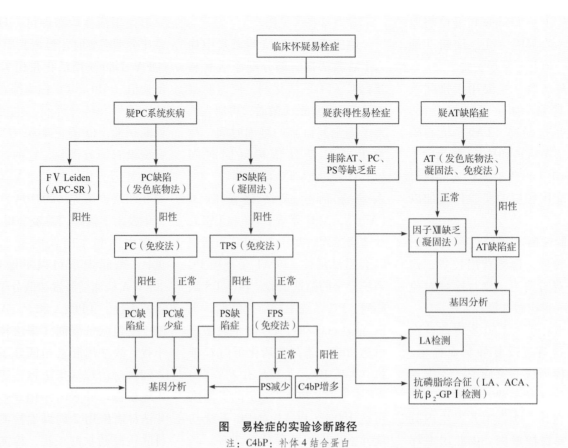

图 易栓症的实验诊断路径

注：C4bP：补体 4 结合蛋白

现 DIC。①严重感染：细菌、病毒、真菌和寄生虫感染等。②严重损伤：手术、创伤、器官移植和介入治疗等。③恶性肿瘤：白血病、实体瘤或伴感染、化疗等。④产科意外：羊水栓塞、前置胎盘、胎盘早剥、宫内死胎和妊娠期高血压疾病等。⑤其他：严重过敏、中毒、药物、蛇咬伤等。临床表现为：①多部位和多器官广泛出血。②突发性和难治性微循环衰竭或休克。③微血栓形成造成多脏器栓塞和功能障碍。④血管内溶血等。

实验检测 包括以下内容。

常用检测 全身性微血栓的形成促使血小板和凝血因子被消耗，可见血涂片裂片红细胞增多；血小板计数（PLT）和纤维蛋白原（Fg）进行性减低；常用凝血试验，包括活化部分凝血活酶时间（APTT）、凝血酶原时间

（PT）、凝血酶时间（TT）进行性延长；继发性纤溶活性亢进，促使纤维蛋白（原）降解产物（FDP）和交联纤维蛋白降解碎片 D-二聚体（DD）进行性增多。上述常用试验组合应用，可以提高其敏感性、特异性以及诊断效率（表1）。

特殊检测 凝血酶-抗凝血酶复活物（TAT）、纤维蛋白肽 A（FPA）和血栓前体蛋白均可反映凝血酶的生成和活性，它们的血浆水平增高常见于血管内凝血，具有较好的特异性。纤溶酶-抗纤溶酶复合物（PAP）升高和 α_2-抗纤溶酶（α_2-AP）、凝血酶激活的纤溶抑制物的降低，是较好的 DIC 继发性纤溶亢进的分子指标物。

前 DIC（pre-DIC）检测是研究的热点之一，多有下列分子标志物的异常：凝血酶调节蛋白

（TM）、组织型纤溶酶原激活物（t-PA）及其抑制剂-1（PAI-1）所形成的复合物（t-PA/PAI-1）、凝血酶原片段 1+2（F_{1+2}）、纤维蛋白肽 A、可溶性纤维蛋白单体复合物（sFMC）、凝血酶-抗凝血酶复合物、纤溶酶-抗纤溶酶复合物、蛋白 C（PC）、抗凝血酶（AT）和凝血酶激活的纤溶抑制物等。

实验诊断 常用国内标准并参考国外标准。

国内诊断标准 主要包括以下内容。

一般 DIC ①存在引起 DIC 的原发疾病。②有下列 2 项以上的临床表现：多发性出血倾向；不易用原发病解释的微循环衰竭/休克；多发性微血管栓塞症状；抗凝治疗有效。③实验检测符合下列标准，并同时有下列 3 项以上异常：PLT<$100×10^9$/L 或

表 1　DIC 常用试验的诊断效率评价

试验	敏感性（%）	特异性（%）	诊断有效率（%）
单项应用			
PLT	97	48	67
PT	91	27	57
APTT	91	42	57
TT	83	60	70
Fg	22	100	65
FDP	100	67	87
DD	91	68	80
裂片红细胞	23	73	51
AT	91	40	70
组合应用			
PT+APTT+TT	83	11	51
PT+APTT+Fg	22	100	65
PT+APTT+FDP	91	71	86
FDP+DD	91	94	95

注：AT：抗凝血酶

进行性下降；Fg<1.5g/L 或进行性下降或>4.0g/L；3P 试验阳性或 FDP>20mg/L 或 DD 水平升高（阳性）；PT 缩短或延长>3 秒或呈动态变化，或 APTT 延长>10 秒；疑难或特殊患者，可考虑行抗凝血酶（AT）、因子Ⅷ：C 及凝血、纤溶、血小板活化分子标志物测定。

肝病并发 DIC　①PLT<50×10^9/L 或有>2 项血小板活化产物（β-TG、PF4、TXB_2、P-选择素）升高。② Fg<1.0g/L。③血浆 FⅧ:C<50%。④PT 延长>5 秒或呈动态变化。⑤3P 试验阳性或 FDP>60mg/L 或 DD 水平升高。

白血病并发 DIC　①PLT<50×10^9/L 或呈动态性降低，或血小板活化、代谢产物水平增高。②Fg<1.8g/L。③3P 试验阳性或 FDP>40mg/L，或 DD 水平显著升高。

基层医院 DIC　①PLT<100×10^9/L 或进行性降低。② Fg<1.5g/L。③3P 试验阳性或血浆 FDP>20mg/L。④PT 缩短或延

长>3 秒或呈动态变化。⑤外周血裂片红细胞比例>1%。⑥红细胞沉降率<10mm/h。

Pre-DIC　①存在易致 DIC 的原发疾病。②有下列>1 项的临床表现：皮肤黏膜栓塞、灶性缺血性坏死及溃疡形成等；原发病的微循环障碍，如皮肤苍白、湿冷及发绀；不明原因肾、肺、脑等脏器轻度或可逆性功能障碍；抗凝治疗有效。③有下列>3 项实验检测异常：正常操作条件下，采集血标本易凝集，或 PT 缩短>3 秒；血浆血小板活化标志物，如 β-血小板球蛋白（β-TG）、血小板因子 4（PF4）、P-选择素含量增高；凝血激活分子标志物，如 F_{1+2}、TAT、FPA、sFMC 含量增高；抗凝活性降低；如 AT：A、PC:A 降低；血管内皮细胞损伤标志物，如 ET-1、TM 升高等。

诊断标准　ISTH 于 2001 年提出的 DIC 评分诊断系统见表 2。中国 DIC 诊断积分系统（CDSS）已于 2017 年 5 月公布（表 3）。

鉴别诊断　主要需与原发性纤维蛋白溶解症鉴别（表 4）。

临床评价　DIC 是众多严重疾病发病过程中的一个中间环节，其诊断须将原发病、临床症状和实验检测综合分析判断，其中实验检测是决定原发病是否并发 DIC 的重要依据。DIC 的实验诊断须用符合循证医学要求的一组简便、快捷、实用的试验，并作动态观察。如应用 ISTH（2001 年）评分系统诊断重症监护治疗病房患者 DIC 的敏感度为 91%，特异度为 97%；记分≥5 时诊断 DIC 的阳性预测值为 96%，记分<5 时排除 DIC 的阴性预测值为 97%，适合临床应用。然而，对于某些特殊疾病（如肝病、白血病、产科意外和新生儿）并发 DIC，需用各自的 DIC 实验诊断标准才能科学地做出准确诊断。中国建立的 CDSS 由病因、临床和实验 3 方面组成，具有科学性、规范性、实用性和统一性，符合国情，便于各级医院参照使用。

由于 DIC 所用实验诊断的项目较多，因此对于每项试验都需要做好分析前、分析中和分析后的室内和室间的质量控制，进行标准化、规范化操作，才能最大限度地确保每项试验的准确性。

（王鸿利）

xuèxíng yǔ shūxuè xiāngguān jíbìng shíyàn zhěnduàn

血型与输血相关疾病实验诊断（laboratory diagnosis of blood group and transfusion related disease）

血型与输血相关疾病主要包括输血不良反应（ATR）和胎儿新生儿溶血病（HDFN）。ATR 是一类由不同诱因导致的输血并发症，指在输血过程中或输血后，受血者出现的不能用原发病解释的、新的症状

表 2　DIC 评分诊断系统（ISTH，2001 年）

	显性（失代偿性）DIC 诊断标准		非显性（代偿性）DIC 诊断标准	
原发疾病	存在	2 分	存在	2 分
	不存在	0 分	不存在	0 分
PLT（×10^9/L）	>100	0 分	>100	0 分
	<100	1 分	<100	1 分
	<50	2 分	动态观察	↑，−1 分；稳定，0 分；↓，+1 分
SFMC/FDP	不↑	0 分	不↑	0 分
	中度↑	2 分	↑	1 分
	重度↑	3 分	动态观察	↓，−1 分；稳定，0 分；↑，+1 分
PT（秒）	未延长或延长<3	0 分	未延长或延长<3	0 分
	延长 3~6	1 分	延长>3	1 分
	延长>6	2 分	动态观察	↓，−1 分；稳定，0 分；↑，+1 分
Fg（g/L）	≥1.0	0 分		
	<1.0	1 分		
			特殊检查	
			AT	正常，−1 分；↓，+1 分
			PC	正常，−1 分；↓，+1 分
			TAT	正常，−1 分；↑，+1 分
			PAP	正常，−1 分；↑，+1 分
			TAFI	正常，−1 分；↓，+1 分
判断标准	积分≥5 分者，符合显性 DIC 诊断，每天重复检测并记分，以作动态观察		积分≥2 分及<5 分，提示非显性 DIC，每天重复检测并记分，以作动态观察	

注：SFMC：可溶性纤维蛋白单体复合物

表 3　中国 DIC 诊断积分系统（CDSS，2017 年）

积分项目	分数	积分项目	分数
存在原发病	2	D-二聚体	
临床表现		<5mg/L	0
不能用原发病解释的出血	1	>5mg/L 且<9mg/L	2
微循环衰竭/休克	1	≥9mg/L	3
广泛栓塞/灶性坏死、多器官衰竭	1	PT 及 APTT 延长（↑）	
实验室指标			
PLT↓（非恶性血液病）		PT↑<3s，APTT↑<10s	0
≥100×10^9/L	0	PT↑≥3s，APTT↑≥10s	1
>80×10^9/L 且<100×10^9/L	1	PT↑>6s，	2
<80×10^9/L	2	纤维蛋白原↓	
24h 内下降≥50%	1	≥1.0g/L	0
PLT↓（恶性血液病）		<1.0g/L	1
<50×10^9/L	1		
24h 内下降≥50%	1		

注：非恶性血液病：≥7 分诊断 DIC；恶性血液病：≥6 分诊断 DIC

和体征。广义上，ATR 包括输血过程中或输血后因血液成分本身、外来物质和微生物传播等引起的不良反应和疾病；狭义上，ATR 不包括经血传播性疾病。HDFN 实质上是一种血型免疫反应，由于母体血型抗体进入胎儿血循环导致胎儿红细胞溶血或血小板破坏，其机制与疾病过程也可视为一种特殊的输血免疫与不良反应过程。

（王建中）

shūxuè bùliángfǎnyìng shíyàn zhěnduàn

输血不良反应实验诊断（laboratory diagnosis of adverse transfusion reaction）　输血不良反应是输血过程中或输血后，因

表4　原发性纤维蛋白溶解症与 DIC 的鉴别

指标	原发性纤维蛋白溶解症	DIC（继发性纤溶）
病理生理基础	发病于体循环，不伴微循环障碍	发病于微循环，且伴微循环障碍
实验检测		
PLT	N	↓，进行性↓
Fg	↓↓	↓，进行性↓
ELT	↓↓	↓
t-PA	N/↑	↑，进行性↑
PLG	↓↓	↓，进行性↓
3P 试验	（−），后期（+）	（+），晚期（−）
FDP	↑↑	↑↑
DD	N/轻度↑	↑↑
Bβ$_{1-42}$	↑↑	N
Bβ$_{15-42}$	N	↑↑
治疗效果	抗纤溶有效	肝素有效

注：N：正常；↓：减低；↓↓：明显减低；↑：增高；↑↑：明显增高；ELT：优球蛋白溶解时间；PLG：纤溶酶原；Bβ$_{1-42}$、Bβ$_{15-42}$：纤维蛋白肽 Bβ 降解产物

输注血液或血液制品而发生的输血前不能预期的不良反应。

输血不良反应包括免疫和非免疫反应两大类；根据输血不良反应发生的时间又分为急性反应和迟发性反应两类。免疫性输血不良反应多与抗原抗体反应有关，受血者对外来红细胞、白细胞以及血小板上的各种抗原产生了免疫抗体。

实验检测　包括不规则抗体筛查、直接抗球蛋白试验（DAT）、血小板抗体筛查、淋巴细胞毒试验等。

实验诊断　除以下几种常见的输血不良反应外，广义的输血不良反应还包括输血相关感染性疾病，如病毒（包括各种肝炎病毒、巨细胞病毒等）、细菌、梅毒、多种寄生虫等。

急性溶血性输血反应　常见于血型不合的输血，其诊断试验包括：①复查患者输血前后血型。②DAT。③观察有无肉眼血尿。④其他溶血检查相关指标（乳酸脱氢酶、胆红素等）。

发热性非溶血性输血反应通常见于受血者体内存在抗供血者白细胞抗原的抗体以及血小板制品中细胞因子的累积作用，其诊断试验包括：①排除溶血的可能，包括复查患者血型、DAT、寻找贫血原因。②排除细菌污染。③检查人类白细胞抗原（HLA）抗体。

变态反应　源于受血者对供血者血浆蛋白包括 IgA、补体等过敏以及细胞因子的作用，诊断试验包括：①排除溶血的可能，包括复查患者血型、DAT、寻找贫血原因。②IgA 定量。③检查 IgA 抗体。

输血相关性急性肺损伤　其发生与血液成分中的 HLA 抗体以及其他白细胞激活的产物有关，其诊断试验包括：①排除溶血的可能，包括复查患者血型、DAT、寻找贫血原因。②胸部 X 线片检查。③排除心源性肺水肿。④检查受血者和供血者 HLA 抗体，若

为阳性，需要进一步做 HLA 型别鉴定等。

迟发性溶血反应　属于记忆性免疫反应，对再次接触的外来抗原进行攻击，诊断试验包括：①不规则抗体筛查。②DAT。③溶血指征及相关实验检查（血尿、乳酸脱氢酶、胆红素等）。输血相关性移植物抗宿主病是供血者淋巴细胞对受血者组织产生的严重免疫反应，诊断试验包括：①皮肤活检。②HLA 配型。③嵌合体分析等。

（胡丽华）

tāiér xīnshēng'ér róngxuèbìng shíyàn zhěnduàn

胎儿新生儿溶血病实验诊断

（laboratory diagnosis of hemolytic disease of the fetus and newborn）　胎儿新生儿溶血病（HDFN）指母婴血型抗原不一致，母血中存在针对胎儿或新生儿红细胞抗原的免疫性抗体（IgG 类），通过胎盘进入胎儿血液循环，发生同种免疫反应导致红细胞破坏而溶血，出现早产、流产、黄疸、贫血、水肿、肝脾大、死胎和新生儿死亡等。

HDFN 起源于胎儿从父亲遗传所获血型抗原为母亲所缺乏，分娩过程中胎儿该血型抗原进入母体，使母体产生针对该血型抗原的 IgG 类抗体。当母亲再次妊娠时，该血型抗原的 IgG 类抗体可通过胎盘进入胎儿血循环，使胎儿在宫内或生后发生大量红细胞破坏而出现 HDFN 等。HDFN 的症状轻重一般取决于母亲抗体的强度、抗体与红细胞结合程度、胎儿代偿性造血的能力以及免疫功能等因素。

在中国以 ABO 血型不合者占多数，Rh 血型不合者较少，其他如 MNSs、Kell 等血型系统少见。

①ABO 血型不合 HDFN（ABO-HDFN）：其中最多见的是母亲为 O 型，胎儿或新生儿为 A 型或 B 型。第一胎即可发病，分娩次数越多，发病率越高，且一次比一次严重。也可见于母亲为 A 型，胎儿为 B 型或 AB 型，或母亲为 B 型，胎儿为 A 型或 AB 型，但少见。ABO-HDFN 的发病率在中国人群中为 3%～5%。②Rh 血型不合 HDFN（Rh-HDFN）：通常是母亲 RhD 抗原阴性、胎儿 RhD 抗原阳性而致血型不合所引溶血。一般第一胎不发病，而从第二胎起发病，但若 RhD 抗原阴性的母亲在第一胎前曾接受过 RhD 抗原阳性血液制剂的输注，则第一胎也可发病。造成 Rh-HDFN 的抗体比较复杂，最常见的有抗-D，抗-E，抗-c 等。Rh-HDFN 在中国的发病率较低。

实验检测　主要包括直接抗球蛋白试验（DAT）、游离试验和释放试验。其他试验如胆红素检测和血常规检查也可提供有价值的信息。

　　直接抗球蛋白试验　检测新生儿红细胞膜上是否存在免疫抗体。一旦 DAT 阳性，即为诊断 HDFN 的有力证据。

　　游离试验　应用间接抗球蛋白试验检测新生儿血清中的血型抗体。新生儿血清中的 IgG 类抗体来自母亲，若在其血清中检测到可与其红细胞发生凝集反应的 IgG 类血型抗体，游离试验则为阳性。例如 A 型新生儿血清中检测到 IgG 类抗-A，则该患者的游离试验阳性。

　　释放试验　与 DAT 相同，都是检测新生儿红细胞上致敏的血型抗体，只是方法有所不同。将致敏的患儿红细胞通过放散方法将抗体放散于放散液中，然后再加入酶处理的成人相应试剂红细胞反应，经充分洗涤后，用抗球蛋白试剂来促使凝集反应的发生。只有当放散液中检出抗体，同时新生儿红细胞上又存在相应抗原时才认为释放试验是阳性。若 A 型或 AB 型新生儿红细胞放散液中检测到抗-A，结合其他检测的阳性结果，可以诊断 HDFN。

实验诊断　DAT、游离试验和释放试验 3 项试验的优化组合，可对新生儿溶血病做出诊断。HDFN 诊断必须符合下列条件：①母婴血型不合。②患儿红细胞 DAT 阳性及（或）游离试验阳性及（或）释放试验阳性。③临床表现有溶血、黄疸、贫血等症状。④排除弓形虫、风疹病毒、巨细胞病毒、单纯疱疹病毒、乙肝病毒感染，窒息及先天性遗传代谢异常等疾病。

临床评价　三项试验中 DAT 和释放试验都是检测红细胞上致敏的血型抗体，但意义上有区别。①DAT：可区分 ABO-HDFN 和其他血型系统的 HDFN：ABO-HDFN 的 DAT 阳性反应均较弱，一般不会超过"1+"；其他血型系统的 HDFN 尤其是 Rh 系统，其 DAT 强度一般超过"1+"。DAT 阳性越强，提示 HDFN 病情越重，而释放试验无法做出判断。②释放试验：特点是敏感度高，使用的红细胞浓度是 DAT 的数百倍，导致其检测的敏感度在三项试验中最高，也是诊断 HDFN 最有力的证据。一般 ABO-HDFN 采用冷冻放散或热放散，Rh-HDFN 则采用乙醚放散。③游离试验：阳性通常发生于新生儿早期或病情较严重时，提示病情还将持续一段时间，阴性并不代表病情较轻，在 HDFN 中仅起辅助诊断作用。

（胡丽华）

血型鉴定（blood group identification）　通常用血清学方法对红细胞和血小板的表型进行鉴定，疑难血型辅以分子生物学方法测定基因型来确定血型的检验项目。广义的血型为血液各种成分以抗原为表现形式、由血型基因决定的遗传性状，是血液系统的一种遗传多态性，不仅包括红细胞血型，还包括血小板血型、白细胞血型等。①红细胞血型：狭义的血型一般指红细胞血型，即用相应抗体检测到的红细胞表面抗原，国际输血协会将其分为血型系统、血型集合、低频抗原组和高频抗原组四大类，至今已经发现并且由国际输血协会公布、确认的红细胞血型系统共有 36 个，其中最具临床意义的是 ABO 血型系统和 Rh 血型系统。②血小板血型：一般指血小板表面的抗原。血小板血型抗原是指用同种免疫抗体检测出的血小板表面抗原。主要有两大类，一类是与其他细胞或组织共有的抗原，称血小板相关抗原，主要为 ABO 血型系统以及人类白细胞抗原（HLA）-Ⅰ类抗原；另一类为人类血小板抗原（HPA），存在于血小板膜糖蛋白，由血小板特有的抗原决定簇组成，表现出独特的遗传多态性，已确认的 HPA 有 35 个，其中 12 个被分别命名为 HPA-1～5 和 HPA-15。HPA-1～5 对人类影响最大，与输血后紫癜、新生儿同种免疫血小板减少症以及血小板输注无效等密切相关。③白细胞血型：一般指由父母双方遗传的白细胞表面抗原结构，大致可分为红细胞血型抗原、白细胞特有的血型抗原（如中性粒细胞特异性抗原等）和 HLA。

检测方法　包括血清学方法

及分子生物学方法。白细胞血型鉴定方法见人类白细胞抗原配型。

血清学方法 包括红细胞血型鉴定和血小板血型鉴定。

红细胞血型鉴定 除检测红细胞表面抗原外，还应检测血型抗体。人体内的红细胞血型抗体可分为天然抗体和免疫性抗体，后者是在外界抗原如类血型物质、输血、妊娠等刺激下产生的，称之为不规则抗体。红细胞表型多采用标准分型血清（IgM 类）与待检者红细胞相应抗原结合后形成肉眼可见的凝集反应来检测；某些血型抗原与标准分型血清（IgG 类）结合后需添加抗球蛋白试剂，利用间接抗球蛋白试验进行检测。

一般常用盐水介质法、微柱凝胶法和抗球蛋白试验，酶介质法不常使用。①盐水介质法：包括玻片法和试管法。玻片法是将标准分型血清与待检红细胞（或标准红细胞与待测血清）混合在玻片上反应，如果发生凝集反应表明待检红细胞上表达相应抗原（或待检血清中存在对应抗体），弱凝集反应需要借助显微镜观察确定，具有操作简便，节省材料的优点，常用于献血员血型初筛；试管法的操作方法同玻片法，不同的是增大了抗原抗体的反应空间，且经低速离心，抗原抗体特异性结合后形成更完整大块的凝集，便于观察判断，相对于玻片法更准确、可靠。②微柱凝胶法：将凝胶过滤与免疫学抗原抗体反应相结合，经过离心，未发生凝集的单个红细胞由于直径小于凝胶颗粒之间孔隙大小则沉积到柱子底部，而凝集的红细胞则被阻挡在柱子上层。中性凝胶柱中不含抗体，可用于细胞筛查、抗体检测和 ABO 血型反定型；特异性

凝胶柱中若添加标准分型血清可用于血型抗原检测，若添加抗球蛋白试剂则可用于不规则抗体的检测。微柱凝胶法改变了传统观察凝集的方式，易于标准化、自动化、重复性好。③酶介质法：某些蛋白水解酶如菠萝酶、木瓜酶、无花果蛋白酶和胰蛋白酶等作用于红细胞表面多糖链，切断带有负电荷的唾液酸，降低 Zeta 电位，缩短红细胞之间的距离，增强 IgG 抗体对红细胞的凝集，可提高某些血型抗原如 Rh、Kidd、Kell 血型系统检测的灵敏度，但也可能破坏某些血型抗原如 Fy^a、Fy^b 造成漏检。因此，只有在特定情况下使用，不作为血型鉴定常规方法。

除了检测红细胞表面抗原的表现型之外，在分泌型个体中因其血清、唾液中存在与红细胞抗原表达一致的血型物质，可以利用反向凝集试验来辅助血型鉴定。一般选择唾液进行消化，分离出血型物质与分型血清孵育，检测分型血清反应前后的效价变化，一般超过两个倍比稀释跨度则提示存在相应型别的血型物质。

血小板血型鉴定 主要包括以下几种。①简易致敏红细胞血小板血清学试验：基于抗原抗体反应结合血小板固相化技术，以包被抗人 IgG 致敏红细胞为指示红细胞，检测血小板抗体或表面抗原，可用于血小板抗体（HLA、HPA）检测和交叉配合试验，也可用于血小板抗原鉴定以及血小板自身和药物依赖性抗体检测。该方法操作简便、快速、微量、敏感，不需要特殊仪器，而且固相化血小板及抗 IgG 指示细胞能长期保存，使用方便。②单克隆抗体免疫固定血小板抗原试验：是 1987 年基弗尔（Kiefel）等人

首用的一项应用最广泛的检测血小板特异性抗体的血清学试验；其基本原理为血小板上结合患者血清中的同种抗体与鼠抗人血小板的单克隆抗体，裂解血小板后，把裂解产物移至包被羊抗鼠 IgG 平底板内，通过辣根过氧化物酶标记羊抗人 IgG 检测受血者体内血小板同种抗体。③微柱凝胶血小板定型试验：建立在传统血小板检测和免疫微柱凝胶基础上，将血小板、待检血清和指示红细胞加到微柱反应腔中，经孵育和离心后，若血小板被抗体致敏，则形成血小板－血小板抗体－抗 IgG-指示红细胞四位一体的凝集网络，离心后被滞留在微柱上面或中间，结果显示阳性；若指示红细胞离心后沉积到柱底，则为阴性结果。该法操作简便、快速、敏感性强，结果易于观察。

分子生物学方法 血型是由血型基因决定的表观遗传性状，复杂多变的血型特征与其基因位点突变密切相关，因此当表型鉴定出现困难或者在无法获得足够血液标本等情况下可以利用分子生物学技术对血型基因进行检测，辅助血清学鉴定。常用的方法包括聚合酶链反应限制性片段长度多态性、聚合酶链反应序列特异性引物（PCR-SSP）、多重等位基因特异性聚合酶链反应、聚合酶链反应单链构象多态性等方法。测序技术、微孔板基因分型技术也可应用于血型基因分型。流式细胞术通常用于细胞的分选和 HLA 的鉴定，还可对孕妇血液中胎儿红细胞进行产前非侵入性的胎儿血型鉴定。

结果判断 只有待检红细胞上的 ABO 血型抗原和血清中的抗体完全相符表 1 反应格局时，才能确定 ABO 血型的类别。PCR-

SSP 鉴定 HPA 基因分型（表 2）。

临床意义　人类红细胞血型系统的发现，为输血安全做出了重大贡献，具有划时代意义。ABO 和 Rh 系统是临床输血最为重要的红细胞血型系统。ABO 血型鉴定需同时检测抗原（正定型）和抗体（反定型），相互辅证；当出现正反定型不一致时应寻找原因排除干扰、准确定型。Rh 血型鉴定通常只鉴定 D 抗原，只有当患者因输血、妊娠等免疫刺激产生不规则抗体时，才需进行 Rh 系统其他抗原 c、e、C、E 表型的鉴定。ABO 不相容输血可导致急性血管内溶血性输血反应，严重者可发生弥散性血管内凝血、急性肾衰竭，甚至死亡；此外，ABO 抗体还可以引起胎儿新生儿溶血病（HDFN）；ABO 血型在器官移植、造血干细胞移植等方面都有重要临床意义。在各种红细胞血型抗体中，只有导致红细胞寿命缩短、溶血性输血反应及 HDFN 的抗体才有临床意义。血型分子生物学检测技术开辟了人类血型检测的新纪元，并将越来越多地

应用于血型鉴定中，包括 ABO 疑难血型的鉴定、发现 ABO 血型新等位基因、研究 ABO 基因突变、HDFN 的辅助诊断等。

临床评价　分子生物学技术检测血型的应用，使血型分析达到了更精细水平，并发现了更多血型多态性。此技术与传统的血清学技术比较，试剂由化学合成，易获得和标准化，取材容易，无需新鲜血样而仅需微量样品，已成为血清学方法的竞争者与互补者。对低量含 DNA 的任何组织样品，应用分子生物学分型技术对红细胞血型的基因型做鉴定，不受血清中自身抗体、不规则抗体以及疾病等的影响，对保障临床安全输血有着重要意义。

血小板血型包括血小板抗原及其对应抗体的检测，对于提高血小板输注的安全性和有效性有着重要临床意义。血小板血型主要用分子生物学技术检测，HPA 基因分型技术突破了 HPA 分型抗血清的来源限制的瓶颈，不受血小板数量的限制，还可用尿沉淀物、口腔黏膜细胞和羊水细胞等

作为基因组 DNA 的来源。而血小板抗体检测和交叉试验主要运用血清学技术，致敏红细胞是指示细胞，故简易致敏红细胞血小板血清学试验的灵敏度有限，而且血小板数量太少也会影响试验结果；单克隆抗体免疫固定血小板抗原试验敏感性高，血小板膜上数量很少的抗原如 HPA-5 也能检出，在血清中被污染的抗体也可检出；单克隆抗体血小板抗原固定试验中所使用的鼠源性单克隆抗体，要求既能识别血小板上的靶抗原，又不与被检测的人同种抗体竞争，以避免假阴性结果。若同种抗体、单克隆抗体与血小板上同一抗原决定簇起反应，可导致假阴性。因此，针对不同检测目的，各实验室可根据各检测方法的特点，选择最适合的方法。

（胡丽华）

ABO xuèxíng jiàndìng

ABO 血型鉴定　（ABO blood group identification）　ABO 血型系统是最早发现并具有重要临床意义的血型系统，包括 A、B 两种血型抗原，其表现型主要为 A 型、B 型、O 型和 AB 型。ABO 血型抗体多数为 IgM 类，在妊娠或输入 ABO 不相容血液后也可产生 IgG 类免疫抗体。A 型血的人血清中天然含有抗-B 而无抗-A，B 型血的人血清中天然含有抗-A 而无抗-B，而 O 型血的人同时含有抗-A、抗-B，AB 型血的人血清中则不含抗-A、抗-B 血型抗体。根据这一特性，ABO 血型鉴定需综合抗原和抗体的检测结果进行判断。

原理　包括血清学方法和分子生物学方法。

血清学方法　包括正定型和反定型。①正定型：又称细胞定型，是鉴定红细胞上的抗原，即用标准抗-A 和抗-B 分型血清来检

表 1　ABO 血型鉴定结果

正定型（细胞定型）		反定型（血清定型）			
患者红细胞与标准血清反应		患者血清与试剂红细胞反应			血型
抗-A	抗-B	A1 型红细胞	B 型红细胞	O 型红细胞	
−	−	+	+	−	O
+	−	−	+	−	A
−	+	+	−	−	B
+	+	−	−	−	AB

注：+：凝集；−：无凝集

表 2　PCR-SSP 鉴定 HPA 基因型

HPA	PCR 反应	基因型
HPA-1	1a+1b−	a/a
HPA-2	2a+2b−	a/a
HPA-3	3a+3b+	a/b
HPA-4	4a−4b+	b/b

测红细胞上有无相应的 A 抗原或（和）B 抗原。②反定型：又称血清定型，用已知血型的试剂红细胞鉴定血清中的抗体，即用标准 A1 型红细胞和 B 型红细胞来测定血清中有无相应的抗-A 和（或）抗-B。

分子生物学方法 位于 9 号染色体上的 ABO 基因含有 7 个外显子，其中某些多态性位点的突变是决定 A、B 抗原特异性以及 ABO 亚型的关键。

检测方法 包括盐水介质法、微柱凝胶法、抗球蛋白法、酶法和分子生物学技术等。常用方法主要为盐水介质法和微柱凝胶法（见血型鉴定）。

结果判断 溶血和红细胞凝集都需是阳性结果，且观察结果时首先看有无溶血，再看红细胞是否凝集。只有被鉴定待检红细胞上的血型抗原和血清中的抗体完全相符时才能确定血型。

临床意义 ①输血：输血前必须准确鉴定供血者与受血者的 ABO 血型，以便选择同型血液输注。ABO 血型不相合的血液，则致受血者发生急性血管内溶血反应，严重者可发生弥散性血管内凝血、急性肾衰竭甚至死亡。ABO 亚型不合输血则可产生不规则抗体，导致免疫性输血不良反应的发生。②器官移植：ABO 血型是器官移植中的天然屏障，供、受者 ABO 血型不合，可引起超急性排斥反应。③司法鉴定：ABO 血型鉴定可用于亲缘关系鉴定、法医学检查等。

临床评价 鉴定 ABO 血型时，常规操作是同时进行红细胞表面抗原和血清中抗体检测，即同时做正定型和反定型。若被检者红细胞上没有该抗原，血浆中就会有该抗体。这两种试验互相

验证，如果正、反定型不一致，应通过进一步试验确认血型。新生儿和出生 6 个月之内的婴儿由于血液中无 ABO 抗体或抗体很少，只做正定型。新生儿血清中可能存在来自母体的 IgG 类抗体，应注意鉴别。

方法学评价 ①盐水介质法：常用于血型鉴定、交叉配血等，操作简便、快速，方法易于掌握，但主要检测 IgM 类抗体。②微柱凝胶法：与传统的显微镜下观察相比，更容易判读，避免人为误差。③分子生物学方法：当表型鉴定出现困难或者在无法获得足够血液标本等情况下可以利用分子生物学方法对 ABO 血型基因多态性位点的基因型进行检测，辅助血清学鉴定结果。由于众多变异型和融合基因的存在使得 ABO 基因型和表型并非完全对应，ABO 基因鉴定只能作为 ABO 血清学鉴定的辅助方法，在疑难血型的鉴定以及特殊场合如法医学、造血干细胞嵌合体分析中的应用较多。

结果影响因素 若 ABO 正、反定型不一致，排除人为和标本因素之后，可考虑下列原因：①新生儿和出生 3~6 月内的婴儿可能检测不到抗体或抗体反应很弱，老年人的抗体反应可能减弱。②某些疾病如白血病、骨髓增生异常综合征等，ABO 抗原在红细胞表面表达受抑。③询问病史和输血史，ABO 血型不合造血干细胞移植和近期输过其他血型的血液都可能出现异常结果。④获得性类 B 抗原：常见于肠道疾病患者，由于革兰阴性菌的作用使红细胞获得"类 B"抗原活性。这种暂时性的获得性类 B 抗原可导致 O 型或 A 型误定为 B 型或 AB型。⑤卵巢囊肿、胃癌、胰腺癌

或肠梗阻等疾病患者血液中血型特异性物质过高可中和抗-A、抗-B 试剂，可多次洗涤被检者红细胞再进行检测。⑥低丙种球蛋白血症患者因免疫球蛋白水平下降而使血型抗体减弱。⑦患者血浆中的不规则抗体可影响血型判定。⑧药物因素如右旋糖酐及静脉注射某些造影剂可引起红细胞假性凝集。⑨冷自身抗体抗-I 可与包括自身在内的所有红细胞发生阳性反应，可通过温育、自身吸收或使用二硫苏糖醇等巯基试剂处理血清的方法来消除冷凝集素对反定型试验的干扰。⑩ABO 亚型。

（胡丽华）

Rh xuèxíng jiàndìng

Rh 血型鉴定（Rh blood group identification）

Rh 血型系统是最为复杂的一个血型系统，与临床关系最为密切的是 D、C、E、c、e 抗原，其免疫原性强弱依次为 D>E>c>C>e，D 抗原免疫性最强，对临床最为重要，临床上根据红细胞上 D 抗原的有无将其分为 Rh 阳性和 Rh 阴性。中国汉族人群中，Rh 阳性占 99.66%，Rh 阴性占 0.34%。

常规 Rh 血型鉴定只检测红细胞上的 D 抗原，只有在不规则抗体筛查中发现不规则抗体或家系调查、父权鉴定、产前检查等需要确定纯合子或杂合子时，才进行 Rh 血型系统其他抗原表型鉴定。RhD 血型抗原存在大量的变异体，包括弱 D、部分 D 及 DEL 等，由不同的等位基因所编码。①弱 D 表型：指 D 抗原全部表位都存在，但表达减弱，即红细胞上 D 抗原量减少，但仍属于 Rh 阳性红细胞。②部分 D 表型：缺乏 D 抗原的某些表位，可产生抗-D 抗原。

Rh 血型抗体主要通过免疫刺

激产生，如妊娠、输血等，一般不需做反定型。绝大多数 Rh 血型抗体是 IgG 类，IgM 类较少见，有时可见 IgM 类抗-E。Rh 抗体可在体内持续存在数年，如果再次接触相应抗原，可迅速发生再次免疫应答并使抗体在短时间内达到高峰。该抗体最适反应温度为 37℃，红细胞经蛋白水解酶处理后可增强与抗体反应强度。在中国汉族人群中比较常见的 Rh 抗体为抗-E，这与抗原分布有关；而血液中存在抗-E 患者，大约从 50% 献血者中能够找到相合的血液。

Rh 基因检测 Rh 血型系统抗原主要由 1 号染色体短臂上两个同源紧密连锁的基因编码，即 *RHD* 和 *RHCE* 基因，*RHD* 编码 D 抗原，*RHCE* 编码各种不同组合的 CE 抗原，如 cE、ce、CE、Ce 等。*RH* 基因检测主要用于以下几种。①用于稀有血型库：为已产生 Rh 系统高频抗原抗体者寻找抗原阴性的血液，还可通过高通量基因检测平台发现变异的 *RH* 等位基因纯合子患者并为其筛查相合的供者。②用于近期输过血的患者血型鉴定。③用于 *RHD* 基因合子状态测定，如 Rh 阴性孕妇，检测胎儿父亲的 *RHD* 基因合子状态，有助于判断胎儿 Rh 血型。④用于区分部分 D、弱 D 等。

检测方法 根据试剂抗体（抗血清）性质不同，鉴定 RhD 抗原和其他 Rh 血型抗原 C、c、E、e 采用的方法不同。若抗血清为 IgM 类，可用盐水介质法，方法同 ABO 血型鉴定；若抗血清为 IgG 类，应使用抗球蛋白试验、酶介质试验等。

盐水介质法 应用单克隆抗-D 混合血清（IgM+IgG）通过凝集反应对红细胞上 RhD 抗原进行鉴定，常规方法包括玻片法、试管法、微量板法等。

抗球蛋白试验 在进行 Rh 血型鉴定时，IgM 抗-D 检测为阴性时需进一步使用 3 种以上 IgG 抗-D 试剂进行 RhD 阴性确认。如果抗球蛋白方法的结果均为阴性，即可判定该个体为 RhD 阴性；如果抗球蛋白方法有一种或一种以上的 IgG 抗-D 试剂结果为阳性，那么该个体为弱 D 表型。

酶介质试验 酶如木瓜酶、菠萝酶等能使红细胞表面一些隐蔽抗原暴露，增强对 Rh 血型系统抗原的检测。酶介质试验不足之处在于对另一些抗原如 M、N、S、Fy^a、Fy^b 等有破坏作用，影响这些抗原检测。

微柱凝胶法 将凝胶过滤与抗原抗体反应相结合，经过离心，未凝集的单个红细胞直径小于凝胶颗粒间孔隙大小则沉积于柱子底部，而凝集的红细胞则被阻挡在柱子上层。

分子生物学方法 利用分子生物学技术可以检测与 Rh 系统表达相关的特异性位点以进行基因分型。

临床意义 ①输血：Rh 血型系统在临床输血中的重要性仅次于 ABO 血型系统。Rh 血型系统的抗体属于免疫性抗体，输血前必须准确鉴定供血者与受血者的 Rh 血型以及受血者是否已产生免疫性抗体，否则应该输注同型且配血相合的血液，以免发生输血不良反应。在临床输血中，弱 D 型输给 D 阴性受血者后可使其产生抗-D，且弱 D 型人与 RhD 阴性者一样，输入 D 抗原阳性血液可能产生抗-D。因此受血者若为弱 D 型，应作为 Rh 阴性受血者，输注 Rh 阴性血液；若供血者为弱 D 型，应作为 Rh 阳性血液，不应输注给 Rh 阴性受血者。②胎儿新生

儿溶血病（HDFN）：Rh 血型抗体主要是 IgG 类，虽然也能检测到 IgG2、IgG3、IgG4 亚类，但是大多数抗体为 IgG1 亚类，能通过胎盘导致 HDFN。抗-D 是 HDFN 最主要的病因之一，常发生于第二次妊娠。Rh 血型抗体引起的 HDFN 要比 ABO 血型不合 HDFN 严重。一是 ABO 血型抗原在出生时发育尚不完全；二是 ABO 溶血依赖于补体，而补体在新生儿时期量很少，且 Rh 抗体对于补体依赖性较差，并可同时引起血管内和血管外溶血，病情更严重、复杂。抗-c 的重要性仅次于抗-D，可能引起严重的 HDFN；抗-C、抗-E、抗-e 则一般不引起 HDFN，即便发生，也比较轻。

临床评价 Rh 血型鉴定可能出现假阳性和假阴性。

假阳性 ①标本采自因血型不合造成的急性血管内溶血或自身免疫性溶血性贫血患者，致直接抗球蛋白试验阳性。②受检红细胞与抗血清孵育的时间过长，含高蛋白的定型试剂可引起缗钱状凝集。③血液标本抗凝不当，受检过程中出现血液凝块或出现小的纤维蛋白凝块。④定型血清中含有事先未被检测的其他特异性抗体。⑤多凝集红细胞，造成假阳性。⑥检测用器材或抗血清被污染。

假阴性 ①直接抗球蛋白试验强阳性：婴儿患有 HDFN，红细胞被 Rh 抗体（常为抗-D）附着。②受检红细胞悬液浓度太高，与定型血清比例失调。③定型试剂漏加、错加、失效。④离心后重悬细胞扣时，摇动用力过度，摇散微弱的凝集。⑤弱 D 抗原或 D 变异型与某些抗-D 不发生凝集反应。

（胡丽华）

rénlèi báixìbāo kàngyuán pèixíng

人类白细胞抗原配型（human leukocyte antigen matching）

应用血清学方法、细胞学方法或分子生物学方法检测供、受者的人类白细胞抗原（HLA）或基因，尽可能选择与受者 HLA 相同供者进行器官移植的匹配过程。HLA 与同种器官移植的排斥反应密切相关，故又称移植抗原。HLA 配型是移植成功与否的基础。在异基因实体器官移植或造血干细胞移植中，移植受者的免疫系统对外来抗原与细胞进行攻击，供者与受者之间 HLA 型别越接近，匹配程度越高，移植成功率就越高。

HLA 主要包括 HLA-Ⅰ、HLA-Ⅱ 和 HLA-Ⅲ 类分子，HLA-Ⅰ 类分子包括 HLA-A、HLA-B、HLA-C 三类分子，以糖蛋白形式表达在几乎所有有核细胞表面；HLA-Ⅱ 类分子主要包括 HLA-DP、HLA-DQ、HLA-DR，只存在于部分细胞上；HLA-Ⅲ 类分子以可溶性形式存在于血浆中。HLA-Ⅰ 类和 HLA-Ⅱ 类抗原分子均具有高度多态性，显示人类遗传背景的多样性。已检出约 200 个基因位点，2000 多个等位基因；其中 HLA-A、HLA-B、HLA-C、HLA-DQ 和 HLA-DR 可用血清学方法检测，HLA-DP 可以用淋巴细胞培养方法检测。

检测方法 包括血清学分型、细胞学分型和基因分型。HLA 血清学和细胞学分型均是检测 HLA 抗原，HLA 基因分型则是检测个体 HLA 位点上的等位基因序列。HLA 基因分型已逐渐取代血清学与细胞学分型。

血清学分型 用一系列已知的抗 HLA 抗原的标准分型血清检测未知淋巴细胞表面的 HLA 抗原型别。最经典的 HLA 血清学分型方法是微量淋巴细胞毒试验，又称微量补体依赖的细胞毒试验，其基本原理是标准分型血清中含有抗特定 HLA 抗原的细胞毒抗体与淋巴细胞膜表面相应的 HLA 抗原结合后，激活补体诱导细胞膜通透性改变，染料分子进入其内而着色，通过观察细胞是否被染色来判断待测细胞是否损伤或死亡，进而判断抗原抗体反应强度、HLA 抗原的特异性以及大致含量。

细胞学分型 主要包括混合淋巴细胞（MLC）试验、纯合分型细胞试验和预致敏淋巴细胞试验，常用 MLC。①MLC：基本原理为判断淋巴细胞在识别非己 HLA 抗原决定簇后发生的增殖反应，是将两个无关个体功能正常的淋巴细胞在体外混合培养，两者淋巴细胞膜上的 HLA 抗原不同则可互相刺激对方的 T 细胞分裂增殖、转化，其增殖反应强度与双方 HLA 差异程度成正比，两者相容性差异愈大，反应愈强烈。MLC 不仅可用于 HLA-D 抗原分型，还可用于实体器官移植前的快速相容性检测。MLC 可分为双向 MLC 和单向 MLC。在双向 MLC 中，双方淋巴细胞互相刺激而增生、转化，即双方淋巴细胞既是刺激细胞、又是反应细胞；若它们的抗原相同或相容，则刺激作用很小，细胞无变化；反之，若双方抗原不相容，则刺激作用就大，细胞被活化并增殖。在单向 MLC 中，将一方的淋巴细胞应用放射线照射或丝裂霉素 C 处理使其丧失增殖反应能力但仍保留其抗原刺激效应，此时 MLC 只有一方淋巴细胞发生增殖反应，故可了解单一个体淋巴细胞的刺激强度和应答程度。②纯合分型细胞试验：是用已知 HLA-Dw 型别的经灭活的纯合子分型细胞作为刺激细胞、待检细胞作为反应细胞进行单向混合淋巴细胞培养，若不发生或仅发生弱的增殖反应，表明待检细胞具有与纯合子分型细胞相同的 HLA-Dw 型别，可能为特定 HLA-Dw 型的纯合子或杂合子；若发生增殖反应，则表明待检细胞不具有与纯合子分型细胞相同的 HLA-Dw 型别。③预致敏淋巴细胞试验：是以待检淋巴细胞作为刺激细胞、预致敏淋巴细胞作为反应细胞进行单向混合淋巴细胞培养，若待检细胞与预致敏淋巴细胞预先识别的抗原相同，则预致敏淋巴细胞迅速增殖。

基因分型 HLA 基因分型检测个体 HLA 位点上等位基因的核苷酸序列情况，即针对 HLA 最具有多态性和临床意义的基因序列进行检测。根据 HLA 基因分型技术分析供、受者之间 HLA 位点差异，从而判断 HLA 型别。①聚合酶链反应单链构象多态性（PCR-SSCP）：将扩增产物在不含变性剂的中性聚丙烯酰胺凝胶电泳时，分析单链 DNA 因碱基顺序不同所形成的不同构象，具有不同的电泳迁移率。②参比链介导的构象分析：根据不同基因扩增产物与荧光标记参比链杂交后产生不同构象的稳定 DNA 双链，经过非变性聚丙烯酰胺凝胶后，采用激光扫描技术和分析软件来检测和分析 HLA 等位基因。③PCR 限制性片段长度多态性（PCR-RFLP）：利用核酸内切酶对 HLA 扩增产物进行消化切割，获得不同长度和数目的 DNA 片段，不同的条带图谱对应不同的 HLA 基因型。④PCR 序列特异性引物（PCR-SSP）：设计针对基因多态性位点的特异性引物，使其 3′端最后一个碱基与模板匹配才能扩增出相应的产物，根据扩增产物的有无来判定 HLA 基因型。⑤PCR 序列特异性寡核苷酸探针（PCR-SSOP）：利用核酸互补杂交的特性将扩增产物与已知序列特异性探针杂交，分析杂交结果和分型格局来判定 HLA 基因型。⑥PCR 单核苷酸序列分析（PCR-SBT）：最详尽确认 HLA 基因型的方法，通过扩增目的 DNA 片段，采用引物对扩增片段进行测序分析，即直接检测 HLA 基因多态性位点的核苷酸序列，再结合软件分析与已知可能的等位基因的序列进行比较，从而指定 HLA 等位基因型别。⑦基因芯片技术：将许多特定的寡核苷酸片段或基因片段作为探针，有序高密度排列在玻璃、硅等载体上，然后与待测标记过的标本基因进行特异性杂交，通过激光共聚焦荧光检测系统对芯片进行扫描，并配以计算机系统对每一个探针上的荧光信号进行检测，从而得出大量信息判定 HLA 分型。

临床意义 HLA 具有重要的生物学作用和临床意义，HLA 分型技术已广泛应用于多个领域，如实体器官和造血干细胞移植供受者组织相容性配型、HLA 生物学功能研究、HLA 群体遗传多态性研究、药物个性化选择、造血干细胞捐献者库等，其中最常用于器官移植供受者组织相容性配型。HLA 位点对于选择合适的供者、降低移植物抗宿主病发生率、提高移植物存活率具有重要临床意义。HLA 配型能显著改善移植物的存活，供、受者间组织相容性差别越大，将激活越多的 T 细胞克隆参与对移植物的破坏和排斥。造血干细胞移植对供受者之间 HLA 匹配程度的要求在所有器官移植中最为严格，首选 HLA 基

因位点全部匹配的同胞供者或非血缘关系的供者。HLA 配型对提高肾移植存活有重要临床意义，影响肾移植的最主要基因位点依次为 HLA-DR、HLA-B、HLA-A。第一次肾移植供受者间相合的 HLA 抗原数越多，或已检出的抗原错配数越少，则移植肾存活率越高；对于再次或多次肾移植，HLA 对移植肾长期存活率的影响更大。心脏移植亦受 HLA 配型的影响，供受者 HLA 相配程度与移植物的存活率成正相关。角膜移植中，HLA-A、HLA-B 配型可降低排斥反应发生率。HLA 对肝移植的影响虽然不如肾移植，但供受者之间 HLA 配合度的提高可显著改善移植物存活率。

临床评价 HLA 分型技术主要有血清学分型、细胞学分型与基因分型等。分型侧重点不同；血清学分型与细胞学分型检测抗原，基因分型则是检测其基因碱基核苷酸多态性。实验室大多用基因分型指定 HLA 等位基因型，而血清学分型主要用于指定抗原、筛选和确认抗体。这两种分型方法在大多数情况下相符合，但在某些情况下可能出现不一致现象，如无效等位基因，即个体拥有该等位基因序列但在相应的细胞表面并不表达其抗原，这在 HLA 血清学分型中出现某一位点上只能检测到一个抗原，而基因分型则存在两个等位基因，这在分型工作中应引起重视。不同的实验室可根据自身实际情况选择相应的 HLA 分型方法，但是不论何种方法都需要进行质量控制，以保证分型结果的准确可靠。

血清学分型 可以检测 HLA-Ⅰ类和Ⅱ类抗原，其中检测 HLA-Ⅰ类抗原容易，而检测 HLA-Ⅱ类抗原则需要分离和纯化 B 淋巴细

胞，而 HLA-DPB1、DQA1 其抗原表达弱很难采用血清学确定 HLA 型别。血清学分型常见方法为微量淋巴细胞毒试验，是 HLA 抗原指定的标准方法，其准确性易受多种因素的影响，如抗血清质量、淋巴细胞活性、淋巴细胞表面 HLA 抗原覆盖情况、反应温度与时间以及操作者经验等。血清学分型需要有活性的 T 和 B 淋巴细胞以及特异性明确的 HLA 分型标准血清。HLA 抗血清具有交叉反应、弱反应以及额外反应等特性，而单一特异性 HLA 分型血清难以获取，其错误率相对较高，已被基因分型技术逐步取代。

细胞学分型 分型细胞来源困难、操作步骤繁琐，指定偏差也较大，作为指定的 HLA 抗原应用不多。

基因分型 准确率高，其分型错误率远低于血清学分型和细胞学分型，有所需血样少、不需要新鲜标本，标本可长期保存和远程运输；分型试剂来源基本不受限制，可大量制备；重复性好等优点。HLA 基因分型指定中存在模棱两可基因型结果，可用多种方法进行完善和区分。

（胡丽华）

jiāochā pèixuè shìyàn
交叉配血试验（cross matching test） 检测受血者与供血者血液是否相容的检验项目。主要目的是使受血者与供血者的血液间没有可测的不相容抗原、抗体成分，方可将供血者的血液成分输给受血者。又称相容性试验。通常包括：①受血者血清与供血者红细胞反应，即主侧配血，目的是检测受血者血清中有无破坏供血者红细胞的抗体。②受血者红细胞与供血者血清反应，即次侧配血，目的是检测供血者血清

中有无破坏受血者红细胞的抗体。③受血者红细胞与受血者血清反应，即自身对照，目的是检测有无自身抗体、致敏红细胞及红细胞缗钱状凝集等的存在。

检测方法 反应体系均应在37℃孵育，盐水介质法只能检出ABO、MN等系统IgM类抗体，而不能检出Rh、Kell、Kidd等系统IgG类抗体。因此，交叉配血试验除应用盐水介质法外，还应用能有效检出IgG类抗体的方法如抗球蛋白试验、酶介质法、凝聚胺介质法、微柱凝胶法等。

低离子凝聚胺介质法 利用低离子介质降低溶液的离子强度，促进血清中抗体与红细胞相应抗原结合，再加入凝聚胺溶液，它是一种高价阳离子多聚物、肝素中和剂，溶解后产生大量正电荷，中和红细胞膜表面负电荷，降低红细胞Zeta电位，形成可逆非特异性聚集，若同时有IgG类抗体可直接凝集红细胞。然后加入中和液后，可中和凝聚胺阳离子作用，使非特异性聚集分散，而由抗体介导的特异性凝集则不会散开，即为阳性结果。

微柱凝胶介质法 在微柱凝胶介质中，红细胞抗原与相应抗体结合，利用凝胶的空间位阻，经低速离心凝集的红细胞阻隔在凝胶上层，而未和抗体结合的红细胞则沉于凝胶底部。

抗球蛋白试验 IgG类不完全抗体只能致敏红细胞而不能使其凝集，但加入抗球蛋白试剂后，抗球蛋白分子Fab片段与包被在红细胞上球蛋白分子Fc片段结合，促进被IgG抗体致敏红细胞凝集。

酶介质法 蛋白水解酶如木瓜酶、菠萝酶等可以破坏红细胞表面带负电荷的唾液酸，减少红细胞表面负电荷，降低Zeta电位，缩短红细胞之间的距离，增强IgG抗体对红细胞的凝集。缺点是会破坏某些血型抗原，造成抗体漏检，因此不建议作为交叉配血试验的常规方法。

参考区间 阴性，即交叉配血相合，主侧、次侧均不凝集或无溶血。

临床意义 当主侧、次侧均不凝集或无溶血，表明受血者与供血者血液相容，供血者的血液成分可输注给受血者。若主侧或次侧发生凝集，表明两者血液不相容，供血者的血液成分不可输注给受血者。血清中如含有溶血性抗体及补体，则出现溶血而不是凝集，交叉配血试验应视为阳性。溶血性输血不良反应的最常见原因就是将不相容的血液输入受血者体内。交叉配血试验不可能检出所有的不相容血液。

临床评价 凝聚胺介质交叉配血试验对Kell系统以外的大多数血型系统敏感性高，而汉族人群中K基因频率几乎为零，kk型几乎为100%，在中国，除维吾尔族等少数民族人群外，应用凝聚胺介质交叉配血试验是安全的。微柱凝胶介质交叉配血试验显著提高了交叉配血试验的灵敏度和特异度，可一次性检出IgM类和IgG类红细胞血型抗体。

除外患者自身溶血，溶血标本一般不得用于交叉配血试验。受血者交叉配血试验的血液标本应严格要求能代表受血者当前的免疫学状况，必须是输血前3天内采集的。如果受血者需再次输注红细胞，尤其是受血者最后一次输注红细胞已间隔了24小时，应该重新采集一份标本进行交叉配合试验，避免回忆反应而产生抗体漏检。若受血者使用肝素治疗，则应用硫酸鱼精蛋白中和肝素。若受血者使用右旋糖酐、聚乙烯吡咯烷酮等治疗，应注意洗涤被检红细胞。每次输血后，受血者和供血者的标本必须保存于2~8℃至少7天。

交叉配血试验的影响因素包括：①巨球蛋白血症、多发性骨髓瘤、霍奇金淋巴瘤等患者血清在室温和37℃中，可使红细胞发生缗钱状假凝集，造成交叉配血结果误判。②在室温条件下，交叉配血结果阳性，提示受血者血液中可能存在自身抗体或IgM类同种抗体。③不规则抗体筛查试验阴性而交叉配血试验阳性，提示受血者血清中可能存在未检明的抗体。④直接抗球蛋白试验阳性，提示受血者或供血者存在自身抗体。⑤孵育温度不准确，造成交叉配血结果错误。⑥交叉配血试验操作过程中离心力不当，可造成假阴性和假阳性结果等。

（胡丽华）

bùguīzé kàngtǐ shāixuǎn

不规则抗体筛选（irregular antibody screening） 用筛选红细胞与受检者血清做凝集反应，检测自身抗体或同种抗体的检验项目。不规则抗体是指抗-A、抗-B以外的红细胞抗体，又称意外抗体。包括自身抗体和同种抗体两种。①自身抗体：指受血者体内产生的针对自身红细胞抗原的抗体。这类抗体不仅与自身红细胞凝集，通常也与多数红细胞发生凝集反应。②同种抗体：不针对自身抗原，而与同种异基因的红细胞发生抗原反应的抗体，即与某些供血者的红细胞发生凝集反应。临床上对于有输血史、妊娠史或交叉配血不相合的受血者应做不规则抗体筛选试验，以发现其体内有临床意义的不规则抗体，避免发生输血不良反应，其原则就是用患者血清与筛选红细胞发生反应，以发现其在 37℃ 中具有反应活性的抗体。

原理 利用 2~3 个筛选红细胞与受检者血清反应，若该血清中存在不规则抗体，则与这 2~3 个细胞中至少一个发生凝集反应。筛选红细胞通常是 2 或 3 人份的非混合 O 型红细胞，至少包括下列常见血型系统抗原：Rh 系统 D、C、c、E、e 抗原；Kidd 系统 Jk^a、Jk^b 抗原；Lewis 系统 Le^a、Le^b 抗原；P 系统 P1 抗原；MNS 系统 M、N、S、s 抗原；Kell 系统 K、k 抗原；Duffy 系统 Fy^a、Fy^b 抗原。

检测方法 常用盐水介质法、凝聚胺法、酶介质法、间接抗球蛋白试验、低离子强度介质法等，不能单独使用盐水介质法。采用的检测方法必须能证实有临床意义的不规则抗体，这些抗体既可以是 IgM 类抗体，也可以是 IgG 类抗体。

参考区间 阴性。

临床意义 能引起各类免疫性输血不良反应、胎儿新生儿溶血病或使输入红细胞存活时间缩短的特异性抗体，都被认为是有临床意义的抗体（表）。

临床评价 不规则抗体筛选试验不一定能检出所有具有临床意义的抗体，一些抗低频抗原的抗体或有剂量效应的抗体可能被漏检，需应用抗原性更完全和特异性更强的筛选红细胞或敏感度更高的方法检测。

方法学评价 无论用何种检测方法，若筛选红细胞与待检血清出现阳性反应，即至少有一个筛选红细胞发生凝集反应，就表明血清中存在不规则抗体。①盐水介质法：主要用于 IgM 类抗体筛查，在 22℃ 时反应最好，是最早使用、最简单的方法，其特点是操作简单，成本低廉，但灵敏度偏低，一些弱的凝集或稀有抗体，并不能被检测到。②凝聚胺法：灵敏度较盐水法有了很大提高，还是一种非特异性促凝手段，仍不能完全使灵敏度达到最理想的临床应用水平。凝聚胺可增强自身抗体反应，可用盐水间接抗球蛋白试验作为对照。③抗球蛋白试验：通过抗球蛋白的桥联作用，特异性地促进稀有抗体致敏的红细胞间的凝集反应，是国际流行的参考方法。传统的抗球蛋白试验存在着操作繁琐、工作量大、耗时长、所需器材试剂复杂等诸多因素，很难在常规工作中普及。抗球蛋白试验证实有不规则抗体存在时，应该用两种方法交叉配血。④酶介质法：酶能使红细胞表面的一些隐蔽抗原暴露，增强对一些血型抗原如 Rh、Kidd、Kell 等的检测，但其不足则是对另一些抗原如 M、N、S、Fy^a、Fy^b 等有破坏作用，影响这些抗原检测，临床上已不常使用。⑤微柱凝胶法：凝胶过滤技术和免疫学抗原抗体反应技术相结合的产物，将凝集结果从传统显微镜下的平面识别模式转换到卡式立体肉眼判断，避免了经验不足对结果判断的影响。

影响因素 检出受血者体内因输血、妊娠等免疫刺激而产生的不规则抗体，血标本必须是新近的，应在标本采集 48 小时内完成不规则抗体筛选试验，放置时间过久可能造成抗体减弱而漏检，对补体依赖性抗体的检测则不宜用血浆标本。不规则抗体筛选试验阴性不一定意味着血清中没有不规则抗体，只是提示缺乏与筛选红细胞起反应的抗体，要结合临床资料进行分析，防止低亲和力、低效价抗体漏检。如疑为弱抗体引起的溶血性输血反应或胎儿新生儿溶血病，需增加血清与红细胞的比例重复试验。有些抗体如抗-Le^a、抗-Jk^a 在盐水介质中可溶解抗原不配合的红细胞出现溶血现象。筛选红细胞漏检 ABO 亚型抗体如抗-A_1，若被检血清中存在抗-A_1 通过正、反定型不一致可提示。

对有剂量效应的抗原特别是 Rh 血型系统，所用筛选红细胞最好是纯合子以便检出较弱的不规则抗体。尽管 Rh 抗体少见，若输血前漏检该类抗体，则可能发生溶血性输血反应。对自身免疫性溶血性贫血等疾病，其自身抗体有时有特异性，除抗-I 外，比较常见的是抗-e，其次是抗-c、抗-E、抗-D 和抗-C。这些抗体多数同时存在。自身抗体干扰输血前检测的试验结果，较难发现同种抗体，应选择合适的血清学方法。Rh 系统抗体常共同出现，如已经产生抗-E 的 DCe/DCe（R1R1）个体可能已经产生抗-c，但其抗-c 可能较弱而检测不到，输入 E 阴

表 不规则抗体筛选的临床意义

筛选红细胞	自身红细胞	血清中抗体
+	−	同种抗体
+	+	同种抗体；或同种抗体加自身抗体
−	+	自身抗体

注：+：凝集；−：无凝集

性而 c 阳性的红细胞可能引起急性或迟发性溶血反应，有人主张输血时选择 E、c 阴性红细胞。相反，如果患者血液中只有抗-c 则不必特意考虑是否合并抗-E，因为患者可能并未接触过 E 抗原，多数 c 阴性的红细胞 E 也是阴性。

不规则抗体鉴定　在不规则抗体筛查阳性结果的基础上，进一步确认红细胞抗体特异性，是输血前免疫血液学检查的重要组成部分，其目的是使合适的抗原阴性血液输入患者体内。不规则抗体鉴定时，必须灵活应用抗球蛋白试验等各种技术，结合吸收、放散等血清学手段，对抗体特异性做综合分析。不规则抗体鉴定是使待检血清与一组谱细胞反应，然后根据其反应格局鉴定不规则抗体特异性。谱细胞一般由 8～16 人份的已知血型表现型的 O 型红细胞配套组成，具有不同血型系统的各种抗原成分，应尽可能包括最多的抗原决定簇及一些缺乏某种抗原决定簇的红细胞，根据反应格局一般可鉴定出常见抗体。选择不同的谱细胞，可鉴定出不同特异性的不规则抗体。为保证不规则抗体鉴定的准确性，每个抗原应有足够的阳性和阴性细胞，使血清学检查结果能客观真实地反映抗体存在及其特异性。

(胡丽华)

línchuáng shēngwùhuàxué shíyàn zhěnduàn

临床生物化学实验诊断（clinical biochemistry laboratory diagnosis）

以人体正常生物化学和疾病状态下生物化学变化为基础，通过对人体标本的检测，获得人体物质组成和代谢信息，用于疾病诊断、治疗、监测、预后判断和危险分析等的实验诊断学分支领域。涉及生物化学、基础和临床医学、分析化学等。生物化学是研究人体物质组成和生命过程化学变化的科学。人体物质组成及物质间的相互作用高度有序，是生命过程和活动的基础，其中任一环节出现问题，都将影响人体健康或出现疾病；同样，疾病及对疾病的治疗（如药物）也会对人体生物化学过程产生影响。医学研究和实践的中心任务是认识和维护健康、理解和治疗疾病，生物化学与这些基本医学问题具有广泛、密切的关系。分析化学是临床生物化学实验诊断的主要技术手段，其主要作用是检测人体特定标本中特定物质的含量或性质，涉及化学、物理学、数学等领域的理论或技术。

临床生物化学实验诊断的大致过程是：根据对患者疾病或健康状况的初步估计或判断，选择适当的标本（一般为标本中的一种或多种物质）和实验项目，对标本进行实验检测，对实验结果进行解释和分析，最后做出医学判断和决定。临床生物化学实验诊断的主要技术活动是标本处理和检测，其阵地是装备有标本处理和检测分析等仪器设备的临床生物化学实验室，由专门的技术人员操作。

简史　临床生物化学实验诊断经历了 500 余年的发展历程，临床生物化学实验诊断学科的形成也已经历了近 2 个世纪。

溯源　在一定意义上，临床生物化学实验诊断的出现可追溯至医学史早期，被西方尊为"医学之父"的古希腊医师希波克拉底（Hippocrates）提到观察尿液的重要性。公元 500 年前后，中国和印度医师注意到能吸引昆虫的糖尿病患者的"蜜尿"。中世纪时期以诊断为目的的尿液观察逐渐盛行，曾一度诊病时"只看尿，不看人"。尿液化学试验出现于 19 世纪末，如水肿患者尿中白蛋白的发现，尿糖的定量试验等。第一个血液化学试验出现于 17 世纪后叶，利用经典化学手段（蒸发、提取、沉淀、称重等）分析血液成分，随后尝试研究血液成分与疾病的关系，至 19 世纪发现一些疾病情况下血液成分的异常，如现在人们熟知的血糖和糖尿病、尿酸和痛风的关系等。总体上，19 世纪以前人们的生理病理学知识和化学分析能力十分有限，临床生物化学实验诊断处于萌芽状态，其医学价值尚不明显。

发展　现代临床生物化学实验诊断学形成于 20 世纪前期，1931 年美国医师乔·庞尼特·彼得斯（John Punnett Peters）和美国生物化学家唐纳德·德克斯特·范斯莱克（Donald Dexter van Slyke）的《临床化学》专著是临床生物化学学科初步形成的标志，而临床生物化学伴随相关基础科学研究的进展而不断发展。随着生理病理学、生物化学等基础研究的进展，生理病理过程及其化学本质不断被阐明，疾病与人体物质及其代谢的关系不断被确立；随着分析生化学研究的进展，新的分析方法和技术不断涌现，分析能力和效率不断提高。19 世纪，血液或尿液成分分析多采用传统的重量分析和容量分析，标本用量多，方法繁琐，耗时长，特异性更是有限。从 1904 年福林（Folin）用比色法测定肌酐开始，涌现出一系列血液生物化学成分的比色分析法。但当时的比色分析基于化学原理（化学法），由于化学试剂的灵敏度、特异性有限，往往需要对血液标本进行提取、吸附、除蛋白等处理。

20 世纪后期，生物化学检验项目不断增多，由 20 世纪 40 年代的十几项发展为几百项，包括蛋白质、氨基酸、酶、代谢物、激素、电解质、治疗药物等多类物质，涉及器官、系统功能异常和代谢紊乱等众多疾病或症状及治疗的监测等。1960～1980 年，酶试剂的引入使许多生物化学检验标本量大大减小，特异性明显提高，不需样品前处理，检验过程简化。另一项重要生物化学分析进展是抗体的使用和免疫学原理分析方法的建立，1949 年出现免疫扩散法，1959 年贝尔松（Berson）和亚洛（Yalow）建立放射免疫分析法，后者在临床化学分析中产生了巨大影响。酶的催化活性检测法也于本时期出现，具有特异、简便、成本低等特点，对临床生物化学产生了重要影响，至今仍是多数酶的主流检测方法。临床生物化学分析自动化是 20 世纪中、后期的一项重要技术进步，1957 年斯基（Skeggs）等首先在临床生物化学实验室中引入连续流动式分析装置，1968 年安德森（Anderson）推出离心式分析仪并首次将计算机引入分析仪，自动化分析仪和计算机技术的使用使临床生物化学分析的效率和质量明显提高。

应用范围　涉及临床医学、预防医学、健康咨询等卫生领域。临床生物化学实验诊断的应用可以概括为诊断和监测 2 大方面。主要针对的医学情况包括：心脏疾病、肝胆胰疾病、肾脏疾病、内分泌疾病、血脂异常、糖代谢紊乱、水电解质紊乱、酸碱平衡失调、骨代谢紊乱等。

诊断　判断特定情况的有无或机体正常与否。①疾病诊断：即判断有无疾病或疾病严重情况，如血糖用于糖尿病诊断、肌钙蛋白用于心肌梗死诊断等。②器官功能判断：即判断器官组织有无损伤，功能是否正常，如内氨酸转氨酶等用于肝功能判断、肌酐等用于肾功能判断等。③症状、状况或疾病危险存在与否的判断：如电解质和血气等用于手术、外伤或严重疾病时电解质和酸碱平衡失调判断，胆固醇等用于动脉粥样硬化和心血管病危险分析等。④预后判断：如肾功能指标可用于肝肾衰竭的预后判断等。

监测　判断机体特定情况有无变化。①病情监测：如肝功能指标用于肝疾病或中毒的进展情况监测。②疾病控制监测：如糖化血红蛋白用于血糖控制监测。③治疗效果评价：如血脂指标用于降脂治疗效果评价。④健康或疾病危险监测：如健康体检中用生物化学指标评价健康状况或疾病危险的分级等。

现状及发展趋势　临床生物化学实验诊断是实验诊断学的主要组成部分之一，据 2011 年调查，中国生物化学检验项目达 200 余项，检验测试数目约占实验诊断学检验测试总数的 50%。临床生物化学实验诊断在医疗卫生工作中发挥越来越重要的作用，涉及几乎所有临床医学专业和公共卫生领域，已成为疾病诊断、治疗、预防和健康促进活动的主要组成部分。临床生物化学实验室人员知识化、实验技术（分析方法、自动化和信息技术等）现代化、实验室管理规范化及实验室活动学术化（科学研究和教学等活动的开展），是临床生物化学实验室的明显特点。临床生物化学实验诊断发展仍将以新实验指标、疾病与健康标志物的发现、新技术的采用为基本特点，以生物化学与临床医学的密切结合为基本方向。进入 21 世纪以来，生物医学及相关技术研究成为重视程度最高、进展最为迅速的科学研究领域之一，这无疑将对临床生物化学发展产生巨大推动作用。在新实验指标方面，疾病早期、特异、灵敏诊断指标和疾病危险或健康预测指标将可能是重要发展方向，以"组学"研究为基础的物质组，尤其代谢物组和蛋白质组可能会在临床生物化学实验诊断中发挥作用；在分析技术方面，仍将以灵敏、特异、精密、方便为发展方向，某些新技术将可能在临床生物化学实验诊断中得到应用。生物化学检测项目已为数众多，新的检测项目还会不断涌现，检测项目的临床验证和确认以及合理应用是临床生物化学实验诊断的重要课题。临床实践和研究需要准确、可比的实验室检测结果，临床生物化学检测标准化仍将是临床生物化学实验诊断的重要任务。

（陈文祥）

línchuáng shēngwù huàxué shíyàn jiǎncè

临床生物化学实验检测（clinical biochemistry test）　利用临床生物化检测技术，以诊断或监测器官或系统功能及相关疾病为目的，对血清中有关物质进行检测的检验项目。包括脂质异常实验检测、心血管病实验检测、肝胆胰疾病实验检测、肾脏疾病实验检测、糖代谢紊乱实验检测、水-电解质-酸碱平衡失调实验检测、骨代谢紊乱实验检测、内分泌疾病实验检测等疾病相关的物质，物质种类包括有机代谢物、无机离子、蛋白质、酶以及激素等。

（陈文祥）

临床生物化学实验检测技术

（clinical chemical laboratory testing technique） 通过检测来自人体的标本，了解人体生理、病理状态下的物质组成和代谢，用于临床疾病诊断、治疗、监测、预后判断和风险评估的临床化学实验分析技术。包括光谱技术、色谱技术、电泳技术、电化学分析技术等诸多生化技术，但随着人们在生化分析、环境科学等领域开展更加复杂的实验，提出高通量、高精度、高速度要求，传统专门、功能单一的生化分析技术已经不能满足需求，现已普遍应用自动化生化分析技术，即利用自动化、光学、电子学和计算机科学技术，把生化分析中试剂盘取放、取样、稀释、加试剂、去干扰、移液、加热和冷却控制、清洗、检测、结果计算、显示和打印存储等步骤自动化的仪器。按反应装置结构可分为连续流动式、分立式和离心式三种生化分析仪。这类仪器具有精度高、重复性好、快速、自动化程度高、标准化等优点，使得自动化生化分析仪在临床医学、生命科学、生物化学、食品和环境监测等研究领域得到广泛应用。除上述各种常用的湿式生化分析仪外，还有干式生化分析仪，其结构简单，用血量少，操作快速简便，特别适合儿科、急诊以及野外医疗等使用。

基本原理 大多数生化分析仪都以光电比色为原理进行工作。其结构可大致分为光电比色计（分光光度计）、微机及自动化机械三部分，整个测量操作过程自动化。除分光光度计、微机外，在采样、进样、反应等过程中要使用一些特殊的装置部件（自动机械）。下面按仪器分类结构对其工作原理进行介绍。

流动式生化分析仪 属于第一代自动生化分析仪。其工作过程是在微机控制下，首先通过比例泵（与蠕动泵的结构类似）将标本和试剂按比例吸入连续流动的管道系统中，在一定温度和条件下，标本和试剂在管道内完成混合，然后经透析器清除干扰物，在恒温器内进行恒温反应，并在比色皿内进行比色测定，比色测定所得结果的信号再经仪器内的电路放大、转换，送到微机中，最后通过计算机处理分析显示打印出来（图1）。

离心式生化分析仪 20世纪70年代发展起来的新机型，根据同步分析原理设计。其与顺序分析仪的不同之处在于，样品和试剂的混合、反应及检测等所有步骤几乎同时完成，故又称同步分析。其特点是样品和试剂均放在一个特制的圆盘（转移盘）上，圆盘放在离心机上作转头。转头（图2）由转移盘、比色槽、上下玻璃圈和上下套壳6部分组成，转移盘上有多达30组向四周呈放射状的3个一组的圆坑，里边一个为试剂孔，中间为样品孔，最外边的孔与比色槽相通，比色槽也有呈放射状排列的长孔。套壳内上下2块玻璃圈紧合后组成比色杯，套壳下有圆孔让光通过。转移盘、比色槽都是用四氟乙烯逆料制成，加工精度要求高。将样品和试剂加到转移盘，开机后转头旋转，在离心力的作用下转移盘上内孔的试剂和中间孔的样品首先混合，然后被一起甩入比色槽。光线垂直通过比色槽，进行比色后测出的信号再经仪器处理后输出。该类仪器特点是试剂及样品用量少，比色盘有的为一次性使用，也有的设计为可自动冲洗多次使用。

分立式自动分析仪 模仿手

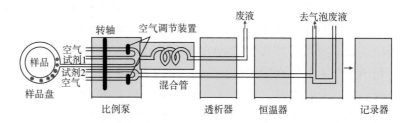

图1 单通道连续流动式分析仪的结构示意

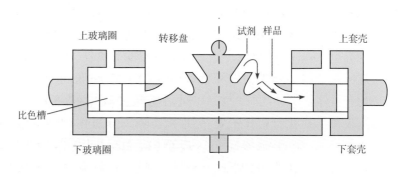

图2 离心式生化分析仪转头的截面示意

工操作的方式编排程序，并以机械代替手工操作按顺序依次对样品进行自动化测试。其应用加样器和稀释器在分开的试管内自动定量加入样品、试剂并混合，二者在一定条件下反应后被抽入流动比色皿中进行比色测量，或直接将特制的反应试管作为比色皿进行比色测定并记录或直接打印出结果。比色后的试管会被仪器自动冲洗干净，以备下次分析之用。为使比色测定连续进行，有的仪器将反应后的试管放入专用的进样架上，进样架每次最少可放置 10 个试管，由传送装置带动进样架前进，试管依次穿过光路进行比色测量。在这类仪器中，每一试剂盛入一个独立的容器，而容器的排列、样品的采取、试剂的添加、搅拌、加温、比色、演算处理及清洗等全部过程都实行了机械化、自动化、并且程序控制和数据处理都由计算机完成，可同时测 24 个以上的项目。

干化学分析仪 将液体检测样品直接加到为不同项目特定生产的商业化的干燥试剂条上，以被测样品的水分作为溶剂引起特定的化学反应，从而进行以酶法为基础的化学分析方法。本法以反射光度法或差示电极法作为测量手段，具备准确度高、速度快、用血量少、标本不必预先处理、操作快速简便、结果准确等特点，可替代湿化学法用于急诊标本，还可用于对常规检测结果进行方法学评价等。

检测标本要求 不同项目标本采集均有具体要求。

临床应用 生化分析仪主要通过对人体的血液和其他体液中的如血红蛋白、胆固醇、转氨酶、葡萄糖、淀粉酶、尿素氮、肌酐、清蛋白、无机磷、钙等物质分析来测定各种生化指标。应用范围广的分析仪不仅能测多种临床生化检测指标，还可进行药物中的各种特异蛋白的检测分析和微量元素的测定等。分析方法除了分光光度法外，还有浊度比色法、离子选择性电极法、荧光法等。在测量时既可用终点法，也能用动态法，并能应用酶免疫技术或固相酶技术，拓展了仪器的应用范围。有些仪器采用独特的双波长光路设计，可消除"背景噪声"，排除样品中溶血、脂血及胆红素等成分的干扰，提高仪器的灵敏度，这在一些特殊的测量分析中很有价值。通常小型、程序固定式的半自动分析仪的工作应用范围相对较窄，选择时应予注意。除此之外，仪器的性能价格比、使用过程材料的消耗、仪器的寿命、维修保养方式和途径等在选用时都应一并考虑。

评价 随着医学和电子技术尤其是计算机技术的飞速发展和介入，各种新型自动生化分析仪不断出现，其性能指标和结构都有了很大发展和改观。

分析效率 在测定方法完全相同的情况下分析仪的分析速度取决于一次测量中可测样品的多少和可测项目的多少。单通道分析仪每次只能测量一个项目，故分析速度取决于样品测定所需的平均时间，时间少则分析效率高；多通道分析仪每次可测量多种项目，故效率比单通道高；不同类型的分析仪，其结构和设计原理不同，微机应用程度不同，造成自动化程度的差异，直接影响到分析仪的分析效率；离心式分析仪采用同步分析原理设计，测定时所有样品的混合、反应、比色及分析几乎同时进行，在一批样品测量分析时另一批样品则进行加样，从而节约了时间，分析速度快于其他类型分析仪。

自动化程度 生化分析仪自动化程度的高低标志着仪器功能的强弱，一般分为全自动和半自动。①全自动生化分析仪：从加样到出结果，全部过程由仪器自动完成，操作者只要将样品放在仪器中的特定位置，选定程序开动仪器即可得到结果，由于整个过程没有手工操作，并且仪器能够自动校正工作状态、自动报告异常情况，因此主观误差和系统误差都很小，保证了测试结果的准确性，适用于样品量多、化验项目也较多的大型医院。②半自动生化分析仪：分析过程中只有部分操作自动完成，其他部分则还需手工完成，此类仪器体积小、结构简单、灵活性大和价格便宜，一般常见于分立式分析仪，适用于样品数量和化验项目较少的小医院。

准确度及其他 分析测试结果要求准确度愈高愈好，准确度取决于分析仪各部件（如加液、温控、波长、记时等）精度及良好的工作状态。如有的全自动分析仪取样、加液均采用感应探针，因此能准确取样和添加试剂，样品携带率<0.5%，不仅准确吸取微量样品和试剂，还使其充分混合，从而使测量结果准确程度提高。另外，克服分析中的交叉污染，也是使结果准确的重要保证，一般全自动生化分析仪都具有自动清洗功能，探针每次加样后，样品杯、反应杯用后都会自动冲洗；分立式分析仪中因反应杯都是一次性使用，不存在污染问题；离心式中转头也能自动清洗；各类使用流动比色杯的仪器一般都采用抽干后用待测液清洗的办法

来克服交叉污染，从而保证测试结果的准确度。

（郝晓柯）

zhīzhì yìcháng shíyàn jiǎncè

脂质异常实验检测（laboratory test for dyslipidemia）

检测血清脂类物质含量，以诊断脂质异常及分析相关疾病危险的检验项目。脂类物质简称脂质或血脂，包括胆固醇、三酰甘油（TG）和磷脂等。脂质在血清中以脂蛋白的形式存在，主要脂蛋白有高密度脂蛋白（HDL）、低密度脂蛋白（LDL）、极低密度脂蛋白（VLDL）、乳糜微粒（CM）和脂蛋白（a）[Lp（a）]等，HDL、LDL等还可进一步分为不同亚类。脂蛋白除含脂质外，还含有多种蛋白质，称载脂蛋白。不同脂蛋白的脂质、载脂蛋白各有特点。脂质是人体中重要的生物化学物质，具有重要的生理生化功能。主要检测项目有总胆固醇测定、三酰甘油测定、高密度脂蛋白胆固醇测定和低密度脂蛋白胆固醇测定，其他较常用的项目包括载脂蛋白B测定、载脂蛋白AⅠ测定和载脂蛋白（a）测定等。还有一些脂类检测项目，如脂蛋白亚类、脂蛋白残粒、氧化脂蛋白、载脂蛋白C及脂蛋白代谢相关酶或蛋白等，仅用于实验或临床研究及少数临床情况。多种因素影响脂质代谢，脂质代谢紊乱与心血管病等疾病有关。检测血清脂质及相关物质可了解脂质代谢情况，也可预测心血管病等疾病危险。

（陈文祥）

zǒngdǎngùchún cèdìng

总胆固醇测定（total cholesterol test）

检测血中各脂蛋白所含胆固醇总和的检验项目。血中各脂蛋白中低密度脂蛋白（LDL）最多，所含胆固醇也最多，约占总胆固醇（TC）的70%；其次是高密度脂蛋白（HDL），其胆固醇约占总胆固醇的25%；其他脂蛋白含量较低，所含胆固醇较少。胆固醇有游离胆固醇和胆固醇酯两种存在形式，两者之和称总胆固醇。胆固醇酯占总胆固醇的60%以上。

胆固醇是重要的生物化学物质，在人体中除作为生物膜及脂蛋白的结构成分外，还是甾体激素、胆酸、维生素D等许多其他重要物质的前体。

脂蛋白代谢是维持机体胆固醇平衡的重要机制。肝合成并分泌极低密度脂蛋白（VLDL），VLDL在血中代谢为LDL；肝和小肠合成新生HDL，新生HDL不断摄取外周组织胆固醇而变为成熟HDL；LDL和HDL经与相关受体结合而被组织摄取和代谢。脂蛋白代谢受多种遗传、环境因素影响，因此不同个体、同一个体在不同情况下的TC水平不同。各种因素引起的TC水平升高是动脉粥样硬化性心血管病的重要危险因素。导致动脉粥样硬化发生发展的是低密度脂蛋白胆固醇（LDL-C），而高密度脂蛋白胆固醇（HDL-C）是动脉粥样硬化保护因素。TC大部分是LDL-C，TC水平在很大程度上反映LDL-C水平，因此TC与心血管病关系密切。流行病学和临床研究证明，TC与心血管病危险呈曲线变化，TC达一定水平后，心血管病危险增幅加大，因此判断TC水平高低，或决定是否需要治疗的依据是由心血管病危险分析得出的医学决定限，而不是基于TC人群分布的参考区间。

TC测定主要用于心血管病危险分析和血脂异常诊断。

检测方法　常规测定普遍采用酶法，检测过程一般使用商品试剂盒在自动生化分析仪上完成。

参考区间　一般人群TC水平划分标准（医学决定限）：合适水平 < 5.17mmol/L，边缘升高 5.17 ~ 6.18mmol/L，升高 ≥ 6.21mmol/L；不同心血管病危险的个体，还有不同TC决定限。

临床意义　TC升高，心血管病危险增加；TC高于特定决定限时，应改变生活方式或药物治疗，以降低心血管病患病危险。血中TC水平受遗传、环境、性别、年龄等多种因素影响，TC水平升高常见于：①某些脂蛋白代谢相关基因变异，如家族性高胆固醇血症（原发性血脂异常）。②某些疾病，如甲状腺功能低下、肾脏病等。③不良生活方式，如高动物脂肪饮食、少体力活动、生活不规律等。TC一般随年龄增长而升高，70岁后不再上升或有所下降；中青年期男性高于女性，女性绝经后高于同年龄组男性。

临床评价　①心血管病主要危险因素有多种，TC升高只是其中一种。②TC不仅体现有致动脉粥样硬化作用的LDL-C水平，也体现对动脉粥样硬化有保护作用的HDL-C水平，故理论上TC的心血管病危险预测能力不如LDL-C，但TC检测是比LDL-C检测更可靠、简便、经济，是应用最广泛的血脂指标。③TC的个体生物学变异平均约6%，TC检测本身也有分析变异，故判断TC水平升高需考虑这些随机变异，一般需进行两次以上取样检测。④判断TC水平升高使用统一的医学决定限，故要求TC检测标准化，检测结果有足够的准确性和可比性。⑤单独TC检测不要求空腹取血，建议使用血清，血浆TC比血清TC约低3%。⑥乳糜、黄疸、溶血等可能影响 TC 检测结果。

（陈文祥）

sānxiāngānyóu cèdìng

三酰甘油测定（triacylglycerol test）

测定人体血中三酰甘油含量的检验项目。三酰甘油（TG）又称甘油三酯，由一分子甘油和三分子脂肪酸结合而成，脂肪酸可以是同种，也可以是 2~3 种，以油酸为主（占 40%~50%），其次是软脂酸（占 20%~30%），因此，TG 不是分子组成和结构固定的单一化合物，而是一组化合物。

TG 在血中主要存在于乳糜微粒（CM）、极低密度脂蛋白（VLDL）及其残粒等脂蛋白中。血中除 TG 外还存在少量二酰甘油、一酰甘油和游离甘油，正常情况下二酰甘油和一酰甘油之和约为 TG 的 3%，游离甘油平均约 8%。实验诊断中 TG 多包括上述各种物质，均以甘油计（分子量取三酰甘油分子量 885.5），有时去除游离甘油。

TG 是人体脂肪组织的主要成分，是体内能量的主要来源，在机体需要时可分解出脂肪酸供组织利用。除提供能量外，部分脂肪酸也是一些激素（如前列腺素）的前体。血液循环中的 TG 主要来自饮食脂肪和体内合成，分别以 CM 和 VLDL 的形式由小肠和肝进入血液，在血中被迅速水解，形成 CM 残粒、VLDL 残粒（中间密度脂蛋白）和低密度脂蛋白（LDL）等，后者被肝代谢。血中 TG 水平基本反映 CM 和 VLDL 代谢情况，高 TG 与心血管病有关，富含 TG 的 CM 和 VLDL 残粒有 LDL 样致动脉粥样硬化作用，而且高 TG 经常与小 LDL 颗粒、低高密度脂蛋白、高血压、胰岛素抵抗、促凝状态等其他心血管病危险因素同时存在，因此高 TG 是心血管病重要危险因素。判断 TG 水平高低的标准是由心血管病危险分析得出的医学决定限。

检测方法　常规测定普遍采用酶法，有些测定总甘油（TG、二酰甘油、一酰甘油及游离甘油之和），有些去除游离甘油。检测过程一般使用商品试剂盒在自动生化分析仪上完成。

参考区间　TG 水平划分标准（医学决定限）：合适水平 < 1.69mmol/L，边缘升高 1.69~2.25mmol/L，升高 ≥2.26mmol/L。

临床意义　主要用于心血管病危险分析和血脂异常诊断，少数情况下用于胰腺炎危险分析。TG 升高心血管病危险增大，TG 升高也是代谢综合征的重要表现；TG 大幅升高（>11mmol/L）提示胰腺炎危险。

TG 水平受多种因素影响，TG 水平升高常见于：①某些脂蛋白代谢相关基因变异，如家族性高三酰甘油血症。②疾病，如糖尿病、代谢综合征、肥胖等。③不良生活方式，如高动物脂肪或高碳水化合物饮食、少体力活动、过量饮酒等。成年后血清 TG 随年龄增高而升高，中青年期男性高于女性，50 岁后女性高于男性。

临床评价　①心血管病主要危险因素有多种，TG 升高只是其中一种。②总甘油测定简便、成本低，是 TG 测定的常用方法，但判断 TG 升高时需考虑游离甘油的影响。③TG 的个体内生物学变异较大（平均 20%），TG 检测本身也有分析变异，故判断 TG 水平升高需考虑这些随机变异，一般需进行两次以上取样检测。④判断 TG 水平升高使用统一的医学决定限，故要求 TG 检测标准化，检测结果有足够的准确性和可比性。⑤TG 检测需空腹取血，建议使用血清。⑥乳糜、黄疸、溶血标本可影响 TG 检测结果。

（陈文祥）

dīmìdù zhīdànbái dǎngùchún cèdìng

低密度脂蛋白胆固醇测定（low density lipoprotein cholesterol test）

测定人体血中低密度脂蛋白胆固醇含量的检验项目。真正意义的低密度脂蛋白（LDL）是密度为 1.019~1.063kg/L、除脂蛋白（a）[Lp(a)] 的脂蛋白，而实验诊断学中的 LDL 一般还包括中密度脂蛋白（IDL，密度 1.006~1.019kg/L）和 Lp(a)（密度 1.05~1.10kg/L）。LDL-C 是 3 种脂蛋白胆固醇的总和，但 IDL 和 Lp(a) 中的胆固醇含量一般很少。LDL 来源于肝分泌的极低密度脂蛋白（VLDL）。VLDL 入血后，TG 被水解，部分载脂蛋白（C 和 E 等）被转移至高密度脂蛋白（HDL），同时接受来自 HDL 的胆固醇酯，形成 LDL。LDL 的主要脂质是胆固醇（约占 45%），蛋白为载脂蛋白 B（Apo B）。LDL 不是均一颗粒，有些颗粒较大，密度较小；有些颗粒较小，密度较大。LDL 经与肝和外周组织的 LDL 受体结合而被摄取和代谢。

高 LDL-C 是心血管病致病因素，不仅促使动脉粥样硬化发生发展，还使动脉粥样硬化斑块不稳定；降低 LDL-C 可有效降低冠状动脉粥样硬化性心脏病发病率和死亡率。LDL 可穿过动脉内皮而使脂质沉积于动脉壁，动脉粥样斑块中的脂质绝大部分来源于 LDL，也有研究显示小颗粒 LDL 具有更强的致动脉粥样硬化作用，因此，LDL-C 与心血管病的关系至少部分是 LDL 造成的。基于上述证据，LDL-C 被广泛作为血脂异常防治的首要对象。判断 LDL-C 水平高低，或决定是否需要治疗依据由心血管病危险分析得出的医学决定限。

检测方法 常规测定主要采用弗里德瓦尔德（Friedwald）公式计算法和直接酶法。计算法用总胆固醇、高密度脂蛋白胆固醇和三酰甘油测定结果计算，直接酶法检测过程一般使用商品试剂盒在自动生化分析仪上完成。

参考区间 一般人群 LDL-C 水平划分标准（医学决定限）：合适水平 < 3.36mmol/L，边缘升高 3.36 ~ 4.11mmol/L，升高 ≥ 4.14mmol/L。不同心血管病危险的个体，还有不同 LDL-C 决定限。

临床意义 主要用于心血管疾病危险分析和血脂异常诊断。高 LDL-C 是心血管病致病原因，LDL-C 升高心血管病危险增大，LDL-C 高于特定决定限应进行生活方式干预或药物治疗，以降低心血管病患病危险。

LDL 代谢受遗传、环境及行为等多种因素影响，LDL-C 升高常见于：①某些脂蛋白代谢相关基因变异，如家族性高胆固醇血症。②疾病，如甲状腺功能低下、肾脏病等。③不良生活方式，如高动物脂肪饮食、少体力活动等。

临床评价 ①心血管病主要危险因素有多种，LDL-C 升高是其中较重要的一种。②LDL-C 的个体内生物学变异平均8%，LDL-C 检测本身也有分析变异，故判断 LDL-C 水平升高需考虑这些随机变异，一般需进行两次以上取样检测。③判断 LDL-C 水平升高使用统一的医学决定限，故要求 LDL-C 检测标准化，检测结果有足够的准确性和可比性。④LDL-C 检测需空腹取血，建议使用血清。⑤乳糜、黄疸、溶血标本可能影响 LDL-C 检测。

（陈文祥）

gāomìdù zhīdànbái dǎngùchún cèdìng
高密度脂蛋白胆固醇测定

（high density lipoprotein cholesterol test） 测定人体血中高密度脂蛋白胆固醇含量的检验项目。高密度脂蛋白（HDL）密度为 1.063 ~ 1.21kg/L，主要结构蛋白为载脂蛋白 A I（Apo A I），是蛋白质含量最多、密度最高、颗粒最小的脂蛋白。血中 HDL 产生包括新生 HDL 合成和 HDL 成熟过程。新生 HDL 为盘状，主要由肝和小肠合成，少量来自其他途径，几乎仅含 Apo A I 和磷脂；新生 HDL 不断从外周组织摄取游离胆固醇，经过一系列代谢过程，颗粒逐渐变大呈球形，成为成熟 HDL。HDL 载脂蛋白除 Apo A I，还有 Apo A II、Apo C 和 Apo E 等。HDL 不是均一颗粒，按颗粒大小、密度、电荷等可分为不同亚类，主要有 HDL_2 和 HDL_3，前者颗粒较大，密度较小；后者颗粒较小，密度较大。HDL 与肝上的某些受体结合而被代谢。HDL 在成熟和代谢过程中将外周组织胆固醇转移至肝，称为胆固醇逆转运，这一过程可减少胆固醇在动脉壁的沉积；HDL 还有抑制 LDL 向血管内皮渗透、抗炎、抗氧化、抗凝血等功能。因此，HDL 对动脉粥样硬化有保护作用。判断高密度脂蛋白胆固醇（HDLC）水平高低依据由心血管病危险分析得出的医学决定限。

检测方法 常规测定主要采用化学试剂沉淀法和直接酶法。检测过程一般使用商品试剂盒在自动生化分析仪上完成。

参考区间 HDL-C 水平划分标准（医学决定限）：降低 < 1.03mmol/L，升高>1.55mmol/L。

临床意义 主要用于心血管病危险分析和血脂异常诊断。

HDL-C 降低是心血管病独立危险因素，HDL-C 升高是心血管病保护因素。

HDL 代谢受遗传、环境等多种因素影响。HDL-C 大幅降低或升高提示某种原发性血脂异常，如低 α 脂蛋白血症、胆固醇酯转移蛋白缺乏症等；中青年女性 HDL-C 高于男性；HDL-C 与三酰甘油多呈负相关；体力活动、适量饮酒等可升高 HDL-C。

临床评价 ①心血管病主要危险因素有多种，HDL-C 降低是其中一种。②HDL-C 的个体内生物学变异平均7%，HDL-C 检测本身也有分析变异，故判断 HDL-C 水平降低或升高需考虑这些随机变异，一般需进行两次以上取样检测。③判断 HDL-C 水平高低使用统一的医学决定限，故要求 HDL-C 检测标准化，检测结果有足够的准确性和可比性。④HDL-C 检测需空腹取血，建议使用血清。⑤标本溶血、乳糜、黄疸等可能影响 HDL-C 检测结果。

（陈文祥）

zàizhīdànbái B cèdìng
载脂蛋白 B 测定 （apolipoprotein B test） 测定血清中载脂蛋白 B 含量的检验项目。血清载脂蛋白 B（Apo B）主要是低密度脂蛋白（LDL）的载脂蛋白，也是极低密度脂蛋白（VLDL）、中间密度脂蛋白（IDL）和乳糜微粒（CM）的载脂蛋白。Apo B 有两种：Apo B100 和 Apo B48。①Apo B100：分布于 LDL、VLDL 和 IDL，主要分布在 LDL 上，故测量血清 Apo B 与测量低密度脂蛋白胆固醇（LDL-C）作用类似，都是用以估计 LDL 多少，分析心血管疾病危险。②Apo B48：分布于 CM；CM 产生于餐后，空腹时极少，因此正常人空腹血清中的

载脂蛋白主要为 Apo B100, Apo B48 极少。

检测方法 常用免疫比浊法在自动生化分析仪上测定。

参考区间 0.8~1.1g/L。

临床意义 旨在分析心血管病的危险性。Apo B 升高心血管病危险增加；与 LDL-C 相比，Apo B 可能具有更强的心血管病危险预测能力；LDL 颗粒数与动脉粥样硬化的关系比 LDL-C 更为密切，而且小颗粒 LDL 具有更强的致动脉粥样硬化作用。每个含 Apo B 的脂蛋白颗粒只含 1 分子 Apo B，故 Apo B 能更有效地反映 LDL 颗粒数；尤其在 LDL 颗粒减少的情况下，即使 LDL 颗粒数增加，LDL-C 可能不升高；但 LDL 颗粒数增加，Apo B 升高；另外，CM 和 VLDL 及其残粒同样具有致动脉粥样硬化作用，Apo B 不仅反映 LDL 颗粒数，也反映 CM 和 VLDL 残粒数。

临床评价 Apo B 测定曾存在不同方法测定结果差异较大的问题，但 Apo B 测定标准化已取得明显进展，测定质量已有较大提高，可望在心血管病危险分析中发挥更大作用。

(陈文祥)

zàizhǐdànbái A I cèdìng

载脂蛋白 A I 测定 (apolipoprotein A I test) 测定载脂蛋白 A I 含量的检验项目。载脂蛋白 A I（Apo A I）是高密度脂蛋白（HDL）的主要载脂蛋白，所有 HDL 颗粒均含 Apo A I。人 Apo A I 由 243 个氨基酸组成，分子量 28 300D。Apo A I 除作为 HDL 结构成分外，还是卵磷脂胆固醇酰基转移酶的必要辅助因子，在胆固醇酯化、HDL 成熟和胆固醇逆转运中发挥重要作用。

检测方法 常用免疫比浊法在自动生化分析仪上测定。

参考区间 1.2~1.6g/L。

临床意义 旨在分析高密度脂蛋白的保护作用。与高密度脂蛋白胆固醇测定相似，反映 HDL 水平，Apo A I 降低是心血管病危险因素。

临床评价 在心血管病危险分析方面，尚无证据证明 Apo A I 优于高密度脂蛋白胆固醇（HDL-C）。HDL 按颗粒大小等可分为不同亚类，Apo A I 可能比 HDL-C 更能反映 HDL 颗粒数，但与心血管病呈负相关的主要是大颗粒 HDL，小颗粒 HDL 关系不明显，或呈负相关。

(陈文祥)

zhīdànbái(a)cèdìng

脂蛋白（a）测定 [lipoprotein (a)test] 测定血中脂蛋白(a)含量的检验项目。脂蛋白 a [Lp (a)] 是含有载脂蛋白(a) [Apo (a)] 的特殊脂蛋白，由一个低密度脂蛋白（LDL）样颗粒和一分子 Apo(a)组成，Apo(a)与 LDL 样颗粒上的载脂蛋白 B（Apo B）以二硫键相连。Lp（a）密度为 1.050~1.110kg/L。Lp（a）大小、密度及抗原性的不均一性主要来自 Apo(a)。Apo(a)是高度糖化的亲水性蛋白质，分子大小呈明显多态性，分子量 187~662kD。Apo(a)与纤溶酶原有高度同源性，含有蛋白酶样结构域和 Kringle 结构域，其分子多态性主要源于部分 Kringle 结构的拷贝数不同。Apo(a)多态性还表现为不同个体 Apo(a)糖基化程度不同。同一个体血中 Lp（a）浓度相对恒定，但不同个体差异较大，主要由遗传因素决定，基本不受性别、年龄、饮食、营养和环境因素影响。

检测方法 大多用免疫学方法（如免疫比浊法）测定 Lp(a)

总质量。

参考区间 <300mg/L。

临床意义 Lp(a)与心血管疾病有关，一般认为是心血管病的独立危险因素，Lp(a)升高心血管病危险增大。

临床评价 Lp(a)的多态性使 Lp(a)难以达到测定标准化，不同方法测定结果差异较大，其临床应用价值受到影响。

(陈文祥)

xīnxuèguǎnbìng shíyàn jiǎncè

心血管病实验检测 (laboratory test for cardiovascular disease) 参考实验室检测指标，结合患者临床表现及其他相关检查，对心血管疾病进行临床诊断、危险分级、治疗方案选择及预后评估的方法。心脏损伤时可引起机体生物化学指标的改变。心脏损伤标志物指能反映心脏损伤的生物化学指标，对无明显症状、临床表现及无典型心电图改变的缺血性心脏病，尤其对急性心肌梗死的早期诊断、指导治疗及监测都有非常重要的作用和意义。

临床常见心血管病实验检测标志物主要有心肌损伤标志物（见心肌损伤标志物检测）、心功能损伤标志物（见心功能损伤标志物检测）以及心血管病危险因素（见心血管病生物化学危险因素检测）。

(张丽霞 徐国宾)

xīnjī sǔnshāng biāozhìwù jiǎncè

心肌损伤标志物检测 (cardiac biomarker test) 心肌损伤标志物是反映心肌细胞受损情况的生物化学指标。心肌损伤非一种单独的疾病，多种原因可引起心肌损伤，如心肌梗死、心肌的炎性疾病（如心肌炎）、外伤（如挫伤）、消融、起搏、电除颤、心内膜组织活检、心脏外科手术、充血性心力衰竭、心肌毒性改变、药物（如蒽环类化疗药）等，以上情况均可引起心肌损伤标志物的变化。

反映心肌损伤的理想标志物应具有以下特点：①高度的心脏特异性。②心肌损伤后迅速升高，并适当持续一段时间。③检测方法简便、快速，具有良好的检测灵敏度和抗干扰能力。④其临床应用价值已由权威临床试验证明。

20世纪50年代广泛应用的心肌损伤标志物为天冬氨酸转氨酶（AST）（见天冬氨酸转氨酶测定），但其心脏特异性和敏感度欠佳，已不推荐用于心肌梗死的诊断。其后又有诊断特异性和敏感度相对好的心肌损伤标志物出现，如肌酸激酶（CK）及其同工酶MB（CK-MB）、乳酸脱氢酶（LDH）和CK-MB mass（见肌酸激酶检测），直至20世纪末21世纪初，心肌肌钙蛋白（cTn）才作为心肌损伤标志物用于临床（见心肌肌钙蛋白检测）；其中，特异性和敏感度最好的为超敏心肌肌钙蛋白（hs-cTn）。

应用 ①CK、CK-MBmass、CK-MB除应用于心肌损害，包括心肌梗死的辅助诊断外，也应用于骨骼肌损害的诊断。②由于LDH在组织内分布很广，对损伤脏器、组织的特异性差，不推荐其应用于心脏病的诊断和检测。③在心肌损伤实验诊断中cTn已经替代了心肌酶。④hs-cTn广泛应用于心肌损伤的诊断。

评价 cTn的心肌损伤敏感性与特异性均优于心肌酶和其他生化指标，临床多已应用。由CK、LDH和AST组成的"心肌酶谱"虽仍被广泛应用，但已有被cTn取代的趋势；CK-MBmass测定是被提倡的CK-MB测定方法，但在临床实际工作中，CK-MB测定仍然多采用特异性欠佳的抗体抑制辅助酶分析法测定酶活性，而不是测定酶的质量；临床也采用不敏感的即时检验（POCT）检测cTn。随着检测技术的发展，快速、简便、便携式、高敏感cTn检测已逐渐被应用于床旁，甚至应用在急救车上。

（张丽霞　徐国宾）

xīnjī jīgàidànbái jiǎncè

心肌肌钙蛋白检测（cardiac troponin test）　检查血清肌钙蛋白的含量，了解心肌损伤情况的检验项目。心肌肌钙蛋白（cTn）的敏感性与特异性均优于心肌酶和其他心肌损伤标志物。心肌损伤时血清cTn升高，血清cTn浓度测定可反映心肌受损情况。

原理　cTn由肌钙蛋白T（TnT）、肌钙蛋白I（TnI）和肌钙蛋白C（TnC）三种亚单位组成。cTn是肌钙蛋白复合体中与心肌收缩功能有关的一组蛋白，和原肌球蛋白一起，通过调节Ca^{2+}对横纹肌肌动蛋白ATP酶的活性来调节肌动蛋白和肌球蛋白的相互作用。心肌损伤时，可因心肌细胞通透性增强（见于可逆性心肌损伤时）和（或）cTn从心肌纤维上降解下来（见于心肌坏死等不可逆性心肌损伤时）而从心肌细胞释放入血，导致血清cTn升高，前者呈迅速而短暂性升高，后者呈持续性升高。一般而言，循环血cTn升高意味着心肌细胞受损，特别是心肌梗死发生时，可见血清cTn升高。

检测方法　临床多检测心肌肌钙蛋白I（cTnI）和心肌肌钙蛋白T（cTnT），多采用免疫化学发光法检测（包括高敏心肌肌钙蛋白检测）。cTnI和cTnT虽分别与骨骼肌肌钙蛋白I和T具同源性，但cTnT和cTnI是心肌特有的抗原。采用免疫学方法，利用针对cTn特异表位的单克隆抗体（抗cTnT和cTnI的特异抗血清）可以进行待测血清中cTnI和cTnT的测定。

参考区间　由于血清cTn测定的一致性尚未解决，不同测定系统报告的参考区间可能有所不同。酶联免疫吸附试验（ELISA）：$cTnT < 0.1 \mu g/L$为正常，$> 0.2 \mu g/L$为诊断临界值，$>0.5 \mu g/L$可以诊断急性心肌梗死（AMI）；$cTnI < 0.2 \mu g/L$为正常，$>1.5 \mu g/L$为诊断临界值。

临床意义　对于AMI等心肌损伤有诊断意义。①TnT、TnI作为心肌损伤的指标，对急性心肌梗死、不稳定型心绞痛、围术期心肌损伤等疾病的诊断、病情监测、疗效观察及预后评估，都具有较高的临床价值，其灵敏性和特异性均高于心肌酶；尤其对微小的、小灶性心肌梗死的诊断更有价值。②AMI时，血清TnT和TnI开始升高时间均为3~6小时（发作3~6小时内升高占60%~80%，6~12小时升高占100%），达峰值时间为10~24小时，恢复正常时间分别10~15天和5~7天，其升高倍数分别为30~200倍和20~50倍，其灵敏度6~12小时可达100%，特异性可达74%~98%。③TnT、TnI与肌酸激酶及其同工酶MB结合用于急性心肌梗死诊断是最灵敏、最特异的方法。④不稳定型心绞痛时，肌钙蛋白常升高，提示有小范围心肌梗死的可能；但骨骼肌疾病和肾衰竭时cTnT也可能升高，故cTnT的升高还应该注意结合临床排除非AMI的肌钙蛋白升高。⑤由于肌钙蛋白升高在心肌梗死时窗口期较长（TnT10～15天、TnI5～7天），不易诊断即时发生的再梗死，但对监测溶栓治疗、诊断胸痛发生后1～2周内的亚急性心肌梗死和隐匿性心肌梗死有一定意义。

临床评价 包括以下内容。

方法学评价 ①高敏cTn（hs-cTn）：可以在50%以上的表面健康人群中检测到的、为参考区间上限第99百分位值对应浓度的检测不精密度（以变异系数CV表示）小于10%的cTn；检测方法更敏感，可检测到传统cTn检测方法无法检测到的血液中存在的或增高的微量cTn；不仅可在心肌细胞坏死时检出增高的cTn，而且在心肌细胞损伤早期，甚至大部分表面健康的人群中就可以检出的cTn。hs-cTn检出有助于急性冠脉综合征（ACS）的早期诊断，疑为ACS患者应用hs-cTn检测方法在发病（或就诊）即刻即可检出增高的cTn，比传统的检测方法可提前3～6小时，对判断了解心肌损伤有高度的临床敏感性和特异性；hs-cTn可在ACS心肌损伤后1～3小时出现增高，如首次检测不增高但临床表现高度怀疑，可在1～3小时后复测，变化≥20%考虑ACS。②当心肌损害低危患者的cTn检测结果不能在60分钟内被提供时，可做cTn的即时检测（POCT），此时阳性结果通常可靠；但就诊患者胸痛出现在6小时以内POCT检测cTn的阳性率不足50%，所以当对阴性结果仍有怀疑时，可由专业化验室采用定量分析予以确认。③和其他免疫学测定方法一样，cTn测定受类风湿因子、嗜异抗体、鼠抗人抗体的影响。

临床应用评价 临床表现、心电图特异性改变和心脏标志物为ACS的三大依据。cTn诊断急性心肌梗死具有高度心肌特异性和灵敏度（与肌红蛋白诊断的敏感度类似），是急性心肌梗死诊断的金指标。

（张丽霞 徐国宾）

jīhóngdànbái jiǎncè
肌红蛋白检测 （myoglobulin test）
测定血、尿中肌红蛋白的含量的检验项目。肌红蛋白（Mb）为153个氨基酸多肽和一个含铁血红素辅基组成的亚铁血红素蛋白，存在于骨骼肌和心肌等组织。其功能是在肌肉细胞内捕获氧，通过肾从血液滤过进入到尿液中。当心脏或骨骼肌受损时，Mb可释放到血液中，损伤几个小时内即可检测到血、尿Mb浓度升高；严重创伤时，尿中过量Mb可造成肾损害。

检测方法 免疫化学发光法。

参考区间 Mb检测的一致性尚未解决，不同测定系统报告参考区间不同。

临床意义 血清Mb与高敏心肌肌钙蛋白（hs-cTn）联合检测用于急性心肌梗死（AMI）的排除诊断。AMI发作后3小时（最早可于1.5小时）Mb即可升高，6小时内阳性75%；6～12小时达峰值；18～30小时内即恢复正常。若胸痛发作后6～12小时Mb不升高可基本排除AMI，故Mb阴性可作为AMI排除诊断的指标。血、尿Mb升高也见于多发性外伤或横纹肌溶解导致的肾损害、剧烈运动、急性肌损伤、肌营养不良、肌萎缩、多发性肌炎、肾滤过功能下降、严重充血性心力衰竭、长时间休克等。

临床评价 其诊断心肌梗死的敏感度与hs-cTn相似，但特异性差。Mb免疫学测定方法受类风湿因子、嗜异抗体、鼠抗人抗体的影响。

（张丽霞 徐国宾）

jīsuānjīméi jiǎncè
肌酸激酶检测 （creatine kinase test）
检测血中肌酸激酶及其同工酶，并联合其他标志物检查，诊断急性心肌梗死的检验项目。肌酸激酶（CK）广泛存在于心脏、脑、骨骼肌的胞质与线粒体中，肝、胰、红细胞等含量极少。CK在体内有三种同工酶：肌酸激酶同工酶MM（CK-MM）位于骨骼肌和心肌；肌酸激酶同工酶MB（CK-MB）主要存在于心脏；肌酸激酶同工酶BB（CK-BB）主要位于脑组织。正常情况下，血液中CK主要来源于肌肉，脑组织中的CK几乎不进入血液。CK水平在人群中不是正态分布，受到性别、年龄、种族、生理状态的影响。

检测方法 通常采用连续监测法。

参考区间 男性：24～195U/L（37℃）；女性：24～170U/L（37℃）。

临床意义 检测血液中CK及其同工酶对了解有无心肌和骨骼肌等损伤有一定意义。CK升高，或就诊后连续监测发现CK变化，通常表明心肌或骨骼肌损害。①与其他心脏标志物联合应用于心肌梗死的诊断，是急性心肌梗死（AMI）早期诊断较敏感的指标。AMI时，总CK于发病3～6小时开始升高，12～24小时达高峰，2～3天恢复正常；如CK一直不降，表示梗死还在继续；如果下降后又升高，表明梗死灶在扩大或有新的心肌梗死发生。CK-MB变化早于总CK，对AMI诊断灵敏性高于总CK，CK-MB质量检测可以提高AMI诊断的灵敏性和特异性。②其他心肌损伤与各种肌病诊断的指标：CK，特别是 CK-MB 的升高也见于其他心肌损伤（如心绞痛、心包炎、慢性心房颤动、心脏手术、安装起搏器、冠状动脉造影等）、某些肌病和骨骼肌损伤（如肌营养不良、多发性肌炎、肌萎缩、挤压综合征、肌内注射等）。

临床评价 血清 CK 对于 AMI 的诊断敏感性和特异性小于 cTn；AMI 发病 8 小时内 CK 不高，不可轻易排除诊断，应继续动态观察；24 小时 CK 测定意义最大，此时达峰值，如小于参考区间上限，可除外 AMI；长期卧床、老人和儿童 CK 活性较成年人低；CK 升高可见于肌红蛋白升高的各种情形；此外，脑血管意外、脑膜炎、肾衰竭、恶性肿瘤时也可见 CK 升高；CK 活性受溶血、柠檬酸、氟化物等抗凝剂的抑制；检测标本为血清或血浆，不需空腹采血。

（张丽霞　徐国宾）

xīngōngnéng sǔnshāng biāozhìwù jiǎncè

心功能损伤标志物检测

（heart failure biomarker test）心功能损伤标志物是反映心功能损伤的生物指标，包括 B 型钠尿肽（见 B 型钠尿肽检测）和 N-末端 B 型钠尿肽前体（NT-proB-NP），是最稳定的心力衰竭诊断指标。

（张丽霞　徐国宾）

B xíng nàniàotài jiǎncè

B 型钠尿肽检测（B-type natri-uretic peptide test）

测定 B 型钠尿肽，以对心力衰竭进行诊断、分级和预后判断的检验项目。B 型钠尿肽（BNP）是心肌细胞分泌的神经激素钠尿肽，又称心钠肽。主要功能是增加尿钠排泄，降低血管紧张素-醛固酮引起的血

管收缩及血压升高，是临床常用的心功能损伤标志物。BNP 是心室钠尿肽，心室为其主要储存和释放部位。当心室压力升高、容积负荷增大时，由心肌细胞合成的以前体形式存在的 BNP——B 型钠尿肽前体（proBNP）释放入血，proBNP 在心肌细胞外被蛋白酶水解生成具有利尿、利钠等生理活性的 BNP 和非活性成分 N-末端 proBNP（NT-proBNP）。BNP 和 NT-proBNP 临床应用价值基本相同，是最稳定的心力衰竭（简称心衰）诊断指标。心力衰竭是心脏结构或功能性疾病导致心室充盈和（或）射血能力受损（即心功能损伤），伴有临床症状的心功能损伤的综合征。心力衰竭是许多心血管疾病的晚期表现，常为左心衰竭，引起心源性休克而死亡。

检测方法 免疫化学发光法。

参考区间 血 BNP 水平与年龄有关，老年人高于青年人；因检测方法不同，参考区间报道不一。通常免疫化学发光法参考区间为：BNP < 50ng/L（< 65 岁），<100ng/L（≥65 岁）；NT-proBNP < 125ng/L（<65 岁），< 250ng/L（≥65 岁）。

临床意义 对心衰的排除和诊断、心衰的分级和预后判断、指导心衰治疗等有重要意义。

心衰诊断和分级指标 无论有无心衰症状，心衰患者的 BNP 水平在心衰早期即可升高，升高幅度与心衰严重程度呈正比，BNP 水平升高可作为无症状性心衰诊断和心衰早期诊断的筛选指标；BNP 水平不升高的疑似患者，基本上可以排除心衰诊断；结合临床，根据 BNP 水平可以对心衰进行分级。

呼吸困难鉴别指标 心源性

呼吸困难与肺源性呼吸困难很难鉴别，但前者 BNP 水平升高，后者不升高，以此可以用于鉴别诊断。

心肌梗死后心功能监测和预后判断指标 急性心肌梗死发病早期（6～24 小时）BNP 水平即显著升高，1 周后达高峰，但此时临床不一定有心衰表现；BNP 水平还可以反映梗死面积和严重程度，对预后判断有一定意义。

心肌病判断指标 左心室肥厚、梗阻性肥厚型心肌病和扩张性心肌病使血压升高，高血压（尤其心室肥厚者）者血 BNP 水平明显高于血压正常者，但其 BNP 升高与心肌肥厚程度有关，与血压升高程度无关；BNP 水平与左心室射血分数呈很好的负相关；BNP 还是反映左心室超负荷（梗阻性肥厚型心肌病、扩张性心肌病和动脉高压）的指标。

心衰治疗监测、病情观察指标 BNP 是对容积敏感的激素，半衰期短（18～22 分钟），可用于指导利尿药及血管扩张药的临床应用，以减少心衰临床死亡事件的发生率。

心脏手术患者心功能评估指标 通过对心脏手术患者术前和治疗中 BNP 检测，进行心功能评价，帮助临床选择最佳手术时机。

临床评价 不同检测系统间 BNP 和 NT-proBNP 结果具有良好的可比性；BNP 和 NT-proBNP 在心衰的排除诊断、诊断和预后评估中具有相同的应用价值。对于慢性心衰，如 BNP/NT-proBNP 水平小于年龄特异的参考区间，可除外心衰，阴性预测值可达到 95%；对于急性心衰，双切点被应用于排除和诊断，排除诊断切点的阴性预测值高，诊断切点的阳性预测值可达 80%～85%（见

心力衰竭实验诊断）。

除心衰外，临床可见 BNP/NT-proBNP 升高的情形如下：心肌梗死、心肌病、心肌炎、心脏瓣膜病、心律失常、贫血、危重疾病、肺源性心脏病、急性或慢性肾衰竭、肝硬化性腹水和内分泌紊乱（如高醛固酮血症、肾上腺素瘤、甲状腺功能亢进症）等。故 BNP/NT-proBNP 水平升高必须密切结合临床具体情况才能做出准确的分析与判断。

(张丽霞　徐国宾)

xīnxuèguǎnbìng shēngwù huàxué wēixiǎn yīnsù jiǎncè

心血管病生物化学危险因素检测 （cardiovascular disease biochemistry risk factor test）

检测特定生物化学指标，用以分析心血管病危险的检验项目。心血管病危险因素虽然不是心血管疾病的诊断依据，但常与某些疾病的发生有关，是促进心血管疾病发生、发展的负面因素，检测这些危险因素可以提示心血管疾病的危险性，对心血管疾病的预防和监测等有重要意义。流行病学研究证明，心血管病主要危险因素是：高血压、血脂异常、吸烟、糖尿病、肥胖和缺乏运动，并认为前四项是当前心血管病最主要的危险因素，其中高胆固醇血症可导致全球 33% 心血管病患者死亡。心血管病危险因素常用的临床生物化学指标主要有：血清脂质（见脂质异常实验检测）、同型半胱氨酸（见同型半胱氨酸检测）和超敏 C 反应蛋白（见超敏 C 反应蛋白检测）。心血管病危险因素检测（特别是心血管病危险因素的临床化学检测）已成为例行健康体检的重要内容，可为心血管病的预防提供重要依据。

(张丽霞　徐国宾)

chāomǐn C-fǎnyìngdànbái jiǎncè

超敏 C 反应蛋白检测 （high-sensitivity C-reactive protein test）

用敏感的检测方法检测出 C 反应蛋白（即超敏 C 反应蛋白）含量，用以评估心血管病危险性的检验项目。C 反应蛋白（CRP）是由肝合成，能与肺炎球菌细胞壁 C 多糖发生反应的非特异性急性时相反应蛋白。应激状态时升高，是反映人体感染、组织损伤和炎症病变的生物标志物。在细菌感染引起炎症、组织损伤和手术后，在炎症进程 6～12 小时血中浓度即可明显升高；CRP 也是心血管炎症病变的生物标志物。

健康人体内血 CRP 水平 < 3mg/L，用高敏感的胶乳颗粒增强免疫比浊测定方法可检测检测出 ≤3mg/L 的 CRP，即超敏 C 反应蛋白（hs-CRP）；检测标本用全血、血浆和血清。

hs-CRP 被用作心血管疾病危险性评估指标：多次检测血 hs-CRP>3mg/L，是心血管炎症持续存在的信号，提示存在动脉粥样硬化的危险；一般认为 hs-CRP < 1.0mg/L 为低危险性，hs-CRP 为 1～3mg/L 为中度危险性，hs-CRP>3mg/L 为高度危险性；如果 hs-CRP > 10mg/L，表明可能存在其他感染，应在其他感染控制以后再采血检查 hs-CRP，以进一步除外心血管炎症病变；在排除感染、组织损伤、恶性肿瘤、应激等情况后，hs-CRP 可能是比低密度脂蛋白胆固醇（LDL-C）更为有效的独立的心血管疾病预测指标，可以增加血脂检查和代谢综合征等危险评分的预后价值；hs-CRP 检测在确定抗菌药物疗效方面也具有一定作用。

hs-CRP 检测敏感度应达到 0.1mg/L；不同 CRP 测定方法的测定结果一致性良好。

(张丽霞　徐国宾)

tóngxíng bànguāng'ānsuān jiǎncè

同型半胱氨酸检测 （homocysteine test）

检测血中同型半胱氨酸含量，评估心血管病危险性的检验项目。同型半胱氨酸（HCy）是蛋白质代谢过程中的降解产物，主要存在于细胞中，正常人每天产生 15～20mmol/L，大部分在细胞内分解代谢。正常情况下，血液中的 HCy 在酶和维生素 B6、B12 和叶酸的存在下参与机体转硫基、转甲基过程，并被降解为半胱氨酸，转换为部分蛋白质。当维生素 B_6、维生素 B_{12} 和叶酸缺乏，机体新陈代谢出现障碍时，HCy 因无法降解而在体内聚积。高浓度的 HCy 会对血管内壁造成损害，使血管内膜增厚、粗糙、斑块形成，管腔狭窄甚至阻塞，动脉供血不全，导致动脉粥样硬化和冠心病的发生。

检测方法 应用化学发光法、循环酶法，不同测定方法具有良好的一致性；由于尿中氨含量极高，尿 HCy 不采用基于氨测定的循环酶法，而采用免疫学法。

参考区间 血 HCy 正常水平 < 12μmol/L；理想水平 < 10μmol/L；边缘升高为 11～15μmol/L；轻度升高为 16～30μmol/L；中度升高为 30～100μmol/L；重度升高为 > 100μmol/L。

临床意义 ①HCy 是心脑血管疾病独立的危险因子，血 HCy 水平检测可用于心血管疾病危险性评估。HCy 水平升高，可能增加动脉粥样硬化、心肌梗死、中枢血管疾病、外周血管疾病、脑卒中、阿尔茨海默病和糖尿病并发症等疾病的发病风险。降低血 HCy 水平可降低急性心肌梗死等缺血性心肌损伤和其他缺血性心血管疾病的发生。②血和尿 HCy 测定也用于非常罕见的同型半胱氨酸尿症的诊断。

临床评价 由于血细胞可不断合成 Hcy 释放至血浆中，不适当的样本采集和保留方式可导致 HCy 水平假性升高，要求采用隔离胶真空采血、2~4℃离心分离血清（浆），要求标本采集后尽快测定。影响血 HCy 水平的主要因素见表。

（张丽霞　徐国宾）

gān-dǎn-yí jíbìng shíyàn jiǎncè

肝胆胰疾病实验检测（laboratory test for hepatobiliary and pancreatic disease）

为了解肝、胆、胰是否有病变及其受损状况和功能状态，对肝胆胰疾病及其有关症状进行诊断、鉴别诊断、病情和疗效观察、预后判断及指导治疗的方法。肝、胆、胰为腹腔内相互毗邻又相互连通的三个脏器，它们的特殊组织结构使其具有独特的生化和免疫功能：①在人体蛋白质、糖、脂质、胆汁酸、胆红素、维生素和激素等代谢过程中起重要作用。②肝是人体重要的生物转化和解毒器官，对体内物质代谢中产生的各种生物活性物质、代谢终产物及外界进入人体的异物、毒物，或从肠道吸收的非营养物质，进行生物转化和解毒。人体物质代谢及生物转化等所需要的各种酶主要由

肝合成与分泌，并且多通过胆道和消化道等排泄。③通过分泌胆汁，帮助脂类物质的消化，并将毒物、药物和代谢产物等经胆道和肠道排出体外。④肝也是机体的重要免疫器官，当肝受到某些病原侵袭时，肝能发生免疫反应并产生相应的抗原或抗体。肝、胆、胰在维持机体正常生理功能、保证人体健康等方面起着极其重要的作用；它们的损伤会引起人体的一系列病理变化，导致肝、胆、胰疾病的发生。

临床多用于以下几种情况。①了解肝、胆、胰代谢功能：通过人体蛋白质、糖、脂质、维生素和激素等人体内水平的检测，可以了解肝、胆、胰的代谢功能有无异常。②了解肝、胆、胰排泄及解毒功能：通过对人体胆红素、胆汁酸及血氨等检查，了解和判断肝、胆道及胰腺的排泄及解毒功能；特别是通过总胆红素、结合胆红素与非结合胆红素等检查，可以帮助诊断有无黄疸及判断黄疸的类型，对指导临床治疗及疗效观察、判断预后，有重要意义。③判断肝、胆、胰损害情况：通过各种酶学指标检查，可以了解有无肝、胰腺和胆道损害、损害部位及损害程度，有的检查还可以做到分子病理学诊断。④临床治疗药物监测：许多临床治疗药物常有不同程度的肝、肾损伤。为了监控临床用药情况，

常需要定期做肝功能的实验检测，以避免或及早发现药物性肝损害。⑤体检和健康普查：在当今人们健康意识不断增强和以疾病预防为主的方针下，肝功能等实验检测，已成为各种医疗、卫生保健机构的重要工作内容。

（张丽霞）

gāngōngnéng shìyàn

肝功能试验（liver function test）

用来了解肝功能状态，检查、评估肝损伤和肝脏疾病的检验项目。常用检测主要有以下 5 种。①蛋白质代谢功能检查：包括血清总蛋白、白蛋白、球蛋白、白蛋白/球蛋白比值（A/G）、血清蛋白电泳、血清前白蛋白、凝血因子、血氨及有关的特殊蛋白测定（见蛋白质测定）。②胆红素及胆汁酸代谢功能检查（见胆红素测定）：包括血清总胆红素、结合胆红素、非结合胆红素、尿胆原和总胆汁酸检测。③肝酶学检查：包括反映肝细胞损害的酶，如丙氨酸转氨酶、天冬氨酸转氨酶、谷胱甘肽 S 转移酶、胆碱酯酶测定（见丙氨酸转氨酶测定、天冬氨酸转氨酶测定）；反映胆汁淤滞的酶，如碱性磷酸酶、γ-谷氨酰基转移酶、5′-核苷酸酶测定（见碱性磷酸酶测定、γ-谷氨酰基转移酶测定）；反映肝纤维化的酶，如单胺氧化酶、脯氨酰羟化酶测定；协助诊断原发性肝细胞癌的酶，如 α-L-岩藻糖苷酶等测定。④胶原等肝纤维化相关标志物检测。⑤脂质代谢功能及摄取排泄功能等检测。

（张丽霞）

dànbáizhì cèdìng

蛋白质测定（protein test）

测定血清总蛋白、白蛋白、球蛋白、白蛋白/球蛋白比值，了解肝合成功能的检验项目。肝在人体蛋白

表　影响血 HCy 水平的因素

影响因素	HCy 水平
不健康的生活方式（不良嗜好、缺乏锻炼等）	轻、中度升高
环境、营养等（维生素 B_6、维生素 B_{12}、叶酸缺乏症）	轻、中度升高
亚甲基四氢叶酸还原酶（MTHFR）、β-胱硫醚合成酶、甲硫氨基酸合成酶三种关键酶基因的多态性（遗传缺陷或基因突变——基因碱基突变或插入缺失）引起酶缺陷或活性下降	中度升高
β-胱硫醚合成酶遗传严重缺陷	重度升高

质代谢过程中起重要作用，所有血浆蛋白，除 γ 球蛋白是由单核-巨噬细胞系统（非肝细胞）合成外，几乎均在肝合成。血清蛋白质指血清总蛋白（TP），为血清所含的各种蛋白质的总称，包括白蛋白（ALB）和球蛋白（GLB）。①白蛋白：主要血浆蛋白，肝每天合成 ALB 150～250mg/kg，半衰期 15～19 天，为非急性时相反应蛋白。其主要功能及应用为维持血液胶体渗透压；机体的内源性营养物质；主要血浆载体蛋白（运输激素、维生素、药物、钙离子等到全身）；在血管外液中的浓度常可作为各种膜屏障完整性的良好指标。②球蛋白：血清（浆）TP 除去 ALB 以外的蛋白质，又称总球蛋白。GLB 是多种蛋白质的混合物，包括由肝细胞产生的补体、各种酶类、各种糖蛋白、各种脂蛋白、金属结合蛋白及由 B 淋巴细胞-浆细胞产生和分泌的免疫球蛋白等，GLB 与机体的免疫功能和血浆黏度密切相关。

检测项目包括 TP 测定、ALB 测定、GLB 测定、白蛋白/球蛋白比值（A/G）测定；血清蛋白电泳分析、血清前白蛋白（PAB）测定、有关的特殊蛋白及血氨检测。临床最常用的是血清 TP 测定、ALB 测定和 A/G 比值测定，血清蛋白电泳分析和 PAB 测定也比较常用。

检测方法 一般血清（浆）蛋白测定指血清（浆）TP 与 ALB 的定量检测，TP 常用双缩脲法，ALB 常用溴甲酚绿法，GLB 常为 TP 减去 ALB 的计算值；血清蛋白电泳分析，常用醋酸纤维素薄膜法和琼脂糖凝胶法，对血清蛋白的各种组分做定性及定量分析。

参考区间 血清 TP 和 ALB 的参考区间与性别无关，与年龄有关（新生儿、婴幼儿与 60 岁以上的老年人稍低）。成年人血清 TP 65～85g/L（双缩脲法），ALB 40～55g/L（溴甲酚绿法）；A/G 比值为（1.2～2.4）：1。血清蛋白电泳（醋酸纤维素薄膜法）：ALB 0.57～0.68；α_1 球蛋白 0.01～0.057；α_2 球蛋白 0.049～0.112；β 球蛋白 0.07～0.13；γ 球蛋白 0.098～0.182。

临床意义 血清 TP 中 ALB 多于 GLB，血清 TP 和 ALB 测定是反映肝功能的重要指标。但由于肝有很大的代偿能力，且 ALB 半衰期较长，只有当肝损害达到一定程度或至一定病程后才能出现血清 TP 和 ALB 的变化；而急性或局灶性肝损害时二者多正常。因此，血清 TP 测定和 ALB 测定及血清蛋白电泳分析主要反映慢性肝损害，反映肝实质细胞的储备功能。

血清 TP、ALB、GLB 和 A/G 比值 TP 减低常与 ALB 减低平行；TP 增高常伴有 GLB 增高。ALB 和 GLB 在血清中常因增减相加或抵消而不易从 TP 含量测定中判定其意义，因此计算 A/G 比值对诊断更有参考意义，特别是 ALB 减低和（或）GLB 增高时，该比值更有意义。

TP 低蛋白血症：TP < 60g/L，常见于以下 5 种情况。①蛋白合成减少：如中毒、坏死等严重肝损害、先天性抗体缺乏症等。②蛋白摄取减少：如营养缺乏和营养不良。③蛋白丢失过多：如肾病综合征、肾小球肾炎、大面积烧伤以及蛋白丢失性肠病等。④慢性消耗性疾病。⑤血液稀释等。

高蛋白血症：TP>80g/L，常见于以下 4 种情况。①蛋白（主要是免疫球蛋白）合成增多：如多发性骨髓瘤、巨球蛋白血症。②血液浓缩：如脱水。③肝硬化：γ 球蛋白增高。④慢性感染性疾病：如自身免疫性肝炎、脓毒症、梅毒、麻风、疟疾等。

ALB 低白蛋白血症：ALB<25g/L，常见于以下 5 种情况。①蛋白摄入不足：如营养不良。②ALB 合成减少：如肝细胞损害。③蛋白消耗增多：如恶性肿瘤、甲状腺功能亢进症、重症结核等消耗性疾病。④蛋白丢失增多：如肾病综合征、严重烧伤、蛋白丢失性肠病、急性大失血等。⑤血液稀释：如妊娠时。

增高常伴 γ-球蛋白增高，常见于以下 2 种情况。①血液浓缩：如严重脱水、饮水量不足、休克。②爱迪生（Addison）病。

GLB 肝病时常为 ALB 减低，GLB 增高，常见于以下 4 种情况。①肝慢性炎症和纤维化。②M 蛋白血症：如多发性骨髓瘤、巨球蛋白血症。③自身免疫病：如系统性红斑狼疮、风湿病等。④肝外的慢性炎症和感染：如结核、麻风等。

GLB 减低与肝疾病关系较少，可见于以下 4 种情况。①先天性 B 淋巴细胞缺陷、先天性无免疫球蛋白血症。②用免疫抑制剂及抗肿瘤治疗。③严重肝、肾疾病晚期。④3 岁以下婴幼儿。

血清蛋白电泳 病理情况下，可出现异常的电泳图形。病理的电泳图形常见有：肝病型、M 蛋白血症型、肾病型、炎症型及其他型。单凭蛋白电泳不能确立诊断，必须结合临床及蛋白代谢紊乱状况，才可以对某些疾病及疾病组进行分类或者评估其活动状况等。

临床评价 做血清蛋白质检

测时，应在静止、空腹、卧位状态下采血，避免标本溶血。

检测结果除受测定方法影响外，标本采集情况及机体状态等对结果影响也较大。常见的影响因素有5种。①激烈运动：激烈运动后数小时血清 TP 可增高12%。②体位：卧位比直立位 TP 浓度低 3~5g/L；非卧位或站立时间大于15分钟，ALB 浓度可上升5%~10%。③标本溶血：标本中每存在血红蛋白 1g/L 可引起测定值增加3%。④乳糜标本：脂血使测定浊度增加，导致结果偏高。⑤静脉采血止血带压迫静脉时间过长：超过3分钟，TP 浓度可升高10%。血液标本除用血清外，还可以用肝素抗凝的血浆；但血蛋白电泳的标本只能用血清，不能用血浆，必须是非抗凝血。除有血清（浆）蛋白质测定外，还有尿液和其他体液蛋白质测定。

参考区间受许多因素影响，如被检者年龄、性别、种族、检测人群、地域，监测方法，标本采集等。各实验室应该建立本实验室的血清（浆）蛋白质测定参考区间。

作为营养监测指标，PAB 比ALB 更敏感。对营养不良患者进行诊断或对营养缺乏患者进行监测时，应选取血清 PAB 测定。

(张丽霞)

dǎnhóngsù cèdìng

胆红素测定 （bilirubin test）

测定总胆红素、非结合胆红素和结合胆红素，诊断及鉴别诊断黄疸的检验项目。胆红素是胆汁的重要成分之一，在体内有一系列的代谢过程，与脂类的消化吸收及黄疸的形成有重要关系。胆红素是各种含血红素蛋白中的血色素——亚铁原卟啉，在一系列酶作用下的降解产物。先生成非结合胆红素（UCB），又称游离胆红素或间接胆红素。其中大部分（80%~85%）来自破坏或衰老红细胞的血红蛋白，少部分（15%~20%）来源于骨髓和肝（血红蛋白以外的旁路胆红素）。在循环血中 UCB 与白蛋白结合，经血循环运至肝（进入肝前又与白蛋白分离），被肝细胞摄取，再在一系列酶的作用下形成水溶性强的结合胆红素（CB），又称直接胆红素。CB 随胆汁进入肠腔后，被肠道细菌作用分解形成尿胆原（URO）等胆素原，进而被氧化成尿胆素、粪胆素等黄棕色的胆素，大部分随粪便排出体外；少部分由肠道吸收，经门静脉回肝；回肝后的 URO，大部分又被肝细胞摄取再转变为 CB 并再排入肠腔，此即胆红素的肠肝循环；少部分从门静脉入体循环，进入肾，随尿排出。尿中的尿胆素原被氧化为尿胆素，是尿液颜色的主要来源。血清总胆红素（STB）为 UCB 和 CB 的总量。正常情况下，成年人每天生成胆红素250~350mg。

胆红素测定包括 STB 测定、UCB 测定、CB 测定，尿液胆红素测定和 URO 测定。

检测方法 包括改良化学氧化法、钒酸氧化法、胆红素氧化酶法等。重氮法中的改良 J-G 法为中华医学会检验学会推荐的测定胆红素的常规方法。自动分析仪测定多采用重氮法和胆红素氧化酶法。高效液相色谱法将胆红素分为 α 胆红素、β 胆红素、γ 胆红素和 δ 胆红素（仅来源于高结合胆红素血症时）。尿胆红素和URO 多用试纸法和尿液自动分析仪测定。

参考区间 ①STB：新生儿0~1天 34~103μmol/L，1~2天103~171μmol/L，3~5天 68~137μmol/L；成年人 3.4~17.1μmol/L。②CB：0~3.4μmol/L。③UCB：1.7~10.2μmol/L。④CB/STB：0.2~0.4。⑤尿胆红素：定性试验阴性。⑥URO：每24小时尿定量0.84~4.2μmol，半定量1：20倍稀释度以下阳性，定性弱阳性。

临床意义 临床 STB、CB 和UCB 测定主要用于黄疸的诊断和鉴别诊断。

判断黄疸有无及程度STB>17.1~34.2μmol/L 为隐性黄疸或亚临床黄疸；STB>34.2μmol/L 为临床肉眼可见的显性黄疸；STB 34.2~171μmol/L 为轻度黄疸，STB 171~342μmol/L 为中度黄疸，STB>342μmol/L 为重度黄疸。

推断黄疸原因 ①溶血性黄疸：通常为轻度黄疸，STB<85.5μmol/L，见于各种溶血及溶血性疾病、输血反应、大面积烧伤、大血肿吸收等。②肝细胞性黄疸：为轻、中度黄疸，STB 为17.1~171μmol/L，见于各种肝实质性损伤，如急、慢性肝炎、肝硬化、药物性、中毒性或胆汁淤积性肝实质损害等。③梗阻性黄疸：通常为中、重度黄疸，STB增高较前两者明显，见于胆道阻塞性疾病和肝内胆汁淤积，如胆石症、胰头癌、胆道肿瘤、胆管炎、胆道闭锁，以及病毒性肝炎、原发性胆汁性肝硬化、肝内泥沙样结石和癌栓、华支睾吸虫病等。

判断黄疸类型 黄疸时 STB增高；溶血性黄疸以 UCB 增高明显；梗阻性黄疸以 CB 增高明显；肝细胞性黄疸 CB 及 UCB 均增加（见黄疸实验诊断）。

解释临床难以解释的现象肝炎恢复期，有时出现血清 STB

及 CB 很高（高结合胆红素血症），但尿胆红素阴性，这是因为血清中出现了与白蛋白牢固结合、分子量大、半衰期长（同白蛋白，为 21 天）、代谢慢、不被肾小球滤过的 δ 胆红素。

临床评价 STB、CB 和 UCB 测定，结合尿胆红素及尿胆原的测定，对于黄疸的诊断和鉴别诊断、提示有无肝、胆、胰损害及病因分析、病情观察、指导治疗等有重要意义。正常尿液中不出现胆红素（即尿胆红素阴性）；尿胆红素阳性仅见于高结合胆红素血症，提示可能有肝损害（肝炎、肝硬化等）及胆道阻塞，使血液中水溶性的结合胆红素升高而进入尿液中。尿和血中尿胆原增高是反映肝细胞损害更敏感的指标（其敏感性高于尿胆红素），是早期发现肝炎的简易而有效的方法。

胆红素及尿胆原测定标本必须新鲜，避免光线照射（否则会使胆红素变为胆绿素）；被检尿液久置可致尿胆原测定结果假阴性。

（张丽霞）

bǐng'ānsuān zhuǎn'ān méi cèdìng

丙氨酸转氨酶测定

（alanine aminotransferase test） 测定丙氨酸转氨酶，了解肝细胞损伤情况的检验项目。肝是人体含酶最丰富的器官。肝复杂的生物转化和物质代谢功能多是经一系列酶促反应而完成。肝的一些病理状态常导致酶血清浓度发生变化，因此，根据酶活性测定结果可以对肝的某些疾病进行诊断、鉴别诊断、病情观察、疗效判断和预后评估。

转氨酶，即氨基转移酶，是用于肝疾病检查、以反映肝细胞损害为主的酶，主要包括丙氨酸转氨酶（ALT）和天冬氨酸转氨酶（AST）。过去按反应产物命名，ALT 又称谷氨酸丙酮酸氨基转移酶。ALT 广泛存在于机体组织细胞内，以肝细胞含量最多，其次为心肌、脑、肾和肌肉组织；在肝细胞中 ALT 主要存在于肝细胞质中，少量存在于线粒体内，其肝内活性较血清高 100 倍，其肝内含量是心肌、骨骼肌中含量的 10 倍。ALT 半衰期为 47 小时。ALT 与 AST 均为非特异性细胞内功能酶，正常时血清含量很低，当肝细胞等损伤时，其血清浓度会发生变化。轻、中度肝损伤时，通常在明显的肝损伤症状（如黄疸）出现前，血液中 ALT 明显升高，这是因为肝细胞通透性增高，ALT 由胞质内释放入血；严重肝细胞损伤（肝细胞线粒体受损）时，血中 ALT 也升高，但此时以 AST 升高更明显。通过 ALT 血清浓度测定，可以了解肝损害情况。

检测方法 多利用自动生化分析仪，采用连续监测法。

参 考 区 间 连续监测法（37℃）：① ALT：男性为 9 ~ 50U/L；女性为 7 ~ 40U/L。②AST/ALT：≥1（约为 1.15）。

临床意义 临床 ALT 增高常提示有肝细胞损伤。

急性病毒性肝炎 ALT 与 AST 均显著增高，常可达参考区间上限的 20 ~ 50 倍（甚至达 100 倍），但以 ALT 升高更明显，AST/ALT<1。通常在肝炎病毒感染后 1~2 周转氨酶达高峰，可持续升高 1~2 个月（但也可 3~5 周逐渐下降），3 ~ 6 个月恢复正常，AST/ALT 比值也恢复正常；如急性病毒性肝炎恢复期 ALT 和 AST 仍不能恢复正常或再上升，提示急性肝炎转为慢性；急性重症肝炎，病程初期即表现出 ALT 和 AST 同时升高，AST 升高比 ALT 更明显，说明肝细胞损伤严重

（有线粒体损伤）；急性重症肝炎病情恶化时，可出现黄疸加重胆红素明显升高，但转氨酶却减低，即"胆酶分离"现象，提示肝细胞严重坏死，预后不佳。所以 ALT 和 AST 不仅是急性病毒性肝炎诊断指标，也是其监测的参考指标。

慢性病毒性肝炎 血清转氨酶轻度升高或正常，通常<参考区间上限的 4 倍，ALT 一般高于 AST，AST/ALT<1；如 AST 升高较 ALT 明显，AST/ALT>1，则提示慢性肝炎可能转为活动期。慢性活动性肝炎在门脉周围区、肝小叶中央部发生坏死时，不仅 AST 增高，AST/ALT>1，而且可以伴有谷氨酸脱氢酶（GLDH）增高。如果转氨酶长期不正常或反复波动（有时正常，有时不正常），持续数月或数年之久，说明是慢性迁延性肝炎。慢性肝炎时 ALT 增高幅度不同，轻者 ALT 增高达参考区间上限的 2 倍以上，较重者达 3~9 倍，严重者达 10 倍以上，但 ALT 正常并不能排除活动性肝炎。

非病毒性肝炎 药物性肝炎、脂肪肝、肝癌等非病毒性肝病时，转氨酶轻度升高或正常，AST/ALT>1。酒精性肝病时因酒精有线粒体毒性使线粒体破坏及酒精能抑制吡哆醛活性，AST 升高明显，ALT 可能正常，AST/ALT>1；肝素治疗等引起药物性肝病时，ALT 和 AST 均升高，并可伴有 γ-谷氨酰基转移酶（γ-GT）升高。

肝硬化 转氨酶活性取决于肝细胞坏死和肝纤维化程度。肝硬化静止期转氨酶正常或轻度升高，病毒引起的肝硬化活动期转氨酶常轻度或中度升高，终末期血清转氨酶活性可能正常或稍低。转氨酶升高情况还与肝硬化的原

因和类型有关：①慢性活动性肝炎和亚急性重症肝炎引起的坏死性大结节性肝硬化，转氨酶持续而明显的升高。②酒精性肝硬化，转氨酶正常或轻度升高，而 γ-GT 升高比转氨酶明显，γ-GT/AST>2。③胆汁淤滞性肝硬化，转氨酶活性升高与胆汁淤滞程度相平行。④营养不良引起的门脉性小结节性肝硬化，转氨酶升高不明显，多数为正常或轻度升高。

肝细胞癌　ALT 和 AST 可轻、中度升高或正常；出现肝细胞坏死时可显著增高；少数开始即有 ALT 和 AST 明显升高，病程常进展很快。特别是转移性肝癌，γ-GT 和 GLDH 升高可早于和高于转氨酶。

胆汁淤滞　肝内、肝外胆汁淤滞时，转氨酶排泄受阻，血清转氨酶轻度升高或正常，此与肝细胞损伤所致的转氨酶明显或较明显升高不同，可作为二者鉴别诊断的参考。

其他　因 ALT 和 AST 为非特异性细胞内功能酶，其血清浓度增高也可见于肝病和心肌疾病以外的其他疾病。①骨骼肌损伤：见于皮肌炎、进行性肌萎缩等骨骼肌疾病时。②病毒感染：见于传染性单核细胞增多症（EB 病毒感染）和流感（流感病毒感染）时。③中毒性肝病：环境中毒可引起肝炎、肝纤维化甚至肝癌，导致酶的改变。四氯化碳中毒导致严重的大块肝坏死，可出现转氨酶的变化；食入毒蕈类所致的中毒，早期（12 小时左右）表现为胃肠道改变，3 天后出现转氨酶增高。④妊娠肝病：发生率很低，但可有转氨酶升高，子痫前期肝受累时也显示出转氨酶升高（通常＜参考区间上限 10 倍）。⑤肺梗死、肾梗死和胰腺炎时，也可有转氨酶升高。⑥进行性肌营养不良，ALT、AST 均升高，但 AST/ALT>1。

临床评价　虽然全身很多组织都含有转氨酶，但肝损伤是血清转氨酶升高的最常见原因。结合临床症状、体征及其他有关资料，血清转氨酶升高仍被视为肝细胞损害的敏感指标。ALT 对肝疾病诊断敏感性高于 AST。ALT 和 AST 升高多与肝细胞受损有关，但转氨酶的变化与肝细胞损伤程度间并非平行关系。通常黄疸型肝炎转氨酶升高幅度大于无黄疸型；胆汁淤滞时常伴有 γ-GT 升高；ALT 和 AST 升高作为急性病毒性肝炎与肝内、外胆汁淤滞性肝病的鉴别诊断的阳性预测值，其诊断率为 78%；而作为阴性预测值，可除外 99% 的肝内、外胆汁淤滞性肝病。很多药物及疫苗常可引起不同程度的肝损伤，亦可引起 ALT 和 AST 升高，通常在停药后 ALT 和 AST 可恢复至正常水平。

ALT 和 AST 测定标本为血清或血浆（推荐用血清）。ALT 测定血清标本室温 20℃ 及 4~8℃ 稳定 1 周；溶血致血清血红蛋白含量＞2.5g/L 时，可导致血清 ALT 活性升高 10%。

（张丽霞）

méndōng'ānsuān zhuǎn'ānméi cèdìng

天冬氨酸转氨酶测定 （aspartate aminotransferase test）

测定天冬氨酸转氨酶，了解肝细胞和心肌细胞损伤情况的检验项目。肝疾病实验检查中，以反映肝细胞损害为主的酶主要是丙氨酸转氨酶（ALT）和天冬氨酸转氨酶（AST）。二者都是非特异性细胞内功能酶。AST 主要分布于心肌，其次为肝、骨骼肌和肾等组织；在肝细胞中 AST 主要存在于线粒体中，只有少量存在于肝细胞质中；AST 半衰期为 17 小时。正常时 AST 的血清含量很低，当肝细胞及心肌损伤时，其血清浓度会发生变化。在轻、中度肝损伤时，肝细胞通透性增高，AST 可释放入血，导致血液中 AST 升高，但此时 ALT 升高远大于 AST 升高；严重肝细胞损伤时，肝细胞线粒体受损，线粒体内的 AST 被大量释放入血，此时以 AST 升高更明显，血清中 AST/ALT 比值升高；当心肌损伤时，心肌细胞内的 AST 被释放入血，也导致 AST 升高。所以，AST 血清浓度测定，可以帮助了解肝细胞及心肌细胞损害。

检测方法　多利用自动化分析，采用连续监测法。

参考区间　连续监测法（37℃）：AST 男 15~40U/L，女 13~35 U/L；AST/ALT≥1（约为 1.15）。

临床意义　AST 增高可提示肝细胞损伤及反映心肌细胞损伤。

肝细胞损伤　见丙氨酸转氨酶测定。

心肌损伤　AST 主要分布于心肌，其次为肝等组织，AST 增高也反映心肌损伤。急性心肌梗死（AMI）时，AST 于发病后 6~12 小时开始升高，24~48 小时达高峰（AST 值可达参考区间上限的 4~10 倍，升高程度与心肌梗死范围及程度有关），3~5 天后恢复正常；如病程中 AST 下降后又再次升高，提示梗死范围扩大或有新的梗死出现。

临床评价　肝损伤是血清转氨酶升高的最常见原因。结合临床症状、体征及其他有关资料，血清转氨酶升高仍被视为肝细胞损害的敏感指标；但 AST 与 ALT

相比，AST 对肝疾病诊断的敏感性小于 ALT。早期、轻、中度肝损害时，ALT 升高比 AST 明显；严重肝损害（有线粒体损伤）时，AST 和 ALT 同时升高，但 AST 升高比 ALT 更明显。AST 升高虽然也见于 AMI，但其灵敏性和特异性均不如心肌肌钙蛋白，目前 AMI 诊断的化学指标多以灵敏性和特异性更强的心肌肌钙蛋白为首选（见心肌肌钙蛋白检测）。妊娠可引起 AST 下降，某些药物和激烈运动可使 AST 升高。

AST 测定值可受以下 3 种因素影响：①标本贮存：推荐用血清标本，血清标本 4~8℃稳定 1 周，室温下不断轻度减低。②溶血：红细胞内的 AST 含量为血清的 40 倍以上，当血清血红蛋白>1.5g/L 时，血清 AST 活性升高。③巨大 AST：是 AST 与免疫球蛋白形成的复合物，特别是细胞胶质的 AST 与 IgG 结合形成的巨大 AST，能导致血清 AST 升高至参考区间上限的 30 倍以上。

(张丽霞)

jiǎnxìng línsuānméi cèdìng

碱性磷酸酶测定（alkaline phosphatase test）

测定碱性磷酸酶，诊断肝、胆及骨骼疾病的检验项目。碱性磷酸酶（ALP）是在碱性环境下能水解多种磷酸单酯化合物的一组酶的总称。ALP 是膜结合酶，也是胆汁淤滞的酶学指标。正常情况下，体内 ALP 来源于肝（肝 ALP）和骨（骨 ALP）各半；少数健康人血清中有来源于小肠的 ALP。在骨组织中，ALP 由造骨细胞产生，骨疾患时（尤新骨生成时）ALP 增高；肝 ALP 主要分布于肝细胞的血窦侧和毛细胆管侧微绒毛上，经胆汁排入小肠，当胆汁流动不畅或胆汁淤滞时血中 ALP 明显升高；在肝细胞内 ALP 主要与肝细胞膜紧密结合而不易释放，故肝病时通常 ALP 升高不明显。

检测方法 应用连续监测法测定总 ALP。

参考区间 血清总 ALP（连续监测法，磷酸硝基苯酚为底物，37℃）：男性为 45~125U/L；女性（20~49 岁）为 35~100U/L，女性（50~79 岁）为 50~135U/L；儿童<350U/L（比成年人高 1~2 倍）。

临床意义 临床 ALP 增高多见。生理性增高主要见于儿童生长发育期、妊娠 2 个月后、B 型和 O 型血者饱餐后等；病理性增高主要见于肝胆疾病和骨骼疾病等。

肝胆疾病 血清 ALP 病理性增高，几乎 60% 是肝和胆道疾病所致。ALP 是胆汁淤滞性疾病的敏感指标（敏感性 80%~100%）；累及肝实质细胞的肝胆疾病时，ALP 轻度增高。①肝外胆管阻塞：见于恶性梗阻（胰头癌、胆管癌等），ALP 显著升高；良性梗阻（胆道结石和炎症），增高程度小于恶性梗阻，其增高呈波动性，可单项增高（可无黄疸）。②肝内胆汁淤滞：见于胆汁淤滞性肝炎、药物和乙醇引起的肝内胆汁淤滞，增高程度小于肝外恶性胆道梗阻。③肝内占位性病变：原发性肝细胞癌时 ALP 升高比转氨酶升高明显；转移性肝细胞癌时可出现高分子量的巨 ALP。④肝实质性病变：病毒性肝炎、肝硬化等时，ALP 一般正常或轻微增高；如果同时有胆管系统阻塞和胆汁淤滞发生，则出现黄疸的同时有 ALP 明显增高。

其他疾病 骨骼疾病（畸形性骨炎、某些癌症骨转移等）、佝偻病、甲状旁腺功能亢进症、风湿病等时，可出现 ALP 增高。

临床评价 ALP 是肝、胆及骨骼疾病诊断的酶学指标。ALP 与 ALT 及胆红素同时测定有助于黄疸的鉴别诊断。①阻塞性黄疸：ALP 和胆红素均明显增高、ALT 轻度增高。②肝细胞性黄疸：ALP 正常或轻度增高、胆红素较明显增高、ALT 明显增高。③溶血性黄疸：ALP 正常、胆红素轻度增高至较明显增高、ALT 正常。④肝癌：ALP 明显增高、胆红素轻度增高或正常、ALT 轻度增高。ALP 与 γ-谷氨酰基转移酶（γ-GT）在肝产生于相同的部位，但骨骼中无 γ-GT。如果血中 ALP 增高而 γ-GT 不增高，说明病变不在肝，可能在骨组织。

ALP 测定应禁食 12 小时后空腹静脉采血；测定标本为血清或肝素抗凝血浆；标本溶血、黄疸及某些药物对测定有干扰作用。血清（或血浆）置 4~8℃1 周内，ALP 活性稳定。

(张丽霞)

γ-gǔ'ānxiānjī zhuǎnyíméi cèdìng

γ-谷氨酰基转移酶测定（γ-glutamyltransferase test）

测定 γ-谷氨酰基转移酶，诊断肝胆疾病的检验项目。γ-谷氨酰基转移酶（γ-GT 或 GGT）是催化 γ-谷氨酰基转换的膜结合酶，与肽和蛋白质合成有关，主要分布于肾、肝、胰腺细胞膜和微粒体上。胚胎期和新生儿肝细胞合成 γ-GT 能力最强，出生后逐渐降低；出生后肾 γ-GT 合成量大于肝。如果正常人肝 γ-GT 合成量明显增高（"返祖现象"），应考虑是否有肝恶性肿瘤的发生。肝 γ-GT 主要分布在肝细胞毛细胆管侧和整个胆管系统，部分 γ-GT 经胆汁排泄。肝内 γ-GT 合成增多或胆管系统病变胆汁排泄受阻，均可引起

血清 γ-GT 增高。

检测方法 γ-GT 总活性检测用连续检测法（L-γ-谷氨酰-对硝基苯酚为底物）。

参考区间 连续监测法（硝基苯酚为底物，37℃）男性为 10~60U/L；女性为 7~45U/L。

临床意义 以下原因可引起血清 γ-GT 增高：①合成增多：如肝细胞癌、胆管癌等。②分泌能力增强：如在病理情况下，肝、胆等细胞 γ-GT 分泌能力增强。③排泄受阻：如胆道梗阻，胆汁淤滞。④释放增多：肝实质性损伤（肝细胞受损害）。血清 γ-GT 增高临床最常见于以下情况。

胆道阻塞性疾病 如原发性胆汁性肝硬化、硬化性胆管炎、肝癌时，血清 γ-GT 升高。γ-GT 升高程度：恶性阻塞高于良性阻塞、肝外阻塞高于肝内阻塞、黄疸型阻塞高于非黄疸型阻塞。

肝占位性病变 原发性肝癌和转移性肝肿瘤时 γ-GT 均升高。肿瘤切除后 γ-GT 可下降，如下降后又升高，提示肝癌复发。γ-GT 与甲胎蛋白、癌胚抗原联合检测可提高肝癌检出率。

病毒性肝炎 急性肝炎时 γ-GT 轻、中度增高，常与丙氨酸转氨酶（ALT）平行，但增高幅度小于 ALT，恢复期 γ-GT 可正常，但恢复正常时间晚于 ALT；γ-GT 持续升高，提示发展为迁延性肝炎；慢性肝炎 γ-GT 可正常，活动期 γ-GT 升高，临床常将 γ-GT 增高作为慢性肝炎活动性的标志；肝炎有胆汁淤积时可见 γ-GT 升高明显。

肝硬化 稳定型肝硬化 γ-GT 可正常，进行性肝硬化 γ-GT 可轻、中度升高。γ-GT 升高程度：酒精性肝硬化高于胆汁性肝硬化高于肝炎后肝硬化。

酒精性肝病 γ-GT 可作为酒精性肝损伤及戒酒的监测指标。长期过量饮酒所致酒精性肝损害或酒精性肝硬化时，γ-GT 明显升高，戒酒后 γ-GT 很快下降。

其他疾病 药物性肝损害，脂肪肝，胰腺、前列腺、脑及肾等病变，急性心肌梗死，器官移植排斥反应等时，也可有 γ-GT 明显升高。

临床评价 γ-GT 是肝胆疾病的检测指标，也是酒精性肝损伤及戒酒的监测指标。γ-GT 的临床敏感性为 95%，特异性对健康者为 95.6%，对非肝病者为 74%。某些临床药物引起的 γ-GT 升高，停药后虽可恢复正常，但通常其恢复正常的时间较其他酶晚。口服避孕药可使 γ-GT 水平降低。

γ-GT 测定标本为血清或血浆（以肝素或 EDTA 抗凝）；标本溶血及某些药物对 γ-GT 测定有一定干扰作用；血清标本置室温（20℃）可稳定 1 周。

（张丽霞）

diànfěnméi cèdìng
淀粉酶测定（amylase test）
测定血、尿淀粉酶含量，诊断急性胰腺炎的检验项目。淀粉酶（AMY）是在多糖类食物消化过程中起重要作用的水解酶。人体中淀粉酶在胰腺中含量最多（胰淀粉酶），其次为唾液腺（唾液淀粉酶），肝中很少或没有 AMY。胰淀粉酶分泌后通过胰腺导管进入十二指肠，促进碳水化合物、脂肪和蛋白质消化。AMY 分子量小、半衰期短（约 2 小时）、易从肾排出；胰腺等病变时，血清及尿液 AMY 可以增高。

检测方法 应用较多的是以修饰麦芽七糖为底物的方法。

参考区间 血清 35~135U/L。

临床意义 以下原因可引起 AMY 的升高。

急性胰腺炎 主要用于其诊断和鉴别诊断。血清 AMY 于发病后 6~12 小时内升高，20~48 小时达高峰，之后逐渐下降，3~5 天恢复正常；AMY 升高超过参考值上限 3 倍以上可诊断，但 AMY 水平正常也不能排除急性胰腺炎；但如持续升高数周不降，提示胰腺炎有反复或有并发症发生；但血清 AMY 活性高低与病情不呈相关性；尿 AMY 于发病后 12~24 小时开始升高（晚于血 AMY，但升高更明显），下降比血 AMY 慢；如果 AMY 已明显升高却又出现与临床表现不相符的下降，则提示病情凶险，为坏死性胰腺炎的预兆；急性胰腺炎时血 AMY 检查准确性更好，临床以血 AMY 检查为主要依据，尿 AMY 检查为参考，常留取发病后 6 小时或 24 小时尿液检测；胰源性腹腔积液和胸腔积液的淀粉酶显著增高，可作为急性胰腺炎的诊断依据。

内镜胆囊造影术后 可有 AMY 升高，多在术后 6 小时达高峰，持续 3 天。

巨淀粉酶血症 血 AMY 升高，尿 AMY 正常，应考虑巨淀粉酶血症。

其他 胰腺癌、胰腺囊肿等所致的胰腺导管阻塞、慢性胰腺炎急性发作、尿毒症、急性胆囊炎、肠穿孔等时，也可见 AMY 升高，但其升高幅度远不及急性胰腺炎；腮腺炎、卵巢癌、输卵管妊娠、肺癌、肾功能障碍等其他疾病及应用阿司匹林、利尿药、避孕药等时，AMY 也可升高，但非胰腺炎疾病时 AMY 升高不高于参考区间上限的 3 倍。

临床评价 ①血清 AMY 升高幅度一般与疾病严重程度无关，但 AMY 水平越高胰腺炎可能性越大，AMY 水平正常也不能排除胰腺炎。②AMY 水平与预后关系不大。③急性胰腺炎时以血 AMY 检查（其准确性更好）为主要依据，尿 AMY 为参考。④尿液 AMY 检查以留取发病后 6 小时或 24 小时尿液标本更有诊断价值。

（张丽霞）

zhīfángméi cèdìng

脂肪酶测定 （lipase test）

测定血中脂肪酶含量，诊断急性胰腺炎，鉴别其他急腹症的检验项目。脂肪酶（LPS）是胰腺外分泌酶，主要由胰腺细胞合成、分泌，是分解脂肪的酶。胰腺中脂肪酶含量最丰富，约为淀粉酶的 4.5 倍。胰腺疾病时 LPS 大量释放入血，使血清 LPS 升高。

检测方法 一般采用连续监测法或乳化液比浊法。

参考区间 连续检测法 < 220U/L，乳化液比浊法 0 ~ 110U/L。

临床意义 主要用于急性胰腺炎的诊断及与其他原因引起的急腹症的鉴别诊断。①急性胰腺炎时，发病 24 小时内血清 LPS 升高，比淀粉酶升高明显（高于参考区间上限 5 ~ 10 倍）、持续时间长（7 ~ 10 天），对病后就诊晚的患者更有诊断价值。②非胰腺炎急腹症时，血清淀粉酶可升高，LPS 不升高。③胰腺癌、胆管癌、骨折、软组织损伤、手术等引起的脂肪组织破坏时及少数慢性胰腺炎、肝癌、乳腺癌时，血清 LPS 可稍增高。④可待因、吗啡等药物可引起 LPS 水平升高。⑤LPS 水平降低提示胰腺 LPS 分泌细胞永久性损伤。

临床评价 血清脂肪酶检测特异性高于血清淀粉酶测定，二者灵敏性相似，二者同时检测使灵敏度提高。LPS 测定常用血清标本，在 4~8℃或−25℃至少稳定 1 周，−28℃稳定 1 年。

（张丽霞）

shèngōngnéng shìyàn

肾功能试验 （kidney function test）

通过检测血清（浆）及尿液中某些内源性物质或外源性使用物质的浓度，协助判断肾有关功能有无损伤及损伤程度的方法。肾的主要功能是通过肾小球的滤过、近端肾小管的排泌及重吸收、远端肾小管和结合管的稀释-浓缩生成尿，从而调节内环境的酸碱和水、电解质平衡，并从尿中排泄代谢物。肾还分泌肾素、促红细胞生成素等活性物质，并参与体内维生素 D 的活化等。

广义的肾功能试验既包括尿生成涉及的肾小球滤过、肾小管重吸收和排泌、远端肾小管和结合管的稀释-浓缩功能的试验，还包括与酸碱、电解质紊乱有关项目的测定，以及促红细胞生成素的测定（作为肾性贫血的诊断和鉴别诊断依据）等。

临床肾功能试验主要指反映尿生成环节的相关试验，包括以下三类。①肾小球滤过功能试验：包括血肌酐、血清尿素测定、尿酸测定、胱抑素 C 测定及内生肌酐清除率计算等。推荐以血清胱抑素 C 测定作为肾小球滤过功能的首选筛查指标。②肾小管功能试验：主要包括反映近端肾小管重吸收功能的尿 β_2 微球蛋白测定、尿 α_1 微球蛋白测定。③肾小管稀释-浓缩功能试验：包括尿量、尿渗透压、尿比重检测，昼夜尿比重试验和 3 小时尿比重试验。推荐测定尿渗透压，并根据测定的尿渗透压和血浆渗透压，计算二者比值及自由水清除率，以反映肾小管稀释-浓缩功能。

（涂植光）

shènxiǎoqiú lùguòlù jìsuàn

肾小球滤过率计算 （calculation of glomerular filtration rate）

用某些合适的内源性或外源性物质的肾血浆清除率间接反映肾小球滤过率的方法。肾小球滤过率（GFR）是单位时间内经肾小球滤过双肾生成的原尿量；难以直接测定。血浆清除率指单位时间内双肾能将多少体积血浆中的某种物质完全清除。肾小球滤过不仅受有效滤过压影响，还受肾小球滤过膜孔径屏障（分子量>70kD 物质难滤过）及电荷屏障（带负电荷物质不易滤过）影响。因此，用作测定 Cl 的物质应满足：①不与血浆蛋白结合的带正电荷或电中性的小分子量物质，可经肾小球自由滤过。②不被肾小管重吸收或排泌。③内源性物质是生成量恒定，以肾排泄为唯一途径的终末代谢物；外源性物质可以是不在体内代谢转化的无毒物质。

检测方法 临床常用内生肌酐清除率（Ccr）或根据符合上述条件的内源性物质血清（浆）浓度，按一定公式计算出的估算肾小球滤过率判断 GFR。菊粉清除率试验是公认的反映 GFR 的"金标准"。

参考区间 菊粉清除率试验：成年男性 120 ~ 138ml/（min·1.73m²），女性 110 ~ 138ml/（min·1.73m²）；估算 GFR：120~160ml/min。

临床意义 GFR 减少除反映肾小球损伤外，还受肾血流灌注、尿路梗阻等改变肾小球有效滤过压因素的影响。

临床评价 菊粉为分子量仅 5.2kD 的中性果糖多聚体，静脉输入体内后不被代谢，也不和血浆蛋白结合，可经肾小球自由滤过而不被肾小管重吸收和排泄，故为理想的检测 GFR 物质；但因操作复杂，菊粉有时可致发热反应，故未在临床常规开展。

（涂植光）

jīgān cèdìng

肌酐测定（creatinine test）

测定血清肌酐含量，间接反映肾小球滤过率的检验项目。肌酐（Cr）包括直接从食物中摄取的外源性肌酐，以及由体内磷酸肌酸去磷酸基并环化生成的内源性肌酐。肌酐为不和血浆蛋白结合的小分子（113D）终末代谢物，同一个体内生肌酐生成量较恒定，除少量由肾小管排泌外，大部分经肾小球滤过进入原尿，并且不被肾小管重吸收，故测定其血清浓度可间接反映肾小球滤过率（GFR）。

检测方法 常以清晨空腹血清为标本，有时也以特定时段的尿液为标本，主要检测方法包括酶联反应速率法及苦味酸法，又称 Jaffe 法。

参考区间 血清肌酐：成年男性 59 ～ 104μmol/L，成年女性 45 ～ 84μmol/L（酶联反应速率法）；尿液肌酐：成年男性 124 ～ 230μmol/L，成年女性 97～177μmol/L。

临床意义 因肾有较大的贮备能力，只有 GFR 降至正常的 50%以下时，Cr 浓度才明显升高，故血清 Cr 不是反映 GFR 损伤的敏感指标，早期、轻度 GFR 损害时血清 Cr 并不会升高，而血清 Cr 持续升高提示已有较严重 GFR 损害；肌肉质量多的个体、剧烈运动、大量摄入含肌酐食物及服用可与 Cr 竞争肾小管排泌的药物，可致假性升高；严重 GFR 损伤时，可有高达 40% 血肌酐从肾小球排泌，可出现血清 Cr 水平与 GFR 不符合的情况。

临床评价 酶联反应速率法特异性及灵敏性均高，为推荐方法。苦味酸法特异性差，样品中存在的头孢菌素类抗生素、维生素 C 等药物，丙酮，葡萄糖，蛋白等"伪肌酐"物质，可与苦味酸产生肌酐样成色反应，干扰检测结果。

（涂植光）

nèishēng jīgān qīngchúlǜ jìsuàn

内生肌酐清除率计算（calculation of endogenous creatinine clearance rate）

计算单位时间内双肾能将多少体积血浆中的内生性肌酐完全清除的方法。可间接反映肾小球滤过率（GFR）。

检测方法 分别测定血肌酐（Scr）和尿肌酐（Ucr）浓度，计算内生肌酐清除率（Ccr）。为排除个体间肌肉质量差异影响，推荐用体表面积校正的 Ccr。

$$Ccr = \frac{Ucr \times 每分尿量(ml/min)}{Scr}$$

校正 Ccr = Ccr×1.73m²/受检者体表面积（m²）

参考区间 校正 Ccr（苦味酸法）80～120ml/（min·1.73m²）。但 40 岁后随年龄增加，Ccr 逐年下降，70 岁约为青壮年的 60%。

临床意义 Ccr 与 GFR 有较好的相关性，Ccr 降低可发现较早期的肾小球滤过功能损害，并可根据降低程度评估受损程度及指导用药。一般认为校正 Ccr 在 70～51ml/min 为肾小球滤过功能轻度损害，50～31ml/min 为中度损伤，<30ml/min 为重度损伤。肾衰竭者，校正 Ccr<40ml/min 时，应限制蛋白摄入；<30ml/min 时噻嗪类中效利尿药往往无效，不应使用；<10ml/min 时呋塞米等高效利尿药疗效也明显降低，

为进行人工肾透析治疗的指征。但在早期轻微肾小球滤过功能损伤时，Ccr 多无减少。

临床评价 包括以下内容。

临床应用评价 SCr 浓度较高时通过肾小管排泌的量明显增多，最多可达 40%，导致上述计算公式中，SCr 浓度（分母）非滤过性减少，而 UCr 浓度（分子）非滤过性升高，产生 Ccr 假性增加。故严重肾小球滤过功能损害者，Ccr 与病变程度间可能出现分离现象。

方法学评价 对苦味酸法构成干扰的"伪肌酐"类物质主要存在于血中（见肌酐测定），可在一定程度上减轻上述分离现象，因此，测定 Ccr 时，推荐用苦味酸法检测血清和尿肌酐浓度。

标本事项 进行 Ccr 测定前 3 天要求受试者禁食肉类、咖啡和茶，以控制外源性肌酐摄入，并避免剧烈运动。受试日充分饮水，保证尿量>60ml/h，准确收集 24 小时或 4 小时尿，混匀计量，其间采血。

（涂植光）

niàosù cèdìng

尿素测定（urea test）

测定血清尿素含量，间接了解肾小球滤过率的检验项目。尿素又称脲，是体内氨基酸分解代谢的终产物，分子量仅 61D，并且不与血浆蛋白结合，故可经肾小球自由滤过。肾小管不排泌尿素，但进入原尿中的尿素 40%～60% 在肾小管和集合管被重吸收。其重吸收量受抗利尿激素调控，测定其血清浓度可在一定程度上间接反映肾小球滤过率（GFR）。

检测方法 包括二乙酰一肟法、脲酶-波氏比色法和酶偶联速率法，其中酶偶联速率法特异性、灵敏性均佳，为推荐方法。

参考区间 血清尿素：2.9～8.2mmol/L（酶偶联速率法）。血清尿素氮（BUN）：5.8～16.4mmol/L（因1分子尿素中含2个氮原子，故将上述数值乘以2即可）。

临床意义 血清尿素与肌酐测定是应用最广泛的了解肾小球滤过功能的指标；因肾有强大贮备能力，只有GFR降至正常50%以下时，血清尿素才会明显升高，故血清尿素持续升高提示已有较严重肾小球滤过功能损害。但各种原因致抗利尿激素分泌增多（心力衰竭、休克等）时，肾小管重吸收尿素增多，血清尿素也升高；体内尿素的生成受蛋白质代谢状态影响，不如肌酐恒定，尚有少量尿素可经汗液、胆道排泄；大量食用高蛋白食物亦可致血清尿素升高，反映肾小球滤过功能血清尿素没有肌酐理想。但因为上述肾小管重吸收尿素的特点，同时测定血清尿素和肌酐，有助于判断肾功能损伤的原因：肾性者，二者升高倍数接近；而肾前性（抗利尿激素分泌增加）及肾后尿路梗阻性（集合管及远端肾小管扩张变薄）者，均可导致尿素重吸收回血液量增加，出现血清尿素升高倍数远远高于血清肌酐（见肾衰竭实验诊断）。

（涂植光）

niàosuān cèdìng

尿酸测定（uric acid test） 测定血、尿尿酸含量，了解嘌呤代谢及尿酸生成情况的检验项目。尿酸（UA）为体内细胞和食物中嘌呤的代谢产物。肝是UA的主要生成场所，除小部分UA可随胆汁排泄外，大部分从肾排泄。UA可自由透过肾小球，小部分可经肾小管排泌，但进入原尿的UA 90%左右被肾小管重吸收回血液。

检测方法 ①血清UA测定：常用磷钨酸还原比色法或尿酸酶-过氧化物酶偶联法。②尿UA测定：同血清尿酸测定。

参考区间 血清UA（酶偶联法）：男性208～428μmol/L，女性155～357μmol/L。尿UA：男性＜4.76mmol/24h，女性＜4.46mmol/24h。

临床意义 血清UA浓度受含嘌呤食物摄入量，体内嘌呤代谢状况，肾小球滤过和肾小管排泌、重吸收功能等多因素综合影响，因此其并非是反映肾功能的理想指标。若严格禁食含嘌呤丰富食物3天，同时测定血清和尿UA浓度更有价值：①血UA升高而尿UA降低，提示肾小球滤过功能损伤，并且早期血UA即可升高。②血、尿UA均升高，提示UA生成异常增多，常见于痛风、多种血液病、恶性肿瘤、长期使用利尿药和抗结核药吡嗪酰胺、慢性铅中毒等。③血UA降低而尿UA升高，提示肾小管重吸收功能损害或使用了重吸收竞争性抑制剂，如间质性肾炎、范可尼综合征、使用磺胺等。④血、尿UA均降低，提示UA生成减少，如肝功能严重损害，参与UA生成的黄嘌呤氧化酶、嘌呤核苷磷酸化酶缺陷，使用大剂量糖皮质激素等。

临床评价 血清UA测定中，磷钨酸还原比色法需对血清做去蛋白处理，且干扰因素多，不主张使用。尿酸酶-过氧化物酶偶联法的标本无需去蛋白处理，且特异性及灵敏性均高，为推荐方法。

（涂植光）

guāngyìsù C cèdìng

胱抑素C测定（cystatin C test） 测定血清胱抑素C含量，判断肾小球滤过功能的检验项目。

胱抑素C（Cys-C），又称半胱氨酸蛋白酶抑制蛋白C，为人体有核细胞均可表达分泌的碱性蛋白。Cys-C基因属高度保守的"管家基因"，其每日表达分泌量较恒定。Cys-C分子量仅13kD，并带正电荷，可经肾小球自由滤过，原尿中的Cys-C几乎全部被近曲小管上皮细胞摄取、降解，不以原型回到血液中。因此，血清Cys-C水平主要受肾小球滤过功能影响。

检测方法 大多使用免疫浊度法测定，包括颗粒增强透射免疫比浊法和颗粒增强散射免疫比浊法。

参考区间 0.6～1.1mg/L（颗粒增强透射免疫比浊法）。

临床意义 Cys-C符合评估肾小管清除率的理想内源性物质的条件，并且经大样本受试者工作特征曲线分析，证明在肾小球滤过功能损伤的判断上，血清Cys-C的诊断性能与"金标准"菊粉清除率相当，显著优于血清肌酐、尿素和内生肌酐清除率，因此推荐以血清Cys-C测定作为判断肾小球滤过功能的首选指标。

临床评价 包括以下内容。

方法学评价 两种方法均有良好的灵敏性和特异性，颗粒增强透射免疫比浊法因在已普及的自动生化分析仪上可完成，较多采用。

临床应用评价 肝纤维化、肝癌、甲状腺功能亢进者，血清Cys-C可轻度升高；而甲状腺功能减退者，血清Cys-C多低下，分析结果时应考虑。

（涂植光）

wēiliàng báidànbáiniào cèdìng

微量白蛋白尿测定（microalbuminuria test） 测定24小时尿白蛋白排泄率，了解肾小球滤过膜早期病变的检验项目。又称尿微量白蛋白测定。微量白蛋白尿（MA）指尿中白蛋白排出量在 30～300mg/24h 之间，即已超出参考区间上限（30mg/24h），但未达经典蛋白尿水平（>300mg/24h）的状况。白蛋白（ALB）为血浆中主要蛋白，分子量约 66.2kD，带有较多负电荷。正常情况下，肾小球滤过膜存在孔径屏障及电荷屏障，因此只有分子量<70kD、带正电荷的蛋白可滤入原尿中。虽然 ALB 分子略小于肾小球滤过膜的孔径屏障，但因带负电荷，受电荷屏障影响，仅少部分可经肾小球滤过，而近端肾小管可重吸收原尿中 95% 以上的蛋白，每日尿中仅有<30mg 的微量蛋白（主要为 ALB）排出。肾小球过滤过膜（尤其是电荷屏障）受损，通透性增加，滤出量超过肾小管重吸收能力时，尿 ALB 便开始升高。

检测方法 传统的常规尿蛋白检测方法不能准确发现微量白蛋白尿，因此建立了基于免疫学原理的多种灵敏、特异的尿微量白蛋白定量测定方法，诊断微量白蛋白尿，其中以颗粒增强透射免疫比浊法和颗粒增强散射免疫比浊法常用，常用 24 小时尿 ALB 排泄量即尿白蛋白排泄率（UAE）表示。

参考区间 UAE 参考区间（颗粒增强透射免疫比浊法）为≤30mg/24h（20μg/min）。UAE 为 30～300mg/24h（20～200μg/min）时称微量白蛋白尿。亦可仅收集一份随机尿，同时检测尿 ALB 和肌酐浓度，以尿白蛋白（mg）/肌酐（g）比值表示 UAE，参考区间为 30～300。

临床意义 微量白蛋白尿出现在轻度肾小球滤过膜受损早期，

因此 MA 测定主要用于协助早期发现各种原因，特别是全身性疾病所致的肾小球滤过膜早期病变，如糖尿病肾病、高血压肾病、狼疮性肾病等。

临床评价 包括以下内容。

临床应用评价 其诊断性能优于血清肌酐、尿素、内生肌酐清除率甚至血清胱抑素 C，故主张对患有糖尿病、高血压、系统性红斑狼疮等可能累及肾的疾病的患者定期检查 UAE，以早期发现肾损害并及时处置。但肥胖、高脂血症、吸烟、剧烈运动及饮酒等也可致 UAE 升高。

标本事项 其检测标本为尿液，标本应在清晨安静状态下采集。若检测 24 小时尿 UAE，必须完整收集 24 小时尿，气温较高时应添加防腐剂。

（涂植光）

α₁ wēiqiúdànbái cèdìng

α₁ 微球蛋白测定（α₁-microglobulin test）

测定尿中 α₁ 微球蛋白含量，了解肾小球损伤情况的检验项目。α₁ 微球蛋白（α₁-MG）为肝细胞和淋巴细胞表达的分子量仅 26kD 的糖蛋白，血清蛋白电泳出现于 α₁ 区带。血浆中 α₁-MG 以游离或与 IgG、白蛋白结合两种形式存在。结合型 α₁-MG 因分子量远超过肾小球滤过膜的孔径屏障限制，难以被滤过，仅游离型 α₁-MG 可自由滤过入原尿。但是原尿中 99% 的 α₁-MG 被近曲小管上皮细胞重新摄取并且降解，故尿中仅微量存在。一旦发生肾小管损伤，尿 α₁-MG 将明显升高。

检测方法 可用多种定量免疫学方法测定，以颗粒增强透射免疫比浊法和颗粒增强散射免疫比浊法常用。

参考区间 <15mg/24h（颗

粒增强散射免疫比浊法）。为克服 24 小时尿收集的不便，可仅收集 1 份随机尿，同时检测尿 α₁-MG 和肌酐浓度，以尿 α₁-MG（mg）/肌酐（g）比值表示 α₁-MG 浓度，参考区间为<10。

临床意义 尿 α₁-MG 升高为反映近端肾小管重吸收功能损伤的灵敏指标，特别是其在尿中稳定不易降解，浓度较高，易准确检测，因此推荐为诊断各种原因所致近端肾小管损伤的首选指标。

临床评价 严重全身性炎性疾病和剧烈运动可出现非肾小管损伤性尿 α₁-MG 升高。如果检测 24 小时尿 α₁-MG，必须保证完整收集 24 小时尿，气温较高时应加防腐剂。

（涂植光）

β₂ wēiqiúdànbái cèdìng

β₂ 微球蛋白测定（β₂-microglobulin test）

测定尿中 β₂ 微球蛋白含量，了解近端肾小管损伤情况的检验项目。β₂ 微球蛋白（β₂-MG）是体内除红细胞和胎盘滋养层细胞外，其他细胞特别是淋巴细胞和肿瘤细胞膜上组织相容性抗原（HLA）的轻链蛋白组分。随 HLA 更新降解释放入血，血清蛋白电泳出现于 β₂ 区带。由于分子量小（11.8kD），并且不和血浆蛋白结合，可自由滤入原尿；但原尿中 99.9% 的 β₂-MG 在近端肾小管被胞饮摄取并降解，因此仅有微量 β₂-MG 自尿中排出。若发生肾小管损伤，尿 β₂-MG 将明显升高。

检测方法 用多种定量免疫学方法测定，以颗粒增强透射免疫比浊法和颗粒增强散射免疫比浊法常用。

参考区间 <0.3mg/24h（颗粒增强散射免疫比浊法）。亦可仅收集一份随机尿，同时检测尿 β₂-

MG 和肌酐浓度,以尿 β_2-MG (mg)/肌酐 (g) 表示,参考区间为<0.2。

临床意义 尿 β_2-MG 升高为反映近端肾小管损伤的灵敏指标。

临床评价 尿中 β_2-MG 不稳定,在 pH<5.2 极易分解,同时恶性肿瘤及各种炎性疾病均可致 β_2-MG 生成增多,因此若超出肾小管重吸收阈值 (5mg/L),可出现非肾小管损伤性尿 β_2-MG 升高;若检测 24 小时尿 β_2-MG,除必须保证完整收集 24 小时尿,气温较高应添加防腐剂外,还应加入足够的碱性缓冲液,保证尿 pH 为 6.5~7.0,或测定前日口服碳酸氢钠,使尿液 pH>6.0 以减少降解。鉴于以上原因,一些欧洲国家已建议以 α_1 微球蛋白测定取代此项检查。

(涂植光)

tángdàixiè wěnluàn shíyàn jiǎncè

糖代谢紊乱实验检测 (laboratory test for glycemic disorder)

检测血糖、糖代谢中间产物及调节糖代谢的相关激素水平,帮助评估机体糖代谢状态,判断糖代谢紊乱原因的方法。糖代谢主要指葡萄糖在体内通过有氧氧化、无氧酵解、磷酸戊糖途径等一系列化学反应进行代谢,为机体生理活动提供所需的能量和重要物质的过程。葡萄糖也可经过合成代谢转变为糖原,并以糖原的形式储存在肝或肌肉组织中,当机体需要葡萄糖时糖原可迅速分解以补充血糖。此外,体内非糖物质如乳酸、氨基酸、甘油等通过糖异生途径也可转变为葡萄糖或糖原。临床上糖代谢紊乱主要引起血糖浓度过高(如糖尿病)或血糖浓度过低(如低血糖症)。

临床常用的检测指标包括:葡萄糖测定、血 β-羟丁酸检测、葡萄糖耐量试验、糖化血红蛋白测定、酮体测定、胰岛素测定、C 肽测定及胰岛素释放试验、自身免疫抗体检测(如抗谷氨酸脱羧酶抗体、胰岛细胞抗体、胰岛素抗体等)、血脂检测(见脂质异常实验检测)以及肾功能(见肾功能试验)等相关指标的检测。主要用于糖尿病及其并发症、低血糖症的诊断和血糖控制监测(见糖尿病实验诊断、糖尿病并发症实验诊断和低血糖症实验诊断),可帮助评估机体糖代谢状态,判断糖代谢紊乱的原因以协助诊断和指导治疗。

(张 捷)

pútaotáng cèdìng

葡萄糖测定 (glucose test)

测定血液、尿液、脑脊液和浆膜腔积中葡萄糖的检验项目。血液葡萄糖简称血糖。空腹血糖是至少 8 小时未摄入热量后测定的血糖浓度,正常情况下空腹血糖受激素、神经、肝及肾等多因素调节并维持相对恒定;随机血糖是一天中任意时间测定的血糖;当空腹血糖增高,超过肾糖阈,或各种原因引起肾糖阈降低时,会在尿液中检测到葡萄糖,即尿糖。空腹血糖、随机血糖等测定对于糖尿病以及其他相关疾病的诊断、治疗监测、疗效观察具有重要意义。

原理 利用紫外可见分光光度法测定酶促反应中生成的产物,或测定反应过程中电流的产生,产物生成量或产生速率、电流强度与葡萄糖浓度成正比,以此计算葡萄糖浓度。

检测方法 酶法是测定葡萄糖的主要方法。常用的酶法包括己糖激酶法,葡萄糖氧化酶法和葡萄糖脱氢酶法。推荐的参考方法是己糖激酶法,常规方法是葡萄糖氧化酶法。

参考区间 健康成年人空腹血浆(清)葡萄糖(酶法)为 3.9~6.1mmol/L;尿糖定性为阴性;脑脊液葡萄糖为 2.5~4.4mmol/L(腰池);胸腹水葡萄糖为 3.6~5.5mmol/L。

临床意义 血糖、尿糖和脑脊液葡萄糖测定为临床常用检查项目,分别具有不同的临床意义,尤以血葡萄糖测定临床应用较多,对糖尿病等诊断和治疗监控有重要临床意义。

血糖 血糖浓度受多因素调节,病理状态下会失去原有的相对平衡,出现血糖异常。

血糖升高 主要见于以下 8 种情况。①生理性血糖升高:饭后 1~2h,摄入高糖食物,情绪激动或剧烈运动会导致生理性血糖升高。②糖尿病:空腹血糖 ≥ 7.0mmol/L,或口服葡萄糖耐量试验(OGTT)中 2h 血糖 ≥ 11.1mmol/L,或随机血糖 ≥ 11.1mmol/L 同时有糖尿病症状(其中任何一项有异常均应于另一日重复测定),三项中有一项超过即可诊断为糖尿病,血糖是糖尿病诊断的重要指标。③内分泌疾病:嗜铬细胞瘤、甲状腺功能亢进症、皮质醇增多症、巨人症等空腹血糖水平亦升高。④胰腺病变:急性或慢性胰腺炎、胰腺肿瘤、胰腺大部分切除术后等。⑤严重的肝病变:肝功能障碍使葡萄糖向肝糖原转化能力下降,餐后血糖升高。⑥应激性高血糖:颅脑损伤、脑卒中、心肌梗死等。⑦药物影响:激素、噻嗪类利尿药、口服避孕药等。⑧其他病理性血糖升高:妊娠呕吐、脱水、缺氧、窒息、麻醉等。

血糖降低 主要见于以下 2 种情况。①胰岛素分泌过多:如胰岛 B 细胞增生或肿瘤、胰岛素瘤、口服降糖药等；②升高血糖的激素分泌不足：如胰高血糖素、肾上腺素、生长激素等。

尿糖 不作为糖尿病的诊断指标，尿糖阳性提示血糖值超过肾糖阈或肾糖阈降低，阴性不能排除糖尿病，因此可作为糖尿病控制情况的监测的参考指标。但尿糖测定的临床意义已逐渐降低。此外，肾小管病变致肾小管重吸收能力下降，导致肾小球滤过的葡萄糖不能被完全重吸收也可出现糖尿。

脑脊液葡萄糖 可用于细菌性脑膜炎和病毒性脑膜炎的鉴别诊断。细菌性或结核性脑膜炎时葡萄糖浓度降低；病毒性脑膜炎时葡萄糖浓度增高。

临床评价 血糖测定简单易行，在糖尿病诊断、疗效观察等方面具有重要意义。

方法学评价 己糖激酶法的特异性高于葡萄糖氧化酶法，为葡萄糖测定的参考方法，轻度溶血、脂血、黄疸、维生素 C、肝素、草酸盐等不干扰其测定，但成本较葡萄糖氧化酶法高；葡萄糖氧化酶法测定易受尿酸、维生素 C、胆红素、血红蛋白、谷胱甘肽等还原性物质竞争抑制的影响，但是成本低；葡萄糖脱氢酶法受抗凝剂或防腐剂等的干扰小，特异性较高。

临床应用评价 血糖测定是诊断糖尿病的依据之一，也是评价治疗效果的主要指标。一次血糖测定仅代表瞬间血糖水平，而一日多次血糖测定可更准确地反映血糖控制的动态情况。临床有微创性连续血糖检测仪，每天检测血糖 288 次，连续监测 3 天，主要用于临床治疗中常出现低血糖患者的血糖监测。

标本事项 血浆、血清、脑脊液、尿液等均可测定葡萄糖浓度。全血葡萄糖浓度比血浆或血清低 12% ~ 15%，取血后如全血放置室温，血细胞中的糖酵解会使葡萄糖浓度降低，因此标本采集后应尽快分离血浆或血清；用氟化钠－草酸盐抗凝可抑制糖酵解，稳定全血中的葡萄糖，但有文献报道用氟化钠-草酸盐抗凝的血标本，室温放置在 1 小时内仍有少量葡萄糖酵解，之后葡萄糖水平可在至少 72 小时内保持相对稳定；脑脊液标本采集后应立即送检，若需长时间保存，可采用血糖抗凝管。

（张 捷）

pútáotáng nàiliàng shìyàn

葡萄糖耐量试验（glucose tolerance test） 用于评价个体血糖调节能力，判断有无糖代谢异常的检验项目。正常人服用一定量葡萄糖后，血糖浓度升高，刺激胰岛素分泌增多，使血糖在短时间内恢复至空腹水平，此现象称为耐糖现象。糖代谢异常时，口服一定量葡萄糖后，血糖可急剧升高或升高不明显，但在短时间内不能降至正常水平，称为糖耐量异常。

检测方法 包括口服葡萄糖耐量试验（OGTT）和静脉葡萄糖耐量试验。OGTT 常用，其标准方法为：试验前 3 天，受试者每日食物中含糖量不<150g，且维持正常活动，影响试验的药物应在 3 天前停用。试验前空腹 10 ~ 16 小时，坐位取血测定空腹血浆葡萄糖（FPG）后，于 5 分钟内饮入 250 ~ 300ml 含 75g 无水葡萄糖（或 82.5g 含 1 分子水的葡萄糖）的糖水，妊娠妇女葡萄糖用量为 100g，儿童按 1.75g/kg 体重计算口服葡萄糖用量，总量不超过

75g。服用后 2 小时抽取血液，测定 2 小时血糖（2h-PG）。若需观察糖耐量曲线，每 30 分钟取血测定葡萄糖，共 4 次，历时 2 小时（必要时可延长样本采集时间），根据不同时间点的血糖水平绘制曲线。整个试验期间不可吸烟、饮咖啡或茶、或者进食。

参考区间 健康成年人，FPG < 6.1mmol/L（酶法），服糖后 0.5 ~ 1 小时血糖升高达峰值，但血糖浓度 < 11.1mmol/L，2h-PG<7.8mmol/L。

临床意义 该试验是诊断糖尿病的指标之一，其中 FPG 和 2h-PG 是诊断的主要依据。糖尿病患者空腹血糖往往超过正常，服糖后血糖更高，恢复至正常血糖水平的时间延长。其他内分泌疾病如垂体功能亢进症、甲状腺功能亢进症、肾上腺皮质功能亢进等均可导致糖耐量异常，且 OGTT 试验曲线各有不同。

临床评价 OGTT 可用于糖代谢状态的评价，是糖尿病诊断的指标之一。

方法学评价 对于糖尿病的诊断，OGTT 比空腹血糖测定更灵敏，但易受样本采集时间、身高、体重、年龄、妊娠和精神紧张等多因素影响，重复性较差，除第一次 OGTT 结果明显异常外，一般需多次测定。

临床应用评价 在临床上，大多数糖尿病患者会出现空腹血糖增高，且空腹血糖测定步骤简单，准确性较高，因此首先推荐空腹血糖测定用于糖尿病的诊断。但中国流行病学研究结果提示仅查空腹血糖，糖尿病的漏诊率较高（30%），所以建议只要是糖调节受损的人群，即空腹血糖受损（IFG）或糖耐量减低（IGT）的患者均应行 OGTT 检查，以降低

糖尿病的漏诊率（表）。但 OGTT 检查并不能用于监测血糖控制的效果。

结果解释 FPG 和 2h-PG 可用于评价糖代谢状态（表）。

(张 捷)

tánghuà xuèhóngdànbái cèdìng

糖化血红蛋白测定 （glycosylated hemoglobin test）

检测血红蛋白 A1C（HbA1c），监控糖尿病患者血糖控制水平的检验项目。又称 HbA1c 检测。糖化血红蛋白（GHb），即血红蛋白 A1（HbA1），可以直接反映机体血糖水平。

成年人血红蛋白（Hb）主要由 HbA、HbA2 和 HbF 构成，其中 HbA 占 97%，HbA 又可分为非糖化血红蛋白，即天然血红蛋白 HbA0（94%）和糖化血红蛋白 HbA1（6%）。根据糖化位点和反应参与物的不同，HbA1 可进一步分为 HbA1a、HbA1b 和 HbA1c 等亚组分。其中 HbA1c 占 HbA1 的 80%，是葡萄糖糖化血红蛋白的产物，化学结构为具有特定六肽结构的血红蛋白分子，也是非酶促反应的产物。其形成过程是血红蛋白 β 链 N 末端缬氨酸与葡萄糖的醛基发生快速加成反应形成不稳定的中间产物醛亚胺（西佛氏碱），继而经过 Amadori 转位，分子重排缓慢形成稳定不可逆的酮胺化合物，即 HbA1c，其浓度相对恒定。

检测方法 多达 60 余种，主要分为两大类。①基于电荷差异的检测方法：包括离子交换层析、高效液相色谱分析（HPLC）和电泳法等。②基于结构差异的检测方法：包括亲和层析法和免疫法等。21 世纪后，新酶法问世，果糖基缬氨酸氧化酶可作用于糖化的缬氨酸，产生过氧化氢与色源反应，从而测定 HbA1c。临床上多采用离子交换柱 HPLC 法和免疫法。

参考区间 健康成年人 HbA1 为 5.0%～8.0%，均值为 6.5%（即总糖化血红蛋白占血红蛋白的百分比）；健康成年人 HbA1c 按国际临床化学与检验医学联合会（IFCC）计算方案为 2.8%～3.8%，按美国糖尿病控制与并发症试验（DCCT）/国家糖化血红蛋白标准化计划（NGSP）计算方案为 4.8%～6.0%。

临床意义 HbA1c 与红细胞寿命和平均血糖水平相关，是评价糖尿病患者长期血糖控制较理想的指标，可反映过去 2～3 个月的平均血糖水平，不受每天血糖波动的影响。HbA1c 对于糖尿病发生有较好的预测能力，且是糖尿病并发症的独立危险因素，与微血管和大血管并发症的发生关系密切，HbA1c 水平升高，糖尿病视网膜病变、肾病变、神经病变、心血管事件发生风险均相应增加。2011 年世界卫生组织也推荐将 HbA1c≥6.5% 作为糖尿病诊断切点；但中国暂未推荐 HbA1c 作为糖尿病诊断标准。

临床评价 由于全球标准化进程的推动，糖化血红蛋白检测方法不断改进，促使该指标在糖尿病管理、监测、诊断中的地位不断提升。

方法学评价 常用 HbA1c 测定方法各有特点。①亲和层析法不受温度、氨基甲酰糖化血红蛋白和胎儿血红蛋白的干扰，结果可靠，但测定的是总糖化血红蛋白（总 GHb），而不是单纯的 HbA1c。因此亲和层析法测定的结果高于特异性测定 HbA1c 的检测系统，需要通过计算得到真正的 HbA1c。②离子交换柱 HPLC 法可直接测定 HbA1c，准确度高、重复性良好，所受干扰因素小，但偶尔会受到血红蛋白变异体的影响。③免疫法适用于自动化分析仪批量样本的检测，此法不仅可以检测 HbA1c，也可检测其他糖基化血红蛋白，但易受高浓度胆红素、三酰甘油等的干扰，但国际上使用此方法较多。④糖化血红蛋白即时检验（POCT）多采用亲和层析或免疫法，可由临床医护人员和患者自行操作，简单方便，利用少量手指末梢血可快速获得检测结果，实时指导临床治疗。但其分析性能（正确度和精密度）普遍不及实验室检测仪器，且尚缺乏质量控制和规范化管理措施。方法学和检测系统的多样性使 HbA1c 检测结果存在差异。为了实现检测结果的一致性，20 世纪 90 年代美国、日本、瑞典相继开展糖化血红蛋白标准化计划，各自建立指定的比对方法和标准化测量程序，在区域结果一致化上起到了重要作用。但各国检测结果尚存差异，不利于

表 糖代谢状态分类 （1999 年世界卫生组织）

糖代谢分类	静脉血浆葡萄糖 （mmol/L）	
	空腹血浆葡萄糖（FPG）	糖负荷后 2 小时血糖（2h-PG）
血糖参考区间	<6.1	<7.8
空腹血糖受损	6.1~7.0	<7.8
糖耐量减低	<7.0	7.8~11
糖尿病	≥7.0	≥11.1

HbA1c 全球结果的可比性，实现 HbA1c 测定全球标准化势在必行。

临床应用评价　HbA1c 为评价糖尿病患者长期血糖控制情况、治疗效果监测的"金标准"，与空腹血糖相比，不受饮食、锻炼、应激等因素的影响，取血时间无严格限制，个体内生物变异小。HbA1c 与血糖水平有很好的相关性，因此可将 HbA1c 值换算成估计平均血糖值（eAG），便于临床医师和患者对 HbA1c 结果的理解和应用。虽然美国糖尿病学会（ADA）和世界卫生组织均已推荐 HbA1c 作为糖尿病诊断标准，但这一标准推行的必要前提是糖化血红蛋白检测的标准化。中国糖化血红蛋白检测的标准化程度不够，测定 HbA1c 的仪器和质量控制尚不能符合目前糖尿病诊断标准的要求；国际上推荐的 HbA1c 诊断糖尿病的切点在中国人群中是否适用尚待研究证实，因此中国暂未推荐应用 HbA1c 来诊断糖尿病。

标本事项　糖化血红蛋白测定采用静脉血，用乙二胺四乙酸（EDTA）、氟化物或肝素抗凝，充分混匀，采血时无需空腹。标本采集后若无法及时检测应置于 4℃ 冰箱中保存，可稳定 1 周。肝素抗凝标本需在 2 天内检测，且不适用于某些方法，肝素可使离子交换层析法测定结果增高。

结果解释　患有溶血性贫血等使红细胞寿命缩短的疾病的患者，即使一段时间平均血糖水平可能升高，但糖化血红蛋白测定结果会偏低，在此种情况下应谨慎解释检测结果。

（张　捷）

tóngtǐ cèdìng

酮体测定（ketone body test）

检测血液、尿液中酮体含量，诊断与检测酮酸中毒的检验项目。酮体是脂肪酸在肝中氧化分解的中间产物，包括乙酰乙酸、β-羟丁酸、丙酮，三种组分在血液中所占比例分别为 20%、78% 和 2%。正常情况下，血中酮体含量甚微，且无法用常规方法检测到尿中酮体。而在某些生理或病理情况下，脂肪酸分解代谢加强，当酮体的生成速率超过组织利用速率时，血中酮体含量增加，形成酮血症；过多的酮体从尿液中排除，形成酮尿症。

检测方法　包括血液酮体和尿液酮体的测定。尿液酮体采用亚硝基铁氰化钠试验进行半定量测定，临床上多采用试纸条法；血液酮体测定采用血 β-羟丁酸测定方法，包括酸氧化比色法、气相色谱法、β-羟丁酸脱氢酶法和毛细管等速电泳法。临床上常用的是 β-羟丁酸脱氢酶法。

参考区间　健康成年人的尿酮体为阴性（亚硝基铁氰化钠法）；血清 β-羟丁酸的参考区间为 0.03～0.30mmol/L（β-羟丁酸脱氢酶法）。

临床意义　血液酮体和尿液酮体升高见于机体碳水化合物不足（如饥饿、频繁呕吐）或碳水化合物利用降低（如糖尿病、糖原贮积症）等情况，孕妇可见晨尿酮体升高。酮体检测普遍用于酮酸中毒的诊断和监测。

临床评价　包括方法学评价、临床应用评价和标本事项。

方法学评价　血液和尿液酮体测定的常用方法几乎都不能同时测定酮体的 3 种组分。测定尿液酮体时所用亚硝基铁氰化钠对乙酰乙酸的敏感性较好，与丙酮反应较差，与 β-羟丁酸几乎不发生反应，故尿中以 β-羟丁酸为主时易漏诊；β-羟丁酸脱氢酶法测定血 β-羟丁酸灵敏度高，速度快，受干扰小，适用于自动化分析仪批量测定。尿酮体的检测不能很好的反映糖尿病酸中毒的严重程度，而血 β-羟丁酸测定能真实反映酮症酸中毒的情况。

临床应用评价　糖尿病患者由于胰岛素、胰高血糖素、肾上腺素等调节血糖的激素分泌异常，引起糖、脂肪、蛋白质、水、电解质及酸碱平衡失调，乙酰辅酶 A 产生增多，致酮体产生增多；糖尿病酮症酸中毒早期尿中主要为 β-羟丁酸，尿酮体检测可为弱阳性，治疗缓解后，β-羟丁酸转变为乙酰乙酸，尿酮体检测反而变成强阳性。未治疗的糖尿病患者、糖尿病酸中毒时、各种原因导致的长期饥饿、营养不良、剧烈呕吐、腹泻、脱水等情况时，可出现尿酮体测定阳性，血 β-羟丁酸增加。

标本事项　由于丙酮和乙酰乙酸均易挥发，新鲜尿液标本留取后应尽快检测，尿液久置后乙酰乙酸会转变为丙酮，使检出率下降。

（张　捷）

yídǎosù cèdìng

胰岛素测定（insulin test）

检测血中胰岛素水平，了解胰岛 B 细胞功能的检验项目。胰岛素是由胰岛 B 细胞分泌的多肽激素，可促进肝、肌肉和脂肪组织从血中摄取葡萄糖，并将其转换成糖原储存，抑制糖异生，降低血糖。人胰岛素基因位于第 11 号染色体上，经过转录翻译首先在胰岛 B 细胞胞质内质网中合成前胰岛素原，其很快被酶水解为胰岛素原，胰岛素原被转运至高尔基体被蛋白酶水解为由 51 个氨基酸构成的具有活性的胰岛素和由 31 个氨基酸构成的无活性的 C 肽，并被分泌到胰岛 B 细胞外。胰岛素相对分子量为 5.8kD，由 A、B 两条肽链组成，并以二硫键相连，在调节体内糖、脂肪和蛋白质的代谢方面发挥重要作用。

检测方法 有化学发光免疫分析法（CLIA）、电化学发光免疫分析法（ECLIA）、放射免疫法（RIA）和酶联免疫吸附试验（ELISA）。

参考区间 健康成年人空腹胰岛素 CLIA 法为 $4.0 \sim 15.6$ U/L；ECLIA 法为 $17.8 \sim 173.0$ pmol/L；RIA 法为 $5 \sim 20$ mU/L。

临床意义 可用于糖尿病分型的鉴别并确认需胰岛素治疗的糖尿病患者。①2 型糖尿病患者早期、中期，空腹胰岛素水平可增高，糖负荷后胰岛素分泌迟缓，高峰后移。②胰岛 B 细胞肿瘤、胰岛素自身免疫综合征、脑垂体功能减退症、甲状腺功能减退症及原发性慢性肾上腺皮质功能减退症患者血胰岛素水平增高。③妊娠妇女、外伤、烧伤等应激状态时血胰岛素亦可升高。④1 型糖尿病及 2 型糖尿病患者晚期，空腹胰岛素水平降低，糖负荷后胰岛素不能随血糖升高而上升，胰岛素水平仍基本处于空腹时的状态。⑤胰腺炎、胰腺外伤、胰岛 B 细胞功能遗传学缺陷患者血胰岛素水平亦降低。⑥服用某些药物如噻嗪类利尿药、β 受体阻断药会影响胰岛素测定结果。

临床评价 包括以下内容。

方法学评价 由于 CLIA 和 ECLIA 等方法灵敏度高，无放射性污染，RIA 法测定胰岛素已逐渐被 CLIA 和 ECLIA 等方法取代。CLIA 法测定时避免使用明显溶血和脂血样本；ECLIA 法不受溶血、脂血、黄疸以及类风湿因子等的影响。

临床应用评价 临床上使用胰岛素治疗的患者，血中会出现胰岛素抗体，可与标记免疫法使用的抗体竞争进而影响检测结果。

标本事项 标本若需长期保存应置于 −20℃ 的冰箱中，避免反复冻融。

（张 捷）

C tài cèdìng

C 肽测定 (C-peptide test)

检测血中 C 肽含量，了解胰岛 B 细胞功能的检验项目。C 肽在胰岛素原降解时形成，是由 31 个氨基酸构成的无活性的多肽，其相对分子量为 3.6kD，对维持胰岛素原分子的稳定性和完整性具有重要意义，与胰岛素等分子分泌入血，其测定能反映胰岛 B 细胞的功能。C 肽测定的原理是用放射性核素、酶、发光剂等作为示踪剂标记抗体，通过抗原-抗体反应而检测相应抗原。

检测方法 主要有化学发光免疫分析法（CLIA），电化学发光免疫分析法（ECLIA）、放射免疫法（RIA）和酶联免疫吸附试验（ELISA）。

参考区间 健康成年人空腹 C 肽 RIA 法为 $0.3 \sim 0.6$ nmol/L，ECLIA 法为 $250.0 \sim 600.0$ pmol/L。

临床意义 ①指导临床治疗中胰岛素用量的调整：C 肽测定不受体内胰岛素抗体和外源胰岛素的影响，能更真实地反应胰岛 B 细胞的分泌功能，指导价值优于胰岛素测定。②鉴别低血糖发生原因：胰岛 B 细胞肿瘤患者胰岛素升高或正常，C 肽可明显升高，而外源注射胰岛素患者胰岛素水平会显著增高而 C 肽降低。③监测胰腺手术疗效的：胰岛 B 细胞肿瘤切除完整时测不到血 C 肽，胰腺移植成功时 C 肽浓度相应增加。

临床评价 包括以下内容。

方法学评价 RIA 法测定 C 肽已逐渐被 CLIA 和 ECLIA 等方法取代，后两者灵敏度高，无放射性污染；CLIA 法测定时避免使用明显溶血和脂血样本；ECLIA 法不受溶血、脂血、黄疸及类风湿因子等的影响。

标本事项 C 肽测定标本若需长期保存，应置于 −20℃ 冰箱中，注意避免反复冻融。

（张 捷）

shuǐ-diànjiězhì-suānjiǎnpínghéng shītiáo shíyàn jiǎncè

水-电解质-酸碱平衡失调实验检测 (laboratory test for water, electrolyte and acid-base balance disorder)

检测体液容量和溶解于其中的主要电解质、酸碱度及缓冲体系的改变，为了解人体内环境稳定状态提供依据的方法。人体内包括血浆在内的细胞外液，构成了体内细胞生活的液体环境，即内环境。正常情况下，机体有完善的调节内环境中水电解质和酸碱动态平衡的功能，其中肾和肺对体液中的水电解质和酸碱平衡缓冲体系物质的排泄，在内环境稳定中发挥重要作用。内环境稳定是维持正常生命活动的重要基础。水电解质和酸碱平衡紊乱并非独立疾病，多种病理情况下都会出现，严重时将危及生命。该类紊乱的有无、严重程度及种类必须通过实验室检查才能做出诊断。

检查项目主要包括以下 4 类。①血清中 K^+、Na^+、Cl^- 等主要电解质及血浆渗透压测定（见钾离子测定、钠离子测定、氯离子测定）。②动脉血血气分析（见血气分析）。③肾、肺功能试验以及醛固酮、抗利尿激素、糖皮质激素等调节肾水电解质平衡的激素测定。④血常规、血细胞比容、尿量、尿常规、尿渗透压。其中第①类项目主要用于容量、电解质紊乱的实验诊断，电解质在维持细胞外液渗透压及容量中起重要作用，电解质和（或）水（容量）含量的变化可引起血清（浆）等细胞外液电解质浓度的改变，因此，容量和电解质紊乱可互为因果，应综合分析做出正确诊断；第②类项目主要用于酸碱紊乱的实验诊断；第③、④类项目有助于容量、电解质和酸碱紊乱的病因及类型诊断。

随着临床检验技术的发展，上述实验室检测项目大多可仪器化自动快速完成，并且不少项目都可通过即时检验和生命体征监护仪动态监测及时获取结果，这为该类紊乱的临床判断、干预决策和疗效评估提供客观依据。

（涂植光）

jiǎlízǐ cèdìng

钾离子测定 （potassium test）

人体中的 K^+ 主要来自食物，80%～90%经肾排泄，10%左右从粪便排出，少量可从汗液排出。人体中的 K^+ 的主要生理功能为：参与膜电位的形成，维持心肌等肌肉组织和神经的兴奋性；维持细胞内液的渗透压；参与酸碱平衡的调节；参与细胞内物质的合成代谢等。

检测方法 通常以血清为样本，用火焰发射光谱法、分光光度法、原子吸收分光光度法及离子选择性电极（ISE）检测。ISE包括直接对血清进行测定的直接ISE法，以及用特定离子强度与pH的稀释液稀释血清后，再进行测定的间接ISE法，间接ISE法测定的结果与火焰发射光谱法相近，为推荐方法。

参考区间 ①间接ISE法：为 3.5～5.3mmol/L。②直接ISE法：其结果高于间接ISE法，乘以0.93即相当于间接ISE法值。血液凝固时，血小板及其他血细胞中的 K^+ 将少量释放到血清中，因此血浆 K^+ 参考值比血清 K^+ 低0.2～0.5mmol/L。

临床意义 体内 K^+ 主要分布在细胞内（约占总量的98%），因此血清 K^+ 变化既反映人体代谢状况，也受细胞内、外分布改变的影响。常见血清 K^+ 异常的原因见血钾异常实验诊断。血清 $K^+ > 5.3$mmol/L 称高钾血症；< 3.5mmol/L 称低钾血症。二者均可导致严重心律失常甚至心脏骤停，需紧急处理，故应建立血清 K^+ 浓度的危急值及报告制度。

临床评价 血液采集、血清（浆）制备中发生的轻度溶血，导致红细胞中 K^+ 释放，引起血清（浆） K^+ 浓度明显升高；全血未及时分离而冷藏时，因糖酵解及 Na^+-K^+-ATP酶被抑制，不能维持细胞内、外 K^+ 梯度，细胞内 K^+ 外移，也可使血清 K^+ 升高；反之，若标本分离前储存在37℃的环境中，由于糖酵解增强，血浆 K^+ 进入血细胞内，血清 K^+ 可降低。因此，血清（浆）应在血样采集后3小时内分离制备。已制备的血清（浆）中 K^+ 浓度比较稳定，在冰箱中或室温下可存放一周。

（涂植光）

nàlízǐ cèdìng

钠离子测定 （sodium test）

人体中的 Na^+ 主要来自食物，是构成细胞外液中的主要阳离子。体内 Na^+ 主要通过肾排泄，少量通过汗液、粪便及其他体液排出，肾对 Na^+ 的排泄随摄入 Na^+ 量的多少而增减。人体 Na^+ 的主要生理功能有：参与膜电位的形成，维持心肌等肌肉组织和神经细胞等可兴奋细胞的兴奋性；维持细胞外液的渗透压和容量；参与酸碱平衡调节等。

检测方法 通常以血清为样本，用火焰发射光谱法、分光光度法、原子吸收分光光度法及离子选择性电极（ISE）检测。ISE特异性、灵敏性均佳，并可由仪器自动完成检测；ISE包括对未稀释的血清进行测定的直接ISE法，以及血清用特定离子强度与pH的稀释液稀释再测定的间接ISE法；间接ISE法的测定结果与火焰发射光谱法相近，为推荐方法。

参考区间 ①间接ISE法：参考区间为 137～147mmol/L。②直接ISE法：其测定结果高于间接ISE法，乘以0.93即相当于间接ISE法值。

临床意义 体内 Na^+ 主要分布在细胞外液中，是细胞外液中的主要阳离子，在维持细胞外液渗透压及容量中起重要作用，因此，Na^+ 和（或）水的变化可引起血清（浆）等细胞外液 Na^+ 浓度的改变，解释血清 Na^+ 测定结果必须结合水代谢状况，综合分析做出判断（见血钠异常实验诊断、容量异常实验诊断）。血清 $Na^+ > 147$mmol/L 称高钠血症；<137mmol/L 称低钠血症。二者均可导致严重后果，故应建立血清 Na^+ 浓度的危急值及报告制度。

临床评价 细胞内 Na^+ 浓度仅为血清 Na^+ 的1/10，因此，轻、中度溶血标本对血清 Na^+ 测定无明显影响，但脂血及高球蛋白血对间接ISE法 Na^+ 测定结果有负性干扰。血清与血浆 Na^+ 浓度无显著差异；血清（浆）应在血样采集后3小时内分离制备；已制备的血清（浆）中 Na^+ 比较稳定，在冰箱中或室温下可存放一周。

（涂植光　徐国宾）

lǜlízǐ cèdìng

氯离子测定 （chloride test）

人体中的 Cl⁻ 主要来自食物，特别是食盐，为细胞外液的主要阴离子。Cl⁻ 在体内的代谢通常与细胞外液中的主要阳离子 Na⁺ 伴随进行（见钠离子测定）。Cl⁻ 的主要生理功能有：维持细胞外液渗透压和容量，参与酸碱平衡调节、膜电位形成等。

检测方法　通常以血清为样本，用硝酸汞滴定法、硫氰酸汞比色法、库仑电量滴定法及离子选择性电极（ISE）检测。ISE 特异性、灵敏性均佳，并可由仪器自动完成检测。ISE 包括对未稀释的血清直接测定的直接 ISE 法，以及用特定离子强度与 pH 的稀释液稀释血清后再测定的间接 ISE 方法，间接 ISE 为推荐方法。

参考区间　①间接 ISE 法：参考区间为 99~110mmol/L。②直接 ISE 法：测定结果高于间接 ISE 法，乘以 0.93 即相当于间接 ISE 法值。

临床意义　血清 Cl⁻ > 110mmol/L 称高氯血症；< 99mmol/L 称低氯血症。体内 Cl⁻ 主要分布在细胞外液中，是细胞外液中的主要阴离子，在维持细胞外液渗透压及容量中起重要作用，因此血清（浆）等细胞外液 Cl⁻ 浓度的改变，可为 Cl⁻ 和（或）水含量的变化引起，也可为细胞内、外分布的改变所致，即血清 Cl⁻ 浓度不一定代表体内 Cl⁻ 代谢的真实状况，必须结合水代谢、酸碱紊乱状况，综合分析做出判断。①血清 Cl⁻ 升高：见于 Cl⁻ 摄入增多，如食入或静脉输入过多 NaCl；Cl⁻ 排泄障碍，如各种原因所致的肾功能损伤、库欣（cushing）综合征等；体内水丢失过多导致的血浆浓缩，如脱水、

腹泻、呕吐、大汗等。②血清 Cl⁻ 降低：见于 Cl⁻ 摄入不足，如长期低盐饮食；丢失增多，如长期使用排钠性利尿药、肾小管病变、腹泻、肠瘘等；血清 Cl⁻ 向细胞内转移，如酸中毒；水摄入过多导致稀释性低 Cl⁻ 等。

临床评价　红细胞内 Cl⁻ 浓度远小于血清 Cl⁻ 浓度，因此，轻、中度溶血标本对血清 Cl⁻ 测定无明显影响；血清与血浆 Cl⁻ 浓度无显著差异；血清（浆）均应在血样采集后尽快（3 小时内）完成分离制备，以免因清（浆）中 Cl⁻ 与红细胞内 HCO₃⁻ 发生交换影响血清（浆）Cl⁻ 浓度。

（涂植光　徐国宾）

xuèqì fēnxī

血气分析 （blood gas test）

测定血浆中氧分压、二氧化碳分压、酸碱度，并根据上述测定值及患者体温、血红蛋白、Na⁺、K⁺、Cl⁻ 浓度等计算出其他相关指标值，为判断人体内气体交换、氧合作用及酸碱平衡状态提供依据的检验项目。血液的重要功能之一是将肺吸入的 O₂ 运至组织，同时将代谢过程中产生的 CO₂ 运至肺部而排出体外。

原理　O₂ 在血液中有 2 种存在形式。①化学结合：其中以与血红蛋白（Hb）生成氧合血红蛋白（HbO₂）的方式为主，占血液中总氧量的 98.5%。②物理溶解：血浆中物理溶解的 O₂ 所产生的压力即为氧分压（PO₂）。

CO₂ 在血液中有 3 种存在形式。①物理溶解：占总量的 8.8%，血浆中物理溶解的 CO₂ 所产生的压力即为二氧化碳分压（PCO₂）。②生成 HCO₃⁻：占总量的 77.8%，血浆中 CO₂ 多数向红细胞内迅速扩散，并在碳酸酐酶（血浆中无）催化下生成 H₂CO₃，

再迅速解离成 H⁺ 和 HCO₃⁻；HCO₃⁻ 可通过红细胞膜进入血浆，HCO₃⁻ 是血液运输 CO₂ 的最主要形式。③与 Hb 结合成氨基甲酸血红蛋白：占总量的 13.4%，血浆中 HCO₃⁻/H₂CO₃ 是维持酸碱平衡的最重要的缓冲系统，根据汉德森-海森巴赫（Henderson-Hasselbalch）方程（H-H 方程）存在：

$$pH = pKa + \log\frac{[HCO_3^-]}{[H_2CO_3]}$$

37℃时，pKa（H₂CO₃ 解离常数的负对数）为 6.1，正常情况下 HCO₃⁻/H₂CO₃ 比值为 24/1.2（即 20∶1），因此，pH = 6.1 + $\log\frac{24}{1.2}$ = 6.1+log20 = 7.4。

由上式可知，pH 仅受 [HCO₃⁻] / [H₂CO₃] 比值影响。任何一方变化都将影响 pH，若二者变化使 pH 超出 7.35~7.45 范围，则发生酸碱平衡紊乱；但二者等比例降低或升高，虽然血液 pH 正常仍存在酸碱失衡。

检测方法　血气分析中，PO₂、PCO₂ 和 pH 是应用各自的选择性电极法测定的 3 个基本项目；其他指标则可通过这 3 项指标值和（或）结合其他实验室检测结果计算获得。

血氧饱和度　通常情况下，血浆中溶解的 O₂ 含量极少，可忽略不计，故 Hb 氧饱和度可被视为血氧饱和度（SO₂）。Hb 氧饱和度指血液在一定的 PO₂ 下，Hb 氧含量（Hb 实际结合的氧量）与 Hb 氧容量（Hb 所能结合的最大氧量）的百分比。可通过氧合血红蛋白（HbO₂）占全部 Hb 的百分比计算得出。

$$SO_2(\%) = [HbO_2/(HbO_2+HHb)] \times 100\%$$

式中 HHb 为不能氧合的 Hb。若以 PO_2 值为横坐标，Hb 氧饱和度为纵坐标，可绘制出氧解离曲线（图），测定的 PO_2 通过该曲线可求得对应的 Hb 氧饱和度，即 SO_2。但氧解离曲线受温度、PCO_2、pH 及红细胞内 2，3-二磷酸甘油酸（2，3-DPG）的影响，可发生左移或右移，血气分析仪可通过患者的体温、吸入氧浓度（FiO_2）、PO_2、pH、SO_2、2，3-DPG 及 Hb 浓度，计算出：①P_{50}：Hb 氧饱和度为 50% 时的 PO_2，以判断氧解离曲线的左移或右移，了解血液运输氧的能力及 Hb 对氧的亲和力。②肺泡-动脉氧分压差（$A-aDO_2$），反映肺换气功能。

碳酸氢根浓度 由于血浆中 HCO_3^-/H_2CO_3 是维持酸碱平衡的最重要的缓冲体系，判断酸碱平衡状态必须了解血浆中 HCO_3^- 浓度。血气分析仪根据测定的 pH 和 PCO_2 值，应用 H-H 方程可推算出 HCO_3^- 浓度：

$$\log[HCO_3^-] = pH - pKa + \log[\alpha \cdot pCO_2]$$

式中 pKa 为 H_2CO_3 解离常数的负对数，在 37℃ 血浆中为 6.1；

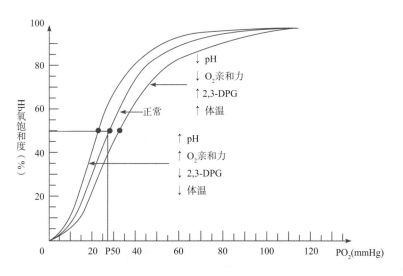

图　氧解离曲线及主要影响因素

α 为 CO_2 溶解系数，37℃ 时血浆 α 为 0.0306mmol/（L·mmHg），可以用来将 PCO_2 转换成为 H_2CO_3。

标准碳酸氢盐（SB） 在标准条件下（即 37℃ 时，经 PCO_2 为 40mmHg，PO_2 为 100mmHg 的一个大气压混合气体平衡后，SO_2 为 100%）的血浆 HCO_3^- 含量；由于其排除了呼吸因素的影响，SB 是反映代谢性酸、碱中毒的可靠指标。

碱剩余（BE） 在同 SB 标准条件下将 1 升全血的 pH 调整到 7.4 时所需的酸量（正值，表示碱超量）或碱量（负值，表示碱缺失）。与 SB 一样，BE 亦排除了呼吸因素的影响，为反映代谢性酸、碱中毒的可靠指标。

二氧化碳总量（TCO_2） 血浆中各种形式存在的 CO_2 总量，其计算公式为：

$$TCO_2(mmol/L) = [HCO_3^-](mmol/L) + PCO_2(mmHg) \times 0.0306(mmol/L)/mmHg$$

阴离子间隙（AG） 血清中阳离子总数与测定出的阴离子总数的差值，表示血清中未测定出

的阴离子数；细胞外液中阴离子数和阳离子数相等，但实验室所测阴离子仅为 Cl^- 和 HCO_3^-，还有有机酸、蛋白质等小部分未测定的阴离子；由于 Na^+ 占阳离子的绝大部分（约 90%），故通常用血清 Na^+ 浓度代表阳离子总数，常用 AG 的计算简化公式为：

$$AG(mmol/L) = Na^+ - [Cl^- + HCO_3^-]$$

其升高表示代谢产生的有机酸增多，可协助诊断代谢性酸中毒。其他计算出的血气指标有标准酸碱度、缓冲碱、氧含量等。

实际碳酸氢盐（AB） 以酶法直接测定的血浆中碳酸氢根浓度。虽然有的血气分析仪将上述计算出的碳酸氢根浓度报告为 AB，但二者不一定相同。

参考区间 动脉血全血选择性电极法测定 pH 为 7.35~7.45，相当于 H^+ 浓度为 35~45nmol/L；PO_2 为 80~100mmHg；PCO_2 为 35~45mmHg。其他计算指标如下：SO_2 为 92%~99%；P_{50} 为 26.6mmHg；在吸入空气时，$A-aDO_2$ 儿童为 5.0mmHg，中青年为 8.0~20mmHg，60~80 岁为 24~30mmHg；HCO_3^- 为 21.4~27.3mmol/L，SB 为 21.3~24.8mmol/L，BE 为 -3~+3，AB 为 22~27mmol/L，TCO_2 为 24~32mmol/L；AG 为 8~16mmol/L。

临床意义 血气分析获取的指标分别用于评价呼吸功能（肺气体交换及血液运输氧的能力）和内环境酸碱平衡状态。

呼吸功能评价 PO_2 可间接反映 HbO_2 浓度，SO_2 代表 Hb 结合运输氧的能力。PO_2 降低则 SO_2 也随之降低。在氧解离曲线上，PO_2 由 100mmHg 下降至 60mmHg 时，SO_2 变化不大；但 $PO_2 < 60mmHg$ 时，曲线陡直下降，PO_2

轻度减少即可导致 SO_2 明显下降，此时提示存在严重呼吸功能障碍，机体明显缺氧。P_{50} 反映 Hb 结合运输氧的能力及亲和力，P_{50} 增加提示氧解离曲线右移，氧与 Hb 亲和力降低，组织中的 HbO_2 易释放出 O_2 供细胞代谢所需；P_{50} 下降提示氧解离曲线左移，氧与 Hb 亲和力升高，组织中的 HbO_2 不易释放出 O_2，此时虽然 PO_2 和 SO_2 正常，机体仍为组织缺氧。$A\text{-}aDO_2$ 反映肺换气功能，其显著升高伴 PO_2 和 SO_2 明显降低、PCO_2 显著升高，提示肺换气功能明显受损，如肺不张或急性呼吸窘迫综合征，吸氧不能纠正；$A\text{-}aDO_2$ 中度升高伴 PO_2 和 SO_2 中度降低，一般通过增加吸入 O_2 浓度可望获得纠正；$A\text{-}aDO_2$ 正常，但 PO_2 和 SO_2 降低、PCO_2 升高，提示为各种原因所致的呼吸运动障碍，并非肺泡换气功能异常；$A\text{-}aDO_2$ 和 PCO_2 正常，但 PO_2 和 SO_2 降低，提示吸入气体中 O_2 浓度不足，而肺换气功能正常，可通过增加吸入 O_2 浓度纠正。

酸碱平衡状态评价　pH、HCO_3^- 和 PCO_2 是诊断酸碱紊乱的 3 项基本指标。pH > 7.45 或 < 7.35，可直接诊断为碱中毒或酸中毒。但如前所述，发生酸碱紊乱后机体出现代偿反应及存在混合性酸碱紊乱时，只要 HCO_3^-/H_2CO_3 比值为 17.8～28.2，pH 仍可在参考区间内，此时需结合其他血气分析指标及其他临床资料才能做出正确诊断。PCO_2 是反映呼吸性酸、碱中毒的重要指标，但也受代谢性酸碱紊乱代偿调节的影响。有关 HCO_3^- 浓度的各项指标中，SB 和 BE 是按正常标准呼吸状态计算出的，故仅受代谢因素影响；而计算出的 HCO_3^- 浓度、AB，及缓冲碱等指标虽然被

认为是反映代谢性酸中毒、碱中毒的重要指标，但受呼吸性酸碱平衡紊乱代偿调节的影响。血气分析指标在酸碱平衡紊乱的具体应用见酸中毒实验诊断和碱中毒实验诊断。

临床评价　呼吸功能障碍及酸碱平衡紊乱常见于各种疾病，特别是危重患者，为常见致死原因之一。血气分析为临床判断体内气体交换、运输及酸碱平衡状态提供客观量化的参数。动态监测这些指标参数，对该类病理状态的诊断、治疗方案的制定、干预效果及预后评估是必需的，除临床检验科进行检测外，血气分析的即时检验，以及包含血气分析的 3 项基本指标（pH、PO_2 和 PCO_2）的生命体征监护仪已广泛应用。但为准确获得有关项目值并科学应用，必须注意以下事项：①血气分析标本要求用玻璃或血气分析专用塑料注射器采集的肝素抗凝动脉全血；如果动脉采血困难，才可考虑用采血部位被充分热敷、烘烤，局部毛细血管血 PO_2、PCO_2 与动脉端血液相近的动脉化毛细血管血代替；标本运送过程中必须隔绝空气并尽快完成测定。②血气分析的 3 项基本指标均是用各自的选择性电极测定，并且是其他计算指标的基础，因此检测系统，特别是电极的维护、床旁检验和生命体征监护仪的校正必须保证，才能获得准确可靠的结果。③应了解血气分析的各项参数的意义，并结合其他临床资料综合分析做出正确诊断。

(涂植光)

gǔdàixiè wěnluàn shíyàn jiǎncè

骨代谢紊乱实验检测 （laboratory test for bone disorder）

检查骨代谢紊乱，了解骨代谢变化，并进行临床分类和分型，查

明疾病原因，协助临床进行骨代谢紊乱的诊断及鉴别诊断，观察骨代谢疾病的病情及疗效，为骨病的基础与临床研究提供有关依据的方法。骨骼是骨基质和骨骼细胞组成的结缔组织；钙和磷以羟磷灰石形式沉积于骨基质中，使之生物矿化而形成骨性结构，这使骨骼既具有一定的韧性，又有坚硬的强度，因而起到保护脏器、支撑机体、主持运动以及贮存钙质和调节钙磷动态平衡的作用；骨基质由无机质和有机质组成，骨组织细胞包括骨细胞、成骨细胞和破骨细胞，成骨细胞的骨形成和破骨细胞的骨吸收相互协调，在骨的重建过程中起主要作用，这种从成骨到破骨周而复始进行的过程是骨正常代谢的主要形式。当成骨与破骨的正常协调作用被破坏时，即发生骨代谢紊乱，其有可能导致临床常见的全身性代谢性骨病的发生。

检测项目包括以下 4 类。①骨矿物质代谢有关指标检测：如血钙测定、磷酸盐测定、血镁测定和尿钙、磷、镁检测等。②钙磷代谢调节有关激素检测：主要是与代谢性骨病的诊断和鉴别诊断有关的三种调节激素的检测，即甲状旁腺素测定、降钙素测定和活性维生素 D_3，即 1，25-$(OH)_2D_3$ 激素水平检测。③骨形成有关指标检测：用于了解骨形成的生化代谢变化，主要检测项目有骨钙素测定、碱性磷酸酶测定、骨碱性磷酸酶（B-ALP）检测和 I 型前胶原氨基端前肽检测等。④吸收有关指标检测：反映骨吸收和骨转换的状态变化，主要有血清（浆）抗酒石酸酸性磷酸酶、吡啶酚、脱氧吡啶酚检测等，血或尿降解产物包括 I 型胶原交联 C-末端肽、I 型胶原交联

N-末端肽、羟脯氨酸检测等。

（周　新）

xuègài cèdìng

血钙测定（calcium test）

检测血钙含量，了解钙代谢障碍情况及其与疾病关系的检验项目。钙是体内含量最多的元素之一，骨骼是体内最大的钙储存库，正常成年人体内只有不足1%的钙分布于体液和骨以外的其他组织中。血中的钙主要存在于血浆中，血浆钙以3种形式存在。①离子钙（又称游离钙）：约占45%，是具有生理功能活性的钙。②复合型钙：约占5%，是与小分子阴离子结合成钙盐的钙。③结合型钙：约占50%，是与血浆蛋白质结合的钙。前两种钙称为扩散性钙，可透过毛细血管壁，能与骨盐进行交换；与蛋白质结合的钙，又称非扩散性钙，无生理活性作用。血中三种形式钙的含量呈动态平衡，可以相互转换。

血钙与骨骼的成骨作用、溶骨作用保持动态平衡。血钙与血磷之间有一定的浓度积关系，健康人血 $[Ca] \times [P] = 35 \sim 40$。骨形成过程中，当乘积>40时，钙将以骨盐 $CaHPO_4$ 的形式沉积于骨组织；当乘积过低时，可发生骨病如佝偻病或骨软化等。正常代谢时，机体通过多条途径维持血钙与血磷正常水平，并受多因素调节，以维生素D、甲状旁腺素（PTH）、降钙素和肾的调节为主。

检测方法　血清总钙测定采用邻甲酚酞络合酮分光光度法；血清钙离子（Ca^{2+}）测定采用离子选择性电极法。

参考区间　成年人血清总钙：2.11～2.52mmol/L，血清 Ca^{2+}：1.12～1.23mmol/L；儿童血清总钙与血清 Ca^{2+} 均高于成年人。

临床意义　包括血钙降低或血钙升高。

低钙血症　常见病因有以下5种。①低白蛋白血症：血清总钙降低，游离钙多属正常。②慢性肾衰竭：1,25-二羟维生素 D_3 生成不足，不利于钙的吸收，导致低钙血症。③甲状旁腺功能减退：PTH分泌不足。④维生素D缺乏（导致佝偻病与骨软化），以及过少暴露于阳光下。⑤电解质代谢紊乱并发高磷血症：升高的血磷破坏了钙、磷间的正常比例，使血钙降低，并发镁缺乏，因而干扰PTH分泌，并影响其对骨和肾的生理作用，导致低钙血症。

高钙血症　多种原因引起的综合征，临床不常见，大多无特征性症状。高钙血症常见于：①骨代谢异常时钙溢出进入细胞外液，癌肿时骨矿物质过度被吸收，如恶性肿瘤骨转移、多发性骨髓瘤等。②肾对钙重吸收增加（如应用噻嗪类药物）。③肠道对钙吸收增加（维生素D中毒）。④原发性甲状旁腺功能亢进致PTH过度分泌，引起血钙升高等。

临床评价　血钙检测结果受多种因素影响，临床应由中应注意以下有关问题。①血钙危急值：血清总钙<1.5mmol/L，易导致手足抽搐；>3.0mmol/L，有可能导致致死性不整脉、肌肉麻痹、意识障碍，具有引起死亡的危险，患者处于该值状态时，应及时通知临床主治医师做紧急处理。②生理影响因素：运动时，血总钙和 Ca^{2+} 均升高，一天内不同时间 Ca^{2+} 的水平也不相同。③血pH的影响：酸中毒时血液pH降低，导致 Ca^{2+} 浓度升高；碱中毒时血液pH升高，导致 Ca^{2+} 浓度降低，因此分析血钙浓度异常时，需注意患者有无酸碱中毒的情况。

④白蛋白浓度的影响：疾病过程中或高龄老人的血浆白蛋白水平降低（<40g/L），易影响血钙总量，此时总钙浓度须按白蛋白浓度进行校正，校正公式为：校正钙浓度（mg/dl）= 总钙测定值（mg/dl）- 血清白蛋白值（g/dl）+4。⑤标本事项：推荐使用肝素抗凝血浆，不能使用乙二胺四乙酸（EDTA）和草酸盐抗凝的血浆；Ca^{2+} 测定要求采集样品后及时检测，血浆在室温下保存不应超过4小时，久放标本可导致血pH升高，使 Ca^{2+} 下降；在无氧条件下，Ca^{2+} 测定标本可4℃保存24小时，血清总钙测定4～8℃可保存1周。

（周　新）

línsuānyán cèdìng

磷酸盐测定（phosphate test）

检测人体磷酸盐代谢情况，了解磷代谢异常与骨代谢疾病关系的检验项目。人体内的磷以有机磷和无机磷两种形式存在，磷的有机化合物是体内许多重要大分子如核酸、蛋白质、磷脂等物质的重要组成成分；无机磷酸盐是骨与牙齿的重要组成成分。血磷即血浆中磷酸氢盐（HPO_4^{2-}）和磷酸二氢盐（$H_2PO_4^-$）以4:1形式存在的无机磷，水平与钙类同，受甲状旁腺素、维生素 D_3、骨骼、胃肠吸收以及营养等因素影响。

检测方法　为钼酸蓝法。

参考区间　成年人 0.85～1.51mmol/L，生长期儿童血磷浓度比成年人高。

临床意义　骨代谢疾病可引起血浆无机磷水平异常。

低磷血症　除慢性骨软化或佝偻病等情况外，通常无临床症状，常见原因有：①磷向细胞内转移：如输注葡萄糖、高营养治疗、使用胰岛素及呼吸性碱中毒等。②肾磷酸盐阈值降低：排磷过多，如原发性或继发性甲状旁腺功能亢进、肾小管缺损性家族性低磷血症等。③肠道磷酸盐的吸收减少：如呕吐或腹泻丢失、吸收障碍综合征。④细胞外液磷酸盐丢失：如酮症酸中毒、乳酸性酸中毒等。⑤其他：如肾透析。

高磷血症　常见原因如下。①肾排泄磷酸盐能力下降：如肾小球滤过率降低（如肾衰竭）、肾小管重吸收增加等。②磷酸盐摄入过多：如补给磷酸盐药或使用含磷酸盐的缓泻剂和灌肠液。③细胞内磷酸盐大量转出：如乳酸性酸中毒、呼吸性酸中毒、糖尿病酮症等。④骨代谢异常：如恶性肿瘤骨转移、多发性骨髓瘤、纤维性骨炎、骨折愈合期、巨人症和肢端肥大症等。

临床评价　该检测要求禁食12小时采空腹血，因为餐后大部分血清磷酸盐进入血细胞内参与葡萄糖代谢，导致血清磷降低；采集全血后，要求1小时内分离出血清待测，因为血细胞中有机磷化合物易进入到血浆中；还应避免溶血引起血磷升高；乙二胺四乙酸（EDTA）、氟化钠（NaF）抗凝血的检测结果偏低，不宜采用。

（周　新）

xuèměi cèdìng

血镁测定（magnesium test）

检测血镁含量，了解镁代谢异常及酶缺乏所致骨代谢疾病的检验项目。成年人体内镁总量的60%～65%沉积于骨和牙齿中，23%存于肌肉组织中，10%分布于其他器官组织中，细胞外液（含血浆）仅占1.5%。血镁即血清中的镁（Mg），含量很稳定，其中离子型镁（Mg^{2+}）占55%，与磷酸、柠檬酸结合的镁占15%，蛋白结合型镁占30%。Mg^{2+}是功能

广泛的重要阳离子，对神径、肌肉的兴奋性有镇静作用，是多种酶的辅因子，Mg^{2+}与腺苷三磷酸（ATP）分子和磷酸基构成螯合物，参与需要ATP的生化反应。骨骼中镁以$Mg_3(PO_4)_2$和$MgCO_3$的形式存在，是镁的主要储备库。

检测方法　分光光度法。

参考区间　0.75～1.0mmol/L。

临床意义　镁的缺乏或代谢异常，均可引起骨代谢疾病。

低镁血症　常见原因有4种。①胃肠道丢失：如持续性胃肠减压，吸收障碍综合征，急、慢性腹泻，急性出血性胰腺炎及原发性低镁血症等。②肾丢失：包括渗透性利尿、高钙血症、服用乙醇及其他药物、代谢性酸中毒、酮症酸中毒、肾移植术后等。③原发性低镁血症：如甲状腺功能亢进、甲状旁腺功能亢进等。④其他：如磷酸盐缺乏、妊娠、饥饿等。

高镁血症　不常见，即使有也多是轻微升高，常见原因包括：①镁制剂应用过量。②肾衰竭时镁排泄受限。③其他：横纹肌溶解、慢性感染、多发性骨髓瘤、严重脱水等。

临床评价　血清Mg生理变动范围较小，女性比男性低，随年龄增大而呈高值。检测标本应防止溶血，在室温内稳定1周；乙二胺四乙酸（EDTA）抗凝血浆不能用于血镁检测。

（周　新）

jiǎzhuàngpángxiànsù cèdìng

甲状旁腺素测定（parathormone test）

检测甲状旁腺素含量，了解其异常对钙、磷代谢影响的检验项目。甲状旁腺素（PTH）是由甲状旁腺主细胞合成与分泌的一种单链多肽，含有84个氨基酸残基，是维持血钙正常

水平、调节钙磷代谢和骨代谢的激素。

PTH主要靶器官是骨、肾小管，其次是小肠黏膜等，其主要作用是：①促进溶骨，升高血钙（促进间质细胞转化为破骨细胞，产生溶骨作用或促进骨钙动员，使骨基质中的钙释放入血）。②增加磷的排出及钙的重吸收，降低血磷、升高血钙（作用于肾远曲小管和髓袢上升段，增加钙的重吸收，抑制磷的重吸收）。③提高小肠对钙和磷的吸收（激活肾25-羟维生素$D_3$1α羟化酶活性，促进25-羟维生素D_3生成1，25-二羟维生素D_3，后者作用于小肠，从而增强小肠对钙和磷的吸收）。

PTH分泌入血后，部分被分解为有生物活性的N片段（PTH-N）和无生物活性的C端片段（PTH-C）及中间片段（PTH-M），未分解的PTH称为完整PTH（PTH-intact）。因PTH及其片段大小不同，血液循环中PTH呈现出不均一性。血浆中PTH主要是PTH-C，占总PTH的75%～95%，具有PTH的免疫原性，较稳定，半衰期比较长，其次是PTH-intact和PTH-M。因此，测定PTH-C、PTH-M、PTH-intact浓度能反映人体内PTH的代谢变化。

检测方法　包括放射免疫法（RIA）、酶联免疫吸附试验（ELISA）、化学发光免疫分析法（CLIA）以及免疫放射分析等（IRMA）。

参考区间　血浆（清）PTH-intact为10～65ng/L（CLIA法），PTH-C＜600ng/L（RIA法），PTH-M90～270ng/L（IRMA法）。尚无公认的统一参考区间，应建立本实验室该指标的参考区间。

临床意义　3～4岁儿童PTH高于成年人，其后逐渐降低，青

春期降至最低，其后又逐渐增至成年人水平，此为 PTH 的生理性变动。血 PTH 出现病理性改变的情况如下。

血 PTH 升高　①原发性甲状旁腺功能亢进症：常见于甲状旁腺良性肿瘤，PTH 分泌不受反馈机制调节，使 PTH 分泌过多。②继发性甲状旁腺功能亢进症：某些低钙的病理情况，如肠道疾病和维生素 D 缺乏症导致的钙吸收不良等，引起 PTH 水平升高；也有血钙和 PTH 同时升高的继发性甲状旁腺功能亢进的情况。③肾脏病或肾衰竭：磷不能被有效地排出体外，肾也不能有效地产生活性维生素 D，导致钙不能被有效地吸收，引起高血磷和低血钙水平，促进 PTH 分泌；同时，PTH-C 主要通过肾小球滤过降解，当肾衰竭时，PTH-C 因不能正常被降解而急剧升高，远高于 PTH-intact 水平。④骨疾病：多发性内分泌腺肿瘤、佝偻病和骨软化、骨质疏松。⑤药物作用：磷酸盐、抗惊厥药、类固醇类药、异烟肼、锂和利福平等。⑥其他：妊娠等。

血 PTH 降低　①甲状旁腺功能减退：导致 PTH 合成障碍，病因多种多样，包括甲状旁腺损伤、手术切除、遗传学因素和自身免疫性疾病等。②钙和维生素 D 缺乏等：导致继发性甲状旁腺功能减退，引起 PTH 降低。

临床评价　标本应存放于 -20℃ 的环境中，避免反复冻融，禁用叠氮钠防腐，溶血、脂血、黄疸不影响检测。因为 PTH 及其片段大小不同，血液循环中的 PTH 呈现出不均一性，所以究竟采用何种方法，测定何种片段，应依据不同疾病与临床需要而定。

（周　新）

jiànggàisù cèdìng
降钙素测定（calcitonin test）
检测血降钙素含量，了解其变化与相关疾病关系的检验项目。降钙素（CT）是由甲状腺滤泡旁细胞合成并分泌的单链多肽激素，由 32 个氨基酸残基组成，分子量为 3418D，通过抑制破骨细胞骨吸收发挥降低血钙作用。血钙增高可以促进 CT 分泌，降低血钙；血钙低于正常则反馈性地使 CT 分泌减少。

CT 主要作用的靶器官是骨和肾，其作用包括：①抑制破骨细胞生成及活化，抑制骨基质的分解和骨盐溶解，促进间质细胞转变为成骨细胞，使骨盐沉积，降低血钙。②直接抑制肾小管对 Ca^{2+}、P^{3+} 的重吸收，使尿磷、尿钙排出增多；还可通过抑制肾 1α-羟化酶，减少 $1,25-(OH)_2D_3$ 的生成而间接抑制肠道对钙、磷的吸收，使血浆钙、磷水平下降。甲状旁腺素（PTH）、$1,25-(OH)_2D_3$、CT 三种激素对钙、磷以及骨代谢的调节起了重要作用（表）。

检测方法　采用放射免疫法（RIA）、免疫放射分析等。

参考区间　血清 CT 为 5～86ng/L（RIA 法）。尚无公认的统一参考区间。

临床意义　血清 CT 水平升高或降低的临床意义分述如下。

血清 CT 升高　①生理性增加：多见于儿童生长期。②病理性升高：多见于甲状腺髓样癌、C 细胞增生病、转移性骨癌、可分泌肿瘤样降钙素的神经内分泌肿瘤（如类癌、胰岛瘤、小细胞肺癌等）、成骨不全、骨折、变形性骨炎、抗维生素 D 佝偻病等；可见于高胃泌素血症、肾功能不全、甲状腺功能亢进和甲状旁腺功能亢进等。监测血中 CT 水平对肿瘤的诊断、鉴别诊断和疗效评价也有一定的临床意义。

血清 CT 降低　①多见于甲状腺功能减退、甲状腺发育不全或全摘除、甲状旁腺功能减退症等，这些情况下 CT 合成分泌减少或者不能合成。②肾上腺皮质功能亢进、长期使用糖皮质激素者、肝病、糖尿病等疾病以及妊娠等情况下，血 CT 水平降低。

临床评价　①人体血 CT 水平出生时和婴儿期较高，随年龄增长下降，女性略低于男性；雌激素对 CT 的分泌有直接促进作用，因此，绝经后妇女雌激素缺乏导致 CT 减少可能为其骨质疏松发病的一个重要原因；绝经后妇女血中 CT 含量明显高于同年龄组男性。②CT 在血浆中半衰期很短（<15 分钟），含量甚微，多采用 RIA 法检测，但其结果受抗血清、方法和试剂盒种类的影响而差异较大，因此其临床正常水平在实验室间难以统一，所以要求做好室内质控，并建立本实验室的参考区间。③CT 是甲状腺髓样癌和甲状腺 C 细胞增生病诊断、治疗和复发监

表　PTH、$1,25-(OH)_2D_3$ 和 CT 三种激素对钙、磷、骨代谢的调节

激素	肠钙吸收	溶骨	成骨	肾排钙	肾排磷	血钙	血磷
$1,25-(OH)_2D_3$	↑↑	↑	↑	↓	↓	↑	↑
PTH	↑	↑↑	↑	↓	↑	↑	↓
CT	↓	↓	↑	↑	↑	↓	↓

注：↑：升高；↑↑：显著升高；↓：降低

测的重要标志物之一，但应注意与骨代谢紊乱的鉴别诊断。

（周 新）

gǔgàisù cèdìng

骨钙素测定 （osteocalcin test）

检测血骨钙素的含量，了解其水平变化与骨细胞合成及骨形成关系的检验项目。骨钙素（OC）又称骨谷氨酰基蛋白，是由 49 个氨基酸残基组成，分子量为 5669D 的蛋白质。OC 在 1, 25-（OH）$_2$D$_3$ 刺激下由成骨细胞合成，是反映骨代谢状态的特异和灵敏的生化指标。OC 与羟磷灰石有较强的亲和力，约 50% 沉着于骨基质，其余 50% 进入血循环，属于骨中主要的和最多的非胶原蛋白，占骨组织中非胶原蛋白的 15%~20%。其主要生理功能是抑制破骨细胞活性，维持骨的正常矿化速率，抑制异常的羟磷灰石结晶形成。血中骨钙素的半衰期为 4~5 分钟，故血清 OC 水平可以反映近期骨细胞合成和骨形成的状况。

检测方法 放射免疫法（RIA）和酶联免疫吸附试验。

参考区间 成年人为 4~10μg/L（RIA 法）。

临床意义 ①升高：常见于儿童生长期、肾性骨营养不良、畸形性骨炎、甲状旁腺功能亢进、甲状腺功能亢进、骨折、高转换率的骨质疏松、骨转移癌、低磷血症、肾功能不全等。②降低：常见于甲状旁腺功能减退、甲状腺功能减退、皮质醇增多、肝病、糖尿病、妊娠、长期应用糖皮质激素等。

临床评价 包括以下内容。

方法学评价 不同测定方法结果不尽一致，尚无公认参考区间，各实验室需要考虑建立自己的参考区间。

临床应用评价 服用活性维生素 D 制剂、甲状腺素等制剂使血清 OC 水平升高，相反糖皮质激素、雌激素制剂使其降低；酒精和月经周期等因素对 OC 水平也有影响，因此需严格了解患者采血时患者的有关状况。

标本事项 人血清 OC 夜间呈现高值，应早晨空腹采血进行检测，如不能当天检测，血样需深度冰冻。

（周 新）

nèifēnmì jíbìng shíyàn jiǎncè

内分泌疾病实验检测 （laboratory test for endocrine disease）

通过检测人体内激素水平以及受其调控的生化指标的变化，了解内分泌系统功能状态的方法。常用检测方法有高效液相色谱法、毛细管电泳、定量质谱分析法和免疫学方法。其中免疫学方法主要包括放射免疫法（RIA）、酶联免疫吸附试验（ELISA）、酶放大免疫分析、化学发光免疫分析法（CLIA）及荧光免疫分析（FIA）等。1959 年 RIA 的开发运用是激素等超微量物质分析史上的突破，极大地推动了内分泌等生命科学的发展；1975 年单克隆抗体技术的创建，极大地推动了免疫分析的灵敏度和特异性，FIA、CLIA 等方法随之得到蓬勃发展，使得激素检测能广泛地应用于临床。

检测项目主要包括以下 4 种。①激素或其代谢物的直接检测：通过检测体液中激素或其代谢物水平，可为内分泌功能的判定提供直接依据；对激素或其代谢产物的连续动态检测，可反映激素分泌的节律性有无改变，有利于某些内分泌疾病的早期诊断；配对检测功能激素及其调节激素的水平，有利于内分泌疾病的定位诊断。②激素生物效应及其生化

标志物的检测：如甲状旁腺功能紊乱时血钙及血磷的检测。③功能试验：应用特异性刺激物或抑制物作用于激素分泌调节轴的某一环节，分别检测作用前后相应靶激素水平的变化，以反映靶腺的内分泌功能。④其他：如某些半衰期短的激素，可检测其前体物质或激素作用介导物。

内分泌疾病实验检测对于临床诊断、疗效观察和病情判断具有重要意义。但任何一项检测指标都有一定的局限性，在实际应用中需注意项目的正确选择、连续动态观察、多项指标的联合检测、结合临床对结果进行分析等。

（潘柏申 郭 玮）

xiàqiūnǎo-chuítǐjīsù cèdìng

下丘脑−垂体激素测定 （hypothalamus-pituitary hormone test）

检测下丘脑−垂体激素，联合受其调控的周围内分泌腺激素检测，辅助诊断垂体及多种周围内分泌腺疾病或内分泌腺功能障碍及监测治疗的检验项目。

已知的下丘脑激素大多是多肽类激素，分为释放激素与抑制激素，主要包括：促甲状腺激素释放激素（TRH）、促性腺激素释放激素（GnRH）、生长激素释放激素（GHRH）、促肾上腺皮质激素释放激素（CRH）、催乳素释放素（PRH）、生长抑素、催乳素释放抑制素（PRIH）等。临床一般不检测体液中的下丘脑激素，CRH、GHRH、GnRH 及 TRH 常用于垂体激素储备评价试验。

垂体分为腺垂体与神经垂体：腺垂体主要分泌促甲状腺激素（TSH）、促肾上腺皮质激素（ACTH）、黄体生成素（LH）、卵泡刺激素（FSH）、催乳素（PRL）、生长激素（GH）、促黑

素等；神经垂体贮藏下丘脑分泌的抗利尿激素（ADH）及缩宫素。①促甲状腺激素：促进甲状腺激素的合成和释放，使血中三碘甲腺原氨酸（T₃）、甲状腺素（T₄）浓度增高；促进甲状腺细胞增生和腺体肥大。血中 T₃、T₄ 浓度的改变对垂体 TSH 的分泌起反馈性的调节作用，尤其游离 T₄（FT₄）的微小变化即可引起 TSH 分泌的显著变化。TSH 的合成释放还受到下丘脑分泌的 TRH 的调节。因此检测血清中 TSH 的浓度是诊断甲状腺功能和研究下丘脑-垂体-甲状腺轴的重要指标之一。如果下丘脑和垂体功能正常，TSH 反映了组织中甲状腺激素的状态。②促肾上腺皮质激素：刺激肾上腺合成和分泌糖皮质激素、盐皮质激素和雄激素。血浆 ACTH 水平具有昼夜节律（夜间水平低，清晨达峰）。③黄体生成素：在女性体内的主要作用是协同促进卵泡生长成熟，参与内膜细胞合成激素，并诱发排卵；促进黄体生成并维持其正常功能。LH 在男性体内的主要作用是刺激睾丸的间质细胞产生睾酮。LH 的合成和释放受下丘脑的促性激素释放激素影响，呈脉冲式分泌。④卵泡刺激素：在女性体内的主要作用是促进卵泡成熟；在月经周期中与 LH 同步变化。FSH 在男性体内的主要作用是诱导精原细胞发育。⑤生长激素：儿童期促进生长发育最重要的激素；对于成年人，GH 能增高骨密度和肌肉组织、改善心脏收缩功能、增强运动能力等。⑥抗利尿激素：又称精氨酸血管加压素，主要生理作用为促进肾远曲小管和集合管对水的重吸收，引起肾排尿量减少，产生抗利尿作用。

下丘脑各种调节激素分泌呈间歇式或脉冲式，经垂体门脉系统直接运输至腺垂体迅速调节腺垂体激素的分泌，因此一般不检测周围血液中的下丘脑激素。垂体分泌的激素经血循环运输至周围内分泌腺及全身各脏器组织，调节其生理功能。

检测方法 常用电化学发光法或放射免疫法。

参考区间 仅适用于成年人。①TSH（电化学发光法）：0.27～4.2mU/L。②ACTH（放射免疫法）：早晨（8：00～9：00）1.1～13.3pmol/L；夜间（午夜）<2.2pmol/L。③LH（电化学发光法）：男性 1.7～8.6U/L；女性卵泡期 2.4～12.6U/L，排卵期 14.0～95.6U/L，黄体期 1.0～11.4U/L，绝经期 7.7～58.5U/L。④FSH（电化学发光法）：男性 1.5～12.4U/L；女性卵泡期 3.5～12.5U/L，排卵期 4.7～21.5U/L，黄体期 1.7～7.7U/L，绝经期 25.8～134.8U/L。⑤PRL（电化学发光法）：成年男性 4.1～18.4ng/ml；女性 3.4～24.1ng/ml。⑥GH（放射免疫法）：未激发的血浆 GH 浓度男性 <4μg/L；女性 <10μg/L。⑦ADH（放射免疫法）：渗透压 270～280mmol/L，ADH<1.5ng/L；渗透压 281～285mmol/L，ADH<2.5ng/L；渗透压 286～290mmol/L，ADH 1～5ng/L；渗透压 291～295mmol/L，ADH 2～7ng/L；渗透压 296～300mmol/L，ADH 4～12ng/L。

临床意义 垂体激素均需通过血液转运至各内分泌腺才能发挥其生理作用，因此检测血液中垂体激素的水平变化可用于多种内分泌疾病的实验诊断。

促甲状腺激素 ①TSH 是反映甲状腺功能变化的一项敏感指标。甲状腺功能亢进时，T₃、T₄ 分泌增加，反馈性调节使垂体分泌 TSH 减少；原发性甲状腺功能低下时由于 T₃、T₄ 分泌减少，负反馈刺激垂体分泌 TSH 增加；继发性甲状腺功能低下时 TSH 多降低。②疗效的判断指标：甲状腺功能低下治疗（服用甲状腺素）时，检测血清 TSH 浓度可作为疗效的判断指标；甲状腺摘除术后、放射性碘治疗后或服用抗甲状腺药物时，T₃、T₄ 水平降低，TSH 增加。

促肾上腺皮质激素 可用于鉴别诊断皮质醇增多症、肾上腺皮质功能减退以及疑有异位 ACTH 分泌。继发性肾上腺皮质功能减退时，皮质醇和 ACTH 水平都降低。肾上腺糖皮质激素治疗可使 ACTH 迅速降低。

黄体生成素 LH 是诊断下丘脑-垂体-性腺轴功能异常的重要指标，主要用于评估异常月经周期、不孕症病因诊断以及围绝经期激素替代治疗监测。闭经时 LH 和卵泡刺激素持续升高，表明为原发性卵巢衰竭；降低或低于参考区间，表明为继发性卵巢衰竭。连续监测 LH 可用于排卵预测，一般在 LH 上升后 30 小时左右发生排卵。

卵泡刺激素 FSH 是鉴别垂体功能异常所致疾病的常用指标，常与 LH 一起检测用于评估异常月经周期、不孕症病因诊断以及围绝经期激素替代治疗监测。

催乳素 主要用于高催乳素血症的实验诊断。PRL 分泌减少，可能导致乳汁分泌减少和黄体功能不全。PRL 分泌过多（高催乳素血症），可以导致下丘脑性性腺功能减退，女性表现为无排卵和月经失调，男性表现为性欲和性功能受损或性腺发育不良。乳腺癌和垂体肿瘤时，PRL 含量也可出现异常。

生长激素 ①增高：见于巨人症和肢端肥大症等；也可见于饥饿、恶病质、蛋白质缺乏、糖尿病代谢控制不良、某些激素（如雌激素、雄激素、ACTH 等）的作用，以及应用某些药物。②降低：见于垂体性侏儒症、儿童和成年人生长激素缺乏症，该检测是诊断其的重要依据；也见于下丘脑-垂体疾病、生长激素神经分泌功能障碍，对其诊断也有帮助，也能对这些疾病的治疗进行监测。此外，GH 降低还可见于餐后高血糖、紧张、焦虑或情绪失常、性激素缺乏（特别是雄性激素缺乏）、游离脂肪酸水平增高、肥胖症、甲状腺功能低下、甲状腺功能亢进、肾上腺皮质功能亢进、应用某些药物等。

抗利尿激素 血中 ADH 有明显生理波动，夜间高于白天。刺激 ADH 分泌的主要因素是血液高凝状态、血管内血容量和细胞外液量减少。评价血浆 ADH 应同时检测血浆渗透压，血浆渗透压在 $280 \sim 290 \text{mOsm}/(\text{kg} \cdot \text{H}_2\text{O})$ 时 AVP 与之成线性关系。

临床评价 包括以下内容。

促甲状腺激素 多采用化学发光法检测血清 TSH 浓度，检测限 $0.001 \sim 0.002 \text{mU/L}$，被称为超敏 TSH 检测，可灵敏地检测出 TSH 的低浓度变化，对于亚临床型甲状腺功能亢进的诊断、甲状腺癌患者 TSH 完全抑制的监控、甲状腺功能减退患者激素替代是否充足的判断有重要价值。

促肾上腺皮质激素 临床常同时检测 ACTH 及皮质醇水平。由于 ACTH 有极易氧化、强烈吸附在玻璃表面、快速被血浆蛋白酶降解等特点，推荐采用预

冷的 EDTA 抗凝塑料管采集血液，并在 4℃ 条件下送检及离心分离血浆。

黄体生成素 由于 LH 分泌呈脉冲式，多次动态检测血清 LH 变化或者 3 小时定时尿液 LH 更有价值。

卵泡刺激素 存在日间波动，通常清晨高于下午，这种差异在青春期更大。为便于比较，一般要求采血时间标准化。

催乳素 在某些患者，PRL 可与血液免疫球蛋白结合，导致催乳素清除率降低而在血液中蓄积，出现巨催乳素血症，应与真性高催乳素血症相鉴别，可用聚乙二醇处理血清标本后再检测。

生长激素 健康成年人中 GH 维持微量水平，但在餐后 3~4 小时或入睡 60 分钟内急剧升高，因此检测前患者需空腹。

抗利尿激素 对于多尿患者，首先应排除糖尿病，再检测血、尿渗透压及血浆 ADH，必要时进行过夜禁水试验；血中的肽酶可水解 ADH，因此 EDTA 血标本应 4℃ 保存；孕妇血标本还应添加肽酶抑制剂。

（潘柏申 郭玮）

jiǎzhuàngxiànjīsù cèdìng

甲状腺激素测定（thyroid hormone test）

检测甲状腺激素，联合垂体分泌的促甲状腺激素（TSH）检测，辅助诊断甲状腺疾病或甲状腺功能障碍及监测治疗的检验项目。甲状腺激素包括甲状腺素（T_4）、游离甲状腺素（FT_4）、三碘甲腺原氨酸（T_3）、游离三碘甲腺原氨酸（FT_3）和反式三碘甲腺原氨酸（rT_3）。甲状腺激素参与人体的生长、发育和糖、蛋白质、脂肪的代谢调节，对神经系统、内分泌系统、心血管系统以及生殖系统也有重要作

用。甲状腺激素的分泌活动受下丘脑-垂体的调控，甲状腺激素又可对下丘脑-垂体进行反馈调节，从而维持各种甲状腺激素水平的稳态。

检测方法 常用化学发光法或放射免疫法。

参考区间 仅适用于成年人。① 电化学发光法：T_4 66 ~ 181nmol/L；FT_4 12.0 ~ 22.0pmol/L；T_3 1.3 ~ 3.1nmol/L；FT_3 2.8 ~ 7.1pmol/L。② 放射免疫法：RT_3 0.54 ~ 1.46nmol/L。

临床意义 甲状腺激素测定有助于诊断甲状腺疾病或甲状腺功能障碍。

甲状腺素 评估甲状腺激素分泌的基本指标，比 T_3 更直接地反映甲状腺激素的产生。T_4 的合成和释放受 TSH 调节。外周血99%以上的 T_4 与运输蛋白［甲状腺素结合球蛋白（TBG）、甲状腺素结合前白蛋白或白蛋白］相结合，仅约 0.04% 是有生物活性的游离 T_4。①T_4 水平增高：见于甲状腺功能亢进症、某些急性甲状腺炎、肝炎、肥胖等疾病。妊娠、服用雌激素可使甲状腺素结合球蛋白增高，导致 T_4 升高。②T_4 水平减低：见于甲状腺功能减退、肾病综合征、慢性肝炎以及胃肠道丢失蛋白过多等疾病。甲状腺功能正常的患者可以服用苯妥英钠或卡马西平，可使 T_4 或 FT_4 降低 30%。

游离甲状腺素 T_4 的生理活性形式，由于 FT_4 不受其结合蛋白的浓度和结合特性变化的影响，因此是反映甲状腺激素活性的更好的指标。FT_4 检测是临床常规诊断甲状腺功能状态的重要指标，常和 TSH 一起检测：TSH 增高而 FT_4 降低有助于甲状腺功能减退的诊断；FT_4 的诊断价值高于 FT_3；

甲状腺功能亢进时往往 TSH 降低而 FT_4 增高；FT_4 还可作为甲状腺抑制治疗的监测指标。

三碘甲腺原氨酸 主要由 T_4 在甲状腺以外的组织器官（主要是肝）经酶解脱碘生成，少部分 T_3 在甲状腺滤泡合成。T_3 是甲状腺激素中对靶器官作用的主要激素，因此血清 T_3 浓度反映甲状腺素对周边组织的功能，甚于反映甲状腺分泌状态。与 T_4 类似，99% 以上的 T_3 与运输蛋白（TBG、甲状腺素结合前白蛋白或白蛋白）结合，但 T_3 的亲和力要比 T_4 低 10 倍左右。有生物活性的游离 T_3 约 0.4%。①T_3 水平增高：甲亢时可以与 T_4 不成比例的升高；妊娠、口服避孕药、雌激素治疗等引起 TBG 增高可引起 T_3 增高，但 FT_3 不受影响。②T_3 水平减低：甲状腺功能减退时，T_3 变化可不明显。T_4 转变成 T_3 的减少会导致 T_3 浓度下降，见于某些药物（如丙醇、糖皮质类固醇、胺碘酮）的影响，以及严重的非甲状腺疾病（又称 T_3 低下综合征）。

游离三碘甲腺原氨酸 T_3 的生理活性形式，与 T_3 成比例。FT_3 检测的优点是不受其结合蛋白质浓度和结合特性变化的影响，是诊断甲状腺功能亢进较为灵敏的指标之一。

反式三碘甲腺原氨酸 是由 T_4 在甲状腺以外的组织器官（主要是肝）经酶解脱碘生成。rT_3 的生理活性仅为 T_4 的 10% 以下。rT_3 血中浓度与 T_3、T_4 成一定比例，三者在各种甲状腺疾病时的变化基本一致，但某些甲状腺功能亢进初期或复发早期仅出现 rT_3 增高；rT_3 也是鉴别甲状腺功能减退与非甲状腺疾病时甲状腺功能异常的重要指标之一。

临床评价 ①对甲状腺功能障碍的筛查依靠 TSH 检测，而不是甲状腺激素检测；甲状腺激素检测是作为 TSH 水平异常的进一步检测，反映了甲状腺功能障碍的存在。②一些严重的非甲状腺疾病患者和正在进行肝素治疗的患者，FT_4 会升高，在这种情况下，FT_4 不能正确反映甲状腺的代谢状态；在综合考虑其临床症状的同时，还应做其他如 T_4、TSH、促甲状腺激素释放激素兴奋试验或 TBG 检测，最后一次使用肝素治疗和采血做检测的时间间隔应大于一周。③外周血中甲状腺激素抗体、嗜异性抗体，特别是人抗鼠抗体和类风湿因子都是甲状腺激素检测中重要的干扰因子。④由于血清中运输蛋白的浓度易受外源性和内源性作用的影响，因此在分析解释血清 T_4 和 T_3 浓度时需考虑结合蛋白的影响。

（潘柏申 郭 玮）

shènshàngxiànjīsù cèdìng

肾上腺激素测定（adrenal hormone test） 检测各种肾上腺激素及其代谢产物，联合垂体分泌的促肾上腺皮质激素（ACTH）检测，辅助诊断肾上腺疾病或肾上腺功能障碍及监测治疗的检验项目。肾上腺包括皮质和髓质两部分。①肾上腺皮质：分泌类固醇激素，包括糖皮质激素（主要为皮质醇）、盐皮质激素（主要为醛固酮）及少量性激素。肾上腺皮质激素在机体基本生命活动和生理功能的调节上发挥着广泛作用。②肾上腺髓质：分泌儿茶酚胺类激素，包括肾上腺素、去甲肾上腺素和多巴胺。肾上腺髓质激素在机体的应激反应中起重要作用。肾上腺激素的分泌活动受下丘脑-垂体的调控，又可对下丘脑-垂体进行反馈调节，从而维持各种肾上腺激素水平的稳态。

检测方法 常用放射免疫法、分光光度法、电化学发光法或高效液相色谱法。

参考区间 仅适用于成年人。①皮质醇（电化学发光法）：早晨（7∶00～10∶00）171～536nmol/L；傍晚（16∶00～20∶00）64～327nmol/L。②尿 17-羟类固醇（分光光度法）：男性 8.3～27.6μmol/24h；女性 5.5～22.1μmol/24h。③尿 17-酮类固醇（分光光度法）：男性 28.5～47.2μmol/24h；女性 20.8～34.7μmol/24h。④醛固酮（液相色谱串联质谱法）：30～160pg/ml（卧位）。⑤儿茶酚胺类（高效液相色谱-电化学法）：肾上腺素，血浆 <2.49nmol/L、24 小时尿 <0.57μmol；去甲肾上腺素，血浆 <0.46nmol/L、尿 <0.15μmol/24h；多巴胺：尿 <3.24μmol/24h。⑥血浆甲氧基肾上腺素类物质（液相色谱串联质谱法）：甲氧基肾上腺素：血浆 <96.6pg/ml（卧位）；甲氧基去甲肾上腺素：血浆 <163.0 pg/ml（卧位）。⑦尿 3-甲氧基-4-羟苦杏仁酸（VMA）（高效液相色谱-电化学法）：10～35mol/24h。

临床意义 肾上腺激素及其代谢产物测定，有助于诊断肾上腺疾病或肾上腺功能障碍。

皮质醇 分泌呈脉冲式，体内水平有昼夜节律变化（早晨最高，夜间最低）。进食 1 小时后皮质醇水平会增高，午餐后平均增高 90%；晚餐后增高约 50%。90% 以上的皮质醇与皮质醇结合球蛋白（CBG）结合，少量与白蛋白结合，其余为具有生物活性的游离皮质醇。皮质醇是体内调节糖代谢的重要激素之一，并可促进蛋白和脂肪的分解。皮质醇可刺激骨髓的造血功能，在机体的应激反应中也起重要作用。CBG 水平的改变（如雌激素和妊娠使肝合成 CBG 增多，肝硬化、肾病综合征或甲状腺功能亢进时 CBG 减少）可使皮质醇检测水平发生相应的变化。皮质醇代表了血中 80% 的 17-羟皮质类固醇。游离皮质醇在尿液和唾液中易于检测，但在血清与血浆中检测困难。早晨无应激状态时的皮质醇基础水平高于参考区间提示库欣综合征，但皮质醇水平在参考区间之内也不能排除库欣（Cushing）综合征。反复出现血浆皮质醇基础水平降低（<30μg/L）提示肾上腺皮质功能减退。

尿 17-羟类固醇　包括尿液中所有 C-17 上有羟基的类固醇物质，主要是肾上腺皮质分泌的糖皮质激素及其代谢产物，可间接反映肾上腺糖皮质激素的分泌状况。①增高：可见于库欣综合征、先天性肾上腺皮质增生症、甲状腺功能亢进、肥胖症、应激状态、女性男性化等疾病。②减低：可见于原发性或继发性肾上腺皮质功能减退、先天性肾上腺皮质增生、垂体功能减退、甲状腺功能减退、肝硬化等疾病。

尿 17-酮类固醇　包括尿液中所有 C-17 上为酮基的类固醇物质，主要是雄酮、脱氢表雄酮等及其代谢产物。该检测在男性反映了肾上腺皮质和睾丸的内分泌功能，而在女性则反映了肾上腺皮质的内分泌功能。其临床意义基本同尿 17-羟类固醇；但先天性缺乏 21-羟化酶或 11β-羟化酶的患者，尿 17-羟类固醇可无异常，而尿 17-酮类固醇异常增高。

醛固酮　由肾上腺皮质球状带细胞合成和分泌，并受肾素-血管紧张素-醛固酮系统的调节，血 K+、Na+ 浓度的改变也可直接作用于球状带细胞，影响醛固酮的分泌。机体受到应激刺激时，垂体释放的 ACTH 增加，可对醛固酮的分泌起一定的支持作用。醛固酮作用于肾远曲小管和集合管上皮细胞，可增加 Na+ 和水的重吸收，同时增加 K+ 的排泄，并有利于 Cl- 的重吸收。醛固酮检测主要用于醛固酮增多症和醛固酮减少症的实验诊断。肾上腺盐皮质激素过多综合征的主要临床表现是醛固酮增多以及高血压、肾素分泌抑制。

儿茶酚胺类　包括肾上腺素、去甲肾上腺素和多巴胺，主要在脑、肾上腺髓质、腺外嗜铬组织及交感神经末梢合成。循环血中的肾上腺素和去甲肾上腺素主要来自肾上腺髓质。儿茶酚胺及其代谢产物的检测对于交感肾上腺系统肿瘤的诊断和监测至关重要。肿瘤所致的儿茶酚胺及其代谢产物合成和释放增多将导致其血浆浓度和尿排泄率增高。嗜铬细胞瘤发作时尿儿茶酚胺明显增高，发作间隙期可恢复正常。原发性高血压、甲状腺功能亢进症、焦虑状态等疾病时，尿儿茶酚胺也可有所增高。

甲氧基肾上腺素类物质　肾上腺素及去甲肾上腺素在肾上腺髓质或嗜铬细胞内经儿茶酚氧位甲基转移酶催化形成的低活性代谢中间产物，主要包括甲氧基肾上腺素和甲氧基去甲肾上腺素，此类物质在肝脏内转化为 VMA，最后由肾脏排泄。甲氧基肾上腺素类物质是目前用于嗜铬细胞瘤/副神经节瘤诊断敏感性和特异性较高的指标。若甲氧基肾上腺素类物质检测值高于参考区间上限 3~4 倍，则嗜铬细胞瘤/副神经节瘤可能性高达 100%；若甲氧基肾上腺素类物质检测值低于参考区间上限 3~4 倍时，建议使用其他功能性实验进行复查。

尿 3-甲氧基-4-羟苦杏仁酸　肾上腺素和去甲肾上腺素经单胺氧化酶和儿茶酚胺氧甲基转移酶作用后的产物，以游离形式从尿中排出。临床意义基本同儿茶酚胺，在嗜铬细胞瘤发作时 VMA 明显增高，发作间歇期可有所降低，但多数患者此时仍高于健康人；尿 VMA 排泄率的检测也是神经母细胞瘤早期诊断较敏感的指标。

临床评价　肾上腺激素的分泌具有昼夜节律性，因此检测尿中含量时通常需收集 24 小时的尿液。女性在黄体期醛固酮水平较高，随周期回落至正常参考区间内。抗利尿药、避孕药的皮质类固醇对醛固酮分泌有影响。血浆醛固酮水平日间均有变化且受体位影响。进食大量肉类会引起血儿茶酚胺浓度升高。收集尿液标本时应考虑强体力活动可能引起尿儿茶酚胺排泄率升高，还应考虑到一天中不同时间尿去甲肾上腺素、肾上腺素排泄率不同。某些药物也会影响儿茶酚胺的检测。血浆游离甲氧基肾上腺素类物质的释放途径与肾上腺素和去甲肾上腺素不同，其缓慢持续性地从肾上腺髓质和嗜铬细胞"漏"出，即使在疾病发作间歇期也能在血或尿中恒定检出，不易受生理和其他因素的影响。VMA 的临床敏感性与疾病所处阶段有关，还必须考虑患者年龄、检测方法及临界值。

(潘柏申 郭 玮)

xìngjīsù cèdìng
性激素测定（sex hormone test）检测性激素联合垂体分泌的黄体生成素及卵泡刺激素，评价性腺功能和生殖功能的检验项目。性激素主要包括孕酮、雌二醇（E_2）、睾酮、硫酸脱氢表雄酮和人绒毛膜促性腺激素（HCG）；主要由睾丸、卵巢、子宫以及肾上腺皮质分泌；主要生理作用是影响胚胎发育、刺激生殖器官的生长，维持性欲，促进性特征的出现并维持在正常状态，影响蛋白质合成代谢、脂肪代谢、骨骼代谢、水盐代谢及红细胞生成等。各种性激素的分泌活动分别受下丘脑-垂体的调控，性激素又可对下丘脑-垂体进行反馈调节，从而维持各种性激素水平的稳态。

检测方法 常用化学发光法。

参考区间 仅适用于成年人。①孕酮：男性 $0.4 \sim 3.1$ nmol/L；女性卵泡期 $0.5 \sim 2.2$ nmol/L，黄体期 $6.4 \sim 79.5$ nmol/L，孕妇早期妊娠 $23.0 \sim 139.9$ nmol/L，中期妊娠 $62.0 \sim 262.4$ nmol/L，晚期妊娠 $206.7 \sim 728.2$ nmol/L。②雌二醇：男性 $37 \sim 184$ pmol/L；女性早期卵泡期 $147 \sim 1285$ pmol/L，晚期卵泡期 $206.7 \sim 728.2$ pmol/L，排卵期 $550 \sim 2753$ pmol/L，黄体期 $110 \sim 1652$ pmol/L，绝经期 $\leqslant 73$ pmol/L。③睾酮：男性 $9 \sim 34.7$ nmol/L；女性 $0.5 \sim 2.4$ nmol/L。④硫酸脱氢表雄酮：男性 $18 \sim 30$ 岁 $3.2 \sim 16$ μmol/L，$31 \sim 50$ 岁 $1.5 \sim 11.7$ μmol/L；女性 $18 \sim 30$ 岁 $1.2 \sim 9.9$ μmol/L，$31 \sim 50$ 岁 $0.3 \sim 9.9$ μmol/L。⑤HCG：女性非怀孕期 $\leqslant 4$ U/L；男性 $\leqslant 3$ U/L。

临床意义 常用性腺激素的临床意义如下。

孕酮 用于生殖诊断、排卵期的检出和黄体期的估计及黄体功能评价。①孕酮水平增高：生理性增高表明女性排卵；病理性增高可见于黄体化肿瘤、卵巢囊肿、分泌孕酮等类固醇激素的肿瘤等。②孕酮水平降低：病理性孕酮降低可见于垂体功能衰竭、卵巢功能衰竭、黄体功能不全、胎盘发育不良、妊娠毒血症、胎儿死亡等。

雌二醇 主要用于不孕症激素治疗的监测、卵巢功能评价。卵泡期 E_2 水平 <10 ng/L 提示无排卵周期。黄体功能不全时，排卵期 E_2 水平常降低，并缺乏黄体期的第二次高峰。检测 E_2 还可用于辅助诊断下丘脑-脑垂体-性腺调节功能紊乱、男子女性型乳房、产生雌激素型的卵巢和睾丸肿瘤以及肾上腺皮质增生等；也可用于不孕治疗中的疗效监测以及体外受孕时排卵时间的确定。

睾酮 检测男性体内血清睾酮含量可用于诊断睾酮产生不足的疾病，如性腺功能减退症、雌激素治疗、染色体异常如克兰费尔特（Klinefelter）综合征等。许多严重的疾病（如肝、肾、心血管疾病）以及紧张、麻醉、某些药物都可引起睾酮水平下降。雄激素含量升高可引起女子男性化，检测女性体内睾酮含量有助于诊断雄激素综合征、多囊卵巢综合征。当怀疑卵巢肿瘤、肾上腺肿瘤、肾上腺发育不良或卵巢功能不足时，也可检测睾酮。

硫酸脱氢表雄酮 主要用于辅助诊断多毛症与男性化、肾上腺皮质肿瘤（特别是肾上腺皮质腺癌）、先天性肾上腺增生症。女性肾上腺多毛症与男性化伴 21-羟化酶缺乏的先天性肾上腺增生症、伴 11β-羟化酶缺乏的先天性肾上腺增生症、肾上腺肿瘤等疾病血浆脱氢表雄酮和硫酸脱氢表雄酮水平升高。

人绒毛膜促性腺激素 检测血清 HCG 浓度可在受孕 1 周后诊断妊娠。在妊娠前 3 个月检测 HCG 特别重要，此期间 HCG 异常升高提示绒毛膜癌、葡萄胎、多胎妊娠；HCG 升高还可见于生殖细胞、卵巢、膀胱、胰腺、胃、肺和肝等肿瘤的患者。HCG 含量降低提示流产、宫外孕、妊娠毒血症、死胎等。

临床评价 临床应用及标本采集时需要注意性激素分泌的时间节律性、周期性变化和个体差异性。

孕酮 妊娠期孕酮水平个体差异很大，而且胎盘有很强的代偿能力，因此妊娠期孕酮水平不是判断胎盘功能的理想指标。除检测血清孕酮外，还可检测涎中孕酮含量，用于不孕妇女黄体缺陷调查，监测分娩后生育能力的恢复状况，以及口服孕酮生物利用度的调查。

雌二醇 除雌二醇外，雌激素还包括雌三醇、雌酮等。雌二醇检测联合血清游离雌三醇、甲胎蛋白及 HCG 检测可用于孕中期唐氏综合征的筛查；血清雌酮检测则用于绝经后出血及腺体外雌酮产生所致月经紊乱的诊断。

睾酮 血清睾酮以 3 种形式存在：游离睾酮、与白蛋白结合的弱结合睾酮及与性激素结合球蛋白（SHBG）结合的紧密结合睾酮。可生物利用的睾酮只包括游离睾酮和弱结合睾酮。因此，SHBG 浓度可影响睾酮总浓度，检测血清 SHBG 对正确解释血清总睾酮浓度帮助较大。SHBG 水平发生改变，检测血清游离睾酮更能反映雄激素状态。

（潘柏申 郭 玮）

línchuáng shēngwù huàxué xiāngguān jíbìng shíyàn zhěnduàn

临床生物化学相关疾病实验诊断（clinical biochemistry diagnosis of related disease） 通过对代谢及器官或系统功能相关

血清物质的实验检测，结合其他临床资料，对脂代谢异常、心血管疾病、肝胆胰疾病、肾脏疾病、糖代谢紊乱、水-电解质-酸碱平衡失调、骨代谢紊乱、内分泌疾病等疾病或疾病危险进行诊断、监测或分析。包括脂质异常实验诊断、心血管病实验诊断、肝胆胰疾病实验诊断、肾脏病实验诊断、糖代谢紊乱实验诊断、水-电解质-酸碱平衡失调实验诊断、骨代谢紊乱实验诊断、内分泌疾病实验诊断等。

（陈文祥）

zhīzhì yìcháng shíyàn zhěnduàn

脂质异常实验诊断（laboratory diagnosis of dyslipidemia）

对血脂及相关物质或物质特性进行实验检测，结合其他临床资料，对血脂异常及某些相关疾病进行诊断或对相关疾病危险进行分析的过程。脂质异常是常见的代谢异常，有多种表现形式和产生原因，也与某些疾病有密切关系。

实验检测　主要项目：①血脂检测，如总胆固醇（TC）、三酰甘油（TG）等。②脂蛋白检测，如乳糜微粒（CM）、极低密度脂蛋白（VLDL）、中密度脂蛋白（IDL）、低密度脂蛋白（LDL）、高密度脂蛋白（HDL）或其胆固醇检测，如低密度脂蛋白胆固醇（LDL-C）、高密度脂蛋白胆固醇（HDL-C）；载脂蛋白检测，如载脂蛋白 B（Apo B）和载脂蛋白 A I（Apo A I）等。个别情况下需进行脂蛋白代谢相关酶或基因的检测。

实验诊断　包括脂质异常分型、病因诊断、相关疾病诊断和血脂水平划分标准。

脂质异常分型　1967 年美国生物化学家唐纳德·S·弗雷德里克森（Donald S. Fredrickson）等根据血清放置后的外观、血清 TC 和 TG 水平及脂蛋白电泳结果，将高脂血症分为 I、II、III、IV、V 五型。1970 年世界卫生组织对其进行了部分修改，将 II 型分为 II a 和 II b 两型（表1）。弗雷德里克森（Fredrickson）分型对高脂血症诊断和选择治疗方案起一定作用，在描述血脂异常时仍有较多应用。此分型并未包括 HDL 降低的血脂异常情况，而且在临床使用上也略显复杂，故临床常用另一种实用的简易分型将脂质异常分为四种情况（表2）。

病因诊断　分为原发因素和继发因素。主要由脂蛋白代谢相关遗传或基因因素造成的血脂异常，称原发性血脂异常，如家族性高胆固醇血症、家族性高三酰甘油血症等；某些疾病（原发或继发）及一些外部因素造成的血脂异常，称继发性血脂异常。不同血脂异常的病因诊断见原发性脂质异常实验诊断和继发性脂质异常实验诊断。

相关疾病诊断　动脉粥样硬化性心血管病是与血脂异常关系最为密切的疾病，血脂异常是心血管病的重要危险因素（见动脉粥样硬化性心血管病危险评估）。代谢综合征是多种代谢异常合并出现的代谢症状群，也是心血管病和糖尿病等的重要危险因素，血脂异常也是代谢综合征的主要特征之一。血脂异常实验诊断的主要目的是分析和控制心血管病危险，其中包括代谢综合征的诊断和控制（见代谢综合征实验诊断）。

血脂水平划分标准　依据心血管病危险分析得出的医学决定限。TC、TG、LDL-C 和 HDL-C 水平分层标准见动脉粥样硬化实验诊断。在原发性血脂异常诊断或研究中也会使用基于人群分布的参考限，如人群分布中第 5 百分位数、第 95 百分位数等。

临床评价　①血脂异常是心血管病危险性的预测指标，不是心血管病的诊断指标。②防治需要准确的血脂检测结果，血脂测

表1　高脂血症的 Fredrickson 分型

分型	升高的脂蛋白	升高的血脂
I 型	CM	TG
II 型		
II a 型	LDL	TC
II b 型	LDL 和 VLDL	TC 和 TG
III 型	VLDL 和 CM 残粒	TC 和 TG
IV 型	VLDL	TG
V 型	VLDL 和 CM	TG

表2　脂质异常的临床分型

分型	血脂表现	相当于 Fredrickson 分型
高胆固醇血症	单纯 TC 升高	II a
高三酰甘油血症	单纯 TG 升高	I、IV、V
混合型高脂血症	TC、TG 均升高	II b、III
低 HDL 血症	HDL-C 降低	

定标准化对血脂异常及心血管病防治的有效开展具有重要意义。③可根据不同情况合理选择检测项目。

（陈文祥）

yuánfāxìng zhīzhì yìcháng shíyàn zhěnduàn

原发性脂质异常实验诊断

（laboratory diagnosis of primary dyslipidemia） 原发性血脂异常是一个或多个脂蛋白代谢相关基因异常引起，有明显的遗传倾向，呈家族性表现的疾病已发现部分原发性血脂异常的基因基础，但仍有不少家族性原发性血脂异常的分子机制尚不清。已发现的原发性血脂异常可表现为单纯胆固醇升高、单纯三酰甘油升高、胆固醇和三酰甘油均升高及 α 脂蛋白降低或升高等，其发生原因多种多样，诊断尤其鉴别诊断复杂。

实验检测 应用的检测项目比较广泛。

常用检测项目 血清总胆固醇（TC）、三酰甘油（TG）、高密度脂蛋白胆固醇（HDL-C）、低密度脂蛋白胆固醇（LDL-C）、载脂蛋白 B（Apo B）以及载脂蛋白 A I（Apo A I）检测等。

鉴别诊断项目 有时需采用基于电泳或超速离心等技术的脂蛋白谱分析；有时需检测一些特殊项目，如特定酶的质量或活性、特定载脂蛋白的质量或性质、特定基因序列等。

实验诊断 需首先排除继发因素（见继发性脂质异常实验诊断），以心血管病危险分析为目的的血脂异常实验诊断一般只检测 TC、TG、HDL-C 和 LDL-C。8 种原发性血脂异常的特点和实验诊断分述如下。

家族性混合高脂血症 常见的混合型高脂血症，人群发生率

1：（50～100）。似与 VLDL 和 Apo B100 产生过量有关，其分子机制不清。明显特点是 Apo B 升高；血脂可以表现为 TC（或 LDL-C）升高（Ⅱa 型高脂血症），或 TG 升高（Ⅳ 型高脂血症），或两者都升高（Ⅱb 型高脂血症）；HDL-C 一般降低；中密度脂蛋白（IDL）增加；LDL 颗粒减小。心血管病危险较大，约 15% 早发冠状动脉粥样硬化性心脏病患者患有此种血脂异常。除动脉粥样硬化外，其他临床症状（如黄色瘤）不常见。其诊断除依据上述血脂、脂蛋白特点外，还需进行家庭成员血脂分析。

异常 β 脂蛋白血症 混合型血脂异常，较少见，发生率约 1：5000。可能与载脂蛋白 E（Apo E）E2/2 表型有关，乳糜微粒（CM）和 VLDL 分解代谢受阻，造成 CM 和 VLDL 及其残粒堆积，表现为 TC、TG 升高，但 LDL-C 和 HDL-C 正常或降低（Ⅲ 型高脂血症）；临床可见结节-丘疹性或掌心黄色瘤。心血管病危险较大，30%～50% 患者可早发心血管病。除上述血脂特点外，此症诊断需超速离心分离 VLDL，测定其胆固醇和 TG，两者之比需 >0.3；还需进行 Apo E 蛋白或基因分析，以证明 E2/2 表型或基因型的存在。

家族性高胆固醇血症 较常见的单纯 TC 升高的血脂异常。杂合子发生率约 1：500，纯合子约百万分之一。病因是 LDL 受体基因变异，造成 LDL 受体功能缺陷，导致受损 LDL 受体结合或内化 LDL 的能力下降，使血中 LDL 堆积。此病的明显血脂特点是 LDL-C 或 TC 大幅升高，杂合子 LDL-C 一般是正常人的 2～3 倍，纯合子可达 4～6 倍，其他血脂指标一般

正常。多数患者自出生即表现 TC 升高。肌腱、皮肤等黄色瘤是该病的普遍临床表现，早于心血管症状。心血管病危险大，杂合子一般 40 岁前出现动脉粥样硬化性疾病临床症状，纯合子可在 30 岁前死于心肌梗死。单纯 TC 或 LDL-C 大幅升高提示该病，鉴别诊断常进行 LDL 受体基因测序。

家族性 Apo B100 缺陷症 单纯 TC 升高的血脂异常，少见。Apo B100 基因变异引起，变异 Apo B100 与 LDL 受体亲和力下降，造成 LDL 分解代谢受阻。临床和实验室表现与家族性高胆固醇血症相似，但程度较轻。单纯的 TC 或 LDL-C 升高可提示此症，鉴别诊断可进行 Apo B100 基因分析。

家族性高甘油三酯血症 以 TG 升高为主要表现的常见的血脂异常，发生率约 1：50。分子机制不清，似与高 TG 含量的大颗粒 VLDL 产生有关。肝合成 VLDL 颗粒数不增加，只是颗粒增大，故 TG 升高，Apo B 不升高；VLDL 向 LDL 的转化代谢正常或减缓，故 LDL-C 不升高或降低；HDL-C 多大幅降低，可能继发于 TG 升高。常伴有肥胖、糖耐量异常、高尿酸血症等情况。心血管病危险较大，约 15% 早发冠心病患者患此种血脂异常。部分患者，尤其在某些因素（如过量饮酒、高脂高糖饮食、激素替代治疗等）影响下，TG 可大幅升高，造成胰腺炎危险。实验诊断主要依据上述血脂、脂蛋白特点和家庭成员血脂分析。

脂蛋白脂肪酶活性缺乏症 罕见的严重高 TG 血症。脂蛋白脂肪酶（LPL）基因变异引起，LPL 催化活性缺乏或缺陷使血中 CM 不能被及时代谢清除，表现为高

乳糜微粒血症，TG 严重升高，可高约 110mmol/L；LDL-C 和 HDL-C 降低，Apo CⅡ（LPL 激活剂）正常。临床常见胰腺炎反复发作、丘疹性黄色瘤及脂血性视网膜血管浑浊等。一般认为不造成动脉粥样硬化危险。实验诊断主要依据上述血脂特点；鉴别诊断依据肝素后血浆 LPL 活性，可行 LPL 基因分析。

载脂蛋白 CⅡ 缺乏症　严重高 TG 血症，比 LPL 缺乏症更为罕见，发病率为 1/10 万。Apo CⅡ 基因变异引起。Apo CⅡ 是 LPL 的重要激活因子，其缺乏或缺陷致 LPL 活性受损，血中 CM 不能被及时代谢清除，表现为高乳糜血症。血脂和临床表现及一般实验诊断与 LPL 缺乏症相似，鉴别诊断主要依据加与不加正常 Apo CⅡ 的肝素后血浆 LPL 活性。

异常 α 脂蛋白相关疾病　多种遗传因素可引起 α 脂蛋白异常，表现为 HDL-C 明显降低或升高。Apo AⅠ、腺苷三磷酸结合子 A1（ABCA1）和卵磷脂胆固醇酰基转移酶（LCAT）等基因变异可引起 HDL-C 明显降低，分别称低 α 脂蛋白血症、丹吉尔（Tangier）病和鱼眼病；胆固醇酯转移蛋白（CETP）基因变异可引起 HDL-C 明显升高。这些疾病的实验诊断主要依据其血脂特点及相关酶或蛋白的活性分析。

临床评价　原发性血脂异常的发病机制高度复杂，仍有许多未发现的机制。有些血脂异常难以区分原发或继发，可能是遗传因素和环境因素共同作用的结果。原发性血脂异常鉴别诊断复杂，多用于少见病例研究。临床上血脂异常诊断主要以心血管病防治为目的，一般只检出血脂异常，不做病因诊断。实验诊断在原发

性血脂异常诊断中起重要作用，但有些血脂异常的临床表现也是重要诊断依据。

（陈文祥）

jìfāxìng zhīzhì yìcháng shíyàn zhěnduàn

继发性脂质异常实验诊断

(laboratory diagnosis of secondary dyslipidemia)　继发性血脂异常指某些原发疾病或外部因素引起血脂异常的疾病。常见糖尿病、甲状腺功能减退症、肾脏病和肥胖、酗酒及某些药物等。

实验检测　常用检测项目包括：血清总胆固醇（TC）、三酰甘油（TG）、高密度脂蛋白胆固醇（HDL-C）、低密度脂蛋白胆固醇（LDL-C）、载脂蛋白 B（Apo B）、载脂蛋白 AⅠ（Apo AⅠ）及脂蛋白（a）检测等；引起血脂异常的原发疾病的实验检测包括：糖代谢（见糖代谢紊乱实验检测）、甲状腺功能（见甲状腺激素测定）和肾功能（见肾功能试验）等相关检测。

实验诊断　血脂异常的实验诊断标准见脂质异常实验诊断。4 种疾病引起的继发性血脂异常及其实验诊断分述如下。

糖尿病与血脂异常　糖尿病患者的胰岛素抵抗状态使极低密度脂蛋白（VLDL）合成增加，脂蛋白脂肪酶（LPL）活性降低，VLDL 和乳糜微粒分解减慢，因而血清 TG 升高，HDL-C 降低。有效的糖尿病治疗可使异常血脂趋于正常。上述血脂特点及糖尿病的存在提示血脂异常为糖尿病所致，可检测血糖、糖化血红蛋白等指标进行糖尿病诊断（见糖尿病实验诊断）。

甲状腺功能减退症与血脂异常　甲状腺功能减退影响血脂、脂蛋白合成和分解代谢的多个环

节，总体影响结果是 TC 或 LDL-C 升高。TC 或 LDL-C 升高时应检查促甲状腺素等甲状腺功能指标（见甲状腺功能减退症实验诊断），以判断血脂异常是否为甲状腺功能减退引起。甲状腺功能减退引起的血脂异常一般可逆，甲状腺激素替代治疗可使血脂水平趋于正常。

肾脏病与血脂异常　肾病综合征和慢性肾衰竭等肾脏病可造成明显血脂异常，主要表现为 TC、LDL-C 和 TG 升高。肾脏病造成血脂异常可能是由于脂蛋白合成过多及降解障碍，一般认为肾脏病时小分子量蛋白丢失导致肝蛋白（包括 VLDL、Apo B）的合成代偿性增强，也使 VLDL 和 LDL 的分解代谢减慢。血脂升高时应进行血清肌酐、尿蛋白等的检测，以判断是否存在肾病综合征等肾脏疾病（见肾病综合征实验诊断）。

其他疾病或因素与血脂异常　肥胖、酗酒等可引起血脂异常，表现为 TG 升高。

临床评价　原则上在开始血脂异常干预或治疗前应判断有无继发因素，若为继发性血脂异常，应首先治疗原发疾病。除上述疾病外，多种其他疾病也可以引起继发性血脂异常，如某些肝病、糖原贮积症、系统性红斑狼疮、骨髓瘤、脂肪萎缩症、急性卟啉病、多囊卵巢综合征等。某些药物（如利尿药、β 受体阻断药、糖皮质激素等）也可引发继发性血脂异常。

（陈文祥）

dàixiè zōnghézhēng shíyàn zhěnduàn

代谢综合征实验诊断 (laboratory diagnosis of metabolic syndrome)　代谢综合征（MS）是相互联系的心血管病和糖尿病

危险因素的组合。这些危险因素经常同时出现于同一个体，机制不清，故命名为综合征。MS 最被广为接受的症状是促动脉粥样硬化血脂异常、高血压和血糖升高；有上述特点的个体通常表现出促凝和促炎状态。促动脉粥样硬化性血脂异常包括三酰甘油（TG）和载脂蛋白 B（Apo B）升高、高密度脂蛋白胆固醇（HDL-C）降低、小颗粒低密度脂蛋白（LDL）升高。绝大多数 MS 患者表现为腹部肥胖和胰岛素抵抗，二者似乎是上述症状的促成因素，但相关机制尚不清楚。

实验检测 除临床测定血压、腰围及计算体重指数（BMI）等检查项目外，MS 的诊断、预知、治疗和监控等，均离不开实验室检查。MS 检测项目主要包括：血清 TG、HDL-C 和血浆葡萄糖测定，有时进行葡萄糖耐量试验、血清胰岛素测定和尿白蛋白测定，在某些情况下也进行其他血脂项目、尿酸、炎症项目及血凝项目等测定。

实验诊断 多个学术组织曾先后提出多种 MS 诊断标准或定义，主要标准分述如下。

世界卫生组织标准（1998年） 符合胰岛素抵抗（定义为2型糖尿病，或空腹血糖受损 > 5.56mmol/L 或葡萄糖耐量受损），加下列2种或以上情况：①腹部肥胖（腰臀比男性 > 0.9，女性 > 0.85，或 BMI > 30kg/m²）。②TG ≥ 1.69mmol/L，和（或）HDL-C 男性 < 1.03mmol/L，女性 < 1.29mmol/L。③血压 ≥ 140/90mmHg。④微量白蛋白尿（尿白蛋白分泌率≥30μg/min，或白蛋白/肌酐≥30mg/g）。

美国国家胆固醇教育计划成年人治疗建议Ⅲ（NCEP ATP-Ⅲ）标准（2001年） 符合下列任意3种或以上情况：①腰围男性>102cm，女性>88cm。②TG≥1.69mmol/L。③ HDL-C 男性 < 1.03mmol/L，女性<1.29mmol/L。④血压≥130/85mmHg。⑤空腹血糖≥6.11mmol/L。美国心脏协会（AHA）和国家心肺血液研究所（NHLBI）2004 年将空腹血糖改为≥5.56mmol/L。

中华医学会糖尿病学分会标准（2004年） 符合下列3种或全部情况：①超重或体重指数≥25kg/m²。②空腹血糖≥6.11mmol/L，或糖负荷后2小时血糖≥7.78mmol/L，或已确诊为糖尿病并接受治疗。③血压≥140/90mmHg，或已确诊为高血压并接受治疗。④TG≥1.69mmol/L 或 HDL-C 男性 < 0.9mmol/L，女性<1.0mmol/L。

国际糖尿病联盟标准（2005年） 中心性肥胖（以种族特异的腰围定义，中国人男性>90cm，女性>80cm），加下列2种或以上情况：① TG ≥ 1.69mmol/L。②HDL-C 男性 < 1.03mmol/L，女性 < 1.29mmol/L。③ 血压 ≥ 130/85mmHg。④ 空腹血糖 ≥ 5.56mmol/L。

协议标准（2009年） 由国际糖尿病联盟（IDF）、AHA、NHLBI、世界心脏联盟（WHF）、国际动脉粥样硬化学会（IAS）、国际肥胖研究学会（IASO）等组织或机构商定，符合下列情况任意3种或以上：①腰围加大（按种族特异标准），中国人男性>85cm，女性 > 80cm。② TG ≥ 1.69mmol/L。③ HDL-C 男性 < 1.03mmol/L，女性<1.29mmol/L。④血压≥130/85mmHg。⑤空腹血糖≥5.56mmol/L。

临床评价 MS 实验诊断是 MS 诊断的重要组成部分。MS 是心血管病和糖尿病的重要危险因素，MS 患者心血管病危险是正常人的2倍，2型糖尿病危险是正常人的5倍。MS 产生与肥胖、少体力活动、遗传因素有关，前两者是可变因素，遗传因素也可能与环境因素共同产生作用。包括中国在内的世界上多数国家，肥胖发生率呈上升趋势，造成较高血管病和糖尿病危险。MS 概念的提出及其诊断和治疗具有重要公共卫生意义。

20世纪末至21世纪初，不同国家成年人 MS 患病率因诊断标准、种族、地域等而异，一般在10%~40%范围内。MS 在21世纪初受到广泛关注。关于 MS 实验诊断标准一直存有争议，2009年 IDF、AHA、NHLBI、WHF、IAS 和 IASO 等组织就 MS 定义达成临时共识，可望使 MS 实验诊断标准趋于一致。

（陈文祥）

xīnxuèguǎnbìng shíyàn zhěnduàn
心血管病实验诊断（laboratory diagnosis of cardiovascular disease） 循环系统疾病包括心脏疾病与血管疾病，又称心血管病。心脏疾病泛指影响心脏组织结构和生理功能的病理状态，可出现急、慢性医学症状、体征等临床表现。随着病程的延长，任何心脏损伤都有可能造成心力衰竭，危及生命、影响生存质量。心血管病是严重威胁人类身体健康及影响社会劳动力的疾病。实验室检测密切结合临床有关资料及其他检查，可以进行心脏疾病实验诊断，对心脏疾病的临床诊断与鉴别诊断、指导治疗、病情和疗效观察、预后评估等具有一定价值。医师根据病史、查体、心电图、影像学和实验室检查，基本能确定受检者是否有心脏疾病并且确定疾病的程度，制定治疗方案。

常见心脏病依次为冠心病、心律失常、风湿性心脏病、高血压心脏病、心肌炎、心肌病、先天性心脏病、慢性肺源性心脏病和心包炎等；其中冠心病、高血压、肺源性心脏病的患病率逐年增加，风湿性心脏病患病率有降低趋势。心脏生物化学标志物检测及心血管病危险因素的评估，对心脏疾病的诊断、危险性分析、预后评估等有较好的价值。

实验检测 心肌肌钙蛋白（cTn）和钠尿肽（BNP）分别在急性冠脉综合征（ACS）和心力衰竭的实验诊断中具有重要意义；其他实验室检查包括血常规、尿常规等常规检查项目，血气分析、电解质、肝和肾功能等多种临床化学检查，临床病原学和临床免疫学等检测，均有助于心脏疾病实验诊断。

血常规检查 见血细胞计数及外周血细胞形态学检查。

尿常规检查 见尿液基础检验。

病原学检查 感染性心脏病时，体液的微生物培养，血液细菌、病毒核酸及抗体检测等，有助于对心脏病做病原学分析（见细菌感染病实验诊断及病毒感染病实验诊断）。

免疫学检查 抗链球菌溶血素“O”试验、红细胞沉降率测定、C反应蛋白检测等有关链球菌抗体及炎症反应的血液检查，有助于风湿性心脏病的诊断。

血脂检查 有助于动脉粥样硬化性心脏病，特别是有助于冠心病的实验诊断（见脂质异常实验检测）。

心肌损伤标志物 用于了解是否有心肌细胞的损伤。常用心肌损伤标志物是：心肌肌钙蛋白T（cTnT）和心肌肌钙蛋白I（cTnI）；肌酸激酶（CK）及肌酸激酶同工酶MB质量（CK-MB-mass）检测。cTn是急性心肌梗死实验诊断的金标准，对急性心肌梗死实验诊断的灵敏性及特异性均高于其他实验检测指标（见心肌损伤标志物检测）。

心功能损伤标志物 用于了解是否有心脏功能损伤，即诊断是否有心力衰竭。常用心功能损伤标志物是：B型钠尿肽（BNP）和N-末端B型钠尿肽前体（NT-proBNP）（见心功能损伤标志物检测）。

实验诊断 在密切结合临床的前提下，心脏疾病实验诊断主要依赖于必要的实验检测指标。

感染性心脏病 包括心包炎、亚急性细菌性心内膜炎等。血常规检查白细胞计数升高、白细胞分类计数中性粒细胞比例升高、可见中性粒细胞形态的病理性改变等；微生物培养，血液细菌、病毒核酸和抗体检查，C反应蛋白检查等可有阳性改变。

风湿性心脏病 有关链球菌抗体及炎症反应的指标可阳性。

心肌炎 包括风湿性心肌炎及病毒性心肌炎。其病原学检查及免疫学检查参考以上2条；其生物化学检查主要是心肌酶可能改变，如CK可明显升高。

动脉硬化 血脂异常是动脉硬化及冠心病的重要危险因素；动脉硬化及冠心病时常有总胆固醇、三酰甘油和低密度脂蛋白胆固醇增高，高密度脂蛋白胆固醇降低（见脂质异常实验诊断）。

冠心病 冠状动脉闭塞所致的缺血性心脏病。心绞痛（短时间可逆性的心肌缺血）和急性心肌梗死（较长时间或较大面积的心肌缺血导致不可逆的心肌坏死）都造成心肌损伤，实验室检测心肌损伤标志物有不同的改变，结合心电图和临床表现，不难做出实验诊断与临床诊断（见急性冠脉综合征实验诊断）。

心力衰竭 各种心脏结构或功能性疾病造成的心功能不全。主要实验诊断指标是心功能损伤标志物——可见血NT-proBNP以及BNP水平升高（见心力衰竭实验诊断）。

临床评价 心脏疾病实验诊断必须将实验室检查结果，结合临床病史、体格检查及其他辅助检查等资料，进行全面综合分析。心脏生物化学标志物在心脏疾病实验诊断应用中应注意遵守以下原则：①应用目的是为了帮助明确诊断，减少误诊和漏诊，利于早诊早治，应避免不必要的检查，减少患者的痛苦和经济负担。②检测结果的解释必须密切结合患者的病史、症状、体征、其他临床表现及有关资料。③实验诊断项目的选择及应用必须注意考虑检测指标的标准化以及方法学评价。

（张丽霞　徐国宾）

dòngmài zhōuyàngyìnghuàxìng xīnxuèguǎnbìng wēixiǎn pínggū

动脉粥样硬化性心血管病危险评估（risk assessment of atherosclerotic cardiovascular disease） 动脉粥样硬化属于动脉硬化，表现为动脉内膜下脂质沉积，平滑肌细胞及胶原纤维增生并伴有坏死，形成粥样物质，使动脉内膜隆起呈斑块状；斑块还可以进一步发展，出现溃疡、出血、血栓形成、钙化等并发病变。动脉粥样硬化是一种慢性进行性疾病，其发展过程一般经历脂质条纹、纤维斑块、粥样斑块和复杂病灶等阶段。脂质条纹普遍在儿童期已开始形成，至成年中后期发展为粥样斑块或复杂病灶而出现临床症状。心脏冠状动脉粥样硬化是动脉粥样硬化致死的最主要原因。动脉粥样硬化使动脉管腔变窄，不稳定斑块的破裂和血栓形成更使管腔变窄加剧，甚至造成血管堵塞，从而引发心绞痛或心肌梗死；脑动脉粥样硬化可引发脑供血不足或脑卒中。动脉粥样硬化引起的心血管病是危害人类健康的最严重的疾病之一，是许多国家的首位死亡原因。

动脉粥样硬化发生、发展机制高度复杂，影响因素众多，已明确的动脉粥样硬化心血管病主要独立危险因素包括血脂异常、高血压、吸烟、肥胖、糖尿病、早发心血管病家族史和年龄等。动脉粥样硬化逆转困难，因此，根据不同情况对可改变的危险因素进行鉴别和干预，达到一级预防或二级预防的目的，是降低心血管病发病率和死亡率的重要手段。血脂异常作为一类动脉粥样硬化的发生原因和重要危险因素，在心血管病防治中具有突出地位，许多国家都提出了以降低心血管病发病为目的的血脂异常防治建议，实验诊断学在动脉粥样硬化危险因素（尤其血脂异常）检出、治疗及监测等活动中起重要作用。

实验检测 动脉粥样硬化危险因素实验室指标有多种，临床上分主要危险因素和新现危险因素，前者的致病作用、独立性及作用程度已有充分证据；后者已开始有证据，但证据尚不充分。

主要危险因素指标 包括总胆固醇（TC）、低密度脂蛋白胆固醇（LDL-C）、高密度脂蛋白胆固醇（HDL-C）和三酰甘油（TG）。

新现危险因素指标 包括：①其他血脂类，如载脂蛋白 B 和载脂蛋白 A I、脂蛋白(a)、脂蛋白亚类等。②炎症相关物质，如高敏 C 反应蛋白、某些细胞因子等。③凝血相关物质，如纤溶酶原激活抑制因子、纤维蛋白原等。④肾功能相关物质，如胱抑素 C、尿白蛋白等。⑤其他物质，如同型半胱氨酸等。

实验诊断 按《中国成年人血脂异常防治指南》（2007 年），血脂异常治疗以 LDL-C 为首要治疗目标，LDL-C 达标后治疗其他血脂异常，包括代谢综合征。上述指南实施的基本过程包括：检出血脂异常，评估心血管病综合危险，根据危险等级确定 LDL-C 治疗目标，降 LDL-C 治疗，其他血脂异常治疗及治疗监测等。其实验诊断具体内容分述如下。

血脂异常检出 动脉粥样硬化性心血管病危险控制以 TC、LDL-C、HDL-C 和 TG 为基本实验诊断项目，建议 20 岁以上成年人至少每 5 年检测一次，40 岁以上男性和绝经后女性每年检测一次。血脂检测的重点对象为已有心血管病者、高血压、糖尿病、肥胖及吸烟者、有早发心血管病家族史者以及有家族性高脂血症者等。血脂水平分层标准见表 1。TC、LDL-C 和 TG 升高及 HDL-C 降低是动脉粥样硬化危险因素，HDL-C 升高是负危险因素。血脂检测除用于血脂异常检出外，也用于心血管病综合危险评估。

心血管病综合危险评估 根据 TC 或 LDL-C 水平、其他危险因素（高血压、年龄、吸烟、HDL-C 降低、肥胖、早发心血管病家族史等）情况、有无心血管病及心血管病等的危症病史等，确定心血管病综合危险等级，分低、中、高、极高四个等级（表 2）。极高危定义为急性冠脉综合征或缺血性心血管病合并糖尿病。

LDL-C 开始治疗值及治疗目标值 各危险等级进行治疗性生活方式改变和药物治疗的 LDL-C 开始治疗值和治疗目标值见表 3。不同情况下高于特定开始治疗值或未达目标则进行相应降 LDL-C 治疗。

代谢综合征 治疗性生活方式改变 3 个月后检查是否存在代谢综合征（见代谢综合征实验诊断），若存在，则进行适宜治疗。

其他血脂异常 LDL-C 达标后，若 TG≥2.26mmol/L，则以非高密度脂蛋白胆固醇（non-HDL-C）（TC 和 HDL-C 之差）为第二治疗目标，non-HDL-C 目标值为 LDL-C 目标值加 0.78mmol/L。若 TG≥5.65mmol/L，首先降低 TG，以防发生胰腺炎。若 LDL-C 达标，TG < 2.26mmol/L，而 HDL-C < 1.03mmol/L（单纯 HDL 降低），则进行升 HDL 治疗。

新现危险因素 为可选项目，可用于心血管病危险较高或不确定的情况，以提供更多可能危险信息。新现危险因素不建议用于筛查、心血管病危险低和一级预防等情况。新现危险因素的使用不能取代基本实验项目。

血脂异常治疗监测 生活方式治疗 3~6 个月后复查血脂，若能达标，每 6~12 个月复查一次。药物治疗开始后 6~8 周复查血脂并检查丙氨酸转氨酶（ALT）、天冬氨酸转氨酶（AST）和肌酸激酶（CK），血脂达标后每 6~12 个月复查一次；若 ALT 或 AST 升高超过 3 倍参考上限，CK 超过参考区间上限 5 倍，停止用药。

表1　血脂水平分层标准

分层	血脂水平（mmol/L）			
	TC	LDL-C	HDL-C	TG
合适	<5.17	<3.36	≥1.03	<1.69
边缘升高	5.17~6.18	3.36~4.11		1.69~2.25
升高	≥6.21	≥4.14	≥1.55	≥2.26
降低			<1.03	

表2　心血管病危险分级方案

危险因素情况	危险分级	
	TC 5.17~6.18mmol/L 或 LDL-C 3.36~4.11mmol/L	TC>6.21mmol/L 或 LDL-C≥4.14mmol/L
无高血压且其他危险因素数<3	低危	低危
高血压或其他危险因素数≥3	低危	中危
高血压且其他危险因素数≥1	中危	高危
冠状动脉粥样硬化性心脏病及其等危症	高危	高危

注：高血压定义为血压≥140/90mmHg；其他危险因素包括：①年龄（男≥45岁，女≥55岁）。②吸烟。③HDL-C<1.03mmol/L。④肥胖（体重指数≥28kg/m²），无早发心血管病家族史（一级男性亲属发病时<55岁，女性<65岁）

表3　LDL-C 开始治疗值及治疗目标值

危险等级	LDH-C 值（mmol/L）		
	治疗性生活方式改变	药物治疗	目标
低危	≥4.14	≥4.91	<4.14
中危	≥3.36	≥4.14	<3.36
高危	≥2.59	≥2.59	<2.59
极高危	≥2.07	≥2.07	<2.07

临床评价　动脉粥样硬化主要危险因素和新现危险因素中部分是实验室检测指标，故实验诊断只是心血管病危险分析的一部分。主要危险因素能解释大部分心血管病危险，但仍有不少残余危险，新现危险因素可望有助于全面理解疾病危险。所谓"新现"不是指新出现的检测项目，而是作为危险因素已表现一定潜力。不建议广泛使用新现危险因素的主要考虑包括：与疾病的关系尚不够明确或不够密切；缺乏独立性；缺乏肯定的治疗手段；检测方法和结果尚不可靠等。有些降脂药物少数情况下会产生肝损害和骨骼肌溶解等不良反应，故治疗初期需要注意不良反应的实验检测。

（陈文祥）

jíxìng guànmài zōnghézhēng shíyàn zhěnduàn

急性冠脉综合征实验诊断

（laboratory diagnosis of acute coronary syndrome）　急性冠脉综合征（ACS）是动脉粥样硬化斑块脱落或破裂、血小板凝集、血栓形成，致使冠状动脉狭窄、阻塞，引起心肌缺血和梗死，急性心肌缺血引起相应临床表现的综合征。根据临床表现 ACS 分为不稳定型心绞痛（UAP）、非 ST 段抬高型心肌梗死（NSTEMI）、ST 段抬高型心肌梗死（STEMI）和心源性猝死；根据心电图表现、胸痛性质和心脏标志物检测结果，ACS 基本分型为 STEMI、NSTEMI 和 UAP。心肌梗死（MI）患者心肌肌钙蛋白（cTn）升高，心电图可为 ST 段抬高型或非 ST 段抬高型；UAP 患者 cTn 正常，心电图为非 ST 段抬高型。MI 具有发病急、进展快、死亡率高等特点，若未得到及时救治，可能会发生不可逆转的心肌损伤。

实验检测　主要有肌钙蛋白 T（TnT）、肌钙蛋白 I（TnI）和高敏心肌肌钙蛋白（hs-cTn）检测，血常规检测，C 反应蛋白（CRP）和超敏 C 反应蛋白（hs-CRP）检测，钠尿肽（BNP）和 N-末端 B 型钠尿肽前体（NT-proBNP）检测，肾功能试验等（见心肌损伤标志物检测、心功能损伤标志物检测和超敏 C 反应蛋白检测）。此外，缺血修饰蛋白、髓过氧化酶、CD40 配体、妊娠相关血浆蛋白等也有应用，但其对 ACS 的临床特异性尚需进一步研究。

实验诊断　ACS 诊断路径及实验诊断原则如下。

诊断路径　约 25% 的急性心肌梗死（AMI）患者发病早期无典型临床症状，50% 的 AMI 患者缺乏心电图的特异改变，此时心肌损伤的生物化学标志物检测对 AMI 的诊断尤为重要。多用 hs-cTn 对 NSTEMI 患者进行快速排除诊断，胸痛发作后 3 小时内即可测到 hs-cTn 升高，入院就诊时对

AMI 的阴性预测值>95%。若无法检测 hs-cTn，推荐正常人群 cTn 的变异系数≥10%处作为心肌损伤的决定限，此处决定限>99%分位值，检测敏感性下降。当心肌损害低危患者的 cTn 结果不能在 60 分钟内提供时，可做 cTn 的即时检验，此时阳性结果通常可靠，但就诊时有胸痛的患者，6 小时 POCT 的阳性率不到一半；对阴性结果若仍有怀疑，可由专业化验室重复检查予以确认。遇有胸痛患者，应结合其临床表现、胸痛性质、病史等，按以下诊断流程对 ACS 进行实验诊断。

实验诊断原则 合理应用心肌损伤标志物对 ACS，特别是对 AMI 的正确诊断、危险性分级及预后评估有重要价值。ACS 实验诊断原则：①怀疑 ACS 和 AMI，但无临床表现和（或）无心电图明显改变时，应进行心脏标志物检测。②TnT 和 TnI 是诊断心肌损伤（尤其是 AMI）灵敏性和特异性最好的生物标志物（确诊标志物）。③急性发病 6 小时内肌红蛋白（Mb）阴性有助于除外 AMI。④心肌酶对 ACS 和 AMI 诊断灵敏性和特异性不如 cTn，因此有被 cTn 取代的趋势。⑤Mb 和肌酸激酶同工酶 MB（CK-MB）是临床观察、了解 AMI 患者治疗中有无再梗死、梗死范围有无扩大、溶栓治疗是否成功的较好的标志物。⑥必须注意 AMI 时心肌损伤标志物的时相变化（表）。

临床评价 临床怀疑 ACS 和 AMI 时，心脏生物标志物检查结果应结合临床表现及心脏生物标志物的时相变化进行判断：①Mb 对 AMI 敏感性高、特异性差，发病 6 小时内 Mb 阴性有助于除外 AMI。②AMI 发病 24 小时内 cTn 检测值至少一次>参考区间上限（第 99 百分位点）。③CK-MB 质量检测至少两次>参考区间上限（第 99 百分位点）。④如果不能检测 cTn 和 CK-MB 时，总 CK 应>参考区间上限的 2 倍。

（张丽霞　徐国宾）

xīnlìshuāijié shíyàn zhěnduàn

心力衰竭实验诊断（laboratory diagnosis of heart failure）

心力衰竭（HF）是各种心脏结构或功能性疾病导致心室充盈和（或）射血能力受损而引起相应临床表现的综合征。临床主要表现为呼吸困难、水肿、无力、体力活动受限。HF 的常见病因有：冠心病、高血压、慢性心瓣膜病、心肌炎和心肌病、糖尿病心肌病，以冠心病和高血压为主。

HF 分为急性心力衰竭（AHF）和慢性心力衰竭（CHF）。AHF 指 HF 的症状和体征新发或再发，并且逐渐加重或迅速恶化（包括既往的"CHF 急性失代偿"）而需入院进行行急诊治疗。CHF 急性失代偿是心血管疾病患者最常见的住院和再住院的原因。B 型钠尿肽（BNP）和 N-末端 B 型钠尿肽前体（NT-proBNP）检测问世后，HF 实验诊断在 HF 的诊断和鉴别诊断中有更重要的作用。

实验检测 包括心功能损伤标志物 BNP 和 NT-proBNP 检测（见心功能损伤标志物检测）。

实验诊断 包括以下内容。

诊断思路 对门诊就诊、有症状提示 HF 的患者，BNP 或 NT-proBNP 是其诊断与鉴别诊断的首选检测指标。①独立于性别、年龄，BNP<100pg/ml 即可排除 HF 诊断。②独立于性别，而依赖于年龄，NT-proBNP 参考区间：<50 岁，为 50～75pg/ml；50～75 岁，为 75～100pg/ml；>75 岁，为 250～300pg/ml；若 NT-proBNP 小于以上界值，则排除 HF 的诊断；若大于等于以上界值，可考虑 HF 诊断，并行心电图、胸部 X 线片、血气分析、超声心动图等检查。

实验诊断流程及依据 对因急性呼吸困难的患者，应先了解病史、进行体格检查，然后行心电图、胸部 X 线片、血气分析、超声心动图、BNP 或 NT-proBNP 检查。若 BNP/NT-proBNP 小于排除界值，则排除 HF 的诊断；若大于诊断界值，则诊断为 HF；但约 20% 呼吸困难患者 NT-proBNP 检测值介于"排除界值"和"诊断界值"之间，如症状较轻的 HF、非收缩性 HF、以及体重指数升高的患者，此时应结合有无咳嗽、是否已接受利尿药治疗、有无夜间阵发性呼吸困难、有无颈静脉怒张、有无既往 HF 史等进行综合诊断。

临床评价 合理应用 HF 生

表　典型心肌梗死心肌损伤标志物时相变化

标志物名称	开始升高时间（小时）	达峰值时间（小时）	恢复正常时间（小时）
Mb	1～3	6～12	18～30
CK-MB 质量	3～6	12～24	48～72
TnT	3～6（60%～80%）6～12（100%）	10～24	10～15 天
TnI	3～6	10～24	5～7 天
hs-cTn	1～3（或损伤即刻心肌细胞尚未坏死时）		

物标志物对 HF 的正确诊断、危险性分级、预后评估等有重要价值。①BNP 和 NT-proBNP 是 HF 较好的心脏标志物，有相应临床表现、疑为 HF 或需要对呼吸困难鉴别诊断时，应做 BNP 或 NT-proBNP 检测，但不需两者同时检测。②BNP 和 NT-proBNP 在 HF 诊治及危险性分级的应用中，必须密切结合临床表现，做综合性分析判断。③BNP 和 NT-proBNP 水平可受多重因素（如肥胖、肾小球滤过功能、甲状腺功能及内分泌激素水平等）影响，对其结果进行分析时需要排除有关的影响因素。④BNP 和 NT-proBNP 检测是否可用于普通人群的 HF 筛查，尚无充分根据。⑤BNP 体外稳定性差，血标本采集后应尽快处理，尽快检测。

(张丽霞　徐国宾)

gān-dǎn-yí jíbìng shíyàn zhěnduàn

肝胆胰疾病实验诊断 (laboratory diagnosis of hepatobiliary and pancreatic disease)

通过肝、胆、胰疾病的常用实验室检测，结合患者病史和常见肝、胆、胰疾病的临床症状、体征与有关的其他检查资料，经过逻辑思维与科学分析，对肝、胆、胰疾病进行诊断与鉴别诊断、观察病情、评估预后及指导治疗的过程。常见的肝胆胰疾病包括酒精性肝病（见酒精性肝病实验诊断）、非酒精性脂肪性肝病（见非酒精性脂肪性肝病实验诊断）、肝硬化（见肝硬化实验诊断）、胰腺炎（见胰腺炎实验诊断）、黄疸（见黄疸实验诊断）等。

实验检测　项目选择原则：①尽量选择灵敏性和特异性较高的指标，即敏感性高（高试验阳性率或异常率）、特异性强（对疾病诊断有针对性）、阳性预测及阴

性预测正确性高（当结果阳性时即有某种疾病的可能，当结果阴性即可排除某种疾病的可能）。②一定要结合临床有关资料，根据患者的实际需要，有目的地选择实验检查项目。③根据临床需要，可以将反映基本功能状态的常规检查项目与特殊检查项目结合进行选择。检查项目选择见肝胆胰疾病实验检测。

实验诊断　包括以下内容。

肝炎　包括急性无黄疸性、慢性无黄疸性肝炎、自身免疫性肝炎。①急性无黄疸性肝炎：丙氨酸转氨酶（ALT）、前白蛋白、胆汁酸、尿胆原增高；病毒性肝炎时血清肝炎病毒免疫学标志物检查可有相应改变。②慢性无黄疸性肝炎：除急性无黄疸性肝炎项目外，应加查天冬氨酸转氨酶（AST）、碱性磷酸酶（ALP）、γ-谷氨酰基转移酶（γ-GT）、TP、ALB、A/G、血清蛋白电泳。慢性肝炎活动期 AST、ALP 和 γ-GT 可增高；TP、ALB、A/G、血清蛋白电泳有时会有相应变化（ALB 减低、A/G 比值减低、γ 球蛋白增高）。③自身免疫性肝炎：以自身免疫反应为基础，以高丙种球蛋白血症和自身抗体为特征的肝炎症性疾病（见自身免疫性肝炎实验诊断）。诊断时需注意：排除所有活动性病毒感染；临床无输血及血制品应用史；无过度饮酒及肝毒性药物应用史；需排除胆道疾病、肝肉芽肿、肝铁以及铜沉积。

黄疸　见黄疸实验诊断。

肝纤维化或肝硬化　怀疑肝纤维化或肝硬化时，检查项目主要是：ALT、AST；TP、ALB、A/G；血清胆红素、血清蛋白电泳；单胺氧化酶（MAO）、脯氨酰羟化酶（PH）、Ⅲ型前胶原末

端肽。怀疑原发性胆汁性肝硬化时应加查抗线粒体抗体；必要时查肝炎病毒标志物。

原发性肝癌　发生在肝细胞或肝内胆管细胞的癌，其中肝细胞癌占绝大多数。其实验诊断以甲胎蛋白（AFP）为首选，AFP 是最具诊断价值的肝癌标志物（见肿瘤标志物检测），与影像检查相结合对肝癌诊断有重要意义。同时可查血清 γ-GT 及其同工酶、ALP 和 ALP 同工酶、异常凝血酶原和 AFP 异质体、α-L-岩藻糖苷酶（AFU）、5′-核苷酸磷酸二酯酶同工酶 V（5′-NPD-V）。原发性肝癌诸多致病因素中病毒性肝炎为主要因素，还应同时检测肝炎病毒血清免疫学标志物（见肝脏感染实验诊断）。

酒精性肝病　包括酒精性脂肪肝、酒精性肝炎、酒精性肝硬化。其诊断和鉴别诊断见酒精性肝病实验诊断。

药物性肝病　为应用某种或几种药物之后，药物本身或其代谢产物引起的不同程度的急性或慢性肝损害。临床较常见，占非病毒性肝病的 20%～50%，爆发性肝衰竭的 15%～30%。临床用药史、停药后的恢复状况及再用药时的反应，是药物性肝病诊断的重要依据，实验室检测有助于辅助诊断。

药物性肝病发病机制不同，其实验诊断指标表现亦不同。①诱导急性肝炎：最常见且具代表性的药物是异烟肼与乙酰氨基酚，ALT 显著增高，ALT/ALP ≥ 5，停药 1～2 月可恢复正常，少数可发生急性肝衰竭（死亡率> 90%）。②引起胆汁淤滞，最常见的药物主要是阿莫西林、红霉素、硫唑嘌呤、别嘌醇等，总胆红素及结合胆红素升高、ALP 及 γ-GT

升高、ALT 正常或轻度升高，ALT/ALP 比值<2。③引起变态反应（代表药物为吸入性麻醉剂氟烷、苯妥英钠及非甾体抗炎药），表现为急性肝炎和（或）胆汁淤滞，一般停药 1~2 月急性肝炎表现可完全恢复，胆汁淤滞表现相对恢复较慢。④引起脂肪性肝炎，主要药物为糖皮质激素、甲氨蝶呤、抗惊厥与抗癫痫药丙戊酸、四环素等，重者可有肝衰竭，但可仅表现为血清胆红素与 ALT 轻度升高。

肝病疗效判断和病情观察项目选择如下。①急性肝炎：ALT、AST、前白蛋白、血清总胆红素（STB）、结合胆红素（CB）、尿胆原、尿胆红素；②慢性肝病：ALT、AST、γ-GT、STB、CB、TP、ALB、A/G、蛋白电泳，必要时加查 MAO、PH；③原发性肝癌：AFP、γ-GT、ALP、γ-GT同工酶和 ALP 同工酶。

肝性脑病 肝衰竭或门体分流引起的中枢神经系统神经精神综合征。肝功能损害引起一系列代谢紊乱，产生多种脑毒性物质，影响中枢神经系统的正常功能。实验诊断指标主要是血氨和肝功能检测。

血氨测定 急性肝性脑病时血氨多正常，慢性肝性脑病（特别是门体分流性脑病）时，血氨明显增高。动脉血血氨比静脉血更有意义，空腹动脉血血氨为静脉血血氨的 0.5~2 倍。动态观察血氨对肝性脑病诊断和治疗有一定价值。

肝功能试验 急性肝性脑病肝功能损害严重，ALT 和 AST、胆红素、前白蛋白、α_1-酸性糖蛋白、凝血酶原时间等均异常；慢性肝性脑病，以低白蛋白血症及高血氨为主要特征。

胰腺炎 淀粉酶（AMY）、脂肪酶（LPS 或 LIP）升高为其主要实验诊断指标；常同时检查血常规和 C 反应蛋白（见胰腺炎实验诊断）。

胰腺癌 发生于胰腺外分泌腺的恶性肿瘤，恶性度高，易有转移，常发现晚，预后极差。

尚无胰腺癌早期诊断的血清标志物，多种肿瘤标志物联合检测可能提高诊断率。①常用于胰腺癌诊断的肿瘤标志物糖链抗原19-9（CA19-9），是胰腺癌诊断、术后和治疗监测的首选指标，但当胰腺癌<1cm 时常为阴性；癌胚抗原（CEA），胰腺癌时可能阳性（见肿瘤标志物检测）。②亮氨酸氨基肽酶明显增高。③胆红素及结合胆红素明显升高，ALP、γ-GT 升高，有利于鉴别和排除不明原因的梗阻性黄疸。④对突发性糖尿病，无家族史和肥胖等诱发因素的血糖升高，应怀疑胰腺癌存在（40%的胰腺癌患者血糖升高或糖耐量试验异常）。⑤怀疑胰腺癌时，应做粪便常规检查（因胰腺癌时常可出现突发性无法解释的脂肪便）。

胆囊炎和胆石症 血常规有感染性改变；血清胆红素、尿胆原可能增高；观察粪便颜色可有改变；有胆道梗阻时 ALP 和 γ-GT 增高；ALT 可能轻度增高；少数患者有 AMY 升高。

临床评价 肝、胆、胰疾病实验诊断应注意以下几点：①肝、胆、胰疾病实验诊断包括临床化学、临床免疫学、病原学和病理学等检查，必须根据临床需要和循证检验医学的原则正确选择检查项目。②肝有强大的贮备、代偿和再生能力，往往肝损害达到一定程度才反映出来，加之实验检查方法的灵敏性和特异性的限制及受肝外因素的影响等，实验检查结果正常也不能完全排除肝损伤和肝功能异常；反之，实验检查结果有变化也不一定就是肝损伤。③肝有物质代谢、生物转化、排泄、解毒等多种功能，不可能通过某一单方面或单项试验反映肝的全面情况及肝功能的全貌。④对肝、胆、胰疾病实验检查结果必须进行综合性分析，必须密切结合患者的临床及其他检查资料全面考虑，才能对疾病的诊断、鉴别诊断、病情变化、疗效观察和预后判断等得出正确可靠的结论。

（张丽霞）

jiǔjīngxìng gānbìng shíyàn zhěnduàn

酒精性肝病实验诊断 （laboratory diagnosis of alcoholic liver disease）

酒精性肝病是长期大量饮用各种含酒精饮料所致的中毒性肝损伤。在中国，其发病率仅次于病毒性肝炎。其发生和病情进展与饮酒量、饮酒持续时间长短、酒的种类等有关。酒精性肝病的病因诊断非常重要，饮酒史是必备依据，其次为实验室检查。按其进展先后主要表现为：酒精性脂肪肝，酒精性肝炎，酒精性肝纤维化和酒精性肝硬化，个别可见肝细胞癌，它们可以单独存在，也可以混合存在；实验室检查基本改变分别与一般脂肪肝、肝炎和肝硬化相似，慢性嗜酒者 γ-谷氨酰基转移酶（γ-GT）增高占大多数（成年人 γ-GT 增高有 1/3 来自酒精性肝损害）。

实验诊断必须密切结合临床。①酒精性脂肪肝：γ-GT 明显增高，天冬氨酸转氨酶（AST）和丙氨酸转氨酶（ALT）正常或轻度增高，戒酒 3 个月后 γ-GT 和 ALT、AST 有可能恢复正常。②酒精性肝炎：AST 和 ALT 明显升高

（一般不超过 500U/L），AST 升高 > ALT 升高、AST/ALT > 2；γ-GT 和碱性磷酸酶明显升高，γ-GT 升高比 ALP 和 AST 升高更明显；谷氨酸脱氢酶升高；血常规检查，在除外感染的情况下，少数患者有外周血白细胞及中性粒细胞增多，一过性小板减少，3/4 患者有巨幼细胞贫血，平均红细胞体积增高、可见少量口型红细胞和棘刺状红细胞；可有血清总胆红素（STB）增高，血浆凝血酶原时间延长。③酒精性肝纤维化：血清纤维化标志物（Ⅲ型及Ⅳ型胶原、层黏连蛋白、透明质酸）增高，γ-GT、AST/ALT、STB、胆固醇增高。④酒精性肝硬化：γ-GT 明显增高，可达参考区间上限 10 倍，γ-GT 升高 > AST 升高，γ-GT/AST>6；晚期 γ-GT 降低，IgA 增高，单胺氧化酶、脯氨酰羟化酶、Ⅲ型前胶原末端肽增高，血浆蛋白检测和蛋白电泳分析见球蛋白和 γ-球蛋白增高、白蛋白/球蛋白比值（A/G）降低。戒酒是最根本、最重要的治疗措施。

（张丽霞）

fēijiǔjīngxìng zhīfángxìng gānbìng shíyàn zhěnduàn

非酒精性脂肪性肝病实验诊断（laboratory diagnosis of non-alcoholic fatty liver disease）

非酒精性脂肪性肝病是以肝细胞脂肪变性和脂肪蓄积为病理特征、但无过量饮酒史及其他明显的肝损害因素的综合征。包括单纯性脂肪肝、脂肪性肝炎、脂肪性纤维化和脂肪性肝硬化。其发病率在肥胖人群中高达 57%～74%，已成为比乙型病毒性肝炎、丙型病毒性肝炎和酒精性肝病更为多见的肝病。其发病机制较复杂，可能与代谢综合征原发因素（超重或肥胖、糖耐量异常或 2 型糖尿病及血脂异常等）有关；可与病毒性肝炎、酒精性肝病等并存、相互影响、并可促进其发展。实验诊断结合其病史及实际临床表现对其临床诊断有重要作用。

实验诊断要点：①丙氨酸转氨酶（ALT）、天冬氨酸转氨酶（AST）升高最常见，高于正常区间上限的 1～4 倍，通常 ALT 与 AST 均明显升高，ALT>AST（尤其发生肝硬化时，但很少见 AST/ALT>2），ALT 升高持续时间较长，短期内难以恢复正常。②γ-谷氨酰基转移酶（γ-GT）和碱性磷酸酶亦可升高（γ-GT 升高更明显）。③血清蛋白测定及蛋白电泳分析多数表现为白蛋白减少、球蛋白增多（以 γ-球蛋白增多为主，也可见 α_1、α_2 和 β-球蛋白增多），治疗有效时，治疗后 3～6 个月蛋白检测结果可恢复正常。④血浆凝血酶原时间（PT）延长。⑤血清胆红素代谢异常（出现于血清蛋白和 PT 异常之后）。⑥部分患者有血糖升高或糖耐量异常。⑦半数以上患者血清总胆固醇和（或）甘油三酯增高。⑧少数患者抗核抗体阳性。去除病因，调剂饮食，适当运动，建立规律的生活习惯及治疗原发病为其治疗的关键。

（张丽霞）

gānyìnghuà shíyàn zhěnduàn

肝硬化实验诊断（laboratory diagnosis of hepatic cirrhosis）

肝硬化是不同病因长期作用于肝引起的慢性、进行性、弥漫性肝病的终末阶段。病理改变为肝细胞广泛坏死基础上的肝组织弥漫性纤维化，假小叶和再生结节形成，肝小叶正常结构及血液供应被破坏。临床主要表现为多系统受累，晚期出现肝功能衰竭、门静脉高压、消化道出血、继发感染和肝性脑病等，是中国消化系统的常见疾病和死亡原因之一。病因很多，主要包括病毒性肝炎、慢性酒精性肝病、非酒精性脂肪性肝病、长期胆汁淤积、毒物及药物、肝血液循环障碍、自身免疫性肝炎和遗传、代谢性疾病、血吸虫病等。肝硬化的早期诊断和预防极为重要。

实验检测　包括血、尿、粪便和腹水常规检查、临床化学检查、临床免疫学检查和肝穿刺组织学检查。

血常规检查　①贫血有关检查：红细胞（RBC）、血红蛋白（Hb）、平均红细胞体积（MCV）、平均红细胞血红蛋白浓度（MCHC）等。②感染的检查：白细胞（WBC）计数及分类计数；③血小板（PLT）检查等。

尿液检查　①尿中胆红素、尿胆原、尿蛋白及血尿、尿糖等。②尿液显微镜检查：管型及胆红素结晶等。③有腹水时应常规检测 24 小时尿钠、尿钾。

粪便检查　①外观：观察粪便颜色变化、柏油样便等。②显微镜检查：脂滴、淀粉颗粒和肌纤维等。③粪便潜血试验。

临床化学检查　①血清蛋白质测定和蛋白电泳分析。②血清胆红素检查，包括总胆红素和结合胆红素。③血清胆汁酸检查。④血清酶检查，包括反应肝细胞损害、肝纤维化和肝硬化及胆汁淤滞的酶类检查。⑤纤维化的其他血清指标检查。⑥凝血酶原时间等止、凝血异常的检查。

临床免疫学检查　①免疫球蛋白检查。②非特异性自身抗体：抗核抗体（ANA）、抗平滑肌抗体（anti-SMA）、抗线粒体抗体（AMA）等检查。③T 淋巴细胞计数及 T 淋巴细胞分化抗原（CD3、

CD4、CD8）检查。④肝炎病毒血清标志物检查，可辅助病因诊断。⑤甲胎蛋白（AFP）检查，尤其是怀疑原发性肝癌时。

腹水检查 失代偿期肝硬化伴有腹水时，需做腹水常规检查；合并感染时需做腹水细菌学检查（涂片与培养）同时做药敏试验。

组织学检查 肝穿刺组织病理学检查，有助于明确诊断、鉴别诊断与进行分期。

实验诊断 根据实验检查结果，结合临床表现与其他临床有关资料进行实验诊断。

血常规检查 代偿期多正常；失代偿期可不同程度贫血（RBC、Hb、MCV、MCHC 等可不同程度减低）；脾功能亢进者 WBC 和 PLT 减少；有感染时 WBC 及中性粒细胞计数可升高，显微镜下可见感染引起的 WBC 形态的病理性改变。

尿液检查 代偿期一般无变化；胆汁淤积引起黄疸时，尿中胆红素阳性，尿胆原减少或阴性；肝细胞损伤引起黄疸时尿中胆红素阳性，尿胆原增加；乙型肝炎肝硬化合并肾炎时可见到尿蛋白、管型和血尿，部分患者尿糖阳性。

粪便常规 代偿期正常；失代偿期粪便中可见脂滴，部分患者可见淀粉颗粒和肌纤维，有上消化道出血时便潜血阳性或可见柏油样便、血便。

临床化学检查 代偿期肝硬化血液化学检查可正常或仅有轻度改变；失代偿期肝有较严重的全面损害时，肝功能发生障碍，血液化学检验可出现明显改变。

血清蛋白质 肝功能明显减低时，血清总蛋白正常、降低或升高，白蛋白减低，球蛋白增高（高球蛋白血症），白蛋白/球蛋白比值降低（A/G≤1）；血清前白蛋白在白蛋白下降之前既已明显下降；血清蛋白电泳分析 γ-球蛋白明显增高，白蛋白减低，β-球蛋白轻度增高。

血清胆红素 肝硬化失代偿期总胆红素和结合胆红素有不同程度增高。血清胆红素持续增高提示预后不良。

血清胆汁酸 升高。

血清酶 ①反应肝细胞损害的转氨酶：代偿期肝硬化或不伴有活动性炎症的肝硬化，丙氨酸转氨酶（ALT）和天冬氨酸转氨酶（AST）多为正常，肝硬化活动期 ALT 和 AST 常为轻～中度升高，一般以 ALT 增高较明显；伴有肝细胞严重坏死时 AST 升高明显；酒精性肝硬化 AST/ALT≥2。②反应肝纤维化的酶：单胺氧化酶（MAO）和脯氨酰羟化酶（PH）随肝纤维化和肝硬化的进展，其活性不断增高。早期肝硬化时 MAO 升高不明显，重症肝硬化和伴肝癌的肝硬化时 MAO 明显增高；PH 在肝硬化时亦明显升高，而且其活性升高与肝细胞坏死及纤维化程度相平行。③反映胆汁淤滞的酶：肝硬化患者中 γ-谷氨酰基转移酶（γ-GT）升高者占 90%，碱性磷酸酶（ALP）升高者占 70%；γ-GT 在肝炎后肝硬化可增高，在胆汁淤滞性肝硬化及酒精中毒性肝硬化明显升高；ALP 活性增高主要是肝型和小肠型 ALP；合并肝癌时 γ-GT 和 ALP 均明显升高。

纤维化其他血清指标 ①血清Ⅲ型前胶原末端肽。②Ⅳ型胶原。及分解片段（7S 片段、NC₁片段）；③层黏连蛋白和纤维连接蛋白。④透明质酸等。以上各项指标在肝纤维化时可出现不同程度升高，但因其易受各种因素的影响，其检测尚不能作为肝纤维

化的确诊指标。

凝血酶原时间 反应肝储备功能的重要预后指标。代偿期可正常，失代偿期明显延长，注射维生素 K 不能纠正。

血清脂质 代偿期可无明显变化，失代偿期总胆固醇（特别是胆固醇酯）明显降低。

临床免疫学检查 ①免疫球蛋白检测见 IgG、IgA 增高，以 IgG 增高最显著，与 γ-球蛋白增高相平行。②部分患者可出现非特异性自身抗体 ANA、anti-SMA、AMA 等阳性。③半数以上患者可出现 T 淋巴细胞数低于正常，CD3、CD4、CD8 细胞均有不同程度减低。④肝炎病毒血清标志物检查可辅助病因诊断，由病毒性肝炎慢性化后演变来的肝硬化，乙型肝炎病毒、丙型肝炎病毒和丁型肝炎病毒血清标志物检测可为阳性。⑤AFP 在活动性肝硬化及肝硬化合并原发性肝癌时明显升高，如转氨酶正常而 AFP 持续升高，应怀疑是原发性肝癌。

腹水检查 失代偿期肝硬化常伴有腹水。腹水检查结果一般为漏出液，如果并发自发性腹膜炎，则腹水混浊，比重可>1.018，有核细胞计数增加，常 > 500 × 10⁶/L，以中性粒细胞为主；合并化脓菌感染时可查到化脓菌；合并结核性腹膜炎时，细胞学检查以淋巴细胞为主，但必须涂片与培养查到结核菌。怀疑细菌感染时做腹水细菌培养可提高阳性诊断率，同时做药敏试验有利于指导临床抗感染治疗抗生素的选用。

组织学检查 肝穿刺活组织检查可见肝组织弥漫性纤维化、假小叶和再生结节形成。小结节性肝硬化最常见，大小结节混合性肝硬化较常见，其次为大结节性肝硬化。

临床评价 肝硬化的病因很多，中国以病毒性肝炎所致的肝硬化为主。胆汁淤滞所致的肝硬化，包括由肝外胆管长期阻塞引起的继发性胆汁性肝硬化和属于自身免疫性疾病的、肝内胆小管的慢性非化脓性破坏性炎症的原发性胆汁性肝硬化（见原发性胆汁性肝硬化实验诊断）。肝硬化实验检测项目较多，其实验诊断必须密切结合临床，并根据临床实际需要选择具体实验检查项目。

（张丽霞）

yíxiànyán shíyàn zhěnduàn

胰腺炎实验诊断 （laboratory diagnosis of pancreatitis） 胰腺炎可分为急性胰腺炎和慢性胰腺炎。①急性胰腺炎（AP）：多种原因引起胰酶被激活而导致胰腺组织自身消化、水肿、出血甚至坏死的炎症反应多数为轻症，呈自限性；少部分危重症，病情危重，死亡率较高。常见病因有胆石症、大量饮酒和暴饮暴食，病愈后多数患者胰腺结构和功能均可恢复正常。②慢性胰腺炎（CP）：胰腺组织结构和（或）功能发生不可逆的持续性损害。胰腺炎的发病率随着酒精摄取量的增加，有上升趋势；AP发病率比CP高。

实验检测 淀粉酶（AMY）和脂肪酶（LPS）为主要检测项目，AMY是AP最常用的实验诊断指标，特别是胰淀粉酶检查更有意义（准确性与特异性均可达92%）。AP和CP急性发作时，血常规检查呈急性感染血象（白细胞总数增高、中性粒细胞比例增加、可有核左移及中毒性改变等）。其他检查：C反应蛋白阳性，部分患者可以见到血糖、甘油三酯、胆红素、转氨酶和碱性磷酸酶等升高，重症患者可以出现白蛋白降低、尿素升高、血钙下降。

实验诊断 血AMY超过参考区间上限3倍有诊断意义。CP无急性发作时AMY不升高。此外，非胰性急腹症也常可见AMY升高（但其升高多不超过参考区间上限的3倍）；血AMY升高、尿AMY正常，应考虑巨淀粉酶血症；血AMY正常、尿AMY升高，应考虑孟乔森（Munchausen）综合征。

临床评价 对AMY检查结果分析应注意以下几点：①急性胰腺炎时，AMY升高有时相性。②AMY升高提示胰腺炎，但血AMY升高与胰腺炎病情无相关性，病情分析不能以胰AMY高低作为依据，应做综合分析。③并非所有胰腺炎都有AMY升高，极重症或极轻症胰腺炎、AP恢复期、高脂血症相关胰腺炎（特别是高甘油三酯时），AMY不升高。④AP时，血LPS升高晚于血AMY、持续时间比AMY长，所以AMY阴性或急性胰腺炎AMY已正常时，LPS检查与AMY检查有互补作用（见脂肪酶测定）。⑤AP时，血、尿AMY均明显升高，但血AMY升高早于尿AMY，且准确性高、影响因素少，故临床以血AMY检查为主，尿AMY仅做参考。

（张丽霞）

huángdǎn shíyàn zhěnduàn

黄疸实验诊断 （laboratory diagnosis of jaundice） 黄疸是血清胆红素增高（高胆红素血症），使巩膜、皮肤、黏膜和其他组织及体液发生黄染的现象。黄疸不是独立的疾病，是多种疾病的共同症状和体征，是胆红素代谢紊乱的表现。正常时血清总胆红素（STB）<17.1μmol/L；当STB>34.2μmol/L时临床出现肉眼可见的显性黄疸；当STB为17.1~34.2μmol/L时，为肉眼不可见的隐性黄疸或亚临床黄疸。黄疸的形成机制和常见原因及临床意义见胆红素测定。黄疸的诊断、黄疸程度的判定和黄疸类型的鉴别诊断等都离不开实验诊断。

实验检测 主要通过STB测定、结合胆红素（CB）测定、非结合胆红素（UCB）测定及尿胆红素和尿胆原（URO）测定（见胆红素测定）及粪便颜色的观察，可以对有无黄疸、黄疸程度、黄疸类型及原因进行诊断与鉴别诊断；血清酶学检测、血浆凝血酶原时间（PT）测定、血脂测定、血常规和免疫学等其他检查，对与黄疸有关疾病的诊断和鉴别诊断有一定意义。

实验诊断 首先考虑有无黄疸（特别是隐性黄疸时），此时需检测STB（黄疸时增高）；然后考虑黄疸程度、类型及原因的诊断（三种不同类型的黄疸时胆红素代谢情况有不同的病理性改变：STB、CB、UCB，尿胆红素及尿胆原及粪便颜色也会有不同的相应变化）；临床依据黄疸实验诊断结果，对不同原因的黄疸进行对因治疗，同时结合临床诊断及有关资料，进行适当的药物治疗和手术治疗。

胆红素代谢检测 三种不同类型的黄疸时，STB、CB及UCB等有不同表现。根据STB是否增高可判断有无黄疸；根据STB增高程度并结合尿胆红素、尿胆原及粪便检查，可判断黄疸程度、类型及原因，区别结合胆红素血症与非结合胆红素血症（表）。

血清酶学检测 主要用于鉴别肝细胞性黄疸与胆汁淤滞性黄疸。肝细胞损害（肝细胞性黄疸）时，CB较明显升高，同时，丙氨酸转氨酶（ALT）和天冬氨酸转氨酶（AST）明显升高，ALT<300μmol/L，常见于慢性病毒性肝炎、酒精性肝病和药物性慢性肝损伤；ALT>400（甚至于>1000）μmol/L 时，为急性肝炎和药物性急性肝损伤。胆汁淤积（阻塞性黄疸）时，CB 明显升高，同时碱性磷酸酶（ALP）和 γ-谷氨酰基转移酶（γ-GT）明显升高，ALP 和 γ-GT 增高程度高于 ALT 和 AST 增高程度。

PT 测定　溶血性黄疸时 PT 正常；阻塞性黄疸和肝细胞性黄疸时 PT 均延长，但阻塞性黄疸注射维生素 K 后 PT 恢复或接近正常，肝细胞性黄疸（严重肝病）时注射维生素 K 后 PT 不能恢复正常。

血脂测定　胆汁淤积时总胆固醇、甘油三酯均明显增高；肝细胞损伤严重时，总胆固醇明显减低。

血常规检查　主要协助诊断溶血性贫血（溶血性黄疸时常有溶血性贫血）。血常规检查：为正常细胞性贫血，红细胞和血红蛋白平行减少，红细胞形态基本正常，有时稍增大或见到幼红细胞、豪焦（Howell-Jolly）小体、卡波（cabot）环等，网织红细胞明显增多；血浆游离血红蛋白、血清结合珠蛋白及乳酸脱氢酶、尿血红蛋白和尿胆原增高；骨髓细胞学检查符合增生性贫血骨髓象，红系增生明显活跃，以中晚幼红增生为主。为鉴别不同原因引起的溶血性黄疸，还可以做有关的其他试验检查。

免疫学检查　病毒性肝炎及肝癌常有黄疸，相关免疫学指标检查有助于其诊断。慢性活动性肝炎 IgG 明显增高；肝癌时甲胎蛋白阳性；病毒性肝炎时做肝炎病毒血清免疫标志物检测可有改变；原发性胆汁性肝硬化时抗线粒体抗体阳性，IgM 明显增高；评价自身免疫性肝病时可检测抗核抗体；评价特殊性肝病时可做 α₁-抗胰蛋白酶、铜蓝蛋白、血清铁等检测。

α_1-抗胰蛋白酶、铜蓝蛋白、血清铁等检测。

（张丽霞）

肾脏病实验诊断　（laboratory diagnosis of kidney disease）科学地选择有关实验室检查项目或功能试验，结合症状、体征及其他检查综合分析，对肾脏病的种类、性质做出诊断，以及判断肾功能状态的过程。肾脏病泛指原发性和（或）继发于其他器官系统疾病的肾病变及功能损伤的疾病统称。肾的功能主要是通过肾小球的滤过、近端肾小管的排泌及重吸收、远端肾小管和结合管的稀释-浓缩生成尿，从而调节内环境的酸碱和水、电解质平衡，并从尿中排泄代谢物。肾还分泌肾素、促红细胞生成素等活性物质。因此，肾病的临床症状和体征往往缺乏特征性，必须通过必要的实验室检查才能做出正确诊断。尿常规（含尿沉渣）检查为肾病常用筛查试验，根据其结果，结合症状、体征及其他检查，可进一步选择较特异的诊断性检查和肾功能试验。主要包括肾小球肾炎实验诊断、肾病综合征实验诊断、肾衰竭实验诊断。

实验室检查在肾疾病的诊断和肾功能评估方面具重要价值，往往是早期发现肾疾病的重要依据，甚至可能是唯一诊断线索。但应根据各项目的意义和循证检验医学的原则，正确选择检查项目及组合，并结合症状、体征及其他检查资料综合分析，才能得出正确可靠的结论。此外，还需注意以下 4 点：①尿沉渣检查在肾疾病的诊断中有较大价值，通常在肾疾病的诊断中必须进行。②尿比重为尿常规项目之一，通常作为了解肾稀释-浓缩功能的指标，但其受肾病常见的尿蛋白、尿糖等中、高分子物质影响大，推荐以尿渗透压为判断肾稀释-浓缩功能的指标。③虽然血清肌酐、尿素测定是最常用的反映肾小球滤过率（GFR）的指标，但由于肾功能储备能力强，加之项目本

拼音注释：shènzàngbìng shíyàn zhěnduàn

表　正常及三种黄疸时胆红素代谢检查

	血清				尿液		粪便
	STB（μmol/L）	CB（μmol/L）	UCB（μmol/L）	CB/STB	尿胆红素（定性）	尿胆原（μmol/L）	颜色
正常	1.7~17.1	0~6.8	1.7~10.2	0.2~0.4	"−" 或弱 "+"	0.84~4.2	浅黄
溶血性黄疸	↑	↑	↑↑	<0.2	−	↑↑↑	变深
阻塞性黄疸	↑↑~↑↑↑	↑↑↑	↑	>0.5	++	↓或 "−"	变浅或白
肝细胞性黄疸	↑~↑↑	↑↑	↑↑	0.2~0.5	+	↓或正常	浅或正常

注：↑：轻度增加；↑↑：中度增加；↑↑↑：明显增加；"−"：阴性；"+"：阳性；"++"：强阳性

身的局限，只有 GFR 下降至 50% 以下才明显升高，不能及时发现早期轻度损伤；血清胱抑素 C 测定在发现早期轻度 GFR 损伤上优于肌酐和尿素测定，并且结果解释干扰因素少，推荐使用。④实验室检查只能辅助诊断肾脏病的有无及病变程度，不能准确判断是原发性还是继发性肾脏病，特别是常见的糖尿病、高血压、系统性红斑狼疮等，都可以肾损伤为并发症，应结合临床表现、其他检查等综合分析做出判断；微量白蛋白尿测定是反映进程缓慢的继发性肾损伤的较灵敏指标，广泛用于糖尿病肾病、高血压、系统性红斑狼疮肾病等的早期诊断。

（涂植光）

shènxiǎoqiú shènyán shíyàn zhěnduàn

肾小球肾炎实验诊断 （laboratory diagnosis of glomerulonephritis） 肾小球肾炎是各种原因导致的以血尿、蛋白尿、高血压和水肿为临床特征的肾小球炎性病变的统称。包括病因不明的原发性肾小球肾炎、作为其他器官系统疾病并发症的继发性肾小球肾炎和少见的遗传性肾小球肾炎。原发性肾小球肾炎还可分为急性、急进性、慢性肾小球肾炎等种类。肾小球的主要功能是通过滤过生成原尿。通过对尿及血中某些标志物变化的检测，以及肾功能试验，并结合临床表现，可诊断肾小球肾炎。

实验检查 尿常规（含尿沉渣）检查为肾小球肾炎常用的筛查试验，根据其结果可进一步选择较特异的诊断性项目和功能试验。

实验诊断 肾小球肾炎种类多、病因互异，实验诊断对肾小球肾炎有无及程度、特别是功能损伤有重要辅助诊断价值，但多不能做出病因准确判断。

急性肾小球肾炎（AGN） 尿量减少但尿比重或渗透压多正常，尿常规检查发现血尿几乎见于所有患者，可有轻、中度蛋白尿；尿沉渣镜检发现畸形红细胞（尿沉渣自动分析仪报告为非均一性红细胞）、红细胞管型和颗粒管型，尿沉渣发现畸形红细胞（非均一性红细胞）有助与其他原因所致血尿鉴别。血清尿素、肌酐和胱抑素 C 可一过性轻度升高，若持续升高应警惕发展为急性肾衰竭。血尿、尿蛋白可持续数月，但多在 1 年内消失。由于链球菌感染后肾小球肾炎（PSGN）为 AGN 常见类型，发病早期（8 周内）同时检测到血清抗链球菌溶血素“O”抗体效价>200U 并进行性上升，特别是补体 C3 和 CH50 下降，有助诊断 PSGN。

急进性肾小球肾炎（RPGN） 以肾功能损伤急骤进展为特征，因此除上述 AGN 尿检查的发现外，反映 GFR 的血清胱抑素 C、肌酐和尿素浓度进行性上升，而内生肌酐清除率进行性下降，并多伴有少尿（<400ml/24h）甚至无尿（<100ml/24h）是 RPGN 实验诊断的重要依据。若病变累及近端肾小管，还可出现尿 α_1 微球蛋白、β_2 微球蛋白升高。此外，血清中检测到抗肾小球基底膜抗体、循环免疫复合物抗体或抗髓过氧化物酶抗体，将分别有助于 I 型（抗肾小球基底膜型）、II 型（免疫复合物型）或 III 型（非免疫复合物型）RPGN 的判断。

IgG 肾病 为亚太地区常见的原发性肾小球肾炎，以肾小球系膜区有 IgG 沉积为特征性病理改变。其实验室检查异常与上述急性肾小球肾炎相同，但部分患者可检测到血 IgG（主要为多聚 IgG）升高。仅凭实验室检查结果难与急性肾小球肾炎、PSGN 鉴别，其确诊需肾活检进行免疫组化及免疫荧光病理组织学检查。

慢性肾小球肾炎 以持续出现蛋白尿和（或）血尿，随病情进展血清胱抑素 C、肌酐、尿素升高，内生肌酐清除率降低等为主要实验诊断依据。晚期可出现尿渗透压和比重降低的肾小管浓缩功能损伤表现。

隐匿型肾小球肾炎 临床多无症状或体征，以持续存在的血尿和（或）轻中度蛋白尿为唯一异常发现。若排除了偶尔出现的生理性蛋白尿及继发于其他疾病如糖尿病、原发性高血压、过敏性紫癜、系统性红斑狼疮等的可能，应高度怀疑此病。

临床评价 实验室检查对肾小球肾炎的诊断和鉴别诊断有重要意义，并且是临床诊断的主要依据，特别是隐匿性肾小球肾炎。但需注意以下 4 点。①实验室检查只能辅助诊断有无肾小球肾炎及功能损伤，但不能准确判断是原发性还是继发性，应结合临床表现和其他检查综合分析做出判断，以制定正确治疗方案。②虽然肾小球肾炎的主要病理部位是肾小球，但有时也可累及肾小管，因此严重肾小球肾炎、急进肾小球肾炎和慢性肾小球肾炎患者，必要时应考虑进行反映肾小管损伤的尿 α_1 微球蛋白或 β_2 微球蛋白测定，以及反映肾稀释-浓缩功能的尿渗透压测定。③在判断有无 GFR 损伤上，血清胱抑素 C 测定比血清肌酐、尿素测定敏感和可靠。④实验诊断对肾小球肾炎有无及程度、特别是功能损伤的判断有重要价值，但具体类型分类的“金标准”是肾穿刺进行病理组织学检查。

（涂植光）

shènbìng zōnghézhēng shíyàn zhěnduàn

肾病综合征实验诊断（laboratory diagnosis of nephrotic syndrome）

肾病综合征（NS）是以大量蛋白尿、低白蛋白血症、高脂血症和水肿为基本特征的临床综合征。因为大量蛋白尿、低白蛋白血症为诊断必需依据，高脂血症也必须通过实验室检查诊断，所以实验诊断对 NS 具有确诊性价值。NS 并非一种独立性疾病，而是各种原发性或继发性疾病导致肾小球滤过膜损伤，产生上述症候群的病理状态的统称。除上述基本临床特征外，NS 患者还可出现血液高凝状态等。虽然原发性 NS 见于各种原发性肾小球肾炎，但不少患者就诊时仅表现为 NS，并无明确的肾小球肾炎史；继发性 NS 多见于糖尿病肾病、高血压肾病及狼疮性肾炎。尿常规、血清总蛋白、白蛋白和血脂测定为 NS 常用的实验室检查项目，根据其结果及病情，可进一步选择尿蛋白定量测定、血液凝固及血小板聚集功能检查，必要时还应进行有关肾功能试验。

实验检测　主要包括尿常规检测、血清蛋白定量检测、血脂检查、血液高凝状态检查和肾功能试验等。

实验诊断　NS 的诊断标准中必备的大量蛋白尿、低白蛋白血症，以及另一特征性改变——高脂血症，都必须首先通过实验室检查进行实验诊断，因此实验诊断对 NS 具有重要的确诊价值。

尿常规检查　尿常规检查尿蛋白强阳性，尿蛋白定量测定 > 3.5g/24h 尿，尿蛋白十二烷基硫酸钠 - 聚丙烯酰胺电泳（SDS-PAGE）主要为白蛋白（66.2kD）所在的低分子量（10~70kD）区带。发生于原发性肾小球肾炎者，还可见血尿。尿沉渣检查偶尔可见复合性透明管型、脂肪管型、颗粒管型等。

血清蛋白定量检测　由于大量白蛋白从尿丢失，导致血清白蛋白 < 30g/L，使血清总蛋白及白蛋白/球蛋白比值降低。同时，由于包括白蛋白在内的小分子量蛋白大量从尿丢失，纤维蛋白原、巨球蛋白等急性时相蛋白合成增多，红细胞聚集性增强，红细胞沉降率加速。

血脂检查　小分子量蛋白大量从尿丢失，但是包括富含胆固醇和载脂蛋白 B 的脂蛋白在内的肝蛋白合成代偿性增强，外周利用减少，导致总胆固醇、低密度脂蛋白、极低密度脂蛋白、载脂蛋白 B 明显升高。此外，三酰甘油升高也常见，可能与分解代谢减少有关。高密度脂蛋白可降低或无明显改变。

血液高凝状态检查　可见血浆纤维蛋白原、凝血因子 V、Ⅶ、Ⅷ升高，活化的部分凝血活酶时间和血浆凝血酶原时间缩短，血小板聚集试验增强等反映血液高凝状态的改变，特别是血清白蛋白 < 20g/L 时变化更明显，并易形成静脉血栓。

肾功能试验　NS 发展为慢性肾衰竭者，可出现反映肾小球滤过功能的血清胱抑素 C、肌酐和尿素浓度升高，而内生肌酐清除率下降。若病变累及近端肾小管，还可出现尿 α_1 微球蛋白、β_2 微球蛋白升高。

临床评价　实验室检查发现严重的蛋白尿、低白蛋白血症和高脂血症，结合存在水肿，即可确诊为 NS。但 NS 是各种原发性或继发性疾病导致肾小球滤过膜损伤，产生上述症状群的病理状态的统称，因此除一般共同性的治疗原则外，通过实验室检查结合临床症状、体征及其他检查，明确产生 NS 的疾病，采用个体化的干预方案，可获更好的治疗效果及预后。其中，继发于其他系统疾病的 NS，还应积极治疗原发性疾病；而原发于肾小球肾炎的 NS，实验室检查对病理类型的诊断价值有限（见肾小球肾炎实验诊断），最好通过肾微穿刺进行病理组织学检查确诊。

（涂植光）

shènshuāijié shíyàn zhěnduàn

肾衰竭实验诊断（laboratory diagnosis of renal failure）

肾衰竭是各种原因导致肾功能显著下降乃至丧失产生的综合征，包括急性肾衰竭（ARF）和慢性肾衰竭（CRF）。ARF 以短时间（几小时到几天）内急剧发生为特点；CRF 则多为在已有慢性肾疾病基础上渐进性发生。肾功能损伤不仅影响尿生成，还影响酸碱、体液、电解质等内环境稳定的调节，并使肾分泌的促红细胞生成素、肾素等活性物质产生异常，故肾衰竭临床表现及实验室检查改变复杂。但肾衰竭的有无及程度，必须依靠实验室检查，结合临床症状、体征和其他检查才能做出判断。

实验检测　尿量、尿常规（含尿沉渣）及肾功能试验为肾衰竭常用的实验诊断项目，血液酸碱平衡、电解质等检查项目有助于了解肾衰竭所致的全身性影响及并发症。

实验诊断　可为肾衰竭有无、程度及分类提供客观的判断指标，并可指导制定治疗方案，监测治疗效果和评估预后。

急性肾衰竭　ARF 常见于急

性肾血流灌注不足（肾前性），以及由此导致的或其他肾毒性因素直接引发的急性肾小管坏死（肾性）和急性尿路梗阻（肾后性）。ARF 临床病程可分为少尿期、多尿期和恢复期。

少尿期　一般持续 5~7 天，尿量大都显著减少，可出现少尿（＜400ml/24h）甚至无尿（＜100ml/24h），尿常规检查尿蛋白、红细胞可阳性。对 ARF 最有价值的是反映肾小球滤过率（GFR）的血清胱抑素 C、肌酐、尿素浓度进行性急剧升高，而内生肌酐清除率（Ccr）急进性减少。血清电解质检查及动脉血血气分析出现高钾血症，多数血清钠、钙、镁降低而血磷升高，以及以高钾、低磷酸氢根浓度为特征的代谢性酸中毒。血常规检查可见轻、中度贫血。由于尿素肾排泄过程的特点（见尿素测定），比较血清尿素、肌酐比值，有助于判断 ARF 的原因。当血清肌酐和尿素均以 mmol/L 表示（肌酐一般均以 μmol/L 为报告单位，应除以 1000）时，肾性 ARF 中两者几近等幅度升高，尿素/肌酐为（24.5~40.5）：1。而肾前性及肾后性者因抗利尿激素增加或肾小管扩张变薄，尿素重吸收增多，尿素/肌酐＞40.5，而肾前性及肾后性 ARF 根据影像学检查及其他临床资料，不难鉴别。

多尿期　尿量逐渐增多并可高达 2~3L，多数患者尿渗透压和尿比重逐渐回升但仍＜正常，上述 ARF 所见的实验室检查异常不再进展并逐渐减轻，其中尿渗透压和根据尿渗透压、血浆渗透压及尿量计算出的自由水清除率的改变，往往早于其他实验室检查项目，更有价值。此期持续 7~14 天。

恢复期　尿量和 ARF 所见的实验室检查异常逐渐恢复至正常，其中反映 GFR 的指标多在 3 月以上才能完全恢复正常，而肾小管损伤的指标（尿渗透压、尿比重、尿 α_1-微球蛋白、尿 β_2-微球蛋白）恢复更慢。急性肾小管坏死和尿路梗阻未彻底解除者可持续存在异常。

慢性肾衰竭　为各种肾脏病逐渐进展引起的肾功能减退乃至不可逆转丧失导致的临床综合征。典型病程包括肾功能不全代偿期、肾功能不全失代偿期、肾衰竭期和终末期肾衰竭，终末期肾衰竭又称尿毒症期。实验诊断要点是判断 CRF 的有无及分期，以指导制定治疗方案和评估预后。在代偿期除原有肾病实验室检查改变外，血清胱抑素 C、肌酐、尿素浓度和内生肌酐清除率一般无明显改变；失代偿期可出现血清胱抑素 C、肌酐、尿素浓度升高和 Ccr 下降；肾衰竭期和终末期肾衰竭除上述变化更加显著外，还将出现少尿、无尿及低尿渗透压和尿比重，若尿沉渣检查发现宽管型（肾衰竭管型），提示预后不良。临床常用血清肌酐浓度或 Ccr 辅助分期（表）。

临床评价　实验诊断在肾衰竭的诊断及分期上有重要价值。但应注意以下 3 点。①肾衰竭治疗常用利尿药和血液透析，但利尿药对尿渗透压和尿比重，以及血清尿素会产生明显影响，血液透析也会影响有关血清标志物的检测结果。故尿、血标本应尽量在使用利尿药前及血液透析前收集，以正确了解肾功能。②有关实验室检查应坚持定期进行，动态比较并结合其他资料综合分析，从而准确判断肾衰竭的进程、分期及预后。③在反映 GFR 上，血清胱抑素 C 优于 Ccr，比血清肌酐、尿素更敏感。而在了解肾稀释-浓缩功能上，尿渗透压比尿比重可靠，特别是与同时测定的血浆渗透压比较、并计算出自由水清除率，更有价值。

（涂植光）

tángdàixiè wěnluàn shíyàn zhěnduàn

糖代谢紊乱实验诊断　（laboratory diagnosis of glycemic disorders）

通过血糖浓度等糖代谢有关指标的实验室检查，结合临床有关资料，对糖代谢紊乱疾病进行诊断、鉴别诊断及病情、治疗进行监测的过程。血糖浓度维持相对恒定是由激素、神经、肝、肾等多因素共同调节的结果，它们精细地调控血糖的来源与去路，使之达到动态平衡。正常情况下，一次进食大量葡萄糖后，血糖水平不会出现大波动，但如果各种生理病理状态使血糖调节平衡被打破，则会出现糖代谢紊乱。临床糖代谢紊乱疾病主要包括糖尿病及其并发症、低血糖症等，其试验诊断见糖尿病实验诊断、糖尿病并发症实验诊断和低血糖症实验诊断。

（张　捷）

表　慢性肾衰竭分期

分期	血清肌酐（μmol/L）	内生肌酐清除率（ml/min）
肾功能不全代偿期	133~137	80~50
肾功能不全失代偿期	178~442	50~20
肾衰竭期	443~707	20~10
终末期肾衰竭（尿毒症期）	＞707	＜10

tángniàobìng shíyàn zhěnduàn

糖尿病实验诊断（laboratory diagnosis of diabete）

通过实验室有关检查并结合临床有关资料，对糖尿病进行诊断、鉴别诊断、病情观察与疗效监测的过程。糖尿病是遗传、环境等多因素作用于机体导致胰岛素分泌不足和（或）胰岛素作用低下而引起糖类、脂肪、蛋白质、水和电解质等代谢紊乱的综合征，临床以高血糖为主要特征。糖尿病典型的临床症状为多饮、多尿、体重减轻等；可并发多种急慢性并发症，如糖尿病酮症酸中毒、非酮症高渗性糖尿病昏迷以及各种大血管、微血管、神经病变，导致眼、肾、神经、心脏和血管等多器官损害。

1999 年世界卫生组织根据病因将糖尿病分为 4 大类。①1 型糖尿病：胰岛 B 细胞数量显著减少甚至消失导致胰岛素分泌绝对不足。②2 型糖尿病：胰岛 B 细胞功能缺陷导致胰岛素分泌相对不足，或胰岛素抵抗导致胰岛素在体内调控葡萄糖代谢的能力下降，或两者共同存在。③妊娠糖尿病：在妊娠期间被诊断的糖尿病，不包括已被诊断的糖尿病患者在妊娠时的高血糖状态。④特殊类型糖尿病：病因相对明确的一些高血糖状态，如胰岛 B 细胞功能遗传缺陷、胰岛素作用遗传缺陷、胰腺外分泌疾病、药物或化学试剂、感染等原因所致的糖尿病。

按照上述分型，中国以 2 型糖尿病为主，占 90% 以上，1 型糖尿病约占 5%。2007~2008 年中华医学会糖尿病学分会对中国 14 个省市进行糖尿病流行病学调查的结果显示：估计 20 岁以上成年人 2 型糖尿病患病率为 9.7%，糖尿病前期的比例高达 15.5%。

实验检测 主要包括葡萄糖测定、口服葡萄糖耐量试验（OGTT）（见葡萄糖耐量试验）、糖化血红蛋白测定等检测，必要时可以同时做胰岛素测定和 C 肽测定等。

实验诊断 世界卫生组织、美国糖尿病协会（ADA）及中国糖尿病协会，相继提出关于糖尿病诊断的标准。空腹血糖受损（IFG）和糖耐量减低（IGT）预示患者处于糖尿病前期，二者都是糖尿病进程中重要的病理状态。中国采用世界卫生组织 1999 年糖尿病诊断标准、糖代谢分类标准和糖尿病分型体系。

糖尿病诊断标准 空腹血糖浓度 ≥7.0mmol/L，或 OGTT 试验的 2 小时血浆葡萄糖（2h-PG）≥11.1mmol/L，或出现典型的糖尿病症状（高血糖所致的多饮、多食、多尿、体重下降、皮肤瘙痒、视物模糊等临床表现）同时随机血糖浓度 ≥11.1mmol/L，满足以上 3 个条件之一即可诊断糖尿病；检测结果需要另一天重复测定。2010 年 ADA 发布的糖尿病诊治指南中正式采纳以糖化血红蛋白（HbA1c）≥6.5% 作为糖尿病的诊断标准之一，2011 年世界卫生组织也建议在条件具备的国家和地区采用这一切点诊断糖尿病。中国尚未采用这一诊断指标，但正在进行相关研究。

IFG 诊断标准 世界卫生组织推荐的 IFG 诊断标准为：空腹血糖浓度 ≥6.1%，但 <7.0%，OGTT 试验 2h-PG <7.8mmol/L。ADA 曾经推荐的 IFG 诊断标准中空腹血糖下限为 5.6mmol/L，且推荐 HbA1c 水平在 5.7%~6.4% 的人群为糖尿病高危人群，此类人群患糖尿病和心血管疾病风险均升高。中国正在进行相关研究。

IGT 诊断标准 OGTT 试验空腹血糖 <7.0mmol/L，而 2h-PG 在 ≥7.8mmol/L，但 <11.1mmol/L。

鉴别诊断 结合临床症状和实验室检测指标可对 1 型糖尿病和 2 型糖尿病进行鉴别诊断。①1 型糖尿病患者易出现酮症酸中毒，而非酮症高渗性昏迷多见于 60 岁以上 2 型糖尿病患者。②1 型糖尿病患者胰岛素相关抗体、酮体的检测呈阳性，而胰岛素或 C 肽的分泌会大幅下降，2 型糖尿病患者则可能会降低，亦可能会升高。如果对诊断有任何不确定时，可先做一个临时性分类，用于指导治疗，然后依据对治疗的初始反应再重新评估和分型。

临床评价 ①血糖测定是诊断糖尿病、监测病情发展、评价疗效的主要依据，但一次血糖测定仅代表瞬间血糖水平，一日内多次血糖测定可更准确地反映血糖真实情况。②空腹血糖或 OGTT 试验的 2h-PG 值均可单独用于流行病学调查或人群筛查，但仅测定空腹血糖，糖尿病漏诊率较高，理想的调查是同时检测空腹血糖和 OGTT 试验的 2h-PG。③已达到糖调节受损的人群，应行 OGTT 检测，以降低糖尿病的漏诊率。④HbA1c 是反映长期血糖水平的较理想指标，与糖尿病并发症发生风险密切相关，已被 ADA 和世界卫生组织推荐纳入糖尿病的诊断标准，但中国 HbA1c 检测方法的标准化程度不够，故 2010 年中国糖尿病防治指南中尚未推荐用 HbA1c 诊断糖尿病。

（张 捷）

tángniàobìng bìngfāzhèng shíyàn zhěnduàn

糖尿病并发症实验诊断（laboratory diagnosis of diabetic complication）

通过糖代谢有关实验室指标的检测，结合临床有关资料，对糖尿病临床常见并发症进行诊断和鉴别诊断、病情观察、治疗监测的过程。糖尿病患者高血糖状态易引起各种急慢性并发症，如不予以及时有效治疗，会造成很严重的后果，甚至危及生命。

糖尿病并发症分类 糖尿病是引起心脑血管疾病的独立危险因素，引起冠心病、卒中等一系列严重疾病。糖尿病并发症可分为急性并发症和慢性并发症。

糖尿病急性并发症 ①糖尿病酮症酸中毒（DKA）：常见于1型糖尿病患者；胰岛素分泌不足同时拮抗胰岛素的激素分泌增多，导致糖、脂肪和蛋白代谢紊乱，以高血糖、高血酮和代谢性酸中毒为主要特征；临床表现为多饮、多尿、乏力加重、嗜睡、呼吸深快、呼气中有烂苹果味（丙酮气味），严重者可出现失水现象和各器官功能紊乱等。②非酮症高渗性糖尿病昏迷（NHDC）：简称糖尿病高渗性昏迷，多见于2型糖尿病患者，以严重高血糖但无明显酮症酸中毒、高血浆渗透压、脱水和意识障碍为主要特征，起病隐匿，预后不良，死亡率高。③糖尿病乳酸性酸中毒：由于糖尿病患者体内乳酸堆积，血pH降低，出现以疲乏无力、厌食、恶心、呼吸深大为主的临床表现；该病发生率低，但死亡率很高，多发生于患糖尿病的同时患有肝、肾功能不全或慢性心肺功能不全等缺氧性疾病的患者，且多数患者有双胍类药物服用史。

糖尿病慢性并发症 主要包括：糖尿病肾病、视网膜病变、神经病变、心脑血管病变、下肢血管病变、糖尿病足等。主要是由于长期高血糖状态，蛋白质发生非酶促糖基化反应，引起大血管和微血管病变，从而导致肾、视网膜、神经、心脑血管等多脏器损害。①糖尿病肾病：导致肾衰竭的常见原因之一，早期可检测到微量白蛋白尿，逐步进展至大量白蛋白尿和血肌酐水平上升，最终发生肾衰竭。②糖尿病视网膜病：包括白内障、青光眼、视网膜血管阻塞及缺血性视神经病变，严重者可致失明。③糖尿病神经病变：包括周围神经病变和自主神经病变，并引发相应的症状。

实验检测 包括：血糖、尿糖、酮体测定，乳酸、血浆渗透压测定，血气分析，肾功能相关指标测定（如微量白蛋白尿测定、尿白蛋白排泄率、肌酐测定），血脂相关指标测定（如三酰甘油测定、总胆固醇测定、低密度脂蛋白胆固醇测定、高密度脂蛋白胆固醇测定等）。这些检测项目对于糖尿病急慢性并发症的诊断和病情严重程度的判断均具有重要意义。

实验诊断 糖尿病临床常见并发症的实验诊断如下。

糖尿病酮症酸中毒 昏迷、休克、代谢性酸中毒、严重失水，血糖和血酮体增高（>5mmol/L），尿糖和尿酮体阳性或强阳性，血pH和（或）CO_2结合力降低，碱剩余负值增大，阴离子间隙增大，血浆渗透压仅轻度增高。

非酮症高渗性糖尿病昏迷 以严重高血糖而无明显酮症酸中毒、血浆渗透压明显增高、脱水及意识障碍为特征。实验室检查表现为：①"三高"，即血糖特别高（≥33.3mmol/L）、血钠高（≥145mmol/L）和血浆渗透压高（≥350mOsm/kg·H_2O）。②尿糖为强阳性，尿酮体多呈阴性，常伴有蛋白尿和管型尿，尿比重增加。③pH多正常，血酮体正常或轻度升高。

糖尿病肾病 依据肾小球滤过率、尿白蛋白排泄率（UAE）测定结果以及病理检查可对1型糖尿病肾病进行诊断和分期。①Ⅰ期：肾小球滤过率高，肾体积增大。②Ⅱ期：间断微量白蛋白尿，患者休息时UAE正常（<20μg/min或<30mg/24h），病理检查可以发现肾小球基底膜轻度增厚以及系膜基质轻度增宽。③Ⅲ期：早期糖尿病肾病期，以持续性的微量白蛋白尿为标志，UAE为20～200μg/min或30～300mg/24h，病理检查肾小球基底膜增厚、系膜基质增宽明显，小动脉壁出现玻璃样变。④Ⅳ期：临床糖尿病肾病期，显性白蛋白尿，部分可表现为肾病综合征，病理检查肾小球病变加重，部分肾小球硬化，灶状肾小管萎缩及间质纤维化。⑤Ⅴ期：肾衰竭期，特点是普遍的肾小球毛细血管闭塞，伴有肾小球玻璃样变，肾小球滤过率已很低，氮质潴留，高血压明显。2型糖尿病肾病亦可参照此标准进行诊断分期。

糖尿病视网膜病变和神经病变 除糖尿病的试验检测外，要依据散瞳下眼底检查，特殊的神经系统体格检查和功能试验同时结合临床症状帮助诊断。

临床评价 血液及尿液的葡萄糖、酮体、乳酸、渗透压、肾功能、血脂相关指标的测定对于糖尿病急慢性并发症的诊断和临床评估具有重要意义；糖化血红蛋白（HbA1c）水平与糖尿病并发症的发生密切相关，是其独立危险因素，可根据患者具体情况设定HbA1c治疗目标值，从而减少糖尿病微血管和大血管并发症的发生。

（张 捷）

dīxuètángzhèng shíyàn zhěnduàn

低血糖症实验诊断（laboratory diagnosis of hypoglycemia）

通过空腹血糖等实验室检测并结合临床症状对于低血糖症进行诊断的过程。正常情况下，体内胰岛素、胰高血糖素、肾上腺素等内分泌激素以及神经系统的调控作用使血糖维持在相对稳定的范围内。多种原因可引起低血糖症。临床常见低血糖症有多种，如新生儿与婴儿低血糖症、成年人空腹低血糖症、餐后低血糖症、糖尿病性低血糖症等。低血糖症严重者可危及生命，必须予以及时有效的处理。

依据临床症状的有无和严重程度将低血糖分为3类。①严重低血糖：常有意识障碍，需旁人帮助，低血糖纠正后神经系统症状明显改善或消失。②症状性低血糖：血糖≤3.9mmol/L，且有低血糖症状。③无症状性低血糖：血糖≤3.9mmol/L，但是无低血糖症状。

实验检测 科学合理的实验室检测并结合临床症状对于低血糖症的诊断、病因判断具有重要意义。①空腹血糖测定：是低血糖症诊断的重要依据（见葡萄糖测定）。②口服葡萄糖耐量试验（OGTT）和糖耐量曲线的观察：可用于协助诊断餐后低血糖症（见葡萄糖耐量试验）。③胰岛素测定和C肽测定：对于胰岛B细胞肿瘤的诊断具有重要价值。④其他：胰岛素自身抗体、血酮体、内分泌激素等测定有助于低血糖症的病因判断。

实验诊断 包括诊断标准及鉴别诊断。

诊断标准 血糖浓度低于空腹血糖参考值下限，同时伴有多汗、战栗、恶心、心动过速、头晕、饥饿、意识模糊或昏迷等相应的临床症状及体征，即可诊断为低血糖症。多数学者建议空腹血糖＜2.8mmol/L（老年人＜3.0mmol/L）为诊断低血糖症的界定值，但空腹血糖测定必须是连续三次的测定值均＜2.8mmol/L，且接受药物治疗的糖尿病患者只要血糖水平≤3.9mmol/L就属低血糖范畴。

鉴别诊断 确诊为低血糖症后，必须进一步查找病因，以鉴别低血糖的原因。空腹血糖测定是其诊断的主要依据，但通过OGTT试验、血胰岛素和C肽测定及其他检查可进一步判断低血糖症的原因。①糖尿病低血糖症：1型及2型糖尿病患者药物治疗期间发生的低血糖。此类患者有糖尿病病史及治疗史，其空腹血糖和（或）2小时血浆葡萄糖（2h-PG）≥2.8mmol/L。②餐后低血糖症：OGTT试验服糖后2小时出现的临床症状，2h-PG可＜2.8mmol/L。③胰岛素瘤及服用磺胺脲类药物：血糖降低，血胰岛素和C肽增高。④外源性胰岛素诱发低血糖症：血糖降低，胰岛素水平增高，C肽水平降低。

临床评价 对于糖尿病患者，血糖控制目标的严格设定可有效降低糖尿病并发症的发生，但与此同时低血糖的发生风险大幅度提高，因此低血糖症是血糖达标的主要障碍。医师需要为糖尿病患者制定个体化的血糖控制目标，同时糖尿病患者需要坚持自我血糖监测，这样才能有效预防低血糖症的发生。糖尿病患者和非糖尿病患者用于诊断低血糖症的血糖界定值并不相同，糖尿病患者该界定值高于非糖尿病患者。

（张 捷）

xuètáng kòngzhì jiāncè

血糖控制监测（glycemic control monitoring）

对糖尿病患者实行早期和实时血糖控制监测，评估治疗方案，及时发现和预防低血糖，指导治疗法案调整的过程。是糖尿病管理中的重要组成部分，评估糖尿病患者治疗方案是否有效的重要手段，有助于减少糖尿病急慢性并发症的发生，及早发现和预防低血糖，指导临床医师实时调整治疗方案。随着现代医疗技术进步，血糖监测技术也不断发展，血糖控制监测主要包括糖化血红蛋白（HbA1c）测定、血糖自我监控（SMBG）、连续监测3天的血糖动态监测等。

实验检测 ①HbA1c：是评价长期血糖控制情况的指标。②血糖：能及时监测血糖控制和变化情况，反映实时血糖水平。患者可以在家中自行开展血糖监测，即SMBG。所用标本多为毛细血管全血；而实验室生化分析仪所用标本多为血浆或血清。血糖仪多采用葡萄糖氧化酶法和葡萄糖脱氢酶法；动态血糖监测系统（CGMS）是通过葡萄糖感应器监测皮下组织间液的葡萄糖浓度而实时反映血糖水平的监测技术。

实验诊断 包括长期血糖控制监测和实时血糖控制监测。

长期血糖控制监测 HbA1c是评价长期血糖控制程度较理想的指标，反映过去2~3个月的平均血糖水平，以HbA1c作为治疗目标强化血糖控制可有效降低糖尿病大血管及微血管并发症的发生风险，糖尿病患者应将HbA1c作为常规监测指标。血糖控制未达标或治疗初期建议每3个月检测1次；血糖控制达标或血糖控制稳定的患者可每3~6个月检查一次；糖尿病患者妊娠时或需调整治疗方案时则应增加检测频率，可随时采用即时检验仪测定HbA1c，为临床医师合理用药提供可靠依据。

实时血糖控制监测　为了更好更及时地监测血糖控制和变化情况，建议患者开展SMBG。SMBG是评价血糖控制水平的基本手段之一，可反映实时血糖水平，评估餐前、餐后血糖的变化，降糖药物的疗效以及锻炼、运动、情绪激动等对血糖的影响，及时发现瞬时高血糖和低血糖。建议所有糖尿病患者进行SMBG，特别是某些特殊患者，如妊娠期接受胰岛素治疗的患者，更应适当增加血糖监测频率。根据患者病情的实际情况，制定合理监测频率和时间，可选择一天中的不同时间点，如餐前、餐后、睡前、夜间、剧烈运动后以及出现低血糖症状时，采用便携式血糖仪对毛细血管全血血糖进行检测，并记录检测结果。SMBG时必需考虑血糖仪的准确性（正确度与精密度）和影响因素，以保证结果的可靠性，需将血糖仪检测的毛细血管全血的测定结果与实验室生化分析仪检测的静脉血糖的测定结果进行比较，两者的差异应控制在可接受范围内。

临床评价　包括HbA1c、SMBG和CGMS三种检测方法的评价。

HbA1c测定　可于任一时间采血，无需空腹，不受短期饮食、运动的影响，生物变异小。但其测定仍具有一定的局限性，对于患有溶血性贫血、脾切除、血红蛋白变异等疾病以及长期或大剂量服用某些影响检测结果的药物如维生素C、维生素E、水杨酸盐、促红细胞生成素等的患者，HbA1c的检测结果并不可靠，不能

真实地反映患者平均血糖状态。此时，可用血糖、糖化白蛋白等评价血糖控制情况。此外，HbA1c是反映长期平均血糖水平的指标，不能反映瞬时血糖变化，因此无法确定是否发生过低血糖症。

SMBG　可帮助患者制定个体化生活方式和药物治疗方案，从而有效提高疗效和用药安全性。SMBG检测结果准确性受多种因素影响。①标本影响：SMBG所用标本多为毛细血管全血，而实验室生化分析仪所用标本多为血浆或血清。②方法影响：血糖仪多采用葡萄糖氧化酶法和葡萄糖脱氢酶法，葡萄糖氧化酶法对葡萄糖特异性高，但易受高浓度氧的影响；葡萄糖脱氢酶法无氧浓度的干扰，但对葡萄糖特异性不高。③药物和其他成分影响：对乙酰氨基酚、维生素C、水杨酸等药物及血中高尿酸、胆红素、三酰甘油等会干扰检测结果。④血糖仪工作状态不佳和操作不当也会影响结果的准确性，要定期对血糖仪进行校准。

CGMS　通过葡萄糖感应器监测皮下组织间液的葡萄糖浓度而实时反映血糖水平的监测技术，可24小时连续测定288次。监测3天，可以提供连续72小时的血糖信息。CGMS可了解全天血糖波动情况，尤其对容易出现低血糖的糖尿病患者，可以发现SMBG不易发现的高血糖和低血糖。但CGMS技术测定的是皮下组织间液的葡萄糖浓度，而非血糖水平，因此要对监测结果进行准确度评估。中国糖尿病患者众多，但血糖仪的普及率并不高，SMBG尚存在某些局限性：多次血糖测定会给患者带来不便，操作不规范影响血糖仪检测结果准确性等。因此加强SMBG的教育，

明确其重要性，对于评估糖尿病患者血糖控制情况、规范糖尿病诊疗行为、促进糖尿病管理具有重要意义。

(张　捷)

shuǐ-diànjiězhì-suānjiǎnpínghéng shītiáo shíyàn zhěnduàn

水－电解质－酸碱平衡失调实验诊断（laboratory diagnosis of water, electrolyte and acid-base balance disorder）　通过对构成年人体内环境的体液容量和溶解于其中的主要电解质、酸碱度及缓冲体系的检测，结合其他临床资料，对人体内环境稳定状态有无紊乱及其程度、类型做出诊断的过程。包括容量异常实验诊断、血钠异常实验诊断、血钾异常实验诊断、酸中毒实验诊断和碱中毒实验诊断。

(涂植光　徐国宾)

róngliàng yìcháng shíyàn zhěnduàn

容量异常实验诊断（laboratory diagnosis of volume disorder）　检测血浆渗透压（Posm）或组成渗透压的主要电解质浓度，结合临床表现，判断体内有无水容量异常及类型的过程。水容量异常包括水过多、过少（脱水），或总体水正常，但细胞内、外水分布异常。细胞内液增加导致细胞水肿，称水中毒；在组织间隙或体腔内积聚，称水肿。

体内水容量动态平衡受水摄入量和排出量的影响，细胞外液的渗透压在维持水容量及细胞内、外水分布平衡中发挥重要作用。可依据属于细胞外液的血浆的渗透压，又将容量异常分为高渗性、等渗性和低渗性脱水或水过多。人体正常容量为 275 ～ 305mOsm/（kg·H_2O）。亦可用经验公式计算：Posm＝1.86×血清Na^+（mmol/L）＋血糖（mmol/L）

+血清尿素（mmol/L）+9。尚无直接检测体内水容量的实用方法，水过多、脱水主要依靠临床体征做出诊断，实验室检查有助于判断容量异常的种类，指导治疗方案的制定。

实验检测 以冰点渗透压计直接测定。

实验诊断 存在水过多或脱水时，血浆渗透压 > 305mOsm/（kg·H_2O），可判断为高渗性脱水或水过多，前者应输注5%糖水或其他低渗液，后者应使用排钠利尿药；在参考区间内，提示为等渗性脱水或水过多，前者应当补充生理盐水等等渗液，后者可以使用排钠利尿药消肿；< 275mOsm/（kg·H_2O），可判断为低渗性脱水或水中毒，前者应限制水摄入并补充高渗液，后者须使用甘露醇等脱水药治疗。此外，血常规检查有无血液稀释或浓缩、抗利尿激素实验、尿及肾功能检查亦可提供辅助依据，帮助了解是否为肾功能紊乱导致。但是上述实验诊断指标都无特异性，因此必须排除其他可能导致上述改变的因素，并结合临床表现做出正确诊断。

（涂植光 徐国宾）

xuènà yìcháng shíyàn zhěnduàn

血钠异常实验诊断（laboratory diagnosis of dysnatremia）

测定血清 Na^+ 浓度，诊断有无血 Na^+ 异常，结合其他实验室检查及临床表现，判断血 Na^+ 异常的类型及病因的过程。人体中的 Na^+ 主要来自食物，是包括血浆在内的细胞外液中的主要阳离子。体内 Na^+ 主要通过肾排泄，少量通过汗液、粪便及其他体液排出。人体对 Na^+ 平衡具有完善的调节机制，通过肾对 Na^+ 排泄的调节最为重要。Na^+ 具有维持可兴奋细胞的兴奋性，维持细胞外液的渗透压和容量，参与酸碱平衡调节等重要生理功能；血 Na^+ 异常将导致上述功能改变及血浆渗透压和水平衡紊乱。

实验检测 血清 Na^+ 测定是诊断血钠异常的基本检测项目；通常与血清 K^+、Cl^- 等其他主要血浆离子同时测定，以了解总体电解质代谢状况。为判断病因及同时存在的水平衡紊乱，可进行血浆渗透压（Posm）和尿渗透压（Uosm）、尿常规、尿 Na^+ 排泄率、肾功能及调节肾排 Na^+ 的肾素-血管紧张素-醛固酮系统、促肾上腺皮质激素（ACTH）以及皮质醇等测定。

实验诊断 在密切结合临床的前提下，根据测定的血清 Na^+ 水平，可诊断血 Na^+ 异常。①高钠血症：血清 Na^+ > 147mmol/L。② 低 钠 血 症：血清 Na^+ < 137mmol/L。由于 Na^+ 是细胞外液中维持细胞外液渗透压及容量的主要阳离子，因此，血清 Na^+ 浓度改变，多同时伴容量异常，通过 Posm、Uosm、尿 Na^+ 排泄率等测定，可将高钠血症、低钠血症分为高容量性、低容量性和正常容量性的不同类型，指导临床采用正确的干预措施。

高 钠 血 症 可 见 Posm > 305mOsm/（kg·H_2O），血清 Na^+ > 147mmol/L。根据伴发的容量异常可分为以下3类。①高容量性：Uosm>700mOsm/（kg·H_2O）或醛固酮、皮质醇升高，应给予排钠性利尿药并控制水、钠摄入。②正常容量性：中枢性尿崩症，各种原因导致抗利尿激素分泌不足引起该病，出现尿量显著增多，Uosm<700mOsm/（kg·H_2O），抗利尿激素实验可出现 Uosm 升高；肾性尿崩症则尿量显著增多、Uosm>700mOsm/（kg·H_2O），但抗利尿激素实验无反应；前者应给予低盐饮食及小剂量噻嗪类利尿药治疗，后者可用非甾体抗炎药治疗。③低容量性：临床最常见的高钠血症，多有明显的水摄入不足或丢失过多的明确病史，其中因肾外性水丢失过多者，虽然 Uosm>700mOsm/kg·H_2O，但是尿量显著减少，尿 Na^+ 排泄率<10mmol/L，此时应当控制原发性疾病并且适当补充低渗盐水或者5%葡萄糖水；长期或者大剂量使用脱水药所致的患者，其 Uosm<300mOsm/（kg·H_2O）、尿 Na^+ 排泄率>20mmol/L，应补充低渗盐水或5%葡萄糖水，减量或停用脱水药。

低钠血症 可见血清 Na^+ < 137mmol/L，根据 Posm 及病史分为以下3种。①高容量性：见于各种原因导致体内水潴留超过 Na^+ 潴留的水肿、肾衰竭及大量输入糖水及低渗盐水等时，治疗除补充高渗盐水，限制水摄入外，应给予袢利尿药。②正常容量性：Posm 在参考区间内，但体内水排泄明显减少，体液容量正常或轻度增加但无水肿，以各种原因导致抗利尿激素分泌增加所致最常见，治疗应补充高渗盐水，必要时给予袢利尿药。③低容量性：Posm<275mOsm/（kg·H_2O），该型为最常见的低钠血症类型，为经肾或者肾外大量丢失水、Na^+，并且 Na^+ 丢失>水丢失而致。因肾功能损伤导致者，尿 Na^+ 排泄率>20mmol/L；肾外性者大多尿 Na^+ 排泄率<10mmol/L。治疗应补充高渗盐水，因醛固酮减少、艾迪（Adie）综合征所致者应补充相应激素。

假性低钠血症 糖尿病、尿毒症、高脂血症和高球蛋白血症者，高浓度血糖、尿素、血脂和球蛋白可导致 Posm ≥ 305mOsm/（kg·H_2O），虽然体内 Na^+ 不缺乏，但因细胞外液增加，稀释引起血 Na^+ 降低。治疗应针对原发疾病，而不应补钠。

临床评价 ①血钠异常的诊断，必须根据血清 Na^+ 测定才能做出诊断，但还应进一步根据 Posm、Uosm 和其他实验室检查，结合病史，对伴发的容量异常类型做出判断并排除假性低钠血症，以指导制定治疗方案，并监测血清 Na^+ 评估疗效。②Posm 可用经验公式计算（见容量异常实验诊断），但不宜用主要阳（阴）离子浓度粗略计算。③尿比重受尿中糖、蛋白质等大分子物质影响大，不能代替 Uosm。

（涂植光 徐国宾）

xuèjiǎ yìcháng shíyàn zhěnduàn

血钾异常实验诊断 （laboratory diagnosis of dyskalemia）

测定血清 K^+ 浓度，诊断有无血 K^+ 异常及其类型，并结合其他实验室检查及临床表现，判断血 K^+ 异常病因的过程。人体中的 K^+ 主要来自食物，80%~90%经肾排泄。肾排泄在体内 K^+ 平衡调节中发挥重要作用，其中远曲小管在醛固酮、皮质醇等调控下，进行的原尿中的 Na^+ 与细胞内 K^+ 交换是 K^+ 排泄的重要途径。肾对 K^+ 排泄的调控不如 Na^+ 精细，即便不摄入 K^+ 或已是钾缺乏症时，肾每日仍排钾 30~50mmol。人体中 K^+ 的主要生理功能为参与膜电位的形成、维持心肌等肌肉组织和神经的兴奋性，维持细胞内液的渗透压，参与酸碱平衡调节及细胞内物质的合成代谢等。

实验检测 尿常规和血清 K^+ 测定是诊断血钾异常的基本检测项目（见钾离子测定）；通常与血清 Na^+、Cl^- 等其他主要血浆离子及血气分析同时测定，以了解总体电解质代谢状况、是否伴发酸碱紊乱。为进一步判断病因，可进行 24 小时尿 K^+ 排泄率、肾功能及肾素–血管紧张素–醛固酮系统、促肾上腺皮质激素（ACTH）、皮质醇等测定。

实验诊断 在密切结合临床的前提下，根据测定的血清 K^+ 水平，可诊断血钾异常。体内 K^+ 主要分布在细胞内（约占总量的 98%），因此血清 K^+ 变化既反映人体代谢状况，也受其细胞内、外分布改变的影响。诊断血钾异常的病因及其是否为细胞内、外分布改变而致十分重要。

高钾血症 结合临床并排除标本溶血及室温放置过久等分析前干扰因素，血清 K^+>5.3mmol/L 即可诊断。主要病因及实验诊断包括以下 3 点。①单纯性钾摄入过多：少见，根据明确的大量进食高钾食物、使用含钾药物史可做出诊断。②肾 K^+ 排泄障碍：尿 K^+ 排泄明显减少，24 小时尿 K^+ 排泄率<20mmol/24h，其中肾小球滤过率下降所致者，尿量减少，肾功能试验可见血清胱抑素、肌酐、尿素明显升高，内生肌酐清除率显著下降，血清 Na^+ 多同时升高；远曲小管 $Na^+ \leftrightarrow K^+$ 交换受损所致者，尿量减少不明显，24 小时尿 K^+ 排泄率<20mmol/24h、尿 Na^+ 排泄率多>20mmol/L、血清 Na^+ 多降低；排除使用保钾利尿药后，检测到醛固酮、皮质醇下降，提示为肾上腺皮质功能低下，或使用了转换酶抑制剂等抑制醛固酮生成药物；醛固酮水平正常或升高，则应考虑为肾小管对醛固酮不敏感。③K^+ 大量转移或释放至细胞外：此时，并非由于体内总体钾过多，而是由于细胞内 K^+ 与细胞外 H^+ 交换（如代谢性酸中毒等），或者较多细胞破裂释放出 K^+（如挤压综合征、烧伤、溶血等）。

低钾血症 结合临床表现，血清 K^+<3.5mmol/L 可做出诊断。主要病因及实验诊断包括以下 4 点。①单纯性钾摄入过少：极少见。②肾 K^+ 排泄过多：检测到 24 小时尿 K^+ 排泄率>20mmol/24h 应考虑为肾性低钾血症，排除非使用强、中效利尿药和糖皮质激素所致后，可测定肾素、醛固酮、皮质醇水平进一步明确病因；如果肾素、醛固酮或皮质醇水平升高，提示为这些活性物质增加远曲小管 Na^+ 与 K^+ 交换而致，此时多伴高钠血症；否则应考虑为各种原因致肾小管特别是远端肾小管 K^+ 重吸收障碍或排泌增加引起。③肾外 K^+ 大量丢失：腹泻、呕吐、肠瘘、胃肠减压、大汗等可致 K^+ 从消化液或汗液大量丢失，大多同时伴血清 Na^+、Cl^- 降低。④K^+ 转移到细胞内：代谢性碱中毒时血浆中 K^+ 可转移到细胞内置换出 H^+，糖尿病患者胰岛素治疗会促进 K^+ 伴随葡萄糖转移到细胞内参与代谢，周期性低钾麻痹发作等也可引起 K^+ 转移到细胞内。此时不一定存在钾缺乏症，而是体内 K^+ 细胞内、外分布改变所致，由于细胞内 K^+ 浓度约是细胞外液的 40 倍，除周期性低钾麻痹外，其他因素所致者，多为轻度血钾降低。

临床评价 ①血钾异常的诊断，首先必须根据血清 K^+ 测定才能做出诊断，同时还需进一步进行其他血清离子测定、血气分析、相关激素检测、肾功能检测及 24 小时尿 K^+ 排泄率检测等，并结合病史判断病因以指导制定合理治疗方案，并监测血清 K^+ 以评估疗效。②由于存在 K^+ 的细胞内、外分布改变，血清 K^+ 水平异常不一定表明体内真正钾缺乏或过剩，不能仅凭血清 K^+ 水平即进行补钾或排钾治疗。③低、高钾血症均可显著改变心肌兴奋性，导致严重心律紊乱甚至停搏、致死，需紧急处理，故必须建立血清 K^+ 浓度的危急值及报告制度。④低钾血症时可按 300mmol K^+ 约可升高血清 K^+ 1mmol/L 计算所需补 K^+ 量，根据病情快速或慢速补给。⑤低钾血症和低镁血症同时存在时，单纯补钾效果不好，应使用门冬酸钾镁同时补充钾、镁。

（涂植光　徐国宾）

suānzhòngdú shíyàn zhěnduàn

酸中毒实验诊断 （laboratory diagnosis of acidosis）

通过动脉血血气分析和电解质及其他实验室检查，结合临床资料，对有无酸中毒、类型及代偿情况做出诊断的过程。人体通过复杂的调节机制，维持体内酸碱平衡，保持体液 pH 在很小范围内波动（动脉血为 7.35~7.45，静脉血为 7.32~7.38，细胞内液则为 7.00~7.30）。当各种原因导致体内酸碱平衡紊乱时，动脉血 pH<7.35，称酸中毒；动脉血 pH>7.45，称碱中毒。根据导致酸碱平衡紊乱的原发性改变，分为代谢性、呼吸性和混合性酸碱紊乱；还应根据代偿状况，明确是完全、部分或失代偿。

实验检测　动脉血血气分析、电解质测定是诊断酸中毒的基本检测项目；通常还应同时进行肾功能、尿常规等检查，协助做出完整诊断及判断病因。

实验诊断　动脉血 pH<7.35 即可诊断为酸中毒。由于血浆中 pH 主要受缓冲对 HCO_3^-/H_2CO_3 比值的影响，只要二者等比例降低或升高（如代偿或混合性酸碱紊乱），虽然存在酸碱失衡，pH 仍可在参考区间内（见血气分析）。因此，动脉血 pH 在参考区间内仍不能排除酸中毒或碱中毒。

代谢性酸中毒（MA）　原发性血浆中 HCO_3^- 下降导致的酸中毒。血气分析可见 pH<7.35、HCO_3^-<21.4mmol/L，特别是标准 HCO_3^-（SB）<21.3mmol/L 或碱剩余（BE）<-3，这是典型的 MA 表现。根据阴离子间隙（AG）是否>16mmol/L，按 AG（mmol/L）= Na^+ - [Cl^-+HCO_3^-] 公式计算，MA 可分为高 AG 性和正常 AG 性。①高 AG 性 MA：提示血浆中未测定的非挥发性酸（有机酸）增加，见于肾功能损伤时有机酸排泄障碍、内源性有机酸生成过多（糖尿病酮症酸中毒、缺氧导致乳酸大量生成等）、外源性有机酸摄入过多。②正常 AG 性 MA：提示各种原因（肾小管性酸中毒、腹泻、肠瘘等）致血浆中 HCO_3^- 下降。因血浆中 HCO_3^- 下降，细胞内 Cl^- 转移至细胞外液维持电荷平衡，血清 Cl^- 升高，所以正常 AG 性 MA 又称高氯性 MA。

呼吸性酸中毒（RA）　原发性血浆二氧化碳分压（PCO_2）升高导致的酸中毒。典型单纯性 RA 血气分析可见动脉血 pH<7.35、PCO_2>45mmHg，但 AG 均正常。RA 为各种原因导致的呼吸功能障碍，因此，根据上述血气分析改变，结合肺功能检查、病史等临床资料可做出诊断。

代偿状况及混合性酸中毒　无论是 MA 还是 RA，机体都会通过肺呼出 CO_2（挥发性酸）、肾排泄有机酸和血液中缓冲体系 3 条途径，产生代偿性反应以维持血浆中缓冲对 HCO_3^-/H_2CO_3 的正常比值（17.8~28.2）。在上述调节机制中，肺通过呼吸调节最快，仅需 10~30 分钟；血浆缓冲体系需 2~4 小时；肾调节作用需数小时后，但调节作用最强，故 MA 时伴随 HCO_3^- 的原发性下降，PCO_2 会代偿性下降；RA 时伴随 PCO_2 原发性升高，HCO_3^- 亦会代偿性升高。必须判断酸中毒时上述改变是代偿还是混合性酸碱紊乱所致，可根据酸中毒的代偿预计值（表），结合病史及其他临床资料做出判断。

若 MA 时，PCO_2 下降在代偿极限内，应考虑为代偿反应；pH<7.35 应考虑为不全代偿，而 pH 在参考区间内（即 HCO_3^- 和 PCO_2 等比例下降），也应诊断为完全代偿性 MA；PCO_2 升高超过代偿极限，提示为合并有呼吸性碱中毒的混合性酸碱紊乱。同理，对 RA 时 HCO_3^- 出现的升高，也可做出是否有代偿反应及程度、是否为合并有代谢性碱中毒的混合

表　单纯性酸中毒代偿反应的预计值

酸中毒类型	原发异常	代偿反应	代偿时间	代偿预计值	代偿极限
代谢性酸中毒	HCO_3^-↓	PCO_2↓	12~24 小时	HCO_3^-↓1mmol/L，PCO_2↓1.25mmHg	12~14mmHg
急性呼吸性酸中毒	PCO_2↑	HCO_3^-↑	数分钟	PCO_2↑10mmHg，HCO_3^-↑1mmol/L	38mmol/L
慢性呼吸性酸中毒	PCO_2↑	HCO_3^-↑	5~7 天	PCO_2↑10mmHg，HCO_3^-↑4mmol/L	45mmol/L

性酸碱紊乱的判断。如果 MA 时 PCO_2 却升高，应结合病史考虑是否为合并 RA 的混合性酸中毒；同样 RA 时 HCO_3^- 却减少，结合病史应考虑为合并 MA 的混合性酸中毒。这两种情况 pH 下降的都很明显。

临床评价 ①酸中毒的完整诊断应包括是否有酸中毒、酸中毒是代谢性还是呼吸性或混合性以及代偿情况 3 方面，必须依靠血气分析结果和代偿反应的预计值，以及其他血清离子测定、肾功能检测、尿常规检查等，并结合病史综合分析才能做出正确的完整诊断，并判断病因。②即便 pH 在参考区间内，如果 HCO_3^-、pCO_2 出现异常，也要考虑存在完全代偿性或混合性酸碱紊乱的可能性。③在代谢性酸中毒的诊断上 AG 是有价值的实用指标。

(涂植光)

jiǎnzhòngdú shíyàn zhěnduàn

碱中毒实验诊断 （laboratory diagnosis of alkalosis）

通过动脉血血气分析和电解质及其他实验室检查，结合临床资料，对有无碱中毒、类型及代偿情况做出诊断的过程。根据导致酸碱平衡紊乱的原发性原因，分为代谢性、呼吸性或混合性；还应根据代偿状况，明确是完全代偿、部分代偿或失代偿。

实验检测 动脉血血气分析、电解质测定是诊断碱中毒的基本检测项目；通常还应同时进行肾功能、尿常规等检查，协助做出

完整诊断及判断病因。

实验诊断 在结合临床的前提下，动脉血 pH>7.45 即可诊断为碱中毒。由于血浆中 pH 主要受缓冲对 HCO_3^-/H_2CO_3 比值的影响，只要该比值在 17.8~28.2（见于代偿或混合性酸碱紊乱），虽然存在酸碱失衡，pH 仍可在参考区间内（见血气分析）。因此动脉血 pH 在参考区间内仍不能排除酸中毒或碱中毒，可通过以下检测和分析，进行碱中毒完整诊断。

代谢性碱中毒（MAI）原发性血浆中 HCO_3^- 升高导致的碱中毒。血气分析可见 pH>7.45、$HCO_3^->27.3$mmol/L，特别是标准 HCO_3^-（SB）>24.8mmol/L 或碱剩余（BE）>3，这是典型的 MAI 表现。常见于：①各种原因致肾小管上皮细胞生成或重吸收 HCO_3^- 增多，如长期使用袢利尿药、噻嗪类利尿药，原发性醛固酮增多症、库欣（Cushing）综合征等。②碱摄入过多，多有长期过度补碱史，不难诊断。③H^+ 丢失过多，如呕吐、胃液引流、胃瘘等，为 MAI 最常见病因。④低钾、低氯血症，此时一方面血浆中 H^+ 与细胞内 K^+ 交换，血浆中 H^+ 减少，红细胞和肾小管上皮细胞中的 HCO_3^- 转移至血浆中弥补 Cl^- 的减少；另一方面，低 K^+ 时肾远曲小管 H^+ 与 Na^+ 交换增加，更多 H^+ 从尿中排泄。上述原因导致该类 MAI 却排酸性尿的特征性改变。

呼吸性碱中毒（RAI）原发性血浆二氧化碳分压（PCO_2）

降低导致的碱中毒。典型单纯性 RAI 血气分析可见动脉血 pH>7.45、$PCO_2<35$mmHg。癔病、颅脑损伤、呼吸机应用不当等各种原因导致过度换气，造成 PCO_2 减少，引起 RAI。较少见。根据上述血气分析结果及病史等临床资料即可做出诊断。

代偿状况及混合性碱中毒无论是 MAI 还是 RAI，机体都会通过肺排泄 CO_2（挥发性酸）、肾排泄有机酸和血液中缓冲体系 3 条途径，产生代偿性反应，力图维持血浆中缓冲对 HCO_3^-/H_2CO_3 的正常比值（17.8~28.2）。在上述调节机制中，通过肺的调节仅需 10~30 分钟；血浆缓冲体系约需 2~4 小时；肾调节出现在数小时后，但调节作用最强。故 MAI 时伴随 HCO_3^- 的原发性升高，PCO_2 会代偿性增加；RAI 时伴 PCO_2 原发性降低，HCO_3^- 亦会代偿性减少。但必须判断碱中毒时上述改变是由于代偿还是混合性酸碱紊乱，可根据碱中毒的代偿预计值（表），结合其他临床资料做出诊断。

MAI 时，PCO_2 升高在代偿极限内，提示为代偿反应，pH>7.45 应考虑为不全代偿 MAI；而 PCO_2 和 HCO_3^- 等比例升高，即 pH 在参考区间内，也应诊断为完全代偿性 MAI。PCO_2 升高超过了代偿极限，提示为合并有呼吸性酸中毒的混合性酸碱紊乱。同理，对 RAI 时的 HCO_3^- 下降，也可做出是否有代偿反应及程度、是否

表 单纯性碱中毒代偿反应的预计值

碱中毒类型	原发异常	代偿反应	代偿时间	代偿预计值	代偿极限
代谢性碱中毒	$HCO_3^-\uparrow$	$PCO_2\uparrow$	3~5 天	$HCO_3^-\uparrow1$ mmol/L，$PCO_2\uparrow0.75$mmHg	55mmHg
急性呼吸性碱中毒	$PCO_2\downarrow$	$HCO_3^-\downarrow$	数分钟	$PCO_2\downarrow10$mmHg，$HCO_3^-\downarrow2$mmol/L	20mmol/L
慢性呼吸性碱中毒	$PCO_2\downarrow$	$HCO_3^-\downarrow$	2~3 天	$PCO_2\downarrow10$mmHg，$HCO_3^-\downarrow4$mmol/L	15mmol/L

合并有代谢性酸中毒的混合性酸碱紊乱的判断。如果 MAI 时 PCO_2 却下降，应结合病史考虑是否为合并 RAI 的混合性碱中毒；同样，RAI 时 HCO_3^- 却升高，结合病史应考虑为合并 MAI 的混合性碱中毒。这两种情况 pH 升高都很明显。

临床评价 ①碱中毒的完整诊断应包括：是否有碱中毒、碱中毒是代谢性还是呼吸性或混合性以及代偿情况 3 方面。②必须依靠血气分析结果和代偿反应的预计值，以及血清离子测定、肾功能检测、尿常规检查等，结合病史综合分析才能做出完整的正确诊断，并判断病因，指导制定合理治疗方案。③虽然酸碱紊乱必须依靠实验诊断才能做出，但病史及其他临床资料在确定酸碱紊乱的类型、代偿情况及是否为混合性上具有重要价值。④即使 pH 在参考区间内，如果 HCO_3^-、PCO_2 出现异常，也要考虑存在完全代偿性或混合性酸碱紊乱。

（涂植光）

gǔdàixiè wěnluàn shíyàn zhěnduàn

骨代谢紊乱实验诊断 （laboratory diagnosis of bone disorder）

通过骨代谢有关实验指标检测，结合临床表现及其他资料，对骨代谢紊乱进行诊断的过程。骨代谢紊乱是累及整个骨骼系统的全身骨代谢性疾病，主要包括骨质疏松（见骨质疏松实验诊断）、佝偻病、骨软化（见骨软化-佝偻病实验诊断）、变形性骨炎（见变形性骨炎实验诊断）和肾性骨营养不良症（见肾性骨营养不良症实验诊断）等，以骨畸形、骨痛和易骨折为特征。整体骨代谢在钙、磷、镁等骨矿物质、相关调节激素、与骨形成和骨吸收有关的生化标志物的共同作用下完成，这些代谢物的变化及调

节作用的紊乱会引起骨代谢紊乱相关疾病的发生。代谢性骨病的诊断主要依据是临床症状体征、反映骨矿物质含量的骨密度测试、影像学检查和必要的实验室检测等（见骨代谢紊乱实验检测）。

骨代谢紊乱的实验诊断主要用于了解骨病时骨代谢变化、进行临床分类分型、了解疾病原因、辅助临床诊断或鉴别诊断、观察病情及治疗效果等。骨代谢是复杂的过程，其基础研究和临床研究在不断深入，实验诊断也在不断完善；部分检测指标，特别是与骨形成和骨吸收有关的指标，体液样品中含量很低，检测技术难度较大，尚缺乏公认的标准检测方法及其检测结果的参考区间，开展骨代谢标志物检测的实验室需仔细选择测定方法，做好质量控制，建立本实验室可靠的参考区间。

（周　新）

gǔzhìshūsōng shíyàn zhěnduàn

骨质疏松实验诊断 （laboratory diagnosis of osteoporosis）

通过骨代谢有关实验指标检测，结合临床表现及其他资料，对临床常见的骨质疏松进行辅助诊断的过程。骨质疏松是多种原因引起的常见的全身性骨代谢障碍性骨骼疾病，主要表现是骨量减少、骨组织微结构受损、骨质变薄、脆性增加，骨折危险度升高。随着人体逐渐衰老，骨形成的速度减慢，骨吸收的速度超过骨形成的速度，导致骨量随年龄的增长逐渐下降，骨密度逐渐降低；在疾病等多种危险因素影响下，骨的微细结构出现紊乱并遭到破坏，导致骨量丢失，当骨量丢失到一定程度，骨小梁会变窄、变细、弯曲、错位并且数目减少，同时，骨吸收异常形成空隙空洞，骨皮

质变薄，骨脆性增加，最终导致骨质疏松，并易发生骨折。骨质疏松发病率很高，中国调查结果是：60 岁以上汉族人群骨质疏松患病率为 12.5%。钙及维生素 D 摄入不足、摄入含类固醇药物、挑食、不运动、吸烟及酗酒等危险因素会增加患骨质疏松的风险；有骨质疏松家族史的人群具有较高的发病风险。

实验检测　相关检测指标有多种，如血清钙（Ca）、无机磷（IP）、碱性磷酸酶（ALP）、甲状旁腺素（PTH）水平和尿 Ca、IP 检测，属常规检测指标，是病因诊断的基础；骨转化相关指标包括反映骨吸收的标志物，如血抗酒石酸酸性磷酸酶、尿脱氧吡啶酚、Ⅰ型胶原交联 N 末端肽等；反映骨形成的标志物，如血清骨碱性磷酸酶（B-ALP）、骨钙素（OC）以及Ⅰ型前胶原氨基端前肽等。

实验诊断　骨质疏松一般分为原发性、继发性和特发性 3 类。骨代谢指标主要对骨质疏松病因诊断、鉴别诊断和疗效观察起一定作用。

原发性骨质疏松　又称退行性骨质疏松，最常见，可分为Ⅰ型和Ⅱ型。①Ⅰ型：多见于 55 岁以上的绝经后妇女，与雌激素降低有关，以骨吸收增加、骨量快速丢失、骨转换增高为特点表现为骨代谢高转换或骨重建活动频率高的状态，血清 Ca、IP、ALP 一般正常，但骨形成和骨吸收的生化指标有所增高，血清抗酒石酸酸性磷酸酶、OC、25-（OH）D_3 和尿Ⅰ型胶原交联 N-末端肽/肌酐明显增高。②Ⅱ型：多见于 60 岁以上老人，主要与骨重建功能衰退、钙和维生素 D 缺乏、肠和肾矿物质吸收障碍以及继发

性甲状旁腺功能亢进等因素有关，以骨形成减弱、骨量缓慢丢失、骨转换低为特点。表现为骨代谢低转换或骨重建活动频率低的状态，血清 Ca、IP、ALP 一般正常，血清 PTH 有升高趋势，骨形成与骨吸收的生化指标均有降低倾向，如果血清1,25-(OH)$_2$D$_3$ 明显下降，血 OC 降低，性激素（如女性雌二醇和男性睾酮）水平降低。

继发性骨质疏松 多种其他疾病引起，如内源性和外源性糖皮质激素过多、性功能减退、甲状腺和甲状旁腺功能紊乱、肾衰竭、骨髓瘤、淋巴瘤、长期应用肝素等。首先对引起骨质疏松的可能原发疾病进行实验诊断，检测指标包括肝肾功能、自身免疫、甲状旁腺功能、甲状腺功能、性腺功能、肿瘤等。骨质疏松本身的实验诊断参照原发性骨质疏松有关内容。

特发性骨质疏松 包括特发性青少年（指青春发育期，8~14岁发生）、特发性成年人骨质疏松（指女性在绝经前、男性在60岁以前）无确切病因的骨质疏松和妊娠哺乳期骨质疏松。①特发性青少年骨质疏松：血清 Ca、IP、ALP 一般均在正常范围内，尿钙增多，尿羟脯氨酸增多，血 OC 和1,25-(OH)$_2$D$_3$ 降低。②特发性成年人骨质疏松：血清钙、磷、ALP、PTH、25-(OH)D$_3$、1,25-(OH)$_2$D$_3$ 和尿 HOP/Cr 等正常，主要依据临床症状、影像学检查和骨活检进行诊断。③妊娠哺乳期骨质疏松：发病原因认识不一致，多数认为妊娠高血压综合征可能是该病的独立危险因素；患有妊娠高血压综合征时，骨吸收大于骨形成，引起进行性骨丢失，导致骨疏松症出现；妊妇骨转换

亢进，表现为血 ALP、B-ALP 从妊娠初期到末期均升高，血 OC 增高，尿羟脯氨酸和 N 末端肽升高，血清钙、IP 和尿 Ca、IP 水平正常。

临床评价 ①骨代谢指标对骨质疏松诊断仅起辅助作用，主要依赖 X 线和骨密度检查进行诊断。②对于已确诊骨质疏松者，可根据其相关病史和骨代谢生化指标进行鉴别诊断，判断是原发性还是继发性或特发性，是高转换型还是低转换型，必要时还应进行病理诊断。③检测血 OC 水平对骨质疏松药物治疗疗效观察有临床意义，抗骨吸收药物可使 OC 水平降低，刺激骨形成药物可使血 OC 水平升高。④随着寿命的延长和人口结构的改变，骨质疏松将成为更加严重的公共健康问题，全民健身早预防是至关重要的举措。

（周 新）

gǔruǎnhuà-gōulóubìng shíyàn zhěnduàn

骨软化-佝偻病实验诊断（laboratory diagnosis of osteomalacia）

通过骨代谢有关实验指标检测，结合临床表现及其他资料，对临床常见的骨软化与佝偻病进行诊断的过程。骨软化和佝偻病是新形成的骨基质不能正常进行骨矿化，导致骨基质稀少的代谢性骨病。二者发病本质相同，几乎均是维生素 D 缺乏或代谢障碍以及磷酸盐耗损而引起。发生在儿童生长板闭合以前者，称为佝偻病；发生在成年人者，称为骨软化。均表现为骨基质的矿化缺陷。疾病发展过程中，具有一定韧性的类骨质不断形成，比例增大，骨骼硬度变小，进一步发展可出现骨软化、骨骼疼痛、畸形和骨折。随着生活水平提高，食

物中钙、磷、维生素 D 含量增加，单纯营养不良（维生素 D、钙、磷等的缺乏）引起的佝偻病或骨软化越来越少，而先天或后天因素导致维生素 D 代谢异常引起者增多。

人体所需的维生素 D 除来自食物外（外源性），也可经日光照射后在皮下由 7-脱氢胆固醇转变生成（内源性）。肝细胞中有维生素 D$_3$-25-羟化酶系，将维生素 D$_3$ 羟化生成25-(OH)D$_3$，然后其经血浆被运输到肾，在肾近曲小管上皮细胞的25-(OH)D$_3$-1α-羟化酶系催化下，羟化生成 1,25-(OH)$_2$D$_3$，后者活性比维生素 D$_3$ 高 10~15 倍，是维生素 D 的活性型，并被认为是一种激素。1,25-(OH)$_2$D$_3$ 对钙、磷代谢的总效果为升高血钙和血磷，其作用的靶器官主要是小肠、骨和肾，主要作用是：①对骨的直接作用是与甲状旁腺素（PTH）协同促进溶骨，加速溶骨作用。②通过促进肠管对钙、磷的吸收，使血钙、血磷水平增高以利于骨的钙化。③促进肾小管上皮细胞对钙、磷的重吸收，升高血钙、磷，促进骨的矿化，并维持骨盐溶解和沉积的相对平衡，促使骨更新与正常生长。

实验检测 包括：血钙检测、磷酸盐检测、25-(OH)D$_3$ 检测、1,25-(OH)$_2$D$_3$检测、碱性磷酸酶（ALP）检测、骨源性碱性磷酸酶（B-ALP）检测、PTH 检测以及骨组织学和组织计量学检查等。

实验诊断 包括一般诊断和分型诊断。

一般诊断 ①一般早期血钙水平正常，疾病严重时或晚期常出现血钙、血磷明显下降，血清 [Ca] × [P] 乘积低于正常，其

至<30。②尿钙降低，重症时更低。③尿磷可正常或升高，伴有继发性甲状旁腺功能亢进时明显下降。④血清 ALP 活性升高，主要是 B-ALP 升高，对佝偻病早期诊断有参考价值。⑤血 PTH 升高，中等程度以上维生素 D 缺乏导致低钙水平可诱发 PTH 分泌增多，引起低磷血症。⑥25-（OH）D_3-1α-羟化酶活性降低，肾功能不全伴磷清除率降低者，初期血磷浓度升高，抑制肾 25-（OH）D_3-1α-羟化酶，到晚期肾衰竭时，1,25-（OH）$_2D_3$ 合成减少或不能合成而浓度降低，引起低钙血症骨软化。

分型诊断 骨软化与佝偻病的分型尚不统一，可根据病因分为维生素 D 缺乏型、磷缺乏型、钙缺乏型等，以维生素 D 缺乏型和磷缺乏型多见。此外药物因素也可引起骨软化，如过量使用解痉药物等。①维生素 D 缺乏型：维生素 D 缺乏或代谢异常致肠道钙、磷吸收减少，血钙、磷降低，骨基质缺乏矿物质沉积，新骨生成不良，出现骨软化。血清 25-（OH）D_3 明显降低，1,25-（OH）$_2D_3$ 水平正常，可作为维生素 D 缺乏型佝偻病和骨软化的确诊依据。维生素 D 缺乏引起的佝偻病可分早、中、晚三期，早期为单纯性维生素 D 缺乏，血钙略低于正常，血磷、PTH 正常；中期出现继发性甲状旁腺功能亢进，血钙正常低限，血磷降低，B-ALP、PTH 升高；晚期进入失代偿阶段，即典型的佝偻病软骨病，血钙、磷降低，B-ALP、PTH 升高。②磷缺乏型：又称低磷血症、维生素 D 抗佝偻病，是 X-连锁显性遗传或获得性疾病，以高尿磷、低血磷为特征。一般呈现血钙磷降低，B-ALP 升高，PTH 正常，

尿钙正常或减低，血 1,25-（OH）$_2D_3$ 正常或降低，肾小管最大磷吸收率（TmP 或 $TmPO_4$）降低。不同类型磷缺乏型佝偻病和骨软化的骨生化标志物有不同的异常改变，低磷血症佝偻病患者通常有肾磷阈降低，提示存在原发性肾磷丢失，多数与遗传缺陷有关。③钙缺乏型：因为疾病导致营养不良性缺钙，其生化标志物的变化与维生素 D 缺乏骨软化类同。

临床评价 ①骨代谢指标在骨软化与佝偻病诊断中的分型诊断、病因分析、鉴别诊断、疗效监测等方面很重要，特别是对于临床症状不典型的成年人骨软化患者的分型鉴别诊断尤为重要。②作为鉴别诊断的一部分，磷缺乏型骨软化需要与低磷酸酯酶症鉴别，低磷酸酯酶症是一种非常罕见的疾病，常表现为肝、骨组织和肾的 ALP 同工酶活性降低，而肠和胎盘的 ALP 同工酶活性正常，是一种常染色体隐性遗传疾病。③直接测定血清中25-（OH）D_3和1,25-（OH）$_2D_3$水平是评价维生素 D 是否缺乏的最好方法。④肾的磷酸盐转运缺陷最好的评价指标是 TmP，通过测定空腹血清磷酸盐、肌酐以及 2 小时尿标本磷酸盐和肌酐，分别计算出磷酸盐和肌酐清除率，从标准曲线图即可查得患者 TmP。

（周 新）

shènxìng gǔ yíngyǎng bùliáng shíyàn zhěnduàn

肾性骨营养不良实验诊断

（laboratory diagnosis of renal osteodystrophy） 通过骨代谢有关实验指标检测，结合临床表现及其他资料，对肾性骨营养不良（肾性骨病）进行诊断的过程。肾性骨营养不良（ROD）是慢性肾

病导致相关矿物质和骨代谢异常、骨转换异常引起的骨病。又称肾性骨病。其病因主要是慢性肾疾病所致的钙磷代谢紊乱、活性维生素 D 合成减少、甲状旁腺功能亢进、代谢性酸中毒及铝中毒（常见于长时间进行血液透析的患者）等。

肾性骨病分为 3 种类型。①高骨转换型肾性骨病：成骨细胞和破骨细胞数目大量增加，骨吸收和形成活跃，骨髓腔内有大量纤维组织沉积，表现为甲状旁腺素（PTH）过度分泌的纤维性骨炎。②低转换型肾性骨病：铝中毒沉积导致骨生成和骨矿化缺陷，成骨细胞和破骨细胞数目减少，骨矿化率和骨形成率降低，出现骨软化、类骨质增加，有骨与关节的 $β_2$ 微球蛋白淀粉样沉积的特殊症状。③混合型肾性骨病：以上两种情况均存在，常表现为纤维性骨炎和骨软化并存。ROD 的诊断首先需有肾原发疾病证据，也需与其他原因引起的骨软化进行鉴别诊断。

实验检测 包括肾功能评价指标，血、尿钙、磷，碱性磷酸酶（ALP）和骨碱性磷酸酶（B-ALP），PTH 和骨钙素等检测。

实验诊断 指标如下。①肾功能异常：血尿素氮、肌酐、尿酸升高，内生肌酐清除率降低等。②低血钙：因慢性肾衰竭肾功能代偿不全，1,25-（OH）$_2D_3$ 的生物合成减少，钙吸收减少，导致低钙血症，还可出现高血磷、高血镁、低尿磷、低尿镁等。③ALP 和 B-ALP 升高：与成骨及骨吸收密切相关，高转换型的纤维性骨炎升高更明显。④PTH 升高：尤其是完整 PTH 升高对纤维性骨炎的诊断准确率很高。⑤铝中毒时亦可见高血钙、低血磷、血

PTH 降低者，血清铝和 β_2-微球蛋白水平明显升高。⑥血骨钙素一般正常。

（周 新）

bìanxíngxìng gǔyán shíyàn zhěnduàn

变形性骨炎实验诊断 （laboratory diagnosis of osteitis deforman）

通过骨代谢有关实验指标检测，结合临床表现及其他资料，对变形性骨炎进行诊断。变形性骨炎，又称畸形性骨炎，是慢性局限性骨代谢病，以病态性溶骨与病态性成骨并存为特征。该病于 1876 年由佩吉特（Paget）首先描述，故又称佩吉特（Paget）病，多见于 40 岁以上成年人。病因尚不清楚，倾向于认为是病毒引起，因为在该类患者的破骨细胞核中找到类似病毒颗粒的包涵体；可能也与遗传因素有关，因 20%～30% 的变形性骨炎患者有家族史。其病变首先是破骨细胞增殖，引起快速骨溶解，为溶骨性病变，继之是成骨细胞增大，生成大量无序的骨组织，为骨硬化性病变，或两者共存，其症状取决于发病骨骼部位，颅骨、股骨、骨盆和脊椎是最常见的受累部位。

实验检测 包括血钙、磷、碱性磷酸酶（ALP）和骨碱性磷酸酶（B-ALP），甲状旁腺素（PTH）和 I 型胶原交联 C-末端肽（CTX）、I 型前胶原氨基端前肽（PINP）等检测。

实验诊断 实验诊断指标在该病诊断中可以协助早期发现和鉴别诊断。变形性骨炎时：①血清钙、磷酸盐、镁以及 PTH 一般正常，但是 ALP、B-ALP 增高。②15%～20% 的患者因骨重建对钙的需求增加，钙代谢加速，致血 PTH 升高。③血清 ALP 水平与病变范围和病变程度相关，体积小的骨骼病变 ALP 正常，颅骨病变时 ALP 升高，若并发骨肉瘤 ALP 可急剧增高。④血清 B-ALP 增高，高出参考区间上限 2～8 倍，对该病诊断的特异性、灵敏度都很高。⑤骨病患者因其骨重建旺盛，尿脱氧吡啶酚、羟脯氨酸和 CTX 增高，反映骨重建的水平和病变程度。⑥骨形成标志物 PINP 水平升高可用于该病的早期发现。变形性骨炎患者需终身随诊，监测血清 ALP、B-ALP、钙、尿羟脯氨酸水平。

（周 新）

nèifēnmì jíbìng shíyàn zhěnduàn

内分泌疾病实验诊断 （laboratory diagnosis of endocrine disease）

检测并确定激素异常变化及其基本类型，为内分泌疾病诊断提供依据的过程。内分泌系统包括内分泌腺和分布于其他器官的内分泌细胞。①内分泌腺：人体主要有：垂体、松果体、甲状腺、甲状旁腺、肾上腺、性腺和胰岛等。内分泌调节主要为下丘脑–垂体–周围靶腺体调节轴（醛固酮调节为肾素–血管紧张素–醛固酮轴），其中任何一段均受正反馈或负反馈调节机制的控制，使内分泌系统相对稳定。②内分泌细胞：其分泌物称激素，按其化学性质可分为含氮激素和类固醇激素两大类。大多数激素都通过血液循环作用于远处的特定细胞（靶细胞），在循环中转运时，肽类激素主要呈游离形式，而类固醇激素（还有甲状腺激素）均与高亲和力的特异血浆蛋白结合，仅有少量呈具有生物活性的游离状态，激素在与靶细胞上的特异受体结合后启动其生理活性。

内分泌系统与神经系统共同调节机体的生长发育和各种代谢，维持内环境稳定，并影响行为和控制生殖等。任何一种内分泌细胞的功能失常所致的激素分泌变化，均可引起相应的病理生理变化。内分泌疾病的激素分泌变化主要有以下 7 种：①内分泌水平低下。②过度分泌。③异常激素的分泌。④激素受体异常与激素抵抗。⑤激素转运或代谢异常。⑥多种激素同时或先后分泌过高或过低。⑦肿瘤分泌异位激素。

实验检测 常用的实验室检测项目有 6 类。

激素及其代谢产物水平检测 是内分泌功能异常的直接证据，可检测血液或尿液中的激素及其代谢产物的水平。血液激素检测敏感性及特异性较高，而尿液激素检测可反映每天激素的分泌总量。通常几项激素的联合检测可提高诊断价值。

激素相关结合蛋白检测 用于判断总的激素水平以及游离激素水平的检测结果是否可靠。

功能试验 利用内分泌腺调节轴正反馈与负反馈原理，给予刺激或抑制内分泌腺体分泌的药物，并检测血、尿中相关激素水平，可进一步了解相应内分泌腺功能状态。

自身抗体检测 用于内分泌腺自身免疫性疾病的辅助诊断。

病理学检查 对细针穿刺抽吸标本及手术切除标本进行形态学以及免疫组织化学检查可明确内分泌腺肿块的性质。

其他检测 内分泌疾病时激素的异常可引起体内相关系统功能及代谢异常，相应产生电解质、酸碱平衡、血脂、血糖、酶类以及血细胞异常，可作为疾病诊断的间接依据。

实验诊断 必须密切结合临床，完整的诊断应包括功能诊断、定位诊断和病因诊断 3 方面。

功能诊断 主要依赖于激素

及其代谢产物水平的检测和功能试验。

定位诊断　几种激素的联合检测及功能试验也可起到影像学检查外的辅助作用。

病因诊断　自身抗体检测和病理学检查可辅助病因诊断，必要时还可使用分子生物学技术对遗传性疾病进行诊断。

临床评价　分析激素检测结果时需充分考虑到以下影响因素：①激素分泌的昼夜节律、脉冲性及体位的影响。②激素相关结合蛋白本身的异常或影响其水平的药物及疾病、生理状态。③影响激素分泌的各种药物、外源性激素及与激素结构相似干扰其检测的物质。④体内嗜异性抗体及人抗鼠抗体等对免疫检测方法的干扰。⑤标本采集、运送及保存条件等。

（潘柏申　郭　玮）

jiǎzhuàngxiàn gōngnéng kàngjìnzhèng shíyàn zhěnduàn

甲状腺功能亢进症实验诊断

（laboratory diagnosis of hyperthyroidism）　甲状腺功能亢进症（简称甲亢）是多种原因引起的甲状腺激素分泌增加导致高代谢症候群和交感神经系统兴奋性升高的临床综合征。按病因可分为：①甲状腺性甲亢：如格雷夫斯病（Graves）病、自主性高功能甲状腺结节或腺瘤、多结节性甲状腺肿伴甲亢、碘源性甲亢、甲状腺滤泡样或乳头样癌。②垂体性甲亢。③异位促甲状腺激素综合征。④卵巢甲状腺肿及甲状腺毒症。其中最常见的病因为 Graves 病，约占 85%。Graves 病又称毒性弥漫性甲状腺肿，是一种自身免疫性甲状腺疾病，患者血清中存在多种自身抗体，特别是针对促甲状腺激素（TSH）受体的甲状腺

刺激抗体，与 Graves 病的甲状腺功能亢进有关。甲亢的发病率为 0.5%～2%，男女比例约为 1:4。

实验检测　常用检测项目有甲状腺激素测定、TSH 检测以及甲状腺自身抗体检测。

甲状腺激素测定　包括甲状腺素（T_4）和三碘甲腺原氨酸（T_3）检测，实验室可检测总 T_4、T_3 和游离 T_4（FT_4）、游离 T_3（FT_3）。甲状腺素结合球蛋白（TBG）异常时应选择 FT_3 和 FT_4 检测。

TSH 检测　TSH 是甲状腺功能的首选筛查指标，在甲状腺疾病中的变化较甲状腺激素更为灵敏和特异。

甲状腺自身抗体检测　包括甲状腺过氧化物酶抗体（TPO-Ab）、甲状腺球蛋白抗体（TGAb）和促甲状腺激素受体抗体（TRAb），可辅助甲亢的病因诊断。

实验诊断　包括实验诊断指标及鉴别诊断。

实验诊断指标　首选指标为 TSH，加测甲状腺激素；协助病因诊断指标有甲状腺自身抗体检测。①甲状腺激素检测：甲亢患者血清甲状腺激素水平增高，Graves 病 T_3 的增高幅度更大。一些少见类型的甲亢如 T_3 型甲亢或 T_4 型甲亢，可仅有总 T_3（或 FT_3）或总 T_4（或 FT_4）升高，而另一种甲状腺激素水平基本正常。②TSH 检测：甲亢时 TSH 多显著降低甚至检测不到，TSH 正常或升高时应考虑垂体性甲亢或异位 TSH 综合征。当 TSH 降低，而甲状腺激素正常时应考虑亚临床型甲亢。③甲状腺自身抗体检测：TRAb 检测包括促甲状腺激素刺激抗体、促甲状腺激素受体阻断抗体和甲状腺生长刺激免疫球蛋白

检测。其中促甲状腺激素刺激抗体是 Graves 病的致病性抗体，故 Graves 病时 TRAb 多阳性。TPOAb 和 TGAb 可阳性，但效价不如桥本甲状腺炎高。

鉴别诊断　①单纯性甲状腺肿：主要表现为甲状腺肿大，甲状腺功能基本正常，T_4 可稍低，T_3 可略高，但 TSH 正常，必要时可行摄[131]I 功能试验与甲亢鉴别，单纯性甲状腺肿表现为摄[131]I 率增高但无高峰提前，甲亢时摄[131]I 率增高且高峰提前。②破坏性甲状腺毒症：甲状腺滤泡被炎症破坏，导致滤泡内储存的甲状腺激素过量进入循环，引起血清甲状腺激素升高，但摄[131]I 率降低，可与甲亢鉴别。③老年型甲亢：老年患者起病较隐匿，可主要表现为心律失常，或因慢性腹泻、消瘦而被误诊为癌症。实验室检查总 T_4 可在正常范围内，但 TSH 显著降低及 FT_4、FT_3 升高可明确。

临床评价　①凡影响血中 TBG 浓度的各种因素均能影响总 T_4 和总 T_3 检测结果，除遗传因素外，增加 TBG 浓度或结合力的因素包括：妊娠、新生儿、口服避孕药、急性病毒性肝炎等；降低 TBG 浓度或结合力的因素包括：肾病综合征、肝衰竭、外科手术刺激、水杨酸、泼尼松、雄激素及苯妥英钠等。②肝素可诱导脂肪酶活性，使游离脂肪酸增多，游离脂肪酸从 TBG 中置换结合的 T_4，使 FT_4 检测结果假性增高。③约 3% 的孕妇 TSH 可降低，为高人绒毛膜促性腺激素所致。④甲状腺激素、TSH 及甲状腺自身抗体检测多基于免疫学方法，患者体内存在嗜异性抗体、人抗鼠抗体等干扰物质时会影响检测结果。⑤不同检测方法及不同检测系统间检测结果存在一定差异，

患者随访时应尽量选择诊断时的实验室进行标本检测。

（潘柏申　郭玮）

jiǎzhuàngxiàn gōngnéng jiǎntuìzhèng shíyàn zhěnduàn

甲状腺功能减退症实验诊断

（laboratory diagnosis of hypothyroidism）　甲状腺功能减退症（简称甲减）是多种原因引起甲状腺激素合成、分泌或生物效应不足所致的综合征。发病率约为1%，女性多于男性。按起病年龄可分三型：呆小病、幼年型和成年型甲减。①呆小病：起病在胎儿期或新生儿期。主要表现为生长发育迟缓和智力低下。常见原因为缺碘（地方性呆小病）、先天性甲状腺发育不全及甲状腺激素合成相关酶缺陷。②幼年型和成年型甲减：幼年型起病于青春发育期前。二者均主要表现为代谢率减低和交感神经兴奋性下降，严重者可引起黏液性水肿甚至昏迷。常见原因有自身免疫性损伤导致甲状腺萎缩（又称原发性甲减）、甲状腺炎（桥本甲状腺炎多见）中后期、甲状腺手术切除、抗甲亢药物或放射性碘治疗后；较少见的原因有下丘脑或垂体功能减退导致促甲状腺激素释放激素（TRH）或促甲状腺激素（TSH）分泌不足，以及甲状腺激素抵抗综合征。

实验检测　常用的检测项目有甲状腺激素检测、TSH检测、甲状腺自身抗体检测及血常规和临床化学检测。

甲状腺激素检测　可检测甲状腺素（T_4）和三碘甲腺原氨酸（T_3）。甲状腺素结合球蛋白（TBG）异常时，总 T_4 检测结果可异常升高，应选择游离 T_4（FT_4）检测。

TSH检测　TSH是甲状腺功能的首选筛查指标，特别是缺碘地区呆小病的筛查，但需注意新生儿切断脐带后TSH会迅速增高并持续24小时，应在切断脐带24小时后采集标本（早产儿高峰延后，应在产后2~4周采集第2份标本检测）。

甲状腺自身抗体检测　主要检测抗甲状腺过氧化物酶抗体（TPOAb）以及抗甲状腺球蛋白抗体（TGAb），可辅助甲减的病因诊断。

TRH兴奋试验　该项试验与TSH检测用于甲减的定位诊断。

其他　①血常规及贫血相关检查。②血脂、同型半胱氨酸、肌酸激酶等其他临床化学检测。③部分患者需检测催乳素。

实验诊断　包括实验诊断指标及鉴别诊断。

实验诊断指标　首选指标为TSH，加测总 T_4、FT_4；定位诊断指标有血TSH和TRH兴奋试验；辅助病因诊断指标有甲状腺自身抗体检测。①甲状腺激素检测：甲减患者血清 T_4 低下，轻症患者血清 T_3 尚在正常范围内，重症患者可以降低。因为 T_3 主要来源于外周组织 FT_4 的转换，所以 T_3 不用作原发性甲减的辅助诊断。②TSH检测：甲减时TSH多升高；但下丘脑性或垂体性甲减时，TSH降低甚至检测不到；当TSH升高，而甲状腺激素正常时应考虑亚临床型甲减。③甲状腺自身抗体检测：原发性甲减及桥本甲状腺炎TPOAb及TGAb呈高效价阳性，且TPOAb的敏感性和特异性最高；母体甲状腺自身抗体检测可辅助呆小病的病因诊断。④TRH兴奋试验：TRH刺激后TSH明显升高者或延迟升高提示病变在下丘脑；无升高则提示病变在垂体。⑤其他：血常规检测可有轻、中度贫血；临床化学检测总胆固醇、低密度脂蛋白胆固醇、同型半胱氨酸、肌酸激酶可升高；部分患者催乳素升高，需与垂体催乳素瘤鉴别。

鉴别诊断　①贫血：甲减时可有各种类型的贫血（临床以大细胞性贫血为多见），但甲状腺功能检测各项指标必须符合甲减诊断，借以与原发性贫血鉴别。②慢性肾炎和肾病综合征：表现为水肿、血胆固醇增高，与甲减相似，且疾病发展至肾功能不全时可有总 T_3 和总 T_4 下降；但其更主要的临床表现为明显蛋白尿、血压增高等，且肾病水肿为凹陷性，而甲减水肿多为非凹陷性，可与甲减鉴别。③低T3综合征：该病 FT_4 多正常（可稍增高或稍减低），反 T_3（RT3）升高，TSH正常。④甲状腺激素抵抗综合征：诊断有时不易，患者可有甲减的临床表现，但 T_4 增高、TSH增高或正常；需与垂体TSH肿瘤鉴别，可行TRH兴奋试验（该病TSH增高，垂体TSH肿瘤时无反应）及 T_3 抑制试验（该病TSH下降，垂体TSH肿瘤时不被抑制）。

临床评价　见甲状腺功能亢进症实验诊断。

（潘柏申　郭玮）

Kùxīn zōnghézhēng shíyàn zhěnduàn

库欣综合征实验诊断

（laboratory diagnosis of Cushing syndrome）　库欣（Cushing）综合征，又称皮质醇增多症，是多种原因引起肾上腺皮质长期分泌过多的糖皮质激素（主要是皮质醇）所致的综合征。主要表现为向心性肥胖、满月脸、多血质外貌、紫纹、痤疮、继发性糖尿病、高血压及骨质疏松等。发病率为2~3/100万，女性多见，男女比例约1：3。按病因可分为：促肾上腺皮质激素（ACTH）依赖性与非依赖型两大类。①ACTH依赖性：包括库欣病（垂体分泌ACTH过多导致双侧肾上腺皮质增生）及异源性ACTH综合征。②ACTH非依赖性：包括肾上腺肿瘤及不依赖ACTH双侧小结节增生或小结节性发育不良。其中，库欣病约占70%，肾上腺肿瘤约占15%，异源性ACTH综合征约占15%。

实验检测 常用检测项目有血、尿皮质醇及其代谢产物检测、血浆ACTH检测以及血常规和临床化学检测等。

血浆总皮质醇检测 正常人血浆皮质醇水平有明显昼夜节律，上午8：00～9：00最高，午夜最低，检测时需注意标本采集时间。

24小时尿游离皮质醇及其代谢产物检测 24小时尿游离皮质醇受干扰因素较少，可作为筛查项目。皮质醇代谢产物主要检测17-羟类固醇和17-酮类固醇。

血浆ACTH检测 ACTH有与皮质醇类似的昼夜节律，检测时需注意标本采集时间。

功能试验 包括小剂量地塞米松抑制试验、大剂量地塞米松抑制试验及促肾上腺皮质激素释放激素（CRH）兴奋试验。

其他 ①血常规检查。②血糖及糖耐量检查。③电解质检测及血气分析。

实验诊断 包括实验诊断指标及鉴别诊断。

实验诊断指标 筛查指标为24小时尿游离皮质醇和小剂量地塞米松抑制试验，辅助病因诊断指标有ACTH及其他功能试验。①血浆皮质醇检测：该病患者血浆皮质醇水平增高且昼夜节律消失。②24小时尿游离皮质醇及其代谢产物检测：尿游离皮质醇<

100μg/24h可排除该病；该病患者17-羟类固醇多增高，而17-酮类固醇多正常，明显增高者需考虑肾上腺癌。③血浆ACTH检测：该病患者昼夜节律消失，其中肾上腺皮质肿瘤患者ACTH水平甚低甚至检测不到，库欣病及异源性ACTH综合征患者ACTH水平显著升高。④功能试验：小剂量地塞米松抑制试验，每8小时口服0.75mg，连续2天或者午夜11：00口服1mg；正常人及单纯性肥胖者皮质醇及其代谢产物可被抑制到基础值的50%以下，该病不被抑制。大剂量地塞米松抑制试验，每8小时口服2.75mg，连续2天；库欣病患者皮质醇及其代谢产物可被抑制到基础值的50%以下，肾上腺肿瘤及异源性ACTH综合征不被抑制。CRH兴奋试验，给予外源性CRH刺激后，库欣病患者ACTH、皮质醇及其代谢产物可升高，而肾上腺

肿瘤及异源性ACTH综合征患者不受影响。⑤其他：血常规检查可有红细胞、白细胞、中性粒细胞增多，嗜酸性粒细胞减少等表现；该病患者常有血糖增高及糖耐量异常；如出现低血钾及碱中毒，提示肾上腺癌或异源性ACTH综合征。

鉴别诊断 该病主要与单纯性肥胖、神经性厌食、精神异常等疾病进行鉴别，此外还应对各种引起库欣综合征的病因进行鉴别（图）。

临床评价 ①多种药物会影响地塞米松代谢、血浆皮质醇及尿游离皮质醇的检测，如苯巴比妥、苯妥英钠、卡马西平、扑米酮、利福平、吡格列酮等加快地塞米松代谢；福沙吡坦、伊曲康唑、氟西汀、地尔硫䓬、西咪替丁等减慢地塞米松代谢；雌激素和米托坦使血浆皮质醇检测结果升高；卡马西平、非诺贝特、人

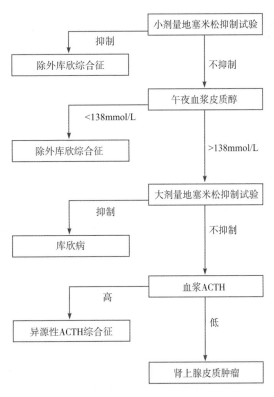

图　库欣综合征诊断与鉴别诊断思路

工合成的糖皮质激素、甘草制剂等干扰尿游离皮质醇检测。②血浆 ACTH 检测可使用乙二胺四乙酸（EDTA）抗凝，由于 ACTH 室温下很快降解，标本采集后需立即离心分离血浆于−20℃保存，玻璃容器会吸附 ACTH，应避免使用；24 小时尿 17-羟类固醇及 17-酮类固醇检测尿液标本采集容器中需加入 10ml 10% 的盐酸。

（潘柏申　郭　玮）

shènshàngxiàn pízhì gōngnéng jiǎntuìzhèng shíyàn zhěnduàn

肾上腺皮质功能减退症实验诊断（laboratory diagnosis of adrenocortical hypofunction）

肾上腺皮质功能减退症是多种原因导致肾上腺皮质破坏、皮质激素合成酶缺乏或下丘脑分泌促肾上腺皮质激素释放激素（CRH）及垂体分泌促肾上腺皮质激素（ACTH）不足所致的临床综合征。常见病因包括：自身免疫（可伴有其他性腺功能衰竭、甲状腺功能亢进、甲状腺功能减退、甲状旁腺功能减退、糖尿病等疾病）、感染（结核最常见）、肿瘤浸润或转移、淀粉样变性、血管病变、双侧肾上腺次全切或全切术及肾上腺脑白质营养不良（X 染色体隐性遗传性疾病）。

按病因可分为原发性和继发性肾上腺皮质功能减退症。①原发性：肾上腺皮质本身的疾病所致者。又称艾迪生（Addison）病。②继发性：下丘脑及垂体功能不良所致者。按病程及临床表现可分为慢性和急性肾上腺皮质功能减退症。①慢性：表现为衰弱无力、体重减轻、色素沉着、血压下降等。②急性：又称肾上腺危象，表现为高热、恶心、呕吐、腹泻、脱水、烦躁不安，继而循环衰竭、昏迷。

艾迪生病的发病率为 4/100万，其中自身免疫性约占 80%，结核感染占 10%～15%，其他约占 5%。

实验检测　常用检测项目有血、尿皮质醇及其代谢产物检测、血浆 ACTH 检测、自身抗体检测、极长链脂肪酸检测以及血常规和临床化学检测等。

血浆皮质醇检测　正常人血浆皮质醇水平有明显昼夜节律，上午 8:00～9:00 最高，午夜最低，肾上腺皮质功能减退症检测时宜早晨采血。

24 小时尿皮质醇及其代谢产物检测　24 小时尿游离皮质醇不受昼夜节律影响，更能反映肾上腺皮质功能的实际情况。皮质醇代谢产物检测主要是 17-羟类固醇和 17-酮类固醇检测。

血浆 ACTH 检测　用于鉴别原发性和继发性肾上腺皮质功能减退症。

自身抗体检测　主要检测 21-羟化酶抗体，辅助病因诊断。部分患者需检测其他内分泌腺（如甲状腺、甲状旁腺及胰岛等）的自身抗体。

极长链脂肪酸检测　辅助诊断肾上腺脑白质营养不良引起的肾上腺皮质功能减退症。

ACTH 兴奋试验　用于鉴别原发性或继发性，完全性或不完全性肾上腺皮质功能减退症。

其他　①血常规检查。②电解质、血糖、血酮体及肾功能等其他临床化学检测。

实验诊断　包括实验诊断指标及鉴别诊断。

实验诊断指标　筛查指标为血、尿皮质醇及其代谢产物，定位诊断指标有 ACTH 检测及 ACTH 兴奋试验，辅助病因诊断指标有自身抗体检测及极长链脂肪酸检

测。①血浆皮质醇检测：早晨血浆皮质醇浓度 <165nmol/L 需考虑该病。②24 小时尿皮质醇及其代谢产物检测：尿游离皮质醇 <55.2nmol/24h 需考虑该病，24 小时尿 17-羟类固醇及 17-酮类固醇一般均 <17μmol/L。③血浆 ACTH 检测：原发性肾上腺皮质功能减退症 ACTH 明显增高，继发性肾上腺皮质功能减退症 ACTH 明显降低甚至检测不到。④自身抗体检测：自身免疫性肾上腺皮质功能减退症患者可检测到 21-羟化酶抗体，其中 40%～50% 患者可检测到其他内分泌腺的自身抗体并伴有相应激素水平异常，此时应考虑自身免疫性多内分泌腺综合征。⑤极长链脂肪酸检测：肾上腺脑白质营养不良患者血中极长链脂肪酸增高。⑥快速 ACTH 兴奋试验：已成为筛查该病有效的标准方法。给予 Cortrosyn（一种人工合成的 ACTH 类似物）250μg，静脉注射 45 分钟后，取血样，测血浆皮质醇，若 ≥200μg/L 为正常，若 <200μg/L 提示垂体-肾上腺轴有功能障碍，本法不受饮食或药物的干扰，结果可靠，可应用于任何年龄患者，无明显的副作用。⑦其他：血常规检查可有正细胞正色素性贫血、中性粒细胞减少、淋巴细胞及嗜酸性粒细胞增多等表现；肾上腺危象时可有低血钠、高血钾、低血糖、中度酮症及血尿素氮增加等表现。

鉴别诊断　①慢性肝病：可有消瘦、皮肤色素沉着、低血糖（肝功能严重损伤时）等表现，但一般可能检出肝炎病毒且有肝功能异常等；血、尿皮质醇及其代谢产物检测可进一步鉴别。②糖尿病酮症酸中毒：肾上腺危象时可有烦躁、脱水、中度酮症、甚

至昏迷等表现，需与糖尿病酮症酸中毒鉴别；但肾上腺危象时血糖降低，后者血糖明显增高，可以鉴别；此外血常规检查嗜酸性粒细胞计数明显增高也提示肾上腺危象。

临床评价 见库欣综合征实验诊断。

（潘柏申　郭　玮）

yuánfāxìng quángùtóng
zēngduōzhèng shíyàn zhěnduàn
原发性醛固酮增多症实验诊断（laboratory diagnosis of primary aldosteronism）

原发性醛固酮增多症，简称原醛症，是一组相对独立于肾素–血管紧张素系统的醛固酮不适当自主高分泌，且不被盐负荷抑制的疾病。其临床表现有三组特征：①高血压。②以肌无力及周期性麻痹为主的神经肌肉功能障碍。③失钾性肾病及低血钾。高血压人群中该病引起的发病率大于10%，该病是引起继发性高血压最常见的原因。该病按病因可分为：醛固酮腺瘤（癌）、特发性醛固酮增多症（双侧肾上腺增生）及糖皮质激素可抑制性醛固酮增多症。其中醛固酮腺瘤占60%~85%，腺癌仅占1%，特发性醛固酮增多症占15%~40%。

实验检测 常用检测项目有血电解质检测、血气分析、尿液检测、激素检测以及功能试验等。

血电解质检测及血气分析包括钠、钾、氯、钙、磷、镁的检测等，血气分析用于了解酸碱平衡。

尿液检测 主要包括尿比重、尿pH、尿蛋白及尿电解质等。

激素检测 包括血浆醛固酮、肾素、血管紧张素Ⅱ及24小时尿醛固酮检测。标本采集应注意采血体位，醛固酮检测前应固定钠、钾摄入量（每天钠160mmol，钾60mmol）一周。

功能试验 包括口服钠负荷试验、盐水输注试验、氟氢可的松抑制试验及卡托普利试验。

实验诊断 包括实验诊断指标及鉴别诊断。

实验诊断指标 筛查指标为血浆醛固酮与肾素比值，进一步明确诊断需行功能试验。建议高血压分期2期和3期、药物抵抗性高血压、高血压伴持续性或利尿药引起的低血钾、高血压伴肾上腺意外瘤、有早发高血压或40岁以前发生脑血管意外家族史的高血压患者以及该病患者一级亲属均应进行筛查。

血电解质检测及血气分析有助于原醛症临床分型诊断。9%~37%的患者可表现为低钾；血钠可在正常上限或轻度增高；手足搐搦者游离钙常偏低，而总钙正常；血镁常轻度降低；血气分析提示代谢性碱中毒，pH和CO_2结合力增高。

尿液检测 该病患者尿量增多；尿比重偏低，常固定在1.010~1.015之间；尿pH呈中性或碱性；有间歇性或持续性蛋白尿；普通饮食，血钾<正常时，24小时尿钾仍>25mmol。

激素检测 该病患者血浆醛固酮及24小时尿醛固酮高于正常，血浆肾素及血管紧张素Ⅱ活性降低，且在使用利尿药或站立体位后不能显著升高。

功能试验 ①口服钠负荷试验：固定钠摄入量（>200mmol/d）3天，取第3天早晨至第4天的24小时尿检测醛固酮，<27.7nmol/24h可除外该病。②盐水输注试验：试验前1小时开始静卧至试验结束，8：00~9：30开始输注生理盐水2L，输注前及输注后4小时采血检测血浆醛固酮>277pmol/L可诊断。③氟氢可的松抑制试验：每6小时口服0.1mg氟氢可的松，共4天，第4天10：00坐位采血检测血浆醛固酮>166.2pmol/L可诊断。④卡托普利试验：患者取坐位或站位1小时后口服25~50mg卡托普利，并继续保持坐位，在服药前及服药后1小时或2小时采血检测血浆醛固酮，分泌抑制>30%可除外该病。前两种试验不适用于严重高血压未得到控制、严重低血钾、肾功能不全、心功能不全及心律失常者。

鉴别诊断 该病需与以下疾病鉴别：①原发性高血压患者服用排钾性利尿药。②继发性醛固酮增多症，如肾源性高血压、失钾性肾炎、肾盂肾炎晚期等，血浆肾素活性增高是鉴别要点。③肾上腺其他盐皮质激素分泌过多，如皮质醇增多症、先天性肾上腺皮质增多症等。④先天性11β-羟类固醇脱氢酶缺陷。⑤利德尔综合征（又称Liddle综合征）。⑥肾素瘤。⑦巴特综合征（又称Bartter综合征）。病史及功能试验可辅助原发性醛固酮增多症与其他疾病的鉴别。

临床评价 ①多种药物会影响肾素及醛固酮的检测，主要包括：醛固酮拮抗剂、血管紧张素转换酶抑制剂、血管紧张素受体阻断剂、肾素抑制剂、利尿药、β受体阻断药、α_2受体激动药、非甾体抗炎药、二氢吡啶类钙通道阻滞药、甘草制剂、避孕药等。②血浆肾素检测使用乙二胺四乙酸（EDTA）抗凝，标本需常温保存（4℃下会被冷激活）。③24小时尿醛固酮检测标本可使用硼酸防腐。

（潘柏申　郭　玮）

shìgèxìbāoliú shíyàn zhěnduàn

嗜铬细胞瘤实验诊断 （laboratory diagnosis of pheochromocytoma）

嗜铬细胞瘤是起源于肾上腺髓质（80%～90%）、交感神经节、旁交感神经节或其他部位的嗜铬组织的肿瘤，多为良性，恶性仅占10%。可阵发性或持续性分泌大量去甲肾上腺素和肾上腺素，以及微量多巴胺等儿茶酚胺类激素，临床上常出现阵发性或持续性高血压，头痛、多汗、心悸等交感神经兴奋及代谢紊乱综合征。普通人群发病率约5/万，高血压人群发病率约0.1%，成年人中无性别差异，儿童中多见于男性。有家族史者称家族性嗜铬细胞瘤，约占5%，为常染色体显性遗传，常伴有Ⅱ型多发性内分泌腺瘤或神经纤维瘤等。血与尿中儿茶酚胺及其代谢产物检测有助于诊断。

实验检测　主要检测血浆或尿液中儿茶酚胺及其代谢产物。常用检测方法为高效液相色谱法结合电化学法或液相色谱串联质谱法。

血浆儿茶酚胺及其代谢产物检测　包括总儿茶酚胺检测、肾上腺素检测、去甲肾上腺素检测、氧甲基肾上腺素检测、氧甲基去甲肾上腺素检测等，其中氧甲基肾上腺素检测具有最高的诊断灵敏度（99%），但特异性（89%）中等。

24小时尿液儿茶酚胺及其代谢产物检测　包括总儿茶酚胺检测、肾上腺素检测、去甲肾上腺素检测、氧甲基肾上腺素检测、氧甲基去甲肾上腺素检测、香草扁桃酸检测等，其中香草扁桃酸具有最高的诊断特异性（95%），但灵敏度（64%）低。

功能试验　包括胰高血糖素激发试验及可乐定抑制试验。

实验诊断　包括实验诊断指标及鉴别诊断。

实验诊断指标　初步诊断指标为血浆或尿液中儿茶酚胺及其代谢产物，项目的联合应用及特殊标本采集检测可辅助肿瘤定位诊断。如实验室检测儿茶酚胺及其代谢产物增高不明显，或实验室检测结果与影像学检查结果不符，但临床高度怀疑该病时，可进一步行功能试验。

血浆儿茶酚胺及其代谢产物检测　该病患者血浆或尿液中儿茶酚胺及其代谢产物增高，此外项目的联合应用可提高诊断的灵敏度和特异性。

定位诊断　①同时检测尿肾上腺素和去甲肾上腺素，或尿氧甲基肾上腺素和氧甲基去甲肾上腺素：尿肾上腺素和去甲肾上腺素，或者氧甲基肾上腺素和氧甲基去甲肾上腺素同时增高提示肿瘤位于肾上腺内；仅尿去甲肾上腺素或氧甲基去甲肾上腺素增高提示肿瘤位于肾上腺外。②下腔静脉插管分段取血检测血浆儿茶酚胺浓度也可辅助肿瘤定位。

功能试验　实验室检测结果与临床不符时可行功能试验。①胰高血糖素激发试验：适用于血浆儿茶酚胺<1000pg/ml及血压<170/100mmHg者，注射胰高血糖素后血浆儿茶酚胺>2000pg/ml，或高于3倍注射前血浆儿茶酚胺即可做出诊断。②可乐定抑制试验：适用于血浆儿茶酚胺>1000pg/ml以及血压>160/90mmHg者，服药后若血浆儿茶酚胺下降至500pg/ml以下可排除嗜铬细胞瘤，若不下降则可诊断。因功能试验有一定的危险性，应严格把握适应证并做好充分的保护措施。

鉴别诊断　嗜铬细胞瘤应与其他继发性高血压及原发性高血压鉴别，包括急进性高血压，间脑、小脑、脑干肿瘤，卒中等引起的高血压等；部分特殊病例需与甲状腺功能亢进症、糖尿病及更年期综合征等鉴别。鉴别要点为其他疾病极少有血、尿儿茶酚胺及其代谢产物的增高。

临床评价　①多种药物会影响儿茶酚胺及其代谢产物的检测，主要包括：四环素、对乙酰氨基酚、单胺氧化酶抑制剂、左旋多巴、氯丙嗪、苯二氮䓬类药物、三环类抗抑郁药、丁螺环酮、可乐定、硝普钠、拉贝洛尔等，采血前应停药1周以上。②应避免精神紧张、过度刺激等影响。③患者应空腹采血，采血前静卧15分钟，标本采集使用肝素抗凝，采血后立即离心分离血浆，−20℃保存至检测；24小时尿液标本采集容器中需加入10ml 10%的盐酸。

（潘柏申　郭　玮）

zhìliáo yàowù jiāncè

治疗药物监测 （therapeutic drug monitoring, TDM）

以灵敏可靠的方法，检测患者血液或其他体液中的药物浓度，在药物代谢动力学理论指导下，制定和调整个体化用药方案，保证药物治疗的有效性和安全性。又称临床药物代谢动力学监测。

简史　个体化药物剂量方案一直是困扰临床医师的难题。虽曾尝试通过按不同生理发育阶段、体重、体表面积、参考肝肾功能等调整剂量，但由于均无法排除不同个体药物体内过程的巨大差异，仍未很好解决这一难题。20世纪50年代药物代谢动力学的发展成熟，得以用数学模型和公式定量反映体内药物随时间的量变规律，并发现绝大多数药物的效应和血药浓度相关，从而形成了以血药浓度为依据，调整剂量的设想。随着灵敏、特异的药物检测技术的发展，对体液中仅微量存在的药物准确定量得以实现；另一方面，越来越多的药物治疗浓度范围和最小中毒浓度相继确定。因此，从 20 世纪 70 年代起，以血药浓度为客观依据，在药物代谢动力学指导下制定和调整用药方案的可行性和优越性，日益为广大医师接受和采用，从而促进了 TDM 的形成和发展。

药物代谢动力学 简称药动学，是以数学模型和公式定量描述各种体液、组织和排泄物中药物和代谢物水平随时间变化的动态过程。如果无药动学基础，当测得某种体液药物浓度，仅能代表取样瞬间该体液中的药物浓度。而在药动学理论指导下，则可确定适宜的取样时间，并根据测定的药物浓度，了解其取样前、后的变化规律，制定出剂量调整方案。因此，药动学是 TDM 发展、形成和应用的基础理论和前提。

TDM 检测技术要求 由于体液中药物仅微量存在，并且受与其结构仅轻微差异的代谢物及内源性物质影响，TDM 检测技术要求有高的特异性和灵敏性。TDM 的发展成熟正是得益于定量免疫学技术、高效液相色谱（HPLC）、气相色谱（GC）和毛细管电泳（CE）技术及 HPLC 串联质谱（HPLC-MS）或 GC-MS 的引入，才使准确检测体液微量药物浓度进行 TDM 成为可能。

应用范围 TDM 主要临床应用是根据测定的体液药物浓度调整药物剂量，保证药物治疗的有效性和安全性。但并非所有药物都需要进行 TDM，当一种药物本身具有可量化的客观药效学指标，

显然优于 TDM，如使用降糖药时定期测定血糖水平，使用抗凝血药时监测凝血酶原时间（PT）或活化部分凝血活酶时间（APTT）及国际标准化比值（INR），以调节用药剂量；如果药物的安全范围大，不易产生严重毒性反应，如青霉素等，也不需进行 TDM。存在表 1 中情况的药物则应考虑进行 TDM。

根据上述原因，表 2 列出了目前临床上已开展 TDM 的主要药物。

标本及采集时间 由于血液中药物在药物体内过程中发挥中心枢纽作用，并和药物靶位浓度（药物效应）存在恒定的比例关系，故血液为 TDM 最常使用的

标本。

标本种类 除免疫抑制药环孢素和他克莫司要求检测肝素抗凝的全血外，其他药物 TDM 均以血清或血浆为检测标本，以血清多用，可避免抗凝剂对某些药物检测可能的干扰。抗躁狂症药碳酸锂可用唾液为标本，但不普及。

采集时间 在恒速静脉滴注或按固定间隔时间和剂量，连续用药时超过 6 个半衰期以上，血药可达到稳态浓度（C_{ss}），即产生稳定效应，因此，供 TDM 的血样一般都在连续用药超过该药 6 个半衰期以上的时间采集。恒速静脉滴注时，C_{ss} 曲线与横轴近乎平行，可在达到 C_{ss} 后的任一时

表 1　临床用药需进行 TDM 的药效学和药动学原因

分类	需进行 TDM 的因素
药效学	治疗浓度与最小中毒浓度接近，治疗指数低，极易发生毒性反应
	以控制疾病发作或复发为目的的用药，需预测治疗效果
	不同治疗目的需不同的血药浓度，保证准确达到所需浓度
	长期用药需及时了解机体对药物治疗的依从性，或药物治疗无效原因查找
	药物过量中毒，特别是毒性反应和其治疗的病症类似的药物中毒
药动学	治疗浓度范围内存在消除动力学方式在一级和零级间转换的药物
	存在首过消除强、生物利用度差异大、遗传性药物代谢多态性等可产生血药浓度巨大差异因素的药物
	存在影响药物体内过程的病理情况，特别是肝、肾疾病及心功能不全
	可能产生药动学相互作用，特别是在吸收、代谢和排泄上影响的长期联合用药

表 2　需进行 TDM 的主要药物

分类	药物
强心苷	地高辛、洋地黄毒苷
抗癫痫药	苯妥英钠、卡马西平、扑米酮、丙戊酸钠、氯硝西泮、拉莫三嗪等
免疫抑制药	环孢素、他克莫司、霉酚酸酯等
抗心律失常药	利多卡因、普鲁卡因胺、妥卡尼、丙吡胺、奎尼丁等
β 受体阻断药	普萘洛尔、阿替洛尔、美托洛尔等
平喘药	氨茶碱
抗抑郁药	丙米嗪、地昔帕明、阿米替林、多塞平、帕罗西汀、氟西汀等
抗躁狂症药	碳酸锂
抗生素	氨基糖苷类、万古霉素、氯霉素等
抗恶性肿瘤药	甲氨蝶呤、环磷酰胺、阿霉素等

间采集；而按固定间隔时间和剂量连续用药时，C_{ss}曲线为固定在一定范围内波动，但稳态谷浓度[$(C_{ss})_{min}$]一定是下次给药前，所以一般都在达到C_{ss}后某次用药前采集，以判断是否达到治疗作用所需的最小浓度。但需注意：①如果是要了解稳态峰浓度[$(C_{ss})_{max}$]是否超过最小中毒浓度，血管内直接注射应在注射完成后即从其他部位血管采集。而血管外用药的取样时间必须是多剂稳态达峰时间t_p，而不是一般文献或药品说明书上介绍的单剂用药的达峰时间t_p。②抗躁狂症药碳酸锂为便于比较，TDM中规定用12小时标准血清锂浓度（12h-stS Li$^+$）。应在连续用药20天左右达稳态后的某次用药后12小时采集。③药物中毒时应按需要及时采集。

指导调整剂量 根据TDM结果调整剂量的常用方法有以下几种。

比例法 又称稳态一点法，只能用于药物浓度在一级消除动力学（恒比消除）的药物。此时假设剂量调整期间药物体内过程无明显改变，即药动学参数不变。根据有关药动学公式，可知C_{ss}与剂量存在正比例关系。因此，按照使用X_1剂量或滴注速度达到C_{ss}后，测得的某时点的C_{ss1}，以及该时点所需的C_{ss}，可方便地计算出调整剂量$X = X_1 \cdot C_{ss}/C_{ss1}$。由于绝大多数药物在常用剂量时，血药浓度均为一级消除动力学，该法又简便易行，故应用广泛。但需注意必须在计算出的调整剂量连续使用6个半衰期以上，即达到新的稳态浓度状态后，才能产生需要的目标稳态浓度。

Bayes法 根据所监测药物的群体药动学参数、影响该药物体内过程的主要因素，预先编制好电脑程序软件，在输入监测个体的相关资料后，即可产生用药方案。按此方案实施过程中，分别在不同时间（不论是否达稳态）取血2~4次测定血药浓度。将血药浓度及相应的时间输入电脑，程序将修正出所需的剂量调整方案，经几次重复即可逼近最适方案。该法优点是根据具体药物的药动学模型、参数、患者的生理及病理情况编制好程序，由电脑完成制定和调整用药方案，一级和非线性消除动力学药物均适用，方便快捷。但不同药物需要不同专用软件，仅部分药物有可供使用的软件。

非线性动力学消除药物 多采用分别试用两种不同给药速度（量/日）R_1和R_2，各自在根据达稳态后的某次用药后的相同时点取血，测得血药浓度C_1和C_2。用下列公式求得较准确的监测个体K_m和V_m，再计算出欲达所需C_{ss}应使用的给药速度R。

$$K_m = \frac{R_2 - R_1}{\dfrac{R_1}{C_1} - \dfrac{R_2}{C_2}}, \quad V_m = R_1 + K_m \frac{R_1}{C_1};$$

$$则 R = \frac{V_m \cdot C_{ss}}{K_m + C_{ss}}$$

对于常用剂量下血药浓度存在消除动力学转换即非线性动力学消除药物必须用该法。表2列出的需进行TDM药物中，仅苯妥英钠在常用剂量下在所有个体均存在非线性动力学消除，适用该法调整剂量。而氨茶碱常用剂量下约1/3个体为非线性动力学消除，故在氨茶碱TDM中，发现血药浓度异常升高，应考虑为非线性动力学消除个体，按该法调整剂量。

肝肾功能损伤"重复一点法"

调整剂量 由于肝、肾功能损伤是最主要的影响药物消除的病理状态，尤须准确调整剂量。假设该类个体的药动学参数中，仅消除速率常数（k）因肝、肾功能损伤而发生改变。在按制定的剂量使用第一和第二次后的相同时点（选在消除相内）分别采血，测得C_1和C_2。由于此两点间仅用药一次，时间间隔恰等于用药间隔τ，血药浓度则相当于从C_1消除到C_2-C_1，由此可得：$C_2 - C_1 = C_1 \cdot e^{-k\tau}$，整理得 $k = \dfrac{\ln \dfrac{C_1}{C_2 - C_1}}{\tau}$，根据计算出的患者 k 值，可按下式计算出按此剂量方案所能达到的$(C_{ss})_{min}$：$(C_{ss})_{min} = \dfrac{C_1 \cdot e^{-k\tau}}{e^{-kt}(1 - e^{-k\tau})}$，式中 t 为第一次用药后的取样时间。若检测发现此$(C_{ss})_{min}$与所需浓度不符，则用前述比例法求出所需调整剂量。该法也仅适用于一级消除动力学药物。

诊断药物过量中毒 对于毒性反应和其治疗的病症类似的药物中毒，TDM可提供客观的诊断依据，并监测抢救效果。

TDM应用中的注意事项 TDM在临床应用中需注意以下问题：①TDM仅是间接反映药理效应。从本质上讲，TDM是基于药理效应与靶位的药物浓度成正比，靶位药物浓度与血药浓度亦存在恒定的比例关系，从而通过检测血药浓度，间接反映药理效应。因此，不能排除药效学上少数个体的高敏性和耐受性。故解释结果时不能机械地拘泥于TDM结果，而应综合分析，做出正确判断。②严格参照所用检测方法的参考值。各种免疫学技术因操作简便，并有自动化检测仪器和配套商品试剂盒，为TDM最广泛使用的检测方法。但和待测药物有相近结构的内源性活性物、该药的代谢物，往往可与免疫法中使用的抗体产生交叉免疫反应，导致免疫法检测结果高于其他方法，如分别用 HPLC 和免疫法检测同一全血标本中环孢素浓度，免疫法测得的结果可为 HPLC 法的两倍，若不严格参照所用检测方法的参考值，势必造成严重后果。③注意排除药物血浆蛋白结合率改变的影响。现在 TDM 使用的检测方法中，定量免疫学方法及用沉淀离心去蛋白预处理后再进行检测的其他方法，测得的都是包括游离和与血浆蛋白结合两部分药物总浓度。对高血浆蛋白结合率药物，若存在血浆药物结合蛋白（主要是白蛋白）浓度改变、合并使用可产生血浆蛋白结合竞争的药物时，均可出现药物总浓度正常，而可发挥作用的游离药物浓度却显著升高或降低。因此，对血浆蛋白结合率>90%的药物解释 TDM 结果时，必须考虑是否存在影响其血浆蛋白结合率的因素，做出正确判断。

现状及发展趋势　世界卫生组织及中华人民共和国国家卫生健康委员会的统计资料显示，每年因药源性疾病死亡的人数是各种传染病死亡人数的数倍，且有逐年增高趋势，其中不少即为剂量不当所致。由于 TDM 在剂量个体化治疗方案的制定及调整，确保药物治疗的有效性和安全性，以及在涉及药物剂量的医患纠纷上可提供客观依据，其重要性日益受到重视，已在我国大型医院及部分中型医院较广泛开展，成为临床药物治疗学的重要手段，也是临床检验常规工作之一。虽然基于药物代谢酶和作用靶点多态性检测的个体化基因用药研究

受到重视，渐趋活跃。但怎样将药物分子遗传信息转化为准确的药物剂量或血药浓度的量化信息仍难以解决。并且多数药物的药动学和药效学并不存在遗传多态性，即便存在遗传多态性的药物，仍受众多体内生理、病理性因素影响。因此，将来药物治疗个体化的发展，理想途径是联合 TDM 和药物遗传学检测进行，即对存在遗传多态性的药物，可通过个体基因型前瞻性选择药物和辅助制定剂量方案，而 TDM 则可广泛用于较精确的剂量调整和预测疗效等。

（涂植光）

línchuáng wēishēngwùxué yǔ jìshēng chóngxué shíyàn zhěnduàn

临床微生物学与寄生虫学实验诊断（clinical microbiology and parasitology laboratory diagnosis）

采集疑为感染患者检验标本进行病原检验经综合思维与逻辑分析后而确定感染病发生与性质的实验诊断学分支领域。包括以病原分类的各种病原体感染性疾病实验诊断与以人体各系统分类的感染性疾病实验诊断。主要通过分离培养鉴定、抗原抗体检测、核酸检测、蛋白质谱分析和形态学检查等技术帮助查找感染病原体并作为感染病诊断依据；抗微生物药物敏感性试验可为临床治疗用药提供依据，监测微生物耐药性并为经验治疗、防控耐药菌感染的发生和流行提供参考。

简史　临床微生物学与寄生虫学实验诊断是人类在战胜感染病进程中发生与发展的。长期以来人们通过反复实践和研究，逐渐认识并掌握了各种病原生物体的形态、生物学特性、致病性及流行规律，建立了检出病原生物的各种技术与方法，为临床感染

病诊断、治疗和预防控制提供依据。核酸检测（聚合酶链反应和二代测序）和蛋白质谱技术的迅速发展，使感染病实验诊断更加快捷、准确，实现感染性疾病的早期诊断，成为传统病原学检验技术的重要补充。

细菌感染病实验诊断　1676年荷兰微生物学家安东尼·范列文虎克（Antony van Leeuwenhoek）首先制造出能放大 40～270倍的显微镜。随着显微镜的发明和应用，人们发现并证实了自然界中细菌的存在，为此后细菌感染病实验诊断的发展奠定了基础。19 世纪 60 年代法国微生物学家、化学家路易斯·巴斯德（Louis Pasteur）创建了巴氏消毒法，随后德国微生物学家罗伯特·郭霍（Robert Koch）创立了细菌染色方法、固体培养基及实验动物感染等重要的实验方法，相继分离或培养了炭疽杆菌、结核分枝杆菌、霍乱弧菌、白喉棒状杆菌、伤寒沙门菌、脑膜炎奈瑟菌、破伤风芽胞梭菌、鼠疫耶尔森菌和痢疾志贺菌等多种细菌，逐渐明确了许多细菌感染病的病原体。19 世纪后期，微生物学的发展为免疫学的形成奠定了基础，相继建立了的凝集反应、沉淀反应、补体结合反应与制备了多种抗血清，这些血清学试验在临床病原学实验诊断中得到长期广泛应用，尤其在 1975 年德国生物学家科勒（Köhler）和英籍阿根廷生物学家米尔斯坦（Milstein）等用 B 细胞杂交瘤技术制备出单克隆抗体使感染病血清学诊断得到长足发展。

病毒感染病实验诊断　病毒学起源于中国，在 10 世纪的时候就曾有天花流行的描述。1892 年俄国植物生理学家伊凡诺夫斯基（Iwanovsky）首先发现，染有烟草

花叶病的烟叶汁通过除菌滤器后仍有感染性而开创了人类对病毒的认识。1897 年德国细菌学家勒夫勒（Loeffler）和弗罗施（Frosch）发现了牛口蹄疫病毒，1901 年美国细菌学家瓦尔特·里德（Walter Reed）首先分离成功第一个人类病毒——黄热病病毒，1951 年英国细菌学家特沃特（Twort）发现了细菌病毒（噬菌体）。始于 20 世纪早期，植物病毒、动物病毒、人类病毒和细菌病毒相继被分离出来。研究病毒的方法与细菌全然不同，需要有更先进的理论指导和技术设备，病毒学进入真正的兴盛时期始于 20 世纪 40 年代。1973 年以来，出现了 40 余种新的病原体，其中半数以上是病毒，新发病毒传染病和再发病毒传染病交替出现严重威胁人类健康，如获得性免疫缺陷综合征（简称艾滋病）、埃博拉出血热、牛海绵状脑病、高致病性禽流感等，给病毒诊断技术带来极大挑战。流式细胞术、基因芯片、质谱技术等被应用于病毒检测领域，进一步推动了病毒诊断技术发展。

真菌感染病实验诊断 对真菌感染病的认识源于浅部皮肤真菌感染，因其对人类生命威胁不大而造成真菌感染的实验诊断发展滞缓。直到 20 世纪中期，学者们发现真菌除侵犯皮肤和皮下组织外，还累及组织和器官，甚至引起播散性感染，即侵袭性真菌感染。随着高效广谱抗生素、免疫抑制剂、抗恶性肿瘤药物的广泛应用，器官移植、导管技术以及外科其他介入治疗的深入开展，特别是艾滋病的出现，条件致病性真菌引起的系统性真菌病日益增多，新的致病菌不断出现，病情也日趋严重。侵袭性真菌感染病程进展快、预后差、发病率和病死率居高不下，是医院感染常见类型之一，其临床症状、体征无特异性，缺乏有效诊断工具，真菌感染的实验诊断已成为侵袭性真菌感染诊断的重要依据；病原真菌的实验室鉴定也具有指导临床治疗以及流行病学研究的双重意义。20 世纪 80 年代后真菌分离培养鉴定与抗原检测等实验诊断技术得到迅速发展。

寄生虫感染病实验诊断 早在 1668 年意大利生物学家弗朗西斯·雷迪（Francesco Redi）报告了肉眼可见的蠕虫，1681 年列文虎克在粪便中观察到原虫的存在，虽然当时并没有蠕虫和原虫这两个名称。1875 年洛施（Losch）描述了痢疾阿米巴，但直至 1886 年还未有一个原虫被公认为是人类致病的病原体。19 世纪 80 年代至 20 世纪初，热带病有了迅速发展，寄生虫学萌芽。1879 年英国医师帕特里克·曼森（Patrick Manson）发现班氏丝虫病，1880 年法国医师拉韦朗（Lavéran）发现疟原虫，在此期间还发现了锥虫病和利什曼病。新发现的速度远超生物学其他领域。1914~1940 年在寄生虫学建立的过程中，许多动物学家转入了对致病性寄生虫的研究。动物学家们热衷于发现新种及研究其生活史，不特别关注其与疾病的关系，因而寄生虫学一定程度上渐渐远离了医学实际需求，并错过了跟随当时现代生物学研究主流的发展机遇。1945 年以后，寄生虫感染才重新引起普遍关注。特别是 20 世纪 70 年代后期以来，免疫学、细胞生物学和分子生物学的新理论和新技术引入了寄生虫病研究的许多领域，也推动了寄生虫感染病实验诊断的迅速发展。

应用范围 感染病的实验诊断可确诊感染的发生与性质，帮助临床在疾病早期提供恰当的治疗方案，并及时采取有效控制和预防措施。

临床诊断依据 感染是病原体入侵机体并在组织细胞内生长繁殖，与机体发生相互作用的过程。感染后常因病原体种类、机体状态不同而发生轻重不一的具有病原体感染特征的临床症状，依靠典型临床表现、流行病学史不难做出临床诊断；但近年来感染类型发生变迁，主要表现为条件致病菌引起免疫低下人群的机会感染，往往表现为相同病原体引起不同部位的感染或同一种感染由不同病原所致，病原检验可确诊感染病因并作为临床感染病诊断依据。

病原学诊断与鉴别诊断 根据传播途径和病变部位的不同，常见感染有血流感染、中枢神经系统感染、皮肤感染、呼吸系统感染、消化系统感染、肝感染、泌尿系统感染、生殖系统感染、眼组织感染与骨关节感染等。感染可由病毒、细菌、真菌或寄生虫所致，不同组织器官系统的感染各具其特征性临床症状，但不同病原微生物引起感染的临床症状和体征也可以类似，通过病原学实验诊断技术可做出感染病病原学诊断与鉴别诊断。

为临床治疗用药提供依据 抗病原体药物敏感试验是临床病原学实验诊断重要任务之一，目的在于预测抗病原生物治疗的效果，指导临床医师选择合适的药物进行抗感染治疗；发现或提示病原微生物或病原体耐药机制的存在，避免产生或加重病原微生物或病原体的耐药；监测病原微生物或病原体耐药性，分析耐药病原微生物或病原体的变迁，掌握耐药病原微生物或病原体感染的流行病学，以控制和预防耐药病原微生物感染的发生和流行。

现状及发展趋势 传统的病原学检验技术（包括形态学检查、分离培养及鉴定）仍是临床感染病实验诊断的基本方法。形态学检查不仅可以了解标本中有无细菌、真菌或病毒的包涵体，向临床提供初步参考信息，但形态学检查敏感性较低且不能鉴定出病原体的种。病原体分离培养和鉴定能够对感染病做出明确的病原学诊断，同时将分离所得培养物还可进行抗微生物药物敏感性试验（简称药敏试验），是感染病治疗用药的实验依据，但因费时故不能作早期诊断。近年来发展迅速的核酸检测和蛋白质谱技术，弥补了传统病原分离培养检测技术的不足，使感染病实验诊断更加快捷、准确，但该类技术存在易污染，对实验室仪器设备和操作人员要求较高的缺点。

微生物检验自动化系统、微生物自动鉴定和药敏仪以及 21 世纪出现全自动流水线是集微生物、计算机为一体的细菌鉴定技术，表明感染病的病原学实验检测正向微量化、自动化和信息化迅速发展。自 21 世纪初，新一代测序技术迅速发展，高通量测序在临床微生物病原体快速鉴定、分型、致病机制研究中显示出的巨大优势，标志着高通量测序终将成为临床微生物分子诊断的重要组成部分。

（洪秀华）

xìjūn gǎnrǎnbìng shíyàn zhěnduàn
细菌感染病实验诊断（laboratory diagnosis of bacterial infectious disease） 采集疑为细菌感染患者检验标本并进行细菌

学检验，检验结果用于帮助诊断细菌感染病与指导临床治疗的过程。细菌感染病是人类常见的感染病，指由致病菌或者条件致病菌侵入人体各组织、器官、系统并生长繁殖，产生毒素和其他代谢产物，引起各种中毒症状和机体炎症反应的疾病。常因细菌种类、感染部位、机体免疫状态不同而发生轻重不一的细菌感染病。通过病原学检验可以帮助查找感染病因，并可作为细菌感染病的诊断依据；抗菌药物敏感性试验可以为临床治疗用药提供依据，监测细菌耐药性并为经验治疗、防控耐药菌感染的发生和流行提供参考。

实验检测 采集疑为细菌感染患者感染部位的检验标本，利用涂片镜检、分离培养鉴定、抗菌药物敏感性试验（简称药敏试验）、抗原检测、抗体检测、核酸检测或蛋白质谱分析等实验技术检出细菌及其组成成分（如细菌体结构蛋白、酶蛋白、毒素、核酸）、机体对细菌感染病原菌产生的免疫应答产物（特异性抗体、炎症反应标志物）是实验诊断主要检测方法。

体液、组织及其他感染部位标本的细菌学检验程序见图。

实验诊断 须依靠流行病学史、典型临床表现做出临床初步诊断；采集标本送实验室，根据所选择的检测项目进行实验室检查，目的是查找病原体、测定对抗菌药物的敏感性，为明确诊断和制定治疗方案提供依据，并为细菌耐药监测和医院感染防控提供数据。

临床诊断依据 有些细菌能引起特定的临床感染，并出现特异性的临床表现，依靠流行病学史、典型临床表现可做出临床初步诊断，如伤寒、白喉、破伤风等经典传染病。但临床上也有同一细菌感染不同部位引起不同疾病，如金黄色葡萄球菌可引起皮肤、软组织感染，也可引起肺炎、骨髓炎、脑膜炎、脓毒症或心内

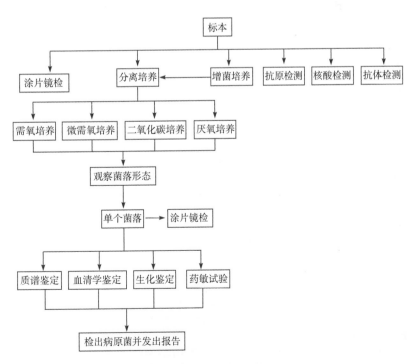

图 临床细菌学检测程序

膜炎，产肠毒素金黄色葡萄球菌可引起食物中毒，产毒性休克综合征毒素-1的金黄色葡萄球菌可引起中毒性休克综合征等；还有不同细菌可引起相似的临床表现，如肺炎克雷伯菌、流感嗜血杆菌等都可引起肺炎、脑膜炎、菌血症等，临床可根据临床表现做出临床感染的诊断。

病原学诊断依据 包括细菌形态学检查、分离培养和鉴定、抗菌药物敏感性试验及非培养快速检测等所得检验结果。

细菌形态学检查 显微镜是观察细菌形态所必备工具，不仅可以迅速了解标本中有无细菌及大致的菌量，而且可根据细菌形态、结构和染色性对病原菌进行初步识别和分类，为进一步做培养、细菌生化鉴定、细菌血清学鉴定提供依据。对某些细菌，如痰中的抗酸杆菌和脑脊液中的脑膜炎奈瑟菌、新型隐球菌等，通过形态学检查即可得到初步诊断，对临床的早期诊断和疾病治疗有一定的参考意义（见细菌显微镜检查）。

分离培养和鉴定 绝大多数细菌在适宜的条件下可以生长，对疑为细菌感染病患者，必须在使用抗菌药物之前采集标本，经过细菌的分离培养和鉴定，能对感染性疾病进行病原学诊断（见细菌分离培养、细菌鉴定）。

抗菌药物敏感性试验 旨在预测抗菌治疗的效果，指导抗菌药物的合理应用，发现或提示细菌耐药机制的存在，帮助临床医师选择合适的药物，避免产生或加重细菌的耐药，同时可以监测细菌耐药性，分析耐药菌的变迁，掌握耐药菌感染的流行病学，以控制和预防耐药菌感染的发生和流行（见抗菌药物敏感性试验）。

非培养检测 ①细菌抗原检测：常用于直接检测感染病早期血液、脑脊液和其他分泌液中可能存在的细菌抗原。②细菌抗体检测：感染病原菌可刺激机体免疫系统产生免疫应答而产生特异性抗体。用已知细菌或其特异性抗原检测患者血清中有无相应抗体及其效价的动态变化，可作为某些传染病的辅助诊断。主要适用于抗原性较强的致病菌和病程较长的感染性疾病。③细菌代谢产物检测：细菌在生长繁殖过程中，既进行合成代谢，又进行分解代谢。不同的细菌其合成产物和分解产物不同，借此可诊断细菌感染病（见细菌毒素检测）。④分子生物学诊断：特异性强、敏感、简便、快速的检测方法，可直接检出临床标本中的病原菌基因，不受致病菌死活的影响，尤其适用于对那些尚不能分离培养、培养时间很长或很难培养的细菌进行检测（见细菌核酸检测）。应用分子生物学诊断技术可将过去以生化为主的细菌鉴定方法转为结合基因型分析进行综合鉴定，能深入揭示细菌的遗传学特征。⑤机体生物标志物检测：如C反应蛋白是由细胞因子白介素-6直接刺激肝脏合成，是一种急性时相蛋白，在炎症反应时升高，是炎症反应的指标，但特异性较差；降钙素原（PCT）是一种蛋白质，当严重（全身性）细菌感染、脓毒症和多脏器功能障碍综合征时，PCT在血浆中的水平显著升高，而局部细菌感染、轻微的感染和慢性炎症、非细菌感染、自身免疫、过敏和病毒感染时PCT不升高。⑥动物实验：细菌感染病实验诊断的重要组成部分，有时是其他实验所不能取代的。主要用于分离和鉴定病原不明微生物；测定细菌的毒力；建立致病动物模型；生物制品或一些药物的安全、毒性、疗效检验等。

实验诊断与鉴别诊断 根据传播途径和病变部位的不同，常见的细菌感染性疾病可分为以下类型。

血流感染 包括金黄色葡萄球菌、肺炎链球菌和大肠埃希菌、肺炎克雷伯菌等革兰阴性杆菌等引起的血流感染（见血流感染实验诊断）。

下呼吸道细菌感染 ①社区获得性肺炎：包括肺炎链球菌、流感嗜血杆菌、卡他莫拉菌等引起的感染。②医院获得性肺炎：包括金黄色葡萄球菌、肺炎克雷伯菌、铜绿假单胞菌和鲍曼不动杆菌等引起的感染（见呼吸系统感染实验诊断）。

胃肠道细菌感染 ①胃炎：主要由幽门螺杆菌引起。②肠道感染：包括沙门菌、志贺菌、大肠埃希菌、小肠结肠耶尔森菌、空肠弯曲菌等引起的致泻性感染。③抗菌药物相关腹泻：主要由艰难梭菌引起（见消化系统感染实验诊断）。

皮肤及软组织细菌感染 常见的细菌感染病主要有毛囊炎、疖、痈、急性蜂窝织炎、脓肿、丹毒、急性淋巴管炎等，常由金黄色葡萄球菌、化脓性链球菌等革兰阳性球菌引起。医院感染有皮肤和软组织的伤口感染、手术切口感染和灼伤创面感染等（见皮肤及软组织感染实验诊断）。

中枢神经系统细菌感染 包括脑膜炎奈瑟菌引起的流行性脑膜炎；肺炎链球菌、B群（无乳）链球菌、大肠埃希菌、金黄色葡萄球菌等引起的化脓性脑膜炎等（见中枢神经系统感染实验诊断）。

泌尿道细菌感染　包括大肠埃希菌、变形杆菌等革兰阴性杆菌和粪肠球菌等革兰阳性球菌等引起的泌尿系统感染（见泌尿系统感染实验诊断）。

性传播细菌感染　包括淋病奈瑟菌引起的淋病，梅毒螺旋体引起的梅毒，支原体、衣原体引起的非淋菌性尿道炎等（见生殖系统感染实验诊断）。

临床评价　细菌感染病实验诊断在临床广泛应用并发挥重要作用。从临床标本中找到病原菌存在的相关证据，确定细菌感染病的发生和性质，在疾病早期提供恰当的治疗方案，并及时采取有效的医院感染控制和预防措施，防止细菌耐药性播散或细菌感染病传播所造成的危害，是细菌感染病实验诊断的重要意义所在。

标本评价　标本的正确选择、采集和运送是保证检验质量的重要环节，是保证检验结果和监测数据准确和有效的前提，是确保细菌感染病实验诊断正确性的第一环节（见细菌标本采集运送）。

方法学评价　尽管有多种实验检测方法诊断细菌感染病，但须优化组合细菌检验项目。常按临床初步诊断及标本种类选择检验方法，构成不同组合，以达到最佳实验诊断结果。通常：①无菌性标本（血液、脑脊液、体腔渗出液），采用显微镜检查和直接药敏试验可作出病原学诊断和提供临床治疗用药指导。②脓血便，采用革兰染色无诊断意义，需用标记抗体染色镜检获初步报告，再需经选择培养基分离培养，挑取可疑菌落作玻片血清凝集，阳性者可初步鉴定，再用配套生化反应可作出最后报告。③尿液标本，显微镜检查可初步估计细菌量，作出初步诊断，再经分离培养鉴定后和菌落定量计数可作出病原学诊断。④痰标本，采用显微镜检查，判定是否为合格标本，若为合格标本作分区划线接种，检出致病性菌落，再进行鉴定和药敏。⑤对临床指证明确，只为获得病原学证实的细菌，常采用对某一种细菌检验程序。

为保证细菌感染病正确诊断，必须要求医师和检验师的密切配合，不应停留在检验验单往来，重视检验标本的采集和送检，重视检验过程的阶段性和连续性，检验程序需要有针对性和综合性。

（洪秀华　倪语星）

xìjūn biāoběn cǎijí yùnsòng

细菌标本采集运送（bacterial specimen collection and transport）　采取人体与外界相通腔道分泌物、体腔穿刺液及组织标本，送至检验实验室进行细菌检验的过程。采集标本类型：①血液和骨髓标本。②脑脊液和其他无菌体液标本。③呼吸系统标本，包括鼻咽拭子或痰、胸膜积液、支气管肺泡灌洗物、气管吸液和肺穿刺活检组织等。④泌尿生殖道标本，包括尿道、宫颈拭子及尿液标本、前列腺分泌物及精液等。⑤胃肠道标本，包括胃黏膜活检组织标本、粪便和肛拭子。⑥伤口和脓液标本。⑦其他组织标本。

感染病实验诊断工作标本的正确选择、采集和运送是保证检验质量的重要环节，是保证检验结果准确和有效的前提。对不合格标本进行检验会导致错误的结果，不利于细菌感染病的诊断和治疗及耐药性监测。规范标本采集与运送是感染病实验诊断、治疗和监测的质量保证措施。

采集原则　①采集标本时应使用严格的无菌技术，以降低污染率。②采集真正感染部位的标本，尽量避免邻近区域微生物的污染。③采用无菌器材采集标本，置于密封的容器（贴标签），将容器置于适当的储存环境下运送。④采用适当的技术采集足量的标本，如血液和骨髓标本、脑脊液和无菌体液、深部脓肿标本推荐采用穿刺吸取；下呼吸道、泌尿道和肠道标本分别在专业人员指导下进行，各采用自然咳痰、清洁中段尿和排便的方法采集。尽量不用棉花拭子采集标本。⑤标本采集后应立即送至实验室（2小时内）。⑥床旁接种可提高病原菌的检出率。⑦尽量在患病感染的早期、使用抗菌药物治疗前采集标本。⑧标本中不可添加防腐剂，以免干扰病原菌分离。⑨培养的标本应同时制作涂片，以便染色镜检。⑩标本采集、运送及保存过程中，注意生物安全防护，避免工作人员感染。⑪送检申请单上应提供足够的有关临床资料。

拒收不符合要求的细菌检验标本，包括：①无标签或标签与检验申请单不符。②温度、运送培养基及运送容器不当。③样本量不足、已被防腐剂固定或运送时间过长。④容器破损、渗漏及明显受污染的标本。⑤样本的种类与检验项目申请不符合。⑥样本的检验项目申请不适合进行。⑦当日重复送标本（除血培养外）。

运送原则　①一些对环境敏感的细菌如脑膜炎奈瑟菌、淋病奈瑟菌和流感嗜血杆菌等应保温并立即送检，而其他所有的标本采集后最好在2小时之内送到实验室。②不能及时送检标本应置于适当环境中保存，如尸检组织、尿液等标本应在4℃冷藏保存，血液和脑脊液不可冷藏保存，标本保存时间不应超过24小时。③注意安全防护，标本切勿污染容器的瓶口和外壁，容器必须包装完好，防止送检过程中破损流出，对于烈性传染病标本运送时必须按规定包装，由专人专车运送。④厌氧菌培养标本应放在专门的运送瓶或试管内运送，可用抽取标本的注射器直接运送，标本送至实验室应当尽快处理进入无氧环境。

(洪秀华　倪语星)

xìjūn xiǎnwēijìng jiǎnchá

细菌显微镜检查 (microscopic examination of bacteria)

将细菌检验标本涂片、置光学显微镜下观察细菌的染色反应性、形态、大小、排列方式或者生活状态下细菌的动力以及运动状况的检测项目。

原理　细菌大小以微米（μm）为测量单位，人肉眼的最小分辨率为0.2mm，故观察细菌形态需用光学显微镜放大几百到上千倍才能看到。生物显微镜放大倍数是物镜放大倍数乘以目镜放大倍数，观察细菌染色标本须用放大1000倍左右的油镜（10×100）。不染色标本观察细菌动力用高倍镜放大400倍左右（10×40）即可。

检测方法　包括不染色标本和染色标本显微镜检查。

不染色标本显微镜检查　常用的方法有压滴法和悬滴法，主要用于检查生活状态下细菌的动力及运动状况。①有动力细菌：普通光学显微镜观察可看到细菌自一处移至另一处，有明显的方向性位移。②无动力细菌：受水分子撞击细菌呈现原地颤动而无位置改变。如用暗视野显微镜或

相差显微镜观察，则效果更好；螺旋体菌体纤细、透明，需用暗视野显微镜观察其形态以及活动状态。

染色标本显微镜检查　细菌标本经染色后，能清楚看到细菌的形态、大小、排列方式，还可根据染色反应将细菌进行分类。临床上有革兰染色、抗酸染色、荧光染色、鞭毛染色和荚膜染色等，前3种较常用。①革兰染色：细菌学中最经典、最常用的染色方法。除粪便等极少数标本外，绝大多数标本在分离培养之前都要先进行革兰染色和显微镜检查。通过革兰染色将所有细菌分为革兰阳性菌和革兰阴性菌两大类，可初步识别细菌，缩小范围，有助于进一步鉴定。有时结合细菌特殊形态结构及排列方式，可对病原菌进行初步鉴定。②抗酸染色：可将细菌分为抗酸性菌和非抗酸性菌。临床上绝大多数病原菌为非抗酸性菌。抗酸染色只针对性用于结核病、麻风病等的细菌检查。疑似结核分枝杆菌感染者的标本，制成涂片后，经抗酸染色后以油镜检查，即可做出初步鉴定。根据所见即可报告结果"找到（未找到）抗酸杆菌"，但不能区分结核或非结核分枝杆菌。③荧光染色：为灵敏度高、效率高并且容易观察结果的细菌染色法，在临床细菌鉴定中有很大的实用价值。主要用于结核分枝杆菌等的检查。采集患者痰标本，经涂片、固定后用金胺染色（也称金胺-罗丹明荧光染色），以荧光显微镜检查，在暗背景中可观察到呈金黄色荧光的菌体。④鞭毛染色：鞭毛是细菌的运动器官。鞭毛染色后，在显微镜下可观察到菌体上有无鞭毛，并根据鞭毛的数量及位置区分细菌（周鞭毛、

端鞭毛和极鞭毛），在细菌鉴定特别是非发酵菌的鉴定中十分重要。⑤荚膜染色：荚膜是细菌细胞壁外的一层黏液性物质。荚膜对染料的亲和力弱，不易着色，通常采用负染色法，即菌体和背景着色而荚膜不着色。在菌体周围出现一个透明圈。荚膜含水量在90%以上，染色时一般不用热固定，以防荚膜皱缩变形。荚膜染色法用于有荚膜细菌如肺炎链球菌、流感嗜血杆菌、炭疽芽胞杆菌及产气荚膜梭菌荚膜的观察。⑥其他特殊染色法：为进一步观察细菌需要用特殊染色法，包括异染颗粒染色、芽胞染色、墨汁负染色等。如疑为白喉棒状杆菌感染时，进行涂片检查，除证实为革兰阳性典型棒状杆菌外，还须用异染颗粒染色，镜检发现异染颗粒，方可初步报告"检出形似白喉棒状杆菌"，可为临床早期诊断白喉提供依据；用墨汁负染色查找脑脊液中的新型隐球菌对诊断隐球菌脑炎有诊断价值。

临床意义　某些细菌感染病通过形态学检查即可得到初步诊断，即可作为开始抗感染治疗的依据；但大多需做细菌培养和鉴定才能确诊。①无菌体液如脑脊液涂片中见革兰染色阴性肾形双球菌，结合患者发热、喷射状呕吐、剧烈头痛和脑膜刺激征等，可做出流行性脑脊髓膜炎的诊断；用墨汁负染色查找脑脊液中的新型隐球菌对诊断隐球菌脑炎有诊断价值。②有正常菌群寄居的腔道分泌物，涂片镜检虽不能确定诊断，但对评价下呼吸道标本是否合格，进一步检出步骤、采用方法和分离鉴定病原体所需培养基有重要提示作用。③血、尿标本做暗视野检查时，见形似发亮串珠，两端呈钩状、运动活泼的

密螺旋体，可报告"暗视野检查找到钩端螺旋体"。④下疳渗出液、二期梅毒的皮疹渗出物、淋巴结或组织穿刺液暗视野显微镜查见有运动活泼的密螺旋体即可诊断梅毒。

临床评价 显微镜检查在细菌的初步鉴定中广泛应用，其优点是简便、快速；缺点是敏感性较低，较多依赖于操作人员的经验，仅能提供初步的病原学检查结果，不能确定菌种，大多需要进一步证实试验。

方法学评价 ①根据染色反应将细菌进行分类，除用于鉴定细菌外，可为临床选择用药提供参考，帮助临床制订有针对性的治疗方案。②在临床上，通过不染色标本的直接显微镜检查可对某些病原菌做出初步鉴定，如疑似霍乱弧菌的动力和制动试验（见消化系统感染实验诊断）。③除根据镜下细菌的形态、大小、排列方式外，还可根据细菌染色情况将细菌初步分为革兰阳性菌、革兰阴性菌、抗酸菌、非抗酸菌等，能对临床初步诊断及初始治疗提供重要依据。

标本事项 临床采集标本选用涂片染色显微镜检查应同时进行细菌分离培养和抗菌药物敏感性试验；如果只有一份标本应该先分离培养、后涂片染色做显微镜检查；采集标本时应注意无菌操作；标本制作涂片时不可过厚，以免影响显微镜观察及染色结果。

（倪语星）

xìjūn fēnlí péiyǎng

细菌分离培养 （isolation and cultivation of bacteria） 将临床标本划线分离接种于培养基上，并置于合适生长环境进行孵育获得细菌纯种的方法。目的是检出病原菌，并进一步鉴定菌种和进

行抗菌药物敏感性试验（简称药敏试验），为临床细菌感染病的诊断、治疗及耐药性监测提供依据。

广义的细菌包括细菌、支原体、衣原体、立克次体、螺旋体和放线菌。根据对氧气的需求，狭义的细菌分为需氧菌、微需氧菌、兼性厌氧菌、专性厌氧菌四大类。需氧菌和兼性厌氧菌不需要特殊的气体条件，在普通气体条件下即能够生长；临床标本中大多数致病菌是需氧菌和兼性厌氧菌，通过细菌需氧培养获得阳性结果；而微需氧菌和专性厌氧菌需要特殊的气体条件（见细菌微需氧培养及细菌厌氧培养）；对于一些苛养菌，如脑膜炎奈瑟菌、淋病奈瑟菌、流产布鲁菌、肺炎链球菌、流感嗜血杆菌等可选择细菌二氧化碳培养；支原体（见支原体培养）、衣原体（见衣原体培养）、螺旋体（见螺旋体培养）的培养有其特定条件。

原理 提供合适的培养基、温度、酸碱度与气体，绝大多数细菌可以在培养基上生长。临床标本中往往有多种细菌存在，包括正常菌群细菌，通过分离接种技术可使混杂的细菌在平板上分散生长，获得单个纯培养菌落。

检测方法 为从临床标本中分离出病原菌并进行准确鉴定，应采集合适标本（见细菌标本采集运送）、选择合适的培养基，并根据标本的来源、培养目的及所使用培养基的性状，采用不同接种方法。

分离培养基 ①血琼脂平板：适于各类细菌的生长，一般细菌检验标本的分离都应接种此类平板。②巧克力平板：其中含有 V 和 X 因子，适于接种疑有嗜血杆菌的标本。③中国蓝平板或伊红亚甲蓝平板：可抑制革兰阳性细

菌，有选择地促进革兰阴性细菌生长，是适用于肠道感染较好的弱选择性培养基；革兰阴性杆菌因分解乳糖能力不同，在此平板上菌落颜色不同，便于鉴别菌种。④麦康凯平板：具中等强度选择性，抑菌力略强，有少数革兰阴性菌不生长；在麦康凯平板上能否生长，是鉴别肠杆菌科及非肠杆菌科的一个依据。⑤SS 琼脂：有较强的抑菌力，用于志贺菌和沙门菌的分离；因选择性强，可影响检出率，使用时必须加一种弱选择平板以配对互补。⑥碱性琼脂或 TCBS 琼脂：用于分离霍乱弧菌及其他弧菌。⑦增菌培养基：用于血液、骨髓增菌培养。

平板划线分离法 使标本或培养物中混杂的多种细菌在培养基表面分散生长，各自形成菌落的方法。包括以下几种。①分区划线分离法：多用于粪便等含菌量较多的标本。②连续划线法：一般用于接种含菌数量相对较少的标本或培养物。③棋盘格划线法：多用于含菌量较多的临床标本，如痰、粪便等标本的初代分离培养。

临床意义 细菌分离培养是细菌感染性疾病诊断的依据，并能提供纯培养物做体外抗菌药物敏感性试验，指导抗菌治疗和预测治疗效果，但其结果受到细菌种类、培养条件、标本来源等多种因素的影响，需结合临床综合评价：①来自无菌部位如血液标本、脑脊液标本细菌分离培养阳性可初步报告血流感染、中枢神经系统细菌感染。②下呼吸道痰标本分离培养后菌量多少是诊断下呼吸道感染重要指标，可排除口腔污染和定植的细菌。③用选择培养基分离含脓、血或黏液的粪便标本中的菌落性状，有助于

肠道感染病的病原学诊断。④尿液标本分离培养加定量计数分离出一定数量单个种类细菌，结合尿常规检查和临床症状是诊断尿路感染的重要依据。

临床评价 包括方法学评价，临床应用评价和标本事项。

方法学评价 分离培养是细菌感染病实验诊断最基本的方法和最可靠的病原学诊断依据。但需要时间较长，且有许多细菌尚不能用人工方法培养，受标本因素的影响大，会出现假阴性、假阳性和污染等培养结果。

临床应用评价 从无菌部位如血液、无菌体液或组织中分离到细菌，对临床细菌感染病的诊断有重要价值。而正常人体有菌部位如皮肤、肠道、呼吸道和泌尿生殖道有大量细菌定植，对来自这些部位的标本细菌培养阳性并不能说明是细菌感染，应结合细菌种类、标本来源、宿主免疫状况和临床症状综合分析，排除污染和定植才有价值。

标本事项 标本采集见细菌标本采集运送。标本接种时应根据标本来源和可能存在的病原菌，选用各种分离培养基；如痰标本一般选用血平板、中国蓝/麦康凯平板、巧克力平板作分离，其中血平板用于肺炎链球菌、白喉棒状杆菌革兰阳性菌等的分离；中国蓝/麦康凯平板用于筛选革兰阴性杆菌；而含杆菌肽的巧克力平板用于筛选嗜血杆菌等，实验室必须按标准操作规程选择培养基和工作流程，以提高细菌分离培养的阳性率和准确性。

(倪语星)

xìjūn xūyǎng péiyǎng

细菌需氧培养（aerobic culture of bacteria） 临床标本接种培养基后，在普通空气环境中，置特

定温度孵育一定时间的方法。一般需孵育 18~24 小时，适合需氧菌和兼性厌氧菌生长。细菌需要在合适的条件下才能大量生长繁殖，不同细菌要求不同，但需要若干基本条件。①丰富的营养物质：包括水分、无机盐类、蛋白胨、糖及生长因子等。②合适的酸碱度：大多数致病菌最适 pH 为 7.2~7.6。③恰当的温度：大多数致病菌最适生长温度为 35~37℃。④适当的气体：主要是氧气和二氧化碳。细菌需氧培养简便易行，不需要特殊设备，标本不需要特殊处理。

(倪语星)

xìjūn yànyǎng péiyǎng

细菌厌氧培养（anaerobic culture of bacteria） 临床标本接种至新鲜配制并经过预还原的厌氧培养基（平板、斜面或液体培养基等），在厌氧气体条件下，置特定温度孵育一定时间的方法。适合于专性厌氧菌和兼性厌氧菌生长。是临床常用的培养方法。

原理 专性厌氧菌对氧敏感，在有氧环境中很快死亡。需提供低氧化还原电势的厌氧气体条件（5% H_2、10% CO_2、85% N_2）才能有利于专性厌氧菌的生长。厌氧培养后再用耐氧试验排除兼性厌氧菌，即可分离出专性厌氧菌。

检测方法 从临床标本中分离培养厌氧菌较为困难，要选择合适培养基与保证无氧环境。

培养基的选择 用于厌氧菌分离的培养基包括非选择培养基和选择培养基。在初代分离厌氧菌标本时，除必须接种一个非选择培养基外，还可根据标本来源和直接镜检结果评估可能的厌氧菌种类，有针对性地选用适当的选择培养基，以提高特定感染部位厌氧菌的阳性检出率，防止漏

检。培养基应尽量保持新鲜，最好当天配制或于使用前放入无氧环境预还原处理 24~48 小时；也可采用预还原灭菌法制备的培养基。液体培养基应煮沸 10 分钟，以驱除溶解氧，并迅速冷却，立即接种。

标本接种 初代培养时，标本一般应同时接种普通血平板、厌氧血平板和巧克力平板，分别置有氧、无氧和含 5%~10% CO_2 环境培养。如仅做厌氧培养，只需接种一个非选择性厌氧血平板，并将其分为三个划线区，在第一、二区交界处放一枚甲硝唑纸片（5 微克/片），如纸片周围出现抑菌圈，表明有厌氧菌存在。也可根据涂片染色结果或标本来源增加一个至数个选择培养基，以提高阳性分离率。同时，每份标本还应接种一支液体培养基用于增菌和保存标本。

培养方法 常用以下几种。①厌氧罐（盒）培养法：利用一个密闭的罐子（或塑料盒），通过物理（抽气换气法）或化学（冷触媒法）方法除去罐内的氧气，造成无氧环境。②厌氧手套箱培养法：由手套操作箱和传递箱组成的密闭大型金属箱，操作箱内还附有小型恒温培养箱。通过自动化装置自动抽气、换气，保持箱内的厌氧状态（5%~10% CO_2、5%~10% H_2、80%~90% N_2）。操作者可以通过培养箱前面附带的橡胶手套在箱内进行操作，使厌氧菌的接种、培养和鉴定等全部工作都在无氧环境下进行。③厌氧气袋法：无毒的塑料薄膜制成的特殊气袋取代厌氧罐。袋内置产气包与指示剂条，打开产气包后密封气袋。袋内的氧气除去，造成无氧环境。

次代培养 初代厌氧培养有

细菌生长时，必须做耐氧试验确定其是否为厌氧菌。即从每个平板上挑取 4~5 个不同性状的菌落，每个菌落分别接种 2~3 个平板（每个平板分为 4~6 区，可同时做 4~6 个菌落的次代培养）。然后分别放有氧、无氧和含 5%~10% CO_2 环境培养 48 小时。

结果判断 如细菌在有氧和厌氧培养均能生长，为兼性厌氧菌；在有氧和厌氧培养生长不好，在含 5%~10% CO_2 环境生长良好，为需二氧化碳菌；只在厌氧环境中生长的细菌即为专性厌氧菌。

临床意义 临床某些感染与厌氧菌有关，如腹腔、盆腔、深部脏器感染和深部脓肿标本中往往有厌氧菌单独或与需氧菌混合感染，通过细菌厌氧培养法获得阳性的培养结果，有利于诊断和正确治疗。

临床评价 临床标本中厌氧菌培养较困难，常根据感染发生的部位与临床特征决定是否需做细菌厌氧菌培养。

方法学评价 临床标本中厌氧菌的初代培养比较困难。除了要提供良好的与感染部位相似的厌氧环境外，还应当使用营养丰富的培养基，并使其处于无氧状态。①厌氧罐（盒）培养法和厌氧气袋法：简便、灵活、携带方便，可根据临床需要随时启用。②厌氧手套箱培养法：需要固定的设备和外接气体，常年维持在厌氧状态对气体的消耗量大，适用于厌氧培养工作量大的实验室。

临床应用评价 某些感染与厌氧菌有关，常规需氧培养不能分离出专性厌氧菌而延误治疗，故血培养常推荐需氧培养和厌氧培养同时进行。对腹腔、盆腔、深部脏器等厌氧菌感染好发部位的标本需做厌氧培养。从临床标本进行厌氧细菌分离培养并获得阳性结果，对厌氧菌感染的诊断和治疗至关重要。

标本事项 ①采集标本时应避免正常菌群的污染，用无菌操作抽取标本，包括血液、关节液、心包液、腹腔积液和膀胱穿刺液、深部脓肿、牙龈脓肿等。②标本采集后应尽快送实验室检查。③鼻咽拭子，牙龈拭子，痰或气管抽取物，胃和肠道内容物，肛拭子，皮肤黏膜分泌物，压疮溃疡分泌物，尿液、阴道或子宫拭子及前列腺分泌物不宜做厌氧培养。④采集和运送标本时应尽量避免接触空气，常用无菌针筒抽取标本后，排尽空气，针尖插入无菌橡皮塞送检的方法；棉拭子采集标本后应放入专用厌氧运送小瓶（制备方法：无菌小瓶装入 0.5ml 含有氧化还原指示剂的牛心脑浸液或琼脂培养基，加橡皮塞后用铝盖密封，用真空泵抽出瓶中空气并充以 CO_2 或 N_2）。贮存期间如有氧气渗入小瓶，培养基即显粉红色，应弃去不用。使用时挑选无色小瓶，将标本 0.5~1ml 通过橡皮塞注入瓶中即可送检。

（倪语星）

xìjūn èryǎnghuàtàn péiyǎng

细菌二氧化碳培养（carbon dioxide culture of bacteria）

在细菌需氧培养的基础上，增加一定浓度的二氧化碳气体，使苛养菌初次分离培养生长良好的方法。常用下列方法。①二氧化碳培养箱：特制的恒温孵育箱，既能调节 CO_2 含量，又能调节所需温度；CO_2 通过外接钢瓶进入培养箱内，调节浓度至 5%~10% 后，将接种好的培养基直接放入即可。②烛缸法：利用火焰燃烧消耗氧气，产生一定量 CO_2 的原理。将已接种好的培养基置于干燥器内，然后放入点燃的蜡烛，盖上用凡士林密封的干燥器盖，火焰几分钟后自行熄灭，此时干燥器内 CO_2 含量为 5%~10%，连同干燥器一起放入 35℃ 孵育箱内培养。③气袋法：选用无毒透明的塑料袋，将已接种标本的培养皿放入袋内，去除袋内空气，夹紧袋口，折断袋内预先放置的二氧化碳化学产气管产生 CO_2，数分钟内袋内就可达到需要的 CO_2 气体环境，将气袋放入 35℃ 孵育箱内培养。

（倪语星）

xìjūn wēixūyǎng péiyǎng

细菌微需氧培养（microaerophilic culture of bacteria）

临床标本接种于合适的培养基，在微需氧环境中，特定温度下孵育，使微需氧菌能生长的方法。微需氧菌是仅在微需氧环境（5% O_2、10% CO_2、85% N_2）下才能生长的细菌。微需氧环境的制备可选用厌氧罐、气袋法、厌氧手套箱、厌氧/微厌氧培养箱等。使用气袋或厌氧罐时必须选用相应的微需氧发生装置，使用厌氧手套箱和厌氧/微厌氧培养箱（抽气换气法）时必须把气体调节成含 5% O_2、10% CO_2、85% N_2 的微需氧环境。该方法应用于以下几种情况。①空肠弯曲菌培养：取急性腹泻患者粪便涂片后进行革兰染色，镜检可见弯曲菌呈 S 形、螺旋形革兰染色阴性菌，一般接种在弯曲菌血琼脂（Campy-BAP）培养基，在微需氧环境 42℃ 培养 48 小时。②幽门螺杆菌培养：用胃镜取胃黏膜活检标本，置 10% 丙三醇脑心浸液（BHI）转送液内运送，经研磨后分别接种于 8% 血和添加选择性抗生素的哥伦比亚血琼脂上，在 37℃、湿度 > 90%、微需氧环境中培养 4~7 天。

（倪语星）

zhīyuántǐ péiyǎng

支原体培养（mycoplasma culture）

将被检标本接种于特殊营养培养基并放置在合适的孵育环境中培养，通过观察固体培养基上典型的"荷包蛋样"菌落或液体培养基生长现象，检测标本中是否存在支原体，为临床诊断和治疗提供依据的方法。

原理 支原体隶属广义的细菌范畴，是介于细菌和病毒之间的原核生物。具有细胞结构，但没有细胞壁，能够不依赖活细胞独立生活，是可以在人工培养基上生长的最小的微生物。支原体在固体培养基上可形成典型的"荷包蛋样"菌落，其菌落呈圆形，直径 $10 \sim 16 \mu m$，用低倍显微镜观察，核心部分较厚，向下长入培养基，周边为一层薄的透明颗粒区。支原体在液体培养基上生长虽然会产生混浊，但不易被肉眼判别，通常在液体培养基中加入相应的底物（如葡萄糖、精氨酸、尿素）和指示剂（酚红），根据培养基颜色变化来判断有无支原体生长，并进行初步鉴定。

检测方法 不同种类的支原体所致疾病不同，应根据感染类型，选择适当的检测标本。

标本选择 ①呼吸系统标本：包括鼻咽拭子、痰、胸腔积液、支气管肺泡灌洗物、气管吸液和肺组织等。②泌尿生殖系统标本：包括尿道、宫颈拭子及尿液标本、前列腺分泌物及精液、子宫内膜组织、输卵管标本及直肠子宫陷凹穿刺液标本等。

标本采集 一般采用塑料或铝质柄的海藻酸钙纤维、涤纶、聚酯纤维拭子取材。可用拭子在采集部位旋转并停留 30 秒，尽量取到较多的细胞，以提高培养阳性率。不宜使用木质或竹质的棉拭子取材，因为其材料中可能存在影响支原体生长的抑制物。标本采集过程中应当避免被滑石粉和防腐剂等污染，以免抑制支原体生长。

标本接种及保存 支原体对外界环境非常敏感，尤其是干燥和热环境。标本采集后最好能床旁接种；如果能保证标本的湿润，也可在 1 小时内接种；否则标本应置于保存液中 $2 \sim 8 ℃$ 冷藏，但时间不超过 24 小时；24 小时内不能接种者，标本应置于 $-70 ℃$ 以下或液氮内保存。

临床意义 含有 2 个与人类疾病有关的属，即支原体属和脲原体属，共有 16 个种，其中与人类疾病关系较大的是肺炎支原体、人型支原体、生殖支原体和解脲脲原体 4 个种。①肺炎支原体：主要引起呼吸系统感染，青少年是常见的感染人群，通常表现为支气管炎，1/3 的感染者可致肺炎，个别患者可发生肺外并发症，包括脑膜脑炎、脊髓炎、心包炎、溶血性贫血、关节炎和皮肤黏膜损害等。②人型支原体、生殖道支原体和解脲脲原体：可引起泌尿生殖系统的感染，表现为非淋球菌性尿道炎、阴道炎、宫颈炎、绒毛膜羊膜炎、自然流产、早产、前列腺炎、附睾炎和不育症等。对上述感染患者可行支原体培养，以辅助临床诊断和治疗。

临床评价 支原体培养虽然可以辅助相关疾病的诊断，但其结果受到支原体种类、培养条件、标本来源等多种因素的影响，需结合临床综合评价，合理应用。

方法学评价 支原体培养较为困难，需要特殊培养基，一般需加入 $10\% \sim 20\%$ 人或动物血清以提供支原体生长所需的胆固醇。不同的支原体生长所需营养成分、pH、气体环境各不相同，没有一种培养基适合所有的支原体培养，应根据临床初步诊断选择适当的培养基和培养条件。人型支原体和解脲脲原体生长速度较快，培养阳性率较高，培养是诊断泌尿生殖系统支原体感染常用的实验室检测方法；肺炎支原体生长缓慢，培养阳性率不高，对快速诊断意义不大，一般用于流行病学调查。

临床应用评价 正常人体的呼吸道和泌尿生殖道有少量支原体定植，对这些部位标本的支原体培养阳性并不一定说明是支原体感染，应结合支原体定量和临床症状综合分析才有价值。而自正常无菌体液或组织分离的支原体，无论其数量多少均与临床疾病有重要的关系。

（马筱玲）

luóxuántǐ péiyǎng

螺旋体培养（spirochaeta culture）

将被检标本接种于特殊营养培养基并放置在合适的孵育环境中培养，通过观察液体培养基呈半透明云雾状生长或固体培养基上的扁平细小菌落，检测标本中是否存在螺旋体，为临床诊断和治疗提供依据的方法。

原理 螺旋体隶属广义的细菌范畴，广泛存在于自然界和动物体内，种类繁多。引起人类疾病的主要有疏螺旋体属、钩端螺旋体属和密螺旋体属，其中疏螺旋体属和钩端螺旋体属皆可以人工培养，密螺旋体（如梅毒螺旋体）尚不能人工培养，常用免疫学方法检测（见梅毒非特异性抗体试验和梅毒特异性抗体试验）。

检测方法 不同种属的螺旋体所引起的疾病不同，应根据患者病程、螺旋体存在部位采集标本与培养。

标本采集 ①钩端螺旋体感

染标本采集：在发病的 10 天内，可采集外周血、脑脊液和腹膜透析液进行培养；血标本的采集应在患者使用抗菌药物前、发热期进行；尿标本应在病程的第 2 周后采集；尸体材料可取肝、肾、脑和肺等组织标本。标本采集后应在 1 小时内进行接种。②疏螺旋体感染标本采集：依据临床表现采集适宜的标本。血标本，一般在发热期采集血标本，如回归热的发热期血流中存在高浓度的螺旋体（可高达 $10^6 \sim 10^8/ml$），应采集发热期的全血标本，非发热期的血标本培养阳性率不高。脑脊液标本，脑膜刺激征阳性者采集脑脊液标本。如怀疑疏螺旋体脑病时（如神经莱姆病），应采集脑脊液标本进行培养。关节腔液/关节腔活检标本，当怀疑莱姆病关节炎时，可采集关节腔液/关节腔活检标本，但培养阳性率低，一般不用。皮肤活检标本，未经抗生素治疗的皮肤慢性移行性红斑和慢性萎缩性皮肌炎活检标本是伯氏疏螺旋体培养的最佳标本，培养的阳性率可达 86%。采集后的皮肤活检组织应放入少量的无菌生理盐水中尽快送检。

培养 ①钩端螺旋体：人工培养的营养要求复杂，常用柯氏（Korthof）培养基，除含基本成分外，尚需加入 10% 新鲜灭活兔血清或牛血清、蛋白胨和磷酸缓冲液。此菌为需氧菌，最适 pH 为 7.2 ~ 7.6；最适生长温度为 28~30℃。钩端螺旋体在人工培养基中生长缓慢，28℃ 孵育 1 ~ 2 周，液体培养基呈半透明云雾状生长；在含 10g/L 琼脂的适宜固体培养基上，28℃ 孵育 1 ~ 3 周，可形成透明、不规则、直径约 2mm 的扁平细小菌落。②疏螺旋体：对人类致病的伯氏疏螺旋体，用含有牛血清白蛋白和灭活兔血清等营养丰富的液体 BSK 复合培养基培养，由于伯氏疏螺旋体生长缓慢，甚至需培养 12 周之久。回归热疏螺旋体与奋森疏螺旋体不要用培养方法。

临床意义 培养阳性是螺旋体感染最可靠的诊断方法；培养除对疾病诊断有重要意义，对流行病学调查也有重要意义。与人类疾病相关螺旋体种属及所致疾病见表。

临床评价 螺旋体培养费时长，阳性率低，且临床常见的梅毒螺旋体在培养基上不能生长，所以在临床诊断中的价值有限，一般仅在研究机构或参考实验室使用。临床实验室常用的螺旋体感染快速诊断方法主要有：暗视野显微镜直接镜检、核酸检测和血清学检测。

（马筱玲）

yīyuántǐ péiyǎng

衣原体培养 （chlamydia culture）

将被检标本接种于合适细胞中进行细胞培养，用单克隆荧光抗体染色或吉姆萨染色观察细胞内包涵体，为临床诊断和治疗提供依据的方法。

原理 衣原体隶属广义的细菌范畴，属于原核生物，通过二分裂方式繁殖，但它没有合成高能化合物腺苷三磷酸（ATP）和鸟苷三磷酸（GTP）的能力，必须由宿主细胞提供。培养衣原体必须采用细胞培养方法，常用的细胞有人宫颈癌细胞 HeLa-229、人喉上皮癌细胞（HEp-2）和 McCoy 细胞等，经放线菌酮处理的单层 McCoy 细胞是最常用的细胞。衣原体感染细胞后，可在细胞内迅速繁殖，发育成许多子代始体，称为包涵体，经染色使用显微镜观察细胞内包涵体。吉姆萨染色后光学显微镜见包涵体呈蓝色或暗紫色，单克隆荧光抗体染色后

表 人类疾病相关螺旋体种属及所致疾

螺旋体属	螺旋体种及亚种	疾病	传播途径/媒介
密螺旋体属	梅毒螺旋体梅毒亚种 （*Treponema pallidum* subsp. *pallidum*）	梅毒	性传播
	梅毒螺旋体雅司（极细）亚种 （*Treponema pallidum* subsp. *pertenue*）	雅司病	皮肤损伤
	梅毒螺旋体地方性亚种 （*Treponema pallidum* subsp. *endemicum*）	地方性梅毒	黏膜损伤性接触
	品他螺旋体 （*Treponema carateum*）	品他病	皮肤损伤
疏螺旋体属	回归热螺旋体 （*B. recurrentis*）	流行性回归热	体虱
	伯氏疏螺旋体 （*B. burgdorferi*）	莱姆病	硬蜱
	赫姆疏螺旋体 （*B. hermsii*）	地方性回归热	软蜱
	奋森疏螺旋体 （*B. venezuelensis*）	多种口腔感染	条件致病
钩端螺旋体属	问号钩端螺旋体 （*L. interrogans*）	钩端螺旋体病	接触感染尿液和疫水

用荧光显微镜呈现荧光。

检测方法 应根据衣原体感染类型，采集不同的检测标本。

标本采集 采集标本的拭子头应为海藻酸钙纤维、涤纶、聚酯纤维等材料制成，柄为塑料或铝质；不宜使用木质或竹质的棉拭子，因为该材料中可能含有衣原体生长抑制物。柱状上皮细胞是衣原体感染敏感细胞，为了提高培养阳性率，可用拭子在采集部位涂擦数次，以取到较多的细胞。临床常用的标本采集方法如下。①眼拭子标本：使用无菌拭子涂擦眼结膜数次。②男性尿道标本：使用专用的男性尿道拭子插入前尿道 2~4cm，旋转数周并停留 20 秒后拔出。③宫颈标本：首先用棉球擦去宫颈口黏液，再用专用拭子插入宫颈内口 1~2cm，旋转数周后停留 20 秒后拔出。

不同疾病，选择采集的标本亦不同。①盆腔炎：可采集盆腔无菌穿刺液、输卵管标本、子宫内膜刮取物等。②性病淋巴肉芽肿：可采集淋巴结脓液、直肠拭子和活检组织标本。③鹦鹉热：可采集痰标本和血标本。④肺炎衣原体感染：可取后鼻咽部涮洗物或咽后壁拭子。

标本运送及保存 标本采集后应立即接种，若不能立即送检，应置于衣原体运输保护液内保存；超过 8 小时不能接种的标本应置 -60℃ 以下保存。

临床意义 衣原体属含有 4 个种，即沙眼衣原体、肺炎衣原体、鹦鹉热衣原体和家畜衣原体。其中沙眼衣原体可以引起地方性沙眼、包涵体性结膜炎、性病淋巴肉芽肿和泌尿生殖系统炎症等；肺炎衣原体、鹦鹉热衣原体可引起非典型肺炎。

衣原体培养主要用于检测沙眼衣原体；肺炎衣原体培养技术要求较高，且阳性率低，主要采用免疫血清学方法检测；鹦鹉热衣原体传染性强，培养检测对实验室生物安全要求很高，也主要采用免疫血清学方法检测。

临床评价 虽然衣原体培养对诊断衣原体感染的特异性为 100%，但敏感性不高；该方法操作繁琐、培养周期长，试验技术要求高，且结果易受标本采集方法、运送、保存条件和细胞培养技术等因素的影响，在临床实验室很少使用。随着免疫学和分子生物学检测技术的发展，临床实验室通常采用免疫荧光、酶联免疫、免疫层析、核酸探针和聚合酶链反应扩增等方法检测衣原体感染（见生殖道沙眼衣原体抗原检测）。

(马筱玲)

xìjūn jiàndìng

细菌鉴定（identification of bacteria） 通过一系列方法，将临床标本中分离的未知细菌归属到一定种属，并赋予细菌名称的过程。其目的是对细菌感染性疾病做出正确的病原学诊断，及时发现细菌感染性疾病的暴发流行、高致病性细菌和新现细菌引起的感染，可以对重复感染和慢性感染的病因进行研究，有利于流行病学监测和国际学术交流。

常用的细菌鉴定方法有查表法、数值编码鉴定法（见细菌数值鉴定）及自动化仪器鉴定法（见自动细菌鉴定系统）。随着科学技术的进步，细菌鉴定技术也不断发展，从最初观察细菌形态的显微镜技术，发展到检测细菌代谢产物的生化反应技术（见细菌生化鉴定）、检测细菌抗原的免疫血清学技术（细菌血清学鉴定）、检测细菌遗传物质的分子生物学技术以及色谱技术和质谱技术等。用噬菌体对细菌进行种属鉴定和分型的方法在流行病学调查、追查传染源等具有重要意义，但在临床上的未广泛应用（见细菌噬菌体鉴定）。

21 世纪初，最引人关注的细菌鉴定技术有 2 种。①16S rRNA 测序鉴定技术：通过设计一对引物，以 16S rRNA 为靶分子在适当条件下进行聚合酶链反应扩增，对得到扩增后的 16S rRNA 片段进行测序，将序列与基因库中序列进行比对，便得知未知菌与基因库中其他菌的相似性，从而完成对细菌的鉴定；细菌 16S rRNA 基因序列由互相交错排列的保守区和可变区组成，该基因有高度的保守性，反映了生物物种间的亲缘关系，其特征性核苷酸序列则是不同分类级别生物（如科、属、种）鉴定的分子基础；以 16S rRNA 基因测序为基础的细菌鉴定和分型方法是目前被认为最客观、准确且具有较好重复性的方法。②基质辅助激光解吸电离飞行时间质谱鉴定技术：建立各种细菌蛋白特征指纹图谱库，将临床分离的单个细菌菌落简单前处理后，直接上机检测，所获得的质谱图可立即与数据库进行比较，得出鉴定结果；整个鉴定过程无需做革兰染色、氧化酶等试验，仅需几分钟，操作简单、快速，高通量，有令人瞩目的应用前景，被称之为细菌鉴定的革命。

(马筱玲)

xìjūn shēnghuà jiàndìng

细菌生化鉴定（biochemical identification of bacteria） 使用生物化学方法检测细菌分解某种底物的能力，根据一系列生化反应结果，以鉴定细菌的方法。

基本原理 各种细菌具有独

特的酶系统，对底物的分解能力不同，其代谢产物也不同，在培养基中加入不同的底物和指示剂，可检测细菌分解底物的能力。临床常用的细菌生化反应及检测原理如下。

糖（醇）发酵试验　在固体或液体培养基中加入糖类和指示剂，有的细菌分解某些糖且产酸和产气，使指示剂的颜色发生改变，并产生气泡；有的细菌分解某些糖类只产酸不产气，仅可见指示剂颜色改变；有的细菌因缺乏某些分解酶，不能分解某些糖类，指示剂颜色不发生改变。如根据葡萄糖发酵试验可以对细菌进行初步分类。①发酵型细菌：能通过无氧酵解利用葡萄糖的细菌。②非发酵型细菌：包括2种。必须通过有氧氧化才能分解葡萄糖的细菌称为氧化型细菌；不分解葡萄糖的细菌称为产碱型细菌。

V-P试验　多数细菌能分解葡萄糖产生丙酮酸，但丙酮酸的分解产物因细菌不同而有差别。有的细菌可使两分子丙酮酸脱羧后，缩合成一分子乙酰甲基甲醇，在碱性环境中（如培养基中加入40%KOH），乙酰甲基甲醇可被空气中的氧气氧化成二乙酰，后者又与蛋白胨培养基中精氨酸所含的胍基作用，生成一种红色化合物，为V-P试验阳性。

甲基红试验　很多细菌分解葡萄糖后先产生丙酮酸，丙酮酸再被分解成甲酸、乙酸、乳酸等。因产生酸类物质较多，培养基最后的pH会降至4.5或更低，使甲基红试剂呈红色，为甲基红试验阳性；但有的细菌能使两分子丙酮酸变成一分子中性的乙酰甲基甲醇，产生酸类物质较少，培养基最后的pH>5.4，使甲基红指示剂呈橘黄色，为甲基红试验阴性。

枸橼酸盐利用试验　在培养基中加入枸橼酸钠作为碳的唯一来源，加入溴麝香草酚蓝作为指示剂。有的细菌（如产气荚膜梭菌等）可利用枸橼酸钠作为碳的唯一来源，在培养基上生长繁殖，并使枸橼酸钠经三羧酸循环生成CO_2，后者再转变为碳酸盐，培养基由原来的酸性变成碱性，使含溴麝香草酚蓝指示剂的培养基由绿色变为深蓝色，为枸橼酸盐利用试验阳性。

丙二酸盐利用试验　在培养基中加入丙二酸盐作为碳的唯一来源，加入硫酸铵作为氮的唯一来源，并加入溴麝香草酚蓝作为指示剂。如果细菌能利用丙二酸盐作为碳的唯一来源，在培养基上能够生长繁殖，使培养基变为碱性，溴麝香草酚蓝指示剂呈深蓝色，为丙二酸盐利用试验阳性。

硝酸盐还原试验　有的细菌能将硝酸盐还原为亚硝酸盐，亚硝酸盐与试剂中醋酸作用生成亚硝酸，亚硝酸又与试剂中的对氨基苯磺酸作用生成重氮苯磺酸，重氮苯磺酸再与试剂中的α-萘胺结合成为呈红色的α-萘胺偶氮苯磺酸，为硝酸盐还原试验阳性。若不呈红色，加入少许锌粉，如变为红色，表示硝酸盐未被细菌还原，为硝酸盐还原试验阴性；如仍不变为红色，表示培养基中的硝酸盐已被细菌还原为亚硝酸盐进而分解为氨和氮，也为硝酸盐还原试验阳性。

靛基质试验　有的细菌含有色氨酸酶，能分解培养基中的色氨酸而生成靛基质（吲哚），靛基质与靛基质试剂（对二甲基氨基苯甲醛）作用后形成红色的玫瑰靛基质，为靛基质试验阳性。

硫化氢生成试验　在培养基中加入醋酸铅、硫酸亚铁、氯化亚铁或枸橼酸铁等成分，有的细菌能分解蛋白质中含硫的氨基酸（胱氨酸和半胱氨酸等）而产生硫化氢、氨和脂肪酸。硫化氢遇重金属盐类（如铅盐、铁盐等）则形成黑色的硫化铅或硫化亚铁沉淀物，为硫化氢试验阳性。

尿素分解试验　有的细菌产生尿素酶，能分解培养基中的尿素而生成氨，使培养基变碱性，使酚红指示剂呈红色，为尿素分解试验阳性。

明胶液化试验　有些细菌能产生胶原酶，使明胶分解为氨基酸，失去凝固能力，使半固体的明胶培养基变为流动液体状态，为明胶液化试验阳性。

氧化酶试验　氧化酶（细胞色素氧化酶）是细胞色素呼吸酶系统的最终呼吸酶。具有氧化酶的细菌，首先使细胞色素C氧化，再由氧化型细胞色素C使对苯二胺氧化，生成有色的醌类化合物，产生红色反应，为氧化酶试验阳性。

触酶试验　有的细菌（如葡萄球菌与微球菌）能催化过氧化氢生成水与新生态氧，继而形成分子氧，出现气泡，为触酶试验阳性。有的细菌（如链球菌及肺炎链球菌）不能催化过氧化氢生成新生态氧，为触酶试验阴性。

苯丙氨酸脱氨酶试验　有的细菌具有苯丙氨酸脱氨酶，可使苯丙氨酸脱氨生成苯丙酮酸，加入氯化铁试剂后形成绿色化合物，为苯丙氨酸脱氨酶试验阳性。

氨基酸脱羧酶试验　有的细菌具有氨基酸脱羧酶，能分解氨基酸使其脱羧生成胺和二氧化碳，使培养基变碱性，指示剂变色，为氨基酸脱羧酶试验阳性。

精氨酸双水解试验　常用于肠杆菌科及假单胞菌属鉴定。精氨酸经两次水解后，生成鸟氨酸、氨及二氧化碳。鸟氨酸又在脱羧酶的作用下生成腐氨。氨及腐氨均为碱性物质，故可使培养基变碱性，指示剂变色，为精氨酸双水解试验阳性。

血浆凝固酶试验　有的细菌（如金黄色葡萄球菌）能产生血浆凝固酶，使人、动物新鲜血浆中的纤维蛋白原变成纤维蛋白，而使血浆发生凝固，为血浆凝固酶试验阳性。

耐热核酸酶试验　用于检测细菌能否产生耐热核酸酶的特性。有的致病菌（如金黄色葡萄球菌）可以产生耐热的核酸酶。将24小时肉汤培养物沸水浴处理15分钟，用接种环划线刺种于甲苯胺蓝-DNA平板，36±1℃培养24小时，在刺种线周围出现淡粉色，为耐热核酸酶试验阳性。

七叶苷水解试验　有的细菌可将七叶苷分解成葡萄糖和七叶素，七叶素与培养基中枸橼酸铁的 Fe^{2+} 反应，生成黑色的化合物，使培养基呈黑色，为七叶苷水解试验阳性。

淀粉水解试验　有的细菌能产生淀粉酶将淀粉水解成糖类，在培养基上滴加碘液时，可在菌落周围出现透明区，为淀粉水解试验阳性。

葡萄糖酸盐氧化试验　有的细菌可氧化葡萄糖酸盐，生成 α-酮基葡萄糖酸。α-酮基葡萄糖酸是一种还原性物质，可与班氏试剂起反应，出现棕色或砖红色的氧化亚铜沉淀，为葡萄糖酸盐氧化试验阳性。

DNA 酶试验　有的细菌产生DNA 酶，可将长链 DNA 水解成寡核苷酸链。长链 DNA 可被酸沉淀，而寡核苷酸则溶于酸。在 DNA 琼脂平板上加入酸后，细菌菌落周围出现透明环，为 DNA 酶试验阳性。

试验阳性。

CAMP 试验　B 群链球菌（无乳链球菌）能产生 CAMP 因子，该因子可促进葡萄球菌的 β 溶血素溶解红细胞的活性，使培养基划线处出现矢形（半月形）的加强透明溶血区，为 CAMP 试验阳性。

胆汁溶菌试验　胆汁或胆盐具有表面活性，可快速激活自溶酶，加速肺炎链球菌自溶过程，肺炎链球菌在短时间内发生自溶，为胆汁溶菌试验阳性。

氰化钾抑制试验　在培养基中加入一定浓度的氰化钾，有的细菌可被氰化钾抑制而不能生长，为氰化钾抑制试验阳性；有的细菌生长不受其影响，为氰化钾抑制试验阴性。

奥普托欣（Optochin）敏感试验　Optochin 是乙基氢化去甲奎宁，可干扰肺炎链球菌叶酸的生物合成，抑制该菌生长，在 Optochin 纸片周围出现抑菌圈，为 Optochin 敏感试验阳性；几乎所有的肺炎链球菌都对 Optochin 敏感，而其他链球菌对 Optochin 耐药，为 Optochin 敏感试验阴性。

新生霉素敏感试验　金黄色葡萄球菌和表皮葡萄球菌可被低浓度新生霉素所抑制，在纸片周围出现抑菌圈，为新生霉素敏感试验阳性；而腐生葡萄球菌则表现为耐药，为新生霉素敏感试验阴性。

杆菌肽敏感试验　将 0.04U 杆菌肽药敏纸片贴在涂布待测菌的血平板上，35℃孵育过夜后，在纸片周围出现抑菌圈，为杆菌肽敏感试验阳性。A 群链球菌对杆菌肽几乎是 100% 敏感，而其他群链球菌对杆菌肽通常耐药，故此试验可对 A 群链球菌与非 A 群链球菌进行鉴别。

O/129 抑菌试验　O/129（2，4 二氨基-6，7-二异丙基蝶啶）能抑制弧菌属、发光杆菌属和邻单胞菌属细菌生长，在纸片周围出现抑菌圈，为 O/129 抑菌试验阳性；不能抑制气单胞菌属和假单胞菌属细菌生长，为 O/129 抑菌试验阴性。

检测标本要求　被检细菌应为临床标本中分离的纯培养物且在细菌对数生长期，此时细菌的生理生化特征最典型。

临床应用　细菌生化反应是细菌表型特征的体现，是临床实验室常用的细菌鉴定方法，也是数值编码鉴定法（见细菌数值鉴定）和仪器鉴定法（见自动细菌鉴定系统）的基础。

评价　细菌生化鉴定成本低廉，操作简单，可手工操作、肉眼观察，无需特殊设备，其鉴定结果与根据细菌遗传物质进行的系统分类结果有良好的一致性，是临床实验室最常用的鉴定方法。细菌受环境因素和抗菌药物的影响会产生形态、染色性和生化反应的变异，生化鉴定有时会遇到难鉴定的细菌，需要结合应用免疫技术进行细菌血清学鉴定或基因鉴定。

(马筱玲)

xìjūn xuèqīngxué jiàndìng

细菌血清学鉴定（serum identification of bacteria）　根据细菌的抗原特征，用含已知特异性抗体的免疫血清与标本中分离的细菌纯培养物进行血清学反应，以确定病原菌的种或型的方法。常用的方法有凝集试验、沉淀试验、免疫荧光试验、荚膜肿胀试验等。①细菌种的鉴定：经血清学鉴定才能报告的细菌包括沙门菌、志贺菌、霍乱弧菌、肠炎弧菌、大肠埃希菌 O157：H7、嗜肺军团菌。②细菌型的鉴定：有的细菌不同血清型（或群）流行趋势和致病性不同，通过生化反应难以鉴定，必须通过血清学分型鉴定。如链球菌按 C 抗原不同可分类 A、B、C、D、E、F、G、H、K、L、M、N、O、P、Q、R、S、T、U、V 等 20 个群，对人致病的链球菌大多属于 A 群，A 群又称化脓性链球菌，可引起皮肤及皮下组织化脓性炎症，如疖痈、蜂窝织炎、丹毒等。细菌血清学鉴定与细菌生化鉴定比较，具有简单易行、特异性强和反应快速的特点。

(马筱玲)

xìjūn shìjūntǐ jiàndìng

细菌噬菌体鉴定（bacteria identification by phage）

用噬菌体对细菌进行种属鉴定和分型的方法。噬菌体是一类寄生于细菌的病毒，必需在活菌内寄生，具有严格的宿主特异性和型的特异性。其严格的宿主特异性取决于噬菌体吸附器官和受体菌表面受体的分子结构和互补性。利用噬菌体对细菌的这一特性，可用某一已知的特异性噬菌体鉴定相应的寄主细菌。通过加热法或过滤法制作噬菌体分离液，然后将其加入均匀涂布相应幼龄细菌悬液的营养平板上，37℃孵育 24 小时后，如有相应寄主细菌，噬菌体侵入宿主细菌内并增殖，裂解细菌，平板上可形成肉眼可见的透明噬菌斑。通过肉眼观察平板上的噬菌斑，即可快速鉴定细菌菌种。同时，噬菌体具有型的特异性，可对细菌进行分型鉴定。如对金黄色葡萄球菌、伤寒沙门菌、大肠埃希菌和霍乱弧菌等进行噬菌体分型，对于追溯传染病来源、流行病学调查、研究细菌的致病性、耐药性等具有重要意义。

(马筱玲)

xìjūn shùzhí jiàndìng

细菌数值鉴定（numerical identification of bacteria）

将待鉴定细菌接种于一组按规定顺序排列的生化鉴定试验管，并将生化试验结果用数值表示，根据得到的数值查阅细菌鉴定编码检索本进行细菌鉴定的方法。

1962 年，美国爱荷华州立大学细菌学系比尔斯（Beers）等首先提出用概率值表示某试验在指定细菌分类群中的阳性率，将统计学方法用于细菌鉴定。1973 年，英国中央公共卫生检验室全国典型菌种收集委员会计算机试验部拉佩奇（Lapage）小组等进一步研究和发展了细菌概率鉴定法，并建立了科学的细菌数值鉴定数理模型-Lapage 细菌数值鉴定理论。随后，法国生物梅里埃公司在 Lapage 细菌数值鉴定理论基础上研制了商品化的 API 编码鉴定系统，使细菌数值鉴定方法得到迅速推广应用。从 20 世纪 70 年代起，细菌数值鉴定技术经历了手工阶段、半自动阶段和自动化阶段，已被临床实验室广泛使用。

组成 细菌数值鉴定系统包括生化鉴定试验和数值鉴定编码检索本（软件）两部分。

生化鉴定试验 是细菌数值鉴定的基础（见细菌生化鉴定）。①鉴定试验的选择：用于细菌鉴定的生化试验复杂多样，有些生化试验的鉴定效果相互交叉和重叠，必须选择合适的生化试验数量和种类。选择的生化试验过少，则不能将所有的细菌都相互进行鉴别，需要增加补充试验，延误鉴定时间；选择的生化试验过多，则增加试验成本，造成人力和物力的浪费；任意选择几种生化试验往往是事倍功半，达不到预期的鉴定效果。如何从繁多的生化试验中选择最少的试验组合，达到最大的分离鉴定效果是微生物工作者所关注的问题。以分离值为依据，根据数学计算可以确定最少、最佳生化反应组合，具体方法为：首先确定一个分离值最大的生化试验，然后用其余的生化试验依次与之组合，再计算分离值，选择第 2 个试验，依次类推，选择第 3、4……个生化试验，直到增加生化试验，分离值无明显增加时即停止选择。该方法既考虑到单个生化试验的鉴别能力，也考虑到多个生化试验之间相互协同的鉴别能力，具有严谨的科学性。在此理论基础上编写计算机程序，即可通过数学运算的方法，完成一组生化鉴定试验的选择。②配套生化反应管（板）：细菌数值鉴定配套的生化试验原理与传统的生化试验一致。厂商一般将其制配成微量生化反应管或微量生化反应板进行销售。微量生化反应管采用 2~3mm 的玻璃管，装入生化反应试剂后，消毒灭菌，再密封保存。微量生化反应板选用高纯度生化基质，采用无菌脱水干燥技术，使不同的生化反应培养基吸附在相应的结构坚实、透明度高、反应易见的聚苯乙烯载体内，再无菌分装保存。微量生化反应管（板）具有以下优点：试剂用量只是常规生化反应的 1/30~1/20，节约成本；产品体积小、密封好、不易污染，便于保存和运输；一次性使用，无需回收清洗，减少实验室污染的机会。

数值鉴定编码检索本 将被鉴定细菌有可能出现的生化反应模式用数值表示，并将数值按照一定顺序排列成册，包括以下内容。①细菌鉴定编码：用数值表示的一组生化反应结果。细菌生化反应有阳性和阴性两个结果，最简单的数字表示方式是二进制，即试验结果为阳性，以 1 表示；结果为阴性，以 0 表示。但二进制在表示一系列生化反应结果时，数字较长，简单重复，易发生读取错误，所以一般将二进制转化为八进制，编写编码检索本。具体方法是：将 3 个二进制数字分为一组，将第一位数字乘以 2^0，第二位数字乘以 2^1，第三位数字乘以 2^2，（即分别赋值为 1、2、4；也可以规定将第一位数字乘以 2^2，第二位数字乘以 2^1，第三位数字乘以 2^0，分别赋值为 4、2、1）最后将三位数的乘积相加，即为八进制数字。如 110 三位二进制数字转化为八进制的数字为（$1×2^0+1×2^1+0×2^2＝3$）。②细菌种名：在细菌鉴定编码检索本中，每一条编码对应 1 个或 1 个以上的细菌种名，若一个编码仅对应一个细菌种名，则直接得出细菌鉴定结果，若对应 2 个或 2 个以上的种名，则按要求做补充试验，再进一步鉴定。③鉴定百分率（ID 值）：表示每种细菌出现生化反应模式的概率与数据库中所有细菌生化反应概率总和的比值。若一条编码仅对应 1 种细菌，则 ID＝100%，若一条编码对应 2 种或 2 种以上的细菌，ID＝Pi（某种细菌生化反应模式概率）/PΣ（所有相同生化反应模式概率总和）×100%。④典型性参数（T 值）：代表待鉴定菌与该种细菌最典型生化反应模式的接近程度。⑤鉴定结果的可信度：根据 ID 值和 T 值，可对每一个鉴定结果进行评价，评价标准为：ID ≥ 99.9%，T≥0.75 为极好的鉴定；99.8%≤ID≤99.0%，T≥0.75 为很好的鉴定；90.9% ≤ ID ≤ 98.9%，T ≥ 0.25 为好的鉴定；

80.0%≤ID≤89.9%，T≥0 为可接受的鉴定；ID＜80.0% 为低分辨率。

补充试验 对难区别的细菌可增加其他的生化反应或血清凝集试验进行鉴定。

评价 细菌数值鉴定简化了传统细菌鉴定程序，提高了细菌鉴定的准确性，已在临床实验室中广泛应用。该方法与传统的双歧索引鉴定和查生化反应表鉴定方法比较具有以下优点：①使用数学原理优选一组生化试验，保证以最少的生化试验组合达到最大的鉴定效果，明显提高鉴定效率。②检验者只需要将待测细菌接种于配套的生化反应管或反应板，按照要求读取结果，并将结果按顺序转化为八进制数字，即可根据数字从编码检索本中得到鉴定结果，整个鉴定过程简单易行。③既可鉴定具有典型生化反应模式的细菌，也可鉴定非典型生化反应模式的细菌，鉴定正确率显著提高。

现状及发展趋势 细菌数值鉴定的发展趋势表现为鉴定种类增多，鉴定速度增快和鉴定数据库实时更新。

鉴定种类增多 细菌数值鉴定从最初的只能鉴定几十种肠杆菌科细菌发展到近千种细菌，覆盖了肠杆菌科、非发酵菌、弧菌科、葡萄球菌属、肠球菌属、链球菌属、厌氧菌及酵母菌等。

鉴定速度增快 20 世纪 90 年代，应用合成的色原底物或荧光底物来实现细菌快速鉴定的生化反应技术得到迅速发展，该技术与传统的生化反应不同，其原理是：活体细菌在特异性酶作用下游离出产色基团并产生荧光或显示一定颜色，用紫外灯观察菌落产生的荧光或直接观察菌落颜色

即可对菌株做出鉴定。该技术通过酶促反应，使反应时间比传统生化反应明显缩短，细菌鉴定速度提高了 4~8 倍。如应用该技术的细菌数值鉴定系统，结合先进的读数仪，在鉴定板孵育 2.5 小时后可得到鉴定结果。

鉴定数据库实时更新 随着分子生物学技术的发展和应用，人们对细菌遗传本质的认识愈加深入，使一些细菌在分类名称上发生改变，同时又有一些新的细菌不断被认识和发现，所以细菌鉴定数据库需要实时更新，才能满足临床细菌鉴定的需要，互联网的发展为细菌鉴定数据库的实时更新提供了可能。2008 年首次推出 API Web 版鉴定系统，使任何人、在任何时间、任何地点都可使用 API 进行鉴定。API Web 包括了所有的规律性更新的 API/ID32 数据库，比手工索引手册包含更多的信息，可鉴定 600 种细菌和酵母菌。可通过计算两个指数：鉴定百分率（ID）和典型性参数（T），给出反映鉴定结果可信度的评价。

（马筱玲）

zìdòng xìjūn jiàndìng xìtǒng

自动细菌鉴定系统（automated identification system of bacteria） 由孵育箱、扫描仪和计算机等部件组成的仪器，能够自动完成对鉴定板的孵育、定时扫描、数据读取和结果判断等程序，并将待测细菌鉴定到种的分析技术。

基本原理 根据被鉴定细菌的代谢特点，设计一系列生化反应，由仪器自动定时扫描读取阳性和阴性反应结果，并与仪器中储存的数据库比较，进行细菌鉴定（见细菌数值鉴定）。不同的鉴定系统分析的代谢底物不同，检测的具体原理不同（表）。

分类 根据其组成和功能可分为半自动和全自动细菌鉴定系统两类。①半自动细菌鉴定仪：一般由计算机和读数器两部分组成，鉴定反应板在机外孵育后，一次性上机读取结果，由计算机进行分析和处理，并报告细菌鉴定结果。②全自动细菌鉴定仪：与半自动细菌鉴定仪的主要区别是增加了机内孵育、动态扫描观察，有的仪器还配有自动接种器。Vitek 系统、MicroScan 系统、Biolog 微生物鉴定系统等是临床常用的几种微生物自动鉴定系统。

组成 ①鉴定卡（板）：包括一组生化试验，一般根据鉴定细菌的种类进行分类命名，如革兰阳性菌鉴定卡、革兰阴性菌鉴定卡、弧菌鉴定卡、厌氧菌鉴定卡、酵母菌鉴定卡、需氧芽胞杆菌鉴定卡、奈瑟菌鉴定卡等。使用者首选根据细菌的形态、革兰染色性、氧化酶，葡萄糖发酵等基本试验将细菌初步分类，再选择使用正确的鉴定卡。②菌液接种器：可分为真空接种器和活塞接种器，以真空接种器较为常用。使用者将被鉴定的细菌按要求配置成菌悬液，并与鉴定卡（板）连接，放入仪器的真空接种室中，即可由仪器完成接种过程。③培养和动态监测系统：将接种细菌的鉴定卡（板）放入孵育箱/读数器中进行培养和动态监测。一般在鉴定卡（板）上设置有生长对照孔和终点阈值，系统每隔一定时间对卡片上的每一反应孔进行读数，并与生长对照孔比较，当生长对照孔到达终点阈值时，可获得细菌最终生化反应结果，动态监测可以保证利用细菌最佳生长时间段的生化反应特征作为鉴定依据，比传统的统一放 24 小时观察结果更加准确、报告更加快捷。④数据处理和分析系统：整个系统的神经中枢，始终保持与孵育箱/读数器、打印机的联络，控制孵育箱温度，自动定时读数，自动将读数器的电信号转换成数码，并与已储存的数据库相比较，做出菌种鉴定；通过计算鉴定百分率（ID）和典型性参数（T），给出鉴定结果可信度的评价。

检测标本要求 检测标本为菌悬液，菌悬液的制备必须注意以下几点：①根据标本类型从分离培养基上选择可疑的致病菌进行细菌鉴定，污染菌和定植菌不需要进行鉴定。②选取几个形态特征相同的菌落进行鉴定，分离培养基上细菌不纯时要进行分纯培养后方可鉴定。③应根据细菌种类不同，按照仪器操作要求，配制相应浊度的菌悬液（为保证菌悬液浊度的准确性，浊度仪应定期校正）。

临床应用 自动细菌鉴定系统可快速、准确对临床近千种常见分离菌进行鉴定到种，已在临床实验室广泛使用。能鉴定的细菌包括革兰阳性球菌、革兰阴性杆菌、酵母菌、苛养菌、厌氧菌等。该系统可通过计算鉴定百分率（ID）和典型性参数（T），给出鉴定结果可信度（见细菌数值鉴定）。

评价 自动细菌鉴定系统主要有以下优点：①自动加样、联机孵育、定时扫描、读数、分析、打印报告，节省人力，减少人为误差。②鉴定范围广，显著提高临床微生物鉴定技术水平。③动态扫描观察、快速荧光测试技术的应用显著缩短报告时间。④鉴定板一次性使用，减少了清洁工作量，保证实验室生物安全。⑤数据处理软件功能强大，可根据用户需要，自动完成鉴定样本的统计工作，包括：各类细菌发生率、每月细菌培养阳性率、每月工作量报告等。⑥软件和测试卡（板）可不断升级更新，检测功能和数据统计功能不断增强。

自动细菌鉴定系统品牌较多，检测原理各异，性能、价格不一，临床实验室应从以下几个方面对仪器性能进行综合评价。

鉴定的细菌种类 自动细菌鉴定系统所能鉴定的细菌种类是由其数据库决定的。尚无一个鉴定系统能对所有的细菌进行鉴定。但仪器所能鉴定的细菌种类，必

表 常用细菌鉴定分析底物及检测原理

分析底物	基本原理	是否需要培养	系统举例
碳源利用	碳源产酸、氮源产碱，pH 改变引起指示剂颜色变化	是	API、Crystal、Vitek、MicroScan
细菌预成酶	无色底物被酶水解时，色源/荧光释放引起颜色变化或出现荧光	否	MicroScan、Vitek
有机产物	利用碳源转移电子至无色四唑氮，使染料变成紫色	是	Biolog
细胞脂肪酸	挥发、非挥发性酸检测，检测代谢产物的层析技术，与数据库中的资料相比较	是	MIDI
各种底物	检测细菌生长的浊度	是	API20AUX

须满足临床常见细菌和特殊细菌的鉴定要求。

鉴定的准确性 由数据库和鉴定卡（板）质量共同决定的。数据库中数据来源、细菌分类鉴定知识的更新程度和速度决定了鉴定的准确性。要求数据库必须来源于权威机构，细菌的分类命名必须实时更新。鉴定板的质量也是影响细菌鉴定正确率的重要因素，因为在数值鉴定中，一组生化试验是同等重要原则，任何一个生化试验出现错误的结果，都会导致最终结果错误。必须对鉴定卡（板）中的各项生化试验进行质量控制和质量检测。

自动化程度 半自动与全自动仪器的区别在于是否自动接种和孵育，自动化程度越高，仪器价格越贵，用户应该根据本单位的工作量、人员配置情况及经济状况综合考虑购买何种仪器。

鉴定速度 快速荧光测定技术检测细菌胞外酶法，反应时间短，鉴定速度快，但成本较高，结果稳定性较差；传统显色反应法，鉴定时间较长，但成本低、结果稳定。用户在选择仪器检测速度时需综合评价，并结合药敏报告时间进行选择，因为仅有细菌鉴定结果，没有药敏结果，尚不能发出最终报告。

补充试验 有的细菌鉴定系统不能一次将细菌鉴定到种，需要增加补充试验，这样一方面增加了试剂成本，另一方面也延误了鉴定时间。所以在鉴定正确率相同的情况下，补充试验越少越好。

（马筱玲）

xìjūn zhìpǔ jiàndìng

细菌质谱鉴定（bacteria identification by mass spectrometry）

应用质谱技术对细菌进行种属鉴定和分型的蛋白组学鉴定方法。

基质辅助激光解吸电离飞行时间质谱鉴定技术（MALDI-TOF-MS）是一种新型的软电离生物质谱分析技术。MALDI-TOF-MS鉴定由基质辅助激光解吸飞行时间质谱仪完成，其仪器主要有进样系统、基质辅助激光解吸电离离子源（MALDI）和飞行时间质量分析器（TOF）以及数据系统。

基本原理 将待测样品（即临床分离的单个细菌菌落经简单的前处理）与基质溶液分别点在加样板上，形成样品和基质的共晶体，基质从激光中吸收能量使基质与样品之间发生电荷转移，样品分子电离。不同质荷比离子在电场或磁场作用下加速飞过飞行管道，根据到达检测器的飞行时间不同而被分离与检测，通过专用软件分析比较，得出蛋白质及多肽特异性的指纹图谱。与标准数据库进行比对，得出鉴定结果。

检测标本要求 标本需为临床分离的单个细菌菌落，经简单的前处理后，直接上机检测。

临床应用 主要用于某些在以生化反应为基本原理的自动细菌鉴定系统难以鉴定的少见菌如洋葱伯克霍尔德菌复合群与HACEK菌群等。

评价 由于所得的蛋白质图谱中主要的分子是菌体内高丰度、表达稳定、进化保守的核糖体，因此结果稳定、可靠。整个鉴定过程无需做革兰染色、氧化酶等试验，仅需几分钟，操作简单、快速，高通量，被称为细菌鉴定的革命。二十一世纪初，基质辅助激光解吸电离飞行时间质谱鉴定技术和16S rRNA基因测序鉴定技术一样成为最引人关注的细菌鉴定技术。但它不能完全取代自动细菌鉴定系统，因其数据库是专属私用的，有别于为公开如所

用的GenBank序列数据库。较多的因素如仪器与软件，质谱、基质与溶剂的组成均会导致结果不稳定性，质量控制策略尚不完善。

（洪秀华）

xìjūn dúsù jiǎncè

细菌毒素检测（detection of bacterial toxin）

应用生物学、免疫学或分子生物学等技术检测标本中是否含有细菌毒素，为疾病的诊断和治疗提供依据的检验项目。细菌毒素分为内毒素和外毒素，是细菌感染的重要致病物质。①内毒素：存在于菌体内，细菌死亡后菌体裂解而释放出来。②外毒素：由细菌合成，在生长繁殖过程中分泌到菌体外。

原理 内毒素和外毒素的生物学特征、抗原特征及遗传学特征不同，检测原理也有所不同。

内毒素检测 内毒素是革兰阴性菌细胞壁的脂多糖成分，为外源性致热原，可刺激感染机体的白细胞等释放内源性致热原，作用于体温中枢，引起发热，选择特定的动物实验，观察体温变化可检测内毒素；内毒素还可用鲎试验检测，其原理是微量的内毒素可使鲎血变形细胞中C因子激活，活化的C因子再激活B因子，然后激活凝固酶原，最后促使凝固蛋白原转为凝固蛋白。

外毒素检测 外毒素大多是蛋白质，有很强的抗原性，可刺激机体产生相应抗体，在体外可用特异性抗体与被检细菌外毒素（抗原）进行反应检测外毒素；外毒素的毒性强，有高度选择性，不同外毒素可引起不同的病变和临床症状，以特定动物进行试验可观察外毒素特殊的生物学效应。

检测方法 检测细菌毒素的

方法较多，主要分为以下几类。

生物学方法 不同的细菌毒素侵入宿主后可引起不同的生物学效应，可选择特定的动物实验进行细菌毒素检测。

内毒素检测 常以家兔作为实验动物，将家兔分为两组，分别测量其基础体温。用无菌注射器抽取被检测液体注入一组家兔耳静脉，作为实验组，另一组注射等量生理盐水，作为对照组。每隔 30 分钟测量两组家兔的体温，记录体温变化情况。如果实验组动物体温升高，则提示被检测的液体中可能含有内毒素。

外毒素检测 不同的外毒素检测方法不同。①金黄色葡萄球菌的肠毒素：以幼猫和猴等动物作为研究对象，给它们喂含有肠毒素的食物，间隔一段时间，观察它们出现的各种生理或病理变化，来判断食物中是否含有肠毒素。②致病性大肠埃希菌、霍乱弧菌肠毒素：做兔肠段结扎试验，观察结扎肠段的充血、水肿和肠液分泌情况。③白喉毒素、破伤风毒素：使用抗毒素中和试验。实验组先给动物注射抗毒素，然后再注射外毒素，对照组直接注射外毒素，若实验组动物不产生中毒症状，对照组动物产生中毒症状则可鉴定标本中存在与抗毒素相对应的外毒素。

免疫学方法 检测细菌外毒素最常用的方法，包括沉淀试验、凝集试验、放射免疫测定、酶联免疫吸附试验和免疫荧光检测等。如使用凝集试验或酶联免疫吸附试验直接从粪便标本中检出艰难梭菌毒素 A 或 B，以区分艰难梭菌的毒株和无毒株，可及时判定患者是否需要治疗；使用乳胶凝集试剂检测大肠埃希菌 Vero 细胞毒素（VT-1 与 VT-2）可快速诊断产志贺毒素大肠埃希菌（STEC）；使用协同凝集试验检出金黄色葡萄球菌产生的多种肠毒素，是诊断金黄色葡萄球菌食物中毒的可靠手段；使用反向被动乳胶凝集法快速检测毒性休克综合征毒素，可及时诊断葡萄球菌所致的中毒性休克。

分子生物学方法 可采用核酸分子杂交、聚合酶链反应（PCR）、荧光定量 PCR 等方法检测细菌毒素基因，判断其产毒素情况。

鲎试验 检测内毒素最常用的方法。有半定量和定量测定两种方法。半定量测定采用凝胶法，定量测定采用浊度法（比浊法）与显色基质法（显色法）。

其他 化学发光、流式细胞术、高效液相色谱分析和生物传感器等也可用于细菌毒素的检测。生物传感器利用免疫磁性电化学发光传感器检测葡萄球菌肠毒素、肉毒素和霍乱肠毒素等获得成功，可检测出飞克（fg）水平的毒素。

参考区间 微量细菌毒素即有较强的毒性，正常机体定性检测应为阴性。定量检测参考区间因不同的标本、检测方法而有所不同。

临床意义 主要用于相关疾病的诊断及预后判断。

内毒素检测 主要用于 2 方面：①在药品生产质控中，用于检测医用无菌液体中有无细菌内毒素，以及内毒素水平，以判断产品是否合格。②诊断和监测细菌性（尤其是革兰阴性菌）疾病感染。

外毒素检测 对于某些疾病的诊断，自临床标本中检出细菌毒素，常比细菌培养更可靠。如对抗生素相关性肠炎的诊断，检出其毒素比细菌培养更有意义。

临床评价 不同的方法敏感性、特异性、报告时间、试验成本、影响因素各不相同，应根据具体情况和要求选择。生物学方法因检测灵敏度低、特异性差、动物来源困难、成本高、操作繁琐，受到了一定的制约，只有在发现新毒素或临床研究时应用；免疫学方法与分子生物学方法具有快速、灵敏、特异性高的特点，已被广泛使用；鲎试验因其简便、快速、灵敏、重现性好等优点。

（马筱玲）

xìjūn kàngyuán jiǎncè

细菌抗原检测（detection of bacterial antigen）

使用已知抗体检测临床检验标本中是否存在相应的细菌抗原，对细菌感染性疾病进行快速诊断的检验项目。

常用的方法有玻片凝集试验，免疫荧光试验，酶联免疫吸附试验等。①玻片凝集试验：采用胶乳颗粒、炭末、葡萄球菌 A 蛋白（SPA）、聚苯乙烯粒子等为载体包被已知的抗体，直接检测标本中的细菌抗原，该技术简单、快速、实用、结果可肉眼观察，已广泛应用于临床，如使用胶乳凝集法检测脑脊液中脑膜炎奈瑟菌抗原、隐球菌抗原，使用 SPA 协同凝集试验检查尿液中军团菌可溶性抗原等。将几种抗体共同包被在一载体上，可同时检查多种病原体抗原，如使用聚苯乙烯粒子凝集试验同时检查脑脊液中肺炎链球菌、流感嗜血杆菌和脑膜炎奈瑟菌。②免疫荧光试验：敏感性较玻片凝集试验高，可检出标本中痕量的细菌抗原，用于多种病原菌抗原的检测，如脑膜炎奈瑟菌、布鲁菌、霍乱弧菌、鼠疫耶尔森菌、炭疽芽胞杆菌等，但检测结果需使用荧光显微镜进行观察，对检验人员的技术水平要求较高。③酶联免疫吸附试验：敏感性较高，可对标本进行批量检测，使用方便，如对标本中的结核分枝杆菌的表面抗原或脂阿拉伯甘露聚糖抗原、致病性大肠埃希菌 O157 抗原、幽门螺杆菌抗原、空肠弯曲菌抗原等进行检测。

在使用这些方法对粪便、痰液等存在正常菌群的标本进行检测时，需考虑共同抗原引起的交叉反应，必须有严格对照试验和排除试验，以保证结果的准确性。

（马筱玲）

shēngzhídào shāyǎnyīyuántǐ kàngyuán jiǎncè

生殖道沙眼衣原体抗原检测

（detection of genital tract *Chlamydia trachomatis* antigen） 根据抗原抗体特异性反应原理，检测生殖道标本中沙眼衣原体抗原的检验项目。沙眼衣原体抗原可分为 3 种。①沙眼衣原体属特异抗原：衣原体属共同抗原，位于细胞壁，为脂多糖成分。②沙眼衣原体种特异抗原：位于主要外膜蛋白上。③沙眼衣原体型特异抗原：不同亚种的主要外膜蛋白抗原中的特异性成分，由氨基酸可变区的顺序变化来决定，常用免疫荧光法检测。

原理 根据抗原与抗体特异性反应原理，采用不同的抗体检测沙眼衣原体三种主要抗原。

检测方法 沙眼衣原体属特异抗原，一般采用胶体金免疫层析法与酶联免疫吸附试验检测；沙眼衣原体种特异抗原，一般采用直接免疫荧光法检测；沙眼衣原体型特异抗原，常用免疫荧光法检测。

胶体金免疫层析法 采用胶体金标记抗衣原体脂多糖抗体，应用胶体金免疫层析技术检测相应抗原。

酶联免疫吸附试验 使用抗衣原体脂多糖抗体包被微孔板，采用双抗体夹心法检测相应抗原。

直接免疫荧光法 使用荧光素标记沙眼衣原体外膜蛋白抗体或脂多糖抗体，对临床标本进行检测，在荧光显微镜下观察，如见亮绿色、边界清晰的圆形颗粒，或柱状细胞内查见亮绿色包涵体，可报告为沙眼衣原体荧光抗体染色阳性。

临床意义 生殖道沙眼衣原体感染通常引起非淋菌性尿道炎、宫颈炎，慢性感染可并发附睾炎、前列腺炎、莱特尔综合征、盆腔炎、不孕不育、异位妊娠等。该检测可以辅助以上疾病的诊断。

临床评价 衣原体是专性细胞内寄生的病原体，培养困难，费时费力，难在临床实验室推广应用；抗原检测是临床实验室常用的诊断衣原体感染的检测方法。但该检测结果易受标本采集、检测方法等因素的影响，在临床应用时应进行正确评价。

方法学评价 ①胶体金免疫层析法：操作简单、结果报告快速，可对单个标本及时检测，是目前临床实验室最常用的检测方法，已有商品化快速诊断试剂盒，操作简便，但敏感性相对较低。②酶联免疫吸附试验：可以对大批量标本进行检测，结果判断客观性强，但阳性预测值较低，不适合低衣原体感染率（<10%）人群的筛查。③直接免疫荧光法：敏感性、特异性较高，操作简便，结果报告快速（30 分钟），但对检验人员技术水平要求较高，结果受人为因素影响较大。

临床应用评价 沙眼衣原体抗原检测阳性，只能说明标本中有沙眼衣原体抗原存在，不能区别衣原体是死亡还是存活的，临床诊断和疗效评价需结合患者症状及其他检查综合判断。

标本事项 生殖道沙眼衣原体的寄生细胞是柱状上皮细胞，应将采样拭子插入男性尿道 2～4cm 或女性宫颈内口 1～2cm 处，旋转数周并停留 20 秒后拔出，以采集一定数量的柱状上皮细胞；如采集的标本不含有柱状上皮细胞，或有过多的宫颈黏液，或以鳞状上皮细胞为主，为不合格标本，可导致假阴性结果。

（马筱玲）

xìjūn kàngtǐ jiǎncè

细菌抗体检测

（detection of bacterial antibody） 用已知细菌抗原检测血清中相应抗体的检测项目。

原理 细菌感染人体后，可刺激机体免疫系统产生免疫应答，产生特异性抗体。

检测方法 常用的方法有凝集试验（如检测伤寒、副伤寒、斑疹伤寒、钩端螺旋体病、梅毒螺旋体抗体等）、沉淀试验（如检测白喉毒素等）、补体结合试验、间接免疫荧光技术、放射免疫测定、酶联免疫吸附试验与免疫胶体金技术等。

临床意义 抗体的种类和效价在不同感染时期有所不同，早期以 IgM 为主；后期 IgM 逐渐消退，IgG 效价逐渐增高。用已知菌或其特异性抗原检测患者血清中有无相应抗体及其抗体的种类和效价的动态变化，可为某些细菌感染性疾病的辅助诊断提供依据。但细菌感染后，抗体的产生情况复杂多变，且受多种因素的影响，一次抗体检测结果通常不能确定诊断，应同时检测双份血清或 IgM，IgM 效价明显高于正常水平或恢复期 IgG 效价比急性期升高≥4 倍者有临床意义。

临床评价 与细菌培养或抗原检测比较，细菌抗体检测诊断价值有限，一般适用于流行病学调查、回顾性分析或经抗生素治疗后慢性细菌性感染患者（病原体分离培养常为阴性）的诊断。

（马筱玲）

Féidá shìyàn

肥达试验（Widal test）

用已知伤寒沙门菌的菌体 O 抗原、鞭毛 H 抗原和甲、乙、丙副伤寒沙门菌的鞭毛 H 抗原，检测血清中有无相应抗体及其抗体效价的检验项目。首先由维达尔（Widal）用于临床。主要应用于伤寒、副伤寒病的辅助诊断。

将患者血清用生理盐水作倍比稀释后，与伤寒沙门菌、副伤寒沙门菌甲抗原、乙抗原、丙抗原进行试管凝集试验，检测抗体凝集效价。

一般认为伤寒沙门菌 O 凝集效价≥1∶80，H 凝集效价≥1∶160，副伤寒沙门菌甲、乙、丙凝集效价≥1∶80，或疾病早期与恢复期凝集效价有 4 倍增长者有诊断价值。

结果判断时应注意：①O 抗体与 H 抗体的抗体类型不同，在体内的消长情况不同。O 抗体为 IgM 型，出现较早，持续时间约为半年，消退后不易受非沙门菌等病原体的刺激而重现；H 抗体为 IgG 型，出现较晚，持续时间长达数年，消退后易受非特异性病原体刺激而产生回忆反应。②O、H 凝集效价均超过正常值，则患者感染伤寒或副伤寒的可能性大；如两者均低，患病可能性小；若 O 凝集效价不高、H 效价增高，有可能是预防接种或非特异性回忆反应；如 O 凝集效价增高、H 效价不高，则可能是感染早期或与伤寒沙门菌 O 抗原有交叉反应的其他沙门菌感染。

临床应用时应注意：①确定一致的判断标准。②检查时间不宜过早，最好取急性期和恢复期双份血清进行检测。③肥达试验只能作为辅助诊断，要与患者的临床表现、体格检查以及其他实验室检查结合起来综合判断，有条件的情况下，尽量收集病原学证据，获得细菌培养结果，这样才能正确地指导临床诊断，降低误诊率。④有些伤寒患者，肥达试验始终阴性，故肥达试验阴性，亦不能排除患伤寒的可能。

（马筱玲）

méidú fēitèyìxìng kàngtǐ shìyàn

梅毒非特异性抗体试验

（nontreponemal test for syphilis serodiagnosis） 使用人工合成的心磷脂、卵磷脂和类固醇混合物作为抗原，检测血清中是否存在抗螺旋体类脂质抗体的方法。试验所用抗原不是梅毒螺旋体自身抗原。

原理 梅毒螺旋体苍白亚种感染人体后，机体可对螺旋体表面的脂质做出免疫应答，产生抗体（反应素），这种抗体可以用人工合成的类脂质（心磷脂、卵磷脂和类固醇）混合物作为抗原检测出来。

检测方法 ①性病研究实验室试验（VDRL 试验）：使用微量玻片凝集法，检测血清中是否存在有相应的抗体；在试验时抗原需要新鲜配制，血清需要灭活，方法比较繁琐，主要用于神经性梅毒的诊断。②不加热血清反应素试验（USR 试验）：VDRL 试验的改良，在合成的类脂质抗原中加入乙二胺四乙酸（EDTA）、氯化胆碱和防腐剂；EDTA 能使抗原长期保存，不必每天配制，氯化胆碱能对血清起到化学灭活的作用，使血清不必加热灭活，该方法更加方便、快捷。③快速血浆反应素试验（RPR 试验）：基本原理与 USR 试验相同，但在抗原中加入活性炭颗粒作为沉淀指示剂，用白色硬纸片代替玻片，可肉眼判定结果。④甲苯胺红不加热血清试验（TRUST 试验）：基本原理与 RPR 试验相同，用红色的甲苯胺红代替活性炭颗粒作为沉淀指示剂，可肉眼判定结果。

临床意义 健康个体抗体为阴性，宿主一旦感染梅毒螺旋体苍白亚种后，可对其表面的脂质成分迅速做出免疫应答，在 3~5 周产生抗类脂质抗体，一期梅毒其抗体效价较低，一般<1∶8；二期梅毒效价较高，可达 1∶64，甚至更高；晚期梅毒效价降低；未经治疗的患者，其血清中的抗体可长期存在，经正规治疗后，抗体效价可以逐渐减少甚至转为阴性，如果感染复发，抗体效价可以再次上升。临床可通过本试验观察效价变化，用于：①判断疗效。②发现复发或再感染患者。③鉴别早期或晚期梅毒。④鉴别先天性梅毒。主要用于梅毒的初筛和疗效观察。

临床评价 ①几种梅毒非特异抗体试验所用抗原有相同的抗原成分，敏感性相似。②每种试验均有定量和定性两种试验，定性试验用于梅毒的初筛，凡定性试验阳性或可疑者均应做定量试验，以明确抗体效价，便于疗效观察等。③做抗体效价试验必须使用相同的方法，不同方法之间效价不宜进行比较，判断效价上升或下降必须以>2 个稀释度变化为准。④此类试验是用体外合成的抗原检测体内的抗体，特异性不强，存在有假阳性和假阴性，假阳性可见于自身免疫病、妊娠、感染性疾病（如风疹、水痘、麻风）和毒品成瘾等，该试验阳性者需用梅毒特异性抗体试验进行证实；假阴性可见于1%~10%二期梅毒患者，原因是血清标本中抗体浓度过高，抗原–抗体反应比例失调，导致前带现象。⑤获得性免疫缺陷综合征合并梅毒感染时，血清抗类脂质抗体可始终为阴性。

（马筱玲）

méidú tèyìxìng kàngtǐ shìyàn

梅毒特异性抗体试验 （treponemal test for syphilis serodiagnosis） 采用梅毒螺旋体苍白亚种作为抗原，检测患者血清中是否存在抗梅毒螺旋体抗体，以辅助梅毒诊断的方法。

原理 梅毒螺旋体苍白亚种感染后，机体可产生针对梅毒螺旋体苍白亚种的抗体，包括IgG和IgM；利用抗原–抗体免疫学反应原理，可通过凝集试验等传统免疫学方法方法检测这些抗体；也可用重组梅毒螺旋体苍白亚种抗原快速检测。

检测方法 传统梅毒密螺旋体试验有以下几种。①梅毒螺旋体血凝试验（TPHA试验）：使用超声裂解的梅毒螺旋体为抗原，致敏经醛化、鞣化的羊红细胞，致敏的红细胞可与抗梅毒抗体在适宜的条件下，产生肉眼可见的凝集反应。②梅毒螺旋体明胶凝集试验（TPPA试验）：使用梅毒螺旋体致敏明胶颗粒代替TPHA中的致敏羊红细胞，检测梅毒螺旋体抗体。③荧光梅毒螺旋体吸收试验（fFTA-ABS试验）：将完整形态的梅毒螺旋体作为抗原，加上经吸收剂吸收过的梅毒患者血清，形成抗原–抗体复合物，再加上荧光标记的抗人免疫球蛋白，

与抗梅毒螺旋体抗体结合，形成发荧光的抗原–抗体复合物，在荧光显微镜下，螺旋体显苹果绿色的荧光，即为阳性反应。④梅毒螺旋体IgM抗体检测：梅毒特异性IgM抗体是梅毒感染最早期产生的抗体。检测方法有免疫荧光抗体吸收试验、血细胞凝集试验、酶联免疫吸附试验和免疫蛋白印迹试验等。化学发光免疫分析（CLIA）与即时检验（POCT）是检测梅毒密螺旋体特异抗体的高通量及快速简便的方法。

临床意义 用于梅毒的确诊，特异性较强，假阳性较少。健康个体血清梅毒螺旋体抗体为阴性，一旦感染梅毒后，机体会针对梅毒螺旋体产生IgM和IgG型抗体。①IgM抗体：出现较早，与梅毒螺旋体活动性感染有正相关性，有早期诊断价值；随感染的治愈而消失，可作为梅毒再感染或晚期梅毒有无活动性的判断指标；IgM抗体的检测对诊断先天性梅毒和神经性梅毒意义很大，因为IgM抗体分子较大，不能通过胎盘和血脑屏障，如果新生儿血液或患者脑脊液中IgM阳性则表示已被感染。②IgG抗体：出现较IgM抗体晚，但比抗类脂质抗体早1周左右，故可用于一期梅毒的诊断；IgG抗体可长期存在，对晚期梅毒也有诊断价值；该抗体在患者治愈后不转阴，不能作为疗效观察指标。

临床评价 虽然梅毒特异抗体试验比梅毒非特异抗体试验特异性强、假阳性和假阴性率低，但传染性单核细胞增多症、肝炎、麻疹、伤寒、水痘、流感、性病淋巴肉芽肿、疟疾患者以及妊娠等可引起生物学假阳性。生物学假阳性结果一般表现为低效价（<1∶8），可在6个月内转阴，

也有部分人群可表现为持续性生物学假阳性，如系统性红斑狼疮、慢性肝病、麻风、多次输血、静脉吸毒及年老者，可持续数月数年甚至终生。获得性免疫缺陷综合征患者合并感染梅毒时可出现假阴性。

（马筱玲）

WàiFěi shìyàn

外斐试验 （Weil-Felix test） 使用变形杆菌的某些菌株作为抗原，检测血清中是否存在相应抗体，以辅助立克次体病诊断的方法。

原理 变形杆菌属中的某些特殊菌株的菌体抗原（OX_{19}、OX_2和OX_K）与某些立克次体有共同抗原，能出现交叉凝集。

检测方法 一般采集2~3份血液标本，第一份于发病后立即采取，第二份在病程第2周采取，第三份于病程第4周（恢复期）采取。每份血清同时使用变形杆菌OX_{19}、OX_2、OX_K三种抗原检测患者血清中相应的抗体及其效价。

临床意义 引起人类疾病的立克次体科与无形体科共有5个属，分别为立克次体属（包括斑疹伤寒和斑点热2个群）、考克斯属、东方体属、埃里希体属和巴通体属，不同立克体属和群引起的立克次体病不同，主要有：斑疹伤寒、斑点热、恙虫病、人粒细胞无形体病、人埃里希体病、Q热及巴通体病等。除Q热及巴通体感染外，其他立克次体感染时，外斐试验均可呈阳性结果（表）。凝集效价在1∶160以上或恢复期血清抗体效价比早期者增高4倍或以上时，有诊断意义。

临床评价 该试验操作简单、抗原容易获得和保存，广泛用于立克次体感染的筛选试验。外斐试验结果应结合临床慎重分析和判断：①尽管外斐试验是诊断立

克次体感染最常用的血清学试验，但其敏感性和特异性均较差，有条件时应当选择更为准确和敏感的方法，如免疫荧光抗体检测等。②变形杆菌抗原很不稳定，特别是保存后往往会使血清效价增高，OX_K抗原更易发生改变，一般不宜长久保存，宜用已知阳性患者血清校正其凝集效价。③外斐试验在变形杆菌感染时可表现为假阳性。④伤寒、钩端螺旋体病、回归热、疟疾、严重肝病患者以及孕妇也可呈假阳性反应。

（马筱玲）

嗜异性凝集试验 （heterophil agglutination test）

检测血清中是否存在嗜异性抗体的检验项目。嗜异性抗体即在传染性单核细胞增多症患者发病早期，血清中出现的一种 IgM 型抗体，该抗体能特异性地凝集绵羊红细胞、马红细胞或牛红细胞等异种动物红细胞。该试验使用绵羊红细胞与不同稀释度的血清反应，进行凝集试验。参考区间为阴性或者 < 1：160。主要用于传染性单核细胞增多症的辅助诊断，一般认为凝集效价>1：160，或追踪检查凝集效价上升 4 倍以上者有诊断价值。这种抗体在发病 5 天后就可呈阳性反应，3～4 周内达高峰，恢复期迅速下降。但有时血清病、抗毒素使用、血清疫苗注射时也可见阳性；血液病（急性或慢性淋巴细胞白血病、恶性淋巴瘤、再生障碍性贫血）、感染（肝炎病毒、巨细胞病毒或风疹病毒感染，肺结核、疟疾）、慢性肾炎、类风湿关节炎等偶见阳性。该试验为非特异性试验，检验结果需结合临床表现综合分析。

（马筱玲）

冷凝集试验 （cold agglutination test）

检测血清中是否含有冷凝集素的检验项目。冷凝集素即原发性非典型性肺炎（肺炎支原体感染）患者血清中出现的一种抗红细胞 I 抗原的 IgM 型抗体，该抗体在 0～4℃条件下能与患者自身红细胞或血型为 "O" 型的人红细胞发生凝集。该试验使用血型为 "O" 型的人红细胞或患者本人的红细胞与患者血清反应，进行凝集试验。主要用于辅助肺炎支原体引起的原发性非典型性肺炎的诊断。一次检测凝集效价达到 1：64 以上或动态检测升高 4 倍以上时，有诊断意义。75% 的支原体肺炎患者，于发病后第二周血清中冷凝集素效价可升高；但该试验并无特异性，流行性感冒、传染性单核细胞增多症、锥虫病、肝硬化等也可呈阳性反应；检验结果必须结合临床表现进行综合分析。

（马筱玲）

细菌核酸检测 （detection of bacterial nucleic acid）

使用分子生物学技术，检测标本中细菌核酸的检验项目。主要用于细菌鉴定，细菌毒素检测，耐药基因检测和细菌分子流行病学调查等。其试验影响因素很多，不适当的标本处理和操作，可造成假阴性或假阳性，故必须对实验环境和实验流程进行严格的控制。常用方法有核酸杂交、聚合酶链反应、基因芯片技术以及基因测序等。

细菌核酸杂交 根据被检测细菌的基因特征制备特定序列 DNA 片段，进行标记后作为探针，在一定条件下，按照碱基互补配对原则与标本中已变性的细菌 DNA 进行杂交，通过检测杂交信号，鉴定标本中是否存在与探针相互补的细菌核酸（见荧光原位杂交）；该技术特异性强、敏感、简便、快速，可直接检出临床标本中的病原菌，不受非致病菌的影响，尤其适用于检测尚不能分离培养或很难培养的细菌。

细菌聚合酶链反应 模拟天然 DNA 复制的过程，首先针对被检测的目标基因合成一段引物，通过高温变性、低温退火及适温延伸等循环，在体外使目的 DNA 得以迅速扩增（见荧光定量聚合酶链反应）；广泛应用于细菌鉴定、耐药基因检测和细菌分子流行病学分型等，具有特异性强、灵敏度高、操作简便以及省时等优点。

细菌基因芯片 将大量 DNA 探针固定于支持物上，再与标记的样品进行杂交，通过检测每个探针的杂交信号强度判断样品中相对应的核酸数量；该技术仅用极少量的样品，在较短时间内能

表 立克次体病外斐试验结果

疾病	变形杆菌抗原		
	OX_{19}	OX_2	OX_K
流行性斑疹伤寒	++++	+	-
地方性斑疹伤寒	+++ +	+	-
斑点热	++++或+	+或++++	-
恙虫病	-	-	++++
人埃里希体病	-	-	++

获得大量的诊断信息，为临床细菌感染性疾病的诊断提供了快速、敏感、高通量的平台。

细菌基因测序 对细菌 DNA 序列进行分析，通过基因序列比对，准确地发现点突变（见 sanger 测序、高通量测序）。

（马筱玲）

kàngjūn yàowù mǐngǎnxìng shìyàn

抗菌药物敏感性试验 （anti-microbial susceptibility test，AST）

在体外测定抗菌药物抑制或杀灭细菌能力的方法。简称药敏试验。是临床微生物实验室的重要工作内容之一，与致病菌鉴定工作一样，是正确使用抗菌药物，有效控制感染的重要环节。

简史 药敏试验的建立与标准化是在青霉素发现后约 50 年的时间里不断发展与完善的。

抗菌药物与细菌耐药的发生与发展 自 1940 年人类发现青霉素开创了抗生素的新纪元以来，在与致病菌斗争的半个多世纪里，人类研发（或合成）了许多不同种类的抗生素（或抗菌药物），如 β-内酰胺类、大环内酯类、四环素类、氨基糖苷类、糖肽类和喹诺酮类等。抗生素和抗菌药物（以下统称抗菌药物）的广泛使用成功地控制了细菌感染。与此同时，在抗菌药物的选择压力下，细菌发生耐药突变，耐药菌相继出现。只要一种新的抗菌药物问世，少则几年，多则十几年，与之相应的耐药菌就会出现，说明抗菌药物对致病菌的抗菌活性不是一成不变的。为了有效地控制感染，在选择使用抗菌药物之前，必须进行药敏试验和细菌耐药性检测。

药敏试验的建立与发展 青霉素发现后，一些有关青霉素抗菌活性的（评价）试验相继报道。

1924 年，英国微生物学家亚历山大·弗雷明（Alexander Fleming）在前人工作的基础上建立了琼脂平板挖槽技术，将抗菌剂溶液置于槽中，根据平板上抑菌范围的大小推测溶液中抗菌剂的量。1929 年，美国细菌学家雷迪什（Reddish）对该技术进行了改良，将琼脂挖槽改成挖孔。1941 年，英国生物化学家爱德华·彭利·亚伯拉罕（Edward Penley Abraham）以圆筒状的小杯——牛津杯（Oxford cup）放在琼脂平板上代替琼脂挖孔来做药敏试验，现称管碟法，仍被用在抗生素的效价测定上（二剂量法和三剂量法）。亚历山大·弗雷明（Alexander Fleming）用肉汤稀释（药液）技术将菌药混合物的浊度作为终点判定依据，来测定青霉素的抗菌活性，被誉为现代最小抑菌浓度（MIC）测定的先驱。1940 年希特利（Heatley）介绍了以吸附纸片来携带抗菌药液的技术；1944 年，文森特（Vincent）用含青霉素的滤纸片代替牛津杯进行了青霉素活性的测定；1945 年，莫斯（Mohs）用 15mm 直径的含药纸片贴在径向涂布了试验菌的平板上进行药敏试验，称径向涂布纸片法，这是第一个将试验菌株与敏感质控株接种在同一个平板上进行比较的方法，被认为是斯托克（Stoke）技术的雏形，Stoke 技术仍在英国的许多实验室被采用。20 世纪 40 年代，史密斯（Schmith）和法尔奇（Reymann）首先报道了用琼脂培养基稀释抗菌药物的方法，后发展为琼脂稀释法。

药敏试验的标准化 20 世纪 50 年代末，学者们开始认识到药敏试验方法标准化的重要性。1961 年，世界卫生组织发布了药敏试验标准化的报告。1966 年，鲍尔（Bauer）和柯尔比（Kirby）等报告了标准化的纸片扩散法，在许多临床实验室得到了广泛的应用；1975 年，该方法被美国临床实验室标准化委员会（NCCLS）接纳为纸片扩散法的基础方法。

经历了约 40 年的优化和改进，药敏试验已建立了数个标准化国际公认方法，包括纸片扩散法（见纸片扩散法抗菌药物敏感性试验）、肉汤稀释法和琼脂稀释法（见稀释法抗菌药物敏感性试验）；为了综合纸片扩散法操作简单和稀释法可给出定量结果（MIC 值）的优点，21 世纪初，学者们又建立了浓度梯度纸条扩散法抗菌药物敏感性试验。除了纸片扩散法只报告定性结果以外，其他方法还可以报告确切的 MIC 值。

检测方法 首先需要判断临床分离菌株是否需要进行药敏试验，要根据不同情况来决定。①不需要进行药敏试验的情况：当某致病菌的种属特征提示，其对某抗菌药物高度敏感且从未见有耐药情况报告时，常规药敏试验可不进行，如至今未发现 A 群和 B 群链球菌对 β-内酰胺类药物耐药，故标本中分离出 A 群或 B 群链球菌时不需做青霉素或其他 β-内酰胺类药物的药敏试验，可直接用 β-内酰胺类抗生素治疗（对 β-内酰胺类过敏者除外）；自标本中分离出多种细菌（呈混合生长），不能区别和确定致病菌；分离自正常寄生部位的条件致病菌和非致病菌，不能说明其与感染的关系，如粪便中分离出的非致病性大肠埃希菌。②必须进行药敏试验的情况：当合格的临床标本中分离出的某致病菌或条件致病菌的药敏特点不能从其种属特征上了解时，或其药敏结果易变时，这些菌必须进行药敏试验。如葡萄球菌属、肠杆菌科的细菌和非发酵菌等。

药敏试验用药选择 在选择药敏试验用药时，医院抗菌药物管理工作组（或委员会）应召集微生物学检验医师、检验技师，感染科医师，感染控制医师及临床药师进行充分讨论，通过对诸多因素的综合分析来确定。

选药依据 ①根据当地致病菌的流行病学和耐药性调查结果，选取对当地流行株敏感和高效的抗菌药物。②尽可能选择耐药性发展慢和低（或无）诱导耐药能力的抗菌药物，以减少耐药菌的发生。③全面了解各种抗菌药物的抗菌活性及其毒性，权衡利弊，优先选用高效、低毒的抗菌药物。④要将具有相同或相似敏感谱的细菌分为一组，如通常分为肠杆菌科细菌、铜绿假单胞菌、葡萄球菌属、肠球菌属、不动杆菌属、洋葱伯克霍尔德菌、嗜麦芽窄食单胞菌、其他非肠杆菌科细菌（即其他非苛养葡萄糖非发酵革兰阴性杆菌）、流感嗜血杆菌和副流感嗜血杆菌、肺炎链球菌、β-溶血性链球菌、草绿色链球菌等，分别确定药敏试验用药。⑤对同类药或体内药效相似的药物，要选出它们的代表药，以节约试验成本。对常见致病菌有相同作用机制、相同抗菌谱且临床疗效相似的一类药，可只选1~2个进行试验，如选择大环内酯中药效较低的红霉素作为代表，如果红霉素敏感，则可推知阿奇霉素、克拉霉素和地红霉素均敏感，但红霉素耐药并不能提示其他也耐药；对两个几乎完全交叉耐药和交叉敏感的药物，其药敏结果可以互相替代，只要选择其中一个药物

即可，如头孢曲松和头孢噻肟对于肠杆菌科细菌和流感嗜血杆菌的药敏结果可互相替代。⑥在抗菌效果相近的情况下应该选用价格便宜、供应充足的抗菌药物。

选药分组 为防止抗菌药物滥用造成细菌耐药，通常根据抗菌药物的安全性、疗效、价格以及细菌耐药率（包括耐药诱导或发生率）等因素，将抗菌药物分为三级（三线）。一级（一线）抗菌药物，为长期临床应用证明安全、有效，对细菌耐药性影响较小，价格相对较低的抗菌药物。二级（二线）抗菌药物，为长期临床应用证明安全、有效，但对细菌耐药性影响较大，或者价格相对较高的抗菌药物。三级（三线）抗菌药物，指具有以下情形之一的抗菌药物：①具有明显或者严重不良反应，不宜随意使用的抗菌药物。②需要严格控制使用，避免细菌过快产生耐药的抗菌药物。③疗效、安全性方面的临床资料较少的抗菌药物。④价格昂贵的抗菌药物。

在选择药敏试验用药或报告药敏结果的时候，通常首先选择一线药物，一线药物无效或在一些特定的感染情况下（如多部位或多种细菌的严重感染）才选并报告二线药物，对于三线药物，仅在一、二线药物无效或对特殊致病菌必须使用三线药物治疗，才选择并报告药敏结果。在选择药敏试验用药，对药物进行分组和设计药敏结果分级报告规则时，可参考美国临床和实验室标准协会（CLSI）的做法。CLSI 每年都会更新和发布临床微生物实验室常规药敏试验的药物选择、分组和报告指南。该指南将抗菌药物分成 A、B、C、U 四组，前三组类似于上述的一、二、三级，U 组是仅

用于治疗泌尿道感染的药物。

药敏试验结果分析 纸片扩散法药敏试验的结果通常以敏感（S）、中介（I）和耐药（R）等来定性，但无法进行两个相同结果的差异（强弱）性比较，故药敏试验有时还需报告定量结果（如 MIC 值）。

敏感 使用常规推荐剂量的抗菌药物进行治疗时，该抗菌药物在患者感染部位通常所能达到的浓度可抑制该感染菌的生长。

耐药 使用常规推荐剂量的抗菌药物进行治疗时，该抗菌药物在患者感染部位通常所能达到的浓度不能抑制该感染菌的生长；或者该药对该感染菌的临床疗效尚未在以往的治疗研究中被证实是可靠的；或者在感染部位的浓度落在特定细菌发挥耐药机制（如产生 β-内酰胺酶）的可能范围。

中介 ①抗菌药物对感染菌的 MIC 值接近该药在血液和组织中的浓度，感染菌的临床应答率可能低于敏感菌。②根据药代动力学资料分析，若某药在某些感染部位被生理性浓缩，如喹诺酮类和 β-内酰胺类药物通常在尿中浓度较高，则中介意味着该药治疗该部位的感染可能有效；与之相反，若某药通透性等原因在某个组织、器官或体液中浓度较低，甚至在炎症的情况下浓度亦较低，如一些药在脑脊液中浓度较低，则中介意味着尽可能不用该药治疗，若在临床上必须使用该药治疗，应相当谨慎。③若某药高剂量使用安全（如 β-内酰胺类药物），则中介意味着高剂量给药可能奏效。④在判断药敏试验结果时，中介的数据位置处于敏感与耐药之间，它可作为一个缓冲带，用以防止因为一些小的、不能控

制的技术因素而引起的结果解释偏差，特别对于那些药物毒性范围较窄的药物，这个缓冲带相当重要。

剂量依赖敏感（SDD） 抗菌药物对感染菌的 MIC 值接近该药在血液和组织中的浓度，感染菌的临床应答率可能低于敏感菌；当高剂量使用该药仍然安全时，则高剂量给药可能奏效。这个概念主要用于真菌的药敏试验，类似细菌药敏试验"中介"的第③种情况。

不敏感（NS） 若某新的抗菌药物问世，尚未发现耐药株，故而早期的解释标准只有敏感折点；当某个分离株的 MIC 值高于该敏感折点时（或者抑菌圈直径小于敏感折点时），则报告为不敏感。

最小抑菌浓度 以药物稀释系列中肉眼未见细菌生长的药物最小浓度（见稀释法抗菌药物药敏性试验）。

临床应用 可用于测定细菌对抗菌药物的敏感性，为临床提供有效抗菌药物的选用信息以控制感染；综合某地区某种属致病菌一定数量群体的药敏结果，可以了解该地区致病菌的耐药现状，为临床经验用药提供依据；对新研发的抗菌药物进行药敏分析，评价其抗菌药效；分析医院感染流行株的药敏谱，为确定是否为单株流行提供依据。

指导临床抗菌药物的使用 报告敏感的药物可供临床选用，报告耐药的药物则临床不能选用。MIC 是一个十分有用的指标，抗菌药物按临床常规给药方法使用，只有感染部位的药物浓度大于 MIC 时，以该抗菌药物治疗才有可能奏效；感染部位的药物浓度小于 MIC 时，则治疗必然无效。

必须指出，药敏试验结果主要是对血液感染的疗效预测，其他组织感染还要考虑药物在该组织中的分布情况。实际上临床的疗效还会受许多其他因素的影响，如患者的免疫功能状态等。

药效学比较 MIC 值可以用来进行两个药物的药效学比较。比较时要考虑如下因素。①结合给药后的血药浓度（或组织浓度）来比较 MIC：如对于两个浓度依赖的同类抗菌药物（如氟喹诺酮类），A 药给药后的峰浓度（C_{max}）为 10mg/L，B 药给药后的 C_{max} 为 30mg/L；A 药对于感染菌的 MIC 为 1mg/L，B 药的 MIC 为 2mg/L，哪个药疗效好？如果两个药在体内的清除速率相近，则 B 药的药效较高，因为 B 药的 PK/PD 指数 C_{max}/MIC 比值（为 15）要高于 A 药（为 10）。②根据感染部位（组织）药物分布（组织穿透性）比较 MIC：如不能透过血脑屏障的药物，MIC 再低，对于中枢神经感染的疗效也不会好。在 MIC 相近的情况下，药物在感染组织中的浓度（或组织穿透率）越高越好。组织穿透率可用组织中浓度与血液（或血浆）中浓度的比值（%）来表示。③结合抗菌药物敏感性折点（$MIC_{breakpoint}$）来比较 MIC：可以计算 $MIC_{breakpoint}$/MIC，比值 ≥1，该药的临床使用才可能有效，且比值越大抗菌效果越好；比值<1，则该药基本无效。

亟待解决的问题 包括药敏试验结果的科学判定、快速药敏试验方法的创建和药敏试验结果在临床上的综合分析利用。

药敏试验结果的科学判定 药敏试验目前已经在临床实验室广泛开展，通常以纸片扩散法作为常规的药敏试验方法，当其结

果需要进一步确认，或需要进一步了解药物对于致病菌的确切 MIC 值，或纸片扩散法不适用时，可进行 MIC 测定。

药敏试验结果如何判断，国际上尚无统一标准，即没有统一的敏感或耐药折点。虽然不少国家借用了 CLSI（曾称 NCCLS）制定的标准，但不同国家（或地区）人种的代谢特征不同，给药方法和剂量不同，临床治疗的目标不同，简单地使用 CLSI 标准显然依据不够充分。不同国家（或地区）亟需科学制定适合本地的药敏试验结果判断标准。

快速药敏试验方法的创建 常用药敏试验需要孵育 18~24 小时才能观察结果，不利于抗菌药物的及时选用。虽然开发了各种药敏试验仪器，使药敏试验时间缩短至 4~6 小时，但这些药敏方法都是建立在致病菌表型特征分析上，从致病菌的分离培养开始至发出药敏报告，最少还需要约两天的时间。为避免耗时的致病菌分离、培养、鉴定与药敏，一些分子生物学方法正在被开发，如检测致病菌的特征基因序列（或蛋白质组）以确定致病菌的存在；检测其特定的耐药基因（或基因突变）判断其对于抗菌药物的耐药性。但人们发现或认识各种耐药基因是一个逐渐的过程，不可能一下子就洞悉某细菌的全部耐药基因；更何况细菌新的耐药突变还在不断发生。基因方法的常规化应用还需要做许多的努力。

药敏试验结果的综合分析 仅仅根据药敏结果来选择抗感染药物还远远不够，还要考虑致病菌的感染部位，抗菌药物的组织穿透性，抗菌药物的药代动力学与药效动力学（PK/PD），以及药

物的安全性等诸多因素，只有在综合上述这些因素的基础上，才能够实现抗菌药物的正确应用。

（童明庆）

zhǐpiàn kuòsànfǎ kàngjūn yàowù mǐngǎnxìng shìyàn

纸片扩散法抗菌药物敏感性试验（disk antimicrobial susceptibility test）

根据药敏纸片周围细菌生长出现的抑菌圈扩散位置及大小，定性判断抗菌药物抗菌活性的方法。又称 K-B 法药敏试验。简称纸片法药敏试验。由柯尔比（Kirby）和鲍尔（Bauer）于 1966 年首先报告的标准化抗菌药物敏感性试验。

原理 将细菌涂布在琼脂平板上，再贴上含一定量抗菌药物的药敏纸片（直径约 6.3mm），在 35℃孵育的过程中，细菌在琼脂平板上逐渐生长，同时药敏纸片上的药物逐渐从纸片上向琼脂平板中扩散，琼脂中药物浓度的分布是纸片中心部位最高并放射状的逐渐变低，药物形成类似于同心圆的等浓度圈；当某一圈的药物浓度恰好刚刚能抑制细菌生长时，细菌则仅能在此圈外面生长而形成药敏纸片的抑菌圈；抑菌圈的大小反映细菌对药物的敏感度，抑菌圈越大越敏感。

检测方法 主要包括培养基和菌液的准备、菌液涂布接种、贴药敏纸片、孵育和观察结果等步骤。

培养基准备 对非苛养菌的常规纸片法药敏试验通常使用 MH 琼脂（MHA），琼脂平板的厚度应为 4mm；苛养菌纸片法药敏试验用的培养基通常是在 MH 琼脂培养基的基础上添加血液或其他添加剂。

菌液准备 ①直接菌落悬液法：即直接从试验菌纯培养平板上挑取菌落，在肉汤或生理盐水中研成均匀悬液并调节浊度至 0.5 麦氏（McFarland）标准。②生长法：从试验菌纯培养琼脂平板上挑取 3～5 个形态一致的菌落移种于 M-H 液体培养基中，置 35℃孵箱中孵育并校正至 0.5 麦氏标准的浊度。

菌液涂布接种 将菌液以棉拭子均匀涂布于琼脂平板上。

贴药敏纸片 用纸片分配器或无菌镊子将纸片贴于琼脂表面并轻压，使纸片与琼脂表面完全接触，各纸片中心相距应大于 24mm。

孵育和观察结果 将贴好纸片的平板倒置放入 35℃孵育箱中，通常于 16～18 小时（或 24 小时）后读取结果。量取抑菌圈直径（包含纸片的直径在内），以毫米数（取整数）报告。

结果分析 参照试验药物与试验菌相应抑菌圈直径的解释标准报告结果：当抑菌圈直径小于或等于耐药解释标准（耐药折点）时报告耐药（R），当抑菌圈直径大于或等于敏感解释标准（敏感折点）时报告敏感（S），当抑菌圈直径在耐药和敏感解释标准之间时报告中介（I）。

临床意义 报告敏感的药物可供临床选用，报告耐药的药物则临床不能选用。结果的详细解释见抗菌药物敏感性试验。

临床评价 纸片法药敏试验操作简单和试验成本较低，在微生物实验室被广泛采用。其结果的报告形式简明而易理解，深受临床欢迎，但纸片法药敏试验不能给出定量结果，在几个试验药物同是敏感或耐药的情况下，不能确切反映这些药物在程度上的差别。纸片法药敏试验对于慢生长菌（如厌氧菌和结核菌）以及扩散慢的药物不适用，有必要建立普遍适用的稀释法。

（童明庆）

xīshìfǎ kàngjūn yàowù mǐngǎnxìng shìyàn

稀释法抗菌药物敏感性试验（dilution antimicrobial susceptibility test）

系列稀释抗菌药物加入细菌培养基，以定量检测抗菌药物抗菌活性的方法。结果以最小抑菌浓度（MIC）表示。故简称"MIC 测定"。

原理 将抗菌药物用肉汤培养基或琼脂培养基进行系列倍比（$\log_2$）稀释，然后分别接种试验菌，经适当时间培养，以药物稀释系列中肉眼未见细菌生长的药物最低浓度为 MIC。

检测方法 主要包括常量肉汤稀释法、微量肉汤稀释法和琼脂稀释法。

常量肉汤稀释法 通常在试管中稀释药液，故又称试管肉汤稀释法，其步骤如下。

培养基制备 对于非苛养菌使用 MH 肉汤（MHB），对于苛养菌的药敏要根据苛养菌的不同在 MH 肉汤中加入相应的添加剂。

含药肉汤的制备 将抗菌药物储存液以肉汤在试管中进行系列倍比稀释，使每支试管最后留有 1ml 含药肉汤。含药肉汤系列的浓度范围至少应包括该药的敏感和耐药折点，以及质控菌的 MIC 范围。

菌液准备 包括直接菌落悬液法和生长法（见纸片扩散法抗菌药物敏感性试验）。

接种与孵育 用肉汤将上述菌液行 1∶150 稀释，使其菌浓度约为 10^6CFU/ml，分别取 1ml 该稀释菌液加入到上述含药肉汤管中，使菌液的终浓度约为 5×10^5CFU/ml。将接种好的试管放在

35℃孵育箱中孵育 16~20 小时。

结果观察与报告 肉眼观察各试管，以未见细菌生长的最低药物浓度为 MIC。

微量肉汤稀释法 和常量肉体稀释法的操作基本相似，不同的是试验在微孔板上进行，每试验孔中菌药混合物的总体积通常为 0.1ml。

琼脂稀释法 将药物稀释于琼脂培养基（在肉汤稀释法的培养基中加入琼脂）中，一块平板含一个药物稀释度，将菌液点种于系列含药琼脂平板上，菌液点种量应使每点约为 10^4CFU/ml，且接种点的直径≤8mm。经孵育后，肉眼观察，以未见细菌生长的最低药物浓度即为 MIC。

结果分析 肉眼观察，以未见细菌生长的最低药物浓度为MIC。稀释法药敏试验的报告包括 2 个方面：①MIC 的测定值，以 mg/L 为单位表示（亦可以 μg/ml 表示）。②根据 MIC 的测定值，查阅试验药物与试验菌相应的 MIC 解释标准（见美国临床和实验室标准协会有关文件），MIC 值≤敏感解释标准（又称敏感折点）时报告敏感，当 MIC 值≥MIC 解释标准时报告耐药，当 MIC 值在敏感和耐药解释标准之间时报告中介。

临床意义 报告敏感的药物可供临床选用，报告耐药的药物则临床不能选用。结果的详细解释见抗菌药物敏感性试验。稀释法的检测结果（MIC）是确定临床给药剂量和给药方法的重要依据，也是抗菌药物药效学评价的重要指标。

临床评价 稀释法是抗菌药物敏感性试验的标准参考方法，对于纸片扩散法抗菌药物敏感性试验不适用或试验结果不确定，

以及对于特定部位、特定致病菌感染，需要个性化、量化给药的情况下，就需要采用稀释法；与纸片法相比，稀释法较为复杂，成本也较高，通常采用纸片法常规筛选敏感药物，在需要时补充以稀释法。

（童明庆）

nóngdù tīdù zhǐtiáo kuòsànfǎ kàngjūn yàowù mǐngǎnxìng shìyàn

浓度梯度纸条扩散法抗菌药物敏感性试验（anti-microbial susceptibility test of gradient diffusion method）

采用药物浓度呈梯度变化的专用药敏纸条，在体外检测抗菌药物抗菌活性的方法。又称浓度梯度纸条法药敏试验，简称 E 试验，是纸片扩散法抗菌药物敏感性试验和稀释法抗菌药物敏感性试验相结合的方法。

原理 采用专用药敏纸条，纸条上只含有一种抗菌药的涂层，涂层中的药物含量由高浓度端向低浓度端递减。当药敏纸条贴在涂有试验菌的平板上时，药物就从纸条上向琼脂平板中扩散，在纸条与琼脂接触的边缘形成一个渐变的药物浓度梯度。在孵育的过程中，试验菌只能在药物浓度小于最小抑菌浓度（MIC）的平板表面生长，直至纸条边缘药物浓度恰好等于试验菌 MIC 的地方，细菌停止生长。读取细菌停止生长处在纸条上相应的药物浓度指示值，即为该药对该试验菌的 MIC 值。

检测方法 该试验培养基的选用、菌液的制备、菌液的涂布和培养条件均与纸片扩散法药敏试验相同，只是将药敏纸片换成了特制的药敏纸条。纸条上的药物浓度梯度是渐变的，形成的抑菌圈是椭圆或梨形的，抑菌圈和纸条边缘交点处的药物浓度示值即是 MIC 检测值（图）。

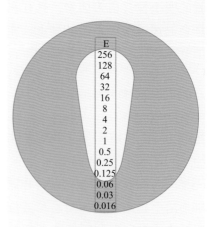

图 E 试验示意（MIC = 0.125μg/ml）

临床意义 报告敏感的药物可供临床选用，报告耐药的药物则临床不能选用，结果的详细解释见抗菌药物敏感性试验。

临床评价 该试验融合了纸片法操作简单和稀释法可给出定量结果（MIC）的优点，不仅可用于一般细菌的 MIC 测定，对于一些慢生长菌、厌氧菌和真菌的药敏也适用；但 E 试验不是标准方法，必须严格按说明书要求正确使用并注意做好质量控制，另一个缺点是成本较高。

（童明庆）

kàngjūn yàowù liánhé yàomǐn shìyàn

抗菌药物联合药敏试验（combined anti-microbial susceptibility test）

测定两种抗菌药物联合应用时抗菌效果的方法。其结果可以表现为协同（1+1>2）、相加（1+1=2）、拮抗（1+1<2）和无关（活性等于两药中活性较高者）。抗菌药物的联合应用希望能够获得协同的效果，而避免出现无关和拮抗的情况。抗菌药物联合药敏试验时，对于抗菌药物的选择要有理论依据或文献依据，如理论和临床实践都证明 β-内酰胺类和氨基糖苷类联合应用常可获得协同效果。

原理　采用纸片法或稀释法使两种抗菌药共同作用于细菌，通过抑菌圈的改变或最小抑菌浓度（MIC）的改变来判断两种药物联合作用的效果。

检测方法　以下为两种联合药敏试验方法。

纸片法联合药敏试验　所用的培养基、药敏纸片、菌液和培养条件等均和纸片扩散法药物敏感性试验相同。将所要试验的两种药敏纸片邻近贴在涂菌的琼脂平板上，使两纸片的中心距离恰好等于两药敏纸片单独试验时抑菌圈的半径之和，按规定条件孵育之后观察抑菌圈的形状改变。

结果分析　两种试验方法的结果分析如下。

纸片法联合药敏试验　根据抑菌圈的形状判断两药联合药敏试验的结果（图）。

部分抑菌浓度指数测定　分别测定 A、B 两药的 MIC 值，然后根据 MIC 值将两药在试管中分别配成 0、1、2、4、8、16 MIC 的含药肉汤（肉汤因菌种而异），将各浓度的 A 药和 B 药肉汤两两等量混合，组成棋盘式不同药物组合的含药肉汤。如 MIC 测定一样，将配制好的试验菌液（约 10^6 CFU/ml）等量加入到棋盘式含药肉汤管中，使各管菌液的终浓度约为 5×10^5 CFU/ml。35℃ 培养 16~20 小时（时间和培养条件可因菌种不同而异），肉眼检视各行列中不长菌的最低药物浓度管。最低药物浓度管中，A 药（B 药）的浓度即为药物组合中 A 药（B药）的 MIC 值。

$$部分抑菌浓度（FIC）= \frac{药物组合中 A 药（B 药）MIC 值}{单用 A 药（B 药）MIC 值}$$

药物组合（管）的部分抑菌浓度指数（FICI）= A 药 FIC 值 + B 药 FIC 值

结果分析　FICI 测定实际上是一种棋盘滴定法，FICI<1 为协同，FICI = 1 为相加，1<FICI≤4 为无关，FICI>4 为拮抗。当联合药敏的结果为无关时，药物组合中的 A 或 B 药至少有一个药物的浓度必须达到单用时的 MIC 值才能抑制细菌生长，不管另一个药取何浓度。

临床意义　协同的试验结果提示两个试验药物联合使用时可以提高抗菌效果。在没有合适的协同结果可供利用时，对于严重感染，为了提高疗效，相加的试验结果也可使用。如果两个试验药物呈无关和拮抗结果，则临床上禁止同时使用。

临床评价　抗菌药物的合理联合应用可提高疗效并减少细菌耐药的发生。通常对威胁生命的严重细菌感染，如心、脑的严重感染，以及容易发生耐药的细菌感染，如结核菌感染，可进行抗菌药物联合药敏试验，以便选择合适的抗菌药物联合应用。

（童明庆）

zuìxiǎo shājūn nóngdù shìyàn

最小杀菌浓度试验　（minimal bactericidal concentration test）

检测培养液中能够使试验菌的菌量减少 99.9% 以上最低药物浓度的方法。最小杀菌浓度（MBC）试验的原理和操作与最小抑菌浓度（MIC）检测（见稀释法抗菌药物敏感性试验）相似，只是结果和终点判定标准不同。MIC 检测以肉眼观察结果，以未见生长的最低药物浓度为终点；MBC 检测以菌药混合物中菌落计数值（每毫升菌液中的菌落形成单位数）的变化来判定结果，其终点是最小杀菌浓度，即使菌落计数值减少至原接种量的 99.9%（减少 3logs）以上的最低药物浓度。

MBC 试验的操作过程可人为分为两个阶段，第一阶段，可以

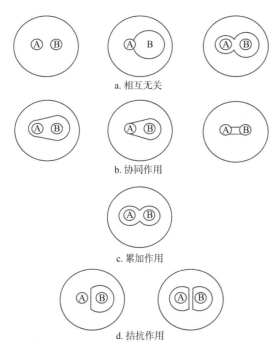

a. 相互无关

b. 协同作用

c. 累加作用

d. 拮抗作用

图　抗菌药物联合药敏试验

注：A、B 分别代表一种抗菌药物

看作为 MIC 的测定阶段，既可以采用常量肉汤稀释法，也可以采用微量肉汤稀释法，肉汤培养基的选用、菌悬液的制备、接种方法、孵育条件和时间都和 MIC 测定操作一样，35℃ 培养 20 小时后，读取 MIC 值。第二阶段，分别取药物浓度等于和高于 MIC 值的各管（或孔）中的菌药混合肉汤（通常 0.01ml）接种于血平板（或其他合适的平板），进行定量培养，24~48 小时后准确计数平板上的菌落数，将计数结果与起始菌浓度比较，使菌浓度减少 99.9% 的最小药物浓度即为 MBC。

MBC 可代替 MIC 作为确定临床给药剂量和给药方法的重要参数和依据。在研究一个抗菌药的抗菌效果时，常涉及该药是杀菌剂还是抑菌剂。当某抗菌药的 MBC/MIC 比值为 1~4 时，通常认为是杀菌剂，如 β-内酰胺类、糖肽类和氟喹诺酮类抗菌药；当该比值 >4 时，则该抗菌药主要发挥抑菌效果，为抑菌剂。

MBC 检测是以菌落计数的试验结果作为判断依据的，与 MIC 检测以肉眼观察结果相比，MBC 的结果更客观和准确；以 MBC 代替 MIC 确定临床给药策略，更严格和有效。但是，MBC 测定比 MIC 测定更繁琐和费时。

（童明庆）

fángtūbiàn nóngdù shìyàn

防突变浓度试验（mutant prevention concentration test） 测定防止第一步突变产生的耐药菌株被选择性富集所需的最低抗菌药物浓度的方法。又称最低防突变浓度试验。防突变浓度（MPC）是评价抗菌药物的抗菌效力和抑制耐药突变菌株生长能力的指标。MPC 是由得利卡（Drlica）和赵西林教授等，于 1999 年首次提出。

原理 细菌接触抗菌药物时，其自发耐药突变率约为 10^{-7}。细菌数 $< 10^7$ CFU，产生耐药突变株的可能几乎为零；细菌数 $> 10^7$ CFU，即可能产生耐药突变株，这时生长的细菌来源于两个群体：野生株和第一步突变株，后者又称单步突变株；如果细菌数 $> 10^{14}$ CFU，则第一步突变株中有的细菌就可能发生第二步突变，即具有双重耐药突变。当细菌数取 10^{10} CFU 时，抗菌药物的浓度低于最小抑菌浓度（MIC）时，野生株和第一步突变株均可生存，不存在耐药株的选择性富集；当药物浓度为 MIC 时，野生株被抑制和杀死，细菌数显著降低，第一步突变株被选择性富集；随着药物浓度的增加，第一步突变株逐渐减少并稳定在一个低水平上；当药物浓度达到某一个特定浓度时，第一步突变株全部被杀灭，这个浓度就是 MPC。当接种的细菌数超过 10^{14} CFU 时，可产生双重突变株，MPC 就不能阻止这种菌的生长，所以 MPC 概念的另一种理解就是只有双重耐药突变菌株才能生长的抗菌药浓度阈值。细菌在抗菌药的浓度处于 MIC 与 MPC 之间时，可以借助于第一步突变而选择性富集，故此浓度范围称作突变选择窗（MSW），其大小可以用 MPC/MIC 比值（选择指数）来衡量，比值越小 MSW 越小。

检测方法 将 10^{10} CFU/ml 的试验菌接种于含药的琼脂平板上，各平板中的药物浓度呈倍比稀释梯度，且至少有一个低于 MIC 的浓度和五个高于 MIC 的浓度。孵育后观察结果，以平板上未见生长的最低药物浓度为暂定 MPC。然后再以暂定 MPC 的浓度为基准，上下各浮动 20%，重复进行试验，以最终确定平板上未见生长的最低药物浓度（即 MPC）。

临床意义 MIC 测定的临床隐含目标是对非突变株的杀灭。因为 MIC 试验时，使用的此菌量为 5×10^5 CFU/ml，不可能产生耐药突变株。一个感染患者体内的致病菌通常可达 10^{10} CFU，在使用抗菌药时，必然会产生第一步耐药突变株，对于免疫功能正常的感染患者，可借助免疫系统将之杀灭，而对于免疫功能不全的患者，或为避免耐药菌的扩张，就要更多地考虑以 MPC 作为临床选药和用药的依据。在安全性许可的情况下，要以组织中药物浓度高于 MPC 作为选药目标，要尽量使用突变选择窗较窄的药物，必要时可通过联合用药来缩小或关闭突变选择窗。

临床评价 MPC 概念的基础是致病菌耐药发生的机制是 DNA 的点突变。对于非点突变而引起的耐药，如水解酶和钝化酶引起的耐药是否完全适用，尚需深入研究。

（童明庆）

shíjiān shājūn shìyàn

时间杀菌试验（time-kill assay） 研究杀菌效果的时间过程，通过测定抗菌药物在不同浓度下的杀菌时间来评价药物杀菌活性（杀菌速度）的方法。将试验菌与不同浓度的抗菌药共同孵育，计数不同时间点的菌落数（通常取对数），即可获得不同药物浓度下的时间-菌浓度曲线，即杀菌曲线。根据最小杀菌浓度的结果判定规则，以菌落数降低 3logs 的时间为杀菌时间。

检测方法 将菌液加入到含不同浓度（如 0、1、2、4、16、64MIC）的抗菌药物肉汤中，使

菌的终浓度约为 $10^6CFU/ml$，于不同时间（如 0、4、8、12、24 小时）取菌药混合物做菌落计数。计数的方法是取一定量的菌药混合物适当稀释，取一定量（如 1ml）倾注 MH 琼脂平板（或其他合适的琼脂平板），24 小时培养后计数平板上的菌落数。平板上的菌落数在 50~300CFU 时，计数比较准确可靠，故菌药混合物通常要 10 倍稀释成三个稀释度分别进行倾注培养，取菌落数在上述范围内的平板进行计数。

临床意义 将菌落数取对数绘制时间－菌浓度曲线，与起始（0 小时）菌落数相比，菌落数降低 3logs 的时间为杀菌时间。时间杀菌试验亦可用来判断两个抗菌药的联合作用效果，将抗菌药联合作用时的杀菌曲线与单药的杀菌曲线相比，在相同时间内联合作用菌落数的降低比其单药的降低 ≥2logs 时，即认为药物间具有协同作用。杀菌时间是抗菌药药效动力学的一个重要参数，反映抗菌药的杀菌速度以及药物浓度与杀菌速度的关系。有些药物，如氟喹诺酮类和氨基糖苷类抗菌药，浓度越高杀菌速度越快，不同浓度的杀菌曲线相分离，这类药物在安全性许可的情况下，提高患者的血药浓度将会取得较好的临床治疗效果。还有一些药物，如 β-内酰胺类和大环内酯类抗菌药，当提高药物浓度至一定水平时，通常在 4~5MIC 时，杀菌速度不再加快，杀菌效果不再提高（药效已经饱和），药物浓度在 4 或 5MIC 以上时的杀菌曲线相互接近或重叠，这些药物仅需提高药物浓度至一定水平（如 4~5MIC）即可，不必尽量提高血药浓度。

临床评价 该试验比较复杂和费时，通常只用于抗菌药的药效学研究，不需要在临床上常规开展。

（童明庆）

kàngshēngsù hòuxiàoyìng shìyàn

抗生素后效应试验（post antibiotic effect test）

细菌短时间（如 1~2 小时）暴露于高浓度（高于最小抑菌浓度）的抗菌药之后生长被持续抑制的效应。这种效应可以发生在没有宿主免疫防御机制参与的情况下。细菌暴露于抗菌药之后的生长抑制状态，除可发生在抗菌药不再存在的情况下，也可以发生在抗菌药的浓度低于最小抑菌浓度（MIC）的情况下，后者又称抗生素的亚抑菌浓度后效应（PA SME）。抑制核酸和蛋白质合成的药物具有较长的 PAE（如氟喹诺酮类、氨基糖苷类、四环素类和克林霉素类等），而抑制细胞壁合成的药物则没有或仅有很短的抗生素后效应（PAE），如 β-内酰胺类和糖肽类。PAE 大小因抗菌药的类型、细菌的种属、抗菌药的浓度、暴露时间以及试验时所用培养基的不同而不同，通常暴露时间长和暴露浓度高则 PAE 会长一些。

原理 PAE 的大小通常以持续抑菌的时间来表示，即将细菌暴露于高浓度（如 10MIC）抗菌药后，继而置于无抗菌药或低于 MIC 的药物浓度下（通常用 0.1、0.2 和 0.3MIC），观察实验组细菌数量增加十倍所需的时间与未暴露于抗菌药之对照组的时间差，即为 PAE 或 PA SME。

检测方法 于含药（如 10MIC）肉汤（实验组 T）和不含药肉汤（对照组 C）中接种试验菌，使菌液终浓度约为 $10^7CFU/ml$，35℃ 培养 2 小时后，分别采用稀释和离心的方法去除抗菌药；然后 T 组以含药（如 0、

0.1、0.2、0.3MIC）肉汤恢复至原体积，C 组以不含药肉汤恢复至原体积，立即重新进行培养，于重新培养的 0 时和其后的每隔 1 小时进行菌落计数；分别以菌浓度的对数为纵坐标，以重新培养的时间为横坐标绘制细菌生长曲线，计算从 0 小时开始菌落数增加 10 倍所需的时间，以 T 组所需的时间减去 C 组所需的时间即为 PAE 或 PA SME。在报告 PAE 和 PA SME 的结果时，应标明所暴露的药物浓度和时间，后者还应注明重新培养时的药物浓度（如 0.1、0.2、0.3MIC）。

临床意义 PAE 不是临床实验室的常规检测项目，反映抗菌药对于细菌的持续抗菌作用，可为临床抗菌药物的应用及药效分析提出一定依据：有后效应的抗菌药，给药间隔可长些；没有或后效应很短的药物，给药间隔要适当缩短，要尽量使感染部位的药物浓度处于 MIC 之上，以获得持续抑菌的效果。

（童明庆）

xuèqīng shājūn shìyàn

血清杀菌试验（serum bactericidal test）

测定患者摄取药物后其血清杀菌活性的方法。该试验可理解为测定受试血清的最小杀菌浓度（MBC），测定的标本是血清，试验结果只能用效价表示。

原理 患者给药后，取其血药浓度达到峰浓度和谷浓度时的血清，经稀释后加入来自该患者的致病菌，进行杀菌试验，以能使致病菌减少 99.9% 以上的血清最高稀释度作为血清杀菌效价（SBT）。如给药后连续取血测定 SBT，则可绘制时间-SBT 曲线，该曲线下的面积也可以作为抗菌药临床疗效的评价指标。

检测方法 血清杀菌试验的

操作与最小杀菌浓度试验相似，其主要不同如下。

血清标本采集 如有抗菌药按标准方法给药后的达峰时间资料，则可在达峰时间点采集峰浓度时的血清标本（前提是患者的给药方法符合标准给药方法）；如无上述确切资料，则给药后达峰时间通常推定为药物吸收和分布后的 30~60 分钟，可在这个时间段采集峰浓度血清标本；谷浓度血清标本的采集时间为下一次给药之前。在联合使用两种抗菌药的情况下，峰浓度血清标本在第二个抗菌药给药完成后的 1 小时采集；如果两个药的给药间隔相同，则谷浓度血清标本的采集时间是在两个药第二次给药之前；如果两个药的给药间隔不同，则在给药间隔长的药物第二次给药前采集谷浓度血清标本。

血清标本稀释 可采用 2 种方法：①以 1∶1 稀释的健康人血清（一份健康人血清加一份 MH 肉汤），倍比稀释患者的血清。②用 0.2μm 的微孔超滤膜对血清标本进行超滤（1000g 离心 30 分钟），然后以 MH 肉汤对超滤液进行倍比稀释。

其他操作 菌液的制备、接种量、培养条件以及结果的判断均和 MBC 测定相同；结果表示方法是以使接种菌减少 99.9% 的血清最高稀释度作为 SBT。

临床意义 为了成功治疗一些严重感染，可进行 SBT 检测以指导用药。为了快速清除心脏赘生物中的细菌，应使峰 SBT ≥ 1∶64，谷 SBT ≥ 1∶32；治疗慢性骨髓炎，应使峰 SBT ≥ 1∶16，谷 SBT ≥ 1∶4；革兰阴性杆菌血症患者（非粒细胞减少者），SBT ≥ 1∶8 时，有很好临床应答者可达 98%；SBT ≥ 1∶16 时，严

重粒细胞缺乏的感染患者有 87% 可被治愈。SBT 测定结果可以推测血清杀菌时间的长短，如 SBT ≥ 1∶16，提示血清杀菌活性可维持 4 个半衰期以上；SBT ≥ 1∶8，提示血清杀菌活性可维持 3 个半衰期以上。

临床评价 SBT 测定与 MBC 测定相比，加入了患者体内的一些因素：如药物在患者体内的吸收、分布和清除，药物的血浆蛋白结合率，药物代谢物的作用以及药物间的相互作用（如协同或拮抗）等，是一个更加客观可靠的指标。但是，SBT 并不是决定抗菌药疗效的唯一指标，抗菌药的其他药效学参数也与临床疗效有关，如抗菌药的杀菌速度、组织穿透性以及后效应等。患者的免疫功能状态也是一个影响临床疗效的重要因素，这一点常常被忽视。

(童明庆)

kàngjūn yàowù mǐngǎnxìng zhédiǎn

抗菌药物敏感性折点 （anti-bacterial susceptibility break-point）

抗菌药物敏感性试验结果的解释标准。将该标准值与试验测得值比较可将试验菌的药敏结果判定为敏感、耐药或中介等。抗菌药物敏感性折点因不同抗菌药和不同菌种（或群、属等）的组合而异，即每一个药物与菌种（或群、属等）的组合都有各自的敏感性折点；而且为了判断敏感、耐药和中介三种不同试验结果，对于每一个药物与菌种（或群、属等）的组合，还要分别给出敏感折点和耐药折点。

1975 年，美国临床实验室标准化委员会（NCCLS）推出了细菌药敏试验及其结果判断标准，折点设定的依据是细菌药敏试验结果的散点图，该图将细菌分为

敏感群和不太敏感群，折点就是这两个群的分隔值。这个方法适合流行病学的目的，可以发现菌群敏感性的迁徙并借此确定耐药群的出现。但从临床角度来看，这个方法并不能指导抗菌药的临床应用。1994 年，NCCLS 在综合各研究小组工作的基础上，发表了确定折点的技术指南（第一版），此版本提出了对各种试验资料进行综合分析的理念，特别是要分析临床结果与所设定折点的关系。随着药代动力学/药效动力学（PK/PD）理论和循证医学的发展，抗菌药物敏感性折点的设定又有了新的发展。

应用范围 可以用于药敏结果的判断和抗菌药物的药效学比较。

药敏结果判断 用纸片扩散法进行药敏试验时，敏感性折点的表示单位为抑菌圈直径毫米数（mm）；用稀释法进行药敏试验时，敏感性折点则以药物浓度（μg/ml 或 mg/L）表示。纸片法药敏试验结果（mm）≥敏感折点时，则报告敏感（S）；结果 ≤ 耐药折点时，则报告耐药（R）；结果在敏感和耐药折点之间时，则报告中介（I）。而对于稀释法药敏试验，判断方向正好相反，最小抑菌浓度（MIC）值 ≤ 敏感折点时，则报告敏感；MIC 值 ≥ 耐药折点时，报告耐药；MIC 值在敏感和耐药折点之间时，则报告中介。

抗菌药药效学比较 可以参考抗菌药物敏感性试验中的药效学比较。

制定依据与方法 抗菌药物敏感性折点的设定以临床结果为依据，包括以下工作。

野生型折点 某种属细菌野生型菌群的 MIC 值与耐药突变株

MIC 值的分界值。对某种属细菌的一个自然群体，某抗菌药的 MIC 值分布通常呈单峰形，位于这个分布以外的高 MIC 值菌株，可能系耐药突变株。对该种属细菌而言，野生型折点可设为该种属野生菌群的 MIC_{90}（MIC 值单峰型分布中的一个值，低于等于该值的 MIC 的个数占 MIC 总数的 90%），即当某药的浓度达到或超过某种属细菌野生型折点时，该野生型菌群的 90% 均可被该药抑制。野生型折点设定的依据仅仅是抗菌药对相关种属细菌体外药效的调查研究结果，不涉及体内效果，野生型折点有时又称为微生物学折点或流行病学折点。

PK/PD 折点　在研究抗菌药的药代动力学（PK）和药效动力学（PD）参数的基础上，对感染动物模型（或其体外模型）进行实验性治疗（或杀菌试验）；根据治疗结果（或杀菌试验结果）与各 PK/PD 指数（fC_{max}/MIC、$fAUC/MIC$ 和 $\%fT > MIC$）的关系，对抗菌药进行 PK/PD 分类（时间依赖或浓度依赖）并确定反映其疗效的主要指数及其最小有效靶值（MET），然后通过统计学分析（如蒙特卡洛模拟）推导出一个实现某达标概率（PTA）抗菌药的起效浓度值，即 PK/PD 折点。PK/PD 折点的确定和野生型折点的确定一样，都会用到抗菌药与相关菌的体外药效学结果（如 MIC），但 PK/PD 折点还使用了感染动物模型（或体外模型）的治疗或杀菌结果，更切合机体感染的实际。这个折点对真实人体而言只是一个推导值，是否符合人体感染的实际，还需在临床研究中证实或修正。

临床折点　PK/PD 折点的估计值是否能够在临床及细菌学疗效上获得有效的应答，必须进一步通过临床确证试验，观察临床有效病例感染菌的 MIC 分布，特别是其 MIC_{90} 与抗菌药物 PK/PD 参数之间的关系；观察以上述敏感折点作为判断标准其结果是否与临床或细菌学疗效一致。通常以临床或细菌学有效率达到 80% 以上作为敏感折点最终被确认的必要条件，一旦上述敏感折点被临床确认，这个折点就成为临床折点，成为可以在临床细菌室使用的抗菌药敏感折点。

由抗菌药的 MIC 折点导出抑菌圈直径折点　MIC 的临床折点确定之后，可以对某种属的大量试验菌（300 株以上）同时进行纸片扩散法药敏试验和 MIC 测定，将每一个 MIC 值与相应的抑菌圈直径在半对数坐标纸上作图，或将 MIC 值取对数与相应的抑菌圈直径进行直线回归，输入 MIC 的折点即可以计算出（或查出）相应的抑菌圈直径折点。

评价　世界各国（或地区）所用的敏感性试验方法、抗菌药的给药方法、临床治疗有效的标准不尽相同，特别是由于人种的遗传和生理特征不同等，不同国家（或地区）的抗菌药物敏感性折点不可能完全相同。各国（或地区）的专业组织设立适合各国（或地区）自己的抗菌药物敏感性折点是发展趋势；如果借用或参考其他国家的抗菌药物敏感性折点，首先应该考虑这个折点标准的适用性。

（童明庆）

xìjūn nàiyàoxìng jiǎncè

细菌耐药性检测（detection of bacterial resistance）

检测细菌产生耐药性时细菌耐药表型及其耐药基因型变化的方法。抗菌药物耐药性的产生是抗菌药物、细菌和它们所处的环境相互作用的结果。细菌耐药机制起着基础性的、根本的作用。细菌对抗菌药物作用的耐受性一旦产生，药物的抗菌作用会明显下降。

根据发生原因，可将耐药性分为 2 种。①天然耐药：又称固有耐药，具有种属的特异性，由细菌染色体基因决定、代代相传，不会改变；某些种属细菌天然耐某类抗菌药物，可能这类细菌天然缺乏抗菌药物的作用靶点或通道等，如革兰阴性菌天然对青霉素耐药。②获得性耐药：基因突变或基因转移，后天获得对某些抗菌药物的耐药性，如大肠埃希菌获得外源性的 CTX-M 酶基因而对超广谱头孢菌素耐药。

基本原理　细菌的耐药表型通常由其耐药基因型（genotype）所决定，耐药基因型的产生主要有：①获得具有耐药表型的外源性基因，即耐药基因可通过细菌间的传递而使不具有耐药基因的细菌获得耐药基因。②细菌自身基因的突变而引起表现型的改变，包括抗菌药作用靶位点的改变，外排机制的增强，外膜蛋白的改变而限制了药物的进入等。细菌耐药表型改变主要通过以下途径产生：①细菌通过产生水解酶水解抗菌药物。②细菌细胞膜通透性改变。③抗菌药物作用靶位改变。④细菌代谢通路改变。⑤细菌主动外排泵过度表达（图）。

β-内酰胺类抗菌药物耐药机制　β-内酰胺类抗菌药物包括青霉素类、头孢菌素类、碳青霉烯类和氨曲南。通过抑制青霉素结合蛋白（PBP），包括转肽酶、转糖基酶和羧肽酶，阻碍肽聚糖合成而发挥作用。其耐药机制主要包括细菌产生 β-内酰胺酶和 PBP 改变。

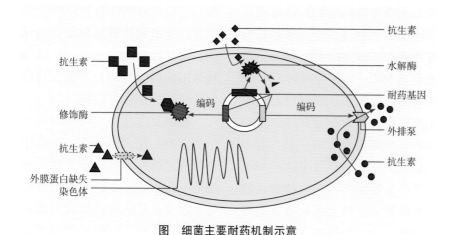

图 细菌主要耐药机制示意

细菌产生 β-内酰胺酶 β-内酰胺酶可引起 β-内酰胺类药物灭活，是 β-内酰胺类耐药的主要机制。β-内酰胺酶有 2 种分类方法。①Ambler 分类法：根据氨基酸序列同源性，将 β-内酰胺酶分为 4 大类，其中 A、C、D 组是丝氨酸 β-内酰胺酶，而 B 组是以锌离子为活性中心的金属酶。②Bush-Jacoby-Medeiros 分类法：依据功能相似性（底物和抑制剂谱型），可以将 β-内酰胺酶分为 4 大类和多个亚类（如 1、2、3 组和 2a、2be、3a 等）。

β-内酰胺酶是由染色体、质粒或转座子编码，其中最重要的是超广谱 β-内酰胺酶（ESBL）和碳青霉烯酶。①超广谱 β-内酰胺酶：属于 A 类的 2be 型酶，通常由质粒介导，包括 *TEM*、*SHV*、*CTX-M* 型酶等。其水解底物谱包括青霉素类、氨曲南和第一代、第二代、第三代、第四代头孢菌素类，但不水解碳青霉烯类和霉素类。与大多数 *TEM* 和 *SHV* 型 ESBL 不同的是，*CTX-M* 型酶对头孢噻肟和头孢曲松的水解活性强于头孢他啶。常见产 ESBL 菌有大肠埃希菌、肺炎克雷伯菌、产酸克雷伯菌、奇异变形杆菌等。β-内酰胺酶抑制剂（如克拉维酸、舒巴坦、他唑巴坦）可抑制 ESBL 的活性。②碳青霉烯酶：主要包括 A 类的 KPC 酶、B 类的金属酶（包括 NDM-1、IMP、VIM）和 D 类的 OXA 酶等。肺炎克雷伯菌主要产 KPC 酶、鲍曼不动杆菌主要产 OXA 酶。碳青霉烯类是治疗由产 ESBL 菌引起重症感染的经典药物。但碳青霉烯酶的出现，常使临床治疗面临无药可用的困境。

PBP 改变 PBP 介导 β-内酰胺类主要发生在革兰阳性菌中，并通过以下方式介导。即 PBP 过表达；获得外源性低亲和力 PBP；PBP 与外源性 DNA 发生重组导致耐药突变；PBP 点突变。

喹诺酮类抗菌药物耐药机制 包括作用靶位基因突变、特异外膜蛋白缺失和主动外排泵的过表达与质粒介导。①作用靶位基因突变：喹诺酮类药物通过直接抑制 DNA 合成发挥抗菌作用，作用靶位包括 DNA 旋转酶和拓扑异构酶Ⅳ，前者包含 GyrA 和 GyrB 亚基，后者包括 ParC 和 ParE 亚基。革兰阴性菌中喹诺酮类的初始作用靶位为 DNA 旋转酶，而革兰阳性菌主要是拓扑异构酶Ⅳ。突变点位多发生于 GyrA 及 ParC 的喹诺酮耐药决定区（QRDR）。GyrA 的最常见突变位点为 83 及 87，ParC 的最常见位点为 80 及 84。与 GyrA 及 ParC 比较，GyrB 及 ParE 的突变发生率相对较低。②特异外膜蛋白缺失和主动外排泵的过表达：如金黄色葡萄球菌对喹诺酮类的主动外排与 NorA 外排泵有关。染色体编码的 *norA* 的高表达，造成主动外排泵表达增强而将更多的喹诺酮类药物泵出菌体外而产生耐药。③质粒介导：包括 *qnrA*、*qnrB*、*qnrS* 和 *aac*（6'）-*Ib-cr* 基因。Qnr 蛋白可与 DNA 旋转酶及拓扑异构酶Ⅳ结合，阻止喹诺酮类结合于靶位而产生耐药；质粒携带的氨基糖苷乙酰转移酶的变异基因 *aac*（6'）-*Ib-cr*，其编码的灭活酶可使喹诺酮类药物中的氨基氮乙酰化，造成细菌对喹诺酮类的耐药性增加。

大环内酯类抗菌药物耐药机制 大环内酯类能不可逆的结合到细菌核糖体 50S 核糖体亚基上，通过阻断转肽作用及 mRNA 位移，选择性抑制蛋白质合成，达到抑菌作用。

革兰阴性菌对红霉素耐药是细菌限制红霉素进入细胞内。革兰阳性菌主要通过两种机制产生对大环内酯类的耐药性：①通过转座子方式获得核糖体甲基化酶基因（*erm*）。如 *erm*（A）、*erm*（B）、*erm*（C）、*erm*（TR）、*erm*（AM）等，而导致核糖体甲基化，阻止大环内酯类的结合而耐药。②通过 *mef* 基因编码外排泵。外排泵造成大环内酯类耐药，但不影响克林霉素耐药；肺炎链球菌中存在编码大环内酯类耐药的外排泵基因是 *mef*（E），化脓链球菌是 *mef*（A），其他革兰阳性菌中也存在类似的 *mef* 基因。

氨基糖苷类抗菌药物耐药机制 抑菌作用机制：①依靠离子的吸附作用，吸附在菌体表面，造成膜的损伤。②与细菌核糖体30S 小亚基发生不可逆结合，抑制 mRNA 的转录和蛋白质的合成，造成遗传密码的错读，产生无意义的蛋白质。

耐药机制：①产生氨基糖苷类修饰酶，该酶催化氨基糖苷类药物氨基或羟基的共价修饰，使得氨基糖苷类药物与核糖体的结合减少，导致耐药。根据反应类型，氨基糖苷类药物修饰酶包括N-乙酰转移酶、O-核苷转移酶和O-磷酸转移酶。②膜通透性降低，细菌外膜蛋白的结构发生改变，降低了对氨基糖苷类药物的通透性，菌体内药物浓度下降导致耐药。③靶位修饰，30S rRNA 亚基靶蛋白上 S12 蛋白质中的一个氨基酸被替代，致使对链霉素的亲和力降低。

检测标本要求与检测方法

被检细菌应为标本细菌分离的纯培养物且在细菌对数生长期，此时细菌的生理生化特征最典型，检测方法见 β-内酰胺酶检测、超广谱 β-内酰胺酶检测、碳青霉烯酶检测、临床重要耐药菌检测。

临床应用 为正确选用抗菌药物与采取适当的感染控制措施阻止耐药的传播，临床迫切需用准确快速的细菌耐药性检测方法。细菌培养和药敏试验仍然是临床微生物实验室检测耐药菌的主要方法。但这一传统方法培养周期长，通常需要 3~5 天，不能满足临床快速诊断、早期治疗、早期控制耐药菌传播的需要。21 世纪，一些快速检测多重耐药菌的新技术不断涌现出来，包括筛选特定耐药菌的显色培养基、荧光定量 PCR、多重 PCR、肽核酸荧光原位杂交、反向线性杂交、高效液相色谱分析、基因芯片技术、质谱技术、下一代测序技术等。

如耐甲氧西林金黄色葡萄球菌（MRSA）乳胶凝集试剂可以快速检测 mecA 编码的 PBP$_{2a}$ 蛋白；荧光定量 PCR 在 2 小时内直接检测标本中的 MRSA 等。针对临床常见革兰阴性菌的耐药机制，可利用多重 PCR 同时检测 5 组 CTX-M 型酶、5 种金属酶（IMP、VIM、SPM、GIM 和 SIM）、4 组 OXA 类碳青霉烯酶（OXA-23-like、OXA-40-like、OXA-51-like 和 OXA-58-like 酶）等。基因芯片可包被大量的耐药基因探针，一次杂交可以同时检测多种耐药基因。

评价 分子检测技术部分快速检测试剂盒已用于临床，与传统方法相比，快速检测技术显示出巨大的优势：①可以直接检测标本中的病原体和耐药基因，无需培养和药敏试验，缩短检测时间。②敏感性高，能够检测出一些低水平耐药性。③快速检测法结果明确，即耐药基因有或者无，而表型药敏试验因不同国家敏感折点，判定结果可能不同。④降低传统病原体培养过程中的生物危害风险。新技术快速而准确的检测能力有望指导耐药菌的早期治疗、早期防控。尽管新的分子技术不断涌现，但大多数快速检测技术仍停留在研究阶段。一些细菌的耐药机制还不清楚，随着时间的推移又出现一些新的耐药机制，新的分子技术距离临床广泛使用仍有相当长的时间，还不能取代传统的细菌培养和药敏试验的方法。

（王　辉）

nàiyào jīzhì biǎoxíng jiǎncè
耐药机制表型检测 （detection of drug-resistant phenotype）

通过各种手段推断细菌耐药机制的方法。如通过微量稀释法（包括自动化仪器）、浓度梯度纸条扩散法（E-test 法）测定最低抑菌浓度，或纸片扩散法测量抑菌圈直径而获得待测菌株对各种抗菌药物的耐药表型谱，推断其可能的耐药机制；也可以通过耐药菌固有耐药机制或获得的各种耐药机制的特点，如各种水解酶类（β-内酰胺酶、超广谱 β-内酰胺酶、头孢菌素酶、碳青霉烯酶）的底物谱特点，设计相应表型试验，推断其耐药机制。

推断细菌耐药机制表型检测是基于细菌的体外药物敏感性试验（简称药敏试验）结果；药敏试验具体操作步骤及药敏试验折点判定标准参照 2012 年美国临床和实验室标准协会（CLSI）文件：抗菌药物敏感性试验纸片法执行标准；批准的标准第十一版（简称纸片扩散法，CLSI-M02-A11），需氧菌稀释法抗菌药物敏感性试验执行标准；批准的标准第九版（简称 MIC 法，CLSI-M07-A9）和 2017 年抗菌药物敏感性试验执行标准；第二十七版资料增刊（简称折点判定标准，CLSI-M100-S27）。

（王　辉）

β-nèixiān'ànméi jiǎncè
β-内酰胺酶检测 （detection of β-lactamase）

检查细菌是否产生 β-内酰胺酶的方法。β-内酰胺酶是细菌产生的一种水解酶，能使该细菌对青霉素类抗生素产生耐药。

原理 细菌的 β-内酰胺酶可将青霉素等 β-内酰胺类抗生素的 β-内酰胺环打开，导致该细菌对青霉素类抗生素产生耐药；利用 β-内酰胺酶可将产色头孢菌素的 β-内酰胺环打开，使基质发生颜色变化的原理，可对 β-内酰胺酶进行检测。

检测方法 产色头孢菌素显

色法易商品化而被临床广泛采用。此法可用头孢硝噻吩或吡啶-2-偶氮-P-二甲苯胺头孢菌素进行试验。临床常规检验常采用商品化头孢硝噻吩试验快速检测β-内酰胺酶。对大多数菌株，该方法可得到阳性结果；但对部分葡萄球菌属，可能需要其他附加试验才能得到阳性结果，如一些金黄色葡萄球菌和路登葡萄球菌只产生很少的 β-内酰胺酶，检测该类菌株是否产 β-内酰胺酶时，青霉素纸片扩散法抑菌圈-边缘试验比头孢硝噻吩试验更为敏感；而凝固酶阴性葡萄球菌需采用诱导 β-内酰胺酶试验。

头孢硝噻吩试验 用接种环挑取受试菌落于商品化头孢硝噻吩滤纸片上，10 分钟内观察结果。

青霉素纸片扩散法抑菌圈-边缘试验 用肉汤或生理盐水制备 0.5 麦氏浊度标准的菌悬液，根据常规药敏试验纸片扩散法程序接种于 MH 琼脂平板上。干燥 3～10 分钟后，在平板表面放置 10U 青霉素纸片，置 35±2℃ 空气环境的培养箱孵育 16～20 小时，观察结果。

诱导 β-内酰胺酶试验 用一滴去离子水湿润纸片，然后用镊子将头孢硝噻吩纸片覆盖在 MH 琼脂平板或血平板上生长的或头孢西丁纸片周围抑菌圈边缘的菌苔上（平板孵育 16～18 小时后），室温放置 1 小时（应按产品说明书进行）后观察结果。

参考区间 各试验参考区间如下。

头孢硝噻吩试验 纸片 10 分钟内由黄色转变为红色即为阳性结果。

青霉素纸片扩散法抑菌圈-边缘试验 若抑菌圈边缘锐利清晰，呈"绝壁样"，提示菌株产 β-内酰胺酶；若抑菌圈边缘模糊，呈

沙滩样，则 β-内酰胺酶阴性。

诱导 β-内酰胺酶试验 若纸片菌落接触的区域从黄色变成红色，提示 β-内酰胺酶阳性，无颜色变化则为阴性。

临床意义 细菌 β-内酰胺酶检测阳性即该菌株对青霉素、氨基、羧基和脲基青霉素耐药。临床上常检测是否产 β-内酰胺酶的菌种包括葡萄球菌属、淋病奈瑟菌、嗜血杆菌属、卡他莫拉菌和厌氧革兰阴性菌，这对于指导临床用药具有重大意义。

临床评价 ①流感嗜血杆菌、淋病奈瑟菌及厌氧菌对营养及气体环境要求较高，应使用相应的特殊培养基及特殊气体环境进行培养。②检测厌氧菌（如类杆菌属、梭杆菌属和产气荚膜梭菌等）的 β-内酰胺酶可以预测细菌对青霉素的敏感性，但不能预测对头孢菌素的敏感性；不产 β-内酰胺酶的厌氧菌也可能通过其他机制对 β-内酰胺类抗生素耐药。③β-内酰胺酶阴性，不排除有其他的耐药机制。④任何一种检测 β-内酰胺酶的方法都要进行质量控制以确保试验结果准确可靠。

（王　辉）

chāoguǎngpǔ β-nèixiān'ānméi jiǎncè

超广谱 β-内酰胺酶检测

（detection of extended spectrum β-lactamase） 检查细菌是否产生超广谱 β-内酰胺酶的方法。超广谱 β-内酰胺酶（ESBLs）是质粒介导的，能水解所有青霉素类、头孢菌素类和单酰胺类（氨曲南），并可被 β-内酰胺酶抑制剂（如克拉维酸等）所抑制的一类 β-内酰胺酶，多见于大肠埃希菌、肺炎克雷伯菌、产酸克雷伯菌和奇异变形杆菌等。

原理 在体外药敏试验表型试验中，产 ESBLs 的菌株可使三

代头孢菌素、氨曲南的纸片法抑菌圈直径缩小或琼脂稀释法或肉汤稀释法最小抑菌浓度值增高，加入 β-内酰胺酶抑制剂如克拉维酸后，可使抑菌圈直径扩大或最小抑菌浓度（MIC）值降低；表型确认试验均存在一定的假阳性和假阴性，经表型确认试验阳性的菌株，仍需进行基因确证试验。

检测方法 包括表型筛选试验、表型确认试验和基因确证试验。表型初筛试验及表型确认试验操作规程参照 2012 年美国临床和实验室标准协会（CLSI）文件：抗菌药物敏感性试验纸片法执行标准；批准的标准第十一版（简称纸片扩散法，CLSI-M02-A11）、需氧菌稀释法抗菌药物敏感性试验执行标准；批准的标准第九版（简称 MIC 法，CLSI-M07-A9）和 2017 年抗菌药物敏感性试验执行标准；第二十七版资料增刊（简称折点判定标准，CLSI-M100-S27）。

表型筛选试验 ①纸片扩散法：挑取血平板上过夜生长的细菌菌落配置 0.5 麦氏（McFarland）浊度标准菌悬液，均匀涂布在 MH 平板上，肺炎克雷伯菌、产酸克雷伯菌及大肠埃希菌可选择头孢他啶（每片 30μg）、头孢噻肟（每片 30μg）、头孢泊肟（每片 10μg）、氨曲南（每片 30μg）或头孢曲松（每片 30μg）任意一种纸片贴在 MH 平板上；奇异变形杆菌 ESBLs 的筛选只使用头孢他啶（每片 30μg）、头孢噻肟（每片 30μg）或头孢泊肟（每片 30μg）任意一种纸片进行检测。②双纸片协同法：按常规纸片扩散法在 MH 琼脂上涂布受试菌，在平板中心贴上阿莫西林/克拉维酸（每片 20μg/10μg）纸片，然后在其上下左右分别贴

上头孢他啶（每片 30μg）、头孢曲松（每片 30μg）、头孢噻肟（每片 30μg）和氨曲南（每片 30μg）纸片作为指示剂，四张纸片中心距阿莫西林/克拉维酸中心 20～24mm。③肉汤稀释法：肺炎克雷伯菌、产酸克雷伯菌以及大肠埃希菌可以选用头孢他啶（1μg/ml）、头孢噻肟（1μg/ml）、头孢泊肟（4μg/ml）、氨曲南（1μg/ml）或头孢曲松（1μg/ml）任意一种经阳离子校订 MH 肉汤进行检测；但是奇异变形杆菌 ESBLs 的筛选只选择头孢他啶（1μg/ml）、头孢噻肟（1μg/ml）和头孢泊肟（1μg/ml）任意一种进行检测。以上试验均需在 35℃ 孵育 16～18 小时后观察结果。

表型确认试验　①纸片扩散法：需要同时使用头孢噻肟（每片 30μg）和头孢他啶（每片 30μg），单独和联合克拉维酸（每片 10μg）的复合制剂。菌悬液接种同初筛试验纸片扩散法。②微量肉汤稀释法：需要同时使用头孢噻肟（0.25～64μg/ml）和头孢他啶（0.25～128μg/ml），单独和联合克拉维酸（4μg/ml）的复合制剂。③E 试验法：现有两种 ESBLs 确证 E 试验条，分别为头孢他啶及头孢他啶加克拉维酸、头孢噻肟及头孢噻肟加克拉维酸。

基因确证试验　一般采用聚合酶链反应（PCR）或荧光定量 PCR 技术扩增检测 ESBLs（主要分为 SHV、TEM、CTX-M 和 OXA 型）。利用特异性的引物，通过 PCR 或荧光定量 PCR 在体外特征性扩增超广谱 β-内酰胺酶基因片段，而后通过测序方法确定 ESBL 的基因型。

参考区间　主要包括以下内容。

表型筛选试验　①纸片扩散法：量取抑菌圈直径，头孢他啶 ≤22mm、头孢噻肟 ≤27mm、头孢曲松 ≤25mm、氨曲南 ≤27mm、头孢泊肟 ≤17mm，任何一种抗生素抑菌圈直径达到上述标准，提示该菌株可能产 ESBLs；奇异变形杆菌除头孢泊肟 ≤22mm，头孢他啶和头孢噻肟的判定标准同上所述。②双纸片协同法：如果周围四种药物中有任何一个抑菌圈在靠近中心纸片一侧的边缘出现扩大或加强，说明该菌可能产生 ESBLs。③微量肉汤稀释法：头孢他啶、头孢噻肟、头孢曲松和氨曲南 MIC ≥2μg/ml，头孢泊肟 ≥8μg/ml，任何一种药物的 MIC 达到上述标准，均提示菌株可能产 ESBLs；而奇异变形杆菌除头孢泊肟 MIC ≥2μg/ml，头孢他啶和头孢噻肟的判定标准同上所述。

表型确认试验　①纸片扩散法：两组中任何一组药物加克拉维酸与不加克拉维酸相比，纸片扩散法抑菌圈直径增大值 ≥5mm，判断为产 ESBLs 菌株。②微量肉汤稀释法：两组中任何一组药物加克拉维酸与不加克拉维酸相比，MIC 降低 ≥3 个倍比稀释度时，判断为产 ESBLs 菌株。③E 试验法：当与克拉维酸联合药物的 MIC 相比，不加克拉维酸降低 ≥3 个倍比稀释度时，可以确证该菌株产 ESBLs。此法操作简便，结果准确（图）。

临床意义　以肺炎克雷伯菌和大肠埃希菌产 ESBLs 最常见；非发酵菌如铜绿假单胞菌、不动杆菌也可产生 ESBLs。产 ESBLs 细菌除了对超广谱头孢菌素耐药外，常伴有对氨基糖苷类和喹诺酮类等耐药，而对碳青霉烯类、头霉菌素或者加 β-内酰胺酶抑制剂药物体外敏感。中国最流行的 ESBLs 的基因型为 *CTX-M* 型，其

对头孢噻肟、头孢曲松的水解能力强于头孢他啶。

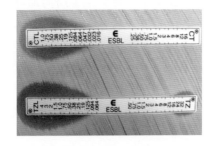

图　E 试验法检测 ESBLs

注：CT 头孢他啶、CTL 头孢他啶与克拉维酸；TZ 头孢噻肟、TZL 头孢噻肟与克拉维酸。该菌株头孢他啶 MIC ≥16μg/ml、头孢噻肟 MIC ≥16μg/ml；与克拉维酸联合合用药后，头孢他啶及头孢噻肟 MIC 分别下降至 0.047μg/ml 与 0.125μg/ml；MIC 降低>3 个倍比稀释度，确证该菌株产 ESBLs

临床评价　表型筛选试验纸片扩散法和肉汤稀释法选用一种以上的抗菌药物进行检测可提高试验敏感性，实验室用 2017 年 CLSI 关于三代头孢菌素的药敏判定折点时，可以不进行此项检测；但是如果出于流行病学或医院感染防控目的，需要进行 ESBLs 的检测。

（王　辉）

tànqīngméixīméi jiǎncè

碳青霉烯酶检测（detection of carbapenemase）　检查细菌是否产生碳青霉烯酶的方法。碳青霉烯酶是一种可水解青霉素类、头孢菌素类、碳青霉烯类等抗生素的 β-内酰胺酶。依据酶活性中心位点是否为金属离子可分为金属酶（B 组）和丝氨酸酶（A 组和 D 组）两大类。金属酶可被乙二胺四乙酸（EDTA）等螯合剂所抑制，但不被克拉维酸等 β-内酰胺酶类抑制剂抑制，常见 IMP 酶及新发现的新型金属酶 NDM-1；丝氨酸酶可被 β-内酰胺酶类抑制剂

抑制而不被 EDTA 抑制，常见 KPC 酶，主要存在肠杆菌科。

原理 ①金属酶：活性中心为金属 Zn^{2+}，能被螯合剂 EDTA 所螯合而失去活性，但该酶不能水解单环类 β-内酰胺抗生素氨曲南。②丝氨酸酶：以丝氨酸作为酶的活性中心，该酶不能被 EDTA 灭活，但能被 β-内酰胺酶抑制剂克拉维酸和他唑巴坦等灭活。

检测方法 主要包括表型筛选试验、表型确认试验和基因确证试验。

表型筛选试验 是基于细菌的药敏试验结果，药敏试验一般采用琼脂稀释法、微量肉汤稀释法或 E-test 法，以完全抑制细菌生长的最低抗菌药物浓度作为最小抑菌浓度（MIC）。具体操作步骤及折点判定标准参照 2017 年美国临床和实验室标准协会（CLSI）第二十七版资料增刊（简称折点判定标准，CLSI-M100-S27）。

表型确认试验 金属酶主要采用 EDTA 协同试验；丝氨酸酶碳青霉烯酶检测主要采用改良碳青霉烯类灭活方法（mCIM）试验。①EDTA 协同试验：主要是基于 EDTA 可螯合 Zn^{2+} 导致金属酶失活的原理。有双纸片协同法、复合纸片法和商品化 E-test 法。具体操作方法参照 2012 CLSI 抗菌药物敏感性试验纸片法执行标准；批准的标准第十一版（简称纸片扩散法，CLSI-M02-A11）操作规程。②mCIM 试验：取血平皿过夜孵育一个满 1μl 接种环待测细菌乳化在 2ml 胰酪胨大豆肉汤（TSB）中；涡旋震荡 10~15 秒；将 10μg 美罗培南纸片加到每一菌液管中，确保整个纸片浸没在菌悬液中；35±2℃ 空气孵育 4 小时±15 分钟；在完成 TSB-美罗培南纸片悬液孵育之后立即或在这之前用营养肉汤或生理盐水制备 E. coli ATCC 25922 0.5 麦氏单位菌悬液；将 E. coli ATCC 25922 接种于 MH 琼脂平皿上，菌悬液和接种于 MH 琼脂平皿的每一步骤务必在 15 分钟完成，在贴美罗培南纸片之前干燥接种后的平皿 3~10 分钟；采用 10μl 接种环从 TSB-美罗培南纸片悬液中取出美罗培南纸片，取的过程中排出过多液体，然后将其贴在之前接种好美罗培南敏感的 E. coli ATCC 25922 指示菌的 MH 琼脂平皿上；纸片容量：100mm MH 琼脂平皿上可贴 4 个纸片，150mm MH 琼脂平皿上可贴 8 个纸片；反转平皿，35±2℃ 空气孵育 18~24 小时；孵育之后，测量抑菌圈直径。表型确认试验均存在一定的假阳性和假阴性，经表型确认试验阳性的菌株，仍然需要进行基因确证试验。

基因确证试验 一般采用聚合酶链反应检测碳青霉烯酶耐药基因。

参考区间 标准如下。

EDTA 协同试验 双纸片协同法以在朝向含 EDTA 纸片方向，亚胺培南抑菌圈直径扩大即判读为阳性；复合纸片与单纸片抑菌圈直径相差≥6mm 即判读为阳性；E-test 法为两端 MIC 值相差≥8 倍判读为阳性。

mCIM 试验 ①阳性：抑菌圈直径 6~15mm 或在 16~18mm 抑菌圈内存在菌落。②阴性：抑菌圈直径≥19mm。③不确定：抑菌圈直径 16~18mm，不能确定是否存在碳青霉烯酶。

对于不确定结果：①核对试验菌株和 E. coli ATCC 25922 指示菌纯度。②按照常规纸片扩散法做美罗培南纸片的 QC，核对美罗培南纸片的完整性。③对试验菌株和 QC 菌株重复 mCIM。④如果重复试验仍然不确定，考虑检测碳青霉烯酶基因。一些菌株美罗培南抑菌圈内可能有菌落，如果抑菌圈直径≤18mm，应该考虑碳青霉烯酶阳性结果。尽管如此，如果抑菌圈直径≥19mm，结果是不确定的。

临床意义 产碳青霉烯酶是细菌对碳青霉烯类的 MIC 和抑菌圈直径落在中介和耐药范围的主要原因。产酶株通常表现为对一种或多种碳青霉烯类药物中介或耐药，同时会对头孢菌素类 III 亚类中（如头孢哌酮、头孢噻吩、头孢他啶、头孢唑圬和头孢曲松）一种或多种药物耐药。为控制感染或流行病学调查，检测碳青霉烯酶具有十分重要的临床意义。

临床评价 ①变形杆菌、普罗威登菌和摩根摩根菌可能存在其他非产碳青霉烯酶机制而致亚胺培南 MIC 值升高。②没有哪一种表型方法可以检测所有的碳青霉烯酶。

（王 辉）

línchuáng zhòngyào nàiyàojūn jiǎncè

临床重要耐药菌检测

（detection of clinically important drug-resistant bacteria） 对临床多重耐药菌、泛耐药菌与全耐药菌进行耐药性检测的方法。①多重耐药菌：对三类（如氨基糖苷类、大环内酯类、β-内酰胺类）或三类以上结构不同、作用机制不同的抗菌药物同时耐药的菌株。②泛耐药菌：除一种或两种抗菌药物外，对其他种类的抗菌药物均耐药的菌株。③全耐药菌：对几乎所有种类抗菌药物均耐药的菌株。上述耐药菌的出现增加了感染性疾病临床治愈的难度，并迫使人类寻找新的对抗微生物感染的方法。

引起临床严重感染的耐药菌主要有：耐甲氧西林金黄色葡萄球菌（见耐甲氧西林金黄色葡萄球菌检测）、耐万古霉素金黄色葡萄球菌（见耐万古霉素金黄色葡萄球菌检测）、耐青霉素肺炎链球菌（见耐青霉素肺炎链球菌检测）、耐万古霉素肠球菌（见耐万古霉素肠球菌检测）、高水平耐氨基糖苷类肠球菌（见高水平耐氨基糖苷类肠球菌检测）、碳青霉烯类耐药肠杆菌科细菌（见碳青霉烯类耐药肠杆菌科细菌检测）、碳青霉烯类耐药铜绿假单胞菌（见碳青霉烯类耐药铜绿假单胞菌检测）和碳青霉烯类耐药鲍曼不动杆菌（见碳青霉烯类耐药鲍曼不动杆菌检测）。

基本原理 随着抗菌药物的广泛使用和新抗菌药物的临床应用，临床耐药菌也随之出现，几乎所有的抗菌药物都能找到对其耐药的临床耐药菌。如耐甲氧西林金黄色葡萄球菌（MRSA）：自20世纪40年代青霉素问世并广泛使用后，产生了能水解β-内酰胺环青霉素酶、表现为对青霉素耐药的金黄色葡萄球菌；而当科学家研究出甲氧西林（一种新的能耐青霉素酶的半合成青霉素）应用于临床并有效地控制了金黄色葡萄球菌产酶株的感染后，1959年英国即首次发现了MRSA，此后该感染几乎遍及全球，已成为医院感染的重要病原菌之一。可见临床耐药菌的不断出现与抗菌药物的不断发展相平行。

临床应用 主要包括以下内容。

耐甲氧西林金黄色葡萄球菌感染 临床感染MRSA通常除对新的抗MRSA头孢菌素（如头孢吡普等）外的所有β-内酰胺类均耐药。自1959年MRSA报道以来，MRSA已成为医院感染的重要病原菌。在医院环境中，患有严重的基础疾病、免疫力低下、老年人往往是MRSA感染的危险人群。院内MRSA多重耐药严重，仅糖肽类药物、利奈唑胺、达托霉素等新型抗菌药物敏感。自2000年起，MRSA开始走向社区，感染无任何危险因素的社区人群，包括青壮年，常常引起皮肤软组织感染及严重的危及生命感染如脑膜炎、脓毒血症等。MRSA通常多重耐药，治疗用药可采用万古霉素、替考拉宁、利奈唑胺、达托霉素、替加环素。也可根据药敏选择复方新诺明、氯霉素、多西环素、米诺环素等。夫西地酸、磷霉素、利福平，但必须联合用药。值得关注的是，在全球范围内已经出现对万古霉素、利奈唑胺以及达托霉素不敏感的MRSA，应加强监测、早发现、早隔离。对MRSA监测见耐甲氧西林金黄色葡萄球菌检测。

耐万古霉素肠球菌感染 肠球菌广泛分布在自然界，常栖居于人、动物肠道和女性泌尿生殖系统，是人类的正常菌群之一。近年来，抗菌药物的广泛应用，原本就对β内酰胺类、氨基糖苷类抗菌药物有内在抗药性的肠球菌耐药性进一步增强，逐渐形成高水平耐药。万古霉素、替考拉宁曾是治疗肠球菌感染最有效的药物之一，在使用万古霉素治疗肠球菌时，肠球菌通过合成低亲和力的黏肽前体，使细菌的黏肽链末端成分发生改变，改变了万古霉素的作用位点，消除了与万古霉素结合的靶位，导致耐万古霉素肠球菌（VRE）的产生。但自20世纪80年代以来，欧美国家VRE不断增加。VRE可分为6种耐药基因型：vanA、vanB、vanC、vanD、vanE、vanF，临床中常见的是vanA、vanB、vanC，不同型别的VRE对万古霉素和替考拉宁耐药性不同。常见的VRE感染发生相关的危险因素包括：严重疾病、长期住重症监护病房（ICU）的患者；严重免疫抑制者，如肿瘤；外科胸腹腔大手术后；侵袭性操作，留置中心静脉导管的患者。其中vanA对万古霉素和替考拉宁双重耐药，可采用利奈唑胺、替加环素、达托霉素治疗；也可根据药敏试验选择其他敏感药物如四环素类、氯霉素等；如果不是对氨基糖苷类高水平耐药，加用链霉素或庆大霉素更好。vanB表现为万古霉素耐药，而替考拉宁敏感。对VRE监测见耐万古霉素药肠球菌检测。

耐青霉素肺炎链球菌感染 青霉素是治疗肺炎链球菌的重要药物，但随着使用时间的增加，耐青霉素肺炎链球菌（PRSP）也随之出现。PRSP的耐药机制是青霉素结合蛋白（PBP）的结构或数量发生改变，使其与青霉素的亲和力降低而产生耐药。肺炎链球菌有6种PBP：PBP1a、PBP1b、PBP2x、PBP2a、PBP2b和PBP3。PBP2b和PBP2x是青霉素必需的杀伤靶蛋白，两者单独发生改变都可使肺炎链球菌产生青霉素耐药，而其他PBP的改变不易造成耐药。PBP2b和PBP2x的改变，主要是肺炎链球菌通过基因重组，从其他链球菌属获得外源性的PBP，并整合入自身的基因组而形成马赛克结构。发生改变后使青霉素不能发挥作用，则导致PRSP菌株的产生。PRSP不仅对β-内酰胺类抗生素耐药，也对红霉素、复方新诺明、四环素等多种抗菌药物耐药，应该进一步加强PRSP的耐药监测。

肺炎链球菌是引起肺炎链球菌病的重要致病菌，也可引起非侵袭性疾病，如中耳炎、鼻窦炎和非菌血症性肺炎等，也可以引起严重的侵袭性疾病，如脑膜炎、菌血症、脓毒症、菌血症性肺炎以及脓胸、心包炎、心内膜炎、腹膜炎和化脓性骨关节炎等。对于PRSP感染临床推荐使用头孢噻肟/头孢曲松、新喹诺酮类（如司帕沙星）。若属PRSP严重感染则需用万古霉素或加用利福平。

碳青霉烯类耐药肠杆菌科细菌感染　碳青霉烯类抗生素是临床治疗产超广谱β-内酰胺酶及AmpC酶等多重耐药菌株所引起感染的最有效的抗菌药。但随着该类抗生素在临床上的广泛应用及不合理使用，临床上已出现对碳青霉烯类抗生素耐药的菌株。产生碳青霉烯酶是碳青霉烯类耐药肠杆菌科细菌（CRE）的最主要机制，碳青霉烯酶泛指所有能明显水解碳青霉烯类抗菌药物的β-内酰胺酶。由产碳青霉烯酶菌株造成的感染常为多重耐药菌，并易造成暴发流行，可使治疗陷入无药可用的境地，给临床抗感染治疗带来了极大的挑战。医院感染（侵袭性操作、手术、床位更换、氨基糖苷类应用、基础疾病、神经外科和ICU病房）、碳青霉烯类和头孢菌素类抗生素在临床感染治疗中使用频繁是CRE菌株感染患者的独立危险因素。临床应加强CRE菌株的监测并采取行之有效的医院感染控制措施，限制CRE菌株的进一步播散。

碳青霉烯类耐药的鲍曼不动杆菌感染　2000年前，碳青霉烯类是治疗多重耐药鲍曼不动杆菌的最有力的药物；随着超广谱药物的广泛使用，加之医院感染控制措施不力，碳青霉烯类耐药的鲍曼不动杆菌发生率逐年上升，已成为医院感染的重要病原菌。碳青霉烯类耐药的鲍曼不动杆菌（CRAB）的耐药机制为复杂，包括产生多种β-内酰胺酶（最重要的是D类的OXA系列的碳青霉烯酶）、外膜蛋白的缺失以及Ade-ABC主动外排系统表达增强等多种因素共同介导，其中产生OXA-23型碳青霉烯酶最为常见。全球很多ICU都采用静脉滴注多黏菌素治疗医院获得性多重耐药（MDR）鲍曼不动杆菌感染。

评价　虽然已经有多种抗菌药物被研制出来应对临床耐药菌，但是进入21世纪，临床耐药菌的数目逐年增加，且耐药谱也在渐渐呈现出多耐药甚至是泛耐药，相比之下新药研发的步伐已经减缓。在中国的主要城市中医院MRSA的平均分离率为50%，近50%的鲍曼不动杆菌对碳青霉烯类抗菌药物的敏感性下降。临床耐药菌比较严重，急需注意抗菌药物的规范使用（防止抗菌药物的滥用），以避免和减缓耐药菌的产生；同时必须加强医院感染控制，对于临床常见耐药菌要进行感染监测和筛查，若要发现医院耐药菌的暴发流行，需要采取必要的隔离措施以限制耐药菌在院内的传播，如严格的手卫生、接触隔离、去定植等等措施。只有从抗菌药物的规范使用和感染控制两方面共同努力才能最终战胜临床耐药菌。

（王　辉）

nàijiǎyǎngxīlín jīnhuángsè

pútaoqiújūn jiǎncè

耐甲氧西林金黄色葡萄球菌检测

（test for detection of methicillin resistant *Staphylococcus aureus*）　检测耐甲氧西林金黄色葡萄球菌的方法。耐甲氧西林金黄色葡萄球菌（MRSA）是一类通过自然选择作用对β-内酰胺类抗生素（包括青霉素、甲氧西林、苯唑西林、萘夫西林、双氯西林等耐酶青霉素类以及头孢菌素类）耐药的金黄色葡萄球菌。金黄色葡萄球菌获得外源性 mecA 基因编码的低亲和力青霉素结合蛋白（PBP）2a，导致金黄色葡萄球菌对甲氧西林和其他β-内酰胺类抗生素药物的亲和力降低，从而表现出对此类药物耐药。mecA 位于葡萄球菌盒式染色体（SCCmec）上，SCCmec 是作为一种携带 mecA 基因的新型移动基因元件，能作为载体在葡萄球菌属中交换基因信息。

检测方法　包括表型筛查试验和基因确诊试验。表型筛查试验包括纸片扩散法、肉汤稀释法和琼脂筛选法。其中，纸片扩散法和肉汤稀释法操作规程及药敏试验折点判定标准参照2012年美国临床和实验室标准协会（CLSI）文件：抗菌药物敏感性试验纸片法执行标准；批准的标准第十一版（简称纸片扩散法，CLSI-M02-A11），需氧菌稀释法抗菌药物敏感性试验执行标准；批准的标准第九版（简称MIC法，CLSI-M07-A9）和2013年抗菌药物敏感性试验执行标准；第二十三版资料增刊（简称折点判定标准，CLSI-M100-S23）。

表型筛查试验　①纸片扩散法：可使用苯唑西林（每片1μg）或头孢西丁（每片30μg）两种纸片，根据抑菌圈大小进行判断。②肉汤稀释法：将苯唑西林进行倍比稀释，配置0.5麦氏（McFarland）标准浊度菌悬液，100倍稀释后接种至倍比稀释苯唑西林肉汤中，35℃孵育16~18小时后观察结果。③琼脂筛选法：将

0.5McFarland 菌悬液点种或画线在含苯唑西林 MH 琼脂培养基平板上，35°C 孵育 24 小时后观察结果。

基因确诊试验 PCR 扩增 SCC*mec* 基因等分子检测技术。

参考区间 主要包括以下内容。

表型筛查试验 ①纸片扩散法：苯唑西林（每片 1μg）纸片的抑菌圈直径≤10mm 或头孢西丁（每片 1μg）纸片的抑菌圈直径≤21mm，即判定为 MRSA。②肉汤稀释法：最低抑菌浓度（MIC）≥4μg/ml 为耐药。③琼脂筛选法：只要平皿有菌生长，即使一个菌落也是 MRSA，该法敏感度为 100%，常用作校正其他方法的标准，尤其适用于检测抑菌圈直径处于"中介"的金黄色葡萄球菌。

基因确诊试验 已经检测出 11 种 SCC*mec*，可以用于 MRSA 的分型。医院获得性 MRSA（HA-MRSA）的 SCC*mec* 通常为 Ⅰ、Ⅱ、Ⅲ 型，而社区获得性 MRSA（CA-MRSA）通常为Ⅳ型和Ⅴ型。

临床意义 指导临床用药，MRSA 通常对除头孢吡普等新的抗 MRSA 头孢菌素外的所有 β-内酰胺类均耐药。

临床评价 MRSA 的不均一耐药性，给其检测带来一定的困难。MRSA 的检出率受孵育温度、时间、培养基的 pH 和 NaCl 的浓度、菌液的数量等多种因素的影响。在检测时应注意：①美国疾病控制与预防中心（CDC）推荐采用肉汤稀释法时 MH 肉汤培养基应加 20 g/L 浓度 NaCl，同时加入钙、镁离子。②采用琼脂筛选法时筛选平板使用的 MH 琼脂培养基需要加入 40 g/L NaCl 以及 6 μg/ml 苯唑西林。③采用基因确

诊试验时，PCR 具有较高的灵敏度，常作为检测 MRSA 的参考方法；该方法虽然灵敏，但可能会因为实验室的污染而出现假阳性；为使 PCR 具有更高的可靠性，必须对其扩增产物进行探针杂交或测序以提高特异性；然而还有一些耐药基因为沉默基因，不表达 *mecA* 基因产物，所以分子生物学方法并非临床常规方法。

（王　辉）

nàiwàngǔméisù jīnhuángsè pútaoqiújūn jiǎncè

耐万古霉素金黄色葡萄球菌检测（detection of vancomycin resistant *Staphylococcus aureus*）

检测耐万古霉素金黄色葡萄球菌的方法。自 1961 年耐甲氧西林金黄色葡萄糖球菌（MRSA）报道以来，万古霉素被认为是治疗 MRSA 感染的最后一道防线。随着 MRSA 发生率的不断上升和万古霉素的大量使用，对万古霉素敏感性下降的金黄色葡萄球菌也开始出现，包括万古霉素中介耐药的金黄色葡萄球菌（VISA）以及万古霉素耐药的金黄色葡萄球菌（VRSA）。VRSA 指对万古霉素等糖肽类抗生素药物耐药（MIC≥16μg/ml）的金黄色葡萄球菌。VISA 指对万古霉素 MIC 为 4～8μg/ml 的金黄色葡萄球菌。VRSA 和 VISA 二者耐药机制存在本质不同：VISA 是多位点的基因突变致细胞壁增厚而造成万古霉素不敏感；而 VRSA 从肠球菌获得 *vanA* 基因而造成万古霉素耐药。自 2002 年美国首次报道 VRSA 以来，中国尚未发现 VRSA。早期快速检测 VRSA，为临床快速、高效采取感染控制措施，防止 VRSA 的传播和流行具有重要的临床意义。

检测方法 包括琼脂筛选法、

稀释法（MIC 法）和 E-test 法。MIC 法操作规程参照 2012 年美国临床和实验室标准协会（CLSI）文件：抗菌药物敏感性试验纸片法执行标准，批准的标准第十一版（简称纸片扩散法，CLSI-M02-A11），需氧菌稀释法抗菌药物敏感性试验执行标准；批准的标准第九版（简称 MIC 法，CLSI-M07-A9）。

参考区间 MIC 法：敏感 MIC≤2μg/ml；中介 MIC 在 4～8μg/ml，即 VISA；耐药 MIC≥16μg/ml，即 VRSA（判定标准参照 2013 年抗菌药物敏感性试验执行标准；第二十三版资料增刊（简称折点判定标准，CLSI-M100-S23）。

临床意义 指导临床用药，对于 VRSA 菌株的治疗，可采用利奈唑胺、达托霉素、替加环素，多数 VRSA 对复方新诺明、多西环素、米诺环素敏感。夫西地酸、磷霉素、利福平可能有效，但必须联合用药。

临床评价 纸片扩散法不能区分万古霉素敏感和万古霉素中介的金黄色葡萄球菌，均产生相似的抑菌圈直径；推荐万古霉素肉汤稀释法为 VRSA 的确认试验。采用 MIC 法检测葡萄球菌对万古霉素的敏感性，仪器法检测万古霉素 MIC≥2μg/ml 应送至参考实验室进行 MIC 确认和 *vanA* 等基因的确认。

（王　辉）

nàiqīngméisù fèiyánliànqiújūn jiǎncè

耐青霉素肺炎链球菌检测（detection of penicillin resistant *Streptococcus pneumonia*）

检测耐青霉素肺炎链球菌（PRSP）的方法。肺炎链球菌是肺部感染的重要致病菌，也可引起中耳炎、鼻窦炎和非菌血症性肺炎等非侵

袭性疾病，还可以引起严重的侵袭性疾病，包括脑膜炎、菌血症、脓毒症、菌血症性肺炎以及脓胸、心包炎、心内膜炎、腹膜炎和化脓性骨关节炎等。青霉素是治疗肺部链球菌感染的重要药物，但随着其使用时间的增加，PRSP也随之出现（见临床重要耐药菌）。

检测方法 ①纸片扩散法：美国临床和实验室标准协会（CLSI）推荐用苯唑西林（每片1μg）纸片法进行青霉素敏感性试验，纸片贴在含5%绵羊血的MH培养基上，35℃，5%CO_2环境培养20~24小时，读取结果。②稀释法：采用青霉素测定最小抑菌浓度（MIC）。操作规程及药敏试验折点判定标准参照2012年CLSI文件：抗菌药物敏感性试验纸片法执行标准；批准的标准第十一版（简称纸片扩散法，CLSI-M02-A11），需氧菌稀释法抗菌药物敏感性试验执行标准；批准的标准第九版（简称MIC法，CLSI-M07-A9）和2013年抗菌药物敏感性试验执行标准；第二十三版资料增刊（简称折点判定标准，CLSI-M100-S23）。

参考区间 ①纸片扩散法：苯唑西林抑菌圈直径≥20mm对青霉素敏感（MIC≤0.06μg/ml）；若直径≤19mm，则需对这些非敏感菌株进一步执行青霉素和头孢噻肟或头孢曲松或美罗培南的MIC方法进行确证。②稀释法：2012年CLSI中PRSP的判定标准最小抑菌浓度值依照感染类型和青霉素剂型而不同。脑膜炎患者，注射用青霉素，PRSP的判定标准为≥0.12μg/ml；非脑膜炎患者，注射用青霉素，PRSP判定标准为≥8μg/ml，而口服青霉素，PRSP的判定折点为≥2μg/ml。

临床意义 PRSP不仅表现为青霉素或头孢菌素耐药，还同时表现为对大环内酯类、四环素、克林霉素、复方新诺明等多种抗菌药物耐药。PRSP引起的脑膜炎可选用大剂量头孢噻肟、头孢曲松、万古霉素、美罗培南等；非脑膜炎可选呼吸氟喹诺酮类、三代头孢菌素等。中国肺炎链球菌对红霉素、四环素以及复方新诺明耐药率>70%，限制了这些药物的使用。

临床评价 纸片扩散法可用苯唑西林纸片筛选试验来预测肺炎链球菌对青霉素的敏感性，不能区别青霉素耐药和中介株；从脑脊液中分离的肺炎链球菌应当常规检测对青霉素和头孢噻肟、头孢曲松或美罗培南MIC，以及纸片扩散法或MIC法测对万古霉素敏感性。

（王辉）

nàiwàngǔméisù chángqiújūn jiǎncè

耐万古霉素肠球菌检测 （detection of vancomycin resistant *Enterococcus*）

检测耐万古霉素肠球菌的方法。耐万古霉素肠球菌（VRE）包括天然万古霉素耐药肠球菌（如鹑鸡肠球菌、酪黄肠球菌）和获得性万古霉素耐药肠球菌（主要包括屎肠球菌、粪肠球菌）。

检测方法 包括表型筛查试验和基因确证试验。前者又包括纸片扩散法和最小抑菌浓度（MIC）法、BHI琼脂筛选法。纸片扩散法操作规程参照2012年美国临床和实验室标准协会抗菌药物敏感性试验纸片法执行标准；批准的标准第十一版（简称纸片扩散法，CLSI-M02-A11），需氧菌稀释法抗菌药物敏感性试验执行标准；批准的标准第九版（简称MIC法，CLSI-M07-A9）；纸片扩散法和MIC法判定标准参照2013年抗菌药物敏感性试验执行标准；第二十三版资料增刊（简称折点判定标准，CLSI-M100-S23）。对于纸片扩散法中介耐药的药敏结果需采用BHI琼脂筛选法或MIC法确认。

表型筛查试验 ①纸片扩散法和MIC法：检测VRE需孵育24小时，采用透射光仔细检测抑菌圈内或者周围有无微小菌落或者片状轻微生长。②BHI琼脂筛选法：在含6μg/ml万古霉素BHI琼脂表面点种1~10μl 0.5麦氏（McFarland）标准浊度菌悬液，35℃孵育24小时，观察结果。

基因确证试验 探针杂交法或聚合酶链反应（PCR）扩增万古霉素耐药基因，包括*vanA*、*vanB*、*vanC*、*vanD*、*vanE*以及*vanF*，临床常见为前三者。

参考区间 ①纸片扩散法和MIC法：当抑菌圈直径≤14mm或者抑菌圈内有任何生长均为万古霉素耐药，抑菌圈直径15~16mm为中介，抑菌圈直径≥17mm为敏感；有1个菌落均为万古霉素耐药；耐药MIC>32μg/ml，中介MIC 8~16μg/ml，敏感MIC≤4μg/ml。②BHI琼脂筛选法：若接种点大于1个菌落生长，则推测耐药。

临床评价 E-test药敏纸条的价格偏高；BHI琼脂筛选法是临床筛选VRE最为简便、易行的方法；DNA探针杂交法费时且需特殊仪器，较少在临床实验室中推广；PCR扩增万古霉素耐药基因相对应用较广，且可用多重PCR进行耐药基因及菌种的鉴别工作；不同型别的VRE对万古霉素和替考拉宁耐药性不同（见临床重要耐药菌）。

（王辉）

gāoshuǐpíng nài'ānjītánggānlèi
chángqiújūn jiǎncè

高水平耐氨基糖苷类肠球菌检测（detection of high level aminoglycoside resistance *Enterococcus*）

检测高水平氨基糖苷类耐药肠球菌（HLAR）的方法。肠球菌对氨基糖苷类抗生素耐药原理分两种：低水平耐药（庆大霉素 MIC 62～500μg/ml）为细胞壁屏障所致；高水平耐药（庆大霉素 MIC≥500 μg/ml）为编码抗菌药物作用靶点的核糖体基因突变或者产生质粒介导的氨基糖苷类钝化酶所致。

检测筛选方法：①纸片扩散法。筛选 HLAR 同常规纸片扩散法，但庆大霉素、链霉素纸片分别选每片 120μg 和每片 300μg，35℃孵育 16～18 小时后观察结果；抑菌圈直径≤6mm 为 HLAR；抑菌圈直径在 7～9mm，需进一步使用稀释法确认；抑菌圈直径≥10mm 为敏感。②BHI 琼脂稀释法。接种 10μl 0.5 麦氏（McFarland）浊度标准待测菌悬液于含 500μg/ml 庆大霉素或 2000μg/ml 链霉素 BHI 琼脂筛选平板上，35℃孵育 24 小时观察结果；在含药筛选平板上只要有 1 个菌落生长即为 HLAR。③BHI 微量肉汤稀释法。选择含 500μg/ml 庆大霉素或 1000μg/ml 链霉素微量肉汤进行筛选，接种方法同常规微量肉汤稀释法，参照 2012 年美国临床和实验室标准协会文件：需氧菌稀释法抗菌药物敏感性试验执行标准；批准的标准—第九版（简称 MIC 法，CLSI-M07-A9），35℃孵育 24 小时观察结果；只要有细菌生长即为 HLAR。需注意在 2000μg/ml 链霉素 BHI 琼脂稀释法和 1000μg/ml 链霉素 BHI 微量肉汤稀释法，培养 24 小时生长阴

性时需再孵育 24 小时观察结果。

检测肠球菌对高剂量氨基糖苷类药物敏感性对临床治疗具有重要意义：①对于低水平耐氨基糖苷类肠球菌感染，特别是严重威胁生命的感染，如肠球菌引起的感染性心内膜炎，临床可采用青霉素或糖肽类抗生素（如万古霉素）联合氨基糖苷类药物治疗可获得协同效应。②HLAR 临床青霉素或糖肽类与氨基糖苷类联合治疗呈现无效，通常对万古霉素、替考拉宁、利奈唑胺、替加环素敏感；单用氯霉素对某些菌血症有效，也可联合使用作用于细胞壁的药物和氟喹诺酮类、氯霉素、利福平或多西环素；呋喃妥因、磷霉素对该菌泌尿系感染可能有效。

（王　辉）

tànqīngméixīlèinàiyào chánggǎnjūnkē
xìjūn jiǎncè

碳青霉烯类耐药肠杆菌科细菌检测（detection of carbapenem resistant *Enterobacteriaceae*）

碳青霉烯类耐药肠杆菌科细菌（CRE）指对碳青霉烯类抗菌药物（亚胺培南、美罗培南、厄他培南或多利培南）耐药或产碳青霉烯酶的肠杆菌科细菌。碳青霉烯酶是介导耐药的最常见机制，依据酶活性中心位点是否为金属离子可分为金属酶（B 组）和丝氨酸酶（A 组和 D 组），主要包括 KPC、NDM、IMP 和 OXA 酶等。

检测方法　包括抗菌药物敏感性（简称药敏）表型筛选试验、碳青霉烯酶表型筛查试验和基因型确证试验。

药敏表型筛选试验　稀释法的操作规程及药敏试验折点判定标准参照美国临床和实验室标准协会（CLSI）文件：需氧菌稀释

法抗菌药物敏感性试验执行标准；批准的标准第十版（简称 MIC 法，CLSI-M07-A10）和 2019 年抗菌药物敏感性试验执行标准；第二十九版资料增刊（简称折点判定标准，CLSI-M100-S29）。

肉汤稀释法　将多利培南、厄他培南、亚胺培南或美罗培南进行倍比稀释，配制 0.5 麦氏（McFarland）标准浊度菌悬液，100 倍稀释后接种至倍比稀释的碳青霉烯类抗菌药物肉汤中，35℃孵育 16～18 小时后观察结果。

琼脂稀释法　将多利培南、厄他培南、亚胺培南或美罗培南进行倍比稀释，配制 0.5 McFarland 标准浊度菌悬液，用生理盐水 10 倍稀释后点种至含有倍比稀释的碳青霉烯类抗菌药物的 MH 琼脂培养基平板上，35℃孵育 24 小时后观察结果。

碳青霉烯酶表型筛查试验　当亚胺培南或美罗培南的最小抑菌浓度（MIC）为 2～4μg/ml 或厄他培南的 MIC 为 2μg/ml、怀疑菌株产碳青霉烯酶时，出于感染控制或流行病学调查的目的，实验室可进行碳青霉烯酶表型筛查试验，包括 CarbaNP 试验、改良碳青霉烯类失活试验（mCIM）以及 EDTA 改良碳青霉烯类失活试验（eCIM）。目前 CLSI 不推荐常规使用上述碳青霉烯酶表型筛查试验。

CarbaNP 试验　采用比色法，主要用于流行病学研究或感染控制，CLSI 尚不推荐作为临床常规方法使用。在试验前需配制如下试剂：①10 mM $ZnSO_4 \cdot 7H_2O$ 溶液。②0.5%酚红溶液。注意使用前需充分混匀。③0.1 N NaOH 溶液。④CarbaNP 试验 A 液。溶液应该为红色或橘红色。如果溶液变成任何其他颜色，则为失效，

不应当继续使用。⑤CarbaNP 试验 B 液（CarbaNP 试验 A 液+亚胺培南）。

CarbaNP 试验的具体流程：①对于每个待测菌株、质控株和未经处理的试剂质控，各取两个微量离心管，标记为 a 和 b。推荐使用 K. pneumoniae ATCC BAA-1705 和 K. pneumoniae ATCC BAA-1706 分别作为阳性和阴性质控菌株。②每管加入 100μl 细菌蛋白提取试剂。③从过夜培养的血平板上［不要使用选择性培养基或含药（或其他筛选试剂）平板生长的菌落］取 1μl 接种环的待测菌加入到管 a 和 b 中。每管震荡 5 秒。④加入 100μl 溶液 A 至管 a。⑤加入 100μl 溶液 B 至管 b。⑥将管剧烈震荡混匀。⑦35℃±2℃ 孵育最多 2 小时。在 2 小时内呈阳性的菌株为产碳青霉烯酶类菌株。

mCIM 和 eCIM　mCIM 试验用于检测肠杆菌科细菌产碳青霉烯酶的情况，可单独进行。eCIM 试验则需与 mCIM 试验一起进行，只有在 mCIM 试验阳性时，eCIM 试验才能有效区分肠杆菌科细菌中金属 β-内酰胺酶和丝氨酸碳霉烯酶。

mCIM 试验的具体流程：对于每株菌，取过夜孵育血平皿上一个满 1μl 接种环的待测细菌，乳化在 2ml TSB 溶液，涡旋震荡 10~15 秒，然后每管放入 10μg 美罗培南纸片，确保整个纸片完全浸入菌悬液中，35℃±2℃ 下孵育 4 小时±15 分钟。在完成 TSB-美罗培南纸片悬液孵育之后立即或在这之前，用营养肉汤或生理盐水配制 E. coli ATCC 25922 菌悬液（0.5 McFarland）。按照纸片扩散法常规操作流程将 E. coli ATCC 25922 密涂于 MHA 平板，确保菌液配制和密涂过程在 15 分钟内完成，在贴美罗培南纸片之前干燥接种后的平皿 3~10 分钟。用 10μl 接种环将美罗培南纸片从肉汤中取出，沥干过多的液体，将其贴于 MHA 平板上。将 MHA 平板倒置培养于 35℃±2℃ 下 18~24 小时，次日测量美罗培南抑菌圈直径判断是否产碳青霉烯酶。

eCIM 试验需另取一只含 2ml TSB 肉汤的试验管，加入 20μl 0.5M EDTA 溶液，使 EDTA 终浓度为 5mM，其余操作步骤参照 mCIM 试验，将 mCIM 和 eCIM 试验同时进行。将 mCIM 和 eCIM 管中的美罗培南纸片放至同一 MHA 平板。在每天试验前进行阴性和阳性质控菌株的检测，包括 K. pneumoniae ATCC BAA-1705（产 KPC 酶）、K. pneumoniae ATCC BAA-1706（碳青霉烯酶阴性）和 K. pneumoniae ATCC BAA-2146（产 NDM 酶）。

碳青霉烯酶基因型确认试验　快速检测和鉴定碳青霉烯酶的方法还包括基质辅助激光解吸电离飞行时间（MALDI-TOF）质谱鉴定技术、芯片技术和聚合酶链反应（PCR）扩增碳青霉烯酶基因等分子检测技术。

参考区间　包括以下内容。

药敏表型筛选试验　肉汤稀释法、琼脂稀释法和 E-test 法：多利培南/亚胺培南/美罗培南的 MIC≥4μg/ml 或厄他培南的 MIC≥2μg/ml，即判定为 CRE。需要注意的是，对于对亚胺培南天然非敏感的细菌（如摩根摩根菌、变形杆菌属和普罗威登菌属），需对除亚胺培南以外的碳青霉烯类耐药。

CarbaNP　试验结果解读：①未经处理的试剂对照：a、b 两管应均为红色或橘红色，如果其中一管出现任何其他颜色，则视为试验无效。②待测菌株：a 管应为红色或橘红色，如果 a 管出现任何其他颜色则视为试验无效；b 管如果出现红色或橘红色则为阴性，出现浅橙色、深黄色或黄色则为阳性，出现橙色则试验无效。

mCIM 和 eCIM 结果解读：①碳青霉烯酶阳性：抑菌圈直径 6~15mm，或抑菌圈 16~18mm 且抑菌圈内有散在菌落。如果待测菌株产碳青霉烯酶，则美罗培南会被水解，则不能抑制美罗培南敏感的 E. coli ATCC 25922 生长。②碳青霉烯酶阴性：美罗培南抑菌圈直径≥19mm。如果待测菌株不产碳青霉烯酶，则美罗培南不被水解，仍能抑制 E. coli ATCC 25922 的生长。③不确定：美罗培南抑菌圈直径 16~18 mm；或抑菌圈直径≥19mm 且抑菌圈内有散在菌落时，无法判断是否产碳青霉烯酶。

只有当 mCIM 阳性时，判读 eCIM 结果才有意义，对于 eCIM 试验，忽略任何抑菌圈内的散在针尖样菌落。①金属酶阳性：与 mCIM 结果相比，美罗培南抑菌圈直径 ≥ 5mm（如 mCIM = 6mm，eCIM = 15mm，则抑菌圈直径相差 9mm）。如果待测菌株产金属酶，则该酶活性被 EDTA 抑制，纸片中的美罗培南未被细菌产生的金属酶水解，仍可抑制 E. coli ATCC 25922 的生长，进而出现抑菌。②金属酶阴性：与 mCIM 结果相比，美罗培南抑菌圈直径≤4mm（如 mCIM = 6mm，eCIM = 8mm，抑菌圈直径相差为 2mm）。如果待测菌株产丝氨酸碳青霉烯酶，该酶不与 EDTA 结合，因此是否含有 EDTA 对美罗培南抑菌圈无明显差别。

临床意义　准确检出 CRE 及确定其碳青霉烯酶类型对优化患

者治疗和及时实施感染控制措施至关重要。除治疗 CRE 的最后防线药物替加环素和黏菌素外，CRE 通常对目前可用的几乎所有抗菌药物耐药。

临床评价 CarbaNP 试验对于检测 KPC、NDM、VIM、IMP、SPM 和 SME 型碳青霉烯酶具有较好的敏感性（>90%）和特异性（>90%），但对于其他类型的碳青霉烯酶的检测敏感性和特异性存在差异。例如，其检测 OXA-48 型碳青霉烯酶的敏感性只有 11%。对于肠杆菌科细菌，mCIM 试验检测 KPC、NDM、VIM、IMP、IMI、SPM、SME 和 OXA 型碳青霉烯酶的敏感性和特异性突出（均>99%）；eCIM 试验对于区分金属酶（NDM、VIM 和 IMP）和丝氨酸碳青霉烯酶（KPC、OXA 和 SME）的敏感性（>95%）和特异性（>92%）均较好。CarbaNP 试验与 mCIM 和 eCIM 等检测方法的比较见表。

（王 辉）

tànqīngméixīlèi nàiyào tónglǜ jiǎdānbāojūn jiǎncè

碳青霉烯类耐药铜绿假单胞菌检测（detection of carbapenem resistant *Pseudomonas aeruginosa*）

碳青霉烯类耐药铜绿假单胞菌（CRPA）指对碳青霉烯类抗菌药物（亚胺培南、美罗培南或多利培南）耐药或产碳青霉烯酶的铜绿假单胞菌。

检测方法 包括抗菌药物敏感性（简称药敏）表型筛选试验、碳青霉烯酶表型筛查试验和基因型确证试验。

药敏表型筛选试验 ①肉汤稀释法：将多利培南、亚胺培南或美罗培南进行倍比稀释，配制 0.5 麦氏（McFarland）标准浊度菌悬液，100 倍稀释后接种至倍比稀释的碳青霉烯类抗菌药物肉汤中，35℃孵育 16~18 小时后观察结果。②琼脂稀释法：将多利培南、亚胺培南或美罗培南进行倍比稀释，配置 0.5 McFarland 标准浊度菌悬液，用生理盐水 10 倍稀释后点种至含有倍比稀释的碳青霉烯类抗菌药物的 MH 琼脂培养基平板上，35°C 孵育 24 小时后观察结果。

碳青霉烯酶表型筛查试验 ①CarbaNP 试验：同碳青霉烯类耐药肠杆菌科细菌检测。②mCIM 和 eCIM 试验：取过夜血平板上 10μl 接种环细菌加入到 2 mL TSB 溶液中，其他的操作步骤与碳青霉烯类耐药肠杆菌科细菌（CRE）检测相同。

碳青霉烯酶基因型确证试验 快速检测和鉴定碳青霉烯酶的方法还包括基质辅助激光解吸电离飞行时间（MALDI-TOF）质谱鉴定技术、芯片技术和聚合酶链反应（PCR）扩增碳青霉烯酶

基因等分子检测技术。

参考区间 表型筛查试验：多利培南/亚胺培南/美罗培南的最低抑菌浓度（MIC）≥8μg/ml，即判定为 CRPA。CarbaNP 和 mCIM/eCIM 试验的结果判读参照 CRE。

临床意义 准确检出 CRPA 及确定其碳青霉烯酶类型对优化患者治疗和及时实施感染控制措施至关重要。多粘菌素 E 是首选抗菌药物。

临床评价 CarbaNP 试验对于检测 KPC、NDM、VIM、IMP、SPM 和 SME 型碳青霉烯酶具有较好的敏感性（>90%）和特异性（>90%）。同时，mCIM 试验对检测铜绿假单胞菌产 KPC、NDM、VIM、IMP、IMI、SPM 和 OXA 型敏感性（97%）和特异性（100%）较高。

（王 辉）

tànqīngméixīlèi nàiyào bàomàn búdònggǎnjūn jiǎncè

碳青霉烯类耐药鲍曼不动杆菌检测（detection of carbapenem resistant *Acinetobacter baumannii*）

碳青霉烯类耐药鲍曼不动杆菌（CRAB）指对碳青霉烯类抗菌药物（亚胺培南、美罗培南、多利培南）耐药或产碳青霉烯酶的鲍曼不动杆菌。其耐药性由多种机制介导，包括外膜渗透性降低、外排泵、β-内酰胺

表 碳青霉烯酶检测方法

试验	适用范围	优势	缺点
CarbaNP	对一种或多种碳青霉烯类不敏感的肠杆菌科细菌和铜绿假单胞菌	快速	需要特殊试剂；某些菌株出现无效结果；某些碳青霉烯酶（如 OXA、染色体编码）检测结果重复性差
mCIM 和 eCIM	对一种或多种碳青霉烯类不敏感的肠杆菌科细菌和铜绿假单胞菌；eCIM 试验适用于肠杆菌科细菌 mCIM 试验阳性时	不需要特殊试剂和培养基	需要过夜培养
其他方法（分子检测）	肠杆菌科细菌和铜绿假单胞菌；当 CarbaNP 或 mCIM 阳性时，确定碳青霉烯酶的类型	可确定碳青霉烯酶的类型	需要特殊试剂和试验设备、只能定位目标基因

酶产生和青霉素结合蛋白的修饰等，其中最普遍的机制与OXA型酶有关。

检测方法 包括以下内容。

表型检测 ①肉汤稀释法：将多利培南、亚胺培南或美罗培南进行倍比稀释，配0.5麦氏（McFarland）标准浊度菌悬液，100倍稀释后接种至倍比稀释的碳青霉烯类抗菌药物肉汤中，35℃孵育16~18小时后观察结果。②琼脂稀释法：将多利培南、亚胺培南或美罗培南进行倍比稀释，配制0.5 McFarland标准浊度菌悬液，用生理盐水10倍稀释后点种至含有倍比稀释的碳青霉烯类抗菌药物的MH琼脂培养基平板上，35°C孵育24小时后观察结果。

基因型检测 基质辅助激光解吸电离飞行时间质谱鉴定技术、生物发光技术、芯片技术、聚合酶链反应检测碳青霉烯酶基因等也应用到CRAB的检测。

参考区间 多利培南/亚胺培南/美罗培南的最低抑菌浓度（MIC）≥8μg/ml，即判定为CRAB。

临床意义 CRAB是引起院内获得性感染的的重要病原体之一，主要影响具有基础疾病的患者，可导致肺炎和血液感染等，死亡率高。此外，大多数CRAB为泛耐药菌株，甚至出现全耐药菌株，快速、准确的鉴定对临床治疗和感染控制极为重要。

临床评价 由于CarbaNP试验和mCIM试验对CRAB检测的敏感性和特异性较差，故不推荐用于CRAB的检测。

（王　辉）

bìngdú gǎnrǎnbìng shíyàn zhěnduàn

病毒感染病实验诊断 （laboratory diagnosis of viral infectious disease） 采集疑为病毒感染患者的检验标本并进行病毒学检验，以检验结果为主要依据，结合临床及有关资料，诊断病毒感染病，并为临床抗病毒治疗提供依据。病毒感染病是临床常见的感染病，是病毒侵入机体并在细胞内增殖，与机体发生相互作用的过程。感染后常因病毒种类、机体状态不同而发生轻重不一的、具有病毒感染特征的病毒性疾病；或虽发生病毒感染，但并不引起临床症状的隐性感染。

诊断病毒感染具有重要意义：可辅助确定患者初次抗病毒治疗方案，指导停止不合理的抗菌药物治疗和缩短住院周期；判定社区感染中的特殊病毒性疾病（如麻疹等），可帮助识别继发感染患者和采取预防措施（如疫苗接种）；可促进医院合理应用感染控制措施；通过实验诊断能及时发现和鉴定出新病毒，对其流行病学监测和控制病毒性疾病的流行有着重要的意义。

实验检测 病毒具有严格的细胞内寄生性，在宿主细胞内增殖时导致宿主细胞结构和功能改变，并释放出大量子代病毒；与此同时，机体在抗病毒感染过程中，可产生适应性免疫应答。实验检测病毒感染的标志物——病毒体、病毒抗原、病毒核酸与病毒抗体等是实验诊断主要方法。

体液、组织及其感染部位标本的病毒学检验程序见图。

实验诊断 病毒感染必须依靠流行病学史、典型的临床表现和必要的实验室检测做出临床诊断。实验诊断是在密切结合临床的基础上，选择合适的病毒检验项目进行检测并综合分析有关的检测结果确诊感染病因，进而做出病原学诊断。病毒的分离与培养鉴定在临床较难开展，故免疫学试验、核酸分子杂交以及核酸扩增等技术为临床常用病原学诊断方法。

临床诊断依据 病毒感染多数为隐性感染（亚临床感染），少数发生显性感染。显性感染可分急性感染和持续性感染两种类型。不同病毒所致的显性感染性疾病的临床表现各异，多与病毒增殖的靶细胞、组织、器官系统有关。但大多有畏寒、发热、倦怠无力、食欲缺乏等全身中毒症状及受侵组织器官炎症的表现。某些病毒感染有诊断意义的特殊体征。

病原学诊断依据 包括病毒直接检查、病毒分离培养及鉴定、分子生物学检验与血清学检测。

病毒直接检查 直接检查标本中有无病毒或病毒成分（蛋白质或核酸）的存在：①通过电子显微镜直接检查病毒颗粒（见病毒电子显微镜检查）。②临床标本经染色后做直接显微镜检查，体内受病毒感染的细胞或组织常常会呈现特征性的细胞学改变（组织病理学和细胞病理学检查），能提示有病毒感染存在。③用病毒特异性单克隆或多克隆抗体对临床标本进行免疫荧光和免疫化学染色，用来确认标本中的病毒抗原，如单纯疱疹病毒、水痘-带状疱疹病毒、巨细胞病毒、EB病毒、流感病毒（A、B）、副流感病毒（1~4型）、呼吸道合胞病毒、腺病毒、麻疹病毒、腮腺炎病毒、风疹病毒和狂犬病毒等感染的诊断。本方法也可用在一些罕见的病毒感染中，如科罗拉多蜱热病毒、淋巴细胞性脉络丛脑膜炎病毒、BK和JC病毒、多瘤病毒、牛痘病毒、拉沙病毒，以及某些黄病毒、α病毒和布尼雅病毒。但鼻病毒、肠道病毒不用直接染色检查，因为缺乏相应的特异性抗体试剂。

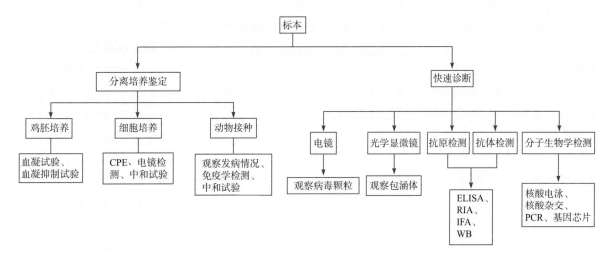

图 病毒学检验程序

注：CPE：细胞病变效应；ELISA：酶联免疫吸附试验；IFA：免疫荧光测定；RIA：放射免疫测定；WB：免疫印迹试验；PCR：聚合酶链反应

病毒分离培养鉴定 方法繁杂，要求条件严格及需要时间较长，不能广泛应用于临床诊断，但在临床病毒诊断学中仍占有极为重要的位置（见病毒分离培养鉴定）。

分子生物学检查 可以用于病毒感染的诊断、体液中病毒含量测定、机体对药物治疗的反应、病毒分离株的基因型鉴定、抗病毒治疗过程中监测耐药变异的病毒基因等，如检测人类免疫缺陷病毒的病毒载量及耐药基因，是HIV感染的辅助诊断（如疾病窗口期的辅助诊断）、病程监控与疗效判定的有效方法，并可用于监测病毒对药物的耐药情况对患者的抗病毒治疗提供依据（见病毒分子生物学检测）。

血清学检测 传统的血清学方法在病毒性疾病的诊断中依然发挥重要的作用，既可以用来帮助诊断急性和慢性的病毒感染，也可被用以了解患者对某一种病毒的易感状态，或一个特定人群对病毒疫苗的免疫状态（见病毒血清学检测）。

病原学实验诊断与鉴别诊断 根据传播途径和病变部位，常见病毒感染性疾病的病原学诊断与鉴别诊断分述如下。

呼吸道病毒感染 ①病毒性呼吸道感染：包括鼻病毒、腺病毒、呼吸道合胞病毒、副流感病毒和冠状病毒等的感染。②流行性感冒。③流行性腮腺炎等。其病原学实验诊断与鉴别诊断见呼吸系统感染实验诊断。

胃肠道病毒感染 ①肠道病毒属肠道病毒 A、B、C 三个种的感染（包括原有的脊髓灰质炎病毒、柯萨奇病与人类肠道致细胞病变孤儿病毒）。②其他病毒性胃肠炎，包括轮状病毒性胃肠炎、诺如病毒性胃肠炎、腺病毒性胃肠炎、星状病毒性胃肠炎、冠状病毒性胃肠炎和杯状病毒性胃肠炎等。其病原学实验诊断与鉴别诊断见消化系统感染实验诊断。

病毒性肝炎 甲型病毒性肝炎、乙型病毒性肝炎、丙型病毒性肝炎、丁型病毒性肝炎、戊型病毒性肝炎、EB 病毒性肝炎和巨细胞病毒性肝炎等。其病原学实验诊断与鉴别诊断见肝脏感染实验诊断。

皮肤和黏膜病毒感染 包括麻疹、风疹、水痘及带状疱疹、天花、单纯疱疹病毒感染和口蹄疫等。其病原学实验诊断与鉴别诊断见皮肤及软组织感染实验诊断。

眼病毒感染 包括流行性角膜结膜炎、滤泡性结膜炎和疱疹性角膜结膜炎等。其病原学实验诊断与鉴别诊断见眼组织感染实验诊断。

中枢神经系统病毒感染 包括流行性乙型脑炎、西方马脑炎、东方马脑炎、圣路易脑炎、委内瑞拉马脑炎、墨累山谷脑炎、加利福尼亚脑炎、森林脑炎和淋巴细胞脉络丛脑膜炎等。其病原学实验诊断与鉴别诊断见中枢神经系统感染实验诊断。

泌尿生殖系统病毒感染 包括生殖器疱疹、尖锐湿疣、BK 多瘤病毒感染性尿道炎等。其病原学实验诊断与鉴别诊断见泌尿系统感染实验诊断、生殖系统感染实验诊断。

慢病毒感染 包括亚急性硬化性全脑炎、库鲁病、进行性多灶性白质脑病和亚急性海绵样脑病（皮质纹状体脊髓变性）等。

见中枢神经系统感染实验诊断。

此外，亲淋巴细胞性病毒性疾病（包括传染性单核细胞增多症、巨细胞病毒感染和获得性免疫缺陷综合征）与虫媒病毒性疾病（流行性出血热、黄热病、克里米亚-刚果出血热、裂谷热、阿根廷出血热、玻利维亚出血热、拉萨热、鄂木斯克出血热、马尔堡病和埃波拉出血热、登革出血热、西尼罗热等、科罗拉多蜱传热与白蛉热等）的病原学实验诊断与鉴别诊断见病毒血清学检测与病毒分子生物学检测。

临床评价　包括标本评价和方法学评价。

标本评价　采集到合格的患者标本是取得准确试验结果的重要前提，应做到：①病毒分离培养时应在感染早期（发病 1～2 天内）采集标本，因病程初期或急性期的标本中含病毒量多，检出率高。②根据感染的部位采集标本。呼吸道感染采集鼻咽洗漱液或痰液，肠道感染采集粪便，颅内感染无菌抽取脑脊液，发疹性疾病采集疱疹内积液，有病毒血症时采集血液。③采集的标本应尽量含有感染的细胞。④所有拭子和组织标本应立即放在运送培养基中，后者含有保护性成分如明胶或其他蛋白质，以减少病毒失活。⑤必须无菌操作采集标本，及时送检，如不能及时送检，应放置于4℃冰箱内或冰上，如果送检时间超过 24 小时，应将标本暂存于-70℃，并用干冰保存标本送到实验室。⑥有些病毒，如巨细胞病毒、水痘-带状疱疹病毒和呼吸道合胞病毒等，在冷冻之后活性受到很大影响，分离率降低很多。

方法学评价　细胞培养法分离鉴定病毒是病毒检测的"金标准"，其优点是可检测多种病毒，

甚至可以发现新的病毒种；所分离的病毒还可用于抗病毒药物敏感性试验。但其操作复杂、技术要求高、实验周期长、培养的敏感（阳性）率低及对标本采集、运送要求较高而限制了其临床应用，常规实验室很难开展。临床分子生物学诊断方法较传统细胞学检测均表现出较高的特异性和灵敏度，在病毒感染病的诊断与防治方面越来越得到广泛运用。分子生物学有多种方法可以检测，主要有核酸分子杂交、实时荧光PCR、基因芯片、流式荧光、普通 PCR 及飞行时间质谱技术等，要根据目的（筛查、病毒精确分型和多重感染等的诊断）选择合适的检测方法。

（尚 红）

bìngdú diànzǐ xiǎnwēijìng jiǎnchá

病毒电子显微镜检查（electron microscopic examination of virus）　应用电子显微镜，观察临床检验标本中微小的病毒颗粒与组织细胞内感染病毒后出现的特征性形态，确认病毒存在的分析技术。是重要的病毒病原学检查方法之一，特别适用于一些难培养或尚不能培养的病毒。病毒的直径在 20～300nm，绝大多数致病性病毒均<150nm，只有应用电子显微镜（简称电镜）才能观察到。病毒形态结构的研究主要依赖于透射电镜和 X 线衍射技术，如病毒二十面体结构和螺旋对称结构的发现、病毒衣壳子粒和壳蛋白亚单位的分布等。低温电镜对病毒内部结构的分析更加深入，并向生理状态下的观察发展，使病毒形态学得到进一步深入研究。

电镜技术制样复杂并需要真空观察，X 线衍射技术需要获得晶体或其他高度有序的方式才能进行分析，限制了其广泛应用；

1986 年，宾宁（Binning）等在扫描隧道显微镜基础上发明了原子力电镜，具有很高的分辨率，横向和纵向分辨率分别可达 2～3nm和 0.5nm，可直接用来观察分子或原子，特点是制样简单，不需要染色、固定以及其他复杂的制样过程，并可以在液相实现观测，适合进行病毒形态结构分析。

电镜检查有直接电镜法和间接电镜法。①直接电镜法：直接检查标本经粗提浓缩后用磷钨酸盐负染，可发现病毒颗粒，获得诊断，如从皮损和疱疹液中检查痘病毒和疱疹病毒，从可疑甲型病毒性肝炎患者粪便中检查甲型肝炎病毒；缺点是不能对病毒进行鉴定。②间接电镜法：向病毒标本悬液中加入特异性抗体，可提高病毒的检出率；可从轮状病毒感染者的粪便标本、乙型肝炎病毒或人类免疫缺陷病毒感染者的血清标本、疱疹病毒感染者的疱疹液中快速检出典型的病毒颗粒，有助于病毒感染的早期诊断。

（尚 红）

bìngdú fēnlí péiyǎng jiàndìng

病毒分离培养鉴定（isolation and cultivation and identification of virus）　将疑为病毒感染患者的检验标本接种于动物、鸡胚或细胞，通过观察病毒增殖的指标判断病毒的存在而确诊病毒感染的方法。该项检测对病毒感染的诊断、治疗及流行病学调查提供科学的依据，是发现新病毒有效而直接的方法，为病毒学的研究和发展奠定了良好的基础。

原理　病毒为严格的细胞内寄生，以自我复制形式增殖，观察病毒出现的增殖指标可判断标本中是否存在病毒。

检测方法　常采用动物接种、鸡胚培养和细胞培养三种方法。

其中细胞培养应用较广泛。

动物接种 根据病毒种类、实验内容、目的等条件选择实验动物，接种后以动物发病、死亡作为感染的指标。根据病毒侵袭部位来选择适当接种途径，常用的接种途径有鼻内、皮下、皮内、腹腔内及脑内等，如乙型脑炎病毒的分离通常用 3 周龄小鼠脑内接种，柯萨奇病毒（现归于肠道病毒属）分离通常用 1～3 日龄乳鼠皮下、腹腔内或脑内接种。

鸡胚培养 鸡胚对多种病毒敏感，根据病毒种类选择接种鸡胚的不同部位，如流感病毒接种于羊膜腔和尿囊腔，疱疹病毒接种于绒毛尿囊膜上，流行性乙型脑炎病毒接种于卵黄囊。接种后继续培养孵育，以鸡胚发生异常变化或羊水、尿囊液中出现红细胞凝集现象等作为病毒存在或增殖的指标。除用于病毒分离鉴定外，还用于疫苗生产、抗原制备、病毒性质及抗病毒药物等研究。

细胞培养 又称组织培养，组织培养技术已逐渐替代动物接种和鸡胚培养法，成为主要的病毒分离培养技术，常用的组织培养细胞有人胚肾细胞、猴肾细胞、人羊膜细胞、Vero 细胞、HeLa 细胞等。①传统细胞培养法：选择合适的培养细胞，取含病毒的标本液接种于单层细胞培养瓶内，37℃吸附 1 小时，加入适量细胞维持液，置 37℃、5%CO$_2$ 孵育箱培养，逐日（数天至数周）观察细胞增殖指标（见病毒增殖指标检测）。②离心增强快速细胞培养：又称飞片细胞培养法。在扁状细胞培养瓶内放置一玻片，培养瓶细胞生长时玻片上也会覆有一单层细胞。将含病毒的标本液接种于细胞培养瓶，35℃低速离心后再加入适量细胞维持液，置

37℃、5% CO$_2$ 孵育箱培养。16～48 小时后取出玻片，以荧光染色法或酶染色法检测病毒；通过多孔培养板飞片制备、标本液接种与染色，可同时检测多种病毒。③遗传工程细胞培养法：是检测单纯疱疹病毒（HSV）的一种方法，建立含有 HSV 特异启动子和 β-半乳糖苷酶基因细胞系，接种感染 HSV 病毒标本液于该细胞系并孵育，β-半乳糖苷酶充当"报告子"表现出 β-半乳糖苷酶活性，加入 X-Gal 染色物质（5-溴-4-氯-3-吲哚-β-D-半乳糖苷，β-半乳糖苷酶的底物），HSV 病毒感染的细胞会变成蓝色，用光学显微镜检查清晰可见。

临床意义 细胞培养法分离、鉴定病毒是临床病毒感染检测的金标准。阳性表示某种病毒的存在。但需视标本的来源，依靠流行病学史以及临床表现做出临床诊断。

临床评价 包括标本评价和方法学评价。

方法学评价 传统细胞培养法分离及鉴定病毒操作复杂、技术要求高、实验周期长而无法进行快速检测，并且培养的敏感（阳性）率低及对标本采集、运送要求较高而限制了其临床应用。飞片细胞培养法，尽管其敏感率不及传统细胞培养，但检测病毒所需时间短（能在 1～2 天内检出病毒），且已有提供附有不同种单层细胞的商品化飞片细胞瓶全套材料，适合临床应用。

标本事项 为提高病毒检出率需做到：①尽可能在发病初期采集标本。绝大多数病毒只有在疾病早期才能分离到，例如流感患者发病第一天在咽喉部含漱液中病毒分离的阳性率最高，第二天就急剧下降，要在发病初期留

取咽拭子标本。②在感染部位采集标本。如呼吸道感染采取鼻咽洗漱液或痰液，肠道感染采取粪便，颅内感染采取脑脊液，皮肤感染采取病灶组织，病毒血症采集血液。③标本采集后尽快送检。因病毒离体后在室温下容易灭活，尤其是 RNA 病毒，若距离实验室较远，应将标本放入装有冰块或干冰的容器送检，如果不能及时送检，应尽快置于 -70℃ 冰柜中保存。

（尚 红）

bìngdú zēngzhí zhǐbiāo jiǎncè

病毒增殖指标检测 （detection of virus proliferation indicator）

通过光学显微镜观察由病毒在宿主细胞内增殖所致细胞变化的方法。对进行病毒初步鉴定起重要作用。

原理 病毒在细胞中增殖，导致宿主细胞结构和功能改变，不同种类的病毒与宿主细胞相互作用，可表现出不同的结果。可以利用这些细胞的变化检测病毒的存在，也可以进行病毒鉴定。

检测方法 主要观察细胞病变、红细胞吸附、干扰现象与细胞代谢的改变等。

细胞病变 多数病毒在细胞内增殖，可引起细胞形态学改变，称为致细胞病变效应（CPE）。通常 CPE 开始于局部的一个小区域，然后向周边细胞乃至整个细胞单层扩散。常见病变为细胞变圆、坏死、溶解、脱落。有的病变表现为细胞变圆，堆积成葡萄状，如腺病毒；有的则表现为细胞融合，形成多核巨细胞，如麻疹病毒；有的细胞内出现包涵体，如狂犬病病毒。

红细胞吸附 流感病毒和副流感病毒感染的细胞膜上出现病毒基因编码的抗原，可以与红细

胞结合。若向培养瓶内加入红细胞，可见红细胞吸附于细胞膜上的现象。如流感病毒、副黏病毒、风疹病毒等感染细胞后可产生红细胞吸附现象，也可通过血凝试验来证实病毒的存在。

干扰现象　某些病毒感染细胞时不出现 CPE 或其他易于测出的变化，但能干扰在其后感染的另一病毒的增殖。如风疹病毒感染 Vero 细胞后 CPE 不明显，但能干扰后感染的埃可病毒（ECHOV）的增殖，阻抑后者特有的 CPE。若细胞出现 ECHOV 感染所特有的 CPE，则表示在细胞内无风疹病毒增殖。反之，若培养后 Vero 细胞不出现特有的 CPE，则说明培养细胞中有风疹病毒增殖。

细胞代谢的改变　病毒感染细胞的结果可使培养液的 pH 改变，说明细胞的代谢在病毒感染后发生了变化。这种培养环境的生化改变也可作为判断病毒增殖的指标。

临床意义　大多数病毒在细胞培养上所引起的细胞病变是非特异性的，很难判断属于何种病毒。甚至某些病毒不出现任何细胞病变，需要借助其他方法来证明是否有病毒的存在。①能出现细胞病变的病毒及其引起的细胞病变。上呼吸道标本接种单层细胞上，出现细胞融合，产生多核巨细胞现象，可考虑为副黏病毒、疱疹病毒、肾病综合征出血热病毒、冠状病毒、流感病毒等；而接种到 WI-38 或人胚肺细胞上出现散在的、局部堆积的巨大细胞，则要考虑巨细胞病毒的可能性；肠道病毒能使细胞圆缩、变小、分散，往往全部细胞受到破坏；腺病毒能使细胞肿大，颗粒增多，细胞聚集成葡萄状。②利用红细

胞吸附现象为初步判断属于何种病毒提供重要思路，如新城疫病毒能吸附和凝集豚鼠红细胞；风疹病毒能吸附和凝集鸽子、绵羊等红细胞。③可利用干扰现象进行病毒初步鉴定。若干扰试验阳性提示标本中能够存在鼻病毒的可能性；风疹病毒也可在细胞培养上用 ECHOV 11 型做干扰试验加以初步鉴定。

临床评价　对进行病毒的初步鉴定起到重要作用，但必须先进行病毒的细胞培养。标本评价以及方法学评价见病毒分离培养鉴定。

（尚　红）

bìngdú xuèqīngxué jiǎncè

病毒血清学检测（serological detection of virus）

用已知病毒抗原或抗体检测患者血清中相应抗体或抗原的方法。由于血清学检测（又称免疫学检测）具有敏感性高、特异性高以及简便快速等特点，因此在临床病毒感染性疾病的诊断中应用十分广泛。病毒血清学检测也越来越多用于了解患者对某种病毒的易感状态，或特定人群对病毒疫苗的免疫状态。有些病毒很难用其他方法检查，或者未能获得供分离培养或直接检查的标本，或者收集标本供培养或核酸检测已为时太晚，或者发现的病毒在感染中的作用不易确定。在上述情况下，血清学试验可以提供病原体与感染之间关系的证据。

原理　机体在受到病毒感染以后，会对该病毒产生特异性体液免疫与细胞免疫反应。体液免疫主要表现为病毒特异性抗体的形成，通过该抗体的检测，可作为临床辅助诊断的依据，以帮助了解患者是否受到该病毒的感染；若在样本中检出病毒特异性抗原，

则表明机体内有该病原体存在。

检测方法　常用的病毒血清学检测方法有中和试验、补体结合试验、血凝试验及血凝抑制试验、酶联免疫吸附试验、免疫荧光试验、化学发光免疫分析、胶体金免疫和免疫印迹试验等。

中和试验　动物受到病毒感染后，体内产生特异性中和抗体，并与相应病毒颗粒呈现特异性结合，阻止病毒对敏感细胞的吸附或抑制其侵入，使病毒失去感染能力。以测定病毒的感染力为基础，以比较病毒受免疫血清中和后的残存感染力为依据，判定免疫血清中和病毒的能力。中和试验必须在敏感动物体内（包括鸡胚）和细胞培养中进行。用鸡胚测定时，效价单位为鸡胚半数致死量（ELD_{50}）或鸡胚半数感染量（EID_{50}）；用细胞培养测定时，为组织细胞半数感染量（$TCID_{50}$）；在测定疫苗的免疫性能时，则为半数免疫量（IMD_{50}）或半数保护量（PD_{50}）。中和试验的应用很广泛，主要应用于：鉴定病毒；分析病毒抗原的性质；测定免疫血清的抗体效价和疫苗接种后的效果；测定患者血清中的抗体，用于诊断病毒性疾病。

补体结合试验　经典途径的抗原抗体反应之一。早在 1900 年，博尔代（Bordet）和让古（Gengou）首先应用绵羊红细胞和溶血素作为指示剂，建立了检测抗原抗体与补体结合的方法。该方法一般用于：临床病毒性疾病的诊断；病毒性传染病的流行病学调查；病毒性抗原及相应抗体的检测；病毒亚型的鉴定等。

血凝试验及血凝抑制试验　某些病毒（如流感病毒）或病毒血凝素能选择性地引起个别种类的哺乳动物的红细胞发生凝集，

当加入相应的特异性抗体时，这种凝集现象即被抑制。常用于鉴定流感病毒，主要是流感病毒表面的血凝素与红细胞表面的受体结合，病毒被吸附到红细胞上而产生红细胞凝集。但这一过程可被某些物质所抑制。用血凝试验可初步测定样品中是否有病毒的存在以及病毒效价，用血凝抑制试验可鉴定样品中病毒的型和亚型。主要用途为发现与鉴定病毒、诊断病毒感染病、病毒分型、免疫机体后抗体效价的测定、浓缩病毒、病毒抗原分析及病毒株变异相的测定等。

酶联免疫吸附试验 该法较灵活，应用最广，适合于大多病毒的检测，能够同时处理大批量样品，降低了成本。临床常用于检测各种病毒，如人类免疫缺陷病毒（HIV）、肝炎病毒、风疹病毒、冠状病毒等，IgG 和 IgM 抗体（见人类免疫缺陷病毒抗体检测、甲型肝炎病毒标志物检测、乙型肝炎病毒标志物检测、丙型肝炎病毒标志物检测等）。

免疫荧光试验 属于快速简便的技术，可定性也可定量。检测抗体用间接荧光或抗补体免疫荧光试验。临床上用于检测 EB 病毒核心抗原的抗体。

免疫印迹试验 利用固定在纤维薄膜上的病毒抗原来检测相应的病毒抗体，本质上也是固相免疫测定。主要用于初筛试验中得到阳性标本（如 HIV 抗体初筛阳性）做进一步确认或补充试验。

化学发光免疫分析 将化学发光和免疫反应相结合而建立起来的一种检测微量抗原或抗体的新型标记免疫分析技术。其原理是用化学发光相关的物质标记抗体或抗原，与待测的抗原或抗体反应后，经过分离游离态和结合态的化学发光标记物，加入化学发光系统的其他相关物产生化学发光，以测定发光强度形式来进行抗原或抗体的定性或定量检测。该法兼有发光分析的高灵敏性和抗原抗体反应的高特异性。该技术已成为病毒感染性疾病实验诊断的极为重要检测手段。

胶体金免疫技术 以胶体金作为示踪标记物或显色剂，应用于抗原抗体反应的一种标记免疫测定技术。该技术主要包括胶体金免疫组织化学技术和胶体金免疫测定技术两种类型。胶体金免疫测定基于操作简便、快速，同时操作人员无需经过严格技术培训，试剂稳定，特别符合"床边检验"的要求。

临床意义 免疫学试验抗体检测若得到下列两种结果，可以作为原发性病毒感染的依据：一是特异性抗体由阴性转变为阳性，这要求双份血清的比较；二是检测到病毒特异性 IgM 抗体。临床常见情况是：①急性期与恢复期双份血清中特异性 IgG 抗体呈 4 倍以上增加，表明重复感染，或原有潜伏感染或非活动性感染变为再激活，或活动性感染，可作为回顾性诊断，对患者的早期诊断不一定有很大意义，但对确认病因或流行病学调查有重要意义。②如果单份血清发现某种病毒抗体呈阳性，或急性期与恢复期双份血清中同一种病毒抗体在效价上没有变化，说明在过去某个时候曾经受到过该病毒的感染。③血清试验阴性表明未受到感染或处于感染的"窗口期"。④从脑脊液中检测到病毒抗体，是中枢神经系统中存在病毒感染的重要证据。

临床评价 包括临床应用评价与方法学评价。

临床应用评价 若在样本中检出特异性 IgM 抗体，由于该抗体产生较早消失也快，是早期感染的诊断指标；而 IgG 抗体产生较晚，但持续时间长，是流行病学调查的重要依据，也可以应用定量检测法，通过特异性抗体水平的增高情况进行辅助诊断，例如患者血清恢复期抗体滴度是发病初期的四倍以上就有明确的诊断意义。若在样本中检出病原体特异性抗原，则表明机体内有该病原体存在。

方法学评价 ①中和试验操作复杂费时、成本高。②补体结合试验的敏感性较低，有些患者血清存在抗补体活性，产生非特异的补体结合，造成假阳性。③血凝抑制试验的特异性随病毒而异，对流感和副流感病毒的特异性高，对虫媒病毒较低。④酶联免疫吸附试验的敏感性和特异性均较高。

（尚 红）

bìngdú fēnzǐ shēngwùxué jiǎncè

病毒分子生物学检测（molecular biological detection of virus）

使用核酸杂交、聚合酶链反应、生物芯片和基因测序等分子生物学技术对标本中病毒的核酸进行检测的方法。尤其适用于有些不能培养的病毒、生长慢的病毒、含量太低不易被常规方法检出的病毒。除诊断病毒感染外，体液中病毒含量测定、机体对药物治疗的反应、病毒分离株的基因型鉴定等方面分子生物学技术也已成为重要的工具和手段。核酸扩增产物通常不具有感染性，相比培养法，大大降低了实验室内感染的危险性。

病毒分子生物学检测技术主要有核酸杂交、PCR、基于转录的扩增、基因芯片技术和基因测序技术等。PCR 技术是病毒的分子生物学检验技术中应用最为广泛的方法，几乎涵盖了所有已知致病病毒的检测，还可用于病毒定量、病毒基因分型、病毒突变位点分析和病毒耐药性分析等。核酸杂交技术用于检测没有成熟可靠的培养方法的临床标本时具有突出优势，如 HPV、HBV 和 EB 病毒的检测，但由于其敏感性与 PCR 相比较低，在临床上应用已逐渐被 PCR 所取代。基于转录的扩增的最重要优点在于反应是在等温条件下进行，不需要温度循环仪，因此特别适用于硬件条件差的基层临床实验室。基因芯片技术的高通量优点，理论上可一次完成所有已知致病病毒的检测。基因测序技术尤其是下一代测序可将 PCR 产物高通量进行测序以确证病毒感染以及鉴定病毒基因型、分析病毒突变位点以及病毒耐药性等，随着测序费用的降低，基因测序技术已成为病毒感染的重要确证方法。

（尚 红）

zhēnjūn gǎnrǎnbìng shíyàn zhěnduàn

真菌感染病实验诊断 （laboratory diagnosis of fungal infection disease） 真菌感染病即真菌或其产物引起的疾病。根据侵犯人体部位的不同，临床将真菌感染分为浅部真菌感染与深部真菌感染。不同真菌所致的同一脏器感染，其临床表现大致相同，实验诊断是重要诊断依据。

实验检测 真菌形态学检查是真菌感染病病原学检验的主要方法，镜下观察菌丝形态、孢子和子实体是鉴别真菌的重要依据，其菌丝体在生长中组成不同性状菌落也有助于鉴别；真菌分离培养旨在鉴定真菌的菌种，并可进行抗真菌药物敏感性试验。

体液、组织及其感染部位标本的真菌学检验程序见图。

实验诊断 根据临床表现和真菌学检验结果诊断真菌感染。

病原学诊断依据 临床上真菌感染常用直接显微镜检查、分离培养与鉴定、免疫学检测、组织病理学检查及分子生物学检验等做出病原学诊断。

直接显微镜检查 对浅部真菌感染的患者标本（如指甲、毛发、皮屑、脓汁、痰液等）常应用 KOH 法直接检查真菌菌丝及孢子的形态，做出初步病原学诊断（见真菌显微镜检查）；也可用墨汁染色真菌显微镜检查脑脊液标本中新型隐球菌做出快速的病原学诊断；用一些特殊染色方法如六亚甲基四胺银染色检查耶氏肺孢子菌的囊壁；或用乳酸酚棉蓝染色观察丝状真菌形态鉴别真菌菌种。

分离培养与鉴定 真菌鉴定的常用方法。临床大多数的浅部感染真菌和深部感染真菌能在人工培养基上生长，只有少数真菌（如耶氏肺孢子菌等）例外。分离培养临床标本中致病真菌目的是为了进一步提高真菌的阳性检出率，确定致病真菌的种类。一旦分离培养出致病性真菌如红色毛癣菌或新型隐球菌，即可做出病原学诊断。但如果分离出条件致病菌如白念珠菌或烟曲霉，应结

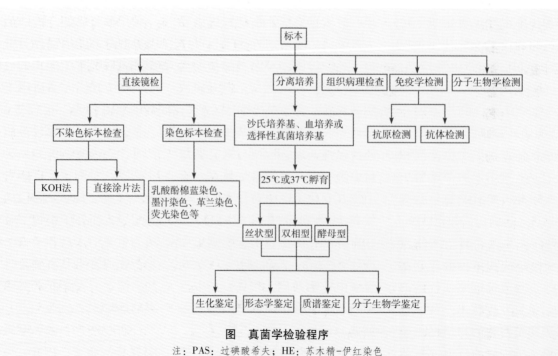

图 真菌学检验程序
注：PAS：过碘酸希夫；HE：苏木精-伊红染色

合临床表现进行判断（见真菌分离培养）。

免疫学检测　主要有 4 种类型。①循环抗原检测：如新型隐球菌循环荚膜抗原测定；念珠菌表面的抗原甘露聚糖和热不稳定蛋白 LA 法检测；酶联免疫吸附试验（ELISA）和免疫印迹检测念珠菌胞质蛋白抗原烯醇化酶；采用鲎试验测定 1，3-β-D 葡聚糖（见 1，3-β-D 葡聚糖检测）；ELISA 检测曲霉菌半乳甘露聚糖（见半乳甘露聚糖检测）。②循环抗体检测：可使用补体结合试验、免疫扩散试验、乳胶凝集试验、放射免疫试验、ELISA 等多种免疫学方法，应连续动态观察，间隔 2~3 周的血清标本抗体效价增高 4 倍以上被认为有意义，如组织胞浆菌病、球孢子菌病检测特异性抗体具临床意义，孢子丝菌病在真菌培养阴性而临床又高度怀疑时可检测循环抗体。③外抗原试验：当培养真菌没有产生显著的形态特征时，鉴定菌种发生困难，采用免疫扩散技术检测真菌培养基中的非细胞抗原，适用于荚膜组织胞浆菌、皮炎芽生菌、波氏假性阿利什霉、甄氏外瓶霉、粗球孢子菌等。对于一些双相型真菌，沙氏培养基斜面培养 10 天，加 1/5000 硫柳汞水溶液 8~10ml 提取可溶性抗原，然后与特异性抗血清进行免疫扩散。④皮肤试验：迟发性皮肤变态反应不仅可以判断真菌感染的情况，而且对评价机体的细胞免疫状态有重要意义；适用于本试验的真菌感染包括组织胞浆菌病、球孢子菌病、副球孢子菌病、孢子丝菌病等；常用于对一些系统真菌感染的大规模人群筛查。

组织病理学检查　包括临床上通过手术、针吸活检技术或内镜等手段获取组织标本，经传统的 H-E 染色、各种特殊染色方法、免疫组织化学技术及分子生物学技术等，可根据在组织中发现真菌病原体及局部组织反应的组织病理学变化来诊断真菌感染。

分子生物学检查　常用的方法有聚合酶链反应（PCR）、分子杂交、随机扩增多态性 DNA（RAPD）分析、限制性片段长度多态性（RFLP）分析、单链构象多态性（SSCP）分析、DNA 测序及基因芯片技术等。应用常规 PCR 方法可判断真菌感染的种类及进行流行病学调查。RAPD 和 RFLP 法主要应用于对致病菌种进行分型和流行病学研究。DNA 测序可了解真菌的基因结构、表达及分子进化关系。

病原学实验诊断与鉴别诊断　根据传播途径和病变部位的不同，常见真菌感染性疾病可分为以下类型。

表面真菌感染　主要由寄居于人体皮肤和毛干的最表层的糠秕马拉色菌所引起的皮肤浅表角质层的慢性轻度炎症，又称花斑癣；该菌是一种正常人皮肤上常见的腐物寄生菌，属条件致病菌，在应用糖皮质激素和免疫抑制剂等的人群中容易发病。经棉蓝染色直接显微镜检查皮屑观察可找到弯曲或弧形的菌丝及圆形或卵圆形孢子即可诊断。

皮肤癣真菌感染　易侵犯皮肤角蛋白组织，如角质层、甲板和毛发等，主要包括毛癣菌属、小孢子菌属和表皮癣菌属三个菌属，所引起的疾病又称皮肤癣菌病；不同癣菌可以引起多部位的临床表现相同的皮肤癣菌病，仅凭临床表现及临床症状很难确诊，实验诊断在浅部真菌感染的诊断中十分重要。直接显微镜检查可见有隔菌丝或成串孢子即可诊断；皮肤癣菌的鉴定主要依据菌落特征，镜检特点，尤其是大分生孢子形状及特殊形状菌丝，必要时辅以鉴别试验。

皮下组织真菌感染　主要有着色真菌和孢子丝菌，在局部皮下组织繁殖，并缓慢向周围组织扩散，一般不经淋巴、血液向全身扩散，如皮肤着色芽生菌病、暗色真菌囊肿、足菌肿与孢子丝菌性下疳。取患者标本作涂片，直接显微镜检查镜下可见：①单个或成群的棕色、厚壁孢子，棕色有隔菌丝的着色真菌。②革兰染色或 PAS 染色后，可见革兰阳性或 PAS 阳性卵圆形或梭形孢子位于巨噬细胞或中性粒细胞内外的孢子丝菌，可做出诊断。

深部真菌感染　主要由条件致病性真菌，如念珠菌属、曲霉菌属和隐球菌属所致。当真菌侵入人体组织、血液，并在其中生长繁殖导致组织损害、器官功能障碍和炎症反应的病理改变及病理生理过程称侵袭性真菌感染，又称侵袭性真菌病。近年来，由于恶性肿瘤、免疫、移植患者数目的增多以及长期应用广谱抗生素、延长体内留置导管时间等，侵袭性真菌病发生率呈逐年上升趋势。病原学检验是侵袭性真菌感染的重要诊断依据之一，包括常规直接镜检、培养和组织病理学检查。当其病原学检验呈下述之一可作为诊断依据：①痰液或支气管肺泡灌洗液霉菌培养呈阳性（包括曲霉菌、镰刀菌、赛多孢菌和接合菌）或新型隐球菌阳性。②鼻窦抽取液直接镜检或细胞学检查或培养呈真菌阳性。③痰液或支气管肺泡灌洗液经直接镜检或细胞学检查，发现曲霉菌或隐球菌。④支气管肺泡灌洗液、脑脊液或有 2 份的血标本呈曲菌抗原阳性。⑤血标本隐球菌抗原阳性。⑥无菌体液中，经直接镜检或细胞学检查检测出真菌成分（如脑脊液检测出隐球菌）。⑦血液、尿液、脑脊液荚膜组织胞浆菌抗原阳性。⑧未留置导尿管患者，两次尿培养酵母菌阳性。⑨未留置导尿管患者，尿检见念珠菌管型。⑩血培养念珠菌阳性。

临床评价 包括标本评价和检验方法评价。

标本评价 ①真菌培养标本须在应用抗真菌药物前采集，对已应用了抗真菌药物者则需要停药一段时间后再采集标本。②标本应在收集后尽快送检。③从无菌部位如血液或脑脊液中分离出条件致病菌常提示肯定的感染，但对于来自于脓液、痰液或尿液的标本单靠一次培养阳性往往不能确定诊断，还需结合直接显微镜检查的结果，直接镜检与培养检查相结合更重要。

方法学评价 ①临床标本的直接显微镜检查是最简单最有用的实验诊断方法，方法简便、快速，阳性结果可确定真菌感染；但阳性率低，阴性结果亦不能排除诊断，也不能确定真菌的种属，还应进行培养以便对真菌的菌种进行鉴定。②免疫学方法简便、快速、敏感性和特异性相对较高，但需要注意假阳性和假阴性问题。③组织病理学方法是诊断深部真菌感染的最可靠方法，但其诊断真菌感染的可靠性取决于致病的菌种、适当的染色剂和染色方法的选择及病理医师的专业经验。

（褚云卓）

zhēnjūn xiǎnwēijìng jiǎnchá

真菌显微镜检查（microscopic examination of fungus）

采集疑为真菌感染患者检验标本作涂片、染色或不染色，在显微镜下观察真菌细胞形状、孢子与菌丝等的检验项目。是真菌感染疾病病原学诊断的常用检测项目之一，也是最简单、最常用的实验诊断方法。

原理 各种真菌菌丝形态各异，不同的真菌都有其特有的孢子，其形状大小、表面纹饰和色泽等各不相同，产生孢子的器官（又称子实体）也有差别，镜下观察菌丝形态、孢子和子实体是鉴别真菌的重要依据。真菌在生长中组成不同性状菌落也有助于鉴别真菌，不同的临床标本检出真菌菌丝、孢子具有不同的临床意义；通过显微镜观察真菌培养后生长物形态结构及生长发育的方法可鉴定真菌的种。

检测方法 常用的方法有标本不染色显微镜真菌检查（湿片镜检）和染色显微镜真菌检查（干片镜检）。直接显微镜检查简便、快速。

标本不染色显微镜真菌检查 将标本置玻片上，加封固液，加盖玻片并压紧，驱赶出气泡。在较暗的光线下于低倍镜下观察寻找菌丝和孢子，再转成高倍镜观察菌丝和孢子形态，检出菌丝和孢子，确定发生真菌感染。如癣病病发或病损部位皮屑、甲屑标本，置于载玻片上，加 1 滴 10%~20% KOH 液，加盖玻片并微微加热，使标本组织溶解透明，在显微镜下可观察到真菌的孢子和菌丝。

标本染色显微镜真菌检查 为了更清楚观察真菌菌丝和孢子形态，标本需染色后观察。常用的染色方法有革兰染色、瑞氏染色、荧光染色、乳酸酚棉蓝染色、墨汁染色等。观察皮肤癣菌的菌丝和孢子结构，常用乳酸酚棉蓝染色；对骨髓和外周血中的荚膜组织胞浆菌，用瑞氏染色或吉姆萨染色后镜检；检测患者脑脊液标本中的新型隐球菌，做墨汁染色后检查。

临床意义 镜检阳性对浅部真菌病、隐球菌病、皮肤黏膜念珠菌病等有诊断意义：①无菌采集皮屑、甲屑、毛发检出菌丝和孢子，可确定真菌感染。②阴道分泌物检出卵圆形革兰阳性孢子或与出芽细胞相连的成链状及分支状假菌丝，疑为真菌性阴道炎。③脑脊液检出墨汁染色黑色背景中的透亮菌体（可见出芽）和宽厚荚膜，可报告找到新型隐球菌。④溃疡渗出液、脓液、痂皮、组织块、脓肿或囊肿穿刺液，涂片革兰染色或 PAS 染色后，检出位于巨噬细胞或中性粒细胞内阳性卵圆形或梭形孢子，疑似申克孢子丝菌感染，需做进一步鉴定。⑤深部感染痰、血、骨髓标本，常用革兰染色法、亚甲蓝-伊红（Wright）或天青-伊红（Giemsa）染色法、糖原染色法（PAS 法）、嗜银染色法（GMS 法）、黏蛋白-卡红（MCS）法、荧光染色法，若检出丝和孢子，疑为真菌感染，需做进一步相关项目检查。

临床评价 包括临床应用评价与方法学评价。

临床应用评价 ①直接镜检敏感性随标本类型、数量、采集时间和质量等而有所不同。②阴性结果不能排除真菌感染。③应注意有假阳性出现，如溶解的淋巴细胞在脑脊液印度墨汁湿片中易误认为新型隐球菌，脂肪微滴也可与出芽酵母细胞混淆。

方法学评价 ①对直接镜检可疑结果应做复查或用其他检验方法做进一步鉴定。②注意鉴别真菌与其他混杂物，真菌孢子、菌丝、菌体都具有一定的形态结构,其他混杂物无形态结构。③区分皮肤上的致病菌和腐生菌,腐生菌判定依据是菌丝特别粗、不附着在皮肤上而呈游离的,孢子为棕褐色、有大分生孢子。④区别标本内或标本外菌丝,勿将显微镜镜头上霉菌菌丝和玻片或盖玻片上霉菌菌丝误认为标本内菌丝。

(褚云卓)

mòzhī rǎnsè zhēnjūn xiǎnwēijìng jiǎnchá

墨汁染色真菌显微镜检查

(microscopic examination of fungus by ink stain) 取一滴墨汁置于载玻片上与被检标本(如脑脊液)混合,盖上盖玻片于显微镜下观察圆形或卵圆形有芽生酵母细胞与细胞外一层胶质样荚膜,用于临床标本中新型隐球菌的方法。一般用印度墨汁或优质中国墨汁。

墨汁染色背景为黑色,酵母细胞菌体和荚膜不着色,透亮,极易观察。隐球菌属外源性感染,经呼吸道侵入人体,由肺经血行播散时可侵犯全身各脏器组织,主要侵犯肺、脑及脑膜,也可侵犯皮肤、骨和关节。细胞免疫功能低下者容易感染新型隐球菌,如获得性免疫缺陷综合征(AIDS)、恶性肿瘤、糖尿病、器官移植及大剂量使用糖皮质激素者。墨汁染色真菌显微镜检查在细胞免疫功能低下患者的脑脊液中查到隐球菌可诊断为隐球菌性脑膜炎。墨汁染色检查脑脊液中新型隐球菌有一定的局限性,在隐球菌性脑膜炎的非 AIDS 患者中,该法检测脑脊液阳性率仅为50%,尚需做分离培养和乳胶凝集法检测新型隐球菌荚膜多糖抗原;墨汁染色用于隐球菌病治疗效果监控观察时,患者脑脊液隐球菌墨汁染色检测可持续多年阳

性而患者不表现感染症状。

(褚云卓)

zhēnjūn fēnlí péiyǎng

真菌分离培养

(isolation and cultivation of fungus) 将临床检验标本划线分离接种,或插种于培养基上并置于合适生长环境进行孵育,获得真菌纯种的过程。其目的是检出真菌,并进一步鉴定菌种和进行药敏试验,为临床真菌感染病诊断和治疗提供依据。标本直接镜检形态学检查可得出有关病原真菌的信息,但分离培养可观察菌落性状(生长速度、菌落大小、表面形态、菌落性质、菌落颜色、菌落边缘与菌落底部等),确定感染真菌的菌种,进一步提高对病原体检出的阳性率。

真菌培养方法可分为试管法、平板法和小培养法,常用的培养基有基础分离培养基、沙氏葡萄糖蛋白胨琼脂、马铃薯葡萄糖琼脂、脑心浸膏琼脂、抑制性霉菌琼脂、特殊培养基(如咖啡酸琼脂、鸟食琼脂、KT 琼脂及 Kelley Agar 等)和用于鉴定的其他培养基(如念珠菌显色培养基)。

一旦标本分离出致病性真菌如红色毛癣菌,即可确诊;若从无菌部位如血液或脑脊液中分离出条件致病性真菌也提示真菌感染,如脑脊液中分离出新型隐球菌,即可诊断为隐球菌性脑膜炎;但对来自于脓汁、痰或尿液的标本则应谨慎解释结果,单靠一次培养阳性往往不能确定诊断。培养成功与否和标本采集是否适当、是否新鲜,培养基的选择,培养温度及时间等有关。

(褚云卓)

zhēnjūn jiàndìng

真菌鉴定

(fungus identification) 将临床标本中分离的未知真菌归属到一定种属,并赋予名

称的过程。菌种鉴定不仅仅需观察真菌镜下菌丝、孢子形态,菌落特性,还须做生化反应或分子生物学鉴定,也可应用质谱技术进行鉴定。

真菌鉴定常用的生化反应有糖(醇)类发酵试验、同化碳源试验、同化氮源试验或利用硝酸钾试验、牛乳分解试验、酚氧化酶试验、明胶液化试验和脲酶试验等,上述生化反应主要用于鉴定深部感染真菌如念珠菌、隐球菌等;常用的分子生物学方法有聚合酶链反应(PCR 技术),也可选择通用寡核苷酸真菌特异性引物,测定其核苷酸序列;质谱法鉴定真菌是通过基质辅助激光解吸电离飞行时间获得图谱,然后与数据库中不同真菌家族的种/属特定图谱相比对,得出鉴定结果,能鉴定多种酵母及念珠菌。

临床标本中分离的致病真菌鉴定到种,可对临床真菌感染做出病原学诊断,同时可对某些真菌(如念珠菌)进一步进行药敏试验,帮助选择敏感的抗真菌药物治疗;对一些丝状真菌(如曲霉菌、青霉菌等)常规进行药敏试验较困难,而菌种鉴定又直接影响抗菌药物的选择,菌种鉴定更重要,如伊曲康唑和伏立康唑对毛霉菌无效,卡泊芬净对接合菌无效,而上述 3 种抗真菌药物对曲菌有效。表型分类受到一定限制,生理生化技术在丝状真菌鉴定方面费时费力或是结果不准确,常需在培养的基础上进行分子生物学鉴定。

(褚云卓)

1,3-β-D pújùtáng jiǎncè

1,3-β-D 葡聚糖检测

(detection of 1,3-β-D-glucan) 检测疑似真菌感染患者体液、血液以及组织中真菌广谱循环标志物

1，3-β-D 葡聚糖的方法。又称 G 试验，是一种新的真菌抗原检测方法。1，3-β-D 葡聚糖又称 BG，是酵母和丝状真菌细胞壁的多聚糖成分，不存在于原核生物和人体细胞，是具有较高特异性的真菌抗原，可将存在于血液及无菌体液中的 BG 视为侵袭性真菌感染的标志。

原理 鲎凝血系统中的凝血酶原 G 因子的 α 亚基特异性识别 BG 后，可激活血清凝固酶原上的 β 亚基，形成凝固酶，凝固酶参与凝血酶原级联反应，使凝固蛋白原转变为凝胶状的凝固蛋白，整个反应通过光谱仪测量其光密度可进行量化，BG 水平可精确到 $1pg/ml$。

参考区间 以东方鲎和美洲鲎的细胞裂解产物为主试剂的检测方法参考区间分别为 $<20pg/ml$ 和 $<60pg/ml$。

临床意义 由念珠菌、曲霉菌、镰刀菌等所致侵袭性真菌感染患者的血浆中可被检出 BG，但对定植的念珠菌显示阴性，可用于念珠菌病及曲霉菌病的早期诊断；BG 水平高低能够提示疾病的发展和预后，动态检测 BG 的变化可监测疾病的变化。

临床评价 BG 检测结果受多种因素影响，透析液、某些抗菌药物及某些抗肿瘤药物可导致假阳性；隐球菌属、芽生菌属和毛霉菌属不存在 BG，故该菌属真菌感染的诊断不能依靠 G 试验，必须采用其他实验室手段（如隐球菌抗原检测或真菌培养等）及结合临床表现予以进一步明确。

(褚云卓)

bànrǔgānlùjùtáng jiǎncè

半乳甘露聚糖检测 （galacto-mannan detection） 用免疫学技术检测疑似曲霉菌感染患者血液

中曲霉菌半乳甘露聚糖抗原的方法。又称 GM 试验。

原理 半乳甘露聚糖（GM）是曲菌细胞壁上的一种多聚糖抗原，菌丝生长时，GM 从薄弱的菌丝顶端释放，是最早释放的抗原，GM 释放量与菌量成正比；GM 检出量可以反映感染程度，连续检测 GM 可作为疗效的监测；在造血干细胞移植患者中的诊断敏感性高。

检测方法 常用酶联免疫吸附试验（ELISA）检测抗原。

临床意义 主要适于侵袭性曲霉菌感染的早期诊断。

临床评价 包括方法学评价和临床应用评价。

方法学评价 该法具有以下特点。①有早期诊断价值：约 2/3 患者在临床症状和影像学表现出现之前数天至 1 周，ELISA 法测定的血清 GM 即可以获得阳性结果。②灵敏性高：实现了在细胞或亚细胞水平上示踪抗原或抗体的所在部位，或在微克、甚至纳克水平上对其进行定量。③特异性强：其特异性来自抗体或抗原的选择性。对高危患者连续动态监测（每周 2 次）证实监测血清 GM 含量动态变化有利于治疗效果和病情发展的判断。

临床应用评价 在临床上，该检测有时可见假阳性与假阴性：出现假阳性见于使用半合成青霉素尤其是哌拉西林/他唑巴坦，新生儿和儿童，血液透析，自身免疫性肝炎等，食用可能含有 GM 的牛奶等高蛋白食物和污染的大米等；出现假阴性见于释放入血循环中的曲菌 GM（包括甘露聚糖）一过性存在，曾用抗真菌药物，或病情不严重及非粒细胞缺乏的患者。

(褚云卓)

jìshēngchóng gǎnrǎnbìng shíyàn zhěnduàn

寄生虫感染病实验诊断 （laboratory diagnosis of parasitic infectious disease） 应用各种实验方法在人体体表、体内及分泌物中检查出寄生虫某一发育阶段或其代谢产物及分泌物或其核酸，以确认寄生虫感染的方法。正常的人体内或体表均无寄生虫，病原寄生虫经各种感染途径侵入机体或寄生于机体的表面，或经血液及淋巴组织，或自身移行至寄生部位发育成熟，并不断排出病原体的某一发育阶段或其代谢产物及分泌物，称之为寄生虫感染，如导致各种临床症状出现，则称为寄生虫病。寄生虫在人体体表或体内不同的寄生部位、生长发育、移行及离开宿主的途径，不仅与寄生虫感染或疾病的发生相关，且与寄生虫感染病的实验诊断密不可分。依据寄生部位，临床上常将寄生虫分为消化道寄生虫、肝及胆管寄生虫、脉管系统寄生虫、神经系统寄生虫、皮肤与组织寄生虫、呼吸系统寄生虫、眼部寄生虫及泌尿系统寄生虫等。

实验检测 寄生虫感染实验检测方法如下。①病原学检查：即检查寄生虫自身或其某一发育阶段，包括粪便检查、肛周检查、虫体鉴定、血液检查、体液和其他分泌物检查及活组织检查。②免疫学检查：即用免疫学方法检查寄生虫的代谢产物和分泌物等抗原物质及其刺激机体产生的相应免疫标志物，包括寄生虫在体内各发育期的抗原及相应的抗体检查。③分子生物学检查。即寄生虫的各发育阶段的核酸检查。

实验诊断 寄生虫感染的诊断不能仅依据感染者的病史和临床症状及体征，需要在感染者体内或体表检出某种寄生虫的某一发育阶段，或其代谢产物和分泌物等抗原物质，或相应的核酸，或相应的抗体，是寄生虫感染和寄生虫病诊断的关键。

临床诊断依据 寄生虫的种类较多、寄生部位不同，临床上多数寄生虫病无典型特异性的表现，应结合病史、流行病学情况、地区及季节，进行相应体检和辅助检查，以便做出临床诊断；寄生虫感染的实验检测可为早期、及时临床诊断提供依据，且可为寄生虫感染或寄生虫病的预防和治疗，以及控制寄生虫病流行提供实验基础。

病原学诊断依据 在依据病史和临床诊断的基础上，符合下列条件之一即可做出病原学诊断：①检获寄生虫某一发育阶段，如蠕虫及节肢动物的虫卵、幼虫、成虫，原虫的滋养体或包囊等病原体。②血液中检测到寄生虫的某一阶段性抗原物质。

病原学实验诊断与鉴别诊断 常见人体寄生虫病有以下几种。

消化道寄生虫病 主要有蛔虫病、鞭虫病、钩虫病、蛲虫病、吸虫病、姜片虫病、绦虫病、阿米巴病与孢子虫病等；用粪便检查可查到经肠道排出某一发育阶段的寄生虫可做出实验诊断，如蛔虫卵和成虫、鞭虫卵、钩虫卵或钩蚴培养和成虫、粪类圆线虫丝状蚴、东方毛圆线虫卵、肝吸虫卵、肺吸虫卵、布氏姜片吸虫卵、血吸虫卵或毛蚴孵化、异形吸虫卵、棘口吸虫卵、带绦虫卵或孕节、膜壳绦虫卵、阔节裂头绦虫卵、犬复孔绦虫卵、溶组织内阿米巴原虫和蓝氏贾第鞭毛虫滋养体或包囊、隐孢子虫卵囊、结肠小袋纤毛虫滋养体、人芽囊原虫、肉孢子虫孢子囊或卵囊、等孢球虫卵囊、微孢子虫孢子等。有些寄生虫病不仅需要进行粪便虫卵检查或幼虫孵化，也可进行肠活组织检查；肠黏膜活检适用于检查血吸虫虫卵结节或溶组织内阿米巴滋养体。

肝、胆管寄生虫病 主要有蓝氏贾第鞭毛虫病、阿米巴肝脓肿和肝血吸虫病等。除进行粪便和肠液或胆汁检查外，也可进行肝组织穿刺；十二指肠引流液或胆汁用于检查肠道上段或肝内经胆汁排出的寄生虫，主要有蓝氏贾第鞭毛虫和溶组织内阿米巴滋养体、肝吸虫卵、肝片形吸虫卵、姜片虫卵、蛔虫卵、粪类圆线虫幼虫等；因外伤、挤压、震动、穿刺或手术意外等造成的肝包虫破裂后，也可在十二指肠引流液或胆汁中检获棘球蚴砂。

血液与淋巴组织的寄生虫病 主要有疟疾、丝虫病、利什曼原虫病与弓形虫病等。多数以血液检查为主，检查寄生血细胞内的寄生虫可做出实验诊断，如丝虫微丝蚴、疟原虫红细胞内的各阶段原虫、利什曼原虫无鞭毛体或培养前鞭毛体、锥虫锥鞭毛体、巴贝虫、弓形虫速殖子等；骨髓和淋巴结穿刺活检适用于检查利什曼原虫无鞭毛体或培养前鞭毛体；少数也可进行尿液检查或进行组织穿刺。

呼吸道寄生虫病 主要有肺吸虫病、细粒棘球蚴病与粉螨病。检查痰液或肺病变组织的寄生虫可做出实验诊断，如肺吸虫卵、溶组织内阿米巴大滋养体、粪类圆线虫幼虫、蛔虫和钩虫的幼虫、细粒棘球蚴的原头节、粉螨或螨卵等。

神经系统寄生虫病 脑脊液检查肺吸虫卵、血吸虫卵、棘球蚴砂、溶组织内阿米巴大滋养体和具致病性的自生生活阿米巴滋养体、弓形虫滋养体及粪类圆线虫和广州管圆线虫的幼虫等即可做出实验诊断，但检出率较低。

泌尿系统寄生虫病 尿液检查适用于经尿液排出的寄生虫，包括丝虫的微丝蚴、粪类圆线虫的杆状蚴、阴道毛滴虫。

皮肤和组织内寄生虫病 皮肤黏膜包块或结节中活组织检查，可检查寄生于皮肤和肌肉的寄生虫，如旋毛虫囊包幼虫、美丽筒线虫、带绦虫囊尾蚴、裂头蚴、疥螨和蠕形螨。鉴于寄生虫某一发育阶段排出的不连续性，实验检查应反复多次进行，以免误诊或漏诊。

临床评价 寄生虫感染实验诊断的关键是标本采集与处理：①病原体来源与寄生部位、移行和离体途径紧密相关，在寄生虫感染的病原学诊断过程中采集标本的方法及对标本进行适当处理与诊断结果密切相关。②采集标本时要做好详细记录（标本名称、采集地点、时间、标本来源、寄生部位、宿主和采集人的姓名等）。③要注意保存好标本完整性，不要破坏标本构造。④采集和保存标本之前首先要了解寄生虫的形态结构、生活史特点、虫体寄生部位、生活习性等必须掌握的知识，如寄生于肠道的原虫滋养体或包囊和蠕虫的成虫或虫卵可通过排出的粪便检出；在肺部寄生的则可通过由气管排出的痰检出；血液与骨髓内的寄生虫可以通过血液或骨髓穿刺获取；在人体内部脏器如肝、肺、脑、肌肉等处寄生者则多依靠活组织检查等等。这样才能从患者的血液、组织液、排泄物、分泌物或活体组织中采集到寄生虫的某一发育阶段的虫体，为临床做出正确的病原学诊断提供依据和满足医学工作的各种需要。

（罗恩杰）

jìshēngchóng gǎnrǎn bìngyuántǐ jiǎnchá

寄生虫感染病原体检查（examination of pathogen with parasitic infection）

用各种实验方法在人体体表、体内、代谢产物及分泌物中检查出寄生虫的某一发育阶段（包括寄生虫虫体、虫卵、蚴虫或原虫的滋养体和包囊等），以确诊寄生虫感染的方法。在了解病史和临床诊断基础上，寄生虫病原体检查是寄生虫感染诊断的关键。

寄生虫感染过程中，寄生虫的不同发育阶段可出现在感染者的体表、排泄物、分泌物、血液与组织中，通过采集粪便、血液、骨髓、痰液、尿液、组织分泌物以及活体组织等标本，常用直接涂片法、涂片染色法及各种浓集法（如水洗沉淀、离心沉淀法和厚涂片法）与虫体直接鉴定等进行病原体诊断；有时还进行人工培养、动物接种等。

临床常见寄生虫感染病原体检查：①肠道寄生虫感染较为普遍，进行病原体诊断最为常见，尤其粪便检查技术更常用；有些寄生虫，如肝吸虫、肺吸虫和血吸虫等虽不在肠道寄生，但其虫卵却可进入消化道，故亦可从粪便中检出虫卵。②在某些地区血液中的寄生虫（微丝蚴、疟原虫）也较为常见，血液检查技术也较为常用。③阴道分泌物的检查主要用于阴道毛滴虫的检验。④有时偶尔可在尿液中检获微丝蚴、滴虫、蝇幼虫（蛆）；在一些地区（如非洲等）还可在尿液中查到埃及血吸虫卵、曼氏血吸虫卵等。⑤活组织检查主要用于诊断寄生

在组织内的寄生虫，如猪囊尾蚴、斯氏狸殖吸虫的童虫及旋毛虫的囊包幼虫等。⑥骨髓穿刺检查主要用于诊断利什曼病，有时亦可查到疟原虫甚至微丝蚴等。

（罗恩杰）

fènbiàn jìshēngchóng chóngluǎn jiǎnchá

粪便寄生虫虫卵检查（examination of parasitic egg in stool）

取疑为寄生虫感染者的新鲜粪便，采用直接涂片或经各种集卵方法进行涂片并置显微镜下观察查找寄生虫虫卵的方法。是确认消化道寄生虫感染的主要手段，对提高虫卵检出率，及时、准确做出病原学诊断，对寄生虫感染或寄生虫病的诊断和治疗有重要指导意义。

原理 寄生虫虫卵可随粪便排出体外，取粪便涂片后镜检，可根据各虫卵形状、大小、颜色、卵壳（包括卵盖）及卵内容物等特点进行确诊。

检测方法 在粪便中检查寄生虫虫卵可采用以下方法。

生理盐水直接涂片法 在洁净的载玻片中央滴一滴生理盐水，用竹签挑取绿豆大小的粪便，在生理盐水中涂抹均匀，需加盖玻片，以免污染镜头；涂片的厚度以透过涂片粪膜可隐约辨认书上的字迹为宜。一般先在低倍镜下检查，如发现可疑虫卵转用高倍镜观察。应注意虫卵具有一定的形状、大小、颜色和结构，应与粪便中异物鉴别，如花粉、植物纤维、巨噬细胞、中性粒细胞、脂肪等。

厚涂片透明法 利用特制的定量板制备较厚的粪膜，以增加视野中虫卵数，可做虫卵定量检查。经甘油和孔雀绿处理，使粪膜透明，粪渣与虫卵产生鲜明的

对比，便于光线透过和镜检。此法系应用改良聚苯乙烯作定量板，又称改良加藤法。

定量透明法 在厚涂片透明法的基础上，定量刮取粪便，并检出粪内全部虫卵予以计数。

饱和盐水浮聚法 用竹签取黄豆大小的粪便置于浮聚瓶（高3.5cm，直径约2cm的圆形直筒瓶）中，加入少量饱和盐水调匀，再慢慢加入饱和盐水至液面略高于瓶口，以不溢出为止。此时在瓶口覆盖一洁净的载玻片，静置15分钟后，将载玻片提起并迅速翻转，镜检。

自然沉淀法 取粪便20~30g，加水成混悬液，经金属筛（40~60目）或2~3层湿纱布过滤，再加清水冲洗残渣；过滤后粪液在容器中静置25分钟，倒去上层液，重新加满清水，之后每间隔15~20分钟换1次水，如此重复3~4次，直至上层液清晰为止。最后倒去上层液，取沉渣作涂片镜检。如检查包囊，换水间隔时间宜延长至约6小时；如检查血吸虫卵，沉淀时间不宜过长，以免卵内毛蚴孵化。

醛醚沉淀法 置粪便1~2g于容器内，加水10~20ml调匀，将粪便混悬液经2层纱布（或100目金属筛网）过滤，离心（2000r/min）2分钟；倒去上层粪液，保留沉渣，加水10ml混匀，离心2分钟；倒去上层液，加10%甲醛7ml；5分钟后加乙醚3ml，塞紧管口并充分摇匀，取下管口塞，离心2分钟，即可见管内分为4层；取管底沉渣进行涂片镜检。

临床意义 正常人体的粪便中无寄生虫卵，寄生虫卵阳性者见于消化道寄生虫感染或虫卵可随粪便排出的寄生于其他部位的

寄生虫感染。常见的消化道寄生虫包括：蛔虫、鞭虫、蛲虫、钩虫、姜片虫、带绦虫、阔节裂头绦虫等，寄生于其他部位的寄生虫常见的为肝吸虫、肺吸虫、血吸虫等。

临床评价 包括方法学评价与标本事项。

方法学评价 ①生理盐水直接涂片法，简便易行，为最常用的检查法，特别适用于检查产卵量大的蛔虫卵。②厚涂片透明法，操作简单，操作过程中虫卵不会散失，且粪便透明，视野光线柔和，应用广泛，适用于各种蠕虫卵的定性与定量检查。③定量透明法，适用于各种粪便内蠕虫卵的检查及计数，可测定人体内蠕虫的感染度（虫荷），也可判断驱虫效果。④饱和盐水浮聚法，适用于检查各种线虫卵，尤以检查钩虫卵的效果最好，也可检查带绦虫卵和微小膜壳绦虫卵，但不用于检查吸虫卵和原虫包囊。⑤自然沉淀法，主要用于蠕虫卵的检查，对比重较小的钩虫卵效果较差，但比重大的原虫包囊也可用此法。⑥醛醚沉淀法，主要用于肝吸虫卵的检查。

标本事项 为了粪便检查的结果准确，必须注意：①保证粪便新鲜，送检时间一般不超过24小时。②盛粪便的容器须洁净、干燥，无尿液或水混入，以及无其他杂质污染。③容器外最好贴有标签，注明受检者姓名和受检目的等。④受检粪量一般为 5~10g，若要求做粪便自然沉淀或血吸虫毛蚴孵化，受检粪量一般不少于30g。⑤要严格按照粪检程序进行操作，特别是镜检时要熟悉各病原体及其虫卵的形态特点并遵循一定顺序观察的原则，避免漏检。

（罗恩杰）

fènbiàn jìshēngxìng yuánchóng zīyǎng tǐ bāonáng jiǎnchá

粪便寄生性原虫滋养体包囊检查（examination of parasitic protozoa trophozoite and cyst in stool） 从粪便中查找某些寄生性原虫的滋养体或包囊进行病原学诊断的方法。如溶组织内阿米巴原虫、蓝氏贾第鞭毛虫，是寄生虫病原学检查的重要方法之一。

原理 寄生性原虫多以包囊阶段排出人体或在肠蠕动加快时滋养体阶段也可经肠道随粪便排出，用不同检查方法在粪便中可发现包囊或滋养体，根据形态学特征，明确病原学诊断。

检测方法 包括活滋养体检查与包囊检查。

活滋养体检查 生理盐水直接涂片法，操作过程同寄生虫卵检查（见粪便寄生虫虫卵检查），但涂片要薄而均匀。要求粪便标本新鲜，不能混入尿液和水。若为检查溶组织内阿米巴，对其黏液血便标本，要取黏液部分；标本采集后立即送实验室并立即镜检；如不能立即检查，应暂时保存在 35~37℃ 条件下待查；在气温较低时，应当注意粪便标本保温，使滋养体保持活动状态，便于观察。

碘液染色包囊检查 在洁净的载玻片上滴一滴碘液代替生理盐水，挑取米粒大小的粪便置于碘液中，调匀涂片，加盖玻片。若需同时检查活滋养体，可在玻片的另一侧滴一滴生理盐水，同上法涂抹粪便标本，再盖上盖玻片，这样可使片中一侧查滋养体，而加碘液的另一侧查包囊。染色后包囊呈黄色或浅棕色，糖原泡为棕红色，囊壁、核仁和拟染色体不着色。注意碘液的量不宜过多，否则着色加深，粪便凝成团

块，包囊折光降低，结构不易看清，不利于观察。

硫酸锌离心浮聚法包囊检查 取粪便约1g，加清水 10ml 充分搅匀，经两层纱布滤入离心管内，2000~2500r/min 离心 1 分钟；弃尽上层液，加 33% 硫酸锌液（密度 1.18）1~2ml，调匀后再加此液至距管口 0.5~1cm 处，以 2000r/min 离心 1 分钟，不要移动或振动离心管，垂直放置离心管；用金属圈轻轻沾取表面粪液，置载玻片上立即镜检；若检查原虫包囊则应加盖片及碘液镜检。

离心沉淀法包囊检查 将滤去粗渣的粪液离心（1500~2000r/min）1~2 分钟，倒去上层液，注入清水，再离心沉淀，如此反复 3~4 次，直至上层液澄清为止，最后倒去上层液，取沉渣镜检。

醛醚沉淀法包囊检查 具体操作同粪便寄生虫虫卵检查（见粪便寄生虫虫卵检查）如检查原虫包囊，可加卢戈氏液染色，加盖片镜检。

临床意义 在人粪便检查中，查获溶组织内阿米巴或蓝氏贾第鞭毛虫滋养体或包囊，即可确诊。但正常人体的粪便中存在一些非致病性原虫的滋养体或包囊，检查阳性者需根据滋养体或包囊的形态特征进行鉴别。

临床评价 碘液染色检查主要用于检查原虫包囊，碘液可使原虫包囊的核、拟染色体、糖原泡形态显示更清楚；此法简便、经济，应用广泛，但因不便使用油镜观察细微结构，不易鉴别虫种。醛醚沉淀法不仅浓集效果好，而且不损伤包囊和虫卵的形态，易于观察和鉴定；对于含脂肪较多的粪便，本法效果优于硫酸锌浮聚法；对布氏嗜碘阿米巴包囊、

贾第虫包囊及微小膜壳绦虫卵等的检查效果较差。

（罗恩杰）

fènbiàn jìshēngchóng chéngchóng jiǎnchá

粪便寄生虫成虫检查（examination of parasitic adult in stool）

采集疑为肠道寄生虫感染患者粪便标本查找寄生虫成虫或成虫虫体的节片，以确诊寄生虫感染的方法。

原理 某些肠道寄生虫在治疗或未治疗的情况下，其成虫或成虫虫体的节片可随粪便排出，根据粪便中所检获虫体的形态结构与其妊娠节片内子宫分支情况可以鉴定虫种，确诊蛔虫、蛲虫、钩虫、猪带绦虫、牛带绦虫等寄生虫感染。

检测方法 常用淘虫检查法和带绦虫孕节检查法。①淘虫检查法：取患者服药后 24～72 小时的全部粪便，加水搅拌均匀，用 40 目铜筛或纱布滤出粪渣，经水反复冲洗后，倒在盛有清水的大玻璃器皿中，器皿下衬以黑纸，检出混杂在粪渣中的虫体进行观察，用肉眼、放大镜、解剖镜或显微镜的低倍镜观察虫体的大小、形状、颜色、活动情况及结构特点，鉴定虫种。该法常用于驱虫治疗，适用于各种蛲虫成虫的检查。②带绦虫孕节检查法：带绦虫成虫的妊娠节片可从成虫的链体上脱落，随粪便排出体外或主动逸出肛门。粪便中的虫体节片可采用淘虫法或直接清水洗净节片后，置于载玻片中间，轻轻压平，对光观察其子宫分支数目，鉴定虫种。若子宫分支不清楚，可用小号针头连接结核菌素注射器，从孕节后端正中处生殖孔的位置插入子宫，徐徐注入墨汁水或卡红染液，用手指轻压使染液分布于侧支中。拔出针尖后，洗去节片表面黏附的染液，子宫分支呈现黑色或红色，观察并计数子宫分支情况，确定虫种。该法可用于带绦虫的病原检查和虫种鉴定。

（罗恩杰）

gāngmén zhōuwéi jìshēngchóng jiǎnchá

肛门周围寄生虫检查（parasitic examination on the anal skin）

从人肛门和会阴皮肤上查找寄生虫虫卵和成虫或绦虫的节片，以确诊某些寄生虫感染的方法。对肛门周围寄生虫的检查是某些消化道寄生虫病原检查的主要手段之一，其检出率远比其粪便检查高。

原理 蠕形住肠线虫（又称蛲虫）成虫寄生于人体盲肠、结肠和回肠下段，雌雄成虫交配后妊娠雌虫体内充满虫卵，当宿主睡眠后，肛门括约肌松弛时，雌虫可自动从肛门逸出，在肛周和会阴皮肤上产出大量带黏液性的虫卵，或虫体在此处被挤压破裂使大量虫卵释放出来；寄生于人体小肠的牛带绦虫、猪带绦虫末端的妊娠节片单节或几节连在一起自链体脱落入肠腔，亦可自肛门逸出，脱落的节片破裂使虫卵散出黏附于肛周和会阴皮肤上，可引起肛周异物感或瘙痒感。

检测方法 有肛门擦拭虫卵检查与肛周蛲虫成虫检查。

肛门擦拭虫卵检查 ①透明胶纸法：将宽 2cm 的透明胶纸剪成长约 6cm 的小段，一端向胶面折叠约 0.5cm，再贴在干净的载玻片上；在玻片一端写受检者姓名、编号等；检查时，将胶纸揭下，用胶面粘贴肛门周围皮肤，然后揭下胶纸，将其胶面平铺于载玻片上，低倍镜下检查。②棉签拭子法：先将棉签用生理盐水浸透，挤去过多的水分，在受检者肛周和会阴部皮肤擦拭，再将此棉签放入盛有清水的离心管中，用力搅动，取出棉签，离心管经离心沉淀（1500r/min，离心 2 分钟）后倒去上清液，吸沉渣镜检；也可将擦拭肛周的棉签放入盛有饱和盐水的试管或青霉素小瓶中，充分搅动，使虫卵洗入盐水中，迅速提起棉签，在试管内壁挤去盐水后弃之，再加饱和盐水至管口，并按饱和盐水浮聚法操作检查（见粪便寄生虫虫卵检查）。③牛皮纸圆形孔胶带纸粘贴法：将牛皮纸剪成 10cm×8cm 大小，在中央剪一个直径为 2.2cm 的圆形孔，用透明胶带贴补圆形孔，并用一张略比孔大的透明塑料薄膜盖在胶带纸上，保护胶面；在牛皮纸上写受检者姓名、性别、年龄和标本编号；取材时，把透明薄膜揭下，将有胶的一面粘贴在肛门周围，蘸压数次后，取下重新盖好透明薄膜，镜检。

肛周蛲虫成虫检查 在患者睡眠 2～3 个小时后或肛门瘙痒惊醒时，暴露肛门，仔细观察肛门周围皮肤，若发现白色小虫，用透明胶纸黏附后贴于载玻片上镜检。也可以用镊子夹入有生理盐水的小瓶内，蛲虫会产卵于生理盐水中，然后将此虫转入有 70% 酒精的小瓶内，虫体被固定后做进一步鉴定虫卵形态更有助于虫种鉴定。

临床意义 正常人体的肛门和会阴周围皮肤上无寄生虫的卵、成虫或节片，阳性者依据虫卵、虫体及节片的形态特征，可对蛲虫、带绦虫感染进行确诊，尤其是牛带绦虫。

临床评价 肛周皮肤检查应注意：①清晨起床后，在未排便之前检查。②胶纸与玻片之间有许多气泡时，镜检前可揭起胶纸，滴少量生理盐水后将胶纸平铺再镜检；棉签拭子法与透明胶带法相同，检出率相近，但操作较繁琐。③肛门擦拭虫卵检查一般在清晨醒后或午睡后、便前、沐浴前进行检查，如首次检查阴性，可连续检查 2~3 天。

（罗恩杰）

xuèyè jìshēngchóng jiǎnchá

血液寄生虫检查（parasitic examination in blood）

采集疑为寄生虫感染患者血液标本查找血液和血细胞内寄生虫病原体，以确诊寄生虫感染病的方法。该法是诊断疟疾、丝虫病的基本方法，也可用于巴贝虫病、弓形虫病和锥虫病的诊断。

原理 对疟疾及丝虫病分述如下。

疟疾 按蚊传播由疟原虫引起的寄生性原虫病。感染疟原虫的雌性按蚊，在叮人吸血时，将疟原虫的子孢子注入人体血液，经红细胞外期（红外期）后，部分裂殖子进入血流进行红细胞内的发育。在红细胞内（红内期）经历环状体、大滋养体、裂殖体、成熟裂殖体胀破红细胞后，大量裂殖子释出。经几个周期的发育，部分裂殖子进入红细胞内后形成雌雄配子体。取患者外周血制作厚、薄血膜，染色后镜检找红内期阶段和配子体阶段的疟原虫，是诊断疟疾的基本方法。

丝虫病 主要是班氏丝虫和马来丝虫寄生人体淋巴系统，丝虫雌雄成虫交配后，雌虫产出微丝蚴，并自淋巴系统移行至血循环，运行于宿主的内脏或皮肤血管中。外周血中检查微丝蚴是确诊丝虫病的主要方法。在中国流行的两种丝虫均为夜现周期型，即微丝蚴白天滞留于肺毛细血管，夜间出现在外周血。夜间或白天用药物诱导使微丝蚴出现在外周血中，采血进行涂片，经染色后可发现微丝蚴进行诊断。

检测方法 包括疟原虫检查与微丝蚴检查。

疟原虫检查 血涂片法（薄血膜和厚血膜法），是诊断疟疾的常用方法。①采血：从患者耳垂或指尖取血，婴儿通常从：指第二趾骨腹面针刺采血。②薄血膜制作：取患者外周血一滴于一张洁净的载玻片上，成薄血膜；推动速度应适宜，不宜太快或太慢，推片与载玻片间夹角≤45°；理想的薄血膜要求红细胞均匀地铺成一层，无空隙，其末端凸出呈扫帚状。③厚血膜制作：用推片的一角接触刺血点上的血滴，取血 2 滴，置载玻片上，并从里向外作螺旋形摊开，使成直径为 0.8cm 大小，厚薄均匀的圆形血膜，然后平置桌上，待自然干燥。④厚薄血膜同片制作：用目测法将载玻片从右到左等分成 6 格，厚血膜涂在第 3 格中央，薄血膜涂在第 4 格前缘至第 6 格中部，第 1、2 格可用于贴标签，制作厚、薄血膜方法同上。⑤固定：血片必须充分晾干，用小玻棒蘸取甲醇或无水酒精在薄血膜上轻轻抹过以固定血膜；如薄、厚血膜在同一玻片上，切勿将固定液带到厚血膜上，因厚血膜固定之前必须进行溶血。可用滴管滴水于厚血膜上，待血膜呈灰白色时，将水倒掉，晾干。⑥吉姆萨（Giemsa）染色：用 pH 7.0~7.2 的缓冲液，将吉姆萨染液稀释并滴于已固定的薄、厚血膜上，室温染色半小时，再用上述缓冲液冲洗；血片晾干后镜检。⑦瑞氏（Wright）染色：滴瑞氏染液时覆盖全部厚、薄血膜上，30 秒至 1 分钟后用滴管加等量的蒸馏水，轻轻摇动玻片，使蒸馏水和染液混合均匀，此时出现一层灿铜色浮膜（染色），3~5 分钟后用水缓慢地从玻片一端冲洗，切勿先倒去染液或直对血膜冲洗，晾干后镜检。

微丝蚴检查 因为微丝蚴具有夜现周期性，故采血应在晚 9 时至次日晨 2 时之间进行。采血方法与疟原虫相同。诊断丝虫病除血涂片法外，还可用鲜血滴法、血离心浓集法和薄膜过滤浓集法。①鲜血滴法：自耳垂或指尖取血一滴于载玻片上，加蒸馏水一滴溶血，加盖玻片后在低倍镜下观察活动的微丝蚴。②血离心浓集法：静脉采血 1~3ml，用肝素或枸橼酸钠抗凝，加 9 倍量蒸馏水溶血，离心沉淀，取沉渣镜检。③薄膜过滤浓集法：用含有 5% 枸橼酸钠 0.1ml 的注射器抽取患者末梢血 0.6ml，再吸 9ml 蒸馏水混匀，充分溶血；取下针头接上过滤器。此过滤器内装有一层含微孔（孔径 5μm）的薄膜，膜下垫一层湿滤纸，慢慢推动注射器，使已溶血的悬液通过滤器；再以生理盐水注入，洗膜三次；取出滤膜置于有 0.1% 亚甲蓝染液的器皿内染色 3 分钟，水洗，待干后经二甲苯透明，置载玻片上覆加盖玻片镜检。

临床意义 正常人体的血液中寄生虫检查为阴性，阳性者根据形态特点确诊疟原虫红内期或配子体期、丝虫微丝蚴、杜氏利什曼原虫无鞭毛体、巴贝虫滋养体、弓形虫滋养体等寄生于血液和血细胞内的寄生虫。

临床评价 包括方法学与临床应用评价及标本事项。

方法学评价 Giemsa 染色效果稳定，血膜褪色缓慢，保存时

间较久，但染色需时较长。Wright染色操作简便，适用于临床诊断，但甲醇蒸发极快，掌握不恰当时易在血片上发生染液沉淀，并较易褪色，保存时间不长，多用于临时性检查。

临床应用评价　厚血膜内疟原虫的形态对于初学者较难识别。检验人员必须经过一段时间的严格训练，在充分掌握薄血膜中各种疟原虫的形态特征后，才能认清厚血膜中的疟原虫。血涂片法用于诊断丝虫病时，不仅可以避免漏检，还可鉴别虫种和定量计数微丝蚴。另外也可用离心浓集法以提高检出率，常用于门诊，但操作复杂，且需静脉采血，不适用于普查。

标本事项　在普查时，一般无法考虑采血时间。在临床上，对现症患者一般可随时采血，但为了提高检出率，应当考虑适当的采血时间。对典型发作的间日疟及三日疟患者，应选择发作后数小时至10余小时采血，此时疟原虫发育至环状体乃至大滋养体，虫体大，疟色素已形成，受染红细胞也出现变化，有利于疟原虫的检出；恶性疟原虫大滋养体和裂殖体是在皮下、脂肪和内脏微血管中发育的，通常在外周血中不易查到，配子体在环状体出现1周后方能见于外周血，故应在发作时采血；丝虫微丝蚴周期性出现在外周血中，采血时间应在夜间9时至凌晨2时或白天给感染者服乙胺嗪2~6mg/（kg·d），30分钟后采血检查。

（罗恩杰）

huózǔzhī jìshēngchóng jiǎnchá

活组织寄生虫检查

（parasitic examination in biopsy）　采集疑为寄生虫感染患者皮肤、黏膜、肌肉、淋巴结、骨髓、肠黏膜及肝等活检组织标本，查找寄生虫虫体，确诊寄生虫感染的方法。该法是寄生虫病原学检查常用方法之一。

原理　对几种常见人体寄生虫病寄生虫检查原理分述如下。

黑热病　由吸血白蛉传播，将利什曼原虫的前鞭毛体注入人体，使其在人体巨噬细胞内发育，引起皮肤型或内脏型黑热病。前者在皮肤的丘疹或结节皮损处取材，后者可经淋巴结或骨髓穿刺，涂片染色后可在巨噬细胞内发现利什曼原虫无鞭毛体。

疥螨　专性寄生于人表皮层内的螨类，在局部形成丘疹、水疱或隧道，局部取材镜下检查可发现疥螨或虫卵。

蠕形螨　寄生于人毛囊和皮脂腺，局部经挤压或透明胶纸粘贴后镜检，可发现虫体。

旋毛虫病　由人误食含有旋毛虫囊包蚴虫的肉类后，在小肠内成虫发育成熟，而后产出蚴虫，经血流至全身，主要侵入骨骼肌细胞内，形成囊包蚴，肌肉活体检查可发现旋毛虫囊包蚴。

猪囊尾蚴病　人误食猪带绦虫卵或肠道内有猪带绦虫成虫寄生，经肠道逆蠕动使孕节返到胃内，虫卵散出，导致猪囊尾蚴在皮下、肌肉、脑或眼内发育形成，引起猪囊尾蚴病，取肌肉内的结节检查可确诊此病。

血吸虫病　血吸虫尾蚴经皮肤侵入人体后，经血移行至肠系膜下静脉发育为成虫；成虫在血管内产卵，部分虫卵沉积在肠壁形成虫卵结节。

溶组织内阿米巴病　人误食溶组织内阿米巴包囊导致感染，其滋养体在肠道内形成，在一定条件下侵入肠壁组织，可在肠壁形成典型的溃疡，肠道镜检发现

虫卵结节或典型溃疡，取材后病理检查，可发现血吸虫虫卵或虫卵结节或在溃疡破损处发现溶组织内阿米巴滋养体即可确诊。

肝毛细线虫病　人因饮食被感染期虫卵污染的水源或食物而发生偶然性感染。其成虫寄生于人体的肝，产卵在肝组织内，虫卵不能排出体外，在肝内形成虫卵肉芽肿，肝活检，可发现虫卵肉芽肿。

检测方法　包括皮肤检查、肌肉检查、穿刺检查与肠黏膜组织检查。

皮肤检查　包括皮肤利什曼原虫、疥螨及蠕形螨检查。

利什曼原虫检查　在皮肤上出现丘疹和结节等疑似皮肤型黑热病患者，可选择皮损较明显之处，做局部消毒，用干燥灭菌的注射器，刺破皮损处，抽取组织液作涂片；或用消毒的锋利小剪，从皮损表面剪取一小片皮肤组织，以切面作涂片；也可用无菌解剖刀切一小口，刮取皮肤组织作涂片。以上涂片均用吉姆萨或瑞氏染液染色。如涂片未见原虫，可割取小丘疹或结节，固定后，作组织切片染色检查。

疥螨检查　可采用以下两种方法。①针挑法：用消毒针尖挑破隧道上方皮肤，在隧道末端挑出疥螨，置载玻片上，加1滴甘油，盖上盖玻片后镜检。或用放大镜直接检查皮损部位，发现隧道及其盲端内疥螨轮廓，用手术刀尖挑出虫体，镜检。②刮片法：取消毒的矿物油少许，滴在丘疹表面，用消毒刀片轻刮数下，至表皮上有微小渗血点为宜。将几个丘疹的刮取物置于载玻片上的矿物油滴中，加盖片镜检。

蠕形螨检查　可采用以下两种方法。①挤压涂片法：用痤疮

压迫器、弯镊子等，消毒后刮受检者皮肤，或用手指直接挤压皮肤，将刮出或挤出的皮脂腺分泌物涂于载玻片上，加 1 滴甘油或石蜡油，再加盖玻片后轻压，使其均匀铺开，镜检。②透明胶纸粘贴法：取长 5~6cm 的透明胶纸，睡前贴于面部的额、鼻、鼻沟及颏部等处，次晨取下胶纸，贴在载玻片上镜检。如胶纸下气泡较多，可揭开后加 1 滴石蜡油，再粘贴到载玻片上。

肌肉检查 包括旋毛虫囊包蚴虫检查及猪囊尾蚴检查。

旋毛虫囊包幼虫检查 可用外科手术从患者的腓肠肌、肱或股二头肌取米粒大小的肌肉一块，置于载玻片上，加 50% 甘油 1 滴，盖上另一载玻片，均匀用力压紧，低倍镜下观察。注意取下肌肉应立即检查，否则幼虫变得模糊，不易检查。

猪囊尾蚴检查 摘取肌肉内的结节，剥除外层纤维被膜，在两张载玻片间压平后镜检；也可经组织固定后作切片染色检查。

穿刺检查 包括利什曼原虫及丝虫淋巴结穿刺、利什曼原虫骨髓穿刺、肝毛细线虫病肝组织穿刺。

淋巴结穿刺或活检 一般选腹股沟部，先将局部皮肤消毒，用左手拇指和示指捏住一个较大的淋巴结，右手取无菌干燥的 6 号针头刺入淋巴结，此时淋巴结组织液进入针内。稍待片刻，拔出针头，将针头内少量的淋巴结组织液注于载玻片上，作涂片染色检查；也可用摘除的淋巴结的切面作涂片，染色后镜检；检查丝虫成虫时，可用注射器从可疑的淋巴结中抽取成虫，或剖检摘除的结节寻找成虫，也可作病理组织切片检查。

骨髓穿刺 一般常做髂骨穿刺，嘱患者侧卧，露出髂骨部位。视年龄大小，选用 17~20 号带有针芯的无菌干燥穿刺针，从髂骨前上棘后约 1cm 处刺入皮下，当针尖触及骨面时，再慢慢地钻入骨内 0.5~1.0cm，拔出针芯，接上 2ml 的干燥注射器，抽取骨髓液。取少许骨髓液作涂片，甲醇固定，同薄血膜染色法染色，油镜检查。

肝组织穿刺 嘱患者仰卧，身体右侧要靠近床边，暴露肝部位，叩诊确定肝浊音的上界。穿刺部位以腋前线上的第 7 肋间，腋中线第 8 肋间或腋后线第九肋间最适宜。术者站在患者的右侧，穿刺部位局部消毒后，用 6~8 号针头或小号腰椎穿刺针头安于 20ml 注射器上，刺入腹壁达肝包膜外，后拉注射器造成针筒负压；嘱患者吸气，在呼气后屏住呼吸，同时迅速将穿刺针刺入肝内 1~2cm，随即拔出；将吸出的少许血液或组织液立即涂于载玻片上，镜检。

肠黏膜组织检查 包括日本血吸虫卵检查及溶组织内阿米巴检查。

日本血吸虫卵检查 用直肠镜从直肠取米粒大小的黏膜一块，经生理盐水冲洗后，放在两个载玻片间，轻轻压平，镜检。

溶组织内阿米巴检查 用乙状结肠镜观察溃疡形状，从溃疡边缘或深层刮取溃疡组织，置于载玻片上，加少量生理盐水，盖上盖玻片，轻轻压平，镜检；也可取出一小块病变的黏膜组织，固定切片，染色检查。

临床意义 活组织寄生虫检查对确诊寄生虫感染有重要的临床意义，常用于黑热病、疥螨或蠕形螨病、旋毛虫病、猪囊尾蚴病、血吸虫病、溶组织内阿米巴病及肝毛细线虫病等寄生虫感染的病原学诊断。①皮肤检查可确诊寄生于皮肤肌肉中的寄生虫，主要包括旋毛虫幼虫、猪带绦虫囊尾蚴、曼氏迭宫绦虫的裂头蚴、肺吸虫成虫和幼虫、疥螨、蠕形螨、蝇蛆、溶组织内阿米巴滋养体和棘颚口线虫幼虫等。②从淋巴结检查可确诊的寄生虫有马来丝虫和班氏丝虫的成虫、杜氏利什曼原虫、弓形虫等。③骨髓穿刺主要检查杜氏利什曼原虫无鞭毛体。④肝毛细线虫成虫在肝组织内发育成熟并产卵，后者不能排出体外，在肝组织内形成虫卵肉芽肿，肝组织穿刺活检，可观察到虫卵肉芽肿。⑤直肠黏膜活检可发现日本血吸虫卵结节和溶组织内阿米巴滋养体。

临床评价 有方法学评价与临床应用评价。

方法学评价 皮肤肌肉检查安全便捷，旋毛虫病活检时常取腓肠肌、肱二头肌近肌腱处，进行压片检查，但易漏诊；利什曼原虫感染时常进行穿刺检查，但内脏利什曼病可导致肝、脾及淋巴结肿大，穿刺可造成出血等危害，骨髓穿刺较安全，常用；肝毛细线虫诊断较困难，肝组织活检病原体是最可靠的诊断方法；用结肠镜检查，安全可靠，可观察到典型的阿米巴溃疡，并且可取材进行病理学检查以明确诊断。

临床应用评价 旋毛虫感染时囊包蚴虫的发育、数量及分布等因素，检查阴性时应辅助进行其抗原和抗体检查，避免漏诊；内脏利什曼病穿刺取材后可直接涂片染色检查，亦可进行培养，检查其前鞭毛体的形成。

（罗恩杰）

jìshēngchóng gǎnrǎn miǎnyìxué jiǎnchá

寄生虫感染免疫学检查 （immunological examination of parasitic infection）

采集疑为寄生虫感染患者血清或其他合适的体液、排泄物或分泌物等，利用免疫反应的原理在体外进行抗原、抗体及免疫复合物的检测，以诊断寄生虫感染的方法。寄生虫侵入人体，可刺激机体产生免疫应答反应，寄生虫在人体内发育代谢，其分泌物和代谢产物等抗原也可出现在血液或宿主体液中，寄生虫感染的免疫学诊断是寄生虫病实验诊断的重要组成部分。

常用的免疫学诊断方法包括：凝集反应、沉淀反应、免疫荧光法、免疫酶技术、放射免疫测定法和某些细胞免疫测定法等，其原理和方法与其他传染病的免疫诊断方法有许多类似的方面。

理想的寄生虫感染免疫诊断技术应具有以下几条标准：①特异性强。②敏感性高。③重现性好。④有疗效考核价值，能追踪检测治疗后寄生虫病患者血清中特异性抗原或抗体水平的变化。⑤方法简易、快速、费用较低，适用于现场，能在广大疫区推广应用。

有些寄生虫病不仅可在患者血清中检测到循环抗原或抗体，还可在其尿液、唾液或其他排泄分泌物中检测到特异性抗原或抗体（如血吸虫病）。循环抗原检测有较好的早期诊断和疗效考核价值。寄生虫感染的免疫学检查主要是检查患者血液或体液中由寄生本身分泌排泄的微量抗原或人体针对寄生虫各种抗原产生的微量抗体，其在寄生虫的感染早期或隐性感染，及病原体尚未出现在排泄物、分泌物内，或感染

晚期虫体寄生部位病理变化的原因以及幼虫移行症等因素难于检获病原体时，免疫学诊断方法起到重要的辅助诊断作用；在寄生虫病流行病学调查中，寄生虫感染免疫学检查特异性强、敏感性高，相当程度上可反映人群的基础免疫水平和感染情况；该项检查方法简便、经济，在一定程度上优于病原体检测。

（罗恩杰）

gōngxíngchóngbìng miǎnyìxué jiǎncè

弓形虫病免疫学检测 （immunological detection of toxoplasmosis）

应用免疫学检查方法从疑为弓形虫感染者体内检测到弓形虫特异性抗原或抗体，对疾病辅助诊断的方法。是弓形虫病检查的常用方法。

原理 弓形虫对中间宿主的选择极不严格，哺乳动物、鸟类和人均可作为其中间宿主；其对组织细胞的选择也不严格，可侵犯除红细胞外的任何有核细胞，故可在感染者的血液、体液及分泌物中检测到弓形虫的特异性抗原。在感染的早期，弓形虫刺激机体，可在人体血清中检测到特异性的 IgM 抗体；在感染慢性期，可检查 IgG 抗体。组织和器官免疫学检查也是此病常用的实验室诊断方法。如方法应用得当，结果判断准确，能达到较好的辅助诊断目的。

检测方法 可采用以下免疫学诊断方法。

染色试验 弓形虫病经典而独特的血清学诊断方法。在含有辅助因子（补体）的新鲜血清参与下，待测血清中特异性抗体可使虫体细胞变性而不为亚甲蓝着色。镜检见半数以上虫体不着色者为阳性，半数以上虫体着色者为阴性。

皮内试验 利用宿主再次受到某种相应抗原刺激后可产生速发型变态反应的特性，将特异性抗原注射入皮内，观察局部皮肤反应来检测某种寄生虫感染的免疫学方法。

间接血凝试验（IHA） 以红细胞为载体，将可溶性抗原吸附于红细胞表面，使之成为致敏红细胞。用这种致敏红细胞与相应的抗体发生反应，通过红细胞的被动凝集现象而间接表现阳性结果，并且可用肉眼直接观察。

免疫荧光测定（IFA） 用荧光素标记的抗免疫球蛋白抗体，检测未知的抗原或抗体的一种免疫学方法。先将抗原与未标记的特异性抗体结合，然后再与荧光标记的第二抗体（如羊抗人 IgG）结合，形成免疫荧光复合物，在荧光显微镜下观察发出的荧光，判定结果。

酶联免疫吸附试验（ELISA） 应用已知抗原或抗体与固相载体结合，保持其免疫学及生物化学特性，然后与待测样本中的抗体或抗原反应，形成免疫复合物，再与酶标记的抗原或抗体反应形成酶标记的免疫复合物，如遇相应底物，即产生颜色变化。颜色深浅与样本中相应抗体或抗原的量成正比，故可检测样本内相应抗原或抗体的有无及其量的多少。

化学发光免疫分析法（CLIA） 应用全自动化学发光免疫分析系统，利用间接法原理。将包被有灭活刚地弓形虫的磁微粒（固相载体）与待测样本中的抗体温育，随后加入异鲁米诺-抗体复合物（异鲁米诺衍生物结合鼠单克隆抗体结合形成）进行第二次温育，异鲁米诺-抗体复合物

与已结合在固相载体上的弓形虫 IgG 发生反应。在每次温育后，未结合的物质均被清洗掉。随后，加入启动试剂，引发化学发光反应，产生光信号。光信号由光电倍增管检测成 RLU 值，与异鲁米诺-抗体的数量成正比，从而显示样本或质控品中弓形虫 IgG 抗体的浓度。为定量检测，以 IU/ml 表示结果。

临床意义 正常人体内无弓形虫循环抗原及特异性 IgM 抗体，两者均阳性见于弓形虫感染早期或急性期；IgG 抗体阳性见于慢性期或以前曾感染过。

临床评价 ①染色试验：简单，节省抗原，判断结果时不需要特殊仪器，适合于现场应用；已广泛用于弓形虫病的临床辅助诊断和流行病学调查；本试验多采用粗制抗原，故交叉反应较多，患者治愈后若干年内仍可保持阳性，故不宜作为疗效考核的依据。②间接血凝试验：简便、快速，具有良好的特异性与敏感性，加之商品试剂易获得，故被广泛使用；本法所测抗体在感染后出现较晚，较适宜用于隐性感染及血清流行病学调查；但该法重复性欠佳，偶因非特异性凝集出现假阳性反应。③IFA 法：具有高度的特异性、敏感性与稳定性，简便快速；所测抗体多为虫体表膜抗原诱导的特异性抗体，有早期诊断价值；血清中有类风湿因子或抗核抗体时可出现假阳性。④ELISA 法：根据 ELISA 试剂来源、标本性状及检测条件，ELISA 法最常用的有双抗体夹心法、间接法和竞争法，前者常用于检测抗原，间接法常用于检测抗体，后者可用于检测抗原或抗体；ELISA 法通过检测宿主体内的特异性循环抗原或抗体，用以早期

诊断急性感染和先天性弓形虫病；临床多采用同时检测 IgM 和 IgG 的方法来诊断现症感染。⑤CLIA 法：兼有发光分析的高灵敏性和抗原抗体反应的高特异性。近年来，全自动化学发光免疫分析系统的使用，进一步推动了发光免疫技术的临床检验广泛开展。

（罗恩杰）

jìshēngchóng gǎnrǎn fēnzǐ shēngwùxué jiǎnchá

寄生虫感染分子生物学检查

（molecular biological detection of parasite infection） 用分子生物学技术即基因和核酸诊断技术，从寄生虫感染者待检标本中检测寄生虫特异性基因物质的方法。是寄生虫感染实验诊断的方法之一，能鉴别寄生虫种和诊断寄生虫感染。根据碱基互补原理设计并标记 DNA 探针进行原位杂交或设计合成引物进行聚合酶链反应（PCR）扩增样本中微量的寄生虫特异的 DNA 片段是常用的两种寄生虫感染的分子生物学检查方法。应用 DNA 探针技术作为实验诊断方法的寄生虫病有：疟疾、弓形虫病、利什曼病、血吸虫病与丝虫病等；应用聚合酶链反应进行寄生虫感染的实验诊断有：锥虫病、利什曼病、疟疾、肠球虫病、贾第虫病、弓形虫病等。在一些寄生虫感染疾病中，有时原虫数量极少，用一般方法无法检测，而经 PCR 扩增 DNA 模板，可明显提高检出率。采用聚合酶链反应-酶联免疫吸附试验（PCR-ELISA）法进行试验，将分子生物学技术与免疫学技术结合，开辟了寄生虫病实验诊断的新途径。包括基因重组和基因芯片技术在内的各种新技术的广泛应用，使寄生虫病的实验诊断将会有更大突破。

（罗恩杰）

xuèliú gǎnrǎn shíyàn zhěnduàn

血流感染实验诊断

（laboratory diagnosis of bloodstream infection） 血流感染是病原生物通过各种途径进入血液，并通过血流造成全身播散，引起各种临床症状的疾病。可引起血流感染的病原体有细菌、真菌、病毒和寄生虫。一旦病原体侵入血液，在血液中繁殖，释放毒素和代谢产物，并诱导细胞因子释放，可引起骤发寒战、高热、心动过速、呼吸急促、皮疹、肝脾肿大和精神、神志改变等症状、体征，严重者可导致休克、弥散性血管内凝血（DIC）和多器官功能障碍综合征，甚至死亡。随着创伤性诊疗技术的大量开展以及广谱抗生素、激素的广泛应用，血流感染的发病率逐年增高，其病死率高，危害严重，迫使临床医师对血流感染必须快速、早期诊断。

实验检测 除了检测与发热等感染有关的检验项目，如血常规检查（特别是白细胞总数及分类计数、白细胞有无中毒性改变的观察）、C 反应蛋白与降钙素原检测等，还可通过血培养的常规检验，直接从血液标本中检出病原菌并给予鉴定。血培养可为临床医师提供准确直观的血流感染病原学诊断，指导临床进行正确有效的抗生素治疗。血流感染病原学检验按一定程序进行。

细菌学检验程序 见图 1。

真菌学检验程序 见图 2。

病毒学检验程序 虽然各种病毒感染均可引起病毒血症，但临床一般不做血液标本的病毒体检测，仅对少数病毒如巨细胞病毒、水痘-带状疱疹病毒、腺病毒与肠道病毒做外周血病毒培养。

寄生虫学检验程序 在外周血液中的寄生虫常是其生活史的

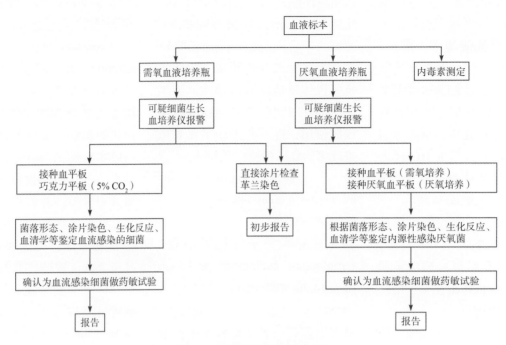

图 1　血液标本细菌学检验程序

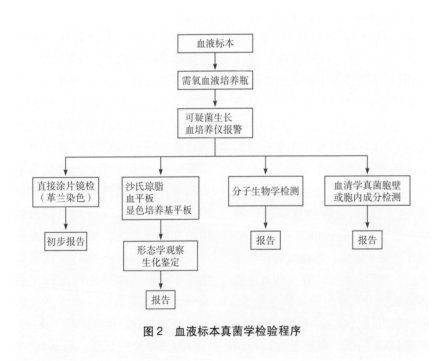

图 2　血液标本真菌学检验程序

迁移阶段，一般不做血液标本寄生虫的检测；但疟疾、丝虫病的诊断是血液涂片染色后镜检；也可用于弓形虫病和锥虫病的诊断。

实验诊断　血培养阳性结果是确诊血流感染主要依据，但只有多次培养检测到同一病原菌或检测到病原体的抗原物质才有诊断价值。根据临床病史、症状、体征及血培养结果得出的病原学诊断，才可以确定临床诊断。

病原学诊断标准　在临床诊断的基础上，符合下述 2 条之一即可诊断：①血培养分离出病原微生物，若为常见皮肤正常菌群细菌，如类白喉棒状杆菌、肠杆菌属、丙酸杆菌等，需在不同时间采血有 2 次或多次培养阳性。②血液中检测到病原体的抗原物质（源自中国卫生部 2001 年颁布的标准定义）。

病原学检测结果报告及解释　血培养有细菌或真菌生长报告为阳性，报告内容还应包括鉴定到种的微生物名称及药物敏感试验结果、患者送检血培养的份数及阳性份数。阳性血培养需判断该细菌是病原菌或是污染菌：①从 2 套或 2 套以上血培养中分离到同一种细菌，结合临床表现做出病原菌的诊断。②仅有单个血培养瓶培养出凝固酶阴性葡萄球菌、棒状杆菌属、芽胞杆菌属（除外炭疽杆菌）、丙酸杆菌属与微球菌属等则怀疑为污染的菌株。③如怀疑为污染的菌株，应该保存该患者所有的分离菌株，以备后续的血培养中再次分离出该菌时，对前后的分离菌株都进行详细的鉴定和药敏试验。如培养一定时间后（如 5 天或 7 天）仍无微生物生长，仪器未予报警，则应取出培养瓶，经盲目传代后证实无细菌生长，报告"培养5天（或7天），未见细菌生长"。

病原学实验诊断与鉴别诊断 由血管内感染引起心内膜炎、化脓性血栓性静脉炎常见细菌为草绿色链球菌群、肠球菌属、表皮葡萄球菌、其他凝固酶阴性葡萄球菌、金黄色葡萄球菌、肠杆菌科细菌、铜绿假单胞菌；血管外感染引起血流感染的常见细菌为流感嗜血杆菌、肺炎链球菌、脑膜炎奈瑟菌、布鲁菌属、沙门菌属与李斯特菌属。内源性感染常见厌氧菌是脆弱类杆菌、消化链球菌；真菌血症通常是医源性，白念珠菌最为常见。其病原学检测主要依据细菌感染病原学实验诊断方法与细菌生物学特征等做出鉴定，通过体外药物敏感性试验提供抗感染治疗药物。

金黄色葡萄球菌血流感染 是引起血流感染最常见病原菌之一，病死率较高。多数金黄色葡萄球菌引起的血流感染有明确的原发灶，如蜂窝织炎、骨髓炎、皮肤破损、肺部感染（血管外感染灶）和静脉导管（血管内病灶）等；原发感染灶分离出金黄色葡萄球菌、药敏试验结果与血培养相同。其症状常较典型，如寒战，高热，关节痛，常可引起脑脓肿，心肌脓肿等迁移性脓肿。医院获得性金黄色葡萄球菌血流感染中耐甲氧西林金黄色葡萄球菌菌株（MRSA）多于社区获得性金黄色葡萄球菌血流感染，在血液透析和腹膜透析患者中MRSA更多见。

凝固酶阴性葡萄球菌血流感染 该菌是医院获得性血流感染的最主要病原原菌，也是血培养最可能污染的细菌，其诊断有赖于不同部位多次血培养获得阳性结果或其他严格的诊断标准。该感染的危险因素为静脉导管、腹透管和人工关节等；新生儿重症监护病房中的凝固酶阴性葡萄球菌血流感染发生率明显增加，可能与低体重、外周血管或经脐血管插管、机械通气和静脉使用脂肪乳剂等有关。

肠球菌属血流感染 多数为医院获得性感染。肠球菌属血流感染常为复数菌所致，多合并其他革兰阴性杆菌血流感染。常见的入侵途径为泌尿道、盆腔感染，大面积烧伤感染，糖尿病继发足部感染、压疮感染与胆道感染等。血流感染肠球菌属细菌除对万古霉素及替考拉宁敏感外，对其他抗生素敏感性差。

肺炎链球菌血流感染 多数为社区获得性感染。儿童菌血症最常见肺炎链球菌感染，可继发于肺炎链球菌性肺炎、中耳炎、乳突炎、咽炎，病原菌大多由肺部经引流淋巴经胸导管入血，中耳炎及乳突炎时则肺炎链球菌可经静脉窦入血。很少引起感染性心内膜炎，亦很少引起迁徙性病灶。患有重症疾病如镰形细胞贫血及免疫功能低下患者，均易发生肺炎链球菌败血症。

肠杆菌科细菌血流感染 20世纪70年代，大肠埃希菌占医院血流感染的首位，90年代初明显下降。引起大肠埃希菌血流感染常见的原发灶为泌尿生殖道、胰-胆管、静脉导管，气管插管、外科伤口等。大肠埃希菌血流感染尤以产超广谱β-内酰胺酶大肠埃希菌为主。肺炎克雷伯菌也是医院获得性感染最常见致病菌之一，重症监护治疗病房是肺炎克雷伯菌感染的高发区，尤其在新生儿重症监护治疗病房，一些危重新生儿、低出生体重儿广谱抗生素的广泛应用，新生儿肺炎克雷伯菌败血症发病率上升。其他肠杆菌科细菌血流感染常见于尿道、下呼吸道、胆道、手术创面感染或静脉留置导管以及气管插管后。

铜绿假单胞菌血流感染 常见于免疫功能低下人群。患有血液系统恶性肿瘤、粒细胞减少症、糖尿病、器官移植、严重烧伤、大面积皮肤破损、应用肾上腺皮质激素、获得性免疫缺陷综合征患者与早产儿、进行手术、化疗、静脉导管、尿道装置或导尿者。由该菌所致感染病灶可随血流播散而发生菌血症和败血症，是患者死亡的重要因素

厌氧菌血流感染 约75%厌氧菌血流感染由厌氧革兰阴性杆菌所致，以脆弱类杆菌为主，消化链球菌，梭菌引起的血流感染亦较常见。厌氧菌血流感染常为复数菌血流感染，原发病灶以肠道最为多见，其次为女性生殖道、下呼吸道、头颈部以及皮肤软组织感染。抗厌氧菌药物的广泛使用，厌氧菌引起血流感染的发生率下降。

真菌血流感染 常是医源性的，继发于大剂量抗生素使用、静脉留置导管、肿瘤、肾上腺皮质激素、静脉高营养、复杂的手术如器官移植、心脏和胃肠道手术。常见的入侵途径有静脉用毒品、人工植入装置、胃肠道和严重烧伤。真菌血流感染中以白念珠菌最常见，其他最常见的真菌有光滑念珠菌、平滑念珠菌、热带念珠菌等。

临床评价 血流感染病原学检验有着重要临床应用价值，除确诊血流感染病以外，还可判断预后，指导治疗，预防医院感染

的发生。

临床应用评价　血流感染实验诊断是确诊血流感染的关键，对菌血症、感染性心内膜炎、感染性动脉瘤、血栓性静脉炎、其他血管内膜感染（伤寒热、波浪热）、假体植入后感染、导管相关性感染、败血性关节炎与肺炎的诊断有指导意义。同时还可应用于：①预测疾病预后。②按阳性血培养出现时间特点判别是一过性、间歇性菌血症或持续性菌血症。③明确成人菌血症是社区获得性或医院获得性。④明确成人、新生儿与儿童菌血症病原菌。⑤明确感染性心内膜炎病原菌，包括常见细菌、真菌及少见菌属（如嗜血杆菌属、放线菌属、心杆菌属、艾肯菌属与金杆菌属）的细菌。

标本评价　标准的血标本采集是正确血培养的前提，包括采血部位、采血部位皮肤及培养瓶消毒处理、采血方法、血送检次数、采血时间、送检的血量等。

采血部位与方法　应从静脉采血，不建议从动脉采血，通常采血部位为肘静脉；因静脉导管或静脉留置装置污染可能性较大，不宜从静脉导管或静脉留置装置取血，除非怀疑中央导管相关血流感染。如果用注射器抽血，应先注入厌氧瓶；如果用真空采血的软管，应先注入需氧瓶。

采血部位皮肤及培养瓶消毒处理　严格按标准步骤进行，使用消毒剂（碘酊或碘伏）对皮肤进行严格仔细消毒处理，最大限度减低皮肤污染。用70%乙醇或碘溶液消毒血培养瓶橡皮塞子。

送检的血量　自动化仪器要求采血量：推荐成人患者为20~30ml，注入每瓶血培养瓶不少于5ml血；婴幼儿患者为每瓶1~2ml，儿童为每瓶3~5ml。手工配制培养基要求血液和肉汤之比为1:5~1:10，以稀释血液中的抗菌药物、抗体等杀菌物质。成年采血量太多可能导致血培养仪假阳性结果，而采血量太少则会降低阳性检出率。

血送检次数与采血时间　怀疑血液细菌感染采集血液标本应注意以下各项：①血培养采集时间应在患者寒战和发热前1小时或抗菌药物使用之前；若患者已行抗菌药物治疗，则应在下一次用药前进行采集；细菌通常在寒战和发热前1小时入血，此时采集血培养标本进行病原菌培养可提高阳性检出率。②采血套数：以一个需氧瓶和一个厌氧瓶为一套血培养，作为常规血培养组合；单瓶血培养不仅阳性检出率低，而且难以区分污染导致的假阳性；推荐临床开展血培养"双侧双瓶"，即从一个部位采血接种一套培养瓶，再从另一部位采血接种另一套培养瓶，可提高阳性检出率。③对感染性心内膜炎者，建议1小时（2小时内）采集3份血培养，若所有结果24小时后阴性，再采集3份血培养。④入院前两周内接受抗生素治疗者，连续三天采集血培养，每天2份。

方法学评价　提高血液中细菌、真菌的检出率与培养液添加的营养成分、孵育气体环境、培养液中和血液中的抑制微生物的生长物质密切相关（见血培养）。

（洪秀华）

dǎoguǎn xiāngguānxìng xuèliú
gǎnrǎn shíyàn zhěnduàn

导管相关性血流感染实验诊断（laboratory diagnosis of catheter-related blood stream infection）

采集疑为导管相关性血流感染患者的血液标本和导管标本进行病原生物学检验、结果分析而确诊的过程。导管相关性血流感染（CRBSI）指带有血管内导管或者拔除血管内导管患者于48小时内出现菌血症或真菌血症且导管尖端培养出与血流感染同样致病菌的感染。其临床特征有发热（>38℃）、寒战或低血压等感染表现，除血管导管外没有其他明确的感染源。留置血管内导管是救治危重患者常用医疗操作技术，用于输注液体、血制品、抗生素及特殊用药。置管后的患者可发生感染，其机制大多为皮肤定植菌移位于易黏附微生物导管表面、生长繁殖并释放入血流，随血流播散形成严重的全身性感染。感染常与导管留置的时间、置管部位及其细菌定植情况、无菌操作技术、置管技术、患者免疫功能和健康状态等因素有关。

医疗机构应当积极开展导管相关性血流感染的目标性监测并不断改进，有效降低感染率。若留置导管末端位置靠近心脏或大血管，如主动脉、肺动脉、上腔静脉、下腔静脉等之一的导管相关性血流感染称中央导管相关血流感染（CLABSI）。

实验检测　临床微生物学实验检测是导管相关性血流感染的重要实验诊断依据。在临床诊断血流感染的基础上（血流感染诊断标准见血流感染实验诊断），还需要进行微生物学实验检测。导管相关性血流感染实验检验程序见图。

实验诊断　放置血管导管后单纯靠血流感染临床特征诊断CRBSI不可靠，还需血流感染病原学诊断。经血管导管抽取的血标本不可避免地有导管内定植或接头污染的病原菌，即使培养阳性结果也不能立即确定为血流感

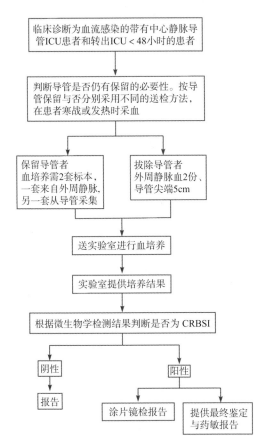

图 导管相关性血流感染检验程序

注：ICU：重症监护治疗病房

染，只有当经导管抽血多次培养出同一病原菌或检测到病原体的抗原物质才有诊断价值。

病原学检测结果分析 根据是否拔除静脉插管选择不同的检测方法，并对血培养病原学检测结果进行正确的分析。

保留导管者血培养结果分析 ①如果两套血培养均阳性且为同种菌，如无其他感染证据，提示可能为CRBSI。②来自导管的血培养阳性报告时间比来自外周静脉的血培养阳性早120分钟，提示为CRBSI。③来自导管的血培养阳性报告时间与来自外周静脉的血培养阳性报告时间差异<120分钟，但耐药谱一致，同时无其他感染证据，也可提示为CRBSI。④定量血培养结果显示来自导管的细菌数量至少5倍于外

周静脉血培养，如无其他感染证据，提示可能为CRBSI。⑤如仅是来自导管的血培养为阳性，不能确定为CRBSI，可能为定植菌或采集血标本时污染。⑥如仅是来自外周静脉的血培养为阳性，不能确定为CRBSI，但若为金黄色葡萄球菌或念珠菌，在无其他感染证据情况下则提示可能为CRBSI。⑦如果两套血培养均为阴性，则不是CRBSI。

不保留导管者血培养结果分析 ①若一套或多套血培养阳性，且导管末梢培养也阳性，细菌鉴定和药敏谱显示两种培养为同种菌，提示可能为CRBSI。②如果一套或多套血培养阳性，而导管末梢培养阴性，若鉴定是金黄色葡萄球菌或念珠菌且无其他感染的证据，提示可能为CRBSI。

③如果血培养为阴性而导管末梢培养为阳性，提示为导管定植菌，不是CRBSI。④如果两套血培养和导管末梢培养均为阴性，则不是CRBSI。

常见病原菌实验诊断 主要是表皮葡萄球菌、其他凝固酶阴性葡萄球菌，其次为金黄色葡萄球菌、肠杆菌科细菌，较少见铜绿假单胞菌与真菌。常见病原菌实验诊断见细菌感染病实验诊断。不合理应用抗菌药物使医院导管相关感染的发生和转归都发生了明显的变化，明确病原菌及针对性使用敏感药物显得尤为重要。

临床评价 微生物学实验检测对诊断导管相关性血流感染极重要。其结果准确性与送检标本、采血方法、血培养孵育时间、阳性血培养物鉴定及药物敏感性有关。CLABSI发生感染的概率较高，而周围静脉留置导管的感染率则较低。

送检标本 临床医师必须首先判断导管是否仍有保留的必要性，按导管保留与否分别采用不同的送检方法。保留导管患者至少2套血培养，其中至少一套来自外周静脉，另外的一套则从导管中心或VAP隔膜无菌采获，两个来源的采血时间差必须不多于5分钟，各自做好标记；不保留导管患者从独立的外周静脉无菌采集2套血培养，还需于无菌状态下取出导管并剪下5cm导管尖端或近心端交实验室进行半定量平板滚动培养或者定量培养。

采血方法 采血者用速干乙醇消毒液洗手，70%的乙醇消毒培养瓶的橡胶塞，待干60秒，用安尔碘（络合碘）消毒皮肤待干60秒钟才能进行穿刺。每瓶采血10ml，尽量保证两套血培养采血达40ml，以提高阳性检出率。采

血后，血培养瓶应尽快送至微生物实验室，采血后的血培养瓶室温放置不能超过 12 小时。

血培养及结果报告 阳性标本应早期涂片、镜检，做早期阳性报告；随即转种，进一步鉴定、药敏试验，报告最终鉴定的药敏结果。

（洪秀华）

xuèpéiyǎng

血培养 (blood culture)

以合适条件孵育加有血液标本的血培养瓶检测微生物存在的方法。阳性血培养是确诊血流感染细菌或真菌的实验诊断依据；分离鉴定阳性血培养物可明确血流感染病原菌、评价患者预后与指导抗菌药物治疗。快速和准确的血培养检查对病死率极高的菌血症、败血症、脓毒血症或真菌血症的诊断和治疗具有极其重要的意义；尤其是随着创伤性诊疗技术的大量开展以及广谱抗生素、激素的广泛应用，血流感染的发病率逐年增高，感染病原菌种类多、范围广、耐药性各异，提高血培养阳性率，对及时、准确地做出病原学诊断显得尤为重要。

原理 正常人体的血流中无病原微生物。若细菌或真菌通过各种途径进入血流、迅速繁殖，超出机体免疫系统清除这些微生物的能力，会通过血流造成全身播散引起各种临床症状。此时，可以无菌采集患者静脉血，注入需氧和厌氧培养瓶进行培养，分别监测血液培养瓶内细菌或真菌生长现象。有生长迹象时取培养液涂片镜检和转种平板，根据分离细菌的特征进行鉴定至种或型。

检测方法 血培养可用手工法或自动血培养系统。

手工法 将血液标本接种至增菌肉汤中，35℃孵育，每日肉眼观察 1 次，有生长迹象时取培养液涂片镜检和转种平板，无生长迹象则继续孵育。一般孵育 7 天后，盲种至血平板；怀疑亚急性细菌性心内膜炎时，继续培养至 3 周以上。对于盲种后仍无细菌生长则报告阴性。双相血培养瓶是在肉汤培养瓶中加一层琼脂平面，培养后一旦有细菌生长，即可在琼脂平面上形成菌落，可直接取菌落进行鉴定和药敏试验。

自动血培养系统 多数中国实验室应用连续监测血培养系统进行。细菌或真菌在生长过程中消耗培养基内的营养物质引起混浊度、pH、代谢终产物 CO_2 的浓度、荧光标记底物或代谢产物等变化，以此来判断瓶内有无细菌、真菌生长。一旦血培养仪报警阳性，立即对阳性瓶取样涂片、革兰染色、镜检，并及时完成转种、鉴定与药物敏感试验（见连续监测血培养系统）。

临床意义 正常机体血培养为阴性。

血培养阳性 通常见于全身或局部感染引起的血流感染与导管相关性血流感染，常见细菌为葡萄球菌属、肠球菌属、链球菌属及革兰阴性细菌等。多次多部位采血培养出肠杆菌科细菌、非发酵菌、凝固酶阴性葡萄球菌、金黄色葡萄球菌、肠球菌属细菌和真菌具有病原学诊断价值。真菌血症通常是医源性的，常继发于大剂量抗菌药物使用、静脉留置导管、肿瘤、肾上腺皮质激素使用、静脉高营养、器官移植等复杂手术。对培养阳性的微生物进行药物敏感试验，可为患者提供应用抗菌药物的实验依据。血培养阳性偶见于采血部位微生物污染，常见的污染菌有凝固酶阴性葡萄球菌、芽胞杆菌属（除炭疽杆菌）、棒状杆菌属、丙酸杆菌属、草绿色链球菌、气球菌属、微球菌属等，需结合其他实验检查结果（降钙素原和 C 反应蛋白等）与临床进行综合分析。

血培养阴性 提示机体的血流感染可能不是细菌和真菌引起，或已经应用抗菌药物导致培养阴性，或者采血时机不当引起的假阴性。

临床评价 目前尚缺乏菌血症诊断的"金标准"，对血培养方法的临床应用应综合评定。

方法学评价 手工法培养结果需人工肉眼观察，不能实时监测，每天观察一次会延误检出时间，且容易污染，造成假阳性；双相培养瓶的优点是不需转种平板，便于观察和及时发现阳性结果；全自动法具有检测灵敏度高、检出的时间短，检出病原菌的种类多，抗干扰能力强、污染明显减少等特点。

临床应用评价 ①患者采用静脉插管和插管维持期间，病原菌易定植于导管表面，随血流播散形成严重的全身性感染，此类感染患者应及时进行血液细菌培养确诊。②合并有铜绿假单胞菌的多重菌血症致死率很高，一旦在血培养中检出如铜绿假单胞菌、金黄色葡萄球菌、大肠埃希菌，不论是否合并其他微生物感染，都需要仔细鉴定并进行药敏试验。③若有潜在的致病菌如凝固酶阴性葡萄球菌、芽胞杆菌、革兰阳性厌氧杆菌或短小棒状杆菌合并其他微生物检出，应结合临床表现及血培养阳性份数确定是否为假阳性。

标本事项 有时很难区分血培养阳性细菌是真正的致病菌或污染菌。皮肤消毒、静脉穿刺过程中的无菌操作是避免血培养标本污染的重要环节。常见的污染菌有：凝固酶阴性葡萄球菌、芽胞杆菌属（除炭疽杆菌）、棒状杆菌属、丙酸杆菌、草绿色链球菌群、气球菌属、微球菌属等。这些细菌在一定条件下仍能引起严重的感染，如从2份或2份以上血培养中分离到同一种细菌，也应结合临床表现，做出病原菌的诊断。尤其是凝固酶阴性葡萄球菌既存在于人体皮肤，也可以在侵入性医疗装置上形成生物被膜，既是血培养最常见的污染菌，也是首要的导管相关性血流感染的病原菌。

（洪秀华）

liánxù jiāncè xuèpéiyǎng xìtǒng

连续监测血培养系统（continuous monitoring blood culture system，CMBCS）

通过计算机自动扫描连续监测微生物生长代谢指标并自动报警有细菌（或真菌）生长的诊断分析技术。即是临床广泛使用的第三代自动血培养系统。传统的血培养需每天观察培养瓶的变化并进行盲目转种，费时、费力，阳性率不高。20世纪70年代以后，出现了许多半自动化和自动化的血培养检测和分析系统，使检测变成快速简便的自动化操作，缩短了工作时间，提高了阳性检出率。通常自动血培养系统主要由培养瓶、培养仪和数据管理系统三部分共同完成检测有无微生物生长。

基本原理 通过计算机自动扫描，进行连续监测培养基（液）中微生物生长繁殖而发生的变化，即混浊度、pH、代谢终产物、CO_2浓度、荧光标记底物或代谢产物等的变化，定性检测微生物的存在。当某些生长指数超标时，仪器自动报警提示有细菌或真菌生长。根据所检测物质的不同可分为以下3类。

检测培养基导电性和电压 微生物在生长代谢的过程中可产生质子、电子和各种带电荷的原子团，血培养基中因含有不同电解质而具有一定导电性。通过电极检测培养基的导电性或电压可判断有无微生物生长。

测定培养瓶内压力 细菌在生长过程中，伴有吸收或产生气体现象，通过测定培养瓶内压力的改变检测微生物的生长。如需氧菌在胰酶消化大豆肉汤中生长时，消耗培养瓶中的氧气，故首先表现为吸收气体；而厌氧菌生长时最初均无吸收气体现象，表现有气体产生。

采用光电比色原理监测 目前应用最广泛的自动血培养系统。微生物在代谢过程中产生终末代谢产物CO_2，引起培养基pH值及氧化还原电位改变。利用光电比色检测血培养瓶中某些代谢产物量的改变，可判断有无微生物生长。这类自动血培养系统又可分成以下4类：①通过红外分光光度计连续监测培养瓶内CO_2水平的变化。②通过反射光强度增强确定微生物生长。③检测荧光强度确定微生物生长。④采用同源荧光技术监测微生物的生长。

检测标本要求 优质标本是提高样品阳性检出率的保证。为达到标本符合要求，须注意以下各项。

标本采集要求 皮肤消毒、静脉、胸腔、腹腔、关节腔、心包腔及脑脊膜腔穿刺过程中的无菌操作是避免培养标本污染的重要环节。所有无菌体液细菌培养阳性皆可作为感染的病原学依据，但必须区分真正的致病菌或污染菌。标本采集必须是经过训练、有资质的专业技术人员和医务人员严格遵守操作规程进行。

培养瓶要求 采集的标本需注入培养瓶后送检，系统培养瓶应：①专用封闭式，不仅提供不同细菌繁殖所必需的增菌液体培养基，还包含适宜的气体成分，最大限度检出所有阳性标本，防止假阴性。②每个培养瓶上都印有有效期，在超过所标月份的最后一天之后，不能再使用此培养瓶。③培养瓶应于15~30℃、避光存放，若存放在冰箱内会出现沉淀，此时需将培养瓶重新恢复到室温，待沉淀消失后才能使用。④瓶上贴有条形码，用条形码扫描器扫描后才能将该培养瓶信息输入微机，瓶上应贴有受检者标本收集时间、部位与临床诊断。

培养瓶送检 注入标本后培养瓶尽快送到实验室培养，一般在2小时内，如有耽搁，应暂在室温下保存。

血送检的次数、采血时间、送检的血量 见血流感染实验诊断。

临床应用 除可进行血液标本的检测，也可以用于临床上所有无菌体液，如骨髓、胸腔积液、腹水、脑脊液、关节液、穿刺液、心包积液等的细菌与真菌培养检测，提供感染性疾病的病原学诊断，培养阳性的患者应尽可能快地给予适当的抗感染治疗，还可帮助判断预后与指导抗微生物药物的使用。

评价 连续监测血培养系统具有以下性能特点：①培养基营养丰富，针对不同微生物对营养和气体环境的要求悬殊、患者的年龄和体质差异较大及培养前是否使用抗菌药物三大要素，自动血培养系统不仅提供不同细菌繁殖所必需的营养成分及中和抗生素成分，而且在瓶内空间还充有合理的混合气体，无需外接气体，最大限度检出所有阳性标本中的细菌与真菌。②封闭式非侵入性的瓶外监测方式，避免标本交叉感染，且无放射性污染，以连续、恒温、振荡方式培养，使细菌易于生长。③自动连续监测，缩短了检测出细菌生长的时间，保证了阳性标本检测的快速、准确；阳性结果报告及时，并经打印显示或报警提示，85%以上的阳性标本能在48小时内被检出。④培养瓶多采用双条形码技术，查询患者结果时，只需用电脑上的条码阅读器扫描报告单上的条码，就可直接查询到患者的结果及生长曲线。⑤数据处理功能较强，数据管理系统随时监测感应器的读数，依据数据的变化来判定标本的阳性或阴性，并可进行流行病学的统计分析。

（洪秀华）

zhōngshū shénjīng xìtǒng gǎnrǎn shíyàn zhěnduàn

中枢神经系统感染实验诊断

（laboratory diagnosis of central nervous system infection） 采集疑为中枢神经系统感染患者脑脊液标本，进行病原生物学检验，并密切结合临床有关资料，确定感染病发生与性质的过程。病原生物侵犯脑和脊髓的实质、被膜及血管等引起的急性或慢性疾病称中枢神经系统感染。根据特异性致病因子不同，主要有细菌性脑膜炎、病毒性脑炎、真菌性脑膜炎、脑脓肿和脑寄生虫病之分。中枢神经系统感染虽较少见，但脑和脊髓一旦受到感染则后果严重，患者即使免于死亡，也可能遗留神经性损伤。快速诊断、鉴别诊断与早期治疗均有助于降低本病的死亡率和致残率，实验诊断对疾病的诊断有重大意义。

实验检测 需结合临床表现，选择合适的实验检测项目，按合理的检测程序进行实验检测。

检测项目 包括外周血常规检查、脑脊液常规检查与病原学检查，尤以脑脊液检查最为重要。偶做活检组织病原学检查。

外周血常规检查 血液白细胞计数与分类、C反应蛋白；血清降钙素原是诊断细菌感染有效指标。

脑脊液常规检查 外观检查（颜色、透明度、薄膜及凝块）；有形成分检查；蛋白质定性与定量；葡萄糖定量（需同时比较脑脊液和血清中的葡萄糖水平）；氯化物测定。

脑脊液病原学检查 涂片染色显微镜检查；检测抗原；检测特异性IgM、IgG抗体；检测核酸；分离、培养和鉴定病原体；抗菌药物敏感性试验。

活检组织病原学检查 显微镜检查组织细胞核内包涵体；原位杂交检测病毒核酸；脑组织病原体分离、培养和鉴定。

病原学检验程序 ①脑脊液标本的细菌、真菌学检验程序见图。②病毒学检验程序：可依临床资料判断感染的病毒，并以此决定采集何种标本（脑脊液、脑组织标本、粪便和咽拭子），经病毒的分离与培养鉴定、血清学试验、核酸分子杂交以及核酸扩增技术等做出病原学诊断。

实验诊断 在有临床诊断依据的基础上选择合适病原学实验检测项目进行实验诊断。

临床诊断依据 不同病原体所致各种中枢神经系统感染疾病临床诊断依据各异，但主要都是根据病史、临床表现与体征（特别是神经系统损害体征）、脑电图异常、头颅CT或MRI发现病灶以及脑脊液压力、白细胞、蛋白质、糖和氯化物的变化。

病原学诊断依据 脑脊液涂片染色镜检与培养阳性结果是确诊中枢神经系统感染主要依据，但病毒的分离与培养鉴定在临床较难开展，常以血清学试验、核酸分子杂交以及核酸扩增技术等做出病原学诊断。

病原学检测结果报告及解释

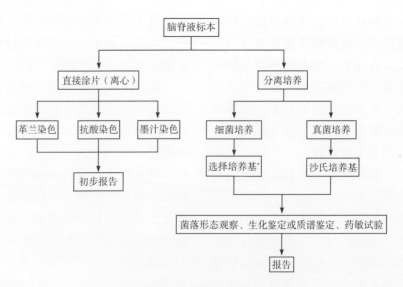

图 脑脊液标本的细菌、真菌学检验程序

注：*根据初步报告选择接种的培养基及接种条件，如普通肉汤、5g/L葡萄糖肉汤、血平板、巧克力平板麦康凯、罗氏培养基等

临床较多以脑脊液涂片染色镜检、脑脊液细菌分离、培养与鉴定检出细菌与真菌，以抗原、抗体与核酸检测检出病毒。

脑脊液涂片染色镜检 查见：①革兰染色阴性或阳性细菌可诊断为细菌性脑脊髓膜炎。②革兰染色阴性肾形双球菌，结合患者发热、喷射状呕吐、剧烈头痛和脑膜刺激征，可诊断为流行性脑脊髓膜炎。③抗酸染色或金胺-罗丹明荧光染色阳性杆菌可诊断为结核性脑膜炎。④墨汁染色黑色背景中的透亮菌体（时见出芽）和宽厚荚膜，可报告"找到新型隐球菌"（见墨汁染色真菌显微镜检查）。

脑脊液标本细菌分离、培养与鉴定 培养检出：①脑膜炎奈瑟菌为流行性脑脊髓膜炎。②肺炎链球菌、流感嗜血杆菌、大肠埃希菌与链球菌为化脓性脑膜炎。③结核分枝杆菌为结核性脑膜炎。④厌氧菌或厌氧菌与需氧菌混合感染常为脑脓肿。⑤脑脊液培养可见黄绿色毛状菌落生长，经多次培养阳性（因该菌为条件致病），并结合临床表现、脑组织活检或颅脑手术后病理检查，于病理组织中找到曲霉菌才能确诊曲霉菌脑膜炎（见真菌感染病实验诊断）。如脑脊液培养48小时仍无细菌生长，则报告为"培养2天无细菌生长"。

脑脊液抗原、抗体与核酸检测 ①新型隐球菌荚膜多糖抗体、抗原检测阳性有助于诊断，但需注意脑脊液乳胶凝集试验法的假阳性问题。②检出病毒抗原或抗体与核酸可报告阳性，需根据检测项目特异性与敏感度并结合临床给出诊断（见病毒血清学检测、病毒分子生物学检测）。

病原学实验诊断与鉴别诊断 常见中枢神经系统感染性疾病主要有细菌性脑膜炎、结核性脑膜炎、隐球菌性脑膜炎、病毒性脑膜炎、病毒性脑炎以及脑寄生虫病。

细菌性脑膜炎 病原体主要包括脑膜炎奈瑟菌、肺炎链球菌、流感嗜血杆菌、金黄色葡萄球菌、其他链球菌、大肠埃希菌与产单核细胞李斯特菌等。脑脊液因细菌或细胞的存在而呈现不同程度的混浊；化脓性脑膜炎时白细胞计数常在（1000~20 000）×10^6/L之间，分类以中性粒细胞为主，脑脊液可呈脓样乳白混浊；蛋白含量增加；氯化物含量降低；脑脊液经涂片染色镜检、分离培养鉴定检出细菌均视为病原菌。

结核性脑膜炎 脑脊液外观无色透明或微黄，静置后可有薄膜形成；压力增高；早期可见中性粒细胞增多，易误诊细菌性脑膜炎；单个核细胞显著增多，常为（50~500）×10^6/L；蛋白增多，通常为1~2g/L，脊髓蛛网膜下腔阻塞时可超过5g/L；糖及氯化物减少；脑脊液典型改变可高度提示诊断。脑脊液抗酸涂片仅少数病例阳性，脑脊液结核分枝杆菌培养可确诊，但需大量脑脊液和数周时间；也可用PCR检出。约半数患者皮肤结核菌素试验阳性或胸部X线平片可见活动性或陈旧性结核感染证据。临床经过、表现和脑脊液改变与隐球菌脑膜炎极为相似，可通过涂片、培养、血清学及细胞学检查等鉴别诊断。

隐球菌性脑膜炎 脑脊液澄清（有大量隐球菌时黏稠）；压力正常或增高；白细胞计数轻中度升高为主（少于100×10^6/L），以单个核为主（免疫抑制患者细胞数也可正常）；蛋白含量增高通常

≤2g/L，含量更高提示蛛网膜下腔梗阻。糖降低（0.83~1.94mmol/L）。脑脊液离心沉淀后涂片墨汁染色检出隐球菌可确诊。脑脊液隐球菌抗原检查较墨汁染色敏感。此病临床表现、脑脊液常规检查颇似其他亚急性或慢性脑膜炎，如结核性脑膜炎或梅毒脑膜炎，临床常易误诊，脑脊液病原体检查可鉴别。

病毒性脑膜炎 85%~95%病毒性脑膜炎由肠道病毒引起，包括脊髓灰质炎病毒、柯萨奇病毒A和B、埃可病毒（现归入肠道病毒属A、B、C三个种）等。虫媒病毒和单纯疱疹病毒也是引起本病的较常见病原体，腮腺炎病毒、淋巴细胞性脉络丛脑膜炎病毒、水痘-带状疱疹病毒及流感病毒则少见。脑脊液细胞数增多达（10~1000）×10^6/L，早期以中性粒细胞为主，8~48小时后以淋巴细胞为主。蛋白可轻度增多，葡萄糖水平正常。急性肠道病毒感染可通过咽拭子、粪便等分离病毒诊断，但技术上的限制和耗时过长使临床难广泛应用。聚合酶链反应检查脑脊液病毒有稳定的高敏感性及特异性。

病毒性脑炎 主要有单纯疱疹病毒性脑炎、流行性乙型脑炎、肠道病毒脑炎、狂犬病病毒脑炎及亚急性硬化性全脑炎、进行性多灶性白质脑病、朊粒感染等慢性感染。诊断主要根据患者典型临床表现、脑电图、血清学特异抗体水平增高及神经影像学所见，确诊有赖于脑活检病理检查发现细胞内包涵体、病毒核酸或脑脊液检出病毒抗原或抗体。

脑寄生虫病 主要有脑囊尾蚴病、脑型血吸虫病、脑棘球蚴病、脑型肺吸虫病等。除CT和MRI可见典型改变外，大多血嗜

酸性粒细胞增多；脑脊液压力升高、蛋白质增多。粪便查到虫卵、血清学试验及皮肤试验阳性有助于诊断。

临床评价 包括临床评价及方法学评价。

标本评价 ①脑脊液病原学检查对中枢神经系统感染，尤其是细菌学与真菌学检验具有重要意义，检出细菌（排除污染）均视为病原菌。②无菌采集脑脊液后应在常温下立即送检，培养脑膜炎奈瑟菌、流感嗜血杆菌等苛养菌时，应将标本置于35℃保温送检。③用于常规细菌检测的脑脊液量≥1ml；用于检测抗酸菌的脑脊液量≥5ml。④做脑脊液培养时应同时采集患者血液标本进行血培养。⑤正确的腰穿术对脑膜炎患者无任何危险，若怀疑患者脑脓肿或颅内压增高，则应避免腰椎穿刺。

方法学评价 ①脑脊液为无菌体液标本，涂片染色镜检及分离、培养与鉴定出现阳性结果具有诊断价值。②抗体、抗原检测阳性有助于诊断，但需注意检测项目的特异性与敏感度，避免假阳性与假阴性的出现，如脑脊液新型隐球菌荚膜多糖抗原检测乳胶凝集试验的假阳性问题。③脑脊液涂片染色不易发现曲霉菌丝及孢子，脑脊液曲霉菌培养可提高检出率。

（洪秀华）

pífū jí ruǎnzǔzhī gǎnrǎn shíyàn zhěnduàn

皮肤及软组织感染实验诊断

（laboratory diagnosis of skin and soft tissue infection） 采集疑为皮肤及软组织感染患者脓汁、分泌物、皮屑与痂皮等标本，进行病原生物学检验，并密切结合临床有关资料，确定感染病的发生与性质的过程。皮肤是被覆于身体表面与外界环境之间的重要屏障结构，一旦受损，外界环境中的病原生物即可通过破损的皮肤侵入，引起皮肤及软组织感染。皮肤及软组织感染（SSTI）又称皮肤及皮肤结构感染（SSSI），是化脓性致病菌侵犯表皮、真皮和皮下组织引起的炎症性疾病。皮肤及软组织感染包括毛囊炎、疖、痈、淋巴管炎、急性蜂窝织炎、烧伤创面感染、手术后切口感染及压疮感染等。某些微生物也可以经血液扩散至皮肤及软组织引起全身感染。细菌产生的毒素也可使皮肤损伤（如葡萄球菌性烫伤样皮肤综合征），或机体对某些病原生物抗原的免疫应答所致疾病（如银屑病）。皮肤感染部位不同，病原生物种类也各不相同。按感染病原体种类可分为细菌感染、真菌感染、病毒感染与寄生虫感染。

实验检测 大多数浅表皮肤感染，根据其典型的临床特征即可做出诊断，深部软组织感染通常需要采集分泌物标本进行病原学诊断。严重软组织感染伴全身中毒症状和体征者，还应进行血培养以及全血细胞计数及分类、肌酐、碳酸氢盐、肌酸激酶和C反应蛋白等一般实验室检查。通过实验检测做出病原学诊断，对帮助临床选择治疗手段有重要意义（图1、图2）。

实验诊断 在有基本临床特征的基础上，深部软组织细菌性感染、全身细菌性感染及真菌感染等需进行实验检测，以做出实验诊断。

临床诊断依据 临床特征因累及的病原体种类而异，局部红、肿、热、痛是基本临床特征。所有细菌感染均可产生脓性分泌物，一些真菌，尤其是皮下真菌感染，也常有分泌物渗出，但病毒感染很少出现脓性分泌物。斑疹、丘疹、水疱、脓疱、结节、鳞屑和溃疡等皮损，可能是某些特殊病原体感染的特征。一些严重感染

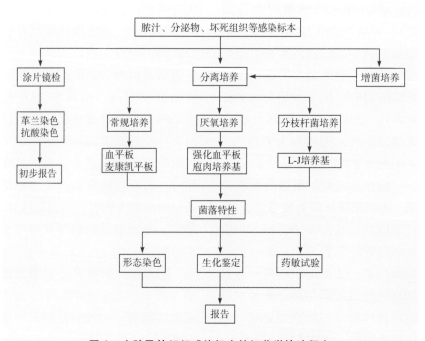

图1 皮肤及软组织感染标本的细菌学检验程序
注：L-J培养基：罗琴培养基（Löwenstein-Jensen medium）

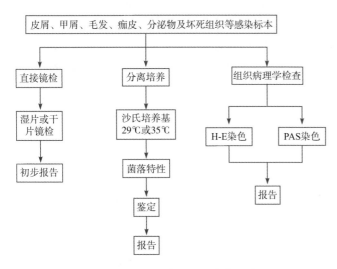

图2 皮肤及软组织感染标本的真菌学检验程序
注：PAS：过碘酸希夫；H-E：苏木精-伊红

还常出现畏寒、发热、恶心、呕吐、乏力、食欲减退、心悸、休克等全身症状。

病原学诊断依据 细菌感染最常见的标本是脓性分泌物，肉眼观察分泌物标本颜色、性状和气味等；涂片染色显微镜检查查找细菌；选择适当的培养基进行分离培养与细菌种的鉴定。真菌感染的主要依据是真菌学检查，方法主要有直接显微镜检查、分离培养、组织病理学检查、免疫学试验及分子生物学技术等，其中以直接镜检和分离培养出真菌最重要。病毒感染诊断依据为水疱液或皮损基质上皮细胞在光学显微镜下查见病毒特征性包涵体、电子显微镜观察到病毒颗粒，或进行病毒培养及免疫荧光抗体染色检查到病毒。寄生虫感染常以皮肤活组织检查法检查。

病原学检测结果报告及解释 包括浅表伤口感染标本、皮下脓肿、开放性深部皮肤损伤、手术切口感染、皮肤真菌感染。

浅表伤口细菌感染 标本在直接涂片革兰染色镜检查中能查见并多于正常细菌时，才可报告分离到某某细菌；如同时分离到3种以上革兰阳性棒状杆菌和球菌生长，提示为皮肤正常菌群，应结合临床确定是否需进一步检查。

皮下脓肿、开放性深部皮肤损伤 常由金黄色葡萄球菌和A群化脓性链球菌感染引起。压疮溃疡等其他多种皮肤损伤多为医院获得性感染，致病菌常为皮肤正常菌群或肠道菌群；烧伤感染最常见的病原菌为铜绿假单胞菌和金黄色葡萄球菌，白念珠菌或丝状真菌也逐渐成为优势菌。

手术切口感染 最常见的细菌为金黄色葡萄球菌，其次为表皮葡萄球菌、大肠埃希菌、其他肠道杆菌、假单胞菌属、类杆菌属和梭菌属，且常为混合感染，应注意厌氧菌的培养。偶发分枝杆菌、龟分枝杆菌、军团菌属、真菌等引起感染，应予以注意。

穿透性物体刺破皮肤导致损伤 深部创伤极易引起破伤风和气性坏疽等厌氧菌感染。

动物咬伤和抓伤后感染 致病菌主要是细菌。被狗和猫咬伤的伤口，可导致多杀巴斯德菌感染，人类咬伤可能导致严重需氧菌和厌氧菌混合感染。鼠咬伤常见病原体为念珠状链杆菌和小螺菌，后者难以培养，需进行动物接种。

皮肤真菌感染 实验室直接显微镜检查发现菌丝与孢子即可诊断。如直接显微镜检查未能找到菌丝与孢子，而临床症状又高度怀疑，可做真菌培养以进一步确诊。

病毒与寄生虫感染皮肤病 其临床特征典型，诊断主要依靠临床表现，实验室检查仅在少数不典型或特殊病例时进行。

病原学实验诊断与鉴别诊断 常见皮肤感染性疾病包括皮肤细菌感染、皮肤真菌感染、皮肤病毒感染与皮肤寄生虫感染。

皮肤及软组织细菌感染 常见浅表皮肤感染（蜂窝织炎、丹毒、脓疱疮）、皮肤附属器感染（毛囊炎、疖、痈、甲沟炎、痤疮）、深部软组织感染（急慢性淋巴管炎、放线菌病、肌炎、气性坏疽、破伤风、深部软组织厌氧菌感染、坏死性筋膜炎）与职业、环境或地理区域相关的感染（麻风病、皮肤炭疽、类丹毒、游泳池肉芽肿、皮肤白喉），其病原学实验诊断有赖于细菌感染病实验诊断。①肉眼观察脓性分泌物标本：如颜色为红色通常因混有血液或血红蛋白，蓝绿色常为铜绿假单胞菌所致；性状为干酪状常为分枝杆菌感染的"冷脓肿"，窦道脓液有"硫磺颗粒"提示放线菌病，各种颜色小颗粒与丝状细菌与诺卡菌或真菌菌丝体有关；分泌物恶臭气味提示有厌氧感染或需氧菌与厌氧菌混合感染。②直接显微镜检查：涂片革兰色显微镜检查，若存在大量中性粒细胞或吞噬细胞提示感染；根据细菌的形态、排列方式及染色特点，可做出初步报告；若抗酸染色检查阳性，提示非结核分枝杆菌引起的皮肤和软组织感染，如偶发分枝杆菌引起深部肌内注射的臀部脓肿、海分枝杆菌引起游泳者和渔民手臂及其他暴露部位皮肤的慢性感染。③分离培养与鉴定：分泌物及脓液等标本接种于血平板和弱选择培养基；或接种于厌氧强化血平板或厌氧选择培养基（BBE、KVLB、EYA）置厌氧环境中35℃培养；或接种2支罗琴（L-J）培养基进行培养；培养后，观察菌落特征并进一步鉴定细菌种属，即可报告。

皮肤真菌感染　常见皮肤癣菌病、皮肤念珠菌病、花斑癣等，其病原学实验诊断有赖于真菌感染病实验诊断。浅部真菌感染检验标本通常采集皮屑、甲屑、毛发和痂皮等；皮下真菌感染可采集病变部位的痂皮或脓液。通过直接涂片显微镜检查分离培养与鉴定，并结合临床所见，进行实验诊断。①直接涂片显微镜检查：湿片镜检镜下可见呈圆形或卵圆形的蓝色厚壁孢子和不分枝分格、短粗的腊肠形菌丝为糠秕马拉色菌感染；乳酸酚棉蓝染色，见被染成蓝色真菌孢子和菌丝。②分离培养与鉴定：依据菌落形态和镜下孢子和菌丝特征鉴定真菌的菌种，主要有见毛癣菌属、小孢子菌属、表皮癣菌属、白念珠菌。

皮肤病毒感染　常见疣、单纯疱疹、带状疱疹，其临床特征明显，一般根据临床症状和皮损特点即可做出诊断，只在少数不典型或特殊病例时，需要依赖实验室做病原学诊断。可采集水疱液或皮损基质上皮细胞在光学显微镜下检查病毒特征性包涵体、电子显微镜观察病毒颗粒，或进行病毒培养及免疫荧光抗体染色

检查等。

皮肤及软组织寄生虫感染常见疥疮、皮肤猪囊尾蚴病、皮肤利什曼病、人蠕形螨病、皮肤蝇蛆病、隐翅虫皮炎、虫咬性皮炎、虱病等，常以皮肤活组织检查法检查皮下结节和包块、皮肤溃疡组织、疥疮的特异性皮损隧道或肌肉，查找虫体、幼虫囊包以及绦虫头节（见活组织寄生虫检查）。

临床评价　包括标本评价与方法学评价。

标本评价　①皮肤表面有大量正常菌群寄居，故采集感染患者的标本做细菌学检查前，必须先对创面进行处理，以免正常菌群的污染。②深部软组织感染采集分泌物进行病原学诊断时，需注意标本污染，并对不同病原体用不同的方法进行检验。③对疑为厌氧菌感染或需氧菌与厌氧菌混合感染的标本采集除标本不应被正常菌群污染，尽量避免接触空气。④用于厌氧菌培养的最佳标本是活检组织或用针抽吸的分泌物和脓液。由于厌氧菌对氧气和干燥非常敏感，尽量不用棉拭标本（见细菌标本采集运送）。

方法学评价　①临床厌氧菌感染多为混合感染，且大多数厌氧菌对目前常用抗菌药物的敏感性较为稳定，因此对临床分离的厌氧菌一般不做体外抗菌药物敏感性试验（简称药敏试验），仅对某些从正常无菌部位分离的厌氧菌、已知对大多数常用抗菌药物耐药的厌氧菌或严重感染时才考虑做药敏试验。②破伤风一般不做细菌检查，根据其典型临床表现和病史即可做出诊断。③气性坏疽发展急剧，后果严重，应尽早做出细菌学报告，直接显微镜检查对快速诊断本病极有价值。

④因麻风杆菌仍不能人工培养，病原学诊断取标本涂片或病理组织切片做抗酸染色镜检，可见大量存在于细胞内呈束状或呈团排列，菌体较粗直、两端尖细抗酸染色阳性菌，也可用金胺染色荧光显微镜检查，可提高阳性率。

（洪秀华）

hūxī xìtǒng gǎnrǎn shíyàn zhěnduàn
呼吸系统感染实验诊断（laboratory diagnosis of respiratory system infection）　采集疑为呼吸系统感染患者鼻咽拭子、痰液及下呼吸道分泌物等标本进行病原生物学检验并密切结合临床有关资料，以确定感染病发生与性质的过程。呼吸系统感染包括上、下呼吸道感染。①上呼吸道感染：指自鼻腔至喉部之间的急性炎症的总称。是最常见的感染性疾病，其感染主要表现为鼻炎、咽喉炎或扁桃体炎，90%左右由病毒引起，细菌感染常继发于病毒感染之后，该病预后良好，有自限性。②下呼吸道感染：指低于声带的部位呼吸道感染，有急性气管-支气管炎、慢性支气管炎、肺炎与肺结核，可以由病毒、细菌、真菌、寄生虫直接感染，也可因急性上呼吸道感染的病毒或细菌蔓延引起本病。病原学检查是确诊呼吸系统感染发生和性质的一个重要依据，可以在疾病早期提供恰当的治疗方案并采取有效的预防措施，防止感染传播所造成的危害。

实验检测　在有临床诊断依据的基础上需按一定的病原学检验程序、选择合适的病原学实验检测项目做出病因诊断。包括细菌学检验、真菌学检验、病毒检验及寄生虫检验，其病原学检测程序见图1~3。呼吸道寄生虫感染检验则是将痰液和肺部病灶抽

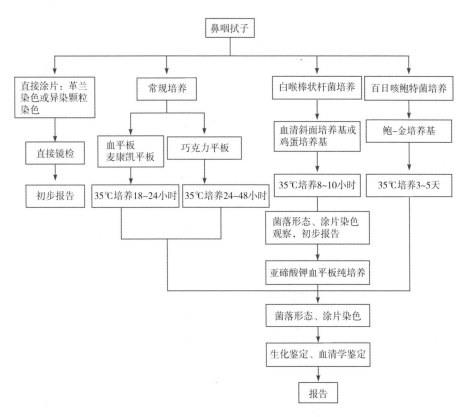

图 1　上呼吸道标本的细菌学检验程序

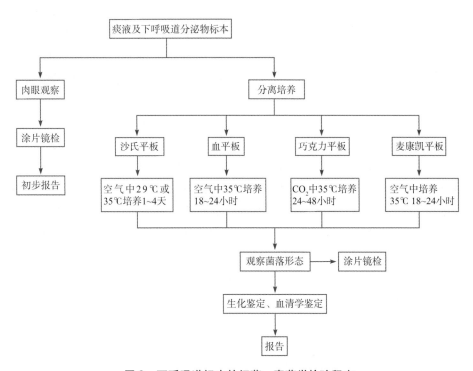

图 2　下呼吸道标本的细菌、真菌学检验程序

出液在显微镜下查见溶组织内阿米巴滋养体、耶氏肺孢子菌包囊、肺吸虫卵、细粒棘球蚴原头蚴或游离的小钩、蛔蚴、钩蚴和粪类圆线虫幼虫等。不同的标本应根据患者的年龄和患病状况采取不同的检测方法。

实验诊断　呼吸系统疾病的实验诊断必须密切结合临床，其

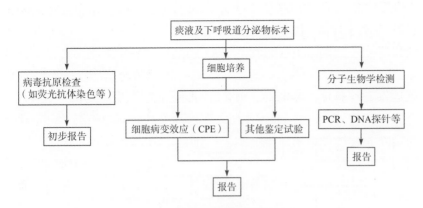

图 3 呼吸道标本病毒的检验程序

注：PCR：聚合酶链反应

实验诊断最常用的检测项目有血液一般检查、呼吸道感染的病原体检查和血清学诊断、电解质与酸碱平衡检测、变应原检查等。

临床诊断依据　不同呼吸道感染的临床特征主要与炎症发生部位的结构以及使呼吸道功能发生改变的范围有关，鼻咽部感染、扁桃体炎、咽炎、肺炎等各有不同的临床症状和体征；痰中带血（咯血）是肺结核和肺癌的常见症状。不同病原菌所致的呼吸道感染临床表现也各有其特点：扁桃体有渗出，伴结膜和咽部充血的，临床常常提示腺病毒感染所致（称之为咽结膜炎）；咽颊和软腭出现的疱疹，常提示柯萨奇病毒所致的疱疹性咽颊炎。可能致病的病原菌种类较多，应根据病史、流行情况、体格检查及胸部 X 线检查等做出临床诊断。

病原学诊断依据　呼吸道感染时，血液检查一般中性粒细胞增多，有时还有中毒颗粒；嗜酸粒细胞增多提示有过敏因素、曲霉或寄生虫感染。呼吸道标本的直接涂片检查对病原学诊断具有一定意义；进行病原体分离培养，或病毒血清学检查、免疫荧光法、酶联免疫吸附试验、血凝抑制试验等，可确定感染的病因。

病原学检测结果报告及解释　从上呼吸道获得诊断用标本（鼻咽拭子、咽拭子）较容易，但因可能受到口腔正常菌群的污染，这些标本的诊断价值有限。采集下呼吸道标本时（痰液）较难避开上呼吸道而受到污染，检测结果的报告需做一定解释。

上呼吸道标本直接涂片细菌检查　咽拭子标本涂片（两张），阿尔伯特异染颗粒染色见位于菌体一端或两端的蓝黑色颗粒，革兰染色见呈 X、V、Y 等排列革兰阳性棒状杆菌，可做"找到有异染颗粒的革兰阳性杆菌"的初步报告。

上呼吸道标本细菌分离培养　①如发现可疑致病菌落，则进行涂片染色观察、生化反应及血清学鉴定，报告"检出××细菌"。②如无致病菌落生长，则继续培养至 48 小时，如平板上均为咽部正常菌群生长、无可疑致病菌落生长，则报告"未检出致病菌"。③如虽在平板上未发现特定的致病菌，但某种常居菌比正常情况明显增多或近似纯培养，考虑可能菌群失调或菌群交替症，也应进行鉴定后报告"××菌纯培养"或"××菌生长茂盛"。

下呼吸道标本（痰液）肉眼观察　①异常恶臭的脓性痰，常见于肺脓肿患者，而且可能与厌氧菌有关。②痰液中有颗粒状、菌块和干酪样物质可能与放线菌病和曲霉菌感染有关。一般选取脓血性或有特殊改变的痰液用于细菌学检验。

下呼吸道标本（痰液）涂片显微镜细菌检查　①确定标本是否适合做细菌培养（见痰细菌培养）。②初步判定是否有病原菌存在，如发现形态典型、有特殊结构，初步可以确定所属菌属或者种的细菌，可直接报告。③检查分枝杆菌（见分枝杆菌直接涂片检查）。

下呼吸道标本（痰液）细菌分离培养　①一般细菌：根据菌落形态，细菌涂片染色观察，进一步鉴定，报告"检出××菌"，同时还要报告菌量（纯培养、大量、中等量、少量），参照标本涂片革兰染色均为优势菌且标本中有大量的中性粒细胞，辅以胸部体征 X 线检查，确诊肺部感染；如果 18～24 小时培养后，无可疑致病菌生长，则继续培养至 48 小时；仍未发现致病菌生长可报告"未检出致病菌"。②特殊细菌分离培养：结核分枝杆菌、嗜肺军团菌、肺炎衣原体、诺卡菌、肺炎支原体等培养，需要特殊的培养方法进行检测（见结核分枝杆菌培养、支原体培养及衣原体培养等）。

下呼吸道标本（痰液）真菌分离培养　①标本接种在沙氏培养基上出现奶油色类酵母型菌落，镜检可见假菌丝和芽生细胞，芽管形成试验、厚膜孢子形成试验阳性，或念珠菌显色培养基（CHRO-Magar）可快速鉴定白色念珠菌和其他念珠菌。②标本接种沙氏培养基，培养后菌落表面毛状，一般为黄绿色，将菌落涂片镜检可见特征性的分生孢子头和足细胞，根据不同的曲霉菌形态和菌落特征确定菌种。

呼吸道标本病毒检测 ①呼吸道标本进行麻疹病毒、腮腺炎病毒、流感病毒、副流感病毒和呼吸道合胞病毒的检测有意义，很少有上述病毒的携带者及出现长期排毒的现象。②年龄<10 岁的儿童一般易由流感病毒、副流感病毒、呼吸道合胞病毒和腺病毒引起严重呼吸道感染；<2 岁的婴幼儿特别易感染呼吸道合胞病毒引起的细支气管炎，需要对上述呼吸道病毒进行相关检测（见儿童呼吸道感染常见病毒检测）。

呼吸道标本寄生虫检测 呼吸系统的一些寄生虫感染时，可在新鲜痰液或肺部病灶抽出液痰中找到寄生虫或寄生虫卵，如耶氏肺孢子菌、溶组织内阿米巴滋养体、卫氏并殖吸虫卵、粪类圆线虫幼虫、蛔虫、钩虫和盘尾丝虫微丝蚴等。

病原学实验诊断与鉴别诊断 可选择全血细胞计数、白细胞分类计数和血清 C 反应蛋白测定筛查和鉴别感染病原体的类别（细菌、病毒、真菌或寄生虫）。

上呼吸道感染 70%～80% 由病毒感染引起，少数由细菌引起。主要临床表现为鼻炎或上呼吸道卡他性咽炎、普通感冒、流感、喉炎、咽结膜炎、和细菌性咽-扁桃体炎等。病原学实验诊断包括：①病毒性感染时，白细胞计数正常或偏低，淋巴细胞比例升高，有时可见异型淋巴细胞增多；细菌感染时，白细胞计数与中性粒细胞增多，重者血涂片中可见中性杆状核粒细胞增多伴核左移现象和中性粒细胞中毒现象（出现

中毒颗粒等）。②鼻或咽拭子做病毒或细菌培养、分离和鉴定，判断病原体的种属。主要病毒有流感病毒、副流感病毒、呼吸道合胞病毒、腺病毒、鼻病毒、柯萨奇病毒、麻疹病毒、风疹病毒等；当培养发现优势菌或致病菌生长时，可做细菌鉴定并进行药敏试验，常见的感染细菌为 A 群溶血性链球菌，其次为流感嗜血杆菌、肺炎链球菌和葡萄球菌及百日咳鲍特菌、白喉棒状杆菌等特殊细菌。③可用免疫荧光法、酶联免疫吸附试验检测患者血清中的感染病原体的抗体，IgM 型抗体出现有诊断意义。

下呼吸道感染 急性气管-支气管炎、慢性支气管炎一般不做病原检验，肺部感染需做病原学检验。①肺部感染按病因可分为：细菌性肺炎，病原体有肺炎链球菌、卡他莫拉菌、金黄色葡萄球菌、肺炎克雷伯菌和铜绿假单胞菌等，此外，肺炎支原、肺炎衣原体、军团菌属、结核分枝杆菌等非典型病原体，也常引起肺炎；病毒性肺炎，以儿童常见，主要有流感病毒、腺病毒、呼吸道合胞病毒和麻疹病毒；真菌性肺炎，多数为条件致病真菌，主要有念珠菌属、曲霉菌属、隐球菌属和毛霉菌属；耶氏肺孢子菌是免疫抑制宿主的常见病原生物之一；寄生虫性肺炎，如阿米巴原虫、弓形虫、肺吸虫、棘球绦虫和血吸虫等均可引起肺炎。②按发病区域可分为社区获得性肺炎和医院获得性肺炎，两种肺炎的病原体种属有差别。医院获得性肺炎（HAP）的病原体中，以革兰阴性杆菌为主；社区获得性肺炎（CAP）的病原体中，最常见的是肺炎链球菌，其他包括流感嗜血杆菌、肺炎支原体、肺炎衣原体、

金黄色葡萄球菌、脑膜炎奈瑟菌、卡他莫拉菌、肺炎克雷伯菌、军团菌等；最常见的病毒为流感病毒、呼吸道合胞病毒、腺病毒等。经痰涂片革兰染色镜检、痰培养或免疫学检测及核酸检测有助于快速诊断下呼吸道感染。

临床评价 上呼吸道感染主要由病毒引起，有自限性。而下呼吸道感染，特别是肺炎，其后果严重，正确的使用抗病原体药物非常重要，而病原学检验是确诊呼吸道感染性疾病的一个重要依据。

临床应用评价 ①痰涂片革兰染色镜检在医院获得性肺炎的诊断中敏感性和特异性有限，痰的革兰染色镜检与半定量培养结果的整体一致程度较差，临床上不能单凭革兰染色结果指导用药，但结合临床资料，合理分析和利用痰的革兰染色结果可以帮助临床选择用药，减少不合理用药的发生。②对 HAP 至少应从不同部位采血做两次血培养，常可获得阳性结果；HAP 的病原学诊断，通过痰或气道分泌物的半定量培养获得。③表现为发热、不适、体重下降等，并常伴有脓臭痰的咳嗽患者，通常提示厌氧菌感染，痰涂片可见大量细菌，但普通细菌培养却为阴性，应使用带保护刷的支气管镜获得的标本用厌氧培养法培养，因咳出的痰被口腔菌群污染，不适于厌氧菌培养（见细菌厌氧培养）。④肺结核病原体是结核分枝杆菌，其病原学实验诊断是将标本直接涂片或集菌后涂片抗酸染色显微镜检查，或分离培养鉴定。已经有多种自动化快速培养系统被用于分枝杆菌的快速培养检测，具有速度快、准确性高及自动分析等优点。抗原检测、抗 PPDIgG 检测与 γ-干

扰素释放试验等免疫学方法已在快速诊断中得到应用。世界卫生组织推荐 Xpert MTB/RIF 检测系统（分子诊断方法）不仅可为结核分枝杆菌的快速诊断提供依据，同时检测否存在利福平耐药可作为多重耐药结核（MDR-TB）的一个可靠的替代指标。⑤对判断疾病的严重性和决定是否氧疗需做血气分析。⑥对出现胸腔积液者，应进行胸腔穿刺，进行胸腔积液检查，对鉴别胸腔积液的性质、查明病原体有意义。

标本评价　①呼吸道获得标本因可能受到口腔正常菌群的污染，妨碍了检测结果的临床应用价值，为了预防下呼吸道标本受到污染，取下呼吸道标本时应该尽量避开上呼吸道。②痰液标本常受口腔正常菌群的污染，要求采集肺深部的痰液，采集合格痰标本对细菌的诊断尤为重要（见痰细菌培养）。③通过气管插管采集的气管内吸出物容易被革兰阴性杆菌及其他引起医院感染的病原菌定植，实验室对于来自气管插管的吸出物也应按痰标本处理。④用支气管镜在肺内病灶处直接吸取标本或冲洗后采集支气管冲洗液、支气管肺泡灌洗液标本，仍有被上呼吸道菌群污染的可能，但与痰标本比较，其培养结果更有诊断价值。⑤通过支气管镜用保护性导管支气管刷采取的呼吸道标本，受上呼吸道菌群污染的可能性最小，最适合进行细菌培养（包括需氧与厌氧培养）。⑥气管或环甲膜穿刺法很少使用，主要用于厌氧菌（如放线菌）培养。⑦为避免标本中病原菌死亡，标本应在采集后 1 小时内送至实验室，否则应冰箱保存。

方法学评价　痰标本分离、培养与鉴定出病原体或条件性致病菌及其菌量，是诊断下呼吸道感染主要实验诊断的依据；标本培养检出真菌很可能是来自上呼吸道的定植菌，可误判为感染菌。诊断侵袭性真菌感染的标准国际上沿用原则：采用胸部 X 线片结合肺组织活检、或血液、胸腔积液检出真菌。抗病毒抗体的检测简便、快速，比病毒培养鉴定更有应用价值。

（洪秀华）

tánxìjūn péiyǎng

痰细菌培养（sputum bacterial culture）

将合格痰液标本接种于合适培养基孵育并鉴定细菌的方法。痰液标本细菌培养阳性是下呼吸道细菌性感染主要实验诊断的依据。

原理　从呼吸系统感染患者的痰标本培养细菌在一定程度上能反映下呼吸道的感染状况，并可获得感染病原并进行药物敏感试验，为临床的诊断和治疗提供参考信息。但对细菌学结果的正确解释却并非容易，只有区别是病原菌还是上呼吸道的正常菌群，才能辅助诊断下呼吸道感染性疾病并制定有效的治疗方案。通过对痰标本进行涂片镜检以判断该标本是否适合做细菌培养并可初步提供是否有病原菌的存在，合格痰标本的采集和及时送检是取得正确检验结果的关键。

检测方法　痰标本直接涂片镜检，依据低倍镜下（×100）白细胞和上皮细胞数目的多少来判定标本是否适合做细菌培养。痰标本显微镜检查每个低倍视野里鳞状上皮细胞 < 10 个；或白细胞 > 25 个、同时几乎见不到鳞状上皮细胞或鳞状上皮细胞：白细胞 < 1：2.5，称合格痰标本。将上述合格的痰标本分别接种血平板、巧克力平板和麦康凯平板；巧克

力平板置 5%~10% CO_2 环境培养，其他平板于普通空气环境 35℃ 孵育 18~24 小时；根据菌落形态、细菌涂片染色观察，进一步参照有关细菌生物学特性进行鉴定，报告"检出××菌"；怀疑厌氧菌感染时应参照厌氧菌的标本采集和处理程序进行。某些引起下呼吸道感染的特殊病原菌如嗜肺军团菌、肺炎衣原体、诺卡菌、肺炎支原体等也需要特殊的培养方法进行检测。如果 18~24 小时培养后，无可疑致病菌生长，则继续培养至 48 小时，仍未发现致病菌生长可报告"未检出致病菌"。一般需要送检三次，两次检测结果一致临床意义较大。

临床意义　健康机体痰细菌培养可检出上呼吸道正常菌群细菌。临床微生物实验室对痰液标本分离出的细菌应仔细辨别是正常菌群还是污染菌，避免把呼吸道的正常菌群判断为致病菌。一般根据报告"检出××菌"及菌量（纯培养、大量、中等量、少量）、培养结果和痰标本涂片革兰染色的优势菌，且标本中有大量的中性粒细胞，辅以胸部影像学检查，确诊肺部感染。

临床评价　留取合格痰标本及正确判断痰细菌培养阳性结果对肺炎病因诊断非常重要。

标本事项　合格痰标本需满足晨痰、深咳、漱口三个条件，并在 1 小时内送检；根据涂片镜检中性粒细胞和鳞状上皮细胞数量评价痰培养标本的可接受性有助于选择恰当的培养方法，提高细菌分离阳性率。

临床应用评价　当痰定量培养分离的致病菌或条件致病菌浓度 $\geq 10^7$ CFU/ml，可认为是肺炎的致病菌；$\leq 10^4$ CFU/ml 时则为污染菌；介于两者之间，建议重复

痰培养。如连续分离到相同的细菌，两次浓度在 10^5CFU/ml 以上，也可认为是致病菌；当在同一培养基上分离出 1 种以上的病原菌（复合菌）时，应主动与临床医师联系，结合患者的临床症状、痰涂片染色显微镜镜检及近期细菌培养结果（如近期同一患者多次分离培养出同一种菌）等综合判断所分离的多种细菌中哪一种菌或哪几种可能为致病菌。由于下呼吸道细菌学定量培养实际操作困难，而半定量培养与定量培养两者具有较好的相关性，中国临床微生物学实验室多采用半定量培养法。下呼吸道标本经培养后判断各区内细菌菌落数，分别以"+"（极少量）、"++"（少量）、"+++"（中量）和"++++"（多量）表示；分区划线分离接种平板技术的好坏与判定细菌半定量培养结果至关重要；分离培养的某一种细菌的相似菌落计数为多数菌落，或半定量培养结果为"+++~++++"的细菌称为优势菌。

（洪秀华）

jiéhé fēnzhīgǎnjūn péiyǎng

结核分枝杆菌培养 （ *Mycobacterium tuberculosis* culture ）

采集疑为结核病患者的脑脊液、胸腔积液、腹水、痰液、尿等标本接种于合适培养基，孵育并鉴定细菌的方法。结核分枝杆菌培养阳性是结核病病原学诊断的重要依据。结核病是结核分枝杆菌复合群引起的可累及全身多器官系统的慢性感染性疾病，最常见的患病部位是肺，也可累及肝、肾、脑、淋巴结等器官，后者又称为肺外结核。

原理 结核患者的标本（脑脊液、胸腔积液、腹水、痰液、尿、粪便、分泌物及组织等）中存在结核分枝杆菌。该菌为专性

需氧菌，3%~5% CO_2 能促进生长。最适生长温度为 37℃，营养要求较高，在含血清、卵黄、马铃薯、甘油以及某些无机盐类的特殊（罗-琴）培养基上生长良好；该菌生长缓慢，一般 2~4 周才能形成肉眼可见表面干燥、不透明，乳白色或淡黄色，呈颗粒状、结节状或菜花样菌落；在液体培养基中细菌生长较为迅速，一般 1~2 周即可生长，常形成表面菌膜。

检测方法 脑脊液、胸腔积液、腹水等无杂菌污染的标本可直接或离心后取沉渣接种，其他含有杂菌的标本，在培养前应以适当方法（酸处理法、碱处理法、胰酶-新洁尔灭法）处理，以达到杀死或减少杂菌和液化痰标本的目的。取处理后的标本 0.1ml，无菌条件下接种罗-琴培养基或米氏7H10 和 7H11 培养基，置 37℃、5%~10% CO_2 培养。第一周内每日观察一次，以后每周一次，直至第 8 周。发现有菌生长，立即涂片做抗酸染色。如果出现生长缓慢（2 周以上）、干燥、粗糙呈颗粒状、乳白色或淡黄色菌落，涂片染色为抗酸阳性，则多数为结核分枝杆菌，进一步做鉴定试验与其他分枝杆菌进行鉴别。1998 年以来中国已开始应用分枝杆菌自动化快速培养系统BACTEC MGIT 960，具有速度快、准确性高及自动分析等优点，使分离率和报告速度均有很大提高，不仅可用于所有无杂菌的体液标本，也可用于含杂菌的痰标本中分枝杆菌的培养。

临床意义 健康机体的标本结核分枝杆菌培养阴性。培养阳性是结核病病原学诊断的"金标准"。为了确定诊断，医生必须取得痰、感染体液或组织等标本做

结核分枝杆菌培养。

临床评价 包括标本事项与临床应用评价。

标本事项 含有杂菌的标本（痰液、尿、粪便、分泌物）培养前应适当处理，达到杀死或减少杂菌和液化痰标本的目的。①酸处理法：取痰标本 1~2ml 于无菌试管内，加 2% H_2SO_4 溶液 2~4 倍量混匀后室温处理 30 分钟，在此期间震荡痰液 2~3 次，使痰液化，待接种。②碱处理法：取痰标本 1~2ml 于无菌试管内，加入40g/L NaOH 溶液 2~4 倍量后置37℃孵育箱内放置 30 分钟，其间震荡痰液 2~3 次，使痰液化，待接种。③胰酶-苯扎溴铵法：痰标本加入等量或一倍量 1g/L 胰酶液震荡消化数分钟，再加入等量0.3% 苯扎溴铵混匀，放置 5 分钟后，待接种。

临床应用评价 尽管肺结核的临床诊断仍是临床表现、影像学检查结合结核分枝杆菌培养和痰涂片直接镜检，但传统的结核分枝杆菌培养需时长。自动化培养系统具有灵敏度高、培养周期短及可自动分析等优点。液体法和固体法同时进行培养，既可缩短培养周期，又可保证阳性率。结核分枝杆菌和非结核分枝杆菌的鉴别，使用世界卫生组织推荐胶体金免疫色谱测试卡，可在 15分钟内鉴别结核分枝杆菌和非结核分枝杆菌。免疫学方法已在快速诊断中得到应用但其诊断价值仍不能与结核分枝杆菌培养阳性或其核酸检测阳性相当。

（洪秀华）

fēnzhīgǎnjūn zhíjiē túpiàn jiǎnchá

分枝杆菌直接涂片检查 （ direct smear examination of *Mycobacterium* ） 采集疑为结核病患者痰液标本直接涂片或集菌后涂

片，经干燥和固定后作抗酸染色或金胺-罗丹明荧光染色，显微镜检查，用于诊断结核的方法。阳性报告可疑为结核，需进一步检测确诊。

原理 分枝杆菌属细菌因其细胞壁脂质含量高，革兰染色不易着色，经齐-内（Ziehl-Neelsen）抗酸染色后，结核分枝杆菌呈红色（又称抗酸阳性菌），其他细菌和背景物质呈蓝色，用油镜观察较易发现。若找到抗酸阳性菌即可报告初步结果。用金胺染色，荧光显微镜高倍镜下检查呈现金黄色荧光杆菌，阳性者再用抗酸染色法核查。根据其生物学特性和致病性，该属细菌可分为结核分枝杆菌复合群、非结核分枝杆菌和麻风分枝杆菌3类，非结核分枝杆菌根据生长速度和产色素等又分为4群。结核分枝杆菌为本属细菌的代表菌种。

检测方法 根据感染部位不同分别采取痰液、支气管灌洗液、胸腔积液等，常取由肺深部咳出痰，作直接涂片和集菌涂片。

直接涂片 用折断竹签等物挑取脓样痰液置载玻片中央处，均匀涂抹成2.0cm×2.5cm的卵圆形痰膜，自然干燥后固定，进行抗酸染色或金胺-罗丹明荧光染色，抗酸染色用油镜观察至少检查300个视野或全片；金胺-罗丹明荧光染色用高倍镜观察。

集菌涂片 ①离心沉淀集菌法：在标本中加入等量2%~4%NaOH，消化痰液。然后置高压蒸气灭菌器灭菌后、离心，取沉淀涂片，进行抗酸染色，油镜观察；②漂浮集菌法：取24小时痰加入0.1% NaOH，水蒸气浴灭菌后，加入汽油振荡，漂浮集菌，抗酸染色，染色，用油镜镜检。

结果报告标准 涂片镜检报告见表。

临床意义 通过涂片检查到抗酸杆菌，可初步诊断为结核病，同时应做结核分枝杆菌培养与其他分枝杆菌的鉴别。痰结核菌检查，可以根据显微镜下每个视野的菌量的多少，来判断每位患者排菌量大小，判定治疗效果。

临床评价 包括临床应用、方法学及标本的评价。

临床应用评价 ①涂片染色阳性只能说明抗酸杆菌存在，不能区分是结核菌还是非结核菌。②中国肺结核非结核分枝杆菌病发生率较低，检出抗酸杆菌对诊断结核病有极重要的意义。③因麻风杆菌仍不能人工培养，病原学诊断主要依靠直接显微镜检查，应注意与结核分枝杆菌的形态相鉴别：麻风分枝杆菌多呈束状或呈团排列，菌体较粗直、两端尖细，大量存在于细胞内；结核分枝杆菌多散在排列，菌体细长稍弯曲，且有分枝现象。

方法学评价 ①直接涂片方法简单、快速，可作为常规检查方法，但敏感性不高，还应结合其他检测方法。②涂片阴性不能排除肺结核，连续检查3次以上，可提高其检出率。③集菌涂片阳性率高于直接涂片法。

标本事项 一般以患者清晨咳出的痰为最好，检出率较高；正确操作方法应该是在采集标本前，患者应以清水漱口，尽力将气管深部的痰液咳出，置于灭菌容器内并加盖送检（大多涂片后标本还用于结核分枝杆菌培养）。

（洪秀华）

értóng hūxīdào gǎnrǎn chángjiàn bìngdú kuàisù jiǎncè

儿童呼吸道感染常见病毒快速检测（rapid detection of common virus in children with respiratory tract infection）

采集疑为呼吸系统感染患儿鼻咽抽吸物、鼻咽拭子和血清等临床标本进行病毒快速检验，并密切结合临床有关资料，以确定感染病发生与性质的过程。呼吸道病毒感染是儿童时期（出生至15岁）的主要疾病之一，呼吸道感染患儿常需要住院及时进行综合的支持治疗，非培养、快速的呼吸道感染病毒检测非常需要。常见的病毒有早期发现的呼吸道合胞病毒、副流感病毒、流感病毒和腺病毒，被发现新的呼吸道病毒有人类偏肺病毒、人类冠状病毒NL63和HKU1以及人类博卡病毒。

原理 病毒感染快速检测是直接检测标本中的病毒成分（抗原和核酸）以及IgM型和IgG型等病毒特异性抗体，即非病毒培

表 分枝杆菌涂片染色镜检的报告方式

镜检数目			报告方式
抗酸染色	荧光染色		
×1000	×250	×450	
0	0	0	未发现抗酸杆菌
1~2/300个视野	1~2/30个视野	1~2/70个视野	可疑，重新送检复查
1~9/100个视野	1~9/10个视野	2~18/50个视野	+
1~9/10个视野	1~9/每个视野	4~36/10个视野	++
1~9/每个视野	10~90/每个视野	4~36/每个视野	+++
>9/每个视野	>90/每个视野	>36/每个视野	++++

养检验技术。病毒感染机体后，病毒颗粒或病毒抗原会存在于血液、体液、分泌液、排泄物和组织细胞；病毒颗粒或病毒抗原又可刺激机体的免疫系统，使机体进行免疫应答，产生病毒特异性抗体。临床上，可通过检测标本中上述病毒抗原、特异性抗体或核酸，确定患者是否存在该病毒感染，明确诊断。

检测方法　多重聚合酶链反应（PCR）能快速检测急性呼吸道感染患者中的多种病毒，免疫荧光法检测病毒抗原抗体是临床常用病毒检测方法。

多重PCR　无菌条件下获取患者鼻咽抽吸物和鼻咽拭子双份标本用于核酸提取，方法按照试剂盒说明进行。共采用4组套式PCR引物用于检测17种呼吸道病毒：第1组引物用于扩增A、B流感病毒和H1、H3、H5亚型；第2组引物用于扩增1、2、3、4型副流感病毒；第3组引物用于A、B型呼吸道合胞病毒，鼻病毒、肠道病毒的检测；第4组引物用于扩增冠状病毒OC43，229E，SARS-CoV，以及人类偏肺病毒。扩增条件及结果判断按照参考文献提供的方法进行。

直接免疫荧光染色　取鼻咽分泌物迅速送实验室，采用荧光标记的单克隆抗体，分别检测呼吸道合胞病毒（RSV）、腺病毒（ADV）、甲型流感病毒（IVA）、乙型流感病毒（IVB）、人副流感病毒Ⅰ型（hPIVⅠ）、Ⅱ型（hPIVⅡ）、Ⅲ型（hPIVⅢ）等项病毒抗原，具体过程按试剂说明书操作，结果判断以见到≥2个完整细胞内有明亮的黄绿色荧光为阳性。

间接免疫荧光染色　抽取静脉血，分离血清，采用生物薄片马赛克TM进行间接免疫荧光技术，联合检测呼吸道病原体的多种病原体的特异性IgM抗体，试验步骤按医学实验诊断公司提供的试剂盒说明进行

临床意义　健康儿童呼吸道感染病毒核酸检测阴性。病毒核酸阳性一般可作为诊断病毒感染的依据，多重PCR在反应体系中加入了多对引物，能在同一反应试管内同时检出多种病原体，适合用于多种病原体引起的呼吸道混合感染；感染病病毒检测临床较普遍使用的是检测血清抗体、抗原的方法，但仍难以满足临床病毒感染的诊断需求。

临床评价　包括方法学评价、临床应用评价与标本事项。

方法学评价　临床上，如急性反复呼吸道感染，通常是多种病原菌引起的混合感染，建立快速、精确多重PCR的检测方法，对临床指导用药有极重要意义。间接免疫荧光法行多病原组合特异性抗体IgM测定，标本的采集无较高要求，标本质量容易控制，需时短、费用不高，不受抗生素治疗影响，敏感性和特异性均较高；但某些特殊人群如婴儿、免疫功能低下儿病毒感染时，不能或延迟产生特异性抗体而致假阴性；应用糖皮质激素等免疫抑制剂也可影响特异性抗体的阳性检出率。

临床应用评价　多重PCR法因其快速、高通量检测，大大缩短病原体的检测时间，能尽快早期做出病原学诊断，但因其涉及多条引物，如果设计不合理，在反应过程可能会降低反应的敏感性，对实验条件要求比较苛刻，且费用较普通PCR高，尚未广泛应用于临床。

标本事项　建议在发病的3天以内取咽拭子做病毒分离或鼻咽分泌物检测抗原；在发病5天以上取静脉血标本进行呼吸道病原体IgM抗体检测；而在发病3~5天视患儿年龄、免疫功能、免疫抑制剂和抗生素使用等因素选择咽拭子（或鼻咽分泌物）或静脉血标本进行检测。

（洪秀华）

消化系统感染实验诊断　（laboratory diagnosis of alimentary system infection）　采集疑为消化系统感染患者的粪便、肛拭子、呕吐物等标本进行病原生物学检验，以确定感染病的发生与性质的过程。消化道感染是以呕吐、腹痛、腹泻为临床特征的常见感染病，由病毒、细菌、真菌或寄生虫所致，其发病率与国家的公共卫生标准，特别是食品和水的质量标准密切相关。不同病原生物引起消化道感染的临床症状和体征类似，给实验诊断带来了一定的困难。此条目主要介绍常见的胃肠道、胆道和胰腺感染病的实验诊断。

实验检测　在有临床诊断依据的基础上需选择合适的病原学实验检测项目，并必须按一定的病原学检验程序进行检测。

消化道标本细菌学检验程序见图1。

消化道标本病毒学检验程序见图2。

消化道寄生虫感染检验　根据虫体在消化道内寄生，其排离阶段可随粪便排出体外（如蠕虫的虫卵、幼虫、成虫或节片，原虫的滋养体、包囊、卵囊或孢子囊，以及某些节肢动物）而采用粪便检查。常用粪便检查方法有以下几种：粪便直接涂片法、厚

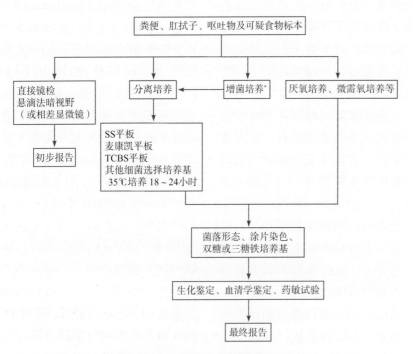

图 1　消化道标本的细菌学检验程序

注：＊可使用亚硒酸盐（SF）增菌液、四硫磺酸盐煌绿（TT）增菌液、GN 增菌液或其他细菌增菌液

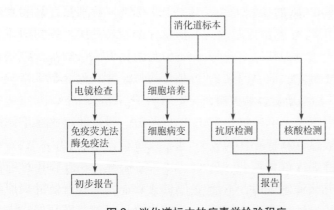

图 2　消化道标本的病毒学检验程序

涂片透明法、定量透明法、饱和盐水浮聚法、自然沉淀法、毛蚴孵化法、钩蚴培养法以及粪便虫体检查法（见寄生虫感染病实验诊断）。

实验诊断　在有临床诊断依据的基础上选择合适病原学实验检测项目确诊。

临床诊断依据　消化道感染可能出现多种症状和体征。患者摄入感染性病原体后不久会出现恶心、呕吐、腹泻。排便的性状、次数及里急后重感等可提示其患不同的消化道感染疾病。腹痛是消化道感染的主要症状，腹痛的部位、性质、变化因素、发生时间及伴随症状在不同的感染各不相同，如腹泻时过度的肠蠕动引起绞痛，肝、胆管、胰腺感染出现剧烈疼痛，右上腹疼痛常提示肝和胆道有疾病。黄疸提示可能有肝炎和胆管炎。

病原学诊断依据　包括粪便显微镜一般检查，粪便电镜检查，粪便显微镜病原检查与细菌分离培养与鉴定等。

粪便显微镜一般检查　①细菌性痢疾、溃疡性结肠炎时，可见大量白细胞或成堆的脓细胞及吞噬异物的吞噬细胞。②肠道寄生虫（阿米巴痢疾及钩虫）感染时，可见较多的嗜酸性粒细胞。③肠炎时，白细胞增多不明显。④细菌性痢疾时，以白细胞为主，红细胞常呈散在分布且形态多为正常。⑤阿米巴痢疾则以红细胞为主且常成堆出现，并有破碎现象。⑥急性出血性肠炎与急性细菌性痢疾出现巨噬细胞，也偶见于溃疡性结肠炎。⑦结肠炎症和假膜性肠炎柱状上皮细胞增多。

粪便电镜检查　可用于病毒性肠道感染的实验诊断。

粪便显微镜病原检查　粪便标本中由于含有大量的正常菌群，在直接涂片上根据其染色性和形态无法区别病原菌，故一般不做直接涂片检查。临床怀疑是霍乱弧菌、分枝杆菌感染或二重感染（假膜性肠炎、真菌性或葡萄球菌性肠炎）时直接涂片检查有意义。

细菌分离培养与鉴定　选用肠道选择性培养基进行粪便细菌分离培养，观察菌落性状，做进一步生化反应鉴定及血清学鉴定，细菌培养阳性有助于霍乱、伤寒、结肠炎、细菌性痢疾、食物中毒与抗生素相关性腹泻等疾病确诊。

病原学检测结果报告及解释　结合临床，对于不同目的所选择的检测项目的检验结果做出正确合理的解释，有助于消化系统感染疾病的诊断。

悬滴法暗视野（或相差显微镜）镜检　水样粪便标本中见呈穿梭状极活泼的运动细菌，考虑为弧菌感染；加入 O1 或 O139 血清群霍乱弧菌诊断多价血清，制动试验阳性，应立即上报上级主管部门，并做好患者消毒隔离工作。续作细菌分离培养报告培养阳性结果。

粪便标本直接涂片革兰染色油镜观察　疑为假膜性肠炎的患者，如发现大量革兰阳性呈葡萄状排列的球菌，提示可能为葡萄球菌感染；发现革兰阳性粗大杆菌、无荚膜，通常有位于菌体一端的卵圆形芽胞，提示艰难梭菌感染；见有革兰阳性的芽生细胞和假菌丝提示念珠菌感染。

MAC 平板和 SS 平板粪便培养　检出常见致病菌，做进一步生化反应鉴定及血清学鉴定后，报告检出沙门菌或志贺菌等。

特殊细菌检查　将可疑粪便（或可疑食物）接种于合适的选择鉴别培养基进行分离培养、鉴定后，报告是否检出霍乱弧菌、副溶血性弧菌、小肠结肠炎耶尔森菌、空肠弯曲菌、艰难梭菌、肠致病性大肠埃希菌。

病毒感染腹泻　疑为轮状病毒、诺如病毒、星状病毒与肠道腺病毒感染腹泻，主要用电镜检测病毒颗粒、酶联免疫吸附试验（ELISA）法或乳胶凝集试验法检测病毒抗原，聚合酶链反应（PCR）和逆转录 PCR（RT-PCR）法检测病毒核酸，尤其是多重 RT-PCR 能同时诊断诺如病毒、星状病毒和轮状病毒，对流行病学研究也有重要意义。

病原学实验诊断与鉴别诊断　主要阐述常见消化系统感染性疾病的病原学实验诊断与鉴别诊断，如下所述。

食物中毒　诊断主要依据分离培养细菌和毒素检测。常见有金黄色葡萄球菌肠毒素、蜡样芽胞杆菌肠毒素测定、产气荚膜梭菌的 A 型及某些 C、D 型菌株产生肠毒素与肉毒梭菌肉毒毒素测定，常用 ELISA 法或者分子生物学方法检测肠毒素（见细菌毒素检测）。

沙门菌感染　可首先使用亚硒酸盐或革兰阴性增菌肉汤增菌再接种合适的选择鉴别培养基进行分离培养基，也可直接接种。孔雀绿琼脂适用于伤寒、副伤寒以外的沙门菌分离，亚硫酸铋琼脂分离伤寒沙门菌效果更好。若伊红亚甲蓝琼脂（EMB）或 MAC 培养基上生长出无色透明菌落，或 SS 培养基上生长黑色中心菌落，可用生化反应、血清凝集试验鉴定到种、型。

细菌性痢疾　包括急性、慢性和中毒性细菌性痢疾。粪便标本经接种于合适的选择鉴别培养基进行分离培养、生化反应及血清型鉴定可对细菌性痢疾做准确诊断，也可用胶乳凝集及免疫荧光技术直接检测志贺菌抗原。如怀疑是志贺痢疾菌引起的，可以做志贺毒素的检测。

霍乱　粪便标本经革兰涂片染色、悬滴法动力试验、制动试验及在选择培养基（TCBS）上的分离、培养与鉴定。

副溶血弧菌与其他弧菌所致食物中毒、急性肠炎　从临床标本中分离到的弧菌都应认为具有临床意义，特别是从腹泻患者粪便标本中分离到副溶血弧菌、拟态弧菌、河弧菌、霍利斯弧菌或从任何临床标本分离到创伤弧菌均应及时通知临床医师，并应根据中国《传染病防治法》的有关规定及时处理。

致腹泻大肠埃希菌所致肠道感染　致腹泻大肠埃希菌肠有产毒素性大肠埃希菌（ETEC）、肠致病性大肠埃希菌（EPEC）、肠侵袭性大肠埃希菌（EIEC）、肠出血性大肠埃希菌（EHEC）与肠集聚性大肠埃希菌（EAggEC）。它们的基本生物学特性与大肠埃希菌相似，但分别具有特殊的血清型、肠毒素或毒力因子，用不同方式鉴定种、型。

假膜性肠炎　与抗生素使用有关，病原菌主要有艰难梭菌、金黄色葡萄球菌等。艰难梭菌异常增长并分泌肠毒素，可损伤肠黏膜引起假膜性肠炎。取粪便直接涂片、革兰染色，油镜下观察各菌群的数量，可初步观察球菌与杆菌的比例（球杆菌比）并报告结果（见抗生素相关性腹泻检测）。怀疑本病时，及时做显微结肠镜检查，可发现典型的假膜，对诊断有很大帮助。

胃炎　经胃肠 X 线钡餐、胃镜及胃黏膜活组织检查结合胃液分析来确诊。胃黏膜活检标本直接镜检可见细长弯曲或呈海鸥展翅状排列的菌体，是快速检测幽门螺杆菌感染方法，该法简便，检测敏感度可达 80% 以上。用快速脲酶试验、核素标记试验、PCR 及抗原检测可对幽门螺杆菌做快速检查。若要进行药敏试验和流行病学调查，需要做细菌培养，用选择性和非选择性培养基同时分离该菌可提高敏感性。

病毒性胃肠炎　一组由多种病毒引起的急性肠道传染病。各种病毒所致胃肠炎的临床表现相似。与急性胃肠炎有关的病毒较常见的是轮状病毒和诺如病毒。嵌杯样病毒、肠腺病毒、星状病毒、柯萨奇病毒、冠状病毒等亦可引起胃肠炎。主要用电镜检测病毒颗粒、ELISA 法或乳胶凝集试验法检测病毒抗原，PCR 和RT-PCR 法检测病毒核酸，尤其是多重 RT-PCR。

结肠炎、直肠炎、胆囊炎、胆管炎、胰腺炎 结合临床症状和体征，经内镜、影像学和组织学检查及细菌培养做诊断。

消化道寄生虫感染 见粪便寄生虫虫卵检查、粪便寄生虫成虫检查、粪便寄生性原虫滋养体包囊检查等。

临床评价 包括标本评价与方法学评价。

标本评价 ①最常用的送检标本是粪便和肛拭。为提高阳性检出率，尽量在急性期采集与用药前采集新鲜标本并立即送检。若不能，可取 1g 保存于 10ml 3% 甘油缓冲盐水中或 Cary-Blair 运送系统管中。②诊断霍乱的确证实验是在含糖双洗平板、庆大霉素平板或 TCBS 上的阳性培养结果，为提高检出率，取 "米泔水" 样便或肛门（直肠）拭子接种于碱性蛋白胨水于 35℃ 增菌，培养 6 小时后，取增菌液表层菌膜移种 TCBS 平板中进行分离培养，同时取增菌液作革兰涂片染色和悬滴法动力试验和制动试验。

方法学评价 ①直接涂片检查：粪便标本含大量正常菌群，直接镜检无法区别病原菌，一般不做。②常规粪便培养：选用肠道选择性培养基（见肠道选择鉴别培养基）。③致腹泻大肠埃希菌检测：取可疑粪便标本接种在中国蓝平板（或 MAC 平板或 EMB 平板），孵育 18 ~ 24 小时，挑取乳糖发酵菌落 5 ~ 10 个，接种于克氏双糖培养基和动力、吲哚及脲酶培养基管，根据生化反应确定大肠埃希菌。用 EPEC、EIEC 多价抗血清凝集；对 ETEC 则采用改良的 Elek 法检测不耐热肠毒素，用乳鼠灌胃试验测定耐热肠毒素。对怀疑 EHEC 感染的患者

标本，应接种山梨醇麦康凯平板，挑选山梨醇不发酵的菌落，进行血清凝集试验。④幽门螺旋杆菌细菌培养：应同时接种在含 5% 绵羊血的布氏平板或加入 7% 马血的心脑浸液非选择性培养基和改良的 Skirrow 选择性培养基（加入万古霉素 10mg/L、两性霉素 B 10mg/L、甲氧苄啶 5mg/L），在含 5%O$_2$、10%CO$_2$、85%N$_2$ 的微需氧环境中 37℃ 孵育 3 ~ 5 天，观察是否长出细小、灰白色、半透明、不溶血的菌落。

（洪秀华）

chángdào xuǎnzé jiànbié péiyǎngjī

肠道选择鉴别培养基 （selective and differential enteric culture medium）

能选择特定肠道细菌生长而抑制其他肠道细菌生长、并能够进行一项或多项生理和（或）生化特性鉴别细菌的培养基。胃肠道细菌感染的诊断有赖于细菌培养，若粪便标本接种于普通培养基上，标本中大量的正常菌群均能生长，尤其是非致病性大肠埃希菌；选择鉴别培养基可使致病性肠道细菌如沙门菌、志贺菌、霍乱弧菌等生长，然后分离出来再行鉴定，以确诊胃肠道感染。常用肠道选择鉴别培养基。①SS 琼脂平板与 MAC 琼脂平板：用于沙门菌属，该菌不分解乳糖并产碱，故在 SS 和 MAC 平板上形成无色、半透明、光滑湿润、凸起的小菌落，产生 H$_2$S 的菌落可在 SS 平板上形成中心带黑褐色的小菌落；用于志贺菌属，志贺菌不分解乳糖，宋内志贺菌某些菌株可迟缓发酵乳糖，故其在 SS 平板和 MAC 平板上形成无色透明、中等大小的菌落。②新耶尔森菌选择性琼脂（NYE）：小肠结肠炎耶尔森菌呈无色、半透明、扁平较小的不发酵乳糖型菌

落。③硫代硫酸盐-枸橼酸盐-胆盐-蔗糖（TCBS）选择性培养基：霍乱弧菌发酵蔗糖产酸，菌落呈黄色；副溶血弧菌在 TCBS 平板上形成绿色或蓝绿色，不透明，直径 1 ~ 2mm 的微突起的菌落。④含亚碲酸钾选择性培养基：如 4 号琼脂和庆大霉素琼脂平板，霍乱弧菌可将碲离子还原成元素碲，菌落中心形成灰褐色。⑤高盐甘露醇平板：金黄色葡萄球菌可形成淡黄色菌落。⑥环丝氨酸-头孢甲氧霉素 - 果糖 - 卵黄琼脂（CCFA）选择性培养基：粪便标本接种于该培养基上，艰难梭菌呈粗糙的黄色菌落，可转种庖肉培养基进行纯培养，供做鉴定试验和毒素测定。

（洪秀华）

yōuménluógǎnjūn kuàisù niàoméi shìyàn

幽门螺杆菌快速脲酶试验 （rapid urease test of *Helicobacter pylori*）

将小块新鲜胃黏膜活检标本置于含尿素的培养基或试剂条观察指示剂变色检测出幽门螺杆菌的方法。幽门螺杆菌（Hp）是人类胃炎、十二指肠溃疡和胃溃疡的重要病原菌。Hp 的致病因素包括毒力因子、感染后引发机体的免疫反应、宿主胃环境变化等。该菌定植于胃黏膜表面和黏膜层之间，有高活性的胞外脲酶分解尿素，形成 "氨云" 和 CO$_2$，使黏液层离子发生变化，最后导致黏膜中的氢离子反向扩散，刺激促胃液素产生，损伤胃黏膜。

Hp 产生大量的细胞外脲酶（相当于普通变形杆菌的 20 ~ 70 倍），可分解尿素产大量的氨，使培养基 pH 升高，一般 5 ~ 30 分钟能测出。Hp 快速脲酶试验是一种简便实用、快速灵敏且较为准确

的检测 Hp 方法，适合胃镜检查的患者，但是其结果受标本中幽门螺杆菌的密度、环境温度、病菌分布差异等影响，不宜单独作为判断有无感染的证据。Hp 的细菌学培养通常不如组织学检查的敏感率高；用免疫学法检测 Hp 的菌体抗原或血清中抗体，具有快速、简便、取材方便、无侵入性及成本低的优点，但敏感性和特异性尚有待提高。

Hp 感染的诊断较为复杂，第三次全国幽门螺杆菌共识会议指出在中国以下方法检查结果阳性者可诊断 Hp 现症感染：①胃黏膜组织快速脲酶试验、组织切片染色、Hp 培养三项中任一项阳性。②^{13}C-或^{14}C-尿素呼吸试验阳性。③粪便 Hp 抗原检测（单克隆法）阳性。④血清 Hp 抗体检测阳性提示曾经感染，从未治疗者可视为现症感染。

（洪秀华）

kàngshēngsù xiāngguānxìng fùxiè jiǎncè

抗生素相关性腹泻检测（antibiotic-associated diarrhea detected）

用细菌学方法检测抗生素使用后导致肠道菌群紊乱而引起的腹泻。抗生素相关性腹泻多见于使用氨苄青霉素、林可霉素、头孢菌素类抗生素。其致病机制主要是肠道正常菌群原有的平衡状态被破坏后而使菌群发生异常变化，即结肠菌群（厌氧菌群）显著减少、抑制，多样性减低；常伴有耐药菌生长过度，严重时引起假膜性肠炎、真菌性肠炎、葡萄球菌肠炎等。艰难梭菌是人和动物肠道中的正常菌群，与抗生素相关性腹泻密切相关。艰难梭菌可产生多种毒性因子，其中毒素 A 为肠毒素，能使肠壁出血坏死，液体积蓄；毒素 B 为细胞

毒素，系假膜性肠炎的致病因子，能使肠上皮细胞的肌动蛋白解聚，破坏细胞骨架，直接损害肠黏膜细胞。毒素的阳性检出率随病情的严重程度而升高，因此发生抗生素相关性腹泻时应检测艰难梭菌毒素。

常用菌群检测方法诊断。①粪便直接涂片、革兰染色，油镜下观察细菌密集度、菌群多样性、优势菌与白细胞等四个指标。②根据上述四个指标，判断肠道菌群类型是否为厌氧菌群，厌氧菌群指标是菌群密集度>+++，多样性>+++，优势菌为专性厌氧菌。③病原菌分离培养。将检测结果与正常菌群对照，即可知道被检者的菌群是否发生异常变化。

除上述涂片染色镜检方法外，还有以下分析方法：菌群培养、菌群成分检测、菌群代谢产物检测等；菌群培养的方法可比较准确了解细菌的种类，但繁琐、费时、昂贵，因而在临床上几乎没有实用意义；菌群成分如抗原或核酸检测虽可了解目标细菌，但仍不能反映菌群的整体性质；菌群代谢产物检测可以反映菌群的代谢功能，使在不知道菌群具体组成的情况下对菌群进行定性分析成为可能，有较好的临床应用前景。

（洪秀华）

lúnzhuàngbìngdú jiǎncè

轮状病毒检测（rotavirus detection）

用病毒病原学、免疫学或分子生物学方法检测婴幼儿急性胃肠炎的主要病原体轮状病毒。轮状病毒婴幼儿急性胃肠炎，发病率高，发展中国家和地区尤为严重，在中国多发于秋季和初冬，又称秋季腹泻。临床表现为水样泻、呕吐，伴有轻、中度发热，严重时可导致脱水和电解质平衡

紊乱，如果不及时治疗可能危及生命，是婴幼儿死亡的主要原因之一。

轮状病毒培养较难，临床标本中病毒分离率极低，故细胞培养一般不作为常规检测手段；采集患者水样便经磷酸钨负染在电镜下观察病毒颗粒的形态学检查或用免疫电镜检查病毒抗原−抗体复合物，是检测轮状病毒感染的最准确、可靠和快速的方法；采用酶联免疫吸附试验（ELISA）、反向间接血凝、乳胶凝集等免疫学检测方法检测病毒抗原并分型，单克隆抗体金标免疫层析法，是检测轮状病毒抗原的快速实验诊断方法；分子生物学检测是提取标本中的病毒 RNA，用 10% 的不连续聚丙烯酰胺凝胶电泳后硝酸银染色，根据 11 个节段的双链 RNA 的电泳图谱，可判断病毒的感染；也可用核酸杂交或逆转录 PCR 等技术进行检测和分型鉴定。

轮状病毒检测标本为采集发病早期（发病 5 天内）的腹泻粪便，水样粪便可用吸管吸到玻璃或塑料容器中，密封后送检。

（洪秀华）

gānzàng gǎnrǎn shíyàn zhěnduàn

肝脏感染实验诊断（laboratory diagnosis of liver infection）

采集疑为病毒性肝炎患者血清标本或肝脓肿患者脓肿穿刺液进行病原生物学检验，以确定感染病的发生与性质的过程。肝脏感染是病毒、细菌和其他病原体引起肝脏的炎性损伤，主要包括肝炎和肝脓肿。肝炎是病毒和毒素所致肝细胞炎症损伤，以肝炎病毒最常见，包括甲型肝炎病毒、乙型肝炎病毒、丙型肝炎病毒、丁型肝炎病毒、戊型肝炎病毒与巨细胞病毒等。肝脓肿大多以兼性厌氧菌感染、厌氧菌感染与需、

厌氧菌混合细菌感染为主化脓性细菌侵入肝形成的肝内化脓性感染，其侵入途径有血流途径、腹腔内感染直接蔓延、脐部感染经脐血管和门静脉途径等。阿米巴肝脓肿也较常见，其发病与阿米巴结肠炎有密切关系，且脓肿大多数为单发；其他致肝感染病原体有结核分枝杆菌、真菌、原虫、蠕虫。根据肝脏感染的一般临床特征如食欲缺乏、腹痛、腹泻等消化道症状，以及肝区不适、肝区疼痛、肝大和黄疸等肝受累的临床表现，再结合病史、体格检查和流行病学资料，对肝脏感染不难做出诊断，但病原学检查是病因诊断的确切依据。

实验检测 在有临床诊断依据的基础上，需按一定病原学检查程序、选择合适的病原学实验检测项目，做出病因诊断。肝炎病毒血清免疫学标志物检查、聚合酶链反应（PCR）检测和荧光实时定量PCR检测是临床常用方法；用直接涂片显微镜检查、分离培养与鉴定以检测肝脓肿脓液中的细菌；用特有的染色方法检查肝活检组织内溶组织阿米巴滋养体并检测血清中阿米巴抗体。血常规检查（特别是白细胞检查）、尿常规检查、粪便常规检查及肝功能生化学检查，对肝感染性疾病实验诊断有辅助作用。

细菌学、真菌学的检验程序 用肝标本做细菌学、真菌学的检验程序见图。

病毒学检验程序 对于临床疑似肝炎病毒感染者，可进行血清学试验和分子生物学检测。①血清学试验：可行肝炎病毒血清免疫学标志物检查。②分子生物检测：可行PCR、DNA探针等检测。

实验诊断 肝感染患者血液生化指标（丙氨酸氨基转移酶、天冬氨酸氨基转移酶、总胆红素和结合胆红素、血清总蛋白和清蛋白等）可出现异常；细菌性肝脓肿B超检查对诊断及确定脓肿部位有价值；发热者做血液一般检查可见其总白细胞数和中性粒细胞增多；但病原生物学检查是肝感染诊断的确切依据。

病毒性肝炎诊断标准 其诊断原则是根据流行病学、临床症状、体征、实验室检查和（或）肝活体组织检查及影像学检查等手段，进行综合分析、动态观察予以诊断。然后根据肝炎病毒病原学检测结果做出病原诊断，最后确诊。

临床分型诊断 ①急性肝炎：急性无黄疸型、急性黄疸型。②慢性肝炎：轻度、中度、重度。③重型肝炎：急性重型肝炎、亚急性重型肝炎、慢性重型肝炎。④淤胆型肝炎。⑤肝炎肝硬化。

组织病理学诊断 ①急性肝炎。②慢性肝炎：中、轻、重三度（基本病变、病变的分级、分期、肝炎的程度划分）。③重型病毒性肝炎：急性重型肝炎、亚急性重型肝炎、慢性重型肝炎。

④肝硬化：活动性肝硬化、静止性肝硬化。

病原学诊断 根据血清学检测或分子检测提示肝炎病毒种类：甲型肝炎病毒（HAV）、乙型肝炎病毒（HBV）、丙型肝炎病毒（HCV）、丁型肝炎病毒（HDV）及戊型肝炎病毒（HEV），分别诊断为：甲型病毒性肝炎（HA）、乙型病毒性肝炎（HB）、丙型病毒性肝炎（HC）、丁型病毒性肝炎（HD）及戊型病毒性肝炎（HE）。

细菌性肝脓肿诊断标准 临床上以寒战、高热、肝区疼痛、肝大和压痛为主要表现；B超检查肝内有典型的液性回声暗区或脓肿内液平面；肝脓肿穿刺并进行脓液培养常可检出致病菌；实验室检查大多数都有白细胞增高现象，病情较重时，丙氨酸氨基转移酶、碱性磷酸酶多有升高，甚至血清胆红素也可出现增高。

阿米巴肝脓肿诊断标准 病史有明确或不明确的结肠阿米巴性痢疾病史；起病缓慢，长期不规则发热、肝区疼痛和消耗症状；贫血貌，肝区叩痛，肝大，触痛不著；抗阿米巴药物治疗症状和

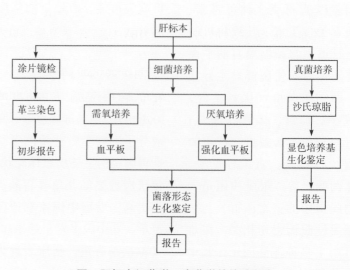

图 肝标本细菌学、真菌学的检验程序

体征改善明显。血清学阿米巴抗体检测为阳性，部分患者新鲜粪便中可找到阿米巴滋养体；纤维结肠镜检查可见结肠有特征性凸凹不平的坏死溃疡灶或愈合后瘢痕，自溃疡面取材做镜检可找到阿米巴滋养体。B 超或 CT 检查可明确脓肿部位，两者引导下穿刺可抽出棕褐色脓液。

病原学检测结果报告及解释 包括肝脓肿脓液直接涂片显微镜检查、分离培养与鉴定、病毒性肝炎血清抗体检测结果的报告与解释。

肝脓肿脓液直接涂片显微镜检查 ①观察到革兰阳性球菌，成簇状排列，可初步报告"查见革兰阳性球菌，呈葡萄状排列"。②如脓液恶臭，镜检发现细菌染色不均，形态呈多形性，常为厌氧菌的感染。③如细菌两端钝圆、着色深，中间着色浅、不均匀，且有空泡，呈长短不一的革兰阴性杆菌，可考虑类杆菌属细菌。④脓液涂片革兰染色后，观察到卵圆形革兰阳性孢子或与出芽细胞相连接的假菌丝成链状及分支状，可考虑念珠菌。⑤若肝穿刺获得典型的脓液中找到阿米巴滋养体，提示为阿米巴肝脓肿。

肝脓肿脓液分离培养与鉴定 ①需氧培养：根据菌落形态、细菌涂片染色观察和生化反应进行鉴定。②厌氧培养：根据菌落形态、细菌涂片染色观察和生化反应进行鉴定；③真菌培养：根据菌落形态、细菌涂片染色观察和生化反应进行鉴定。

病毒性肝炎血清抗体检测 临床实验室常用的方法主要有酶联免疫吸附试验（ELISA）、化学发光免疫分析（CLIA）、免疫凝集试验、免疫渗滤层析试验等。①HAV 抗体检测：包括抗 HAV IgM、抗 HAV IgG 和 HAV 总抗体检测，多采用酶联免疫吸附试验（ELISA）法检测，抗 HAV IgM 是诊断甲型病毒性肝炎的重要指标。②HBV 标志物检测：HBsAg 与抗 HBs、HBeAg 与抗 HBe，抗 HBc IgM 和抗 HBc IgG。③HCV 抗体检测：主要采用 ELISA 法初筛检测可疑者，确认试验常用重组免疫印迹法。④HDV 标志物检测：包括抗 HDV IgM 和抗 HDV 总抗体，多采用 ELISA 法检测。⑤HEV 抗体检测：包括抗 HEV IgM 和抗 HEV IgG 检测，多采用 ELISA 法检测，抗 HEV IgM 是诊断戊型病毒性肝炎的重要指标。

病毒性肝炎分子检测 括荧光定量 PCR、PCR-反向点杂交、基因芯片以及 PCR 产物直接测序等方法。①HBV-DNA 检测：是 HBV 感染最直接、特异性强和灵敏性高的指标；HBV-DNA 阳性，提示 HBV 复制和有传染性；HBV-DNA 载量越高代表病毒复制越活跃，传染性越强；在抗病毒治疗期间，血清学标志物的变化滞后于 HBV-DNA 含量变化，HBV-DNA 载量是反映 HBV 复制，评价抗病毒疗效直接、可靠的指标之一。②超敏 HBV-DNA 检测：超敏 HBV-DNA PCR 检测是比一般 HBV DNA 定量灵敏度更高的一种检测，具有更高的敏感性。超敏 HBV-DNA 的主要应用于 HBV 感染的早期发现与抗病毒治疗的疗效监控。③HBV 基因型与耐药突变基因检测：不同基因型 HBV 感染者疾病转归也不一样；对干扰素治疗的应答也不一样，HBV 基因型检测可为临床制定治疗方案提供重要信息；耐药突变基因检测指导临床制定个体化抗病毒治疗方案。④HBV-cccDNA 检测：即肝细胞核内形成的共价闭合环状 DNA，是 HBV 前基因组 RNA（pg RNA）的转录模板，也是慢性乙型肝炎持续感染的重要标志；肝细胞核内与血清中 cccDNA 分子水平呈正相关，通过检测血清中的 HBV cccDNA 水平，可对 HBV 感染的诊断和治疗具有重要的作用。⑤丙型肝炎病毒基因型检测：可提示致病性与药物治疗的敏感性差异，HCV 基因型与临床上直接抗病毒药物治疗应答显著相关，针对不同基因型临床采用不同的治疗方案，故 HCV 基因型对临床制定抗病毒治疗方案具有重要意义。⑥超敏 HCV-RNA 检测：监测直接抗病毒药物疗效最重要的指标是 HCV-RNA，采用此法才能检测出临床治愈标准（HCV-RNA 降低到 10～15 IU/ml 以下）。

病原学实验诊断与鉴别诊断 常见肝感染性疾病的诊断，除需结合临床表现外，实验室病原学检查结果为其实验诊断与鉴别诊断的主要依据。

甲型肝炎 急性肝炎患者血清抗 HAV IgM 阳性，可确诊为 HAV 近期感染；在慢性乙型肝炎或自身免疫性肝病患者血清中检测抗 HAV IgM 阳性时，判断 HAV 重叠感染应慎重，须排除类风湿因子及其他原因引起的假阳性；接种甲型肝炎疫苗后 2～3 周约 8%～20% 接种者可产生抗 HAV IgM，应注意鉴别（见甲型肝炎病毒标志物检测）。

乙型肝炎 有以下任何一项阳性，可诊断为现症 HBV 感染：①血清 HBsAg（本身不具传染性，但因其常与 HBV 同时存在，故被用作 HBV 感染标志）阳性。②血清 HBV DNA 阳性。③血清抗 HBc IgM 阳性。④肝内 HBcAg 和（或）HBsAg 阳性，或者肝内 HBV

DNA 阳性（见乙型肝炎病毒标志物检测）。

丙型肝炎 血清或肝内 HCV RNA 阳性；或抗 HCV 阳性（见丙型肝炎病毒标志物检测）。

丁型肝炎 ①急性 HDV、HBV 同时感染的急性丁型肝炎：除急性 HBV 感染标志阳性外，血清抗 HDV IgM 阳性，抗 HDV IgG 低效价阳性，或血清和（或）肝内 HDVAg 及 HDV RNA 阳性。②HDV、HBV 重叠感染的急性丁型肝炎：慢性乙型肝炎患者或慢性 HBsAg 携带者，血清 HDV RNA 和（或）HDVAg 阳性，或抗 HDV IgM 和抗 HDV IgG 阳性，肝内 HDV RNA 和（或）肝内 HDVAg 阳性。③慢性丁型肝炎：临床符合慢性肝炎，血清抗 HDV IgG 持续高效价，HDV RNA 持续阳性，肝内 HDV RNA 和（或）HDVAg 阳性（见丁型肝炎病毒标志物检测）。

戊型肝炎 血清抗 HEV 转阳或者效价由低到高，或者抗 HEV 阳性>1∶20，或者斑点杂交法或者逆转录聚合酶链反应（RT-PCR）法检测血清（和）或粪便 HEV RNA 阳性（见戊型肝炎病毒标志物检测）。

肝脓肿 根据肝脓肿穿刺液直接涂片显微镜检查所见和病原学分离培养结果进行病原学诊断。结合其临床表现，做出临床诊断。

临床评价 包括方法学评价、临床应用评价。

方法学评价 肝炎病毒是肝感染最主要的病原体，肝炎病毒分离培养困难或不能体外培养，临床常规难以开展，血清学试验和分子生物学检测是临床实验室广泛应用的方法；采集患者血液分离的血清是最常用标本。

细菌性肝脓肿多以兼性厌氧菌感染、厌氧菌感染与需、厌氧菌混合感染为主，病原学检查应注意厌氧菌的标本采集、运送和检验方法。

临床应用评价 凡临床已诊断为急性、慢性、重型、胆汁淤积型肝炎或肝炎肝硬化病例，经病原学或血清学特异方法确定为某一种肝炎病毒时即可确诊是相应型别的病毒性肝炎。确诊肝炎病例命名以临床分型与病原学分型相结合，肝组织病理学检查结果附后。例 1：病毒性肝炎，甲型（或甲型和乙型同时感染），急性黄疸型（或急性无黄疸型）。例 2：病毒性肝炎，乙型（或乙型和丁型重叠感染），慢性（中度），G2 S3（炎症活动程度 2；纤维化程度 3）。例 3：病毒性肝炎，丙型，亚急性重型，腹水型，早期（或中期或晚期）。例 4：病毒性肝炎，甲型（或戊型），急性黄疸型；HBsAg 携带者（为 HBsAg 携带者近期感染另一型肝炎病毒时可命名）。

（洪秀华）

jiǎxíng gānyán bìngdú biāozhìwù jiǎncè

甲型肝炎病毒标志物检测

（detection of marker in hepatitis A virus） 用免疫学与分子检验技术检测患者血清标本中甲型肝炎病毒血清免疫标志物抗原、抗体与核酸。甲型肝炎病毒（HAV）是通过粪-口途径传播的急性甲型病毒性肝炎的病原体。HAV 由患者或隐性感染者粪便排出体外，经污染食物、水源、海产品及食具等传播而引起暴发或散发流行，潜伏期 15~45 天，发病较急，一般不转为慢性，也无携带者，除重症肝炎外，多数患者预后良好。

原理 HAV 感染后，机体在

急性期和恢复早期出现抗 HAV IgM 抗体，在恢复后期出现抗 HAV IgG 抗体（为保护性抗体）并维持终身，对 HAV 的再感染有免疫防御作用。

检测方法 HAV 虽可在培养细胞中增殖，但不引起明显的细胞病变，难判定病毒是否增殖，故实验室诊断一般不做病原体的分离培养，而是以酶联免疫吸附试验（ELISA）和化学发光免疫分析法（CLIA）检测血清病毒的抗原抗体和核酸检测为主。

临床意义 ①抗体检测：抗 HAV IgM 出现早、消失快，是甲型病毒性肝炎早期诊断最可靠的血清学指标，常用 IgM 抗体捕捉 ELISA 法检测；ELISA 或其他方法检测患者发病早期和恢复期血清中抗 HAV IgG 或总抗体的变化，有助于 HAV 感染的流行病学调查、了解个体的既往感染或 HAV 疫苗接种后的效果。②抗原检测：可采用 ELISA 检测，如用硝基纤维素膜（NC 膜）作为非特异性抗原捕获的高效固相载体进行 NC-ELISA 检测，可提高检测的灵敏度。③分子生物学检测：可提取标本中的 HAV RNA 进行核酸分子杂交，或采用逆转录 PCR 检测病毒 RNA。检测标本为血清。

（洪秀华）

yǐxíng gānyán bìngdú biāozhìwù jiǎncè

乙型肝炎病毒标志物检测

（detection of marker in hepatitis B virus） 应用免疫学与分子检验技术检测患者血清标本中乙型肝炎病毒血清免疫标志物抗原、抗体与核酸。乙型肝炎病毒（HBV）是乙型病毒性肝炎的病原体，主要经血液和血制品、母婴、破损的皮肤和黏膜及性接触侵入机体。HBV 感染的潜伏期较长（6~16周），少数呈显性感染，其中绝大多数患者在 6 个月内清除病毒而自限，但仍有 5%~10% 的感染者成为持续感染或者慢性感染，部分 HBV 持续感染者可衍变为肝硬化或原发性肝癌。

原理 HBV 标志物有三个抗原抗体系统：乙肝表面抗原（HBsAg）与乙肝表面抗体（抗 HBs）、乙肝 e 抗原（HBeAg）与乙肝 e 抗体（抗 HBe）和乙肝核心抗体（抗 HBc），（包括抗 HBc IgM，抗 HBc IgG），乙肝核心抗原（HBcAg）在血液中难以测出，临床免疫学检测不包括 HBcAg。HBV 抗原与抗体的免疫学标志物与临床关系较复杂，必须对几项指标综合分析，才有助于临床诊断；HBV 基因组为双链环状 DNA，血清中存在 HBV DNA 是诊断 HBV 感染最直接依据。

检测方法 HBV 病原学（病毒血清学及病毒基因）检测是诊断乙型病毒性肝炎的"金标准"。电子显微镜检查难在临床常规开展，临床最常用的 HBV 感染的病原学诊断方法是用免疫学方法检测 HBV 血清标志物。临床应用最广泛的方法为酶联免疫吸附试验（ELISA）法和电化学发光免疫分析（ECLIA）法。按标准操作规范采集血清或血浆，ELISA 法操作按试剂盒的说明书进行，全自动仪器的操作仪器说明书和科室仪器标准操作程序的规定进行检测 HBsAg、抗 HBs、HBeAg、抗 HBe、抗 HBc。每次检测，均带有阴、阳性质控。检测结果的判断均以试剂说明书所规定的 Cut-off 值作为判断标准。聚合酶链反应（PCR）检测血中 HBV DNA 是判断乙肝最可靠的方法，可用定性的核酸杂交法、定量分支 DNA 杂交法、定性 PCR 法、荧光定量 PCR 法检测，均应严格按照试剂盒说明书进行。

临床意义 健康个体 HBV 标志物检测阴性。HBV 感染血清免疫学标志物检测是进行乙型肝炎诊断及血清流行病学调查、观察 HBV 感染血清免疫学应答及考核乙型肝炎抗病毒疗效的重要指标。血中 HBV DNA 的存在是 HBV 感染最直接、最灵敏以及最特异的指标。

HBsAg 和抗 HBs HBsAg 是 HBV 感染后第一个出现的血清学标志物，也是诊断乙型肝炎的重要指标之一。HBsAg 阳性见于急性肝炎、慢性肝炎或无症状携带者。在急性感染恢复期可检出一种中和抗体抗 HBs，是乙肝痊愈的一个重要标志；抗 HBs 出现也是 HBsAg 疫苗免疫成功的标志；抗 HBs 对同型病毒的再感染有保护作用，可持续数年。从 HBsAg 消失到抗 HBs 出现的这段间隔期，称为核心窗口期，此时，抗 HBc IgM 是 HBV 感染的唯一的血清学标志物。

HBeAg 和抗 HBe HBeAg 是一种可溶性抗原，是 HBV 复制及血清具有传染性的指标，在潜伏期与 HBsAg 同时存在或在 HBsAg 出现稍后数天就可在血清中检出；HBeAg 持续存在时间一般不超过 10 周，如超过则提示感染转为慢性化；HBeAg 阴转一般表示病毒复制水平降低，传染性下降，病变趋于静止。抗 HBe 出现于 HBeAg 阴转后，其出现比抗 HBs 晚但消失早。

HBcAg 和抗 HBc HBcAg 存在 HBV 的核心部分以及受染的肝细胞核内，是 HBV 存在和复制活跃的直接指标。血液中的 HBcAg 量微，不易检测到，但 HBcAg 抗原性强，在 HBV 感染早期即可刺

表 HBV 抗原、抗体常见检测结果临床分析

HBsAg	HBeAg	抗 HBs	抗 HBe	抗 HBc IgM	抗 HBc IgG	临床意义
+	+	-	-	-	-	潜伏期或急性乙肝早期
-	-	-	-	+	-	急性感染窗口期
+	+	-	-	+	-	急性或慢性乙肝（"大三阳"）
+		-	+	-	+	急性感染趋向恢复（"小三阳"）
-	-	+	+	-	+	既往感染恢复期，有免疫力
-	-	-	+	-	+	既往感染恢复期，有免疫力
+	-	-	-	-	-	HBV 自限感染或无症状携带者
+	-	-	-	-/+	-/+	急性或慢性乙肝，或无症状携带者
-	-	-	-	-	+	既往感染，未产生抗 HBs
-	-	+	-	-	-	既往感染或接种过疫苗，有免疫力
-	-	-	-	-	-	未感染过 HBV，为易感者

激机体产生抗 HBc，较抗 HBs 的出现早得多，早期以 IgM 为主，随后产生 IgG 型抗体。常以抗 HBc IgM 作为急性 HBV 感染的指标，但慢性乙肝患者也可持续低效价阳性，尤其是病变活动时。急性感染恢复期和慢性持续性感染以 IgG 型抗 HBc 为主，可持续存在数年。抗 HBc 不是保护性抗体，不能中和乙肝病毒。

血清 HBV DNA 诊断 HBV 感染最直接的证据，HBV DNA 检测可作为 HBsAg 阴性 HBV 感染者的诊断手段，也有助于 HBV 感染者传染性大小的判断、HBV 基因变异研究以及抗病毒药物临床疗效的评价等。但是 HBV DNA 阳性及其定量检测的拷贝数目多少并不与肝病理损害程度呈相关关系，故不能用 HBV DNA 的多少判定病情程度。

HBV 抗原、抗体 检测结果及临床分析见表。

临床评价 乙型肝炎病原学诊断标准是根据乙型肝炎病毒标志物检测阳性，故乙型肝炎病毒标志物检测在乙型肝炎临床诊断中具重要作用。

标本事项 HBV 具有高度感染性，在标本的采集和运送时务必加以充分防护。血清或血浆标本采集和储存必须规范：①肝素抗凝血或严重溶血偶尔导致假阳性，应注意避免。②标本应于 24 小时内分离血清或血浆，5 天内检测者，存 2~8℃；5 天后检测者应存于-20℃或-70℃。③核酸检测标本应在标本采集后 6 小时内处理，24 小时内检测，否则存放于-70℃。④血清标本适合用于 PCR，如用血浆，其抗凝剂应为枸橼酸盐或者乙二胺四乙酸（EDTA），因为肝素可与 DNA 结合，干扰 Taq DNA 聚合酶作用，

导致 PCR 假阴性。

方法学评价 ELISA 法的特异性和敏感性不及 ECLIA 法，加上对经济效益的考虑，绝大多数三级和部分二级医院已被 ECLIA 法取代。有文献报道对时间分辨免疫荧光法、酶联免疫吸附试验、电化学发光法、化学发光法检测乙型肝炎血清标志物的检测结果进行评价分析，其结果具有高度的一致性，化学发光免疫测定法和电化学发光免疫测定法在检测的敏感性上具有优势。

临床应用评价 HBV 感染血清免疫学标志物是进行乙型肝炎血清流行病学调查、观察 HBV 感染血清免疫学应答及考核乙型肝炎抗病毒疗效的重要指标。HBV DNA 检测方法目前在中国使用最广的是 PCR，其临床诊疗价值主要有：①急性 HBV 感染的诊断。②用于筛选献血员，监测血制品的传染性和血源性乙肝疫苗的安全性。③结合 HBV DNA PCR 检测结果可对血清免疫学检测结果加以综合评价。

（洪秀华）

bǐngxíng gānyán bìngdú biāozhìwù jiǎncè

丙型肝炎病毒标志物检测

（detection of marker in hepatitis C virus） 用免疫学与分子检验技术检测患者血清标本中丙型肝炎病毒血清免疫标志物抗原、抗体与核酸。丙型肝炎病毒（HCV）是丙型病毒性肝炎的病原体，也是肠道外传播的非甲非乙型肝炎的主要病原体。其传播途径多样，包括血液传播、性接触传播、母婴传播和家庭内接触传播，但约近半数 HCV 感染者传播途径不明，HCV 占输血后肝炎的 80%~90%。HCV 引起的临床感染病情轻重不一，可表现为急性

肝炎、慢性肝炎或无症状携带者等，且极易慢性化，而且慢性丙型肝炎与原发性肝癌关系十分密切。HCV 感染后不能诱导机体产生有效的免疫保护反应。

原理 HCV 病原学检测是诊断丙型病毒性肝炎的"金标准"。HCV 在宿主外周血中的含量及病毒抗原的含量很低，常规方法很难直接检测，临床诊断 HCV 感染用免疫学方法检测其血清免疫标志物抗 HCV 及聚合酶链反应（PCR）法检测 HCV RNA。

检测方法 HCV 抗体检测标本可采用血清或血浆，HCV RNA 检测和定量分析，多用血清。目前检测抗 HCV 的筛选试验主要是酶联免疫吸附试验（ELISA）和化学发光方法，所用试剂属于第 2 或第 3 代，包被抗原内含有 HCV core、NS3、NS4 和 NS5 抗原（第 3 代），敏感性和特异性与前两代试剂相比显著提高；确证试验常用的是重组免疫印迹法（RIBA），主要用于初筛检测可疑者，能帮助区别特异性 HCV 抗体和非特异性反应；HCV RNA 是 HCV 感染的直接证据，检测方法主要有逆转录 PCR（RT-PCR）。

临床意义 健康个体 HCV 标志物检测阴性。抗 HCV 及 HCV RNA 检测对 HCV 感染的诊断有重要价值。

抗 HCV 存在仅表明 HCV 的感染，可用于丙型肝炎的诊断、献血员的筛选和流行病学调查。

HCV RNA 为丙型肝炎早期诊断的最有效指标，尤其是在感染早期体内 HCV 特异性抗体产生之前的诊断以及评价抗 HCV 疗效方面具有特殊的价值。HCV RNA 检测有助于诊断急性 HCV 感染、抗 HCV 阴性 HCV 感染、丙氨酸转氨酶正常 HCV 感染以及评

价抗 HCV 药物的病毒学疗效。在急性丙型肝炎病程中，HCV RNA 可以由阳性转阴性，但多数慢性 HCV 感染者，其 RNA 可持续阳性。临床 HCV RNA 检测偶有与抗 HCV 不平行情况，应依据不同患者的临床情况、具体加以解释。

临床评价 临床评价、标本事项及方法学评价分述如下。

标本事项 HCV 具有高度感染性，在标本的采集和运送时务必加以充分防护。必须规范采集血清或血浆标本：①血浆标本收集可采乙二胺四乙酸（EDTA）、枸橼酸葡萄糖、枸橼酸盐等抗凝剂。②PCR 检测的标本应避免用肝素抗凝，因其对 DNA 聚合酶有抑制作用。③血液中存在高浓度的蛋白酶和 RNA 酶，用于 HCV 检测的标本应在采集后尽快分离血清或血浆，并于 4~6 小时内冷藏或冻存，最好冻存在 -70℃及以下，因为在 -20℃时 HCV RNA 易发生明显降解。④标本应避免反复冻融，解冻后的标本应保持在低温状态。

方法学评价 用 ELISA 检测血中抗 HCV 简单、快速、可靠，但尚有一定的假阳性率。ELISA 试剂盒已开发至第三代，比第二代试剂有更大的改进，更灵敏、更特异。随着第三代试剂的应用，抗 HCV 假阳性结果已大大减少。HCV 感染者血循环中病毒含量通常很低，用实时荧光 RT-PCR 方法检测 HCV RNA 应用价值较高，不仅可缩短 HCV 检测窗口期，亦可弥补抗体检测发生的漏检。

临床应用评价 为确认 ELISA 法筛查试验阳性的样品，需做确证试验。该试验是将 HCV 重组抗原以条带的形式包被在硝基纤维素膜上，分别与待检血清和酶标抗体温育，显色判断。第三代 RIBA 试剂增加了 HCV 抗原表位，如果 2 条带或 2 条带以上阳性反应，则确证试验为阳性。RIBA 主要被用于 ELISA 法筛查试验阳性样品的 HCV 抗体确认，RIBA 试验阳性的患者中，大约 75%~80% HCV RNA 阳性；RIBA 试验阳性而血清中没有 HCV RNA 时提示可能为既往感染者。少数病例中，抗 HCV 的 ELISA 检测为阳性、RIBA 试验单个抗原阳性，即 RIBA 检测结果为不确定，此时无法确定抗 HCV 的感染情况；这种现象可能为 HCV 急性感染的早期或免疫力低下的患者，也可能为假阳性结果，因此，应依据不同患者的临床情况、具体加以解释。

（洪秀华）

dīngxíng gānyán bìngdú biāozhìwù jiǎncè

丁型肝炎病毒标志物检测

（detection of marker in hepatitis D virus） 用免疫学与分子检验技术检测患者血清标本中丁型肝炎病毒血清标志物抗原、抗体与核酸的方法。丁型肝炎病毒（HDV）是与乙型肝炎病毒（HBV）密切相关、引起急性和慢性肝病的亚病毒病原体。HDV 属缺陷病毒，其组装依赖 HBsAg，故 HDV 的流行病学特点类似 HBV，HDV 感染必然伴有 HBV 感染。丁型肝炎的传染源为患者，经输血或血制品、密切接触和母婴传播。根据与 HBV 感染的关系，HDV 感染可分为两种类型：同时感染与重叠感染。HDAg 刺激机体产生抗 HD，但抗 HD 非保护性抗体，不能中和与清除病毒，若呈持续高效价存在，可作为判定慢性丁型肝炎的指标。通过免疫检测 HDV 感染的标志物以及 HDV RNA，结合 HBV 感染的检测，可以做出 HDV 感染的实验

诊断。

HDV 感染的标志物有以下 4 种。①HDV 抗原：直接检测血清中或肝活检组织中 HDV 抗原，需用去垢剂处理去除 HDV 表面的 HBsAg，再用荧光免疫或酶联免疫吸附试验（ELISA）法检测；HDV 抗原主要存在于受感染者的肝细胞核和细胞质内，在 HDV 血症时血清中也可查到；血清中 HDV 抗原阳性主要见于急性丁型肝炎的早期，在慢性 HDV 感染中，HDV 抗原可呈波动性地反复阳性。②抗 HDV IgM：常采用捕捉法 ELISA；在 HDV 急性感染时，抗 HDV IgM 是首先可以检出的抗体，尤其是联合感染时，抗 HDV IgM 往往是唯一可检出的 HDV 感染的标志物。③抗 HDV 总抗体：常采用竞争法检测；在慢性 HDV 感染中，其抗 HDV 总抗体持续保持高效价，HDV 感染终止后仍可存在数年。④HDV RNA：病毒存在的直接证据；常用逆转录 PCR 和核酸杂交法检测，敏感性和特异性均较高；HDV RNA 阳性提示存在 HDV 感染及病毒复制。HDV 病毒标志物检测标本多采用血清（见乙型肝炎病毒标志物检测）。

（洪秀华）

wùxíng gānyán bìngdú biāozhìwù jiǎncè

戊型肝炎病毒标志物检测

（detection of marker in hepatitis E virus） 用免疫学与分子检验技术检测患者血清标本中戊型肝炎病毒标志物抗原、抗体与核酸。戊型肝炎病毒（HEV）是戊型肝炎的病原体，经粪-口途径传播，易通过污染水源而导致大规模暴发流行，严重危害人类健康。HEV 传播具明显季节性，多发生于雨季或洪水后。HEV 主要侵犯

青壮年，表现为重症肝炎的比例较高。该病为自限性疾病，发病后6周可自然康复，未见慢性化患者。一旦病愈，获终生免疫。戊型肝炎的诊断依据临床表现、流行病学资料和实验室检查。

HEV分离培养困难，病毒分离不适于HEV检测；采用免疫电镜技术检测粪便中HEV颗粒是特异性诊断技术，但技术上困难和敏感性低，临床难以常规开展；检测HEV抗原方法亦尚不成熟。

常用HEV感染病原学诊断主要依据检测患者血清抗HEV抗体和HEV RNA。利用包含HEV高效抗原表位的重组蛋白及合成肽建立的酶免疫技术与免疫印迹技术极大地提高了戊型肝炎诊断的敏感性和特异性。

急性期血清抗HEV IgM阳性或恢复期血清抗HEV IgG效价比急性期血清高4倍以上，提示HEV感染；抗HEV总抗体或IgG抗体是几乎在所有的HEV急性感染患者中均可能检出，在急性肝炎或恢复期早期，抗HEV水平通常最高；在HEV血清学诊断方法的选择及其结果的解释时，应当考虑到各种试剂在特异性和敏感性方面的差异、对不同抗原的血清学反应模式以及不同地区HEV临床感染率方面的差异。应用逆转录PCR检测患者血清、胆汁和粪便中的HEV RNA，是诊断急性戊型肝炎特异性最好的方法；尽早且重复采集疑似戊型肝炎的患者急性期血清标本，要在尽可能低温的条件下运送和保存标本。

（洪秀华）

mìniào xìtǒng gǎnrǎn shíyàn zhěnduàn

泌尿系统感染实验诊断 （laboratory diagnosis of urinary tract infection） 采集疑为泌尿系统感染患者尿液标本并进行病原

生物学检验，以确定泌尿系统感染病的发生与性质的过程。微生物在泌尿系统中生长繁殖而引起的泌尿系炎症称泌尿系统感染，分为上尿路感染（输尿管炎和肾盂肾炎）和下尿路感染（膀胱炎和尿道炎）；临床又分为急性及慢性两种。泌尿系统感染一般伴有尿频、尿急、尿痛等膀胱刺激症状，常同时伴有不同程度的发热、乏力和肾区叩痛或有下腹不适及触痛，其临床特征与感染的微生物种类及感染部位有关。引起泌尿系感染的病原体主要是细菌和真菌，绝大多数患者是单一病原体感染，少数为2种或以上病原体感染。常见微生物是肠杆菌科细菌（大肠埃希菌、肺炎克雷伯菌、阴沟肠杆菌、奇异变形杆菌）、肠球菌、阴道加特纳菌、解脲脲原体、沙眼衣原体、钩端螺旋体与白念珠菌。

实验检测 尿路感染的诊断不能单纯依靠临床症状和体征，尿液的病原体检查是诊断泌尿系统感染的重要依据，尿液基础检验可以辅助诊断。

尿液基础检验 该检查是重要的实验室检查项目之一，可在尿液自动分析仪上自动检测尿液酸碱度、比重、蛋白、葡萄糖、酮体、隐血、胆红素、尿胆原、亚硝酸盐、白细胞酯酶等；还应同时用光学显微镜在高倍镜下观察尿液沉渣，包括尿液细胞（红细胞、白细胞、上皮细胞等）、尿管型、尿结晶体等，或将尿液离心后上尿液沉渣自动分析仪直接检测尿沉渣。

病原学检查 ①留取清洁中段尿或导尿留取尿液（非留置导尿）培养细菌。②耻骨联合上膀胱穿刺留取尿液培养细菌。③新鲜尿液标本经离心应用相差显微

生物学检验，以确定泌尿系统感镜检查计数30个视野中见到的细菌。④近期（通常为1周）有内镜检查或留置导尿史者，患者虽然无症状，但需做尿液细菌培养。尿液标本细菌学、真菌学的检验程序见图。

实验诊断 泌尿系统感染诊断中，除需密切结合临床表现外，通过实验室检查确认泌尿系统感染的存在及感染的定位、确定病原体，进行实验诊断更为重要。

病原学检测结果报告及解释 包括尿液基础检验、直接显微镜检查结果、分离培养与鉴定结果等。

尿液基础检验 一般健康成人24小时尿量1.0~1.5L，慢性肾炎患者尿量常病理性增多；泌尿系感染患者尿液常为浑浊的菌尿，尿液酸碱度常呈碱性；急性肾炎尿液比重常增高，慢性肾小球肾炎常降低；革兰阴性杆菌下尿路感染，尿亚硝酸盐检测常阳性；下尿路感染尿白细胞酯酶定性试验常阳性；尿中白细胞增加常见于肾盂肾炎患者；尿中红细胞增加常见于肾小球肾炎、结核；泌尿系感染患者尿沉渣检查中可见白细胞管型、颗粒管型和细菌管型；念珠菌感染可在高倍镜下见真菌孢子及假菌丝（见尿液基础检验）。

直接显微镜检查 ①新鲜中段尿直接涂片革兰染色：油镜下平均每个视野细菌数≥1个，则提示细菌定量培养一般≥10^5CFU/ml；若离心尿沉渣涂片革兰染色，油镜下观察，可初步报告"找到革兰×性×菌××排列，疑似×××菌"。②离心尿沉淀涂片革兰染色：在油镜下观察在脓细胞内外查到革兰阴性双球菌、呈肾形，可初步报告"找到淋病奈瑟菌"。③尿沉渣涂片：直接高倍镜

下观察，见到发亮的卵圆形真菌孢子，且伴有出芽现象或管状假菌丝，可报告"找到真菌孢子和假菌丝"。④尿沉渣涂片抗酸染色：光学显微镜油镜下观察到红色杆菌即为抗酸杆菌。⑤尿沉渣涂片钩端螺旋体检查：光学显微镜暗视野高倍镜下观察到形似一串细密亮珠，两端或一端成钩状，并沿纵轴旋转运动的微生物，即可发出可能检出钩端螺旋体的初步报告。

分离培养与鉴定 ①尿液一般细菌培养时常进行定量培养，方法主要包括倾注平板法、微量加样器取样涂布法、定量接种环取样涂布法等［见尿细菌（定量）培养］。②疑为淋病患者的晨尿离心后取沉渣接种于35℃预温的淋病奈瑟菌选择性培养基培养，有可疑菌落生长经鉴定为淋病奈瑟菌，则报告"检出淋病奈瑟菌"。③尿液定量接种于念珠菌选择鉴定性平板培养后，如有可疑菌落生长鉴定为念珠菌，则报告"检出念珠菌"。④若将尿液沉渣接种于罗-琴培养基上和血液琼脂平板，如果血液琼脂平板上无细菌生长，罗-琴培养基有可疑菌落生长，经鉴定为结核分枝杆菌则可报告"结核分枝杆菌培养阳性"［见尿细菌（定量）培养、结核分枝杆菌培养］。⑤尿液接种于厌氧强化血平板，进行厌氧培养，同时接种于普通血平板。如果普通血平板上无细菌生长，而厌氧强化血平板上有细菌生长，则按厌氧菌鉴定流程继续鉴定出菌种则可报告（见细菌厌氧培养）。⑥尿液同时接种于血液琼脂平板、高渗液体及固体双相培养基培养，如果高渗液体中出现颗粒状生长，则进一步按细菌L型继续鉴定。⑦尿液接种于柯氏（Korthof）液体培养基，28℃培养，如果有云雾状浑浊，则转种柯氏固体培养基进行分离培养及鉴定钩端螺旋体（见螺旋体培养）。⑧尿液沉渣接种于支原体固体或液体培养基培养，同时接种于血平板，如果血液琼脂平板上无细菌生长，支原体液体培养基指示剂变颜色则提示支原体培养阳性（见支原体培养）。

病原学诊断依据 符合下述四项之一即可诊断：①清洁中段尿或导尿留取尿液（非留置导尿）培养革兰阳性球菌菌数 $\geq$ 10^4 CFU/ml 或革兰阴性杆菌菌数 $\geq$ 10^5 CFU/ml。②耻骨联合上膀胱穿刺留取尿液培养细菌菌数 $\geq$ 10^3 CFU/ml。③新鲜尿液标本经离心应用相差显微镜检查（1×400），在30个视野中有半数视野见到细菌。④无症状性菌尿症，患者虽然无症状，但在近期（通常为1周）有内镜检查或留置导尿史，尿液培养革兰阳性球菌浓度 $\geq$ 10^4 CFU/ml，革兰阴性杆菌浓度 $\geq$ 10^5 CFU/ml。

病原学实验诊断与鉴别诊断 常见泌尿系统感染性疾病有下尿路感染及急性肾盂肾炎等。

无症状感染 无感染临床症状，而在连续2次清洁中段培养中菌种相同，菌落数均 $\geq$ 10^5/ml 即可诊断；当女性有明显尿频、尿急、尿痛、尿白细胞增多、尿细菌定量培养 $\geq$ 10^2/ml，并为常见致病菌时，可以拟诊为尿路感染。

下尿路感染 有下尿路感染

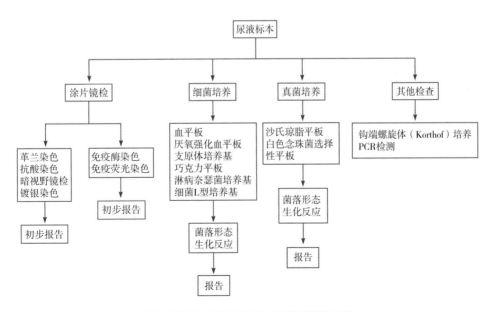

图 尿液标本的细菌学、真菌学检验程序

症状如排尿不适、尿频、耻骨弓上不适等。如离心"清洁"尿的白细胞数>5 个/高倍视野，是支持感染的强烈指征，称为脓尿-排尿不适综合征。在此情况下如清洁中段尿培养计数 $\geqslant 10^2/ml$，则应视为有诊断意义的细菌尿。

急性肾盂肾炎 除有下尿路感染症状外，还可有发热（>38℃）和（或）肋脊角疼痛及压痛等临床表现，结合实验室检查的脓尿和真性细菌尿，即可做出临床诊断。

尿道综合征 又称非细菌性尿频-排尿不适综合征，指一些妇女具有尿频、排尿不适的症状而无真性细菌尿。其诊断应具备下列 3 项：①女性患者有明显的排尿困难，尿频，但无发热、白细胞增多等全身症状。②多次尿细菌培养菌落数<$10^5/ml$。③尿中白细胞数、红细胞数增加不明显：<10 个/高倍视野。

再发性感染 包括重新感染和复发感染。重新感染是治疗后症状消失，尿菌阴性，但停药 6 周后再次出现真性菌尿，菌种与上次不同（一种新的细菌引起感染），或在尿感路感染治愈后至少 6 周后发生的相同细菌感染；复发感染是治疗后症状消失，尿菌转阴后 6 周内再次出现真性菌尿，菌种与上次相同（菌种相同，且为同一血清型），为来自尿道口周围的细菌重新入侵膀胱，也可能是原先的尿路感染致病菌持续存在或复燃。

临床评价 包括以下内容。

临床应用评价 泌尿系统感染确诊有赖于病原学诊断，在临床诊断基础上，符合病原学诊断依据四项之一即可诊断。但无症状性菌尿虽无尿路刺激症状，因病原学检测连续两次清洁中段尿培养，两次菌落数均 $\geqslant 10^5/ml$，且为同一菌种；或一次清洁中段尿培养菌落数 $\geqslant 10^5/ml$，尿白细胞>5 个/高倍视野；或耻骨上膀胱穿刺尿培养有致病菌生长或菌落数 >100/ml，也可确诊尿路感染。传统的诊断标准，经几十年的临床验证，认为其敏感性低而特异性高。到了 20 世纪 80 年代，大多数学者认为，作为有意义菌尿，清洁中段尿培养菌落数，扩大到 $\geqslant 10^2/ml$。有专家提出，"有尿路刺激症状的妇女，中段尿细菌培养 $\geqslant 10^2/ml$，可诊断为尿路感染，如以菌落数 $\geqslant 10^5/ml$ 作为诊断标准，将会使 50% 的症状性尿感患者漏诊，不能得到及时合理的治疗；具有尿路刺激症状的患者，清洁中段尿菌落计数 > $10^2/ml$ 应视为有意义菌尿。"

标本评价 正确标本采集是尿细菌定量培养的关键。外尿道寄居有正常菌群，故采集尿液时更应注意无菌操作，常用清洁中段尿作为送检标本。对于厌氧菌的培养，采用膀胱穿刺法收集、无菌厌氧小瓶运送。排尿困难者可导尿，但应避免多次导尿所致尿路感染。怀疑结核分枝杆菌感染可采用集尿法。

清洁中段尿采集 最好采集晨起第一次尿液，在使用抗生素前采集。采集前，先用肥皂水或清洗液清洗女性外阴部或男性尿道口，再用灭菌水冲洗尿道口，然后排尿弃去前段尿，留取中段尿约 10ml 于带盖灭菌容器内，立即送检，2 小时内接种培养基，在室温下放置超过 2 小时的尿液标本不可应用，应重新留取标本送检；如若无法在 2 小时内送检，则应冷藏保存（4℃），且不应超过 24 小时；如果进行淋病奈瑟菌培养则尿液标本不能冷藏保存。

导尿管采集法 对留置导尿管的患者或无法自行排尿的患者可采用此方法。先消毒导尿管外壁，用注射器穿刺导尿管吸取尿液。长期留置导尿管的患者，最好在更换新的导尿管时留取尿液。

肾盂尿采集法 先充分冲洗膀胱，以最后一次冲洗尿为对照，然后用导尿管插入输尿管，采集肾盂尿，注意标明左右，分别采集 3 次尿。以此确定菌尿是否来自肾脏时采用此方法。如果输尿管中收集的尿液中细菌量第 3 次比第 1 次，或比对照尿中的多，则菌尿可能来自肾，反之菌尿可能来自膀胱。

耻骨上膀胱穿刺抽取尿液法 判断膀胱内有无细菌感染的"金标准"。但常在怀疑厌氧菌感染、儿童或婴儿采集中段尿困难、中段尿培养结果与病情不符时采用。如果进行厌氧菌培养，则取得尿液后立即将针头插于橡皮塞上送检。

集尿法 留取 24 小时尿于清洁容器内送检，如用于培养，患者应停药 1~2 天。怀疑结核分枝杆菌感染，可采用此方法。

方法学评价 念珠菌培养有商品化念珠菌显色培养基，根据菌落颜色可初步判断种；细菌 L 型生长较缓慢，一般需观察 1 周，仍无细菌生长，则报告细菌 L 型培养阴性；结核分枝杆菌生长较缓慢，一般在罗-琴培养基上孵育 8 周仍无可疑菌落生长，则报告结核分枝杆菌培养阴性；尿沉渣涂片抗酸染色，如果未清洗尿道口，光学显微镜油镜下观察到红色杆菌存在，有尿道口耻垢分枝杆菌污染的可能。非导尿或穿刺尿液标本细菌培养结果为两种或两种以上细菌，应考虑污染可能，宜重新留取标本送检；影像学、手术、组织病理或其他方法证实的、可定位的泌尿系统（如肾、肾周围组织、输尿管、膀胱、尿道）感染，报告时应分别标明。

（洪秀华）

niàoxìjūn（dìngliàng）péiyǎng

尿细菌（定量）培养 ［urine bacterial（quantitative）culture］

将定量尿接种培养基孵育并计算每毫升尿液菌落数的方法。是诊断尿路感染不可缺少的检测项目，从尿液中分离出一定数量病原菌是诊断泌尿系统感染的重要依据。

原理 将定量尿接种于血平板及肠道弱选择性培养基，孵育一定时间，计数平板上的菌落，计算出每毫升尿液中的菌落数。

检测方法 有定量接种环取样涂布法、倾注平板法、微量加样器取样涂布法。将标本接种于血平板及肠道弱选择性培养基（如中国蓝、伊红亚甲蓝或可抑制变形杆菌迁徙生长的 CLED 琼脂平板）上，35℃、5%～10% CO_2 的环境中孵育 18～24 小时，然后计数平板上的菌落，再乘以稀释倍数计算。

定量接种环取样涂布法 用金属环（常为铂金环或镍铬合金环），也可使用一次性的已灭菌处理的塑料环，一般常使用 1μl 或 10μl 定量接种环。将接种环垂直插入尿液中，取出接种环均匀涂抹平板上，孵育后计数平板上的菌落数。如用 1μl 定量接种环取尿液，接种孵育后平板上出现的菌落数乘以 1000 为每毫升尿液中的菌落数；如用 10μl 定量接种环取尿液，接种孵育后平板上出现的菌落数乘以 100 为每毫升尿液中的菌落数；如平板上菌落生长过多，无法计数，则报告尿液中细菌数量>10^5CFU/ml。如果培养

18～24 小时平板上无细菌生长，则继续培养至 48 小时，如仍无细菌生长，则报告细菌培养阴性。

微量加样器取样涂布法 用微量加样器取 5μl 尿液滴注于平板上，再用接种环或 L 形玻棒均匀涂抹于培养基上，培养后计数平板上的菌落数，乘以 200 为每毫升尿液中的菌落数。

倾注平板法 用生理盐水依次稀释尿液成 1：10、1：100、1：1000 等不同稀释度，取各稀释度尿液 1ml 加入直径 9cm 灭菌平皿内，然后加入已融化并冷却至 45～50℃的普通营养琼脂并立即与尿液混匀。培养后观察结果，选择菌落数为 30～300 的平板进行计数，再乘以该平板尿液的稀释倍数，换算为每毫升尿液中的菌落数。

临床意义 健康个体清洁中段尿定量培养菌落数低于诊断标准。诊断尿路感染必须以细菌定量培养为依据，凡是尿路内有真性细菌尿者，即为尿路感染。真性细菌尿的定义为：膀胱穿刺尿培养有细菌；或导尿尿液定量培养菌落数>10^5/ml；或清洁中段尿尿液定量培养菌落数>10^5/ml。如果反复定量培养都是阴性，则可认为无活动性尿路感染的存在。但对尿细菌培养的结果，也应结合临床表现来判断。尿细菌培养的假阳性和假阴性的现象在临床上并不少见（见泌尿系统感染实验诊断）。

临床评价 包括方法学评价与临床应用评价。

方法学评价 定量接种环取样涂布法应用最广泛，蘸取尿液前，最好漩涡混匀尿液，然后接种环垂直插入尿液中，整个环刚好进入液面下，不要将接种环过深插入尿液。如果经尿液直接涂

片革兰染色提示尿液中菌量>10^5CFU/ml（即显微镜油镜下观察平均每个视野细菌数≥1个），则建议使用 1μl 定量接种环取尿液接种平板；如果是经导管采集、耻骨上膀胱穿刺法采集的尿液或患者已使用抗生素治疗后采集的尿液，其细菌数量可能较少，则建议使用 10μl 定量接种环取尿接种平板；如直接涂片革兰染色提示尿液中菌量<10^5CFU/ml，也建议使用 10μl 定量接种环取尿接种平板。

临床应用评价 尿细菌定量培养可能出现假阳性结果的情况有：①中段尿标本收集不合无菌操作标准。②采样后超过 1 小时才接种。③接种技术错误等。

尿细菌定量培养可能为假阴性结果的情况有：①患者在最近 2 周内使用过抗菌药物。②尿在膀胱内停留时间短，不足 6 小时，常在尿频、尿急症状的患者中较明显。③饮水太多，稀释了菌尿。④细菌感染病灶与尿路不通，如在血行性肾盂肾炎的早期或尿路梗阻时。⑤尿路感染的排菌可呈间歇性，如慢性肾盂肾炎没有急性症状时，有些患者的尿细菌培养可为阴性，但在急性发作时，尿细菌培养则常为阳性。⑥L 型细菌只能在高渗培养基内生长，一般培养基不能培养出来，肾盂肾炎患者尿细菌培养阴性者，大约20%与 L 型细菌有关。综上所述，对尿细菌培养结果应结合临床表现予以判断，有时还需反复多次进行培养。

标本事项 外尿道寄居有正常菌群，尿标本采集应注意无菌操作；常用清洁中段尿或者经耻骨上膀胱穿刺采集的尿液作为送检标本。

（洪秀华）

shēngzhí xìtǒng gǎnrǎn shíyàn zhěnduàn

生殖系统感染实验诊断 （laboratory diagnosis of genital system infection）

采集疑为生殖系统感染患者的尿道分泌物、下疳渗液、疱疹基底组织刮片、宫颈拭子或刮片等标本，进行病原生物学检验，以确定感染病的发生与性质的过程。生殖系统感染是细菌、病毒、真菌与寄生虫通过性接触或由生殖道黏膜上的固有菌群紊乱或某些条件致病菌入侵生殖系统所致。前者又称性传播疾病（STD），简称性病，包括获得性免疫缺陷综合征（艾滋病）、梅毒、淋病、软下疳、性病淋巴肉芽肿、非淋菌性尿道炎、尖锐湿疣、生殖器念珠菌病、细菌性阴道病、滴虫病和乙型肝炎等20余种疾病。STD有高传播性，女性盆腔感染易导致不孕和宫外孕，加之早期诊断和抗病原生物化疗困难以及存在的诸多社会因素，生殖系统感染病原学诊断、传染源追踪和社会教育对减少感染扩散更重要。

实验检测　需结合临床表现选择合适病原学实验检测项目，按一定的检验程序进行检测。

实验检测项目　包括一般实验室检查与病原学检查。

一般实验室检查　①血液一般检查，计数总白细胞数和中性粒细胞数。②女性患者做阴道分泌物常规检查，包括阴道分泌物的颜色、气味等理学性状及清洁度检查。③前列腺液检查，包括颜色和透明度、卵磷脂小体、白细胞等检查。

病原学检查　①涂片染色显微镜检查。②分离、培养和鉴定病原体。③特异性 IgM、IgG 抗体检测。④抗原检测。⑤核酸检测。⑥组织病理检查。

病原学检验程序　生殖道标本细菌、真菌学检验程序见图1，病毒学检验程序见图2。

实验诊断　在有临床诊断依据的基础上选择合适病原学实验检测项目进行实验诊断。

临床诊断依据　生殖系统感染的临床特征与病原体累及的组织结构有关，溃疡和小水疱是生殖系统感染外部皮肤黏膜主要体征，也可见丘疹、糜烂、结节、疣赘等。外生殖道感染常伴大量分泌物，尤以男性患者为多见，而女性亚临床生殖系统感染（临床病例中占较大比例）分泌物增多并不明显，分泌物的性状有助于临床诊断。淋巴结肿大特别是腹股沟淋巴结是生殖系统感染重要临床体征，借助肿大淋巴结累及范围、有无粘连及排脓可用于鉴别诊断。尿道痛、排尿痛和外生殖器疼痛是性传播疾病的主要症状，排尿障碍、瘙痒和不正常

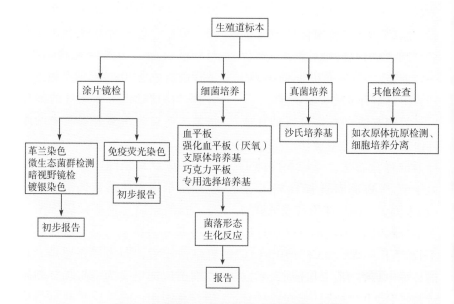

图1　生殖道标本的细菌学、真菌学检验程序

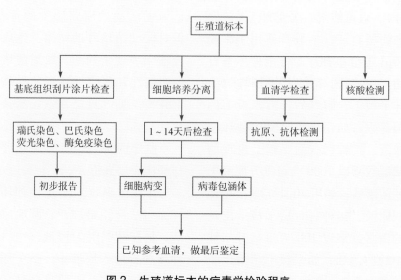

图2　生殖道标本的病毒学检验程序

生殖器出血等是患者常有的主诉。

病原学诊断依据 ①淋病奈瑟菌、衣原体、生殖道支原体、杜克嗜血杆菌的分离培养是淋病、生殖道沙眼衣原体感染、生殖道支原体感染、软下疳实验室诊断的"金标准"，阳性者可确诊。②以抗原、抗体与核酸检测诊断生殖道病毒感染及梅毒。③用直接显微镜检查阴道分泌物中阴道毛滴虫。

病原学检测结果报告及解释 包括直接显微镜检查、分离培养与鉴定、抗原抗体及核酸检测。

直接显微镜检查 ①尿道分泌物或阴道分泌物：尿道分泌物见中性粒细胞内革兰阴性卵圆形或肾形成对排列双球菌，男性患者阳性结果可做出淋病诊断；女性患者可疑淋病；阴道分泌物湿片高倍显微镜下见线索细胞提示可能为细菌性阴道病患者；阴道分泌物中见卵圆形芽生细胞和假菌丝多为念珠菌阴道炎；阴道分泌物中见阴道毛滴虫可诊断为滴虫性阴道炎。②下疳渗液：暗视野显微镜下查找密螺旋体，阳性者提示为梅毒螺旋体感染，标本阴性不能排除梅毒螺旋体感染。③宫颈拭子或刮片：衣原体荧光抗体染色涂片，见细胞内散在点状荧光阳性者可诊断衣原体感染。④疱疹基底组织刮片：瑞氏染色，多核巨细胞和核内见嗜酸性包涵体可能为疱疹病毒感染。⑤湿疣标本：制成病理切片后观察，表皮浅层出现空泡化细胞，怀疑为尖锐湿疣。

分离培养与鉴定 在合适培养基上生长的菌落，经生化反应鉴定有淋病奈瑟菌、衣原体、生殖道支原体、杜克嗜血杆菌、无乳链球菌与厌氧菌生长，分别可诊断为淋病、生殖道沙眼衣原体

感染、生殖道支原体感染、软下疳与生殖道正常菌群内源性感染。

抗原抗体及核酸检测 见生殖道沙眼衣原体抗原检测、梅毒非特异性抗体试验、梅毒特异性抗体试验、弓形虫病免疫学检测、TORCH 检测、人类免疫缺陷病毒抗体检测、性传播疾病核酸检测等。

病原学实验诊断与鉴别诊断 常见生殖系统感染性疾病主要有淋病、梅毒、非淋菌性尿道炎、生殖器疱疹、尖锐湿疣以及艾滋病等。

艾滋病 HIV 抗体检测是 HIV 感染的诊断依据。HIV 抗体筛查试验呈阴性反应或经确证试验后为阴性反应，即报告 HIV 抗体阴性，见于未感染 HIV 的个体；HIV 抗体确认试验结果阳性，见于 HIV 感染者；确认试验结果为"HIV 抗体不确定"，可能为非特异性反应或"窗口期"样品，需对受检者进行随访（见人类免疫缺陷病毒抗体检测）。

梅毒 根据病程分期不同，其实验检测可分别为梅毒螺旋体直接检查、梅毒血清试验和脑脊液检查。脑脊液检查主要用于神经梅毒的诊断（见中枢神经系统感染实验诊断）；对于早期梅毒硬下疳等皮肤黏膜损害部位的渗液或肿大淋巴结穿刺液，采用暗视野显微镜检查是诊断早期梅毒的简便快速方法；二期和三期梅毒常用抗体检测方法，二期梅毒时，各种密螺旋抗体试验均为阳性。心血管梅毒的确诊，需用密螺旋体荧光抗体查见组织切片中的荧光信号；神经梅毒的确诊应具备脑脊液标本性病研究实验室试验阳性和血清密螺旋体抗体试验阳性；新生儿梅毒的确诊见先天感染实验诊断。

淋病 根据病史（有可疑的性病接触史及其他直接或间接接触患者分泌物史）、典型临床表现和实验室检查结果进行诊断。生殖道分泌物涂片见到中性粒细胞内革兰阴性卵圆形或肾形成对排列双球菌对男性患者可做出淋病诊断；对女性患者需淋病奈瑟菌培养阳性方可做出诊断，在培养阳性后，可进一步做药敏试验，以确定淋病奈瑟菌对抗菌药物的敏感性，指导合理选择药物；免疫分析、DNA 探针技术、聚合酶链反应（PCR）等在准确、简便和费用方面并不明显优于上述两种方法。

非淋菌性尿道炎 沙眼衣原体感染用抗原检测、细胞培养和核酸检测进行实验诊断；解脲脲原体和人型支原体可通过液体培养或固体培养进行实验诊断。

生殖器疱疹 病毒抗原直接检查和查找多核巨细胞、胞核内嗜酸性包涵体或用直接免疫荧光技术检查病变组织中的单纯疱疹病毒（HSV）抗原为主要实验诊断依据。HSV 抗体检测也是临床实验室广泛采用的方法，抗体 IgM 检出可诊断感染，但不易区分原发感染或复发感染。

尖锐湿疣 病理学诊断可确定诊断；潜伏感染时局部皮肤黏膜外观正常且醋酸白试验（加 3%～5% 的醋酸，变白为阳性）阴性，但通过分子生物学方法可检到人乳头状瘤病毒（HPV）的存在；亚临床感染表现为肉眼不能辨认的皮损，但醋酸白试验阳性或有典型组织病理学表现，亚临床感染的存在和再活动与本病复发有关。

临床评价 包括标本评价、方法学与临床应用评价。

标本评价 根据感染部位的

不同和目标病原体的不同，选择和确定标本种类、采集部位和采集方法。性传播疾病的标本采集多用塑料杆的藻酸盐或涤纶拭子；采集标本有生殖器溃疡标本、阴道标本、宫颈拭子标本、直肠拭子、尿液及尿道标本；为提高培养阳性率，淋病奈瑟菌最好在床边即刻接种在选择或（和）非选择性培养基上并置于 5% CO_2 环境中，尽快转运至实验室，如果转运是在酷热或寒冷的天气条件下，则应注意隔热或保温；杜克嗜血杆菌在运送培养基中存活差，标本应尽量直接接种在分离培养基上。

方法学与临床应用评价 病毒分离培养用于 STD 的辅助诊断及鉴别诊断，阳性表明人体内存在一定量的病毒，阴性仅表示未能分离培养出病毒，不能作为 STD 未感染的诊断依据；HIV 抗体检测是 HIV 感染诊断的"金标准"，筛查试验阳性不能判定是否感染，确证试验阳性才可判断为 HIV 感染；标本细菌分离培养除鉴定外，还可进行抗菌药物敏感试验，指导临床合理选择治疗药物；解脲脲原体和人型支原体培养阳性，需结合临床表现判断，菌落计数 $>10^4$ CFU/ml，具有临床意义；胞质内包涵体检查阳性提示可能为衣原体感染；梅毒非特异性抗体试验在一期梅毒的晚期和二期梅毒的早期时呈阳性，且表现为效价随疗程逐渐下降，可以作为疗效观察的指标，但会出现假阳性反应（如急性病毒性感染、自身免疫病、结缔组织病、静脉吸毒者以及妊娠妇女等）；梅毒特异性抗体试验阳性，说明该患者正在感染或既往曾经感染过梅毒螺旋体。

（褚云卓）

TORCH jiǎncè

TORCH 检测（TORCH testing）

采用免疫学方法检测血清中抗体，筛查人体是否感染弓形虫、其他病原体、风疹病毒、巨细胞病毒及单纯疱疹病毒的方法。TORCH 是弓形虫（T）、其他病原体（O，主要指梅毒螺旋体、人类免疫缺陷病毒等）、风疹病毒（R）、巨细胞病毒（C）与单纯疱疹病毒（H）英文名称缩写。TORCH 可引起先天性宫内感染及围产期感染而导致围产儿畸形，与优生优育有重要关系，是妇产科作为优生优育筛查的常规项目之一。TORCH 感染后，患者特异性抗体 IgM、IgG 可迅速升高，IgM 出现早，可持续 6~12 周，而 IgG 出现晚，但可维持终生。IgG 阳性提示既往感染，IgM 阳性则作为早期感染的指标，脐带血或羊水中特异性 IgM 阳性是诊断胎儿宫内感染的可靠依据。酶联免疫吸附试验重复性好、灵敏度高、特异性强、成本低，在实验室中广泛采用，但只用做定性，不能定量；定量检测常采用化学发光法，其灵敏度高，批内和批间变异小，具有良好的抗干扰能力，可去除标本中可能存在的病毒 IgG 抗体及类风湿因子等的干扰，适用于常规临床工作。TORCH 的结果报告一般分为阴性、阳性和临界值。阳性结果不能作为诊断感染的唯一证据，需结合临床及其他检测综合判断进行确认；临界值结果需要一周后复查。

（褚云卓）

rénlèi miǎnyìquēxiàn bìngdú kàngtǐ jiǎncè

人类免疫缺陷病毒抗体检测（human immunodeficiency virus antibody detection）

采集患者血清标本，用免疫学方法检测其中是否有相应人类免疫缺陷病毒（HIV）抗体，并鉴别是否存在特异性抗体及其类型的方法。该检测主要用于 HIV 感染的诊断。抗体确认试验阳性是判定 HIV 感染诊断标准中不可缺少的一项，仅凭临床表现不能判定是否为 HIV 感染或获得性免疫缺陷综合征（AIDS）。

原理 HIV 感染人体后在 $CD4^+T$ 细胞和单核-巨噬细胞中大量增殖和扩散，引起病毒血症；70% 以上数周后转入无症状感染期，该期体内淋巴样组织中的 HIV 仍处于活跃增殖状态，并不断小量释放入血循环中，血中 HIV 抗体检测显示阳性。HIV 感染可出现发热、咽炎、淋巴结肿大、皮肤斑丘疹和黏膜溃疡等症状，一般在感染后 2~6 周内出现抗体。

检测方法 分为筛查试验和确认试验，可用于诊断（确定个体 HIV 感染状况）、监测（了解不同人群 HIV 感染率及其变化趋势）及血液筛查（防止输血传播 HIV）。

筛查试验 用于 HIV 抗体筛查的方法很多，主要有酶联免疫吸附试验（ELISA）试验、凝集法和免疫层析法，可对血液进行常规或快速检测。

确认试验 筛查试验存在假阳性的可能，HIV 抗体筛查呈阳性反应的标本，必须做确认试验。其方法包括免疫印迹法、条带免疫试验、放射免疫沉淀试验及免疫荧光试验。免疫印迹法最为常用，是将裂解的 HIV 蛋白抗原通过电泳方法按分子量大小分离，转移到纤维素膜上，如待检标本中含有 HIV 特异性抗体，则与纤维素膜上相应位置的抗原结合，最终形成肉眼可辨条带。确认试验可明确筛查试验阳性的标本中是否存在 HIV 特异性抗体及其类型，能鉴别或者肯定初筛检测的结果。

临床意义 HIV 抗体阴性说明是未感染 HIV，或可能感染 HIV 但处于窗口期或疾病晚期免疫功能缺损的患者；HIV 抗体阳性说明为 HIV 感染者或者 AIDS 患者。

临床评价 不同方法检测 HIV 抗体其临床评价不同，包括临床应用评价、方法学评价和结果解释。

临床应用评价 HIV 抗体检测分为筛查试验和确认试验，普通人群筛查试验阴性可排除 HIV 感染的可能性；对易感染 HIV 的高危人群应慎重，多次检查呈阴性并结合其他有关检查无阳性指征时，才可能除外 HIV 感染。确认试验在 HIV 感染早期、HIV-2 感染、某些自身免疫病、新近注射破伤风类毒素时，结果也可受到影响，阳性结果应结合临床及其他检查，如血液 $CD4^+T$ 淋巴细胞计数等做综合分析。

方法学评价 ELISA 有良好的敏感性和特异性，可检测 HIV-1、HIV-2 和 HIV-1 型的 O 亚型，使窗口期由 10 周缩短至 3~4 周；明胶颗粒凝集试验、斑点 ELISA、斑点免疫胶体金快速试验、艾滋病检测卡等方法快速，适合于尚未建立艾滋病筛查实验室的偏远地区或急诊。缩短 HIV 检测的窗口期是专业技术人员一直关注的重大课题。第四代 HIV 初筛检测试剂盒比较于前三代试剂的特点是可同时检测 HIVp24 抗原和抗体，该抗原阳性比 HIV 抗体出现更早。因此第四代初筛检测试剂能更早地检测到 HIV 病毒感染；作为初筛试验，检测结果阳性仍需进行确证试验检测。

依据《全国艾滋病检测技术规范》规定，筛查试验如呈阴性反应，即报告 HIV 抗体阴性，如呈阳性反应则使用原有试剂和另外一种不同原理或不同厂家的试剂进行重复检测，如两种试剂复测均呈阴性反应，则报告 HIV 抗体阴性，如均呈阳性反应或一阴一阳，需送艾滋病确认实验室进行确认。确认试验本底清晰，无潜在假阳性干扰，敏感性和特异性均较高，但也可能病毒株在所合成抗原决定簇部位发生突变导致 HIV 抗体假阴性结果。

结果解释 在某些情况下，样品显示不典型的 HIV 反应性条带图谱，既不能确定为阳性也不能确定为阴性，称为 HIV 抗体不确定或可疑阳性。对 HIV 抗体不确定的受检者必须进行随访，每 4 周一次连续 2 次，如随访过程中出现特异性 HIV 抗体反应条带如 gp160 或 gp120，则 HIV-1 抗体阳性，如仍呈不确定或阴性反应则为 HIV 抗体阴性。

（褚云卓）

xìngchuánbō jíbìng hésuān jiǎncè
性传播疾病核酸检测（nucleic acid detection of sexually transmitted disease）

用核酸杂交、聚合酶链反应、生物芯片和基因测序等技术检测疑似性传播疾病患者标本中的相关病原体核酸。引起性传播疾病的病毒、衣原体及螺旋体在体外培养困难，核酸检测其感染的诊断有一定意义。

原理 某种病原体感染机体后，如人类免疫缺陷病毒（HIV），感染者体内游离的病原体含量不断上升，当每毫升血液（或某部位）中含有一定量核酸（或脱氧核酸）拷贝数时，可以通过核酸检测方法对相应的病原体进行定性或定量检测。

检测方法 常用方法包括聚合酶链反应（PCR）、逆转录 PCR、实时荧光定量 PCR、核酸序列扩增、DNA 杂交等。

临床意义 当某种病原体的核酸检测（如 HSV DNA 扩增）结果为阳性（或高于检测限）时，可作为诊断感染的辅助指标，但不能单独用于诊断，需结合临床表现及其他检查做出诊断；《全国艾滋病检测技术规范（2015 年修订版）》将 HIV-1 核酸试验新增为补充试验，其目的是可望进一步提高 HIV 确证试验的敏感性和准确性，实现 HIV 感染的早期确诊。检测结果阴性（或低于检测限）见于没有某种病原体感染的个体，或接受成功抗病毒（抗病原体）治疗或机体自身可有效抑制病原体复制的部分感染者。

临床评价 核酸检测灵敏度高，在性传播疾病（STD）的辅助诊断、患者预后评估及评价抗病毒治疗效果等方面可发挥重要作用，但有假阳性的可能，阳性结果仅为 STD 感染的辅助诊断指标，不可据此诊断。

（褚云卓）

yǎnzǔzhī gǎnrǎn shíyàn zhěnduàn
眼组织感染实验诊断（laboratory diagnosis of eye tissue infection）

采集疑为眼部感染患者的眼分泌物、角膜刮取物、眼穹隆部及眼结膜上皮细胞标本等，进行病原生物学检验，以确定眼组织感染病的发生与性质的过程。眼组织感染是细菌、真菌、病毒或寄生虫侵入眼组织并生长繁殖引起的炎症反应，因累及眼的部位结构不同而有多种多样的感染性眼病。常见有结膜炎、角膜炎、葡萄膜炎、眼内炎、眼眶蜂窝织炎及睑腺炎等。其感染的病原较为复杂，加上选用抗生素受到诸多限制，对其治疗面临较大困难，角膜和后房的感染甚至还会造成视力下降和失明。为了减少此类眼部感染的危险，除需要重视以预防为主外，发现眼组织感染必须及早诊断，积极治疗。

实验检测 眼部遭受病原生物感染时，根据自觉症状、临床表现和一般检查可进行确证，实验室检查主要采取合适的眼部标本进行病原学检查。但实验室确证眼部感染病原较为困难，即使在结膜炎患者眼部脓性分泌物中分离到细菌，也不能肯定其为感染的病原菌，因为它们可能来自于皮肤表面的正常菌群。实际工作中，基于流行病学资料和临床表现，开展的实验室检查并不多，这取决于治疗对实验室检查的需求，如许多病毒性结膜炎具有自限性特点，不需要特别的药物治疗，无需特异性的实验室诊断。

但是，如果标本来自于眼科手术所取得的前房、后房液，则需要进行全面的实验室检查。严重的眼内炎症，如眼内感染、眼内异物、肿瘤坏死、严重的非感染性葡萄膜炎、晶状体皮质过敏等引起的玻璃体炎、前房积脓和眼部疼痛等眼疾，病原学检查不仅有助于诊断，更重要的是可以指导治疗。眼部及眼周感染的细菌学、真菌学检验程序见图。

实验诊断 在有眼组织感染的基本临床特征基础上，根据必要的实验检测进行实验诊断。

病原学检测结果报告及解释 包括对直接显微镜检查与分离培养鉴定结果的报告及解释。

直接显微镜检查 ①涂片、镜检，见革兰染色阴性肾形双球菌可初步报告淋病奈瑟菌。②眼穹窿部及眼结膜上皮细胞标本涂片行吉姆萨染色镜检，见细胞内呈蓝紫色、深蓝色或暗蓝色的包

涵体可初步报告疑是沙眼衣原体感染，也可用碘液染色或异硫氰酸荧光素标记的沙眼衣原体单克隆抗体染色以协助诊断。③结核分枝杆菌采用抗酸染色镜检，螺旋体用暗视野映光法检查。④真菌标本涂片后加生理盐水或亚甲蓝染液一滴，覆以盖玻片，高倍镜观察，见到菌丝、孢子可初步报告疑是真菌。⑤寄生虫眼组织感染可通过角膜病灶标本涂片染色镜下检查，如找到棘阿米巴原虫或从角膜刮片培养出棘阿米巴确诊棘阿米巴角膜炎，此外尚有结膜吸吮线虫感染与猪囊尾蚴眼病等。

分离培养鉴定 ①将标本接种于血平板和巧克力平板，前者需氧培养，后者 $5\% \sim 10\%$ CO_2 培养，经 $35℃$、$18 \sim 24$ 小时后，观察有无细菌生长以及菌落特点及作生化鉴定。②眼分泌物接种于两管沙氏培养基，分别置 $35℃$ 及

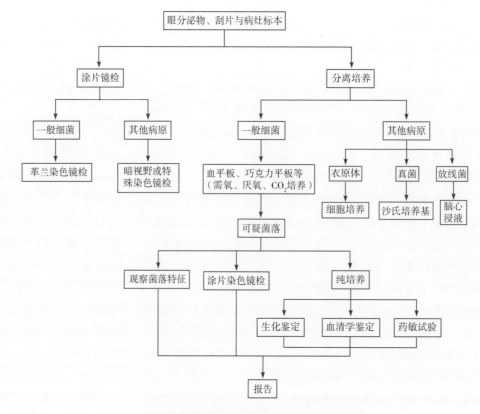

图 眼部及眼周感染的细菌学、真菌学检验程序

29℃培养2~7天，根据菌落生长情况观察与镜下特点做出真菌菌种鉴定。③用细胞培养或鸡胚培养方法对沙眼衣原体进行分离培养，但因标本中大量杂菌污染，较难培养。亦可采用免疫学检测方法（金标快速检测法）和核酸检测（PCR、核酸杂交）方法进行鉴定。

病原学实验诊断与鉴别诊断 常见眼组织感染性疾病病原学实验诊断与鉴别诊断如下所述。

眼内炎 又称玻璃体炎症，临床上一般由细菌、真菌或寄生虫引起。根据感染途径分为外源性眼内炎和内源性眼内炎，以外源性眼内炎较常见。多发生在手术后，多数为白内障手术，感染的细菌多为表皮葡萄球菌；外伤性感染性眼内炎常见的致病微生物是革兰染色阳性杆菌，预后严重。以抽取玻璃体做细菌培养最具诊断价值。细菌培养阳性者应做菌种鉴定及药物敏感试验。

结膜炎 病毒、细菌或过敏物质引起的结膜炎症，腺病毒引起的病毒性结膜炎较常见，另有淋球菌性结膜炎、沙眼衣原体引起的迁延性结膜炎-沙眼（粒性结膜炎，埃及眼炎）与包涵体性结膜炎。衣原体在宿主细胞内出现包涵体，用光学显微镜观察有一定预诊意义，特别在眼结膜上皮细胞内发现典型包涵体更有沙眼衣原体感染的参考意义。包涵体的检出对急性、严重的新生儿包涵体性结膜炎的诊断价值大，对成人眼结膜的诊断意义次之。

角膜炎 包括病毒或细菌感染所致浅点状角膜炎；细菌、真菌、病毒或棘阿米巴原虫感染引起角膜溃疡，该病有时也可由外伤引起，角膜可能受到细菌感染（常见为葡萄球菌，假单胞菌或肺炎链球菌），并形成溃疡。其他细菌，如淋球菌、病毒（如疱疹病毒）感染也可引起角膜溃疡。真菌感染可引起慢性角膜溃疡。

葡萄膜炎 可引起葡萄膜炎的病原生物有弓形虫、巨细胞病毒、蛔虫、组织胞质菌、结核分枝杆菌感染。炎症可以累及葡萄膜的一部分或者全部，局限于葡萄膜某一部位的炎症也可用该部位的名称命名，例如虹膜炎（虹膜的炎症）、脉络膜炎（脉络膜的炎症）。

眼眶蜂窝织炎 眼球周围组织的感染。通常仅根据临床眼眶蜂窝织炎表现即可诊断。可从结膜、皮肤、血液、咽喉或鼻窦取得标本送实验室培养，有助于鉴定引起感染的细菌种类和需要何种治疗。眼前房积脓和眼眶蜂窝织炎等患者外周血中白细胞总数和中性粒细胞数增多。

睑腺炎 俗称麦粒肿，通常是葡萄球菌感染所致。

临床评价 包括方法学评价与标本评价。

方法学评价 眼部遭受病原生物感染时，根据自觉症状、临床表现和一般检查可进行确证。眼标本的细菌学和真菌学检查对眼睑、泪囊、结膜、巩膜、角膜和前房等感染的病原学诊断有价值。需注意的是大多数正常人的结膜常有葡萄球菌、类白喉棒状杆菌、大肠埃希菌、肺炎链球菌、其他链球菌、枯草杆菌、蜡样芽胞杆菌以及铜绿假单胞菌等的存在，只有少数人结膜无菌存在，这给细菌学检查结果分析带来一定困难。

标本评价 眼部感染采集标本量小，推荐在诊所或床边直接接种平板并涂片。角膜刮取物由眼科医师在麻醉下采取（如某些细菌的生长受到麻醉剂抑制，应尽量在麻醉前采集）。用无菌刮匙于溃疡或损伤处刮取，刮取物直接接种于血平板、巧克力平板及真菌培养基。玻璃体抽吸液注入无菌螺旋盖容器运送。若标本量小，可直接接种于培养基。

（洪秀华）

gǔguānjié gǎnrǎn shíyàn zhěnduàn

骨关节感染实验诊断 （laboratory diagnosis of bone and joint infection）

采集疑为骨关节感染患者的骨膜下脓液、滑膜液、关节穿刺液、骨髓和血液等标本，进行病原生物学检验，以确定骨关节感染病发生与性质的过程。正常情况下骨与关节不与外界直接相通，故一般不易发生感染。病原体入侵骨与关节引起的骨关节感染是指骨髓炎和关节炎。病原体可通过以下3个途径入侵：①细菌由身体其他部位的化脓感染灶经血流播散至骨组织。②开放性骨折，骨组织直接暴露于外环境而致细菌感染。③邻近软组织化脓性感染直接蔓延到骨。此外，骨科植入物术后发生的内植物感染、关节与置换术后发生的假体周围感染是近年来骨科的重要医源性感染。

实验检测 血液一般实验室检查和穿刺液检查可提示骨关节感染。

血液一般实验室检查 急性期的骨髓炎和关节炎患者血象主要表现是白细胞数明显升高，中性粒细胞百分比增多，红细胞沉降率加快和C反应蛋白增多，慢性期和感染消退后血象可以恢复正常。

穿刺液与血液检查 局部分层穿刺液中发现脓细胞有诊断价值。在有临床诊断依据的基础上需选择合适病原学实验检测项目做出病因诊断。骨膜下脓液、滑膜液、骨髓、关节穿刺液、血液的细菌与真菌检查对骨与关节感染的诊断具有较重要的作用，细菌与真菌阳性报告可确定骨关节感染的病因。

病原学检验程序 见图1~2。

实验诊断 在有骨关节感染症状和临床体检结果基础上，影像检查是骨关节感染重要辅助诊断手段，血液一般实验室检查和穿刺液（关节液）检查也是骨关节感染诊断关键，病原学检查则能确定病原菌并能指导临床用药。

病原学检测结果报告及解释 必须结合临床，对直接显微镜检查、细菌分离培养鉴定的结果做出合理正确的解释。

直接显微镜检查 脓液、穿刺液标本革兰染色显微镜检查观察并记录中性粒白细胞数量、细菌形态等，若见大量上皮细胞，则可能为标本污染，此时生长的菌落意义较小；大量中性粒细胞或巨噬细胞提示感染存在，观察细菌染色性与形态排列；当疑为产气荚膜梭菌或炭疽杆菌感染时，应及时报告临床医师；在×10及×40物镜下若观察到念珠菌属的酵母样细胞以及孢子丝菌的真菌菌丝，怀疑为真菌感染。

分离培养鉴定 根据显微镜检查结果和感染部位，选择培养基及接种标本孵育后，依据生长菌落特性与进行种的鉴定，最后报告标本中存在的菌种。亦可根据革兰染色结果直接选择自动鉴定系统鉴定。

病原学实验诊断与鉴别诊断 包括急性血源性骨髓炎、慢性骨髓炎、化脓性关节炎和假体周围感染。

急性血源性骨髓炎 致病菌以金黄色葡萄球菌为主，多数病

例属于混合感染，常检出的有链球菌、铜绿假单胞菌、变形杆菌和大肠埃希菌。儿童还可有流感嗜血杆菌感染。下列四项中如出现两项阳性，一般可确诊：①分层穿刺出脓液。②穿刺培养或血培养阳性。③局部红、肿、热、痛和邻近关节活动受限。④X线照片显示骨髓炎的典型表现。需结合病史、体检和辅助检查综合

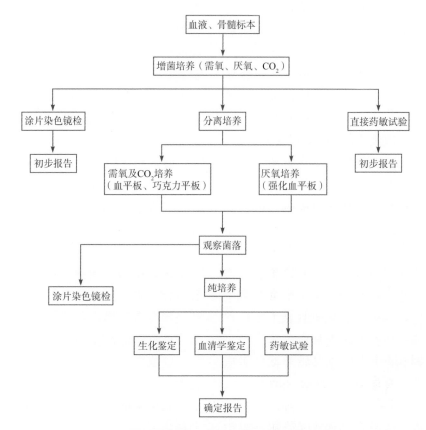

图1 骨与关节感染的血液或骨髓标本病原学检验程序

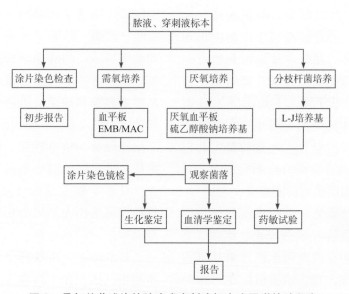

图2 骨与关节感染的脓液或穿刺液标本病原学检验程序

判断。

慢性骨髓炎　诊断较急性骨髓炎更难，各项指征可能不明显。一般患者具有先前的一个急性期和治疗史，或具有血管病、外伤史。影像学检查动态变化和病原学检查在慢性骨髓炎的诊断中具有重要意义。

化脓性关节炎　需结合病史、体检和辅助检查做出诊断。关节液培养阳性可以确诊；如果关节液培养阴性，下列六项中五项阳性也可确诊：①体温 > 38.3℃。②关节疼痛并关节活动受限。③关节肿胀。④有全身症状。⑤无其他可解释的疾病。⑥抗生素治疗反应良好。

假体周围感染　诊断方法主要包括临床检查、实验诊断和术中评估；血沉和 C 反应蛋白等炎性标志物是确诊疑似假体周围感染必不可少的实验指标；当置入假体的患者存在发热等急性起病的全身症状，或伴有可能导致血行感染的合并感染灶时，应重复进行血培养；当临床怀疑存在关节假体周围感染，且伴有 1 ~ 2 种，标志物升高，就应行关节穿刺。并对获得穿刺液进行白细胞计数及分类与需氧菌和厌氧菌的培养。

临床评价　包括标本评价和方法学评价。

标本评价　①获得微生物学检查标本对确诊骨与关节感染非常重要，必须尽一切可能采集相关标本，包括骨膜下脓液、滑膜液、骨髓和关节穿刺液、血液等。②需做厌氧菌培养的标本应注入厌氧运送系统。③如病史和临床检查疑有急性血源性骨髓炎，应该进行局部分层穿刺检查；局部分层穿刺阴性不能除外急性血源性骨髓炎的诊断，可重复穿刺。

④关节穿刺是一项具有诊断和治疗价值的检查方法。如病史和临床检查疑有关节感染，应该尽早进行关节穿刺检查。⑤穿刺液应立即作涂片检查脓细胞和（或）细菌。⑥穿刺液作涂片检查，如有脓细胞和（或）细菌，可以确诊。⑦脓液、穿刺液标本革兰染色显微镜检查有助于确定培养检查的范围，评价标本质量；通过比较中性粒细胞和鳞状上皮细胞数量，也可评估伤口标本质量。⑧骨内植物感染与人工关节置换术后感染的微生物常以生物膜的形式存，在诊断常常需要获得关节液和组织标本或假体超声降解后或从感染骨骼取活组织进行分离培养；有时培养可能是假阴性，因此需要同时进行血培养；如果常规培养未检出微生物，临床特征又与感染相符，应进行分枝杆菌和真菌的培养，通常将培养时间需要延长至 14 天。

方法学评价　症状和体检结果可提示骨髓炎的诊断；影像学检查也可确定感染部位；为确诊骨感染及致病菌并与其他骨疾病鉴别，可以采集血样、脓液、关节液或者骨组织的样本进行病原学检查。

（洪秀华）

xiāntiān gǎnrǎn shíyàn zhěnduàn
先天感染实验诊断 （laboratory diagnosis of congenital infection）

采集疑为先天感染新生儿患者的脑脊液、血液、分泌物、气管吸出物、血清等与孕期感染孕妇的静脉血、生殖道分泌物等标本，进行病原生物学检验，以确定新生儿先天感染病的发生及其性质的过程。胎儿在子宫内或在出生的过程发生的感染为先天感染，可致流产、早产、死胎、胎儿畸形、宫内发育迟缓，是造成先天性缺陷和先天性残疾的重要原因；也可导致新生儿发病及死亡。早期检查、快速准确诊断能有效预防、减少和控制先天及新生儿感染疾病的发生，提高出生人口的素质和健康水平。

先天及新生儿感染的临床表现与病原体的种类、感染程度、感染时间、感染途径等因素相关：①若孕妇血中的病原体通过胎盘感染宫内胎儿，胎儿的损伤则与孕期宫内感染早晚有关，在胚胎处于器官形成期的孕初三个月，可造成流产、死胎、死产、胎儿宫内发育迟缓、先天性畸形及婴儿出生后表现为肝脾肿大、皮疹、黄疸、紫癜、白内障、小头畸形、大脑钙化、先天性心脏病、视网膜炎、脑膜脑炎等，继而呈进行性的功能损害，造成不同程度的智力障碍，出现生长发育迟缓、视力及听力障碍等重大问题。②孕妇发生生殖道炎症而引起胎膜感染，或其他原因引起的胎膜早破，易导致孕妇生殖道内的感染菌或寄生菌上行扩散污染羊水，造成胎儿或新生儿感染，表现为流产、早产、胎心增快、胎儿宫内窘迫、胎儿宫内死亡，出生后多表现为新生儿窒息、新生儿肺炎、败血症，甚至新生儿死亡。③若胎儿经由母体产道时，接触或吸入产道中污染的分泌物或血液中的病原体而发生感染，新生儿可表现为结膜炎、皮肤疱疹、肺炎等局部感染症状，或表现为败血症、黄疸、免疫系统受损等全身感染症状。④胎儿出生后感染最常见，多种病原体可通过多种途径引起感染，其中新生儿败血症、脑膜炎、脐炎等较多见。

实验检测　新生儿的出生史以及喂养史对疾病的诊断有一定参考价值。孕早期妇女宫内感染病原体检测与妊娠 15~28 周时超声检查评价产前胎儿生长发育与畸形，对判断孕期是否有宫内感染起重要作用。

病原学检测项目　孕期母亲的感染与先天及新生儿感染密切相关，临床上一旦发现孕妇出现感染症状，经病原学诊断确诊后必要时采取终止妊娠措施，有效降低先天畸形儿的出现。

TORCH 检测　TORCH 感染常引起宫内感染，对胎儿的影响非常严重，孕期妇女的 TORCH 检测成为优生优育最主要检测项目。成人 TORCH 感染的临床症状不明显，孕前检查、孕期监测十分重要。利用聚合酶链反应（PCR）或逆转录 PCR（RT-PCR）技术检测标本中巨细胞病毒、单纯疱疹病毒的 DNA 或风疹病毒 RNA 片段，也是孕期监测的内容之一。

其他病原体检测　胎儿弯曲菌、李斯特菌可通过胎盘引起宫内感染；解脲脲原体、B 群链球菌、大肠埃希菌、沙眼衣原体、阴道加特纳菌等下生殖道寄生菌，因妊娠期局部生理 pH 的改变或宿主免疫力的下降，被激活而引起胎膜早破，继而上行扩散导致胎儿感染；定植在阴道的淋病奈瑟菌、沙眼衣原体等也可直接感染分娩的新生儿，故细菌、真菌学检查皆为病原学诊断依据。

病原学检验程序　先天及新生儿感染的细菌学检验程序见图 1；先天及新生儿感染病毒学检验程序见图 2。

实验诊断　发现孕妇出现感染症状，必须进行先天及新生儿感染实验检测及实验诊断。

病原学检测结果报告及解释　包括显微镜检查、分离培养与鉴定及血清学诊断。

显微镜检查　①眼部脓性分泌物涂片革兰染色镜检，找到中性粒细胞内革兰阴性、肾形、成对排列的双球菌，即可做出淋菌性角膜炎诊断。②结膜上皮细胞刮片，用荧光或酶标记的单克隆抗体染色，发现典型的包涵体对包涵体性结膜炎有诊断价值。③新生儿脐带血或病损部位标本，于暗视野显微镜下直接观察是否有白色透明、纤细、呈旋转、蜿蜒和收缩式运动的螺旋体，或将标本进行镀银染色，查找棕黑色螺旋体，或经刚果红负染，观察蓝色背景下呈无色的螺旋体，阳性即可确定先天梅毒感染。④脱落细胞涂片或疱疹基底刮片，瑞氏-吉姆萨染色做细胞学检查，观察病变细胞增大、有核内包涵体或呈多核巨细胞改变，常可快速诊断巨细胞病毒和单纯疱疹病毒感染。⑤单克隆或多克隆抗体进行免疫荧光染色或免疫组化染色，荧光显微镜或光学显微镜检测组织细胞内的抗原或胞外游离的病毒抗原可用于确诊 HSV。⑥检测外周血白细胞中巨细胞病毒 CMV 抗原，阳性检出表明存在 CMV 病毒血症。

分离培养与鉴定　①采集的标本接种于巧克力平板上，置 35℃、5% CO_2 环境中培养 24~48 小时，根据菌落特征、涂片染色结果，生化反应鉴定出淋病奈瑟菌。②采集的标本接种于血平板上，生长后可观察溶血现象，据菌落特征、涂片染色结果，生化反应鉴定 B 群链球菌及绝大部分感染的细菌。③疑似感染的标本接种于沙氏培养基，29℃和37℃

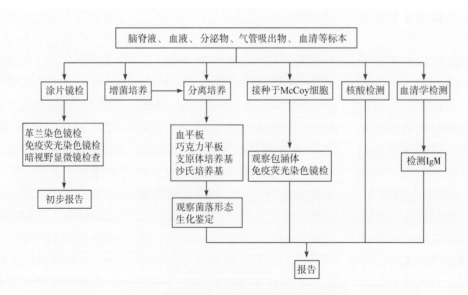

图 1　先天及新生儿感染的细菌学检验程序

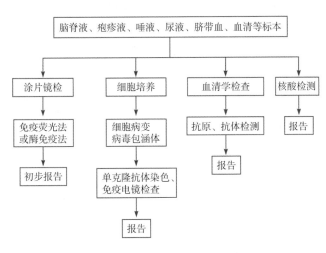

图 2　先天及新生儿感染的病毒学检验程序

培养 1~4 天，出现菌落后将其鉴定到真菌种，可报告真菌感染。

血清学诊断　通过收集感染患儿发病初期和恢复期双份血清标本，检测衣原体抗体有 4 倍以上（含 4 倍）升高有诊断意义。

病原学实验诊断与鉴别诊断　常见先天感染性疾病的病原学实验诊断与鉴别诊断如下所述。

孕期 TORCH 感染　广泛应用并有商品试剂盒供应，检测方法为 ELISA 法和 CLIA，见 TORCH 检测。①抗体 IgG 阴性：没有感染过这类病原体，或感染过但没有产生抗体。②抗体 IgM 阴性：没有活动性感染，但不排除潜在感染。③抗体 IgG 阳性：有过这种病毒感染，或接种过疫苗。④抗体 IgM 阳性：近期有这种病原体活动性感染，但不排除假阳性。由于血液体内各种干扰因素的存在，特异 IgM 抗体检测常会存在假阳性，因此，不能只是根据 IgM 抗体检测呈阳性反应而对孕妇进行临床决策。TORCH 检测应同时检测特异 IgM 和 IgG 抗体，如 IgM 为阳性反应，IgG 为阴性，则随访被检者，若一段时间后 IgG 转为阳性，IgM 滴度降低或转阴，可报告 IgM 阳性反应为真阳性；如 IgG 仍为阴性，原来的 IgM 阳性反应则为假阳性。若出现 IgM 和 IgG 同时阳性，随访后 IgM 转阴，IgG 滴度持续升高，则原来的 IgM 阳性反应为真阳性，如未变，且 IgG 亲和力检测显示为高亲和力抗体，则说明原来的 IgM 阳性反应结果为假阳性。在证明为近期感染的情况，则可进一步通过羊水标本的核酸检测及影像学检测等进行综合判断。

新生儿败血症　从新生儿血标本中分离培养出病原菌即可确诊。引起败血症的病原体有多种，其中以革兰阴性杆菌最多见，如大肠埃希菌、铜绿假单胞菌、肺炎克雷伯菌、不动杆菌；其次金黄色葡萄球菌、表皮葡萄球菌等。近年来 B 群链球菌感染有增加趋势，而且死亡率极高，并且可能产生神经系统后遗症，很受医学界的重视。

新生儿肺炎　细菌、病毒、真菌等不同病原体引起，不同时期引起的感染性肺炎，其临床表现各异，检测方法也不一样。①宫内感染性肺炎：脐血 IgM > 200mg/L 或特异性 IgM 增高者对产前感染有诊断意义。②分娩过程中感染性肺炎：涂片查找白细胞和病原体有助于诊断，取血标本、气管分泌物等进行涂片、培养可确诊。③产后感染性肺炎：鼻咽部分泌物细菌培养鉴定、病毒分离及荧光抗体检测是确诊依据，血清特异性抗体检查有助于病原学诊断。

淋菌性结膜炎　"脓漏眼"是其典型的临床特征。涂片、革兰染色镜检有初步诊断价值。淋病奈瑟菌的分离培养是实验室诊断的"金标准"。

先天性梅毒　从受损皮肤、鼻分泌物或胎盘、脐带取材，在暗视野显微镜下找到梅毒螺旋体或梅毒特异性血清试验（抗密螺旋体抗体）阳性均可确诊。梅毒螺旋体 IgM 抗体检测对诊断新生儿的先天性梅毒正被临床实验室广泛使用。

解脲脲原体肺炎　从标本中分离培养鉴定出解脲支原体是诊断的最可靠依据。

沙眼衣原体肺炎　应用 McCoy 细胞培养后，经荧光抗体染色或酶免疫技术发现典型的包涵体，即可确诊。衣原体核酸检测及肺炎患儿特异性 IgM 检测均有诊断意义。

包涵体性结膜炎　从结膜上皮细胞内发现典型的包涵体，对确定衣原体感染有很大的参考价值；鸡胚卵黄囊或细胞培养分离出衣原体、PCR 法检测泪液衣原体阳性以及直接免疫荧光法检测泪液中衣原体抗体呈阳性可作为确诊依据；单克隆抗体、免疫荧光染色、ELISA 检测血清抗原阳性，有一定意义。本病主要应与沙眼相鉴别，新生儿包涵体结膜炎还应与淋球菌性结膜炎相鉴别。

先天性风疹　从患婴咽分泌

物、尿、脑脊液及其他器官分离到风疹病毒即可确诊（不宜用血液标本）。病毒分离的阳性率随月龄而降低，患婴出生1月内开始自身产生抗风疹IgM，至1岁达高峰值，可持续数年。血清风疹IgM抗体阳性及出生后并未感染风疹，均可证明该婴儿是先天性风疹患者。

细胞包涵体病　新生儿脐带血、自身血液、涎、尿或组织中分离出CMV和（或）其抗原检测阳性，和（或）HCMV DNA阳性均可确诊；脐带血或自身血中抗CMV IgM抗体或IgA抗体阳性亦提示为先天性感染；尿、涎或受损组织中发现典型的巨细胞（有大的核内包涵体）也有助于诊断。

新生儿疱疹　感染标本可在组织培养24~48小时后见到致细胞病变效应，可通过适宜的高效价抗血清作中和反应进一步确诊；用病损皮肤涂片做免疫荧光检查，特别是使用单克隆抗体检测，敏感性高、特异性强，适于快速诊断。

新生儿乙型肝炎　婴儿脐带血HBV检测是诊断胎儿宫内HBV感染的筛选指标，婴儿外周血的检测才有确诊意义。HBV DNA定量检测是胎儿宫内HBV感染以及感染程度最为直接、敏感的诊断方法。

新生儿HIV感染　多无任何症状，其诊断需结合流行病学史、根据宫内发育情况、通过病毒和血清学检查确诊。HIV抗体检测是诊断HIV感染主要依据之一。

烫伤样皮肤综合征　根据在红斑基础上发生松弛性大疱和大片表皮剥脱等临床表现及咽部标本（阳性率高于血液和皮肤渗出液）金黄色葡萄球菌培养阳性即可诊断。

新生儿破伤风　常于感染后4~8天发病，不需进行实验室检查，根据临床特征即可做出诊断。

新生儿坏死性小肠结肠炎　腹腔穿刺液涂片染色查到细菌有助于诊断，培养阳性即可确诊。

脐炎　一般根据临床感染特征即可诊断，细菌的分离培养能确定感染病原体。

先天性水痘综合征　结合母亲妊娠期感染病史，根据婴儿先天性皮肤损害，新生儿血清学检查IgM抗体阳性，或IgG抗体持续高效价且7个月后仍不降低，可诊断为先天性感染，但不能确诊为先天性水痘综合征。在临床上，由先天性水痘综合征引起的胎儿畸形在孕20~22周可经超声检查诊断。

临床评价　包括标本评价、方法学与临床应用评价。

标本评价　根据临床特征与检测目的采集不同标本。血清标本，用于抗体检测；感染组织或脱落细胞，用于检测包涵体；外周血、脑脊液、气管吸出物、皮肤水泡液、尿液等用于抗原检测和病原体分离培养。病毒对热敏感，采集后需迅速冷藏运送。孕期病原学检查可采集孕妇在孕前及妊娠期间的静脉血、孕妇羊水细胞、绒毛标本、胎儿脐带血等，采集羊水标本时需在连续的超声波导引之下进行羊膜穿刺获得，注意不要伤及胎儿。

方法学与临床应用评价　①ELISA检测孕妇血清中TORCH特异抗体IgM和IgG，因其特异性强、敏感性高且操作简便，已成为实验室常规检测项目；临床上普遍采用商品化的TORCH试剂盒进行检测，方便、快速。②从临床标本中分离出病毒是一种确切的诊断，但技术条件要求高、敏感性受到许多因素的影响、实验操作时间长，达不到早期快速诊断的目的。③短时间（20~72小时）培养之后用特异性单克隆抗体检测培养细胞中病毒抗原，达到了早期、快速、特异诊断病毒（如巨细胞病毒、单纯疱疹病毒）感染目的。④核酸检测敏感性高，具有简便快速的特点，已被用于各种病毒的检测，尤其是实时荧光PCR技术的问世，实现了PCR从定性到定量的飞跃，不仅用于病毒感染的诊断，也常用于监测病毒感染的动态变化，被称为病毒感染诊断扩大的"金标准"。

(洪秀华)

miǎnyì dīxià huànzhě gǎnrǎn shíyàn zhěnduàn

免疫低下患者感染实验诊断
（laboratory diagnosis of infected immunocompromised patient）
采集免疫功能低下并发生反复迁延性感染患者感染部位的标本，进行病原生物学检验，以确定感染病的发生及其性质。免疫防御功能的损害可直接增加感染的危险性。免疫功能低下患者分为原发性和继发性，可发生反复迁延性细菌、真菌、病毒和寄生虫等感染，可为体表或体内原本无害的正常存在的微生物群或机会性致病菌，也可为一些异乎寻常的病原体所致。免疫功能低下患者包括有先天性免疫缺陷、获得性免疫缺陷、造血干细胞移植受体、接受实体器官移植、血液系统肿瘤化疗和放疗患者、HIV感染者以及不被注意的免疫低下宿主如肝功能衰竭患者、血液透析患者、糖尿病患者、老年患者、血管内装置患者等。免疫功能低下患者合并感染的临床表现多种多样，与原发疾病、病原菌种类和诱发因素等有一定关系。主要临床诊断依据是：体质虚弱、营养不良、精神萎靡、疲乏无力、食欲降低、睡眠障碍等；患者易被感染，经常患感冒、扁桃体炎、哮喘、支气管炎、肺炎、腹泻等且反复发作，也易患败血症、中耳炎、脑膜炎、皮肤感染等疾病。

实验检测　在引起免疫功能低下原发疾病基础上，根据不同系统感染选择合适实验检验项目。免疫低下患者发生的感染可能是单一或多系统的感染，可根据不同系统感染进行检验，患者所发生的各系统感染的病原学检验程序，见人体各系统感染性疾病实验诊断相关条目。血白细胞总数和分类计数、尿和粪便常规等一般实验室检查和免疫功能检查，常是感染的初筛试验检查。

实验诊断　免疫状态是免疫功能低下诊断的基础依据，一般实验室检查与免疫功能测定有助于免疫功能低下合并感染的实验诊断。

一般实验室检查　血、尿和粪便常规检查有助于对感染的初步诊断，白细胞总数和分类能提示病原体类别，也能确定有无白细胞减少症。

免疫功能测定　B 细胞免疫功能的测定有免疫球蛋白测定，必要时包括 IgG 亚型的测定和 B 细胞的定量；通过淋巴细胞形态和计数、延迟皮肤过敏反应观察、T 细胞亚型及其计数（获得性免疫缺陷综合征患者辅助 T 细胞＜$200×10^6/L$ 提示有机会感染的危险），测定 T 细胞功能。

病原学诊断依据　免疫功能低下患者感染，往往因为原发和继发疾病的存在使感染的临床表现不典型；致病微生物常是对正常人不致病或很少致病的正常存在的微生物群，导致病原学诊断常较困难；混合感染的机会多，难确定何者为病原体；常有多系统功能紊乱而限制某些检查的进行。实验诊断应结合患者的原发病和免疫状态，进一步考虑感染部位及可能的病原微生物。

病原学实验诊断与鉴别诊断分别如下所述。

肺部感染　①不同原因引起的免疫低下患者肺部感染的病原体有所不同：细胞免疫受损易感染隐球菌、结核分枝杆菌、非典型结核分枝杆菌、诺卡菌、耶氏肺孢子菌、巨细胞病毒、军团菌等；体液免疫受损易感染肺炎链球菌、流感嗜血杆菌、铜绿假单胞菌、巨细胞病毒等；粒细胞减少或功能低下易感染金黄色葡萄球菌、假单胞菌、革兰阴性杆菌、真菌等；糖皮质激素或细胞毒药物治疗者可发生多种病原体感染。②肺部感染共同特征：肺部感染多为继发，其症状如发热、咳嗽常被原发病所掩盖，临床症状多不典型；血白细胞计数也可不高；易出现几种细菌或细菌与真菌混合感染；病死率高，病原体容易进入血循环，引起体内多器官感染；病原体多为耐药菌株，治疗效果常不佳。③实验诊断：胸部X 线片、肺呼吸功能检查、动脉血气分析、支气管肺活检、保护性导管支气管刷采取的呼吸道标本及支气管肺泡灌洗液染色镜检、聚合酶链反应（PCR）检测病原体核酸等（见呼吸系统感染实验诊断）。

胃肠道感染　沙门菌、念珠菌、巨细胞病毒、腺病毒、隐孢子虫与微小孢子虫等均为胃肠道感染病原体。粪便培养是常用病原体检测项目，除此可用乙状结肠镜明确诊断（见消化系统感染实验诊断）。

中枢神经系统感染　多为条件致病菌，以隐球菌、曲霉菌和念珠菌多见，毛霉菌、着色菌等少见。临床表现并无特异性，颅内压增高随病情进展更为突出，但曲霉菌所致中枢神经系统真菌感染可发生出现脑神经损害，可能与隐球菌直接导致视神经通道受损、视神经炎、视神经萎缩、脉络膜、视网膜炎及颅内压升高有关。少数患者可出现听力下降（见中枢神经系统感染实验诊断）。

皮肤感染　带状疱疹是免疫低下患者常见疾病，由潜伏在体内的水痘-带状疱疹病毒被激活所致，播散型带状疱疹，常在恶性肿瘤或年老体弱的患者中发生，全身出现类似水痘样发疹，常伴有高热，可并发肺、脑损害，病情严重，可致死亡。临床典型的水痘带状疱疹，一般不需要实验室诊断。但对无免疫应答和症状不典型的患者，可应用疱疹液做电镜快速检查，或细胞培养来分离病毒；或用免疫荧光试验检测疱疹基底部刮片和活检组织切片的疱疹病毒抗原；或用 PCR 扩增脑脊液的水痘-带状疱疹病毒 DNA。皮肤脓毒症、皮肤癣也不少见（见皮肤及软组织感染实验诊断）。

可能感染的病原体　引起免疫低下患者感染的常见病原体（表）。

临床评价　免疫功能低下患者混合感染的机会多，又常有多系统功能紊乱，导致病原学诊断常较困难。感染的诊断应考虑患者引起免疫功能低下的原发疾病、感染的部位及可能的病原微生物。若做病原学检测，采集标本应根据疾病特征及检验项目，如呼吸道感染可采集咽拭子、痰液、支气管灌洗液等；脑膜炎患者可采集脑脊液等标本；消化道感染常采集粪便；泌尿生殖道感染可采集生殖道分泌物、中段尿等。

（洪秀华）

lǚxíngzhě gǎnrǎn shíyàn zhěnduàn

旅行者感染实验诊断 （laboratory diagnosis of traveler infection）

采集疑为旅行者感染患者的粪便、血液等标本并进行病原生物学检验，以确定特定旅行相关传染病的发生以采取积极防护措施。旅行者旅行时在陌生环境中会暴露于各种危害健康的潜在因素中，如海拔、湿度、温度和环境微生物谱等，如果预防措施不当，将会导致旅行相关感染。旅行感染的发生与否主要取决于旅行和旅行者两方面因素，不同旅游地区感染病的种类、发生频率和高危人群各不相同。部分感染可以通过疫苗阻断，但是尚有部分感染性疾病（包括某些严重或危险性大的疾病）无有效的预防疫苗。

实验检测 包括一般实验室检查、病原学检查、生化检验等医学健康检查。

一般实验室检查 特别是粪便标本的检查和血常规检查，必要时还应做血涂片筛查疟原虫。

病原学检查 根据旅行者具体情况进行相应的病原生物学检查，确定病原体。例如，可检测血液中的肝炎病毒（HAV、HBV、HCV 等）、人类免疫缺陷病毒（HIV）、出血热病毒等的各种抗体或抗原；流感病毒、轮状病毒、出血热病毒、黄病毒等的特异性核酸；或用电镜或免疫电镜从粪便标本中检查病毒颗粒；用酶联免疫吸附试验、血凝抑制试验等检测病毒的抗原或抗体；现多采用聚合酶链反应、核酸杂交、基因芯片等技术检测病毒的特异性核片段；粪便标本分离培养检测细菌或真菌等。

生化检验 血液胆红素、转氨酶等肝、肾功能检验。

实验诊断 应加强对旅游者感染的认识，正确地掌握诊断和救治措施，采取积极的防护措施。其实验诊断同时还应做流行病学调查与医学健康检查或医学观察，认真执行《中华人民共和国国境卫生检疫法》，以尽量避免或减少旅行者作为媒介导致传染病在国际远距离或大范围传播。

特定旅行相关传染病确定标准 世界卫生组织关于特定旅行相关传染病的确定标准主要包括：①有较高的全球或局部流行趋势，对旅行者形成非常大的威胁。②即使大多数旅行者接触的机会较小，但却是非常严重甚至能威胁生命的疾病。③心理威胁远大于实际危害的会给旅行者带来焦虑的疾病。④曾发生由被感染旅行者传染给他人并造成公众恐慌的疾病。

实验诊断与鉴别诊断 旅行者感染最常见疾病及临床特征是腹泻和发热，其所涉及的常见疾病及特征见表。

旅行者腹泻为感染性腹泻的一种特殊类型，指在旅行期间或旅行后每天有 3 次或 3 次以上未成形粪，或未成形粪次数不定但有伴有发热、腹痛或呕吐的腹泻。对于旅行腹泻患者根据旅游地的流行病学史、发病季节、临床表现和粪便标本的性状，结合粪便的常规检查、白细胞计数等易于做出临床诊断，病原体的确定需依靠实验室微生物学检验。发热等其他患者除一般体格检查外，还应进行常规血液分析，以及血液胆红素、转氨酶等肝、肾功能的生化检验。疟疾等疫区归来还应做血涂片筛查疟原虫。根据旅行者具体情况进行相应的病原生物学检查，确定病原体。

临床评价 旅行者感染实验诊断可明确旅行感染病。旅行感染病不仅与旅行者个人的身体健康密切相关，还涉及防止国家和地区间传染病的传入或传出；旅行者感染实验诊断是旅行医学的重要内容之一，也是国境卫生检疫的核心内容。

（洪秀华）

表 引起免疫低下患者感染的常见病原体

细菌	真菌	病毒
肺炎链球菌	白念珠菌	人类免疫缺陷病毒1、2型
结核分枝杆菌	皮肤癣菌	巨细胞病毒
鸟-胞内分枝杆菌	新型隐球菌	水痘-带状疱疹病毒
沙门菌	耶氏肺孢子菌	丙型肝炎病毒
肠杆菌科	曲霉菌	人类疱疹病毒6、7、8
铜绿假单胞菌	马尔尼菲蓝状菌	
嗜麦芽寡养单胞菌		
肠球菌		
金黄色葡萄球菌		
凝固酶阴性葡萄球菌		
JK 群棒状杆菌		
流感嗜血杆菌		
脑膜炎奈瑟菌		

表　旅行相关感染性疾病的种类及特征

疾病分类	病原体	常见疾病
食物与水传播病	HAV、伤寒沙门菌、霍乱弧菌	甲型肝炎、伤寒、霍乱等
媒介传播疾病	疟原虫、登革热病毒、森林脑炎病毒、日本脑炎病毒、伯氏疏螺旋体、普氏立克次体、寨卡病毒	疟疾、登革热、蜱媒脑炎、乙型脑炎等、莱姆病、流行性斑疹伤寒、寨卡病毒病
人畜共患	狂犬病毒、布鲁菌、汉坦病毒、钩端螺旋体	狂犬病、布鲁菌病、某些病毒性出血热钩端螺旋体病等
性传播疾病	HBV、淋病奈瑟菌、HIV、梅毒螺旋体	乙型肝炎、淋病、艾滋病、梅毒等
血传播疾病	HBV、HCV、HIV、疟原虫	乙型肝炎、丙型肝炎、艾滋病、疟疾等
空气传播疾病	流感病毒、嗜肺军团菌、结核分枝杆菌、埃博拉病毒	流感、军团菌肺炎、肺结核、埃博拉出血热等
土传播疾病	蛔虫、鞭虫、炭疽芽胞杆菌、破伤风梭菌	蛔虫病、鞭虫病、炭疽热、破伤风等

línchuáng miǎnyìxué shíyàn zhěnduàn

临床免疫学实验诊断（clinical immunology laboratory diagnosis）　以免疫理论为基础的技术手段，进行疾病发病机制研究、诊断与鉴别诊断、疗效评价、预后判断及疾病预防的实验诊断学分支领域。传统的临床免疫学实验诊断主要局限于抗感染免疫研究，随着免疫学理论和技术的不断发展，临床免疫学与基础医学、机械工程学及电子信息学等学科广泛联系。

简史　19 世纪 80 年代后期，免疫学奠基人德国科学家埃米尔·冯贝林（Emil von Behring）将从传染病患者血清中发现了能与病原体特异性结合的物质，称为抗体，并将能刺激机体产生抗体的物质称为抗原。以后，众多学者开始对体外抗原抗体反应进行深入研究。1896 年维达尔（Widal）等利用伤寒患者的血清能与伤寒沙门菌发生特异性凝集反应的现象进行伤寒诊断。1897 年克劳斯（Kraus）等发现细菌培养液与细菌抗血清混合后可出现沉淀现象，同年埃利克（Ehrlich）等建立了抗原抗体中和反应。1898 年博尔代（Bordet）等在研究补体溶血机制过程中建立了补体结合试验；1906 年有学者将补体结合试验技术用于梅毒诊断。1945 年库姆斯（Coombs）等建立了抗球蛋白试验，主要用于溶血性贫血时红细胞不完全抗体的检测。1946 年乌丹（Oudin）等报道了试管免疫扩散技术，用于抗原或抗体的定性或定量检测。由于当时制备的特异性抗体几乎都来源于免疫动物的血清，检测标本也多采用血清，因此，又将这种体外的抗原抗体反应称为血清学反应，包括凝集反应、沉淀反应、中和反应、补体结合试验等。这些经典的血清学方法为鉴定病原菌和抗体检测提供了可靠的方法，并被广泛应用于传染病诊断和流行病学调查。1975 年英籍阿根廷生物学家米尔斯坦（Milstein）和德国生物学家科勒（Kohler）制备出单克隆抗体，大大促进了临床免疫学的发展。自 1956 年 B·格利克（B. Glick）等发现腔上囊的作用后，1957 年马克·伯内特（Mac Burnet）提出克隆选择学说，1961 年 J·米勒（J. Miller）发现胸腺的功能，1966 年 H·克拉曼（H. Claman）等人区分出 B 细胞与 T 细胞，并且发现了它们的免疫协同作用，以后又相继发现了 T 细胞中不同的亚群及其鉴定方法，极大发展了细胞免疫学。随着单克隆抗体技术及细胞免疫学的研究进展，新的免疫学技术和方法如流式细胞术等应用日益广泛，免疫学及其技术在临床疾病诊断和防治中发挥越来越重要的作用，"临床免疫学实验诊断"已成为一门独立的临床应用学科。

应用范围　临床免疫学实验诊断在临床医学中有着广泛的应用。在其发展早期，主要应用于感染性疾病的诊断、治疗及预防。随着现代免疫学理论的不断发展，及对疾病发生发展过程的不断深入，免疫学实验诊断技术的应用扩展到了非感染性疾病，如自身免疫病、变态反应、免疫缺陷病、肿瘤、器官移植后的排斥反应等方面的诊断、治疗及预防。临床免疫学实验诊断不仅对相关疾病的防治有重要的指导和应用价值，还可协助临床对治疗效果和病情发展做出预测。

感染免疫学　各种感染性疾病均由侵入易感者机体中的病原体引起，病原体在宿主体内生长、繁殖、扩散或释放毒素，并导致炎症等病理反应。病原体都是激发机体产生免疫应答的抗原物质，病原体侵入机体后，这些抗原能诱导宿主产生细胞免疫或（和）体液免疫应答反应。感染性疾病的诊断除了病原学检测外，临床常对患者体内病原体抗原或特异性抗体进行定性或定量检测，检测抗原和特异性 IgM 抗体有助于疾病的早期诊断。在不同个体的复杂环境中，病原体与机体免疫系统相互斗争，疾病的不同转归取决于病原体致病力和机体免疫力的抗衡结果。感染与免疫的研究将为人类最终战胜感染性疾病做出巨大的贡献。

免疫性疾病　各种原因引起的机体免疫应答异常所致的疾病，包括自身免疫病、变态反应、免疫缺陷病和免疫增殖病等。①自身免疫病：机体免疫系统对自身抗原成分发生异常的免疫应答而导致的疾病状态。②变态反应：机体对某些抗原初次应答致敏后，再次接触相同抗原刺激时所出现的以生理功能紊乱或组织细胞损伤为主的异常适应性免疫应答；自身免疫病发病过程与变态反应的发生机制相似，这些疾病的患者在发病过程中可致机体产生抗体，形成循环免疫复合物，并产生细胞毒作用或迟发性细胞免疫反应等病理作用。③免疫增殖病：免疫细胞异常增生所致，如多发性骨髓瘤、巨球蛋白血症、重链病、轻链病等。④免疫缺陷病：免疫系统成分缺陷引起，其临床主要表现为慢性和反复感染，并易并发自身免疫病或肿瘤。

肿瘤免疫学　肿瘤可由化学、物理及生物因素诱发，也可由免疫监视失衡或遗传突变所致。肿瘤细胞在恶变转化过程中可出现或表达特征性的蛋白或多肽分子等肿瘤标志物。肿瘤标志物可存在于肿瘤细胞表面、血液或体液中，包括肿瘤抗原、激素、酶（同工酶）以及癌基因产物等。机体的免疫功能与肿瘤的发生发展存在密切关系，当宿主免疫功能低下或受抑制时，肿瘤发生率增高，而在肿瘤进行性生长时，肿瘤患者免疫功能受到抑制。当肿瘤发生时，机体可通过免疫效应

机制发挥抗肿瘤作用。机体抗肿瘤免疫的机制十分复杂，涉及非特异性和特异性抗肿瘤免疫，二者共同参与机体免疫监视和抗肿瘤效应。通常认为细胞免疫是抗肿瘤免疫的主力军，而体液免疫仅在某些情况下起协同作用。肿瘤的免疫诊断方法已经广泛地用于临床，免疫治疗的研究也取得了令人瞩目的进展。

移植免疫学　由于人类白细胞抗原（HLA）组织配型和高效免疫抑制药物的应用，移植成功率显著提高，移植已成为治疗多种器官和造血系统衰竭不可替代的治疗手段。移植成败主要取决于移植排斥反应的防治，主要措施是严格选择供者、抑制受者免疫应答、诱导免疫耐受、加强移植后免疫监测等。移植前进行血型检测、HLA 交叉配型及检测受者体内预存 HLA 抗体；移植后免疫监测是移植免疫学检验的主要内容，监测的指标包括细胞免疫、血清中抗体、细胞因子、补体、可溶性 HLA、细胞表面黏附分子及细胞因子受体等。定期、及时免疫监测对于排斥反应的早期发现和及时采取防治措施具有极其重要的指导意义。

其他免疫学科　衰老免疫学、生殖免疫学和神经免疫学等的研究也取得了长足的进步，所有这些学科都是从不同角度促进了临床免疫学实验诊断的整体发展，并将为人类健康事业做出积极的贡献。

现状及发展趋势　抗体工程、蛋白重组、新型材料合成、电子信息自动化等先进技术的快速发展，极大丰富了临床免疫学实验诊断的内容。20 世纪 70 年代末期以后，化学发光等新型免疫标记技术的问世，进一步推动了标记

免疫技术的发展，使几乎一切具有抗原性和半抗原性的物质均可被测定；而蛋白芯片标记免疫技术具有高通量、集成化分析，使得标本中的多种物质，可以在同一反应条件下同时联合检测，被广泛应用于感染性疾病、肿瘤、自身免疫病和变态反应等多种疾病的诊断、发病机制及免疫药理等方面的研究。21 世纪，标记免疫技术已成为临床免疫学实验诊断学中的主流技术；在细胞免疫技术方面，细胞分离技术（如流式细胞分选和免疫磁珠分选）和分析技术（如流式细胞术、激光共聚焦显微镜、计算机成像与图像分子技术）为特定细胞群或单一细胞的特征分析提供了工具。现代自动化免疫分析仪器的出现是多学科技术发展、整合的结果，是临床免疫学实验诊断一次深刻的变革。自 20 世纪 80 年代以来，各种先进的自动化免疫分析仪器相继投入使用，如自动化酶联免疫分析仪、自动化免疫浊度分析仪、自动化化学发光免疫分析仪、自动化荧光免疫分析仪和流式细胞仪等。自动化免疫分析仪使免疫检验过程中的加样、试剂加载、温育、固相载体分离、信号检测、数据处理、报告打印和仪器清洗等均实现了计算机控制、自动化管理。随着免疫学研究的深入，高新免疫生物技术的发展及其产品的开发和应用，将创造出更大的社会和经济效益，为人类健康做出更为巨大的贡献。

(王兰兰)

zìshēn kàngtǐ jiǎncè

自身抗体检测　（autoantibody test）　利用抗原抗体的特异性反应，检测机体针对自身物质作为抗原所产生抗体的方法。自身抗体于 1908 年由保罗·埃利克

（Paul Ehrlich）等首先发现。人体的生长、发育和生存有完整的自身免疫耐受机制，即对自身组织成分并不发生反应或反应极其微弱。一旦自身免疫耐受机制遭到破坏，机体将视自身组织成分为"异物"，从而发生免疫应答并产生自身抗体。正常人血液中可以存在低效价的自身抗体，但不会引起疾病，并具有维持人体健康稳态的作用，如果自身抗体的浓度高于一定水平，就可能对机体产生损伤，诱发疾病。

自身抗体种类繁多，主要包括以下几种。①抗组织抗体：如抗心肌抗体、抗骨骼肌抗体等。②抗细胞抗体：分为抗细胞特异性抗体和非特异性抗体。其中抗细胞特异性抗体，主要指抗中性粒细胞胞质抗体（ANCA）、抗红细胞抗体、抗血小板抗体等；抗细胞非特异性抗体，主要指抗核抗体（ANA），包括抗双链 DNA 抗体、抗 Sm 抗体、抗 SSA 抗体、抗 SSB 抗体、抗 Scl-70 抗体、抗 Jo-1 抗体、抗 nRNP 抗体、抗着丝点抗体等。③抗蛋白及生物因子抗体：如抗神经节苷脂抗体、抗细胞因子抗体、抗 P53 抗体、抗 α 胞衬蛋白抗体等。

原理　利用抗原抗体的特异性反应，采用已知某种自身抗体对应的抗原对相应自身抗体进行检测。

检测方法　主要包括间接免疫荧光法（IIF）、酶联免疫吸附试验（ELISA）、免疫印迹法和自身抗原微点阵法等。

间接免疫荧光法　将具有检测某种自身抗体对应抗原的细胞或组织固定于载玻片上，当标本加载于载玻片上时，标本中的自身抗体与相应的抗原结合，形成抗原-抗体复合物，再加入异硫氰酸荧光素或其他荧光素标记的抗人免疫球蛋白抗体，标记抗人免疫球蛋白抗体与抗原-抗体复合物结合形成标记抗体-抗原-抗体夹心复合物，在荧光显微镜下可观察到底物片上荧光图形和着染强度，从而判断自身抗体检测结果。临床上检测 ANA、抗双链 DNA 抗体等推荐采用 IIF 法。

酶联免疫吸附试验　采用混合抗原或纯化抗原包被微孔板形成固相化的抗体，加入标本后，固相抗原捕获待测标本中的自身抗体，再加入酶标记的抗人免疫球蛋白抗体（又称抗抗体或二抗），之后洗去未结合的二抗，最后加入显色剂进行反应，显色越深表明标本中所含相关自身抗体越多，通过肉眼或酶标仪即可判断自身抗体的浓度。许多自身抗体如类风湿因子、抗角蛋白抗体、抗环瓜氨酸肽抗体等抗组织或蛋白类的抗体的检测均可采用纯化抗原的 ELISA 法。

免疫印迹法　传统的免疫印迹法是指蛋白质印记法，属于膜载体酶免疫技术。即将细胞或组织等粗抗原，经十二烷基硫酸钠-聚丙烯酰胺凝胶电泳（SDS-PAGE），按分子量大小分离成区带，经参照对应分子量标准物质确定每一抗原区带的分子量，然后将各抗原区带转印至硝酸纤维素膜上制成抗原吸附载体膜，再将待检血清加在已切成细条的硝酸纤维素膜上，待检标本中的自身抗体分别与硝酸纤维素膜上的相应抗原区带结合后，再加入酶标记抗人免疫球蛋白抗体，形成抗原-抗体-酶标记抗体复合物，然后加入酶的底物，出现显色反应，参照标准抗原区带的分子量及各区带的相对位置，即可判读出对应自身抗体结果。随着蛋白重组技术的发展，几乎所有的蛋白多肽均可重组获得，在硝酸纤维素膜上涂点纯化抗原来检测对应的自身抗体的免疫斑点法，其结果更加明确肯定。通常临床上检测抗 Sm 抗体、抗 nRNP 抗体、抗 SSA 抗体、抗 SSB 抗体、抗 Jo-1 抗体、抗 Scl-70 抗体等均可采用蛋白质印记法或免疫斑点法。

自身抗原微点阵法　是自身抗体的高通量检测方法。将自身抗原表位（重组蛋白或肽）点到微点阵上，检测相关抗原的自身抗体。微点阵具有高通量、标本微量的特点，使其成为筛选自身抗体谱的潜在检测方法。抗蛋白或组织类自身抗体，如抗双链 DNA 抗体、抗 RA33 抗体、抗细胞因子抗体等均可采用这种方法进行检测。

参考区间　阴性。

临床意义　主要包括研究自身抗体的致病作用及自身抗体的临床应用 2 方面。

研究自身抗体的致病作用　许多自身抗体的致病作用已经阐明，其介导的组织损伤机制主要包括：①结合到细胞膜表面引起细胞破坏。②与细胞表面受体结合而改变细胞信号传导活性。③形成免疫复合物和沉积于组织并激活补体。④细胞内抗原移位至细胞膜，使抗细胞内蛋白质的自身抗体与细胞膜结合引起细胞损伤。⑤渗透入活体细胞引起细胞损伤。⑥与细胞外分子结合引起机体功能紊乱。

自身抗体的临床应用　自身免疫病通常伴有特征性的自身抗体谱。患者血液中存在高效价自身抗体是自身免疫病的特点之一。自身抗体检测在自身免疫病诊断、疾病活动程度判断、治疗效果观察和指导临床用药等方面有重要临床意义。①抗 p53 抗体：p53 分子是一种肿瘤抑制因子，主要功能是通过诱导细胞周期阻滞、DNA 修复或程序性死亡等阻止异常细胞的恶性生长。P53 分子不易被检测到，但抗体可早于临床症状出现，占 10%～20%，因此抗 P53 抗体可以视为肿瘤开始或存在的标志物。②抗细胞因子抗体：细胞因子包括趋化因子，都是一类多肽或糖肽类信号分子，极低浓度下作为细胞生长调节因子及免疫反应介质发挥生物学作用。如 α 干扰素、白介素-6、粒细胞-巨噬细胞集落刺激因子以及一些趋化因子等，这类细胞因子的自身抗体可干扰信号分子作用而导致一些炎性疾病。③抗心肌抗体：针对心肌某一特定抗原表位的自身免疫性抗体，具有器官特异性和疾病特异性。见于心肌炎、心肌衰竭、风湿热、重症肌无力、心肌病和心脏手术后患者等。④抗血小板抗体：针对 GP Ⅱb/Ⅲa 及 GP Ⅰb/Ⅸ 复合物的 IgG 型抗体，是绝大多数免疫性血小板减少的基础，如特发性血小板减少、药物介导的血小板减少等。⑤抗红细胞抗体：通过激活补体经典途径，巨噬细胞吞噬结合有抗体的红细胞，引发肝内血管内溶血或通过脾带有 FcR 的 K 细胞介导的抗体依赖细胞毒作用，对血循环中的红细胞进行破坏。⑥抗肾小球基底膜抗体：由于肺和肾小球的基底膜具有共同的抗原，若患者血清存在抗肾小球基底膜抗体，其主要的受累脏器是肺和肾。临床特点为反复咯血，痰内有含铁血黄素，另伴有血尿、蛋白尿等，随病情的加重可发展成为肾衰竭、尿毒症。⑦抗 α 胞衬蛋白抗体：胞衬蛋白是人体内大部分细胞中的一种细胞骨架蛋

白，在腺体细胞中含量较丰富。该抗体是原发性和继发性干燥综合征的标志性抗体，且与疾病活动度有关。⑧其他：如抗平滑肌抗体、ANCA、ANA、抗 dsDNA 抗体、抗 Sm 抗体、抗 SSA 抗体、抗 SSB 抗体、抗 Scl-70 抗体、抗 Jo-1 抗体、抗 RNP 抗体等。

临床评价 不同自身抗体检测项目通常具有行业推荐或临床公认的检测方法，故其临床评价情况与各种方法的特点有关。

方法学评价 自身抗原的可靠性、重复性和高纯度是免疫分析法检测自身抗体最重要的决定因素。①可靠性：由于抗原抗体识别的特异性，可靠的三维结构对于防止假阴性结果非常重要，大多数分泌性蛋白和膜蛋白是糖基化蛋白，糖基化修饰可影响蛋白折叠、分类、稳定性、生物活性、可溶性、蛋白酶抗性、分泌作用和聚合反应，使用正确折叠和修饰的蛋白质对抗体识别至关重要。②重复性：根据质量管理标准进行大批量生产的抗原，是减少批间变异和确保可重复性结果的最佳途径。③高纯度：杂质污染蛋白会影响背景而导致假阴性结果，利用亲和层析技术纯化重组蛋白利于保护蛋白质结构。

临床应用评价 IIF 法检测自身抗体形象、直观、敏感，但要求检测人员具有较为丰富的工作经验，以准确判断结果；ELISA 是将抗原抗体反应的高度特异性和酶的高专一性和高催化作用相结合的标记免疫分析方法，可用于自身抗体定量检测；免疫印迹法具有高通量的特点，但只能进行定性检测；自身抗原微点阵法是自身抗体谱的高通量筛选方法，但是该方法的临床应用还需要技术标准化，以提高检测结果的重

复性。

（王兰兰）

kànghé kàngtǐ jiǎncè

抗核抗体检测 （anti-nuclear antibody test）

利用抗原抗体的特异性反应，检测机体产生的抗核抗体的检验项目。抗核抗体（ANA）曾是抗细胞核抗原成分的自身抗体的总称。随着对 ANA 的理解，已不再局限于核成分，而是指抗核酸、核蛋白及胞质等所有细胞成分抗体的总称。ANA 的主要成分是 IgG，也有 IgA、IgM、IgD 和 IgE，能与所有动物的细胞抗原成分发生反应，主要存在于血清中，也可存在于胸腔积液、关节滑膜液和尿液中。

检测方法 ANA 检测方法很多，可用间接免疫荧光法（IIF）和酶联免疫吸附试验（ELISA）等方法进行检测。推荐采用以人喉上皮癌细胞（HEp-2）为底物的 IIF 法进行检测。培养的 HEp-2 细胞作为抗原固定于载玻片上，与受检血清反应，血清中 ANA 与相应抗原结合，形成抗原-抗体复合物，此时再加入异硫氰酸荧光素（FITC）标记的抗人免疫球蛋白，反应后形成标记抗体-抗原-抗体夹心复合物，荧光显微镜下观察荧光模型和强度。

检测结果 主要的荧光模型如下。①颗粒型（图 a）：临床最常见的 ANA 荧光模型，提示为针对非组蛋白抗原的自身抗体。根据荧光颗粒的大小，分为粗颗粒型和细颗粒型，粗颗粒型提示为抗 RNP 抗体和抗 Sm 抗体，细颗粒型提示为抗 SSA 抗体和抗 SSB 抗体等。②均质型（图 b）：靶抗原主要包括双链 DNA（dsDNA），染色质、组蛋白等。抗 dsDNA 抗体是系统性红斑狼疮（SLE）的特征性标志抗体，并提示狼疮肾

炎的存在；抗组蛋白和抗染色质抗体可在 SLE，干燥综合征等许多自身免疫病患者中检出。③着丝点型（图 c）：该型抗体针对的抗原主要是着丝粒蛋白 B，其与系统性硬化症变异型 CREST 综合征［即软组织钙化（C）、雷诺现象（R）、食管功能障碍（E）、指（趾）硬化（S）、毛细血管扩张（T）］相关，阳性率 70%～90%。病情表现温和、病程较长。此外，在原发性胆汁性肝硬化患者血清中也较常见。④核膜型：又称核周边型，表明存在针对核膜成分蛋白的自身抗体。核膜主要成分包括：板层素（板层素 A、B、C）、核孔复合体（gp210、p62、Tpr）和内膜（LAP1、LAP2、LBR、MAN1）。针对板层素的自身抗体主要与自身免疫性肝炎相

关，而针对核孔复合体成分的自身抗体与原发性胆汁性肝硬化相关。⑤核仁型：许多核仁结构，如原纤维蛋白、U$_3$RNP、NOR90、RNAP Ⅰ-Ⅲ、Th/To、PM-Scl，均可被抗核仁抗体识别，该抗体与系统性硬化症有关。⑥核点型：其特征是 3～20 个大小不同的点状荧光（0.3～1μm）分布在整个核中，但核仁为阴性。该抗体与原发性胆汁性肝硬化有关。⑦其他：包括高尔基体型、溶酶体型、波型蛋白型及抗增殖细胞核抗原型等稀有模型，该类荧光模型抗核抗体的临床意义尚需进一步研究。但实际上，IIF 法检测 ANA 表现的荧光模型与 HEp-2 细胞的抗原亚结构（细胞器）抗原分布有关（表）。

参考区间 阴性。

临床意义 95% 以上未治疗的 SLE 患者 ANA 阳性；ANA 阴性对排除 SLE 预示价值较高。ANA 检测是 SLE 的最佳筛查试验。ANA 阳性对自身免疫病诊断价值有限，在很多自身免疫病中也可呈阳性，如类风湿关节炎、混合性结缔组织病、干燥综合征、硬皮病、慢性活动性肝炎等。此外，约 5% 的健康人也会出现低效价的阳性。

临床评价 ANA 是临床最重要的自身抗体检测项目之一。主要通过手工方法进行检测，标准化和重复性是临床需要考虑的问题。

方法学评价 ANA 的靶抗原无种族、种属的特异性，故抗原片多采用动物的细胞。但不同来源的细胞（如 HEp-2 细胞或动物

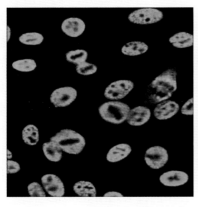

a. 颗粒型

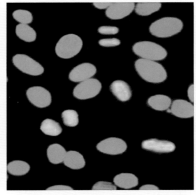

b. 均质型

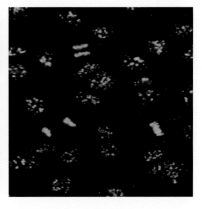

c. 着丝点型

图　IIF 法检测 ANA 荧光模型

注：底物为 HEp-2 细胞

表　IIF 法检测 ANA 荧光模型和对应抗原关系

HEp-2 细胞中 IIF 模型	自身抗原特性
核膜型	核孔复合体（gp210，p62）；板层素 A、B、C；核内膜
均质型	染色质、dsDNA、组蛋白
着丝点型	着丝粒蛋白-A、B、C
颗粒型	nRNP、Sm、PCNA、SSA、SSB、Ku
核仁型	原纤维蛋白、RNA 多聚酶
核点型	Sp100

肝切片）核内所含抗原的种类和量不同，故检测结果有所差异。推荐采用以 HEp-2 细胞为底物的 IIF 法检测 ANA，该方法具有如下优点：①HEp-2 细胞通过培养可大量繁殖，更易标准化。②HEp-2 细胞具有形态大、核物质丰富、易识别、可检测出针对有丝分裂特异抗原的抗体的特点。③该方法还具有间接法的优点，即荧光抗人免疫球蛋白抗体（又称抗抗体或二抗）可同时检测针对细胞不同靶抗原成分的一系列自身抗体。④荧光显微镜可直观地显示荧光模型，并由此推测 ANA 类型。由于有些荧光模型为某些 ANA 所特有，如抗着丝点抗体、抗高尔基体抗体等，经验丰富的技术人员可依据荧光模型提供明确的抗体种类结果。但有些荧光模型为两种或两种以上抗体的共同表现形态，如抗 dsDNA 抗体和抗组蛋白抗体均表现为均质型荧光模型，抗 Sm 抗体和抗 RNP 抗体均表现为颗粒型荧光模型，该类荧光模型应进一步采用纯化抗原进行抗体确认，以便为临床提供明确的自身抗体实验结果。⑤该方法还为发现一些未知新抗体提供了可能。⑥间接免疫荧光法需要配置高质量的荧光显微镜，且需要经验丰富的技术人员判读荧光模型，该方法限制了 ANA 在基层医院的广泛开展。⑦随着 ELISA 技术的标准化，越来越多的临床实验室采用小牛胸腺、HEp-2 细胞或猪脾中提取的混合核抗原包被 ELISA 板检测 ANA，该方法可以进行 ANA 的定量检测。但该方法受到包被抗原种类或抗原处理损耗的限制，无法检测到某些种类的 ANA，且缺乏荧光提示信息，因此该方法也受到一定的限制。

临床应用评价 鉴于 HEp-2 细胞核及细胞质成分的复杂性，IIF 法显示出多种类型的 ANA。在其众多类型中，作为针对某一特定抗原成分的特定抗体，只在某一疾病中出现，成为诊断该疾病的血清标记性抗体。而各种 ANA 抗体在自身免疫病中出现的组合，可形成某种疾病的特征性抗体谱。总的 ANA 检测是多种自身免疫病诊断与鉴别诊断最为重要的筛选试验，对 ANA 阳性者应进一步检测各亚类 ANA 抗体，为临床提供准确可靠的自身抗体结果。

(王兰兰)

kàngkětíqǔxìng hékàngyuán kàngtǐpǔ jiǎncè

抗可提取性核抗原抗体谱检测（extractable nuclear antigen antibody test）

利用抗原抗体的特异性反应，检测机体可提取性核抗原（ENA）抗体谱的自身抗体的检验项目。ENA 指可用生理盐水或磷酸盐缓冲液从细胞核中提取抗原成分的总称。ENA 是由许多小分子 RNA（含 100~215 个核苷酸）与各自对应的特定蛋白质组成的核糖核蛋白颗粒，该颗粒为不含 DNA 和组蛋白的酸性蛋白抗原。而抗 ENA 抗体谱是指针对 ENA 抗原谱的一系列自身抗体。由于提取的抗原中不包括 DNA 和组蛋白，这种检测方法无

法检测到针对 DNA 和组蛋白的自身抗体。不同的自身免疫病可产生不同的抗 ENA 抗体类别或组合。临床上通常检测抗 ENA 抗体谱进行相关疾病的诊断。

原理 利用抗原抗体的特异性反应，采用已知 ENA 抗原检测相应的自身抗体。常见的抗 ENA 抗体主要包括：抗 nRNP 抗体、抗 Sm 抗体、抗 SSA 抗体、抗 SSB 抗体、抗 Scl-70 抗体、抗 Jo-1 抗体、抗核糖体 P 蛋白抗体、抗 Ku 抗体、抗 DM-53 和抗 RA-54 等。

检测方法 检测抗 ENA 抗体方法较多，20 世纪 80 年代通常采用双向免疫扩散、对流免疫电泳等方法进行检测，但其检测灵敏度和特异性较低，临床已较少使用；21 世纪免疫印迹法（即蛋白质印记法）或线性免疫印迹法已被广泛应用。

免疫印迹法 将含有核抗原的混合物经十二烷基硫酸钠-聚丙烯酰胺凝胶电泳（SDS-PAGE）分离，使所含多肽抗原按分子量大小分离，之后通过电转移将分离开的物质转印到硝酸纤维素（NC）膜载体上。封闭 NC 膜上的非特异性反应区，将稀释后的患者血清与 NC 膜一起温育，标本中的抗 ENA 抗体与膜上特异性抗原区带结合形成免疫复合物，洗涤去除非特异结合物，之后加入

表　抗 ENA 抗体区带显色结果判定表

抗原分子量（kD）	抗 ENA 抗体类型
29/28、13.5	抗 Sm 抗体
73、32、17.5	抗 nRNP 抗体
52	抗 SSA 抗体
48/47、45	抗 SSB 抗体
86、70	抗 Scl-70 抗体
55	抗 Jo-1 抗体
38、16.5、15	抗 Rib-P 抗体

酶标记抗人 IgG 抗体（二抗），区带抗原结合的抗体将会与酶标二抗特异性结合，洗去过量未结合酶标二抗，加入底物，酶催化底物生成不溶性显色产物使区带显色。在抗原处理的过程中，抗原分子分解成不同的蛋白片段（主要抗 ENA 抗体与抗原分子量关系见表），将膜条上显色区带的位置与试剂盒提供的标准条带比对，可测定出患者血清中的特异性自身抗体（图 1）。

线性免疫印迹法 又称免疫条带法。将多种重组纯化、生化性质明确的核抗原平行包被到固相载体 NC 膜或尼龙膜上，标本中的抗 ENA 抗体与膜上抗原特异性结合形成免疫复合物，洗涤去除未反应物，之后加入酶标记抗人 IgG 抗体（二抗），区带抗原结合的抗 ENA 抗体将会与酶标二抗特异性结合，洗去过量未结合的酶标二抗，加入底物，酶催化底物生成不溶性显色产物。根据膜

条上显色颜色深浅，对照标准抗原带图谱（图 2），即可判断抗 ENA 抗体谱的结果。

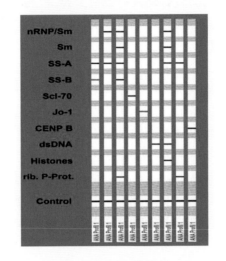

图 2 线性免疫印迹法

参考区间 阴性。

临床意义 抗 ENA 抗体是一组自身抗体，很多抗体与临床疾病之间的关系已比较明确。①抗 Ku 抗体：根据患者命名，多见于

合并有肌炎的系统性硬化病患者，也可见于混合性结缔组织病、系统性红斑狼疮患者。②抗 DM-53：主要见于皮肌炎患者。③抗 RA-54：主要见于类风湿关节炎患者。④其他：见抗 U1RNP 抗体检测、抗 Sm 抗体检测、抗 SSA 抗体检测、抗 SSB 抗体检测、抗 Scl-70 抗体检测、抗 Jo-1 抗体检测、抗核糖体 P 蛋白抗体检测。

临床评价 抗 ENA 抗体谱操作方法简单，有商品化的试剂盒出售，不需要特殊的检测仪器，在基层医院即可开展。

方法学评价 免疫印迹法和线性免疫印迹法均可一次同时检测多种自身抗体。①免疫印迹法：不需纯化的单个抗原，试剂成本较低，并可在同一载体上做多项抗原分析，灵敏度高，特异性强，操作简便，有很多临床实验室采用。该法检测抗 ENA 抗体谱判读结果时，首先应判读保证带和质控血清的结果，以监测试剂的有效性。该法检测抗 ENA 抗体谱采用的粗抗原（即 SDS-PAGE 转印到膜条的抗原）可达数百种，不同的蛋白质可有相同的电泳迁移率，因此同一条带并不一定为单一抗原或条带距离很近，易造成错判。必要时可用特异抗原包被反应板的酶联免疫吸附试验加以区别。但每次电泳时抗原位置波动较大，结果判断难度大，主观因素高，不易标准化。细胞内部分抗原含量低，再经过转印，容易引起抗原缺失而造成漏检，这是临床常规检测的致命缺陷，但该方法为发现新的抗 ENA 抗体提供了可能。②线性免疫印迹法：鉴于免疫印迹法检测抗 ENA 抗体谱的缺陷，很多试剂生产商已研制出纯化抗原的免疫印迹试剂盒来检测抗 ENA 抗体谱。采用纯化

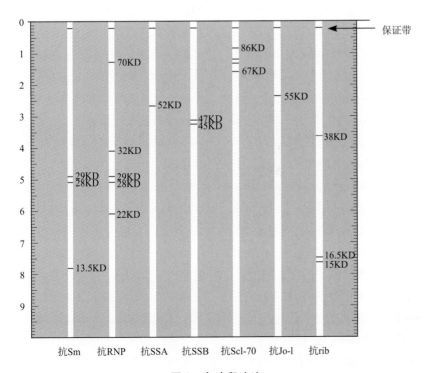

图 1 免疫印迹法

抗原固定于膜上，检测灵敏度高、特异性好且每一种抗体只对应一条带，结果判读简单，为临床提供可靠的自身抗体检测结果，该方法已逐渐被临床广泛使用。传统提取 ENA 抗原并不包括组蛋白和 DNA 等抗原成分，随着基因重组和蛋白纯化技术的发展，几乎所有的细胞抗原成分（包括 ENA 抗原）均可重组获得，即所有的细胞抗原的抗体（抗核抗体谱）均可能通过纯化抗原的免疫印迹法进行检测，因此抗 ENA 抗体谱概念将会不再使用，而线性免疫印迹法检测抗核抗体谱（ANA 谱）将是发展的趋势。

临床应用评价　ANA 谱是针对真核细胞所有核及胞质成分的抗体总称，抗 ENA 抗体谱是 ANA 谱的一部分，同时也是以 HEp-2 细胞为底物的间接免疫荧光法检测抗核抗体的一部分。采用 IIF 法检测 ANA 阴性时，理论上可基本排除抗 ENA 抗体谱阳性的可能性，但在临床实践过程中由于两种方法检测灵敏度不同，偶会出现 ANA 阴性而抗 ENA 抗体谱阳性的情况，特别是 ANA 和抗 ENA 抗体谱试剂来自不同的厂商更多见，但这种检测结果的临床意义需进一步研究。

（王兰兰）

kàng U1RNP kàngtǐ jiǎncè

抗 U1RNP 抗体检测（anti-U1RNP antibody test）

利用抗原抗体的特异性反应，检测抗 U1RNP 抗体的检验项目。抗 U1RNP 抗体指细胞核内富含 U1 尿嘧啶的多种小核核糖核蛋白颗粒（snRNP）抗体。又称抗 snRNP 抗体或抗 nRNP 抗体。1972 年夏普（Sharp）等在混合性结缔组织病（MCTD），即具有类风湿关节炎、系统性红斑狼疮

（SLE）、系统性硬化症及多发性肌炎的多症状自身免疫病的患者血清中发现了抗 U1RNP 抗体。

检测方法　①免疫印迹法：指将含有核抗原的混合物经十二烷基硫酸钠-聚丙烯酰胺凝胶电泳（SDS-PAGE），再将分离物电转移至硝酸纤维素（NC）膜上。患者血清与 NC 膜一起温育，标本中的抗 U1RNP 抗体与膜上相应抗原特异性结合，洗涤去除非特异性结合物，再加入酶标记的抗人 IgG 抗体，其将与抗原特异性结合的抗 U1RNP 抗体结合，洗去未结合酶标抗人免疫球蛋白抗体（又称抗抗体或二抗），加入底物，酶催化底物使区带显色。将膜条上显色区带与试剂盒提供的抗 U1RNP 抗体标准条带对比，可判定患者血清中是否含有抗 U1RNP 抗体。②线性免疫印迹法：膜载体上直接点涂纯化的 U1RNP 抗原，检测原理和步骤同 WB 法。③酶联免疫吸附试验（ELISA）。

参考区间　阴性。

临床意义　抗 U1RNP 抗体是诊断 MCTD 的必要条件，但不是特异性诊断指标。因为很多自身免疫病均可检出抗 U1RNP 抗体，如 SLE 阳性率 30%～50%、全身性进行性硬化症 25%～30%、皮肌炎 10%～20%、类风湿关节炎 5%～10%。抗 U1RNP 抗体是抗核抗体（ANA）谱的一种，以 HEp-2 细胞为底物的间接免疫荧光（IIF）法检测 ANA 时，其荧光模型为核粗颗粒型，采用 IIF 法检测 ANA 为阴性时，可基本排除抗 U1RNP 抗体阳性的可能性，即可基本排除 MCTD。

临床评价　①免疫印记法：检测抗 U1RNP 抗体采用的抗原为粗抗原，而转印到膜条的抗原达数百种，且不同的蛋白质可能具

有相同或相近的电泳迁移率，因此不同蛋白抗原可能重叠或距离很近，易造成误判。②线性免疫印迹法：检测灵敏度高、特异性好，结果判读简单，可为临床提供可靠的检测结果，推荐使用。但缺点是只能进行定性检测，可用纯化抗原的 ELISA 可实现抗体的定量检测。

（王兰兰）

kàng Sm kàngtǐ jiǎncè

抗 Sm 抗体检测（anti-Sm antibody test）

利用抗原抗体的特异性反应，检测抗 Sm 抗体的检验项目。抗 Sm 抗体是针对细胞核内小核核糖核蛋白颗粒（snRNP）内 B′、B、D1 及 D2 等蛋白质的自身抗体。有研究表明，用 D1 蛋白的一个多肽序列取代整个 Sm 分子作为抗原，可极大地提高检测灵敏度，能在 70% 的系统性红斑狼疮（SLE）患者中检测到此抗体，且保持其对 SLE 的高度特异性。该抗体最早是从名为史密斯（Smith）患者的血清中鉴定出来的，并由此而得名。

检测方法　通常采用免疫印迹法、线性免疫印迹法或酶联免疫吸附试验进行检测，检测原理及方法见抗 U1RNP 抗体检测。

参考区间　阴性。

临床意义　抗 Sm 抗体对于 SLE 具有高度特异性（高达 95%），而在其他自身免疫病中极少出现阳性，因此美国风湿病学会在 1982 年认定其为 SLE 的诊断标准之一。但只有约 10% 的 SLE 患者可检测到抗 Sm 抗体，因此该抗体阴性并不能排除 SLE，需要其他实验室检测指标及临床表现综合做出诊断。抗 Sm 抗体是抗核抗体（ANA）谱的一种，以 HEp-2 细胞为底物的间接免疫荧光法（IIF）检测 ANA 时，其荧光模型

为核粗颗粒型，因此采用 IIF 法检测 ANA 阴性时，可基本排除抗 Sm 抗体阳性的可能性。

（王兰兰）

抗 SSA 抗体检测 （anti-SSA antibody test）

利用抗原抗体特异性反应，检测抗 SSA 抗体的检验项目。由于该抗体来自干燥综合征（SS）患者血清，为了区别后来发现的抗 SSB 抗体，故命名为抗 SSA 抗体，又因检测出该抗体的第一位患者姓名缩写为 Ro，故又称抗 Ro 抗体。抗 SSA 抗体的靶抗原是位于细胞核内小核核糖核酸人细胞胞质（hY）1、hY3、hY4 和 hY5 的两种蛋白质 Ro-60（60kD）和 Ro-52（52kD）。其实质是针对两种蛋白质的两种抗体，临床上这两种抗体通常同时出现，也可单独出现。从分子生物学观点来看，两种蛋白质及其基因高度保守，有特征性的重复，但两者间并无密切联系，因此同时出现抗两种蛋白的抗体并非由于交叉反应。

检测方法 临床上通常采用免疫印迹法、线性免疫印迹法或酶联免疫吸附试验（ELISA）进行检测，检测原理及方法见抗 U1RNP 抗体检测。

参考区间 阴性。

临床意义 阳性主要指含有抗天然 SSA（Ro-60 蛋白）的抗体，Ro-52 蛋白是否是 SSA 复合物的成分还存在争议，主张单独与 Ro-52 反应的抗体不应判断为抗 SSA 抗体阳性。抗 SSA 抗体（主要指抗 Ro-60 蛋白）在原发性 SS 患者中的阳性率高达 60%~70%，且已纳入 SS 诊断标准。但该抗体在系统性红斑狼疮中的阳性率为 40%~50%，在类风湿关节炎、进行性系统性硬化症、皮肌炎或原发性胆汁性肝硬化及少部分健康人中也可查及抗 SSA 抗体。另外，抗 Ro-52 抗体与先天性心脏传导阻滞有关，但疾病诊断特异性很差。抗 SSA 抗体是抗核抗体（ANA）谱的一种，因此采用间接免疫荧光法检测 ANA 阴性时，可基本排除抗 SSA 抗体阳性的可能性，但若检测 ANA 的细胞基质片 SSA 抗原含量较低，也会出现 ANA 阴性而抗 SSA 抗体阳性的结果，这种结果的临床意义还需进一步研究。

（王兰兰）

抗 SSB 抗体检测 （anti-SSB antibody test）

利用抗原抗体特异性反应，检测抗 SSB 抗体的检验项目。20 世纪六七十年代，在干燥综合征（SS）患者的血清中检测到与 46.7kD 蛋白反应的自身抗体，曾称 La、SSB、Ha、SjT。1979 年，实验室间交换抗血清和抗原提取物的结果表明这些蛋白的抗原性相同，对应的抗体是另一种与 SS 相关的抗体，称为抗 SSB 抗体；又因检测出该抗体的第一位患者姓名缩写为 La，故又称抗 La 抗体。抗 SSB 抗体靶抗原是 408 个氨基酸组成的磷酸化蛋白，在细胞核中作为 RNA 多聚酶 Ⅲ 的辅蛋白，其功能是保护 RNAs 不被核酸外切酶降解。

检测方法 临床上通常采用免疫印迹法、线性免疫印迹法或酶联免疫吸附试验 ELISA 进行检测，检测原理及方法见抗 U1RNP 抗体检测。

参考区间 阴性。

临床意义 对 SS 患者具有较高的诊断特异性。抗 SSB 抗体可直接参与 SS 外分泌腺的局部自身免疫反应，理由：①患者涎中可检测到抗 SSB 抗体。②涎腺有 B 细胞浸润时，胞质内免疫球蛋白有抗 SSB 活性。③观察到腺泡上皮细胞 SSB mRNA 产物增加。④SS 患者结膜上皮细胞，可观察到 SSB 蛋白分布的变化。故已将抗 SSB 抗体纳入 SS 分类标准，但抗 SSB 抗体通常伴有抗 SSA 抗体，只有抗 SSA 抗体阳性时，检测 SSB 抗体才有意义，如果抗核抗体（ANA）和（或）抗 SSA 抗体为阴性，而抗 SSB 抗体为阳性，这种检测结果通常是不可靠的。抗 SSB 抗体是 ANA 谱的一种，用间接免疫荧光法检测 ANA 阴性时，基本可排除抗 SSB 抗体阳性的可能性。

（王兰兰）

抗 Scl-70 抗体检测 （anti-Scl-70 antibody test）

利用抗原抗体特异性反应，检测抗 Scl-70 抗体的检验项目。1979 年多瓦斯（Douvas）等在硬化症患者血清中发现了一种自身抗体，其靶抗原为细胞核中的一种非组蛋白的蛋白质，且其在十二烷基硫酸钠-聚丙烯酰胺凝胶电泳（SDS-PAGE）中移动的分子量为 70kD，因此将其命名为抗 Scl-70 抗体。1986 年希罗（Shero）等证实，Scl-70 的本质是 DNA 拓扑异构酶-1，抗 Scl-70 抗体即为抗拓扑异构酶-1（抗 Topo-1）抗体。实质上 DNA 拓扑异构酶-1 的分子量为 100kD，位于核质中，在核仁中的浓度很高，与 DNA 超螺旋的松解过程有关，而 70kD 抗原为可提取性核抗原制备过程中的降解片段，抗 Scl-70 抗体实质是针对 DNA 拓扑异构酶-1 降解片段的抗体，且与 DNA 拓扑异构酶-1 也具有免疫反应性。

检测方法 见抗 U1RNP 抗体检测。

参考区间 阴性。

临床意义 在临床上，该抗体主要与系统性硬化症有关，很少出现于局限型硬化症及其他自身免疫病患者中。抗 Scl-70 抗体阳性的硬化症患者通常病情较重，病程较长，皮肤和内脏器官严重损伤。疾病早期即可检测出该抗体，故可用于早期诊断，并且提示预后不良。另外，抗 Scl-70 抗体是抗核抗体（ANA）谱的一种，以 HEp-2 细胞为底物的间接免疫荧光法检测 ANA 时，由于抗原（DNA 拓扑异构酶-1）位于核内并且在核仁中浓度极高，荧光模型为整个核均匀着染，核仁染色增强，当 ANA 为阴性时，可基本排除抗 Scl-70 阳性的可能性。

（王兰兰）

kàng Jo-1 kàngtǐ jiǎncè

抗 Jo-1 抗体检测 （ anti-Jo-1 antibody test）

利用抗原抗体特异性反应，检测抗 Jo-1 抗体的检验项目。1980 年有学者首次从姓名简写为 Jo 的患者中检测出这种自身抗体，故称抗 Jo-1 抗体。抗 Jo-1 抗体的靶抗原是组氨酰-tRNA 合成酶，可催化特定氨基酸与对应 tRNA 发生酯化反应而形成氨酰 tRNA，属细胞质内磷酸蛋白，在细胞质内促进蛋白质的合成。

检测方法 见抗 U1RNP 抗体检测。

参考区间 阴性。

临床意义 抗 Jo-1 抗体可以抑制组氨酰-tRNA 合成酶的活性而致病，最常见于多发性肌炎，检出率可达 40%～50%，单独皮肌炎中的检出率约 10%，在正常人及其他自身免疫病患者中常为阴性。该抗体对诊断 PM 具有特异性，并常合并肺间质纤维化，部分出现多关节炎，被认为是肺病相关肌炎的标记性抗体。抗 Jo-1 抗体是抗核抗体（ANA）谱的

一种，以 HEp-2 细胞为底物的间接免疫荧光法检测 ANA 时，由于 Jo-1 抗原只位于胞质，细胞核荧光染色为阴性，但胞质着染，当 ANA 胞质无着染时，可基本排除抗 Jo-1 抗体阳性的可能性。

（王兰兰）

kànghétángtǐ P dànbái kàngtǐ jiǎncè

抗核糖体 P 蛋白抗体检测

（ anti-ribosomal P-protein autoantibody test） 利用抗原抗体特异性反应，检测抗核糖体 P 蛋白的检验项目。抗核糖体 P 蛋白（rib-P）抗体，又称抗 rRNP 抗体，其靶抗原是位于大核糖体亚单位的 3 个特异性核糖体蛋白（P0，P1 和 P2），多数阳性抗血清均可与这 3 个蛋白反应，羧基端的氨基酸序列是抗 rib-P 抗体的特异性靶位，这个序列高度保守，不同种属间变化很小。

检测方法 见抗 U1RNP 抗体检测。

参考区间 阴性。

临床意义 抗 rib-P 抗体是系统性红斑狼疮的特异性抗体，SLE 患者伴有狼疮性脑病时，此抗体阳性率可达 56%～90%，其他疾病及正常人很少出现。抗 rib-P 抗体是广义抗核抗体谱的一种。由于核糖体最初产生于核仁，之后释放入胞质，故用间接免疫荧光法检测时，HEp-2 细胞常表现为胞质核仁荧光谱型。当 HEp-2 细胞胞质无着染时，可基本排除抗 rib-P 抗体阳性的可能性。

（王兰兰）

kànghéxiǎotǐ kàngtǐ jiǎncè

抗核小体抗体检测 （ anti-nucleosome antibody test） 利用抗原抗体特异性反应，检测抗核小体抗体的检验项目。抗核小体抗体（AnuA）是针对核小体的抗体。核小体是组成真核生物染色

质（除精子染色质外）的基本单位，由 146bp 组成的 DNA 链包绕着由 8 个组蛋白分子（2 个 H2A-H2B 二聚体夹着 2 个 H3-H4 二聚体）构成的核心，核小体之间由 60bp 的连结 DNA 链和 1 个 H1 组蛋白分子相互联结。在电子显微镜下，核小体呈"串珠"状存在于细胞核中。核小体的免疫原性很强，可驱动辅助 T 细胞进行自身免疫应答，诱导产生 AnuA。

检测方法 ①酶联免疫吸附试验（ELISA）：临床常用。即采用纯化抗原包被 ELISA 微孔板，加入标本，核小体捕获待测标本中的 AnuA 后，再加入酶标记的抗人 IgG 抗体（二抗），形成核小体-AnuA-酶标记的抗人 IgG 抗体"三明治"式复合物，再加入显色剂进行反应，显色越深表明标本中所含 AnuA 越多，通过肉眼或酶标仪即可判断 AnuA 的浓度。核小体中含有 DNA 和组蛋白，检测的结果不仅包括 AnuA，也有抗组蛋白和抗双链 DNA（dsDNA）抗体，有必要通过特异性预吸附，以去除抗组蛋白抗体和抗 dsDNA 抗体。如未检测到抗 dsDNA 抗体和抗组蛋白抗体，AnuA 阳性则提示存在抗核小体特异的自身抗体。②线性免疫印迹法：该方法无法定量，应用上受到一定的限制。在临床实践中，试剂生产商所使用的抗原特性和纯度有所不同，造成检测结果会出现较大差异。

参考区间 阴性。

临床意义 AnuA 是诊断系统性红斑狼疮（SLE）很好的标记性抗体，对 SLE 的敏感性为 60%～80%，特异性为 97%～99%，尤其在狼疮肾炎的形成中发挥着重要作用，在其他自身免疫病患者及正常人中极少有阳性检出，特别是在 SLE 非活动期患

者 AnuA 阳性率为 62%，而此时抗 Sm 抗体的阳性率约 10%，抗 dsDNA 抗体的阳性率 < 10%。因此，测定 AnuA 对抗 dsDNA 抗体、抗 Sm 抗体阴性的 SLE 具有较高诊断价值。此外，AnuA 是抗核抗体（ANA）谱中的一种，AnuA 对应的 ANA 荧光模型为核均质型，当 ANA 为阴性时，可基本排除 AnuA 阳性的可能性。

（武永康）

kàngzǔdànbái kàngtǐ jiǎncè
抗组蛋白抗体检测 （anti-histone antibody test）

利用抗原抗体特异性反应，检测抗组蛋白抗体的检验项目。组蛋白是构成核小体的一类碱性蛋白质，8 个组蛋白分子（2 个 H2A-H2B 杂二聚体之间夹着 2 个 H3-H4 杂二聚体）2 圈构成核小体核心，核小体之间由 H1 组蛋白连接，组蛋白在决定和稳定基因遗传的表达中发挥重要作用。1960 年 H·孔克尔（H. Kunkel）等在自身免疫病患者血清中首次检测到抗组蛋白抗体（AHA），这是针对不同组蛋白（H2A、H2B、H3、H4、H1）的一类抗体（表）。

检测方法 临床上通常采用 ELISA 进行检测，即采用不同组蛋白纯化抗原（H2A 或 H2B 或 H3 或 H4 或 H1）或混合组蛋白抗原包被 ELISA 微孔板（见抗核小体抗体检测）。

参考区间 阴性。

临床意义 AHA 主要出现于药物（如普鲁卡因胺、卡马西平、青霉胺、肼苯达嗪、异烟肼等）诱导性狼疮患者中，其抗原为 H2A、H2B 和 H2A-H2B 复合物，盐酸普鲁卡因胺诱导产生抗 H2A-H2B 组蛋白二聚体的自身抗体，肼苯达嗪主要诱导抗 H3、抗 H4 的抗体。当患者血清中仅检出 AHA（和抗单链 DNA 抗体）而无其他抗核抗体时，强烈支持药物诱导性狼疮的诊断。AHA 也可出现在一些自身免疫病中，非药物诱导性狼疮的阳性率为 30% ~ 70%，类风湿关节炎的阳性率为 15%。AHA 也可出现在青少年慢性关节炎、原发性胆汁性肝硬化、自身免疫性肝炎、多发性肌炎/皮肌炎、硬化症和一些感染性疾病患者中。AHA 是抗核抗体（ANA）谱中的一种，在以人喉上皮癌细胞（HEp-2）细胞为基质的间接免疫荧光检测中对应的 ANA 荧光模型为核均质型，但是抗双链 DNA 抗体可产生同样的荧光模型，因此有必要进行 ANA 谱实验，以明确抗体种类。当 ANA 为阴性时，可基本排除 AHA 阳性的可能性。

（武永康）

kàngshuānglián DNA kàngtǐ jiǎncè
抗双链 DNA 抗体检测 （anti-double strand DNA antibody test）

利用抗原抗体特异性反应，检测抗双链 DNA 抗体的检验项目。1957 年塞佩里尼（Ceppelini）等首次在系统性红斑狼疮（SLE）患者血清中发现了 DNA 抗体。抗 DNA 抗体可分为两种基本类型：抗双链 DNA（dsDNA）抗体和抗单链 DNA（ssDNA）抗体。抗 dsDNA 抗体的反应位点位于 DNA 脱氧核糖磷酸框架上，而抗 ssDNA 抗体的靶位主要是嘌呤及嘧啶碱基多聚体。

检测方法 由于 DNA 无法被传统盐水法提取，该抗体不能被传统的免疫印迹法检测。可采用间接免疫荧光法、纯化抗原的酶联免疫吸附试验和线性免疫印迹法。①间接免疫荧光法（IIF）：绿蝇短膜虫具有一个含纯净环状 dsDNA 的线粒体，即动基体，其抗原浓度较 HEp-2 细胞核中的抗原浓度高 10 倍，临床推荐采用以绿蝇短膜虫为底物的进行检测。检测原理见抗核抗体检测。反应完成后将载玻片置于荧光显微镜下观察，动基体呈现均质的或边缘亮度增强的荧光，即可判为阳性。②纯化抗原的酶联免疫吸附试验（ELISA）和线性免疫印迹法：由于检测试剂和方法不同，检测结果的敏感性和特异性也不尽相同，但二者的敏感性明显高于 IIF。

参考区间 阴性。

临床意义 抗 dsDNA 抗体作为 SLE 的诊断标准之一，在 SLE 致病作用中发挥重要作用。患者体内抗 dsDNA 抗体与 dsDNA 结合可导致免疫复合物沉积在皮下、肾及其他器官的毛细血管内，继而激活补体导致炎症，特别是抗 dsDNA 抗体阳性提示狼疮疾病处于活动期，并与狼疮肾炎紧密相关。抗 dsDNA 对 SLE 的诊断特异性较好，检测结果阳性应考虑 SLE 的可能性，但其敏感度较差（阳性检出率约为 10%），阴性不

表 牛胸腺组蛋白的基本特征

片段	分子量（kD）	残基数目	N-末端残基	α-螺旋比例（%）	β-片层（%）
H2A	14.0	125	Ac-Ser	35	20
H2B	13.8	129	Pro	40	20
H3	15.3	135	Ala	39	15
H4	11.3	102	Ac-Ser	28	31
H1	26.5	220	Ac-Ser	55	5

能排除 SLE。抗 dsDNA 抗体是抗核抗体（ANA）谱的一种，在以人喉上皮癌细胞（HEp-2）细胞为底物的 ANA 检测中，抗 dsDNA 抗体阳性表现为核均质型荧光模型，而 ANA 检测结果为阴性时，可基本排除抗 dsDNA 抗体阳性的可能性。

（武永康）

lèifēngshī yīnzǐ jiǎncè
类风湿因子检测 （rheumatoid factor test）

用乳胶凝集试验、酶联免疫吸附试验或速率散射比浊法检测类风湿因子的检验项目。类风湿因子（RF）因首先发现于类风湿关节炎（RA）患者血清而得名。RF 是抗人或动物变性 IgG 分子 Fc 片段的抗体，无种属特异性。RF 有 IgG、IgA、IgM、IgD、IgE5 类，其中 IgM 多见。

检测方法 ①乳胶凝集试验：传统采用该法。该方法基于乳胶颗粒上连接有人 IgG，患者血清中的 RF 会与乳胶颗粒上的变性 IgG 反应出现凝集现象，即可判断为阳性，阳性标本需进一步稀释检测，阳性结果时的最大稀释度称为效价，效价越大表明患者体内的 RF 含量越高。②酶联免疫吸附试验（ELISA）：可定量检测 RF，并可进行 IgM、IgG、IgA 亚类检测。③速率散射比浊法：临床上推荐采用此法。患者血清中的 RF 与变性 IgG 抗原反应形成免疫复合物，复合物形成浊度的速度与 RF 含量成正相关。

参考区间 阴性。

临床意义 RF 参与 RA 致病，且已列入 RA 的诊断标准之一。RF 与变性 IgG 结合形成免疫复合物并激活补体，诱导趋化因子如 C5a 释放，之后通过 C5a 受体共同作用吸引炎症细胞进入炎症组织，在 RA 中炎症细胞被聚集到类风湿滑膜组织，浸润的 T 淋巴细胞和促炎细胞因子/趋化因子相互作用而介导成纤维细胞活化和骨质破坏，RF 含量可能与 RA 关节侵袭性和破坏程度相关。

临床评价 RF 也可见于非 RA 自身免疫病患者及小部分健康人群中，RF 阳性不能诊断 RA。由于只有 70%～90% 的 RA 患者 RF 为阳性，RF 阴性不能排除 RA 的可能性，RF 并不是 RA 的较好诊断指标。

（武永康）

kànghuángguā'ānsuāntài kàngtǐ jiǎncè
抗环瓜氨酸肽抗体检测 （anti-cyclic citrullinated peptide antibody test）

用酶联免疫吸附试验或电化学发光法检测抗环瓜氨酸肽抗体的检验项目。2000 年，荷兰学者谢莱肯斯（Schellekens）根据丝集蛋白的 cDNA 序列合成了由 21 个氨基酸残基组成的环瓜氨酸肽（CCP），氨基酸序列为 HQC/HQE/STX/GRS/RGR/CGR/SGS。由于抗 CCP 抗体与抗角蛋白抗体（见抗角蛋白抗体检测）具有相似的识别基团，两者均具有诊断类风湿关节炎（RA）的价值。

检测方法 临床上通常采用酶联免疫吸附试验（ELISA）或电化学发光法检测，其中前者应用较为广泛。

参考区间 阴性。

临床意义 抗 CCP 抗体对 RA 诊断敏感性为 50%～78%，特异性为 96%。2010 年已将抗 CCP 抗体列为 RA 的分类诊断标准之一。RA 患者发病前 10 年即可检测出抗 CCP 抗体，因此该抗体有助于 RA 的早期诊断。抗 CCP 抗体阳性的 RA 患者骨破坏较阴性者更加严重，并与 RA 的活动性相关，且常在发病 2 年内可能出现不可逆的骨关节损伤，并引起多种并发症，如神经系统疾病、心包炎等。

临床评价 尽早诊断 RA 并给予缓解病情的药物治疗，对控制病情非常重要。临床通常将抗 CCP 抗体和类风湿因子（RF）联合检测来诊断 RA，但抗 CCP 抗体的出现独立于 RF。许多研究显示 20%～57%RF 阴性的 RA 患者存在抗 CCP 抗体。因此，该抗体有助于提高 RA 患者的血清学检出率，而且效价与疾病的活动度相关。

（武永康）

kàngjiǎodànbái kàngtǐ jiǎncè
抗角蛋白抗体检测 （anti-keratin antibody test）

采用间接免疫荧光法或纯化抗原的酶联免疫吸附试验检测抗角蛋白抗体的检验项目。1979 年扬（Young）等发现类风湿关节炎（RA）血清中有一种能与鼠食管角质层反应的抗体，将其命名为抗角蛋白抗体（AKA），又称抗丝集蛋白抗体或抗角质层抗体。

检测方法 通常采用间接免疫荧光法（IIF）检测，荧光显微镜下观察角质层的荧光强度，以角质层出现典型的规则的线状或板层状荧光为阳性（图），也可采用纯化抗原的酶联免疫吸附试验（ELISA）或免疫斑点法进行检测，其检测敏感度较 IIF 显著升高，可能会出现部分假阳性。

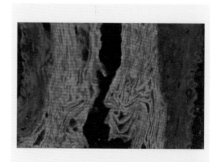

图 间接免疫荧光法检测 AKA

参考区间 阴性。

临床意义 AKA 主要见于 RA 患者，阳性率达 36%～59%，特异性 95%～99%，其敏感度较低而特异性高，因此阴性结果不能排除 RA，阳性应高度怀疑 RA。AKA 的出现常先于疾病的临床表现，AKA 对于早期诊断 RA 具有重要的临床意义。此外，AKA 也是 RA 判断预后的一个标记性抗体，特别是高效价 AKA 阳性的 RA 患者，常提示疾病愈后较差，而且在一定程度上可弥补类风湿因子（RF）对 RA 诊断的不足，对于 RF 阴性的 RA 患者有较高的诊断意义。

临床评价 由于 AKA 阳性患者抗环瓜氨酸肽抗体（抗 CCP 抗体）几乎均为阳性，故其在临床上的应用受到一定限制。

(武永康)

kàngzhōngxīnlìxìbāo bāozhì kàngtǐ jiǎncè

抗中心粒细胞胞质抗体检测

（anti-neutrophil cytoplasmic antibody test） 利用抗原抗体特异性反应，检测总抗中性粒细胞胞质抗体（ANCA）和特异性 ANCA 的检验项目。ANCA 是针对中性粒细胞胞质成分为靶抗原的一类自身抗体。1982 年首先由戴维斯（Davies）等在节段性坏死性肾小球肾炎患者血清中发现。已经有十余种中性粒细胞胞质成分被确认为 ANCA 的靶抗原，包括：蛋白酶 3（PR3）、髓过氧化物酶（MPO）、人类白细胞弹性蛋白酶（HEL）、乳铁蛋白（LF）、组织蛋白酶 G（CG）、杀菌性/通透性增强蛋白（BPI）、人类溶酶体相关膜蛋白 2、溶菌素、天青杀素、防御素、烯醇化酶及葡萄糖醛酸酶等。

原理 利用抗原抗体的特异性反应，用已知抗原检测对应的自身抗体。

检测方法 分为总 ANCA 和特异性 ANCA 检测两种。

总 ANCA 检测 通常采用间接免疫荧光法（IIF）检测，底物基质片通常包括乙醇固定的中性粒细胞和甲醛固定的中性粒细胞，有些试剂生产商还提供猴肝组织片及 HEp-2 细胞基质片，以辅助 ANCA 的结果判断。待测血清加载于基质片上，标本中的 ANCA 与中性粒细胞相关抗原结合后，再加入荧光素标记的抗人 IgG 抗体（二抗或抗抗体），在荧光显微镜下观察荧光模型。

猴肝组织片及 HEp-2 细胞基质片：可协助判断抗核抗体（ANA）对 ANCA 是否有影响。

甲醛固定的中性粒细胞：①可以判断是否有甲醛抵抗的 ANCA 存在，若存在甲醛抵抗的 ANCA，甲醛固定的中性粒细胞底物片呈现胞质散在颗粒着染的荧光图形。②可协助判断 ANA 对 ANCA 是否有影响。③其荧光模型均为胞质型，无法区分 ANCA 的种类，但可以辅助判断是否为阳性。

乙醇固定的中性粒细胞：可以区分为三种不同的荧光模型。①胞质型 ANCA（cANCA）：胞质可见均匀分布的颗粒型荧光，肝组织基质片可在肝血窦区见到粒细胞产生强荧光，其主要靶抗原是 PR3（见胞质型抗中性粒细胞胞质抗体检测）。②核周型 ANCA（pANCA）：核周围的平滑带状荧光，肝组织基质片同样可在肝血窦区见到粒细胞产生强荧光。pANCA 可由多种抗原引起，主要靶抗原包括 MPO、HEL、LF、CG、BPI、溶菌酶（LYS）等，这些抗原和乙醇固定的中性粒细胞

核膜有很高的亲和力，在温育过程中，抗原从颗粒中扩散至核周而形成核周型荧光。但在甲醛固定的中性粒细胞片中，不同种类的 ANCA 其荧光显示有所不同，如抗 LF 抗体对甲醛抵抗，其荧光模型显示为胞质型，为甲醛抗性的 pANCA；抗 MPO 抗体、抗 HEL 抗体通常不与甲醛固定的中性粒细胞反应，无荧光表现或表现微弱，这种类型称为甲醛敏感的 pANCA；抗 CG 抗体，可能由于抗体多克隆性，可以出现甲醛抗性或敏感的 pANCA（见核周型抗中性粒细胞胞质抗体检测）。③非典型 ANCA（aANCA 或 x-ANCA）：代表 pANCA 和 cANCA 两者之间的非典型表现。至于是何种特异性抗体，需要通过纯化抗原的 ELISA 法进行确认。

特异性 ANCA 检测 由于不同的 ANCA 特异性抗体所针对的疾病有所不同，而多种抗原均可表现为 pANCA，必须采用纯化抗原确认特异性 ANCA 类型。通常采用纯化抗原包被的 ELISA 检测，即将纯化的特异性中性粒细胞质抗原成分包被 ELISA 板，加入待检血清进行显色反应，即可检测出特异性 ANCA。

参考区间 阴性。

临床意义 ANCA 主要与血管炎及自身免疫病等相关。

原发性血管炎 肉芽肿性多血管炎（GPA）、显微镜下多动脉炎、坏死性新月体性肾小球肾炎和变应性肉芽肿性血管炎等原发系统性小血管炎的发病与 ANCA 密切相关，临床上已将上述疾病统称为 ANCA 相关小血管炎（表）。总 ANCA、抗 PR3 抗体和抗 MPO 抗体是临床最常检测的 ANCA 项目。抗 PR3 抗体是 GPA 的标记性抗体，特异性>97%，敏

感性在初发非活动期患者为 50%，活动期患者可达 100%，其荧光模型表现为 cANCA。在 WG 早期即可出现阳性，并与疾病的活动性相关，因此，抗 PR3 抗体可作为 GPA 的早期诊断、疗效判断的评价指标。

药物诱导性血管炎 药物治疗可引起的 ANCA 阳性，如丙基硫氧嘧啶、肼苯哒嗪、普鲁卡因酰胺、青霉胺、米诺环素、他巴唑（甲巯咪唑）等，其中报道较多的是长期使用丙基硫氧嘧啶引起的 ANCA。ANCA 抗体谱广，其中主要是抗 MPO 抗体，也可同时或单独出现针对 PR3、LF、CG、BPI、LYS 等的抗体。药物诱导性血管炎患者临床表现与原发性血管炎类似，停止使用相关药物，特别是基硫氧嘧啶，临床症状好转，ANCA 可转阴，因此长期使用相关药物治疗过程中，应定期检测 ANCA，及早发现药物诱导性血管炎。

其他 ANCA（通常为核周型 ANCA）可见于其他疾病，靶抗原主要为 LF、CG、BPI、LYS。①慢性炎性肠病：是一种消化系统的自身免疫病，包括溃疡性结肠炎、克罗恩（Crohn）病，两种疾病临床表现相似，传统诊断依赖 X 线检查、内镜及组织学诊断，而缺乏有效的实验室指标。研究发现溃疡性结肠炎患者血清中 ANCA 阳性率为 60%~80%，而克罗恩病患者的阳性率仅为 10%~20%，相关靶抗原主要为 BPI，pANCA 在 UC 阳性率高，在 CD 阳性率低，故可作为两者鉴别诊断的依据。②自身免疫病：在一些该病中 ANCA 也可出现阳性，主要见于系统性红斑狼疮（SLE），并可能与慢性炎症反应有关，如动脉炎、浆膜炎等，其他自身免疫病较少见。但有文献报道 ANCA 在 SLE 阳性率上差异特别大（16%~69%），这可能与使用方法、抗原基质片及工作人员水平有很大关系。③自身免疫性肝病：如原发性硬化性胆管炎患者中，pANCA 阳性率高达 70%~80%，是该病重要的血清学指标。④获得性免疫缺陷综合征、细菌感染以及不明原因的肺部慢性炎症及纤维化等疾病时，偶可检出 pANCA。

临床评价 包括方法学评价及临床应用评价。

方法学评价 以中性粒细胞为底物的 IIF 法检测总 ANCA 是 ANCA 的筛选实验，主要通过手工方法进行检测，实验标准化和重复性尚需考虑。①由于 IIF 筛选法和特异性抗原确证法的检测敏感度不同，可能出现筛选法阴性而确证法阳性的可能，一般建议筛选法和特异性抗原确证法同时检测，以提高 ANCA 检出率。②虽然抗 PR3 和抗 MPO 抗体是临床最常见的两种 ANCA 特异性抗体，若不检测其他特异性抗体易造成 ANCA 的漏检。③采用 IIF 法检测总 ANCA 时，通常采用甲醛和乙醇固定的中性粒细胞基质片，因为甲醛固定的中性粒细胞可有效减少 ANA 的干扰，即 ANA 不能与甲醛固定的中性粒细胞的核成分结合，若仅用乙醇固定的中性粒细胞容易受 ANA 干扰而出现假阳性。若基质片增加 HEp-2 细胞和（或）肝组织片，则可辅助鉴别 ANA 对 ANCA 的干扰，但实际操作中，ANCA 起始稀释度较低，而以 HEp-2 细胞为底物的 ANA 检测敏感度较高，造成很多患者 ANA 阳性，从而影响 ANCA 结果判断，特别是当 ANA 含量很高时，需要有经验的技术人员进行综合判断才能得出正确的结果。

临床应用评价 IIF 法检测 ANCA 形象、直观、敏感，但要求检测人员具有较丰富的工作经验，以准确判断结果。虽然 ANCA 在许多疾病中均可存在，但在正常人很少会出现阳性，因此当 ANCA 检测结果为阳性时，应密切结合临床，及时做出明确的诊断。

（武永康）

bāozhìxíng kàngzhōngxìnglìxìbāo bāozhì kàngtǐ jiǎncè

胞质型抗中性粒细胞胞质抗体检测（cytoplasm anti-neutrophil cytoplasmic antibody test）

以乙醇固定的中性粒细胞为底物的间接免疫荧光法检测胞质型抗中性粒细胞胞质抗体（cANCA）的检验项目。

检测方法 推荐采用以乙醇固定的中性粒细胞为底物的间接免疫荧光法（IIF）进行检测。cANCA 荧光显示为乙醇固定的中性粒细胞整个胞质均匀分布颗粒型（见抗中性粒细胞胞质抗体检

表 ANCA 与原发性小血管炎

相关疾病	荧光模型	靶抗原
肉芽肿性血管炎	c,p（少见）	PR3（85%），MPO（10%）
显微镜下多动脉炎	c,p	PR3（45%），MPO（45%）
坏死性新月体性肾小球肾炎	c,p（少见）	PR3（25%），MPO（65%）
变应性肉芽肿性血管炎	c,p（少见）	PR3（10%），MPO（60%）
结节性多动脉炎	少见	PR3（5%），MPO（15%）
抗肾小球基底膜病	p	MPO

测）。cANCA 主要的靶抗原是蛋白酶 3（PR3），即当 ANCA 检测结果表现形态为 cANCA 时，其 ANCA 的特异抗原最可能是 PR3，但确诊必须通过 PR3 纯化抗原实验进行证实。

参考区间 阴性。

临床意义 阳性最主要见于肉芽肿性血管炎以及全身性血管炎，特异性>97%，其对呼吸道有亲和性，可致上下呼吸道坏死、肉芽肿形成，阳性率占 80%，且与病程、严重性和活动性有关；也可见于少数显微镜下多动脉炎、变应性肉芽肿性血管炎、结节性多动脉炎、少数巨细胞动脉炎、过敏性紫癜、白细胞破碎性皮肤性血管炎和贝赫切特（Behcet）综合征等。

（武永康）

kàngdànbáiméi 3 kàngtǐ jiǎncè

抗蛋白酶 3 抗体检测（anti-protease 3 antibody test）

针对中性粒细胞和单核细胞内的蛋白酶 3 为抗原的自身抗体的检验项目。蛋白酶 3（PR3）是含有 228 个氨基酸，分子量为 29~30kD 的弱阳离子蛋白酶。此酶有三种同工酶，在十二烷基硫酸钠-聚丙烯酰胺凝胶电泳（SDS-PAGE）上有一条分子量为 26.8kD 的主带。酶活性受 α_1-胰蛋白酶抑制，PR3 大部分的生物学功能与炎症部位细胞外蛋白（弹性蛋白、黏连蛋白和胶原蛋白Ⅳ型等结缔组织蛋白）降解有关，可调控血小板、内皮细胞、白介素 8、炎性介导因子（如 C1 抑制因子）等的活性。抗 PR3 抗体将会影响 PR3 的功能而致病。

检测方法 首先应该采用以乙醇固定的人中性粒细胞作为基质的间接免疫荧光法（IIF）进行总抗中性粒细胞胞质抗体（总

ANCA）筛查（见抗中性粒细胞胞质抗体检测）。PR3-ANCA 表现为胞质型抗中性粒细胞胞质抗体（cANCA）模型，荧光特点为中性粒细胞和单核细胞胞质中的弥散颗粒状荧光，常有中心或小叶间荧光浓缩，但这种荧光模型并非 PR3 抗体所特有，必须采用纯化抗原的酶联免疫吸附试验（ELISA）或线性免疫印迹法等进行确认，即将纯化的 PR3 蛋白包被于 ELISA 微孔板上或涂于免疫印迹条上，患者血清中的抗 PR3 抗体与相应抗原反应，再加入酶标记的抗人 IgG 抗体（抗抗体或二抗），反应后，标记抗 IgG 抗体与抗体-抗原复合物结合形成标记二抗-抗体-抗原夹心复合物，再加入显色底物，通过观察显色情况即可进行结果判断，显色越深则抗体含量越高。

参考区间 阴性。

临床意义 PR3-ANCA 是肉芽肿性血管炎较为敏感和特异的指标，约 2/3 的该患者在疾病早期就出现了抗 PR3 抗体，95% 以上的疾病活跃期患者可检测出抗 PR3 抗体。抗 PR3 抗体也可见于其他 ANCA 相关性血管炎患者、系统性红斑狼疮、硬皮病及一些感染性疾病患者，如结核、麻风等。

（武永康）

hézhōuxíng kàngzhōngxìnglì xìbāo bāozhì kàngtǐ jiǎncè

核周型抗中性粒细胞胞质抗体检测（perinuclear anti-neutrophil cytoplasmic antibody test）

以乙醇固定的中性粒细胞为底物的间接免疫荧光法检测核周型抗中性粒细胞胞质抗体（pANCA）的检验项目。

检测方法 推荐采用以乙醇固定的中性粒细胞为底物的间接免疫荧光法（IIF）法进行检测

（见抗中性粒细胞胞质抗体检测）。

在乙醇固定的底物片中 pANCA 表现为核周染色，这是因为髓过氧化物酶、人类白细胞弹性蛋白酶、乳铁蛋白、组织蛋白酶 G 等抗原与核膜有很高的亲和力，在温育过程中，抗原从颗粒中扩散至核周而形成核周型荧光。偶见 IIF 法 pANCA 阳性的血清，却不与上述任何一种抗原反应，这与存在一些未知的 pANCA 的靶抗原有关。

参考区间 阴性。

临床意义 阳性多见于显微镜下微血管炎、变应性肉芽肿性脉管炎、坏死性新月体性肾小球肾炎，也可见于变应性肉芽肿性血管炎、结节性多动脉炎、系统性红斑狼疮、类风湿关节炎、干燥综合征和系统性硬化病等疾病。

（武永康）

kàngsuǐguòyǎnghuàwùméi kàngtǐ jiǎncè

抗髓过氧化物酶抗体检测（anti-myeloperoxidase antibody test）

检测中性粒细胞中以髓过氧化物酶为抗原的自身抗体的检验项目。髓过氧化物酶（MPO）是中性粒细胞嗜天青颗粒中的一种主要成分，分子量为 14.6kD，等电点为 11.0，约占中性粒细胞蛋白总量（干重）的 5%，参与对细菌有毒性的氧自由基（O_2^-、H_2O_2、OCl^-）的生成，对杀灭微生物具有重要作用。抗 MPO 抗体以影响 MPO 的功能而参与致病。

检测方法 采用乙醇固定的中性粒细胞为底物的间接免疫荧光法（IIF）。其荧光模型表现为核周型抗中性粒细胞胞质抗体（pANCA），荧光着染区域集中在分叶核周围，形成环状或不规则的块状（见抗中性粒细胞胞质抗体检测）。虽然 MPO 是 pANCA 的主要抗原，但这种荧光模型并非抗 MPO 抗体所特有。只有 12%的 pANCA 阳性血清中抗 MPO 抗体阳性，许多 pANCA 荧光模型的血清并不含有抗 MPO 抗体。需要采用纯化抗原包被的酶联免疫吸附试验（ELISA）或线性免疫印迹法进行确认（见抗蛋白酶 3 抗体检测）。

参考区间 阴性。

临床意义 阳性主要见于坏死性新月体性肾小球肾炎（阳性率为 65%）、显微镜下多动脉炎（阳性率为 45%）和变应性肉芽肿性血管炎，还见于结节性多动脉炎、系统性红斑狼疮、类风湿关节炎、干燥综合征和系统性硬化病等疾病。此外，MPO-ANCA 抗体的浓度与病情的活动性相关，尤其是 MPA，可用于早期诊断、判断疗效和指导临床治疗。

（武永康）

kàngtánxìngdànbáiméi kàngtǐ jiǎncè

抗弹性蛋白酶抗体检测 （anti-elastase antibody test）

检测中性粒细胞中以弹性蛋白酶为抗原的自身抗体的检验项目。弹性蛋白酶主要存在于中性粒细胞、巨噬细胞和内皮细胞中，是由 240 个氨基酸残基组成的单一肽链，分子量约为 25kD，可消化分解结缔组织蛋白质中的弹性蛋白，包括与肽键结合的、与酰胺结合的和与酯结合的弹性蛋白。弹性蛋白酶最初以酶原的形式存在，经过酶切后才有活性。抗弹性蛋白酶抗体以影响弹性蛋白酶的功能而参与致病。

检测方法 采用乙醇固定的中性粒细胞为底物的间接免疫荧光法检测。抗弹性蛋白酶抗体的荧光模型表现为核周型抗中性粒细胞胞质抗体（pANCA），荧光着染区表现为围绕核周的光滑的带状荧光（见抗中性粒细胞胞质抗体检测）。但这种 pANCA 荧光模型也并非抗弹性蛋白酶抗体所特有，必须采用纯化抗原的酶联免疫吸附试验（ELISA）或线性免疫印迹法等进行确认（见抗蛋白酶 3 抗体检测）。

参考区间 阴性。

临床意义 阳性主要见于溃疡性结肠炎、克罗恩（Crohn）病、原发性硬化性胆管炎、系统性红斑狼疮、类风湿关节炎和脉管炎等疾病，但其阳性率较低，其致病性及与临床疾病的相关关系，尚需进一步研究。

（武永康）

kàngzǔzhīdànbáiméi G kàngtǐ jiǎncè

抗组织蛋白酶 G 抗体检测 （anti-cathepsin G antibody test）

检测中性粒细胞中以组织蛋白酶 G 为抗原的自身抗体的检验项目。组织蛋白酶 G（CG）是在各种动物组织细胞内发现的组织蛋白酶的一种，其主要作用是降解细菌蛋白质，在杀灭细菌和寄生虫等过程中扮演重要的角色。

检测方法 采用乙醇固定的中性粒细胞为底物的间接免疫荧光法（IIF）检测。抗 CG 抗体的荧光模型表现为核周型抗中性粒细胞胞质抗体（pANCA），荧光着染区表现为围绕核周的光滑的带状荧光（见抗中性粒细胞胞质抗体检测）。但这种 pANCA 荧光模型并非抗 CG 所特有，必须采用纯化抗原的酶联免疫吸附试验法（ELISA）或线性免疫印迹法等进行确认（见抗蛋白酶 3 抗体检测）。

参考区间 阴性。

临床意义 阳性主要见于溃疡性结肠炎、原发性硬化性胆管炎、克罗恩（Crohn）病等疾病，但其阳性率较低，其致病性及与临床疾病的相关性，尚需进一步研究。

（武永康）

kàngróngjūnméi kàngtǐ jiǎncè

抗溶菌酶抗体检测 （anti-lysozyme antibody test）

检测中性粒细胞中以溶菌酶为抗原的自身抗体的检验项目。溶菌酶（LYS）又称溶解酶，是一个分子量为 14.4kD 的酶。它能够通过催化肽聚糖中 N-乙酰胞壁酸和 N-乙酰氨基葡萄糖残基间和壳糊精中 N-乙酰葡糖胺残基间的 1-4-β 链的水解，破坏细菌的细胞壁，还可与带负电荷的病毒蛋白直接结合，与 DNA、RNA、脱辅基蛋白形成复盐，使病毒失活，因此，该酶具有抗菌、抗炎、抗病毒等作用。

检测方法 采用乙醇固定的中性粒细胞为底物的间接免疫荧光法检测。抗 LYS 抗体的荧光模型表现为核周型抗中性粒细胞胞质抗体（pANCA），荧光着染区表现为围绕核周的光滑的带状荧光（见抗中性粒细胞胞质抗体检测）。但这种 pANCA 荧光模型也并非抗 LYS 抗体所特有，必须采用纯化抗原的酶联免疫吸附试验法（ELISA）或线性免疫印迹法等进行确认（见抗蛋白酶 3 抗体检测）。

参考区间 阴性。

临床意义 阳性主要见于溃疡性结肠炎、原发性硬化性胆管炎、克罗恩（Crohn）病等疾病，但其阳性率较低，其致病性及与临床疾病的相关性，尚需进一步研究。

（武永康）

kàngrǔtiědànbái kàngtǐ jiǎncè

抗乳铁蛋白抗体检测 （anti-lactoferrin antibody test）

检测中性粒细胞中以乳铁蛋白（LF）为抗原的自身抗体的检验项目。

1939 年，索伦森（Sorensen）等在分离乳白蛋白时得到一种红色蛋白，直到 1959 年格罗韦斯（Groves）等用色谱分析该物质后，才确认这种红色物质是一种与铁结合的糖蛋白，称之为乳铁蛋白。LF 主要存在于多形核中性粒细胞的特异性颗粒中，并很容易活化多形核中性粒细胞。LF 及其蛋白降解产物——乳铁蛋白肽具有广泛的生物学活性，包括广谱抗菌、消炎、抑制肿瘤细胞生长及调节机体免疫反应等作用。在炎性疾病活跃期间，可以检测到血清中 LF 含量升高。

检测方法 采用乙醇固定的中性粒细胞为底物的间接免疫荧光法检测。抗乳铁蛋白抗体的荧光模型表现为核周型抗中性粒细胞胞质抗体（pANCA），荧光着染区表现为围绕核周的光滑的带状荧光（见抗中性粒细胞胞质抗体检测）。但这种 pANCA 荧光模型也并非抗乳铁蛋白抗体所特有，必须采用纯化抗原的酶联免疫吸附试验法（ELISA）或线性免疫印迹法等进行确认（见抗蛋白酶 3 抗体检测）。

参考区间 阴性。

临床意义 阳性主要见于溃疡性结肠炎、原发性硬化性胆管炎、克罗恩（Crohn）病、系统性红斑狼疮、类风湿关节炎等疾病，但其阳性率较低，其致病性及与临床疾病的相关性，尚需进一步研究。

（武永康）

kàngshājūnxìng/tōngtòuxìng
zēngqiángdànbái kàngtǐ jiǎncè

抗杀菌性/通透性增强蛋白抗体检测（anti-bacteriocidal/permeability-increasing protein antibody test）

检测中性粒细胞中以杀菌性/通透性增强蛋白（BPI）为抗原的自身抗体的检验项目。韦斯（Weiss）首先发现并分离出 BPI。BPI 是存在人及哺乳动物中性粒细胞嗜天青颗粒中由 456 个氨基酸残基组成的阳离子蛋白质，分子量为 55kD，具有强大杀灭革兰阴性杆菌与中和内毒素的能力。1995 年首次发现抗 BPI 抗体，它是继蛋白酶 3（PR3）和髓过氧化物酶（MPO）之后发现的第三个抗中性粒细胞胞质抗体。

检测方法 采用乙醇固定的中性粒细胞为底物的间接免疫荧光法检测。抗 BPI 抗体的荧光模型表现为核周型抗中性粒细胞胞质抗体（pANCA），荧光着染区表现为围绕核周的光滑的带状荧光（见抗中性粒细胞胞质抗体检测）。但是这种 pANCA 荧光模型并非抗 BPI 抗体所特有，必须采用纯化抗原的酶联免疫吸附试验法（ELISA）或者线性免疫印迹法等进行确认（见抗蛋白酶 3 抗体检测）。

参考区间 阴性。

临床意义 阳性主要见于原发性硬化性胆管炎、溃疡性结肠炎或克罗恩（Crohn）病等疾病，但其阳性率较低，其致病性及与临床疾病的相关性，尚需进一步研究。

（武永康）

zìshēn miǎnyìxìng gānbìng
xiāngguān kàngtǐ jiǎncè

自身免疫性肝病相关抗体检测（autoimmune liver disease related antibody test）

应用免疫学方法对自身免疫性肝病患者进行相关自身抗体检测。自身免疫性肝病是由免疫系统对自身肝组织成分的免疫耐受被打破引起自身肝组织损伤的一组肝疾病。包括自身免疫性肝炎（AIH）、原发性胆汁性肝硬化（PBC）、原发性硬化性胆管炎（PSC）和以上任何两种或两种以上混合的重叠综合征。其共同特点是发病原因不清楚，但都与自身免疫性炎症损伤密切相关，血清中常会特异性的出现一些自身抗体，而且抗体的效价往往比较高。血清自身抗体的检测对于自身免疫性肝病的诊断、辅助诊断和分类具有重要意义。

原理 自身免疫性肝病有其标记性自身抗体。①AIH：有抗核抗体（ANA）、抗平滑肌抗体（anti-SMA）、抗可溶性肝抗原抗体（anti-SLA）、抗肝胰抗原抗体、抗肝肾微粒体Ⅰ型（LKM-1）抗体和抗肝细胞溶质抗原Ⅰ型（LC-Ⅰ）抗体等。②PBC：有抗线粒体抗体（AMA），另外也可以检测到抗核膜抗体、抗多核点抗体以及抗着丝点抗体（ACA）等。③PSC：常出现抗中性粒细胞胞质抗体（ANCA），也可检测到其他抗体如 ANA、anti-SMA 抗体及 AMA 等。通常情况下，如果患者血清中有很高效价的自身抗体，往往是自身免疫性肝病。

检测方法 采用间接免疫荧光法（IIF）、酶联免疫吸附试验（ELISA）、免疫印迹法、蛋白芯片法。IIF 以大鼠（或猴）肝、肾、Hep-2 细胞或中性粒细胞作为反应基质，加患者血清，如其中存在自身抗体则会与这些组织或细胞相结合，再通过荧光素标记的抗人免疫球蛋白抗体（又称抗抗体或二抗）与之反应，利用荧光显微镜观察，如呈阳性就会出现特征性的荧光模型。

参考区间 阴性。

临床意义 对于 AIH 的诊断和亚型的分类、PBC 的诊断及 PSC 的辅助诊断都是重要的指标。

AIH 诊断和亚型分类 ①Ⅰ型 AIH：典型血清学标记为 ANA、

anti-SMA。一般认为抗体效价达 1∶80 以上为阳性，而在儿童，更低的抗体效价也可认为是阳性，但不同测定方法测定结果有所差异。ANA 是 I 型 AIH 最常见的自身抗体之一，阳性率可达 70% 以上，但特异性较差，其最常见的抗原是组蛋白、RNA 和 DNA；anti-SMA 的靶抗原是 F-肌动蛋白、肌球蛋白和微管等细胞骨架成分，其中抗 F-肌动蛋白抗体是 AIH 更为特征性的抗体，且与疾病的预后有关，阳性者预后差；anti-SLA 或抗肝胰抗原抗体是 I 型 AIH 最特异的抗体，而且与 AIH 的疾病的活动度密切相关，但敏感性较低，仅在 10% ~ 30%，甚至更低比例的患者中也能够检测到。② II 型 AIH：其典型的血清学标记为抗 LKM-1 和抗 LC-I 抗体，二者可同时存在，也可单独存在。抗 LKM-1 抗体的靶抗原主要是 CYP2d6，慢性丙型肝炎患者也会出现，该抗体也识别 CYP2d6，但不是其 257 ~ 269 位氨基酸构成的线性抗原决定簇；抗 LC-I 抗体的靶抗原为亚胺甲基四氢叶酸环化脱氢酶，是在叶酸代谢中具有双重功能的酶，在 AIH 中的阳性率约为 50%。

此外，AIH 患者中还可以检测到抗 LKM-3 抗体、抗去涎酸糖蛋白受体抗体、抗中性粒细胞质抗体（ANCA）、抗心磷脂抗体、抗染色质抗体、抗乳铁蛋白抗体、抗肝细胞膜抗体及部分位于肝细胞膜的蛋白，如肝精氨酸、角蛋白 8/18、热休克蛋白 60、70、90 和包含缬酪肽的蛋白抗体等。抗去涎酸糖蛋白受体抗体在 AIH 中的阳性率可达 90%，而且与疾病的炎症程度密切相关，是检测治疗效果的有效辅助指标。不典型 ANCA 及核周型 ANCA

（pANCA）主要见于 I 型 AIH，阳性率可达 70%，但不具有特异性。约有 10% 的 II 型 AIH 患者抗 LKM-3 抗体阳性，部分可与抗 LKM-1 抗体共存。

诊断 PBC　为国际上诊断 PBC 的标准之一。诊断 PBC 的标准有三条：AMA 阳性、碱性磷酸酶升高以及肝病理学变化。AMA 是 20 世纪 60 年代应用间接免疫荧光技术在 PBC 患者血清中发现的，既可以是 IgG，也可以是 IgM 和 IgA。PBC 患者 AMA 的阳性率可达 90% ~ 95%，而且在患者出现症状前几年甚至几十年就可以检测到 AMA 的存在，可见其在诊断和筛查 PBC 中的重要价值。PBC 患者血清中 ANA 最常表现为抗核膜抗体、抗多核点抗体、抗着丝点抗体三种核型。①抗核膜抗体：出现在近 30% 的 PBC 患者中，其靶抗原主要是核孔复合物（包括 gp210 和核孔蛋白 p62）和核膜板层素 B 受体。抗 gp210 抗体和抗 p62 抗体在 PBC 中具有较高的阳性率，可达 25% ~ 55%，而且可以为 PBC 患者提供预后信息，阳性预示着疾病处于进展期，预后较差；抗核膜板层素 B 受体抗体在 PBC 中的阳性率较低，一般小于 10%。②抗多核点抗体：其靶抗原主要是分子量为 100kD 的可溶性蛋白 sp100，还有与细胞生长和转化抑制有关的蛋白-前髓样白血病蛋白（PML）。抗多核点抗体与 PBC 密切相关，现已被认为是 AMA 阴性 PBC 的替代标志物。③抗着丝点抗体：其靶抗原主要是着丝点蛋白 B，分子量为 80kD，位于人的异染色质着丝点区。该抗体是局限型系统性硬化症的一个标志物，但在 PBC 中的阳性率亦较高，约为 30%，而且 ACA 阳性也可以提供预后信息，

与门脉高压的产生密切相关。除了 AMA 和 ANA 外，有些 PBC 患者尚存在其他自身抗体，如抗小泛素相关修饰物抗体可以在一些抗多核点抗体阳性的 PBC 患者中检测到；抗核膜其他成分如抗核板层素和核转位启动子区的抗体可以在 PBC 或其他系统性自身免疫病中出现；抗 SOX13 抗体可出现于 18% 的 PBC 患者中；LAP2 抗体可以在 6% 的 PBC 患者中检测到；PBC 患者中还可以检测到抗含缬酪肽蛋白抗体（p97/VCP）、抗 HMG1、HMG2 抗体、抗 IP3R 抗体及抗乳铁蛋白抗体等。

诊断 PSC　为诊断 PSC 的辅助指标。多种自身抗体如 ANA、anti-SMA 及 AMA 等都可以在 PSC 患者血清中出现，但这些抗体的检出率明显小于 AIH 和 PBC。ANCA 在 PSC 中的阳性率较高，但由于该抗体更常见于各种血管炎性疾病，其对于 PSC 的诊断特异性并不高，其临床应用价值自然大大受限。检测 ANCA 主要采用 IIF 法，通过荧光显微镜可初步判断 ANCA 的类型，包括核周型（pANCA）、胞质型（cANCA）以及不典型 ANCA（aANCA）；免疫印迹法可以鉴定 ANCA 的具体抗原，包括髓过氧化物酶（MPO），多见于 pANCA；蛋白酶 3（PR3），多见于 cANCA；防御素、乳铁蛋白、弹性蛋白酶等等，多见于 aANCA。PSC 患者血清中常见的是 aANCA，抗 MPO 和 PR3 抗体则较为少见。

临床评价　①联合检测多种相关自身抗体可提高诊断自身免疫性肝病的敏感性由于不同的自身免疫性肝病、不同的自身免疫性肝炎亚型具有不同的自身抗体谱，因而同时检测多种自身抗体是提高诊断率的基本条件。②联

合多种方法检测相关自身抗体可提高自身免疫性肝病的诊断效率如最初应用 IIF 检测 PBC 患者 AMA，阳性率可达 90%，随着重组靶抗原和相应免疫印迹法的引入，阳性率提高到近 95%。单独应用 IIF 技术联合检测 AMA 和核膜、核点及着丝点型的 ANA 也可以大大提高 PBC 的诊断效能，敏感性和特异性都可以达到 97% 以上，PBC 实验室诊断的发展趋势可能是新技术的引用或各种技术或指标的有效联合。因为 PBC 是一种慢性进行性肝病，有进展为肝癌的风险，常伴发甲状腺疾病、骨质疏松等其他疾病，美国肝病学会推荐 PBC 患者每 3~6 个月复查一次肝功能，每年查一次甲状腺功能及相关自身抗体，如怀疑肝硬化或肝癌应检查甲胎蛋白，如胆红素大于 2pg/ml，应每年检查维生素 A、D、K。③各种自身抗体对于 PSC 诊断的特异性均较差，除了 ANCA 的检测对于辅助诊断 PSC 有一定意义外，其他各种自身抗体的临床意义均未获得肯定。而且，由于 PSC 的发病率很低，大多研究都是基于小样本进行的，研究结果比较混乱，存在争议，这都在很大程度上限制了自身抗体在 PSC 诊断和辅助诊断中的应用。对于 PSC 的诊断和辅助诊断，影像学检测的临床应用价值明显优于实验室检查。

（仲人前）

kàngxiànlìtǐ 2 xíng kàngtǐ jiǎncè

抗线粒体 2 型抗体检测（anti-mitochondrial 2 antibody test）

用酶联免疫吸附试验（ELISA）和免疫印迹法检测抗线粒体 2 型（M2）抗体的检验项目。19 世纪 60 年代，发现原发性胆汁性肝硬化（PBC）患者血清中存在抗线粒体抗体（AMA），并证实该抗体所针对的抗原主要位于线粒体内膜。自此以后，AMA 作为 PBC 的一个特异性指标被广泛应用于临床。

原理　AMA 既可以是 IgG，也可以是 IgM 和 IgA。已发现 AMA 至少有 9 种抗原亚型（M1~M9），其中抗 M2、M4、M8 及 M9 抗体与 PBC 有关，尤以抗 M2 抗体与 PBC 的关系最为密切。抗 M2 抗体针对的抗原成分主要是位于线粒体内膜的 2-氧酸-脱氢酶复合体的三个成员，即丙酮酸脱氢酶复合体-E2 亚基（PDC-E2）、支链-2-氧酸-脱氢酶复合体-E2 亚基和 2-氧戊二酸脱氢酶复合体。抗 M2 抗体常用的检测方法主要有 ELISA 和免疫印迹法，最常使用的抗原是 PDC-E2，但研究表明以三种成分融合重组表达的三聚体作为靶抗原，则可以进一步提高抗 M2 抗体检测的敏感性。

检测方法　采用 ELISA、免疫印迹法和间接免疫荧光法等检测，常用间接免疫荧光法，该方法是以大鼠（或猴）肝、HEp-2 细胞或大鼠肾作为反应基质，如血清中存在 AMA 则会与这些组织或细胞相结合，再通过荧光素标记的抗人免疫球蛋白抗体（又称抗抗体或二抗）与之反应，利用荧光显微镜观察，如呈阳性就会出现特征性的荧光模型。

参考区间　阴性。

临床意义　PBC 患者 AMA 的阳性率可达 90%~95%，其对 PBC 的特异性也达到 90% 以上，而且在患者出现症状之前几年甚至几十年就可以检测到 AMA 的存在。慢性活动性肝炎或肝硬化等其他肝病偶尔也会出现 AMA 阳性，但通常效价都偏低。AMA 特别是高效价 AMA 对于 PBC 的预测、筛查、诊断和鉴别诊断都具有重要意义。血清 AMA 阳性已经被列为 PBC 三个诊断标准之一。但是，AMA 效价高低与 PBC 的活动和进展程度没有关系，而且应用药物治疗或肝移植成功后，血清 AMA 亦不消失。因此，该抗体并不能成为判断 PBC 严重程度和治疗预后的良好指标。此外，仍有极少数患者（<5%）临床表现、生化及组织学均符合 PBC 的诊断，但 AMA 检测阴性，称为 AMA 阴性的 PBC，其自然病程与 AMA 阳性的 PBC 患者并没有显著差异。抗 M2 抗体对诊断 PBC 具有更高的敏感性和特异性，是最重要的 AMA 亚型，甚至有学者建议将抗 M2 抗体（而不是笼统的 AMA）直接作为 PBC 的一个诊断标准。绝大部分患者血清 AMA 和抗 M2 抗体检测结果是一致的，但也有个别 AMA 阳性血清 M2 阴性，反之亦存在。与 AMA 一样，抗 M2 抗体效价与 PBC 严重程度及治疗预后没有明显相关性。

临床评价　AMA 及其 M2 亚型的检测对患者是否空腹、运动等基本情况没有特殊要求，受外界因素的影响较小，但仍然有一些注意事项，如对于应用激素等药物治疗的患者，采血应在用药前进行，以免影响结果的准确性。间接免疫荧光法最常见背景染色的问题，需对血清倍比稀释选出最佳的 FITC 标记的二抗浓度，彻底清洗和及时更换洗液也有助于检验优化。需要注意：①ELISA 检测有时会出现钩状效应或人抗鼠抗体效应。②免疫印迹检测有时会因为血清中胆红素含量过高，造成背景高，不易辨认结果。③检测结果应结合患者年龄、性别、疾病状态、治疗情况、肝功能等进行综合分析。

（仲人前）

kànggānshènwēilìtǐ kàngtǐ jiǎncè

抗肝肾微粒体抗体检测（anti-liver kidney microsome antibody test）

采用免疫印迹和间接免疫荧光法检测抗肝肾微粒体（LKM）抗体的检验项目。已经鉴定出的抗 LKM 抗体有 3 种亚型：①抗 LKM-1 抗体：该抗体针对的靶抗原主要是细胞色素蛋白 CYP2d6。它是一种药物代谢酶，与自身免疫性肝病（主要是自身免疫性肝炎）密切相关，是Ⅱ型自身免疫性肝炎（AIH）的血清学标志。②抗 LKM-2 抗体：常出现于替尼酸药物诱导性肝炎患者中，因该药物已停用，此抗体亦很少出现。③抗 LKM-3 抗体：出现于 10% ~ 15% 的慢性丁型病毒性肝炎患者中。

检测方法 主要采用免疫印迹法和间接免疫荧光法（IIF）检测，IIF 法抗 LKM-1 抗体若出现特征性的荧光模型，通常以效价>1/80 即可判断为阳性。但由于核型复杂且影响因素较多，临床实验室更倾向于应用免疫印迹法进行检测，可以很清楚地判断抗 LKM-1 抗体阳性与否。

参考区间 阴性。

临床意义 ①AIH：AIH 中抗 LKM-1 抗体阳性的患者大多具有典型的自身免疫现象，抗体效价较高，血清 IgG 也常显著增高，病情较重，但对激素治疗反应好。抗 LKM-1 抗体为Ⅱ型 AIH 血清特异性抗体，但其检出率比较低，在 AIH 中，其检出率也只有 10% 左右。抗 LKM-3 抗体在Ⅱ型 AIH 患者中效价较高，且约有 10% 的Ⅱ型 AIH 患者抗 LKM-1 和抗 LKM-3 抗体可同时存在。②慢性丙型病毒性肝炎：该病患者偶尔也会检测到抗 LKM-1 抗体，伴有抗 LKM-1 抗体阳性的患者大多年

龄较大，女性不多见，抗体效价较低，血清 IgG 往往不高，病情为慢性肝炎表现。③慢性丁型病毒性肝炎：有 10% ~ 15% 该病患者血清抗 LKM-3 抗体可呈阳性，但效价较低。

注意事项 临床检测时注意：①应用激素等药物治疗的患者，采血应在用药前进行，以免影响结果的准确性。②检测前一天应避免大量饮酒，酒精对肝有一定影响，从而影响该抗体的产生。③间接免疫荧光法最需对血清倍比稀释选出最佳的异硫氰酸荧光素（FITC）标记的抗人免疫球蛋白抗体（又称抗抗体或二抗）浓度。④彻底清洗和及时更换洗液也有助于检验优化。免疫印迹法检测有时会因为血清中胆红素含量过高，造成背景高，不易辨认结果。

在临床应用中应注意：①检测结果应结合患者年龄、性别、疾病状态、治疗情况、肝功能等进行综合分析。②抗 LKM 抗体虽然对于 AIH 有较高的特异性，但在 AIH 患者中其阳性检出率太低，大大限制了其临床应用价值。AIH 的诊断有赖于临床和实验室的综合评价。

(仲人前)

kàngkěróngxìnggānkàngyuán kàngtǐ jiǎncè

抗可溶性肝抗原抗体检测（anti-soluble liver antigen antibody test）

采用免疫印迹法和间接免疫荧光法检测抗可溶性肝抗原抗体（anti-SLA）的检验项目。靶抗原主要是转运核糖核蛋白（tRNP），该核糖核蛋白参与硒代半胱氨酸的转运。

检测方法 间接免疫荧光法（IIF）检测出现特征性的荧光模型，且通常以效价>1/80 判断为

阳性。但由于核型复杂且影响因素较多，临床实验室更倾向于应用免疫印迹法检测 anti-SLA，可以很清楚地判断 anti-SLA 阳性与否。

参考区间 阴性。

临床意义 anti-SLA 是Ⅰ型自身免疫性肝炎（AIH）高特异性的抗体，而且与 AIH 的疾病活动度密切相关，抗体效价高提示疾病处于活动期，肝组织损伤可能比较严重，这时患者往往需要长期的治疗，停药后容易复发，而且需要进行肝移植，死于肝衰竭的比例也明显偏高。但该抗体检出率较低，仅在 10% ~ 30% 甚至更低比例的 AIH 患者中能够检测到，而且与人类白细胞抗原等位基因 DRB1 * 03 密切相关，存在该等位基因的患者，anti-SLA 阳性的可能性高，反之则低。

注意事项 临床检测时注意事项同抗肝肾微粒体抗体检测。在临床应用中需注意：①检测结果应结合患者年龄、性别、疾病状态、治疗情况、肝功能等进行综合分析。②anti-SLA 虽然特异性高，但其阳性检出率太低，影响其临床应用价值。③在一些原因不明的慢性肝炎中也可以检测到 anti-SLA（阳性检出率为 20% ~ 26%），从而误诊为 AIH，故 AIH 的诊断不能完全依赖于血清 anti-SLA，必须根据临床和实验室检测结果的综合评价做出判断。

(仲人前)

kànggānxìbāoróngzhì kàngyuán Ⅰ xíng kàngtǐ jiǎncè

抗肝细胞溶质抗原Ⅰ型抗体检测（anti-liver cytosol Ⅰ antibody test）

以间接免疫荧光法和免疫扩散法检测抗肝细胞溶质抗原Ⅰ型（LC-Ⅰ）抗体的检验项目。抗 LC-Ⅰ 抗体所针对的靶抗原存在于肝细胞的细胞溶质中，其

成分为亚胺甲基四氢叶酸环化脱氢酶和精氨（基）琥珀酸裂解酶。

检测方法　包括间接免疫荧光法（IIF）和免疫印迹法。IIF检测如呈阳性就会出现特征性的荧光模型，通常以效价>1/80即可判断为阳性。但由于核型复杂且影响因素较多，临床实验室更倾向于应用免疫印迹法。

参考区间　阴性。

临床意义　抗 LC-Ⅰ抗体是Ⅱ型自身免疫性肝炎（AIH）的特异性抗体，可单独存在，也可与抗肝肾微粒体Ⅰ型（LKM-1）抗体同时存在，约有32%的AIH患者可同时检测到抗 LC-Ⅰ抗体和抗LKM-1 抗体。但抗 LC-Ⅰ抗体主要存在于儿童或年龄在 20 岁以下的年轻 AIH 患者，而且与疾病的活动程度、炎症损伤程度密切相关，可以作为反映 AIH 预后的指标。虽然在慢性丙型病毒性肝炎患者也偶尔检测到抗 LC-Ⅰ抗体，但其频率远低抗 LKM-1 出现的频率。抗 LC-Ⅰ抗体对 AIH 的特异性要优于抗 LKM-1 抗体，而且比后者更适合于对儿童和青年 AIH 的诊断和病情判断。

注意事项　检测注意事项同抗肝肾微粒体抗体检测。临床应用中应注意：检测结果应结合患者年龄、性别、疾病状态、治疗情况、肝功能等进行综合分析；与抗 LKM-1 和抗可溶性肝抗原抗体（anti-SLA）一样，抗 LC-Ⅰ抗体在 AIH 患者中的阳性检出率也很低，特别对于成年 AIH 患者，抗 LC-Ⅰ抗体的阳性检出率极低，因此容易造成漏诊或误诊。

（仲人前）

kànglínzhī kàngtǐ jiǎncè

抗磷脂抗体检测 （anti-phospholipid antibody test）　以酶联免疫吸附试验等方法检测抗磷脂抗体的检验项目。抗磷脂抗体（APA）包括狼疮抗凝物（LA）、抗心磷脂抗体（ACA）、抗 β_2-糖蛋白Ⅰ抗体、抗凝血酶原抗体和抗磷脂酰丝氨酸抗体等。APA 的靶抗原磷脂是细胞膜上一组具有极性的脂质成分，磷脂酸、磷脂酰丝氨酸、磷脂酰肌醇和心磷脂带负电荷，卵磷脂呈中性，而磷脂酰乙醇胺是两性磷脂。此外，APA 还可识别能与磷脂结合的其他血浆蛋白，如凝血酶原、蛋白C、蛋白 S、膜联蛋白 V 和激肽原。APA 介导引起抗磷脂综合征，也与血栓形成密切相关。

检测方法　常用酶联免疫吸附试验（ELISA）。

参考区间　阴性。

临床意义　在临床上，APA 是抗磷脂综合征（APS）诊断的实验室标准之一，也是血栓形成，冠心病、脑梗死发生和复发，以及病态妊娠的高风险因素。

诊断 APS　APS 是 APA 介导的、以血栓性心脑血管事件和病态妊娠为主要临床表现的自身免疫病。APS 诊断的实验室标准是ELISA 检测 LA、ACA、抗 β_2-糖蛋白Ⅰ抗体、抗凝血酶原抗体和抗磷脂酰丝氨酸抗体等，其中至少一项持续阳性为确诊 APS 的必要条件。大量的回溯性和前瞻性流行病学研究表明，APA 检测的意义不仅仅在于 APS 的诊断，而且在不同程度上提示心脑血管疾病、病态妊娠以及系统性红斑狼疮（SLE）等自身免疫病的发病风险。APA 检测对预防血栓性疾病的发生、提示妊娠风险、指导自身免疫病的干预等方面有重要意义。

评估血栓形成风险　APA 是血栓形成的高风险因素。血栓的最终形成与血液中 APA 的种类、含量以及持续时间有关，同时也与其他血栓高危因子（例如自身免病、高血压、吸烟、口服雌激素以及高胆固醇等）的共同作用有关。

评估心血管病发生风险　APA 与血栓有密切相关性，也是导致各类冠心病的高风险因素，对心内科而言，抗磷脂抗体水平的筛查对冠心病、心肌梗死、冠状动脉狭窄、心内膜炎、瓣膜疾病的治疗和预防具有重要的指导意义，是冠心病发生及复发的高风险因素。

评估脑梗死发生及复发风险　在神经系统中，APA 阳性除了与偏头痛、休克、短暂性脑缺血发作等 APS 的症状相关外，还可作为脑梗死发作及复发的预测指标。美国心脏协会/美国卒中协会临床医师指南认定其为脑梗死的风险因子之一。

评估病态妊娠风险　APA 阳性与产科中很多病态症状相关，包括先兆子痫、妊娠期高血压疾病、习惯性流产、早产、宫内生长迟缓和宫内胎死产等。对于这些病症，APA 不但具有很高的检测特异性，而且早期检测可以预测上述症状的发生，指导相应的临床干预措施。

临床评价　APA 作为血栓的高危因素，其检测的临床意义不仅在于它是 APS 诊断的实验室指标，更重要的是可指导临床医师对可能发生的血栓进行预防性用药。第 13 届国际抗磷脂抗体大会上，相关工作小组系统地回顾总结以往临床研究结果，进行了如下推荐：无论患者是否有过血栓史或是否患有 SLE 和其他 APS 症状，一旦发现患者体内存在高风险的 APA 种类，就应该全面筛查该患者是否存在其他心血管疾病高危因子，并推荐临床医师在一些特殊状况下（如手术、长期卧床或产褥期）进行常规剂量的低分子肝素的血栓预防治疗；对于 SLE 患者，临床医师需要定期筛查其体内的 APA 水平，如发现 SLE 患者 LA 阳性或 ACA 持续性处于中高效价状态，则建议预防性服用羟化氯喹和低剂量阿司匹林；无 SLE 病史和血栓病史的患者，如果其体内存在高风险的 APA 种类，尤其是还同时存在其他血栓高危因素的时候，则建议长期服用低剂量阿司匹林以预防血栓的发生。经过 10 年以上的跟踪随访，20% 的脑梗死患者在 10 年前就显示 ACA 指标阳性，而未发病者中有 90% 的个体该指标为阴性。综合检测 ACA 和 LA 指标，发病组中的阳性率 >40%。

（仲人前）

kàngxīnlínzhī kàngtǐ jiǎncè

抗心磷脂抗体检测 （anti-cardiolipin antibody test）

采用放射免疫分析、酶联免疫吸附试验及流式细胞术等方法检测抗心磷脂抗体的检验项目。心磷脂为二磷酸甘油结构，无生物种属特异性，其天然组分中含有 4 条高度不饱和的酰基链，极易氧化或聚合。抗心磷脂抗体（ACA）包括两类。①自身免疫型（或病原性）：与自身免疫病有关，此类抗体与带负电荷的磷脂的亲和力强，且需依赖 β_2 糖蛋白 I（β_2-GPI）才能与心磷脂较好地结合。β_2-GPI 第 5C 末端功能区含有主要磷脂结合位点（Cys-281…Cys-288），是 ACA 的主要结合区域。②非自身免疫型（或非病原性）：与自身免疫病无关而与某些感染（如梅毒螺旋体、丙型肝炎病毒、人类免疫缺陷病毒、钩端螺旋体、巨细胞病毒及 Q 热立克次体等）有关。该

类抗体与带负电荷的磷脂的亲和力低，且不依赖 β_2-GPI。根据抗体本质，可将 ACA 分为 IgG、IgM、IgA 三种类型。ACA 检测对诊断抗磷脂综合征（APS）有重要意义。

检测方法 常见放射免疫分析、酶联免疫吸附试验（ELISA）及流式细胞术等。

参考区间 阴性。

临床意义 ①ACA-IgG 和 ACA-IgM 是诊断 APS 最常用的实验指标之一，敏感性很高，阳性率达 80%，但特异性相对低。②其他自身免疫病，如系统性红斑狼疮、类风湿关节炎、干燥综合征等风湿病患者，以及反复自然流产、肿瘤、感染（获得性免疫缺陷综合征、麻风、疟疾等）、血小板减少症、脑卒中、心肌梗死等患者。风湿病患者以 IgG 型 ACA 为主，亚型为 IgG2 和 IgG4，且效价高，亲和力高。肿瘤患者以 IgM 型 ACA 为主。高效价 IgG2 还可以对 APS 的预后有提示作用，效价越高，预后越差。③健康人群中有时也可检测到 ACA，但一般为低效价、IgM 型，并且与栓塞发生无关。

临床评价 由于交叉反应，在以心磷脂作为靶抗原的 ELISA 方法中，ACA 可能会与其他磷脂结合。操作中应注意反复冻融样本会导致 ACA 结合力下降。包被心磷脂于同一板上，还可以通过比较加和不加 β_2-GPI 两微孔间的结合活性，区别 β_2-GPI 依赖与不依赖的 ACA。

（仲人前）

kàngpínghuájī kàngtǐ jiǎncè

抗平滑肌抗体检测 （antismooth muscle antibody test）

采用间接免疫荧光法和免疫印迹法检测针对平滑肌细胞产生抗体

的检验项目。抗平滑肌抗体（anti-SMA）所针对的靶抗原是多种细胞骨架成分，包括多种肌动蛋白、肌球蛋白和微管等，其中抗 F-肌动蛋白抗体是自身免疫性肝炎（AIH）更为特征性的抗体，且与疾病的预后有关，阳性者预后差。

检测方法 临床上主要采用间接免疫荧光法和免疫印迹法进行检测。常以大鼠的胃、肾或肝组织，或猴的肝组织作为反应基质，如血清中存在 anti-SMA，则会与这些组织或细胞相结合，再通过荧光素标记的抗人免疫球蛋白抗体（又称抗抗体或二抗）与之反应，利用荧光显微镜观察，如呈阳性就会出现特征性平滑肌组织纤维样荧光模型，通常以效价 >1/80 即可判断为阳性。在常规的抗核抗体检测过程中，如果 anti-SMA 阳性，在 HEp-2 细胞上会看到特殊的肌动蛋白阳性荧光核型。此外，还可以采用针对某种特殊抗原的免疫印迹法对 anti-SMA 进行检测。

参考区间 阴性。

临床意义 阳性主要见于以下情况。① I 型 AIH：anti-SMA 是 AIH 的血清学标记性抗体。在 I 型 AIH 中 anti-SMA 的阳性检出率可达 90%，而高效价的 anti-SMA（>1∶1000）对诊断 AIH 的特异性可达 100%。其中，抗 F-肌动蛋白抗体比笼统的 anti-SMA 对 AIH 的诊断特异性更高，而且抗 F-肌动蛋白抗体阳性的患者往往发病年龄更早，对激素治疗的反应性更差，预后也相对较差。这类患者更容易发展为肝硬化、肝衰竭，需要肝移植的概率也更大。②原发性胆汁性肝硬化（PBC）：在 AIH 患者中，anti-SMA 主要为 IgG 型，而在 PBC 与 AIH 重叠时，

anti-SMA 常以 IgG 和 IgM 型同时出现。③急、慢性病毒性肝炎：anti-SMA 易出现于该类疾病。其中，慢性活动性病毒性肝炎患者的阳性率高达 80% 以上；急性病毒性肝炎的检出率约 80%，且早于乙肝病毒表面抗原（HBsAg）出现，但持续时间短，2~3 个月内明显减低，而且此抗体与病毒性肝炎类型无关。④其他：在肝外胆汁淤积、药物诱发性肝病及肝细胞癌患者中，anti-SMA 的阳性检出率极低，而且常以较低效价存在。

临床评价　包括临床应用评价及方法学评价 2 方面。

临床应用评价　AIH 的诊断比较复杂，需要全面结合临床和实验室指标，anti-SMA 检测只是其中的一个方面。检测结果应结合患者年龄、性别、疾病状态、治疗情况、肝功能等进行综合分析。尽管 anti-SMA 在 AIH 患者血清中比较稳定，受外界因素的影响相对较小，但其产生和效价仍然会受激素、酒精等的影响，对于应用激素等药物治疗的患者，采血应在用药前进行，以免影响结果的准确性，检测前一天应避免大量饮酒。

方法学评价　间接免疫荧光法最常见的问题是背景染色的问题，故需对血清倍比稀释选出最佳的 FITC 标记的二抗浓度，彻底清洗和及时更换洗液也有助于检验优化。anti-SMA 针对的抗原成分比较复杂，单独采用间接免疫荧光法进行检测，有时会产生假阳性或假阴性的现象，影响最终的临床诊断结果。最好再结合针对特异性抗原如 F-肌动蛋白的免疫印迹的其他方法进行联合检测，有利于提高诊断的准确性。

（仲人前）

miǎnyìqiúdànbái jiǎncè

免疫球蛋白检测（immuno-globulin test）　利用抗原抗体的特异性反应检测机体体液中和（或）B 细胞膜上免疫球蛋白的检验项目。免疫球蛋白（Ig）通常具有与抗原结合的能力，与抗原的结合具有抗原特异性，称特异性免疫球蛋白，即通常所说的抗体。已发现的 Ig 有 5 种，即 IgA、IgG、IgM、IgD 和 IgE。各类 Ig 的基本结构相似，由两条相同的较长肽链（重链）和两条相同的较短肽链（轻链）组成。轻链有 2 种类型：κ 和 λ；重链有 5 种类型：γ、α、μ、δ 和 ε，其对应的 Ig 分别为 IgG、IgA、IgM、IgD 和 IgE。根据免疫球蛋白 Ig 存在的位置，可将其分为分泌型免疫球蛋白（SIg）和膜型免疫球蛋白（MIg），前者主要存在于体液中，是主要的免疫球蛋白。后者存在于 B 细胞膜上，数量较少，是 B 细胞表面标志，即 B 细胞表面的抗原受体。免疫球蛋白检测通常检测的是分泌型免疫球蛋白，但是检测膜型免疫球蛋白有助于判断 B 细胞的发育和分型，诊断有关疾病。

原理　①总免疫球蛋白：将免疫球蛋白作为抗原，用抗免疫球蛋白的抗体对总免疫球蛋白进行定量检测。②特异性免疫球蛋白：根据抗原抗体特异性反应的原理，用已知抗原检测未知的针对该抗原的抗体（特异性抗体）。

检测方法　检测总免疫球蛋白经典的方法是单向免疫琼脂扩散法或火箭电泳法，现代的方法是自动化免疫比浊分析和免疫固定电泳。检测特异性免疫球蛋白的方法很多，经典的方法有双向免疫琼脂扩散法、对流免疫电泳法、免疫凝集实验、抗体中和试验和补体结合试验等，现代的方法有：①标记类免疫检测技术。包括放射免疫法、荧光免疫法、酶联免疫法、化学发光法、免疫印迹法和胶体金标记（免疫渗滤和免疫层析）法等。②自动化免疫比浊分析技术。

临床意义　特异性免疫球蛋白的检测对诊断感染性及免疫性疾病，评估机体对某一特定病原的特异性免疫功能具有重要价值。

免疫介导损伤有关疾病的诊断指标　免疫球蛋白有重要生理作用，在特殊条件下也有病理作用，如变态反应，自身免疫性疾病自身免疫病等。因此，检测免疫球蛋白对上述疾病的诊断有重要意义。随着研究的深入，发现许多原因不明的疾病其病理机制可能都有免疫介导的因素，免疫球蛋白成为研究和诊断各种与免疫介导损伤有关疾病的重要指标。

输血医学常规检测项目　输血反应是体内天然抗体与供者红细胞发生反应的结果，免疫球蛋白的检测还是输血医学常规的检测项目，通过配型可以避免输血反应；检测孕妇 Rh 因子（Rh 血型）及有关免疫球蛋白，有助于预防或治疗新生儿溶血症的发生。

免疫增殖病及免疫缺陷病诊断指标　当 B 细胞或浆细胞异常增生时，体液中将有大量没有免疫功能作用的免疫球蛋白出现，此时检测非特异性免疫球蛋白（总免疫球蛋白）对诊断免疫增殖病，如多发性骨髓瘤，有重要价值。总免疫球蛋白还是诊断 B 细胞发育不良或 B 细胞缺陷类免疫缺陷病的重要指标。

临床评价　在临床应用中应注意：①对可以确认体液免疫在疾病的发生和发展中有重要作用的疾病，检测相应的特异性免疫球蛋白对疾病的诊断具有较好的效果，如输血反应和某些病毒感染性疾病等。对于多数疾病，包括很多病毒感染性疾病，细胞免疫在中间往往具有决定作用，如自身免疫病和肿瘤等。有时免疫球蛋白的变化仅仅是疾病所导致的若干结果之一，此时检测相应的特异性免疫球蛋白对疾病的诊断只起参考作用。②抗原结构复杂，标本中与检测抗原发生结合的抗体有可能是交叉抗体而引起假阳性诊断。若将抗原表位纯化，抗原表位的空间结构往往发生改变，与天然的抗原表位的空间结构相差甚远，影响诊断效果。从这个意义上讲，抗体中和试验诊断效果最好。③一般而论，对于感染性疾病，检测病毒抗原结构相对简单，抗体对病毒一般具有中和效应，检测相应的特异免疫球蛋白对病毒性感染诊断效果较好，检测特异性 IgM 有助于疾病的早期诊断，检测特异性 IgG 可以作为疾病的回顾性诊断；对于自身免疫病，需要检测一系列的自身抗体，通过特异性自身抗体谱并结合临床资料才能对疾病做出诊断；对于免疫增殖病和免疫缺陷病检测非特异免疫球蛋白（总免疫球蛋白）对疾病的诊断价值较大。

（刘辉）

miǎnyìqiúdànbái G jiǎncè

免疫球蛋白 G 检测（immunoglobulin G test）

用免疫学方法检测免疫球蛋白 G 的检验项目。免疫球蛋白 G（IgG）主要由脾和淋巴结中的浆细胞合成，存在于血清和其他体液中，是血清中含量最高的免疫球蛋白（占血清免疫球蛋白总量的 75%）。它是唯一能通过胎盘的抗体，在新生儿抗感染免疫中起重要作用，也是机体再次体液免疫应答、抗感染的主要抗体，如抗毒素、抗细菌和抗病毒抗体均属于 IgG 类。人类 IgG 有 IgG1~4 四个亚类。不少自身抗体如抗核抗体、抗甲状腺球蛋白抗体，以及引起 Ⅱ、Ⅲ 型变态反应的抗体也属于 IgG。

原理 有两大类：一类是将 IgG 作为抗原，对总 IgG 进行定量检测；另一类是根据抗原抗体特异性反应的原理，用已知抗原检测未知的特异性 IgG 抗体。

检测方法 检测总 IgG 的经典方法是单向免疫琼脂扩散法或火箭电泳法，现代方法是自动化免疫比浊分析和免疫固定电泳；检测特异性 IgG 的方法很多，经典方法有双向免疫琼脂扩散法、对流免疫电泳法、抗体中和试验和补体结合试验等，现代方法有：标记免疫检测技术，包括放射免疫法、荧光免疫法、酶联免疫法、化学发光法、免疫印迹法和胶体金标记（免疫渗滤和免疫层析）法等和自动化免疫比浊分析技术。

参考区间 成年人血清总 IgG 为 12.87 ± 1.35 g/L（免疫比浊法）。

临床意义 特异性 IgG 的检测对诊断感染性疾病，评估机体对某一特定病原的特异性免疫功能具有重要价值。IgG 出现晚、消失晚，常用于回忆性诊断和机体抗感染能力的估计。不少具有病理作用的自身抗体，如系统性红斑狼疮的抗核抗体等，都属于 IgG，自身免疫性溶血抗体也多属 IgG。当 B 细胞或浆细胞异常增生时，体液中将有大量没有免疫作用的免疫球蛋白出现，此时检测非特异性 IgG（IgG 的蛋白含量）对诊断免疫增殖病如多发性骨髓瘤，具有重要价值。总 IgG 还是诊断 B 细胞发育不良或 B 细胞缺陷类免疫缺陷病的重要指标。经常有 IgG 亚类缺陷的病例表现为反复感染，也有些患者 IgG 亚类异常，但总 IgG 正常。因此认为检测 IgG 亚类对于鉴别和诊断 B 细胞发育不良或 B 细胞缺陷类免疫缺陷病更为重要。

（刘辉）

miǎnyìqiúdànbái A jiǎncè

免疫球蛋白 A 检测（immunoglobulin A test）

用免疫学方法检测免疫球蛋白 A 的检验项目。免疫球蛋白（IgA）分为血清型和分泌型 2 类。①血清型 IgA：大部分为单体，由肠系膜淋巴组织中的浆细胞产生，主要存在于血清中，具有多种抗体活性。②分泌型 IgA：为二聚体，由呼吸道、消化道、泌尿生殖道等处的黏膜固有层中的浆细胞产生，主要分布于胃肠道和支气管分泌液、初乳、涎和泪液中。分泌型 IgA 是外分泌液中的主要抗体，参与局部黏膜免疫。根据 IgA 恒定区免疫原性不同可以分为 IgA1 和 IgA2 两个亚类。

原理 主要用抗 IgA 的抗体对总 IgA 进行定量测定。

检测方法 经典方法是单向免疫琼脂扩散法或火箭电泳法，现代方法是自动化免疫比浊分析和免疫固定电泳。

参考区间 正常成年人血清总 IgA 为 2.35 ± 0.34 g/L（免疫比浊法）。

临床意义 IgA 由呼吸道、消化道、泌尿生殖道等处黏膜固有层中浆细胞产生，释放到分泌液中，参与局部黏膜免疫，IgA1 在血清中的总含量较高，IgA2 在分泌液中的含量较高。由于黏膜标本定量采集困难，一般采用 IgA1 和 IgA2 比值作为指标评估局部黏膜免疫。幼儿易患呼吸道、胃肠道感染，或老年性支气管炎均可能与分泌型 IgA 合成不足有关；当 B 细胞或浆细胞异常增生时，体液中将有大量没有免疫功能的免疫球蛋白出现。此时检测非特异性 IgA（IgA 的蛋白含量）对诊断免疫增殖病，如 IgA 型多发性骨髓瘤，具有重要价值；总 IgA 还是诊断 B 细胞发育不良或 B 细胞缺陷类免疫缺陷病的重要指标。经常有 IgA 缺陷的病例，表现为反复发生的黏膜感染、腹泻或变态反应病。

（刘 辉）

miǎnyìqiúdànbái M jiǎncè

免疫球蛋白 M 检测（immu-noglobulin M test）

用免疫学方法检测免疫球蛋白 M 的检验项目。免疫球蛋白 M（IgM）是个体发育中合成与分泌最早的免疫球蛋白，在胚胎发育晚期的胎儿就能产生，也是初次体液免疫应答中最早出现的免疫球蛋白。IgM 由五个单体借一个 J 链和若干个二硫键连接而成的分泌型五聚体，是分子量最大的免疫球蛋白，又称巨球蛋白。IgM 不能透过血管壁，主要分布于血液中。

原理 其检测原理有两大类：一类是将待检 IgM 作为抗原，用抗 IgM 的抗体对总 IgM 进行定量检测；另一类是根据抗原抗体特异性反应的原理，用已知抗原检测未知的针对该抗原的特异性 IgM 抗体。检测血清中特异性 IgM 抗体时，若采用标记类免疫检测技术，应先将血清中总 IgM 与其他抗体分离（这一过程又称 IgM 捕获），然后再用已知抗原检测特异性 IgM 抗体，即 IgM 捕获法。

检测方法 检测总 IgM 的经典方法是单向免疫琼脂扩散法或火箭电泳法，现代方法是自动化免疫比浊分析和免疫固定电泳。

检测血清中特异性 IgM 抗体通常采用免疫凝集法，具体方法包括放射免疫法、酶联免疫法、化学发光法等。

参考区间 正常成年人血清总 IgM 参考区间为 $1.08 \pm 0.24g/L$（免疫比浊法）。

临床意义 IgM 的抗原结合价最高，是高效能的早期抗感染抗体，其激活补体、促进杀菌与溶菌、调理吞噬及凝集作用等都强于 IgG，若人体缺乏 IgM，可出现致死性败血症。因此，特异性 IgM 的检测对诊断感染性疾病具有重要价值。IgM 出现的早、消失的早，没有回忆反应，常用于感染早期的诊断。IgM 不能通过胎盘，在胚胎后期合成，脐带血中 IgM 升高，提示胎儿有宫内感染。天然血型抗体、类风湿因子和冷凝集素等均为 IgM 类抗体，对 IgM 的检测有助于有关疾病的诊断。当 B 细胞或浆细胞异常增生时，体液中将有大量没有免疫作用的免疫球蛋白出现，此时检测非特异性 IgM（IgM 的蛋白含量）对诊断免疫增殖病如巨球蛋白血症，具有重要价值。此外，总 IgM 还是诊断 B 细胞发育不良或 B 细胞缺陷类免疫缺陷病的重要指标。

（刘 辉）

miǎnyìqiúdànbái E jiǎncè

免疫球蛋白 E 检测（immuno-globulin E test）

用免疫学方法检测免疫球蛋白 E 检验项目。免疫球蛋白 E（IgE）又称亲细胞抗体或反应素，主要由鼻咽部、扁桃体、支气管、胃肠道等黏膜固有层中的浆细胞产生，是种系进化过程中最晚出现的含量最低的免疫球蛋白。

原理 检测原理有两大类：一类是将 IgE 作为抗原，用抗 IgE

的抗体对总 IgE 进行定量检测；另一类是根据抗原抗体特异性反应的原理，用已知抗原检测未知的针对该抗原的 IgE 抗体（特异性 IgE 抗体）。检测血清中特异性 IgE 抗体应先将血清中总 IgE 与其他抗体分离（这一过程又称 IgE 捕获），然后再用已知抗原检测特异性 IgE 抗体，即 IgE 捕获法。

检测方法 检测血清中特异性 IgE 抗体宜采用标记类免疫检测技术和 IgE 捕获法，具体方法包括放射免疫法、酶联免疫法、化学发光法等。由于 IgE 的含量较低，检测总 IgE 也应采用灵敏的标记类免疫检测技术。

临床意义 在临床上 IgE 检测可用于以下情况。①诊断 I 型变态反应性疾病：IgE 为亲细胞抗体，其 Fc 段与肥大细胞、嗜碱性粒细胞和血管内皮细胞结合，可引起 I 型变态反应。②寻找变应原：用可疑的物质检测特异 IgE 抗体，有助于找到变应原。③诊断某些非变态反应性疾病：如 IgE 相关的 B 细胞或浆细胞能异常增生，造成 IgE 多发性骨髓瘤。此外，IgE 还参与抗某些寄生虫和抗肿瘤免疫。检测时还须注意，正常人血清中 IgE 水平差异很大，因此对同一个体的 IgE 水平进行动态观察更有价值。

（刘 辉）

miǎnyìqiúdànbái D jiǎncè

免疫球蛋白 D 检测（immuno-globulin D test）

用免疫学方法检测免疫球蛋白 D 检验项目。免疫球蛋白 D（IgD）主要由扁桃体、脾等处的浆细胞产生。分为两型：血清型 IgD 和膜结合型 IgD。前者生物学功能尚不清楚，后者是构成 B 细胞抗原受体的重要成分，也是 B 细胞分化成熟的标记。一般只对血清中总 IgD 进行检测，即将 IgD 作为抗原，用抗 IgD 的抗体对总 IgD 进行定量检测。由于血清中 IgD 的含量较低，对总 IgD 的检测应采用灵敏的标记类免疫检测技术，包括放射免疫法、酶联免疫法、化学发光法等。对于疑似病理状态（多发性骨髓瘤）的 IgD 的检测可以采用固定免疫电泳法。当与 IgD 相关的 B 细胞或浆细胞异常增生时，体液中将有大量 IgD 出现，此时，检测 IgD 可用于诊断 IgD 型多发性骨髓瘤等免疫增殖病。

（刘　辉）

bǔtǐ jiǎncè

补体检测（complement test）

采用补体 50% 溶血试验检测补体 C1～C9 各组分的量与活性和（或）根据抗原抗体特异反应的原理检测 C3、C4、C1q、B 因子和 C1 酯酶抑制物等补体相关成分的检验项目。补体，又称补体系统，是由近 40 种可溶性蛋白和膜结合蛋白所组成，是抗体发挥溶细胞作用的必要补充条件。补体在体液中以类似酶原的形式存在，当在某种活化物质作用下或在特定的固相表面，补体启动连锁的酶促反应，依次被激活，表现出生物活性。补体系统中某一成分的异常可以导致补体系统活化的异常。在某些活化物的作用下，补体各成分依次被激活，由此形成一系列放大连锁的补体级联反应，进而产生补体各种重要的生物学效应。

原理　有两大类。①用补体的活化物检测补体的活性，通常采用补体 50% 溶血试验（CH50 试验），即用绵羊红细胞和抗绵羊红细胞抗体形成抗原抗体复合物，通过经典途径激活待测血清中的补体，致使红细胞溶解。补体溶血与总补体活性相关，试验常以

50% 溶血为滴定终点。CH50 试验主要用于检测补体经典途径的溶血活性，综合反映补体 C1～C9 各组分的量与活性。②根据抗原抗体特异反应的原理，用已知抗补体某一成分的抗体检测补体该成分的蛋白含量，主要检测 C3、C4、C1q、B 因子和 C1 酯酶抑制物等补体相关成分。

检测方法　血清总补体活性测定通常采用 CH50 试验；补体单个成分的检测通常采用免疫学方法，经典方法是单向免疫琼脂扩散法，现代方法是自动化免疫比浊分析技术。

参考区间　50～100U/ml（CH50 法）

临床意义　补体是机体免疫防御系统的重要部分，具有介导细胞溶解、免疫黏附、调理吞噬、引起炎症反应等生物学作用，广泛参与机体抗感染防御反应以及免疫调节过程，也可介导免疫病理损伤。

补体含量增高　主要见于感染恢复期和某些恶性肿瘤患者，可见 C4、C2、C3 和 C9 的升高。在一些急性炎症（如风湿热、皮肌炎、某些急性传染病等）、急性组织损伤（如急性病毒性肝炎、心肌梗死等），甚至正常妊娠也可观察到补体含量增高。

补体含量降低　①补体消耗增多：常见于系统性红斑狼疮、类风湿关节炎、急性肾小球肾炎、冷球蛋白血症等。②补体合成不足：多见于急慢性病毒性肝炎、肝硬化、营养不良等。③补体大量丢失：主要见于肾病综合征、大出血和大面积烧伤等。④先天性补体缺乏症：如 C1、C3 和 C5 先天性缺乏可导致反复发作的细菌感染，为原发性补体缺陷病。

其他　哮喘、某些心血管病、

神经系统疾病等也有与补体或补体相关成分异常有关。

临床评价　包括方法学评价及临床应用评价。

方法学评价　从方法学上看，CH50 试验所涉及的新鲜红细胞很难标准化，新鲜红细胞膜的脆性随不同个体和放置时间变化很大，影响实验期间准确性。另外，补体对热敏感，造成待检标本中的补体不稳定，也影响检测的准确性。因此，对于补体活性的检测对标本保存条件要求高，尽可能采用新鲜红细胞和标本进行试验，对于补体活性轻度异常的检测结果建议进行复查。相对而言，对补体成分检测的实验要稳定得多，但标本中的补体成分仍有稳定性问题。补体成分检测并不能完全等同补体活性。

临床应用评价　补体与疾病的伴随关系复杂，某些疾病在发病初期补体水平可能增高，但在疾病后期补体水平可能降低。因此，利用补体诊断疾病需要结合其他检测项目和临床资料。

（刘　辉）

bǔtǐ C3 jiǎncè

补体 C3 检测（complement 3 test）

用免疫学方法检测补体 C3 的检验项目。补体 C3 是一种 β 球蛋白，主要由巨噬细胞、单核细胞、淋巴组织、骨髓、腹膜和肝等合成。补体 C3 在血清中含量甚高，是补体系统中起关键作用的一种成分，所有的补体激活途径均需补体 C3 的参与。

原理　根据抗原抗体特异性反应的原理，用抗补体 C3 的已知抗体检测血清中补体 C3 的蛋白含量。

检测方法　通常采用免疫学方法，经典方法是单向免疫琼脂扩散法，现代方法是自动化免疫

比浊分析技术。

参考区间 0.79 ~ 1.52g/L（免疫比浊法）。

临床意义 补体 C3 的动态检测在临床上有较高价值：大多数系统性红斑狼疮（SLE）患者血清补体的降低和病情恶化有关，活动期 SLE 患者血清中补体 C3 降低，病情缓解时恢复正常；某些肿瘤患者补体量升高，具有诊断意义；补体 C3 含量降低主要是合成不足，多见于急慢性病毒性肝炎、肝硬化、营养不良等，也有先天性缺乏者。补体 C3 也是一种急性相蛋白，在很多急性相反应中均可升高，根据这一特点，C3 常用于器官移植的排斥反应观察，如补体 C3 在肾移植排异反应开始时升高。

临床评价 补体 C3 与疾病的伴随关系复杂。在某些疾病初期，补体 C3 水平可能升高，但在后期可能降低。因此，利用补体 C3 诊断疾病需要结合其他检测项目和临床资料。此外，标本中的补体 C3 不稳定，要求标本采集后尽快检测。

（刘 辉）

bǔtǐ C4 jiǎncè

补体 C4 检测 （complement 4 test）

用免疫学方法检测补体 C4 的检验项目。补体 C4 是一种 β 球蛋白，是补体经典激活途径的一个重要组分。该检测有助于某些疾病的诊断，治疗和病因探讨。

原理 根据抗原抗体特异性反应的原理，用抗补体 C4 的已知抗体检测血清中补体 C4 的蛋白含量。

检测方法 通常采用免疫学方法检测，经典方法是单向免疫琼脂扩散法，现代方法是自动化免疫比浊分析技术。

参考区间 0.16 ~ 0.38g/L（免疫比浊法）。

临床意义 在临床上，补体 C4 含量升高常见于风湿热的急性期、结节性多动脉炎、皮肌炎、心肌梗死、莱特尔（Reiter）综合征和各种类型的多关节炎等；降低则常见于自身免疫性慢性活动性肝炎、系统性红斑狼疮（SLE）、多发性硬化、类风湿关节炎、IgA 肾病、亚急性硬化性全脑炎等。在 SLE 中，补体 C4 的降低常早于其他补体成分，且缓解时较其他成分回升迟；狼疮肾炎较非狼疮肾炎补体 C4 显著低下。

临床评价 补体 C4 是一种急性相蛋白，在很多急性相反应中均可升高，与疾病的伴随关系复杂。在某些疾病初期，补体 C4 水平可能升高，但后期可能降低。因此，利用补体诊断疾病需要结合其他检测项目和临床资料。此外，标本中的补体 C4 不稳定，要求标本采集后尽快检测。

（刘辉）

báijièsù jiǎncè

白介素检测 （interleukin test）

利用抗原抗体特异结合的特性，检测白介素的检验项目。免疫细胞之间的信息传递是通过细胞表面受体与配体的相互作用，以及细胞产生的可溶性分子来完成。传统意义上将作用于白细胞间的可溶性分子称为白介素（IL）。白介素（IL）在传递信息、调节淋巴细胞增殖和其他前体细胞的生长与活化、影响造血功能和免疫功能等维持机体免疫系统稳定调节中起重要作用。1979 年第二届国际淋巴因子专题会议将免疫应答过程中在白细胞间相互作用的细胞因子统一命名为 IL，在名称后加阿拉伯数字编号以做区别，例如 IL-1、IL-2……，新确定的因子依次命名。白细胞以外的其他细胞产生的细胞因子，仍沿用 IL 命名。检测不同细胞分泌的 IL 分子，可以了解不同的 IL 分子在参与细胞免疫、体液免疫、炎症反应、造血调控、细胞增殖分化、损伤修复等重要生理病理学过程中的作用。

原理 细胞因子均为蛋白或多肽，具有较强的免疫原性，可刺激机体产生相应的抗体，是构成免疫测定法的重要基础。虽然细胞因子种类繁多，但只要能制备针对某一细胞因子的特异性抗体（包括多克隆抗体或单克隆抗体），利用抗原抗体特异结合的特性，就可采用免疫测定技术定量或定性检测细胞因子和细胞因子受体。

检测方法 临床常用的测定方法为免疫学测定法。包括酶联免疫吸附试验（ELISA）、结合免疫荧光技术的流式细胞仪分析法和酶联免疫斑点试验。免疫学测定法可检测细胞因子的表达含量，并可区分检测体内可溶性细胞因子与细胞内细胞因子，进行细胞因子分布情况分析。

ELISA 广泛应用的非均相酶标免疫分析技术，一步或多步的抗原抗体反应和酶促反应构成 ELISA 的基本步骤，可作定性或定量分析。其基本方法包括直接法（如双抗体夹心法）、间接法和抗原竞争法。双抗体夹心法是细胞因子测定最常用的方法，根据检测抗体差异又分为一步法和两步法。双位点一步法是将针对两个不同表位的单克隆抗体，分别包被微孔板和制备酶标抗体，在抗体包被的微孔板中，标本和酶标抗体同时加入反应体系形成夹心复合物，其测定抗原必须具有两个以上与相应单克隆抗体结合的部位，因此，不能用于测定分子量小于 5kD 的半抗原性质的细胞因子。如果 ELISA 中所用抗体为针对同一抗原表位的多克隆抗体或单克隆抗体，测定必须采用两步法。由于血清细胞因子含量较少，可在 ELISA 分析中结合生物素-亲和素放大系统提高检测敏感性。ELISA 法不仅可以用于细胞因子检测，也可用于可溶性细胞因子受体、可溶性黏附因子、趋化因子等的测定。标本收集、来源、保存和处理方法，均对 ELISA 测定细胞因子的结果有明显影响。

流式细胞分析法 基于荧光抗体染色技术并借助流式细胞仪高分辨力所建立的方法。该法主要用于细胞内细胞因子的检测，通过特异性的荧光抗体染色，能简单、快速地进行单个细胞水平的细胞因子的检测，精确判断不同细胞亚群的胞内细胞因子和膜分子的表达情况。流式细胞仪所显示的荧光阳性细胞平均荧光强度和百分率，与分泌细胞因子的含量及其细胞数量呈正比，故此法可实现半定量分析。在进行流式细胞分析时，首先用荧光抗体对待测细胞进行荧光抗体染色。根据荧光抗体的性质，荧光抗体染色可分直接法和间接法，前者使用荧光标记的细胞因子或黏附分子的特异性抗体，后者则用荧光标记二抗。直接法较为常用，其敏感性虽不及间接法，但特异性强。间接法敏感性较低，但是特异性高。

酶联免疫斑点试验 源自 ELISA，但又突破传统 ELISA，是定量测定抗体形成细胞技术的延伸和发展，已被愈来愈多地应用于细胞因子分泌细胞的定量测定。其基本原理是：在包被有待测细胞因子抗体的微孔板上，加入可

分泌相应细胞因子的待测细胞，在有或无刺激物存在的条件下培养后，待测细胞向其周围分泌细胞因子，细胞因子被板上的特异性抗体捕获。后续的反应同 ELISA，即在洗去细胞后用酶标抗体为一抗或二抗，分别作直接法或间接法。

参考区间 尚无统一的参考区间。

临床意义 细胞因子在机体免疫调控、炎性反应等方面发挥着重要作用，是免疫系统功能发挥的信息传递者和效应显现形式，对其检测已成为研究者和临床工作者的共识。细胞因子的测定主要用于以下几方面：①特定疾病的辅助诊断。②机体免疫状态的评估。③临床疾病治疗效果的监测和指导用药。④疾病预防的应用。许多疾病过程均可出现细胞因子表达的异常改变，高表达、低表达或缺陷均可与某些特定疾病密切相关，同时还可反映疾病的进程。例如，感染性疾病、免疫炎症、移植排斥反应等发生时，常出现肿瘤坏死因子（TNF）、IL-1、IL-6、γ干扰素（IFN-γ）等表达增加；慢性肝炎的急性期和活动期，TNF 和 IL-6 水平显著升高，而恢复期和稳定期时，两种细胞因子的水平又明显降低，表明此两种细胞因子是肝脏损伤的重要炎症介质；活动性结核患者，外周血单个核细胞经分枝杆菌抗原刺激后，细胞内 IL-4 mRNA、IL-4 分泌均增加，而 IFN-γ、IL-2 水平则降低；相反，结核性胸膜炎患者，胸腔积液中 IFN-γ、IL-2 水平明显高于外周血，而 IL-4 却明显降低；类风湿关节炎患者的滑膜液中，TNF、IL-1、IL-6、IL-8、MCP-1 等水平明显高于正常人，而在骨性关节炎中则无此现象；

溃疡性结肠炎患者，肠组织的培养上清中 IL-15 活性升高；哮喘患者，外周血单个核细胞分泌 IL-5 的能力增强，而产生 IL-10 的能力降低。

临床评价 包括以下内容。

方法学评价 免疫测定法几乎可用于所有细胞因子的检测，与生物活性测定法相比，其主要优缺点如下。

优点：①特异性高，使用特异的单克隆抗体，可用于单一细胞因子的检测。②操作简便、快速，无需依赖细胞株，故不需维持培养，方法的可操作性大大增加，容易推广和便于普查。③影响因素相对较少且容易控制，重复性好，方法容易标准化。

缺点：①所测定的只是细胞因子的蛋白含量，与其生物活性不一定成正比。②测定结果与所用的抗体来源及亲和力有很大的关系，使用不同来源亲和力的单抗，对同一标本测到的结果可能不同。③敏感性相对较低，比生物活性法约低 10~100 倍，测定下限一般为 100pg。④若标本中存在细胞因子的可溶性受体，可能会影响特异性抗体对细胞因子的结合。此外，存在于标本中的某些细胞因子结合蛋白，如天然抗细胞因子的抗体；血清中可结合细胞因子的载体蛋白，如白蛋白和 α_2 巨球蛋白等，也可能对细胞因子的免疫测定产生干扰。

临床应用评价 机体免疫状态与疾病的发生发展和预后密切相关，机体免疫应答的强弱，可通过细胞因子的表达水平来反映。因此，细胞因子的检测，有助于判断机体的免疫状态。应该指出的是，并非这些分子的表达水平越高越好，过高或过低表达均是免疫调节异常的结果，也因此导

致一些疾病的发生。同样，接受各种治疗手段后疾病好转或恢复时，其免疫失调的状态也随之得以调整，包括细胞因子在内的各种免疫指标也将恢复正常。因此，细胞因子的水平，也可以作为观察治疗效果和判断预后的重要指标。此外，通过人为调整患者体内的细胞因子水平可达治疗目的，人工重组细胞因子已在临床疾病的治疗方面发挥了重要作用。在细胞因子治疗过程中，选用何种细胞因子、应用多大剂量，应根据患者机体相关细胞因子水平或状态的检测结果。与之相反，同样依据细胞因子的检测结果，对细胞因子水平过表达所导致的疾病，则应使用相应的细胞因子拮抗剂或抗体，以阻断其作用。细胞因子治疗疾病时，应用细胞因子检测方法对接受治疗的患者进行细胞因子水平的监测，对保证治疗效果具有指导意义。

（王兰兰　张　曼）

báijièsù-2 jiǎncè

白介素-2 检测 （interleukin-2 test）

采用生物细胞学方法、免疫学方法或分子生物学方法检测体液中白介素-2（IL-2）的含量或单个核细胞在体外产生 IL-2 能力的检验项目。1976 年摩根（Morgan）等人研究发现植物血凝素（PHA）与刀豆蛋白 A（Con A）等丝裂原能够刺激 T 淋巴细胞产生了一种因子，该因子能够促进和维持 T 细胞在体外长期生长，当时命名为 T 细胞生长因子，并于 1979 年正式命名为白介素-2（IL-2）。

原理　IL-2 是由 133 个氨基酸组成的糖蛋白，分子量约 15.5kD。IL-2 主要由活化的 $CD4^+$ T 细胞产生，通过自分泌和旁分泌方式作用于分泌 IL-2 的细胞本身或邻近的 $CD4^+$ T 和 $CD8^+$ T 细胞发挥效应，是机体免疫网络中最重要的调节因子。因此，IL-2 活性的检测已成为评价机体免疫功能的重要指标之一。但体液中 IL-2 含量甚少，难以直接测定。通常检测 PHA 和 ConA 等丝裂原诱导单个核细胞在体外产生 IL-2 的能力来反映。

检测方法　主要有四种。①生物学方法：即根据 IL 的生物学特性，与筛选获得的依赖此 IL 生长的细胞株作用，在一定范围内这些细胞的增殖与加入的 IL 浓度成正比。临床常用的方法有 ^{3}HTdR 摄入法、四甲基偶氮唑盐（MTT）检测法和活细胞计数法等。^{3}HTdR 摄入法，反映细胞的 DNA 合成，^{3}HTdR 可进入细胞，在 DNA 合成时使 ^{3}H 掺入已合成的 DNA 中，敏感、精确地检测分裂增殖的细胞数量；MTT 检测法，为增殖的活细胞能量代谢旺盛，其中线粒体能量代谢过程中产生的琥珀酸脱氢酶可将淡黄色 MTT 还原成蓝紫色结晶沉积在细胞内和细胞周围，形成的结晶与增殖的细胞数成正比，用二甲基亚砜（DMSO）溶解结晶即可在酶标比色计上直接比色。②免疫学方法：原理是利用抗原抗体反应，将 IL 作为抗原，用抗 IL 的抗体进行定量检测。常用方法有酶免疫法、流式细胞术、免疫组化法和放射免疫法等，其中以酶联免疫吸附试验应用较多。③分子生物学方法：主要检查 IL 的 mRNA 表达，包括逆转录-聚合酶链反应（RT-PCR）法、原位杂交法、斑点杂交试验和 RNA 印迹法（又称 Northern 印迹法）。④细胞内 IL 测定法：检查的是 IL 的前体分子，为单一细胞行为。常用方法有流式细胞术和酶联免疫斑点法。

参考区间　尚无统一的参考区间。检验者根据不同检测方法、按照参考区间制定标准制定，或采用试剂说明书提供的参考区间。

临床意义　IL-2 活性的检测是评价机体免疫功能的重要指标之一。IL-2 产生低下常见于：系统性红斑狼疮（SLE）、活动性类风湿关节炎、获得性免疫缺陷综合征、持续性全身性淋巴瘤、1 型糖尿病、活动性内脏利什曼病、尖锐湿疣等，接受免疫抑制治疗者和老年人。其中，SLE 患者的 IL-2 产生与 IgG 产生呈负相关。临床上，人体内 IL-2 量的减少或缺如与免疫抑制有关，可出现免疫应答异常或病情加重。IL-2 现在也作为药物越来越广泛的应用于临床，在临床抗肿瘤、抗病毒感染、治疗急性白血病、降低血压、抗寄生虫及作为免疫佐剂等方面都有积极的临床应用价值。

临床评价　包括方法学评价和标本事项。

方法学评价　①^{3}H-TdR 摄入法：是检测 IL-2 活性常用的方法。该方法细胞用量少，便于实验的开展，但是放射性核素检测对环境、防护要求较高。②MTT 检测法：是应用最广泛的检测细胞数的方法，虽然简便准确，但其还原产物为结晶体，需要用 DMSO 溶解，可能产生假阳性；上述两个生物学方法均基于 IL 的生物学效应，反应 IL 在生物体内的活性状态，仅检测活性状态的 IL，灵敏度高，但因 IL 间可能存在干扰，特异性较差。③活细胞计数法：该方法操作繁琐、费时费力、标准 S 曲线较难获得、需细胞培养设备，而且在培养传代过程中，其细胞因子的依赖性可能会发生改变，给检测的准确性带来困难。

④酶免疫法：具备特异性较高、省时省力、稳定的优点，其缺点是不如生物学方法敏感，灵敏度尚需提高，且由于抗原稳定性和抗体的亲和力不一，使测定值差异较大。⑤RT-PCR法：十分灵敏，可测定数个细胞产生某种细胞因子的能力并且操作简单，但当细胞因子翻译水平受阻时，该法测得的结果往往与后几种方法所得结果不一致。⑥原位杂交法：为定性法，但可阐明表达细胞因子的细胞类型。

标本事项 IL检测除了考虑外部因素以外，还应考虑IL生物特性本身。有些IL半衰期短，血清含量较低或仅在某些疾病状态时可在一定间期内升高，对样本的采样时间要求严格。在临床上测定白介素时，由于样本采集、检测方法和结果计算的差异，检测结果可相差较大，故应对白介素检测的各个环节制定标准化操作规程。

（张曼）

báijièsù-4 jiǎncè

白介素-4 检测 （interleukin-4 test）

用生物细胞学方法、免疫学方法或分子生物学方法检测体液中白介素-4（IL-4）的含量或单个核细胞在体外产生IL-4能力的检验项目。IL-4是具有多种生物学功能的细胞因子，不仅能刺激B细胞的活化、增殖和分化，还与B细胞以外的淋巴细胞有着密切的关系。IL-4主要由活化的T细胞、单核细胞、肥大细胞和嗜碱性粒细胞合成并分泌。

原理 人IL-4分子量约20kD，本质为糖蛋白。成熟的IL-4分子由129个氨基酸组成，有2个糖基化位点，含6个半胱氨酸，参与3对二硫键的组成，该结构对其生物学活性非常重要。IL-4

又称B细胞生长因子、B细胞分化因子及B细胞刺激因子，能诱导B细胞增殖、抑制B细胞凋亡，在B细胞的活化、增殖、分化等不同阶段都发挥重要作用。IL-4通过表达于各种细胞表面的IL-4受体（IL-4R）介导而发挥生物学作用，引起靶细胞内一系列生理代谢改变。在决定前体细胞是向辅助性T细胞1（Th1），还是辅助性T细胞2（Th2）方向分化方面起着关键作用。IL-4属于Th2细胞产生的特征性细胞因子，可促进以Th2细胞为特征的炎症反应，有抑制Th1细胞产生细胞因子的能力和其他辅助功能，是体内重要的细胞因子，广泛参与机体的免疫反应和免疫调节。IL-4对免疫应答的影响主要是促进体液免疫，抑制细胞免疫，可增强IgE抗体的产生，增强特异性和非特异性的杀伤功能。IL-4等细胞因子生成水平异常是机体免疫功能紊乱的重要因素之一。

检测方法 见白介素-2检测。

参考区间 尚无统一的参考区间，检验者根据不同检测方法按照参考区间制定标准制定或采用试剂说明书提供的参考区间。

临床意义 IL-4的检测对多种疾病如肿瘤、自身免疫病等的诊断治疗有重要意义，其生成水平异常可能导致疾病。在临床上，IL-4升高常见于：肾病综合征、支气管哮喘及过敏性皮炎等变态反应病，慢性肝炎、慢性胃炎、消化性溃疡、慢性阻塞性肺疾病；IL-4降低常见于：体液免疫缺陷、糖尿病等疾病。

（张曼）

báijièsù-6 jiǎncè

白介素-6 检测 （interleukin-6 test）

用生物细胞学方法、免疫学方法或分子生物学方法检测体

液中白介素-6（IL-6）的含量或单个核细胞在体外产生IL-6能力的检验项目。

原理 IL-6是由多种细胞分泌并具有多种免疫调节活性的细胞因子，在机体的免疫应答、骨髓造血及急性期炎症反应中均起重要作用。经序列分析，成熟的IL-6分子量为20.7kD，由184个氨基酸残基组成，其N-末端含有28个氨基酸疏水片段构成的信号肽。IL-6的基因位于第7号染体，长约5kb，含5个外显子和4个内含子。能分泌IL-6的细胞很多，如T细胞、B细胞、胸腺细胞、上皮细胞、浆细胞、成纤维细胞、造血干细胞、巨噬细胞以及在其他因素刺激下能够分泌IL-6的某些肿瘤细胞等。IL-6必须与靶细胞膜表面的IL-6受体（IL-6R）结合并进一步与gp130偶联才能发挥其生物活性。IL-6R广泛分布于激活B细胞、静止T细胞、骨髓瘤细胞、单核细胞及肝细胞等细胞表面。

IL-6具有广泛的生物学功能，能促进T细胞增殖分化，在急性期反应期和肝细胞合成急性期的反应蛋白中起重要作用，是B细胞产生抗体的必要因子。此外，IL-6还能刺激某些肿瘤细胞的生长、抑制某些肿瘤细胞（如髓样白血病和乳腺癌等）的生长、调节造血干细胞初期分化、参与神经细胞的增殖和分化过程、促进肾基底膜细胞生长以及抗肿瘤、抗病毒等作用。

检测方法 见白介素-2检测。

参考区间 尚无统一标准。

临床意义 IL-6与临床诸多疾病的发生和转归密切相关。病理状态下，某些细胞受其他因素刺激后大量分泌IL-6入血液循环系统，使血或尿中IL-6含量升高。

检测 IL-6 含量可提示某些慢性疾病或恶性疾病的存在。在临床上，IL-6 水平升高见于以下情况。①多克隆 B 细胞激活或自身免疫病：如类风湿关节炎、获得性免疫缺陷综合征、系统性红斑狼疮、硬皮病、Reiter 综合征、酒精性肝硬化、膜性增生性肾小球肾炎、银屑病等。②淋巴细胞系肿瘤：如多发性骨髓瘤、淋巴瘤、霍奇金淋巴瘤、卡波西（Kaposi）肉瘤、心脏黏液瘤、宫颈癌等。③其他：如烧伤、急性感染、移植排斥反应等。

临床评价 IL-6 生物学检测法具有重复性好、特异性强、敏感性高等优点，但操作费时费力、检测周期长、需要培养设备等，其最大的不足之处是细胞株在长期传代培养中可出现细胞变异而逐渐失去 IL-6 依赖性等问题；酶联免疫吸附试验具有简便、快速、稳定等优点。

（张　曼）

白介素-10 检测 （interleukin-10 test）

利用生物细胞学方法、免疫学方法或分子生物学方法检测体液中白介素-10（IL-10）的含量或单个核细胞在体外产生 IL-10 能力的检验项目。1989 年菲奥伦蒂诺（Fiorentino）等发现鼠 $CD4^+$ 辅助性 T 细胞 2（Th2）细胞分泌一种物质，可抑制 Th1 型细胞因子如干扰素的产生，命名为细胞因子分泌抑制因子，后统称为白介素-10。IL-10 是具有多种生物功能的细胞因子，其生物活性广泛，参与免疫细胞、炎症细胞与肿瘤细胞等多种细胞的生物调节，并与自身免疫病、严重感染性疾病、肿瘤及移植免疫等多种疾病有着密切关系。

原理 人成熟 IL-10 分子量为 18.7kD（不包括 N 端 18 个氨基酸构成的信号肽序列），是 160 个氨基酸组成的酸性蛋白。IL-10 主要由单核细胞、巨噬细胞、T 淋巴细胞和 B 淋巴细胞等产生。此外，肥大细胞、树突状细胞、嗜酸性粒细胞、角质细胞、肝细胞、支气管上皮细胞和肿瘤细胞等也能产生 IL-10。

检测方法 见白介素-2 检测。

参考区间 $38.6 \pm 10.6\mu g/L$（放射免疫分析法），但尚无统一的参考区间。检验者可根据不同检测方法、按照参考区间制定标准来制定，或直接采用试剂说明书提供的参考区间。

临床意义 ①机体免疫系统的中枢免疫分子，对免疫细胞和免疫分子具有免疫抑制和免疫刺激的双向调节作用，调控机体对外源性致病物质的免疫和炎症应答，在自身免疫病、严重感染性疾病、肿瘤及移植免疫等多种疾病中发挥重要作用。②可在单核细胞存在下直接抑制 T 细胞增殖和 IL 产生，对免疫系统的抑制还表现为当免疫应答及炎症反应时，免疫细胞活性的抑制及其表达免疫分子产量的降低，从而使免疫系统保持稳定平衡。③刺激 B 细胞的增殖和稳定，以及主要组织相容性复合体 II 类基因的表达、IgA 和 IgG 的分泌；增强细胞毒性 T 细胞的发育；可促进肥大细胞的生长和发育。IL-10 在败血症性休克综合征、肾小球肾炎、自身免疫病、移植排斥反应及肿瘤等相关疾病的病理、生理过程中起到非常重要的作用。

临床评价 免疫学检测法检测特异性高、快速、操作简单方便、灵敏度高；检测标本为血液、细胞液和尿液等。

（张　曼）

白介素-17 检测 （interleukin-17 test）

用生物细胞学方法、免疫学方法或分子生物学方法检测体液中白介素-17（IL-17）含量或单个核细胞在体外产生 IL-17 能力的检验项目。IL-17 是一种具有促炎作用的细胞因子，具有强大的招募中性粒细胞及促进多种细胞因子释放的作用，参与了机体多种炎性疾病的发生。

原理 人 IL-17 分子量为 32kD，由 155 个氨基酸组成。IL-17 结构独特，与其他已知的白介素（IL）和已知的蛋白在结构上无相似性。IL-17 家族包括 6 个成员（IL-17A ~ F），其中又以 IL-17A 和 IL-17F 最常见且活性最强，通常所指的 IL-17 即 IL-17A。IL-17 主要由 CD^+ 记忆 T 淋巴细胞分泌，还可由固有免疫细胞如 $\gamma \delta T$ 细胞、自然杀伤细胞等产生；嗜酸性粒细胞、中性粒细胞和单核细胞内也都有所发现。

检测方法 见白介素 2 检测。

参考区间 尚无统一的参考区间。检验者可根据不同检测方法、按照参考区间制定标准来制定，或采用试剂说明书提供的参考区间。

临床意义 IL-17 能有效介导中性粒细胞动员的兴奋过程，促进炎症反应，在宿主抗微生物感染过程中起着重要的作用，IL-17 的异常表达与慢性炎症、自身免疫病有着密切的联系。IL-17 可能是多种自身免疫病重要的致病环节，也成为治疗这些疾病的靶分子，与系统性红斑狼疮、实验性自身免疫性脑炎、多发性硬化、哮喘、类风湿关节炎和同种异体移植排斥反应等自身免疫病明显相关；一些细菌性感染，如幽门螺杆菌、脆弱类杆菌感染等会出现 IL-17 表达水平升高，提示 IL-17 参与了细菌感染后的炎症反应；IL-17 和中性粒细胞在机体抗革兰阴性细菌肺炎杆菌或脆弱拟杆菌等感染中也发挥重要作用；人类免疫缺陷病毒感染患者 IL-17 水平也可明显升高。

(张 曼)

zhǒngliú huàisǐ yīnzǐ-α jiǎncè

肿瘤坏死因子-α 检测

(tumor necrosis factor α test) 用敏感细胞毒性试验、免疫学试验及荧光激活细胞分选法检测肿瘤坏死因子-α 的检验项目。肿瘤坏死因子-α （TNF-α）又称恶病质素，因具有很强的抗肿瘤活性被发现，主要由活化单核-巨噬细胞产生，是一种具有广泛生物学活性的蛋白质细胞因子，不仅是宿主防御、免疫及内环境稳定等生理过程的介质，还在肿瘤的发生、发展，内毒素性休克、炎症、抗病毒及细菌感染等重要活动中起到积极的调节作用。

原理 人 TNF-α 分子量为 17kD，是一种由 157 个氨基酸构成的非糖基化蛋白。肿瘤坏死因子（TNF）有 α 和 β 两种类型，产生的细胞类型有差异，但能与相同受体结合，生物学活性相似。TNF-α 参与机体的细胞功能调节、免疫和炎症反应等过程。抗肿瘤作用是其最主要的功能，该作用与多种机制有关，与细胞表面特异性受体结合形成复合物，触发溶酶体的释放，导致肿瘤细胞溶解；TNF-α 还对肿瘤血管内皮细胞有直接的毒性作用，可以激活机体凝血机制，形成血栓并阻塞血管，肿瘤组织可因缺血缺氧而发生坏死。

检测方法 主要有三种：TNF 敏感靶细胞毒性试验、免疫学试验（主要包括酶联免疫吸附试验和放射免疫法）、荧光激活细胞分选检测跨模型 TNF，常用酶联免疫吸附试验（ELISA）。

参考区间 总 TNF-α<20ng/L （ELISA 法），生物活性 TNF-α < 5ng/L，但尚无统一的参考区间。

临床意义 TNF-α 水平升高常见于：①多发性硬化、类风湿关节炎、恶性肿瘤及肾移植患者，肾移植排斥。②感染性休克、革兰阴性杆菌或脑膜炎球菌引起的弥散性血管内凝血。③病毒性暴发性肝衰竭外周血细胞诱生的 TNF 活性升高，且与病情程度相关。④获得性免疫缺陷综合征。TNF-α 作为药物也被用于肿瘤的治疗中，故检测 TNF-α 还可用于评价临床治疗的疗效。

临床评价 ①生物学检测方法：可直接反映 TNF 的生物学活性，但不能将 TNF-α 和 TNF-β 分开、不能定量检测且缺乏特异性，并易受其他淋巴因子的干扰，如 γ 干扰素可增强 TNF 引起的细胞毒效应和抗病毒效应，而白介素-1 可降低靶细胞 TNF 受体表达，抑制细胞毒作用。②免疫学检测方法：特异性高、可以定量，能区分 TNF-α 和 TNF-β 且不受其他淋巴因子的干扰，其中 ELISA 法操作简便，标志物稳定，不使用放射性物质，故在临床较为常用。

(张 曼)

línbāxìbāo fēnhuàkàngyuán jiǎncè

淋巴细胞分化抗原检测

(lymphocyte differentiation antigen test) 用单克隆抗体，通过酶免疫组化法或流式细胞技术等对淋巴细胞分化抗原进行检测和分辨的检验项目。淋巴细胞分化抗原为白细胞分化抗原（LDA）的一种。LDA 指白细胞在正常分化为不同谱系、处于分化不同阶段以及活化的过程中，出现或消失的细胞表面分子。因最初在白细胞上发现，故又称白细胞抗原。LDA 存在于淋巴细胞、粒细胞、单核细胞等白细胞表面，大都是跨膜蛋白或糖蛋白，含胞膜外区、跨膜区和胞质区。除白细胞外，分化抗原也广泛分布于红细胞、血小板、血管内皮细胞和成纤维细胞等多种细胞表面。

原理 细胞表面抗原的检测奠定了对不同细胞亚型认识的基础。常用于鉴定和检测计数淋巴细胞的表面标志是分化抗原（CD）。CD 抗原的鉴定和检测依赖于其相应的单克隆抗体，单克隆抗体的应用进一步促进了对 LDA 的认识。随着 CD 抗原的单抗成批地出现并进入临床，各国研究者对淋巴细胞表面抗原的划分呈现出既繁杂且混乱的状况，于是在国际组织的协调下制订了细胞分化抗原的 CD 统一编号，统一把识别同一类抗原的两种以上的单抗划分为同一抗体组，建立了人类白细胞分化抗原系统，简称簇分化抗原。每次国际会议中，CD 抗原的编号多有所修改和增加。

检测方法 常用酶免疫组织化学技术或流式细胞术等方法。

酶免疫组织化学技术 在一定条件下，应用酶标记抗体（抗原）与组织或细胞标本中的抗原（抗体）发生反应，催化底物产生颜色反应，通过显微镜观察组织或细胞标本中淋巴细胞上 CD 抗原（抗体）分布的位置和类型。

流式细胞术 基于荧光抗体染色技术并借助流式细胞仪高分辨力所建立的方法。该法通过特异性的荧光抗体染色，能简单、快速地进行单个细胞水平的 CD 分子检测，精确判断不同淋巴细胞亚群不同 CD 分子的表达情况。

参考区间 尚无统一的参考区间。

临床意义 不同种类和各发育阶段的淋巴细胞发挥不同作用，而这些不同细胞的表面表达着不同的CD分子。检测表达于淋巴细胞、粒细胞、单核细胞和自然杀伤细胞表面的CD分子，在临床工作中应用较为广泛。人体内的淋巴细胞并不是功能单一的群体，光学显微镜下的形态基本是一样的，因此要对其进行进一步的分类就需要依靠对其表面CD分子的检测。包括对T细胞、B细胞和NK细胞及其有关的亚群表面CD标志进行测定，据此可建立起相应的细胞计数方法，以判断机体的免疫水平。如原发性细胞免疫缺陷病或联合免疫缺陷病常显示CD3和CD4细胞减少，同时CD4/CD8降低，如严重联合免疫缺陷病、威斯科特-奥尔德里奇（Wiskott-Aldrich）综合征、迪格奥尔格（Digeorge）综合征等。累及T细胞的继发性免疫缺陷病也常常导致CD3、CD4和CD8细胞减少。严重病毒感染、应用细胞毒药物、重症蛋白质-热卡营养不良、微量元素缺乏、恶性肿瘤等均可见CD3细胞减少。人类免疫缺陷病毒（HIV）主要侵袭$CD4^+$T细胞，导致$CD4^+$淋巴细胞减少，CD4/CD8淋巴细胞比值下降；一些活化的免疫标记（CD25、HLA-DR、CD38、CD69、CD71等）的表达与HIV感染的进程和预后有密切的关系，而且在获得性免疫缺陷综合征的晚期，还会出现明显的自然杀伤细胞减少。

临床评价 包括以下内容。

方法学评价 酶免疫组织化学技术主要用于对组织、细胞类型样本的淋巴细胞CD标志的检测，流式细胞免疫分析主要用于外周血淋巴细胞、培养细胞或组织匀浆细胞表达的CD分子检测。

临床应用评价 淋巴细胞表面标志检测（计数）是评价免疫功能的重要指标。由于淋巴细胞表面标志检测技术已相对成熟，所以淋巴细胞表面标志检测比淋巴细胞功能检测更为常用。淋巴细胞，特别是T淋巴细胞在执行免疫功能方面发挥着多种作用，故有必要对各类淋巴细胞（淋巴细胞亚群）进行考察。这中间主要是通过表面标志识别进行计数。由于淋巴细胞亚群的变化是一个动态的过程，因此淋巴细胞计数是反应淋巴细胞功能的颇有价值的指标。但由于外周血淋巴细胞只占全身淋巴细胞的2%左右，活化的淋巴细胞在外周血中更少，因此单凭外周血淋巴细胞计数并不能全面地反映有关的免疫病理变化。

（王兰兰 张曼）

T línbāxìbāo fēnhuà kàngyuán jiǎncè

T 淋巴细胞分化抗原检测（T lymphocyte differentiation antigen test）

运用单克隆抗体，通过间接荧光免疫法、酶免疫组化法或流式细胞技术等免疫学方法对T淋巴细胞分化抗原其进行检测和分辨的检验项目。T淋巴细胞分化抗原的国际标准命名称是CD系统。CD表示某群抗体识别抗原的群别。T细胞表面分化抗原主要包括CD3、CD4、CD8、CD25等。

原理 CD3存在于晚期胸腺细胞和全部外周T细胞表面（常代表T淋巴细胞总数），通常与T细胞受体（TCR）结合为CD3-TCR复合体，介导抗原刺激反应。CD4和CD8是嵌膜蛋白，分别和主要组织相容性复合体（MHC）Ⅱ类和Ⅰ类抗原的识别有关。成熟的胸腺细胞和外周T细胞只表达CD4和CD8，CD4、CD8淋巴细胞在机体免疫系统中的功能很重要，其数量的变化能够反映机体的免疫状况，与获得性免疫缺陷综合征等许多疾病的发生、发展和转归密切相关。其中，CD4具有辅助和诱导功能，CD8具有抑制和细胞毒功能。随着单克隆抗体技术的发展可获得一些新的人T细胞单克隆抗体，这些抗体能够将T细胞亚群再分类。T淋巴细胞分化抗原检测对某些疾病的临床诊断、病情与疗效观察、预后评估等有重要的意义。

检测方法和参考区间 见CD3检测、CD4检测以及CD8检测。

临床意义 免疫系统是人类非常重要的自我调节系统，各种复杂的免疫应答在免疫系统内部发生、发展和消失。在维持免疫内环境稳定、人体机能的正常运转方面，T细胞亚群间的平衡扮演着非常重要的角色。T细胞分化抗原检测有重要的临床应用和临床意义。

用于疾病的诊断 对于一些原发性和继发性免疫缺陷病，检测T淋巴细胞表面CD分子有很重要的诊断意义。①原发性细胞免疫缺陷病或联合免疫缺陷病：常显示CD3和CD4减少，同时CD4/CD8降低，如重症联合免疫缺陷病、威斯科特-奥尔德里奇（Wiskott-Aldrich）综合征、迪格奥尔格（Digeorge）综合征等。②累及T细胞的继发性免疫缺陷病：也常常导致CD3和CD4细胞减少及CD4/CD8降低。如获得性免疫缺陷综合征（AIDS）患者CD4显著减少，CD4/CD8常常<1.0，甚至显示出进行性下降，

CD4/CD8 显著低下也是诊断 AIDS 的重要条件之一。③严重病毒感染、恶性肿瘤等：均可见 CD3 细胞减少。恶性肿瘤患者外周血 T 淋巴细胞亚群发生或出现改变，尤其是 CD4/CD8 比值降低甚至倒置，如急性白血病、肝癌、胃癌等。体内 CD4 细胞水平低下、CD8 细胞水平增多会加速肿瘤增殖，并可能影响肿瘤的转归。检测 T 细胞亚群的水平、计算 CD4/CD8 比值，对了解肿瘤患者机体免疫状态，监视肿瘤的发生、发展、复发和判断预后有重要的意义。

判断病情和预后 一些免疫缺陷病、变应性疾病、恶性肿瘤以及自身免疫病等免疫相关性疾病中，检测 T 淋巴细胞表面 CD 分子的表达可以判断其病情以及预后。

观察治疗疗效 在进行相应免疫治疗的前后可以通过检测 T 淋巴细胞表面 CD 分子的表达观察疗效。如在 Digeorge 综合征的治疗中，可以通过检测治疗前后 CD3 细胞水平来观察疗效。

临床科学研究 通过检测 T 淋巴细胞表面 CD 分子的表达，可以研究免疫相关疾病的发病机制，探讨相应免疫治疗的可行性和方法。

(张 曼)

CD3 jiǎncè

CD3 检测（CD3 test）

用流式细胞术、免疫荧光法和酶标法检测 T 淋巴细胞表面分化抗原 CD3 的检验项目。哺乳动物的 CD3 分子表达于成熟 T 淋巴细胞表面，是 T 细胞群重要表面标志。CD3 分子由 γ、δ、ε、ζ 和 η 五种链组成，以非共价键与 T 细胞受体（TCR）结合为 TCR-CD3 复合体，不仅参与 TCR-CD3 复合体的胞质内组装，而且通过各多肽链胞质区的免疫受体酪氨酸活化序列传递抗原刺激信号。在体内外不同的作用条件下，CD3 单克隆抗体与 CD3 结合后可发挥 T 细胞的抑制及细胞毒作用，也有促进 T 细胞的激活和增殖作用。淋巴细胞表面标志检测是评价免疫功能的重要指标，并可对淋巴细胞进行分型，包括对 T 细胞、B 细胞、自然杀伤细胞及其有关的亚群的检测，有助于了解机体免疫状态以及为临床诊疗提供参考信息，在临床医学中具有重要意义。

检测方法 主要有流式细胞术、免疫荧光法和酶标法等。①流式细胞术：灵敏度高、速度快且能多参数分析，对血液中淋巴细胞免疫表型检测比其他方法更精确，故被认为是血液中淋巴细胞免疫表型分析的标准方法。②免疫荧光法：适用于活的、未经固定的悬浮细胞，可对抗原进行定量分析，应用流式细胞仪进行大量细胞分析，进行双或多标志分析，但需要荧光显微镜或流式细胞仪，不能进行回顾时分析，且原始细胞比例低时难以分析。③酶标法：适用于玻片上经固定的细胞，常采用免疫过氧化物酶法，标本可长期保存故能进行回顾性分析，可同时进行膜抗原和胞质抗原分析，只需光学显微镜，可同时辨识细胞形态，但不能进行定量分析，无法区分细胞膜抗原和胞质抗原，而且细胞经过固定某些抗原可能被破坏。检测淋巴细胞膜表面标志的方法很多，各有优缺点。需根据检测的目的和实验条件不同加以选择利用。

参考区间 尚无统一的参考区间，流式细胞术正常人 CD3$^+$T 细胞检测结果为 69.40%±4.86%。检验者根据不同检测方法按照参考区间制定标准制定，或采用试剂说明书提供的参考范围。

临床意义 见 T 淋巴细胞分化抗原检测。

(张 曼)

CD4 jiǎncè

CD4 检测（CD4 test）

用流式细胞术、免疫荧光法和酶标法检测 T 淋巴细胞表面分化抗原 CD4 的检验项目。CD4 是 T 细胞表面的分子之一，其在免疫应答和免疫调节的过程中具有重要作用，许多疾病的发生、发展与表达 CD4 分子的细胞密切相关。CD4 分子是一种单链跨膜糖蛋白，分子量为 55kD，以单链形式存在，其前体由 458 个氨基酸残基组成。CD4 主要表达于部分 T 细胞、胸腺细胞、某些 B 细胞、单核-巨噬细胞以及特定区域的脑细胞表面。活化的 CD4$^+$T 细胞有两类，即辅助性 T 细胞 1（Th1）和 Th2 细胞，分别产生不同的细胞因子并具有不同的功能，从而证实 CD4$^+$T 细胞不是单一性质的细胞，而是一系列具有不同功能的细胞群，至少证明存在 4 类不同的亚群，分别是 Th1、Th2、Th17 和 Treg 细胞。

CD4 在 T 细胞发育、成熟 T 细胞活化、诱导白介素-2（IL-2）生成、Th2 细胞成熟以及信号转导中发挥重要作用，是适应性免疫应答发生的重要效应分子，在免疫应答的过程、维护机体正常生理功能中起着非常重要的作用。当 CD4 分子的正常免疫学功能失调或遭到破坏时，即可能导致疾病的发生。CD4 分子还是某些病毒侵入机体免疫系统的受体，如人类免疫缺陷病毒（HIV）外膜 gp120 的第 1 受体就是 CD4 分子，其结合是 HIV 侵入 CD4$^+$T 细胞、单核-巨噬细胞等关键步骤之一。

检测方法 见 CD3 检测。

参考区间 （41.17±5.28）%，但尚无统一的参考区间，检验者根据不同检测方法按照参考区间制定标准来制定，或采用试剂说明书提供的参考区间。

临床意义 引起 CD4$^+$ 细胞减少的疾病有巨细胞病毒感染、慢性活动性病毒性肝炎、麻疹急性期、获得性免疫缺陷综合征（AIDS）等。根据 CD4 在疾病中的作用，已研制出数种抗 CD4 单克隆抗体，未来有望以 CD4 分子为靶目标治疗移植排斥反应、自身免疫病、AIDS 以及肿瘤等多种疾病。

（张 曼）

CD8 jiǎncè

CD8 检测（CD8 test） 用流式细胞术、免疫荧光法和酶标法检测 T 淋巴细胞表面分化抗原 CD8 的检验项目。CD8 是与主要组织相容性复合体（MHC）Ⅰ类抗原识别有关的嵌膜蛋白。CD8$^+$T 细胞是 T 细胞在免疫应答过程中重要的效应细胞。人 CD8 基因位于 2 号染色体，分子量为 34kD，在外周血 T 细胞表面可形成以双硫键相连的纯二聚体或多聚体，在胸腺中与 45kD 的 CD1 糖蛋白形成复合体。主要分布于 CD8$^+$T 细胞、胸腺中不成熟的 CD4$^+$、CD8$^+$ 胸腺细胞亚群、部分自然杀伤细胞和 γδT 细胞中。主要功能是 MHC-Ⅰ类分子限制的 CD8$^+$T 细胞识别抗原的辅助受体，参与信号转导，具有抑制和细胞毒功能。检测方法见 CD3 检测。尚无统一的参考区间。检验者根据不同检测方法按照参考范围制定标准制定，或采用试剂说明书提供的参考区间。临床意义见获得性免疫缺陷综合征实验诊断。

（张 曼）

B línbāxìbāo fēnhuà kàngyuán jiǎncè

B 淋巴细胞分化抗原检测（B lymphocyte differentiation antigen test） 用单克隆抗体，通过间接免疫荧光法、酶免疫组化法或流式细胞术检测 B 淋巴细胞分化抗原的检验项目。B 淋巴细胞是免疫系统中产生抗体的细胞，在机体的体液免疫中有重要作用，其功能的异常或数量的减少在体液免疫缺陷中有重要意义。人类 B 细胞主要在骨髓中发育，成熟后进入外周血。在 B 细胞分化发育中，其表面分化抗原呈规律性消长，在细胞增殖分化过程中起重要的调节作用。成熟 B 细胞被抗原或丝裂原激活后，细胞进入 G$_1$ 期，细胞生理和生化特征都有明显变化。B 细胞活化后转化为浆细胞，是免疫系统的主要细胞之一，主要负责分泌抗体，执行体液免疫功能。

B 淋巴细胞分化抗原与 T 淋巴细胞分化抗原（见 *T 淋巴细胞分化抗原检测*）相比更复杂，已知一些抗原在 B 细胞激活、增殖和分化中起重要作用，生化及分子生物学等技术的发展，将有利于对抗原功能的深入研究。B 细胞表面的膜免疫球蛋白（mIg）、Fc 受体、补体受体、EB 病毒受体和小鼠红细胞受体是 B 细胞的重要表面标志，其中 mIg 为 B 细胞所特有，是鉴定 B 细胞可靠的依据。B 细胞表面较特异的 CD 分子有 CD5、CD19、CD20、CD21 和 CD22 等。其中有些是全体 B 细胞共有的标志，有些仅仅为一些活化 B 细胞特有，可用此特点运用单克隆抗体，通过免疫学方法对其进行检测和分辨。

检测方法 运用单克隆抗体，通过间接免疫荧光法、酶免疫组化法或流式细胞技术等免疫学方法进行。

参考区间 根据不同检测方法、按照参考区间制定标准来制定，或采用试剂说明书提供的参考区间。

临床意义 ①通过对 B 细胞表面抗原全面、深入的研究，将获知 B 细胞激活、增殖和分化的调控机制，对一些疾病发病机制的阐明也有重要作用，并为相关疾病的诊治提出新的思路和方法。②对于一些原发性、继发性免疫缺陷病，检测 B 淋巴细胞表面 CD 分子有很重要的诊断意义，如在 X 连锁无丙种球蛋白血症和重症联合免疫缺陷病等中，CD19 或 CD20 细胞可显著减少，测定该类细胞是确诊此类疾病的必要条件。③可用于判断某些疾病的病情、推断预后和观察治疗效果。④通过检测 B 淋巴细胞表面 CD 分子的表达，还可以研究免疫相关疾病的发病机理，探讨相应最新免疫治疗方法的可行性。

（张 曼）

CD5 jiǎncè

CD5 检测（CD5 test） 用流式细胞术、免疫荧光法和酶标法检测 T 淋巴细胞表面分化抗原 CD5 的检验项目。根据发育来源，B 细胞可分为 B1 细胞和 B2 细胞，依照 CD5 表达与否又将 B1 细胞分为 B1a、B1b 两亚型。CD5 分子是一种富含半胱氨酸的清道夫受体家族，分子量为 67kD，表达于 T 细胞受体（TCR）、γδT 淋巴细胞和 B1a 细胞（即 CD5$^+$B1 细胞）表面的受体。人类 CD5 主要表达在 B1a 细胞（即 CD5$^+$B1 细胞）上，故 CD5 分子的表达量随着 CD5$^+$B1 细胞的增殖而增加。CD5$^+$B1 细胞的活性主要受 CD5 分子和 B 细胞抗原受体 BCR 的调节，但 CD5 分子在 CD5$^+$B1 细胞中的确切功能尚存争议。

CD5 分子在淋巴细胞的选择和免疫耐受的调节中具有重要作用。正常的 CD5$^+$B1 细胞可通过自我更新来维持自身数量，不会无限增生，其凋亡主要受 CD5 分子水平的影响，该过程受自身反馈机制的调节。此机制一旦发生紊乱，将导致 CD5$^+$B1 细胞增生失控从而恶变，引发一系列疾病。

检测方法 见 CD3 检测。

参考区间 根据不同检测方法、按照参考区间制定标准来制定，或采用试剂说明书提供的参考区间。

临床意义 CD5$^+$B1 细胞参与许多自身免疫性疾病、肿瘤等疾病的发生。CD5$^+$B1 细胞在自身免疫性疾病如类风湿关节炎、系统性红斑狼疮、特发性血小板减少性紫癜、格雷夫斯（Graves）病、强直性脊柱炎、重症肌无力和 1 型糖尿病等疾病中都发挥着作用；在一些肿瘤中，CD5$^+$B1 细胞可出现异常增生。根据 CD5 分子在相应疾病中的致病作用，可以通过对 CD5 分子表达的调控、采用相应的基因治疗和分子治疗方法来提高相关自身免疫性疾病和肿瘤等疾病的治疗效果。

（张 曼）

CD19 jiǎncè

CD19 检测（CD19 test） 用流式细胞术、免疫荧光法和酶标法检测 T 淋巴细胞表面分化抗原 CD19 的检验项目。B 淋巴细胞是免疫系统中产生抗体的细胞，在机体体液免疫中扮演重要角色。外周血 B 淋巴细胞计数以成熟 B 淋巴细胞（CD19$^+$）为主。CD19 又称 B4 或 Leu-12，是一种 I 型跨膜糖蛋白，分子量为 95kD，表达于 B 细胞及滤泡树突状细胞上，属于免疫球蛋白超家族，是 B 细胞所特有的标记性 CD 抗原分子，外周血中 CD19 分子的表达水平可代表 B 淋巴细胞水平。CD19 具有调节 B 细胞活化和增殖的功能。

检测方法 见 CD3 检测。

参考区间 11.74% ± 3.73%（流式细胞术），但尚无统一的参考区间，可根据不同检测方法、按照参考区间制定标准来制定，或直接采用试剂说明书提供的参考区间。

临床意义 ①CD19$^+$B 淋巴细胞增多：见于 B 细胞恶性增殖性疾病，如急性淋巴细胞白血病、慢性淋巴细胞白血病、多发性骨髓瘤等。②CD19$^+$B 淋巴细胞降低：多见于体液免疫缺陷病。CD19$^+$B 淋巴细胞比例<4% 为其比例减少，反映机体的免疫状态不佳或欠佳。外周血中其比例的降低可有许多原因引起，包括 CD19$^+$B 淋巴细胞的生成异常、破坏、丢失增加及迁徙异常。原发性免疫缺陷病（如 X 连锁无丙种球蛋白血症）及感染性疾病（如传染性单核细胞增多症）可导致外周血中 CD19$^+$B 淋巴细胞比例减少；一些血液系统恶性疾病，如 T 细胞淋巴瘤，T 淋巴细胞大量增殖，可使 CD19$^+$B 淋巴细胞比例相对减少。

临床评价 ①CD19 反应 B 细胞分化发育的不同阶段，是诊断 B 细胞增殖性疾病以及体液免疫缺陷病的指标。②临床上 CD19 是鉴定全体 B 淋巴细胞最好的标志之一，常用于 B 淋巴细胞白血病及淋巴瘤的免疫分型，在对白血病及淋巴瘤的免疫治疗中也发挥着重要的作用。③许多原因可导致 CD19$^+$B 淋巴细胞比例变化，在临床上需结合外周血中 CD19$^+$B 淋巴细胞绝对值及其他辅助检查、临床表现，为病因诊断提供更多依据，从而有利于早期诊断及治疗，改善预后。

（张 曼）

zìshēn miǎnyìbìng shíyàn zhěnduàn

自身免疫病实验诊断（laboratory diagnosis of autoimmune disease） 自身免疫病（AID）是各种原因导致的自身免疫系统异常活化后，攻击自身的组织细胞成分而引起的疾病。AID 是一大类炎症性疾病，除系统性 AID 外，如系统性红斑狼疮、类风湿关节炎、强直性脊柱炎、银屑病关节炎、系统性硬化病、多发性肌炎和皮肌炎、干燥综合征、系统性血管炎、肉芽肿性血管炎、成人斯蒂尔（Still）病等，还包括很多器官特异性的 AID，涉及神经系统、消化系统、内分泌系统、生殖系统等全身几乎所有的组织、器官，如自身免疫性糖尿病、甲状腺病、肝病、重症肌无力等。自身免疫病临床表现各异，缺乏特异性而容易漏诊，实验检测是疾病诊断的重要依据。

实验检测 分三个层次进行检测，包括相应器官、组织或细胞功能，一般免疫功能和特殊免疫指标如自身抗体等的检测。

器官功能检测 怀疑某些器官受损时，即对该器官功能密切相关的指标进行检测。如多发性硬化时，脑脊液检查至关重要；自身免疫性甲状腺疾病时，相关实验检查包括下丘脑-垂体-甲状腺轴功能状态评估，血清甲状腺激素（特别是 FT$_4$ 或 FT$_3$）水平测定和甲状腺激素生理功能测定；1 型糖尿病时，检测的项目主要包括血糖、尿糖水平检测、口服葡萄糖耐量试验、糖化血红蛋白 A1 和糖化血清蛋白、胰岛素和 C 肽检测等。

一般免疫功能检测 自身免

疫病的免疫功能常有异常，因而需对免疫球蛋白、补体、淋巴细胞亚群、细胞因子等进行检测。以速率散射法或免疫浊度法检测免疫球蛋白及其亚类和补体，以流式细胞术分析淋巴细胞亚群，以酶联免疫吸附试验（ELISA）等分析细胞因子。

自身抗体检测 系统性 AID 相关自身抗体包括抗核抗体（ANA）、抗可提取性核抗原抗体（ENA）、类风湿因子（RF）、抗磷脂抗体（APA）、抗中性粒细胞胞质抗体（ANCA）等，而器官特异性 AID 时检测器官特异性自身抗体。检测自身抗体的方法主要有间接免疫荧光法、ELISA、免疫印迹法或线性免疫印迹法、液相芯片法等。

实验诊断 分为诊断依据及临床意义 2 方面。

诊断依据 依据临床表现、体征、相应器官组织或细胞功能、一般免疫功能及器官特异性或器官非特异性自身抗体等检测，可诊断或鉴别诊断器官特异性或系统性 AID。常见的自身免疫病及相应自身抗体见表 1。

临床意义 自身抗体在不同疾病中临床应用意义也不同。器官特异性自身免疫病中相关的特异性抗体的诊断意义比较明确，有的甚至已作为诊断的标志性抗体。如系统性血管炎中 ANCA，又如抗磷脂综合征（APS）的标志性抗体包括 APA 和抗 β_2 糖蛋白抗体。ANA 在多种自身免疫病中均可以检测到，但其临床意义各不相同（表 2）。

临床评价 包括以下内容。

方法学评价 针对自身抗体的检测，通常先做初筛试验，然后再做确认试验。初筛试验主要指间接免疫荧光法，确认试验包

表 1　自身免疫病中常见的自身抗体

自身免疫病	自身抗体
器官特异性自身免疫病	
重症肌无力	抗乙酰胆碱受体抗体
慢性淋巴细胞性甲状腺炎	抗甲状腺球蛋白抗体、抗甲状腺微粒体抗体
甲状腺功能亢进症	抗甲状腺刺激素受体抗体
恶性贫血	抗胃壁细胞抗体、抗内因子抗体
自身免疫性溶血性贫血	抗红细胞膜抗体
肾肺出血综合征	抗基底膜抗体
1 型糖尿病	抗胰岛细胞抗体、抗胰岛素抗体、抗谷氨酸脱羧酶抗体
自身免疫性肝炎	抗核抗体、抗平滑肌抗体、抗肝肾微粒体抗体
原发性胆汁性肝硬化	抗线粒体抗体
系统性自身免疫病	
系统性红斑狼疮	抗核抗体、抗 dsDNA 抗体、抗 Sm 抗体、抗 RNP 抗体
类风湿关节炎	抗 CCP 抗体、类风湿因子
干燥综合征	抗 SSA 抗体、抗 SSB 抗体
系统性硬化病	抗 Scl-70 抗体
抗磷脂综合征	抗心磷脂抗体、抗 β_2 糖蛋白抗体
多发性肌炎	抗 Jo-1 抗体
混合性结缔组织病	抗 U1RNP 抗体

注：dsDNA：双链 DNA；RNP：核糖核蛋白；CCP：环瓜氨酸肽

表 2　抗核抗体的临床意义

临床意义及代表疾病	阳性率（%）
对诊断非常有用	
系统性红斑狼疮	95~100
系统性硬化病	60~80
对诊断有些作用	
干燥综合征	40~70
多发性肌炎或皮肌炎	30~80
对监测或预后有用	
青少年慢性少关节炎伴葡萄膜炎	20~50
雷诺现象	20~60
诊断标准之一	
药物诱导性系统性红斑狼疮	~100
自身免疫性肝病	~100
混合性结缔组织病	~100
没有诊断意义	
类风湿关节炎	30~50
多发性硬化	25
甲状腺疾病	30~50
感染性疾病	波动范围广
恶性肿瘤	波动范围广
纤维化肌瘤	15~25
自身免疫病患者亲属	5~25
硅胶植入隆胸	15~25
正常人群	
≥1:40（效价阳性）	20~30
≥1:80（效价阳性）	10~12
≥1:160（效价阳性）	5

括 ELISA、免疫印迹法或线性免疫印迹法、液相芯片法等。抗核抗体初筛试验的报告应包括荧光核型（如均质型、颗粒型、着丝点型、核仁型、核点型等）及其效价，而抗核抗体确认试验的报告必须明确所检测到的特异性自身抗体，定量时还需有国际单位或其他定量单位的数据。针对自身抗体检测的国际标准化，尤其是间接免疫荧光法还不够完善，大多还是采用企业的标准化。一般而言，检测过程中的质量控制应同时设有阳性对照、阴性对照及弱阳性对照。

临床应用评价　绝大多数自身抗体是长期存在于体内的，其效价或浓度与疾病的严重程度没有必然联系，因而自身抗体检测在临床上主要用于诊断或鉴别诊断。但个别自身抗体如抗 dsDNA 抗体的效价或浓度可以反应疾病活动程度，对疗效的观察甚至预后判断均有提示作用。

抗核抗体（ANA）　系统性自身免疫病相关的自身抗体主要是 ANA，一旦怀疑是系统性自身免疫病，常采用以下途径进行自身抗体的检测（图）。如约有95%的硬皮病患者血清 ANA 会出现阳性，其核型多为核仁型、着丝点型和斑点型。其中着丝点型很有特征，表示抗着丝点抗体。该抗体对于局限性皮肤硬皮病具有较好的敏感性和特异性，但在很多原发性胆汁性肝硬化（PBC）患者中也可以检测到该抗体的存在，应予鉴别，核仁型抗体对应抗原一般为 RNA 聚合酶 Ⅲ、U3RNP 等。

抗可提取性核抗原（ENA）抗体　对于硬皮病患者，抗 ENA 抗体的检测尤为重要，其中抗 Scl-70 抗体对于弥漫性硬皮病具有较高的特异性和敏感性，其阳性率为30%～70%（见抗可提取性核抗原抗体谱检测）。

抗中性粒细胞胞质抗体（ANCA）　ANCA 被认为是最重要的血管炎相关自身抗体。该抗体主要通过间接免疫荧光法、免疫印迹法或者 ELISA 等方法进行检测（见抗中性粒细胞胞质抗体检测）。

抗磷脂抗体（APA）　主要包括抗心磷脂抗体、狼疮抗凝物、抗 β_2-糖蛋白 1 抗体等。①抗心磷脂抗体：是目前诊断 APS 最常用的 APA，包括 IgG、IgM、IgA 三种亚型，其中 IgA 相对少见。对诊断抗磷脂综合征敏感性较高，特异性相对低（见抗磷脂抗体检测）。②狼疮抗凝物（LA）：一组能延长凝血时间的抗体，包括 IgG 和 IgM。尽管对诊断抗磷脂综合征具有较好的特异性，但该抗体有异质性，现有的检测技术很难检测到全部的 LA，最好将 ACA 与 LA 联合检测，提高诊断效率。③抗 β_2-糖蛋白 I 抗体：已被纳入 APS 诊断标准。β_2 糖蛋白是一种磷脂结合蛋白，抗 β_2 糖蛋白抗体与 APS 的临床症状的关系更为密切。

影响因素　自身抗体检测如同所有免疫学检测，应考虑有以下因素影响结果。①交叉反应：即同一种自身抗体同时可与不同的抗原发生反应，尤其是与外源性微生物的抗原成分发生反应。②钩状效应：即过量的抗原或抗体不能形成稳定的免疫复合物，从而出现假阴性。③人抗鼠抗体效应：即人体内出现的针对动物的抗体干扰自身抗体检测时的抗原抗体反应。④携带污染：即由于洗涤不彻底或孵育时的标本污染，导致邻近标本出现假阳性。

（仲人前）

lèifēngshī guānjiéyán shíyàn zhěnduàn
类风湿关节炎实验诊断（laboratory diagnosis of rheumatoid arthritis）　类风湿关节炎（RA）是一种慢性、反复发作、主要累及关节部位的系统性炎症性疾病，发病率为 1%～3%，女男比例为 3：1。

RA 患者的主要免疫学特征包

图　系统性自身免疫病的抗核抗体检测策略

括：①血液和滑膜液中存在类风湿因子（RF）。②淋巴细胞和活化的巨噬细胞浸润到受累滑液。③在炎性滑液局部产生肿瘤坏死因子-α（TNF-α）和其他炎症前细胞因子。RA 发病与人类白细胞抗原（HLA）-DRB1 的亚型有关，如 HLA-DRB10401、0405、0404 等。通常认为，致病抗原被抗原提呈细胞表面的 HLA-DR 分子提呈，结合 T 细胞受体，形成 HLA-抗原-T 细胞受体三分子复合物而激活 T 细胞，活化下游的细胞因子而造成类风湿关节炎发病。RA 的发生还与免疫调节紊乱有关，辅助性 T 细胞（Th）中的 Th1 和 Th2 比例有明显改变，异常活跃的 Th1 细胞产生的细胞因子在介导自身免疫炎性反应的过程中起重要作用。RA 的试验诊断在 RA 的诊断和鉴别诊断中起到了重要的作用。

实验检测 主要包括以下内容。

疾病活动性指标 包括红细胞沉降率、C 反应蛋白、血清淀粉样蛋白 A、白介素-6 等。

相关的自身抗体 包括 RF、抗角蛋白抗体（AKA）、抗核周因子（APF）、抗 Sa 抗体、抗环瓜氨酸肽抗体（anti-CCP）、抗异质性胞核核糖核蛋白（RA33/36）抗体等。

滑膜液检查 反映关节内滑膜病变损害程度。

实验诊断 RA 相关的自身抗体在 RA 的诊断中起重要作用，RF 与 CCP 抗体、AKA 等项目联合检测，可大大提高对 RA 的早期诊断率。

类风湿因子（RF） RA 最重要的实验诊断指标，被列为 RA 诊断标准之一。RF 是抗人变性 IgG 分子的特异抗体，主要为 IgM 类，也可见 IgG 及 IgA 类，一般说的 RF 是指 IgM 类 RF。，如同时存在两种类型 RF，一般仅见于 RA。RF 能与人或动物的变性 IgG 结合，而不与正常 IgG 发生凝集反应。RA 患者中 RF 的灵敏度为 70%左右，特异性约为 88%；RF 阴性并不能排除 RA 的诊断；高效价的 RF 与 RA 疾病密切相关，RF 效价越高，患者预后越差；持续高效价 RF 常提示 RA 疾病活动，且骨侵蚀发生率高，常可伴有皮下结节或血管炎等全身并发症，提示预后不佳；高效价的 IgA-RF 常与关节外表现有关；少数 RA 患者 RF 为阴性，这与检测方法学和检测的 RF 的类型密切相关（见类风湿因子检测）。

抗角蛋白抗体（AKA） 间接免疫荧光试验时，RA 患者血清中能与鼠食管中段角质层反应出现规则的线状或板层状荧光的一种抗体，对 RA 具有特异性（见抗角蛋白抗体检测）。

抗环瓜氨酸肽抗体（anti-CCP） 针对环瓜氨酸肽抗原的一种抗体。酶联免疫吸附试验（ELISA）检测 RA 的 anti-CCP，其敏感性和特异性均高于用直链线性环瓜氨酸肽抗原的试剂盒。Anti-CCP 对 RA 的针对敏感度为 75%～87.6%，特异性更高达 94%～99%；Anti-CCP 阳性也可以用来预测 RA 的关节破坏；与 APF、AKA 一样，Anti-CCP 具有早期诊断 RA、评估病情以及预后的价值（见抗环瓜氨酸肽抗体检测）。

抗核周因子（APF） RA 患者血清中的一种抗人颊黏膜细胞质内角质蛋白颗粒的抗体。其对 RA 的特异性随检测血清稀释倍数的增加而增加。APF 可以在 RA 发病前出现，有早期诊断价值。APF 在 RA 的阳性率为 50.0%，特异性为 95.7%。其缺点是不同试剂盒检测结果差异较大。

抗异质性胞核核糖核蛋白（RA33/36）抗体 对 RA 的诊断亦有一定的价值。用 Ehrlich 腹水癌细胞提取的抗原检测抗 RA33/36 抗体，可以使用免疫印迹法和酶联免疫吸附试验进行检测。其在 RA 的灵敏度为 35%～45%，特异度为 87%。

抗 Sa 抗体 可出现于 RA 未确诊前。抗 Sa 抗体的灵敏度和特异度分别为 48.7%、90%。

其他新指标 如抗 II 型胶原抗体等，也被用于 RA 诊断。

临床评价 包括临床应用评价及方法学评价。

临床应用评价 在临床应用各检测项目时，常需注意：①RF 常先于临床症状的出现而呈阳性，在某些病例可提早出现许多年。②RF 阳性的健康人患 RA 的风险较 RF 阴性的人群高 5～40 倍，患病率约为 5%。③RF 对 RA 并非特异，在许多风湿性疾病、慢性感染（如丙型病毒性肝炎、亚急性感染性心内膜炎）和恶性肿瘤中也可查及（表）。无明显临床症状的高龄人群中，RF 阳性率达到 20%，因此不能仅根据 RF 阳性，就作出 RA 诊断。④RF 阳性对于 RA 与下列疾病的鉴别诊断很有意义，如银屑病性关节炎、强直性脊髓炎、痛风、骨性关节炎等，后者的 RF 阳性率在正常人群范围之内。⑤高效价 RF 对 RA 的诊断更具特异性。对于发生快速的进展性关节损伤和关节外症状，如皮下类风湿结节、多神经损伤、脉管炎、浆膜炎或干燥症的 RA 患者，常查及高效价 RF。⑥RF 效价的变化可用于疗效检测，但 RF 效价与疾病活动程度之间的关系不确定。⑦ AKA、APF、抗RA33 和抗 Sa 等抗体中，除 APF和 AKA 可能有相关性外，分别独立地与 RA 相关，与 RF 无相关性。⑧RA 患者体内还可查及某些与其他自身免疫病相关的自身抗体，如抗核抗体（30%）、抗 SSA（≤4%）、核周型抗中性粒细胞质抗体（≤ 32%）、dsDNA（偶见）和抗组蛋白等，上述及其他自身抗体阳性者，应主要考虑非RA 的其他诊断。

方法学评价 临床上选择各检测项目时，需注意：①凝集试验和免疫散射比浊法主要用于检测 IgM 类 RF，对 IgG 类 RF 和 IgA类 RF 只能检测到很少部分或仅仅一部分。②ELISA 法运用不同的二抗，可以检测 IgG、IgA、IgM类 RF，但成本较高。③大多数方法都可检测关节滑膜液中的 RF，可用 100U/ml 的透明质酸酶预处理关节滑膜液，以去除其高黏稠

性；RA 患者关节滑膜液中的 RF效价与血清水平相似；RA 患者的滑膜液微混浊，黏稠度低，根据白细胞计数及分类、白蛋白和透明质酸的测定结果可以判断滑膜病变损害程度。

（欧启水）

xìtǒngxìng hóngbānlángchuāng shíyàn zhěnduàn

系统性红斑狼疮实验诊断

（laboratory diagnosis of systemic lupus erythematosus） 系统性红斑狼疮（SLE）是一种累及多器官的系统性自身免疫病，易发于育龄期女性，其血清中通常可检测到以抗核抗体（ANA）为代表的多种自身抗体，这些自身抗体与相应抗原结合形成免疫复合物可沉积在心血管结缔组织、肾小球基底膜、浆膜和多种脏器小血管壁上并激活补体，吸引中性粒细胞和淋巴细胞造成局部慢性炎性损伤，高效价 ANA 和免疫

学异常对 SLE 具有重要的诊断价值。SLE 实验诊断主要是利用实验室技术手段检测 SLE 患者血液中的自身抗体等实验室指标，结合临床对 SLE 进行诊断。

实验检测 包括筛选试验和确诊试验。

筛选试验 抗核抗体是诊断SLE 的首选的筛选性试验。以HEp-2 细胞为底物的间接免疫荧光法（IIF）检测 ANA 是 SLE 临床诊断与鉴别诊断最为重要的筛选试验。ANA 阳性者需进一步检测 ANA 亚类，即进一步明确 ANA抗体谱的种类，对于疾病诊断、临床分型、病情观测、预后及治疗评价都具有重要意义。

确诊试验 主要包括：①抗dsDNA 抗体、抗 Sm 抗体、抗 rip-P 抗体检测。②抗增殖细胞核抗原（PCNA）抗体检测。③抗核小体抗体（AnuA）检测。④抗心磷脂抗体（ACA）检测。⑤狼疮抗凝物（LA）检测。

实验诊断 实验室检测是SLE 实验诊断的重要内容，但SLE 诊断必须密切联系临床综合判断。

实验诊断路径 见图。

实验诊断指标 主要包括：抗核抗体阳性、免疫学异常、血液系统和肾脏系统实验室检测异常，其中高效价 ANA 和免疫学异常最具有诊断价值。

抗核抗体 ANA 阳性为 SLE的诊断标准之一，但不是 SLE 的特异性诊断指标；95%以上未经治疗的 SLE 患者均可检测出ANA；有约 5%的 SLE 患者 ANA可为阴性，临床诊断时应结合其他诊断指标和临床症状进行综合分析。ANA 也可见于药物性狼疮、混合性结缔组织病（MCTD）、类风湿关节炎（RA）和系统性硬化

表 各种疾病中类风湿因子的阳性率

疾病	阳性率（%）
类风湿关节炎	70~90
系统性红斑狼疮	15~35
干燥综合征	75~95
混合性结缔组织病	50~60
系统性干燥症	20~30
Ⅱ型混合性冷球蛋白血症	100*
亚急性细菌性心内膜炎	25~65
寄生虫，如锥虫、疟原虫、血吸虫、毛形线虫等感染	20~90
慢性肝炎	15~70
病毒，如乙型肝炎病毒、巨细胞病毒等感染后	15~65
慢性活动性肺病，如肺纤维化、硅肺、石棉沉着病	10~50
其他细菌，如沙门菌、布鲁菌感染后	5~60
慢性肉样瘤病	5~30
系统性脉管炎	5~20
肿瘤放/化疗后	5~25
健康人>70 岁	10~25

注：*单克隆 IgM 类 RF

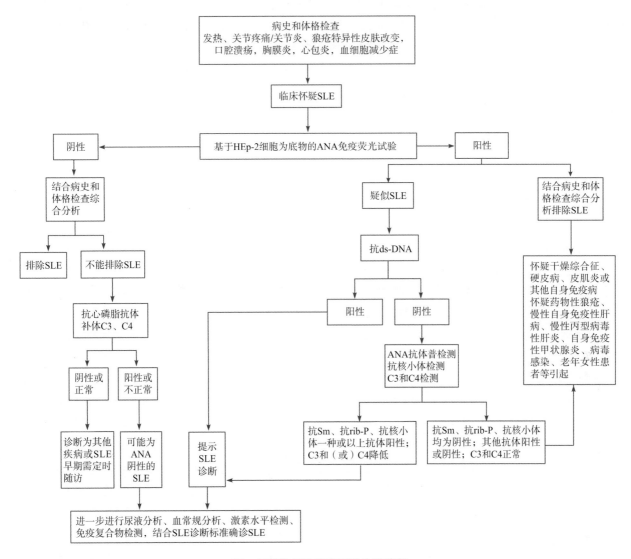

图 系统性红斑狼疮实验诊断路径

病等其他自身免疫病；在感染、肿瘤及少数正常人中也可检测到低效价的 ANA。ANA 阳性者需进一步检测 ANA 亚类，即进一步明确 ANA 抗体谱的种类，对于疾病诊断、临床分型、病情观测、预后及治疗评价都具有重要意义。

抗 dsDNA 抗体、抗 Sm 抗体、抗 rip-P 抗体 三种自身抗体均为 SLE 的特异性标记抗体，怀疑 SLE 患者、ANA 筛选结果为阳性患者需进一步检测这三种抗体，三种自身抗体中的一种或以上阳性时，则支持 SLE 的诊断。抗体阳性种类越多，其诊断预示价值越大，但阴性并不能排除 SLE。

抗 dsDNA 抗体作为 SLE 的诊断标准之一，其与 SLE 的疾病活动度平行，冲击治疗时，该抗体效价会显著降低，甚至转为阴性；抗 Sm 抗体同样作为 SLE 的诊断标准之一，其浓度水平不与 SLE 疾病的活动度相关，但具有高度诊断特异性；抗 rib-P 抗体与中枢神经损伤型 SLE 相关。

抗 PCNA 抗体 SLE 另一标志性抗体，对 SLE 有很高的特异性，该抗体很少见于其他疾病，但其检测灵敏度仅为 3%～6%。抗 PNCA 抗体可能与 SLE 患者发生弥漫性增殖性肾小球肾炎相关。

抗核小体抗体 SLE 诊断的

特异性大于 98%，阳性率为 70%～90%，高于抗 dsDNA 抗体，对于非活动期的患者，该抗体的出现比抗 dsDNA 抗体早，因此不但有助于提高 SLE 的诊断率，还有助于早期诊断。该抗体还是 SLE 病情恶化的早期标志，定期检测有助于病情观察。

抗心磷脂抗体 ACA 阳性的 SLE 患者发生血管炎、溶血性贫血、心脏及中枢神经系统损害的几率明显高于 ACA 阴性者。

狼疮抗凝物 LA 是一种磷脂依赖性的病理性循环抗凝物质，为免疫球蛋白 IgG、IgM 或两者混合型的抗磷脂抗体，主要存在于

SLE 等自身免疫病和肿瘤患者，也可见于动、静脉血栓形成及习惯性流产患者。LA 是 SLE 实验室诊断的指标之一，其阳性对于 SLE 的诊断与病程发展具有重要提示价值。

鉴别诊断　SLE 临床表现复杂多变，常累及多脏器，自身免疫病如：MCTD、RA、多发性肌炎/皮肌炎等具有类似或交叉重叠的临床表现。为了能更好地进行鉴别诊断，除了临床表现有所不同之外，还应检测其他特异性检测指标，如抗 RNP 抗体是诊断 MCTD 的诊断标准之一；抗 CCP 抗体对于 RA 具有较高的诊断特异性；抗 Jo-1 抗体是诊断多发性肌炎/皮肌炎的较好实验室指标。临床上也应考虑多种自身免疫病合并（重叠综合征）的可能性。此外，SLE 患者血清常存在抗磷脂抗体，试验使用磷脂抗原与梅毒非特异抗体试验的抗原有共同抗原成分，故该抗体可致梅毒非特异抗体试验假阳性反应，为了排除梅毒可以通过梅毒螺旋体特异抗体试验（如 TPPA、TPHA）。

临床评价　抗核抗体是临床诊断 SLE 的最敏感的实验室指标。该抗体属于一组抗体，因此需要进行 ANA 抗体谱的检测，以确认患者体内出现自身抗体的确切种类，若 SLE 特异性抗体阳性，对于 SLE 的诊断具有非常重要的提示价值。上述指标的检测结果会受到多种因素的影响，如实验方法、操作者、检测仪器及样本保存时间等，这些因素会导致不同实验室间检测结果存在明显差异，从而影响临床诊断。为此，采用行业推荐方法和按标准化操作指南进行实验可以尽量减少检测结果的差异。

（武永康）

gānzào zōnghézhēng shíyàn zhěnduàn

干燥综合征实验诊断（laboratory diagnosis of SjÖgren syndrome）

干燥综合征（SS）是一种以侵犯涎腺和泪腺等外分泌腺，具有高度淋巴细胞浸润为特征的慢性自身免疫性炎性疾病。最常见口干和眼干等临床症状，亦可发生皮肤、鼻、气管、支气管局部浅表部位干燥，系统损害表现有关节炎、肾结石、肾小管酸中毒、肺部炎症及纤维化、外周神经功能紊乱精神异常和淋巴瘤等。其中，伴发于类风湿关节炎（RA）、系统性红斑狼疮（SLE）、系统性硬化病（SSc）等疾病的称为继发性干燥综合征，约 20% 的 RA 患者合并继发性 SS；没有潜在疾病的称为原发性干燥综合征。原发性干燥综合征在中国的患病率大约是 0.3%，其他国家的患病率是 0.5%～1%，女性与男性的比例是 9∶1。SS 有两个发病高峰，一个是 20～30 岁，另一个是 50 岁中期绝经期后。SS 患者的主要免疫学特征包括：①CD4$^+$T 细胞和 B 细胞浸润涎腺和泪腺。②血清中抗核抗体（ANA）多为阳性，主要是抗核蛋白 SSA 和 SSB 抗体阳性。③90% 以上患者多克隆免疫球蛋白水平明显升高。④呈人类白细胞抗原（HLA）基因连锁遗传。抗 SSA 的形成与 HLA-DR3 有关。

实验检测　①尿液及血清生化检查：反映 SS 患者的肾功能损害。②SS 相关的自身抗体检测：包括抗 SSA 抗体（见抗 SSA 抗体检测）、抗 SSB 抗体（见抗 SSB 抗体检测）、抗 α-胞衬蛋白抗体、类风湿因子（RF）等检测。③免疫球蛋白检测：反映 SS 患者的免疫球蛋白是否多克隆升高。

实验诊断　原发性 SS 常见的自身抗体包括抗核抗体（ANA）（50%～80%）、RF（60%～90%）、抗 SSA 抗体（40%～70%）、抗 SSB 抗体（30%～50%）以及抗 ssDNA（13%）。抗 SSB 抗体对原发性 SS 相对特异，抗 SSA 抗体可在单独 SS 或者合并 SLE 的 SS 中出现，合并 RA 和 SS 的患者既无抗 SSA 抗体，也无抗 SSB 抗体。通过抗 SSA 抗体与抗 SSB 抗体检测，并密切结合临床，可以对 SS 进行实验诊断，且对 SS 的鉴别诊断及孕妇产前监测有重要的意义。

抗 SSA 抗体检测　抗 SSA 抗体识别的表位位于细胞内与小核糖核酸 hY1、hY3、hY4、hY5 所形成复合物的两种蛋白质上。原发性 SS 患者体内抗 SSA 抗体阳性率可达到 70%～100%，而在 SLE 中为 24%～60%。抗 SSA 抗体阳性的 SLE 患者常有 SS 或光敏感性疾病，尤其当抗体效价高时。更重要的是，这些患者抗 SSB 抗体通常也为阳性，据此可与原发性 SS 相鉴别。抗 SSA 抗体和抗 SSB 抗体阳性的原发性 SS 患者通常表现出更多的腺体外症状，如脉管炎、淋巴结病。

抗 SSB 抗体检测　抗 SSB 抗体的靶抗原为 RNA 聚合酶 Ⅲ 的辅助蛋白。其临床意义与抗 SSA 抗体相似，但其临床灵敏度较低，可见于 40%～90% 原发性 SS 患者，9%～35% SLE 患者和约 75% 的先天性心脏病和新生儿狼疮患者。

产前监测　抗 SSA 抗体和抗 SSB 抗体可作为孕妇的产前监视指标。孕妇带有先天性心脏病、狼疮的新生儿，抗 SSA 抗体阳性率达到 100%，抗 SSB 抗体通常也可查及，这些抗体认为是经胎盘获得自身免疫的典型实例。5%～10% 抗 SSA 抗体阳性母亲可生产出先天性心脏病、SLE 患儿，这种风险在抗 SSA/抗 SSB 抗体效价低或者阴性的患者中较低。在妊娠和生产时，大多数母亲不符合 SLE 或原发性 SS 诊断标准，很多人甚至完全无症状。一定时间后，大多数妇女可进展为有中等症状的 SLE、原发性 SS 或结缔组织病。

临床评价 包括临床应用评价及方法学评价。

临床应用评价 抗 SSA 抗体的临床特异性相对较低，健康妇女中抗 SSA 抗体的阳性率超过 0.44%。抗 SSA 抗体检测不能区分原发性或继发性 SS。相反，抗 SSB 抗体的临床特异性较高，即使抗 SSA 抗体阳性的风湿性关节炎患者，抗 SSB 抗体常常也为阴性。SLE 变异型患者，如亚急性皮肤性狼疮（70%~90%）、伴补体 C2 或 C4 缺陷的 SLE（50%~90%），其抗 SSA 抗体阳性率比典型的 SLE 患者高，在这些病例中，抗 SSB 抗体通常是检测不到的。1% 的 SLE 患者，即使在活动期也不能查及 ANA，但60% 的这类病例可查及抗 SSA。

方法学评价 抗 SSA 抗体、抗 SSB 抗体常用检测方法是免疫印迹法、酶联免疫吸附试验和沉淀法。其中：①抗 SSA 抗体经常能在 ANA 阴性的 SLE 患者中查及，特别当以甲醇固定的 HEp-2 细胞为抗原基质且抗 SSA 抗体效价低时，因此，临床怀疑为 SLE 而 ANA 阴性的患者，应检测抗 SSA 抗体。②以 HEp-2 细胞为基质的间接免疫荧光法（IFA）检测中，抗 SSB 抗体为核质细颗粒型，通常为高效价、分裂中期染色阴性；ANA 阴性血清，抗 SSB 抗体通常为阴性；抗 SSB 抗体阳性血清通常抗 SSA 抗体也呈阳性。因此，只有在抗 SSA 抗体阳性时，检测抗 SSB 抗体才有意义。

（欧启水）

duōfāxìngjīyán/píjīyán shíyàn zhěnduàn

多发性肌炎/皮肌炎实验诊断

（laboratory diagnosis of polymyositis/dermatomyositis） 多发性肌炎（PM）和皮肌炎（DM）是一组以对称性近端肌无力和骨骼肌特发性炎症为主要临床表现的炎性肌病，二者共同特点是不同程度的肌无力和肌肉炎症，如同时有皮肤损害则称为皮肌炎。PM 以成年人多见，DM 在儿童中有较高的发病率，但亦可累及成人，女性比男性更多见。某些基因和该病相关，如 DRB1 * 0301 与 PM 有关，人类白细胞抗原（HLA）-DQA10501 与幼年 DM 相关。DM 中浸润肌肉的炎性细胞主要是 B 淋巴细胞和 CD4[+] T 细胞，而在 PM 中，主要是 CD8[+] T 细胞攻击主要组织相容性复合体（MHC）Ⅰ类抗原阳性的肌纤维。

实验检测 ①生化检查：反映肌肉损害情况。②自身抗体检测：含抗 Jo-1（见抗 Jo-1 抗体检测）、抗 Mi-2 等。③肌肉活检：反映肌肉炎症情况。④免疫球蛋白检测：反映机体免疫球蛋白是否呈多克隆升高。⑤疾病活动情况判断：含红细胞沉降率（ESR）和 C 反应蛋白（CRP）检测。

实验诊断 PM/DM 的患者生化检测可见肌酸激酶升高，活动性肌炎中其水平可升高 50 倍，肌酸激酶升高是 PM/DM 的诊断标准之一；天冬氨酸转氨酶、丙氨酸转氨酶、乳酸脱氢酶等水平也可以升高。疾病活动期可见多克隆免疫球蛋白升高、ESR 加快和 CRP 升高。对于怀疑 PM/DM 的患者，最主要的实验诊断指标是自身抗体的检测。其中抗核抗体阳性检出率为 30%~50%，荧光模型为胞质型或核质细颗粒型；抗 Jo-1 抗体在 PM/DM 中阳性率为 20%~40%，但极少在儿童中查及，90% 以上抗 Jo-1 阳性的白种人患者具有 HLA-DR3；抗 Mi-2 阳性的诊断特异性高，20% 的 DM 患者抗 Mi-2 抗体阳性，也可见于青少年，几乎所有抗 Mi-2 阳性患者都携带有 HLA-DR7。

（欧启水）

zìshēn miǎnyìxìng gānyán shíyàn zhěnduàn

自身免疫性肝炎实验诊断

（laboratory diagnosis of autoimmune hepatitis） 自身免疫性肝炎（AIH）是一类以自身免疫反应为基础，伴多种自身抗体、高免疫球蛋白血症为特征的慢性肝脏炎性疾病。AIH 任何年龄均可发病，具有以下主要特征：①与其他自身免疫病相似，多发于女性（女：男>8：1）。②常可出现高丙种免疫球蛋白血症，器官特异性自身抗体，如肝膜抗体和抗肝特异性蛋白抗体；常可检出非器官特异性自身抗体，如抗核抗体（ANA）、抗线粒体抗体（AMA）、抗肝肾微粒体抗体（抗 LKM）等。③临床上常见其家庭成员伴有各种自身免疫病，如溶血性贫血、溃疡性结肠炎、甲状腺炎等。④肝脏组织学有明显慢性活动性肝炎改变，在肝门管区碎屑坏死及小叶内浸润的单个核淋巴细胞（以 T 淋巴细胞为主，约 70%）。⑤发病与人类白细胞抗原（HLA）-B8/DR3 有一定的连锁性。⑥各种嗜肝病毒指标检测均为阴性。⑦应用免疫抑制剂治疗可以缓解病情的进展。AIH 的临床表现常同于其他慢性活动性肝病，疾病未得到控制时也可进展为肝硬化。

实验检测 除血细胞分析和肝功能等常规检测外，主要进行免疫学检测。①免疫球蛋白定量：可见各种免疫球蛋白的升高。②自身抗体检测：包括抗核抗体（ANA）、抗平滑肌抗体（SMA）、抗线粒体抗体（AMA）、抗肝肾微粒体抗体（抗 LKM）、抗肝特异性蛋白抗体（抗-LSP）等，慢性肝炎中可出现的自身抗体（见表1）（见自身免疫性肝病相关抗体检测）。③遗传标志：人类白细胞抗原（HLA）分型。④病毒标志检测：反映各型肝炎病毒感染情况。

实验诊断 该病实验诊断要点为：具有肝炎的临床表现和实验室指标的改变，如转氨酶升高、高丙种球蛋白血症等；肝活检为慢性活动性肝炎病理改变；各肝炎病毒血清学标志检测均为阴性，可排除肝炎病毒感染及应用免疫抑制治疗可缓解病情。

诊断指标 免疫学检查对该病的实验诊断十分重要。①部分 AIH 患者可检出血清 ANA 阳性。②AIH 的标志性自身抗体 SMA 的阳性率可达 90%。③部分 Ⅰ 型 AIH 患者血清抗肌动蛋白抗体（抗 actin）阳性。④部分 Ⅱ 型 AIH 患者血清抗 LKM 阳性。⑤部分 Ⅲ 型 AIH 患者血清抗 SLA/抗 LP 阳性。⑥AIH 患者多伴有以 IgG 升高为主的多克隆免疫球蛋白的升高。各种自身抗体在慢性肝炎中的阳性率见表2。

诊断路径 对怀疑为 AIH 的病例，首先应检测与肝功能有关的酶，并排除肝炎病毒感染。几种自身抗体在肝炎鉴别诊断中的作用见图。除了用于 AIH 的诊

表1　慢性肝炎中的自身抗体

自身抗体	英文略语	表位	检测方法	
			基本方法	特殊方法
抗核抗体	ANA	多种核抗原，均质性斑点	IFA	-
抗平滑肌抗体	SMA	多种，肌动蛋白（F，G）	IFA	-
抗可溶性肝抗原抗体	SLA	细胞角蛋白7	-	EIA
抗肝肾微粒体抗体	LKM	P450酶复合物	IFA	EIA
抗中性粒细胞胞质抗体	ANCA	多种，髓过氧化物酶	IFA	EIA
抗线粒体抗体	AMA	丙酮酸脱氢酶复合物	IFA	EIA
抗肝胰抗体	LP	未知	-	EIA
抗肝特异性蛋白抗体	LSP	多种，ASGPR，ADH	-	EIA
抗肝膜抗体	LM	24×10³ 蛋白	-	EIA
去涎酸糖蛋白受体抗体	去 ASGPR	多价	-	EIA

注：IFA：间接免疫荧光试验；EIA：酶免疫试验

表2　慢性肝炎中各种自身抗体的阳性率

诊断	ANA	SMA	SLA	LKM	ASGPR	ANCA	AMA
自身免疫性肝炎（%）	50	70	10	5	75	70	<5
原发性胆汁性肝硬化（%）	<10	10	-	-	<10	<10	95
原发性硬化性胆管炎（%）	5	<10	-	-	-	80	-
乙型病毒性肝炎（%）	5	10	-	-	<10	<10	-
丙型病毒性肝炎（%）	5	5	-	<5	<10	<10	-
丁型病毒性肝炎（%）	5	10	-	10	<5	<10	-
中毒性肝炎（%）	<10	<10	-	-	<10	<10	-
药物性肝炎（%）	5	<10	-	<5	-	<5	-
Wilson 病（%）	-	-	-	-	-	-	-
血色病（%）	-	<5	-	-	-	-	-

断外，慢性病毒性肝炎在使用干扰素治疗之前，也应当检测自身抗体，因为有少数患者在干扰素治疗后会出现自身免疫反应引起的肝衰竭。

分型诊断　根据自身抗体出现的模式，AIH 可分为 3 型（表3）。其中，2 型在成人中少见，仅见于青少年患者，且仅抗 LKM-1 阳性，而 ANA 及 SMA 均为阴性；3 型主要见于妇女，伴有高丙种球蛋白血症。

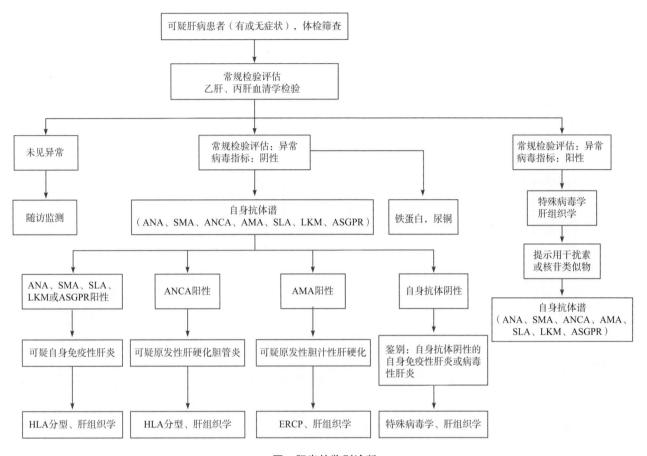

图　肝炎的鉴别诊断

表3　根据自身抗体区分的 AIH 的亚型

表现	1 型	2 型	3 型
标志性自身抗体	ANA、SMA、抗 actin	抗-LKM1、抗-核基序	抗 SLA，排除抗 LP 抗体
推测自身抗原	不明	P450 Ⅱ D6	细胞角蛋白 8 与 18
HCV 感染率（%）	11	44~86	0
年龄（岁）	10~20, 45~70	2~14（成人 4%）	30~50
女性（%）	70	不肯定	90
免疫学疾病（%）	17	34	58
高丙种球蛋白血症	+	+++	+
低 IgA	−	+	−
ANA≥1∶160（%）	67	2	29
SMA≥1∶160（%）	62	0	74
胃壁抗体（%）	4	30	不肯定
抗-PDH-E2（%）	5	0	14
发展成肝硬化（%）	45	82	75
类固醇治疗应答	+++	++	+++

注：抗-PDH-E2：抗丙酮酸脱氢酶 E2 亚基抗体

鉴别诊断 AIH 的临床表现极易与原发性胆汁性肝硬化（PBC）、原发性硬化性胆管炎（PSC）和慢性丙型病毒性肝炎相混淆。AIH 患者中 SMA 的阳性检出率可达 90%，主要为 IgG 型，高效价的 SMA（＞1∶1000）对 AIH 的诊断特异性可达 100%；少数慢性丙型病毒性肝炎患者可出现 SMA，但抗体效价较低，HCV-RNA 阳性可用于鉴别诊断；PSC 患者几乎不能检出 SMA，但可通过胆管造影获得证据。AIH 与其他原因引起的慢性肝病，如肝炎病毒（乙型、丙型及丁型肝炎病毒）以及药物诱发的肝病的鉴别诊断很重要，主要可以根据病史、血清免疫学标志检测结果给予鉴别排除。但应注意到这些情况有时也可出现自身免疫现象，诊断时应加以区别。

临床评价 包括临床应用评价、方法学评价及有关影响因素的评价。

临床应用评价 ANA、SMA、LKM、ASGPR 是 AIH 相对特异性的标志。抗 SLA 几乎只见于 AIH；AMA 为 PBC 特异性抗体；ANCA 主要见于 PSC 和 AIH。抗 LP 抗体仅在 8%～17% 的 AIH 患者中出现，诊断价值不大。通常情况下，如果患者血清中有很高效价的自身抗体，则往往为 AIH。各种自身抗体在慢性肝病中的诊断、预后判断等方面的应用价值见表4。

方法学评价 自身免疫性肝炎中出现的自身抗体的检测方法有间接免疫荧光法（IIF）、免疫印迹法、放射免疫法等，常以人或动物的组织切片作为实验基质。使用基因工程方法表达的重组蛋白作为抗原，可以提高实验的特异性。其中 IIF 是检测 ANA、SMA、LKM、ANCA 和 AMA 的常用方法。

标本等影响因素 自身抗体的检测结果会受到各种因素的影响，如操作者、样本、实验方法等，这些因素导致不同实验室间检测结果存在明显差异，通过实验的标准化和采用商品化的检测试剂盒可以减少这种影响。不论采用哪种方法，血清室温保存时间过长将影响检测结果。

（欧启水）

yuánfāxìng dǎnzhīxìng gānyìnghuà shíyàn zhěnduàn

原发性胆汁性肝硬化实验诊断（laboratory diagnosis of primary biliary cirrhosis）

原发性胆汁性肝硬化（PBC）是肝内小及中等大小胆管的慢性炎症疾病，可导致慢性进行性淤胆型肝炎。T 淋巴细胞对胆管的破坏和闭塞，导致纤维化、肝硬化甚至肝功能衰竭。PBC 常伴抗线粒体抗体（AMA）阳性，结缔组织病或甲状腺功能低下等自身免疫表现。PBC 患者 90% 为女性，年龄一般为 30～65 岁，临床可无任何症状，也可表现为乏力、瘙痒、黄疸等。

实验检测 主要包括：①生化检查：反映患者的胆汁淤积情况和肝细胞的破坏情况，如碱性磷酸酶（ALP）、γ-谷氨酰基转氨酶（γ-GT）等检测。②凝血功能检查：如凝血酶原时间测定。③血脂检测。④血清免疫球蛋白和补体检测。⑤自身抗体检测：为 PBC 的诊断提供重要依据，如 ANA、AMA、SMA 等检测。抗 GP210 抗体和抗 SP100 抗体等一些新的自身抗体也被用于 PBC 的试验检测。

实验诊断 包括实验诊断依据和鉴别诊断。

实验诊断依据 肝功能有关的临床生物化学检测指标异常及有关的血清免疫学指标的异常是 PBC 实验诊断的主要依据。

肝功能试验异常 常表现为胆汁淤积症改变。①几乎全部患者均显示肝源性的 ALP 升高，γ-GT 和 5′-核苷酸酶与 ALP 平行升高。②血清转氨酶仅轻度升高，其波动与预后无关。③PBC 的早期凝血酶原时间、血清白蛋白和胆红素水平正常，如这些指标任何一种显著异常均提示预后不良。④常可以出现血清脂质升高，疾病早期高密度脂蛋白已显著升高，而低密度、极低密度脂蛋白轻度升高。

血清免疫学指标异常 自身抗体检测对于 PBC 的诊断十分重要。①抗线粒体抗体（AMA）及其亚型抗 M2 和 M9（AMA-M2 和 AMA-M9）以及抗核斑膜抗体（200kD）阳性，为 PBC 的特异性诊断标志。其中，AMA 阳性率最高，特别是 AMA-M2 和 AMA-M9 阳性。AMA-M2 可在临床症状和肝功能异常前数年出现。②部分

表4 自身抗体在慢性肝病诊断中的价值

	ANA	SMA	SLA	LKM	ASGPR	ANCA	AMA
灵敏度	+++	+++	++	+++	++	+++	+++
特异性	+	+	++	+	+	+	++
预测疾病	-	-	++	-	-	-	-
预后判断	+	+	-	-	++	-	-

注：+++：＞95%；++：＞90%；+：＞50%；-：＜50%。

PBC 患者外周血中还可检测到 ANA 及 SMA 阳性。③伴有 IgM 升高为主的多克隆免疫球蛋白的升高。其中，70%～80% 的 PBC 患者 IgM 增高，IgA 及 IgG 正常或增高，IgG/IgM 比值下降，血清补体 C3 降低。

鉴别诊断 PBC 诊断时需要与药物诱发性胆汁淤积症、不完全胆管阻塞、原发性硬化性胆管炎、类肉瘤病和肉芽肿性肝炎等疾病相鉴别。鉴别要点是这些疾病中只有 PBC 患者 AMA 阳性，其余疾病均为阴性。PBC 还要与自身免疫性肝炎（AIH）鉴别，某些典型的 AIH 可出现 AMA 试验阳性，但可见丙氨酸转氨酶明显升高、IgG 升高，肝活检改变以及应用类固醇有明显应答可有助于鉴别。这两种疾病可重叠存在，对类固醇治疗不应答或不完全应答，说明可能同时存在二种疾病。

临床评价 包括临床应用评价及方法学评价。

临床应用评价 需注意以下问题：①在 PBC 患者中除抗 M2 抗体外，亦可见到另 3 种类型的 AMA，即抗 M4、M8 和 M9。抗 M4 和抗 M8 主要见于进展期 PBC 患者，亦可见于疾病早期。约 95% 的临床、生化和组织学典型的 PBC 患者血清中，可检出抗 M2 和（或）抗 M9（典型的 PBC）；5% 的患者 AMA 阴性，其中 2.5% 伴有其他 PBC 特异性抗体，例如抗核膜抗体和抗核斑抗体，其余 2.5% 的患者伴有非特异性抗体，如针对细胞骨架（角蛋白）或基底膜成分的抗体（PBC 综合征）。②在 PBC 患者偶可检出在 AIH 中常出现的抗体，如抗核抗体、抗平滑肌抗体、抗肝胰抗体和抗肝肾微粒体抗体。③AMA 的效价水平及抗原亚型与

PBC 病情无关，在临床症状出现之前数年即可阳性，应用药物治疗或肝移植成功后，血清 AMA 亦不消失。④AMA 阳性的 PBC 患者中约 25% 抗 gp210 抗体阳性，而 AMA 阴性的患者中该抗体阳性率可达 50%。抗 gp210 抗体诊断 PBC 的特异性达 99%，并且可作为 PBC 患者的预后指标，阳性提示预后不良。

方法学评价 AMA 可采用免疫荧光法、补体结合法、酶联免疫吸附试验以及免疫印迹法检出。

（欧启水）

qiángzhíxìng jǐzhùyán shíyàn zhěnduàn

强直性脊柱炎实验诊断 （laboratory diagnosis of ankylosing spondylitis）

强直性脊柱炎（AS）是以骶关节炎及中轴关节病变为特征的慢性炎性脊柱关节炎。病因不明，好发于 10～40 岁，发病高峰为 20～30 岁，40 岁以后发病者少见，但幼年 AS 可很早发病。男性发病较多，男女患病比例为（3～10）∶1。主要表现为脊柱和外关节炎，有明显家族性发病倾向，多数成年患者根据临床资料即可诊断。在 AS 患者中，出现骶髂关节炎的男女比例大致相等，但一般男性发病较重，进展快，出现进行性脊柱病变者较多；而女性临床症状则较轻，脊柱受累也较男性为少。中国 AS 患者 HLA-B27 阳性率达 90%，提示 HLA-B27 与 AS 具有明显的相关性，且该病患者抗核抗体（ANA）和类风湿因子（RF）均为阴性，三者均可作为 AS 诊断的重要参考指标。由于 ANA 和 RF 均为阴性，该病又称血清阴性脊柱关节病。

实验检测 AS 无特异性的实验室指标异常。急性期可见红细胞沉降率（ESR）及 C 反应蛋白（CRP）升高。血清 IgA、循环免疫复合物亦可升高。由于有骨侵袭和骨炎，可有血清碱性磷酸酶（ALP）升高，该指标似与病变广泛程度有关，而与疾病活动性程度无关。磷酸肌酸激酶可能升高，与病情活动关系较为密切。

实验诊断 临床常用的 AS 诊断标准为 1984 年纽约修订的 AS 诊断标准，其主要依据临床症状、体征和影像学资料，该诊断标准虽然敏感性较好，但忽略了 AS 的早期症状，使许多表现轻微的 AS 患者长期不能确诊。

AS 主要免疫学特征 ①HLA-B27 阳性率达 90%。②血清中 ANA 阴性。③血清中 RF 阴性。④疾病活动期患者有多克隆免疫球蛋白水平的明显升高。⑤疾病活动期患者有 ESR 加快和 CRP 的升高。以上免疫学指标为 AS 的诊断和鉴别诊断提供帮助。

鉴别诊断 该病应与脊柱先天性畸形、椎间盘病变、椎骨压缩性骨折、椎骨结核、脊柱转移瘤、致密性髂骨炎、外伤性腰痛等疾病相鉴别。

临床评价 包括临床应用评价及方法学评价。

临床应用评价 对于有慢性炎性背痛的青少年，特别是缺乏足够的骶髂关节炎影像学证据时，HLA-B27 检测有助于 AS 诊断。由于类风湿关节炎（RA）临床症状与 AS 相似，临床上检测针对 RA 较为特异的 RF、抗角蛋白抗体（AKA）和抗环瓜氨酸肽（CCP）抗体可与 AS 进行鉴别诊断。AS 患者三项自身抗体为阴性，若三项检测指标中的一项甚至三项出现阳性时，则应考虑 RA 或两种疾病重叠的可能性。约 90% AS 患者 HLA-B27 阳性，故

HLA-B27 检查对 AS 诊断有参考价值，但 HLA-B27 阴性不能排除本病。正常人群中亦有 4%～8% 的人 HLA-B27 阳性。

方法学评价 HLA-B27 检测可以用流式细胞术、细胞学和分子生物学等方法，这些方法的检测结果均较可靠。

（欧启水）

miǎnyìquēxiànbìng shíyàn zhěnduàn

免疫缺陷病实验诊断

（laboratory diagnosis of immunodeficiency disease） 免疫缺陷病（IDD）是遗传因素或其他因素造成免疫系统先天发育障碍或后天损伤所引起的各种临床综合征。

按其病因分为两大类。①原发性免疫缺陷病：是遗传因素或先天性免疫系统发育不良引起免疫系统功能缺陷所致的疾病。随着基础免疫学的日益发展和检测水平的不断提高，这组疾病的病种也日益增多，包括原发性 B 细胞缺陷病、原发性 T 细胞缺陷病、原发性联合免疫缺陷病、原发性吞噬细胞缺陷病、原发性补体系统缺陷病（见原发性免疫缺陷病实验诊断）。按其免疫功能受损类型可分为体液免疫缺陷（B 细胞）、细胞免疫缺陷（T 细胞）、联合免疫缺陷（T、B 细胞）、吞噬细胞功能缺陷和补体缺陷 5 类。②继发性免疫缺陷病：则是恶性肿瘤、感染、代谢性疾病、营养不良和放射线等诱发因素以及药物作用所导致的免疫功能障碍引起的疾病（见继发性免疫缺陷病实验诊断）。按其免疫功能受损类型可分为继发性 T 细胞功能缺陷、继发性低丙种球蛋白血症、继发性吞噬细胞缺陷和继发性补体缺陷 4 类。

不同类型 IDD 的临床表现各异，与其缺陷的成分、程度、范围有关，但是均具有以下共同临床特征：①易感染。②易伴发恶性肿瘤。③易伴发自身免疫病。④具有遗传倾向。

实验检测 包括以下内容。

一般实验室检测 包括血细胞计数、骨髓检查、淋巴结活检、直肠黏膜活检和胸部 X 线检查。

体液免疫缺陷检测 包括 B 细胞数量检测、血清总免疫球蛋白及血清各类免疫球蛋白的测定、同种血型凝集素的测定、抗体产生能力的测定，特别是特异性抗体产生能力的测定和噬菌体试验。

细胞免疫缺陷检测 包括 T 细胞数量、亚群及功能测定。T 细胞表面存在的分化抗原通过特异性单克隆抗体进行流式细胞术分析，是诊断细胞免疫最有价值的试验。T 细胞功能的检测包括皮肤实验、T 细胞增殖反应试验和细胞因子分泌试验。

吞噬细胞缺陷检测 包括中性粒细胞计数、趋化功能检测、吞噬和杀伤试验、硝基蓝四氮唑还原试验。

补体系统缺陷检测 包括血清总补体活性检测、C3 和 C4 含量检测、补体裂解产物测定。

其他 同时通过基因检测，对一些原发性免疫缺陷病的染色体 DNA 进行序列分析，检测是否存在与缺陷相关的基因突变或缺损的部位。

实验诊断 主要依据体液免疫功能、细胞免疫功能以及对吞噬细胞及补体系统等方面的实验检测（见原发性免疫缺陷病实验诊断）。

体液免疫缺陷 体内 B 淋巴细胞数量减低或分化过程发生障碍，导致血清免疫球蛋白缺乏。

细胞免疫缺陷 体内 T 淋巴细胞数量及功能均存在不同程度的缺陷或缺失。

吞噬细胞缺陷 患者体内粒系细胞减少或缺如，白细胞趋化功能及吞噬杀菌功能下降。

补体系统缺陷 患者的血清总补体及单个补体成分均下降。

临床评价 IDD 的病因及临床表现多种多样，实验室检测也是多方面、综合性的。主要涉及体液免疫、细胞免疫、补体和吞噬细胞等方面的检测。除了采用免疫学方法、分子生物学方法外，一些常规的和特殊的检测手段，如血液检查、胸腺、皮肤、淋巴结活检等对确诊和明确分型也极为重要。

（姜拥军）

yuánfāxìng miǎnyìquēxiànbìng shíyàn zhěnduàn

原发性免疫缺陷病实验诊断

（laboratory diagnosis of primary immunodeficiency disease） 原发性免疫缺陷病（PID）是免疫系统的遗传缺陷或先天发育不全所致的临床综合征，又称先天性免疫缺陷病。人群中总发病率约为 0.01%。PID 的种类已多达 110 余种，按其累及的免疫成分不同，可分为原发性 B 细胞免疫缺陷病、原发性 T 细胞免疫缺陷病、原发性联合免疫缺陷病、原发性吞噬细胞缺陷病和原发性补体系统缺陷病。在临床上，PID 患者主要表现为反复感染、肿瘤及自身免疫病，具有遗传倾向，病理损伤复杂多样。因其免疫系统受损的组分不同，临床表现亦各异，并可同时累及多系统、多器官，出现复杂的功能障碍和症状，且患同一种免疫缺陷病的不同患者，也可以有不同临床表现。

实验检测 针对 PID，可用多种实验室检测方法，包括血液检查、骨髓检查、淋巴结活检、直肠黏膜活检，以及体液免疫功能、细胞免疫功能、吞噬功能及补体系统的检测。随着分子生物学技术的发展，已对某些 PID 的基因突变或者缺陷进行了定位，不仅可用于诊断，还为阐明其发病机制、确定治疗方案奠定了基础（表）。

实验诊断 包括以下内容。

一般实验室诊断 ①血液检查：外周血淋巴细胞绝对值对诊断 PID 很有价值，大部分重症联合免疫缺陷和胸腺发育不良患儿淋巴细胞计数多在 1.0×10^9/L 以下，但淋巴细胞计数正常也不能排除 PID。②骨髓检查：可鉴别诊断其他疾病，确定前 B 细胞和浆细胞是否存在。③淋巴结活检：是免疫缺陷病的常规检查项目，根据淋巴细胞数量和分布情况有助于诊断，也可以用疫苗做淋巴结局部免疫接种，观察有无局部淋巴细胞的增殖反应，对 B 细胞缺陷的诊断也有帮助。④直肠黏膜活检：用荧光抗体可检测到直肠黏膜下固有层大量 IgA 抗体的分泌细胞，B 细胞缺陷时上述细胞显著减少甚至缺如。⑤胸部 X 线检查：侧位胸片若不见胸腺阴影，提示有 T 细胞缺陷。

体液免疫功能的实验诊断 ①免疫球蛋白（Ig）定量检测：体液免疫缺陷患者，血清免疫球蛋白缺乏，通常测定 IgM、IgG 及其亚类，IgA 及其亚类以及微量的 IgE。②B 细胞数量和功能检测：主要用于辅助诊断体液免疫缺陷病。③分泌抗体功能的检测：同种血型凝集素含量减低，提示抗体的功能缺陷，凝集素、溶血素等 IgG 抗体的测定也说明血清 IgG 的状态。接种疫苗后，检测抗体

表 PID 基因突变及实验室检测

疾病	相关基因	实验检测
X 连锁慢性肉芽肿病	*gp91phox*	硝基蓝四氮唑（NBT）还原试验、gp91phox 蛋白印迹法、基因突变分析
X 连锁无丙种球蛋白血症	Bruton 酪氨酸激酶（*Btk*）	*Btk* 免疫印迹法或流式细胞术（FCM）分析基因突变
X 连锁重症联合免疫缺陷病	普通 γ 链（γc）	FCM 分析 γc 的表达、基因突变分析
X 连锁高 IgM 综合征	*TNFSF*5（CD154）	FCM 分析活化 T 细胞 CD154 表达基因突变分析
威斯科特－奥尔德里奇（Wiskott-Aldrich）综合征（WAS）	WAS 蛋白（*WASP*）	免疫印迹法、基因突变分析
邓肯（Duncan）综合征	淋巴信号活化分子相关蛋白（*SAP*）	SAP 蛋白印迹法、基因突变分析
备解素缺陷	备解素	备解素水平
常染色体重症联合免疫缺陷病	腺苷脱氢酶（ADA）	红细胞 ADA 水平及代谢分析
	嘌呤核苷磷酸化酶（PNP）	红细胞 PNP 水平及代谢分析
	*RAG*1 和 *RAG*2	*RAG*1 和 *RAG*2 基因突变分析
	CD3γ/CD3ε	FCM 分析 CD3 基因突变分析
	*ZAP*70	基因突变分析
	*JAK*3	FCM 分析 *JAK*3 表达及基因突变分析
	IL-7Rα	FCM 分析 IL-7Rα 表达及基因突变分析
白细胞黏附缺陷症	CD11/CD18	FCM 分析 CD11/CD18 表达及基因突变分析
慢性肉芽肿病	*p47phox*	ph47phox、ph67phox、ph22phox 蛋白印迹，基因突变分析
	ph67phox	
	ph22phox	
白细胞异常色素减退综合征	*LYST*	巨包涵体检查、*LYST* 基因突变分析
MHC Ⅱ 类分子缺陷	C Ⅱ TA	FCM 分析 HLA-DR 表达及基因突变分析
	RFXANK	
	*RFX*5	
	RFXAP	
MHC Ⅰ 类分子缺陷	*TAP*2、*TAP*1	FCM 分析 HLA Ⅰ 分子表达
自身免疫性淋巴增殖综合征	*APT*1（*Fas*）、*Caspase*10	FCM 分析 *Fas* 表达、凋亡实验、基因突变分析
共济失调毛细血管扩张症	*ATM*	DNA 辐射敏感性分析、基因突变分析

产生情况也是判断抗体为主的免疫缺陷的一种有效方法。

细胞免疫功能的实验诊断 ①T 细胞数量的检测：是诊断细胞免疫最有价值的试验。②淋巴细胞增殖试验：是判断 T 细胞功能的一项常用的体外免疫学检测指标，可得出淋巴细胞转化率，及其对刺激物的应答能力。③Ⅳ型变态反应：是常用的反映机体细胞免疫状态的体内检测方法，正常为阳性，如果为阴性，表示受试者细胞免疫功能低下或缺陷。

吞噬细胞缺陷病的实验诊断 ①中性粒细胞计数：外周血中性粒细胞计数婴儿低于 $1.0 \times 10^9/L$，儿童 $< 1.5 \times 10^9/L$，成人$<1.8 \times 10^9/L$ 时可认为是中性粒细胞减少症，骨髓检查可了解粒系细胞是否有减少或缺如。②白细胞趋化试验：观察中性粒细胞或单核细胞的移动，测定细胞朝向趋化性吸引物（趋化因子）的移动能力，一旦移动能力减弱则表示趋化功能受损。③白细胞或单核细胞吞噬功能和杀菌功能检测：根据其吞噬和杀菌情况判断细胞的各项功能。在慢性肉芽肿和粒细胞过氧化物酶缺乏症等疾病时，白细胞吞噬功能虽然正常，但并不能杀伤和消化所吞入的细菌，故其白细胞杀菌能力明显降低。

补体系统缺陷病的实验诊断 血清总补体活性检测是诊断补体系统缺陷病的重要方法。但是在临床上，除了 C3 明显降低时会影响血清总补体活性，其他补体成分对其影响很小，血清总补体活性仍可能还在正常范围，此时检测单个补体成分对临床很重要。由于补体 C3 在两条激活途径中被激活时均产生补体裂解产物 C3d，因此 C3d 检测具有重要意义。

临床评价 免疫球蛋白定量检测采用自动化免疫浊度测定，分析装置可自动识别抗原过剩，很好地解决了"钩状效应"的问题。血清胆红素、血红蛋白和乳糜微粒等会影响免疫比浊法检测结果。淋巴细胞增殖试验中，淋巴细胞培养时的各种条件对淋巴转化实验结果影响很大，特别是形态学方法。白细胞趋化试验加入趋化因子和细胞悬液时应注意避免加入气泡，以防止气泡妨碍细胞的移动作用。细胞数和培养时间应随滤膜孔径而改变，须事先选择好最适条件。在血清总补体活性检测时应注意待测血清应新鲜，实验温度、时间等条件实现标准化。

（姜拥军）

X liánsuǒ wúbǐngzhǒng qiúdànbái xuèzhèng shíyàn zhěnduàn

X 连锁无丙种球蛋白血症实验诊断（laboratory diagnosis of X-linked agammaglobulinemia）

X 连锁无丙种球蛋白血症（XLA）是一种典型的先天性 B 细胞缺陷病，也是最主要的以抗体缺陷为主的原发性免疫缺陷病，又称布鲁顿（Bruton）综合征。该病的发生与 Bruton 酪氨酸激酶（Btk）缺陷有关。编码 Btk 的基因位于性染色体长臂 2 区 1 带 3 亚带至 2 区 2 带（Xq21.3-22）。当该基因发生任何突变时，Btk 酶活力减低、功能障碍，使得 B 细胞发育过程中的信号传导受阻，导致 B 细胞发育停滞于前 B 细胞阶段，影响 B 细胞分化成熟，导致成熟 B 细胞数量明显减少，不能合成免疫球蛋白（Ig）。该病属于 X 连锁隐性遗传，一条染色体带有缺陷基因但表型正常的母亲如将缺陷基因遗传给儿子，可致其发病；遗传给女儿，可使其成为携带者。患儿多在出生 5~6 个月后发生反复化脓性细菌感染，包括中耳炎、鼻窦炎、支气管炎、肺炎、皮肤感染、败血症等。常见的易感病原体为葡萄球菌、肺炎链球菌、溶血性链球菌、流行性感冒杆菌等。患者细胞免疫功能正常，对胞内感染仍有较强的抵抗力。其免疫学主要特征为：血清中各类 Ig 含量低下，外周血成熟 B 细胞和浆细胞几乎为零，淋巴结无生发中心，患者接种抗原后不产生抗体应答，但 T 细胞数量和功能正常。

实验检测 主要针对体液免疫功能进行检测，包括血清总 Ig 及各类 Ig 水平测定、B 细胞数量和功能等相关测定、Btk 基因和蛋白分析检测、抗原刺激下抗体反应测定等。还有一些其他检查，如淋巴结及扁桃体活检生发中心和浆细胞、骨髓查浆细胞等。Btk 蛋白和基因分析是确诊试验。Btk 的蛋白表达可用流式细胞术或免疫印迹法来分析。Btk 基因突变可通过 DNA 直接测序进行检测。

实验诊断 包括实验诊断途径和鉴别诊断。

实验诊断途径 可从以下几方面进行诊断：①血清总 Ig $< 2.5g/L$，IgG $< 2g/L$，IgA、IgM、IgD、IgE 含量极低或缺如，细胞免疫功能正常，是诊断本病的要点。②白细胞计数和分类正常，外周血循环中缺乏成熟的 B 细胞，T 细胞百分比上升，T/B 细胞比值上升；淋巴细胞不表达细胞膜表面特异性免疫球蛋白或其他 B 细胞表面分子，如 CD19、CD10 等。③Btk 蛋白和基因分析显示 Btk 缺陷或基因突变。④淋巴结结构中有生发中心缺如，滤泡发育差，缺乏浆细胞。⑤预防接种后检测抗体发现，接种灭活疫苗后无或产生较弱的抗体；注入新抗

原，可发现由于无抗体产生或抗体合成受抑而导致抗原清除延迟。根据上述实验室检测特点及出生5~6个月后反复化脓感染、多为男孩发病、母系家族中有类似表现的男性患者等，可诊断本病。

鉴别诊断　XLA需要与其他原因引起的低丙种球蛋白血症相鉴别。①婴儿暂时性丙种球蛋白缺乏症：本病血清总Ig水平不<3g/L，IgG不<2g/L，一般于生后18~30个月时自然恢复正常。②重症联合免疫缺陷病（SCID）：发病年龄较XLA更早，多于出生后不久即开始发病，病程严重，外周血T细胞和B细胞数量均显著减低，三种Ig均甚低或检测不到。T细胞功能发生严重缺陷，全身淋巴组织发育不良，胸腺甚小，多<2g，且缺乏胸腺小体。预后较XLA更差。③慢性吸收不良综合征与重度营养不良：患儿同时存在血浆低蛋白血症和低白蛋白血症，而低丙种球蛋白血症的程度较轻，达不到XLA的程度。④伴有生长激素缺乏的无丙种球蛋白血症：该病与XLA相同，也表现为体液免疫缺陷而细胞免疫正常，同时伴有生长激素缺乏，患者身材矮小，生长受累。⑤伴IgM增高性免疫缺陷病：患儿有严重的反复化脓感染，常合并血液系统疾病如白细胞减少、溶血性贫血、再生障碍性贫血等。实验室检查特征是IgM增高或正常，而其他Ig减低，说明Ig类别转换障碍，病理检查可见淋巴结的滤泡和生发中心数量减少。⑥选择性IgA缺陷症：是最常见、最轻度的免疫缺陷病。实验室检查可见血清IgA<50mg/L，甚至消失，分泌型IgA水平显著降低，而其他免疫球蛋白正常，外周血B细胞计数正常，细胞免疫功能

正常。有些患者会产生抗甲状腺球蛋白、胃壁细胞、平滑肌细胞、胶原等抗体。

临床评价　XLA的主要实验室诊断特点是血清Ig含量极低或完全缺陷；在抗原刺激下不能产生相应的特异性抗体；外周血循环中缺乏成熟的B细胞。针对上述检测特点，可进行有针对性的实验室检测，临床较为常用检测是总Ig、各类Ig和B细胞数量。

（姜拥军）

xuǎnzéxìng IgA quēfázhèng shíyàn zhěnduàn

选择性IgA缺乏症实验诊断

（laboratory diagnosis of selective IgA deficiency）　选择性IgA缺乏症是免疫缺陷病（IDD）中最常见的类型，占原发性IDD的60%以上。该病大多数患者无症状，偶尔于检查时发现。有些患者自幼出现的反复呼吸系统感染是本病最常见的症状，这主要是呼吸道黏膜缺乏分泌型IgA所致。该病特征为血清IgA和分泌液中IgA水平显著降低，而IgG和IgM含量正常；少数患者IgE和IgG2也减低。有些患者属偶发病例，无家族史；有家族史患者多数（75%~90%）是由常染色体显性或隐性遗传所致，少数（10%~25%）可继发于苯妥英钠治疗，约20%同时缺乏IgG2和IgG4。本症多为散发，部分家族呈现常染色体隐性遗传，且累及数代人，部分患者存在18号染色体畸变。该病有民族和地区差异。患者基因组免疫球蛋白α恒定区基因一般无异常，而某些环境因素使易感者出现B细胞分化障碍、基因表达异常或免疫球蛋白类别转换障碍，造成B细胞不能分化为分泌IgA的浆细胞。

实验检测　血清IgA测定方

法一般有单向环状免疫扩散法、火箭免疫电泳法、酶联免疫吸附试验（ELSA）、免疫比浊法、放射免疫分析法等。临床上常用单向环状免疫扩散法和免疫比浊法来检测血清IgA，分泌型IgA通常采用ELSA进行检测。

单向环状免疫扩散法　该法原理是将抗血清均匀地分散于琼脂或琼脂糖凝胶内，胶板上打孔，孔内注入抗原或待测血清，抗原在含有抗血清的胶内呈放射状（环状）扩散，在抗原抗体的量达到一定比例时形成可见的沉淀环。在一定条件下，抗原含量越高，沉淀环越大。根据以上原理，制备标准曲线时将已知含量的标准抗原稀释成不同浓度，分别加入含抗体的琼脂板小孔内，置37℃湿盒内任其扩散，沉淀环的大小受抗原抗体的浓度制约。

免疫比浊法　包括透射免疫比浊法、散射免疫比浊法和免疫胶乳比浊法。①透射免疫比浊法：灵敏度比单向免疫扩散法高，变异系数小，操作简单，结果准确。②散射免疫比浊法：是临床应用较多的一种方法，该方法自动化程度高，具有快速、灵敏、准确、精密等优点，采用抗体过量检测方法，保证了结果的准确性，但仪器和试剂比较贵，对抗体的质量要求很高。③免疫胶乳比浊法：敏感度大大高于普通比浊法，操作简单，易于自动化，但是免疫胶乳轻度自凝或抗体活性降低会严重影响结果。中国大多数实验室都已普遍采用免疫比浊法中的速率散射免疫比浊法来测定免疫球蛋白含量。

实验诊断　包括实验诊断途径及鉴别诊断。

实验诊断途径　患者血清中IgA<0.05g/L，分泌液中IgA水平

显著降低，其他免疫球蛋白正常，少数患者 IgE 和 IgG2 也减低；外周血 B 细胞计数正常，细胞免疫功能正常；患者还会产生抗甲状腺球蛋白、胃壁细胞、平滑肌、胶原和食物抗原的抗体。

鉴别诊断 本病应与其他的免疫缺陷病、B 细胞缺陷病进行鉴别。①其他免疫缺陷病：与 X 连锁丙种球蛋白缺乏症或联合免疫缺陷等相比，该病症状一般较轻，部分患者甚至可能长期无任何临床症状，直到青春期以后才开始发病。②B 细胞缺陷病：有些 B 细胞缺陷病患者表现为选择性缺乏某一类或若干类免疫球蛋白，发病机制与 B 细胞分化缺陷或辅助性 T 细胞功能缺陷有关。选择性 IgA 缺陷可能是 B 细胞不能分化为可分泌 IgA 的浆细胞导致，因为患者 α 链基因正常，B 细胞能够表达正常水平的膜表面 IgA。

临床评价 ①该病患者抗牛血白蛋白抗体的阳性率增高。如采用牛抗血清检测 IgA 会掩盖 IgA 缺乏，宜改用其他抗血清（如兔）进行测定，比较可靠。②免疫比浊法检测血清型 IgA 具有检测范围宽、测定结果准确、精密度高（批内 CV 值 < 5%，批件 CV 值<8%）、检测时间短（一般在几分钟内即可完成测试）、敏感度高（最小检测量可以达 μg/L）、稳定性好等优点，但是抗原抗体的比例、抗体的质量（抗体的特异性、效价、亲和力、R 型抗体和 H 型抗体）、抗原抗体反应的溶液及增浊剂都对免疫比浊法的测定产生影响。③单向环状免疫扩散法由于影响因素多，实验时间较长，结果重复性差，已被自动化分析所取代。

（姜拥军）

mànxìng ròuyázhǒngbìng shíyàn zhěnduàn

慢性肉芽肿病实验诊断 （laboratory diagnosis of chronic granulomatous disease） 慢性肉芽肿病（CGD）是常见的吞噬细胞功能缺陷性疾病。吞噬细胞（包括中性粒细胞、单核细胞、巨噬细胞和嗜酸性粒细胞）内还原型辅酶 II（NADPH）氧化酶功能缺陷，造成呼吸爆发障碍，不能产生足量的有氧杀菌物质，使得吞入细胞内的微生物，尤其是能产生过氧化氢酶的微生物非但不能被杀死，反而得以继续存活、繁殖，并随巨噬细胞游走播散，造成反复的慢性感染。多数 CGD 患者为男性，大多在两岁前发病，也有到十几岁才发病；患者肺部和皮肤葡萄球菌及真菌感染尤为严重；由于吞噬细胞杀菌能力低下，可形成该病特有的表现，即由大量淋巴细胞和组织细胞组成的肉芽肿。X 连锁 CGD 临床表现最重，而常染色体隐性遗传 CGD 则症状较轻。NADPH 氧化酶由 gp91phox、gp22phox、gp47phox 和 gp67phox 亚单位组成。gp91phox 和 gp22phox 属细胞色素 b558，位于细胞膜，是氧化酶功能的核心部分；gp47phox 和 gp67phox 位于细胞质中。上述任何一个亚单位基因缺失或突变，均可导致 CGD。

实验检测 实验室筛查实验为血常规检查；进一步实验可进行氧化酶功能分析（如硝基蓝四氮唑还原试验）、吞噬和杀伤试验以及相关蛋白的免疫印迹法和基因突变分析。

筛查实验 血常规检查，主要是血细胞计数和分类及白细胞形态学检查。

硝基蓝四氮唑（NBT）还原试验 用于检查氧化酶功能的一种方法。NBT 是一种水溶性的淡黄色活性染料，当其被中性粒细胞的酶还原后，则变为非水溶性的蓝黑色颗粒，沉淀于胞质内，可用肉眼、显微镜或分光光度仪判定。结果用阳性细胞的百分率表示，NBT 阳性细胞的百分率为计算 100 个中性粒细胞中 NBT 阳性细胞数。

吞噬和杀伤试验 主要检测白细胞或单核细胞的吞噬和杀菌功能。常用方法有：①溶菌法。②白色念珠菌法。③化学发光法。计算白细胞或单核细胞的吞噬率和杀伤率。

免疫印迹法 相关蛋白 gp91phox、p47phox、p67phox、p22phox 的检测。

基因突变分析 相关 CYBB、CYBA、NCF1、NCF2 基因突变分析，通常用分子生物学技术进行基因组分析或 DNA 测序。

实验诊断 包括实验诊断途径和依据及鉴别诊断。

诊断途径和依据 包括以下几方面：①主要从筛查实验血常规检测（特别是白细胞计数、分类计数及形态观察）、检测巨噬细胞氧化酶功能、吞噬和杀伤作用以及基因突变分析及等方面进行实验诊断。CGD 患者血液学检查有白细胞总数及中性粒细胞、单核细胞、浆细胞增多；常伴有贫血；骨髓涂片可见到深蓝色组织细胞。②慢性肉芽肿为慢性感染，可导致高丙种球蛋白血症和补体水平升高，但 T 细胞和 B 细胞免疫功能正常。③正常人外周血内中性粒细胞的 NBT 还原试验阳性率一般为 10% 左右，范围为 7.5%～15%；CGD 患者由于巨噬细胞内缺乏细胞内氧化酶，不能还原 NBT，导致 NBT 还原试验阳性率显著降低，甚至为 0。④CGD

患者有正常吞噬功能，但巨噬细胞缺少过氧化物酶而无法杀菌。⑤相关的蛋白 gp91phox、p47phox、p67phox、p22phox 的免疫印迹检测异常和 *CYBB*、*CYBA*、*NCF1*、*NCF2* 基因突变分析是 CGD 的确诊实验。

鉴别诊断　主要与伴肝脾肿大的反复感染者相鉴别。①白细胞异常色素减退综合征和多发性骨髓瘤：其巨噬细胞的吞噬功能降低，而 CGD 患者有正常吞噬功能。②红细胞葡萄糖-6-磷酸脱氢酶缺乏症：白细胞葡萄糖-6-磷酸脱氢酶活性也降低，一般为正常的 80% 左右，该病患者容易发生溶血性贫血及反复感染；由于酶的缺乏，白细胞中测不到单磷酸己糖旁路的代谢活动，它不能为亚甲蓝纠正，以此和 CGD 区别。③白细胞谷胱甘肽过氧化酶缺乏症：病情较 CGD 轻，家族中无杂合子患者。④家族脂色素组织细胞增生症：该病患者起病晚，仅女性发病，其粒细胞缺陷与 CGD 相似。

临床评价　CGD 患者的血液、分泌物、粪便等标本中可分离出过氧化物酶阳性致病菌，如金黄色葡萄球菌、沙雷菌、大肠埃希菌和假单胞菌。NBT 还原试验是 CGD 最简单、常用和廉价的诊断指标，患者 NBT 还原试验阳性率显著降低，具有诊断意义。髓细胞 cDNA 或基因组 DNA 进行分子遗传学分析可协助诊断及分型，并可确定突变部位，也可从羊水细胞或胎儿绒毛膜提取 DNA 做产前诊断。

（姜拥军）

báixìbāo niánfù quēxiàn shíyàn zhěnduàn

白细胞黏附缺陷实验诊断

（laboratory diagnosis of leucocyte adherence deficiency）　白细胞黏附缺陷（LAD）即患者的白细胞黏附相关功能缺陷，较为罕见。白细胞黏附分子是众多介导细胞间或者细胞与胞外基质间相互接触和结合的分子统称，以受体-配体结合的形式发挥作用，使细胞与细胞间、细胞与基质间或细胞-基质-细胞间发生黏附，参与细胞的识别、活化、信号转导、增殖和分化。细胞的伸展与移动可以保证白细胞能通过血管壁向炎症区域游动。当白细胞黏附分子缺陷时，可导致中性粒细胞移动和吞噬功能障碍。

已发现两种 LAD。①白细胞黏附缺陷-1（LAD-1）：这是一种罕见的常染色体隐性遗传性疾病。发病机制是 CD18 基因突变或缺陷导致患者白细胞缺乏或表达低水平的 β2 整合素。β2 整合素包括淋巴细胞功能相关抗原-1（LFA-1，CD11a/CD18）、巨噬细胞抗原复合体-1（MAC-1，CD11b/CD18）及 P150，P95 复合体（CD11c/CD18）。β2 整合素的缺乏可导致白细胞黏附依赖性功能缺陷，包括白细胞与内皮细胞的黏附、中性粒细胞聚集和趋化作用、吞噬功能以及中性粒细胞、自然杀伤细胞和淋巴细胞介导的细胞毒作用的缺陷。②白细胞黏附缺陷-2（LAD-2）：该病不是 CD18 基因突变或缺陷，而是岩藻糖转运蛋白基因的突变或缺陷，导致白细胞表面选择素配体岩藻糖化抗原 SLeX 缺陷，而致白细胞的移动功能异常，影响白细胞黏附在血管内皮细胞上，不能穿透血管壁进入炎症区域。岩藻糖代谢异常可能是常染色体隐性遗传。

实验检测　主要包括中性粒细胞数量、白细胞黏附分子检测及相应基因突变的等检测。

中性粒细胞数量检测　常规采用外周血进行白细胞计数。

白细胞黏附分子检测　主要检测细胞膜表面的分化抗原 CD18、CD11b、CD11c、CD621 分子，常用方法有：①流式细胞术。②酶免疫组织化学方法。③荧光免疫组织化学方法。④酶免疫测定法。⑤时间分辨荧光免疫测定法。

基因突变分析　常用相关 *ITGB2* 基因突变分析，检测方法是限制性片段长度多态性。

实验诊断　包含以下几方面：①LAD 患者外周血中性粒细胞显著增高，感染时尤为明显，即使在没有活动性感染时也存在，几乎是 LAD 的一致征象。可以经常见到外周血中性粒细胞计数在（15～70）×10^9/L 之间，而在感染时可高达 100×10^9/L。②T 细胞和 B 细胞的增殖反应下降，血清免疫球蛋白水平在正常范围，T 细胞依赖性抗原（如噬菌体 φ×174）的抗体反应降低，其原因尚不清楚。③中性粒细胞趋化功能减弱，iC3b-调理颗粒的结合和吞噬功能障碍，中性粒细胞介导的抗体依赖性细胞毒性效应缺失。④黏附分子定量测定，可用于诊断白细胞黏附缺陷，如发现外周血中性粒细胞 CD18 表达缺失可明确诊断。⑤*ITGB2* 基因分析可发现各种基因突变类型，明确诊断、进行产前诊断和发现疾病携带者。

临床评价　LAD 为罕见的原发性免疫缺陷病，诊断要点是 LAD-1 和 LAD-2 的外周血中性粒细胞显著增高，感染时尤为明显，可为正常人的 5～20 倍，以 LAD-2 更为突出。临床中性粒细胞计数方便、快捷，对 LAD 诊断有提示作用。随着科技发展，流式细胞仪检测各种白细胞黏附分子已成为主要手段，操作简便、价格可接受，如发现外周血中性粒细胞 CD18 表达缺失可明确诊断。随着分子生物学和免疫学检测技术的不断发展，白细胞黏附缺陷会被更加明确、清晰地描述出来，为临床治疗研究提供坚实的基础。

(姜拥军)

zhòngzhèng liánhé miǎnyì quēxiànbìng shíyàn zhěnduàn

重症联合免疫缺陷病实验诊断 (laboratory diagnosis of severe combined immunodeficiency)

重症联合免疫缺陷病 (SCID) 是干细胞分化缺陷而表现 T、B 细胞减少，体液免疫和细胞免疫均缺陷。SCID 属于原发性联合免疫缺陷病的一种。原发性联合免疫缺陷病是指 T 细胞和 B 细胞均有分化发育障碍，导致细胞免疫和体液免疫联合缺陷所致的疾病；主要包括 SCID、腺苷酸脱氨酶缺陷、威斯科特-奥尔德里奇 (Wiskott-Aldrich) 综合征、共济失调毛细血管扩张症、迪格奥尔格 (DiGeorge) 综合征、骨髓网织组织发育不良等疾病。共有特征是：患者全身淋巴组织发育不良，淋巴细胞减少；易发生严重和持续性的细菌、病毒和真菌感染，且常为机会性感染；接种某些减毒活疫苗可引起严重的全身感染，甚至死亡。临床表现为婴儿期严重致死性感染，细胞免疫和抗体反应均缺陷；外周血淋巴细胞减少，尤以 T 细胞为著。此类疾病发病机制复杂，临床表现各异，治疗效果不佳，特别是 SCID 预后最差。

SCID 发病机制包括：①普通 γ 链或 JAK3 异常。②嘌呤代谢异常。③V (D) J 基因重排异常。④主要组织相容性复合体 (MHC) Ⅱ 类缺陷。⑤其他基因缺陷等。

实验检测 SCID 同时存在体液免疫缺陷和细胞免疫缺陷，但以细胞免疫缺陷为主。相关实验检测主要包括 T 细胞计数、T 细胞增殖、相关基因、免疫球蛋白、dATP 和 dGTP 浓度测定以及腺苷脱氨酶 (ADA)、嘌呤核苷磷酸化酶 (PNP) 活性测定等。

实验诊断 包括实验诊断依据与鉴别诊断。

实验诊断依据 最基本的实验诊断依据为淋巴细胞计数、分型、功能分析和免疫球蛋白定量检测。①淋巴细胞计数：SCID 诊断的重要线索。多数 SCID 患者淋巴细胞计数减少，常 $< 1000/\mu l$，但有些病例 B 细胞并不减少而是 T 细胞功能异常影响到 B 细胞的功能。②淋巴细胞分型：重要的确诊实验。淋巴细胞亚群的绝对计数用途要比百分比意义大。B 细胞和 NK 细胞存在与否意味着不同的特异分子的缺陷 (JAK3 SCID) 并与骨髓移植的预后有关。T 细胞受体 (TCR) 类型检测和淋巴细胞活化检测可提供更多信息，TCR 和 CD45RO$^+$ 细胞数高提示为 Omenn 综合征，人类白细胞抗原 (HLA) -DR 表达的缺失提示为 MHC Ⅱ 类缺陷的 SCID。③淋巴细胞功能分析：SCID 患者淋巴细胞对有丝分裂原或同种异体细胞缺乏反应性，缺乏抗体依赖的细胞介导的细胞毒 (ADCC) 作用及 NK 细胞功能。迟发型皮肤过敏反应呈阴性；淋巴细胞对植物血凝素 (PHA) 或同种异体抗原缺乏反应性。④免疫球蛋白定量检测：多数情况下所有免疫球蛋白类型都降低，血清 IgG $< 2.0g/L$，IgA 和 IgM 常检测不到。但对 6 个月以下的婴儿免疫球蛋白检测意义不大。

几种 SCID 的实验诊断如下所述。①X 连锁 SCID (X-SCID)：诊断采用 γC 基因分析。以突变 γC 或 JAK3 蛋白表达方式和功能为基础的更快速的检测可以用于患病婴儿的诊断。65%~90% 的 X-SCID 儿童在单核细胞表面有了 γC 的异常表达，故可以分析外周血单个核细胞来进行分子生物学诊断。②常染色体隐性遗传 SCID (AR-SICD)：明确诊断采用 JAK3 基因分析，也可直接用抗磷酸化酪氨酸磷化残基的单克隆抗体来显示 JAK3 的活性异常。③ADA 缺乏 SCID：诊断可通过分析洗涤红细胞的 dATP 浓度和 ADA 活性来诊断。在正常个体的红细胞，dATP 浓度检测不到，但在 ADA 缺乏患者中显著升高。患者红细胞 ADA 的催化活性不到正常人的 1%。也可以用基因分析检测 ADA 基因突变。④PNP 缺乏 SCID：诊断基于洗涤红细胞 PNP 酶活性分析和细胞内 dGTP 浓度的检测。在 PNP 缺乏患者细胞内 dGTP 浓度显著升高，PNP 催化活性缺失。也可以用基因分析检测突变。⑤Omenn 综合征和 T、B 细胞缺乏 SCID：分子生物学诊断依赖于检测 RAG 基因的突变。外周血突变细胞不表达 RAG 基因，而骨髓中的淋巴祖细胞数目又太少，所以无法进行常规的蛋白表达分析。⑥MHC Ⅱ 类缺陷：诊断可分析外周血淋巴细胞 MHC Ⅱ 类分子的表达，也可以进行更详细的基因缺陷分析。

鉴别诊断 需要与获得性免疫缺陷综合征 (AIDS) 进行鉴别：①SCID 无人类免疫缺陷病毒 (HIV) 及抗 HIV 抗体。②SCID 无 CD4$^+$/CD8$^+$ 比例倒置。③AIDS 有高丙种球蛋白血症。④SCID 胸腺上皮无哈氏小体，无胸腺萎缩；AIDS 胸腺常有萎缩。

临床评价 实验室检查在本病诊断中具有不可替代的作用，通过实验室检查还可了解免疫缺陷的性质，并有助于治理方案的确定。对有阳性家族史的孕妇，建议其及时进行产前检查。

（姜拥军）

yuánfāxìng bǔtǐquēxiànbìng shíyàn zhěnduàn

原发性补体缺陷病实验诊断

（laboratory diagnosis of primary complement deficiency disease）

原发性补体缺陷病是补体系统基因缺陷所致的遗传性疾病。大多数补体缺陷为常染色体隐性遗传，少数为常染色体显性遗传。其临床特点以感染最为多见，或伴发风湿病、类系统性红斑狼疮和慢性肾炎。补体系统在促进巨噬细胞的趋化、吞噬和杀菌中起重要的作用，也参与抗体介导的溶菌、中和病毒和细胞毒作用；补体系统的缺陷与某些自身免疫病有关，也可使机体易发生感染。人类补体系统的所有成分，包括补体固有成分 C1-C9、补体调节蛋白（C1 抑制物、C4 结合蛋白、备解素、H 因子和 I 因子）及补体膜结合蛋白（如促衰变因子和膜反应性溶解抑制因子），均可单独发生遗传性缺陷，其中以 C1q、C2 和 C1 抑制物缺陷最常见。

补体系统的缺陷与人类疾病有重要联系，总的说可以分为 3 方面：①补体蛋白成分中的任何一种有缺陷均可导致补体活化的异常。若缺乏调节成分，则在错误的时间和错误的部位可出现过多的补体活化；若缺乏经典途径、旁路或终末途径补体活化的整合部分，则可导致补体活化过少及补体介导的生物学功能缺乏，在任何情况下均可发生严重的病理性后果。②正常的补体系统功能完好，但可被异常的刺激所活化，例如持续存在的微生物或对自身抗原的免疫反应，在此类感染性或自身免疫病中，补体的炎症性或溶解性效应在疾病的病理过程中起着重要的作用。③补体受体主要存在于红细胞和巨噬细胞表面，其表达缺陷可致循环免疫复合物清除障碍，从而发生系统性红斑狼疮（SLE）等自身免疫病。

实验检测 包括总补体活性测定、补体单个成分测定以及补体裂解物的测定等。

血清总补体活性测定 补体与一定量溶血素致敏的绵羊红细胞混合温育后，可产生溶血现象，溶血程度与补体含量成正比，但并非是直线关系而呈 S 形曲线。若以敏感性最高的曲线中间部分（50%溶血）作为判定，称为补体 50%溶血试验（CH50 试验），也即求得能使 50%致敏的绵羊红细胞发生溶血的最小血清量，然后计算出每毫升血清中的补体含量。检测方法有多管溶血法、微量法、琼脂糖板法等。

C3、C4 含量测定 在临床上，补体单个成分中除了 C3 含量明显降低时会影响 CH50 外，其他成分对其影响很小。当它们下降至正常水平的 50% ~ 60% 时，CH50 检测仍可能还在正常范围，因此检查单个补体成分对临床很重要。检测方法主要有免疫浊度法、单向免疫扩散法、火箭电泳法等，其中免疫浊度法中的免疫速率散射比浊法重复性、敏感性皆优于其他方法。

补体裂解产物测定 补体 C3 在两条激活途径中被激活时均产生裂解产物 C3d，C3d 检测具有重要意义。一般利用 C3 及 C3 裂解产物在不同浓度的聚乙二醇（PEG）溶液中溶解度各异的原理来进行试验。检测方法包括单向扩散法、比浊法、酶联免疫吸附剂试验（ELISA）以及交叉电泳法等。采用 ELISA 方法时，以单克隆抗体包被固相载体，洗涤后加入待测标本，然后依次加入亲和纯化的兔抗补体终末复合物 C5b-9 IgG、生物素标记的抗兔 IgG 和辣根过氧化物酶标记的亲和素，孵育洗涤后加入底物进行 C5b-9 的检测。

实验诊断 补体不随机体免疫反应的增加而升高，只在疾病情况下才出现波动，所以对补体活性和含量的测定在疾病的诊断、鉴别、疗效观察等方面有重要意义。补体的遗传缺陷与相关疾病见表。

遗传性血管神经性水肿 为常见的补体缺陷，属于常染色体显性遗传病。发病机制是 C1 抑制分子（C1INH）基因缺陷。C1INH 缺乏，不能控制 C1 酯酶活性，导致 C2 裂解过多，产生过多的 C2a，使血管通透性增高，导致遗传性血管神经性水肿。临床表现为反复发作的皮肤黏膜水肿，若水肿发生于喉头可导致窒息死亡。对遗传性血管神经水肿患者必须检测 C1INH 才能最终确诊。

阵发性夜间血红蛋白尿 编码糖基磷脂酰肌醇（GPI）的 pIG-A 基因翻译后修饰缺陷，导致 GPI 合成障碍。患者红细胞因缺乏 GPI 不能与补体调节成分衰变加速因子和膜攻击复合物抑制因子结合，发生补体介导的溶血。临床表现为慢性溶血性贫血、全血细胞减少和静脉血栓形成，晨尿中出现血红蛋白。

临床评价 补体缺陷涉及成分多，又有多条激活途径，对补体系统缺陷病的分析较为困难。原发性补体缺陷的发病率较低，应注意与自身免疫病相鉴别。

（姜拥军）

jìfāxìng miǎnyìquēxiànbìng shíyàn zhěnduàn

继发性免疫缺陷病实验诊断
（laboratory diagnosis of secondary immunodeficiency disease）

继发性免疫缺陷病（SID）是出生后，因不利的环境因素导致的免疫系统暂时性功能障碍，一旦不利因素被纠正，免疫功能即可恢复正常的疾病。该病可涉及免疫系统的各个方面，临床表现和免疫特征与相应的原发性免疫缺陷病（PID）相似（见原发性免疫缺陷病实验诊断），发病率高于原发性免疫缺陷病。继发性免疫缺陷病种类多种多样，在人一生中某一特定时期或环境下，均可发生一过性继发性免疫缺陷病，消除病因后可恢复。

常见病因包括感染、肿瘤、营养不良、药物及其他原因。①免疫组织和免疫器官障碍：淋巴系统的恶性肿瘤，如恶性淋巴瘤、白血病、淋巴肉瘤、多发性骨髓瘤、胸腺瘤，以及其他癌症浸润、转移累及免疫组织和器官。放疗和化疗损伤免疫组织和器官等，T细胞、B细胞和巨噬细胞功能全面下降。②免疫细胞障碍：皮质激素的应用、细菌感染、免疫抑制疗法（包括放射线照射、生物因素、化学因素等）、营养不良、手术因素等都可能减低机体的免疫功能。③抑制性T（Ts）细胞和抑制因子的诱导：在某些癌症、感染、自身免疫病和代谢异常的情况下，能诱导Ts细胞和抑制因子产生，造成机体免疫缺陷。④免疫细胞和免疫活性因子的渗漏：当创伤或烧伤、肾病、胃肠道疾病时，免疫活性细胞或活性因子会从体内大量丢失而导致免疫缺陷病。

实验检测　SID病因及临床表现多种多样，许多检查指标与PID相同。主要涉及体液免疫、细胞免疫、补体和巨噬细胞等方面的检测。

T细胞数量和功能检测　一般实验室应用免疫荧光法和酶免疫法两类。流式细胞仪方法较荧光显微镜法精确、敏感。①淋巴细胞增殖试验：判断T细胞功能的一项常用的体外免疫学检测指标，包括形态学方法和放射性核素法。形态学方法可以计算转化细胞的百分率，得出淋巴细胞转化率。放射性核素法能客观地反映淋巴细胞对刺激物的应答能力。②Ⅳ型皮肤变态反应：常用的反映机体细胞免疫状态的体内检测方法。皮试原则是将一定量的抗原注入皮内，观察注射部位是否出现红肿、硬结等阳性反应。

免疫球蛋白（Ig）定量检测　①IgG、IgA和IgM：可采用单向免疫扩散法和自动免疫浊度法。②Ig亚类和微量的IgE：人类IgG及其亚类，IgA及其亚类，以及IgE均可用酶联免疫吸附试验（ELISA）进行检测。③分泌型IgA定量：可用单向免疫扩散法、放射火箭电泳自显影以及ELISA等方法。④分泌抗体功能：其检测包括同种血型凝集素、接种疫苗后抗体产生的检测等。

表　补体遗传缺陷与相关疾病

缺乏成分	影响功能	相关疾病
C3	1C清除，补体活化无能	自身免疫性血管胶原性疾病、风湿病、多发性肌炎、化脓性感染
C1（C1q，C1r，C1s）、C2、C4	1C清除	SLE、化脓性感染
C5、C6、C7、C8（β或γ链）	白细胞趋化、补体细胞毒缺陷	奈瑟菌感染、SLE、C6与血管炎相关
C9	补体细胞毒缺陷	感染、类SLE综合征
Df、Pf	缺乏特异性抗体时不能活化	奈瑟菌感染、反复鼻窦、肺部感染
Bf	影响旁路途径活化	脑膜败血症
Hf	AP活化失控致低C3血症	SLE、化脓性感染、肾小球肾炎
If	AP活化失控致低C3血症	包裹性细菌感染、自身免疫性胶原性疾病
C1/NH	炎症介质产生失控	遗传性血管性水肿、自身免疫病
CR1	影响C3和C5转化酶活性	SLE低红细胞表现
CR3	外周单核细胞黏附缺陷	感染（假单胞菌、铜绿假单胞菌）
DAF/HRF	补体对宿主细胞毒作用	阵发性夜间血红蛋白尿
C3中和因子	稳定APC3转化酶致低C3血症	肾小球肾炎、感染
C4中和因子	稳定CPC3转化酶致低C3血症	肾小球肾炎、狼疮样疾病

巨噬细胞功能检测 ①巨噬细胞计数和骨髓检查。②白细胞趋化试验，观察中性粒细胞或单核细胞的移动，测定细胞朝向趋化性吸引物（趋化因子）的移动能力。③吞噬功能和杀菌功能检测，根据其吞噬和杀菌情况判断细胞的功能。

血清补体成分检测 ①血清总补体活性（CH50）检测：检测方法有溶血法、微量法、琼脂糖板法等。②C3、C4 含量检测：在临床上，检查单个补体成分对临床很重要，检测方法主要有免疫浊度法、单向免疫扩散法、火箭电泳法等，其中免疫浊度法中的免疫速率散射比浊度重复性、敏感性皆优于其他方法。③补体裂解产物测定：补体 C3 在两条激活途径中被激活时均产生裂解产物 C3d，C3d 检测有重要意义。检测方法包括单项扩散法、比浊法、ELISA 法以及交叉电泳法等。

实验诊断 主要包括继发性 T 细胞功能缺陷、继发性低丙种球蛋白血症、继发性巨噬细胞功能缺陷和继发性补体缺陷等的实验室诊断。

继发性 T 细胞功能缺陷 T 细胞数量和功能减低，主要是恶性肿瘤可抑制免疫细胞的活性，特别是淋巴组织的恶性病变本身可导致淋巴细胞功能受损；病毒感染也可破坏和抑制细胞免疫，如人类免疫缺陷病毒（HIV）可破坏 CD4$^+$T 细胞，造成其数量和功能的严重损失；麻疹病毒感染时细胞免疫功能低下；免疫抑制治疗可使 T 细胞遭到破坏或使其功能受影响，器官移植中使用免疫抑制剂，阻断抗原的识别与提呈、抑制 T 细胞因子的释放及其受体的表达、抑制 T 细胞的增殖等，达到抑制排斥反应的目的；

胸导管的引流和淋巴管扩张症导致 T 细胞大量丢失；长期应用某些抗生素，如四环素、链霉素、青霉素等也可引起免疫缺陷。

继发性低丙种球蛋白血症 血清免疫球蛋白缺乏主要见于各种原因造成的免疫球蛋白合成障碍、大量丢失或过度消耗。如慢性淋巴细胞白血病患者，B 细胞不能正常合成免疫球蛋白。胃肠道炎症或乳糜池淋巴管阻塞，均可引起严重的低丙种球蛋白血症。尿路丢失也可引起低丙种球蛋白血症。肾病综合征、多发性骨髓瘤以及肌强直患者，免疫球蛋白分解速率加快，亦可导致低丙种球蛋白血症，此类患者进行免疫球蛋白输注治疗时，输入的免疫球蛋白很快被降解，因而疗效不明显。

继发性巨噬细胞功能缺陷 巨噬细胞数量减少、移动能力减弱、吞噬功能或杀菌功能降低，可继发于某些药物治疗、射线照射、感染和脾功能亢进等。脾切除后易发生致死性感染，是患者缺乏一种调动巨噬细胞吞噬功能的多肽所致。糖尿病患者及酗酒者，其巨噬细胞动员功能可因调理活性不够而发生缺陷。

继发性补体缺陷 总补体或补体成分减少主要见于：①消耗增多，如系统性红斑狼疮（SLE）、类风湿关节炎、自身免疫性溶血性贫血、肾小球肾炎、骨髓瘤、淋巴瘤和移植排斥等。②合成减少或大量丢失，如急慢性肝炎、肝硬化、肝癌及增殖性肾小球肾炎、大面积烧伤、大出血等。

临床评价 SID 的实验室检测与 PID 大多相同，主要是针对免疫系统各种功能进行的检测，但 SID 还有其独自的特点。①临

床表现方面：SID 以轻度反复感染居多，原发疾病较为明确。②免疫系统损伤方面：SID 损伤免疫系统环节多，但仅为部分功能受损，表现为免疫功能低下，而不是缺失，且难以检测免疫系统受损的具体环节。③基因改变方面：SID 受后天环境因素影响，基因无改变或仅系基因不完全性表达障碍，去除不利因素之后，免疫功能或许可恢复正常。

（姜拥军）

huòdéxìng miǎnyìquēxiàn
zōnghézhēng shíyàn zhěnduàn

获得性免疫缺陷综合征实验诊断（laboratory diagnosis of acquired immunodeficiency syndrome） 获得性免疫缺陷综合征（AIDS）是人类免疫缺陷病毒（HIV）感染引起的以人体 CD4$^+$T 淋巴细胞减少为特征的各种机会性感染、恶性肿瘤和中枢神经系统病变的综合性疾病。又称艾滋病。AIDS 的诊断原则是以实验室检测为依据，结合临床表现（特别是 AIDS 指征性疾病）和参考流行病学资料综合进行。

成人及 15 岁（含 15 岁）以上青少年 AIDS 指征性疾病包括：HIV 消耗综合征、肺孢子菌肺炎、食管念珠菌感染、播散性真菌病（球孢子菌病或组织胞质菌病）、反复发生的细菌性肺炎（近 6 个月内≥2 次）、慢性单纯疱疹病毒感染（口唇、生殖器或肛门、直肠）超过一个月及任何的内脏器官单纯疱疹病毒感染、巨细胞病毒感染性疾病（除肝、脾、淋巴结以外）、肺外结核病、播散性非结核分枝杆菌病；反复发生的非伤寒沙门菌败血症、慢性隐孢子虫病（伴腹泻，持续>1 个月）、慢性等孢子虫病、非典型性播散性利什曼病、卡波西（Kaposi）

肉瘤、脑或 B 细胞非霍奇金淋巴瘤、浸润性宫颈癌、弓形虫脑病、肺外隐球菌病（包括隐球菌脑膜炎）、进行性多灶性脑白质病、HIV 脑病、有症状的 HIV 相关性心肌病或肾病。

15 岁以下儿童艾滋病指征性疾病包括：不明原因的严重消瘦及发育或营养不良，肺孢子菌肺炎，食管、气管、支气管或肺念珠菌感染，播散性真菌病（组织胞质菌病或球孢子菌病），反复发作的严重细菌感染（如脑膜炎、骨或关节感染、体腔或内脏器官脓肿、脓性肌炎，肺炎除外），肺外结核病，播散性非结核分枝杆菌感，慢性单纯疱疹病毒感染（口唇或皮肤的感染持续一个月以上及任何的内脏器官单纯疱疹病毒感染），巨细胞病毒感染（包括视网膜炎及其他器官的感染，新生儿期除外），慢性隐孢子虫病（伴腹泻），慢性等孢子虫病，脑或 B 细胞非霍奇金淋巴瘤，弓形虫病（新生儿除外），肺外隐球菌病（包括隐球菌脑膜炎）、进行性多灶性脑白质病和 HIV 脑病。

实验检测　包括 HIV 抗体、HIV 抗原、HIV 核酸检测和 CD4⁺ T 淋巴细胞计数等，各项检测应依据《全国艾滋病检测技术规范》的要求进行。

HIV 抗体检测　分为筛查试验（包括初筛和复检）和确证试验。筛查实验包括酶联免疫吸附试验、化学发光或免疫荧光试验以及快速检测等方法，样本为血清、血浆、滤纸干血斑、涎和尿液。确证试验包括免疫印迹试验、条带免疫试验、放射免疫沉淀试验及免疫荧光试验等方法，样本为血清、血浆和滤纸干血斑。

HIV-1 P24 抗原检测　应用抗体夹心酶联免疫吸附试验（ELISA）法，样品为血清、血浆或病毒培养上清液。由定性检测和定量检测构成。定性检测包括筛查试验和确证试验。定量检测通过绘制标准曲线，测出未知标本的 OD 值以后，在标准曲线上查出抗原的浓度。

HIV 核酸检测　HIV 核酸检测包括定性检测及定量检测。临床常用定量检测病毒载量，即测定感染者体内游离病毒的 RNA 含量。常用检测标本为血浆，也可用体液及组织作为检测样品。HIV 病毒载量检测方法包括逆转录 PCR（RT-PCR）、核酸序列扩增实验、分支 DNA 杂交实验。每种技术均由核酸提取、扩增或信号放大、定量检测三部分组成。每一种 HIV RNA 定量系统都有其最低检测限，即可以测出的最低拷贝数。RNA 定量检测时，未测出不等于样品中不含有病毒，因此 HIV 核酸定性检测阴性，只可报告本次实验结果阴性，但不能排除 HIV 感染。

CD4⁺T 淋巴细胞检测　用于 CD4⁺T 淋巴细胞检测的方法分为自动检测方法和手工操作法。自动检测方法包括流式细胞仪（单平台一步法、多平台三级程序法）、专门的细胞计数仪，手工操作方法则需要显微镜或酶联免疫实验设备。

实验诊断　通过对 HIV 抗体、HIV-1 P24 或 HIV 核酸的检测，进行 HIV 感染的实验诊断，同时结合 CD4⁺T 细胞计数及临床表现（特别是艾滋病指征性疾病），综合判断 AIDS。

主要实验诊断指标有以下几种。①HIV 抗体检测：见上述 HIV 抗体检测。②HIV-1 P24 抗原检测：可用于 HIV 感染窗口期、HIV 抗体不确定或 HIV 阳性母亲所生婴儿的鉴别诊断以及第四代 HIV 检测试剂的阳性结果的辅助诊断。阳性结果须经中和试验确认结果，才可作为 HIV 感染的辅助诊断依据。阴性结果，只表示在本试验中无反应，不能排除 HIV 感染。③HIV 核酸检测：HIV 核酸检测可用于 HIV 感染诊断、HIV 遗传变异监测、病程监测以及指导抗病毒治疗及疗效判定。HIV 感染母亲所生<18 个月龄的婴儿，不同时间的两次 HIV 核酸检测均为阳性即可做出诊断。18 个月龄以上儿童诊断与成人相同：有急性 HIV 感染综合征或流行病学史，且不同时间的两次 HIV 核酸检测结果均为阳性，即可诊断。④CD4⁺T 淋巴细胞检测：CD4⁺T 淋巴细胞是人体免疫系统最重要的细胞之一，CD4⁺T 淋巴细胞绝对值的检测在了解机体的免疫状态以确定疾病分期、监测疾病进程、评估疾病预后、制订抗病毒治疗和机会性感染预防性治疗方案以及评估抗病毒治疗疗效等方面具有重要作用。

结合实验室检测结果对 AIDS 进行诊断。成人及 15 岁（含 15 岁）以上青少年，符合下列一项者即可诊断 AIDS：①HIV 感染和 CD4⁺T 细胞<200/μl。②HIV 感染和至少一种成人 AIDS 指征性疾病。15 岁以下儿童，符合下列一项者即可诊断 AIDS：①HIV 感染和 CD4⁺T 细胞 < 25%（<11 月龄），或<20%（12 月龄～35 月龄），或<15%（36 月龄～59 月龄），或<200/μl（5 岁～14 岁）。②HIV 感染和至少伴有一种小儿 AIDS 指征性疾病。

临床评价　AIDS 是感染 HIV 引起人体产生免疫缺陷为主要特征的慢性综合征，流行病学资料有一定的参考价值，临床表现特异性不强，需与其他病因引起的类似症状相鉴别，但有些特殊的机会性感染和肿瘤可作为诊断和临床分期的指征。HIV 感染后，随着疾病的进展进入 AIDS 期。AIDS 期人体免疫力极度低下，产生的 HIV 特异性抗体减少，可能 HIV 抗体确证实验无法给出 HIV 感染的实验诊断，还要进行 HIV 核酸检测，最终给出 HIV 是否感染的诊断。HIV 的血清学检测和核酸检测应在二级生物安全实验室中进行，遵循"普遍防护"原则，将处理的每一份标本都视为具有传染性的标本，严格遵从标准化的工作及操作程序，做好生物安全防护，确保实验室工作人员不受实验标本侵染。

（姜拥军）

miǎnyì zēngzhíxìng jíbìng shíyàn zhěnduàn

免疫增殖性疾病实验诊断

（laboratory diagnosis of immunoproliferative disease） 通常免疫细胞增殖是生理性的，但免疫增殖性疾病的免疫细胞增殖是异常的增殖，完全不具有免疫活性，其本身将造成免疫系统的直接损害或通过其异常增殖和分泌有关物质进一步损害正常的免疫细胞和其他组织，最终导致疾病（表1）。T 细胞、自然杀伤细胞、组织-单核细胞等异常增殖性疾病见急性淋巴细胞白血病实验诊断、急性原单核细胞与单核细胞白血病实验诊断、毛细胞白血病实验诊断等。浆细胞（即能够合成和分泌免疫球蛋白的终末分化阶段的 B 细胞）恶性增殖相关的免疫球蛋白病如下。

实验检测 包括检测标本、检测指标和检测方法三部分。

检测标本 通过检测血清、尿液等体液标本中免疫球蛋白的异常情况可以较好地对 B 细胞或浆细胞异常增殖做出判断，使对 B 细胞异常增殖性疾病的诊断不再停留在传统的血细胞形态学或表面标志的诊断层面。

检测指标 包括 M 蛋白、本周蛋白、IgG、IgA、IgM、IgD、IgE 以及免疫球蛋白重链和轻链等。

检测方法 主要包括以下内容。①尿本周蛋白检测：尿中的本周蛋白在 40℃~60℃ 的条件下发生沉淀，100℃ 时沉淀消失，利用这一原理可先对待检尿标本进行筛查（本周蛋白定性检查），对筛查出的阳性标本，将尿液透析浓缩 50 倍后做免疫电泳分析，也可以直接采用灵敏的检测方法对尿中 κ链和 λ链进行定量分析。②免疫球蛋白电泳：在球蛋白区域（γ-球蛋白），其相应细胞恶性增殖往往是单克隆（单一细胞）性质的，其所产生的免疫球蛋白理化性质十分均一，但无与抗体结合的活性，也无其他的免疫活性，这类免疫球蛋白又称副蛋白。又因是单克隆增殖，又称 M 蛋白。M 蛋白的轻链分子量较小，可通过肾小球从尿中排出，这种在尿中检出的免疫球蛋白的轻链称本周蛋白。异常增高的免疫球蛋白具有重要的免疫病理意义。

实验诊断 如下所述。

诊断路径 其诊断用通常的血液疾病的实验诊断方法。免疫球蛋白定量分析对诊断该类疾病具有重要价值。当某一类型免疫球蛋白明显高出参考区间时应考虑血清中有 M 蛋白的存在，宜进一步做亚型分析及轻链检测。

鉴别诊断 对于 B 细胞异常增殖类的疾病，良性、恶性的鉴别十分必要。通过对免疫球蛋白的检测可以将 B 细胞增殖性疾病区分为多克隆丙种球蛋白病和单克隆丙种球蛋白病，还可以进一步区分出轻链病和重链病。单克隆增殖并伴有其他免疫球蛋白的降低是恶性发展趋势，多克隆增殖多为良性反应性增殖或继发某一疾病，如肝病、结缔组织病、急性感染等（表2）。

临床评价 在临床应用中，应注意以下问题：①免疫增殖性疾病的检测手段较多，一般应采用两种以上的检测方法互相印证。②有可疑临床表现者一般先进行区带电泳分析、免疫球蛋白定量检测或尿本周蛋白定性作为初筛实验。对于阳性者宜进行免疫电泳、免疫固定电泳、免疫球蛋白亚型定量和血清及尿中轻链有关的检测作为确证实验。③必须结合临床资料和影像学及病理学检查对疾病做出正确的判定。④在临床工作中凡是检出有无法解释的免疫球蛋白异常增高的情况，

表 1 免疫增殖性疾病的分类

异常增殖细胞	疾病
T 细胞	急性淋巴细胞白血病、淋巴母细胞瘤、部分非霍奇金（Hodgkin）淋巴瘤、塞扎里（Sezary）综合征、蕈样肉芽肿
B 细胞	慢性淋巴细胞白血病、原发性巨球蛋白血症、多发性骨髓瘤、重链病、轻链病、伯基特（Burkitt）淋巴瘤、其他多数淋巴细胞瘤、传染性单核细胞增多症
自然杀伤细胞	急性淋巴细胞白血病、部分非霍奇金淋巴瘤
组织-单核细胞	急性单核细胞白血病、急性组织细胞增多病
其他	毛细胞白血病、其他霍奇金淋巴瘤

表2　恶性与良性单克隆丙种球蛋白病的鉴别诊断

特征	恶性单克隆丙种球蛋白病	良性单克隆丙种球蛋白病
贫血	几乎都出现	一般无，但可因其他疾病而伴发
骨损害	溶骨性损害很普遍	除转移性骨疾病外不常见
骨髓象	浆细胞>10%，形态正常或异常	浆细胞<10%，形态一般正常
M蛋白	增高显著，随病情变化	一般增高，保持稳定
其他Ig	降低	增高或正常
游离轻链	常出现在血清和尿中	一般呈阴性，κ/λ比值不变
症状	骨髓瘤或淋巴瘤的症状	无症状或原有基础疾病的症状

都应建议做进一步的检查，以便能够对免疫增殖性疾病早期发现、及时治疗。

（刘　辉）

zhòngliànbìng shíyàn zhěnduàn

重链病实验诊断（laboratory diagnosis of heavy chain disease）

重链病（HCD）是浆细胞发生突变和异常增殖，血清和尿中出现大量游离的无免疫功能的免疫球蛋白重链所导致的疾病。属免疫增殖性疾病。突变的浆细胞不能产生轻链或所产生的重链异常不能与轻链装配是导致血清重链过剩的原因。根据重链的不同可进一步进行免疫分型，以 γ、α、μ 型为多见（表）。重链病几乎都是男性患者。

实验检测　免疫球蛋白定量分析对诊断重链病具有重要价值。检测指标包括：M蛋白、IgG、IgA、IgM、IgD、IgE以及免疫球蛋白重链和轻链等；检测方法主要包括血清蛋白电泳、免疫散射浊度分析和固定免疫电泳等。可通过专门的测定设备进行免疫球蛋白定量、免疫固定电泳和血清蛋白电泳，使得免疫球蛋白检测更加准确可靠。

实验诊断　包括实验诊断指标与鉴别诊断。

实验诊断指标　当某一类型免疫球蛋白明显高出参考区间或血清蛋白电泳出现疑似M蛋白带，宜进一步做免疫球蛋白亚型分析及轻链检测；确诊依赖血清免疫固定电泳，异常M蛋白能与相应的抗免疫球蛋白重链抗体反应，而大多与抗轻链抗体反应微弱或缺如。重链病常有轻至中度的贫血，应做相关的检查；根据病情还需要做B超、肝肾功能、电解质、胃肠镜等检查；病情复杂者应做组织病理学检查。

鉴别诊断　应与以下疾病进行鉴别诊断。①多发性骨髓瘤：该病血清中M蛋白异常增高，但免疫球蛋白轻链和重链完整。临床上有骨痛、溶骨性损害和肾功能损害改变（见浆细胞骨髓瘤实验诊断）。②恶性淋巴瘤：该病多数为多克隆免疫球蛋白升高，血清蛋白电泳M蛋白峰较宽。淋巴结病理学检查可确诊（见霍奇金淋巴瘤实验诊断）。③慢性淋巴细胞白血病：尽管部分慢性淋巴细胞白血病患者血清中存在M蛋白，但大多数为完整的单克隆免疫球蛋白，而重链病患者的M蛋白为单克隆游离不完整重链。骨髓形态学、骨髓病理学等检查可以明确诊断（见B-慢性淋巴细胞白血病实验诊断）。

临床评价　重链病常有轻至中度的贫血，应该做相关检查；根据病情还需要做B超、肝肾功能、电解质、胃肠镜等检查；病情复杂者应做组织病理学检查。

（刘　辉）

qīngliànbìng shíyàn zhěnduàn

轻链病实验诊断（laboratory diagnosis of light chain disease）

轻链病（LCD）是浆细胞发生

表　γ、α、μ 型重链病的特征

特点	γHCD	αHCD	μHCD
好发年龄（岁）	平均50岁	$10\sim30$	成年（中老年）
临床特点	淋巴结肿大、肝脾肿大、伴自身免疫病、细菌感染、贫血等	吸收不良综合征、散在性腹腔淋巴结肿大、呼吸道炎症等	发热、贫血、内脏淋巴结肿大等
组织特征	易变，多形态淋巴样细胞在淋巴结和骨髓中浸润	小肠和肠系膜淋巴结有淋巴样细胞浸润	骨髓浆细胞有空泡，常以淋巴样细胞出现
血清蛋白电泳	不均一的小M峰	可有M带，多数不明显	正常或低丙种球蛋白血症
固定免疫电泳	自由γ链	80%有自由α链	自由μ链
本周蛋白	无	无	多数有，属κ链
骨质破坏	罕见	无	约1/3有
预后	不良，死于细菌感染	良好	慢性淋巴细胞型较好

突变和异常增殖，血清和尿中出现大量游离的无免疫功能的免疫球蛋白轻链所导致的疾病。一旦免疫球蛋白轻链在全身组织中沉积，引起相应的临床表现，即病理意义上的轻链沉积病，属免疫增殖病。通常情况下，浆细胞合成免疫球蛋白时，合成轻链略多于重链，因此正常情况下，在尿中可以检出低水平的多克隆轻链。而轻链病则是变异的浆细胞产生轻链增多，而且重链产生减少，导致轻链合成绝对过量。过多的轻链将导致肾损害和淀粉样变性。轻链蛋白沉积于组织是淀粉样变性发生的主要原因，其可以发生于局部，但往往是多器官和多组织的，导致相应的不同的临床症状。LCD 常并发于多发性骨髓瘤或其他引起轻链蛋白沉积于组织的疾病，如淋巴瘤或原发性巨球蛋白血症等，也可以作为这些疾病的先驱疾病出现。

实验检测　血清和尿中免疫球蛋白轻链检测对诊断 LCD 具有重要价值。检测指标包括 M 蛋白、IgG、IgA、IgM、IgD、IgE 以及免疫球蛋白轻链等；检测方法主要包括血清蛋白电泳、免疫散射浊度分析和免疫固定电泳等。免疫球蛋白的定量、免疫固定电泳和血清蛋白电泳均有专门的检测设备，这使得免疫球蛋白检测更加准确可靠。

实验诊断　包括 LCD 的实验诊断指标与鉴别诊断。

实验诊断指标　当某一类型免疫球蛋白明显高出参考区间应考虑血清中有 M 蛋白的存在，宜进一步做亚型分析及轻链检测，对轻链比率分析可较准确地判断出有关疾病。正常血清中轻链κ/λ比例约为 2:1，当κ/λ比例>4:1 或<1:1 时应考虑κ型或λ型 M 蛋白血症。确诊依赖血清免疫固定电泳。异常 M 蛋白能与相应的抗免疫球蛋白轻链抗体反应，而大多与抗重链抗体反应微弱。患者尿中可排出单克隆轻链蛋白（本周蛋白），尿蛋白电泳时白蛋白较少而球蛋白显著增多。根据本周蛋白类型可将本病进一步区分为λ型和κ型。

鉴别诊断　LCD 与其他浆细胞疾病的鉴别见表。

临床评价　LCD 常有轻至中度的贫血，应该做相关检查；尿中轻链增多时提示肾脏受损严重，可以通过肾功能检测帮助了解肾损伤情况；对于病情复杂者应做组织病理检查。

（刘　辉）

jùqiúdànbáixuèzhèng shíyàn zhěnduàn

巨球蛋白血症实验诊断 （laboratory diagnosis of macroglobulinemia）

巨球蛋白血症是以具有分泌 IgM 能力的浆细胞恶性增殖为病理基础的疾病。该病分为原发性和继发性。①原发性巨球蛋白血症：原因不明的单克隆 lgM 增多，表现为老年发病、多见于男性，常见症状有乏力、虚弱、体重减轻、发作性出血及高黏滞综合征。②继发性巨球蛋白血症：继发于其他疾病的单克隆或多克隆 lgM 增多。

实验检测　免疫球蛋白分析对诊断巨球蛋白血症具有重要价值，检测指标包括：M 蛋白和免疫球蛋白亚型等。检测方法主要包括：血清蛋白电泳、免疫散射浊度分析和固定免疫电泳等。确诊主要依赖血清免疫固定电泳。

实验诊断　临床上，患者主要表现为：①血清 IgM 异常升高。这是该病的主要诊断特征。多数病例为单克隆 IgM，血清中其他免疫球蛋白正常或减少。②大多数患者血清黏滞度升高。③多数患者呈正色素性贫血，白细胞及血小板计数无明显减少，红细胞沉降率常加快。④约 10% 的患者可检出冷球蛋白。⑤骨髓活检常见淋巴细胞、浆细胞样淋巴细胞或浆细胞浸润，肥大细胞也常增加。

该病主要需与多发性骨髓瘤（MM）IgM 型和意义未明单克隆 IgM 血症鉴别。①多发性骨髓瘤：MM 骨髓中是骨髓瘤细胞（原始或幼稚浆细胞）浸润，而该病的骨髓是淋巴样浆细胞浸润；MM 常见溶骨性病变，而该病主要表现为骨髓外浸润，淋巴结、肝、脾肿大伴有高黏滞血症（如视网膜出血等）；MM 常见肾功能损害，该病则少见（见浆细胞骨髓瘤实验诊断）。②意义未明单克隆 IgM 血症：无任何临床症状，单克隆 IgM 增高水平有限且常保持多年无显著变化状态，骨髓中是正常形态的浆细胞增多且增多数

表　四种浆细胞疾病的比较

疾病特点	轻链病	多发性骨髓瘤	重链病	巨球蛋白血症
M 蛋白种类	轻链（κ，λ）	IgG、A、D 或 E	重链（γ，α 或 μ）	IgM
视力障碍	+	+	-	++
淋巴结肿大	多见	少见	多见	多见
肝脾肿大	少见	少见	多见	多见
溶骨性改变	少见	多见	不见	少见
肾功能损害	++	++	-	+
性别	男 50%	男 60%	男 100%	男 80%

量有限，但部分患者经过多年发展后可转化为巨球蛋白血症。在实验检查时，常遇到血清分离不出或呈胶冻状，电泳血清有时难以泳动、集中于原点的情况，这给实验检查带来困难，此时需将血清做适当处理或稀释后再检测。

临床评价　免疫球蛋白定量、免疫固定电泳和血清蛋白电泳均有专门的检测定备，这使得免疫球蛋白检测更加准确可靠，检测成本也在逐渐下降，成为诊断疾病、判断病情和观察治疗反应的重要手段。而已知的抗 μ 链抗体能与异常的 M 蛋白反应，故其确诊主要依赖血清免疫固定电泳。

(刘　辉)

diànfěnyàngbiànxìng shíyàn zhěnduàn

淀粉样变性实验诊断 （laboratory diagnosis of amyloidosis）

淀粉样变性是不可溶性的纤维性蛋白在器官中异常堆积所造成的一组疾病。沉积在组织中的纤维性蛋白又称淀粉样物质，因其可与碘反应而得名。淀粉样变性可以是局部性的，也可以是全身性的，如阿尔茨海默病、帕金森病等。淀粉样的产物和它在组织中沉积的原因尚不清楚。从免疫病理上讲，淀粉样变性可以分为免疫性淀粉样变性和非免疫性淀粉样变性，前者主要是免疫球蛋白轻链发生淀粉样变性并沉积于组织，多见于轻链病（LCD）和多发性骨髓瘤（MM）等以免疫球蛋白异常增多为基础的疾病。约 60% 原发性系统性淀粉样病变性患者骨髓中浆细胞不足 10%。

实验检测　血清和尿中免疫球蛋白和免疫球蛋白轻链检测对诊断免疫性淀粉样病变性具有重要价值。检测指标包括 M 蛋白、IgG、IgA、IgM、IgD、IgE 以及免疫球蛋白轻链等，约 80% 原发性系统性淀粉样变性患者血清和尿中有单克隆免疫球蛋白成分，以游离单克隆轻链为常见。检测方法主要包括血清蛋白电泳、免疫散射浊度分析和固定免疫电泳等。免疫球蛋白定量、免疫固定电泳和血清蛋白电泳均有专门的检定设备，这使得免疫球蛋白检测更加准确可靠，检测成本也在逐渐下降，成为诊断疾病、判断病情和观察治疗反应的重要手段。

实验诊断　淀粉样变性临床表现多样，缺乏特异性，其症状和体征由所受累的器官和系统所决定。当疑似淀粉样变性时应做血清及尿中免疫球蛋白和免疫球蛋白轻链检测，某一类型免疫球蛋白明显高出参考区间时应考虑血清中有 M 蛋白的存在，宜进一步做亚型分析及轻链检测，对轻链比率分析往往可以比较准确地判断出有关疾病。正常血清中κ/λ比率约为 2：1，当κ/λ比率>4：1 或<1：1 时应考虑κ型或λ型 M 蛋白血症。淀粉样变性的确诊需依赖组织病理学诊断（显微镜下可以观察到淀粉样变性的典型病理变化）。

(刘　辉)

biàntài fǎnyìng shíyàn zhěnduàn

变态反应实验诊断 （laboratory diagnosis of hypersensitivity）

变态反应是机体受到某些抗原刺激时，出现以生理功能紊乱或组织细胞损伤为主的异常的特异性免疫应答，包括获得性和天然免疫应答造成的免疫损伤，又称超敏反应。变应原是引起变态反应的抗原性物质，可以是外源性的，也可以是内源性的，可以是完全抗原（异种动物血清、组织细胞、微生物、寄生虫、植物花粉、兽类皮毛等），也可以是半抗原（青霉素、磺胺、非那西汀等药物，或生漆等低分子物质）。变态反应的临床表现多种多样，可因变应原的性质、进入机体的途径、参与因素、发生机制和个体反应性的差异而不同。

根据变态反应发生的机制和临床特点，变态反应分为四种类型：Ⅰ型，即速发型变态反应；Ⅱ型，即细胞毒型或细胞溶解型变态反应；Ⅲ型，即免疫复合物型或血管炎型变态反应；Ⅳ型，即迟发型变态反应。

实验检测　四种类型变态反应的免疫检测方法有所不同。Ⅰ型主要检测变应原和测定血清特异性 IgE（见Ⅰ型变态反应实验诊断）；Ⅱ型检测重点是抗血细胞抗体（见Ⅱ型变态反应实验诊断）；Ⅲ型主要检测循环免疫复合物（见Ⅲ型变态反应实验诊断）；Ⅳ型可用皮肤试验进行检测（见Ⅳ型变态反应实验诊断）。

实验诊断　四种类型变态反应发生的机制不同，同一抗原也可在不同条件下引起不同类型的变态反应。

诊断原则　根据病史（过敏史）、发作时的症状（如哮喘、荨麻疹）与体征，结合实验室检查（血清及分泌物中免疫球蛋白、嗜酸性粒细胞计数、淋巴细胞转化率、淋巴细胞亚群等）和变应原检查（以外源性变应原为主）。

鉴别诊断　需对Ⅰ型、Ⅱ型、Ⅲ型以及Ⅳ型变态反应进行鉴别（表）。

临床评价　变态反应的实验检测手段较多，实际应用中需合理选择，全面了解和正确评价各类检测方法及其临床意义。

皮肤试验　①皮内试验：最常用的皮肤试验，应用范围也很广，几乎各类抗原及各型反应都

表 四种类型变态反应鉴别

特点	Ⅰ型变态反应	Ⅱ型变态反应	Ⅲ型变态反应	Ⅳ型变态反应
参与成分	IgE	IgG、IgM	IgG	Th1、Th2
抗原类型	外源性可溶性抗原	细胞或基质相关抗原、细胞表面受体	可溶性抗原	可溶性抗原、细胞相关抗原
反应时间	速发相反应 15~30 秒 迟发相反应 2~6 小时	数分钟到数小时	3~8 小时	至少 12 小时，通常 48~72 小时
反应介导组分	血管活性胺、白三烯、PGD_2、PAF、细胞因子	补体、攻膜复合物、溶酶体酶、穿孔素	抗原-抗体补体复合物、溶酶体酶	细胞因子、细胞毒素、趋化因子、炎症介质
效应细胞	肥大细胞、嗜碱性粒细胞	Fc 受体阳性细胞（巨噬细胞、NK 细胞）	Fc 受体阳性细胞、补体	巨噬细胞、嗜酸性粒细胞、细胞毒性细胞
主要实验室检测	皮肤试验、黏膜试验、激发试验、总 IgE、特异性 IgE	血型检测、Coomb 试验	补体检测、循环免疫复合物检测	斑贴试验、结核菌素试验
临床疾病	全身性变态反应（青霉素、花生等）、支气管哮喘、过敏性鼻炎	新生儿溶血病、药物引起的溶血性贫血	血清病、农民肺	接触性皮炎、结核病

注：PGD_2：前列腺素 D_2；PAF：血小板活化因子；Th1：辅助性 T 细胞 1；Th2：辅助性 T 细胞 2

可用此法测定，只是不同类型的反应观察结果的时间和判定结果的标准有所不同。阳性者表明对皮肤试验变应原过敏，反应强度与过敏强度呈正比，对过敏性鼻炎、哮喘及特应性皮炎的应用价值较大。②点刺试验：比皮内试验法敏感性稍低，但假阳性较少，与临床及其他试验的相关性较强。③划痕试验：点刺试验的一个变型，因为划痕的轻重与长短难于掌握一致，故不常用。皮肤划痕症者可出现假阳性，要做生理盐水对照。皮肤试验抗原应纯净、标准化。试验前三天应停用抗组胺药及糖皮质激素。

激发试验 模拟自然途径，使变应原进入体内，直接观察靶器官上的反应，具备较高的敏感度。规范的激发试验是较为有效的特异性诊断方法，但操作复杂，需要相关设备，存在一定危险，会给患者带来一定的痛苦。

总 IgE 测定 IgE 是介导Ⅰ型变态反应的主要抗体，总 IgE 水平是针对各种变应原 IgE 的总和，在鉴别变态反应与非变态反应时有一定的价值；但某些非变态反应性疾病 IgE 水平也可升高，如寄生虫感染、天疱疮、变应性血管炎、骨髓瘤、高 IgE 综合征等；总 IgE 高不一定是过敏，过敏者总 IgE 也不一定升高。但是，总 IgE 升高提示过敏的可能性大，这在患者皮试阴性时决定是否进行进一步检测有重要意义。

血清特异性 IgE 测定 灵敏性和特异性高，特别是对花粉、螨类、宠物皮屑、牛奶、鸡蛋、坚果等变应原的特异性 IgE 测定，灵敏性和特异性都在 90% 以上。特异性 IgE 的含量与过敏的程度呈正相关，可用于诊断、病情及疗效评价。

嗜酸性粒细胞阳离子蛋白测定 血嗜酸性粒细胞阳离子蛋白水平与变态反应性疾病的发生发展密切相关，被认为是疾病诊断、病情监测的较好指标，对过敏性皮肤病及鼻炎的诊疗具有重要意义。

抗球蛋白（Coombs）试验 Coombs 试验主要用于新生儿溶血症不完全抗体检测，可分为直接 Coombs 试验和间接 Coombs 试验。①直接 Coombs 试验：检查红细胞表面的不完全抗体。可检测新生儿结合状态的抗 Rh 抗体，用于新生儿溶血症的确诊。②间接 Coombs 试验：检查血清中游离的不完全抗体。可检测孕妇血清中游离状态抗体，用于孕妇体内抗体水平监测，预防新生儿溶血症的发生。Coombs 试验除了可辅助诊断Ⅱ型变态反应性疾病外，其他一些疾病也会引起结果阳性，要注意鉴别。

循环免疫复合物检测 已经明确系统性红斑狼疮、类风湿关节炎、部分肾小球肾炎和血管炎等疾病为免疫复合物病。循环免疫复合物检测对这些疾病仍是一种辅助诊断指标，对判断疾病活动和治疗效果有一定意义。

抗原特异性免疫复合物检测 该项检测优点是特异性高，通过检测可以了解引起免疫复合物病的抗原。但在大多数情况下，免疫复合物中的抗原性质不太清楚或非常复杂，所以抗原特异性方法并不常用。

抗原非特异性免疫复合物检测　检测血清中循环免疫复合物。①聚乙二醇沉淀法：方法简便、易行、敏感度高，被临床广泛应用。但此方法不能反映小分子免疫复合物的情况，其结果易受多种大分子蛋白质的干扰，特异性差，而且试验受温度影响大，低密度脂蛋白可引起浊度增加，高丙种球蛋白血症或血脂含量过高及标本反复冻融，均可导致假阳性。②C1q 固相法：具有较好特异性和敏感性，酶联免疫吸附测定法操作简单，具备良好重复性。但是 C1q 不易精制，且纯品不稳定。③抑制补体活性法：对溶血反应具有较好敏感度和特异性，待检血清应新鲜且未发生溶血，以免影响结果准确性。④Raji 细胞法：敏感性高，特异性强。但需要具备 Raji 细胞培养设备与技术，操作繁琐，Raji 细胞表面尚有 Fc 受体，故待测血清中游离的 IgG 可通过 Fc 段与 Raji 细胞结合，易造成假阳性。

斑贴实验　主要是检测Ⅳ型变态反应，敏感程度虽然不太高，但假阳性较少，结果的可信度大，用于接触性皮炎实验诊断。

结核菌素实验　用于诊断结核菌感染所致Ⅳ型变态反应的皮肤试验，对诊断活动性结核病和测定机体细胞免疫功能有参考意义。细胞免疫功能低下者常呈阴性，如全身性结核、麻风、结节病、淋巴瘤、放射治疗、大剂量化疗及免疫抑制药物的使用等。

(沈立松)

biànyìngyuán jiǎncè

变应原检测 （allergen detection）　通过体内外抗原抗体反应试验，筛选确定何种变应原引起

患者发生变态反应的检验项目。变应原分子量一般较小，且多为可溶性，是环境中常见的蛋白质或化学物质，多通过呼吸道和消化道黏膜进入机体，其特点是诱发过敏性应答的剂量小、化学性质比较稳定，可通过黏膜分泌的黏液扩散。

常见变应原主要有以下几类。①吸入性变应原：主要为动物皮屑、蟑螂、花粉、霉菌孢子和尘螨及其排泄物等。②注入性变应原：主要为昆虫毒液、疫苗、注射药物和蛋白制剂等。③摄入性变应原：主要为食物和口服药物等。④接触性变应原：主要为植物及其提取成分、工业产品和合成物以及金属等。

原理　某种变应原进入皮肤，对该物质呈速发型过敏反应的机体立即特异性地引起皮肤内肥大细胞脱颗粒，释放组胺等活性物质，导致局部毛细血管扩张（红斑）、毛细血管通透性增强（水肿、风团）。变应原常用检测方法的原理如下。

体内试验　①特异性激发试验：模拟自然发病环境，以少量变应原引发患者一次较轻的变态反应发作，用以确定变应原的试验。②特异性斑贴试验：将可疑致敏物质敷贴于患者皮肤上，若患者处于致敏状态，可疑致敏物通过皮肤或黏膜进入机体后由抗原提呈细胞将抗原提呈给致敏 T 淋巴细胞，诱发炎症反应。

体外试验　取患者血液或其他体液进行体外检测。变应原并不直接作用于人体，一般应用免疫化学法测定，主要通过体外抗原抗体反应检测患者血清中总 IgE 和特异性 IgE（sIgE）。其中总 IgE 是定量测定人血清或血浆中总 IgE 含量，血清总 IgE 抗体的高水平

常与Ⅰ型变态反应相关；sIgE 检测是针对某一种具体变应原的检测，如牛奶、鸡蛋、鱼、尘螨、狗毛、梨、桃和芒果等。IgG 抗体水平的检测是体液免疫的一项有用的指标，尤其是在评价特异性免疫治疗的疗效时。变应原特异性 IgG 可阻断由 IgE 介导的嗜碱性粒细胞的组胺释放。但在自然状态下，人体接触少量的致敏原后引起 IgG 的变化很小或不可测出，而在接受注射抗原如进行特异性免疫治疗后血清 IgG 则有显著的增高。IgG4 在慢性抗原刺激如免疫治疗后的改变尤为显著，测定血清 IgG4 的变化水平可用于评价特异性免疫治疗的疗效或观察患者有无长期接触某种变应原。

检测方法　可分为体内试验和体外试验。

体内试验　将变应原通过点刺或皮试等方法应用于人体，观察人体对变应原的反应，确定患者是否对这些变应原过敏。体内试验常用检测方法为皮肤点刺试验、皮内注射试验、特异性激发试验和特异性斑贴试验等。①皮肤点刺试验：将少量高度纯化的变应原液体滴于患者前臂，用一次性消毒点刺针垂直轻轻刺入皮肤表层（以不出血为度），如患者对该变应原过敏，则一般会于 15 分钟内在点刺部位出现类似蚊虫叮咬的红肿块或发生颜色上的改变。该方法一般用生理盐水和组胺分别作为阴阳性对照。②皮内注射试验：一般选择前臂屈侧为受试部位，待局部清洁消毒后，将待测变应原以无菌生理盐水适当稀释，以皮试注射器分别吸取 0.1ml 注射于受试部位皮内，另取注射器吸取 0.1ml 无菌生理盐水注射于对侧前臂屈侧，作为阴性对照。注射后 20～30 分钟观察速

发型反应，24～48 小时观察迟发型反应，必要时可延长观察至一周。③特异性激发试验：根据患者发病部位的不同，可进行不同器官的激发试验，主要包括支气管激发试验、鼻黏膜激发试验和结膜激发试验、食物激发试验。

体外试验 主要用于检测 I 型变态反应的 IgE 和慢性食物不耐受相关 IgG4。I 型变态反应主要由 IgE 介导，因此主要是针对 IgE 的检测，包括血清总 IgE 检测和 sIgE 检测。总 IgE 检测阳性只能提示存在 I 型变态反应，但分析具体变应原还需测定 sIgE。常见的方法包括放射性变应原吸附试验（RAST）、酶联免疫吸附试验（ELISA）、荧光酶联免疫分析法（FEIA）和免疫印迹法。对于慢性食物过敏患者 IgG4 的检测主要采用 ELISA 法。

参考区间 不同检测方法的参考区间及判断标准不同。

体内试验 ①皮肤点刺试验：出现淡黄色皮丘，其周围有红斑，为阳性反应，皮丘＞组胺块为"++++"，皮丘＝组胺块为"+++"，皮丘＜组胺块为"++"或"+"，与生理盐水相同为阴性。②皮内注射试验：对照及结果判断同皮肤点刺实验。③特异性激发试验：支气管激发试验，阳性结果判定标准如下：明显自觉症状，如胸部紧迫感和喘息等；肺部闻及哮鸣音；第一秒用力呼气量（FEV_1）下降 20% 以上。鼻黏膜激发试验，患者出现黏膜水肿和苍白，出现鼻痒、流涕、喷嚏等症状即判为阳性反应。结膜激发试验，患者试验侧结膜充血、水肿、分泌增加、痒感，甚至出现眼睑红肿等现象为阳性反应。④特异性斑贴试验：结果判断标准为阴性无反应，为"−"；可疑阳性仅轻度红斑，为"±"；弱阳性出现红斑、浸润、可有小丘疹，为"+"；强阳性出现红斑、浸润、丘疹、小水疱，为"++"；极强阳性出现红斑、浸润、大水疱，为"+++"。

体外试验 血清 sIgE：①RAST 法：按世界卫生组织制定的检测 sIgE（75/502）的标准进行定量并分级，0 级为阴性，I～VI 为阳性。sIgE（kUA/L）分级：0 级 < 0.35kUA/L；I 级 0.35～0.7kUA/L；II 级 0.7～3.5kUA/L；III 级 3.5～17.5kUA/L；IV 级 17.5～500kUA/L；V 级 50～100kUA/L；VI 级 > 100kUA/L。0 级～VI 级代表其浓度分别为：未检出、低水平、中等、较高、明显高、甚高和极高。②ELISA 法：可获得定性/半定量的结果，一般根据显色的不同，可鉴定为 5 个等级（0～4 级），分别代表：无反应、轻度阳性、中度阳性、阳性和强阳性。③免疫印迹法：颜色的深浅与血清中 sIgE 抗体含量成正比，待试剂条干燥后，由专用变应原监测仪检测，读取定量检测结果。其中 Mediwss 系统检测结果 0～0.34U/ml 为无过敏；0.35～0.69 U/ml 为低级；0.70～3.49U/ml 为增加；3.50～17.49U/ml 为显著增加；17.5～49.9U/ml 为高；50.0～100U/ml 为较高。④FEIA 法：参考区间为<0.35kUA/L。

血清特异性 IgG4：各实验室应建立各自的参考值。

临床意义 引起人体变态反应的变应原种类繁多，变应原检查旨在寻找和确定责任变应原，广泛应用于各种变态反应性疾病的诊断，是过敏性哮喘（即外源性哮喘）必要的诊断程序之一。确定诱发的病因后便可指导患者采取各种措施避免或减少与变应原的接触，防止发作。还可利用变应原的浸出液或纯化的变应原进行"脱敏疗法"，以期减少或减轻症状，甚至终止哮喘发作。在临床上很多皮肤病的发生与发展都与接触变应原相关。临床上多数变态反应性疾病的患者通常只是做缓解症状的治疗，而没有找到引发过敏的真正原因，做不到针对性预防和治疗，导致病情反复加重、迁延不愈。对经常过敏患者，必须查清楚引起变态反应的变应原，才能很好预防和治疗变态反应。

临床评价 变应原检测是一个综合过程，包括明确的临床病史（变应原吸入过敏史、接触过敏史及食物过敏史）、皮肤试验、特异性激发试验及 sIgE 的检测等。

方法学评价 ①体内试验：皮肤试验，可用于过敏性鼻炎、湿疹和过敏性哮喘等变态反应性疾病的诊断及特异性免疫治疗前，本方法简单、易操作、成本低。其中皮肤点刺试验因其简单、经济、安全、灵敏度高、临床相关性好和痛苦小，更适合于儿童及高度敏感的患者，为首选检查。激发试验，较皮肤试验特异性高，与患者的病史、症状和变应原吸附试验的相关性较强。体内试验的缺点是结果带有主观性，准确性低，会受药物（如抗组胺等）影响，有时针刺令患者不便、痛苦。该方法对严重过敏患者十分危险，要在有经验及具备抢救能力和设备的医院进行。②体外试验：使用了生物素-亲和素等检测信号放大系统，使得极微量的 sIgE 亦可被检测，检测结果准确性高，不受药物影响，对患者安全方便。

临床应用评价 包括皮肤试验、激发试验及皮肤斑贴试验。

皮肤试验　临床应用应注意：①皮肤试验与病史相符，可以明确诊断。②分析皮肤试验结果必须结合病史。③皮肤试验诊断为多种变应原过敏，应作血清 sIgE 及激发试验明确责任变应原。④皮肤试验与病史不相符时，应进一步做血清 sIgE 及激发试验以综合分析。⑤有多种变应原过敏的患者，皮肤试验及血清 sIgE 分级都高的变应原可考虑为责任变应原。⑥血清 sIgE 检测安全可靠，可作为皮肤试验有禁忌证的过敏患者的检测，缺点是受到试剂盒中抗原种类的限制。⑦皮肤试验禁忌证。有青霉素皮试过敏性休克史者；有明显损害全身状态疾病者；试验部位有皮肤病变疾病者；接受 β 受体阻滞剂或血管紧张素转换酶抑制剂者；肾上腺素过敏者；妊娠、5 岁以下者。相对禁忌证：服用抗组胺药在药物 3 个半衰期内，尽量在少症状的时候进行诊断。⑧并发症。局部皮疹、皮肤坏死；极罕见全身严重不良反应，如过敏性休克和喉头水肿等。

激发试验　临床应用应注意：①适应证。临床高度怀疑为变态反应性疾病，而皮肤试验及体外试验为阴性的患者；多种变应原过敏，寻找目标变应原；过敏性哮喘患者免疫治疗前了解其耐受性等。②对食物过敏者为诊断的金标准。③激发试验较皮肤试验的特异性高，与患者的病史、症状及变应原吸附试验的相关性强。④此试验有引起严重哮喘急性发作或过敏性休克等严重并发症的潜在危险，所用抗原浓度不宜过高，应该由小到大递增，试验前必须做好抢救准备。

皮肤斑贴试验　主要用于诊断接触性皮炎和过敏性皮肤病，使用方便，结果准确。斑贴试验的灵敏度和特异度高。相对禁忌证：皮肤有广泛病变者。副反应轻微，有皮疹及瘙痒的报道。

（沈立松）

Ｉ型变态反应实验诊断 （laboratory diagnosis of type Ⅰ hypersensitivity）

Ｉ型变态反应是机体对某些抗原初次应答后，再次接触相同抗原后在数分钟内所发生的迅速、强烈的免疫应答，是免疫系统中最为强烈的病理反应之一。其主要特点是：①发生快，消退亦快。②主要由特异性 IgE（sIgE）介导。③参与细胞为肥大细胞、嗜碱性粒细胞等。④补体不参与其反应。⑤一般不易造成组织细胞的损伤，多表现为机体生理功能紊乱。⑥主要病变在小动脉，毛细血管扩张、通透性增加、平滑肌收缩。⑦具有明显个体差异和遗传背景。

诱发Ｉ型变态反应的抗原称为变应原，大多数是外源性抗原，包括食入、吸入、注入和接触类。常见的变应原有：花粉、尘螨、霉菌、宠物皮（毛）屑、昆虫毒素，某些药物如青霉素、非甾体抗炎药、全身麻醉药、胰岛素、鱼精蛋白、链激酶、血制品等，某些食品如鱼类、蟹类、蛋类、牛奶、牡蛎、坚果、水果和含亚硫酸氢盐的食物等，以及胶乳制品如橡皮手套、牙托、安全套、呼吸器材的管道、导管等。

常见的Ｉ型变态反应有青霉素变态反应（过敏性休克），药物引起的药疹、荨麻疹，食物引起的过敏性胃肠炎，花粉或尘埃引起的过敏性鼻炎、支气管哮喘等。

实验检测　包括非特异性试验和特异性试验。

非特异性试验　包括嗜酸性粒细胞计数；血清嗜酸性粒细胞阳离子蛋白（ECP）测定；嗜碱性粒细胞计数；血清总 IgE 测定；非特异性激发试验：用组胺或甲基胆碱做雾化吸入，作为特异性变应原激发前的筛选，观察患者对测试物的敏感性，从而进行病因分析或疗效判定；组胺酶测定；辅助性 T 细胞（Th）亚群检测；分泌型 IgA（sIgA）测定；消化酶测定；细胞因子测定。

特异性试验　①皮肤试验：观察皮试后的速发相变态反应，包括皮内试验、点刺试验和划痕试验。皮试变应原应有所选择，尽可能根据病史所提供的线索而定，常用标准化的变应原提取液；当怀疑有吸入性变应原而点刺试验阴性或模棱两可时可应用皮内试验。点刺试验是应用最广泛、操作简便、灵敏度高、安全性较好的体内试验，反应一般较小。划痕试验的深度以不出血为度。②嗜碱性粒（肥大）细胞脱颗粒试验：如果患者已被某种特定变应原致敏，可以通过变应原诱导嗜碱性粒细胞脱颗粒和活化。③变应原诱导的介质释放：包括变应原诱导组胺释放和白三烯释放试验。变应原可以诱导致敏机体嗜碱性粒细胞释放组胺或白三烯。④激发试验：模拟自然发病的情况，以少量变应原诱发一次较轻的变态反应病发作，用以确定测试物是否为患者的致敏物；激发试验可以通过不同的途径进行，包括鼻黏膜激发试验、支气管激发试验（BPT）、食物激发试验、结膜激发试验以及药物激发试验等。⑤血清特异性 IgE（sIgE）测定：过敏患者的血清中存在着 sIgE，针对某种特定变应原，有助于Ｉ型变态反应的诊断。

实验诊断 必须密切结合临床病史，发病年龄、季节性的病状、诱发原因以及在特定环境发生症状都是该病的关键提示，但其确诊还需依赖实验室检查。主要是根据Ⅰ型变态反应的特异性试验与非特异性试验结果结合临床表现进行综合分析。

非特异性试验 ①嗜酸性粒细胞计数：可作为Ⅰ型变态反应诊断的参考。采用白细胞分类计数法或者直接计数法，参考区间分别为 0.4% ~ 8.0% 和（0.02 ~ 0.52）$\times 10^9$/L。②ECP 测定：为Ⅰ型变态反应性疾病的诊断和治疗提供依据，用荧光酶联免疫分析（FEIA），参考区间为 0 ~ 8mg/L。③嗜碱性粒细胞计数：可作为Ⅰ型变态反应的筛选试验，阳性率可达 60% ~ 70%，可作为疗效评定的辅助指标。采用白细胞分类计数法，参考区间为 0 ~ 1% 和（0 ~ 0.06）$\times 10^9$/L。④血清总 IgE 测定：采用电化学发光法、放射免疫吸附试验、酶联免疫吸附试验（ELISA）、FEIA 法或者免疫比浊法检测。电化学发光法参考区间为：0 ~ 100U/ml；FEIA 法参考区间为：0 ~ 100kUA /L；免疫比浊法参考区间为：0 ~ 100U/ml。血清中总 IgE 随年龄变化而不同，如果明显超过正常参考区间，应考虑存在变态反应性疾病，如在特应性皮炎中，总 IgE 浓度可达到 1000U/ml 甚至更高。⑤组胺酶、消化酶及 sIgA 测定：有过敏体质者，组胺酶和消化酶往往存在缺陷，也可表现为胃肠道 sIgA 分泌缺乏，一般采用 ELISA 法检测，各实验室可以建立自己实验室的参考值。⑥辅助性 T 细胞亚群/细胞因子测定：辅助性 T 细胞亚群通过细胞表面标志结合胞内染色方法，可区分 Th1 细胞（CD4$^+$/IFN-γ$^+$）和 Th2 细胞（CD4$^+$/IL-4$^+$）。与正常人相比，特应性体质的人群往往在外周循环中含有更多变应原特异的 Th2 细胞，其产生细胞因子的能力也高于正常个体，如 IL-4、IL-5、IL-10、IL-13 升高，分别采用流式细胞术和 ELISA 法检测。各实验室应采用一种固定方法和试剂，检测一定数量的不同年龄和性别的正常人群，建立自己实验室的参考区间或者参考试剂盒提供的参考区间。

特异性试验 变应原的确定是Ⅰ型变态反应诊断中的关键环节，需通过特异性试验确定。①皮肤试验：皮肤试验属于活体试验，能反映机体各种因素综合作用的实际免疫状态，且简单易行，结果的可信度大。皮试结果一般可在试验后 15 ~ 20min 观察，这时出现的是速发反应，阳性反应主要表现为风团和红晕、红斑。②嗜碱性粒（肥大）细胞脱颗粒或活化试验：变应原诱导嗜碱性粒细胞脱颗粒过程可以在显微镜下观察到，并进行直接计数。试验时镜下可见嗜碱性粒细胞或肥大细胞变形、细胞膜破裂，颗粒逸出，可有空泡。正常嗜碱性粒细胞或肥大细胞颗粒粗大，均匀分布于胞质中，镜下计数 200 个嗜碱性粒细胞，30% 以上发生脱颗粒判定为阳性反应。嗜碱性粒细胞活化通过流式细胞仪检测 CD63、CD203c 来判定，参考值由实验室根据正常人群自行制定。③变应原诱导的介质释放：通过体外测定白细胞在变应原诱导下释放组胺或白三烯的量，反映机体免疫状况及对变应原的敏感性。通常采用酶联免疫法检测，实验室可建立自己的参考值或者根据试剂盒制定。④激发试验：根据不同的激发途径，激发试验的判别标准有所不同。结膜激发试验阳性表现为试验侧结膜充血、水肿、分泌增加、眼刺痒感、流泪，甚至出现眼睑红肿，反应重的可有结膜下出血和上下睑水肿；鼻激发试验阳性表现为鼻黏膜苍白水肿，鼻道内有多量浆液黏液性分泌物；BPT 阳性反应的判断标准包括明显的自觉症状（胸部紧迫感和喘息等）、肺内闻及哮鸣音且第一秒用力呼气量（FEV$_1$）或者峰值呼气流速（PEFR）下降 15% ~ 20% 以上；食物激发试验阳性表现为食物变态反应的症状和体征重现，如腹痛、腹胀、恶心、呕吐、腹泻、肠鸣音亢进、皮疹、血管性水肿、哮鸣、肠痉挛、严重者血压下降。⑤血清 sIgE 检测：sIgE 只能与某种变应原特异性结合，因此需用纯化的变应原进行检测（见特异性 IgE 检测）。

临床评价 Ⅰ型变态反应的实验检测手段较多，实际应用中需合理选择，了解各类检测方法的临床意义及其局限性。

非特异性试验 结果异常提示患者可能存在过敏体质，需进一步进行特异性试验。

皮肤试验 Ⅰ型变态反应中的主要诊断方法，简单、方便、特异性好，如支气管哮喘和荨麻疹等均可用皮肤试验来帮助诊断。食物过敏与皮肤试验的相关性较差，可能是因为食物抗原提取液与肠吸收的物质有所不同，而且引起食物过敏的变应原容易发现，一般不必作皮试。通常皮肤试验可以在短时间内同时一次性提供多种变应原的试验结果，经济便捷，但如果操作不当，可出现假阳性和假阴性结果。其同时存在有很多缺陷：①高度过敏性体质的患者可能造成严重反应。②皮试可能引起机体致敏，不利于第二次皮试。③有时候皮试的阳性反应并不能直接证明变态反应是由测试所用变应原引起的，患者可能确实对所测变应原敏感，但实际上不一定有临床症状，而真正引起变态反应发作的变应原却可能未被包括在测试变应原内，因而未被发现。

变应原诱导的介质释放 体外变应原诱导的介质释放试验可避免皮试的某些缺点。体外介质释放能力和靶器官对介质的反应性直接反应 I 型变态反应的发生情况，此法比单纯测定 IgE 水平更能全面地反映机体的免疫状态。组胺和白三烯释放试验中只要有一种出现阳性就对判断致敏作用的预后具有较大的价值，可以作为速发型变态反应诊断方法的补充试验，但有时介质释放也可出现在非 IgE 介导的反应中。组胺释放试验对吸入性变应原的诊断敏感性高于皮试，对食入性变应原和药物性过敏患者敏感性较低；白三烯释放试验对食入和吸入性变应原、昆虫毒液的敏感性较高，对药物过敏性患者敏感性较低。

激发试验 主要用于 I 型变态反应，尤其在皮试或其他试验不能获得肯定结果时，此法可排除皮试中假阳性和假阴性反应。激发反应接近自然发病，所以结果比较可靠，但引起严重反应的机会较皮试为多，所以必须掌握好适应证和激发剂量。原则是小剂量，通过最安全的途径进行，无论采取何种途径激发，都应作好抢救准备，以防万一。应做好知情同意和伦理方面的沟通。

血清 sIgE 本试验用于评估变态反应状态存在一定缺陷，其对昆虫毒液、药物和乳胶过敏患者的敏感性不高，此外结果阳性并不意味着该患者在自然情况下会出现变态反应的临床症状，必须通过病史来证实。

（沈立松）

支气管哮喘实验诊断

zhīqìguǎn xiàochuǎn shíyàn zhěnduàn

支气管哮喘实验诊断（laboratory diagnosis of bronchial asthma） 支气管哮喘，简称哮喘，又称气喘，是以可逆性气流受限为特征的气道慢性炎症性疾病，由多种细胞（如嗜酸性粒细胞、肥大细胞、淋巴细胞、中性粒细胞和呼吸道上皮细胞）和细胞组分参与。肺功能、气道反应性和影像学等检查对该疾病的诊断十分重要，而实验室检测对哮喘病情评估和监测同样具有很强的指导意义，其中包括对疾病发展过程中多种细胞和细胞组分的检测，如炎症细胞的数量、特异性抗体、炎症相关指标等。

实验检测 除常规实验室检查（血常规、尿常规、便常规、肝肾功能、电解质、血糖、红细胞沉降率、C 反应蛋白等）外，需要对患者肺功能、气道反应性、变应原、气道炎症状态、动脉血氧状况及胸部 X 线片等进行进一步检测分析；另有免疫学及炎症状态的相关实验室检测如下。

嗜酸性粒细胞检测 包括全血嗜酸性粒细胞计数和痰涂片嗜酸性粒细胞检测。

变应原检测 评价哮喘患者机体免疫状态的重要指标。主要采用以下两种方法。①皮肤试验：是确定变应原的主要方法。②血清总免疫球蛋白 E（IgE）和特异性 IgE（sIgE）测定：对 I 型变态反应的诊断和变应原的确定有重要价值。通过 sIgE 检测寻找其变应原，包括吸入性变应原（如尘螨、花粉、真菌、动物毛屑、二氧化硫、氨气等）、食入性变应原（如鱼、虾、蛋类、牛奶等）和感染变应原（如细菌、病毒、寄生虫等）及某些药物（如阿司匹林）等。

变应原特异性 IgG 测定 确定患者发生变态反应的变应原后，将变应原配成不同浓度的提取液，给患者反复注射，可以在体内产生变应原特异性 IgG（sIgG）型封闭抗体。临床常用荧光酶联免疫分析法（FEIA）进行检测。

气道炎症状态检测 临床上反映气道炎症状态的直接指标包括：血清 a1-抗胰蛋白酶（1-AT）；转铁蛋白（TRF）；血清嗜酸性粒细胞阳离子蛋白（ECP）；呼出气一氧化氮浓度（FeNO）。

实验诊断 根据典型临床表现和实验室检查，支气管哮喘的诊断并不困难，但需要与心力衰竭引起的喘息样呼吸困难、毛细支气管炎、支气管淋巴结核、支气管扩张等疾病进行鉴别诊断。各项实验室检测项目不仅对支气管哮喘的诊断有辅助作用，且对疾病分期分度和鉴别诊断也有指导意义。

嗜酸性粒细胞检测 支气管哮喘时血液常规检查中嗜酸性粒细胞百分比和绝对数>正常范围，成人嗜酸性粒细胞百分比参考区间为 0.4% ~ 8%，绝对数为 $(0.02 \sim 0.52) \times 10^9/L$；痰涂片镜下检查可见较多嗜酸性粒细胞和脱落坏死的嗜酸性粒细胞退化形成的尖棱结晶，亦称夏科-雷登（Charcort-Leyden）结晶。

变应原检测 见变应原检测。

变应原特异性 IgG 测定 检测血清 sIgG 的量可了解脱敏治疗的效果，其参考区间为阴性。

气道炎症状态检测 ①1-AT；

一种急性时相反应蛋白，化学法检测参考区间 0.88~1.83g/L，升高反映肺部炎症性疾病严重程度。②TRF：免疫散射比浊法检测参考区间为 28.6~51.9mol/L，降低时表明有气道炎症。③ ECP：FEIA 法检测 ECP 参考区间为 0~8μg/L，其浓度上升的水平与变应原接触量、迟发相哮喘反应的严重程度成正相关。④FeNO：建议每个实验室各自建立自己的参考区间，其值与气道炎症程度成正相关。

动脉血气分析　伴有呼吸困难时，轻症者动脉血气分析可完全正常；哮喘严重发作时，可见动脉血氧分压（PaO_2）减低。典型表现是 $PaO_2<60mmHg$，过度通气时动脉血二氧化碳分压（$PaCO_2$）亦偏低；重症者若气道严重阻塞，导致缺氧和 CO_2 潴留，此时 $PaO_2<60mmHg$，$PaCO_2$ 可正常甚至 $>45mmHg$，出现失代偿性酸中毒（代谢性酸中毒、呼吸性酸中毒、代谢性酸中毒合并呼吸性酸中毒）。

临床评价　60%以上哮喘发病与特异性变应原有关，因此变应原检测是评价哮喘患者机体免疫状态的重要指标。需对其方法学及临床应用进行评价。

方法学评价　变应原检测的皮肤试验安全性高、灵敏度高、准确度高，皮损小，廉价；而血清总 IgE 和 sIgE 检测价格高昂，可以用于皮肤条件差（如严重皮肤病、皮肤划痕症）的患者，也可避免皮试可能诱发的严重局部或全身反应，且检测不受操作者熟练程度和药物等影响。

临床应用评价　临床应用应注意以下问题：①支气管哮喘的病因和发病原理较为复杂，尚未完全明了，机体处于超敏状态是哮喘发病的主要因素之一；去除病因，远离变应原是支气管哮喘的主要预防措施。②对于支气管哮喘患者，建议在非急性发作期进行特异性变应原检测，避免或消除引起哮喘发作的变应原。③血清总 IgE 对鉴别机体超敏状态有一定价值，但总 IgE 升高不一定是发生变态反应。发生变态反应者总 IgE 一般会升高，不增高也不能除外变态反应，总 IgE 不能作为 I 型变态反应的筛查试验。④血清总 IgE 水平受多种因素影响，如年龄（新生儿血清总 IgE 水平非常低，随着年龄的增长，总 IgE 的水平随之增高，学龄前儿童总 IgE 可接近成人水平，青春期时达到高峰，30 岁后逐渐下降，老年人总 IgE 处于较低的水平）、性别（男性高于女性，其机制尚不清楚）、种族（混血人种的总 IgE 比白人高 3~4 倍，黑人水平更高，黄种人水平也较高，可能与遗传因素有关）等。⑤由于变应原的多样性，现有的检测方法中，只能检测常见的几种变应原；在实验室检测中发现变应原有明显的地域性，其他国家的试剂所采用的变应原与中国的不一定完全符合；还有大量同属不同种系的变应原，都可造成皮试与血清 sIgE 结果不一致；某些小分子的变应原（半抗原）的 sIgE 测定灵敏度不高，对这些变应原如测不出 sIgE 并不能除外过敏的可能性；很多情况下，临床可能无法确定患者的变应原。

（沈立松）

bìanyìngxìng xiūkè shíyàn zhěnduàn

变应性休克实验诊断（laboratory diagnosis of anaphylactic shock）　变应性休克，又称过敏性休克，是外界某些抗原性物质进入已致敏的机体后，在短时间内发生的以多系统受累为特点的严重变态反应性疾病。皮肤、呼吸道、心血管系统、胃肠道等均可受累，严重病例可导致气道完全阻塞、心血管系统虚脱，甚至死亡。绝大多数过敏性休克是典型的 I 型变态反应在全身多器官，尤其是循环系统的表现；其过程中释放的各种组胺、血小板激活因子等是造成多器官水肿、渗出等临床表现的直接原因。临床最常见的过敏性休克为药物过敏性休克及血清过敏性休克。其实验室检测主要以免疫学的方法进行，临床上常采用皮肤试验和测定 IgE 的含量来明确变应原以避免过敏性休克的发生。

实验检测　目的一是明确反应的性质，二是明确引起反应的变应原。原则上对于发生严重过敏性休克的患者在休克解除后都应尽力查明变应原，一般需要在询问患者病史的基础上进行一系列的筛查实验，找出使患者过敏的变应原，以避免严重休克反应的再次发生。

变应原皮肤试验　皮肤试验是初步筛选变应原的主要方法，常用的皮肤试验有皮内试验和皮肤点刺试验。

血清总 IgE 和特异性 IgE 测定　血清总 IgE 常用散射浊度法进行检测；特异性 IgE 测定是指与某种变应原特异性结合的 IgE，需要以纯化的变应原来检测，常用的方法主要是放射免疫吸附试验（RIST）、酶联免疫吸附试验（ELISA）和荧光酶免疫分析法（FEIA）。

实验诊断　该病大都猝然发生，结合病史及临床表现一般能做出相应诊断。根据皮肤试验或者 IgE 测定结果，可以明确引起变态反应的变应原，避免下一次过敏性休克的发生。

变应原皮肤试验 主要用于药物过敏性休克的实验诊断。皮肤试验的结果一般在 15~20 分钟以后读取，阳性反应主要表现为风团和红晕、红斑。

血清总 IgE 和特异性 IgE 测定 IgE 是介导Ⅰ型变态反应的抗体，其变化与过敏性哮喘、特异性皮炎及寄生虫感染等疾病相关；成人血清总 IgE 参考区间（散射浊度法）：0~100U/ml。血清特异性 IgE 参考区间（FEIA）：< 0.35kUA/L。

临床评价 变应原皮肤试验的最终目的是为患者确定致敏药物，以免再次误用。如青霉素皮试对预防药物过敏性休克十分重要。对于刚发生过变态反应的患者，对变应原有一周的不反应期，因此皮肤试验应在变态反应发生一周后进行，以排除假阴性结果。皮肤试验属于活体试验，虽然影响因素众多，却能反映机体各种因素综合作用的实际免疫状态，并且简单易行，结果的可信度大。这些优点是其他方法难以替代的，所以在临床和防疫工作中都经常应用。其中皮内试验敏感性高而特异性差，点刺试验虽比皮内试验法敏感性低，但假阳性较少，与临床及其他试验的相关性较强。正常人总 IgE 水平受环境、种族、遗传、年龄、检测方法及取样标准等因素的影响，诊断变态反应性休克时其升高的水平依不同的实验方法而有所不同，因此总 IgE 的检测结果只有参考价值而无诊断价值；特异性 IgE 检测具有特异性强、影响因素少、对受试者绝对安全等优点，但其敏感度比皮试低、检测费用高；在休克状态下，体内 IgE 已被大量用于变应原的结合，故可能得出假阴性

结果，所以 IgE 测定应在停用一切抗过敏药物之后半个月后进行。

（沈立松）

特异性 IgE 检测（specific IgE test） 特异性 IgE（sIgE）介导Ⅰ型变态反应，主要在呼吸道、消化道和淋巴结中合成，与相应受体结合发挥生理功能。根据亲和力不同，细胞受体分为两类，分别为肥大细胞、嗜碱性粒细胞上的高亲和性受体和嗜酸性粒细胞、淋巴细胞及单核细胞上的低亲和性受体。变应原如尘螨、牛奶等进入机体后可刺激 B 淋巴细胞合成 sIgE，通过亲和性受体与肥大细胞、嗜碱性粒细胞等效应细胞结合使机体致敏，当相应变应原再次入侵机体时，与致敏的效应细胞上的 sIgE 结合引发细胞脱颗粒，释放炎症介质，引起哮喘、湿疹等过敏症状。

检测方法 通常用相应的纯化变应原检测。①皮肤试验：包括皮内试验和点刺试验，观察风团和红斑反应。②血清 sIgE 检测：一种常用的体外定量检测，常用的方法有放射变应原吸附试验、酶联免疫吸附试验、荧光酶免疫分析法（FEIA，如 CAP 检测系统）和免疫印迹法。

参考区间 正常人皮肤试验：无风团和红斑反应，或风团和红斑 <阴性对照；血清 sIgE 检测（荧光酶免疫分析法）：< 0.35kUA/L。

临床意义 sIgE 水平仅能说明个体对已测变应原的敏感性，必须紧密结合临床病史和其他检测手段才能得以确诊。

临床评价 sIgE 升高提示机体处于致敏状态，但不一定与临床症状有关，如有必要，还需进行器官特异性激发试验；血清

sIgE 水平与阳性皮试结果间没有必然的关联性，其可能的原因是结合在细胞上 IgE 的半衰期（数月到几年）比血浆中游离 IgE 的半衰期（2~3 天）长；皮肤试验为体内试验，影响因素较多，如皮试液的浓度、皮试前药物的使用等，但该试验能反映机体各种因素综合作用的实际免疫状态，操作简单易行，结果可信度大；血清 sIgE 检测具有特异性强、影响因素少、对受试者绝对安全等优点，但其敏感度比皮试低、检测费用高、不同试剂检测结果存在不一致性，并且如果待检血清中含有相同特异性 IgG 时可干扰实验结果，需根据实际情况选择适宜的检测方法。sIgE 检测前需停止服用抗过敏药物或某些含抗过敏成分的药物两天以上，以免影响检测结果；血清学检测时应避免使用严重溶血和脂血标本。

（沈立松）

Ⅱ型变态反应实验诊断（laboratory diagnosis of type Ⅱ hypersensitivity） Ⅱ型变态反应是 IgG 型或 IgM 型抗体与靶细胞表面相应抗原结合后，在补体、巨噬细胞和自然杀伤细胞（NK 细胞）参与下，引起的以细胞溶解或组织损伤为主的病理免疫反应，又称细胞溶解型或细胞毒性变态反应。IgG 或 IgM 抗体可以与靶抗原结合或以游离形式存在于血循环中。这些自身抗体与靶细胞上抗原结合后，可通过激活补体经典途径或补体裂解产物介导的调理作用裂解、破坏靶细胞，也可通过抗体的 Fc 段与 NK 细胞和巨噬细胞表面 Fc 受体结合，发挥细胞外非吞噬性杀伤作用破坏靶细胞引起一系列免疫反应。

Ⅱ型变态反应的常见疾病包括输血反应、新生儿溶血症、自身免疫性溶血性贫血、肺出血肾炎综合、甲状腺功能亢进症等。

实验检测 主要是检测血清中针对细胞表面或组织抗原、受体或外源性抗原的游离抗体，或检测细胞、组织表面的抗体或补体。主要检测项目有抗人球蛋白试验和免疫荧光检测。

抗球蛋白试验 Ⅱ型变态反应的实验室检测重点是通过抗球蛋白试验（即 Coombs 试验）检测抗血细胞抗体，可分为直接 Coombs 试验（图 1）和间接 Coombs 试验（图 2）。直接 Coombs 试验用于检测已黏附在红细胞表面的不完全抗体，间接 Coombs 试验通过体外致敏红细胞，再检测红细胞上有无相应抗体吸附，用于检测血清中的不完全血型抗体。

免疫荧光检测 直接免疫荧光法检测组织内的免疫球蛋白或补体，间接免疫荧光法确定血循环中的特异性抗体。

实验诊断 Ⅱ型变态反应的实验诊断着重于抗血细胞抗体的诊断。采用不同的检测方法可以对不同Ⅱ型变态反应性疾病进行确诊诊断或辅助诊断。

输血反应 Ⅱ型变态反应引起的输血反应主要是 ABO 血型不合、Rh 血型不合或抗血细胞抗体引起的溶血性输血反应。临床采用正、反定型法进行 ABO 血型鉴定和单克隆抗-D 混合血清进行 Rh 血型鉴定，并采用低离子聚凝胺介质和微柱凝胶介质交叉配血试验检测检查受（供）血者血清中有无破坏供（受）血者红细胞的抗体存在，这可有效防止并诊断血型不合引起的输血反应。

新生儿溶血 通过产前母体内 IgG 类抗-A（抗-B）效价检测以及新生儿血清学检测可预测新生儿溶血症的发生及严重程度。应用抗球蛋白试验检测 IgG 类抗-A（抗-B）效价（参考值≤32），当母体血清中 IgG 类抗-A（抗-B）效价≥1∶64，同时伴有母胎 ABO 血型不合，胎儿可能发生 ABO 新生儿溶血。

新生儿血清学检测对于确诊新生儿溶血具有重要意义，主要是直接 Coombs 试验、游离试验和释放试验。①直接 Coombs 试验：检测患儿红细胞是否被母体 IgG 类抗-A（抗-B）致敏，可用于诊断 ABO 血型不合新生儿溶血症。阳性越强通常意味着新生儿溶血症病情越重。②游离试验：是用间接抗球蛋白试验检测新生儿血清中的血型抗体，阳性常发生在新生儿溶血症早期或病情较重时。③释放试验：与直接 Coombs 试验都是检测红细胞上致敏的血型抗体。只有当放散液中检出抗体，同时新生儿红细胞上又存在相应抗原时才判断为阳性。阳性可证实为新生儿溶血。不同类型的新生儿溶血可采用相应的放散方法，通常 ABO 新生儿溶血采用冷冻放散或热放散而 Rh 新生儿溶血采用乙醚放散法检测。Rh 血型不合引起的新生儿溶血的诊断通过盐水凝集实验、胶质介质法及间接 Coombs 试验检测抗 Rh 抗体。

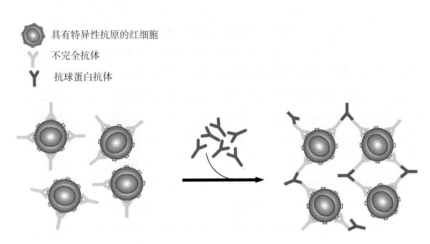

图 1 直接 Coombs 试验

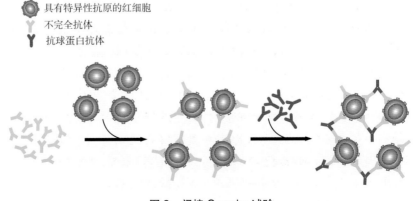

图 2 间接 Coombs 试验

自身免疫性溶血性贫血（AIHA） 直接 Coombs 试验阳性是确诊 AIHA 的经典试验。直接 Coombs 试验可测定红细胞表面上的不完全抗体（多属 IgG）和补体（C3）。用特异性抗血清可将 AIHA 分为三型：IgG/C_3 阳性、单独 IgG 阳性、单独 C_3 阳性。

肺出血肾炎综合征 应用免疫荧光法检测到抗 Ⅳ 型胶原抗体可诊断肺出血肾炎综合征。

甲状腺功能亢进症 应用免疫荧光法检测抗甲状腺上皮细胞表面甲状腺刺激素（TSH）受体的自身抗体用于甲状腺功能亢进症的诊断。

临床评价 对抗球蛋白试验和免疫荧光检测法的临床评价分述如下。

抗球蛋白试验 在临床应用中须注意：①直接 Coombs 试验可用于检测 AIHA、输血反应、某些药物或疾病引起的免疫溶血性贫血等疾病。间接 Coombs 试验主要用于检测输血、血制品、器官移植、妊娠所致免疫性血型抗体及自身免疫性血型抗体，也用于交叉配血。②直接 Coombs 试验可区分 ABO 新生儿溶血症和其他血型系统引起的新生儿溶血症。ABO 新生儿溶血症的直接 Coombs 试验呈弱阳性或阴性，而其他血型系统引起的新生儿溶血症呈强阳性。③直接 Coombs 试验可用于 AIHA 的筛选和分型，较间接 Coombs 试验对 AIHA 更有诊断价值。④在传染性单核细胞增多症、系统性红斑狼疮、恶性淋巴瘤、慢性淋巴细胞白血病、结节性多动脉炎等疾病中，直接 Coombs 试验也可阳性，因此 Coombs 试验除了可辅助诊断 Ⅱ 型变态反应性疾病外，其他一些疾病也会引起结果阳性，需注意鉴别。⑤直接 Coombs 试验

需要使用肝素或者乙二胺四乙酸（EDTA）抗凝血，间接 Coombs 试验需用血清，且血标本必须新鲜，洗涤后的红细胞和实验器材不能有血浆蛋白残留，以免引起假阴性。

免疫荧光检测 该方法对组织或细胞表面抗原对于 Ⅱ 型变态反应诊断具有重要的提示价值，但由于免疫荧光检测指标的结果会受到实验方法、操作者、检测仪器及样本保存时间等多种因素的影响，导致不同实验室间检测结果存在差异，影响临床诊断，按照标准化指南进行操作可尽量减少实验室检测结果差异。

（沈立松）

Ⅲ xíng biàntài fǎnyìng shíyàn zhěnduàn

Ⅲ型变态反应实验诊断 （laboratory diagnosis of type Ⅲ hypersensitivity）

Ⅲ 型变态反应是抗原抗体复合物沉积于组织中，通过激活补体而引起的细胞组织损伤。又称免疫复合物型变态反应。免疫复合物（IC），是抗原与相应抗体结合的产物，又称抗原抗体复合物。在正常情况下，人体能够清除体内的 IC，但在某些情况下，体内形成的 IC 不能被及时清除，其中沉积于机体某一部位（如皮肤、血管壁及脏器）的免疫复合物，称为局部 IC；游离于体液中的免疫复合物称为可溶性 IC；随血液循环的免疫复合物称为循环 IC（CIC）。IC 沉积可引起一系列病理生理反应，形成免疫复合物病。检测体内 IC，对 Ⅲ 型变态反应的诊断、病情演变、发病机制的探讨、疗效观察和预后判断等具有重要意义。

Ⅲ 型变态反应的发生主要取决于三个因素，即中等大小可溶性 IC 的形成、局部解剖学和血流

动力学因素所致的中等大小可溶性 IC 的沉积、补体等参与的 IC 引起的组织损伤。IC 沉积的部位一方面取决于抗原在组织中的分布，另一方面与 CIC 在某些部位容易滞留有关，大小合适的 IC 才能在局部滞留并激活补体系统，主要好发在血管、肾、肺、皮肤和关节等处。常见的 Ⅲ 型变态反应包括阿蒂斯（Arthus）反应、类 Arthus 反应、血清病、链球菌感染后肾小球肾炎、类风湿关节炎等。实验诊断是 Ⅲ 型变态反应的重要诊断依据。

实验检测 除常规的血细胞分析、肝肾功能测定、红细胞沉降率检测外，Ⅲ 型变态反应实验诊断的主要内容是 IC 的检测。IC 在体内可以固定于组织中，亦可以在血液中循环。前者常用免疫组织化学技术，借助光学显微镜或电镜观察它们在局部组织中的沉着情况；后者检测方法分为抗原特异性方法和非抗原特异性方法。由于 IC 中抗原性质不清，临床上多采用抗原非特异性方法。CIC 常用检测方法见循环免疫复合物检测。

实验诊断 IC 阳性或浓度升高主要见于感染性疾病和自身免疫病。CIC 的消长一般可反映病情的严重程度、监测治疗效果，但一次检测的意义不大，首次检测后数周必须复测才能证实其与疾病的相关性。C1q 结合法检测时，CIC 在系统性红斑狼疮中的阳性率为 75%～80%，类风湿关节炎为 80%～85%，血管炎为 73%～78%。IC 的形成是机体清除外来抗原和自身抗原的一种生理机制。正常情况下，CIC 可被活化的补体系统和单核-巨噬细胞系统清除，不对机体组织器官造成损害。当 CIC 大量持续存在并沉

积于血管壁、肾小球基底膜或血管外组织时，可活化补体以及与载有 Fc 受体和补体受体的粒细胞、肥大细胞、巨噬细胞、淋巴细胞、血小板等结合，诱导血管活性胺、溶酶体酶等释放，导致血管炎、肾小球肾炎、关节炎、皮炎以及其他多种组织的复杂的免疫病理损伤，这种情况最常见于感染性疾病和自身免疫病。CIC 的检测主要用于诊断、疗效监测和疾病活动度的判断。IC 主要在机体免疫反应过程中（如急性感染）形成的，如在急性 IC 引起的肾小球肾炎中，其血清中的浓度可超过参考值上限的 10 倍以上；低浓度的 IC 可能在无明显疾病时一过性出现；持续 IC 增高提示有慢性原发性疾病，包括风湿病、肿瘤和慢性感染等。

临床评价 包括临床应用评价及方法学评价。

临床应用评价 确定免疫复合物与疾病有关应依据以下 3 方面：①病变局部有 IC 沉积。②CIC 水平显著升高。③能明确 IC 中抗原性质。一般前两条容易实现，第 3 条很难确定。健康人血清中也存在少量的 CIC（10～20μg/ml），而且 CIC 检测结果很难区分为生理或病理性。仅凭血清中 CIC 的升高不能肯定是免疫复合物病，还应该结合其他免疫学指标和临床症状，但是免疫复合物检测对于研究发病机制、了解病情进展、判断治疗效果等方面能提供帮助。对有蛋白尿、关节痛、血管炎、浆膜炎、紫癜症状等诊断不明确的患者，可考虑检测循环免疫复合物，并结合局部免疫复合物的免疫组化检测结果以明确病变是否与Ⅲ型变态反应有关。

方法学评价 不同检测方法原理各异，对同一标本检测出的结果也不同。临床上大多数实验室检测循环免疫复合物用的是聚乙二醇（PEG）比浊试验。此法操作简便、测定快速、易与推广，但不能区别免疫复合物分子大小，干扰因素多，特异性较差，仅适用于循环免疫复合物的粗筛。临床上尚无公认的准确、特异、敏感、简便、快速的检测方法和理想的标准参考品。因此建议联合应用多种方法，以提高准确性和特异性。

（欧启水）

xúnhuán miǎnyìfùhéwù jiǎncè
循环免疫复合物检测 （circulating immune complex test）

检测循环血液中免疫复合物的检验项目。循环免疫复合物（CIC）是抗体与相应抗原在循环血液中按不同比例结合形成分子量大小不同的免疫复合物。

原理 当循环血液中存在抗体与相应抗原按不同比例结合形成的 CIC 时，可利用聚乙二醇（PEG）比浊法和酶联免疫吸附试验（ELISA）检测出其相应的 CIC。

PEG 比浊法 CIC 分子量相对较大，相互结合的抗原抗体的构象发生改变，易被低浓度 PEG 自液相析出；PEG 还可抑制 CIC 解离，促进 CIC 进一步聚合成更大的凝聚物而被沉淀。利用透射比浊或散射比浊法可测出 CIC 的存在与含量。

ELISA 法 所测为能结合补体第一成分片段（C1q）的 IgG 类抗体与其特异抗原形成的 CIC。将聚苯乙烯反应板微孔包被上 C1q，利用夹心法测定。如待测血清含有 CIC，其 IgG（抗体）以 Fc 段与 C1q 结合，洗涤后加入酶标记的抗人 IgG 抗体，在固相上反应生成 C1q-CIC-酶标记抗人 IgG 复合物，洗去未反应物后，加入酶底物/色原溶液呈色，呈色强度反映待测血清中 CIC 水平。

检测方法 测定 CIC 的方法有抗原特异性（选择性测定由某种特定抗原如甲状腺球蛋白、癌胚抗原、HBsAg 等形成的 CIC）和抗原非特异性（不考虑形成 CIC 的抗原性质）两大类。常规实验室尚难测出 CIC 中的不同抗原，只能测定抗原非特异性的 CIC，大致包括物理法、补体法、抗球蛋白法和细胞法。常用的为 PEG 比浊法和 ELISA 法，自动化仪器可以利用散射比浊法测定 CIC。

参考区间 采用试剂盒说明书提供的参考值，或检测一定数量健康人群建立自己实验室的参考区间。参考区间的设定应该注意年龄、性别的差异。

临床意义 某些疾病中可以检测到一定数量的免疫复合物，如急性肾小球肾炎、慢性活动性肝炎、原发性胆汁性肝硬化、链球菌感染、肿瘤等可见 CIC 升高。ELISA 法 CIC 阳性率在系统性红斑狼疮中为 75%～80%，类风湿关节炎为 80%～85%，血管炎为 73%～78%。

临床评价 包括以下内容。

临床应用评价 CIC 检测方法很多，不同方法检测所得到的结果可能不同，必须注意将不同检测原理的方法相结合。判断结果时，至少须综合采用两种检测方法结合，并密切结合临床，将其检测结果进行对比观察分析。在分析免疫复合物病时，除做血清 CIC 检测外，还应结合局部免疫组化检测的结果进行分析。

方法学评价 临床上大多数用的是 PEG 沉淀法或比浊法，此法简便、易操作，但特异性差、干扰因素多，只能作为一种粗筛方法。ELISA 法灵敏度高于 PEG 沉淀法或比浊法。无论采用哪种方法，一次测定 CIC 的意义不大，首次检测后数周必须复测才能证实其与疾病的相关性。各种检测抗原非特异性循环免疫复合物的方法比较见表。

标本事项　标本应于血液凝固后尽快分离血清；血清应在 2 个月内检测完毕，尤其是按生物学功能测定的免疫复合物的方法；标本应避免反复冻融。

（欧启水）

miǎnyìfùhéwùbìng shíyàn zhěnduàn

免疫复合物病实验诊断 （laboratory diagnosis of immune complex disease）

免疫复合物病是免疫复合物沉积引起的病理生理反应，包括全身免疫复合物病和局部免疫复合物病，前者包括血清病、链球菌感染后肾小球肾炎、类风湿关节炎（见类风湿关节炎实验诊断）和系统性红斑狼疮（见系统性红斑狼疮实验诊断）等；后者包括阿蒂斯（Arthus）反应和类 Arthus 反应。①血清病：通常在初次大量注射异种动物来源的抗毒素（免疫血清）后 1~2 周发生，其主要临床症状是发热、皮疹（风疹为主）、淋巴结肿大、关节肿痛和一过性蛋白尿等。这是患者体内产生的抗毒素抗体和体内抗毒素结合形成可溶性免疫复合物所致。血清病具有自限性，停止注射抗毒素后症状可自行消退。注射血清的量越大，发病率越高。有时使用大剂量青霉素、磺胺等药物可出现类似血清病样的反应。②链球菌感染后肾小球肾炎：一般多发生于 A 族溶血性链球菌感染后 2~3 周，体内产生抗链球菌抗体，该抗体与链球菌可溶性抗原结合形成循环免疫复合物，沉积在肾小球基底膜上，引起免疫复合物肾炎。其他病原体如葡萄球菌、肺炎链球菌、乙型肝炎病毒、疟原虫等感染也可引起类似的肾小球肾炎。抗链球菌溶血素"O"（ASO）检测有助于链球菌感染后的肾小球肾炎的诊断。ASO 是一种具有溶血活性的蛋白质，能溶解人和动物的红细胞，具有一定的抗原性，能刺激机体产生相应抗体，增高常见于急性咽炎等上呼吸道感染、风湿性心肌炎、心包炎、风湿性关节炎和链球菌感染后的肾小球肾炎。③Arthus 反应与类 Arthus 反应：家兔经皮下反复多次注射马血清，经 4~6 次注射后，注射局部出现水肿、出血和坏死等剧烈炎症反应，此现象由阿蒂斯（Arthus）于 1903 年发现，称为 Arthus 反应，又称实验性局部过敏反应。其发生机制是：前几次注射的异种血清刺激机体产生大量抗体，当再次注射相同抗原时，抗原不断由皮下向血管内渗透，血流中相应的抗体由血管壁向外弥散，两者相遇于血管壁，形成沉淀性的免疫复合物，沉积于小静脉血管壁基底膜上，导致坏死性血管炎甚至溃疡。当局部出现 Arthus 现象时，若静脉内注射同种抗原，则可引起过敏性休克。类 Arthus 反应可见于胰岛素依赖型糖尿病患者，其局部反复注射胰岛素后可刺激机体产生相应 IgG 类抗体，若此时再次注射胰岛素，即可在注射局部出现红肿、出血和坏死等与 Arthus 反应类似的局部炎症反应；多次注射狂犬病疫苗或使用抗毒素（马血清）也可出现类 Arthus 反应。

实验检测　除血细胞分析、肝肾功能测定、红细胞沉降率等常规检测外，用于Ⅲ型变态反应实验检测的项目适合于全身免疫复合物病的实验检测（见Ⅲ型变态反应实验诊断）。

实验诊断　见Ⅲ型变态反应实验诊断。

临床评价　包括以下内容。

临床应用评价　链球菌感染 1~3 周后，ASO 可出现阳性，感染 3~6 周后抗体效价达高峰。每隔 2~4 周检测 ASO 效价对于疾病的监测有帮助。高水平的 ASO 提示患者感染化脓性链球菌，但阴性结果不能排除链球菌感染。抗体浓度逐渐降低提示疾病缓解，如 ASO 高水平持续表达，提示疾病活动。联合检测 ASO、抗链球菌脱氧核糖核酸酶 B、抗链球菌透明质酸酶等抗体可以提高诊断效率。新生儿 ASO 效价常高于母体，而儿童却比成人低，学龄时可达成人水平。除了年龄，ASO 表达还受链球菌流行情况、季节和地理位置等因素影响。

方法学评价　ASO 检测常用胶乳凝集试验、免疫比浊法和托德（Todd）溶血法，主要采用免

表　常见抗原非特异性循环免疫复合物的检测

类别	原理	方法	敏感度（mg/L）
物理法	溶解度	PEG 比浊试验	20
细胞法	补体受体	Raji 细胞试验	6
抗球蛋白法	结合 RF	mRF 固相抑制试验	1~20
补体法	结合 C1q	C1q 固相试验	0.1

疫散射比浊法，该法简便、重复性好、易于标准化。溶血、脂血和黄疸等对检测结果有影响。

（欧启水）

Ⅳ xíng biàntài fǎnyìng shíyàn zhěnduàn

Ⅳ型变态反应实验诊断 （laboratory diagnosis of type Ⅳ hypersensitivity）

Ⅳ型变态反应是效应 T 细胞与特异性抗原结合，引起的以单个核细胞（单核细胞、淋巴细胞）浸润和组织损伤（细胞变性坏死）为主要表现的炎性反应。一般反应在接触抗原后 24~72 小时后出现，又称迟发型变态反应。Ⅳ型变态反应需要经过效应分子的合成阶段，因而进程较为缓慢。反应首先由 CD4$^+$辅助性 T 细胞（Th1 或 Th2 细胞）启动，但是直接的组织损伤则是由 CD8$^+$杀伤性 T 细胞介导。这是机体免疫系统对胞内病原体（特别是结核杆菌），还有其他多种感染如病毒、真菌和寄生虫等产生的典型应答。

常见的Ⅳ型变应性疾病包括接触性皮炎（见接触性皮炎实验诊断）、移植排斥反应（见超急性排斥反应实验诊断、急性排斥反应实验诊断和慢性排斥反应实验诊断）、感染性迟发型变态反应（细胞内病原体感染，如结核杆菌、病毒、原虫）、变态反应性脑脊髓炎等。

实验检测 常用皮肤试验来检测。当试验抗原进入致敏者皮肤时，皮肤中的致敏 T 细胞与试验抗原结合，引发Ⅳ型皮肤变态反应。皮肤试验最常用部位是前臂屈侧，便于试验操作和结果观察。左右两臂一侧做试验，另一侧做对照。需要时也可选用上臂或背部皮肤。

常用的皮肤试验包括：①皮内试验：最常用的皮肤试验，应用范围广，几乎各类抗原都可用皮内试验进行测定。②斑贴试验：将试验抗原直接贴敷于皮肤表面，主要用于寻找接触性皮炎变应原。③结核菌素试验：用于诊断结核菌感染所致Ⅳ型变态反应，对诊断活动性结核病和测定机体细胞免疫功能有参考意义。凡感染过结核杆菌的机体，均会产生相应的致敏淋巴细胞。这些细胞具有对结核杆菌的识别能力，当再次遇到少量结核杆菌或结核菌素时，致敏 T 淋巴细胞受相同抗原再次刺激释放出多种可溶性细胞因子，导致血管通透性增加，巨噬细胞在局部集聚浸润。将旧结核菌素或结核菌素纯蛋白衍生物（PPD）用无菌生理盐水稀释成不同浓度，取 0.1ml 注射于前臂掌侧皮内，48~72 小时观察反应。

实验诊断 必须密切结合临床，按照正确的诊断路径和对试验检测结果的正确判断进行实验诊断。

实验结果判断 接触抗原后 24~72 小时后开始出现的以单个核细胞（单核细胞、淋巴细胞）浸润和组织细胞变性坏死为主的炎症反应，需考虑是否为Ⅳ型变态反应。①皮内实验：阳性反应为出现风团和红晕、红斑。②斑贴试验：阳性反应为出现红斑和一定程度的硬结，偶有水疱形成，辅助接触性皮炎的诊断（见接触性皮炎实验诊断）。③结核菌素试验：观察反应时应注意局部有无红肿硬结，不可单独以红晕为标准。如硬结 <5mm 为阴性，5~9mm 为弱阳性，10~19mm 为阳性反应，20mm 以上或局部发生水疱与坏死者为强阳性反应。

诊断路径 病史及临床症状符合单个核细胞浸润和组织细胞变性坏死为主的炎症反应，则进行皮肤试验进行筛查。具体的病种诊断，需结合相应疾病的确诊实验进行判断，如怀疑肺结核患者，进行痰液涂片结核杆菌镜检及分离培养鉴定。

临床评价 对皮内试验、结核菌素试验的临床评价分述如下。

皮内试验 其敏感性比其他皮肤试验高，所用抗原应适当稀释，以免出现严重反应；当高可疑性抗原出现阴性结果时，应逐渐加大抗原浓度进行重复试验。在一定条件下，皮肤试验的结果可能与机体实际情况不符，即出现假阳性或假阴性等不真实的结果。出现假阴性的常见原因有：①试验抗原浓度过低，或者各种原因失效。②试验时正在服用免疫抑制剂或抗组胺药物（后者可通过设立组胺阳性对照进行判断）。出现假阳性的常见原因有：①实验抗原不纯，在提取、配置，甚至在试验过程中被其他抗原污染，引起交叉反应。②试验溶液配置不当，过酸或过碱都会对皮肤产生非特异性刺激。③皮肤反应性过强，如被试者患有皮肤划痕症，或者有既往过敏的痕迹等。④操作不当，如注入少量空气。

结核菌素试验 ①阳性反应：表明机体对结核杆菌发生变态反应，过去曾感染过结核，但不能确证活动性感染，因为卡介苗接种后也可呈阳性反应。②强阳性反应：则表明可能存在活动性感染，应进一步进行其他的确诊检查。3 岁以下强阳性反应者，应视为有新近感染的活动性结核病，须给予治疗。③阴性反应：表明无结核菌感染，但应考虑以下情况：受试者处于原发感染早期，尚未产生变态反应；正在接受糖皮质激素等免疫抑制剂治疗者，或营养不良、免疫功能低下的患者，结核菌素反应可暂时消失，如危重患者和免疫系统缺陷（如淋巴瘤、白血病、获得性免疫缺陷综合征等）患者对结核菌素无反应，或仅为弱阳性反应，这是人体免疫功能暂时受到抑制的结果，待病情好转，可转为阳性反应；老年人的结核菌素反应也常为阴性。

结核菌素试验对婴幼儿的诊断价值比成年人大，年龄越小，自然感染率越低。结核菌素试验可为接种卡介苗及测定免疫效果提供依据，如结核菌素试验阴性者应接种卡介苗，接种后若转为阳性，即表示接种已产生免疫效果。此外，结核菌素试验还可测定肿瘤患者的非特异性细胞免疫功能。

（沈立松）

jiēchùxìng píyán shíyàn zhěnduàn

接触性皮炎实验诊断

（laboratory diagnosis of contact dermatitis） 接触性皮炎为人体皮肤黏膜接触外源性物质后引发的炎症反应。皮肤接触外来半抗原物质后，经体内的朗格汉斯（Langerhans）细胞识别并提呈给T细胞，识别抗原后的T细胞活化并分化成为效应T细胞。当皮肤再次接触相同的抗原刺激物时即发生接触性皮炎，属于抗原诱导的T细胞免疫应答。与抗原接触部位的皮肤发生红肿、皮疹、水疱等，病情严重者可发生局部皮肤剥脱。

根据所接触外源性物质的不同，接触性皮炎的诱因可分为3类：动物性、植物性和化学性诱；根据发病原因的不同可分为刺激性接触性皮炎和变应性接触性皮炎，后者属于Ⅳ型变态反应。该病发病较急，机体若处于高敏状态或患者随意抓挠，皮肤发病范围可能扩大甚至累及全身。接触性皮炎病程有局限性，去除诱发疾病的刺激物后经适当治疗即可痊愈。该病易复发，尤其当再次接触相同刺激物时皮炎可反复发作，处理不当可发展为亚急性或慢性炎症。因此，接触性皮炎的诊断应当明确刺激物接触史，配合实验室检测找到诱发因素，尽早明确诊断并进行及时治疗。

实验检测 斑贴试验是诊断接触性皮炎的主要实验检测方法，尤其当发病诱因不明或有多种刺激物接触史时，斑贴试验能有效确定变应原。其具体方法为将待检测的刺激物涂在患者前臂屈侧或背部，贴敷24～48小时后除去，观察皮肤对刺激物的反应。

实验诊断 局部变应原或刺激物的特性、典型皮损的分布规律、初发损害部位典型的皮肤改变和刺激物接触史对接触性皮炎有诊断价值，但接触性皮炎的确诊及鉴别诊断则需要详细询问病史和斑贴试验。

斑贴试验结果判断标准 试验部位无反应为阴性，即"－"；痒或轻度发红为可疑阳性，即"±"；单纯红斑、瘙痒，有少量红斑为弱阳性，即"+"；水肿性红斑、丘疹为强阳性，即"++"；显著红肿、伴丘疹或水疱为极强阳性，即"+++"。若患者皮肤试验处出现阳性反应说明患者对该受试物过敏，皮肤反应强度越大、评分级别越高说明对该物质敏感性越高。

鉴别诊断 应用斑贴试验诊断接触性皮炎的同时，需注意鉴别原发刺激性接触性皮炎和变应性接触性皮炎（表）。

临床评价 包括临床应用及方法学评价。

临床应用评价 在临床应用中须注意：①皮炎发病部位有受试物的接触史、斑贴试验阳性即可以确诊变态反应性接触性皮炎，但应排除原发性刺激或其他因素所致的假阳性反应。假阳性反应的症状随受试物的去除而减轻或消失，但真正的阳性反应在除去受试物24～48小时内皮肤反应往往是增强的。②斑贴试验结果呈阴性也不能排除该病的诊断，因为阴性结果的出现可能与受试物的浓度过低、受试物与皮肤接触时间太短等因素有关。③如果变应原不在试验范围内，斑贴试验也可能呈阴性。

方法学评价 进行斑贴试验应注意：试验前及试验期间避免服用糖皮质激素及抗组胺类药物；试验中应避免因洗澡、饮酒、搔抓等引起的试验结果不准确；试验时应在受试部位做好标记并贴敷牢固、斑试器在皮肤上保留至少48小时，以避免出现假阴性；受试物应包括患者实际接触过的刺激物，并且保证受试物合适的

表 原发刺激性接触性皮炎和变应性接触性皮炎鉴别诊断要点

鉴别点	变应性接触性皮炎	刺激性接触性皮炎
发病部位	广泛	接触部位
潜伏期	长至数天	较短（数分钟至数小时）
发病率	低	高
斑贴试验	+	－
复发率	高，易复发	低，去除接触物不再复发

浓度；如果受试者皮肤出现严重反应，应立即停止试验，待症状缓解或消失后继续试验或者降低刺激物浓度。

（沈立松）

zhǒngliú shíyàn zhěnduàn

肿瘤实验诊断（tumor laboratory diagnosis）

通过血、尿及粪便常规、血清生化学检测、肿瘤标志物免疫学检测、基因检测等辅助诊断肿瘤的过程。肿瘤诊断还需进行影像学、内镜检查及病理学检查。全球恶性肿瘤患者每年不断增加。在中国，肿瘤引起的死亡人数占疾病死亡人数的第二位。因此，肿瘤早期诊断和早期治疗对于患者的生存具有重要意义。医学技术的飞速发展和肿瘤生物学基础知识的不断进步，对肿瘤筛查、早期诊断和有效治疗产生了巨大的影响。

在肿瘤诊断中，病理学诊断为金标准；当肿瘤长到一定大小时，可用影像学的方法进行观察；一些与肿瘤形成有关的生物标志物如癌基因、抑癌基因、染色体异常改变以及它们所表达的蛋白产物均可用于肿瘤的检测；微小RNA、表观遗传学等也被发现与肿瘤有关。

实验检测　主要有病理学检测、肿瘤标志物检测以及影像学检查。

病理学检测　主要包括常规石蜡切片、快速石蜡切片、冷冻切片、印片和刮片、电子显微镜观察、免疫组织化学、自动图像分析、流式细胞术以及原位杂交等方法。

肿瘤标志物检测　主要指检测与肿瘤发生相关的物质。这些物质种类很多，主要包括核酸类、蛋白类、酶类、糖脂类、激素原类、抗体类以及一些病毒类肿瘤标志物（见肿瘤标志物检测）。

实验诊断　肿瘤的诊断通常需要结合患者病史，根据影像学、肿瘤标志物的检测进行综合分析。但在肿瘤诊断中，病理诊断仍然是肿瘤诊断的金标准。

诊断路径　临床医师首先对前来就诊的患者进行病史询问，然后进行体格检查，结合患者的临床表现做出初步判断；一些典型的临床表现如血便、蜘蛛痣、腹膜炎和"三联征"等症状往往提示肿瘤的可能性；影像学检查可观察到是否存在占位性病变，以及是否发生浸润、转移；一些肿瘤标志物的检测也有助于肿瘤的诊断，具有较高诊断价值的肿瘤标志物包括辅助诊断原发性肝癌的甲胎蛋白（AFP）、辅助诊断前列腺癌的前列腺特异性抗原（PSA）等。在高度怀疑肿瘤后，需要通过活检或手术进行病理学检查，观察细胞形态和组织结构，确定肿瘤的存在及判断肿瘤的良恶性，并进行肿瘤分型分类。实际上，一些患者的肿瘤是在普查、体检或诊治其他疾病时无意发现的，患者可能还未感到不适，也没有明显的临床症状，这时发现的肿瘤往往处于肿瘤早期。在影像学显示存在肿块疑似肿瘤时，应及时进行病理学检查，观察细胞形态和组织结构。荧光原位杂交以及免疫组化等技术均有助于肿瘤的诊断，肿瘤标志物检测也具有一定的辅助诊断价值。

实验诊断依据　在密切结合临床及影像学检查、手术检查的基础上，肿瘤标志物检测以及病理学诊断是实验诊断的主要依据。①肿瘤标志物检测：在肿瘤辅助诊断方面具有一定的价值，但缺乏特异性与敏感性，只有少数的肿瘤标志物用于肿瘤的辅助诊断。

如AFP检测为原发性肝癌诊断的首选指标，尿本周蛋白阳性常见于多发性骨髓瘤，PSA主要用于高危人群前列腺癌的筛查与早期诊断等（见肿瘤标志物检测）。②病理学诊断：病理学诊断是肿瘤诊断的金标准，常用于肿瘤的确诊、分型及鉴别诊断。可分为细胞病理学诊断和组织病理学诊断。细胞病理学诊断主要是根据脱落细胞学或者穿刺细胞学以及外周血涂片检查而做出的肿瘤诊断；组织病理学诊断是把肿瘤标本制成病理切片进行组织学检查而做出的诊断。后者的可靠性大于前者。

鉴别诊断　有些情况下，肿瘤与其他良性疾病可表现出相似的临床症状，相关的肿瘤标志物阳性时，需结合影像学及病理检查进行鉴别诊断。如：①鼻咽癌与其他良性疾病进行鉴别诊断可利用影像学检查是否发生软组织的浸润、骨质破坏和淋巴结转移进行判断。②胃癌与胃溃疡、胃息肉、胃原发性恶性淋巴瘤、胃间质瘤可通过胃镜组织活检予以确诊并进行鉴别诊断。③AFP除在原发性肝癌时明显升高外，在其他疾病如妊娠、新生儿、生殖腺胚胎性肿瘤、肝炎、肝硬化、胃癌、胰腺癌伴肝转移、前列腺癌等，也可见升高，但其升高程度远不及原发性肝癌；妊娠期产生的AFP多在分娩后转为阴性；肝炎、肝硬化活动期也可产生一定浓度AFP，但这些良性疾病有明显的肝功能障碍却无相应肝内占位性病变。④生殖腺胚胎性肿瘤癌胚抗原（CEA）可阳性，可进一步通过对睾丸和妇科检查进行鉴别。

临床评价　主要从临床应用、方法和标本因素等3个方面进行评价。

临床应用评价 肿瘤标志物检测以及肿瘤病理学诊断已被临床广泛应用。

肿瘤标志物检测 用于高危人群肿瘤的筛查、诊断、治疗选择、预后判断、复发监测和疗效观察。①肿瘤的筛查：利用肿瘤标志物检测在无疾病症状的人群中发现肿瘤患者，需要所检测的肿瘤标志物对某些肿瘤的诊断有很好的敏感性与特异性，如 AFP 联合影像学检测是高危人群中筛查肝癌的有效手段，有助于肝癌的早期发现与诊断。②肿瘤的诊断与鉴别诊断：某些肿瘤标志物可用于肿瘤的诊断以及区分良恶性疾病，如前列腺肿块伴 PSA 升高，提示前列腺癌的可能性较大。③肿瘤治疗选择：在乳腺癌治疗的药物选择中若 Her-2/neu 阳性，可用曲妥珠单抗进行治疗；结直肠癌患者，野生型 K-ras 的患者可用抗表皮生长因子受体（EGFR）抗体进行治疗。④肿瘤预后判断：如结直肠癌者术后六周 CEA 仍持续升高，表明预后不良。⑤疗效观察：如接受化疗的肺癌患者，24 小时后神经元特异性烯醇化酶（NSE）下降表明化疗效果良好。⑥复发监测：常用的蛋白和糖抗原肿瘤标志物均可作复发监测的指标，经治疗后，恢复至正常的特定肿瘤标志物如出现异常升高，则提示有复发的可能。

肿瘤病理学诊断 用于肿瘤诊断、鉴别诊断以及探讨肿瘤组织发生等。肿瘤的细胞病理学诊断因其快速、经济、安全、准确等特点，是目前开展宫颈癌、食管癌等预防普查的主要诊断方法之一；免疫组织化学可用于癌基因与抑癌基因的测定，对肿瘤的预防、早期诊断，肿瘤的浸润、转移能力与患者预后有一定帮助。

方法学评价 ①病理学检查：病理学诊断是肿瘤诊断的金标准，因此病理学检查结果常作为肿瘤诊断的最终结果。但需要注意的是病理学诊断也有局限性：临床医师在取活组织时，肿瘤可能处于其发展过程的早期阶段，若肿瘤尚未显示其特征形态学改变，就很难做出正确的诊断；另肿瘤具有异质性，所取的部位活检标本并不能代表所有的病变；一些微小病变很可能没有被取到或是取材部位不正确等原因也会造成肿瘤的漏检。②肿瘤标志物检查：主要用于肿瘤治疗的选择、治疗效果和复发的监测以及预后的判断；因肿瘤标志物缺乏足够的检测灵敏性和特异性，只有较少的肿瘤标志物用于肿瘤的辅助诊断与高危人群的早期筛查。

标本因素 标本处理应注意：①肿瘤病理诊断时，标本的取材部位要正确，所取标本要有代表性，应取到病变与正常组织交界处，避免坏死或继发感染处；所取标本要及时固定，以免发生自溶；制片的质量也会影响病理诊断。②肿瘤标志物检测标本多为血液标本和体液标本。标本的正确采集关系到检测结果的正确性，如前列腺按摩、前列腺穿刺、射精、导尿、直肠镜检等均会使血中的 PSA 和前列腺酸性磷酸酶升高；胆道梗阻、排泄不顺会使 CEA、丙氨酸转氨酶等升高；一些药物的使用如抗雄性激素治疗前列腺癌可抑制 PSA 的产生，导致 PSA 假阴性；溶血可使红细胞以及血小板中的 NSE 释放，使血液中的 NSE 含量升高；酶类和激素类肿瘤标志物不稳定，易降解，应低温保存标本，避免反复冻融。

（李金明）

zhǒngliú biāozhìwù jiǎncè

肿瘤标志物检测（tumor marker test）

检测血清、血浆或肿瘤组织标本的与肿瘤相关物质的检验项目。肿瘤标志物即在肿瘤的发生与增殖过程中，由肿瘤细胞本身所产生的或机体产生的与肿瘤形成相关的物质。可用于肿瘤的诊断、治疗和预后的判断。

肿瘤标志物分类 包括酶类、结构蛋白、细胞表面糖抗原、细胞表面受体、肿瘤相关基因、激素、自身抗体等。

酶类 许多酶如酸性磷酸酶、碱性磷酸酶、淀粉酶、肌酸激酶、γ-谷氨酰基转移酶、乳酸脱氢酶、末端脱氧核苷酸转移酶、烯醇化酶以及端粒酶等。

细胞表面受体 细胞表面受体位于细胞膜表面，这类分子常与激素或生长因子结合，影响肿瘤的生长。在肿瘤微环境中，会出现大量的新生血管，新生血管内皮也会高表达一些受体，也被作为肿瘤标志物。比较重要的受体包括雌激素受体、孕激素受体、白介素受体、表皮生长因子受体（EGFR）和整合素受体等。

抗原类 胚胎期癌抗原是指在胚胎发育过程中高表达而出生以后处于低表达的蛋白。当出现肿瘤时，这类蛋白的表达量又将升高。常见的胚胎癌抗原包括甲胎蛋白（AFP）、癌胚抗原（CEA）。组织特异性抗原是指仅在某个组织表达，正常情况下表达量较低，当患肿瘤时表达量升高。常见的有前列腺特异性抗原（PSA）。此外，还有一些糖抗原在肿瘤发生时高表达，如 CA125、CA19-9、CA15-3、CA72-4、HER-2/neu、核基质蛋白、膀胱癌相关抗原等。

肿瘤相关基因及突变 一些

肿瘤标志物是癌基因的产物。常见的癌基因包括 *BRAC-1*、*myc*、*p53*、*RB* 以及 *Ph*1。与肿瘤靶向治疗用药相关的基因突变如结直肠癌的 *K-ras* 突变、非小细胞肺癌的 *EGFR* 突变等。

微小 RNA（miR） 在某些肿瘤患者体内，某些 miR 的含量出现有规律的变化，与胰腺癌相关的有 miR-21、miR-210、miR-155、miR-196a；与胃癌相关的有 miR-21、miR-106a、miR-106b、miR-17-5p、let-7a 等；与口腔黏膜鳞状细胞癌相关的有 miR-31；与肺癌相关的有 miR-25、miR-223；与急性白血病相关的有 miR-92a 和 miR-638；与乳腺癌相关的有 miR-155 和 miR-195；与前列腺癌相关的有 miR-141。

激素 一些激素在正常组织中低表达，当肿瘤出现时，表达量升高。可作为肿瘤标志物的激素有促肾上腺皮质激素、降血钙素、儿茶酚胺、胃泌素、人绒毛膜促性腺激素、催乳素。

自身抗体类 在肿瘤患者中，由于一些分子异常表达，机体免疫系统产生针对这些分子的抗体，即抗肿瘤标志物的自身抗体，这类自身抗体与肿瘤的病程相关，可用作肿瘤标志物。如在黑色素瘤中 anti-BPAG1 抗体、口腔鳞状细胞癌中 anti-SFX 抗体、恶性胃肠道肿瘤中 anti-livin 抗体、在乳腺癌中 anti-p53 抗体和 anti-Her-2/neu 抗体以及 anti-SOX2 抗体、前列腺癌中 anti-MUC1 抗体。

原理 在肿瘤诊断中，肿瘤标志物含量与疾病的病程、治疗效果及肿瘤的复发相关。利用肿瘤标志物检测可以鉴定转移瘤的原发组织并用于个体化治疗，选择合适的治疗策略。如对于 Her-2 阳性的乳腺癌患者可用曲妥珠单抗治疗；对于带有突变 K-ras 基因的结肠直肠癌患者，若使用 EGFR 抑制剂治疗则会出现耐药。需要注意的是若肿瘤标志物的含量处于正常水平，仍无法排除未患肿瘤，这是由于在肿瘤的早期，肿瘤标志物可能处于正常水平；若肿瘤标志物含量持续性升高，则有可能患有肿瘤。使用肿瘤标志物进行筛选，当结果为阳性时，还需要用影像学的方法进行确认，以排除假阳性结果。

检测方法 肿瘤标志物检测的免疫学方法中，最常用是全自动化学发光免疫分析法（CLIA）和酶联免疫吸附试验（ELISA），放射免疫分析法（RIA）亦有应用，但已逐步减少。基因相关肿瘤标志物的检测也是临床采用较多的方法。

化学发光免疫分析法 将免疫反应与化学发光检测相结合的一项技术。CLIA 根据标志物的不同大约可分为 3 类。①化学发光标记免疫分析法：以发光物直接标志，常用的标志物是吖啶酯类化合物。②时间分辨荧光免疫分析和电化学发光免疫分析：以元素化合物标志。前者使用的标志物是镧系元素化合物，后者使用的标志物是三联吡啶钌。③化学发光酶免疫分析法：以酶标志，但以酶的化学发光底物作为信号。属于酶免疫分析，酶的反应底物是发光剂，常用的标志酶为辣根过氧化物酶（HRP）和碱性磷酸酶（ALP），其中 HRP 的发光反应底物为鲁米诺，碱性磷酸酶的底物为环 1,22-二氧乙烷衍生物（AMPPD）。

CLIA 通常为全自动免疫分析，所用分离固相为磁珠，固相上通常不直接包被抗体，而是包被亲和素或抗特定小分子如异硫氰酸荧光素的抗体，相应的生物素或特定小分子则标志抗相应肿瘤标志物的单抗，另一个单抗使用上述发光物或元素化合物或酶进行标志。反应模式为抗原抗体液相反应快速形成抗原-抗体复合物，再经亲和素-生物素或小分子-抗小分子抗体结合于磁珠上，进行分离，最后发光检测，光信号的强弱与标本中相应靶物质的含量成正比（图1）。

酶联免疫吸附试验 采用双抗体夹心法（图2）测定标本中相应的肿瘤标志物抗原。用纯化的单克隆抗体包被微孔板，制成固相抗体，在包被单抗的微孔板中加入含有相应抗原的待测标本，再与辣根过氧化物酶标志的特异性抗体结合，形成抗体-抗原-酶标抗体复合物，洗板后加入底物四甲基联苯胺（TMB）显色。TMB 在 HRP 酶的催化下显示蓝色，加入稀释的硫酸溶液终止反应，反应变成黄色，颜色的深浅与标本中相应肿瘤标志物的含量成正比。用酶标仪在 450nm 波长下测定吸光度，通过标准曲线可计算出肿瘤标志物抗原的含量。测定自身抗体类肿瘤标志物，一般采用间接 ELISA。微孔板固相采用特异性抗原包被，封闭洗板后，加入待测标本后温育，如标本中含量有与固相抗原反应的相应特异抗体，则抗体即可与固相上抗原结合，洗板后，加入酶标抗人 IgG 抗体，温育反应并洗板后，加入底物 TMB 显色（图3）。

放射免疫分析法 其原理是利用放射性核素标志特异性的抗体，然后与待测抗原结合，形成抗原抗体复合物，用免疫吸附剂去除多余的游离抗体。复合物的放射性与待测抗原相关。因此可根据测得的放射性强度，计算出

标本中抗原的含量。

基因相关肿瘤标志物的检测 通常采用在基因扩增基础上的进一步产物分析相结合的方法。基因扩增方法基本上均使用聚合酶链反应（PCR），产物分析方法有限制性片段长度多态性分析（RFLP）、单链构象多态性分析（SSCP）、直接测序、膜上杂交、芯片杂交、流式荧光分析、质谱分析等。还有扩增与产物同时完

成的"闭管"PCR，即荧光定量PCR方法（见荧光定量聚合酶链反应）。在临床实验室中，常用的基因相关肿瘤标志物检测方法主要有荧光定量PCR、PCR-直接测序、PCR膜上杂交、PCR-芯片杂交、PCR-流式荧光分析等。

参考区间　有定量和定性两种不同的检测，参考区间适用于定量检测，不同的肿瘤标志物以及不同的检测方法有不同的参考区间。

临床意义　可在临床上应用的肿瘤标志物较多，大部分为激素类、酶类和蛋白类，少部分为基因类。这些已在临床上应用的肿瘤标志物大部分是用于治疗和复发监测，少部分除了治疗和复发监测外，还可用于高危人群的筛查，如AFP、CEA和PSA等。一些基因标志物如K-ras、EGFR突变、Her-2已用于靶向治疗药物的选择。

临床评价　包括临床应用、方法学和标本相关的评价。

临床应用评价　理想中的肿瘤标志物应具备如下特点：①敏感性高，能用于肿瘤的早期检测。②特异性好，可准确鉴别肿瘤与非肿瘤患者。③具有组织特异性，便于肿瘤的定位。④标志物的水平与肿瘤的大小、临床分期相关。⑤半衰期短，可反映肿瘤的动态变化。实际上，肿瘤标志物不仅在肿瘤患者体内出现，在一些良性疾病患者中也有可能出现，甚至在一些健康人体中也有出现。在肿瘤患者体内，肿瘤标志物可过度表达，因此，可以根据肿瘤标志物含量的变化来指示肿瘤的发生和发展。

方法学评价　不同种类的肿瘤标志物采用不同的检测方法进行检测。在检测酶分子时，一般采用测定酶活性的方法。抗原类、激素类和自身抗体类肿瘤标志物的检测方法有CLIA、ELISA等。基因和核酸类肿瘤标志物检测采用荧光定量PCR、PCR加膜上杂交、基因芯片和测序等方法检测。方法学评价指标包括精密度、准确度、敏感性、特异性、测定线性范围（定量）等。

标本事项　不同的肿瘤标志物所适用的标本有所不同，酶类、

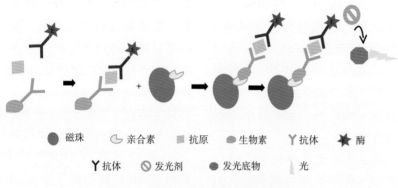

磁珠　　亲合素　　抗原　　生物素　　抗体　　酶

抗体　　发光剂　　发光底物　　光

图1　全自动免疫化学发光分析方法

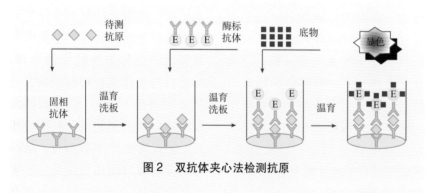

待测抗原　　酶标抗体　　底物　　显色

固相抗体　　温育洗板　　温育洗板　　温育

图2　双抗体夹心法检测抗原

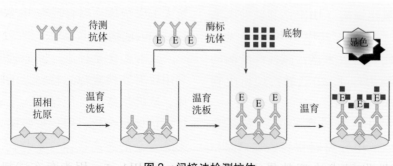

待测抗体　　酶标抗体　　底物　　显色

固相抗原　　温育洗板　　温育洗板　　温育

图3　间接法检测抗体

抗原类、激素类、自身抗体类肿瘤标志物通常采用血清或血浆标本进行检测，不同的检测方法或试剂会一些特定的要求。基因类标志物有的需用血清或血浆，如miR、游离 DNA 等；有的则需要肿瘤组织标本，如 *EGFR*、*K-ras* 突变检测。总体来说，对基因和核酸类肿瘤标志物标本采集、运送和保存的要求，要高于其他类肿瘤标志物，尤其是 RNA 的检测，具体依特定的试剂盒来定。

（李金明）

tángliànkàngyuán 125 jiǎncè

糖链抗原 125 检测（carbohydrate antigen 125 test）

通过糖链抗原 125（CA125）相应的单克隆抗体用免疫学方法测定血中 CA125 的检验项目。CA125 是一种广泛应用于卵巢癌辅助诊断、治疗及复发监测的肿瘤标志物。它是一种高分子量的黏蛋白型糖蛋白，最初是根据 1981 年美国学者巴斯特（Bast）等人建立的单克隆抗体 OC125 来命名的。他们使用卵巢浆液性乳头状囊腺癌细胞株免疫小鼠，并与骨髓瘤细胞杂交得到单克隆抗体 OC125，该抗体能与卵巢癌组织特异性结合，而不与其他类型肿瘤组织反应，也少与包括卵巢组织在内的正常未癌变组织反应。

原理 正常细胞膜表面都有丰富的糖蛋白，当正常细胞转化为恶性细胞时，细胞表面的糖蛋白发生变异，形成了一种和正常细胞不同的特殊抗原，通常存在于肿瘤细胞表面或由肿瘤细胞分泌。CA125 即是这样一种异质性大分子多聚糖蛋白，它在心包膜、腹膜、胸膜等体腔上皮细胞中都有表达。CA125 在细胞内合成，然后分泌进入体腔。正常情况下，CA125 不能进入血液循环。良性

囊腺瘤有完整的包膜包裹，其所分泌的 CA125 也难以进入血液循环，血液中 CA125 浓度不会增高；而在浸润性囊腺癌中，肿瘤细胞具有很强的侵袭能力，能破坏上皮基底膜这一天然屏障的完整性，使 CA125 得以顺利进入血液循环，导致外周血 CA125 水平明显增高，故检测血液中的 CA125 水平，对浸润性囊腺癌的诊断有一定的辅助作用；同理，子宫内膜异位症、宫内膜炎症等对组织也会有一定破坏力，血浆中的 CA125 水平也会有不同程度的升高。CA125 通过相应的单克隆抗体采用双抗体夹心模式进行测定，第一代的 CA125 检测系统使用的是单克隆抗体 OC125，捕获抗体和标记的示踪抗体均为 OC125，而第二代的 CA125 检测系统则应用 M11 单抗作为捕获抗体，再通过 OC125 标记偶联物定量检测 CA125 抗原。

检测方法 包括全自动化学发光免疫试验（CLIA）、酶联免疫吸附试验（ELISA）和放射免疫试验（IRA）等。

参考区间 缺乏完全纯化的 CA125 用于检测的标准化，不同的检测系统或试剂方法的正常女性血清 CA125 的参考区间可能有所不同，一般<35U/ml。

临床意义 CA125 水平升高常见以下情况。

卵巢癌 CA125 是最重要的卵巢癌相关抗原，其早期诊断价值较小，主要用于晚期卵巢肿瘤的辅助诊断和疗效监测，在鉴别卵巢包块的良、恶性上特别有价值，其水平的高低与肿瘤大小、肿瘤分期相关。对于已接受规范治疗准备进行复查的原发性卵巢癌患者，CA125 持续增高提示进行性发展或治疗效果不佳。若 CA125>35U/ml，则提示可能有残

余的肿瘤细胞存在。如临床医师不能排除升高的 CA125 是由其他原因引起，CA125＞35U/ml 则提示患者有残存肿瘤。若 CA125＜35U/ml，则说明治疗有效，预后良好；但个别卵巢癌病理型如黏液性卵巢癌，CA125 水平也可在正常范围内。

子宫内膜异位症 可有血清 CA125 升高，但上升幅度小于卵巢上皮癌，一般在 100U/ml 以下。CA125 亦可作为子宫内膜异位症的指标，指导药物治疗剂量及疗程长短，评定治疗效果及判定预后。

其他 非卵巢恶性肿瘤，如乳腺癌、胰腺癌、肺癌、大肠癌以及其他妇科肿瘤时，CA125 也可有一定程度异常升高；除子宫内膜异位症外，其他一些良性妇科疾病如卵巢囊肿、盆腔炎、子宫颈炎等也可出现不同程度的 CA125 水平上升；结核性腹膜炎患者或其他恶性肿瘤累及腹膜的患者亦可出现 CA125 水平上升；妊娠也有导致 CA125 水平上升的可能。

临床评价 包括方法学评价、临床应用评价及标本事项 3 方面。

方法学评价 ①CLIA 法：在中国大型三级甲等医院应用较为普遍，具有检测自动化、重复性好，线性范围大的优点，但基本上依赖于国外进口的检测系统，试剂成本高。②ELISA 法：已有中国产的相关检测试剂，试剂成本低、操作简单、不需特殊仪器设备、采用全自动酶联免疫分析系统，同样可以自动化，在中国一些基层医院临床实验室应用较多。但 ELISA 检测线性范围小，高浓度标本需稀释，相对于 CLIA，检测的批内和批间变异较大。③RIA 法：因为存在试剂半衰期短，实验废弃物难于处理等

缺点，已逐步退出临床检验应用。

临床应用评价 CA125 在卵巢肿瘤的辅助诊断和疗效监测，以及鉴别卵巢包块的良恶性上有重要的临床应用价值。与一般肿瘤标志物用于治疗监测不同的是，CA125 用于卵巢癌初次治疗后监测随访。

标本事项 血清、肝素钠/EDTA/枸橼酸盐抗凝血均可检测。CA125 在 2℃~8℃时可稳定 5 天，24 小时内检测最佳，-70℃ 可长期保存，避免反复冻融。检测中黄疸、溶血、脂血超出一定浓度，可对测定造成干扰，但高浓度生物制剂治疗的患者在使用含生物素-亲和素检测系统时，必须先停药 8 小时以上才能抽取标本进行检测。

(李金明)

tángliànkàngyuán 15-3 jiǎncè

糖链抗原 15-3 检测 （carbohydrate antigen 15-3 test） 通过小鼠单克隆抗体 115D8 和 DF-3 采用免疫学方法测定血中糖链抗原 15-3（CA15-3）的检验项目。CA15-3 是一种乳腺癌相关抗原，其检测广泛应用于乳腺癌诊断、术后随访及肿瘤复发、转移的监测。

原理 CA15-3 是一种高分子量的黏蛋白型糖蛋白 MUC-1 的可溶性形式，分子量 > 400kD，由 MUC-1 胞外区从细胞上脱落而成。MUC-1 存在于不同器官的正常腺上皮内，其作用是保护润滑其周围细胞。正常情况下 MUC-1 表达很低，呈顶端表达或以分泌形式存在于腺腔内，不被免疫系统识别。MUC-1 在腺癌组织中存在异常糖基化和糖基化不完全，使 MUC-1 的核心蛋白暴露出新的蛋白表位或新的糖抗原，并大量表达分布于整个癌细胞表面，可被免疫系统识别，成为肿瘤特异的

抗原，促进肿瘤细胞转移，其胞外部分脱落以可溶性形式释放进入血循环中，一旦进入血循环便能检测到其水平的升高，即 CA15-3 水平增高。CA15-3 抗原决定簇是由糖和多肽两部分组成。20 世纪 80 年代科学家们已通过免疫人乳脂肪球膜和肝转移乳癌细胞膜，分别得到了小鼠单克隆抗体 115D8 和 DF-3，这两个抗体识别的是 CA15-3 的两个不同表位，CA15-3 检测体系基本都使用了这两种特异的单克隆抗体。CA15-3 采用免疫学方法进行检测。主要是利用针对 CA15-3 两个表位的两株不同单克隆抗体 115D8 和 DF-3，应用 115D8 单抗作为捕获抗体，再通过 DF-3 标记偶联物来定量检测 CA15-3 抗原。近年来制备出了一种针对黏蛋白抗原 MUC-1 新表位的单克隆抗体 B27.29，对应抗原为 CA27.29。B27.29 单克隆抗体所结合的抗原序列和用于 CA15-3 分析的 DF3 抗体所结合的抗原序列在抗原决定簇图谱中有部分相重叠，常使用竞争法检测。CA27.29 检测为一项独立于 CA15-3 检测的新检测项目，其意义与 CA15-3 检测相似。

检测方法 常用全自动发光免疫试验（CLIA）、酶联免疫吸附试验（ELISA）和放射免疫试验（RIA）。采用的检测模式亦是双抗体夹心。

参考区间 不同的检测系统或试剂方法的参考区间会有所不同。中国的 ELISA 法，正常妇女血清 CA15-3 参考区间设定为 <30U/ml；电化学发光免疫检测参考区间为 <25U/ml。

临床意义 主要用于原发性乳腺癌患者术前评估、术后监测及转移性乳腺癌治疗评价。①术前 CA15-3 水平可作为一项独立的

预后指标，术前 CA15-3 高水平的患者其无病生存期和总生存期均较短。术前血 CA15-3>40U/ml 的患者预后较差，易出现术后乳腺癌转移，故 CA15-3 高值患者术中应进行合理的探查，排除已转移的可能性。②CA15-3 作为乳腺癌患者术后定期随访的监测指标，可及时发现乳腺癌复发或转移。③CA15-3 作为已发生转移的晚期乳腺癌患者的化疗是否有效的监测指标，治疗有效可观察到血 CA15-3 水平的下降。此外，良性乳腺疾病、卵巢囊肿等非恶性肿瘤疾病，妊娠以及部分肺癌、卵巢癌等恶性肿瘤患者，血清 CA15-3 也可增高。CA15-3 检测对乳腺原位癌和 Ⅰ、Ⅱ 期乳腺癌患者的诊断灵敏度、特异度均较低，因此不能用于乳腺癌早期诊断。

临床评价 包括以下内容。

方法学评价 三种常用的免疫检测方法，其优缺点如下：①CLIA 法：重复性好和操作简便，是大型三级甲等医院临床实验室常用的方法。②ELISA 法：试剂价廉，对仪器设备要求低，在基层医院临床实验室仍有较多使用，但多为手工操作，加上为板孔固相反应，批间变异 >CLIA 法，且检测线性范围较窄。③RIA 法：因试剂半衰期短，实验废弃物难于处理等缺点，现已逐步退出临床检验。

临床应用评价 CA15-3 对肿瘤的诊断灵敏度和特异度均不高，故其检测不能应用于乳腺癌筛查、诊断与分期，检测值<临界值也不能排除患乳腺癌的可能，而良性乳腺疾病、卵巢囊肿等非恶性肿瘤疾病患者，妊娠以及部分肺癌、卵巢癌等恶性肿瘤患者，血清 CA15-3 也可出现不同程度的增高。

标本事项 临床检测应注意：

①血清、肝素钠/EDTA/枸橼酸盐抗凝血均可检测。②标本保存于2~8℃可稳定5天，24小时内检测最佳，-70℃可长期保存，但应避免反复冻融。③若需长期贮存，则不能使用含变性分离胶的真空采血管，CA15-3在变性分离胶的存在下表现出明显的不稳定。④黄疸、溶血、脂血超过试剂允许范围可对测定造成一定的干扰。⑤全自动免疫分析检测原理如涉及生物素亲和素系统，则使用生物素治疗的患者，标本采集须在停药8小时以上才能进行。

（李金明）

tángliànkàngyuán 19-9 jiǎncè

糖链抗原 19-9 检测（carbohydrate antigen 19-9 test）

采用免疫学方法测定血中糖链抗原19-9（CA19-9）的检验项目。CA19-9是与肿瘤相关的糖蛋白抗原，1979年被发现，1983年作为胰腺癌肿瘤标志物应用于临床。CA19-9是涎酸化的乳-N-岩藻戊糖Ⅱ，分子量超过10^3kD，与路易斯（Lewis）血型物质相关，可存在正常组织细胞中，在胎儿的胃、肠、胰腺等组织中表达，在健康成年人组织中含量较低。

原理 CA19-9的合成与环磷酸腺苷和N-乙酰氨基葡萄糖基转氨酶家族中的β3GnT5相关。当组织发生恶变时，浸润性肿瘤可破坏组织结构和细胞间连结，被破坏的组织细胞内合成的CA19-9，被转运出胞并释放至血液中。

检测方法 常用全自动化学发光免疫分析试验（CLIA）、酶联免疫吸附试验（ELISA）和放射免疫试验（RIA）等。采用双抗体夹心模式检测。

参考区间 ELISA法测血清为（8.1±3.9）U/ml。CLIA法测血清为<27U/ml。不同检测试剂方法或系统间所使用的单抗有所不同，因而参考区间也有所差异。

临床意义 CA19-9是临床上应用较广、较具诊断价值的肿瘤标志物。CA19-9含量升高常见于胰腺癌、肝胆管癌、胃癌、肺癌等恶性肿瘤，在一些良性疾病如胰腺炎、胆囊炎、肝炎中也有不同程度的升高，吸烟饮酒人群中也可发现有CA19-9升高。CA19-9检测胰腺癌的敏感性和特异性较高，临床上已将其作为胰腺癌、消化道恶性肿瘤的重要血清肿瘤标志物，还可用于胰腺癌、消化道恶性肿瘤治疗效果和预后判断。

辅助诊断恶性肿瘤 虽然在非肿瘤患者如胆管炎、慢性乙型病毒性肝炎、酒精肝患者等血清中可发现CA19-9升高，但其水平较低，多在100U/ml以下。在恶性肿瘤中，其水平较高（>100U/ml），多见于胰腺癌，其次为胃肠道恶性肿瘤，在肺癌、卵巢癌、乳腺癌患者血清中也有可能升高。CA19-9在胰腺癌的阳性率可达70%~90%，胆管肿瘤为66%，胃癌、肝和直肠癌的阳性率分别为25%~60%、56%~60%和18%~58%；CA19-9在胰腺癌患者中的灵敏度和特异度最高，已被用于胰腺癌检测的首选血清肿瘤标志物。在胰腺癌、结肠癌患者中，CA19-9的含量与肿瘤大小、转移、坏死相关。若CA19-9的水平>1000U/ml，往往提示肿瘤直径超过5cm，只有5%的该类患者可进行手术切除治疗；但临床发现少数胰腺癌患者血清中CA19-9含量正常，必须结合影像学、病理学进行联合诊断。

肿瘤治疗疗效、复发监测及预后判断 CA19-9作为胰腺癌和消化道癌检测的肿瘤标志物，与肿瘤的病程相关。肿瘤患者治疗前血清的CA19-9含量高，则治疗效果不佳，复发和转移的可能性较大，生存期往往较短；若术前CA19-9含量低，不仅表明病情稍轻，还可提示术后预后好；若术后CA19-9下降或者术后CA19-9水平<200U/ml，则预示病情将会好转。

其他 由于近5%的人群呈Lewis^{a-b-}血型，这类人群不表达CA19-9，CA19-9检测不适用于该类人群；一些胰腺癌患者同时伴胆管梗阻，也可导致CA19-9的升高；CA19-9与其他肿瘤标志物联合使用，可提高检测的准确性，如CA19-9和CA125联合使用可提高卵巢癌的诊断效率，CA125、CA15-3和CA19-9联合使用可提高肺癌的检出率。

临床评价 包括以下内容。

临床应用评价 应注意：①CA19-9在检测胰腺癌时，具有较好的敏感性和特异性，血清中CA19-9升高时，通常肿瘤已较大，故CA19-9不适用于肿瘤的早期诊断。②在胰腺良性疾病中，CA19-9也可见升高，但<100U/ml，而在胰腺的恶性疾病中CA19-9含量往往>100U/ml。因此，CA19-9可用以区分胰腺癌与胰腺良性疾病。③术前CA19-9水平是预测各阶段胰腺癌预后的独立指标。④在胰腺癌的诊断方面，CA19-9优于CA125；在胃癌的诊断方面，CA19-9优于癌胚抗原（CEA）；在肝癌检测中，CA19-9的诊断价值不大。⑤CA19-9可以联合使用其他的肿瘤标志物以提高诊断的敏感性和特异性。⑥CA19-9在肿瘤诊断中必须密切结合临床，需要同时结合影像学、病理学技术，以保证疾病判断的准确性。

方法学评价 ①RIA法：是

早期用于检测 CA19-9 的方法，其检测灵敏度高、特异性好，但存在放射性污染、半衰期短、影响试剂的稳定性以及分离技术时间长的缺点，已渐渐停止使用。②ELISA 法：步骤较多，该法中使用酶标的抗体，少量的酶即可催化大量的反应，产生明显的颜色变化，灵敏性高，试剂盒可长期贮存，但结果重复性差，易受非特异性吸附的干扰，检测时间长。③CLIA 法：具有灵敏度高、检测范围宽、光信号持续时间长、分析方法简便快速和结果稳定、误差小、安全性好、试剂稳定等优点，已成为取代 RIA 法的首选方法。

标本事项 处理检测标本应注意：①推荐使用血清或血浆（肝素/EDTA/枸橼酸盐抗凝）标本。②标本离心前需让血清标本完全凝结。③在室温环境下，标本保存在塞紧的试管内不得超过 8 小时，若 48 小时内无法检测标本，需将标本保存于 −20℃ 环境中。④避免标本的反复冻融。⑤标本分析前需去除残余的纤维蛋白和细胞。⑥黄疸、溶血、脂血超过试剂允许范围可对测定造成一定的干扰。⑦CLIA 法检测原理如涉及生物素亲和素系统，则使用生物素治疗的患者，标本采集须在停药 8 小时以上才能进行。

（李金明）

tángliànkàngyuán 72-4 jiǎncè

糖链抗原 72-4 检测

（carbohydrate antigen 72-4 test） 通过单克隆抗体 B72.3 与 CC49 采用免疫学方法测定血中糖链抗原 72-4（CA72-4）的检验项目。CA72-4 属糖蛋白类癌胚抗原，是一种分子量>10^3kD 的黏蛋白，其抗原决定簇为二糖。又称肿瘤相关糖蛋白 72 抗原、癌抗原 72-4、TAG-72

抗原。1981 年，美国国立癌症研究所的科尔切（Colcher）等从乳腺癌的肝转移灶中得到了此肿瘤相关抗原。CA72-4 对胃癌的诊断有重要价值。

原理 采用从乳腺癌肝转移细胞为免疫原制备得到一株单克隆抗体（命名为 B72.3），由培养的结肠癌细胞产生的 TAG-72 抗原为免疫原制备得到的单克隆抗体为 CC49。B72.3 与 CC49 可分别识别血浆、血清或腹水中 CA72-4 的独立型抗原决定簇，可采用这两株单克隆抗体建立双抗体夹心免疫测定方法。

检测方法 采用免疫学方法进行检测，主要有全自动发光免疫试验（CLIA）、酶联免疫吸附试验（ELISA）和放射免疫试验（RIA）。检测模式为双抗体夹心。

参考区间 不同的试剂方法或检测系统间的参考区间有所差异，如美国 Centocor 公司 CA72-4 测定试剂盒的参考区间为 0～6.0U/ml；法国 CIS 公司 CA72-4 测定试剂盒的参考区间为 0～4kU/L；罗氏 Cobase601 型电化学发光免疫分析仪及其配套的 CA72-4 检测试剂盒参考区间为 6.9U/ml；罗氏公司生产的 ELECSY2010 全自动电化学发光仪及其配套的 CA72-4 检测试剂盒参考区间为 6U/ml；罗氏 E170 电化学发光免疫分析仪及其配套的 CA72-4 检测试剂盒参考区间为 8.2IU/ml。

临床意义 CA72-4 对胃癌诊断的敏感性和特异性均比以往任何一种肿瘤标志物更有价值，是监测胃癌进程和治疗效果有效的标志物，可作为胃癌分期参考及治疗后复发情况的依据。其水平一般在胃癌的 III～IV 期增高，而且在胃癌复发临床诊断前 2～8 个月升高，因而有利于早期发现胃

癌复发，并可与癌胚抗原（CEA）和 CA19-9 联合应用提示血源性复发。血清 CA72-4 水平升高见于卵巢癌、胃癌、大肠癌、乳腺癌、非小细胞肺癌、子宫内膜癌、胰腺癌和胆管癌，也可见于胎儿的某些组织如结肠、胃和食管，但在正常的成人组织中并不多见。血清 CA72-4 在某些良性疾病如胰腺炎、肝硬化、肺系疾病、风湿病、妇科病、卵巢良性疾病、卵巢囊肿、乳腺病、胃肠道良性功能紊乱等也有增高，但水平较低。

临床评价 伴随着研究的深入，CA72-4 检测方法不断改进，其在临床应用价值也愈来愈受重视。

方法学评价 与其他肿瘤标志物的评价一样（见糖链抗原 125 检测）。

临床应用评价 在临床应用中须注意：①CA72-4 是消化系统癌症及卵巢癌、乳腺癌辅助诊断常用的肿瘤标志物，而且在消化系统恶性肿瘤的诊断中有确切的临床价值；其在正常人和良性胃肠道疾病中的阳性率分别为 4% 和 7% 左右，故单纯性的 CA72-4 升高不能作为诊断上述癌症的标记，必须结合其他检查如影像及症状综合诊断；在有影像或其他检查指向特定肿瘤且 CA72-4 也异常时，与其他一些相关肿瘤标志物联合应用，可以提高特定肿瘤的辅助诊断意义，如 CA72-4 与 CA19-9、CEA 联合应用可使胃癌的检出率提高到 54%～63%，并且可以提高对胃癌初期和复发的检测水平，而 CA72-4 与 CA125、CEA 联合应用对检测卵巢癌具有较高的特异性和灵敏度；CA72-4 对卵巢癌的诊断敏感性为 47%～80%，对黏液样卵巢癌的诊断敏感性高于 CA125，两个指标结合起来可使首次诊断敏感性提

高到 73%（单独 CA125 指标约 60%）；CA72-4 与 CEA 结合起来可使术后监测的诊断敏感性从 78% 提高到 87%。②对某些良性病变的诊断具有极高的特异性。与其他标志物相比，CA72-4 最主要的优势是其对良性病变的诊断具有极高的特异性，如对胃癌的诊断敏感性为 40%~46%，但对良性胃肠疾病的诊断特异性高达 95% 以上；对结直肠癌的诊断敏感性为 20%~41%，而对良性结肠疾病的诊断特异性是 98%。③CA72-4 升高与疾病的分期有关系。一般情况下，外科手术后 CA72-4 水平可迅速下降至正常值，如果肿瘤组织完全切除，CA72-4 持续维持在正常水平，当体内存留癌组织时 CA72-4 会持续上升；在 70% 的复发病例中，CA72-4 浓度首先升高，也可能在临床诊断为复发时已升高。④术前的 CA72-4 水平可作为预后判断的参考值。

标本事项　处理检测标本时应注意：①抽血前一天不吃过于油腻、高蛋白食物，避免大量饮酒，因为血液中的酒精成分会直接影响检验结果。②应禁食 12 小时再采血，以免影响检测结果。③抽血时应放松心情。④受检者清晨空腹抽取静脉血 2ml，分离血清后 -20℃ 保存。⑤试验标本可采用血清和肝素血浆，不宜用柠檬酸盐或 EDTA 抗凝。⑥溶血、黄疸或脂血超出特定试剂的允许上限，会对检测有相应程度的干扰。

（李金明）

jiǎtāidànbái jiǎncè

甲胎蛋白检测（alpha fetal protein test）

用免疫学方法检测血中甲胎蛋白（AFP）的检验项目。AFP 是胚胎期人血浆中含量最高的一种蛋白，由 591 个氨基酸构成，分子量为 69kD，以糖蛋白的形式存在，主要来自胚胎的卵黄囊和肝细胞。AFP 是人类发现的第一个真正有价值的肿瘤标志物，是诊断原发性肝癌的主要辅助指标，也是临床应用最广的肿瘤标志物之一。

原理　AFP 可与铜、镍、脂肪酸和胆红素结合，以单体、二聚体和三聚体的形式存在。在胎儿 13 周时，血清中 AFP 占血浆蛋白总量的 1/3，妊娠 30 周时达最高峰，以后逐渐下降，出生时血浆浓度约为高峰期的 1%，约 40mg/L，到 8~12 个月时达到成人水平。正常人血清中 AFP 的含量尚不到 20μg/L。在胚胎期，AFP 可以与雌二醇结合，阻止其穿越胎盘，防止女婴男性性征的出现，但是游离的 AFP 在人胚胎中的作用尚不清楚，在成人中的功能也未知。AFP 能促进肿瘤细胞的增殖，抑制肿瘤细胞凋亡并逃避机体的免疫监视。

检测方法　主要有化学发光免疫分析试验（CLIA）、酶联免疫吸附试验（ELISA）以及放射免疫试验（RIA）等。检测模式为双抗体夹心法。

参考区间　不同的检测系统或试剂方法得到的 AFP 正常人血清或血浆检测的参考区间可能会有所差异，通常正常成人血清或血浆 AFP 应 <20ng/ml。婴儿出生时，为 60000~120000ng/ml；0~2 个月，25~1000ng/ml；2~6 个月，25~100ng/ml；6 个月，20ng/ml。妊娠 3 个月，18~113ng/ml；妊娠 4~6 个月，160~550ng/ml；妊娠 7~9 个月，100~400ng/ml。

临床意义　血清 AFP 水平升高有重要的临床意义，主要用于胎儿产前监测及原发性肝癌等的诊断、治疗和复发转移监测。

胎儿产前监测　AFP 可经羊水进入母体血循环，对产妇羊水或母体血浆中的 AFP 检测可用于胎儿产前监测。胎儿羊水中 AFP 值升高常见于无脑儿、脊柱裂、先天性肾病、食管或肠闭锁、囊性水瘤、骶尾部畸胎瘤、Rh 血型不合、唐氏综合征、先天性性腺发育不全等，亦可见于严重胎儿窘迫或宫内死亡。在中国，利用母体血清和羊水 AFP 检测常用于产前监测和开放性神经管缺损的诊断，但这种诊断必须与临床密切结合，以免因为假阳性导致错误的判断。AFP 降低（结合孕妇年龄）提示未出生的婴儿有唐氏综合征的危险性。

原发性肝癌诊断和监测　在成人中，AFP 是原发性肝癌实验诊断的首选指标，也是临床原发性肝癌诊断、治疗及复发监测的重要辅助指标。适用于高危人群筛查（如有家族性或乙型肝炎病毒感染伴肝功能长期异常患者），如血清 AFP 异常升高，则需采用影像学诊断方法，以排除原发性肝癌。①无论血清 AFP>400ng/ml 还是 <400ng/ml，一旦有异常升高，且在以后每周 1 次、连续 4 次的检测中，AFP 呈持续升高趋势，对原发性肝癌均有重要的辅助诊断价值。②AFP 含量还与原发性肝癌分期有关，越是晚期，AFP 含量越高，但阴性并不能排除原发性肝癌。③AFP 水平在一定程度上反应肿瘤的大小，其动态变化与病情有一定的关系，是治疗效果和预后判断的一项敏感指标。AFP 值异常高者一般提示预后不佳，其含量上升则提示病情恶化。一般认为 AFP>500ng/ml 的患者，其存活期可能较短；短期内 AFP 急剧增长常提示肝癌转移；通常手术切除肝癌后两个月，

AFP 值应降至 20ng/ml 以下，若降得不多或降而复升，提示切除不彻底或有复发、转移的可能。在转移性肝癌中，AFP 值一般 < 350ng/ml。④非癌症性肝病时，AFP 含量升高多在 200ng/ml 以下，且为一过性升高，经治疗后降低以至恢复正常。一般部分病毒性肝炎患者、大部分重症肝炎患者进入恢复期后，可有血清 AFP 升高。⑤血清 AFP 测定对急性重症肝炎临床治疗疗效及预后有重要的指导意义，可作为临床重型肝炎患者治疗效果和预后判断的指标。重症肝炎患者血清 AFP 含量高，则其治疗后肝功能逆转率高，预后好；反之，则其治疗后肝功能逆转率低，预后差。⑥肝硬化伴 AFP 浓度异常的患者发展为原发性肝癌的风险高。

生殖腺胚胎性肿瘤等参考指标　AFP 偏高可能与生殖细胞肿瘤有关，约 50% 生殖细胞肿瘤患者的 AFP 呈阳性。在男性中，如果 AFP > 25ng/ml，还要考虑睾丸癌的可能。另外，肝损伤、充血性肝肿大、共济失调、毛细血管扩张症、先天性酪氨酸病也常有 AFP 升高。

临床评价　包括以下内容。

临床应用评价　尽管 AFP 对于原发性肝癌来说，有较高的特异性，但普通人群中出现原发性肝癌的人数只占极少一部分，如 AFP 高于参考区间作为肝癌是否存在的阳性依据，则这种阳性绝大部分将是假阳性。AFP 升高不一定就是肝癌，反之亦然，二者并无绝对关系。因此，AFP 不适用于普通人群的体检筛查。

AFP 和肝癌的关系有两点要注意：①小型肝癌约有 1/3 不会有 AFP 升高，所以 AFP 正常并不表示没有肝癌的存在。②肝炎本身也会引起 AFP 稍微地上升，因肝炎而产生的 AFP 上升高（一般都 < 400ng/ml），其意义表示，受损的肝发生再生现象，而不是表示并发了肝癌。因肝炎导致的 AFP 升高，其数值一般都 < 400ng/ml。须注意的是，当丙氨酸转氨酶和天冬氨酸转氨酶下降以后，若 AFP 并未下降，则必须要考虑并发肝癌的可能性。

方法学评价　与其他肿瘤标志物的评价一样（见糖链抗原 125 检测）。

标本事项　受检者清晨空腹抽取静脉血，血清和肝素或 EDTA 抗凝的血浆均可用于 AFP 的测定，标本中不应含有肉眼可见的凝块或其他悬浮物。为得到理想的结果，标本必须无纤维蛋白和红细胞。样本应避免反复冻融。检测前标本在 2～8℃ 保存时间不能超过 24 小时；如 24 小时内不能完成测试，必须将标本保存在 -20℃ 或更低温度，此条件下标本可保存 12 个月。

(李金明)

áipēi kàngyuán jiǎncè

癌胚抗原检测

（carcinoembryonic antigen test）采用免疫学方法检测血中癌胚抗原（CEA）的检验项目。CEA 属癌胚胎性抗原，是由 45%～55% 糖和 50% 蛋白质组成的一种与细胞黏附有关的瘤胎糖蛋白。这是一种微结构复杂的可溶性糖蛋白，其分子量为 150～300kD，有 9 个抗原决定簇，属于细胞表面糖蛋白的一个大家族，已鉴定明确的多达 36 种，主要为 CEA 非特异反应抗原。1965 年，金（Gold）和弗里德曼（Freedman）在人结肠癌组织提取物中首次发现该抗原。CEA 一般只在胚胎期产生，主要来源于胎儿的胃、肠道、胰腺和肝，出生后明显降低。在正常成人的肠道、胰腺和肝组织中也有少量存在。

原理　胎儿出生后，CEA 的形成被抑制，但成人 CEA 的合成未完全停止，只是在正常成人的血液中很难测出 CEA。97% 的健康成年人血清 CEA 浓度 < 2.5ng/ml，并且在 20%～50% 的良性消化系统及肺部疾病中，CEA 含量通常不超过 10ng/ml。胃液（胃癌）、涎（口腔癌、鼻咽癌）以及胸腔积液和腹水（肺癌、肝癌）中 CEA 的阳性检测率更高。鉴于这些肿瘤"浸泡液"中的 CEA 可先于血中存在，癌症早期诊断不宜选用血液进行检测。

检测方法　常用的方法有全自动化学发光免疫试验（CLIA）、酶联免疫吸附试验（ELISA）和放射免疫试验（RIA）等。采用双抗体夹心法。

参考区间　尽管 CEA 已有国际标准物质，但由于所用的抗体的差异，不同的 CEA 检测系统或试剂方法参考区间可能会有所差异。ELISA 法的正常人（非吸烟者）血清 CEA 一般 ≤3ng/ml，吸烟者 ≤5ng/ml；CLIA 法的正常人血清 CEA ≤5ng/ml。

临床意义　CEA 是临床应用最为广泛的肿瘤标志物之一，升高可用于某些恶性肿瘤的辅助诊断，指导肿瘤的治疗监测及随访。

某些恶性肿瘤的辅助诊断　CEA 升高常见于大肠癌、胰腺癌、胃癌、肺癌、乳腺癌、甲状腺髓样癌、小肠腺癌、肝癌、泌尿系统癌等，但 15%～53% 的吸烟者、妊娠期妇女和患有心血管疾病、糖尿病或非特异性结肠炎的患者血清 CEA 水平也会升高。CEA 不是恶性肿瘤的特异性标志，在诊断上只有辅助价值。70%～90% 的结肠癌患者，CEA 含量通常很高，在其他恶性肿瘤中的阳性率顺序为胃癌（60%～90%）、胰腺癌（70%～80%）、小肠腺癌（60%～83%）、肺癌（56%～80%）、肝癌（62%～75%）、乳腺癌（40%～68%）、泌尿系癌肿（31%～46%）。CEA 含量与肿瘤大小、有无转移存在一定关系，当发生肝转移时，CEA 的升高尤为明显。

指导肿瘤的治疗监测及随访

CEA 测定主要用于指导各种肿瘤的治疗监测及随访。对肿瘤患者血液或其他体液中的 CEA 浓度进行连续观察，能对病情判断、预后及疗效观察提供重要依据。CEA 检测对肿瘤术后复发的敏感度极高，可达 80% 以上，往往早于临床、病理检查及 X 线检查。血清 CEA 水平与大肠癌的分期有明确关系，越晚期的病变，CEA 浓度越高。

临床评价 鉴于 CEA 可见于多种癌症，其在临床诊断中的应用价值及其方法学和标本等方面也备受关注。

临床应用评价 临床应用应注意：①CEA 测定主要用于指导结肠癌治疗及随访。②CEA 测定不适用于普通人群的癌症筛查，因为 CEA 正常不能排除恶性疾病的存在。③术前或治疗前 CEA 浓度能明确预示肿瘤的状态、存活期及有无手术指征等。术前 CEA 浓度越低，说明病期越早，肿瘤转移、复发的可能越小，其生存时间越长；反之则说明病期较晚，难于切除，预后差。④在对恶性肿瘤进行手术切除时，连续测定 CEA 将有助于疗效观察，手术完全切除者，一般术后 6 周 CEA 回复正常；术后有残留或微转移者，可见 CEA 下降，但不恢复正常；

无法切除而作姑息手术者，一般会持续上升。⑤CEA 浓度的检测也能较好地反映放疗和化疗疗效，其疗效不一定与肿瘤体积成正比。只要 CEA 浓度能随治疗而下降，则说明有效；若经治疗其浓度不变，甚至上升，则须更换治疗方案。⑥CEA 检测还可对经手术或其他方法治疗使 CEA 恢复正常的患者，进行长期随访，监测其复发和转移。通常采用以下方案：术后第六周一次；术后三年内，每月一次；3～5 年者，每三月一次；5～7 年者，每半年一次；7 年后，一年一次，若发现升高，两周后再测一次，两次都升高则提示复发和转移。

方法学评价 与其他肿瘤标志物的评价一样（见糖链抗原 125 检测）。

标本事项 处理检测标本时须注意：①抽血前一天不进食过于油腻、高蛋白食物，避免大量饮酒，因为血液中的酒精成分会直接影响检验结果。②应禁食 12 小时再采血，以免影响检测结果。③抽血时应放松心情。④对收集后当天进行检测的标本，储存在 4℃ 备用，如有特殊原因需要周期收集标本，将标本及时分装后放在 -20℃ 或 -70℃ 条件下保存。⑤标本避免反复冻融。⑥标本在 2～8℃ 下可保存 48 小时，-20℃ 可保存 1 个月，-70℃ 可保存 6 个月。⑦标本必须为液体，不含沉淀，包括血清、血浆、尿液、脑脊液、胸腔积液、腹水、胃液、涎等。⑧抗凝剂可以选用 EDTA、柠檬酸钠或肝素。

（李金明）

qiánlièxiàn tèyìxìng kàngyuán jiǎncè

前列腺特异性抗原检测

（prostate specific antigen test）

采用化免疫学方法检测血中前列腺特异性抗原（PSA）的检验项目。PSA 是由前列腺上皮细胞合成分泌至精液中的一种糖蛋白，由 237 个氨基酸残基组成，分子量约为 34kD，是精浆的主要成分之一。曾认为这种蛋白只存在于前列腺组织，因此命名为前列腺特异性抗原。后来发现 PSA 还存在于甲状腺、乳腺、卵巢、子宫内膜、血清、乳汁、胎儿羊水中。1979 年，PSA 第一次被纯化成功。1980 年，第一次对血液中的 PSA 进行了定量检测，并首次明确了 PSA 可以作为前列腺癌的重要标志物。

原理 在正常男性血清中仅可检测到微量 PSA（0～4ng/ml），在精液中其浓度大约是血清的 100 万倍（0.5～5.5mg/ml）。PSA 在血清中主要有两种存在形式：一种是游离型 PSA（f-PSA），占 10%～30%。另一种是与 α_1-抗糜蛋白酶（ACT）结合 PSA（c-PSA），占 70%～90%，二者结合起来称总 PSA（t-PSA）。f-PSA 在血液中的半衰期为 110 分钟，而 t-PSA 的半衰期则为 2～3 天。在前列腺癌患者血清中，PSA 会出现另外的组合形式，如 PSA 与蛋白 C 抑制剂组合等。富含 PSA 的前列腺腺泡内容物与淋巴系统之间存在由内皮层、基底细胞层和基底膜构成的屏障相隔，当肿瘤或其他病变破坏这道屏障时，腺泡内容物即可漏入淋巴系统，并随之进入血循环，导致外周血 PSA 水平升高。在正常情况下，PSA 主要被分泌到前列腺液中，水解精液凝固蛋白 I 和 II，使精液液化。在前列腺癌中，PSA 能刺激前列腺癌细胞产生活性氧，该效应有浓度依赖性，PSA 浓度愈高，刺激作用愈明显，但是抗 PSA 抗体可抑制 PSA 的刺激作用。

检测方法 常用免疫学方法也是全自动化学发光免疫试验（CLIA）、酶联免疫吸附试验（ELISA）和放射免疫试验（RIA）。采用双抗体夹心模式，也有免疫渗滤层析试验，即胶体金试纸方法。

参考区间 正常男性血清 t-PSA ≤ 4ng/ml；c-PSA/t-PSA ≤ 0.78；当 t-PSA 为 4.1~10.0ng/ml 时，f-PSA/t-PSA < 0.10，可测出 95% 的前列腺癌。

临床意义 PSA 是临床应用最为广泛的肿瘤标志物之一，对前列腺癌的筛查及诊断、治疗及复发监测有一定的意义。

前列腺癌的筛查及诊断 PSA 作为前列腺癌较为特异的标志物，对前列腺癌的诊断特异性达 90%~97%，被认为是最有价值的前列腺癌标志物，被广泛应用于前列腺癌的筛查、辅助诊断及治疗和复发监测。PSA 检测曾作为 50 岁以上男性的前列腺癌筛查指标，但研究表明，这种筛查并没有达到降低前列腺癌死亡率的作用。与其他肿瘤标志物一样，PSA 同样不适用作为前列腺癌筛查使用。

前列腺癌治疗及复发监测 前列腺癌治疗后，每 6~12 个月应测定一次 PSA 水平。一般术后几周 PSA 水平即会 < 检测下限，但是如果 PSA 水平上升，并 > 0.2ng/dl，则提示有前列腺癌复发的可能；用放疗治疗前列腺癌，PSA 有可能一直可以检出，这并不表明治疗无效。放疗后 PSA 水平降低可持续数年，一旦出现升高，且比起最低值高出 2ng/dl，表明有复发可能。

临床评价 尽管 PSA 的组织特异性比较高，但是 PSA 与其他

肿瘤标志物一样，仍然存在非特异性。PSA 与前列腺癌以及其他癌症之间关系仍然有待进一步的研究、阐明。

临床应用评价 PSA 水平升高可见于前列腺癌、乳腺癌、前列腺肥大、急性前列腺炎等，但在前列腺良性肥大患者中，血清 PSA 浓度一般 < 20μg/L。临床上常用的与 PSA 有关的指标有以下两个。①f-PSA/t-PSA 比值：当 t-PSA 在 4~10ng/ml 时，诊断特异性不强，称之为诊断"灰区"，在这一浓度范围内前列腺癌的发病率仅为 25%；测定 f-PSA/t-PSA 能提高前列腺癌诊断的特异性，f-PSA 所占 t-PSA 的百分比愈小，罹患前列腺癌的概率愈大；血清 f-PSA/t-PSA 比值在乳腺癌的诊断中也有重要价值，如果该比值 > 50%，患乳腺癌的概率为 96%。②PSA 密度：为单位体积前列腺中含有的总 PSA。其理论依据是正常前列腺上皮细胞产生 PSA 需要有基质支持来保证正常的形态和功能，正常的前列腺组织和良性前列腺增生都遵循这一原则，每增加 1mg 前列腺组织，可增加 PSA 0.3ng/ml；但肿瘤组织不遵循该原则，每毫克肿瘤组织可使 PSA 增加 3.5ng/ml，致使前列腺癌患者 PSA 水平明显增高。③前列腺癌分期与血清 PSA 浓度之间有一定的关系，前列腺癌 I 期血清 PSA 浓度为 9.39±8.09ng/ml、II 期为 17.45±8.83ng/ml、III 期为 55.14±51.65ng/ml、IV 期为 118.92±50.00ng/ml。

方法学评价 PSA 通常采用免疫学方法进行测定。国际上强调在建立 PSA 双抗体夹心免疫测定方法时，须使用针对同一抗原不同表位的捕捉及示踪单克隆抗体，并且这些表位不能因为与抗

糜蛋白酶结合而被遮蔽，这样才能准确捕获标本中全部的 PSA 抗原。①全自动 CLIA 法：是最为常用的检测方法，其灵敏度高、重复性好。②ELISA 法：试剂价廉，简单方便，但多为手工操作，不同批次检测结果的差异要 > CLIA。③RIA 法：因其试剂半衰期短，废弃物处理困难等，在国外已不用于临床检验。金标试纸条方法可用于个体的自我检测和较偏远的条件较差的医疗机构初筛检测使用。

标本事项 在处理检测标本时应注意：①受检者清晨空腹抽取静脉血，血清和肝素或 EDTA 抗凝的血浆均可用于测定，标本中不应含有肉眼可见的凝块或其他悬浮物。②为得到理想的结果，标本必须无纤维蛋白和红细胞。③样本应避免反复冻融。④检测前标本在 2~8℃保存时间不能超过 24 小时；如 24 小时内不能完成测试，必须将标本保存在 -20℃或更低温度，此条件下标本可保存 12 个月。⑤溶血或脂血标本应避免使用。

（李金明）

xīchúnhuàméi jiǎncè

烯醇化酶检测（enolase test）

检测血清烯醇化酶的检验项目。烯醇化酶是糖酵解中的关键酶之一，催化 2-磷酸甘油酸形成磷酸烯醇式丙酮酸。脊椎动物中，根据烯醇化酶同工酶 α、β、γ 亚基的不同可以分为 αα、ββ、γγ、αβ、αγ 五种二聚体同工酶。α 亚基主要存在于肝和肾组织，β 亚基主要分布于骨骼肌和心肌，γ 亚基则主要表达于神经组织。γγ 和 αγ 同工酶命名为神经元特异性烯醇化酶（NSE），是研究、应用最为广泛的烯醇化酶，烯醇化酶检测若无特指，一般即指 NSE 检

测。临床广泛开展的烯醇化酶检测主要指 NSE 检测，其他类型烯醇化酶检测尚仅限于科研。

原理 NSE 在脑组织中的含量最高，外周神经和神经分泌组织的活性水平居中，最低值见于非神经组织、血清和脊髓液。与神经元及神经内分泌组织起源有关的肿瘤常有 NSE 的过表达，特别是小细胞肺癌、神经母细胞瘤等，其血清中 NSE 明显升高，烯醇化酶属于酶类肿瘤标志物，大多数存在于细胞中。正常情况下，在血清中的含量很低，但是当肿瘤细胞破坏或细胞膜通透性改变，或肿瘤组织的压迫和浸润，导致某些酶的排泄受阻时，酶释放至血液中，患者血清中酶活性异常升高。NSE 不与细胞内肌动蛋白结合，所以当多种原因所致的神经元细胞膜完整性受到破坏时，NSE 极易从细胞内释放出来，并迅速进入细胞间隙，最终释放入脑脊液或通过血脑屏障进入血管内，故血 NSE 检测能反映神经元及神经内分泌组织起源相关肿瘤情况。

检测方法 NSE 常基于双抗体夹心法原理进行检测，检测方法包括免疫放射试验（RIA）、时间分辨荧光免疫试验（TRFIA）、酶联免疫吸附试验（ELISA）和化学发光免疫试验（CLIA）等。全自动化学发光免疫试验是较为常用的方法，其次为 ELISA 和 TRFIA 等。

参考区间 不同检测系统参考值不尽相同。正常人血清 NSE 参考区间：ELISA 法一般为 < 12.5 ~ 25ng/ml；CLIA 法为 < 15.2ng/ml。

临床意义 NSE 属于非特异性肿瘤标志物，其检测主要应用于小细胞肺癌诊断、病情监测、

疗效评价及预测复发，及神经母细胞瘤的早期诊断及预后判断。α 烯醇化酶也是一个候选的肿瘤标志物，被认为与病毒相关肝癌、非小细胞肺癌等的恶性程度和预后有关，但是临床少有开展。血中 NSE 水平升高主要见于以下情况。

小细胞肺癌 可用于小细胞肺癌辅助诊断、鉴别诊断及治疗和复发监测。①NSE 对小细胞肺癌的诊断具有较高特异性和敏感性，对其敏感性可达 80% 以上，而非小细胞肺癌患者少有 NSE 明显增高，故 NSE 检测可用于小细胞肺癌和非小细胞肺癌的鉴别诊断。②NSE 与小细胞肺癌临床分期呈正相关关系。如果在治疗前小细胞肺癌患者血清 NSE 呈高水平，则其水平可作为该患者手术治疗或化疗疗效监测、预后和复发监测的指标。患者经有效治疗，肿瘤体积缩小或手术切除干净后，血中 NSE 水平会出现显著降低，乃至恢复至正常水平；反之，则不会出现下降或消失；一旦患者出现复发，血中 NSE 又会出现异常升高。

神经母细胞瘤 NSE 是神经母细胞瘤最主要的肿瘤标志物。神经母细胞瘤的血清 NSE 活性显著增高，而临床表现相似的横纹肌肉瘤、肾母细胞瘤等则无此现象，所以 NSE 检测可用于神经母细胞瘤的辅助诊断及鉴别诊断；如特定神经母细胞瘤患者治疗前血清 NSE 异常升高，则血清 NSE 测定可作为手术治疗或化疗疗效监测、预后和复发监测的指标。

其他 引起血中 NSE 水平上升的其他因素：脑梗死和脑出血等脑血管疾病及脑外伤；嗜铬细胞瘤、胰岛细胞瘤、甲状腺髓样癌、黑色素瘤等肿瘤。

临床评价 包括方法学评价、

临床应用评价及标本事项 3 方面。

方法学评价 与其他肿瘤标志物的评价一样（见糖链抗原 125 检测）。

临床应用评价 应用细胞免疫化学方法，在非神经内分泌肿瘤中也检出低水平的 NSE 活性，对 NSE 严格地定位于神经元和神经内分泌细胞已有质疑，认为 NSE 并不能作为神经特异的肿瘤标志物，其分布与应用价值还需通过更多的研究来进一步探讨。其他类型烯醇化酶如 α 烯醇化酶，也有望成为一个新的肿瘤标志物。

标本事项 在处理检测标本时须注意：①检测标本一般应为血清，不宜采用血浆标本，血清必须用标准试管或内有分离胶的试管收集。②血液标本久置未及时分离易导致血小板及红细胞内的烯醇化酶进入血清，使血清中 NSE 水平升高而影响检测结果，因此采集血液标本后应及时送检，1 小时之内离心血液标本。③溶血标本不可用作 NSE 检测。④如标本中有沉淀出现，必须先离心再进行检测。⑤血清分离后 NSE 在 2℃ ~ 8℃ 可以稳定 24 小时，−70℃ 可长期保存，避免反复冻融。⑥检测不易受黄疸、脂血的干扰。⑦全自动免疫分析检测原理如涉及生物素亲和素系统，则使用生物素治疗的患者，标本采集须在停药 8 小时以上才能进行。

（李金明）

qìguān yízhí jiǎncè

器官移植检测（organ transplant test） 器官移植前检测同种异体抗体和人类白细胞抗原（HLA）分型，选择最合适的供者和受者，移植后检测旨在了解移植物的存活状况、功能，指导免疫抑制剂治疗和监测移植排斥反应的方法。器官移植是将健康器

官从其原部位（供体）移植到另一个个体（受体）内使之迅速恢复功能的现代医疗手段。目的是用来自供体的正常器官替代或补偿受体损坏的或功能丧失的器官，临床上用来治疗一些已不能用其他疗法治愈的器官致命性疾病。移植能否成功不仅取决于外科手术，在很大程度上还取决于是否发生移植排斥反应和排斥反应的强度。

20世纪初，器官移植起源于异种移植，随后很快转移到人类之间的移植。针对移植排斥反应，早期建立的染料排除试验可在体外鉴定细胞的存活或死亡，鉴定出细胞毒抗体，提示有细胞毒作用的移植抗体导致了移植排斥反应。20世纪50年代，微量淋巴毒检测方法的建立发现了HLA系统。随后临床观察表明针对HLA抗原的抗体可造成肾移植后超急性排斥反应、急性排斥反应和慢性排斥反应，几乎所有肾移植排斥反应的患者都存在抗体，这些抗体是供者特异性的。20世纪80年代，由于强有力的免疫抑制药物环孢素的问世及广泛应用，促进了器官移植的空前发展，也大大提高了对移植检测技术的要求。目前，器官移植检测技术在供体选择，排斥反应诊断，移植器官功能监测等方面都在向更高、更新的水平发展。

应用范围　主要应用于7个方面。①移植前筛查致敏受者：器官移植受者体内预存抗体，尤其是特异性抗HLA抗体，是影响移植物存活和排斥反应的重要因素，移植前选出这些抗体具有重要的临床意义。②移植前预测供、受者间HLA-A、HLA-B或HLA-DR位点抗原不符的移植物的预后，即受者对供者的免疫应答程

度。③了解移植物的存活状况、功能。密切观察其功能指标，一方面可以了解移植器官的功能状态，另一方面可以预测移植排斥反应和调整药物用量和监测移植排斥反应等，对器官移植成功具有重要意义。④监测移植后排斥反应：受者移植后对抗供者抗体（如抗HLA抗体）的监测。若能早期明确诊断排斥反应，通过适当的治疗有可能使排斥反应逆转或大大减轻，使移植器官或组织长期存活并发挥功能。⑤移植后指导免疫抑制剂治疗：临床常用的免疫抑制剂（如糖皮质激素、硫唑嘌呤、环孢素、FK506）都是非特异性的，会降低受者全身免疫功能，从而使患者易感染和继发肿瘤，且还存在其他毒副作用。因此在免疫抑制剂应用过程中要监测血药浓度，使有效剂量控制在最小范围，减少毒副作用的发生。⑥对移植后感染（导致移植患者死亡的主要原因）的检测：免疫抑制剂在抑制排斥反应的同时，也抑制宿主对各种病原微生物的抵抗力，由此引发一系列（特别是病毒）的机会性感染，最后导致死亡。⑦评价移植后受者免疫反应是供者特异性的或是非特异性的。移植后对受者进行一系列的监测，包括移植器官的功能监测，移植排斥反应监测，免疫抑制剂治疗监测，感染的监测。一方面有助于了解排斥反应危象是否将发生，以便及早采取措施，使排斥反应逆转或阻止反应进展；另一方面有助于了解免疫抑制剂使用是否适当。

特点　器官移植检测在移植手术中扮演着重要角色。移植检测技术与器官移植相互促进，共同发展，表现出以下特点：①移植术前常进行HLA配型以选择合

适的供者和受者。早期应用于组织配型技术主要有混合淋巴细胞培养、HLA血清学分型等。由于HLA具有高度多态性，混合淋巴细胞培养和血清学分型已无法满足临床移植对HLA配型的需要。随着分子生物学技术的发展和进步，混合淋巴细胞培养和血清学分型技术逐渐被基因分型技术所取代，如聚合酶链反应-序列特异性引物（PCR-SSP）法。由于PCR-SSP是利用已知的等位基因序列设计引物来指定相应等位基因，所以不能直接发现新的等位基因，但可为发现新的等位基因打下基础。②为了确定移植的器官是否会被受体患者排斥，医师通常需要在患者接受器官移植后的一年甚至更长时间内多次对患者进行器官活体组织检测，但移植物活检具有创伤性，有时患者不愿接受，从移植物获取组织来判断排斥反应有一定困难。实验室诊断排斥反应的依据，主要是一些非创伤性检测指标与排斥反应密切相关，这些指标在早期诊断器官移植排斥反应具有重要意义。如一些细胞因子、淋巴细胞、补体和黏附分子、蛋白质和酶类及MHC分子的检测等。③器官移植后应密切监测移植物功能和病毒的感染，如巨细胞病毒的检测，检测方法有病毒检测、病毒血清学检测、抗原血症检测、核酸检测等，病毒分离培养和血清学方法最常用。

（陈　瑜）

tóngzhǒng yìtǐ yízhí jiǎncè

同种异体移植检测（allograft test）　同种异体移植前后进行供受体筛选、检测受者和移植物功能的检验项目。主要是白细胞核原分型与配型、抗体检测、造血干细胞、祖细胞计数及排斥反应

监测。在同种异体移植中，手术成功的关键取决于受者与移植物之间是否发生排斥反应及反应的程度。移植排斥是指受者免疫系统识别移植抗原后产生免疫应答反应的过程。同种异体移植时会发生排斥反应及病理学改变，包括超急性排斥反应（见超急性排斥反应实验诊断）、急性排斥反应（见急性排斥反应实验诊断）和慢性排斥反应（见慢性排斥反应实验诊断）。为了减少同种异体器官移植排斥反应的发生，一方面要做好移植前供受体的检测筛选，另一方面应密切监测受者和移植物的功能状况。必须做好同种异体移植的有关检测。

检测方法 检测项目主要包括人类白细胞抗原（HLA）分型及配型、同种异体抗体检测、造血干/祖细胞计数及移植后的排斥反应监测。

HLA 分型及其检查 不同分型的检查方法如下。

血清学分型 HLA 血清学分型采用补体介导的细胞毒试验，其原理为：使用标准的 HLA 分型抗体与受者的淋巴细胞混合，加入补体，抗体与 HLA 抗原特异性结合后激活补体，使淋巴细胞膜受损或裂解，然后用染料（台盼蓝或伊红）染色，通过在显微镜下计数死亡淋巴细胞的百分比判定结果。死亡细胞死亡百分率高为阳性，说明待检淋巴细胞的HLA 型与标准 HLA 型一致；阴性时说明待检淋巴细胞的 HLA 型与标准分型抗体 HLA 不一致；血清学分型法主要用于检测 HLA-A、B、C 位点上的抗原。

混合淋巴细胞培养（MLC） 将供者与受者的淋巴细胞混合在一起进行体外培养一定时间后，由于二者细胞表面 HLA 抗原不同，淋巴细胞通过识别对方 HLA 抗原而活化增殖并转化为淋巴母细胞，通过判定淋巴细胞转化情况，确定混合淋巴细胞反应（MLR）的强弱，二者 HLA 差异越大，MLR 越强，反之越弱。常用于器官移植前的组织配型，以测定受体和供体主要组织相容性抗原（HLA 抗原）相容的程度。由于 MLC 中淋巴细胞接受同种异型抗原的刺激而发生活化、增殖，产生种类众多的细胞因子，促进 NK、LAK 和 CTL 等杀伤细胞的分化，因此又是免疫调节研究中常用的实验模型。

HLA 的基因分型 应用血清学方法对 HLA Ⅱ 类抗原（DR、DQ、DP）的配型较为困难。基因配型技术通过比较供、受者 HLA 抗原的 DNA 序列，判定供、受者间基因是否相同或相近，达到更快、更准确地选择供、受者，并更有可能在同基因中进行成功的移植。其主要方法包括限制性片段长度多态性（RFLP）分析、PCR-RFLP 分析、聚合酶链反应序列特异性寡核苷酸探针（PCR-SSO）法、聚合酶链反应-单链构象多态（PCR-SSCP）、聚合酶链反应-序列特异性引物（PCR-SSP）法等。HLA 基因分型技术仍在不断改进、完善，还可根据需要选择性地将上述方法结合起来应用。

同种异体抗体检测 ①补体依赖性淋巴细胞毒试验（CDC）。通过检测受者血清中是否存在针对供体的补体依赖淋巴细胞毒抗体，以此来确保同种异体移植不发生超急性或急性排斥。②群体反应性抗体测定：指群体反应性抗 HLA-IgG 抗体，是各种组织器官移植术前筛选致敏受者的重要指标，与移植排斥反应和存活率密切相关。③流式细胞术交叉配型：测定供者淋巴细胞反应性同种抗体，具有高度的灵敏性。

造血干/祖细胞计数 造血干/祖细胞存在于骨髓和外周血中，形态与淋巴细胞形似，用普通形态学方法难以识别。造血干/祖细胞表面可表达 CD34 和 CD45 抗原且具有较高的核酸含量，可用 CD34 和 CD45 单克隆抗体和核酸染料进行三色免疫荧光染色，流式细胞术多参数分析血液、骨髓和浓缩白细胞悬液中造血干/祖细胞数量。流式细胞术不但可以计数造血干/祖细胞占有核细胞的比例，而且能准确计数每微升血液或骨髓中造血干/祖细胞的绝对数量。

移植术后监测 移植术前通过一系列的检测手段找到合适的供受者，并进行了成功的移植手术，这并不意味移植的结束，为了使移植物长期存活，需要不间断地监测各种指标，包括：①移植器官功能监测：多需做大量的生化和血液学指标，如血常规检查判断有无感染、肾移植后的肾功能检查、肝移植后的肝功能、凝血功能等检查，某些辅助检查如 B 超和彩色超声多普勒等对了解移植器官的形态、血管通畅性和血流量等也有一定的帮助。②移植排斥反应监测：免疫学检测指标早于临床排斥反应或器官功能改变之前，如外周血 T 淋巴细胞亚群计数、自然杀伤细胞活性测定、细胞因子和黏附分子的检测等对早期发现排斥反应和炎症具有重要意义。③免疫抑制剂治疗监测：免疫抑制剂应用过程中要监测血药浓度，使有效剂量控制在最小范围，减少毒副作用的发生。④感染监测：移植术后应密切监测各种病原体，如革兰阴性杆菌、结核杆菌、巨细胞病毒和乙型肝炎病毒等感染，及早发现并积极治疗。

临床意义　HLA 分型及其检查、造血干/祖细胞计数和移植术后监测，在同种异体移植时均有非常重要的临床意义。

同种异体抗体检测　主要来自天然血型抗体。多次妊娠、反复输血和接受血液制品，接受过异种或异体移植，某些细菌或病毒感染后由类属抗原诱生抗 HLA 抗体或其他针对组织细胞的抗体，尤其是与血管内皮细胞抗原结合的抗体。当这些抗体进入移植器官后，与其血管内皮细胞的细胞膜抗原结合形成抗原抗体复合物，激活补体导致血管损伤，移植物受损。移植前筛选出这些抗体，对防止超急性排斥和急性排斥反应，提高移植物存活率具有重要的意义。

造血干/祖细胞计数　造血干/祖细胞移植可以快速重建造血功能，已成为一些血液系统和实体肿瘤、免疫性疾病、遗传性疾病、代谢性疾病治疗的最有效的手段之一，尤其是外周血自体造血干/祖细胞移植的应用更为广泛。造血干/祖细胞计数对造血干/祖细胞移植有重要意义。

移植术后监测　移植术后，为了使移植物长期存活，需要不间断地监测各种指标。①监测移植器官的功能状态是衡量移植成功的关键指标。移植后密切观察其功能指标的变化，一方面可以了解移植器官的功能状态，另一方面可以预测移植排斥反应和调整药物用量。②移植排斥反应的临床表现与其他原因如药物的器官毒性作用或病原微生物感染的临床表现酷似，移植排斥反应监测可以及早、准确地诊断移植排

斥反应，从而提高移植术的成功率。③临床常用的免疫抑制剂会降低受者全身免疫功能，从而使对感染和肿瘤的抵抗能力降低，且存在一定的毒副作用，对免疫抑制剂治疗的监测有重要的临床意义。④对免疫抑制剂引发的一系列的感染（主要为各种原因的机会感染，特别是病毒感染）的监测，可避免或减低移植术后感染事件的发生概率。

临床评价　多种方法均可用于同种异体移植项目的检测，每种方法均有自身的优缺点。

HLA 分型及其检查　①淋巴细胞毒试验和混合淋巴细胞培养：都必须以受检者的淋巴细胞为检测标本，大大地限制了检测方法的应用范围；而且还存在抗体来源困难、细胞培养周期长等缺点。②基因分型法快速、准确，试剂来源容易，应用范围广，陈旧或微量的标本都可进行检测，有逐渐取代血清学和细胞学分型法的趋势，但仍需不断改进、完善，需将不同方法结合起来应用。

同种异体抗体检测　①淋巴细胞毒试验：是补体依赖的，补体的质量直接影响到试验结果的准确性，故要妥善地保管好补体。补体应避免受热或反复冻融；兔补体应保存于 –80℃ 冰箱，在 –20℃ 只能保存 3 个月。CDC 试验只能检测补体结合的抗体。IgM 对结果有干扰作用。② ELISA-PRA 法：既可检测补体结合的，也可测非补体结合的抗 HLA-IgG 抗体。不受 IgM 的干扰和感染的影响。③流式细胞术交叉配型：比淋巴细胞毒法灵敏度更高，但尚未普及。

造血干/祖细胞计数　CD34$^+$ 细胞不论是在骨髓、脐带血或动员外周血中，含量均很低。利用

流式细胞术计数 CD34$^+$ 细胞时，经常受非特异性黏附及标本中的碎片影响，使测定结果重复性及准确性受影响，国际上相继出台了多种标准化方案，不同实验室及移植中心使用的方法也有所差异，参考区间并不一致。

（陈　瑜）

rénlèi báixìbāo kàngyuán jiāochā pèixíng

人类白细胞抗原交叉配型

（human leucocyte antigen cross match）　对某一个体的表型和基因型的人类白细胞抗原（HLA）特异性鉴定。通过组织配型试验，选择与受者组织相容性抗原近似的供者，可降低急性移植排斥反应发生的频率和强度，延长移植物的存活。

原理　供者淋巴细胞与受者血清混合，加入补体，通过细胞溶解程度观察供者与受者组织的相容程度。移植前如果受者血清中预先存在抗供者淋巴细胞的细胞毒性抗体，移植后 80% 发生超急性排斥反应，因此必须做 HLA 交叉配型以检测受者体内抗供者淋巴细胞的细胞毒性抗体。对于多次输血者、经产妇、有不成功移植史或接受过血液透析者，要进行更严格的交叉配型试验。

检测方法　HLA 交叉配型主要有以下几种方法。

微量细胞毒试验　在 HLA 交叉配型中广泛使用。淋巴细胞通过淋巴细胞分离液或者磁珠分选而从肝素化的血液样本中分离出来。适当洗涤之后，经过纯化的淋巴细胞被收集起来，并注入含有预存抗体的微量滴定板孔中，板孔中的抗血清对于 HLA 抗原是特异的。细胞和抗血清混合培养后，加入兔来源补体，然后再一次孵育平板。通过台盼蓝染色细

胞观察诱导后的细胞毒性，台盼蓝能够进入死细胞并将它们染成蓝色，而活细胞不被着色。结果通过倒置相差显微镜来读取，毒性通过一个从 0 到 8（>80%的靶细胞被杀灭）的评分系统来判定。绝大多数抗血清是多特异的，而单克隆抗体也越来越多地应用于组织配型中。单克隆抗体技术能有效地判别 HLA-A、HLA-B 和 HLA-C 抗原。当采用纯化 B 细胞制品和抗 B 细胞抗原的特异性抗体时，HLA-DR 和 HLA-DQ 抗原也能被区分开来。

混合淋巴细胞培养　供体与受体的淋巴细胞在组织培养基中混合培养并孵育 3~5 天，淋巴母细胞作为两个不同个体淋巴细胞之间组织不相容的标记。这些不同遗传来源的淋巴细胞抗原能够通过其他抗原物质来刺激各自 DNA 的合成和细胞分裂，结果可以在闪烁式气流计数器中通过测定氚标记的胸腺嘧啶来检测。在单向反应中，利用丝裂霉素或辐射使供体细胞失去生长繁殖的能力，然后供体细胞刺激未经处理的效应细胞，未在效应细胞中表达的刺激细胞的特异性抗原可导致效应淋巴细胞的母细胞化。在双向反应中，共同孵育两个个体的淋巴样细胞，并且测定总体增殖程度。混合淋巴细胞反应测定增殖反应，而不是测定效应细胞杀伤反应。这一试验在骨髓和器官移植中对于评价供者与受者之间的组织不相容程度具有重要意义。在混合淋巴细胞反应中，CD4$^+$和 CD8$^+$淋巴细胞都能增殖并分泌细胞因子。

流式细胞术　在器官和骨髓移植中，流式细胞术特别适合于检测供者 T 细胞中抗 HLA Ⅰ类分子抗原的抗体。流式交叉配型可以标准化以及自动化，通常将 F（ab′）$_2$ 抗人 IgG 结合至荧光素，将 T 细胞抗 CD3 结合至藻红蛋白，形成抗 CD3 和 IgG 的双参数模型。流式交叉配型阳性的定义为中间通道转换值>40。由血清学或流式细胞术共同证明的同种异体供者细胞中对一个或多个 HLA 分子特异的预先形成的抗体在移植受体的血液中存在，称为交叉反应阳性。

细胞介导的淋巴细胞毒试验　检测受者对移植物可能发生的细胞介导的淋巴细胞毒作用。将受者淋巴细胞与灭活的供者淋巴细胞做常规单向混合淋巴细胞培养，收获致敏的受者淋巴细胞后，再与 ^{51}Cr 标记的、植物血凝素（PHA）刺激的供者淋巴细胞做细胞介导的淋巴细胞毒试验。^{51}Cr 释放的程度与供–受者相容程度呈负相关。

临床意义　HLA 交叉配型是移植物长期存活的关键因素。HLA 相符的程度越高，移植物的存活率越高。在肾移植供受者选择时，即使组织抗原配型差，只要交叉配型试验阴性，仍可施行肾移植；但交叉配型试验阳性，即使组织抗原配型好，也不能行肾移植，否则会发生超急性排斥反应。肝移植主要要求 ABO 血型相符，较难要求 HLA 相配。认为受者体内有针对供者 HLA 抗原的抗体是心、肾和骨髓移植的禁忌，对肝移植危险性不大，但肝移植的效果与 HLA 配型的程度有较明确的关系。HLA 配型与器官移植效果最密切的是骨髓移植，宿主抗移植物反应和移植物抗宿主反应在 HLA 不符的骨髓移植中异常强烈，呈直线相关。由于 HLA 的高度多态性，血清型配型及混合淋巴细胞反应已不满足现代的骨髓移植术前 HLA 配型要求，HLA 核苷酸系列分析细胞学检查等配型措施被推荐应用。

临床评价　包括临床应用评价及方法学评价。

临床应用评价　HLA 交叉配型用于器官移植、骨髓移植时供者和受者组织相容性的配型。检测供者和（或）受者体内是否存在可能阻止组织和细胞移植成功的抗受者和（或）抗供者的特异性抗体，是移植前选择最合适供者和受者的主要检查手段。认为 HLA-DR 位点抗原是最重要的，HLA-DQ、DP 在移植中亦有重要意义，其次是 HLA-A、HLA-B 抗原，而 HLA-C 对移植过程意义较小。肾移植的长期存活与供、受者 HLA 抗原，特别是 HLA-DR 抗原相容性密切相关。骨髓移植时则要求 HLA 抗原完全一致，否则会出现剧烈的移植物抗宿主反应。

方法学评价　①混合淋巴细胞培养和淋巴细胞毒试验：都必须以受检者的淋巴细胞作为检测标本，大大限制了检测方法的应用范围，而且还存在抗体来源困难、细胞培养周期长等缺点。淋巴细胞毒试验是补体依赖的，补体的质量直接影响到试验结果的准确性，故要妥善地保管好补体，避免受热或反复冻融。②流式细胞术：比淋巴细胞毒法灵敏度更高，检测迅速，假阳性率低，并且能够根据型别（IgG 和 IgM）和靶细胞特异性（T 细胞或 B 细胞来源）来区别抗体，但尚未普及。

（陈　瑜）

ānjīsuāncánjī pèixíng jiǎncè

氨基酸残基配型检测（amino acid residue matching test）　根据人类白细胞抗原（HLA）等位基因氨基酸残基是否相同而设定的氨基酸残基配型（Res M）策

略。即按 HLA 抗原血清学交叉反应组分类，属血清学同一交叉反应组内的 HLA 抗原，认为是可允许的错配，反之为错配，又称交叉反应组配型。中国谭建明等率先研究中国汉族人 HLA-Ⅰ类、HLA-Ⅱ类氨基酸残基配型标准，成功地将 HLA-A、HLA-B、HLA-DR 近 500 个等位基因的排列组合，按照关键氨基酸残基的不同，简化为 17 个残基组，比较认同的 HLA-Ⅰ类、HLA-Ⅱ类氨基酸残基配型标准见表 1 和表 2。

临床意义主要是：①大幅提高供受者的相配概率。316 例汉族人首次肾移植回顾性分析显示：按 Res M 标准，达到 0~1 Res-MM 的肾移植占 42.4%。②显著降低肾移植术后的致敏性，为再次移植提供了更多的机会。③残基相配可显著改善移植物的存活率，即可显著改善非致敏受者的移植物存活，也可改善高致敏受者的存活率。

（陈 瑜）

HLA kàngtǐ jiǎncè

HLA 抗体检测（HLA antibody test）

检测人类细胞抗体的检验项目。人类白细胞抗原（HLA）基因系统是人类主要组织相容性复合体。HLA 的研究工作在临床器官移植配型和国际大协作推动下发展十分迅速，涉及的范围已远超出了器官移植配型，成为免疫学、遗传学及人类学基础理论研究的重要组成部分，并将为许多疾病特别是自身免疫病、肿瘤、感染性疾病的防治与诊断提供帮助。

检测方法 主要的检测方法有补体依赖的微量细胞毒实验、酶联免疫法（ELISA）及流式细胞仪法。

临床意义 HLA 检测相关应用是：①与器官移植相关联：最早应用于移植者与被移植者之间的抗体检测，临床器官移植成功与否，与供、受者间组织相容性是否引起排斥反应密切相关，这在很大程度上取决于供-受体间 HLA 型别的匹配程度，尤其是Ⅱ类 HLA 分子；在器官移植中，主要以检测供、受双方的 HLA-A、HLA-B 和 HLA-DR 为主，而在骨髓移植中则主要检测肝细胞中的 HLA 抗体，主要有 HLA-A，B，C Class Ⅰ，DRB1 以及 DQB1 Class Ⅱ；HLA 抗体可导致针对移植物的免疫反应而发生超急性排斥和加速性排斥反应，使移植失败或降低移植物存活率；移植前针对 HLA 抗体的检测十分重要。②与输血反应相关联：HLA 抗原存在于所有的有核细胞，其中在淋巴细胞上的密度最高，幼稚红细胞和血小板也带有 HLA 抗原，当带有某一型别 HLA 的血小板和白细胞遇有相应的抗体时，将会在补体等的作用下引起各类非溶血性输血反应，为了避免此类输血反应的发生，可应用 HLA 分型法检测供血者的 HLA 型别或其血清中的 HLA 抗体；对需要多次输血者应注意选择相同或相近的 HLA 血型，同时避免含有 HLA 抗体的血清输入。③与自身免疫病相关联：某些疾病与某些 HLA 抗原或等位

表 1　HLA-Ⅰ类抗原氨基酸残基配型标准

Res M 分组	抗原特异性
A1（R114）	A1，A3，A11，A29，A36
A2（K127）	A2，A23，A24，A68，A69
A10/A19（Q114）	A25，A26，A34，A66，A19（A31，A32，A33，A74），A43
B5/B8（F67）	B5（B51），B35，B53，B78，B8，B57
B7（A71-D74）	B7，B22（B54，B55，B56），B27，B42，B46，B67
B8（T69-S77）	B8，B14（B64，B65），B16（B39），B78
B12（T41）	B12（B44，B45），B13，B21（B49，B50），B40（B60，B61），B41，B47
B17/B63（S70）	B17（B57，B58），B63，B59
Bw4（R83）	A9（A23，A24），A25，A32，B5（B51，B52），B12，B13，B17（B57，B58），B21（B49），B27，B37，B38，B47，B53，B59，B63，B77
Bw6（N80）	A11，B7，B8，B14（B64，B65），B15（B62，B75，B76，B78），B16（B39），B22（B54，B55，B56），B35，B40（B60，B61，B48，B4005），B41，B42，B45，B46，B50，B67，B70，B71，B72

表 2　HLA-Ⅱ类 DR 抗原氨基酸残基配型标准

Res M 分组	抗原特异性
DQ1	DR1（DR10），DR2（DR15，DR16），DR6（DR13，DR14）
DQ2	DE3（DR17，DR18），DR7
DQ3	DR4，DR5（DR11，DR12），DR9，DR14
DR4	DR8，DR18
DRB3	DR3（DR17，DR18），DR5（DR11，DR12），DR6（DR13，DR14）
DRB4	DR4，DR7，DR9
DRB5	DR1（DR10），DR2（DR15，DR16）

基因有关，通过群体的流行病学调查和家系调查发现许多内分泌病、类风湿疾病、自身免疫病、肿瘤和感染性疾病等都与 HLA 相关，并以相对危险度表示 HLA 与疾病的相关程度。RR = 患者（Ag⁺/Ag⁻）/对照（Ag⁺/Ag⁻）。在 HLA 相关疾病中，自身免疫病居多，最典型的是强直性脊柱炎，与 HLA-B27 的关联性高达58%~97%，有些疾病在不同人群中这种关联程度并不相同，例如胰岛素依赖性糖尿病在华人中与 HLA-DR3 相关，但在白种人中则与 HLA-DR4 相关。此外，HLA-DR2 与肺出血肾炎综合征和多发性硬化、HLA-DR4 与类风湿关节炎、HLA-DR3 与突眼性甲状腺炎和重症肌无力，均有一定的关系。④与法医鉴定相关联：HLA 是已知人类遗传多态性系统中最复杂的一种，拥有人类基因的千分之一，是个体性的终生遗传标志，可以用于确定个体身份；在无血缘关系的人群中，HLA 表现型完全相同者极为罕见，法医学中通过基因分型和表现型的检测用于亲子鉴定或验证个人身份。

（陈　瑜）

gōngzhě tèyìxìng kàngtǐ jiǎncè

供者特异性抗体检测（donor specific antibody test）
检测供者特异性抗体的检验项目。供者特异性抗体是指受者接受器官或组织移植后体内产生的针对供者组织抗原的特异性抗体。这多是患者在多次输血、妊娠，器官或组织移植后受到同种人类白细胞抗原（HLA）免疫致敏而产生。这类特异性抗体主要包括 HLA Ⅰ、Ⅱ 类抗体和非 HLA 抗体，如抗内皮细胞抗体、抗波形蛋白抗体、抗主要组织相容性复合物 Ⅰ 类链相关基因 A 抗体和 B 抗体等。供者特异性 HLA 抗体的最初作用靶点是移植物血管内皮细胞，与其表面的相应抗原特异性结合后，激活补体系统、巨噬细胞以及中性粒细胞，导致严重的内皮细胞损伤并且造成移植物的功能损害。这是造成超急性排斥反应和移植物失活的主要原因。

检测方法　广泛应用的检测方法有：供受者交叉配型试验-补体依赖性细胞毒试验、流式交叉配型以及酶联免疫试验（ELISA）。其中补体依赖淋巴细胞毒试验是 Terasaki 改良的微量补体依赖的细胞毒试验，为国际通用的标准技术，但其在灵敏度及特异性方面有局限性，已逐渐被 ELISA 及流式细胞术取代，特别是流式交叉配型使得抗供者特异性 HLA 抗体检测得到新的突破，并使我们了解不同浓度的抗供者特异性 HLA 抗体在超急性与加速排斥反应发生浓度临界，为预测急性与慢性排斥反应等问题的研究带来了机遇。

临床意义　①移植前检测：致敏受者体内往往存在针对供者的特异性抗体，包括 HLA Ⅰ、Ⅱ 类抗体和一些非 HLA 类的抗体，是移植术后发生排斥反应的高危人群。如果受者术前体内预存大量供者特异性抗体，术后易发生超急性排斥反应，导致移植物失活。即使预存少量供者特异性抗体（尤其是 HLA Ⅱ 类抗体）也能导致术后短期内发生急性排斥反应，影响移植肾的存活率。通过对受者的体内供者特异性 HLA 抗体检测可以了解受者的免疫情况，确定其是否适合接受移植手术。对于高度敏感的受者，将针对性的为其挑选无供者特异性 HLA 抗体的移植物，这样的双重选择可以为移植物的存活提供更好的保障。②移植后检测：在肾移植患者中，已知供者特异性 HLA 抗体的出现明显早于移植肾功能的损害。移植术后动态监测受者血清中的供者特异性 HLA 抗体有助于早期预测和诊断体液性排斥反应，及时采取临床干预措施。

（陈　瑜）

shòuzhě yùcún kàngtǐ jiǎncè

受者预存抗体检测（recipient stored antibody test）
检测供者特异性抗体的检验项目。受者预存抗体主要来自天然血型抗体，是受者多次妊娠、反复输血和接受血液制品，接受异种或异体移植，或者经某些细菌/病毒感染后由类属抗原诱生的抗人类白细胞抗原（HLA）抗体或其他针对组织细胞的抗体，尤其是与血管内皮细胞抗原结合的抗体。

原理　当受者预存抗体进入移植器官后，与其血管内皮细胞的细胞膜抗原结合形成抗原抗体复合物，激活补体系统，导致血管损伤以及移植物受损，移植前必须筛选出受者体内的预存抗体。

检测方法　主要有补体依赖性淋巴细胞毒试验、群体反应性抗体测定及流式细胞术交叉配型。

补体依赖性淋巴细胞毒试验（CDC）　通过检测受者血清中是否存在针对供体的补体依赖的淋巴细胞毒抗体，确保同种异体移植不发生超急性或急性排斥。细胞毒性>10% 为阳性，提示移植后有超急性排斥反应或血管排斥反应的风险。

群体反应性抗体（PRA）测定　指群体反应性抗 HLA-IgG 抗体检测，是各种组织器官移植术前筛选致敏受者的重要指标，与移植排斥反应和存活率密切相关。

流式细胞术交叉配型（FCC）　用流式细胞术测定供者淋巴细

胞反应性同种抗体，此法具有高度灵敏性。其原理是：将受者血清与供者淋巴细胞共同孵育后，用荧光素标记的抗人 IgG 或 IgM 的单克隆抗体进行免疫荧光染色，利用流式细胞仪分析荧光强度的强弱及阳性细胞百分率，从而判断受者血清中有无抗供者淋巴细胞的 HLA 抗体存在。

参考区间 CDC 法：<10% 为阴性，>10% 为阳性；ELISA-PRA 或 CDC-PRA 法：< 10% 为阴性，10%～50% 为阳性，>50% 为强阳性；FCC 法：>10% 为阳性。

临床意义 器官移植受者体内如果存在预存抗体，尤其是特异性抗 HLA 抗体，将会严重影响移植物存活并会产生急性排斥反应甚至超急性排斥反应，故移植前筛选出受者体内的预存抗体有重要的临床意义。以肾移植为例，首次肾移植时，10%～50% 致敏的受者一年半移植肾存活率较<10% 的无致敏状态者低 7%，而>50% 的受者移植肾存活率要低 50%；>10% 的致敏患者，移植后其延迟器官功能发生率要明显高于<10% 的无致敏患者。对高敏状态的受者，可行血浆置换或免疫吸附，去除体内供者 HLA 特异性抗体（DSA），降低高敏受者的 PRA 效价，降低超急性排斥反应的发生率。

临床评价 包括方法学评价及临床应用评价。

方法学评价 CDC 只能检测受者体内补体依赖性的抗体，不能检测非补体依赖性的抗体，此方法所检测的抗体既包括 IgG，也包括 IgM 抗体，故不可避免地会有 IgM 的污染和干扰；而 PRA 既可以检测补体依赖性的抗体，也可以检测非补体依赖性的 HLA-IgG，且不受 IgM 干扰和感染的影响，应用更为广泛；FCC 的灵敏度和特异性都较高，但所需仪器和试剂较昂贵，临床上普及度不高，受者血清中如果存在自身抗体可造成 FCC 出现假阳性，故必要时可进行自身交叉配型试验来检测受者血清中的自身抗体，即将受者血清和受者自身淋巴细胞混合进行细胞毒试验，若出现阳性反应，说明存在自身抗体。

临床应用评价 移植前进行受者体内预存抗体的检测，特别是 PRA 检测，可以有效减低或消除急性甚至超急性排斥反应，提高移植物的存活率，避免发生超急性排斥反应而导致的移植失败。对于存在预存抗体的受者，在移植术前应尽量将抗体水平降至正常。选择供者器官时，亦应避免有抗体特异性基因位点表达的器官。

（陈 瑜）

qúntǐ fǎnyìngxìng kàngtǐ jiǎncè

群体反应性抗体检测（panel reactive antibody test）

检测群体反应性抗体的检验项目。群体反应性抗体（PRA）是指器官移植受者体内存在的抗 HLA-IgG 抗体。移植失败、多次妊娠及反复输血均可使器官移植受者体内产生抗 HLA 抗体，使患者处于预致敏状态易导致移植后排斥反应。

原理 利用已知 HLA 标准血清（包含当地人种绝大部分特异性 HLA 抗原）检测待移植受者血清所得到的抗体阳性百分比。PRA 水平越高说明待移植受者的免疫状态越敏感。

检测方法 常用交叉配型试验、补体依赖性细胞毒试验（CDC）、酶联免疫吸附试验（ELISA）和流式细胞仪法（Flow-PRA 法）。

CDC-PRA 法 微孔板 CDC 法是检测 PRA 的经典方法，广泛应用于抗体筛选和交叉配型。在含有各种已知抗 HLA 标准血清的微孔板中加入待测者的外周血淋巴细胞，淋巴细胞与相应的 HLA 抗体结合，继而在补体的作用下细胞被溶解，溶解的细胞可被染料如台盼蓝或伊红染色，未被溶解的细胞不着色。通过显微镜下计数着色细胞的百分率来判定 PRA 阳性或阴性（表）。

ELISA-PRA 法 有两种类型的试剂盒，分别称之为莱姆德混合抗原板（LATM）和莱姆德抗原板（LAT）。LATM 只能单纯检测 PRA 的存在与否，不能检测抗体特异性。而 LAT 将纯化的 HLA Ⅰ、Ⅱ类分子分别包被在 Terasaki 微板的不同孔内，其中 Ⅰ 类分子 70 个，包被 28 个孔；Ⅱ 类分子 24 个，包被 12 个孔；每块板均设有空白及阴、阳性对照。检测时加入待检血清孵育一定时间后，如果待检血清中存在抗 HLA 抗体，此抗体便与孔内的抗原结合，再加入酶标记的抗人 IgG 或 IgM 的单克隆抗体及酶作用底物显色，

表 微量细胞毒实验判定标准

死（着染）细胞（%）	计分	结果判断
0～10	1	阴性
11～20	2	可疑阳性
21～50	4	弱阳性
51～80	6	阳性
>80	8	强阳性
	0	未试验或不能读数

结果以微孔板颜色的深浅来决定，蓝色为阳性，无色为阴性。通过分析阳性孔的数目和分布格局，不仅可以计算出阳性抗体的百分率，而且能区分抗 HLA Ⅰ、Ⅱ类分子抗体。

Flow-PRA 法 采用单克隆抗体从 EB 病毒转染的细胞株中纯化 HLA，包括了所有常见和稀有的 HLA Ⅰ、Ⅱ类分子。将抗原包被在微颗粒免疫磁珠上，包括Ⅰ、Ⅱ类磁珠各 30 个。加入待检血清室温孵育，此时包被不同 HLA 的磁珠与相应的抗体结合，再加入荧光交联的 Fab 段的羊抗人 IgG 二抗孵育。通过流式细胞仪检测和分析血清标本中抗 HLA 抗体的强度并且区分出 HLA Ⅰ类和 HLA Ⅱ类抗体。

参考区间 PRA ≤ 10% 为阴性；10% ~ 50% 为低致敏；PRA ≥ 50% 为高致敏。

临床意义 器官移植者体内抗 HLA 抗体水平的高低是各种组织器官移植术前筛选致敏受者的重要指标，与移植排斥反应和存活率密切相关。中度致敏影响配型结果，减少获得肾进行肾移植的概率。即使获得肾进行肾移植也会增加肾移植发生排斥反应的概率和肾的长期存活率。在手术前 3 个月便应动态监测受者 PRA 水平，实时了解待移植受者致敏状态及抗 HLA 抗体特异性，以确定合理的配型方法和程序，筛选合格供者，对减少移植后超急性和急性排斥反应有着重要意义。移植手术后，PRA 检测对移植物的存活同样有重要意义，可预测继发的移植失败，给临床医师以提示，因此关注 PRA 对移植物长期存活有着重要的意义。

临床评价 在移植术前 PRA 的检测已得到充分的认识，PRA 对预测待移植受者体内预存抗 HLA 抗体、避免移植术后发生超急性和急性排斥反应具有重要意义，对提高移植物的存活概率也具有重要作用。

方法学评价 在国际通用的三种方法中，CDC 法由于 PRA 敏感性低，而且细胞来源困难及操作手续繁琐，已逐渐被淘汰；ELISA 法既可测定补体结合的 HLA 抗体，也可测定非补体结合的 HLA 抗体，而且结果不受 IgM 的干扰和感染等因素的影响，并可同时完成定性和定量的检测，使抗体筛选技术发生质的变革，受到移植临床的高度重视；流式 PRA 具有高灵敏度和高特异性的优点，但所需仪器和试剂较昂贵。

临床应用评价 自 20 世纪 60 年代 Terasaki 将 PRA 检测应用于临床后，无论是对于肾移植患者的筛选还是减少移植后超急性排斥及急性排斥反应的发生都起了很大的作用。HLA 抗体是影响移植物存活的主要因素之一，移植术前检测 PRA 阳性患者手术后排斥发生率明显增加，移植物功能延迟恢复，存活率降低。现已证实，术后早期发生的排异反应，除体液免疫反应介导的以外，还有 HLA 组织不相容所导致的，细胞介导的排异反应也可能参加。所以移植前、后都应动态检测 PRA 水平，以减少、避免排斥反应，提高移植物远期存活率。

（陈 瑜）

sùzhǔ kàngyízhíwù fǎnyìng shíyàn zhěnduàn

宿主抗移植物反应实验诊断

（laboratory diagnosis of host versus graft reaction） 用细胞免疫学、细胞因子、抗 HLA 抗体检测和移植物功能检测诊断宿主抗移植物反应。宿主抗移植物反应（HVGR）是宿主对供者移植物抗原产生体液免疫或细胞免疫的结果，包括超急性排斥反应、急性排斥反应和慢性排斥反应。①超急性排斥反应：在移植后数分钟内发生，是移植物脉管系统中能够识别同种异型基因抗原表位的预存抗体诱导的补体激活而产生，这些抗体能和供者器官内皮细胞毛细血管中的人类白细胞抗原Ⅰ（HLA Ⅰ）类抗原或者 ABO 血型抗原反应，产生中性粒细胞，引起血管壁内皮细胞的剥离，导致血小板和纤维蛋白填塞入血流而使移植器官缺血、呈青紫色，移植器官功能丧失并被迫移除。②急性排斥反应：移植后数天至数周后出现，是由 T 淋巴细胞、巨噬细胞和抗体介导的血管和组织损伤而引起的移植物排斥反应中的一种，可以是急性细胞性排斥反应，也可以是抗体介导的急性体液性排斥反应。③慢性排斥反应：在移植后数月至数年出现，常伴有正常器官结构的纤维化，主要病理性改变是内膜平滑肌细胞增生引起的移植物对宿主相关的动脉硬化和闭塞，由抗移植物 HLA Ⅰ类同种异型抗原的抗体诱导产生。

实验检测 包括细胞免疫学、细胞因子、抗 HLA 抗体检测和移植物功能监测。

细胞免疫学检测 检测活化淋巴细胞的表面标志物，为排斥反应的发生、防治以及判断病毒性感染提供重要依据。①外周血 T 淋巴细胞及其亚群检测。运用单克隆抗体免疫荧光法、流式细胞术、淋巴细胞转化试验等来检测 T 淋巴细胞总数、功能及 T 淋巴细胞亚群，辅助判断急性排斥和感染发生的可能性。②杀伤细胞活性测定。移植后杀伤细胞活性受抑制，但在急性排斥前会明显增高。

细胞因子检测　包括 Th1 型细胞因子（如 IL-2、TNF-α、IFN-γ 等）和 Th2 型细胞因子（如 IL-4、IL-10 等）。常用的检测方法包括免疫学检测法、生物学测定法和分子生物学测定法。联合检测细胞因子及其受体已广泛应用于移植排斥反应的监测。

抗 HLA 抗体检测　群体反应性抗体（PRA）是移植物受者体内的抗 HLA 抗体（见群体反应性抗体检测），血清 PRA 水平可以反应受者对移植物的敏感程度及患者的免疫状态。PRA ≤ 10% 为未致敏，10% ~ 50% 为轻度致敏，50% ~ 80% 为中度致敏，＞80% 为高度致敏。PRA 越高，移植器官的存活率越低。

移植物功能监测　移植肝的监测包括测定肝损伤（检测转氨酶等）和功能（检测代谢、合成和外分泌等功能）；移植肾的检测包括测定血清肌酐、血清胱抑素 C、尿量及尿蛋白；骨髓的监测包括全血细胞计数和骨髓检查、移植后嵌合状态检测等。

实验诊断　包括对排斥反应的实验诊断与鉴别诊断。

排斥反应的实验诊断　①超急性排斥反应：术中可发现植入的移植物肿胀、色泽暗红、血流量减少、变软、无弹性，器官功能迅速衰竭。病理可见器官实质水肿、出血、坏死，毛细血管与小血管内血栓，管壁有多形核粒细胞浸润和纤维素样坏死。肝移植可见肝功能异常，丙氨酸转氨酶及天冬氨酸转氨酶可高于5000U/L。②急性排斥反应：临床上最常见的一种排斥反应类型。病理特征为移植物内大量单核细胞和淋巴细胞浸润。通常在移植

后 4 天至 2 周左右出现不明原因的突发寒战、高热，移植物肿大并引起局部肿胀，移植器官功能减退。肾移植时可出现尿量减少、血肌酐和尿素增高、血细胞比容下降、红细胞聚集增加，动态监测外周血 T 淋巴细胞亚群可预测急性排斥反应的发生；肝移植时可出现明显的黄疸加深，血清转氨酶、胆红素迅速上升，白细胞增多。早期诊断急性排斥反应较为困难，"金标准"是穿刺活检提供的病理报告。③慢性排斥反应：部分患者在移植数月后穿刺活检即有发现，是移植物功能丧失的主要原因。急性排斥反复发作、药物毒性、反复感染、慢性梗阻、移植时供体器官严重缺血损伤、采用老年人或不够理想的供体器官等都可引起慢性排斥反应。病理特征为移植物血管周围炎、内膜增生硬化、主要动脉和小动脉管腔狭窄、闭塞，最终因慢性缺血纤维化而萎缩。临床表现为移植器官功能逐渐减退，增加免疫抑制药物浓度治疗效果不明显。肾移植可出现进行性间质纤维化、肾小球病变和少量炎性细胞浸润；心脏移植表现为迅速进展的冠状动脉粥样硬化；肺移植表现为细支气管炎性闭塞；肝移植表现为小胆管消失，肝功能出现相应的改变。

鉴别诊断　①细胞性排斥反应与体液性排斥反应的鉴别：除详细的组织学观察外，对怀疑体液性排斥反应者，应进行体液性排斥反应标志物 CD4 等的免疫组化染色确定诊断。对慢性移植物失功者，组织活检发现慢性移植物血管病变和 CD4 阳性，可明确慢性体液性排斥反应的诊断。②急性排斥反应和移植物缺血/再灌注损伤的鉴别：移植术后时间

在两者的鉴别诊断中有一定的参考作用。移植物缺血/再灌注损伤多见于围手术期（大约术后一个月内），而这期间的急性排斥反应并不多见。缺血/再灌注损伤的主要靶部位为移植物的实质组织细胞。实质细胞因缺血、缺氧发生病变甚至坏死，而炎性浸润并不显著。相反，急性排斥反应时主要表现为移植物组织内有较为明显的炎性细胞浸润，以及由此导致的实质结构损伤如肾小管上皮炎、胆管上皮炎以及动脉血管的内膜炎等，尤其是动脉血管内膜炎是缺血/再灌注损伤所没有的。③慢性排斥反应与移植物原有疾病复发的鉴别：二者的鉴别主要在于移植物内是否出现慢性排斥反应特有的慢性移植物动脉血管炎，即移植物内中等大小动脉分支因内膜反复的免疫性损伤和修复，导致内膜明显增生增厚，最后导致动脉分支管腔狭窄甚至闭塞。这一变化是各种移植物原有疾病复发或新发所没有的。④排斥反应与感染的鉴别：移植后感染主要为各种病毒的机会性感染，包括巨细胞病毒（CMV）、EB 病毒（EBV）等。肝移植中主要为原有的乙型肝炎病毒（HBV）、丙型肝炎病毒（HCV）的复发或移植后感染。二者的鉴别中，观察急性排斥反应和慢性排斥反应中的血管病变是关键；其次，利用多种免疫组化、原位杂交等手段寻找病毒包涵体也是重要一环。⑤排斥反应与移植后肿瘤的鉴别：移植后易出现 B 细胞淋巴瘤，与急性排斥反应中的浸润淋巴细胞有时难以鉴别。这时，寻找急性排斥反应的血管病变特点、浸润细胞的免疫表型免疫组化染色分析、基因重排分析，以及活检组织原位的 EB 病毒检测成为鉴别诊

断的基本途径。

临床评价 包括以下内容。

临床应用评价 尽管器官移植前会通过多种配型试验来挑选适宜的供者，但要找到与受者HLA高度一致的供者很难，除同基因移植外，其他各种类型的移植均可能会发生排斥反应，从而导致移植器官功能丧失，甚至会损害受者其他器官。即使通过一系列的检测手段找到HLA相符的供者，并进行了成功的移植手术，但为了使移植物长期存活，需要不间断地监测各种指标。这样一方面有助于了解排斥反应危象是否将发生，以便及早采取措施，使排斥反应逆转或阻止反应进展；另一方面有助于了解免疫抑制剂使用是否适当。

方法学评价 外周血T淋巴细胞亚群计数及细胞因子等免疫学检测指标早于临床排斥反应或器官功能改变之前，对早期明确诊断排斥反应具有重要意义。抗HLA抗体检测可作为术后排斥反应的一种监测方法。移植器官可以吸收一定量的抗体，结合到血管内皮上的抗体可被溶解、吸收，所以循环中测不到抗供者抗体的存在，并不能说明无体液免疫的损伤，也因此该检测有其局限性。移植器官的功能状态是衡量移植成功的关键指标。移植后要密切观察其功能指标，一方面可以了解移植器官的功能状态，另一方面可以预测移植排斥反应和调整药物用量。

（陈 瑜）

yízhíwù kàngsùzhǔfǎnyìng shíyàn zhěnduàn

移植物抗宿主反应实验诊断

（laboratory diagnosis of graft versus host reaction） 用细胞免疫学、细胞因子、补体水平及急性相蛋白和抗HLA抗体检测诊断移植物抗宿主反应。移植物抗宿主反应（GVHR）是供体移植物中具有免疫活性的T淋巴细胞针对宿主的组织抗原产生免疫应答并引起组织损伤的一种反应。主要原因是人类白细胞抗原（HLA）不匹配，通常在移植或者淋巴细胞输注后7~30天发生。

GVHR发生的必要条件包括：①宿主与移植物之间组织不相容。②移植物中含有一定数量的免疫细胞，尤其是成熟的T淋巴细胞。③宿主免疫无能或免疫功能严重缺损。供者的淋巴细胞可渗透进入受者皮肤、胃肠道和肝，患者可出现皮疹、发热、腹泻、体重减轻、肝脾大及骨髓发育不良。

GVHR最常见于骨髓和造血干细胞移植，在实体器官移植中少见，可能会导致超急性、急性或慢性变态反应。①超急性GVHR：见超急性排斥反应实验诊断。②急性GVHR：由识别、补充和效应三个阶段组成，皮肤、胃肠道、肝内小胆管和肝上皮细胞以及淋巴系统组成了急性移植物抗宿主病的初始靶标。GVHR发展的严重程度根据供受者之间相关抗原的差异以及抗受者组织中非HLA抗原的供者淋巴细胞的反应性而不同。③慢性GVHR：类似于自身免疫相关的组织疾病，在远期骨髓移植受者中的发生率可高达45%；可出现自身抗体合成；相关器官的慢性炎症和纤维化改变等组织病理学变化类似自然发生的自身免疫病的变化；慢性GVHR的发病机制包括同种异体免疫的相互作用，可以导致免疫缺陷和自身免疫。当患者中出现感染发病率增高时，提示免疫缺陷。

实验检测 包括细胞免疫学、细胞因子、补体水平及急性相蛋白和抗HLA抗体检测。

外周血T淋巴细胞检测 包括外周血T淋巴细胞及其亚群检测，辅助判断急性排斥和感染发生的可能性。用流式细胞仪测定T细胞及其亚群，在急性排斥临床症状出现前1~5d，T细胞总数和CD4/CD8比值升高，巨细胞病毒感染时比值降低。一般认为比值>1.2，预示急性排斥即将发生；比值<1.0则感染的可能性很大。动态监测对急性排斥和感染的鉴别诊断有重要价值。

自然杀伤细胞活性测定 用流式细胞仪测定NK细胞活性有助于判定排斥反应。移植后因免疫抑制剂的应用，杀伤细胞的活性受抑制，但在急性排斥前会明显增高。

细胞因子检测 某些可溶性细胞因子（如TNF-α、IL-1、IL-4、IL-6、IFN-γ等）受体在排斥反应时可升高。检测方法包括常用的免疫学检测法、生物学测定法和分子生物学测定法。联合检测细胞因子及其受体已广泛应用于移植排斥反应的监测。

补体及急性时相蛋白水平 排斥反应时消耗补体可致补体水平下降。C反应蛋白是血清中的一种急性相反应蛋白，在排斥反应和炎症时升高，尤其对炎症反应较为敏感。

抗HLA抗体检测 群体反应性抗体（PRA）是受者移植后抗HLA抗体的产生与细胞排斥反应（见群体反应性抗体检测），血清PRA水平可以反映受者对移植物的敏感程度及患者的免疫状态，可作为术后排斥反应的一种监测方法。

实验诊断 依据发生时间和受累靶器官的症状和程度，临床上通常将移植 100 天内发生的 GVHR 称为急性 GVHR，将发生于 100 天后的 GVHR 称为慢性 GVHR。

急性 GVHR 发生率为 30%~70%，临床表现为皮肤红疹、斑丘疹、水疱甚至剥脱性皮炎，腹痛，腹泻，肝功能异常伴进行性高胆红素血症。急性 GVHD 主要的靶器官有皮肤、肝和肠道，依据靶器官受累的临床表现进行分级（表 1）。Ⅰ 或 Ⅱ 级 GVHR 几乎无死亡，而 Ⅳ 级 GVHR 的病死率几乎达 100%。

慢性 GVHR 异基因造血干细胞移植后移植相关死亡的主要原因，发生率为 25~40%，可由急性 GVHR 发展延续而来或呈慢性发作。临床症状类似局限性或全身性硬结病，皮肤色素沉着减少，可因肝功能损害而导致肝硬化、胆汁潴留性黄疸以及肠道病变、吸收不良综合征等。在诊断为慢性 GVHR 后可使用全球分级系统对其进行分级（表 2）。慢性 GVHR 患者重要的不良预后包括病情进行性加重、皮肤苔藓样改变、持续血清胆红素升高、血小板持续减少以及治疗 9 个月后病情仍无改善，没有这些危险因素的患者 70% 可存活，有 2 项或 2 项以上危险因素的患者生存率不到 20%。

鉴别诊断 ①GVHR 和宿主抗移植物反应（HVGR）的鉴别：HVGR 是指受者体内活化的免疫细胞和抗体对供者移植物进行攻击，导致移植物损伤、破坏的排斥反应，主要见于实质器官移植；而 GVHR 是由移植物中的免疫活性细胞识别受者组织抗原引起免疫应答，导致受者组织器官损伤的一种排斥反应，主要见于骨髓移植或其他免疫细胞移植。②急性 GVHR 和慢性 GVHR 的鉴别：急性 GVHR 发生在移植后或供者淋巴细胞输入后 100 天之内，主要累及皮肤、胃肠道和肝，临床表现为斑丘状皮疹、恶心、呕吐、食欲缺乏、腹泻、黄疸等；而慢性 GVHR 都发生在移植后 3 个月，表现为受累器官功能进行性丧失，病理变化为器官的萎缩和纤维化。

临床评价 移植排斥反应的临床表现与其他原因（如药物的器官毒性作用或病原微生物感染）的临床表现非常相似，因此及早、准确地诊断移植排斥反应就显得格外重要。发生 GVHR 的原因是移植骨髓中的免疫活性细胞对受者产生的排斥反应。GVHR 是骨髓移植的主要障碍，也是骨髓移植后的主要并发症和死亡原因。移植后继续应用免疫抑制剂后应密切监测移植排斥反应，如 T 细胞亚群、抗 HLA 抗体、补体、细胞因子等；密切观察白细胞、血小板数量，防止发生感染和出血。

骨髓移植后血液中网织红细胞逐渐升高是骨髓移植成功的早期标记之一。

（陈 瑜）

chāojíxìng páichì fǎnyìng shíyàn zhěnduàn

超急性排斥反应实验诊断（laboratory diagnosis of super acute rejection）超急性排斥反应指移植物在恢复血供后几分钟到数小时之内发生的不可逆的体液排斥反应。通常是受者体内存在针对供者特异性抗原的预存抗体所引起。预存抗体迅速与移植物抗原结合，激活补体介导的溶解反应，同时导致移植物微血管系统内广泛的血栓形成，移植物迅速被破坏。超急性排斥反应是排斥反应中最剧烈的一种类型，移植物与受者血管接通的数分钟到数小时内，患者有全身症状，出现坏死性血管炎表现、移植物功能丧失。发生的基本原因是受者循环内存在抗供者的抗体，常见

表 1 急性 GVHR 的临床分级标准（Thomas，1975 年）

分级	皮肤：斑丘疹	肝：胆红素（mg/dl）	肠道：腹泻（ml/d）
Ⅰ	<25%体表面积	2~3	>500
Ⅱ	25~50%体表面积	3~6	>1000
Ⅲ	广泛皮肤红斑	6~15	>1500
Ⅳ	广泛皮肤红斑、水疱、剥脱	>15	严重腹痛、便血、肠梗阻

注：胆红素 1mg/dl＝17.1μmol/L

表 2 慢性 GVHR 全球分级系统

分级	分级标准
轻度	仅有 1~2 个器官或部位受损（除了肺），没有明显功能影响（器官或部位受损为 1 级）
中度	（1）至少有 1 个器官或部位有表现，但大部分功能还在（器官或部位受损为 2 级） （2）3 个或更多器官部位受损，但功能没有完全损失（器官或部位受损为 1 级），肺部 1 级受损
重度	大部分器官或部位功能受损，肺部 2 级受损

注：每个器官或部位依次按 0~3 分级，0 指没有受损，1~3 反映受损程度。

于下列情况：①ABO 血型不符。②多次妊娠或反复输血等使受者体内存在抗人类白细胞抗原（HLA）抗体。③移植物保存或处理不当等其他原因。超急性排斥发生迅速，反应强烈，不可逆转，需立即切除移植物，否则会导致受者死亡。如果事先认真进行 ABO 甚至 Rh 血型检查和交叉配型试验，大多可以避免这种现象的发生。

实验检测 超急性排斥反应的有关免疫学指标主要是：ABO 血型、其他血型和 HLA 的配型是否相符；供者细胞与受者血清，受者细胞与供者血清之间有无交叉补体依赖性的淋巴细胞毒作用。临床上仍以交互配合试验，即供、受者间有无交叉补体依赖性的淋巴细胞毒试验作为预测试验。若阳性则不能进行移植，必须更换供者，以防止超急性排斥反应的发生。

血型 ABO 血型抗原是一种组织相容性抗原。ABO 血型检测是避免急性排斥反应的首要条件。理想的配对是供体、受体血型完全相符。如不同型，至少应符合输血原则。供受者血型不合移植后的输血原则：移植前按要求为同型输血，移植后需要不断检测血型转变情况和交叉配血试验来决定需要输血的血型。供受者术前 Rh 血型鉴定对选择合适供受体很重要。鉴定出 Rh 阴性的受者，必须寻找到阴性供者方可进行移植手术。

HLA 组织配型 HLA 包括编码 HLA Ⅰ类和Ⅱ类抗原分子的基因。HLA Ⅰ类抗原分子（HLA-A、B、C）和Ⅱ类抗原分子（HLA-DR、DQ、DP）均具有高度多态性。HLA 组织配型是指用血清学方法、细胞学方法和分子生物学方法测定供受者的 HLA 抗原或基因，尽可能选择与受者 HLA 相同的供者进行器官移植的选配过程。HLA 配型是移植成功与否最基础、最关键的一步。在此基础上，综合供受双方的整体情况进行评估，以期选择最好的供者使移植物保持良好功能。HLA Ⅰ类抗原、HLA-DR 和 HLA-DQ 抗原可用血清学方法分型，HLA-DP 抗原亦用细胞学分型方法（见 HLA 交叉配型）。

淋巴细胞毒试验 也称为补体依赖性淋巴细胞毒试验（见受者预存抗体检测）。将分离纯化的供者淋巴细胞加入受者的血清及兔补体，观察淋巴细胞死亡百分率。死亡的淋巴细胞愈少、细胞组织相容性愈高。在移植前检查受者血清中是否存在抗供者抗原的预成抗体极为重要，这种抗 HLA 抗体具有细胞毒性，能引起移植体的超急性排斥。对于肝移植，要求不如其他器官严格，如有可能仍以细胞毒性试验阴性者为佳。

群体反应性抗体（PRA）检测 PRA 反映移植受者的预致敏状态，用于识别受者不可接受的 HLA 基因。实体器官移植应检测受体血清是否存在 PRA 及其致敏程度。PRA≥11%且≤50%时为轻度致敏，PRA>50% 为高度致敏。PRA 越高，移植器官的存活率越低（见群体反应性抗体检测）。

实验诊断 包括诊断径路与鉴别诊断。

诊断路径 超急性排斥反应可通过移植物功能监测并结合临床症状、体征、手术当时移植物颜色、影像学检查以及活检进行诊断。

鉴别诊断 主要是与急性弥散性血管内凝血的鉴别诊断。在超急性排斥者中，除微血栓形成外，动脉壁常发生纤维素样坏死，还呈现小动脉内皮细胞变性，管壁内中心粒细胞附壁、管壁及周围中性粒细胞浸润，血管内中性粒细胞集聚；而弥散性血管内凝血很少见上述改变。

临床评价 由于配型精度不断提高，超急性排斥反应的发生率已明显下降。但一旦发生，除手术切除移植物外无其他有效治疗措施，所以最有效的方法是预防。移植前应进行受者体内预存抗体的检测，提高移植物的存活率，避免发生超急性排斥反应而导致的移植失败。对于存在预存抗体的受者，在移植术前应尽量将抗体水平降至正常；选择供者器官时，亦应避免有抗体特异性基因位点表达的器官。

（陈 瑜）

jíxìng páichì fǎnyìng shíyàn zhěnduàn

急性排斥反应实验诊断（acute rejection laboratory diagnosis）

急性排斥反应是临床器官移植排斥反应中最常见的类型，多发生在移植术后一周以后，绝大多数发生在术后 6 个月内。临床表现为：突发寒战、高热，局部胀痛，移植物肿大、功能减退（如肝移植表现为黄疸明显加深，血清转氨酶和胆红素快速上升；肾移植表现为尿量减少，血肌酐和尿素氮升高；胰腺移植首先表现为外分泌功能减退，然后血糖增高）。急性排斥反应一旦诊断明确，应尽早治疗。大剂量糖皮质激素冲击治疗或调整免疫抑制药物对急性排斥反应通常有效。通过适当的治疗可以使排斥反应逆转或明显减轻，移植物长期存活。因此及早、准确地预测和诊断排斥反应就显得格外重要。

实验检测 临床上，排斥反

应早期诊断和鉴别诊断，对于及时采取防治措施（选择免疫抑制剂的种类、剂量和疗程等）有重要指导意义。已建立多种免疫监测实验方法，但须结合多项指标及临床表现进行综合分析。

外周血 T 淋巴细胞及其亚类检测　用单克隆抗体免疫荧光法或流式细胞仪测定 T 细胞及其亚群，在急性排斥的临床症状出现前 1~5 天，T 细胞总数和 CD4/CD8 比值升高，巨细胞病毒感染时比值降低。一般认为比值>1.2，预示急性排斥即将发生；比值<1.08，则感染的可能性很大。动态监测对急性排斥和感染的鉴别诊断有重要价值。

细胞因子检测　细胞因子是由活化的免疫细胞和某些基质细胞分泌的介导和调节免疫应答、炎症反应的小分子多肽，包括由淋巴细胞产生的淋巴因子和由单核-巨噬细胞产生的单核因子，其在移植排斥反应中起重要作用。根据其功能不同，一般分为辅助性 T 细胞（Th）1 型和 Th2 型两种，Th1 型包括白介素（IL）-2、肿瘤坏死因子-α（TNF-α）、γ 干扰素（IFN-γ）等，促进细胞介导的免疫反应；Th2 型包括 IL-4、IL-10 等，在体液免疫应答中起关键作用。一些细胞因子及其受体的测定，已作为监测移植排斥反应的常用项目。在移植物发生排斥反应时 IL-2、IFN-γ 等 Th1 分泌的细胞因子表达升高；经过免疫抑制剂治疗后移植物存活延长，此时移植物内的 IL-2、IFN-γ 等表达减少或检测不到，同时 IL-4、IL-10 等 Th2 型细胞因子表达升高或被检出。若血清肌酐值和白介素-2 受体（IL-2R）同时增高，则对急性排斥反应的发生有诊断意义。IL-6 在正常肾和有功能肾内均无表达，但在急性排斥肾中，有较高的表达。

自然杀伤细胞活性测定　移植后因免疫抑制剂的应用，自然杀伤细胞（NK）的活性受抑制，但在急性排斥前会明显增高。取供者淋巴灭活后作为刺激细胞，分离患者淋巴细胞作反应细胞，将两种细胞混合直接做细胞介导的淋巴毒实验（CML），测得的结果是 Tc 细胞和 NK 细胞共同作用的结果。进行动态监测的意义更大一些。

蛋白、酶类、补体检测　急性排斥反应时 IL-6 分泌增加，它能刺激肝细胞合成 C 反应蛋白（CRP），而在尿路感染时中性粒细胞起主要作用。同时检测尿液中性粒细胞标记产物髓过氧化物酶（MPO）和各种蛋白质，对排斥反应的诊断及鉴别诊断有一定意义。急性排斥反应同补体激活有关。当移植物抗原与受者抗体结合后，可使补体活化，活化中产生的 C5a 与相应的细胞受体结合，可诱导靶细胞释放多种活性物质，增强血管通透性，对移植物功能造成损害。

循环抗体检测　抗供者人类白细胞抗原（HLA）抗体的检测利用交叉配型试验检测患者血清中是否存在抗供者 HLA 的抗体，抗体的存在预示着排斥反应的可能性。群体反应性抗体（PRA）是指器官移植受者体内的抗 HLA 抗体。由于人类白细胞抗原的多样性，相应的抗体种类也是多种多样的。移植前的淋巴毒交叉配型试验只能检测受者血清内针对供者特异性的抗 HLA 抗体，不能检测针对其他 HLA 的抗体。移植术后 2 周，受者血清即可出现抗 HLA 抗体，由此产生的急性排斥反应属体液排斥反应，治疗效果较差。术前术后 PRA 的高低同术后急性排斥反应明显相关，因此动态测定 PRA 水平尤为重要，这也是被广泛承认和应用的一项监测指标。

尿液检查　急性排斥反应时，尿中可有蛋白和红细胞增多，特别是淋巴细胞增多但需动态监测。尿沉渣镜检还可见上皮细胞管型、红细胞管型等。如果肾移植后出现上皮细胞和淋巴细胞混合管型则提示急性移植排斥反应的发生。

实验诊断　包括诊断路径与鉴别诊断。

诊断路径　临床上根据多种免疫监测实验方法，并结合多项指标及临床表现进行综合分析进行诊断。早期诊断急性排斥反应较为困难，"金标准"是穿刺活检提供的病理报告。

鉴别诊断　①与感染鉴别：移植后感染主要为各种病毒的机会性感染，包括巨细胞病毒、EB 病毒及 BK 病毒等。肝移植中主要为原有乙型肝炎病毒、丙型肝炎病毒的复发或移植后感染。二者的鉴别中，观察急性排斥反应和慢性排斥反应中的血管病变是关键；其次，利用多种免疫组化、原位杂交等手段寻找病毒包涵体也是重要一环。②与移植后肿瘤的鉴别：移植后易出现 B 细胞淋巴瘤，其与急性排斥反应中的浸润淋巴细胞有时难以鉴别。寻找急性排斥反应的血管病变特点、浸润细胞的免疫表型免疫组化染色分析、基因重排分析，以及活检组织原位的 EB 病毒检测是鉴别诊断的基本途径。③与移植物缺血/再灌注损伤的鉴别：见宿主抗移植物反应实验诊断。

临床评价　预防主要通过完善术前 HLA 配型、术后监测，及术前、术中和术后合理使用免疫抑制药物。由于许多新型强效免疫抑制药物的使用，急性排斥反应的发生率已明显降低。

（陈　瑜）

mànxìng páichì fǎnyìng shíyàn zhěnduàn

慢性排斥反应实验诊断

（laboratory diagnosis of chronic rejection）　慢性排斥反应多表现为移植术数月或数年后逐渐出现的移植物功能进行性减退直至衰竭。病程进展缓慢，常呈隐匿性。病理变化主要为增生，表现为移植物持续性血管周围炎症反应，广泛的中心性动脉硬化，间质纤维化，移植物局部缺血、坏死、纤维化。进行性慢性排斥使大约50%的移植物在1年内完全丧失功能，直接降低移植物的长期存活率。免疫抑制剂及其使用方案的改进和外科技术的发展已使移植物短期存活率明显提高，而慢性排斥反应则已成为移植物长期存活的主要障碍。慢性排斥反应的发病机制比较复杂，是移植物对损伤的综合反应，为免疫和非免疫机制多因素、多步骤共同作用的结果。但免疫因素启动的炎症和损伤机制可能始动并促进此过程的发展。

实验检测　其免疫学诊断相对较困难，需结合各个实验检测结果及临床症状综合分析。

病理活检　其诊断主要依赖于病理活检。各种脏器具体病变状况不同，病理检查结果也不同。

人类白细胞抗原（HLA）抗体、循环抗体检测　主要是抗供者 HLA 抗体的检测，利用交叉配型试验检测患者血清中是否存在抗供者 HLA 的抗体。抗体的存在预示着排斥反应的可能性。

细胞因子检测　细胞因子是由活化的免疫细胞和某些基质细胞分泌的介导和调节免疫应答、炎症反应的小分子多肽，其在移植排斥反应中起重要作用。动态检测细胞因子对慢性排斥反应诊断有一定的诊断意义。

免疫组化或荧光染色　局部的免疫学诊断主要依赖活检后的免疫组化或荧光染色。

实验诊断　包括诊断径路及鉴别诊断。

诊断径路　慢性排斥反应的免疫学诊断一般主要依赖于病理活检。除了病理诊断外还有多普勒超声、放射性核素跟踪，动脉、胆管等造影和相关的器官功能有关的生化指标。将这些结果结合临床症状体征才能得出较正确的诊断。

鉴别诊断　需与移植物原有疾病复发进行鉴别诊断：二者的鉴别主要在于移植物内是否出现慢性排斥反应特有的慢性移植物动脉血管炎，即移植物内中等大小动脉分支因内膜反复的免疫性损伤和修复，导致内膜明显增生增厚，最后导致动脉分支管腔狭窄甚至闭塞。这种变化是各种移植物原有疾病复发或者新发所没有的。

临床评价　对慢性排斥反应尚无有效的预防和干预措施。针对各种可能影响因素干预有助于延长移植物存活，如缩短冷热缺血时间、减轻再灌注损伤、合理使用免疫抑制剂、减少排斥反应的发生次数等。

（陈　瑜）

línchuáng yíchuánxué shíyàn zhěnduàn

临床遗传学实验诊断

（clinical genetics laboratory diagnosis）运用生物化学、生物物理学、免疫学等检测技术和染色体核型分析、基因检测等遗传学检测技术，对人体标本进行检验，获得遗传致病信息，并作分析、解读与诊断遗传性疾病的实验诊断学分支领域。与生物化学、分子生物学以及生物信息学等多学科相互交叉。

遗传性疾病（简称遗传病）是指以个体生殖细胞或受精卵的遗传物质发生或存在致病性改变，以遗传因素作为唯一或主要病因的一大类疾病，其中遗传因素又以细胞水平的染色体畸变和分子水平的基因突变为主。具有垂直传递和终生性特点。该类疾病的群体患病率大多为 1/千～1/万，属于少见或罕见性疾病。但在一个家系内，遗传病可以在父母子女间垂直遗传发病，亦可在兄弟姐妹间水平发病，形成家系内聚集发病现象。

根据遗传因素及发病机制，遗传病可分为 5 种类型。①染色体病：染色体数目异常或结构畸变所引起的疾病。染色体数目异常往往是染色体不分离所致，临床上可见整倍体畸变、非整倍体畸变和嵌合体等表现形式；结构畸变则通常是染色体断裂及错误重接所致，包括缺失、倒位、重复、易位、环形染色体、等臂染色体和双着丝粒染色体等。②单基因遗传病：单个基因突变所引起的疾病。致病基因既可发生在核基因中，也可发生在线粒体基因中，后者属线粒体遗传病。由核基因突变所致的遗传病符合孟德尔遗传定律。单基因遗传病的群体患病率约 1/万，估计其病种有 6000～8000 种。③基因组病：以 DNA 序列为基础的邻接基因重排，引起异常表型的遗传病，包括基因组 DNA 异常重组所致的微重复与微缺失，或基因结构破坏等。④多基因遗传病：多个易感基因突变加上环境因素（如物理、化学或生物因素）影响所致的疾病。遗传的是疾病的易感基因，一些常见病（如糖尿病、高血压等）和先天畸形（如唇裂等）属多基因遗传病，群体患病率为0.1%～1.0%。⑤线粒体遗传病：线粒体DNA（mtDNA）基因突变导致的疾病。线粒体有自身的DNA和遗传体系，其遗传方式不同于孟德尔遗传，呈母系遗传或细胞质遗传，父源性线粒体传递只是散发性偶然事件；此外，线粒体遗传病具有"数量效应"，一个细胞可有数以百计乃至上千的线粒体，可同时包含正常和异常突变的线粒体，即mtDNA杂质，两者的数量对比可决定临床表现。一般突变的mtDNA达到一定数量时，才会出现临床表现，突变mtDNA所占比例也与临床疾病严重程度相关。

简史　随着对遗传病的不断认识与生物学技术的进步而发展。

1865年奥地利神父孟德尔（Mendel）对豌豆杂交实验总结定义了"遗传单位"（即基因），指出这些"遗传单位"独立且随机的分配至精子或卵子，子代稳定地遗传亲本的性状。孟德尔遗传定律是早期遗传病实验诊断学的基础。继而，英国医师阿希巴尔德·爱德华·加罗德（Archibald Edward Garrod）明确了酶缺陷是"先天性的代谢障碍"，遗传病实验诊断也因此融入了生物化学和酶学检测技术。

染色体病的实验诊断技术随着对染色体的研究而发展。1888年德国解剖学家瓦尔代尔（Waldeyer）根据细胞有丝分裂和生殖细胞减数分裂观察到的现象，提出了"染色体"名词。但那时不具备现代染色体制备技术，仅靠压片法分析染色体，致使人染色体48条的错误理论持续了三十多年，这段时间称为低渗前时期。1956年，美籍华人细胞遗传学家蒋有兴等修正了人的染色体为48条的错误理论，明确证实人的染色体为46条，是染色体数目异常实验诊断的基础。这项修正归功于染色体制备方法学上的突破，即低渗，是近代人类细胞遗传学发展的起始点，因此，这个时期被称为低渗时期，是人类遗传学发展史上的第二个时期。1959年法国细胞遗传学家勒热纳（Lejeune）发现唐氏综合征患儿伴有染色体三体型，标志着人类遗传学进入了第三个时期，即三体时期。随后几年里人们不断证实了染色体三体型，同时又发现了单体、部分单体和部分三体等染色体异常。期间的另一个重要成就是建立了人体外周血淋巴细胞培养技术以及气干法制片技术，这项技术的建立是细胞遗传学上的一次革命，是当时研究人和哺乳类动物染色体最主要的技术。1970年显带技术问世，标志着细胞遗传学诊断技术进入了第四个时期，即显带时期。1981年人类染色体高分辨技术问世，具有标志意义，不但使一些过去不知原因的临床疾病在染色体上找到了答案，而且预示着人类已确定的数千种单基因疾病中的一部分将在染色体水平上明确病因。1953年美国生物学家沃森（Watson）和英国生物学家克里克（Crick）提出DNA双螺旋结构模式。20世纪70年代以来，切割和分析DNA序列实验技术得到发展。1985年美国生物学家穆里斯（Mullis）等发明了聚合酶链反应（PCR）极大的推动力了体外基因分析的相关技术。过去10年里，随着高通量测序技术的出现与发展，科研与临床医学领域的遗传学实验诊断范围不断扩大，检测速度不断加快。分子杂交技术、DNA体外扩增技术、测序技术、基因芯片等技术相继问世，这些技术已经能将遗传病家族中的致病基因携带者以及患者在临床症状出现前、甚至在其出生前就做出诊断。大部分单基因遗传病可在分子水平确诊，部分多基因病易感基因被定位，临床遗传学实验诊断步入新的发展历程。

研究范围　用遗传学实验诊断技术发现疾病的遗传特点、染色体畸变以及致病基因等，确定诊断。

研究方法　涉及的技术包括细胞遗传学实验诊断技术、分子遗传学实验诊断技术和生化遗传学实验诊断技术（见遗传学实验诊断技术）。

与相关学科的关系　临床遗传学实验诊断需要生物化学、分子生物学、生物信息学等多学科知识与技术的交叉应用。遗传病的诊断重点是遗传病的遗传学原理与遗传病因；生物化学在遗传病的筛查、诊断中根据遗传病涉及的效应分子——蛋白质、酶类在遗传病发病中的作用；遗传病涉及基因分子（DNA）改变，分子生物学技术能确定具体的基因分子异常的诊断；生物信息学则采集、处理、分析和解释有关遗传病生物信息，也是临床遗传学实验诊断的重要一环。

应用　临床各专业及各学科、各系统疾病有关遗传致病因素的诊断。理论上，凡是涉及遗传因素的疾病，都是遗传性疾病实验诊断学的应用范围，但受技术发展的限制，有些领域尚待拓展。包括：①染色体病、单基因遗传病的诊断，干预方案的选择和预后评估等。②对多基因遗传病只能提出风险评估，作预防参考。③优生优育领域是最主要的应用领域之一。针对唐氏综合征、18三体综合征和苯丙酮尿症等某些较常见的遗传病，进行出生前或出生后、常规或特殊的实验检查，以利于早期发现、早期诊断、早期干预、早期治疗和科学研究。

根据实验诊断进行的时间，在临床应用中可分为以下几种。①临症诊断：遗传病患者已有临床表现，经实验检测后明确诊断。临床诊断不仅需要病史、症状、体征等，也需要家系分析、染色体检查、酶和蛋白质的生化指标检测以及基因诊断等，确诊需遗传学实验诊断技术。②症状前诊断：在某些遗传病临床表现出现之前所作出的诊断。有助于开展相关遗传病的预防和治疗，最大限度地减轻遗传病患者发病后的症状与体征，如新生儿苯丙酮尿症等遗传性代谢病的筛查与诊断。某些迟发性遗传病（如亨廷顿病、面肩肱型肌营养不良）如希望在症状出现前做出诊断，就需要进行系谱分析和基因诊断等分子遗传学实验诊断技术。③出生前诊断或产前诊断：应用于出生前的遗传病实验诊断有助于在胎儿期发现染色体畸变或基因突变，以便减少遗传病患儿的出生率。羊膜穿刺术或绒毛取样术是产前诊断的主要手段。对羊水中代谢物作生化检测，或对胎儿的脱落上皮细胞或绒毛细胞进行染色体检查或基因突变分析，以诊断胎儿是否患有遗传病。此外，从母体血液中分离胎儿细胞、胎儿游离DNA等也是具有前景的产前诊断方法。着床前遗传学诊断是产前诊断的一种特殊类型，已进入临床实践。其特点是从胚胎第3天

（6~10个细胞）的胚叶细胞或第5天囊胚的滋养层细胞中取出1~2个细胞进行染色体检查或基因分析。

必须强调在遗传性疾病的诊断中，疑似患者的家族史、家系调查和已经确诊的先证者等信息，对选择最快捷有效的实验诊断技术、进而确诊疾病非常重要。

现状与发展趋势　经典的细胞遗传学方法——染色体核型分析仍然是染色体病诊断的主流实验诊断技术；荧光原位杂交、短串联重复序列（STR）多态性检测的实时荧光定量PCR、液相芯片等快速诊断技术，针对特定位点进行检测，能弥补染色体核型分析实验周期长，分析通量受限，效率不高等问题，但尚不能完全替代细胞核型分析。PCR相关技术、分子杂交技术、高通量DNA测序技术、基因芯片技术已是临床遗传病实验诊断的常用技术；靶向panel测序、全外显子组测序（WES）与全基因组测序（WGS）已从科研工具进入临床应用。分子实验诊断技术对已知基因、已知突变诊断的准确性接近100%，也广泛用于已知基因、未知突变的检测，也推动着未知基因、未知突变疾病的实验诊断研究。

质谱分析技术的自动化与信息化，不仅提升蛋白分析能力，将更便于临床用于遗传性代谢病的筛查与实验诊断。

遗传病实验诊断技术的应用将更为宽广，除了已知染色体病、单基因病等的实验诊断，还将涉及基因表达水平的检测、多基因病易感基因检测、肿瘤突变基因的诊断与肿瘤治疗靶向药物的筛选、个体化医疗、精准医学，以及生物信息学研究等。随着遗传病实验诊断技术临床应用的普及

与基因分析、蛋白分析数据的积累，依据大数据、人工智能技术诊断遗传病可以期待。

（吕时铭　顾鸣敏）

yíchuánxué shíyàn zhěnduàn jìshù
遗传学实验诊断技术（genetics experiment diagnostic technique）　根据细胞遗传学、分子遗传学和生化遗传学等原理对遗传性疾病进行诊断的实验检测技术。是生物、物理、化学等实验方法在遗传性疾病诊断中的具体应用，融汇了基础医学、临床医学与遗传学的基本原理的转化医学平台。检测结果经医师结合临床相关资料（病史/家族史、临床症状/体征、影像/病理资料等）进行分析，为疾病诊断、鉴别诊断、临床治疗、疗效观察、预后评估及疾病预防等提供客观依据。包括细胞遗传学实验诊断技术、分子遗传学实验诊断技术和生化遗传学实验诊断技术。

简史　从20世纪50年代以来，遗传学实验诊断技术随着生物化学、免疫学、细胞遗传学和分子生物学的发展而发展。21世纪以来，遗传学实验诊断技术在内容和形式等方面都有了重大突破，并不断得到更新。

细胞遗传学实验诊断技术　细胞培养技术与制片技术的不断发展，推动了细胞遗传学实验诊断技术的发展。人类历史上最早、最原始的细胞遗传学实验诊断技术是染色体分析，可追溯到20世纪20年代，那时用压片法分析染色体。直到20世纪50年代，低渗技术的使用使染色体制备方法学获得突破，实现了染色体的准确计数。蒋有兴（Tjio）等和福特（Ford）等同时期发现了人体体细胞和精原细胞的染色体数目为23对（即46条）。1959年勒热纳

（Lejune）等发现唐氏综合征患者的染色体比正常人多一条端着丝粒染色体，Ford 发现特纳综合征患者只有一条 X 染色体。雅各布斯（Jacobs）等发现克氏综合征患者比正常男性多一条 X 染色体。20 世纪 70 年代染色体显带技术问世，直到高分辨 G 显带技术的出现，通过细胞遗传学实验诊断技术已经可诊断染色体非整倍体改变和 5M 以上的结构畸形。

分子遗传学实验诊断技术 20 世纪 50 年代，沃森（Watson）和克里克（Crick）首先提出 DNA 双螺旋结构模式，这是人类遗传学史上的里程碑；1958 年证明 DNA 半保留复制，1961 年发现遗传密码子的三联子规律，发现信使 RNA 与基因调控操纵子模型，极大地促进了分子生物学的发展。20 世纪 70 年代，限制性内切酶的发现和 DNA 杂交技术的建立，DNA 测序和基因芯片技术的发展与应用，使遗传学进入了分子诊断阶段。随着技术的更新与发展，不仅许多单基因病都可以在 DNA 水平上做出诊断，而且基因组 DNA 微重复、微缺失所致的各种疾病也可在分子水平做出诊断。从单基因突变诊断到多基因病易感基因定位，从基因诊断发展到基因治疗，遗传学诊断技术正在快速地发展。

应用范围 涉及临床各专业及学科、各系统疾病。①临床医学：遗传病诊断、治疗方案选择、预后评估等。②预防医学：对唐氏综合征、18 三体综合征和苯丙酮尿症等某些常见遗传病，进行出生前或出生后的、常规的或特殊的实验检查，以利于健康生育和遗传病预防。③科学研究：遗传病基因分析、定位等。

分类 常规分成细胞遗传学实验诊断技术与分子遗传学实验诊断技术两种，延伸技术有生化遗传学实验诊断技术。三种技术在疾病诊断中相辅相成、各有优势，前两者是致病基因定位、疾病确诊的关键。

细胞遗传学实验诊断技术 主要用于染色体病的检测，检查外周血细胞或绒毛细胞、羊水细胞等染色体数目改变或结构畸变、染色体微缺失等。主要包括染色体核型分析和荧光原位杂交，是染色体病诊断常用的主要方法，直观性强，检出率高。荧光原位杂交（FISH）用于检测染色体微小片段的改变和直接检测间期细胞核中染色质的变化，是 20 世纪 80 年代末发展起来的一种非放射性分子细胞遗传技术，可快速诊断 13、18、21、X 和 Y 等非整倍体改变。频谱染色体核型分析应用一种在多个频谱上有重叠的全染色体涂染探针，与被检染色体杂交，用光波频谱分析经杂交后的各条染色体发射的光波频谱的差异，进行细胞核型分析，根据颜色区别，可对染色体进行快速且正确的核型分析。

分子遗传学实验诊断技术 使遗传病的实验诊断达到基因水平。①聚合酶链反应（PCR）相关技术：使目标基因得以体外扩增，用于已知基因、未知突变的筛选，是遗传病基因诊断的基础技术之一。PCR 联合限制性片段长度多态性分析（RFLP）、多重连接探针扩增技术（MLPA）、单链构象多态性（SSCP）、短串联重复序列（STR）、多色探针荧光 PCR 熔解曲线法（MMCA）、荧光定量 PCR 技术、目标基因片段测序和全外显子测序等用于各种致病基因的诊断。②比较基因组杂交技术（CGH）：直接将待测基因组 DNA 与正常人中期染色体进行杂交、比较和分析，检测基因组 DNA 拷贝数的变化。通过一次杂交可对整个基因组的染色体拷贝数量的变化进行检测，用不同的荧光染料通过缺口平移法标记待测 DNA 制成探针，并与正常人的染色体进行共杂交，通过显示待测样本与正常对照的荧光强度的不同来反映整个待测基因组 DNA 的变化，借助于图像分析技术可对染色体拷贝数量的变化进行定量检测或研究，可用于检测基因片段的异常增加或缺失。③分子杂交技术：用于已知基因、已知突变的检测。如细菌人工染色体标记-磁珠鉴别/分离（BoBs）技术，针对目标基因位置设计的 DNA 探针链接聚苯乙烯微珠，样品中的互补 DNA 与微珠上的探针 DNA 杂交，可检测 23 对染色体数目异常，还可检测 9 种微缺失微重复综合征，其中包括迪格奥尔格（DiGeorge）综合征等。④DNA 测序技术：测定 DNA 碱基序列的技术，如全外显子组捕获测序技术和全基因组测序技术，以及组合靶向测序（panel）等，可用于检测单基因遗传病的致病基因。经典的 DNA 测序（又称 Sanger 测序）是由英国科学家弗雷德里克·桑格（Frederic Sanger）和美国科学家瓦尔特·伊尔贝特（Walter Gilbert）发明，此方法可以对特定的 DNA 片段进行精确分析。新一代测序技术又称下一代测序（NGS），可以在较短的时间内完成大规模的核酸序列分析，是用得较多的测序技术。近年来，单分子等第三代测序技术也开始兴起，第三代测序技术又称从头测序技术（*de novo sequence*），即单分子实时 DNA 测序。基本原理是脱氧核苷酸用荧光标记，显微镜实时记录荧光的强度变化，第三代测序技术具有快速、精确等特点，并能直接测甲基化的 DNA 和 RNA 序列，此技术尚在研发阶段。⑤染色体微阵列分析（CMA）：又称染色体芯片技术。是以微阵列为技术基础的基因组拷贝数分析技术。可对人类全基因组染色体进行染色体拷贝数变异检测，具有 SNP 探针的 CMA 技术平台还可以检测单亲二倍体、三倍体和低比例嵌合体、血缘一致性分析等。⑥全基因组关联分析：用于定位多基因遗传病的易感基因及与肿瘤相关的基因。对未知基因、未知突变的检测能力还较低，全外显子捕获测序法和全基因组测序技术有望解决这一难题。⑦变性高效液相色谱（DHPLC）技术：是一种针对可能的未知单核苷酸多态性和突变的筛查技术。已应用 DHPLC 技术对一些遗传病开展了基因诊断和突变筛查，包括常染色体显性遗传的马方（Marfan）综合征、隐性遗传的白化病及一些线粒体病。

生化遗传学实验诊断技术
用生化、免疫、酶学质谱等检验检测技术，检测异常基因的产物如酶类等蛋白质，诊断遗传病等。生物化学技术和遗传学相结合，是遗传病诊断中重要的辅助手段，包括一般的临床生化检验和遗传病的特异检查，主要检测或研究遗传物质的理化性质以及对蛋白质生物合成和机体代谢的调节控制。常用于诊断遗传性代谢疾病，包括检测异常代谢产物，或反映代谢改变或阻断的异常代谢物水平，以此对造成代谢改变或阻断的缺陷基因产物进行识别与量化，对遗传代谢病作出实验诊断。

单个基因突变引起的遗传性代谢病，是由于基因突变导致某种/某些蛋白缺乏/生成减少，或者是蛋白质功能异常等。生化分析的基因产物有酶、受体、肽激素和各种活性因子等，其中酶等蛋白质是最常用也是极重要的分析材料。各类遗传病的缺陷不同，生化检测也各异，用于酶分析的方法主要有电泳速率、酶动力学、指纹分析和免疫反应等常用的技术；用于分析蛋白质变型的方法主要靠电泳技术、肽链和氨基酸顺序来分析鉴定；另外测定生化反应中间代谢产物或底物也有助于诊断代谢病。生化、免疫、酶学等检验检测技术，通常检测的是生化、免疫、酶学反应的结果，以此推算被检物。遗传病患者基因异常，异常基因的产物如酶类等的代谢异常常是患者出现临床表现的直接原因。如果对这些导致临床表现的异常代谢物质能直接检出，就能快速、高效的诊断遗传性代谢疾病。质谱分析技术可快速、准确识别和检测代谢物，包括代谢过程生物化学反应中的底物和产物，因此正越来越多地应用于遗传病实验诊断领域。质谱分析技术直接通过基因产物诊断疾病。根据待测代谢物性质的不同，可分别采用液相色谱串联质谱技术（LC-MS/MS）和气相色谱质谱技术（GC-MS）分析样本中生化代谢底物和易气化的产物，两种技术互为补充，已用于新生儿遗传性代谢疾病的筛查和生化遗传病的检测，以达到快速、高灵敏度、高效、高通量的效果。

现状与发展趋势 21 世纪的遗传学实验诊断技术已形成了从基因分子检测（分子遗传学实验诊断技术）、染色体畸变检测（细胞遗传学实验诊断技术）到基因产物功能检测（生化遗传学实验诊断技术）等为主的完整的实验诊断体系。①细胞遗传学实验诊断技术：核型分析是诊断染色体畸变的主要技术，耗时较长，但结果直观，可诊断易位、倒位等染色体结构改变；FISH 技术对于核型分析是一种不可或缺的被国际认可的补充技术。可用于检测染色体微小片段的改变和直接检测间期细胞核中染色质的变化。②分子遗传学实验诊断技术：CGH 技术实验所需 DNA 样本量较少，不仅适用于外周血、羊水等细胞检测，亦可用于因 DNA 量过少而经 PCR 扩增的样本的研究，但其所能检测到的最小的 DNA 增加或丢失片段的大小有限，应避免假阴性。分子遗传学实验诊断技术发展迅速，如直接测序、CMA 和全基因组关联研究等；微缺失以及单基因病、多基因病的诊断离不开分子遗传学实验诊断技术的发展。新兴技术如全外显子测序、组合靶向测序（panel）液相芯片技术、数字 PCR 等，为遗传病的诊断提供了更多技术选择。③生化遗传学实验诊断技术：质谱技术作为基因产物的检测技术，是基因缺陷导致的小分子代谢物检测的金标准，在遗传性代谢病的筛查与诊断应用中发展迅速，通过液相色谱串联质谱技术（LC-MS/MS）检测几十种甚至上百种异常代谢底物，气相色谱质谱技术（GC-MS）检测尿液中近百种异常代谢产物，涉及的疾病种类包括氨基酸代谢疾病、有机酸代谢疾病及脂肪酸代谢疾病等。多重质谱分析结果结合基因检测可明显提升遗传性代谢病的诊断效率。

日新月异的遗传学诊断技术的发展为遗传学的研究和临床应用提供了强有力的工具。采用上述技术开展的基因组学、表观基因组学、癌症基因组学等组学研究以及大数据人群队列研究积累了大量的生物学数据，而这些技术和数据也为未来基于分子遗传学的疾病诊断、分型、预后评估奠定了基础。遗传学实验诊断技术作为转化医学的桥梁，除了要发现各种疾病（尤其是遗传病）基于分子发病原理的潜在药物靶点以开发新药及治疗方法外，还要开发和利用各种组学方法以及分子生物学数据库，筛选各种生物标志物，用于疾病危险度估计、疾病诊断与分型、治疗反应和预后评估。主要包括4方面：①药物靶标和疾病分子标志物的鉴定和应用。②基于分子分型的个体化治疗。③疾病治疗反应和预后评估与预测。④疾病风险预测。

遗传病具有垂直传递与终生性的特点，故出生前诊断预防遗传病显得日益重要。产前诊断技术将快速发展。孕妇外周血中存在一定量的胎儿游离 DNA，胎儿染色体数目异常会反映在其母外周血中存在的胎儿游离 DNA 相应片段数量上的变化，采用第二代测序技术可以分析检出这种微小的改变，提示胎儿染色体病的可能，这种无创产前检测技术已用于临床筛查胎儿 21 三体、18 三体、13 三体及性染色体异常等。此外，遗传病诊断费用随着新技术的发展与生物信息技术处理信息能力的创新将日趋下降。

（吕时铭）

rǎnsètǐhéxíngfēnxī

染色体核型分析（karyotype analysis）　利用染色体非显带和显带技术检测染色体数目改变和形态结构异常的检测技术。核型是染色体组在有丝分裂中期的表型，包括染色体的数目、大小、形态特征等。按照染色体的数目、大小和着丝粒位置、臂比、次缢痕、随体等形态特征，并借助染色体分带技术对细胞核内的染色体进行比较、配对、归类、排序和编号等分析的过程称为染色体核型分析。对疑患染色体病的患者或胎儿均需做染色体检查，染色体核型分析是染色体病实验诊断的主要方法。

主要包括以下几种。①非显带染色体核型分析：采用染色体非显带技术，用于分析染色体的数目畸变。②显带染色体核型分析：采用染色体显带技术，用于染色体数目和结构畸变的诊断和致病基因的定位。③脆性 X 染色体检验：用于观察 X 染色体是否出现裂隙现象，诊断脆性位点。

基本原理　常用外周血细胞（产前诊断时用绒毛细胞、羊水胎儿脱落细胞等）做体外培养，在植物凝集素作用下可获得大量分裂细胞，然后加入秋水仙素使细胞停止于分裂中期，以便染色体形态的观察，再经低渗膨胀细胞，减少染色体间的相互缠绕和重叠，最后用甲醇和冰醋酸将细胞固定于载玻片上，在显微镜下观察染色体的结构和数目。

非显带染色体核型分析　利用染色体非显带技术对染色体进行分析。通常采用吉姆萨（Giemsa）染液对染色体标本进行染色，染色后的染色体呈均匀着色，整条染色体显示紫红色，其最主要的特征是着丝粒的位置和染色体的相对长度。

显带染色体核型分析　利用染色体显带技术对染色体进行分析、比较、排序和编号，可绘制核型模式图或染色体组型（图），即将一个染色体组的全部染色体逐个按其特征绘制下来，再按长短、形态等特征排列起来的图像。可诊断染色体在数目或形态结构上的异常。

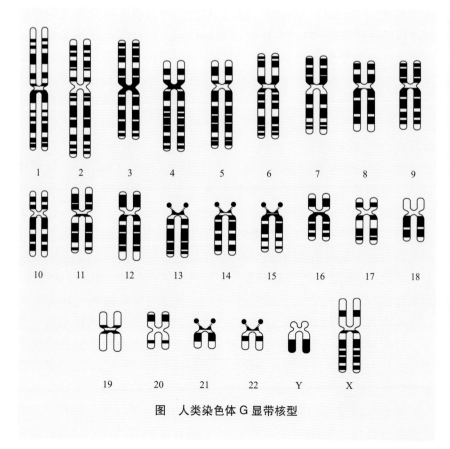

图　人类染色体 G 显带核型

脆性 X 染色体检验核型描述

在缺乏叶酸或低叶酸等培养条件下，X 染色体长臂 2 区 7 带（Xq27）出现裂隙现象，也称脆性位点。该位点的出现与脆性 X 染色体智力障碍综合征有关。

核型描述　核型分析的结果以核型描述的方式表示。按《人类细胞遗传学国际命名体制》，正常核型的描述包括两部分：第一部分为染色体总数，第二部分为性染色体组成，两者之间用 "," 隔开。正常男性的染色体核型为 44 条常染色体加性染色体 X 和 Y，核型描述为 46，XY；正常女性是 44 条常染色体加 2 条 X 性染色体，核型描述为 46，XX。46 表示染色体的总数目，大于或小于 46 都属于染色体的数目异常。

异常核型的描述除包括以上两部分外，还包括畸变情况，也是用 "," 与前面部分隔开。性染色体数目增减按实际描述，如 45，X 表示染色体的总数目为 45 条，缺一条性染色体。常见的符号和术语见表。

数目异常　"+" 和 "−" 号位置不同，含义不同。①放在相应的染色体序号前，表示增加或丢失了整条染色体；②放在相应符号之后，则表示该符号表示的染色体部分的长度的增加或减少。例如：47，XX，+21 表示总数 47 条染色体，有一条额外的 21 号染色体，为一个女性唐氏综合征的核型；46，XY，5p−表示一个 5 号染色体短臂长度减少的男性核型。

结构异常　染色体的核型描述可用简洁或详尽描述系统表示，前者仅指出异常核型，可推测异常染色体带的构成；后者不仅指出重排类型，并依据其带的构成说明异常染色体，如下。①末端缺失：46，XX，del（5）（q13）或 46，XX，del（5）（pter→q13：）表示 5 号染色体长臂 1 区 3 带处断裂造成了该处以远的末端缺失，异常的染色体由完整的短臂和着丝粒与 5q13 带之间的部分长臂构成。②中间缺失：46，XX，del（5）（q13q33）或 46，XX，del（5）（pter→q13∷q33→qter）表示 5 号染色体长臂 1 区 3 带与 3 区 3 带处断裂，其间片段丢失，下行括号内说明了异常染色体的构成。③臂间倒位：46，XY，inv（2）（p21q31）或 46，XY，inv（2）（pter→p21∷q31→p21∷q31→qter）表示断裂和重接在 2 号染色体短臂的 2 区 1 带和长臂的 3 区 1 带之间，其间的节段倒置。④环形染色体：46，XY，r（7）（p22q31）或 46，XY，r（7）（∷p22→q31∷）表示环状染色体，断裂和重接发生于 7 号染色体短臂 2 区 2 带和 7 号染色体长臂 3 区 1 带，这些断裂位点的远端片

表　核型分析中常用的符号和术语

符号术语	意义	符号术语	意义
A~G	染色体组的名称	1~22	常染色体序号
→	从…到…	+或−	在染色体和组号前表示染色体或组内染色体增加或减少；在染色体臂或结构后面，表示这个臂或结构的增加或减少
/	表示嵌合体	?	染色体分类或情况不明
:	断裂	::	断裂与重接
ace	无着丝粒断片	cen	着丝粒
chi	异源嵌合体	chr	染色体
cht	染色单体	del	缺失
der	衍生染色体	dic	双着丝粒
dis	远侧端	dit	核网期
dmin	双微体	dup	重复
e	互换	end	内复制
fem	女性	fis	裂开，在着丝粒处
fra	脆性部位	g	裂隙
h	异染色质	i	等臂染色体
ins	插入	inv	倒位
mal	男性	mar	标记染色体
mat	母源的	med	中央
min	微小无着丝粒片段	mos	嵌合体
p	短臂	pat	父源的
Ph	费城染色体	prx	近侧
psu	假	q	长臂
qr	四射体	r	环状染色体
rec	重组染色体	rob	罗伯逊易位
s	随体	ter	末端
tr	三射体	var	可变区

段已缺失。⑤相互易位：46,XY,t（2;5）（q21;q31）或46,XY,t（2;5）（2pter→2q21∷5q31→5qter;5pter→5q31∷2q21→2qter）表示断裂和重接分别发生在2号染色体和5号染色体长臂的2q21和5q31带，这些带以远端节段在两条染色体之间进行了交换，后面括号内描述小号数的衍生染色体（本例为2号）。⑥等臂染色体：46,X,i（X）（q10）或46,X,i（X）（qter→q10∷q10→qter）表示女性核型，有一条正常的X染色体和一条X染色体长臂形成的等臂染色体。

检测标本要求　染色体核型分析须做细胞体外培养，获得大量停止于分裂中期的细胞后方可进行。标本中必须有未被细菌污染，且能在体外培养的活细胞。临症诊断时常用的染色体标本为外周血淋巴细胞；产前诊断时常用胚胎绒毛细胞或羊水中的胎儿脱落细胞；血液病或实体瘤患者常用骨髓细胞及胸腔积液、腹水中的脱落细胞标本。在上述细胞中，只有绒毛细胞和骨髓细胞是处于分裂期的细胞，可直接进行染色体分析；其余细胞则为已分化的细胞，需要先加植物血凝素促使细胞分裂，再行细胞培养，然后才能进行染色体分析。

临床应用　用于发现染色体异常和诊断染色体病。不同物种的染色体都有各自特定的形态结构（包括染色体的长度、着丝点位置、臂比、随体大小等）特征，而且这种形态特征是相对稳定的。染色体在形态结构或数量上的异常称为染色体异常，由染色体异常引起的疾病为染色体病。现已发现的人类染色体病有300余种，染色体病在临床上常可造成先天性多发性畸形、智力障碍（如先天愚型等）、自然流产，以及发生

癌肿等。

临床评价　染色体核型分析已在医学上得到广泛应用。在临床上，染色体核型分析，是细胞遗传学诊断的基本方法，也是诊断染色体病不可缺少的重要手段，是一些染色体病如三体征诊断的金标准，其诊断价值有不可替代性。非显带染色体核型分析可发现整倍性和部分非整倍性核型，如21三体等，但由于缺乏可供识别的染色体带纹，它只能用于分析染色体的数目改变，无法精确辨认染色体的结构。在研究领域，核型分析可应用于研究物种间的亲缘关系，探讨物种进化机制，鉴定远缘杂种，追踪鉴别外源染色体或染色体片段，有十分重要的应用价值。

（吕时铭）

rǎnsètǐ xiǎndài jìshù

染色体显带技术（chromo-some banding technique）　借助特殊的化学、物理处理程序，使已着色染色体不同部位显示出深浅不同的特异性带纹，可有效识别与鉴别不同染色体和研究染色体结构和功能的检测技术。细胞核染色体是物种的标志，各种生物染色体数目和形态是恒定的。对人类染色体的识别是依据正常人类染色体的固有形态特征和数目进行的对照分析，这也是确定和发现染色体异常和染色体畸变的基本手段和诊断基础。

1960年，在丹佛（Denver）召开的人类细胞遗传学命名国际体制（ISCN）会议上只能依据染色体的大小将其分为A、B、C、D、E、F、G7个组，并于1967年进一步修正，命名了染色体的臂、易位和其他异常。1970年，卡斯佩松（Caspersson）等首次报道用荧光染料喹吖因对人类染色

体进行染色，在荧光显微镜下，可见各染色体上显现出宽窄和位置不同的带纹。该技术称Q显带技术，所显示的带纹称Q带。此后，细胞遗传学工作者采用不同的染色剂，以不同的染色方法为基础，各种染色体显带技术相继问世并应用于染色体核型分析，许多染色体的数目以及结构异常才得以精确的辨认。显带技术的发展是遗传学发展史上的重要里程碑。

基本原理　染色体标本经预处理后，再用荧光液或吉姆萨（Giemsa）液染色等即可获得显带染色体。临床上最常用的显带技术为染色体G显带技术，此外尚有Q显带技术、R显带技术、C显带技术、N显带技术、脆性X显带技术等。

G显带技术　染色体经胰蛋白酶处理，用化学染料吉姆萨染色，该染料可结合DNA而使染色体呈现出深浅不同的带型，称为G带。借助常规G显带技术进行染色体核型分析，人类的24种染色体可显示出各自特征性带纹（图），单倍体中能观察到320～400条带纹，并有一定的形态和结构。

G显带机制有较多学说，但尚无定论。多数学者倾向于多因素决定论，即带型的形成主要取决于DNA、核酸结合蛋白与染料三者的相互作用，主要是指DNA的碱基组成以及与结合蛋白形成的特定结构对染料分子的作用，与染料分子亲和力强，染色体的易染区域则成为深色带纹部分。1974年，萨默（Summer）的实验表明，DNA分子的螺旋与折叠非组蛋白蛋白质的分布在染色体上呈现出区域性的差异，这些差异导致二硫键与硫氢键分布不同。

深染区由许多二硫键交联，易与染料相结合，而浅染区缺乏二硫键，有较多硫氢键，不易与染料结合。此外，染色体内的剪接分布不同造成 DNA 螺旋、折叠的程度也不同，继而影响到结合蛋白的分布和构型，导致与各染料亲和力不同，与染料结合后呈深浅不一的条带。

Q 显带技术　常用喹吖因荧光染料染色，在荧光显微镜下染色体呈现暗亮不同的条纹。又称 QFQ 法。认为这主要是染色体 DNA 中的 AT 丰富区对喹吖因荧光有增强作用，故显出亮带；反之，其 DNA 内 CG 丰富区对喹吖因荧光有减弱作用，因而出现暗带。Q 带条纹明暗变化与 G 带条纹的深浅变化一致，即 Q 带亮区为 G 带的深染区，反之，Q 带暗区为 G 带浅染区。

R 显带技术　又称反式显带法。染色体经热盐处理，使富含 AT 的 DNA 变性，用 Giemsa 染色，则可显示与 G 带着色强度大致相反的带纹——R 带，即 G 带的深带对应 R 带的浅带，G 带的浅带对应 R 带的深带。当 G 带染色体两臂末端为浅带时，如果两臂末端发生缺失等异常，一般难以发现和识别，而 R 带正好能将此处显示出易于识别的深带。所以，R 显带技术有利于检测染色体的末端缺失、重排等。

C 显带技术　用碱处理染色体使 DNA 变性，浸于 65℃柠檬酸缓冲液使其复性，经 Giemsa 染色可显示结构异常染色质区域（DNA 高度重复序列区域）深染。有学者认为氢氧化钡或其他碱性物质的处理是优先提取了非 C 带区的 DNA，柠檬酸缓冲液的处理有助于带型的清晰。

N 显带技术　可显示核仁形成区（NOR），即人类近端着丝粒染色体（即 13、14、15、21 和 22 号染色体）的次缢痕处。该区域与核仁形成有关，故称 NOR，是中期染色体上的明显结构之一。多种技术都可以显示 NOR，其中最简单准确的方法是银染法：利用硝酸银（AgNO₃）将具有转录活性的核仁形成区（rRNA）特异性地染成黑色，这种银染阳性的 NOR 称为 Ag-NOR，是具有转录活性的 18SrRNA 基因和 28SrRNA 基因所在的部位。具有转录活性的 rRNA 基因往往伴有丰富的酸性蛋白质，该类蛋白质含有巯基和二硫键，能使 AgNO₃ 中的 Ag⁺ 还原成 Ag 颗粒，因此有转录活性的 NOR 常被镀上银颗粒而呈现黑色，没有转录活性的 NOR 则不着色。故其着色程度与细胞中 rRNA 基因的转录活性一致。在同一物种，Ag-NOR 的数目以及它们在染色体上的位置是相对恒定的；如果发生了改变，那就意味着 rRNA 基因的活性发生了变化，故此项技术是探讨 rRNA 基因功能的方法之一。

脆性 X 显带技术　脆性部位指在一定的培养条件下，人类中期细胞染色体上的少数特异性位点恒定地表现出裂隙和断裂，并可导致缺失、无着丝粒断片等异常，裂隙一般不超过染色体的宽度，超过染色体宽度称为断裂。脆性 X 显带技术用于脆性 X 染色体检验：在缺叶酸或低叶酸等培养条件下，X 染色体长臂 2 区 7 带（Xq27）出现裂隙现象，也称脆性位点。该位点的出现与脆性 X 染色体智力障碍综合征有关。脆性 X 综合征指 Xq27.3-28 中 CGG 碱基重复次数超过 200 次而引起的综合征，脆性 X 染色体并不是脆性 X 综合征的病因，而是该综合征的细胞遗传学标志。

检测标本要求　见染色体核型分析。

临床应用　主要用于染色体结构畸变的诊断及致病基因的定位。染色体显带技术应用于需进行核型分析的外周血细胞、羊水细胞、绒毛膜细胞等各种样本，

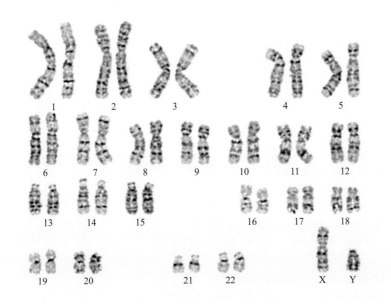

图　正常男性 G 显带核型

同一条染色体用不同显带技术显示不同带纹，根据临床需要选择合适显带技术，更好服务于临床确诊。如经 Q 显带与 G 显带的染色体深带和浅带的分布基本一致，而 R 显带的深浅带与 Q、G 显带的深浅带大致相反，故使用 R 显带技术有助于分析 Q 显带和 G 显带浅染区的情况，特别是长、短臂末端的变化情况。C 带型只限于分析着丝粒附近区段和几条染色体的次缢痕方面的优势；N 带仅在 D、G 组的特异区段显示，这是 Q 显带技术所不能显示的，弥补了后者的不足。脆性 X 显带技术为脆性 X 综合征患者的确诊提供实验证据。上述各种显带技术的联合，优势互补，可以比较全面地反映染色体各个节段的结构和畸变。在实际工作中，如果有条件，最好联合采用几种显带技术，以便于查明染色体变化的全貌。

评价 显带技术是染色体核型分析的经典技术，是一项直观且客观的诊断技术。利用显带技术对染色体数目与结构的分析、鉴别是全息性的，但分析受显带分辨率的制约，如 800 条带的显带可以发现 400 条带不能或难以发现的结构异常。显带技术一般需经过细胞培养、制片、分带等一系列步骤，耗时多、实验周期长，不适合需要立即拿到检验报告的临床需求。显带技术对技术人员的经验要求高，制片的优劣影响显带的好坏，需要经验丰富的医师或检验技术人员进行操作。对于显带技术不能确定的染色体变异来源或染色体的微小改变，需借助其他鉴别能力更高的技术如探针、生物芯片等进行进一步检测。

（吕时铭）

pínpǔ rǎnsètǐ héxíng fēnxī
频谱染色体核型分析（spectral karyotyping，SKY）

应用一种在多个频谱上有重叠的全染色体涂染探针，由光波频谱分析经杂交后的各条染色体发射的光波频谱的差异，进行细胞核型分析，分析染色体来源的检测技术。美国科学家创建了一种光谱成像法，利用荧光试剂光波频谱的差异，经光波频谱分析，可使各染色体具有其特定的频谱组合，根据颜色区别，可对染色体进行快速且正确的核型分析（图 1、图 2）。

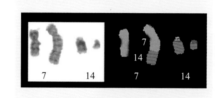

图 1　SKY 荧光图像
注：示 7 号染色体和 14 号染色体的易位，即 der（7pter→7qter∷14q22→14qter）t(7;14)

原理 探针为 24 种人类染色体经双向高分辨率流式分选、微切割、退变寡核苷酸引物聚合酶链反应（DOP-PCR）扩增而成的全染色体涂染混合物。标记探针的五种荧光素分别是罗丹明、Spectrum-Orange™、得克萨斯红、叶绿素-花青苷 5（Cy5）和叶绿素-花青苷 5.5（Cy5.5）。24 种全染色体涂染探针用不同组合的荧光素标记，使其具有各自独特的荧光标记，具有特定的频谱组合并可进行同步鉴定和分析，然后将探针混合物与中期染色体进行原位杂交。由光谱干涉仪聚焦，冷型数字摄像头相机撷取图像，一旦光谱图像获得后，SKYVIEW 软件比较获得的光谱图像，在测量每一条染色体光谱的基础上，通过一种光谱分类算法将一特定的分类色（伪色）分配到 24 条人类染色体上，可将人类染色体（22+X，Y）做全部的配对染色。这样在计算机屏幕上可以看到不同的染色体显示出不同的伪色，可通过染色体颜色的不同进行核型分析。这种全染色体着色技术允许在一次试验里使每条染色体都清楚地按不同的颜色呈现出来，通过荧光显微镜获得荧光图像并进行光谱成像。

检测标本要求 获取患者细胞后，进行先期细胞培养，并将细胞中止于中期方可进行 SKY 技术核型分析。

临床应用 除能对人类染色体进行同步分析之外，SKY 能够发现经典遗传学技术和单独用荧光原位杂交（FISH）不能发现的隐藏的细微的染色体异常，清楚的鉴别染色体重排，特别是复杂

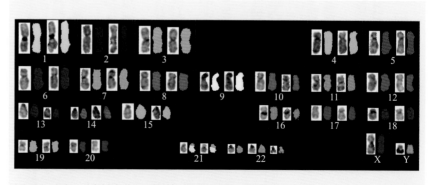

图 2　SKY 合并 G 带图像

易位或微小易位，插入、缺失异常及可以产生标记染色体的许多复杂的染色体结构改变，对于各种标记染色体的来源也一目了然。这使细胞遗传学的诊断更加精确，具有直观、敏感、快速等优点。

临床评价 SKY 技术的出现，不但极大地拓宽了传统遗传学的应用范围，而且使各种研究设计更加具有灵活性。但同时应看到，SKY 有其自身的局限性，如不能检测同一条染色体中的易位或倒位，以及不能精确显示染色体断裂的区带等。SKY 技术对有丝分裂中期染色体标本制备的要求高，良好的染色体扩散形态及较少的细胞质有丝分裂中期标本对减少背景噪声和探针非特异性结合必不可少。

（吕时铭）

rǎnsètǐ xīnpiàn jìshù

染色体芯片技术（chromosome microarray analysis，CMA）

以微阵列为技术基础，分析基因组拷贝数变异（CNV）的检测技术。又称染色体微阵列分析。主要包括基于比较基因组杂交的微阵列（aCGH arrays）和基于单核苷酸多态性的微阵列（SNP arrays）。根据探针的特别设计，若检测的 CNV 与已知疾病有关，则为靶向芯片；芯片探针均匀地分布于整个基因组中，则为全基因组芯片。

原理 ①aCGH 芯片：用两种不同的荧光染料标记样本基因组 DNA 和正常参考基因组 DNA，标记产物等量混合后与覆盖整个基因组的高密度探针进行竞争性杂交，洗脱后用荧光扫描仪检测不同荧光信号的强度。根据样本基因组 DNA 荧光信号与正常参考基因组 DNA 荧光信号的比值，来检测基因组 DNA 的拷贝数变化。②SNP 芯片：只需要对样本基因组 DNA 进行荧光标记，与芯片上的全基因组高密度探针杂交后，杂交荧光信号与正常参考数据进行比对，计算获得有关拷贝数变化的信息。SNP 芯片在已有 SNP 探针的基础上，增加了 CNV 探针的设计，既可作 CNV 分析，也可用于全基因组 SNP 分型。

检测标本要求 CMA 检测不需要进行细胞培养，样本类型多样，如绒毛、羊水细胞、脐血细胞、外周血淋巴细胞、流产的绒毛、胎儿组织、唾液或口腔黏膜拭子等，而对于初期 DNA 量较少的样本可结合全基因组扩增技术（WGA）进行全基因组检测。

临床应用 CMA 技术可对人类染色体进行全基因组 CMA 分析，可发现经典染色体核型分析和单独用荧光原位杂交（FISH）不能发现的染色体微缺失、微重复等。aCGH 芯片能够检测染色体非整倍体异常和染色体微小拷贝数变异，但不能检测平衡重排（易位、倒位）和三倍体。SNP 芯片除检测染色体非整倍体异常和染色体微小拷贝数变异，还可鉴别杂合性丢失、单亲二体、三倍体及嵌合体（>20%的嵌合体）等。

人类很多疾病与 CNV 相关，包括多种微缺失/微重复综合征和一些常见的复杂遗传病，如发育迟缓/智力障碍、孤独症、肥胖和癫痫等。CMA 提供大量有临床价值的信息，提高了遗传性疾病的检出率，是临床检测原因不明的智力障碍、孤独症和先天性多发畸形的首选技术。在先天性多发畸形、神经精神发育异常、智力低下等病因诊断中，能够比常规染色体核型分析增加至少 10%的遗传异常检出率。此外，CMA 也

逐渐成为产前遗传学诊断的一线技术。

临床评价 CMA 的优势明显：①检测通量和分辨率远远高于染色体核型分析和 FISH 等技术。CMA 能识别小于 1Mb 的染色体不平衡改变，而染色体核型分析不能发现小于 3~5Mb 的染色体异常；CMA 的高灵敏度和高特异性，使得细胞遗传学的诊断更加精确，能检出更多的有临床意义的遗传异常。②无需细胞培养，检测周期缩短至 2~3 天，且对培养困难的细胞也能够检测。③能够提供客观和自动分析的结果。

CMA 的局限性主要在于：不能检出平衡易位、倒位等拷贝数没有变化的染色体畸变；由于临床积累不够，存在很多临床意义不明确的 CMA 检测结果，这给遗传咨询带来困难。

（吕时铭）

13 sāntǐ zōnghézhēng shíyàn zhěnduàn

13 三体综合征实验诊断（laboratory diagnosis of trisomy 13 syndrome）

正常人体细胞染色体为 46 条，除男性的性染色体（X、Y），其余成对。在减数分裂时，如果 13 号染色体不分裂，会造成 13 号染色体多一条，即为 13 三体征，由此所致的遗传病称为 13 三体综合征。患者表现为严重畸形，如小头；前额、前脑发育缺陷；眼球小，常有虹膜缺损；鼻宽而扁平，2/3 患儿有上唇裂，并常有腭裂；耳位低，耳郭畸形；颌小；多指（趾），手指相盖叠；足跟向后突出及足掌中凸，形成"摇椅底足"；男性常有阴囊畸形和隐睾，女性则有阴蒂肥大、双阴道、双角子宫等；内耳螺旋器缺损造成的耳聋。脑和内脏畸形也非常普遍，如无嗅脑、房间隔

缺损、室间隔缺损、动脉导管未闭、多囊肾、肾盂积水等。所有患儿均有智力发育障碍，而且程度严重，存活较久的患儿还有癫痫样发作，肌张力低下等。绝大多数 13 三体综合征的异常胎儿均流产死亡，产出患儿的概率 ≤1%，且存活至 3 岁者 <5%，平均寿命 130 天。新生儿 13 三体综合征的发病率约 1/25 000。在 13 三体综合征的诊断中，绝大多数为针对胎儿的产前诊断，羊水或绒毛为常用标本。

实验检测 包括细胞遗传学实验诊断技术和分子遗传学实验诊断技术，前者主要为染色体核型分析、荧光原位杂交（FISH）、频谱染色体核型分析（SKY）。后者主要为无创产前检测等。

荧光原位杂交 选择 13 号色体特异的 DNA 为靶 DNA，用荧光基团标记 DNA 探针，将标记的 DNA 探针与样本 DNA 进行原位杂交，被检测染色体上的靶 DNA 与所用的 DNA 探针是同源互补的，二者经变性-退火-复性，即可形成靶 DNA 与核酸探针的杂交体。最后在荧光显微镜下对荧光信号进行计数，以此作为诊断的依据。在细胞遗传学检查中，重复序列的探针应用最多，羊水细胞可不培养直接作 FISH 检查。

无创产前检测 通过孕妇外周血中胎儿游离 DNA 的测序分析，检测 13 号染色体的数目异常（见 21 三体综合征实验诊断）。

实验诊断 获取患者的体细胞，采用细胞遗传学实验诊断技术对其进行染色体核型分析，或采用分子遗传学实验诊断技术对染色体标记，确定第 13 号染色体的数目为三条即可确诊。80% 的病例为游离型 13 三体，核型为 47, XX (XY), +13，其余的则为嵌合型或易位型。嵌合型一般症状较轻，易位型通常以 13 和 14 号罗伯逊易位居多，患者有一条易位染色体，核型为 46, XX (XY), +13, der (13;14)(q10;q10)，其结果是多了一条 13 号长臂。

临床评价 染色体核型分析是诊断该征的金标准。FISH、SKY 等技术在诊断嵌合型或易位型时有一定优势。

(吕时铭)

18 sāntǐ zōnghézhēng shíyàn zhěnduàn

18 三体综合征实验诊断 （laboratory diagnosis of trisomy 18 syndrome）

正常人体细胞染色体为 46 条。如果细胞减数分裂时 18 号染色体不分离，造成 18 号染色体多一条，即为 18 三体征，由此所致的遗传病则称为 18 三体综合征。

1960 年爱德华兹（Edwards）等首先报道了 1 例多发畸形患儿，检查发现多一条 18 号染色体，最终证实这与该征有关，故又称爱德华兹（Edward）综合征，是仅次于 21 三体综合征的第二种常见的染色体三体征，其发病率为 1/(3500~8000)。临床主要特征是：小头畸形、低耳位、眼裂狭小、小型口腔、唇裂、腭裂等；手呈特殊握拳状：第 3 指和第 4 指紧贴手掌屈曲，第 2 指和第 5 指压在其上；严重智力障碍，生长发育延迟。90%~95% 的患者存在先天性心脏畸形，如室间隔或房间隔过薄、抑或大动脉与肺动脉合并等，这也是该征死亡的常见原因。另外，90% 的患者于出生后 1 岁内死亡，而嵌合型患者因有正常细胞系，故生存期较长。

实验检测 对已出生者直接采用体细胞染色体核型分析。对胎儿，一般先进行产前筛查，即在早、中孕期通过母血清标志物等的检测，结合孕妇的年龄、孕周、体重等进行风险分析。其中，结果为高风险者才进一步获取胎儿细胞进行染色体核型分析等诊断实验，称为产前诊断。在产前诊断中，成功获取胎儿细胞是实验诊断的第一步，羊膜腔穿刺术、绒毛取材术、经皮脐血穿刺术是采集胎儿细胞的常用技术（见 21 三体综合征实验诊断）。这些有创操作存在感染、流产等潜在风险，为了尽可能的减少风险、减少不必要的有创产前诊断，产前筛查很重要。

产前筛查 ①血清学筛查怀有 18 三体综合征胎儿的孕妇可出现甲胎蛋白（AFP）升高、游离人绒毛膜促性腺激素 β 亚基（free β-hCG）下降等改变。在早、中孕期采集孕妇外周血，测定 AFP、free β-hCG 等，结合其年龄、孕周、体重等因素，可计算出其怀有 18 三体综合征胎儿的概率。②无创产前检测：通过孕妇外周血胎儿游离 DNA 的测序分析，检测 18 号染色体数目异常。

产前诊断 细胞染色体核型分析是经典的实验诊断检测技术，也可用荧光原位杂交（FISH）、频谱染色体核型分析（SKY）。荧光原位杂交技术与 13 三体综合征实验诊断唯一不同的是，此时选择的是 18 号染色体而非 13 号染色体特异的 DNA 为靶 DNA。

实验诊断 采用细胞遗传学实验诊断技术对患者体细胞进行染色体核型分析，或采用分子遗传学实验诊断技术对染色体标记，确定第 18 号染色体的数目为三条，即可确诊。

产前筛查风险 >1/350 时，定义为 18 三体综合征胎儿高风险或无创产前检测高风险，建议获取胎儿细胞进行该征的实验诊断。

正常人体细胞 18 号染色体为 1 对，18 三体综合征患者第 18 号染色体比正常人多 1 条。典型的染色体核型为 47，XX（XY），+18 约占 80%；10% 为嵌合型，核型为 47，XX（XY），+18/46，XX（XY）；其余 10% 病例情况复杂，包括各种易位，如 18 号染色体与 D 组染色体易位，以及双重非整倍体，如 48，XXY，+18。

临床评价 细胞遗传学诊断无论对胎儿、儿童或成年人都具有确诊价值，是诊断 18 三体综合征的金标准。对胎儿做细胞遗传学诊断只适合产前筛查胎儿为 18 三体综合征高风险的孕妇，如前胎为 18 三体，有自然流产史，则再生育时应直接做胎儿细胞染色体核型分析。经典的染色体核型分析可在核型分析的分辨率内发现除目标疾病以外的染色体异常。荧光原位杂交、SKY 等技术在诊断嵌合型或易位型时有一定优势，但不能发现目标疾病以外的异常。由于筛查方法本身的局限性，并不是 100% 的异常胎儿均表现为高风险，根据检测方法不同，检出率各有差异，产前筛查应告知孕妇筛查有好处，也有漏检的可能，供孕妇知情选择。

（吕时铭）

21 sāntǐ zōnghézhēng shíyàn zhěnduàn

21 三体综合征实验诊断（laboratory diagnosis of trisomy 21 syndrome）

正常人的体细胞染色体为 46 条。如果细胞在减数分裂时，21 号染色体不分裂，会造成子代体细胞 21 号染色体多一条，即为 21 三体征，由此所致的遗传性疾病称为 21 三体综合征。该病最早由英国科学家唐（Down）报道，命名为唐氏综合征，由于该征一出生即出现智力低下，又称先天愚型。基于 20 世纪 50 年代细胞遗传学实验诊断技术的发展，1959 年法国细胞遗传学家勒热纳（Lejeune）发现该征患者第 21 号染色体为三条，首先证实了 21 三体。该征群体发病率约 1/800。患者呈特殊面容，眼裂小，外侧上倾，低鼻背，颌小，舌常外伸；拇指和小指特别短小；掌纹异常，呈通贯手，掌纹 atd 角大。常伴心脏病和其他疾病；常有肺炎等呼吸道感染；智力低下；男性患者常伴隐睾。21 三体综合征不能治愈，产前诊断尤为重要。

实验检测 包含产前筛查、无创产前检测和产前诊断。

产前筛查 通过母血清标志物的检测，结合孕妇的年龄、孕周、体重等进行怀有先天异常胎儿的风险分析，又称母血清学产前筛查。该法经济、简便、无创伤。常用的血清标志物有：甲胎蛋白（AFP）、人绒毛膜促性腺激素（hCG）及其游离 β 亚基（free β-hCG）、未结合雌三醇（uE₃）、妊娠相关血浆蛋白 A（PAPP-A）、抑制素 A 等。

筛查常用以下 3 个指标。①中位数值的倍数（MoM）：在产前筛查中，孕妇个体的血清标志物值是正常孕妇群在该孕周时中位数值的倍数。如：某孕妇在某孕周测得 AFP 值为 500U/ml，而该孕周时正常孕妇群的 AFP 中位数值为 250U/ml，则该孕妇的 AFP MoM 值为 2.0。②假阳性率（FPR）：筛查为高风险，产前诊断未发现异常的孕妇数占筛查人数的比例。③检出率：筛查为高风险，产前诊断证实患筛查疾病的胎儿数占筛查孕妇群分娩筛查疾病患儿的比例。

1972 年布罗克（Brock）和萨克利夫（Sutcliffe）首次阐明了羊水中的 AFP 浓度与胎儿神经管缺陷（NTD）相关联。1984 年英国在用孕妇血筛查 NTD 时发现，AFP 值降低组生出 21 三体儿的风险高于正常孕妇人群，此后各国开始了用母血 AFP 值筛查 21 三体儿及 NTD 的研究，之后又发现 hCG 或 free β-hCG、uE₃ 等指标与胎儿异常有关，可用于染色体异常胎儿的产前筛查。1992 年哈多（Haddow）等报道了应用多项指标（AFP、uE₃、hCG）筛查的有效性，1996 年，丹麦本特·佩德森（Bent Pederson）研究发现 PAPP-A 可用作早孕 21 三体儿的筛查指标。母血清学筛查对胎儿无创，对操作者和孕妇均较方便、易于接受，从 20 世纪 90 年代开始，多项标志物联合的母血清产前筛查在欧美及包括中国在内的亚洲国家相继开展。

产前血清学筛查方案有：①孕早期：多采用 PAPP-A + free β-hCG + NT。NT 为在孕早期 B 超测量的胎儿颈部透明带厚度（NT）。②孕中期：采用二联（AFP + free β-hCG）、三联（AFP + free β-hCG + uE₃）或四联（AFP + free β-hCG + uE₃ + 抑制素 A）。Cuckle 的统计结果表明，在 5% 阳性率情况下，孕中期二联筛查的检出率为 62.3% ~ 64.1%，三联筛查为 65.6% ~ 67.3%，四联筛查为 72.0% ~ 73.4%。而 AFP + free β-hCG + PAPP-A 筛查的检出率为 73.7%，PAPP-A + free β-hCG 筛查为 69.1%。

无创产前检测 通过孕妇外周血胎儿游离 DNA 的测序分析，检测目标染色体（如 21 号、18 号、13 号染色体等）的数目异常。1997 年洛（Lo）等发现并证明孕妇外周血中存在胎儿游离

DNA，这些游离 DNA 根据序列可以定位于特定的染色体，其片段数量（拷贝数）的变化可反映相应染色体数目或拷贝数的变化，基于二代测序技术和生物信息学的分析，检出这种微小的拷贝数变化，可以提示胎儿染色体的数目异常。虽然，外周血胎儿游离 DNA 分析是对目标染色体数目异常的精准检测技术，但是对胎儿染色体异常的确诊仍需要通过胎儿细胞遗传学分析。

产前诊断 成功获取胎儿细胞是实验诊断成功的关键，成功获取胎儿细胞后，采用细胞染色体核型分析、荧光原位杂交（FISH）、细菌人工染色体标记-磁珠鉴别/分离技术（BoBs）、荧光聚合酶链反应技术、多重探针连接杂交技术（MLPA）、染色体芯片（CMA）等实验检测技术诊断 21 三体综合征。其中，染色体核型分析是诊断该征的金标准。

胎儿细胞的获取 常用羊膜腔穿刺术、绒毛取材术、经皮脐血穿刺术等技术。①羊膜腔穿刺术：最常用的侵袭性产前诊断技术，一般在妊娠 16～20 周经腹穿刺抽取羊水。适应证：孕妇年龄≥35 岁；曾生育过染色体异常患儿；夫妇一方有染色体结构异常；曾生育过单基因病患儿或遗传性代谢病患儿史；母血清生化筛查或孕妇外周血胎儿游离 DNA 产前检测高风险；超声检查发现胎儿异常等。禁忌证：先兆流产，体温（腋温）高于 37.2℃；有出血倾向（血小板≤70×10⁹/L，凝血功能检查异常），有盆腔或宫腔感染征象；单纯性别鉴定。该技术已被广泛应用，安全性较高，对孕妇及胎儿造成的伤害极少。血性羊水发生率 6%～24%，大部分发生在胎盘附着于子宫前壁的孕妇。流产率约 0.5%，因刺伤胎盘形成血肿、或穿刺后羊水外流、或感染。②绒毛取材术：适应证同羊膜腔穿刺术。绒毛组织是从受精卵发育而成的，位于胚囊之外且有和胚胎相同的遗传性，早孕期绒毛活检被认为是产前诊断的一个突破。取绒毛要求较高的技术，医师经验至关重要。绒毛取材时间：倾向于孕 11 周～14 周进行。取材途径：有经宫颈与经腹两种途径。绒毛活检的并发症：中国报道流产发生率在 2% 左右。③经皮脐血穿刺术：妊娠 17 周开始直至足月，实时超声引导进行脐血管穿刺获取胎血，在妊娠 18～24 周容易穿刺成功，比较安全可靠。偶有报告穿刺会引起脐血管痉挛，引起胎儿心动过缓甚至死亡，或子宫过度敏感，收缩压迫胎盘，使胎儿供血不足而窒息死亡。故子宫敏感者不要勉强穿刺。

诊断方法 ①染色体核型分析：主要以体细胞（如淋巴细胞）为检测分析对象，经培养、低渗、固定和染色等过程，制备染色体中期分裂象，通过显微镜观察进行分析比较，诊断染色体异常与否。②荧光原位杂交：利用荧光基团标记 DNA 探针，再将其与样本 DNA 原位杂交，被检测染色体上的靶 DNA 与所用的 DNA 探针碱基互补，二者经变性-退火-复性，即可形成靶 DNA 与核酸探针的杂交体。最后在荧光显微镜下对荧光信号进行计数，以此作为诊断的依据。③BoBs：基于 DNA 杂交技术的检测方法，试剂中的 BAC（细菌人工染色体）可与其靶位区域的基因组进行杂交，通过比较特定 BAC 探针杂交到样本 DNA 平均荧光强度与特定 BAC 探针杂交到同一参考 DNA 平均荧光强度，用于快速检测 13、18、21、X 和 Y 染色体的非整倍体改变。

实验诊断 获取患者的体细胞，用细胞遗传学实验诊断技术对患者体细胞进行染色体核型分析或采用分子遗传学实验诊断技术对染色体标记，确定第 21 号染色体的数目为三条，即可诊断。

产前筛查在对各个指标结果进行计算分析之后，风险率以 1/n 的方式表示，在时间分辨免疫荧光法中，21 三体综合征筛查风险率的临界值是 1/270，若风险＞1/270，宜作羊水穿刺获取胎儿细胞做染色体核型分析；风险率的临界值可因实验室的不同有差异，一般的高风险率控制在 5% 左右，临界风险率越低，高风险率越高。

21 三体综合征患者典型的染色体核型为 47,XX(XY),+21 约占 92%；3% 左右为嵌合体型，核型为 47,XX(XY),+21/46,XX(XY)；其余 5% 病例情况复杂，包括各种易位，如 21 号染色体与 D 组染色体易位。

临床评价 对胎儿细胞、儿童或成年人获取体细胞进行细胞遗传学分析具有确诊意义；胎儿细胞遗传学诊断的困难是无论孕早期绒毛穿刺、孕中期的羊水穿刺还是脐血穿刺获取胎儿细胞均存在流产、感染等潜在风险，只适合胎儿 21 三体高危孕妇，如高龄、前胎为 21 三体等，不适合对所有孕妇进行这类检查。

产前筛查的目标疾病是 21 三体综合征、18 三体综合征和神经管缺陷，但筛查高风险孕妇经产前诊断还可发现与确诊 13 三体、性染色体数目异常、多种有临床意义的染色体部分缺失和增加，以及染色体的结构异常等等。考虑到母血清筛查的各项指标提示了胎儿、胎盘、孕妇自身的多个脏器功能，对高风险孕妇应尽量进行胎儿细胞染色体检查。

在对筛查结果进行评价时，双胎或多胎妊娠时其血清标志物浓度比单胎妊娠高；体外受精孕妇血清指标的中位数值与普通孕妇群不同；患有胰岛素依赖性糖尿病的孕妇血清标志物浓度低于平均水平；年龄在风险率计算中很重要，同样的母血清指标结果，年龄不同，则风险率也不同。中国计算孕周多采用末次月经的方法，所以对一些月经不规则的孕妇，最好能用 B 超确定胎龄后再计算风险，以免孕周的误差引起风险率计算错误。

在筛查中，高风险孕妇的阳性率可能占整个筛查人群中的 5% 左右，但其中真正异常的胎儿只占高风险孕妇的 1%～1.4%。

筛查方法存在局限性，并非所有异常胎儿均表现为高风险，存在漏检可能，应告知孕妇。无论是产前筛查还是产前诊断，均应在被充分告知的情况下由孕妇知情选择。

（吕时铭）

Tènà zōnghézhēng shíyàn zhěnduàn

特纳综合征实验诊断（laboratory diagnosis of Turner syndrome）

正常女性体细胞染色体为 46 条。如果卵母细胞或精母细胞减数分裂时 X 染色体不分离，则会造成一条 X 染色体完全缺失或结构异常，由此所致的遗传性疾病即特纳综合征。

1938 年，美国内分泌学家亨利·特纳（Henry Turner）首次较详细的描述了该综合征，由此而命名为特纳综合征。1959 年，英国医师查尔斯·福特（Charles Ford）发现一例特纳综合征患者缺失一条 X 染色体，即 45，X 核型。近 99% 特纳综合征胎儿均会自然流产，在活产女婴中的发病率约为 1/2500。其典型的染色体核型为 45，X。由于 X 性染色体异常，绝大部分女性患者卵巢不能生长和发育，呈条索状纤维组织，无原始卵泡与卵子，缺乏女性激素，导致第二性征不发育和原发性闭经，是人类唯一能生存的单体综合征。

根据 X 染色体缺失程度，临床表现轻重不一。典型的特纳综合征主要表现为：表型为女性；新生儿期常有手足淋巴水肿；成年后身材矮小（成年期身高 135～140cm）、后发际较低、上睑下垂，可有肉眦赘皮，50% 有蹼颈、盾状胸、乳头间距增宽、肘外翻、多痣；约 35% 患儿伴有心脏畸形（以主动脉缩窄多见）；部分患者存在肾畸形（马蹄肾、异位肾、肾积水等）、指（趾）甲发育不良、第 4、5 掌骨较短和多痣等；患者外生殖器一直保持婴儿型、小阴唇发育不良、始基子宫、子宫不能触及；常因生长迟缓、青春期无性征发育、原发性闭经等就诊；有些患者存在视觉空间、数学和记忆困难等认知缺陷。

实验检测　包括以下内容。

激素检测　血清促卵泡激素（FSH）、促黄体素（LH）在婴儿期即已增高，但雌二醇水平甚低。

产前诊断　①超声诊断：通常情况下，特纳综合征胎儿可以通过超声检查检测到异常，如心脏异常、肾异常、囊性水瘤与腹水等。欧洲一项研究表明，67.2% 的特纳综合征胎儿可以通过 B 超检测到异常表型，其中 69.1% 存在一种异常，而其余 30.9% 则有多种异常。②遗传学诊断：通过羊膜腔穿刺术、绒毛取材术、经皮脐血穿刺术等采集胎儿细胞行胎儿染色体核型分析或荧光原位杂交（FISH）、聚合酶链反应（PCR）等分子生物学检测技术可对胎儿进行产前诊断。

实验诊断　对于生长发育迟滞或性腺发育不全的女性应考虑特纳综合征。染色体检查是确诊手段。采用细胞遗传学技术对患者进行外周血染色体核型分析，或采用分子生物学的方法标记染色体，确定一条 X 染色体完全缺如或结构异常，即可确诊。

该征核型主要为 45，X，即仅有一条 X 性染色体，系卵子成熟时，减数分裂过程中发生了 X 染色体不分离所致；另外尚有多种嵌合体，常见的有 45，X/46，XX 与 45，X/46，XY，系丝分裂后期遗失 X 或 Y 所致；而 45，X/47，XXX 是由于有丝分裂时 X 不分离所致。性染色体结构异常亦可导致该征，常见的有 46，X，i（Xq）；嵌合体伴结构异常者如 45，X/46，X，i（Xq）；少数如 X 环状染色体及 X 长臂缺失［45，X/46，X，r（X）及 46，X，del（Xq）］等。上述不同类型 X 染色体核型中以 45，X 最为常见，约占 50%；嵌合体约占 25%。在 X 染色体的短臂或长臂上存在许多与性腺发育和身高有关的基因，若发生断裂，亦可导致性腺发育不全。该征需与其他原因造成的性腺发育不全疾病相鉴别，如 X 三体综合征或核型分析为 46，XX 但 Y 染色体性别决定区（SRY）基因阳性的患者，行染色体检查即可鉴别。特纳综合征患者应区别于第二性征发育不全的真/假两性畸形患者以及某些智力发育迟缓、身材矮小等其他综合征患者。

临床评价　染色体核型分析是诊断该征的金标准。其准确度高，但依赖于专业人员的技术、经验，需要进行细胞培养，实验周期长，存在分析通量受限，效率不高等问题；但在诊断嵌合型或易位型时有一定优势。FISH、STR 多态性检测的荧光 PCR 等快速分子诊断技术不需要耗时的细胞培养，通常能在 48 小时左右提供诊断结果，检测通量高；仅针对特定位点进行检测，不是对整组染色体进行检查，不能替代传统的染色体核型分析。

对于孕期超声发现胎儿淋巴水囊瘤和唐氏筛查高危或高龄孕妇，应通过绒毛穿刺、羊膜腔穿刺或脐血穿刺获取胎儿细胞行染色体核型分析或 FISH 检查，以及早发现特纳综合征胎儿，尽量通过产前诊断减少出生缺陷的发生。

（吕时铭）

X sāntǐ zōnghézhēng shíyàn zhěnduàn

X 三体综合征实验诊断 （laboratory diagnosis of trisomy X syndrome）

正常女性只有 2 条 X 染色体。若有三条 X 染色体，即为 X 三体综合征，其染色体核型为47，XXX。该病是生殖细胞在细胞分裂时 X 染色体不分离所致，发生率约 1/1000。患者额外的一条 X 染色体通常来源于母亲。高龄孕妇生育 X 三体综合征婴儿的风险增大。临床表型为女性。新生儿时期很难依据外观判断其 X 三体综合征，成年后大部分47，XXX 个体外观与正常人无异，第二性征、性功能和生育力都正常。部分47，XXX 个体随着年龄增长，可能会有青春期延误、乳房发育不良、卵巢功能异常、月经不规则或不孕等问题。智力稍降低，智力障碍则极少发生，与其同胞姐妹相比，学习成绩略差。部分患者可有精神神经症状，如精神、运动发育障碍，对话困难以及被

害妄想等精神分裂症。据报道，在女性精神病患者中，其发病率略高。除骨、关节等多发畸形外，可伴不同程度智力低下。体细胞染色体核型分析是诊断该征的确诊方法，也可用荧光原位杂交等技术诊断。X 三体综合征的主要核型为47，XXX，此外还有：47，XXX/46，XX；47，XXX/45，X；47，XXX/45，X/46，XX；47，XXX/47，XX，+21嵌合体等。阅片时注意嵌合体、注意 X 染色体数目，注意 X 染色体具有的特殊带纹，以与 C 组染色体相区别，以免误诊。

（吕时铭）

Kèshì zōnghézhēng shíyàn zhěnduàn

克氏综合征实验诊断 （laboratory diagnosis of Klinefelter syndrome）

克氏综合征又称 XXY 综合征或先天性睾丸发育不全。在男性群体中的发生率约为 1/1000，是人类最常见的性染色体病。该征的产生与亲代的生殖细胞在减数分裂或卵裂期的染色体不分离有关。来自母源的 X 染色体不分离可发生在第一次减数分裂期，也可发生在第二次减数分裂期；而来自父源的 X 染色体不分离主要发生在第一次减数分裂期。约 60% 患者的多余 X 染色体来自母亲的生殖细胞。如果 X 染色体不分离发生在卵裂期，可能产生嵌合体。

该征患者一般要到青春期后才出现异常表现。临床表现为身材高大，四肢细长；外生殖器表现为阴茎短小、睾丸不发育，通常睾丸小如黄豆或出现隐睾，病理检查发现睾丸出现玻璃样变性，故大部分患者不育；第二性征表现为无喉结、无胡须、无腋毛、阴毛稀少或缺如，而且阴毛分布呈女性化；皮下脂肪丰富，皮肤较细嫩；部分患者有男性乳房发

育，且易发生乳腺癌。随着妊娠年龄增大，该征的发生率也会增加，这可能与高龄孕妇卵巢老化、更易发生染色体不分离有关。

实验检测 ①X 染色体检查：用于性别筛选。②染色体核型分析：其中外周血淋巴细胞培养用于出生后诊断，绒毛细胞或羊水细胞染色体检查用于出生前诊断。③X 染色体特异的荧光原位杂交（FISH）。④性激素检查：包括血浆睾酮、血浆雌二醇、雌二醇/睾酮比值、血浆促性腺激素、尿中促黄体激素等。⑤睾丸组织活检。

实验诊断 ①性染色质检查：见 1 个或 1 个以上 X 小体。②染色体核型分析：可见男性患者（包括胎儿）存在多余的 X 染色体，常见的染色体核型为47，XXY 和嵌合型 47，XXY/46，XY，其他核型还有 48，XXXY、49，XXXXY 等。是确诊该征的关键。③FISH：也能检测出多余的 X 染色体。④性激素检查：显示患者血浆睾酮值降低、血浆雌二醇正常或增高、雌二醇/睾酮比值增高、血浆促性腺激素增高、尿中促黄体激素增高。⑤睾丸组织活检：显示患者曲细精管萎缩，无生精上皮或生精上皮发育不良，曲细精管基膜玻璃样变，间质纤维化，无成熟的精细胞。

应与先天性双侧无睾症进行鉴别，后者亦呈女性化表现，且阴茎短小，阴囊不发育，但阴囊中摸不到睾丸，经手术探查可证实双侧均无睾丸。后者性染色质为阴性，染色体核型为46，XY。

临床评价 染色体核型分析是诊断该征的金标准。依赖于专业人员的技术、经验，需要进行细胞培养，实验周期长，存在分析通量受限、效率不高等问题。

用 FISH、STR 多态性检测的荧光聚合酶链反应等快速分子诊断技术通常能在 48 小时左右提供诊断结果；FISH 在诊断嵌合型或易位型时有一定优势，但仅针对特定位点进行检测，无法实现对所有染色体进行全息性检查，仍不能替代传统的细胞核型分析。

（顾鸣敏）

XYY zōnghézhēng shíyàn zhěnduàn

XYY 综合征实验诊断（laboratory diagnosis of XYY syndrome）

采用遗传学实验诊断技术检测多余的 Y 染色体数目，确诊 XYY 综合征的过程。XYY 综合征又称波利（Poly Y）综合征或超雄综合征。1961 年桑德伯格（Sandburg）等首次报告此征。据统计，该征在活产男婴中的发生率约为 1/1000。发生的原因主要有两种：一是精子在第二次减数分裂中发生 Y 染色体不分离，导致部分精子中带有了一个额外的 Y 染色体，这样的精子与正常的卵子受精后就形成了 XYY 综合征的后代，核型为 47，XYY；二是卵裂过程中发生了部分 Y 染色体不分离，导致嵌合体的出现，核型为 47，XYY/46，XY。

临床表现为身材高大，常 > 180cm；性功能正常，绝大多数有生育能力，具攻击性行为，有暴力倾向，多数智力正常，但与其兄弟姐妹相比智力略低，约 50% 患者有学习障碍，尤其是语言和阅读能力较差。据报道，性染色体为 XYYY、XYYYY 的儿童，大多有智力低下，并有轻度多发性躯干畸形。

实验检测 ①取口腔黏膜颊部细胞作 Y 染色质检查。②外周血淋巴细胞培养和染色体核型分析。③采用 Y 染色体特异的荧光原位杂交（FISH）技术检测 Y 染色体。④检测性激素水平，包括血浆睾酮、卵泡刺激素（FSH）与黄体生成素（LH）等。

实验诊断 确诊 XYY 综合征的关键包括以下几方面。①性染色质检查：发现患者口腔黏膜颊部细胞 Y 染色质 >1 个。②染色体核型分析：可见多余的 Y 染色体。常见的染色体核型为 47，XYY，少见的染色体核型有 48，XXYY、49，XYYYY、48，XYYY、47，XYY/46，XY、45，X/49，XYYYY 等。如为嵌合体则需附加皮肤成纤维细胞染色体的检查，以明确诊断。③Y 染色体 FISH 技术：该技术能检测出多余的 Y 染色体。④性激素检查：可见患者血浆睾酮含量正常，FSH 与 LH 水平轻度上升。

应与克氏综合征（见克氏综合征实验诊断）加以鉴别。后者性腺不发育，第二性征及外阴部出现异常。更重要的是前者多余的是 Y 染色体，而后者多余的是 X 染色体，只要做染色体核型分析就能明确诊断。

临床评价 虽然染色体核型分析直观性强，检出率高，能发现几乎所有的 XYY 综合征，但是 XYY 综合征患者无明显的临床表现，有正常的生育能力，很少主动就医，往往是在遗传筛查中才被发现。患者有可能将额外的 Y 染色体传给子代，导致子代也患有 XYY 综合征，故需通过出生前筛查以避免该征患者的出生。

（顾鸣敏）

cuìxìng X rǎnsètǐ zōnghézhēng shíyàn zhěnduàn

脆性 X 染色体综合征实验诊断（laboratory diagnosis of fragile X syndrome）

脆性 X 染色体综合征是脆性 X 位点与 *FMR*-1 基因 CGG 重复变异所致的遗传性疾病。1943 年，马丁（Martin）和贝尔（Bell）在一个家系的两代人中发现 11 名男性患者和 2 名轻度智力低下的女性。他们认为该家系智力低下为 X 连锁智力低下，故又称马丁–贝尔（Martin-Bell）综合征。后来，在使用了缺乏叶酸的培养基培养的染色体中发现 Xq27 处的脆性位点。因 Fra（X）与智力低下有关，故称脆性 X 染色体综合征。该征是人类最常见的遗传性智力低下疾病之一，发病率仅次于唐氏综合征。在男性群体中的发病率 1/2000 ~ 1/1000，男女患者的比例约 2 : 1，且男性患者的症状重于女性患者。

患者中至重度智力障碍，大多睾丸和性腺功能低下，特殊面容（表现为面部狭长、前额突出、嘴唇厚、单耳轮、大耳郭、高腭弓、下颌前突）、语言障碍（包括发音缺陷、吐字不清等）、行为异常（表现为胆怯、忧虑、性情孤僻）及神经系统异常（包括四肢运动困难、轮替运动差）等。

分子遗传学表型：在 Xq27.3 的脆性位点处存在一个脆性 X 智力障碍基因 1（*FMR*-1），该基因由 17 个外显子组成，全长 cDNA 为 4661bp，在 5′ 端非翻译区有一个三核苷酸重复序列（CGG）$_n$。已知该基因所编码的 FMRP 蛋白与大脑发育有关。脆性 X 染色体综合征是 *FMR*-1 基因的 CGG 重复次数过多所致。正常人的 CGG 重复次数在 6 ~ 50 次；患者 CGG 的重复次数 >200 次，为全突变；而介于二者之间（重复次数在 50 ~ 200 次）为携带者，也称前突变。CGG 大量扩增（n > 200）时可导致 *FMR*-1 基因上游 -250bp 的 CpG 岛甲基化，抑制转录和翻译。患者由于 FMRP 蛋白的缺乏导致其下游促代谢型谷氨酸受体 1（mGluRs）蛋白合成过量，表现出脆性 X 染色体综合征症状。

实验检测 ①脆性 X 染色体检查：应用缺乏叶酸的培养基进行外周血淋巴细胞培养和 G 显带或 R 显带染色体核型分析，计数 Fra（X）的阳性频率。②荧光原位杂交技术检查（FISH）：对疑为 *FMR-1* 基因大片段缺失的患者可作 FISH 检测。正常染色体有荧光显示，而相应部位有缺失的染色体则无荧光显示。③分子检测：可采用 DNA 印迹法、聚合酶链反应（PCR）和逆转录聚合酶链反应（RT-PCR）。④携带者筛查：主要针对孕妇为脆性 X 染色体综合征携带者的人群，以明确胎儿是否正常。⑤蛋白质检测：FMRP 能在正常人的大部分组织和细胞中表达，而在脆性 X 染色体综合征的患者中却不表达或异常表达，用抗 FMRP 单克隆抗体作免疫组化或免疫荧光处理即可检测该蛋白质的存在。采用羊水中的胎儿脱落细胞观察是否存在 FMRP 可作为产前诊断脆性 X 染色体综合征的指标。⑥影像学检查：B 超、心电图、脑电图等。

实验诊断 ①染色体检查：Fra（X）的阳性频率 > 2%。②FISH 检查：X 染色体脆性部位无荧光显示。③分子检测：DNA 印迹杂交，可见患者 *FMR-1* 基因 5′端（CGG）$_n$ 存在前突变、嵌合体、全突变以及大片段的缺失，但对较小片段的前突变和缺失则效果较差。PCR 技术，可直接检测 *FMR-1* 基因 5′端（CGG）$_n$ 的重复次数，检测正常及低重复拷贝的前突变等位基因。RT-PCR，可扩增出 *FMR-1* 基因 cDNA 的产物，能区分男性嵌合体患者、女性患者、前突变携带者和正常人。PCR 与 RT-PCR 联合，可用于脆性 X 染色体综合征的筛查、患者

及携带者的诊断及产前诊断。若孕妇被疑为脆性 X 染色体综合征的携带者，则应采集孕早期绒毛、孕中期羊水细胞或胎儿脐血进行细胞遗传学检测或分子遗传学检测，以明确诊断。④影像学检查：B 超、心电图、脑电图等可发现患者是否存在大睾丸、脑电图异常波型等。

需要与下列疾病进行鉴别。①21 三体综合征：该征患者的面容为大下颌、大耳郭、智力低下，可检测 Fra（X）；而 21 三体综合征患者的面容为眼裂小、两眼裂外侧上斜、眼距增宽、鼻背低平、腭弓高、口半张、舌常伸于口外、流涎多，智力低下（较脆性 X 染色体综合征）更严重，染色体核型为47,XX（XY）,+21，且 X 染色体长臂不存在脆性位点。②猫叫综合征：患儿哭声似猫叫，严重智力低下，面容为头小、脸圆、眼距宽、外眼角下斜、塌鼻背、耳位低、小下颌。染色体改变为 5 号染色体短臂的部分缺失。③黏多糖贮积病：为黏多糖代谢障碍性单基因遗传病，面容为头颅大呈舟形，前额和两侧颞部突出，浓眉、宽眼距、鼻背低、鼻孔大略上翻、唇厚、张口、舌体大常伸出口外、下颌小，角膜混浊，智力渐进性迟滞。④β-珠蛋白生成障碍性贫血：为常染色体隐性遗传病。骨髓增生导致脑颅骨和面颅骨增大，出现头大、额骨隆起、颧骨高出、鼻背低平、两眼距增宽、面部表情呆滞，生长发育迟缓，智力减退等表现。

临床评价 脆性 X 染色体检测和 DNA 印迹法是诊断脆性 X 染色体综合征的有效方法，已被全球各大医院普遍采用。①脆性 X 染色体检测：可对既有典型的临床表现，又有 Fra（X）高表达的

患者做出诊断，但对 Fra（X）低表达的患者及携带者的诊断有明显的假阳性和假阴性，单独用于脆性 X 综合征的诊断易造成误诊和漏诊。②DNA 印迹技术：可以检测出前突变、嵌合体、全突变以及大片段的缺失，但对较小片段的前突变和缺失则效果较差。③PCR 技术：可以检测正常及低重复拷贝的前突变，但不能检出高重复拷贝前突变及全突变，无法检出甲基化，也不能检出嵌合型。④分子遗传学实验诊断技术：虽然是诊断脆性 X 染色体综合征的主要手段，但该法不能完全替代染色体检测。只有两者的有机结合才能弥补各自的不足。

（顾鸣敏）

46，XY dānchún xìngxiàn fāyù bùquán zōnghézhēng shíyàn zhěnduàn

46，XY 单纯性腺发育不全综合征实验诊断（laboratory diagnosis of simple 46，XY gonadal digenesis syndrome） 46，XY 单纯性腺发育不全综合征是遗传性别为男性（46,XY）、性腺性别不典型而社会性别为女性的睾丸发育不良症。又称哈恩登-斯图尔特（Harnden-Stewart）综合征、斯怀尔（Swyer）综合征，实际上为男性假两性畸形。患者大多有阳性家族史，曾被怀疑为一种呈 X 连锁隐性遗传或限男性的常染色体显性遗传病，也被怀疑为多基因遗传病。但仍无定论。组织病理学分析显示，该病患者卵巢或睾丸部位缺乏相应的组织结构，代之为无功能的生殖索，同时中肾管消失而副中肾管保留。因基因突变导致胚胎期的睾丸不发育，不能分泌睾酮和副中肾管抑制因子，于是中肾管退化不再发育为男性生殖器，而副中肾管却发育为女性生殖系统。

其典型的临床表现为：外表似女性，青春期主要表现为第二性征发育落后，无月经来潮，且外生殖器持续呈幼稚型，但生长发育正常，无生殖索以外的先天畸形；成年后患者外表为女性，但第二性征发育欠佳，乳头不发育，有子宫、阴道，但均发育不良，无正常发育的卵泡，没有月经，不能排卵及受孕；一般智力发育正常，身材不矮小，也没有颈蹼。

实验检测 包括产前检测和出生后检测。该征早期检查非常重要，产前筛查和产前诊断是明确诊断的关键。

产前检测 ①甲胎蛋白（AFP）测定：主要检测孕妇血及羊水中的水平。②羊膜穿刺：抽取羊水做细胞培养和染色体检查，同时做生化代谢指标的检测。③绒毛取样：取胎儿绒毛细胞做性染色质测定或性染色体检查，明确胎儿性别。④超声波检查：观察胎儿外表是否有异常。⑤荧光原位杂交（FISH）检测：可用于检测胎儿性别。

出生后检测 ①性激素检查：主要检测患者血或尿中促性腺激素、性激素水平，尿中雌激素和17-酮类固醇水平。②X或Y性染色质检测：用于性别筛查。③染色体核型分析：各种显带技术均可用于遗传性别的确定，而Q带或C带也显示Y染色体的变化。④生殖系统B超、腹腔镜或组织病理学检查：必要时采用，以便确诊。

实验诊断 根据患者的实验室检查结果可做出明确诊断。

依据 ①染色体检测：患者或胎儿有1个Y性染色质，但无X性染色质；染色体核型为46，XY，少数为嵌合型；FISH可检测

到Y染色体。②性激素检测：显示多数患者血中或尿中的促性腺激素增高，而血中性激素水平降低，尿中雌激素和17-酮类固醇水平降低。③腹腔镜检查：可见发育不全的残余子宫及替代卵巢的两条灰白色生殖索。④剖腹探查：显示双侧卵巢均比正常小，性腺呈条索状；性腺在青春期后易发展为性腺肿瘤，有家族遗传倾向。⑤组织病理学检查：可见条索状性腺内有薄的皮质、髓质和门部。皮质内为典型的卵巢间质，细胞呈长波浪形，门部有门细胞及卵巢网。在胚胎发育12周前，此种胚胎的卵巢有正常数目的原始卵泡，随着胎儿长大，原始卵泡数逐渐减少，至成年人时几乎没有。

鉴别诊断 主要应与以下几种疾病相鉴别。①特纳综合征：该病除性征和外生殖器发育落后外不伴有身材矮小、蹼颈、肘外翻等表现，染色体核型为46，XY；而特纳综合征具有上述典型表现，染色体核型主要为45，XO。②睾丸女性化综合征：该病患者成年后外表为女性，但第二性征发育欠佳，乳头不发育；有子宫、阴道，但均发育不良，无正常发育的卵泡，没有月经，不能排卵及受孕。而睾丸女性化综合征患者社会性别为女性，染色体核型为46，XY，Y染色体组织相容性抗原（HY）阳性，雄激素水平正常，虽然有睾丸，但往往为隐睾（位于腹股沟或腹腔内），且无男性生殖器，外生殖器呈女性型。③真两性畸形：该病患者仅有发育不全的残余子宫及替代卵巢的两条灰白色生殖索，而真两性畸形患者体内同时存在两种性腺（即卵巢及睾丸），或在一个性腺内存在卵睾丸。

临床评价 ①染色体检测：

是明确遗传性别的有效方法，准确率在95%以上。②腹腔镜检查：所见的发育不全的残余子宫及替代卵巢的两条灰白色生殖索是诊断该征的重要影像学证据。③激素检查：能提供患者的性激素水平，对于诊断该病有辅助价值。④剖腹探查：会对患者造成一定的伤害，故不作为常用的实验检测方法。

（顾鸣敏）

quēshī shíyàn zhěnduàn
缺失实验诊断（laboratory diagnosis of deletion） 缺失即某条染色体发生断裂时，其无着丝粒的片段滞留在胞质内，不再参与新细胞核的形成，造成染色体部分丢失。有着丝粒的片段，虽然丢失了一部分遗传物质，但依然保持着复制能力和生物活性。在人类遗传中，染色体缺失常会引起较严重的遗传性疾病，如猫叫综合征（见猫叫综合征实验诊断）等。

按照断裂点的数量和位置，可以分成中间缺失和末端缺失。①中间缺失：指缺失的区段发生在染色体两臂的内部。染色体在着丝粒的一侧长臂或短臂内发生两处断裂，断裂产生三个节段，中间节段脱离后，另两节的近侧段与远侧段的断面彼此相互连接，形成一条缺失了中间片段的衍生染色体。②末端缺失：指缺失区段在染色体的一端。染色体长臂或短臂上接近末端的节段发生了一次断裂，从而使该染色体缺少远侧节段，这种断裂可能是独立发生的异常，也可能由相互易位造成。

染色体的部分丢失导致缺失区段成为单体，一些剂量敏感基因可因基因表达量的减少出现临床表型异常。基因印迹、隐性突

变暴露和位置效应等都可成为缺失导致疾病的原因。

在临床上，常用细胞遗传学和分子遗传学实验诊断技术检测染色体缺失。①常规细胞遗传学核型分析是大片段缺失检测的"金标准"，高分辨 G 显带的分辨率可达 5Mb。在缺失杂合体中，缺失的染色体不能与其正常同源染色体完全相应地配对，同源染色体联会可看到正常的一条染色体多出一段，或形成一个拱形的结构，该条正常染色体上多出的一段或者一个结，正是缺失染色体上失去的部分。②对某些在细胞遗传学水平不能检测出的小片段缺失、微缺失，可采用分子遗传学方法进行检测，常见的有荧光原位杂交技术（FISH）、BoBs检测技术、比较基因组杂交和染色体芯片技术等，可提供比较精准的染色体异常信息。主要通过绒毛膜采样、羊膜腔穿刺术或脐血穿刺术等方法进行产前诊断。BoBs 尚可诊断 9 种微缺失综合征区域的扩增和缺失，如沃－赫（Wolf-Hirschhorn）综合征（4p16.3）、猫叫综合征（5p15.3-p15.2）、威廉斯（Williams）综合征（7q11.2）、朗格尔-吉迪翁（Langer-Giedion）综合征（8q23-q24）、天使综合征（15q11-q12）、无脑回综合征（17p13.3）、史密斯-马吉利（Smith-Magenis）综合征（17p11.2）、迪格奥尔格（Di-George）综合征 1（22q11.2）。

产前诊断适应证：有明确的新发缺失；平衡易位携带者，若胎儿遗传了平衡易位染色体，慎重确定其是否真正"平衡"；B 超发现胎儿有较多明显异常，需确定是否为染色体缺失、重复或非整倍体改变等引起；长期接触有毒化学物质、放射线等工作者，

放射线等有害物质易引起遗传物质改变，染色体的断裂，有导致胎儿染色体缺失异常的潜在风险。

（吕时铭）

沃－赫综合征实验诊断（laboratory diagnosis of Wolf-Hirschhorn syndrome） 沃－赫（Wolf-Hirschhorn）综合征（WHS）是第 4 号染色体短臂末端 p16.3 缺失，导致多发性先天畸形的染色体病。又称 4 号染色体短臂缺失综合征（4p-综合征）。于 1965 年由沃尔夫（Wolf）首先报道，较为罕见。

WHS 主要表现为特殊面容、生长发育障碍与智力低下。①孕期可有胎儿宫内生长缺陷。②头面部多发畸形，可有小头、头部正中线有皮肤和颅骨缺损、眉部突出、眼球突出、眼距宽、斜视、虹膜缺损、唇裂、腭裂、钢盔鼻、鼻背与鼻尖阔等。③肢体及皮纹异常。④行为异常，智力低下，癫痫。⑤其他脏器的畸形。部分患儿出现先天性心脏病、脊柱裂、骶骨凹陷、髋关节脱位、尿道下裂、隐睾，女性可出现子宫发育不全，双侧腹股沟疝等。新生儿发病率为 1/50 000，男女比例 1∶2。预后差，约 2/3 的患者在 2 岁内死亡，偶有活至成年者，但智力严重低下。

实验检测 可采用染色体核型分析、荧光原位杂交（FISH）、细菌人工染色体标记－磁珠鉴别/分离（BoBs）检测技术、染色体芯片等遗传学诊断技术。

实验诊断 通过上述细胞遗传学实验诊断技术或分子生物学技术，检测到 4 号染色体短臂末端缺失即可诊断。

临床评价 ①患者染色体核型：46,XX(XY),del(4)(p16.3)。

正是由于 4 号染色体短臂末端 p16.3 缺失，涉及两个或更多相邻基因座的小片段丢失（相邻基因综合征），导致一致而复杂的表型。大多数患者经染色体核型分析、FISH 等可以检测到 4 号染色体短臂末端缺失。②对临床疑为该病但染色体核型分析、FISH 检测均未见明显异常者，应进一步做分子生物学检查，如微阵列比较基因组杂交（array-CGH）等。③对胎儿疑为该病的高危孕妇，可进行羊水细胞检查做产前诊断，确诊者应终止妊娠。

（吕时铭）

猫叫综合征实验诊断（laboratory diagnosis of criduchat syndrome） 猫叫综合征是第 5 号染色体丢失了一个片段（5p15.2 缺失）所引起，以婴儿期发出猫叫般哭声为最主要特征的染色体病。又称 5p-综合征。1963 年，法国科学家勒热纳（Lejeune）首先报道。猫叫般哭声是喉部发育不良所致，也可能与脑损害、神经系统功能缺陷有关，关键区域为 5p15.2。据报告，该病在新生儿中的发生率为 1/45 000；在精神发育不全者中，其发生率为 3/2000。女性多于男性。

常见临床表现：①出生时哭声细弱似猫叫，随年龄增长而渐消失，2 岁后不再存在。体重轻、头小而圆、枕部扁平、脸小呈圆形、两眼距离过宽、内眦赘皮、外眼角向下倾斜、耳郭低位、颈偏短、腭弓高、下颌小、小喉头等，这些特征大多是童年期较明显，随着年龄增大可能消失。②严重的智力低下。成年人患者的智力水平一般仅具同龄正常人的 l/5。③儿童期肌张力过低，成

年期则转变为肌张力过高。④双手掌纹明显异常，呈"断掌"，或有耳道、脊椎及四肢的畸形，阴茎、睾丸小，少数合并先天性心脏病。

该病死亡率不高，少数出生不久死于呼吸道感染或先天性心脏病。多数患儿可活到成年，但体重及身长均低于正常。由于该病有严重智力障碍及运动发育滞后，应行康复训练以促进运动功能及智力的发育。该病无法治疗，临床处理应根据染色体畸变的种类和程度而定。通过合适的教育训练，轻症者可以到庇护工场从事简单的工作，因行走、语言等方面的特异情况，难以在社会上竞争就业。

实验检测　包括染色体核型分析、染色体荧光原位杂交（FISH）、细菌人工染色体标记-磁珠鉴别/分离（BoBs）检测技术、染色体芯片技术等。

实验诊断　根据新生儿哭声细小似猫叫等临床特征应考虑该病。染色体检查是确诊手段。采用细胞遗传学实验诊断技术对患者进行外周血染色体核型分析，或用分子生物学方法标记染色体，检测到 5p15.2 缺失或结构异常，即可确诊。

该病患者的染色体缺失片段大小不一，症状主要由 5p15 的缺失引起。畸变多数是新发生的，核型分析结果可有：单纯 5 号染色体短臂部分缺失（包括中间缺失），此种核型最为常见，约占 80%；5 号染色体与其他染色体不平衡易位引起的约占 10%，环状染色体或嵌合体则比较少见，由亲代染色体重排导致的 5p-综合征不多见。有学者认为，5 号染色体短臂的长度缺失 35%～55% 才表现出此征，缺失 10% 以下可无

症状，环形染色体 5 号染色体短臂缺失则一定出现此征，长臂端缺失可能表现出其他症状。

通过产前诊断可以减少出生缺陷的发生。如亲代为易位型或 5p 嵌合体，或染色体核型中一条 5 号染色体短臂有缺失，则生出患儿的风险高。通过绒毛穿刺、羊膜腔穿刺或脐血穿刺获取胎儿细胞行染色体核型分析或 FISH 检查，以及早发现该病胎儿。

临床评价　经典的细胞遗传学方法——染色体核型分析是诊断该病的金标准，准确度高，但依赖于专业人员的技术、经验，且需要进行细胞培养，实验周期长，分析通量受限，效率不高。FISH、STR 多态性检测的荧光 PCR、染色体芯片等分子生物学技术的特点是能快速进行诊断，通常能在 48 小时左右提供诊断结果，检测通量高。

（吕时铭）

Wēiliánsī zōnghézhēng shíyàn zhěnduàn

威廉斯综合征实验诊断（laboratory diagnosis of Williams syndrome）

威廉斯综合征（WS）是 7q11.23 邻近基因杂合性丢失所致的部分单体综合征。又称威廉斯-博伊伦（Williams-Beuren）综合征或染色体 7q11.23 缺失综合征。表型主要受 *ELN*、*LIMK*1、*GTF2IRD*1 和 *GTF2* 等基因缺失影响，发病率为 1/20 000，挪威有报道其发病率为 1/7500。

临床表现为心血管疾病（如弹性蛋白动脉病、周围肺动脉狭窄、瓣膜上主动脉狭窄、高血压），特征性面容如眉毛内侧突出、眼睑水肿、内眦赘皮、人中长、结缔组织异常，智力低下（经常是轻微的），生长发育异常，内分泌异常如高钙血症、高钙尿症、甲

状腺功能减退、早熟，肌张力减退和关节过度生长等。大多 WS 患者为新发异常，其父母并不受累。约 30% 的 WS 患者父母表型正常，但在 WS 区域存在倒位，因此对于父母正常的家庭，很少需要特别针对 WS 进行产前诊断。

实验检测　包括过荧光原位杂交（FISH）、实时定量聚合酶链反应（PCR）、细菌人工染色体标记-磁珠鉴别/分离（BoBs）检测技术、微阵列比较基因组杂交（array-CGH）等。

实验诊断　主要通过 FISH、实时定量聚合酶链反应（PCR）、细菌人工染色体标记-磁珠鉴别/分离（BoBs）检测技术、微阵列比较基因组杂交（array-CGH）等遗传学诊断技术，检测 7 号染色体微缺失，诊断 WS。

该征应当与其他具有发育迟缓、身材矮小、异常面容、先天性心脏畸形等共同特征的综合征鉴别诊断，如努南综合征、22q11 微缺失、史密斯-马吉利（Smith-Magenis）综合征、歌舞伎面谱（Kabuki）综合征等。另外，当患者存在瓣膜上主动脉瓣狭窄时，应慎重评估患者是 WS 还是常染色体显性遗传的主动脉瓣狭窄。

一旦确诊 WS，需评估其所有可能累及的器官，包括心血管、肾、内分泌和神经系统等。对于多数婴儿与幼童，WS 患者的喂养与生长发育是两个非常关键的问题。WS 患者通常需要特殊的服务，如心理辅导与行为干预。

临床评价　①FISH 可以检测到 95% 以上 WS 典型患者的 7 号染色体微缺失。②对那些临床诊断为 WS，而行 FISH 检测却未见异常的患者，应当行进一步分子生物学检查，如 array-CGH 等。

（吕时铭）

朗格尔-吉迪翁综合征实验诊断（laboratory diagnosis of Langer-Giedion syndrome）

朗格尔－吉迪翁综合征（LGS）是8q24.11-24.13 邻近基因杂合性丢失所致的部分单体综合征。又称 TrichoRhinoPhalangeal 综合征 Ⅱ 型（TRPSⅡ型）、8q24.1 微缺失综合征。由朗格尔（Langer）与吉迪翁（Giedion）两位医师在 20 世纪 60 年代命名，其表型主要受 TRPS1 和 EXT1 基因缺失影响。

临床表现为出生后伴有轻微的生长发育迟缓、小头畸形、招风耳、球状鼻、人中突出、小颌畸形、毛发稀疏、锥形指骨骨骺、并趾、多发性外生性骨疣、脊柱侧弯和智力低下等。多数病例为散发、男性居多，部分呈常染色体显性遗传。

实验检测 包括荧光原位杂交、细菌人工染色体标记-磁珠鉴别/分离（BoBs）检测技术、微阵列比较基因组杂交（array-CGH）等分子生物学技术。

实验诊断 通过上述分子生物学技术检测到 8q24.11-24.13 邻近基因的杂合性丢失，即可做出明确诊断。

LGS 应当与 TRPS Ⅰ 型、多发性外生骨疣Ⅰ型和德朗热（Cornelia de Lange）综合征-4 型（CDLS4）等鉴别。TRPS Ⅰ 型与多发性外生骨疣 Ⅰ 型患者的异常表型均为 TRPS1 和 EXT1 基因突变导致，CDLS4 患者则由位于 8q24 的 TRPS1 和 EXT1 基因中间的 RAD21 基因突变导致，这些综合征之间存在部分相同的表型。

临床评价 由于 LGS 染色体缺失片段较小，很难通过细胞遗传学实验诊断技术即核型分析确诊。

（吕时铭）

米勒-迪克尔综合征实验诊断（laboratory diagnosis of Miller-Dieker syndrome）

米勒-迪克尔综合征（MDS）是第 17 号染色体微缺失或点突变所致的以无脑回、耳畸形和严重智力障碍为特征的遗传性疾病。又称无脑回综合征。一半病例有先天心脏缺陷。

MDS 的致病基因 LIS1 定位于 17p13.3，该区域多个基因微缺失或点突变引起神经元迁移障碍、导致大脑皮层发育异常，造成 MDS 发生。而 LIS1 远端某些基因的异常可能是导致 MDS 面部畸形的原因。绝大多数病例为散发，少数为家族遗传性，发病率约为 1.2/10 万。在 90% 左右的患者中发现 17p13.3 上有约 350kb 的微缺失，其父母为 17p13.3 平衡易位携带者的可能性为 20%，而平衡易位携带者生育患者的可能性为 33%。

患者表现为特殊的短头畸形、前额突出、双颞凹陷、鼻孔朝前的矮鼻子、面部扁平、宽厚的上嘴唇和薄唇缘、小颌；脑发育不良，无脑回，胼胝体缺如或发育不良；严重智力低下和癫痫发作，常表现为婴儿痉挛。根据患者严重智力低下和异常面容等临床表现，典型的影像学检查结果如头颅 CT 或 MRI 确诊无脑回，可初步作出临床诊断，染色体高分辨显带核型分析、荧光原位杂交技术、细菌人工染色体标记-磁珠鉴别/分离（BoBs）、染色体芯片（CMA）检测技术等分子生物学技术检测第 17 号染色体的微缺失，即可确诊 MDS。患者的父母应行染色体检查以明确是否为平衡易位携带者，生育下一胎时应行产前诊断。

（吕时铭）

史密斯-马吉利综合征实验诊断（laboratory diagnosis of Smith-Magenis syndrome）

史密斯-马吉利综合征（SMS）是 17p11.2 邻近基因杂合性丢失所致的遗传性疾病。约 90% SMS 患者是由 17p11.2 上一段 3.7Mb 大小的中间缺失造成。RAI1 基因位于 SMS 的致病区域中，其突变也可引起该病。绝大多数 SMS 患者都是新发的，由家族性染色体的复杂重排导致 del（17）（p11.2）的 SMS 综合征的例子较罕见。患者父母染色体正常，再生育患儿的再发风险<1%。

SMS 有以下典型的临床表现：随年龄增长日趋明显的轻微特征性面容；轻至中度婴幼儿肌张力过低症；小骨骼异常；身材矮小；短指（趾）；眼部异常；耳鼻喉异常；活动亢奋；伴或不伴听力损失的早发语言系统发育迟缓；周围神经病变；某种程度的认知功能障碍和发育迟缓；明显的神经行为异常表型，如睡眠障碍、刻板行为和不良适应行为，其中睡眠障碍与褪黑色素昼夜分泌异常相关。

实验检测 包括微阵列比较基因组杂交（array-CGH）、实时定量聚合酶链反应（PCR）、荧光原位杂交（FISH）等分子生物学检测技术；血尿常规、生长激素激发试验、胰岛素样生长因子-1、胰岛素样生长因子结合蛋白 3、皮质醇（8a）、泌乳素、促肾上腺皮质激素、甲状腺功能、肝肾功能、血生化、空腹胰岛素及餐后 2 小时血糖等其他实验室检查，以及骨龄测定和垂体磁共振等影像学检查。

实验诊断 可通过高分辨 G

显带核型分析，亦可采用荧光原位杂交、微阵列比较基因组杂交等技术确诊。*RAI1* 是唯一已知导致 SMS 大部分表现的基因，遗传学方法检测不到微缺失时，需检测 *RAI1* 是否存在突变。

应与其他有发育迟缓、婴儿期张力减退、身材矮小、相似的典型面容等异常表型的综合征鉴别诊断，如 22q11.2 微缺失综合征、普拉德-威利（Prader-Willi）综合征、威廉斯（Williams）综合征、21 三体综合征、脆性 X 综合征、2q37 微缺失综合征、2q23.1 微缺失综合征与 Kleefstra 综合征（9q34.3 微缺失或者 *EHMT*1 基因突变）。

对 SMS 患者应行幼童时期干预、特殊教育、身体、行为和感觉的综合治疗。还可用精神药物疗法增强注意力，减缓过度活跃症和睡眠障碍。建议采用暂时性医疗护理，患者家属也要给予精神支持。每年进行一次多方面的评估（甲状腺功能、常规尿检与脊柱侧弯），定期做神经发育情况评测，儿科发育/行为会诊。

临床评价　SMS 表型特征在婴儿和幼儿较轻微，直到学龄期面部特征表型和行为表型才显现，故常延误诊断。

（吕时铭）

Dígé'àoěrgé zōnghézhēng shíyàn zhěnduàn

迪格奥尔格综合征实验诊断

（laboratory diagnosis of Di-George syndrome）　迪格奥尔格（DiGeorge）综合征主要是染色体 22q11.2 微缺失引起的遗传性疾病。又称 22q11.2 微缺失综合征。以先天性心脏病、免疫缺陷、低血钙三大症状为特点者称为 DiGeorge 综合征；以腭咽发育不良、心脏缺陷和特殊面容三大症状为特点者称为腭心面综合征。93%～95% DiGeorge 综合征患者有一段包括 24～30 个基因（1.5～3Mb）的染色体缺失，也有极少数患者仅有唯一的 *TBX*1 基因缺失或点突变。22q11.2 缺失导致患者机体多系统发育障碍，而 *TBX*1 基因的单倍体短缺或突变是导致 DiGeorge 综合征表型的主要原因。该病多为散发，患者无性别差异，约 6% 从上一代遗传而来，约 94% 是新发的。据推测，该病不是遗传缺陷所致，可能是胚胎环境异常造成，如母亲酗酒。值得注意的是，家族成员间的临床表现存在明显的差异。

临床表现为发育迟缓，智商比正常人略低。75% 有明显先天性心脏病，主要表现为心脏流出道缺陷，如法洛四联症、室间隔缺损及主动脉弓离断等；32% 有咽腭闭合不全伴或不伴腭裂；36% 存在不同程度的肾结构畸形，如多囊性肾发育不全、肾积水等；60% 因甲状旁腺发育不全而致低钙血症；胸腺发育不全致免疫功能不全。其中心脏流出道缺陷、咽腭异常、甲状旁腺发育不全和胸腺发育不全为典型表现，源于发育期第三、第四鳃弓形成缺陷。群体患病率为 1/4000～1/2000。

实验检测　包括：血浆钙检测，婴儿期、儿童期、青春期和孕期至少各检查一次；免疫学检测包括 T、B 及 NK 细胞亚型；全血细胞计数和血小板检测；利用荧光原位杂交技术（FISH）、细菌人工染色体标记-磁珠鉴别/分离（BoBs）检测技术、多重连接探针技术（MLPA）、微阵列比较基因组杂交（array-CGH）或测序技术等检测 22q11.2 缺失或 *TBX*1 基因的缺失或点突变。

实验诊断　对于存在甲状旁腺发育不全、胸腺发育不全、心脏流出道缺陷或咽腭异常的患者均应考虑 DiGeorge 综合征，利用 FISH、BoBs 检测技术、MLPA、array-CGH 或测序等技术检测到 22q11.2 缺失或 *TBX*1 基因的缺失或点突变即可确诊。如存在 DiGeorge 综合征家族史或孕期超声检查发现胎儿先天性心脏病或肾畸形等可通过羊膜腔穿刺或脐血穿刺获取胎儿细胞进行产前诊断。该病应与先天性面容综合征等鉴别。

临床评价　①FISH：是目前诊断 22q11 缺失最常用的方法，针对目标疾病制备适宜探针，诊断快速准确。对于传统染色体核型分析技术因分辨率有限而难以确诊的微小缺失病例，往往能通过 FISH 达到快速诊断的目的。②BoBs 技术：可检测 23 对染色体数目异常，还可检测 9 种微缺失微重复综合征，其中包括 DiGeorge 综合征。③MLPA：可同时检测包括常见非整倍体及微缺失在内的 20 余种染色体异常性疾病。④array-CGH：可对整个基因组 DNA 的缺失或者重复进行分析。

（吕时铭）

dānqīn èrbèitǐ shíyàn zhěnduàn

单亲二倍体实验诊断

（laboratory diagnosis of uniparental disomy）　采用分子生物学方法诊断子代细胞的某一等位基因或某一对染色体来源于同一亲本的过程。正常子代的一对染色体分别从父母双方各继承一条，等位基因分别来自父母双方。

单亲二倍体（UPD）指从单亲（母亲或父亲）一方遗传了一对染色体，没有遗传另一方的染色体。有些基因只有父亲遗传的拷贝是激活的，而源于母亲的等位基因是沉默的；在另一种情况下，只有来自母亲的基因拷贝是激活的，而来自父亲的等位基因保持沉默。这种亲本特异的基因激活是由于基因组印迹现象，生化机制是 DNA 的甲基化。

UPD 可作为一个随机事件发生在精子与卵子的生发时期，也可发生在早期胚胎发育时期。若子代遗传到父母其中一方的两条（不同的）同源染色体，而这两条同源染色体分别来自祖父母，这种单亲二倍体称为杂合 UPD，由减数分裂 I 期分裂错误引起；若子代遗传到父母其中一方两条（相同的）同源染色体，这种单亲二倍体称为纯合 UPD，由减数分裂 II 期分裂错误或合子后期发生染色体重复引起。若父母一方为致病基因携带者，纯合二倍体 UPD 因携带重复隐性致病基因而致病，而杂合二倍体 UPD 本质上是良性的。单亲遗传印迹基因可导致基因功能的丧失，引起发育迟缓、智力低下等临床表型。

无论采用短串联重复序列（STR）作标记，还是用单核苷酸多态性（SNP）作标记，两者的检测原理都是根据多态性标记示踪检测二倍体的同源性。最典型的 UPD 包括普拉德-威利综合征（见普拉德-威利综合征实验诊断）以及安格尔曼（Angelman）综合征（见安格尔曼综合征实验诊断）。

（吕时铭）

Pǔlādé-Wēilì zōnghézhēng
shíyàn zhěnduàn

普拉德-威利综合征实验诊断（laboratory diagnosis of Prader-Willi syndrome）

普拉德-威利综合征（PWS）是父源性第 15 号染色体印迹基因区部分缺失（15q11-13 区域的微小缺失），或是来自母亲的单亲二倍体的遗传性疾病。PWS 由瑞士学者安德烈亚·普拉德（Andrea Prader）和海因里希·威利（Heinrich Willi）等于 1956 年首次报道，又称普拉德-拉卜罕-威利（Prader-Labhar-Willi）综合征、普-威二氏综合征、隐睾-侏儒-肥胖-智力低下综合征、肌张力减退-智力减退-性腺功能减退与肥胖综合征。该病是一种罕见的遗传病且不能治愈，多为散发，发病率 1/(1.0~1.5) 万。男性多见，女性罕见。

患者在不同的生长发育阶段具有相应的临床特点。①围生期：胎动少，多有宫内生长受限、过期妊娠，平均出生体重常低于 2.5kg。出生后，肌张力低下，哭声细弱，吸吮无力、吞咽反射能力很弱造成喂养困难甚至窒息。直至出生 6 个月，喂养困难逐渐改善。②幼儿期-学龄期：幼儿起即食欲过剩，1~4 岁时，不知饱胀地贪吃导致中枢性肥胖，甚至出现心理和行为问题（如偷吃）；生长发育迟缓落后，个子矮小，手足发育与年龄不符、手指柔软，特殊面容（额头狭窄、杏仁形眼裂、上唇薄、嘴角向下、有黏稠涎、齿裂异常，可伴斜视、眼球震颤、虹膜色素减退），对疼痛刺激不敏感。由于瘙痒抠抓，6 岁以后，很多患者的皮肤有搔抓的痕迹。有轻至中度智力障碍，认知能力差、学习困难。行为异常普遍存在，情绪控制能力差，包括脾气暴躁、固执，运动技能差和强迫行为。有些患者特别是伴有肥胖者，常继发饮食性糖尿病。③青春期：青春期延迟或发育不全，或几乎没有青春期发育；促性腺激素分泌不足，性腺发育不良，性功能减退，男性隐睾，小阴茎，女性阴唇、阴蒂发育不良或无阴唇、阴蒂、第二性征发育不良，多数患者不育。有些患者有睡眠异常，部分病例有不寻常的白皙皮肤和浅色头发、小头、耳畸形、癫痫、指（趾）弯曲并指（趾）、白内障、脊柱侧弯和身材矮小等。生长激素和锻炼可以帮助塑造肌肉和控制体重。该病婴儿难产率高（包括臀位分娩和呼吸延迟），分娩相关的损伤和缺氧可使遗传缺陷变得复杂，导致不典型 PWS。

该病是父本遗传的印迹组基因 SNRPN 和 necdin 以及连同小核仁 RNAs 簇基因的缺失或失去功能所致。这些基因位于第 15 号染色体，定位在 15q11-13 区域。正常子代的等位基因分别来自父母双方。但有些基因只有父亲遗传的拷贝是激活的，而源于母亲的等位基因是沉默的。这种亲本特异的基因激活是基因组印迹现象，性别特异的遗传印迹，如父本遗传的这个基因出了问题，或一对等位基因均来自母亲就会患病。多数病例（约 70%）是遗传自父本的第 15 号染色体特定区域 15q11-13 的片段微缺失，而源于母本的等位基因沉默所致。另有 25% 病例的第 15 号染色体或 15q11-13 区段是母系二倍体，均由母亲遗传而来，缺少父系 15 号染色体，为遗传印迹原理的母亲单亲二倍体。少数病例（5%）为 15 号染色体长臂重组（易位）或突变或其他缺陷使父源性的第 15 染色体相关基因异常关闭。在一些病例中，与浅色头发、白皙皮肤关联的 OCA2 基因也丢失，故出现异常白皙的皮肤和浅色的头发，但 OCA2 基因缺失不会引起该病的其他症状和体征。该病是遗传异常所致，但多数不遗传，特别是父源性 15 号染色体部分缺失或母亲的单亲二倍体所致 PWS。基因的变化发生在生殖细胞（卵子和精子）形成或早期胚胎发育时期的随机事件，受累者通常没有异常遗传家族史。

实验检测 可以采用细胞遗传学和分子遗传学检测方法，后者包括：①染色体核型分析。②荧光原位杂交。③染色体芯片技术。④比较基因组杂交。⑤甲基化分析。

实验诊断 ①染色体核型分析：父母正常，患儿为 15q11-13 缺失。染色体核型分析发现 15 号染色体有重组（易位、倒位）；或染色体分析或分子生物学检查 15 号染色体长臂微缺失，结合临床表现即可确诊。②FISH：通过荧光素标记的核苷酸探针与细胞核内的靶序列杂交，以获得细胞内染色体或基因异常的信息。③基因检测：是诊断的主要依据，通过比较基因组杂交或染色体芯片分析可发现在 15 号染色体的基因缺失或失活。④甲基化分析：可确定多数患者基因的异常改变，如分析父母 15 号染色体 15q11-13 区域 DNA 的甲基化印迹可发现包括父源性的第 15 号染色体印迹基因区部分缺失，或是来自母亲的单亲二倍体。

鉴别诊断：①该病易与颅咽管瘤有相似的表型，可通过甲基化分析区别。②该病应区别于因生长激素分泌不足、食欲过剩或学习障碍等心理社会应激而引起的身材矮小者。③该病与新生儿败血症、中枢神经系统发育障碍、先天性肌强直性营养不良 1 型、安格尔曼（Angelman）综合征、脆性 X 综合征等疾病都存在张力减退表型。④区别于其他发育迟缓的遗传病。

临床评价 该病的实验诊断

有赖于将分子生物学检测和（或）细胞遗传学分析与临床特点相结合。①染色体核型分析：确诊该病的作用有限，因常规的染色体核型分析无法发现 5~7Mb 的常见缺失，只有不到 1% 的患者可见涉及第 15 号染色体的 15q11-13 区域的染色体重组（即易位或倒位）。②FISH：针对目标疾病制备适宜探针，诊断快速准确。对于传统染色体核型分析技术因分辨率有限而难以确诊的微小缺失病例，往往能通过 FISH 达到快速诊断的目的。③比较基因组杂交、BoBs：可针对目标基因位置的 DNA 设计探针，样品中的互补 DNA 与探针 DNA 杂交，可检测特定的染色体基因异常。④甲基化分析：可用于检测父源性第 15 号染色体 15q11-13 区域缺失，能诊断 97% 以上患者，适合确诊所有的 PWS，特别是尚未表现出临床特征的婴幼儿和临床表现不典型者。⑤产前诊断：对存在胎儿异常风险的孕妇可在不同孕期采集绒毛、或羊水胎儿脱落细胞、或脐带血进行相关细胞遗传学与分子遗传学诊断。

（吕时铭）

Āngé'ěrmàn zōnghézhēng shíyàn zhěnduàn

安格尔曼综合征实验诊断

（laboratory diagnosis of Angelman syndrome） 安格尔曼（Angelman）综合征是母源性第 15 号染色体印迹基因区 15q11-13 微小缺失或来自父本的单亲二倍体所致的遗传性疾病。该病复杂，主要影响神经系统，是在 1965 年由英国儿科医师安格尔曼（Angelman）首次发现。

其典型特征为：发育迟缓、智力低下、缺乏语言能力、运动障碍和共济失调，多数患儿有小

头畸形和癫痫反复发作。出生时体重比正常新生儿低，6~12 个月的发育明显延迟。其他常见症状和体征通常出现在幼儿期。该病患者通常处于一个幸福的、易激动的状态，如抽搐似的动作（尤其是拍手）、双手举高、挥舞，步态不稳，痉挛，频繁微笑、大笑，多动，注意力短暂，常见对水入迷。多数患者也有入睡困难，但随着年龄的增长，其激动情绪减弱，睡眠问题有所改善，但仍有智力缺陷和严重的语言障碍，且终生有癫痫发作。成年患者有独特的"粗俗"面部特征，其平均寿命可接近正常。

正常子代分别从父母双方各继承一个 *UBE3A* 基因拷贝。在人体的许多组织中该基因的两个拷贝都是激活的，但在大脑的特定区域，只有来自母本的 *UBE3A* 基因拷贝是激活的，来自父本的等位基因保持沉默，母本遗传的基因异常就会患病。这种特定亲本的基因激活源于基因组印迹现象，性别特异的遗传印迹，生化机制是 DNA 的甲基化。如果染色体改变或者基因突变使母源性 *UBE3A* 基因拷贝丢失，那么在大脑的特定区域就没有激活的基因拷贝，导致该病的发生。该病多数（约 70%）是含 *UBE3A* 基因的第 15 号母源性染色体的部分片段缺失所致；约 11% 是母源性 *UBE3A* 基因突变所致；少数是一对 15 号染色体均来自其父亲，而不是分别来自父母双方的单亲二倍体。许多重要临床特征都是 *UBE3A* 基因失去功能的结果。10% 患者的病因尚不清楚。该病多数不遗传，特别是母源性 15 号染色体部分缺失或父源性单亲二倍体所致者。

实验检测 包括染色体核型分析、荧光原位杂交（FISH）、

基因芯片技术、比较基因组杂交或细菌人工染色体标记-磁珠鉴别/分离（BoBs）检测技术等，旨在检测 15 号染色体是否有重排（易位、倒置）或部分缺失；分子遗传学检测包括：甲基化分析、*UBE3A* 整个编码区序列分析与突变扫描、选择外显子序列分析与突变扫描、缺失/重复分析和细胞分裂中期 FISH，旨在检测 *UBE3A* 编码区基因的异常改变或是否来自父本单亲二倍体；产前诊断则是采集绒毛或羊水细胞。

实验诊断 经染色体核型分析发现 15 号染色体有重排（易位、倒置）；甲基化分析和 *UBE3A* 序列分析确定患者基因的异常改变，如是来自母本的第 15 号染色体印迹基因区部分缺失，或来自父本的单亲二倍体，多数该病可得到诊断。分析父母 15 号染色体 15q11-13 区特定的 DNA 甲基化印迹可发现大约 78% 的该病患者，包括有缺失、单亲二倍体、或印迹缺陷的个体；只有不到 1% 的患者经细胞遗传学核型分析可见染色体重排（即易位或倒置），涉第 15 号染色体的 15q11-13 区域。另约有 11% 的患者经 *UBE3A* 序列分析检测到基因突变，得到诊断。

临床评价 该病的实验诊断有赖于将分子遗传学检测和（或）细胞遗传学分析与临床特点相结合。1995 年美国安格尔曼综合征基金会制定了统一的安格尔曼综合征临床诊断标准并于 2005 修订。经染色体核型分析发现 15 号染色体异常，确诊综合征的作用有限。通常常规细胞遗传学分析无法发现 5~7Mb 的常见缺失，通过比较基因组杂交或 BoBs 技术可发现 15 号染色体的基因缺失或失活。分子生物学检测（甲基化分析和 *UBE3A* 序列分析）能确定大约 90% 患病个体的异常改变，剩余约 10% 的患者虽然有典型的该病表型特征，但尚未明确遗传机制，不依据实验诊断。对于存在胎儿异常风险的孕妇可在不同孕期采集绒毛、或羊水胎儿脱落细胞、或脐带血进行相关细胞遗传学与分子遗传学诊断。

（吕时铭）

ránsètǐ yìwèi shíyàn zhěnduàn

染色体易位实验诊断 （laboratory diagnosis of chromosome translocation） 染色体易位即染色体片段位置的改变（用 t 表示），伴基因位置改变。

染色体易位分类 可分为染色体内易位和染色体间易位。

染色体内易位 发生在一条染色体内的易位，又称移位。

染色体间易位 发生在两条同源或非同源染色体之间的易位。又可分为转位和相互易位。①转位：指一条染色体的某一片段转移到了另一条染色体上。②相互易位：指两条染色体间相互交换了片段。染色体发生断裂后相互交换无着丝粒断片形成新的衍生染色体，是比较常见的结构畸变，在各号染色体间都有可能发生。相互易位仅有位置的改变，没有可见的染色体片段增减时称为平衡易位（通常没有明显的遗传效应）。平衡易位的携带者与正常人婚后生育的子女，却有可能得到一条衍生异常染色体，导致某一易位节段的增多（部分三体型）或减少（部分单体型），并产生相应的遗传效应，如罗宾逊易位，又称罗伯逊易位、着丝粒融合，是 13~15 和 21~22 号染色体（近端着丝粒染色体）的长臂发生着丝粒融合产生的特殊类型易位，是相互易位的一种特殊形式。绝大多数断裂发生在两条染色体的短臂，产生双着丝粒染色体；断裂也可分别发生在两条染色体的短臂和长臂，产生单着丝粒染色体。断裂后形成的两条衍生染色体，一条由两者的长臂构成，几乎具有全部遗传物质；另一条由两者的短臂构成的小染色体。罗宾逊易位的携带者尽管只有 45 条染色体，但除偶有男性不育外，没有表型异常。这是因为易位染色体几乎包括了两条长臂的全部，没有基因的大量丢失，丢失的两条短臂几乎全是结构异染色质，它的存在与否不引起表型异常。

还存在复杂易位的形式，即 3 条或 3 条以上染色体发生断裂相互交换片段后重接，形成多条结构重排的衍生染色体。复杂易位配子形成时多数为不平衡配子。

实验检测与实验诊断 常用染色体核型分析、荧光原位杂交等细胞遗传学实验诊断技术进行实验诊断，常规的细胞遗传学核型分析是检测易位的"金标准"，高分辨 G 显带的分辨率可达 5Mb。

临床评价 核型分析准确度高，但依赖于专业人员的技术和经验。FISH 在诊断易位方面尤其是复杂易位有一定优势。诊断过程中应注意该易位是否为平衡易位，若易位涉及基因缺失，应对其可能引起的临床表型进行评估，指导预防与治疗工作。

（吕时铭）

biāojì ránsètǐ shíyàn zhěnduàn

标记染色体实验诊断 （laboratory diagnosis of marker chromosome） 标记染色体（mar）是不能被常规显带方法分辨或明确识别的发生结构畸变的染色体。文献中用于描述标记染色体的术语，包括"额外结构异常染色体""多余标记染色体"和"附加染

色体"等。如果该染色体某一部分的来源能被识别，则该染色体应作为衍生染色体并使用相应规则描述。

标记染色体本质上是部分三体，有时标记染色体是由沉默基因组成，几乎没有作用，在家系中遗传很少产生影响，另一些标记染色体则产生新的事件。标记染色体由于体积小，在细胞分裂期间可能会丢失而没有遗传下来。较常见的标记染色体为反向复制的 15 号染色体，也称等双着丝粒 15 号染色体，这是一个特定的综合征，发育迟缓、体格变异和经常癫痫发作为其特点，典型患者有 47 条染色体，多余的一条由 15 号染色体的片段组成，末端对末端复制如同镜像。有些人有多个标记染色体。进行特殊研究鉴定标记染色体所含物质，有可能得到更多的关于该标记染色体作用的结论。

实验检测 染色体核型分析。

实验诊断 主要是通过染色体核型分析，结合临床判断其临床意义。核型分析中只记录标记染色体，不描述标记染色体的形状和大小，一般用文字说明相关信息，如47，XX，+mar 表示有一条标记染色体。

临床评价 ①标记染色体的临床意义是很不确定的，取决于标记染色体中所包含的遗传物质。②标记染色体未必是特定的疾病或异常的标记，但在显微镜下它可以从所有正常的人类染色体中被区分出来。③产前诊断中，在胎儿细胞发现标记染色体，需分析其与胎儿表型的关系。通常需检查父母的染色体核型，结合来源分析，提供有效的产前诊断信息。如果标记染色体是新发现的，双亲所没有的，预测该标记染色

体的影响就相当困难。如果双亲之一携带着相同的标记染色体，则影响更小。④标记染色体也是在肿瘤细胞内经常见到结构异常的染色体，可分为特异性和非特异性标记染色体两种。前者有特殊的形态，且便于识别，如慢性粒细胞性白血病中的费城（Ph）染色体，即 Ph 小体。

（吕时铭）

xuèyǒubìng fēnzǐ zhěnduàn

血友病分子诊断 （molecular diagnosis of hemophilia）

血友病是 *F8* 或 *F9* 基因突变及由此导致的凝血因子Ⅷ或Ⅸ的缺陷所致的 X 连锁隐性遗传性出血性疾病。可分为血友病 A 和血友病 B，分别是凝血因子Ⅷ（*F8*）和凝血因子Ⅸ（*F9*）基因突变导致的凝血因子Ⅷ和凝血因子Ⅸ缺陷。①*F8* 基因：位于 Xq28，长 186 kb，由 26 个外显子及 25 个内含子组成，mRNA 全长 9kb，编码一种由 2351 个氨基酸组成的抗血友病球蛋白（AHG）。该蛋白包括 2 个成份，其中 FⅧ:C（因子Ⅷ凝血成分）有因子Ⅷ凝血活性；FⅧ:Ag（因子Ⅷ抗原）是因子Ⅷ相关抗原。②*F9* 基因：位于 Xq27.1，全长 33.5kb，由 8 个外显子和 7 个内含子组成，编码一种由 461 个氨基酸残基组成的血浆凝血活酶成分（PTC）。*F8* 或 *F9* 基因突变的类型包括核苷酸置换、缺失、插入、倒位和移码等，导致患者体内因子Ⅷ或因子Ⅸ缺陷，进而影响凝血功能。

该病的主要病理变化是凝血活酶生成障碍，主要临床特征为凝血时间延长，终身有自发性或轻微损伤后出血倾向。群体发病率为（5~10）/10 万，以血友病 A 较为多见，约占 80%。一般男性发病，女性为携带者。携带者

女性虽有程度不同的因子Ⅷ或因子Ⅸ活性降低，但一般无出血表现。约有 40% 的患者无家族史，可能是新的基因突变所致。

实验检测 包括出凝血检查（见血友病实验诊断）和分子检测两部分。

凝血检查 包括常规出凝血检查、筛选试验、纠正试验、FⅧ:C/Ⅸ:C 测定、排除试验等。

分子检测 血友病 A 和血友病 B 的样本来源相似，从患者外周血淋巴细胞中抽提 DNA，或从胎儿羊水细胞或绒毛细胞中抽提 DNA，但两者检测方法有所不同。

血友病 A 的分子检测 ①基因倒位检测：采用 DNA 印迹法、长距离 PCR（LD-PCR）或单管聚合酶链法。②点突变检测：常采用 PCR-限制性片段长度多态性法（RFLP）、可变数串联重复序列（VNTR）法、PCR-单链构型多态性法（SSCP）、PCR-变性梯度凝胶电泳法（DGGE）、PCR-化学错配裂解法和 PCR-变性高效液相色谱法（DHPLC）等。③基因缺失检测：根据缺失部位的不同选择相应的检测方法。④直接测序法：若突变性质不明确或者多态性位点不能提供信息，可选择直接测序法。

血友病 B 的分子检测 由于 *F9* 基因突变缺乏热点，所以只能围绕整个基因进行检测。常用的检查方法有直接法（包括直接测序法、基因芯片法等）和间接法（包括 RFLP、SSCP、DGGE、DHPLC 等）。

实验诊断 诊断该病的关键。

依据 包括出、凝血实验，血友病 A 的分子检测、血友病 B 的分子检测结果。

血友病 A 的分子检测 常见基因突变有基因倒位、点突变和

基因缺失。①基因倒位：中国人群中 F8 基因内含子 22 倒位所导致的血友病 A 约占 50%。②点突变：检测到的点突变以无义突变和错义突变为主，其中包括：谷 272 甘（A→G）、精 372 组（G→A）、酪 1680 苯丙（A→T）、谷 1686 终止（C→T）、精 1689 半胱（C→T）、酪 1709 半胱（A→G）、精 1941 谷胺（G→A）、精 1941 终止（C→T）、精 2116 终止（C→T）、精 2209 谷胺（G→A）、精 2209 终止（C→T）、精 2307 亮（G→T）、精 2307 终止（C→T）等，可导致中度至严重血友病。③基因缺失：包括 IVS-1 缺失 7kb、外显子 1 缺失、外显子 1~26 缺失等导致的中度至重度血友病。④基因插入：包括 IVS-10 插入 0.7kb 和外显子 14 插入 3.5kb 等。⑤移码突变：如外显子 8 密码子 360GAA 缺失 GA 可致重型血友病 A。

血友病 B 的分子检测　常见的 F9 基因突变类型包括点突变、基因缺失和基因插入等。①点突变：其中错义突变占 68%，无义突变占 14%。常见点突变包括：谷 27 赖（G→A）、甘 60 丝（G→A）、精 248 谷胺（G→A）、谷 27 缬（A→T）、天冬 47 甘（A→G）、精 145 半胱（G→T）、精 180 谷胺（G→A）、精 333 谷胺（G→A）、精 390 终止（C→T）、丙 390 缬（C→T）、异亮 397 苏（T→C）、5′IVS-3 拼接供者部位（GT→GG）和 3′IVS-7 拼接受者部位（G→A）。②基因缺失：包括全部缺失、部分缺失和小缺失，缺失范围为 1bp 至整个基因，但以小缺失为主。已报道的缺失发生在外显子 1~3 和外显子 2~8。③基因插入：插入片段如非 3 的倍数可造成移码突变。已报道外

显子 4 大片段插入或外显子 5 插入 Alu 顺序。④拼接区突变：可见第 4 外显子受位的突变（IVS-3A>G）。⑤移码突变：已报道移码突变发生在天冬 85 缬，86 终止（外显子缺失 A）。

鉴别诊断　此处主要叙述血友病 A 的鉴别。①与血友病 B 鉴别：止凝血实验：APTT 延长，能被正常新鲜血浆或硫酸钡吸附血浆纠正者为血友病 A；能被正常血清纠正，但不被硫酸钡吸附血浆纠正者为血友病 B。凝血因子活性：血友病 A 患者因子Ⅷ促凝活性（Ⅷ:C）测定明显减少；血友病 B 患者因子Ⅸ促凝活性（Ⅸ:C）测定减少。基因突变的检出：一旦发现 F8 基因或 F9 基因突变就能作出血友病 A 或血友病 B 的分子诊断。②与血管性血友病鉴别：血管性血友病 FⅧ:C 和 FⅧ:Ag 均减少，反复出血多累及黏膜如鼻黏膜和胃肠道黏膜，出血的严重程度可有很大的变异，而且呈常染色体显性/隐性遗传。③与 FⅪ 缺陷症鉴别：FⅪ 缺陷症为常染色体隐性遗传病，自发性出血少见。患者 FⅪ:C 和（或 FⅪ:Ag）降低。血友病 A 和血友病 B 均需与此病鉴别。

临床评价　各种检测方法也存在一些不足，实际操作时应根据实验诊断的需要选择合适的方法，提高临床检测的准确性及效率。①出凝血检测法：是诊断血友病及鉴别血友病 A 或 B 的重要依据，该法在缺乏分子诊断条件的实验室已成为不可替代的诊断依据。②分子诊断：是确诊的金标准，但未找到突变也不能排除血友病的可能。③在实验方法中，LD-PCR 法简便迅速、高效直观、灵敏准确；PCR-RFLP 法简便、快捷、成本较低；VNTR 分析

DXS52 位点信息量大、诊断率高。

（顾鸣敏）

yíchuánxìng ěrlóng shíyàn zhěnduàn

遗传性耳聋实验诊断（laboratory diagnosis of hereditary deafness）　遗传性耳聋是染色体异常或基因突变所致耳聋。新生儿耳聋的发生率为 1‰~3‰，遗传性耳聋约占 50%。遗传性耳聋有高度的遗传异质性，有多种遗传方式。根据遗传方式可分为常染色体显性遗传（10%~20%）、常染色体隐性遗传（75%~80%）、X 连锁遗传（2%~3%）和线粒体突变母系遗传（约 1%）等；按耳聋发生的时间可分为语前耳聋和语后耳聋；依据听力损害是否伴有耳外组织功能障碍可分为综合征型耳聋（SHL）和非综合征型耳聋（NSHL），SHL 占遗传性耳聋的 30%，NSHL 占 70%。

实验检测　应仔细询问病史，检查外耳道及鼓膜；进行音叉检查与纯音听阈测听，以查明耳聋的性质及程度。对儿童与不合作的成年人，还可进行声阻抗测听、听性脑干反应测听及耳蜗电图等。

音叉检查　是鉴别耳聋性质最常用的方法。常用五支组音叉，其震动频率为 128、256、512、1024 和 2048Hz。常用以下几种检查方法。①林纳试验：又称气骨导对比试验，是比较同侧气导、骨导听力的检查方法。正常人气导比骨导时间长 1~2 倍；传导性耳聋患者骨导比气导长；感音神经性耳聋患者气导、骨导时间均较正常人短，听到的声音较弱；如为一侧重度感音神经性耳聋，气导和骨导声音皆不能听到。②韦伯试验：又称骨导偏向试验，是比较两耳骨导听力强弱的检查方法。若两耳听力正常或损害程

度相当，则感音在正中，骨导无偏向；传导性耳聋患者感音偏向患耳；感音神经性耳聋患者出现声音偏向健耳。③施瓦巴赫试验（ST）：又称骨导对比试验，是比较正常人与患者骨导时间的检查方法。传导性耳聋患者 ST 延长（ST"+"）；感音神经性耳聋患者骨导对比试验缩短（ST"−"）。

新生儿听力筛查　新生儿出生后，在自然睡眠或安静的状态下通过耳声发射、自动听性脑干反应和声阻抗等电生理学方法进行的客观、快速和无创的检查。①初筛：新生儿生后 3~5 天内进行听力筛查。②复筛：对初筛未通过、可疑或初筛已经通过但属于听力损失高危儿的患者，需要在出生 42 天内进行听力复筛。新生儿听力筛查是一项系统化和社会化的优生工程，需要严格的质量控制，对患者的尽早发现与治疗有极其重要的作用。

实验诊断　主要有直接测序、基因芯片、变性高效液相色谱分析等。

综合征型耳聋实验诊断　已报道数十种 SHL，以下为几种常见的 SHL。

伴随皮肤系统疾病　①瓦登伯革（Waardenburg）综合征：即先天性耳聋眼病白额发综合征，是最常见的常染色体显性综合征型耳聋之一。1951 年，荷兰眼科及遗传学医师瓦登伯革（Waardenburg）首先在文献中提出一种新的综合征，患者出现蓝色眼球，视力却没影响，反而是听力可能出现极大的障碍且有先天性巨结肠症。表现为不同程度的感音神经性耳聋、白额发、一字眉及皮肤色素沉着异常和异色虹膜等。可分为四型，主要致病基因有

PAX3、*MITF*、*EDNRB*、*EDN3* 等，可通过检测这些基因是否存在异常而诊断。②伴耳蜗性耳聋的其他皮肤疾病：如白化病、指（趾）甲营养不良等。

伴随眼疾　①乌谢尔（Usher）综合征：又称遗传性耳聋-视网膜色素变性综合征。以先天性感音神经性耳聋、渐进性视网膜色素变性而致的视野缩小、视力障碍为主要表现的一种常染色体隐性遗传性疾病，具有遗传异质性。1858 年，冯·格雷弗（von Graefe）首先发现聋哑合并视网膜色素变性病例。1914 年，英国眼科学家查尔斯·乌谢尔（Charles Usher）调查了视网膜色素变性人群中耳聋的发病率，首次提出耳聋-视网膜色素变性与遗传因素有关。1972 年，霍兰德（Holland）等将该病正式命名为 Usher 综合征。已经发现 11 个相关致病位点，8 个相关基因，致病基因有 *MYO7A*、*USH1C*、*CDH23* 等。②雷夫叙姆（Refsum）综合征：又称遗传性运动失调-多发性神经炎综合征。其特点是耳聋、视网膜色素变性、多发性神经炎及银屑病等。大部分 Refsum 综合征患者与 *PHYH* 与 *PEX7* 两个基因相关。该病不常见，但是此型耳聋是可以逆转的，尽早发现、治疗很重要。

伴其他异常　①鳃裂-耳-肾综合征：常染色体显性遗传，发病率 1/40 000，临床表现主要是第二鳃弓异常、各种性质的耳聋和外耳畸形、肾异常等，致病基因主要为 *EYA1*，定位于 8q13.3。②彭德莱（Pendred）综合征：最常见的常染色体隐性遗传型耳聋之一。患儿出生时即有耳聋，严重者成为聋哑；患者完全丧失碘/氯转运功能，临床表现为后天

性甲状腺肿大，其中 40% 发生在青春期早期，其余发生在成年人期。该病 50% 以上是 *SLC26A4* 基因突变所致。③奥尔波特（Alport）综合征：最常见的 X 连锁遗传性耳聋。主要表现为学语后进行性感音神经性耳聋，一般在 10 岁后才出现耳聋表现，伴随进行性肾小球肾炎以及特殊的眼部异常，*COL4A5* 基因突变与此病相关。④线粒体母系遗传综合征型耳聋：1992 年范·登·奥维兰（van den Ouweland）等首先报道母系遗传糖尿病伴耳聋家系患者携有 mtDNA *A3243G* 突变，该突变为线粒体遗传型耳聋的热点突变之一。

非综合征型耳聋实验诊断　NSHL 占遗传性耳聋的 70%，按遗传方式不同分别命名。NSHL 不同基因位点简写为 DFN，常染色体显性遗传的命名为 DFNA，常染色体隐性遗传的命名为 DFNB，X 连锁遗传的命名为 DFN，而 Y 连锁遗传的为 DFNY，其后的数字反映了该基因位点定位或发现的先后顺序。染色体上被定位的遗传性耳聋位点已超过 130 个，其中绝大多数是 DFNB。NSHL 相关基因中有少部分同样可以引起 SHL，如 *GJB2*、*GJB3* 和 *SLC26A4* 等，而有些导致 DFNA 的基因，也可导致 DFNB，如 *GJB2*、*GJB3* 和 *GJB6* 等。

NSHL 各型的主要特点为：①常染色体显性遗传性 NSHL：占 NSHL 的 20%~30%，临床表现多数为学语后的听力下降，耳聋程度相对较轻，听力损失与相关基因间存在明显的遗传异质性，即相同的致病基因可导致不同程度的听力损失，而相同的表型亦可由不同的致病基因导致。应特别注意不同 NSHL 的鉴别诊断。

②常染色体隐性遗传性 NSHL：占 NSHL 的 70%～80%，耳聋程度较显性遗传严重。GJB2 是耳聋最为常见的致病基因，热点突变有 235delC 和 299delAT 等。③X 连锁 NSHL：其中 DFN3 是最常见的类型，定位于 Xq21.1。临床特征是伴镫骨脚固定的混合型耳聋，其相关的致病基因是 POU3F4。④Y 连锁 NSHL：目前只有中国一个家系报道了 Y 连锁 NSHL，此家系涉及 7 代 129 名家系成员。只有男性发病，其致病基因尚未定位。线粒体突变导致 NSHL 主要见于 12SrRNA 和 COI/tRNASer (UCN) 基因。

NSHL 基因筛查策略 ①首先根据临床判断、听力学筛查、前庭功能学筛查和影像学检查等对耳聋性质进行分类。②通过询问家族史和临床检测结果等与 SHL 区别。③根据发病规律与遗传模式并结合异常表型，初步推测可能的致病基因，进行重点筛查。尤其对未知基因突变的隐性遗传型耳聋患者行 GJB2 基因突变筛查，在中国 235delC 突变率极高。④对所有可能致病基因都未筛查出突变的大家系，可进行家系分析、连锁分析等，定位致病位点。

产前诊断 可从羊水细胞、脐血细胞等提取胎儿 DNA 进行分子诊断。一般对特殊人群进行，如家系中已有明确致病突变的先证者、夫妻双方均为致病突变的携带者等。

鉴别诊断 耳聋的原因很复杂，不仅各种类型 NSH 与 NSHL 之间相互区别，还应与先天性风疹、梅毒、巨细胞病毒感染而导致的耳聋等非遗传性耳聋进行区别。鉴别诊断对其是否有必要行基因诊断有极重要的指导意义。

临床评价 遗传性耳聋综合征致病基因众多，临床表型不一，有遗传异质性，确诊应慎重。对人群特别是新生儿进行最常见的耳聋基因，如 GJB2、GJB3、12SrRNA、SLC26A4 等的热点突变筛查，有助于优生优育。

(吕时铭)

nángxìngxiānwéihuà shíyàn zhěnduàn

囊性纤维化实验诊断 (laboratory diagnosis of cystic fibrosis) 囊性纤维化是 CFTR 基因突变所致的常染色体隐性遗传病。是一种遗传性外分泌腺疾病。致病基因 CFTR 定位于 7q31，长约 250kb，包含 27 个外显子，编码一种细胞膜整合蛋白——囊性纤维化跨膜转运调节因子 (CFTR)，该蛋白为氯离子等物质的转运通道。CFTR 基因突变导致氯、钠跨膜转运异常而致病。

临床表现为慢性梗阻性肺部病变引发肺炎、肺不张、肺脓肿、支气管扩张、间质性肺纤维化、肺气肿等，最终导致肺源性心脏病；胰腺外分泌功能障碍致吸收不良综合征，亦可因黏稠分泌物阻塞胰管导致腺泡扩张，进而腺泡囊肿、纤维化，最终外分泌腺萎缩，纤维组织增生，可继发糖尿病；胆汁分泌障碍引起脂肪泻；肝硬化伴门脉高压，肝功能受损，有肝脾肿大、黄疸、腹水等；汗腺受累使患者耐热差，汗腺排钠、氯离子异常增多。多于婴儿期发病，少数可推迟到少年期或成年后发病，为高加索民族中最常见的遗传病之一。

实验检测 ①肺功能检查：用于检测患者的通气功能和肺活量。②汗液检查：用于检测患者汗液中氯化物浓度和钠离子浓度。③血清胰淀粉酶同工酶浓度测定：用于检测胰腺外分泌功能。④胸部 X 线检查：用于慢性阻塞性支气管疾病的辅助诊断。⑤分子检测：用于 CFTR 的基因诊断、杂合子检出和产前诊断。

实验诊断 依赖各种生化或分子检出的结果。①肺功能检查：显示阻塞性通气功能障碍，肺活量明显下降，残气量增加，可较正常增加 4～5 倍。②汗液检查：显示汗液中氯化物浓度增加 ＞60mmol/L，钠离子浓度 ＞70mmol/L。③血清胰淀粉酶同工酶浓度测定：显示该酶浓度有明显降低或缺乏，而血液免疫反应性胰蛋白酶有明显增高。④胸部 X 线检查：显示早期似小叶性肺炎、肺小叶不张，后期肺叶呈过度通气状，有支气管壁增厚征，肺纹增深呈袖套状，也可有局限性肺不张、支气管扩张等 X 线表现。⑤分子检测：显示 CFTR 基因突变包括缺失、插入、错义突变、无义突变、剪接突变等类型。人类基因突变数据库 (HGMD) 显示全球共有 CFTR 基因突变 1538 种，其中最常见的是 ΔF508，可导致 CFTR 蛋白 508 位置上的苯丙氨酸残基缺失。这种突变发生在约 70% 的等位基因中；另有 30% 的基因突变较少见，包括 ΔF508/Ala455Glu 复合杂合子、Ala455Glu、Arg117His、5T/TG13 或 TG12、5T/TG11、7T 或 9T 等。

囊性纤维化需与成年人慢性支气管炎、继发性支气管扩张、肺结核、小儿腹腔疾病等鉴别。该病存在突变热点区，先从热点区域开始筛查是快速找到突变基因的良策。

临床评价 该病多见于高加索民族，少见于东亚人群。大部分患者在婴儿期起病，少数可推迟到少年期或成年后发病。采用 DNA 测序检出 CFTR 基因突变是确诊的关键，其中约 70% 为 ΔF508。

（顾鸣敏）

X liánsuǒ wúbǐngzhǒng qiúdànbái
xuèzhèng fēnzǐ zhěnduàn

X 连锁无丙种球蛋白血症分子诊断（molecular diagnosis of X-linked agammaglobulinemia）

X 连锁无丙种球蛋白血症是 *BTK* 基因突变致 B 细胞系列发育障碍，引起无丙种球蛋白血症的原发性免疫缺陷病。又称原发性低丙种球蛋白血症。为原发性 B 细胞缺陷的典型代表。布鲁顿（Bruton）于 1952 年首先报道，又称布鲁顿无丙种球蛋白血症。

该症呈 X 连锁隐性遗传，仅男孩发病。致病基因为 Bruton 酪氨酸激酶（*BTK*），位于 Xq21.3-22，包括 19 个外显子，编码的蛋白产物属于胞质酪氨酸激酶家族（BTK），可分为 5 个功能区，分别为 PH、TH、SH2、SH3 和激酶区。该基因突变可导致前 B 细胞成熟为 B 细胞发生障碍，所有免疫球蛋白合成不足，对多种抗原不能产生特异性抗体反应。

患者常于出生后 4~12 个月开始出现感染症状，表现为反复发作的严重细菌性感染，尤以溶血性链球菌、嗜血性流感杆菌、金黄色葡萄球菌和假单胞菌属感染最常见。对埃可病毒、柯萨奇病毒及脊髓灰质炎病毒的抵抗能力甚差。易发生变态反应性和自身免疫病，包括自身免疫性溶血性贫血、类风湿关节炎、免疫性中性粒细胞减少等。

实验检测 分子检测一般采用限制性内切酶聚合酶链反应（PCR），包括限制性内切酶片段长度多态性分析、变性梯度凝胶电泳分析、变性高效液相色谱法、高分辨率溶解曲线分析、实时荧光定量 PCR 和 DNA 测序等方法检测 *BTK* 基因突变的部位及类型。另外，婴儿直肠黏膜活检可检测直肠黏膜中的浆细胞数量。免疫球蛋白检测 IgG、IgA、IgM 和 IgE 的水平。产前诊断可对来自羊水细胞或绒毛细胞的 DNA 进行 *BTK* 基因突变分析。

实验诊断 依据婴儿直肠黏膜活检显示患者缺少浆细胞，血清免疫球蛋白（包括 IgG、IgA、IgM 和 IgE）明显减少，最终确诊需要基因诊断的证据。人类基因突变数据库（HGMD）共收录了 *BTK* 基因突变 767 种，基因突变的类型依次为错义突变、无义突变、移码突变等。鉴别诊断主要排除由其他原因引起的低丙种球蛋白血症。其中对<2 岁的患者应与婴儿暂时性低丙种球蛋白血症相鉴别，后者血液循环中 B 淋巴细胞数正常，疾病具有自限性，多在 2 岁后逐渐恢复正常。

儿童期发病的患者需与常见变异型免疫缺陷病鉴别，后者可累及两性，血液循环中 B 淋巴细胞数正常或降低，血清中 Ig 降低的程度较轻。

临床评价 产前采用分子诊断法明确诊断可避免异常胎儿出生。出生后早期诊断也有助于较早采取治疗手段，以减缓患者病情的进一步加重。

（顾鸣敏）

zhūdànbái shēngchéngzhàng'àixìng
pínxuè fēnzǐ zhěnduàn

珠蛋白生成障碍性贫血分子诊断（molecular diagnosis of thalassemia）

珠蛋白生成障碍性贫血是 α 或 β 珠蛋白基因突变致珠蛋白链合成不足引起的遗传病。又称地中海贫血。包括 α-地中海贫血和 β-地中海贫血。

α-地中海贫血是 α 珠蛋白基因缺失或突变所致。定位于 16pter-p13.3，有 2 个 α 珠蛋白基因（α1 和 α2 基因），故每个个体有 4 个 α 珠蛋白基因。根据受累 α 珠蛋白基因的数目可将该病分为 4 种类型：① "--/--"：表示 4 个 α 珠蛋白基因全部缺失，导致 $α^0$-地中海贫血（Hb Bart's 胎儿水肿综合征）。临床表现为胎儿重度贫血、黄疸、水肿、肝脾肿大、腹水、胸腔积液，常于孕 30~40 周时流产或死胎。② "--/-α"：表示有 3 个 α 珠蛋白基因缺失，可导致 HbH 病。该病患儿在 1 周岁时出现贫血、疲乏无力、肝脾肿大、轻度黄疸。③ "--/αα" 或 "-α/-α"：表示有 2 个 α 珠蛋白基因缺失，可导致轻型 α-地中海贫血。临床表现为轻度溶血性贫血。④ "-α/αα"：表示仅有 1 个 α 珠蛋白基因缺失，可导致静止型 α-地中海贫血，患者一般无症状，仅在出生时出现 1%~2% 的异常血红蛋白。

人类 β 珠蛋白基因定位于 11p15.5，该基因突变可导致 β-地中海贫血。其中 β 珠蛋白链合成完全受抑制的称为 $β^0$-地中海贫血，患者的基因型为 $β^0/β^0$ 纯合子或 $β^0/β^+$ 双重杂合子。因不能合成 β 链，或只能合成很少量的 β 链，患儿在出生后 3~12 个月开始发病，表现为慢性进行性贫血、面色苍白、肝脾肿大、发育不良，常有轻度黄疸，症状随年龄增长而日益明显。骨髓代偿性增生导致骨骼变大、髓腔增宽，先发生于掌骨，以后为长骨和肋骨；1 岁后颅骨改变明显，表现为头颅变大、额部隆起、颧高、鼻背塌陷，两眼距增宽，形成"地中海贫血面容"。如果 β 链的合成部分受抑制，则称为 $β^+$-地中海贫血，患者的基因型为 $β^+/β^A$、$β^0/β^A$

等，临床表现为轻度贫血，脾不肿大或轻度肿大。还有一种 β^+-地中海贫血的基因型为 β^+/β^+，也称为中间型 β-地中海贫血，其临床表现介于轻型和重型之间，可出现中度贫血、脾轻度或中度肿大、黄疸不确定、骨骼改变较轻。

地中海贫血的发生存在一定的地域差别，其中 α-地中海贫血主要分布在热带和亚热带地区，中国南方地区的发生率约为 2.64%。β-地中海贫血好发于地中海沿岸国家和地区，如意大利、希腊、马耳他、塞浦路斯等，以及东南亚各国的广大地区。中国 β-地中海贫血的发生率约为 0.66%。

实验检测 包括外周血红细胞形态与功能检测、骨髓象红细胞的检测（见珠蛋白生成障碍性贫血实验诊断）及分子检测等。分子检测主要包括以下几项。①未知突变基因的检测：可采用 PCR-限制性内切酶片段长度多态性法（RFLP）、PCR-单链构型多态性法（SSCP）、PCR-变性梯度凝胶电泳法（DGGE）、PCR-异源双链法（HA）、PCR-变性高效液相色谱法（DHPLC）、高分辨率溶解曲线分析（HRM）、实时荧光定量 PCR 等方法用于筛选 α 及 β 基因的未知突变。②已知突变基因的检测：可采用 PCR-等位基因特异性寡核苷酸杂交（ASO）技术和基因芯片技术。③缺失型突变的检测：主要采用特异性 PCR 法、DNA 印迹法等。应用直接测序法进行地中海贫血基因突变的诊断、杂合子检出以及产前诊断。

实验诊断 确诊地中海贫血的关键。外周血红细胞形态与功能检测中有核红细胞和网织红细

胞明显增多，红细胞渗透脆性降低。分子诊断是根据致病基因对地中海贫血进行分子分型诊断。

分子诊断 ①α-地中海贫血：可出现 1~4 个 α 基因缺失，产生程度不等的 α-地中海贫血。点突变是导致 α-地中海贫血的第 2 个原因，突变可发生在编码区、非编码区。②β-地中海贫血：主要是 β 基因的点突变所致。中国人群较常见的突变类型为：β41-42（-TCTT），约占 45%；IVS-II 654（C→T），约占 24%；β17（A→T），约占 14%；TATA 盒-28（A→T），约占 9%。这些点突变分别导致转录受阻，mRNA 前体剪接加工错误，翻译无效，或合成不稳定的珠蛋白链而阻碍 α-β 二聚体形成，进而使珠蛋白链不平衡等。

鉴别诊断 ①缺铁性贫血：轻型地中海贫血的临床表现和红细胞的形态改变与缺铁性贫血较相似，但缺铁性贫血常有缺铁诱因，血清铁蛋白含量减低，骨髓外铁粒幼红细胞减少，铁剂治疗有效等可予鉴别。②传染性肝炎或肝硬化：HbH 病贫血较轻，伴有肝脾肿大、黄疸，少数病例还可有肝功能损害，故易被误诊为黄疸型肝炎或肝硬化。但通过病史询问、家系调查以及红细胞形态观察、血红蛋白电泳检查即可鉴别。

临床评价 实验室检查对于诊断地中海贫血是不可或缺的。基因分子诊断不仅能确诊与分型，而且有利于控制出生缺陷，家系中一旦确认了先证者的基因突变类型，可通过 PCR-ASO 法或直接基因测序法进行携带者检测、产前诊断甚至着床前诊断。

（顾鸣敏）

jiǎxìng féidàxíng jīyíngyǎng bùliáng shíyàn zhěnduàn

假性肥大型肌营养不良实验诊断（laboratory diagnosis of Duchenne/Becker muscular dystrophy） 假性肥大型肌营养不良是 X 染色体 Xp21 区抗肌萎缩蛋白基因突变所致的遗传性疾病。该病是临床最常见的肌营养不良，是基因缺陷所致儿童最常见的致死性肌肉疾病，主要特征是进行性肌萎缩和腓肠肌假性肥大。

根据临床表现，可分为迪谢内肌营养不良（DMD）和贝克肌营养不良（BMD），前者发病率为 1/3 500，后者发病率为 1/30 000。①DMD：属 X 连锁隐性遗传病，符合经典孟德尔遗传定律，男性发病，女性携带异常基因但不发病。父母都无病时，女儿不发病，儿子可能发病；若母亲为基因携带者，50% 的男性子代发病，50% 正常，女性中正常和携带者各占 50%。由于交叉遗传，男性的致病基因只能从母亲传来，将来只能传给女儿，不存在从男性向男性传递。患者的同胞、舅舅、姨表兄弟、外甥常常为本病患者。大多数 DMD 患者于 5 岁前发病，近半数患者在学会行走时就出现本病表现，如走路笨拙、步态摇摆，俗称鸭步；学会行走或跑步后，活动能力下降、易跌倒，不愿意行走或跑步及登楼；站立时脊髓前凸，腹部挺出，两足撇开。病情进行性发展，患者的行走、跑步和上楼日益困难，摇摆和蹒跚步态日益明显，由仰卧位起立时非常困难，必先翻身俯卧，再双手攀缘两膝，需俯身以手支撑膝盖逐渐向上才能完成起立动作（Gower 征）。随病情进展，肌营养不良症状越来越重，肩胛带肌受累松弛，呈游离肩；前锯肌和

斜方肌萎缩无力，两臂前推或上举时，肩胛骨呈翼状竖立于背部，出现翼状肩，上臂肌受累后上肢无力。肌纤维进一步减少时，腱反射减弱，直至消失。累及心脏者，可出现不同类型的心律失常。部分病例可有轻度的非进行性智力发育迟缓。12 岁左右患者丧失独立行走能力，随着病情加重，长期卧床易并发压疮、坠积性肺炎等。20 岁左右由于循环和呼吸衰竭而死亡，不到 20% ～ 25% 的患者可以存活到 25 岁。②BMD：也是 X 连锁隐性遗传，男性发病，女性传递。常在 10 岁以后起病，发病年龄较晚，没有 DMD 严重，人数也少。BMD 的细胞能产生抗肌萎缩蛋白，但结构异常或量不足，不如 DMD 严重。首发症状为骨盆带及股部肌肉力弱，临床表现与 DMD 类似，但症状较轻，进展缓慢，病程长，12 岁时仍能行走，一般出现症状后 15 ～ 25 年以上才丧失独立行走能力，多数在 30 ～ 40 岁时仍不发生瘫痪，心肌受累和智力障碍较少见，寿命可达 30～50 岁。

DMD 基因是人类最大的基因之一，位于 Xp21，全长 2.5Mb，占全部基因组序列长度的 0.1%，占 X 染色体全长的 1.5%。该基因 99% 的序列由内含子组成，编码区包括 79 个外显子及 7 个组织特异性的启动子。其 mRNA 序列长 14kb，主要表达于骨骼肌、心肌，少量表达于脑组织。其基因产物为抗肌萎缩蛋白，这是一种 427kD 的棒状蛋白，长约 150nm。DMD 的基因突变，65% 是缺失突变，包括基因内部一个或多个外显子的大片缺失，约 30% 是点突变或微缺失，另 5% 是基因重复。除遗传因素外，患者自身基因突变也可导致本病发生。DMD 基因突变中约有 30% 为自发性突变，即非遗传所致，其余的为 X 染色体隐性遗传。在已报道的致病突变中，大片段缺失约有 310 种，点突变约有 484 种，大片段插入约有 105 种，复杂重排约有 7 种。缺失可发生于基因的任何区域，但存在两个热点区域。一个位于基因的中央区域，在 45 ～ 55 号外显子之间的一个或多个外显子的缺失，断裂点常位于 44 号内含子与 50 号内含子；另一个位于 2～19 号外显子之间的一个或多个外显子的缺失，其断裂点常发生在 2 号或 7 号内含子，也常常会发生在下游的内含子中。点突变没有显著的分布热点，随机地分布于整个基因上。

实验检测　包括生化检查、肌肉活检、基因检测和产前诊断。

生化检查　是携带者检出的常用手段，常检测血清中磷酸肌酸（CP）、肌酸磷酸激酶同工酶（CPK-MB）、乳酸脱氢酶（LDH）、丙酮酸激酶（PK）、肌红蛋白（Mb）的水平。

肌肉活检　检测抗肌萎缩蛋白量的多少有助于诊断。

基因检测　常采用：①等位基因特异性扩增（AMSR）、错配碱基聚合酶链反应/限制性内切酶图谱分析、等位基因寡核苷酸探针杂交（ASO）依赖探针连接的多重扩增技术（MLPA）等方法检测已知突变。②聚合酶链反应-单链构象多态性分析（PCR-SSCP）、变性梯度凝胶电泳（DGGE）、温度梯度凝胶电泳（TGGE）以及时间-温度梯度凝胶电泳等方法可检测未知突变。③DNA 序列分析确认突变性质及位点。④基因诊断的探针检测缺失型 DMD 基因。⑤外显子多重引物 PCR 技术检测缺失型 DMD/BMD。⑥在 DMD 基因内部及下游 200kb 范围内杂合度较高的微卫星（STR）位点，单体型连锁分析非缺失型 DMD/BMD。⑦PCR-SSCP 检测点突变。⑧逆转录 PCR 法对有异常转录子的基因进行全长 PCR 扩增，可检测到相应基因突变的存在和类型。⑨变性高效液相色谱法（DHPLC）高通量筛选 DNA 序列变异。⑩荧光定量 PCR 和基因芯片技术等对基因进行定量检测。

产前诊断　有 DMD 家族史或曾生育 DMD 患儿的女性再生育时应行 DMD 产前诊断。

实验诊断　根据上述实验检测项目结合临床表现进行诊断，可与肢带型肌营养不良和面肩肱型肌营养不良相鉴别。

生化检查　肌酸激酶（CK）是肌肉内的一种酶，血液样本中发现 CK 水平升高通常意味着肌肉萎缩或炎症，肌肉遭到破坏。该病患者 CK 水平是正常水平的 20～100 倍。CK 水平升高虽然不能确诊该病，但是可作为发病的最早线索。

肌肉活检　可区别炎症和其他疾病的肌营养不良症，也可区分不同类型的肌营养不良症。

基因检查　通过体细胞（用外周血细胞）的 DNA 分析，可发现抗肌萎缩蛋白基因突变，获得确切的遗传信息进行实验诊断。DMD 基因巨大，突变类型多样，需要联合多种技术对其多种突变类型进行有效检测、综合分析。男性 DMD/BMD 患者的 DMD 基因诊断，可通过两组 9 重 PCR 检测该基因缺失热点区，进而对该基因 18 个外显子进行缺失诊断。若发现外显子缺失即可确诊为 DMD 基因缺失型。对多重 PCR 检测未见缺失者可用 DHPLC 和测序技术对其该基因进行点突变检测。该基因没有固定的点突变及突变热点区，所以对点突变的检测包括在 mRNA 基础上直接对 cDNA 序列的分析，在基因组 DNA 基础上的突变筛查，以及对 DMD 基因 79 个外显子进行的序列分析等。诊断女性缺失型携带者和重复型突变携带者均存在一条正常的 X 染色体，无论诊断哪种携带者均需用荧光定量 PCR 技术等对基因进行定量检测。

产前诊断　对未明确致病突变基因的先证者，应先进行 DMD 实验诊断明确致病突变基因。已明确者，可针对该突变对胎儿直接进行检测，做出明确产前诊断。如先证者未检出致病突变，DMD 基因连锁分析是间接判断胎儿是否患病的有效途径。常在选择杂合度较高的 11 个微卫星位点，连锁分析该位点的详细情况。DMD 为 X 连锁隐性遗传病，产前诊断时应进行胎儿性别鉴定，为遗传咨询提供参考。男胎有致病基因为患者，女胎多为携带者，但是将来长大生育时需进行 DMD 产前诊断。

鉴别诊断　①肢带型肌营养不良：又称 Erd 型肌营养不良，为常染色体隐性遗传，基因定位于第 15 或 16 号染色体，有明显的家族史，两性均可发病，男性多于女性，男女比为 2.56∶1。多于 20~30 岁起病，主要累及近端肌群，常先影响上肢，多年后再影响下肢，出现行走困难、不能登楼、蹒跚步态、常跌倒；有的则只累及股四头肌，偶有腓肠肌假肥大，病程进展极慢。②面肩肱型肌营养不良：又称 Landouzy-Dejerine 型肌营养不良，为常染色体显性遗传，基因定位于第 4 号染色体，两性均可发病。通常于青春期发病，首先影响面部，面肌无力，常不对称，呈特殊的"肌病面容"，如上睑稍下垂，额纹和鼻唇沟变浅，不能露齿，突唇、口轮匝肌可有假性肥大，表情动作变弱；有的肩胛带肌肉、肱部肌群首先受累，上肢抬高困难。检查时可发现蹙额、皱眉、鼓腮、闭眼、闭口均力弱，三角肌、肱二头肌、肱桡肌萎缩明显，但前臂及手部肌肉不被侵犯。病程进展极慢，常有顿挫或缓解。其他还有眼肌型、眼咽型、远端型、股四头肌型等肌营养不良症，但均极罕见。

临床评价　①生化检测：单项指标以 CPK 或 Mb 为佳，检出率为 77.27%。血清酶水平在正常女性与女性携带者之间有一定的重叠，易造成误诊，故血清酶水平的测定多作为携带者诊断的参考指标。②基因检查：多重 PCR 对 DMD 基因缺失热区的 18 个外显子进行缺失检测，可检测到 98% 的缺失型突变。其缺点是不能检测非缺失热区中的外显子，且不能检测重复突变，不能检测缺失型和重复型杂合子携带者，突变检出率为 60% 左右。MLPA 技术可同时诊断 DMD 基因 79 个外显子的缺失突变与重复突变，并可检出杂合缺失和杂合重复等携带者，一次实验可检出的遗传信息量大，诊断时间短；在 DMD 的实验诊断技术中，最有效的技术是在 mRNA 基础上对 cDNA 的分析，可直接找到致病突变。其不足是技术难度较大，需要肌肉活检，直接对 79 个外显子进行序列分析的工作量大，费用也较高。因此，一般的实验室仍多采用筛查的方法，其中 DHPLC 操作较简便、快速。DHPLC 是一种用离子对反向高效液相色谱法，分离并检测异源双链，高通量筛选 DNA 序列变异。突变型与野生型 DNA 杂交形成异源双链和同源双链，异源双链和同源双链在某一温度下解链的程度不同，所以与分离柱的结合力不同，从分离柱上洗脱下来的速度不同，形成异源双峰。其检测类型包括外显子缺失、外显子点突变、女性携带者。DMD 基因内部微卫星标记之间的重组频率为 12%，故通过连锁分析来判断携带者或用于产前诊断，将可能导致分析不全面甚至误诊。③产前诊断：首选 10~12 孕周采集绒毛，次选 15~18 孕周采集羊水。绒毛可通过形态检查准确挑选避免母源污染，但血性羊水易致母源污染；若在孕早期绒毛诊断失败，则补救诊断时间较充裕；绒毛提取的 DNA 质量好数量多，则成功率高。由于基因突变情况复杂，产前诊断前应进行先证者预分析，以确定其基因突变细节及父母基因多态性标记，了解杂合状态信息，以确定在该家系中实行产前诊断的策略。

（顾鸣敏）

jǐsuǐxìng jīwěisuō shíyàn zhěnduàn

脊髓性肌萎缩实验诊断（laboratory diagnosis of spinal muscular atrophy）　脊髓性肌萎缩（SMA）是运动神经元存活基因 1 和 2（SMN1 和 SMN2）突变致脊髓前角细胞和脑干运动神经核变性，引起肌无力和肌萎缩的常染色体隐性遗传病。致病基因为 SMN1 和 SMN2，它们共同定位于 5q13，只是 SMN1 靠近端粒一侧，SMN2 靠近着丝粒一侧。SMN1 含 9 个外显子，编码一种对运动神经元存活所必需的 SMN 蛋白。该基因的缺失可导致 SMA。正常的 SMN2 有 2 个拷贝，随着拷贝数的增减可导致 SMA。该病群体发病率约为 1/10 000，隐性基因频率约为 1/100，故致病基因携带者的频率约为 1/50。

根据发病年龄、受累肌群分布及疾病进展速度，SMA 分为 4 型。①SMA Ⅰ 型：又称婴儿型进行性脊髓性肌萎缩或韦德尼希-霍夫曼（Werdnig-Hoffmann）综合征。占 SMA 总数的 35%。通常在出生后 6 个月内发病，首先表现为躯干和四肢肌无力、全身弛缓性瘫痪、肌张力减低、不能完成坐立动作，95% 在 18 个月内死亡。②SMA Ⅱ 型：又称中间型或 Dubowiz 病，占 SMA 总数的 45%。多在出生后 6～18 个月内出现运动障碍，躯干和四肢近端肌无力、腱反射消失、无法自行站立和行走，呼吸肌也可受累，生存期从 2 年到 30 年不等。③SMA Ⅲ 型：又称青少年型或库格尔贝格-韦兰德（Kugelberg-Welander）病，占 SMA 总数的 8%。患者多在出生 18 个月后发病，起病隐匿，以近端对称性肌无力为主，下肢受累程度重于上肢，患者可站立和行走，双下肢假性肥大，腱反射迟钝，多在成年后死亡。④SMA Ⅳ 型：又称成年发作型，占 SMA 总数的 8%。多于 15～60 岁发病，男性发病率高于女性。患者腰部和下肢近端首先出现肌无力、肌束震颤和肌萎缩，随病程进展患者肩部和上肢肌群受累，腱反射消失。大多患者在明确诊断后还可存活 20 年以上。

实验检测 常用肌电图、血清肌酸激酶、分子检测和产前诊断等检测手段。①肌电图检查：用于鉴别肌源性与神经源性损害；区别周围神经的髓鞘损害与轴索损害等。②血清肌酸激酶检测：常用肌酸显色法和酶偶联法。前者参考区间为 8～60U/L，后者男

性为 24～195U/L，女性为 24～170U/L。③分子检测：采用 PCR-限制性内切酶片段长度多态性法、PCR-单链构型多态性法、PCR-变性梯度凝胶电泳法、PCR-异源双链法、PCR-变性高效液相色谱法、高分辨率溶解曲线分析（HRM）、实时荧光定量 PCR 等方法筛选 SMN1 和 SMN2 基因突变。应用直接测序法进行 SMA 的临症诊断。

实验诊断 根据 SMA 各型的临床表现及实验室结果做出诊断。①肌电图检查：患者出现神经源性改变，肌肉收缩时运动单位电位明显降低，呈现单运动电位或混合相电位，波幅明显增高，时程延长，出现纤颤波，周围神经运动传导速度正常。②血清肌酸激酶检测：含量正常或升高。③分子检测：94% 患者为 SMN1 基因外显子 7 缺失纯合子，6% 患者的点突变主要发生在外显子 3 和 6 上。与 SMN1 相比，SMN2 基因发生了单核苷酸变异（840C→T），导致内含子 6 与外显子 8 相拼接，其转录产物只有 10%～20% 能使运动神经元存活的功能，其余转录产物为截短蛋白，其在细胞中很快会被降解。SMA 症状的严重程度除了与 SMN1 基因缺失有关外，还与 SMN2 基因的拷贝数有关。正常人带有 2 个 SMN2 基因的拷贝，而大多数 SMA Ⅰ 型患者只有 1~2 个拷贝，但 SMA Ⅱ 型和 Ⅲ 型患者通常有 3 个拷贝，SMA Ⅳ 型患者至少有 4 个拷贝。这些结果提示 SMN2 基因拷贝数增加在一定程度上可补偿 SMN 蛋白的缺乏，延迟 SMA 患者的发病年龄，减轻 SMA 患者的症状。④产前诊断：如检出基因突变应终止妊娠，以免 SMA 患者的出生。

SMA 应与先天性多发性关节挛缩症（AMC）相鉴别，尽管有

些 AMC 患者也有 SMN 基因突变，但 AMC 是因肌肉关节囊及韧带纤维化，引起以全身多个关节僵直为特征的综合征。SMA 还应与婴儿脊髓性肌萎缩和呼吸窘迫综合征加以鉴别，后者除了没有 SMN 基因突变外，先天性呼吸窘迫与先天性挛缩相伴出现，而且呼吸窘迫出现在患者 6 周至 6 个月之间。

临床评价 SMN1 和 SMN2 基因突变在 SMA 发病中的作用有所不同，SMN1 突变分析和 SMN2 基因剂量分析对 SMA 的诊断及分型有重要意义。

（顾鸣敏）

běnbǐngtóngniàozhèng shíyàn zhěnduàn

苯丙酮尿症实验诊断（laboratory diagnosis of phenylketonuria）

苯丙酮尿症（PKU）是苯丙氨酸羟化酶（PAH）或二氢蝶啶还原酶等基因突变所致的氨基酸代谢病。呈常染色体隐性遗传。

PKU 可分为经典型和非经典型（或恶性）两种。①经典型 PKU：致病基因 PAH 定位于 12q24.1，长约 90kb，有 13 个外显子。该基因突变可导致患者肝中苯丙氨酸羟化酶缺乏或活性低下，并使其下游的酪氨酸、多巴胺及 5-羟色胺等正常代谢产物减少，而血中苯丙氨酸的含量明显增加，通过旁路代谢途径生成苯丙酮酸、苯乙酸及苯乳酸等衍生物。这些旁路代谢产物由尿液和汗液排出，使患儿的头发、皮肤和尿液出现类似鼠尿样的臭味。过量的苯丙氨酸抑制酪氨酸脱羧酶的活性，影响去甲肾上腺素和肾上腺素的合成，减少黑色素的合成，使患者的毛发、皮肤和虹膜等色泽变浅。约 1/3 患者皮肤干燥，常有湿疹，甚至持续数年。旁路代谢产物堆积还抑制 L-谷氨

酸脱羧酶的活性，使 γ-氨基丁酸生成减少，5-羟色胺（5-HT）和 γ-氨基丁酸也减少，导致脑发育障碍，患者表现出神经系统发育落后的表型。约 60% 患者表现为重度智力低下（IQ<50%）；还可有精神行为异常，如兴奋不安、多动、攻击性行为；约 1/4 患者出现癫痫发作，常在出生后 18 个月内出现。②非经典型（或恶性）PKU：致病基因为与四氢生物蝶呤（BH₄）合成有关的基因，其中主要为二氢蝶啶还原酶基因、6-丙酮酸 BH₄ 合成酶基因、4-α-氨甲蝶呤脱水酶基因及三磷酸鸟苷环水解酶基因，这些基因的产物在 BH₄ 再循环和生成过程中起着关键的作用，若缺乏或活性不足均会导致 BH₄ 不足，此时即使 PAH 基因完全正常并产生足量的苯丙氨酸羟化酶也不能将苯丙氨酸羟化为酪氨酸，导致高苯丙氨酸血症。非经典型 PKU 的临床表现与经典型 PKU 相似，但患者往往出现肌张力明显减低，软弱无力、抬头困难、嗜睡和难以控制的惊厥，而且控制苯丙氨酸的摄入无效。

PKU 的群体发病率在不同国家和地区有所不同，但大多为 1/10000~1/20000，杂合子携带者为 1/50~1/70。患者家系中近亲婚配发生率可高达 5%~14%，在智力低下的儿童中发生率为 0.5%~1.0%。上海地区新生儿筛查阳性率为 2/31000，与欧美国家相近。

实验检测　新生儿期筛查、血苯丙氨酸和酪氨酸生化定量测定、尿蝶呤分析和分子检测是实验室常采用的检测方法。①新生儿筛查：PKU 是中国新生儿筛查疾病之一。给新生儿喂养奶制品 3 日后，采集其足跟末梢血一滴，

吸在厚滤纸上，晾干后即可寄送至各省市新生儿遗传病筛查中心检查。血苯丙氨酸浓度可采用 Guthrie 细菌生长抑制试验、荧光分析法、酶法、高效液相色谱法、氨基酸分析法、高效毛细管电泳法等筛查。中国主要采用 Guthrie 细菌生长抑制法和荧光分析法。②血苯丙氨酸和酪氨酸生化定量测定：凡新生儿筛查结果阳性者都需经过此项检查加以确诊。③尿三氯化铁（FeCl₃）试验：5ml 尿液加入 0.5ml 的 FeCl₃ 试剂，尿呈绿色为阳性。④2,4-二硝基苯肼（DNPH）试验：1ml 尿液中加入 1ml 的 DNPH 试剂，尿液呈黄色，荧光反应为阳性。⑤尿蝶呤分析：应用高效液相色谱法（HPLC）测定尿液中新蝶呤和生物蝶呤的含量，可用于诊断非经典型（或恶性）PKU。⑥质谱分析：采用液相色谱-质谱技术（LC-MS）和气相色谱-质谱技术（GC-MS），检测 PAH 的含量。⑦影像学检查：采用 CT 或 MRI 技术检查大脑皮层和脑白质的变化。⑧分子检测：采用 PCR-限制性内切酶片段长度多态性法、PCR-单链构型多态性法、PCR-变性梯度凝胶电泳法、PCR-异源双链法、PCR-变性高效液相色谱法、高分辨率溶解曲线分析（HRM）、实时荧光定量 PCR 等方法筛选 PAH 基因突变。应用直接测序法进行 PKU 诊断、杂合子检出和产前诊断。

实验诊断　主要检测血中苯丙氨酸的含量、尿中生物蝶呤的含量以及 PAH 基因突变。①新生儿筛查：Guthrie 细菌生长抑制试验显示新生儿细菌生长超过平均水平为阳性。②血苯丙氨酸和酪氨酸生化定量测定：经典型 PKU 患者血苯丙氨酸持续在

1.22mmol/L 以上（参考区间为 0.06~0.18mmol/L），而血中酪氨酸正常或稍低。经典型 PKU 患者在 72 小时负荷期间血中苯丙氨酸浓度持续在 1.22mmol/L 以上。③尿蝶呤分析：HPLC 检测发现非经典型（或恶性）PKU 患者尿液中新蝶呤和生物蝶呤的含量高于正常。④影像学检查：CT 和 MRI 检查均可见患者大脑出现弥漫性脑皮质萎缩，脑白质病变。⑤分子检测：可发现 95% 以上的 PAH 基因突变。人类基因突变数据库（HGMD）显示全球共有 PAH 基因突变 694 种，大部分致病突变都较少见，有种族特异性。欧洲人群中 2/3 的突变为以下 7 种类型：Arg408Trp（31%）、IVS12nt1 G→A（11%）、IVS10nt-11 G→A（6%）、Ile65Thr（5%）、Tyr414Cys（5%）、Arg261Gln（4%）和 Phe39Leu（2%）；亚洲人群中有近 80% 为以下 6 种突变：Arg413Pro（25%）、Arg243Gln（18%）、E6nt-96 A→G（14%）、IVS4nt-1 G→A（9%）、Arg111 *（9%）和 Tyr356 *（8%）。许多患者为复合杂合子，有相同基因突变的个体表现型也有差异，如 Ile65Thr 或 Arg261Gln，这可能与未知的影响因素有关，如基因修饰等。此外，人类基因突变数据库还记录了二氢蝶啶还原酶基因突变 31 种。

PKU 智力低下的表现需与唐氏综合征和脆性 X 综合征加以鉴别。①唐氏综合征：除了有智力障碍和特殊面容外，还有染色体数目异常（如 47，XY，+21）。②脆性 X 综合征：患者除了智力低下外，还有三核苷酸（CGG）重复次数>200 次。PKU 的色素减退需与白化病加以鉴别，后者色素减退更明显，但无智力低下的

表现。

临床评价 PKU 为少数几种可治性的生化代谢病之一，应力求早期诊断与治疗，以避免患者出现不可逆性神经损伤。新生儿筛查是早期发现 PKU 的有效手段，20 世纪 80 年代起中国各直辖市及省会城市的多家医院就开展了 PKU 筛查，先后发现上百例早期患者。这些患者经明确诊断即给予低苯丙氨酸饮食，可维持其智力发育正常。与 Guthrie 细菌生长抑制试验相比，苯丙氨酸的荧光测定法更灵敏、更快速、操作更方便。

（顾鸣敏）

kàngwéishēngsù D gōulóubìng shíyàn zhěnduàn

抗维生素 D 佝偻病实验诊断

（laboratory diagnosis of vitamin D resistant rickets） 抗维生素 D 佝偻病是磷酸调节内肽酶基因（*PHEX*）突变所致的肾小管遗传缺陷性疾病。分为低血磷性和低血钙性两种，较常见的是低血磷性抗维生素 D 佝偻病，又称家族性低磷酸血症佝偻病，或 X 连锁低磷酸血症，呈 X 连锁显性遗传。致病基因 *PHEX* 定位于 Xp22.11 上。该基因由 22 个外显子组成，编码区长 2250bp，可产生一种由 749 个氨基酸组成的 PHEX 蛋白。该基因突变可导致 PHEX 蛋白失活，引起一系列病理表现。

该病以低磷酸盐血症，肠道钙吸收功能障碍，对维生素 D 无反应的佝偻病或骨质疏松为主要临床特征。患者一般在周岁左右出现临床症状，最早出现"O"形腿或"X"形腿，较少出现肋串珠、郝氏沟及肌张力低下。患者牙质较差，牙痛、牙齿易脱落且不易再生。并发症有身材矮小，进行性骨畸形和多发性骨折，并

有骨骼疼痛，甚至不能行走等。群体发病率约 1/20 000，男女比例约 1∶2。女性患者症状较轻，多数只有低磷酸盐血症而无明显佝偻病骨骼变化。男性患者症状较严重，大多可出现明显的佝偻病表现。

实验检测 通常包括生化检测、骨骼 X 线片及分子检测。①生化检测：包括血磷、尿磷、血钙、血清碱性磷酸酶测定及肾功能检查（包括血肌酐、内生肌酐清除率、血尿素氮、尿比重和尿渗透压、尿酚红排泄试验等）。②骨骼 X 线片：主要观察股骨、胫骨、桡骨、尺骨的变化。③分子检测：用 PCR-限制性内切酶片段长度多态性法、PCR-单链构型多态性法、PCR-变性梯度凝胶电泳法、PCR-异源双链法、PCR-变性高效液相色谱法、高分辨率溶解曲线分析（HRM）、实时定量 PCR 等方法检测 *PHEX* 基因突变的部位及类型。

实验诊断 通常根据临床表现，结合实验室检测结果进行诊断。①生化检测：血磷降低，大多 0.65mmol/L，且对一般剂量维生素 D 没有反应；尿磷增加；血钙值正常或稍低，尿钙值降低或正常；血清碱性磷酸酶活性增高；患者虽存在低磷血症，但尿常规和肾功能一般正常，尿中无氨基酸、葡萄糖尿、磷酸盐及钾。②骨骼 X 线片：可见轻重不等的佝偻病变化，活动期与恢复期病变同时存在，尤以股骨、胫骨最为明显。同时出现骨龄落后，膝外翻或内翻。干骺端增宽，呈碎片状，骨小梁粗大，胫骨近端、远端以及股骨、桡骨、尺骨远端干骺端皆可出现杯口状改变。③分子检测：检出到 *PHEX* 的基因突变。人类基因突变数据库

（HGMD）显示全球共有 *PHEX* 基因突变 316 种，这些突变较均匀地分布在所有外显子上，其中涉及 1~23bp 的小插入或小缺失约占 30%，错义突变约占 35%，无义突变约占 20%。出生前分子检测也能检出到 *PHEX* 的基因突变。

该病应与维生素 D 缺乏性佝偻病加以鉴别，后者往往出现以下几个表现：①维生素 D 的摄入量已超过一般需要量但仍出现活动性佝偻病骨骼变化。②2~3 岁后仍有活动性佝偻病的表现。③给予一定量维生素 D，对维生素 D 缺乏性佝偻病患者有一定的效果，患者血磷在数天内上升，2 周内长骨 X 线片显示好转，而抗维生素 D 佝偻病患者没有这些变化。④家庭成员中常见有低磷血症患者。该病还应与低血钙性抗维生素 D 佝偻病（又称维生素 D 依赖性佝偻病）相鉴别。后者发病时间从出生后数月起，常伴肌无力，早期可出现手足搐搦症。血钙降低，血磷正常或稍低，血氯增高，并可出现氨基酸尿，虽经常规剂量维生素 D 治疗，但在 X 线长骨片上仍显示佝偻病征象。后者的遗传方式大多为常染色体隐性遗传。

临床评价 抗维生素 D 佝偻病是少数几种 X 连锁显性遗传病之一，出生前用分子诊断法明确诊断可避免患病胎儿出生。出生后早期诊断有助于较早采取治疗，减缓病情进一步加重。

（顾鸣敏）

pútaotáng-6-línsuāntuōqīngméi quēfázhèng shíyàn zhěnduàn

葡萄糖-6-磷酸脱氢酶缺乏症实验诊断（laboratory diagnosis of glucose-6-phosphate dehydrogenase deficiency） 葡萄糖-6-磷酸脱氢酶缺乏症是葡萄糖-6-磷

酸脱氢酶（G6PD）基因突变，导致抗氧化剂失衡的 X 连锁不完全显性遗传病。该基因定位在 Xq28，全长 18kb，由 13 个外显子组成，基因产物为由 531 氨基酸组成的 G6PD。已知 G6PD 是磷酸戊糖途径中的第一个酶，其催化 6-磷酸葡萄糖生成 6-磷酸葡萄糖酸内酯，在此反应中生成还原型辅酶 II（NADPH）。NADPH 除参与体内的多种代谢反应外，还能维持谷胱甘肽（GSH）的还原状态。G6PD 的活性降低使红细胞内葡萄糖通过磷酸戊糖途径代谢障碍，不能产生足够的 NADPH，影响 GSH 的生成，导致 H_2O_2 堆积，也使红细胞膜遭受氧化性损伤。H_2O_2 等过氧化物含量增加，使血红蛋白 β 链中第 93 位半胱氨酸的巯基氧化，导致血红蛋白变性成为变性珠蛋白（Heinz）小体。含有 Heinz 小体的红细胞较僵硬，不易通过脾或肝窦而被阻留破坏，最终引起血管内和血管外溶血。该病为 X 连锁遗传病，故 G6PD 缺乏主要影响男性半合子，女性杂合子一般表型正常。但当杂合子女性中带有活性的突变型等位基因比例较高时，则该女性杂合子将呈现一定程度的溶血表型。

G6PD 缺乏症的临床表现均与溶血有关。新生儿黄疸大多发生在出生后 2~3 天，疾病的严重程度变化较大，轻者只有轻度黄疸，重者出现胆红素脑病，甚至死亡。急性溶血性贫血通常出现在受到氧化应激后的几小时以后，其中暴发型表现为骤然发作的溶血危象、高热、深度昏迷、惊厥，处理不当可在 24~48 小时内死亡；轻型患者表现为头痛、恶心、呕吐、四肢疼痛及腹痛，短时间内出现轻度血红蛋白尿和轻度贫血。

诱发溶血的因素很多，包括药物（如伯氨喹）、食物（如蚕豆）、感染（如细菌或病毒）等。在疟疾流行区，该病的发生率约为 5%~25%，而在非疟疾流行区，该病的发生率仅为 0.5%。

实验检测　血象、骨髓象、G6PD 活性定量测定和分子检测是常用的实验方法。①血象：检测血红蛋白含量、网织红细胞数量、白细胞和血小板数量。②骨髓象：检测红系与粒系的增生情况。③胆红素试验：检测间接胆红素水平、血清结合珠蛋白含量和血浆游离血红蛋白含量等。④高铁血红蛋白还原试验：检测高铁血红蛋白的还原率。⑤荧光斑点试验：观察荧光出现的时间。⑥硝基四氮唑蓝纸片法：正常人滤纸片呈紫蓝色，中间型呈淡蓝色，显著缺乏者呈红色。⑦G6PD 活性定量测定：特异性直接诊断方法。世界卫生组织推荐 Zinkham 法，参考区间为 12.1±2.09U/gHb。同时，国际血液学标准化委员会（SICSH）推荐 Clock 与 Mclean 法，参考区间为 8.34 ± 1.59U/gHb。⑧G6PD/6-PGD 比值测定：正常成年人参考区间为 1.0~1.67，脐带血参考区间为 1.1~2.3，低于此值为 G6PD 缺乏。⑨Heinz 小体生成试验：在溶血时阳性细胞>0.05，溶血停止时呈阴性，不稳定血红蛋白病患者此试验亦可为阳性。⑩分子检测：通常采用 PCR-限制性内切酶片段长度多态性法、PCR-单链构型多态性法、PCR-变性梯度凝胶电泳法、PCR-异源双链法、PCR-变性高效液相色谱法、高分辨率溶解曲线分析（HRM）、实时荧光定量 PCR 等方法检测 G6PD 基因突变的部位及类型。对已知突变可采用 PCR-ASO 法或直接基因测序法找出基因突变。

实验诊断　通常根据临床表现，结合实验检测结果进行诊断。①血象：血红蛋白减少，呈正细胞正色素性贫血。网织红细胞增高，红细胞中可见 Heinz 小体，白细胞、血小板数多增高。②骨髓象：骨髓增生活跃或明显活跃，红系、粒系均增生，可见幼红细胞。③胆红素试验：血液中间接胆红素增高，血清结合珠蛋白减少或消失，血浆游离血红蛋白增高。尿含铁血黄素阳性。④高铁血红蛋白还原试验：还原率<75%，严重缺乏者<30%。⑤荧光斑点试验：正常人 10 分钟内出现荧光，中间型者 10~30 分钟出现荧光，严重缺乏者 30 分钟仍不出现荧光。⑥硝基四氮唑蓝纸片法：呈淡蓝色，显著缺乏者呈红色。⑦G6PD 活性定量测定：< 12.1±2.09U/gHb（Zinkham 法）或 < 8.34±1.59U/gHb（Clock 与 Mclean 法）。⑧G6PD/6-PGD 比值测定：外周血 < 1.0，脐带血 < 1.1。⑨Heinz 小体生成试验：阳性（阳性细胞>0.05）。⑩分子检测：人类基因突变数据库（HGMD）显示全球共有 G6PD 基因突变 203 种，其中不同地域、不同民族患者的 50% 以上为 c.1376G>T 和 c.1388G>A。从多态性变异而言，地中海地区常见的变异为 B^- 型，而非洲西部和南部常见的变异为 A^- 型，但 B^- 型多态性变异导致的临床表现要比 A^- 型更严重。中国已报道的 G6PD 基因突变有 20 余种，其中最常见的类型是 c.1376G>T、c.1388G>A 和 c.95A>G。

G6PD 缺乏症应与自身免疫性溶血性贫血（AIHA）、阵发性睡眠性血红蛋白尿（PNH）、阵发性冷性血红蛋白尿（PCH）等溶血性贫血鉴别。其中 AIHA 是体内免疫功能调节紊乱，产生自身抗体和（或）补体吸附于红细胞表面，通过抗原抗体反应加速红细胞破坏而引起的一种溶血性贫血。PNH 是获得性的红细胞膜缺陷引起的慢性血管内溶血，常在睡眠时加重，可伴发作性血红蛋白尿和全血细胞减少症。PCH 是全身或局部受寒后突然发生的以血红蛋白尿为特征的一种罕见疾病。

临床评价 G6PD 缺乏症涉及药物遗传的基本问题，其中发病的内因是 G6PD 基因突变，而外因是诱发因素（各种含氧化剂的食物或药物）。家系调查和基因突变检测有助于早期发现 G6PD 缺乏症胎儿、患者或携带者，以便采取有效的防治措施避免或减轻疾病的发生。

（顾鸣敏）

gāndòuzhuànghé biànxìng shíyàn zhěnduàn

肝豆状核变性实验诊断（laboratory diagnosis of hepatolenticular degeneration）

肝豆状核变性是 ATP7B 基因突变致铜代谢障碍，累及肝、豆状核等脏器的常染色体隐性遗传病。威尔逊（Wilson）于 1912 年首次描述了该病，故又称威尔逊病。致病基因 ATP7B 位于 13q14.3，编码一种跨膜蛋白三磷酸腺苷酶（ATP7B），该酶作为铜依赖的 P 型 ATP 酶发挥作用。ATP 7B 将铜转运至高尔基体，并与血浆铜蓝蛋白结合运送至胆道，最后将过多的铜排出体外。ATP 7B 功能缺陷导致铜在肝堆积，引发消化系统、神经系统、泌尿系统及眼等处的病变。大量铜沉积于肝，可引起肝细胞变性、坏死，进一步发展为肝硬化，患者表现为蜘蛛痣、黄疸、肝脾大、腹水、便血等肝功能不全的症状；大量铜沉积于肾，可使近曲小管受损而出现氨基酸尿、蛋白尿等；大量铜沉积于脑组织，可引起神经系统的毒性反应，患者主要表现为震颤、不自主运动、步伐不稳、口齿不清、流涎、吞咽困难等；也有患者出现全身肌肉僵硬，动作笨拙缓慢、卧床不起；如肌肉僵硬发生在脸部，患者就可能出现表情呆板，即"面具样脸"；约 20% 的患者出现精神症状，轻者表现为情绪不稳定，重者表现为忧郁、躁狂等精神病的症状；大量铜沉积于眼角膜，可形成具有诊断意义的角膜外缘绿色环（K-F 环）。该病起病的年龄段在 3～60 岁，好发年龄在 20～30 岁，群体发病率为 1/30 000～1/100 000。

实验检测 肝、肾功能检测及分子检测常用。①生化检查：肝功能检测，白：球比例倒置，絮浊反应异常，碱性磷酸酶中度增高，凝血酶原时间延长等，如有必要可行肝穿刺活检；肾功能检测，用于检测近曲肾小管功能等，可出现氨基酸尿、蛋白尿等；内分泌检测，用于检测血糖水平和甲状旁腺功能等，可见血糖水平低，甲状旁腺功能低下；血液学检测，用于检测血红蛋白含量、红细胞形态及数量，血液中过多的铜会使红细胞细胞膜氧化而受损，形成溶血性贫血。②头颅 CT 检查：常是诊断本症有价值的指标。可出现脑萎缩，其余表现为豆状核低密度灶、脑干萎缩、脑室扩大、小脑萎缩、丘脑软化灶、尾状核低密度灶。③眼科检查：眼科裂隙灯检查示角膜周缘与巩膜交界处出现 K-F 环。④分子检测：采用聚合酶链反应（PCR）-限制性片段长度多态性法、PCR-单链构型多态性法、PCR-变性梯度凝胶电泳法、PCR-异源双链法、PCR-变性高效液相色谱法、高分辨率溶解曲线分析（HRM）、实时定量 PCR 技术筛选 ATP7A 和 ATP7B 的突变基因。对已知突变可采用 PCR-等位基因特异性寡核苷酸杂交法或直接基因测序。基因突变的类型主要包括错义突变、缺失、插入、无义突变和拼接区突变等。其中欧洲和北美洲人群在 ATP7B 基因的突变热点为 H1069Q，而在东南亚人群为 R778L。

实验诊断 诊断标准：①家族遗传史。父母是近亲婚配、同胞有肝豆状核变性患者或死于原因不明的肝病者。②肉眼或裂隙灯显微镜证实患者角膜周边出现 K-F 环。③出现缓慢进行性震颤、肌僵直、构音障碍等锥体外系表现或肝症状。④血清铜蓝蛋白 > 1.6μmol/24h。⑤肝铜 > 250μg/g（干重）。结果判断：凡完全具备上述第①～③项或第②及第④项者，可确诊为临床显性型肝豆状核变性；仅具有上述第③～⑤项或第③～④项者属无症状型肝豆状核变性；仅有第①、②项或第①、③项者，应怀疑肝豆状核变性。

该病的肝损伤表现应与慢性活动性肝炎进行鉴别，后者往往有肝炎病史，且肝炎抗原或者肝炎抗体检查呈阳性。该病的肾功能异常需与肾病综合征等进行鉴别，根据病理学检查结果能明确诊断肾病综合征。

临床评价 分子检测法已广泛用于临床诊断，可用于携带者检测、产前诊断及患者的确诊。

（顾鸣敏）

hēngtíngdùnbìng shíyàn zhěnduàn

亨廷顿病实验诊断（laboratory diagnosis of Huntington disease）

亨廷顿病（HD）是 HTT 基因突变，累及中枢神经系统的常染色体显性遗传病。又称慢性进行性舞蹈病（HD）。致病基因 *HTT* 位于 4p16.3，编码产生 348kD 的产物。基因突变位于第 1 外显子，突变形式为编码谷氨酰胺的 CAG 重复扩增。正常人 CAG 的重复＜26 次，患者 CAG 重复＞36 次，介于两者之间的为中间型，也称前突变或易变等位基因。CAG 重复扩增可导致多聚谷氨酰胺链延长，超过阈值（＞36 次）会产生一种名为"亨廷顿蛋白质"的有害物质。该异常蛋白质积聚成块就可使患者的部分脑细胞受损，导致神经系统逐渐退化，神经冲动弥散，动作失调，甚至出现不可控制的颤搐，并发展成痴呆，甚至死亡。

病变早期，表现为动作笨拙，难完成精细动作，并出现摇头耸肩、挤眉弄眼等不自主动作；病变中期，不自主运动加重，走路、平衡出现障碍，经常无法控制动作的速度和力量；病变晚期，患者身体僵直，运动迟缓和困难，舞蹈症加重，不能行走，不能说话，吞咽困难，精神、智力障碍，最后发展为痴呆。

该病是迟发性遗传病的典型代表，发病年龄多在 35～44 岁，外显率高达 100%。发病后的生存时间多为 15～18 年。

实验检测　主要包括病理学检查、生化检测和分子检测等。其中，病理学检查可用于确定大脑基底神经节是否变性以及亨廷顿蛋白质含量是否增多；DNA 序列分析可确定 CAG 重复次数，用于临症诊断、症状前诊断和产前诊断。

实验诊断　标准：*HTT* 基因中 CAG 重复＞36 次，CAG 重复数为 36～39 时外显率较低且程度不一，重复＞40 次时患者完全外显。

HD 应当与类亨廷顿病-1（HDL1）、类亨廷顿病-2（HDL2）以及非遗传性舞蹈病相鉴别。①HDL1：发病早，致病基因为 *PRNP*。②HDL2：好发于非洲人群的后代，致病基因为 *JPH3*，突变类型为 CTG/CAG 重复变异。③非遗传性舞蹈病：如风湿性舞蹈病好发于儿童，非进行性病程，精神症状持续时间短暂；老年性舞蹈病，好发于老年人群，往往由脑血管病变引起，故起病急骤，且多为一侧性，无家族史，舞蹈样不自主运动为唯一症状，不伴有痴呆。

（顾鸣敏）

yíchuánxìng gòngjìshītiáo shíyàn zhěnduàn

遗传性共济失调实验诊断

（laboratory diagnosis of hereditary ataxia）　遗传性共济失调是基因突变所致的以共济运动障碍为主要临床特征的神经系统遗传性疾病。共有 60 多种类型。根据病理损害部位不同可将其分为脊髓型（包括 Friedreich 型共济失调、遗传性痉挛性截瘫、脊髓后索性共济失调等 3 种亚型）、小脑型（包括橄榄-脑桥-小脑变性、小脑-橄榄萎缩、肌阵挛性小脑协调障碍、Marinesco-Sjögren 综合征、Joseph 病、Hartnup 综合征、前庭小脑性共济失调等 7 种亚型）、脊髓小脑型（遗传性痉挛性共济失调、β-脂蛋白缺乏病、共济失调毛细血管扩张症、脊髓脑桥变性等 4 种亚型）；根据遗传方式的不同可分为常染色体显性遗传、常染色体隐性遗传、X-连锁隐性遗传和线粒体遗传 4 种，下文以遗传性脊髓小脑型共济失调（SCA）为例加以描述。

遗传性脊髓小脑型共济失调（SCA）呈常色体显性遗传。已报

道的 SCA 至少有 44 种亚型，分别为 SCA1～38、红色齿状核-苍白球萎缩（DRPLA）、周期性共济失调 1～6（EA1～6）和常染色体显性遗传的感觉性共济失调（ADSA），其中 SCA1～3、6～7、12、17 和 DRPLA 与相关基因编码区的 CAG 重复变异有关，SCA8 为编码区的 CAG·CTG 重复变异，SCA10 为非编码区的 ATTCT 重复变异，SCA36 为非编码区的 GGC-CTG 重复扩增。特别是 CAG 重复变异超过阈值时可产生多聚谷氨酰胺疾病。该病共同的病理特征为神经细胞核内和胞质内异常蛋白聚集，并通过异常蛋白错误折叠和构象改变、分子伴侣相互作用、泛素-蛋白酶体系统异常等机制致病。

SCA 患者多于 30～40 岁隐袭起病，缓慢进展；下肢共济失调为首发症状，表现为步态不稳、走路易跌倒、不能完成精细动作；通常在起病 10～20 年后丧失行走能力。除共同表现外，不同亚型间也各有特点，SCA1 表现为眼肌麻痹，不能上视；SCA2 表现为上肢腱反射减弱或消失，眼球慢扫视运动较明显；SCA3 表现为肌萎缩、面肌及舌肌纤颤、眼睑退缩形成凸眼，并有明显的眼球震颤；SCA5 的病情进展非常缓慢，症状较轻；SCA6 表现为早期大腿肌肉痉挛，下视震颤、复视和位置性眩晕；SCA7 可伴有视神经萎缩、视力减退或丧失、视网膜色素变性、眼外肌活动障碍和上睑下垂等；SCA8 常有发音困难；SCA10 表现为纯小脑征和癫痫发作。

实验检测　常用的方法包括肌张力检测和分子检测，其中肌张力检测用于判断患者肌张力障碍及腱反射亢进的程度，分子检测用于确定重复变异的类型及开

展症状前诊断或产前诊断。

实验诊断 分子实验是确诊该病及亚型分类的关键。当 SCA1 的 CAG 重复次数达到 39～80 次、SCA2 的 CAG 重复次数达到 36～52 次、SCA3 的 CAG 重复次数达到 60～85 次、SCA6 的 CAG 重复次数达到 21～28 次、SCA7 的 CAG 重复次数达到 37～220 次、SCA12 的 CAG 重复次数达到 55～78 次、SCA17 的 CAG 重复次数达到 47～55 次和 SCA8 的 CTG 重复次数达到 100～500 次时，患者就会出现病理变化。

SCA 需与酒精中毒、维生素缺乏症、多发性硬化、血管病变、原发或转移性肿瘤、类肿瘤综合征等疾病鉴别。非 SCA 病多为获得性或非遗传因素引起的共济失调，从病因学上即可做出诊断。如能做分子检测，可发现三核苷酸重复变异。SCA 存在遗传异质性，故亚型分类有赖于分子检测。

临床评价 分子检测技术用于确定重复变异的类型及开展症状前诊断或产前诊断。用于产前诊断时，出生后对流产胎儿应进行验证，重复诊断实验。新生儿出生后需随访验证，进行生化检测或者基因诊断，确认产前诊断结果的正确性。

（顾鸣敏）

yǎnpífū báihuàbìng shíyàn zhěnduàn
眼皮肤白化病实验诊断 （laboratory diagnosis of oculocutaneous albinism） 眼皮肤白化病（OCA）是由酪氨酸酶（TYR）基因、P 基因、酪氨酸酶相关蛋白-1 基因（TYRP1）突变和酪氨酸酶相关蛋白-1 基因（TYRP1）突变致眼睛、皮肤等组织器官的黑色素缺乏的非综合征性常染色体隐性遗传病。因头发花白，俗称"羊白头"。已发现有 4 种类型，

即 OCA1 型、OCA2 型、OCA3 型和 OCA4 型。①OCA1 型：酪氨酸酶（TYR）基因突变引起，该基因定位于 11q14.3，含 5 个外显子，编码 529 个氨基酸残基，生成相对分子质量为 60kD 的酪氨酸酶。临床上将其分为 2 种亚型，其中 OCA1A 型是以 TYR 活性完全缺乏为特点，OCA1B 型则以 TYR 活性降低为特点。患者 TYR 基因突变，不能有效催化酪氨酸转变为黑色素前体，最终导致代谢终产物黑色素缺乏而呈白化表型。②OCA2 型：致病基因曾称 P 基因，现统一为 OCA2，该基因定位于 15q12，含 24 个外显子，转录子长 3186bps，编码 838 个氨基酸残基。该基因的产物是真黑素合成所必需的物质。基因突变引起真黑素合成减少，导致患者皮肤、毛发和眼中的真黑素缺乏。③OCA3 型：致病基因为酪氨酸酶相关蛋白-1 基因（TYRP1）突变。该基因定位于 9p23，含 8 个外显子，转录子长 2848bps，编码 536 个氨基酸残基。该基因突变可导致患者出现淡棕色皮肤和头发，蓝灰色虹膜。④OCA4 型：致病基因为溶质运载蛋白家族 45 成员 2（SLC45A2）突变，该基因定位于 5p13.2，含 7 个外显子，转录子长 1714bps，编码 530 个氨基酸残基，生成相对分子量为 58kD 的膜相关转运蛋白（MATP）。

眼皮肤白化病的共同表现是患者的皮肤、毛发和眼睛的虹膜色素缺乏，表现为全身皮肤白皙，头发呈淡黄色，眼睛呈浅蓝色、畏光、视物模糊、可有眼球震颤，日晒皮肤易灼伤，暴露的皮肤易患皮肤癌。但各型也有一些特征性表型：如 OCA1A 型与 OCA1B 型的区别是前者虹膜色素明显少于后者。OCA2 型患者出现的色素

痣是区别二者的重要标志。OCA3 型以明亮的铜红色皮肤与头发，以及虹膜颜色变淡为特点，因此被称为"棕色眼皮肤白化病"。OCA4 型的表型与 OCA2 型相似。

各型的群体发病率均不高，大约为 1/20 000，但不同地域或人种之间存在差异。OCA1 型和 OCA2 型较常见，OCA3 型和 OCA4 型较罕见；OCA2 型在非洲裔美国人、撒哈拉沙漠以南地区的非洲人中较常见；OCA3 型在非洲南部较常见，OCA4 型在日本和韩国人中较常见。

实验检测 包括酶活性测定、质谱分析、胎儿镜检查和分子检出等方法。① 酶活性测定：OCA1A 型酪氨酸酶活性完全缺乏，OCA1B 型酪氨酸酶活性部分降低。②质谱分析：采用液相色谱-质谱技术（LC-MS）和气相色谱-质谱技术（GC-MS），检测与眼皮肤白化病相关酪氨酸酶、酪氨酸酶相关蛋白-1 和膜相关转运蛋白的含量。③胎儿镜检查：采用胎儿镜可直接观察胎儿头发颜色进行白化病产前诊断。可抽提羊水细胞中的 DNA 进行基因突变分析。④分子检测：常用的方法有直接法（包括直接测序法、基因芯片法等）和间接法（包括限制性内切酶片段长度多态性法、变性梯度凝胶电泳法、异源双链法、单链构型多态性法、变性高效液相色谱法、高分辨率溶解曲线分析以及实时荧光定量 PCR 方法等）。

实验诊断 根据临床表现，结合上述实验检测项目进行诊断。应与切东综合征和白斑相鉴别。①切东综合征：虽也是常染色体隐性遗传病，而且也有皮肤、毛发和虹膜颜色浅淡，以及畏光和眼球震颤等症状，但还有免疫缺

陷，易感染，有恶性淋巴瘤的倾向，肝脾肿大，粒细胞胞质内有特殊颗粒（嗜海蓝色包涵体），有神经系统受累等特点。②白斑：为后天发生，20 岁以前发病患者数最多，白斑仅限于局部，大小、形态不一，边缘清楚，周边色素稍深，白斑中有的散在岛屿状色素区，物理刺激可诱发新的白斑或使原有白斑扩大。

临床评价　分子检测技术用于临床有助于发现突变基因，对该症的分类及确诊提供依据。但该症存在遗传异质性，首先应根据质谱分析结果进行初步分类，再进行分子检测，以提高检测的效率。

（顾鸣敏）

Mǎfāng zōnghézhēng shíyàn zhěnduàn

马方综合征实验诊断 （laboratory diagnosis of Marfan syndrome）

马方综合征是原纤维蛋白基因-1（*FBN*1）基因突变所致，累及结缔组织的常染色体显性遗传病。致病基因 *FBN*1 的产物为原纤维蛋白-1。正常情况下，该产物集合形成微纤维，后者在弹性组织和非弹性组织的整合和平衡中发挥重要的作用。原纤维蛋白-1 的缺乏可导致微纤维形成异常，影响结缔组织的结构和功能，最终引起马方综合征的病理表现。

临床主要集中在心血管、骨骼系统、眼睛、皮肤、肺等组织或器官也会受累。最常见的表现为二尖瓣脱垂，最具特征性的表现为主动脉瘤，部分患者还可并发严重的室性或室上性心律失常和自主神经功能紊乱综合征。其他表现为身材高瘦，四肢细长，尤以前臂和大腿明显，上肢平伸长度大于身高，指趾细长如蜘蛛样。眼部主要表现为双侧晶状体脱位或半脱位。群体患病率为1/5 000～1/10 000。

实验检测　常用方法有影像学检测和分子检测等。①影像学检测：包括超声心动图（检测心脏瓣膜病变、主动脉窦瘤、升主动脉瘤样扩张和主动脉夹层分离等病变）、心电图（检测心律失常）、X 线检查（检测骨骼改变及心血管异常）、血管造影术（检测主动脉窦瘤样扩张）和 CT 或 MRI（检测心脏及大血管病变）。②分子检测：主要采用突变筛选、DNA 测序及 cDNA 测序法。产前诊断可对羊水细胞或绒毛细胞中提取的 DNA 进行 *FBN*1 基因突变分析。

实验诊断　诊断标准采用 Ghent 标准（2010 年）。①对没有家族史的患者，诊断依据是存在主动脉瘤，同时出现晶状体脱位或半脱位或检测到 *FBN*1 基因突变。②对有家族史的患者，只要同时出现晶状体脱位或半脱位或存在主动脉瘤即可诊断。采用突变筛选、DNA 测序及 cDNA 测序法能检出 70%～93%的 *FBN*1 基因突变。人类基因突变数据库（HGMD）显示全球共有 *FBN*1 基因突变 947 种，突变类型包括错义突变（56%），移码突变（17%）、无义突变（14%）、剪接突变（11%）以及插入/缺失突变（2%）。

临床上还需要与以下疾病相鉴别。①家族性或散在性二尖瓣脱垂综合征：该病一般不伴有其他器官如骨骼、眼、中枢神经系统受累表现。②家族性或散在性主动脉瓣环扩张：超声心动图示该病病变部位偏主动脉下方，且一般不伴其他器官受累的表现。③同型胱氨酸尿症：该病常见多发性血栓形成，智力障碍等马方综合征不多见的表现，且尿中同型胱氨酸浓度增高也可鉴别。④先天性挛缩性蜘蛛样指（趾）：该病尿羟脯氨酸排泄增加，掌骨指数≥0.84。

临床评价　*FBN*1 基因共有65 个外显子组成，且无突变热点，并且非编码区突变也可导致该征，是否检出突变并非诊断该征的金标准。

（顾鸣敏）

duōjīyīnbìng shíyàn zhěnduàn

多基因病实验诊断 （laboratory diagnosis of polygenic disease）

采用关联研究、连锁分析、芯片等遗传病诊断方法，确定多基因病主要易感基因的过程。多基因病涉及的基因是两对或两对以上的等位基因。这些等位基因不存在显性、隐性的区别，而呈现共显性，但每对基因对多基因病形成的效应都是微小的，这些基因称为微效基因。

多基因病又称复杂性疾病，是由多对微效基因累加与环境因素共同作用所致。在人群中发病率高，如常见的原发性高血压、糖尿病、冠心病、抑郁症、哮喘及癌症等，严重影响人类社会整体健康水平。高血压、糖尿病等常见多基因病诊断从传统的症状体征、影像学检查等向基因诊断方向发展。

实验检测　关联研究、连锁分析是多基因病基因定位与患病风险检测分析的常用手段。而人类基因组计划及人类基因组单体型图计划的完成，推动了复杂性疾病易感基因的研究，使得全基因组关联研究（GWAS）成为现实。①关联研究：是在候选基因附近选择遗传标志（等位基因片段多态性），在患者与正常个体之间进行比较，得到某一等位基因片段与致病基因关联的相对危险度。②连锁分析：是通过致病基因座紧密连锁的遗传标志，确定致病基因在染色体上的粗略位置，可为定位、克隆、鉴定致病基因奠定基础，是多基因病易感基因分析诊断的常用方法。③GWAS：是一种研究多基因病易感基因的高效方法，在多基因病的研究中显示了极大的优越性，随着大规模的 GWAS 的开展，已经发现和确定了众多常见的多基因病的易感或致病基因，并建立了相关数据库。基于 GWAS 的研究方法，已开发出针对单个或多种多基因病的疾病预警专用 DNA 芯片、表达谱芯片、蛋白芯片等，如结肠癌表达谱芯片、心血管疾病 DNA 芯片进行个体遗传检测，根据芯片检测结果进行易感人群筛查、指导治疗及预后评估。

临床评价 有多基因病家族史如冠心病、阿尔茨海默病等人群是进行基因检测、连锁分析的对象，通过基因检测、连锁分析，了解是否携带家族性疾病的易感基因，评估患病风险，有针对性地进行饮食、生活习惯的调整，阶段性进行体检，有利于疾病的预防及早期发现。对多基因病患者进行遗传检测，可以获得疾病发展和转归以及对药物治疗反应性等信息，为实现个体化诊疗奠定了坚实的基础。

多基因病在发生发展过程中涉及到复杂的基因网络变化及基因与环境的交互作用，多基因病芯片检测临床应用仍处于起步阶段，芯片检测结果的生物信息学分析、减少假阳性结果等是多基因病分子诊断所面临的重要挑战。

（吕时铭）

xiànlìtǐbìng shíyàn zhěnduàn
线粒体病实验诊断（laboratory diagnosis of mitochondrial disease） 线粒体病是线粒体受损、线粒体功能异常所致的疾病。1962 年勒夫特（Luft）等首先报道一例线粒体肌病，生化检测证实为氧化磷酸化脱偶联引起。线粒体有自身的 DNA（mtDNA）和遗传体系。mtDNA 能够独立地复制、转录和翻译，但基因数量有限。1981 年，安德森（Anderson）完成了人类线粒体基因组的序列测定。1988 年，霍尔特（Holt）在线粒体病患者中发现了 mtDNA 缺失，首次证实 mtDNA 突变导致线粒体病，也是人类疾病的重要原因，确立了分子生物学检测在诊断线粒体病中的意义，也建立了有别于孟德尔遗传的线粒体遗传的新概念。核 DNA（nDNA）编码了大量的维持线粒体结构和功能的大分子复合物以及大多数氧化磷酸化酶的蛋白质亚单位，故 mtDNA 的功能又受 nDNA 的影响，广义的线粒体病还包括由 nDNA 编码的线粒体蛋白的突变而造成的线粒体功能不正常。

线粒体病常以受累的器官部位命名。①线粒体肌病：病变以骨骼肌为主。②线粒体脑肌病：病变同时累及骨骼肌和中枢神经系统。③线粒体脑病：病变以中枢神经系统为主。主要影响大脑、心脏和肌肉。

临床表现取决于受累部位。①神经系统：惊厥、痉挛、发育迟缓、听力障碍、痴呆、40 岁之前的脑卒中症状、视觉损害、平衡功能异常以及周围神经病变等，如累及视神经系统的莱伯（Leber）遗传性视神经萎缩（LHON）、神经病共济失调及色素性视网膜炎。②眼：上睑下垂、眼球运动障碍（眼外肌麻痹）、失明（视网膜炎、视神经萎缩）、白内障。③心脏：原发性心肌病（心肌衰弱）、传导阻滞。④肝：肝功能衰竭，仅在线粒体 DNA（mtDNA）缺失综合征中常见。⑤肾：范科尼综合征（表现为肾基本代谢产物丢失）、肌红蛋白尿。⑥骨骼肌：肌无力、运动障碍、肌肉痉挛，如肌阵挛癫痫伴破碎红纤维（MERRF）。⑦消化道：反酸、呕吐、慢性腹泻、肠梗阻。⑧胰腺：如糖尿病。线粒体病常累及多系统，如线粒体神经消化道脑肌病。线粒体病儿童注意力难以集中，做事有始无终，常昏昏欲睡，表现出从间歇性困难的思维、记忆、运动到严重的残疾障碍；有些患者还可能出现疲劳、肌肉无力和糖尿病等。

遗传方式 ①nDNA 突变：符合孟德尔遗传方式，呈常染色体隐性或显性遗传。②mtDNA 突变：其子代的线粒体遗传自母本，呈母系遗传。如果家系中发现一些成员有相同的临床表现，而且是从受累的女性传递下来，强烈提示线粒体病。

人类体细胞（包括卵细胞）只有一个细胞核但有数以百计的线粒体，这使单一细胞可同时包含变异和正常的线粒体，即 mtDNA 杂质，两者之间的平衡与否决定了细胞是否正常。这表明即使在同一个家族中，线粒体病的症状也因人而异。同样，线粒体病母体，可能出现症状，也可能没有任何表现，将线粒体病遗传给子代风险取决于很多因素，包括疾病是由 nDNA 还是 mtDNA 基因引起。

有 mtDNA 突变的患者，其表型与氧化磷酸化缺陷的严重程度及各器官系统对能量的依赖性密切相关；mtDNA 突变有阈值效应，当突变 mtDNA 达到一定比例，才有受损的表型出现。mtDNA 的突变率比 nDNA 要高 10～20 倍，mtDNA 的高突变率造成个体以及群体中其序列存在很大的差异，但有害的突变会通过选择而消除，线粒体遗传病并不像突变的 mtDNA 基因那样常见。线粒体病的表现形式复杂多样且可重叠，常涉及多个系统或器官，依赖于有氧代谢的组织和器官如心、脑和肌肉最先受累，而且症状突出。同样的 mtDNA 突变可产生不同的表现型，不同的 mtDNA 突变可产生相似的表现型。

实验检测 ①生化测定：临床上常用的实验手段。检测血清中的乳酸、丙酮酸、血氨浓度水平；脑脊液的蛋白质浓度；肌肉活检与酶学分析，检测线粒体呼吸链功能、琥珀酸脱氢酶活力、细胞色素 C 氧化酶等；组织化学分析可检测碎红肌纤维等。以上检测项目均可反映线粒体受损情况，诊断线粒体病。②分子检测：主要检测 mtDNA 的突变位点，也可检测 mtDNA 全序列。mtDNA 分子编码两类核糖体 DNA（rRNA，12S 和 16S rRNA），22 种转移 RNA（tRNA）及 13 种与细胞氧化磷酸化（OXPHOS）有关的多肽链亚单位。

实验诊断 任何年龄都可发生线粒体病。由 nDNA 异常所致者发病于幼年时期，mtDNA 异常所致者则发病于童年和成年以后。已发现 50 多种 mtDNA 点突变和 100 多种 mtDNA 重排与人类疾病相关联。一些 mtDNA 基因的单个突变即可导致疾病，如 3243nt 突变致线粒体脑肌病伴高乳酸血症和卒中样发作（MELAS）和糖尿病，11778nt 和 3460nt 突变致

LHON；另一些则需两个以上基因相互协同作用才能致病，这一现象在 LHON 的发病中已得到证实。①LHON：患者血清乳酸、丙酮酸升高或最小运动量试验阳性；在运动后 10 分钟，约 80% 患者的血清乳酸和丙酮酸仍不能恢复正常；线粒体脑肌病患者脑脊液乳酸含量也升高。分子遗传学检查发现中国人群 LHON 的 3 个原发性线粒体突变为 ND1 G3460A、ND4 G11778A 和 ND6 T14484C；继发性突变为 ND1 T3394C、G3635A、T3866C，ND4 G11696A，ND6 T14502C，tRNA^Met A4435G，tRNA^Glu A14693G，tRNA^Thr A15951G 等。mtDNA 存在多态性，其继发突变不作为 LHON 常规检测项目。②MELAS：患者血清和脑脊液中的乳酸和丙酮酸浓度均升高，血氨升高。在剧烈运动和脑卒中发生后升高明显。脑脊液的蛋白质浓度也可升高。分子遗传学检查主要检测 A3243G、T3271C 和 A3252G 3 个突变位点，80% 的 MELAS 患者为 mtDNA tRNA 基因 A3243G 点突变，但是阴性结果不能排除该病。mtDNA 野生与突变常共存，阳性的定性检测结果，需做定量分析。mtDNA 纯质突变患者临床表现严重，而 mtDNA 杂质突变患者是否得病及临床表现的严重程度取决于突变 mtDNA 占所有 mtDNA 的比例。③MERRF：患者血清和脑脊液中的乳酸、丙酮酸和蛋白质浓度在运动后可有明显升高。肌肉活检示破碎红纤维阳性，琥珀酸脱氢酶活力正常，但是细胞色素 C 氧化酶活力低下。分子遗传学检查发现基因突变主要位于 mtDNA 基因组中赖氨酸转移 RNA 基因（MT-TK）。突变热点为 A8844G、T8356C、G8363A 和 G8361A，A8844G 突变约占

80%，其余 3 个突变约为 10%。如果这 4 个位点未发现突变，可考虑进行 mtDNA 全序列测序。

LHON 常需要与常染色体显性视神经萎缩（ADOA）相鉴别。两者有很大的相似性，均表现为家族遗传性视力减退、视野中心暗点、色觉异常及视神经萎缩。但 LHON 为线粒体基因突变所致，呈母系遗传方式，而 ADOA 为常染色体显性遗传。两者在病程上也有显著差异，LHON 为急性或亚急性，偶见慢性，而 ADOA 多为慢性。严重的 MERRF 综合征患者还可能出现类似卒中样发作或进行性眼外肌麻痹，鉴别诊断有赖于线粒体基因检测和线粒体病的遗传方式分析。

临床评价 mtDNA 突变包括以下 2 种。①母系遗传 mtDNA 突变：母亲亲属的所有成员均有携带突变 mtDNA 的可能。对于杂质突变，由于复制分离，突变 mtDNA 比例在家系不同成员中的分布可为 0～95%，甚至在 95% 以上。血液检查无 mtDNA 突变的个体，应做肌肉活检证实。②自发 mtDNA 突变：以缺失突变常见，也可为点突变。通常突变仅限于体细胞，不发生生殖细胞的遗传。血细胞分裂更新速度快，突变 mtDNA 易发生漂变，血液检测阴性结果不能完全排除其他组织中是否存在突变型 mtDNA。肌肉基因型相对稳定，又是常见的受累器官，常作为自发 mtDNA 突变的检测材料。

（吕时铭）

línchuáng fēnzǐ shēngwùxué shíyàn zhěnduàn

临床分子生物学实验诊断

（clinical molecular biology laboratory diagnosis） 以分子生物学理论为基础，利用分子生物学的

技术和方法在分子水平上进行检测，为疾病的预测、预防、诊断和个体化治疗提供科学依据的实验诊断学分支领域。已成为发展迅速的前沿学科，常被称为分子诊断学。检测对象是生物大分子，主要是脱氧核糖核酸（DNA）和核糖核酸（RNA），同时也包括蛋白质。

简史　临床分子生物学实验诊断从最初 1949 年分子病概念的提出，到核酸分子杂交技术、基因扩增技术、生物芯片技术、DNA 测序技术和核酸分离技术的相继发展，至今已有近七十年的发展历程。

分子病概念的提出　1949 年，美国著名化学家鲍林（Pauling）在研究美国黑人镰形细胞贫血时发现患者血红蛋白电泳迁移率较正常人的血红蛋白慢，提示这种血红蛋白分子存在化学结构的差异，针对这种现象，鲍林和其合作者提出了分子病的概念。分子病是遗传因素造成的蛋白质分子结构或合成量的异常所引起的疾病。1956 年，英格拉姆（Ingram）等用实验证实，镰形细胞贫血患者的血红蛋白的一个氨基酸发生了改变，即异常血红蛋白 β 链 N 端的第 6 位的谷氨酸被缬氨酸所替代，并将其称为血红蛋白 S（HbS）。后来的研究进一步表明，镰形细胞贫血就是编码血红蛋白 β 链 DNA 中一个密码子 CTT 变成 CAT，即其中一个碱基 T 变成了碱基 A，以致产生严重的病变。除了血红蛋白病以外，分子病还包括各种血浆白蛋白、球蛋白、脂蛋白、铜蓝蛋白、转铁蛋白、补体以及受体蛋白等异常所导致的疾病。

核酸分子杂交技术的发展　该技术大大促进了分子诊断学的发展。1976 年，华裔科学家简悦威（Y. W. Kan）等成功运用 DNA 分子杂交技术进行 α-珠蛋白生成障碍性贫血的产前诊断，1978 年，他又和多奇（Dozy）建立限制性片段长度多态性方法，进行镰形细胞贫血的 DNA 多态性分析。这些技术和方法的建立为苯丙酮尿症、囊肿性纤维化等遗传性疾病的诊断和治疗提供了新的途径。

基因扩增技术的发展　最典型的就是聚合酶链反应（PCR）技术。PCR 技术的发展革命性地改变了分子诊断学的面貌。1985 年，凯利·穆利斯（Kary Mullis）发明 PCR 技术。才木（Randall Saiki）等首先将 PCR 技术应用于 β 珠蛋白基因扩增和镰形细胞贫血的产前诊断。之后又从 PCR 衍生了一系列新的技术，如 PCR-限制性片段长度多态性分析（PCR-RFLP）、PCR-突变扩增技术（PCR-ARMS）、PCR-等位基因特异性寡核苷酸杂交法（PCR-ASO）、PCR-单链构象多态性分析（PCR-SSCP）、PCR-变性梯度凝胶电泳（PCR-DGGE）等。特别是实时荧光 PCR 的建立，可以实时监测 PCR 扩增过程中核酸模板拷贝数的增加，为病原微生物的快速定量检测提供了新途径。目前临床应用的除了基于靶基因扩增的 PCR 等技术外，还有基于探针扩增（如连接酶链反应）和信号放大（如分枝 DNA 技术）的核酸扩增技术。

生物芯片技术的发展　该技术的建立和发展正在不断改变分子诊断学的模式。生物芯片是根据生物分子间特异性地相互作用的原理，将生物分子的分析过程集成于硅芯片或玻璃芯片表面的微型生物化学分析系统。它具有高通量、微型化的特点。根据检测对象的不同可以将生物芯片分为基因芯片、蛋白质芯片、细胞芯片和组织芯片等。它提供了高通量的生物大分子监测手段，可应用于分子诊断的多个方面。

DNA 测序技术的发展　1977 年，英国科学家桑格（Sanger）发明末端终止法测定 DNA 序列。基于末端终止法建立自动化测定 DNA 序列的方法，即所谓的 Sanger 测序法。此测序法具有测序精度高的优点，但是其测序速度慢、通量低。为了改变这一状况，科学家们在 21 世纪初提出了"高通量测序"的设想。采用循环芯片测序策略已经成功建立了基于合成的测序、基于连接测序等不同的测序模式，形成了焦磷酸测序、亿明达（Illumina）测序、半导体测序等不同模式。特别是纳米孔测序技术的迅速发展，测序成本将进一步降低，花费低于 1000 美元完成个体全基因组测序将变成可能。个体全基因组测序将成为临床检验的常规项目。

分子诊断学的形成　主要是 1997 年胡马纳（Humana）出版社出版了威廉·B·科尔曼（William B. Coleman）和格雷戈里·J·桑格里斯（Gregory J. Tsongalis）的专著《临床实验分子诊断学》（Molecular Diagnostics：For the Clinical Laboratorian）和 1999 年美国分子病理学学会和美国研究病理学学会共同创刊《分子诊断学杂志》（The Journal of Molecular Diagnostics）。

研究范围　临床分子生物学实验诊断研究的范围非常广泛，主要涉及 3 个层面的内容：一是疾病机制研究，主要是核酸序列的改变或修饰对疾病发生、发展及转归的影响的规律性认识，明确疾病发生发展的分子机制，发现疾病特异的分子标志物；二是技术开发，它需要在基本的生物化学和分子生物学技术的基础上建立一系列适用于临床检测的技术和方法，包括突变/变异检测技术、DNA 测序技术、生物芯片技术、PCR 技术、FISH 技术、毛细管电泳和质谱分析技术等；三是临床应用，利用分子诊断学技术对分子标志物进行检测，用于疾病的预测、预防、诊断和个体化治疗。

研究方法 既有传统的分子生物学方法，也有适应组学研究建立的新方法。

分子生物学方法 通过研究机体疾病状态下基因结构、基因功能、交互作用模式、细胞信号转导通路的变化，从分子水平阐明疾病机制，也涉及基因突变、扩增、修饰等微小结构的缺陷或者异常变化的识别。

组学研究方法 基于从整体水平研究人类疾病时基因组、转录组、蛋白质组、代谢组、表观遗传组、miRNA 组的分子差异和变化规律，采用快速、高通量的方法，如生物芯片、质谱分析、生物信息学等方法进行研究。组学研究已经成为系统生物学的重要内容。

个体化医学方法 传统的医学模式主要是从疾病出发，基于群体，往往导致诊断、治疗的失效。分子诊断学注重研究不同个体单核苷酸多态性等的差异，建立检测方法，实现针对个体诊断和治疗，为个体化医学的实现提供了方法保证。

治疗诊断学方法 治疗诊断学又称预测医学，它将诊断学与治疗学联系起来并一体化，是医疗个体化方向发展的一个趋势。

1998 年，美国批准达科（Dako）公司的 Hercep Test，要求乳腺癌患者使用单抗药物曲妥珠单抗（赫赛汀，Herceptin）时，必须进行 HER-2/neu 基因扩增的检测，标志着治疗诊断学时代的开始。

应用 已广泛应用于临床。据美国国立生物技术信息中心统计，2001 年仅有 750 种疾病采用基因检测，2011 年已有近 2300 种疾病可用基因检测进行诊断。分子诊断已经成为体外诊断产业中发展最快速的一个部门，2016 年在全球销售了 65 亿美元的产品，预计到 2021 年将超过 100 亿美元。分子诊断学主要用于以下几方面。

遗传病筛查和诊治 人类已发现的单基因遗传病约有 6600 种，大都是基因突变所致，其基因的检测对遗传病的诊断和治疗有决定性意义。

慢性病易感性风险预测 慢性病指不构成传染、由于长期积累形成疾病形态损害的疾病的总称。包括心脑血管疾病（高血压、冠心病、脑卒中等）、糖尿病、恶性肿瘤、慢性阻塞性肺部疾病（慢性气管炎、肺气肿等）、精神异常和精神病等的一组疾病，有病程长、病因复杂、健康损害和社会危害严重等特点。一般是环境、遗传因素共同作用的结果。基因多态性的检测可以预测慢性病的易感性，有利于早期预防、早期诊断和早期治疗。

感染性疾病的诊断 临床分子生物学实验诊断可以提供简单、快速地检测病原微生物的方法，对感染性疾病的诊断和治疗有重要意义，并可对病原微生物进行基因分型和耐药监测。

临床用药指导 药物遗传学的研究显示药物在人体内存在个体代谢差异，主要由单个基因的变异所致。有些药物在临床使用时需进行基因检测，即所谓的治疗分子诊断学。

优生优育 生育前父母遗传病检查、产前检查，特别是在体外受精时，需对精子和卵子进行基因突变检测。对某一有高发病率的群体进行遗传病群体检查，检出携带者后要进行婚育指导，达到预防该病在群体中发生的目的；进行新生儿筛查，确定是否存在出生缺陷，如苯丙酮尿症、先天性甲状腺功能低下症等。

个体识别和法医鉴定 每个人的基因组 DNA 均存在异质性，因此是最可靠的个人身份证。个体基因变异的检测可以用于个体身份确定、器官移植配型、法医物证，还可用于人类进化、考古等研究。

与相关学科的关系 临床分子生物学实验诊断是一门新型交叉学科，是实验诊断学的重要内容。它是在分子生物学、遗传学的基础上发展起来的，与生物化学、免疫学、微生物学、病理学、生物信息学等有密切的关系。

现状及发展趋势 临床分子生物学实验诊断加快了个体化医学和精准医学的形成和发展。个体化医学是指根据每个人的基因组信息和信息的变化对疾病进行预测、预防，并针对不同个体进行个体化医疗，由此形成所谓"3P 医学"，这将对现有医学模式产生革命性的影响。精准医疗将成为一种新的医疗模式。在商业化推动下，分子诊断学发展迅速。生物技术、自动化技术、微型化制造技术和信息技术等正在进行深度集成，分子诊断已经成为转化医学的一个重要方向。许多大公司转向这一领域，资本和技术进行着深度融合。PCR 技术已成为分子诊断学的主流技术，个体化药物检测项目不断增加，个体全基因组测序已经变成可能，DNA 芯片技术也已应用到人类疾病的诊断和治疗，这些都大大推动了人类健康事业的发展。但这些新的技术应用价格昂贵，如何进一步革新技术，降低成本，在商业化和医疗公益性之间取得平衡，让新的分子诊断学技术更好地服务于人类健康是目前面临的重要问题。另外，分子诊断学的应用还引发了伦理、社会和法律等一系列问题。

（徐克前）

fēnzǐ zhěnduàn jìshù

分子诊断技术 （molecular diagnosis technique）

检测人体内遗传物质的结构或表达水平的变化，为临床疾病筛查、诊断、治疗、监测和风险分析提供信息的方法。

分子诊断技术发展迅速，主要包括临床样本核酸分离技术和临床检测技术两大类。后者又包括基因扩增技术、基因结构分析技术、表观遗传学技术和液体活检技术（表）。

（徐克前　郝晓柯）

línchuáng yàngběn hésuān fēnlí

临床样本核酸分离 （nucleic acid isolation of clinical sample）

利用物理、化学等性质上的差异将 DNA 或 RNA 从组织、体液等标本中分离的过程。临床上常用的标本包括血液、尿液等体液和组织标本等。

临床样本核酸分离的总原则是尽量保证核酸一级结构的完整性，同时排除其他分子的污染。核酸分离纯化后，样品中其他生物大分子如蛋白质、脂类和多糖减少到最低水平，无其他核酸的污染（如分离 DNA 时，RNA 应该尽量除去，反之亦然），无对酶有抑制作用的有机溶剂和过高浓度的金属离子。

核酸分离涉及破碎细胞、提取和纯化等过程。纯化标准因应用的不同而异，有些对 DNA 的完整性要求较高，如构建文库、脉冲场凝胶电泳等；有些要求较低，如聚合酶链反应（PCR）、限制片长多态性（RFLP）等。对于 DNA 纯度要求也不同，用于荧光定量 PCR、RFLP、单核苷酸多态性

（SNP）芯片分析等，其纯度要求较高；用于一般 PCR，其纯度要求较低。

基本原理　不同类型的核酸（DNA、RNA）和标本采用不同的分离技术。

基因组 DNA 分离　包括 7 种方法。①酚抽提法：DNA 分离最经典的方法。利用基因组 DNA 较长的特性，将其与细胞器或质粒等小分子 DNA 分离。首先在十二烷基硫酸钠（SDS）、RNA 酶、蛋白酶 K 和乙二胺四乙酸（EDTA）等条件下，裂解细胞、水解 RNA 和蛋白质，再用酚和酚-氯仿抽提，最后用乙醇沉淀。可以产生 100~200kb 的 DNA 片段。②甲酰胺解聚法：前期操作与酚抽提法相同，但是不进行酚抽提，而是利用高浓度的甲酰胺解聚结合的蛋白质与 DNA，再通过透析获得 200kb 左右的 DNA。③玻璃棒缠绕法：用盐酸胍裂解细胞，将裂解物铺在乙醇上，然后用带钩或者 U 型玻璃棒在界面轻搅，DNA 沉淀缠绕在玻璃棒上，可获得 80kb 左右的 DNA。④异丙醇沉淀法：与酚抽提法基本相同，只是最后的乙醇替换为 2 倍容积的异丙醇，沉淀含 0.1mol/L NaCl 的 DNA 溶液，此时 DNA 呈丝状，仍然呈可溶状态的 RNA 则可以被去除。⑤表面活性剂快速提取法：采用表面活性剂 NP-40 或者 Triton X-100 破碎细胞，然后用蛋白酶 K 或酚去除蛋白质，最后用乙醇沉淀或透析。⑥加热法快速制备：加热 96℃~100℃，5 分钟，离心后取上清，可用于 PCR。⑦碱变性快速制备：先用 NaOH 作用 20 分钟，再加 HCl 中和，离心后取上清液，含少量 DNA。

质粒和噬菌体 DNA 分离　包括以下 3 种方法。①碱裂解法：

表　临床常用分子诊断技术

分类	常用技术
临床样本核酸分离技术	
临床检测技术	
基因扩增技术	如荧光定量 PCR、转录依赖的扩增系统、链置换扩增、连接酶链反应、分枝 DNA 信号放大系统、杂交捕获
基因结构分析技术	如基因测序（Sanger 测序、高通量测序）、基因突变检测、单核苷酸多态性检测、拷贝数变异检测、染色体易位检测、荧光原位杂交检测、分子成像检测
表观遗传学技术	如 microRNA 检测、DNA 甲基化检测、组蛋白修饰检测
液体活检技术	循环核酸检测、循环肿瘤细胞检测

利用共价闭合环状质粒 DNA 与线状细菌染色体 DNA 片段在拓扑学上的差异来分离。在 pH12.0～12.6 环境中，线状细菌染色体 DNA 变性，共价闭合环状质粒 DNA 的氢键虽然断裂，但两条互补链依然相互盘绕、紧密结合。将 pH 调至中性并在高盐浓度的条件下，共价闭合环状质粒 DNA 的两条互补链迅速而准确地复性，而线状细菌染色体 DNA 的两条互补链已完全分开，不能迅速而准确地复性，染色体 DNA 之间交联形成不溶的网状结构。此时大部分 DNA 和蛋白质在 SDS 等作用下形成沉淀，而质粒 DNA 仍然为可溶状态。通过离心，可沉淀去除大部分细胞碎片、染色体 DNA、RNA 及蛋白质，质粒 DNA 在上清液中。再用酚抽提法等方法进一步纯化质粒 DNA。本法简单、重复性好，而且成本低，是目前最广泛使用的方法之一。②煮沸裂解法：利用高温破坏细菌细胞，同时利用溶菌酶酶解细菌细胞。高温破坏细菌细胞壁，有助于解开 DNA 链的碱基对，并使蛋白质和染色体 DNA 变性；此时闭合环状质粒 DNA 碱基之间的氢键虽被破坏，但是互补链不会分离，当温度下降恢复成超螺旋。最后通过离心除去变性的染色体 DNA 和蛋白质，从上清液中回收质粒 DNA。本法一般用于<15Kb 质粒 DNA 的制备。③SDS 裂解法：将细菌悬浮液混于预冷的等渗蔗糖溶液中，用溶菌酶和 EDTA 处理以破坏细胞壁，再用 SDS 裂解细菌，温和地释放质粒 DNA 到等渗溶液中，然后用酚-氯仿抽提质粒 DNA。本方法操作比较温和，适合>15Kb 的质粒 DNA 的提取。

RNA 分离　重要目标是分离得到比较完整的 RNA。RNA 容易被 RNA 酶水解，在 RNA 分离中防止 RNA 酶的污染是关键。RNA 酶极稳定而且广泛存在，包括各种组织、细胞中的内源性 RNA 酶，以及存在于操作人员手、涎、实验器材和环境中的外源性 RNA 酶。因此，在 RNA 的分离过程中，应该尽量防止外源性 RNA 酶的污染，同时采用异硫氰酸胍、焦磷酸二乙酯、氧钒核糖核苷复合物或者 RNA 酶的蛋白抑制剂等 RNA 酶抑制剂。①异硫氰酸胍-酚-氯仿法：快速提取人、动物、植物、细菌不同组织的总 RNA 的主要方法。其主要成分为苯酚、异硫氰酸胍和 β-巯基乙醇等物质。苯酚的主要作用是裂解细胞，使细胞中的蛋白质、核酸物质解聚得到释放；异硫氰酸胍使蛋白质变性；β-巯基乙醇切断蛋白质分子中的二硫键进一步加强蛋白质的变性作用。酸性条件下，经酚-氯仿抽提裂解溶液，再通过异丙醇沉淀与乙醇洗涤制备 RNA。目前广泛应用的 Trizol 试剂就是应用本原理。②异硫氰酸胍-氯化铯超速离心法：异硫氰酸胍是一种强蛋白变性剂，有抑制 RNA 酶作用。再经过起始密度为 1.78g/ml 的氯化铯介质进行密度梯度超速离心，RNA 沉淀于管底，DNA 与蛋白质存在于上清液中。利用本方法可得到高质量 RNA。

检测标本要求　标本采集的类型和时机非常重要，过早或过晚采集标本都可能会出现假阴性结果。对于不同的病原微生物的基因扩增，通常要求用最适宜的标本，如血液用于乙型肝炎病毒、丙型肝炎病毒和人类免疫缺陷病毒的检测，痰液用于肺结核的结核分枝杆菌的检测，泌尿生殖道拉网拭子用于衣原体的检测等。常用标本有血液（全血、血浆、血清）、尿液、痰液、咽拭子、口腔拭子、生殖道标本以及组织标本等。

血液标本　①全血标本：将新鲜抗凝血 0.5～1.0 ml 装入 EP 管，经过处理后，保留白细胞沉淀。DNA 在室温下可稳定 1～2 天，血液 RNA 容易降解。采用 PAXgene 管收集全血能稳定胞内 RNA，在 18～25℃ 条件下可达 3 天。长期保存，需要将标本放置在-70℃ 冰箱。②血浆/血清标本：用于循环 DNA 提取的血浆/血清标本在室温下可稳定 24 小时；在-70℃ 可长期保存，但是存在部分降解；在有 EDTA 存在下 4℃ 稳定 24 小时。长期保存，需要加入 TRIzol LS 保存液。

尿液标本　防止细菌、真菌污染，以及草酸钙结晶的形成。尿液中加入 EDTA 储存于-70℃ 有利于其长期保存。

痰液标本　临床上常用痰液作结核杆菌、肺炎支原体等 DNA 检测。因其含有大量的黏蛋白，故在提取核酸前需对样本进行预处理。如用于结核杆菌 DNA 检测，使用 1mol/L NaOH 或变性剂液化；如用于肺炎支原体的检测，可将痰液标本悬浮于生理盐水中，充分振荡混匀，待大块黏性物沉淀后，取上清液离心，所得沉淀物即可用于核酸提取。

咽拭子　点燃酒精灯，嘱病人张口发"啊"音，暴露咽喉，用培养管内的消毒长棉签以灵敏而轻柔的动作擦拭两侧腭弓和咽、扁桃体上的分泌物。

口腔拭子　握住口腔拭子手柄，将拭子伸进左侧口腔，使拭子头部充分接触左侧脸颊内部/左侧上下牙床处黏膜，用刷牙的力度上下擦动，同时，旋转拭子，让拭子头部充分接触口腔黏膜，重复此动作 1 分钟。用同样的方法在右侧脸颊部/右侧上下牙床黏膜处进行第二根拭子的取样。将沾有口腔脱落细胞的拭子在洁净通风处、至少一小时直至晾干，装回采集管，完成取样。

生殖道标本　先用生理盐水清洗尿道口，再将无菌棉拭子插入尿道口 2～3cm 停留 10 秒，轻轻旋转拭子后退出。

组织标本　首先用剪刀清除新鲜生物组织中的筋膜等结缔组织，吸干血液。如果不能马上分离核酸，可将组织储存于液氮或-70℃冰箱。也可采用 RNAlater 保存液，无需立即冻存。取新鲜或者冰冻组织 0.2～0.5g，剪碎，加 TE 缓冲液进行匀浆，转入 EP 管，加入等体积 2×组织裂解液匀浆。

临床应用　从临床样本中分离的核酸需与其他技术结合分析才具有临床意义。如分离的核酸进行基因突变检测用于遗传病诊断、进行 SNP 分析用于个体化用药、荧光定量 PCR 用于病原微生物检测，利用不同个体核酸 DNA 的构成差异识别不同个体，进行器官移植中组织配型、干细胞移植、亲子鉴定、考古以及法医物证检验等。

评价　包括 DNA 质量评价和 RNA 质量评价。

DNA 质量评价　包括 DNA 浓度、纯度和完整性评价。①DNA 浓度：采用紫外吸收法和荧光法测定。紫外吸收法简单快速，不影响分离的 DNA 样品，最常用。对于不同的 DNA 样品，其浓度计算公式为公式 1～3。②DNA 纯度：计算 A_{260}/A_{280} 比值，比值为 1.6～1.8，说明纯度高；>1.8 说明有 RNA 污染；<1.6 说明存在蛋白质。③DNA 完整性：通过

琼脂糖凝胶电泳等方法可以判断分离所得基因组 DNA 的大小。采用甲酰胺解聚法可以获得分子量>200 Kb 的 DNA 片段，其他 DNA 分离方法可获得 20～200Kb 的 DNA 片段。对于临床上常用的 PCR 技术，20～50Kb 的 DNA 即可满足需要。

$$双链 DNA 样品浓度(\mu g/\mu l) = A_{260}×稀释倍数×50/1000$$
（公式 1）

$$单链 DNA 样品浓度(\mu g/\mu l) = A_{260}×稀释倍数×38/1000$$
（公式 2）

$$单链寡核苷酸样品浓度(\mu g/\mu l) = A_{260}×稀释倍数×33/1000$$
（公式 3）

$$RNA 样品浓度(\mu g/\mu l) = A_{260}×稀释倍数×38/1000$$
（公式 4）

RNA 质量评价　包括 RNA 浓度、纯度和完整性评价。①RNA 浓度：常用紫外吸收法。其计算公式为公式 4。②RNA 纯度：计算 A_{260}/A_{280} 的比值。利用 Trizol 试剂提取的 RNA，其 A_{260}/A_{280} 比值为 1.6～1.8；如果用 TE 溶解，则 A_{260}/A_{280} > 1.8。③RNA 完整性：采用变性琼脂糖凝胶电泳分析 RNA 完整性。Trizol 试剂可以很好地分离不同种类的 RNA。变性琼脂糖凝胶电泳结果显示，在 7～15kb 处，高分子 RNA（mRNA 和 hnRNA）呈不连续的带状分布，在 5kb（28S）和 2kb（18S）有两条主要条带，在 0.2kb 处是小分子 RNA（tRNA 和 5S）。重点观察 28S 和 18S 两条电泳区带的状况，如果条带明亮、清晰，并且 28S 的亮度是 18S 的两倍以上（图），可以认为 RNA 提取质量

好，否则可能存在 RNA 降解。

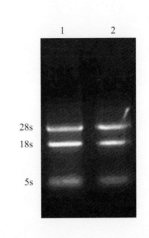

图　甲醛变性琼脂糖凝胶电泳分离纯化的 RNA

（徐克前）

jīyīn kuòzēng jiǎnyàn

基因扩增检验（gene amplification test）　选择性增加检测基因拷贝数的检测技术。以临床诊断治疗为目的。自 1985 年开始，以聚合酶链反应（PCR）为代表的临床基因扩增检验技术的发明改变了人类检测和鉴定基因的方法。PCR 及其相关技术以惊人的速度发展，迅速应用于临床疾病的诊断、治疗、病程监测、预后等方面。

体外基因扩增检验技术（表 1）一般采用 3 种策略。①靶基因扩增：利用聚合酶链反应、转录依赖的扩增系统或链替代扩增等增加靶基因的拷贝数。②探针扩增：主要包括连接酶链反应、滚环扩增和网状分枝扩增，其检测的靶基因并未扩增，而是将与其配对的探针扩增进行检测。③信号放大系统：利用复合探针或支链探针技术增强来自每个探针分子的信号来进行扩增。

基本原理　不同的基因扩增检验技术原理各异，下面介绍几

表 1　常见体外基因扩增检验技术

扩增方法	扩增策略	使用的酶	温度要求	目标核酸
PCR	靶基因	TaqDNA 聚合酶	温度循环仪	DNA
RT-PCR	靶基因	逆转录酶、TaqDNA 聚合酶	温度循环仪	RNA
TAS（如 TMA、3sR、NASBA）	靶基因	逆转录酶、RNA 聚合酶、核糖核酸酶 H（RNase H）	等温	RNA 和 DNA
SDA	靶基因	Hinc Ⅱ、DNA 聚合酶 Ⅰ	等温	DNA
LAMP	靶基因	DNA 聚合酶	等温	DNA
WGA/MDA	靶基因	Φ29DNA 聚合酶	等温	DNA
aRNA	靶基因	T_4 DNA 聚合酶、Klenow、S1 核酸酶、T_7 聚合酶	等温	RNA
LCR	探针	耐热 DNA 聚合酶、耐热 DNA 连接酶	温度循环仪	DNA
RCA/RAM	探针	T_4 基因 32 蛋白、Φ29DNA 聚合酶、DNA 连接酶（RAM）	等温	DNA
分枝 DNA 信号放大系统	信号	碱性磷酸酶	等温	DNA 和 RNA
杂交捕获	信号	无	等温	DNA
SISA	信号	Cleavase	等温	DNA

注：PCR：聚合酶链反应；RT-PCR：逆转录聚合酶链反应；TMA：转录介导扩增；3sR：自主序列复制；NASBA：核酸序列依赖扩增；SDA：链置换扩增；LAMP：环介导扩增；WGA：全基因组扩增；MDA：多重置换扩增；aRNA：反义 RNA 扩增；LCR：连接酶链反应；RCA：滚环扩增；RAM：网状分枝扩增；SISA：连续入侵信号扩增

种临床常用技术的原理。

聚合酶链反应（PCR）　是临床最常用的体外基因扩增检验技术。PCR 的本质是在模板 DNA、引物和 4 种脱氧核糖核苷酸存在的条件下依赖于 DNA 聚合酶的酶促合成反应。其特异性取决于引物和模板 DNA 结合的特异性。整个过程由变性-退火-延伸 3 个基本反应步骤构成，循环往复，每一个循环的产物可以作为下一个循环的模板，20～30 个循环后，介于两个引物之间的特异性 DNA 片段可以得到大量复制，数量可达 $2 \times 10^6 \sim 2 \times 10^7$ 拷贝。用于临床检测时，大多采用荧光定量 PCR（见荧光定量聚合酶链反应）。

转录依赖的扩增系统（TAS）1989 年科沃（Kwoh）等建立了以转录为基础的扩增技术，利用转录过程大量扩增目标核酸，一般用于 RNA 的扩增。TAS 是简单、快速的体外核酸扩增方法，反应持续恒温进行，不需特殊仪器。原理（图1）：首先通过逆转录生成互补 DNA（cDNA），然后用新合成的 cDNA 作模板在体外进行转录扩增。在此原理基础上进行不同的改进，分别形成了转录介导扩增（TMA）、自主序列复制（3sR）和核酸序列依赖扩增

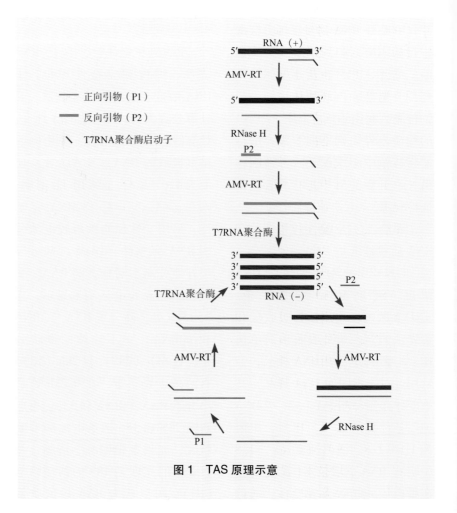

图 1　TAS 原理示意

（NASBA）等不同方法。这些方法虽然有细小差别，但原理和实验反应体系基本一致。

TAS 反应体系需要 3 种酶：鸟类成髓系白血病病毒逆转录酶（AMV-RT）、核糖核酸酶 H（RNase H）和 T_7 RNA 聚合酶；需要 2 个引物：P1、P2；反应体系中还需脱氧核苷三磷酸（dNTP）、核苷三磷酸（NTP）、模板 RNA 和缓冲液。反应过程分为非循环相和循环相。在非循环相中，首先按照经典途径合成 cDNA，cDNA 在 T_7 RNA 聚合酶作用下将一个 DNA 模板转录出 $10 \sim 10^3$ 个拷贝的 RNA，转录依赖扩增由此得名；在循环相中，引物 P2 与 RNA 模板（反义 RNA）结合，合成新的 cDNA 链，经 T_7 RNA 聚合酶作用合成更多拷贝的反义 RNA，由此不断循环。RNA 聚合酶用一个模板可能转录出 $10 \sim 1000$ 个 RNA 拷贝，因此反应中待检 RNA 拷贝数以 10 的指数方式增加。TAS 涉及几种酶以及在同一温度同一缓冲体系中进行的一系列复杂的反应。

TAS 的优点是：①快速的动力学反应、不需要温度循环仪。②在一同反应管中进行反应，扩增产物 RNA 可快速降解，这大大减少了污染的危险性。③非常适用于扩增单链靶 RNA，因为其不需要 RT-PCR 中所需的 RNA 分离。TAS 使得检测 RNA 病毒变得更方便，而且利用高拷贝数的靶 RNA 可提高检测细菌和真菌的灵敏度。该技术已用于人类免疫缺陷病毒-1、结核分枝杆菌和沙眼衣原体等的检测。

链置换扩增（SDA）　1992年沃克（Walker）等建立，是一种恒温 DNA 扩增技术，需要两对引物（B_1 和 B_2、S_1 和 S_2），其 S_1 和 S_2 引物 5′端带有 HincⅡ酶切位点序列（5′GTT↓GAC3′）。经加热变性靶 DNA 后，在 Klenow 酶（外切酶活性缺失）、dNTPs 及相应条件下同时延伸，产生两种延伸产物：一端带酶切识别序列（B_1S_2 或 S_1B_2）和两端皆有酶切识别序列（S_1S_2）的延伸产物。再以延伸产物为模板，以 S_1、S_2 为引物，在 Klenow 酶、dNTPs 及相应条件下延伸，产生的双链含 HincⅡ酶切位点序列，用 HincⅡ酶切产生缺口后，在 Klenow 酶作用下合成与延伸产物互补的一条替代链，此替代链和模板单链均可进入循环，大量扩增，可利用荧光探针定量检测扩增产物。已有利用 SDA 检测沙眼衣原体和淋病奈瑟菌的试剂盒上市。

连接酶链反应（LCR）　又称连接酶扩增反应（LAR），在基因突变检测中称为寡核苷酸连接分析（OLA）。LCR 是基于 DNA 连接酶将某一 DNA 链的 5′磷酸与另一相邻链的 3′羟基连接反应的 DNA 扩增方法（图2）。LCR 扩增对象不是目标片段，而是由引物组成的探针，是一种探针扩增技术。LCR 反应体系主要由两种耐热酶（DNA 聚合酶和连接酶）和两对引物组成。LCR 经过变性、退火、连接不断循环的过程，可将目标核酸呈指数倍扩增。与 PCR 相比，LCR 最大的优势在于其特异性强。LCR 主要应用于单个碱基突变遗传病的分析，也用于淋病奈瑟菌、衣原体等病原微生物的检测。

分枝 DNA 信号放大系统　分枝 DNA（bDNA）是人工合成的带有侧链的 DNA 结构，在每个侧链上都可以标记可被激发的标记物。以 bDNA 为基础建立的连续放大 DNA 信号以检测 DNA 的技术称为分枝 DNA 信号放大系统。包括四种杂交探针，即目标探针、前放大体探针、放大体探针和标记探针。①目标探针：能与待测核酸靶序列上不同区域互补，其 5′端用生物素标记，能与微孔中已经被包被的亲和素结合。②前放大体探针：一段能与目标核酸的不同区域互补结合，另一段与放大体探针（即 bDNA）的主链部分的序列互补结合。③放大体探针：由主链和数十根寡核苷酸组

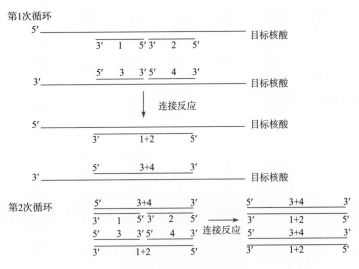

图 2　LCR 反应原理示意

成，每个分枝上都有标记探针的杂交位点。④标记探针：是寡核苷酸经酶标或者荧光标记组成，能与放大体探针上的互补序列结合，加入底物后最后经化学发光检测仪检测。放大体探针和标记探针组成分枝 DNA。bDNA 信号放大系统检测的原理如图 3。利用 bDNA 信号放大系统可在每个靶序列上结合 60~300 个酶分子，而且所有杂交反应同时进行，观察到的信号与靶 DNA 的量成正比，可通过标准曲线将靶 DNA 定量。

bDNA 信号放大系统检测样本中的核酸时与 PCR 技术不同，靶核酸本身不被扩增，而是通过多个探针组成逐级信号放大体系放大靶核酸信号。主要优点：对目标核酸进行直接检测，因此没有 PCR 等其他目标核酸扩增技术中存在的"产物污染"。其重复性、稳定性也非常好。其主要不足是灵敏度不如 PCR 等扩增技术，检测的范围也较窄。该技术已用于人类免疫缺陷病毒、乙型肝炎病毒、丙型肝炎病毒、巨细胞病毒等检测。

杂交捕获　另一种信号放大系统，是基于杂交对目标核酸进行特异性捕获，并进行探针信号放大检测核酸的方法。该系统首先用于人类乳头状瘤病毒（HPV）的感染和分型，还用于沙眼衣原体、淋病奈瑟菌等的检测。

检测标本要求　见荧光定量聚合酶链反应。

临床应用　主要用于病原微生物检测、基因突变及单核苷酸多态性（SNP）的检测。

病原微生物检测　传统上病原微生物检测采用培养法和血清学方法，PCR 等核酸扩增检验技术由于具有快速、灵敏等特点，在病原微生物检测中已得到广泛

应用，特别是对需要长程培养或者无法分离的病原微生物尤其适用。临床上常检测的病原微生物包括结核分枝杆菌、乙型肝炎病毒、丙型肝炎病毒、人免疫缺陷病毒、人巨细胞病毒、沙眼衣原体、人乳头状瘤病毒、淋病奈瑟菌等。检测所用的方法除 PCR 外，也用其他核酸扩增技术。临床常见病原体检测项目及所用的方法见表 2。

基因突变及 SNP 的检测　基于 PCR 技术衍生了 PCR-扩增阻碍突变系统（PCR-ARMS）、PCR-限制性片段长度多态性（PCR-RFLP）、PCR-单链构象多态性（PCR-SSCP）、PCR-变性梯度凝胶电泳（PCR-DGGE）等技术，用于基因点突变或 SNP 的检测；

另外 LCR 也是检测点突变或者 SNP 的好方法。

评价　进行体外基因扩增检验应注意：①PCR 是最常用的体外基因扩增检验技术，许多检测基因突变或者多态性的方法以 PCR 为基础建立。PCR 衍生的荧光定量 PCR 技术为临床定量检测病原微生物最常用的方法，在中国二级以上的医院大多已经建立专门的临床基因扩增实验室。荧光定量 PCR 技术敏感性高，少至 10~100 拷贝的模板核酸即可成功扩增，其基于探针检测，特异性也强。荧光定量 PCR 最大的问题是容易出现污染，导致假阳性或假阴性结果，为避免污染发生，需要建立专门的实验室。荧光定量 PCR 仪价格也不菲，因此检验

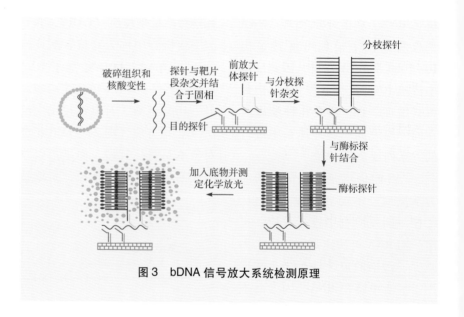

图3　bDNA 信号放大系统检测原理

表 2　病原微生物检测项目及方法

检测的生物	基本方法
结核分枝杆菌（TB）	PCR、TMA
乙型肝炎病毒（HBV）	PCR、bDNA
丙型肝炎病毒（HCV）	PCR、TMA、bDNA
人免疫缺陷病毒（HIV）	PCR、bDNA、NASBA
人巨细胞病毒（CMV）	PCR、杂交捕获
人乳头状瘤病毒（HPV）	PCR、杂交捕获
沙眼衣原体（Ct）	PCR、LCR、TMA、SDA
淋病奈瑟菌	PCR、LCR、杂交捕获

需要的成本很高。②本条目中重点介绍的 PCR 替代基因扩增检验技术，具有 PCR 技术不具备的一些特点：有些扩增技术，如转录介导扩增、自主序列复制、核酸序列依赖扩增、链置换扩增、环介导扩增、全基因组扩增、多重置换扩增、反义 RNA 扩增、滚环扩增、网状分枝扩增、分枝 DNA、杂交捕获、连续入侵信号扩增等均在室温下进行，不需要特殊的热循环仪；有些扩增技术，如转录介导扩增、自主序列复制、核酸序列依赖扩增等可以直接扩增 RNA，而且扩增效率更高；滚环扩增的扩增敏感性比 PCR 更高，而且可以同时扩增 DNA 和 RNA。这些技术在临床检验中也有广泛应用。③所有的基因扩增检验都必须执行 2010 年卫生部办公厅印发的《医疗机构临床基因扩增检验实验室管理办法》（卫办医政发〔2010〕194 号）及其附件《医疗机构临床基因扩增检验工作导则》中的有关规定。对未经批准的临床基因扩增检验实验室，医疗机构不得擅自开展临床基因扩增检验项目。

（徐克前）

yíngguāngdìngliàng jùhé méiliàn fǎnyìng

荧光定量聚合酶链反应（fluorescent quantitative polymerase chain reaction）

在聚合酶链反应（PCR）体系中加入荧光基团，利用荧光信号动态监测整个 PCR 过程，获得在线描述模板 DNA 扩增过程的动力学曲线，通过与已知拷贝数的 DNA 比对来对未知拷贝数的模板核酸进行定量分析的方法。又称实时荧光 PCR。

在经典的 PCR 理论中，PCR 产物呈指数增长，但是实际的 PCR 扩增曲线并不是标准的指数曲线，而是 S 形曲线，随着反应的进行，其产物增长进入平台期。PCR 终产物量受多种因素的影响，对于同一样本，各种反应条件完全一致，最后经过 PCR 扩增得到的 DNA 拷贝数也完全不同，变化很大（图 1）。由于 PCR 终产物量与起始模板量之间没有线性关系，根据 PCR 终产物量不能计算出 DNA 起始拷贝数。荧光定量 PCR 是用荧光信号动态监测扩增过程而对 DNA 起始拷贝数进行定量的方法，已成为临床基因扩增检验中的主流方法。

基本原理 包括数学原理和化学原理。

数学原理 解决 PCR 扩增起始 DNA 模板量与荧光信号的数量关系。PCR 扩增过程中，荧光信号开始由本底进入指数增长阶段的拐点所对应的循环次数为循环阈值数（Ct）。由图 1 可观察到尽管平台期 DNA 拷贝数波动很大，但 Ct 值却相对固定，用不同浓度的模板 DNA 做 PCR，模板 DNA 浓度越高，Ct 值越小，模板 DNA 浓度每增加 1 倍，Ct 值减小 1 个循环，Ct 值与模板 DNA 的起始拷贝数成反比。这一结论可以从数学上得到严格的证明。第 n 次 PCR 循环的荧光信号强度（Rn）等于背景信号强度（R_B）加上每个分子的荧光强度〔即单位荧光强度（Rs）与分子数目的乘积〕，用数学式表示如下：

$$Rn = R_B + X_O(1+Ex)^n Rs$$

公式中：Rn 代表荧光信号强度；R_B 代表背景信号强度；Xo 代表起始模板拷贝数；Ex 代表扩增效率；Rs 代表单位荧光强度；n 代表循环次数。

当循环次数 n = Ct 时，$R_{Ct} = R_B + Xo(1+Ex)^{Ct} Rs$；

两边取对数，$lg(R_{Ct} - R_B) = lgXo + Ctlg(1+Ex) + lgRs$；

将其整理，$Ct = -lgXo/lg(1+Ex) + [lg(R_{Ct} - R_B) - lgRs]/lg(1+Ex)$

对每一个特定的 PCR 反应来说，Ex、R_{Ct}、R_B、和 Rs 都是常数，由上式可知，Ct 值与 lgXo 成反比，即 Ct 值与起始模板 DNA 的拷贝数（Xo）的对数成反比，起始 DNA 浓度每增一倍，Ct 值减

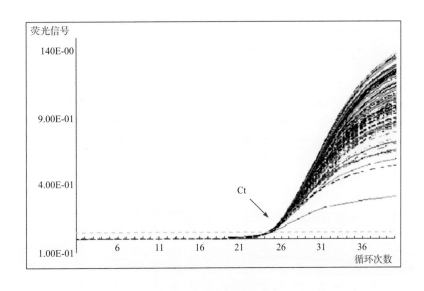

图 1 PCR 扩增曲线
注：此为相同模板的样品在同一台 PCR 仪上进行 96 次扩增的扩增曲线

小一个循环。Ct 值的引入确保荧光定量 PCR 定量的精确和严格。为使表达式简便，上述数学推导忽略 PCR 扩增效率等细节，如果考虑这些因素，可以在方程式上加修正项，这些修正项的增加并不影响方程式的线性性质。

根据荧光定量 PCR 定量的原理，建立了外标法、内标法和动力学方法。①外标法：每个模板核酸的 Ct 值与该模板的起始拷贝数的对数呈线性关系，可利用一系列已知拷贝数的 DNA 模板建立标准曲线（Ct 值~起始拷贝数的对数）（图 2）。只要获得未知样品的 Ct 值，即可从标准曲线上计算出该样品的起始拷贝数。这是目前临床实验室应用最广泛的方法。②内标法：将已知拷贝数 DNA（标准品）与待测样本在同一扩增管内扩增，然后通过内标的量来计算待测模板核酸的量。其优点是排除了管间扩增效率不同所致的差异。根据所采用的标准品的不同分为 2 类：一类称为非竞争性内标，采用的是与待扩增的目标 DNA 序列完全不同的基因片段，既可是内源的，也可是外源的，最常用的是 β-肌动蛋白、3-磷酸甘油醛脱氢酶（GAPDH）、核糖体 RNA（rRNA）基因等管家基因；另一类称为竞争性内标，是人为构建的可与待扩增的目标 DNA 竞争酶、核苷酸和引物分子的 DNA 片段，此种内标与靶核酸具有相同的引物结合位点，只是引物之间的序列存在差异。③动力学方法：是改良的有限稀释分析方法，即首先将原始模板进行有限稀释，然后对该稀释系列进行 PCR 扩增，最低的阳性样品被认为含有与已知的标准稀释系列中最后阳性样本中相同量的 PCR 模板。

化学原理　解决荧光信号与 DNA 扩增模板数量的一致性关系的问题，确保荧光化学物质发射的荧光信号反映 DNA 模板的量。所采用的荧光化学物质主要有以下两类。①荧光探针类：是利用与靶序列特异杂交的探针上的荧光标记物来指示扩增产物的增加。其增加了探针的识别步骤，特异性更高，广泛应用于临床检验。②非荧光探针类：是利用荧光染料（SYBR Green 等）或者特殊设计的引物来指示扩增产物的增加。用于荧光定量 PCR 的荧光探针基本上采用荧光共振能量转移（FRET）或者荧光淬灭的原理，利用杂交前后荧光的变化反映扩增产物的有无及多少。

已设计出十余种不同的探针，常用以下几种。①TaqMan 探针：最早用于实时荧光 PCR 的探针，是典型的 FRET 型探针。TaqMan 探针定量 PCR 反应体系中包括一对引物和一条探针。探针只与模板特异性结合，其结合位点在一对引物之间。探针的 5′端标记有荧光报告基团（R），如 6-羧基荧光素（FAM）、四氯 6-羧基荧光素（TET）、六氯 6-羧基荧光素（HEX）等，3′端标有荧光淬灭基团（Q），如 6-羧基-四甲基罗丹明（TAMRA）等。当探针完整时，报告基团所发射的荧光能量被淬灭基团吸收，仪器检测不到荧光信号。随着 PCR 进行，Taq 酶在链延伸过程中遇到与模板结合的探针，其 3′→5′外切酶活性就会将探针切断，报告基团远离

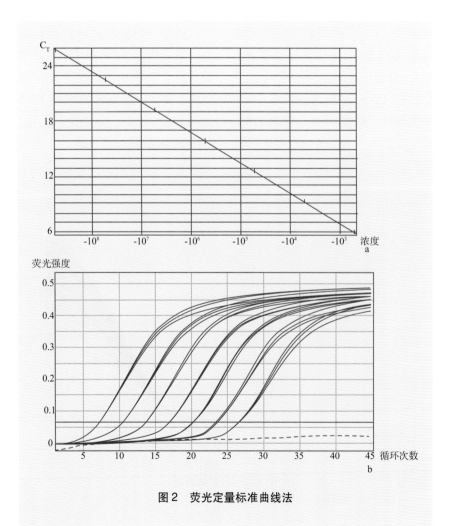

图 2　荧光定量标准曲线法

淬灭基团, 其能量不能被吸收从而产生荧光信号 (图3)。每经过一个 PCR 循环, 荧光信号也和目的片段一样有一个同步指数增长的过程, 荧光信号的强度就代表了模板 DNA 的拷贝数。②分子信标: 分子信标探针设计成发夹结构, 其茎的 5′和 3′端分别标记有荧光基团与淬灭基团, 其环的部分与扩增目标 DNA 设计成互补。没有与扩增目标 DNA 杂交时其会保持发夹结构状态, 此时荧光基团和淬灭基团非常靠近, 荧光几乎完全淬灭; 当分子信标探针与目标 DNA 杂交后, 发夹展开, 荧光基团与淬灭基团分开, 荧光得以恢复, 荧光检测系统即可接收到荧光基团的荧光信号 (图4)。

检测标本要求 常用于基因扩增检测的临床标本包括乙二胺四乙酸 (EDTA) 或枸橼酸钠抗凝全血或骨髓、血清或血浆、痰、脑脊液、尿及分泌物等。标本的采集、运送、保存和处理均有严格要求。

标本采集 标本的收集及适当的预处理对成功提取 PCR 测定的核酸模板具有决定性作用。具体要求如下: ①采血液等样本, 应使用一次性密闭容器, 如采用真空采血管。②使用非密闭采样系统, 如尿、分泌物和骨髓的采样, 必须注意防止来自采样者的皮屑或分泌物的污染, 采样时需戴一次性手套。③全血和骨髓标本必须进行抗凝处理, EDTA 和枸橼酸钠是首选抗凝剂, 不能使用肝素抗凝, 因为肝素是 TaqDNA 聚合酶的强抑制剂。④用于 RNA (如丙型肝炎病毒 RNA) 扩增检测的血标本最好进行抗凝处理, 并尽快分离血浆, 以避免 RNA 降解, 如未做抗凝处理, 必须在抽血后 1 小时内分离血清。⑤玻璃

器皿在使用前应高压处理, 因为玻璃器皿中常含有不易失活的 RNA 酶, 最好采用高压灭菌, 250℃烘烤 4 小时以上可使 RNA 酶永久性失活。

临床基因扩增检验实验室应按照检测的要求对各种临床标本的收集建立标准操作程序 (SOP 文件), 应特别注意以下 6 方面的问题。①标本采集时间的选择: 在疾病发展过程中, 标本采集过早或过晚都可能得出假阴性结果。②标本采集部位的准备: 标本采集部位的清洁消毒可去掉污染微生物或其他杂物, 但应适度, 过度清洁消毒有可能去掉或破坏靶微生物。③标本的类型和采集量: 一般依所测病原体而定, 如果标

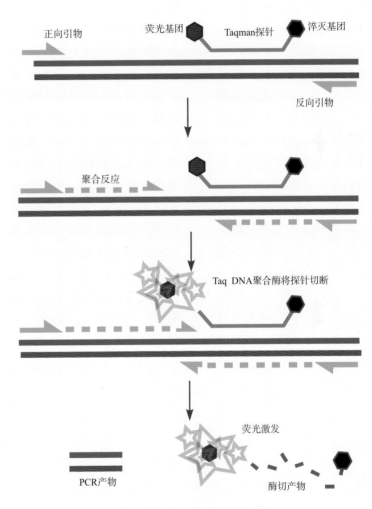

图 3 TaqMan 探针原理示意

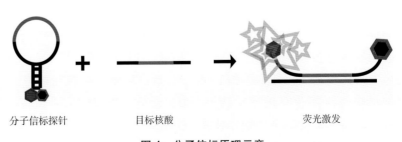

图 4 分子信标原理示意

本的量足够用于病原体培养，其也足够用于核酸提取及其后的扩增检测。④采样质量的评价：可通过几方面评价标本的采集质量，如细胞组成、所需类型细胞的数量和核酸总量。⑤采样及运输容器：标本的收集材料应为一次性，运输容器也应为密闭的一次性装置，采集中所用试剂不应对核酸扩增及检测造成干扰，如抗凝剂的选择等。⑥标本采集中的污染：应特别防止混入操作者的头发、表皮细胞、痰液等。

标本保存 由于靶核酸（尤其是 RNA）易受核酸酶的作用而降解，标本的保存对核酸扩增测定至关重要。①为使临床标本中可能存在的核酸酶失活，可加入离液剂，最常用的是 4mol/L 的异硫氰酸胍盐（GITC），并同时与还原剂如 β-巯基乙醇或二巯基乙醇一起使用，使用 GITC 作为稳定剂保存标本，标本可在室温下稳定 7 天。②如果测定的靶核酸为血循环中的 RNA，为避免室温放置过久导致 RNA 降解，最好不使用血清标本，而使用 EDTA 抗凝后的血浆标本。③临床体液标本如血清或血浆可在-70℃下长时间贮存。④用于 DNA 测定的已纯化核酸样本可在 10mmol/L 三羟甲基氨基甲烷（Tris），1mmol/L EDTA 缓冲液（pH 7.5~8.0）中 4℃保存。⑤用于 RNA 测定的已纯化核酸样本应在上述缓冲液中-80℃或液氮中贮存。⑥核酸的乙醇沉淀物应在-20℃下保存。

标本运送 实验室应根据靶核酸的特性对各种临床标本的运送做出具体规定。①标本采集后必须尽快送至实验室进行检测。②标本如需邮寄则需进行稳定化处理。③用于 DNA 测定的 EDTA 抗凝血，加入 GITC 的用于 RNA

测定的血清或血浆标本可在室温下进行邮寄或运送，但应将标本放在不易破碎的容器中。

标本处理 核酸提取是决定扩增检测成败的关键步骤。①在使用商品化核酸提取试剂盒提取临床标本中的核酸模板前，应对其有效性进行充分评价。②标本中存在大量抑制物是影响核酸制备质量的关键，抑制物的来源包括标本本身，如血红素及其前体或降解产物，还包括核酸提取过程中的残留有机溶剂，如酚、氯仿等，它们均对 TaqDNA 聚合酶具有抑制作用，从而影响靶核酸的扩增测定。③当标本为痰时，必须先进行液化处理，再提取核酸，需注意液化时不能加热，液化时间不能过长。④当靶核酸为 RNA 时，逆转录 PCR 测定失败的原因往往是标本在运送前未经过充分稳定化处理及核酸提取试剂中的 RNA 酶污染，对于前者，要仔细核查测定分析前的步骤，要求重新采取标本；对于后者，建议采用高质量的核酸提取试剂盒。⑤检测标本中 DNA 模板的量，理论上说只要有 1 个拷贝就可以扩增，但实际上 100 拷贝数以上扩增结果才可靠。

临床应用 荧光定量 PCR 已应用于临床疾病的诊断和治疗。

感染性疾病的诊断和疗效评价 包括各型肝炎、艾滋病、禽流感、结核、性病等。

优生优育的诊断 用于珠蛋白生成障碍性贫血、血友病、性别发育异常、智力低下综合征、胎儿畸形等的诊断。

肿瘤的诊断和靶向治疗 主要是癌基因和抑癌基因等肿瘤标志物的检测。

遗传病的诊断 α-珠蛋白生成障碍性贫血、儿童型脊肌萎缩

症等的诊断。

其他 除用于临床诊断和治疗外，还可用于 DNA 指纹、个体识别、亲子关系识别、法医物证、动物疾病检测、食品安全以及环境检测等多个方面。

评价 以 PCR 为代表的临床基因扩增检验技术（包括荧光定量 PCR）作为现代分子生物学的先进检测技术，为疾病诊断和治疗提供了新的手段，但对实验室的管理和技术人员的技术水平提出了新的要求。中国对临床基因扩增检验实验室的管理采取了强制性申请和验收的办法。卫生部于 2002 年发布了《临床基因扩增检验实验室管理暂行办法》，2010 年卫生部办公厅又印发了经修订的《医疗机构临床基因扩增检验实验室管理办法》（卫办医政发）及其附件《医疗机构临床基因扩增检验工作导则》。未经批准的临床基因扩增检验实验室、医疗机构不得擅自开展临床基因扩增检验项目。

（徐克前）

Sanger cèxù

Sanger 测序 （Sanger sequencing） 以桑格（Sanger）建立的双脱氧链终止法为基础建立起来的 DNA 测序法。DNA 测序是指分析 DNA 一级结构，即 DNA 分子中核苷酸的排列顺序的检测方法。于 1977 年，由英国科学家桑格（Sanger）发明，为第一代 DNA 测序法，发展成目前临床及科研中使用的自动 DNA 测序仪。

基本原理 每个反应含有所有四种脱氧核苷酸三磷酸（dNTP）使之扩增，并混入限量的一种不同的双脱氧核苷三磷酸（ddNTP）使之终止。同时四种不同的 ddNTP 用不同的荧光物质进行标记（或标记引物）。由于

ddNTP 缺乏延伸所需要的 3′-OH 基团，使延长的寡聚核苷酸选择性地在 G、A、T 或 C 处终止，终止点由反应中相应的 ddNTP 而定，由于标记不同的荧光物质而呈现不同荧光。每一种 dNTPs 和 ddNTPs 的相对浓度可以调整，使反应得到一组长几个至千以上个，仅仅相差一个碱基的一系列片段。它们具有共同的起始点，但终止在不同的核苷酸上，可通过高分辨率毛细管电泳分离大小不同的片段，可通过荧光检测器进行 DNA 序列的读取。Sanger 测序被认为是 DNA 测序的金标准。

1986 年，美国加州理工学院科学家胡德（Hood）利用桑格（Sanger）测序原理发明了半自动 DNA 测序仪。后来经不断改进，形成目前在生物医药领域常用的全自动 DNA 测序仪，又称 Sanger 测序仪。其测序包括以下几个步骤。①模板分离：用于 DNA 测序的目标可以是基因组 DNA、质粒 DNA、BAC 或 YAC DNA、DNA 片段或者是 PCR 扩增产物。可以根据模板类型采用不同的 DNA 纯化试剂盒进行。②循环测序：利用单引物扩增模板 DNA，并引入荧光标记。荧光标记可以通过标记 ddNTPs 或者引物。目前以标记 ddNTPs 最为常用，形成了 Dye-terminator 测序，即四种不同荧光素标记四种不同 ddNTPs。它具有在单管中完成测序的优点。再通过纯化，主要是去除未结合的 BigDye Terminator、dNTPs 和离子。③毛细管电泳：利用毛细管电泳的原理对不同荧光标记的单链 DNA 按照片段长度进行分离。并在线对荧光进行检测。④数据分析：利用软件分析荧光的类型确定 DNA 链中的碱基序列（图）。

检测标本要求 见荧光定量聚合酶链反应。

临床应用 主要用于以下几方面。

遗传病的诊断 对已知突变遗传病的诊断。

单核苷酸多态性分析 检测已知的单核苷酸多态性用于指导临床用药。

评价 Sanger 测序法准确度高，是 DNA 序列分析的金标准。但是它一次完成的测序长度最佳仅在 300 ~ 1000 个核苷酸。另外，其通量低，速度慢。

（徐克前）

gāotōngliàng cèxù

高通量测序（high throughput sequencing，HTS） 利用 DNA 聚合或连接反应，一次能对几十万到几百万条 DNA 分子进行并行序列分析的高通量测序技术。如果将经典的 Sanger 测序称为第一代测序，那么这些高通量测序技术也被称为下一代测序（NGS）。

基本原理 其测序策略采用微循环阵列合成测序法。采用大规模矩阵结构的微阵列分析技术，利用 DNA 聚合酶或连接酶及引物对模板进行一系列的延伸，利用反应过程中形成的信号分子（如焦磷酸、H^+ 等）转化为光电信号，通过显微技术观察记录连续循环中的光学信号来实现测序，可以同时并行分析阵列上的 DNA 样本。其测序流程一般包括 DNA 文库制备、DNA 片段的固定、DNA 片段单分子扩增、并行测序反应、光学图像采集与处理、DNA 序列拼接等步骤。常见的 NGS 包括焦磷酸测序、合成测序（如 Illumina 测序）、半导体测序等，其中焦磷酸测序是最早推出的下一代测序，Illumina 测序和半导体测序是目前应用最广泛的下一代测序技术。

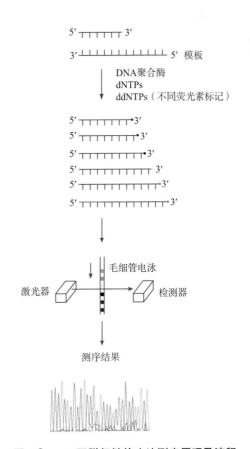

图 Sanger 双脱氧链终止法测序原理及流程

焦磷酸测序 利用 DNA 聚合反应中形成焦磷酸，基于生物发光分析检测 DNA 聚合反应中形成的焦磷酸（PPi）的 DNA 序列分析技术。它是由 4 种酶催化的同一反应体系中的酶级联化学发光反应并行进行 DNA 测序（图 1）。首先在 DNA 聚合酶的作用下，依次加入 4 种不同的脱氧核糖核苷酸（dNTP），如果加入的碱基与模板互补，则发生延伸反应，释放出等摩尔量的 PPi；PPi 在腺苷三磷酸（ATP）硫酸化酶的催化作用下，与 5′磷酸化硫酸腺苷反应生成 ATP；ATP 激活荧光素酶发出荧光，产生的荧光强度与结合的碱基数成正比。如果加入的碱基与模板不互补，则无荧光产生，以此来测定引物后的碱基序列。在进行下一轮延伸之前，需要加入 ATP 双磷酸酶将未结合的 dNTP 和 ATP 降解。其核心技术包括以下几种。①高密度芯片：采用酸蚀刻技术在每张芯片上形成数百万个小孔，每一个小孔都是一个独立的反应站。②微珠中固相反应：将试剂和模板统统都吸附在一个个微珠上，形成油包水结构（微反应器）。③层流加样：在高密度的反应芯片表面使用。④图像采集：使用商业化的天文学照相器材，在电荷偶合装置（CCD）的表面连接上光纤束。

亿明达（Illumina）测序 采用可逆性末端边合成边测序反应，首先在 DNA 片段两端加上序列已知的通用接头构建文库，文库加载到测序芯片 Flowcell 上，文库两端的已知序列与 Flowcell 基底上的 Oligo 序列互补，每条文库片段都经过桥式 PCR 扩增形成一个簇，测序时采用边合成边测序反应，即在碱基延伸过程中，每个循环反应只能延伸一个正确互补的碱基，根据四种不同的荧光信号确认碱基种类，保证最终的核酸序列质量，经过多个循环后，完整读取核酸序列（图 2）。Illumina 测序过程包括文库制备、簇生成、测序和数据分析。

半导体测序 它也是基于合成测序的原理。在半导体芯片的微孔中固定待测的 DNA 链，随后依次渗入 A、G、C、T，DNA 聚合酶将一个 dNTP 连接到 DNA 链中，就会释放一个 H^+。通过 H^+ 传感器检测，并通过半导体芯片直接将其转化为数字信号，从而实现碱基的判读。半导体测序仪是一个不需要光学系统的商业测序仪。与其他 NGS 相比，此仪器具有简单、快速、灵活等特点。

检测标本要求 见荧光定量聚合酶链反应。

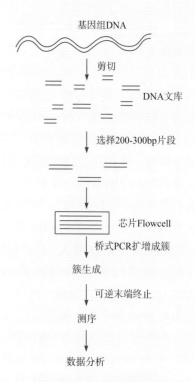

图 2 Illumina 测序原理

临床应用 主要用于以下几方面。

遗传病的诊断 目前已经批准的项目是胎儿染色体非整倍体（T21、T18、T13）检测。采用孕妇血浆进行检测，用于产前筛查。

单核苷酸多态性分析 检测已知的单核苷酸多态性用于指导临床用药。

全基因组测序 包括对人、微生物等进行全基因组测序。

评价 高通量测序以低成本、高通量为主要特征。

（徐克前 吕时铭）

quánjīyīnzǔ cèxù

全基因组测序（whole genome sequencing） 利用 DNA 测序技术，获得未知基因组序列物种的完整基因组信息，可用于鉴定病原微生物、筛查疾病和个体基因组测序。早期采用 Sanger 法进行全基因组测序，但是通量低、速度慢，目前主要采用高通量测序技术。

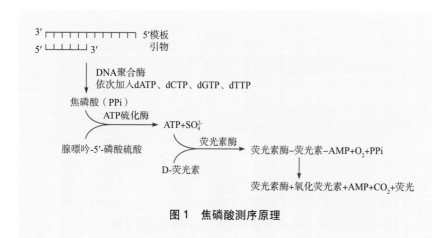

图 1 焦磷酸测序原理

原理 常采用高通量测序技术。具体原理见高通量测序。

检测标本要求 理论上，几乎所有的生物样品，包括上皮细胞、骨髓、头发（至少包含一个毛囊）及其他含有 DNA 的细胞，即使含有非常少量的 DNA 或古代 DNA 样本，均可完成整个基因组测序。但在实际测序中测序公司往往要求提供高纯度的基因组 DNA，且样品量要达到 200ng。

临床应用 随着人类基因组计划的完成和测序技术的不断发展，全基因组测序技术在临床上的应用越来越广泛。测序技术可以运用于病原微生物学、遗传学、肿瘤学、免疫学等多学科。

病原微生物的鉴定 临床病原微生物鉴定的"金标准"是培养法，该法特异性高，但受取样条件、微生物载量、培养时间等因素影响，容易产生假阴性结果，并且存在检测周期长的问题；基因组测序技术可以迅速鉴别各类病原微生物，显著缩短诊断时间。

无创性疾病筛查 外周血中存在微量的游离 DNA，但是聚合酶链反应（PCR）技术及 Sanger 法的灵敏度难以实现对微量 DNA 进行检测。第二、三代测序技术的高灵敏度使得基于外周血标本进行的无创性疾病筛查成为可能，如唐氏综合征筛查和某些肿瘤易感基因的检测。

个体基因组测序 通过人类基因组序列、单倍体序列多态性分析得知每一个人的基因组序列都存在差异。临床医师可以通过全基因组图谱了解患者的整体遗传信息，为预防、诊断、治疗和用药提供指导性意见，实现个性化治疗和个体性用药。

评价 费用昂贵是阻碍个体基因组测序普及的最大障碍，而且测序技术还存在样品制备过程中杂质过多及 DNA 易断裂等技术问题，个体基因组测序还难以在临床进行推广应用。随着测序技术的不断发展和测序成本的下降，个体基因组测序将成为临床常规检验技术，并在临床诊疗上发挥积极作用。

（尹一兵）

jīyīn tūbiàn jiǎncè

基因突变检测（detection of gene mutation） 分析某一个基因内部发生的从一种等位形式变为另一种等位形式的结构变化的技术。基因突变涉及基因内一个或多个位点上的碱基改变，又称点突变。可发生在体细胞中，也可发生在生殖细胞。体细胞突变不能遗传后代。若突变发生在生殖细胞，且突变的生殖细胞参与受精过程，基因突变就可以遗传后代。基因突变的主要形式包括碱基替换、移码突变、缺失和重复。基因突变是生物进化和物种群体遗传多样性的基础，也是人类多数遗传病、肿瘤等疾病的直接原因。基因突变检测有重要临床意义。

基本原理 1985 年以前，主要利用 DNA 印迹法进行基因缺失、插入和移码重组等突变的检测。对不能用该法检测的突变，只能用当时复杂费时、昂贵的 DNA 序列测定。1985 年以后，聚合酶链反应（PCR）技术的出现使基因突变检测技术有了长足的发展，并且建立了一系列基于 PCR 技术的基因突变检测方法。

目前基因突变检测的主要技术是核酸分子杂交和 PCR。从技术原理上可分为以下几类：①通过凝胶电泳系统，分析 DNA 构象或解链特性，直接或间接地检测出基因组 DNA 或 RNA，或其 PCR 产物的序列变异。②利用 DNA 变性和复性等特性进行 DNA 突变分析，如分子杂交技术的应用。③蛋白质层次的间接检测，主要借助一些蛋白质分析技术，分析突变体产生的变异蛋白以及由变异蛋白引起的其他改变。④DNA 直接测序，直接分析 DNA 片段的变异。

基因突变的位点有些已知，有些未知，对其检测分别采用不同的方法。①已知突变：常用限制性片段长度多态性分析（RFLP）、突变扩增系统（ARMS）、等位基因特异性寡核苷酸分析（ASO）、寡核苷酸连接分析、核糖核酸酶切法、高分辨率熔解曲线分析（HRM）和 DNA 测序法等。②未知突变：常用单链构象多态性分析（SSCP）、温度梯度凝胶电泳分析（TGGE）、变性梯度凝胶电泳分析（DGGE）、变性高效液相色谱法（DHPLC）、异源双链分析（HDA）、蛋白质截短试验（PTT）、DNA 测序和基因芯片技术等。在实际应用中许多检测未知突变的方法也可用来对已知突变进行检测。

限制性片段长度多态性分析（RFLP） 利用限制性核酸内切酶识别并剪切特定 DNA 序列的能力，检测基因片段上限制性核酸内切酶识别位点处是否存在核苷酸突变。限制性核酸内切酶识别位点处核苷酸的改变将导致酶切位点消失或产生新的酶切位点，使酶切后片段大小发生变化，通过琼脂糖电泳即可判断有无突变发生。图 1 为 RFLP 分析用于囊性纤维化的诊断。RFLP 的应用也有一定的局限性，并不是基因片段中任一核苷酸的变化都能引起相应限制性核酸内切酶识别位点的改变，相隔很近并同时发生的点突变也不能采用此方法。

突变扩增系统（ARMS）又称错配 PCR 技术、错配扩增突变分析（MAMA）、等位基因特异 PCR。原理：设计两个 5′ 端引物，一个与正常 DNA 互补，一个与突变 DNA 互补，对于纯合性突变，分别加入这两种引物及 3′ 端引物进行两个平行 PCR，只有与突变 DNA 完全互补的引物才可延伸并得到 PCR 扩增产物；如果错配位于引物的 3′ 端则导致 PCR 不能延伸，故称为扩增阻滞突变系统。该技术最早于 1989 年建立并用于人抗胰岛素基因缺陷的检测。主要用于对已知突变基因进行检测，简单、快速。

等位基因特异性寡核苷酸分析（ASO）　以杂交为基础对已知突变进行检测的技术。设计 20bp 左右的寡核苷酸片段，其中包含发生突变的部位，以此为探针，与固定在膜上的经 PCR 扩增的样品 DNA 杂交。可以用各种突变类型的寡核苷酸探针，同时以野生型探针为对照，如出现阳性杂交带，则表明样品中存在与该 ASO 探针相应的点突变，ASO 需严格控制杂交条件和设置标准对照避免出现假阳性和假阴性结果。

寡核苷酸连接分析　利用耐热 DNA 连接酶的高保真、高特异性的特点对已知的单碱基突变、小片段插入或缺失进行检测的技术。其原理见基因扩增检验。

核糖核酸酶切法　利用 RNA 与 DNA 或 RNA 与 RNA 杂合双链上的单碱基错配可被核糖核酸酶（RNase）识别并切割的原理。在体外合成与野生型 DNA 或 RNA 互补的标记 RNA 探针，然后与待检测的含单碱基置换的 DNA 或 RNA 组成异源双链，所产生的单碱基错配可被 RNase 切割，通过凝胶电泳分析切割产物的大小，即可确定错配的位置。该方法操作简单，但需准备特异性的探针，突变检出率大约 70%。所能检测的片段大小约 1000bp。

高分辨率熔解曲线分析（HRM）　一种新的检测基因突变方法，通过实时监测升温过程中双链 DNA 荧光染料与 PCR 扩增产物的结合情况判断是否存在基因突变。不同突变位点、是否是杂合子等都会影响熔解曲线的峰形，HRM 分析能有效区分不同突变位点与不同基因型（图 2）。

HRM 分析技术除用于基因突变检测外，还可用于单核苷酸多态性（SNP）检测、基因合子型检测以及 DNA 甲基化分析。该法不受突变碱基位点与类型的局限，无需序列特异性探针，在 PCR 结束后直接运行高分辨率熔解，即可完成对样品基因型的分析。该方法无需设计探针，操作简便、快速，成本低，结果准确，并且实现了真正的闭管操作。

DNA 测序法　PCR 产物经克隆后测序或直接对 PCR 产物进行 Sanger 测序，在所有检测方法中最灵敏、检测最全面。可通过

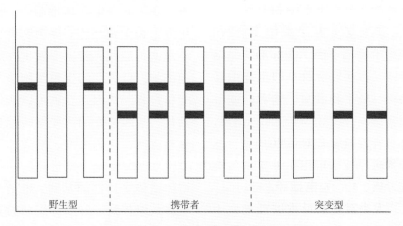

图 1　RFLP 分析用于囊性纤维化的诊断

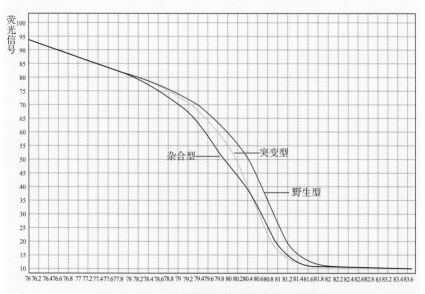

图 2　高分辨率熔解曲线分析基因突变原理

Sanger 自动测序仪完成已知或者未知的基因突变。还有许多高通量测序技术，如 Illumina 测序、半导体测序等（见高通量测序），也可用于基因突变检测。

单链构象多态性分析 1989 年由奥里塔（Orita M）等建立，之后雅克米耶（Jacquemier J）等将其用于癌细胞中体细胞突变的检测。原理：DNA 片段的双链成为单链后，单链 DNA 在中性条件下形成特定二级结构，当基因发生突变时，即使一个碱基的变化，都能导致单链 DNA 的二级结构构象改变，在非变性聚丙烯酰胺凝胶电泳中，构象不同导致电泳迁移率不同，将正常链和突变链分离出来。DNA 银染灵敏度很高，PCR-SSCP 引物荧光标记易于自动化检测。该分析技术的主要优点是相对简单，可用于分析各种类型的基因突变。如缺失、插入和点突变；不足之处是可能漏检一些突变，因为不同的 DNA 一级序列组成、PAGE 电泳条件及 PCR 产物大小对检测灵敏度都有一定影响。

温度梯度凝胶电泳分析（TGGE） 常用的适合于快速检测核酸序列变异和点突变的电泳分析方法，利用不同构象的分子具有不同的变性温度（Tm）的特点进行鉴别。该技术特点是分辨率高，加样量小，重现性好，节约时间。用于人类遗传病的筛选和肿瘤基因的研究。

变性梯度凝胶电泳分析（DGGE） PCR 扩增后的 DNA 片段通过变性剂梯度增加的凝胶电泳体系时，一旦进入相当的解链温度（Tm）的变性剂浓度区将会解链形成分叉的 DNA 分子，导致其迁移率显著下降。Tm 主要取决于 DNA 序列的碱基组成，序列中发生一个碱基的改变，其解链温度 Tm 会发生 1.5℃ 左右的变化。发生基因突变的 DNA 分子在变性梯度凝胶上表现出不同的迁移率，从而使突变链被检测出来。可检测的有效 DNA 长度为 50~500bp，理论上 DGGE 能分辨出一个碱基的改变，但此法对高 Tm 区的碱基变化无能为力。主要用于检测已知单基因突变和未知基因突变，用于基因组 DNA 多态性检测，且分离条带可直接回收进行测序。

变性高效液相色谱法（DHPLC） 在 SSCP 和 DGGE 基础上发展起来的新的杂合双链突变检测技术，其原理与 DGGE 类似：在 DNA 部分变性的条件下，采用高效液相色谱法（HPLC）技术将错配的异源杂合双链 DNA 和完全匹配的同源双链 DNA 分离开来。不同的是 DHPLC 以 HPLC 这种精确度更高、分离范围更大的色谱技术代替了 DGGE 中的凝胶电泳。DHPLC 的应用使异源双链 DNA 的检测变得更加简单、快速，并可自动化操作。DHPLC 技术曾被用来进行比较 DNA 测序。与传统的杂合双链分析技术相比较，该技术快速、自动化程度高，特别适合 200~300bp 的 DNA 片段基因突变检测。

异源双链分析（HDA） 与 SSCP 方法相似。异源双链指 PCR 扩增中突变型和野生型 DNA 形成的杂合双链 DNA 分子，其与同源双链在聚丙烯酰胺凝胶电泳中呈现不同的电泳速率，因此可以将野生型与突变型双链 DNA 分开，达到检测基因突变的目的。首先用 PCR 扩增待检测的 DNA 和野生型 DNA，PCR 产物变性并混合复性形成异源双链，经非变性聚丙烯酰胺凝胶电泳后比较复性 DNA 双链与野生型 DNA 双链的电泳迁移率，判断检测 DNA 是否发生突变。HDA 分析用于点突变的最佳检测范围为 200~600bp。所有用 SSCP 方法检出的突变都可被 HDA 方法检出。检测灵敏度不但与信号的强度有关，而且与同源双链和异源双链的分离情况有关。

化学错配裂解法（CMC） 在 Maxam-Gilbert DNA 测序法的基础上发展起来的突变检测技术。在 DNA∶DNA 或 DNA∶RNA 异源杂合双链核酸分子中，错配的 C 能被羟胺和哌啶切割，错配的 T 能被四氧化锇切割，切割产物进行变性凝胶电泳即可确定是否存在突变。此法的主要优点是检测突变准确率高，如果对正义链和反义链都进行分析，检出率达到 100%。使用荧光检测系统将会大大增强该方法的灵敏度，可检测出 10 个细胞中的一个突变细胞。缺点是步骤多、费时，且操作人员需接触有毒化学物质，许多步骤必须在通气罩下操作。

蛋白质截短试验（PTT） 基因的表达产物是蛋白质，基因突变的结果往往会在蛋白质水平上有所反映，可从蛋白质水平的变化检测基因突变。此法主要用于检测导致开放阅读框架改变的碱基缺失或插入突变等。如果基因突变导致开放阅读框架改变，合成的蛋白质经 SDS-PAGE 分离时会出现比正常蛋白质或长或短的蛋白产物，由此得名，又称体外蛋白质合成检测技术（IVPS）。优点：该法只检测与疾病相关的蛋白质截短突变，而非检测该基因的所有突变，对疾病的诊断更有价值，最早用于杜兴肌营养不良，已用于范科尼（Fanconi）贫血等多种疾病的基因突变检测；其突变检出率高，一次可处理大量的样品，并可检测 4~5kb 片段的突变。缺点：不能检测不影响开放阅读框架的突变，且需要抽提组织信使 RNA。

基因芯片技术 利用核酸杂交的原理，通过与一组已知序列的核酸探针杂交进行核酸序列测定的方法。在一块芯片表面固定序列已知的靶核苷酸的探针，当溶液中带有荧光标记的核酸序列，与基因芯片上对应位置的核酸探针产生互补匹配时，通过确定荧光强度最强的探针位置，获得一组序列完全互补的探针序列。

检测标本要求 可用各种临床标本，检测的目标物是 DNA。标本的要求见临床样本核酸分离。

临床应用 主要应用有以下几方面。

新生儿筛查 确定是否存在出生缺陷，如苯丙酮尿症、先天性甲状腺功能低下症等。

携带者筛查 对某一发病率高的群体进行遗传病群体检查。检出携带者后进行婚育指导，达到预防该病在群体中发生的目的。

优生优育 包括生育前父母遗传病检查、产前检查，特别是在体外受精时，需对精子和卵子进行基因突变检测。

疾病诊断 许多疾病是基因突变导致的，检测相关基因突变可以明确诊断。

法医鉴定 根据基因变异确定个体身份。

评价 Sanger 法 DNA 测序是基因突变检测的金标准，但需注意 PCR 等前期操作可能改变 DNA 序列。其他方法大多简单易行，可根据不同的临床检测目的选用。如果需要大规模筛查未知的基因突变，DHPLC 是不错的选择。Illumina 测序、半导体测序等下一代测序方法在基因突变检测中应

用日益广泛。

（徐克前）

dānhégānsuān duōtàixìng jiǎncè
单核苷酸多态性检测（detection of single nucleotide polymorphism） 分析不同个体基因组 DNA 序列单个核苷酸之间存在的差异的技术和方法。又称单核苷酸多态性（SNP）分型。SNP 指在人群中自然发生的、频率>1% 的变异，否则被认为是点突变。其类型包括单个碱基的转换、颠换、插入和缺失等。①转换：指同型碱基之间的替换，如嘌呤与嘌呤（G↔A）、嘧啶与嘧啶（T↔C）。②颠换：指发生在嘌呤与嘧啶（A↔T、A↔C、C↔G、G↔T）之间的替换，因此，SNP 可有 6 种替换情况，即 A/G、A/T、A/C、C/G、C/T 和 G/T，但转换的发生占多数，而且以 C↔T 为主。③插入：DNA 分子中碱基对增加。④缺失：DNA 分子中碱基对减少。SNP 的分布不均匀，非转录区多于转录区，大多数位于蛋白的非编码区。SNP 是人类基因组中密度最大的遗传标记，发生频率较高。人基因组上每 300~500 个核苷酸就有 1 个 SNP 变化，其中有些 SNP 与疾病有关，但是大多数与疾病无关。SNP 是研究人类家族和动植物品系遗传变异的重要依据，被广泛用于群体遗传学研究（如生物的起源、进化及迁移等方面）和疾病相关基因研究，在药物基因组学、诊断学和生物医学研究中起重要作用。

基本原理 SNP 检测的策略与基因突变检测基本相同，用于基因突变检测的方法均可用于 SNP 检测，只是 SNP 更侧重基因组水平而不是单个基因的变异，高通量的检测方法更有价值。

SNP 检测包括 SNP 位点的特异性识别技术和 SNP 位点信号测定技术。①SNP 位点的特异识别技术：按照原理的不同可分为 4 类。基于分子杂交的技术，通过设计特定的探针进行检测，如动态等位基因特异杂交（DASH）、TaqMan 探针法、分子信标技术、SNP 芯片等；基于酶的技术，利用 DNA 聚合酶、DNA 连接酶、核酸酶等建立的方法，如限制性片段长度多态性、扩增阻滞突变系统、侵入检测技术、引物延伸法、寡核苷酸连接法等；基于 DNA 构象变化的技术，如单链构象多态性、温度梯度凝胶电泳、变性高效液相色谱、高分辨熔解曲线分析等；DNA 序列分析，包括 Sanger 测序法和下一代测序技术。②SNP 位点信号测定技术：包括荧光检测、毛细管电泳、质谱分析等。由于在具体应用中往往存在几种技术的组合，这样的归类不一定非常准确。下面重点介绍用于 SNP 检测的高通量方法，其他方法见基因突变检测。

SNP 芯片检测 一种 DNA 芯片技术，利用目标 DNA 与支持物上固定的密集的寡核苷酸探针阵列进行等位基因特异性反应，根据反应后信号的有无和强弱确定 SNP 位点。SNP 芯片技术平台包括微球微点阵、纤维薄膜微点、玻璃片基微点阵芯片等，其探针密度从几百到上百万不等，其中 GoldenGate 所使用的微球芯片密度可达 100 万，Affymetrix SNP 芯片密度更是高达 200 万，而且随芯片技术的发展，其探针密度还在增加。目前用于 SNP 芯片杂交的技术平台主要有单碱基延伸（SBE）、等位基因特异性延伸（ASPE）、单引物扩增技术、连接滚环扩增技术（L-RCA）。高通量

的大规模 SNP 筛选，其技术瓶颈除杂交平台的选择外，DNA 的制备方法与技术也非常重要。

引物延伸法 设计一条位于待测 SNP 位点上游的引物，该引物的 3′ 端距离 SNP 位点一个碱基，加入不同荧光标记的双脱氧核苷三磷酸（ddNTP）进行反应，只有当加入的 ddNTP 与 SNP 位点碱基互补时，引物才得以延伸，通过检测延伸碱基发出的荧光来判断 SNP 类型。基于这一原理建立了检测 SNP 的 iPLEX GOLD 技术，其通过引物延伸技术与灵敏、可靠的 MALDI-TOF-MS 技术结合，实现基因分型检测。它可以设计多重 PCR 反应和基因型检测，实验设计灵活，分型结果准确性高。基于荧光标记引物延伸原理建立了 SNP 分型技术（SNaPshot 法），用于 10 ~ 30 个 SNP 位点分析。BeadXpress 系统也采用这一原理，其用半抗原标记引物延伸中的核苷酸通过抗原-抗体反应，结合微珠芯片技术进行检测，具有高密度、高重复性、高灵敏度、低上样量、定制灵活等特点。

侵入检测技术 1999 年由 Lyamichev 提出。原理：反应体系包括一对荧光标记的等位基因特异性探针和一条位于待测 SNP 位点上游的侵入探针。如果等位基因特异性探针与目标序列完全互补，则与侵入探针的 3′ 端在 SNP 位点处重叠。一种特殊的内切酶，如 Flap 内切酶（FEN）能识别这种三级结构并将其切除，释放出等位基因特有的尾序列，它又可以作为侵入探针参加下一轮反应，增强了荧光信号。被切除的尾序列的 5′ 端带有等位基因特异性的荧光基团，当它与共存的淬灭基团分离后能释放荧光而被检测。如果等位基因特异性探针在 SNP 位点处存在错配，就不会形成重叠结构，也就不会发生切除反应，此时等位基因特异性探针上的荧光基团与淬灭基团共存，因此无荧光发出。最后通过检测荧光信号来区分等位基因的类型（图）。引物侵入技术的优点在于等温反应和不依赖于 PCR 扩增，而是直接从基因组 DNA 进行 SNP 检测。但是需要大量的基因组 DNA 作为模板。

高通量测序 该技术简单、快速，检测准确性较高，而且已经实现自动化，广泛应用于 SNP 检测中。原理见高通量测序。

检测标本要求 标本包括组织、细胞及各种体液，一般采用基因组 DNA（大约 500ng，浓度 ≥50ng/μl），分离方法见临床样本核酸分离。

临床应用 主要用于绘制人类基因单体型图、分析疾病易感性、指导药物设计和临床用药。

人类基因单体型图的绘制单体型指位于一条染色体特定区域的一组相互关联，并倾向于整体遗传给后代的单核苷酸多态型的组合。2002 年启动的国际人类基因组单体型图计划（HapMap）是由多个国家（加拿大、中国、日本、尼日利亚、英国和美国）联合进行的项目。HapMap 计划建立人类全基因组遗传多态图谱，依据这张图谱可以进一步研究基因组的结构特点以及 SNP 位点在人群间的分布情况，为群体遗传学研究提供数据，为遗传性疾病致病基因在基因组上的定位提供高密度的 SNP 位点。HapMap 的构建分为三个步骤：①在多个个体的 DNA 样品中鉴定单核苷酸多态性。②将群体中频率>1%的共同遗传的相邻 SNP 组合成单体型。③在单体型中找出用于识别这些单体型的标签 SNP。该计划将能够发现与人类健康、疾病以及对药物和环境因子的个体反应差异相关的基因。

疾病易感性的分析 疾病易感性反映了个体遗传变异对环境致病因素的敏感程度，易感基因携带者发生疾病的风险可比正常人高数倍至数十倍，因此，易感基因的分析对心血管疾病、肿瘤、

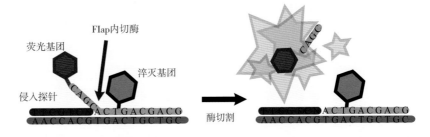

a. 存在Flap内切酶酶切位点

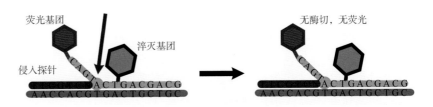

b. 不存在Flap内切酶酶切位点

图 侵入检测技术原理

内分泌疾病等复杂疾病的预防、诊断和治疗具有重要意义。

指导药物设计和临床用药 一种治疗方法可能对某些人群有效，而对另一些人完全没有作用，这就是个体差异。因此，需要对每个人进行实验室检测来评估治疗方案，或者针对特定的个体设计药物，即个体化医学。如对于乳腺癌患者，如果雌激素受体和孕激素受体均为阴性，那么内分泌治疗则无效；药物西妥昔单克隆抗体用于治疗大肠癌，但是对于带有 K-ras 基因突变的患者疗效下降。

评价 对于单个位点的 SNP 检测，可采用检测基因点突变的技术；对于中等数量的 SNP 位点检测可采用 TaqMan 技术、变性高效液相色谱法或者是基于引物延伸法建立的技术；对于大量的 SNP 位点的检测最好使用基于 SNP 芯片的方法或者采用高通量测序等新型 DNA 测序技术。

(徐克前)

kǎobèishù biànyì jiǎncè

拷贝数变异检测（detection of copy number variation） 分析基因组上长度超过 1kb 的 DNA 片段在不同个体间拷贝数差异（可表现为拷贝数增加或减少）的技术。在群体中频率超过 1% 的拷贝数变异（CNVs）称为拷贝数多态性。产生机制主要有非等位基因同源重组和非同源末端连接，以前者更为常见。CNVs 在人类基因组中的分布非常普遍，可影响基因组中超过 10% 的序列。CNVs 在基因组中不随机分布，不同染色体间所占比例 6%~19%。作为遗传标记，与单核苷酸多态性相比有较强的互补性。CNVs 包含了成百上千的基因、疾病位点、功能性因子，至少 10%~20% 的基因遗传

变异是 CNVs 引起的，CNVs 可能通过直接改变基因拷贝数而改变一个基因的表达"量"，生成截短蛋白；或者通过影响基因的调控序列来影响基因的表达，从而造成个体间表型的差异，包括一些复杂疾病的发生。拷贝数变异图谱是新的人类基因组图谱，补充了人类基因组计划的内容，使研究人员可以从新的角度解释基因与疾病的关联。

基本原理 全基因组扫描筛选可能的 CNVs 后，再对该区域进行基因筛选来确定目的基因。①全基因组 CNVs 检测方法：主要是比较基因组杂交芯片和单核苷酸多态性（SNP）芯片法（见单核苷酸多态性检测）。②单个基因 CNVs 检测方法：有荧光定量聚合酶链反应、荧光原位杂交和直接测序等。其中，比较基因组杂交芯片分析是将样品及参照样品基因组 DNA 进行处理，并标记不同的荧光基团，混合均匀后与微阵列芯片上 DNA 探针进行杂交。基因组 DNA 拷贝数量与杂交后芯片上样品与参照样品荧光强度比值有关，如果样品的基因组某个 DNA 片段拷贝数减少，则该序列位置处样品荧光要弱于参照样品的荧光；反之则强于后者，这样就可以直观地得到基因组 DNA 发生变异的位点信息及拷贝数量变化信息。

检测标本要求 见单核苷酸多态性检测。

临床应用 主要用于人类基因组 CNVs 图谱和 CNVs 与复杂性疾病的关系的研究。

人类基因组 CNVs 图谱 2006 年 11 月 23 日，由 Redon 等多国研究人员组成的研究小组在《自然》（Nature）杂志上公布了人类基因组第一代 CNVs 图谱。

这是首张鉴别影响人类基因活性的最重要的 DNA 变异片段图谱，首次在人类基因组范围内观测个体独特的遗传变异，并揭示了其独特的基因活动形态机制。

CNVs 与复杂性疾病的关系 CNVs 与不少疾病的发生密切相关，如迪格奥尔格（DiGeorge）综合征、史密斯-马吉利（Smith-Magenis）综合征、威廉姆斯（Williams）综合征、人类免疫缺陷病毒易感性、类风湿关节炎、系统性红斑狼疮、银屑病、肾小球肾炎、帕金森病、阿尔茨海默病、精神分裂症等。最典型的是 PMP22 基因，在正常人体是 2 个拷贝；由于发生了可变剪接，有些个体该基因只有 1 个拷贝，导致罹患遗传性压迫易感性神经病；有些个体却有 3 个拷贝，导致腓骨肌萎缩症的发生（图）。

评价 特定基因 CNVs 常用荧光定量 PCR，或者用荧光原位杂交来检测，方法简单，易于标准化。如果用于 CNVs 的筛查，比较基因组杂交法是首选。

(徐克前)

rǎnsètǐ yìwèi jiǎncè

染色体易位检测（detection of chromosomal translocation） 分析染色体片段位置改变的技术。染色体易位（用 t 表示）伴基因位置改变。可分为染色体内易位和染色体间易位。①染色体内易位：即发生在一条染色体内。又称移位。②染色体间易位：发生在两条同源或非同源染色体之间。可分为转位和相互易位（用 rcp 表示）。前者指一条染色体的某一片段转移到另一条染色体上，即单向易位；后者指两条染色体间相互交换了片段，较为常见。其中同源染色体的易位主要发生于第 10 号及第 14 号染色体。

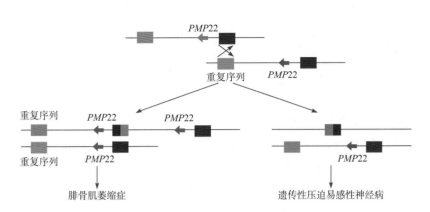

图 PMP22 基因拷贝数变异与疾病的关系

注：3 个拷贝的 PMP22 基因导致腓骨肌萎缩症；1 个拷贝的 PMP22 基因导致遗传性压迫易感性神经病

基本原理 通过高分辨率的染色技术、核酸分子杂交或对相关基因表达的分析判断是否存在染色体易位，以及是何种类型的易位。检测染色体易位的方法包括染色体核型分析、荧光原位杂交（FISH）、逆转录-聚合酶链反应（RT-PCR），也可用芯片技术或者 DNA 测序法。

检测标本要求 可用外周血、羊水、脐带血、绒毛、骨髓等标本。染色体核型分析需进行细胞培养，标本采集时应特别注意无菌操作。外周血是最常用的标本，一般用肝素抗凝的静脉血 2~3ml。羊水、脐带血、绒毛主要用于产前诊断，因其都是有创采集标本，应该特别注意规划操作。羊水是产前诊断最常用的标本，需由临床医师在 B 超引导下采用专用穿刺针垂直刺入羊腔膜，弃去最初抽取的 1~2ml 羊水，换另一注射器抽取羊水 20~30ml，送实验室检测。

临床应用 主要用于某些恶性肿瘤、遗传病、不孕不育的诊断。

癌症的诊断 急性淋巴细胞白血病（ALL）、急性髓系白血病（AML）、慢性粒细胞性白血病（CML）等白血病，以及隆突性皮肤纤维肉瘤（DFSP）、伯基特淋巴瘤、尤因（Ewing）肉瘤等。

遗传病的诊断 如唐氏综合征，2.5%~5% 发生染色体易位，即着丝粒融合，其额外的 21 号染色体长臂易位到另一近端着丝粒染色体上。最常见为 D/G 易位，D 组中以 14 号染色体为主，核型为 46, XX（或 XY）-14, +t（14q; 21q），少数为 15 号染色体。另一种为 G/G 易位，是 G 组中两个 21 号染色体发生着丝粒融合，形成等臂染色体，核型为 46, XX（或 XY）-21, +t（21q;21q）。

不育不孕的诊断 染色体异常型不育不孕症主要是由于染色体结构和数量发生变异。大约 20% 男性不育是由于染色体异常。

评价 一般实验室常用的方法是核型分析、FISH、RT-PCR，对于不同的染色体易位可采用不同的组合。

（徐克前）

yíngguāng yuánwèi zájiāo

荧光原位杂交（fluorescence in situ hybridization，FISH）

以荧光素为信号分子，对核酸进行定性、定量或相对定位的细胞遗传学技术。用于相关疾病的临床诊断和治疗监测。自 1969 年加尔（Gall）和帕杜（Pardue）首次使用该技术以来，FISH 不断优化，敏感性得以显著提升。同时，基于多种荧光标记探针发展而来的多色荧光原位杂交技术扩大了 FISH 的应用范围。FISH 已由主要用于染色体物理图谱的绘制，发展到广泛运用于遗传性疾病、肿瘤性疾病、甚至感染性疾病的临床诊断和治疗监测。

基本原理 首先，根据碱基互补配对原则设计特异性的核酸探针，并对核酸探针进行荧光标记；经变性、退火处理后，标记的探针与细胞内的靶核酸杂交形成杂交体；最后，在荧光显微镜下对靶核酸进行定性、定量或相对定位分析。

FISH 探针标记方法主要有两类（图）。①直接标记法：以荧光素为直接标记物。②间接标记法：需要借助半抗原分子，如生物素和地高辛为中间标记物。两类标记方法各有利弊：直接标记法方便，背景低，但信号强度相对较弱；间接法采用生物素等分子作为信号放大系统，灵敏度高，但杂交步骤复杂，背景信号较强。临床检测以直接标记法为主，标记主要采用缺口平移法、随机引物法和聚合酶链反应（PCR）等技术。

检测标本要求 主要有组织、体液及其他标本。

组织 包括：①新鲜肿瘤穿刺活检组织或手术切除标本。②石蜡包埋组织或石蜡切片（2~5μm）。

体液 采集生理或疾病状态下的体液标本，制备细胞涂片，体液标本包括：①肝素抗凝骨髓穿刺标本 3ml，室温保存，24 小时内送检。②无菌采集枸橼酸钠抗凝的肿瘤细胞阳性胸腹水约 10ml。③孕 16 周后的产妇羊水，

5～10ml。④尿液。

其他 细菌培养液等。

临床应用 FISH 不仅用于基因扩增和缺失的检测、基因物理图谱作图、RNA 和基因组进化等研究，也广泛运用于临床诊断。

产前染色体疾病筛查 13、18、21 号染色体以及 X 和 Y 染色体数目异常占胎儿染色体异常的 65%，FISH 检测主要针对这 5 条染色体，一般可在 24～48 小时后得出结果。

肿瘤性疾病的诊断、分型、预后判定 FISH 广泛运用于肿瘤性疾病诊断、分型和预后判断，如乳腺癌 HER2 基因的检测，膀胱癌尿脱落细胞 3、7、17 号染色体非整倍体和 p16 基因丢失的检测，以及用于白血病诊断和分型的 myc、BCR-ABL 等基因的检测。

细菌的快速分型和抗性鉴定 针对细菌 16S 核糖体 RNA（rRNA）序列或某些抗性基因设计的探针可用于细菌种属和耐药性的快速鉴定。

评价 FISH 作为非放射性检测体系，具有以下优点：①荧光试剂和探针安全无危害。②探针稳定。③实验周期短、特异性好、定位准确。④可定位长度为 1kb 的 DNA 序列，其灵敏度可与放射性探针媲美。⑤多色荧光原位杂交可同时检测多种序列。⑥在玻片上能显示中期染色体数量或结构的变化，在悬液中可显示间期染色体 DNA 的结构。

FISH 技术也存在一些弊端，如短 cDNA 探针杂交效率相对略低；虽然 FISH 技术的敏感性和特异性已显著改善，可供使用的商业化探针也日趋增多，但较高的设备和耗材成本，以及较高的操作技术要求，使其临床应用受到限制。需要从降低成本，制定标准化操作流程（包括质量控制）等方面，把 FISH 转变成有标准化流程可参照的常规临床检测手段。

（尹一兵）

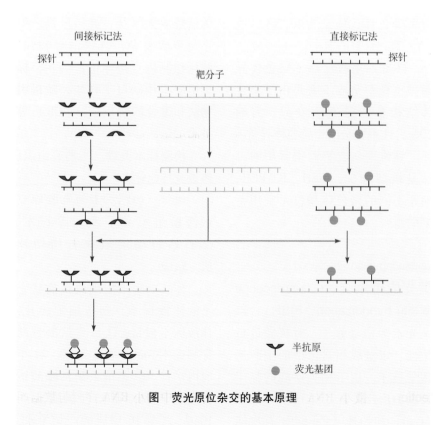

图 荧光原位杂交的基本原理

（图中标注：间接标记法　直接标记法　探针　靶分子　探针　半抗原　荧光基团）

分子成像检验（molecular imaging test） 从细胞表面分子差异或功能差异出发，利用现代医学影像技术，获得活体状态下细胞生物信息的体内成像方式。分子成像的概念最早由维斯莱特（Weissleder）等人于 1999 年提出，又称分子影像或分子显像。疾病发生时，细胞的生物或化学特征如能量代谢和表面标志物会发生变化，如与正常细胞相比，肿瘤细胞的增殖和代谢速度更快，痴呆患者的脑细胞能量代谢减少等，分子成像可以靶向性反映这些分子水平的异常。与传统的 X 线、CT 或活检手段相比，该检测技术更侧重于了解机体分子水平的病理生理学状态。

基本原理 首先将放射性核素或荧光素标记的分子探针注入人体内，使它在体内正常转运分布，参与体内各种生理、生化活动；随后，运用外置影像设备检测分子探针的活动情况，并将检测到的信号放大成影像图，通过在体外观察人体内细胞、分子的活动情况，了解机体发生病变的迹象。

基本条件 高效的体内特异性分子成像检测需要以下基本条件：①相对明确的靶点。②具有适当药效学的高亲和力探针。③化学或者生物学放大技术，以及敏感、快速、高分辨率的成像技术。

常用探针 活体检测时，使用高亲和力探针辨认靶目标是器官内特异性靶分子成像重要的先决条件之一，其采用标记有示踪剂的分子探针，需具备以下特点：①相对分子质量小、安全，不影响所研究疾病的病理过程。②具有良好的生物学功能，参与正常的生理生化活动。③有越过生物屏障（血管、间隙、细胞膜）转运的能力。④必须有足够的量到达靶位，并在体内持续足够长时间以供检测。

识别方式 常用的探针与靶分子识别方式大致分为三种：①探针与靶分子的直接结合，如^{11}C-雷氯比利与2型多巴胺受体结合，用于神经系统疾病的成像检测。②探针在特定细胞群内积聚，如^{18}F-氟脱氧葡萄糖进入细胞被己糖激酶磷酸化而在细胞内积聚，常用于增殖活跃的肿瘤或者感染性疾病的分子成像。③探针可被细胞内酶激活，如荧光素-荧光素酶报告体系。

成像装置 在临床上，常用的分子成像装置可以分为四大类：超声成像；光学成像，包括荧光成像和生物发光成像；磁共振成像（MRI）；放射性核素成像，主要包括正电子发射断层成像（PET）和单光子发射计算机断层成像（SPECT）。

选择合适的成像技术，通常需要从以下方面考虑：①是否具有与成像设备相匹配的探针。②需要了解的是细胞还是分子层面信息。③成像系统的时间和空间分辨率以及敏感度。④目标范围等。成像信号的放大技术是分子成像研究的另一关键部分，一些新的成像方法如光学成像技术、高空间分辨率磁共振技术和核素成像技术的进步正推动着分子影像检验的发展。

临床应用 分子成像检验与患者的诊疗密切相关。分子成像检验能够提供更加个体化的评估和判断模式。分子成像检验在疾病诊断中的主要应用如下。

肿瘤性疾病 占分子成像检验总数的85%左右，包括淋巴瘤、肺癌、脑部肿瘤、头颈部肿瘤等。基于某些特定受体，如血管内皮生长因子受体开展的分子成像检测，其运用可扩展到抗肿瘤药物敏感性检测和药物筛选。

心血管疾病 包括缺血性损伤、心力衰竭、左室重构、血栓形成、动脉粥样硬化和不稳定性斑块的诊断、治疗及预后评估。

脑疾病 阿尔茨海默病、运动障碍、癫痫疾病和精神疾病的检测。

其他 胃肠功能紊乱、肺部疾病、骨关节疾病等。

评价 包括临床应用评价及方法学与技术评价。

临床应用评价 分子成像检验可在疾病破坏组织之前进行早期探测和跟踪，甚至做出明确诊断，是疾病早期筛选和诊断的有效手段。如：利用^{18}F-氟脱氧葡萄糖作为对比剂，PET/CT能精确判断细胞增殖情况，虽然价格昂贵，但具有"一次检查，全身显像"的优点，有助于肿瘤性疾病的早期发现，同时有助于判断肿瘤的位置和范围，为临床诊断、治疗以及疗效评估提供重要信息。

方法学与技术评价 分子成像检验技术的快速发展体现在2方面：①新的探针分子正在被积极筛选和测试中。②图像采集技术呈现多种图像技术整合的趋势，如 PET/光学成像、PET/CT、SPECT/MRI、PET/MRI、SPECT/CT等。这些进展使得分子成像检验在空间分辨率、检测灵敏度、定量化程度、图像重建技术等方面取得了很大进步。

（尹一兵）

wēixiǎo RNA jiǎncè

微小 RNA 检测（miRNA detection） 微小 RNA（microRNA 或 miRNA）是一类小的非编码RNA，由 20~25 个核苷酸组成，成熟的 miRNA 是由较长的初级转录物经过一系列核酸酶剪切加工而产生。miRNA 调节基因的表达是通过结合靶基因的 mRNA 3′非翻译区（3′UTR），致 mRNA 被降解或其翻译被阻遏（图）。miRNA广泛存在于真核生物中，多数具有高度保守性、时序性和组织特异性。人类已发现 1400 多个miRNA，这些 miRNA 可以调控30%~60%蛋白编码基因的表达，控制基本的细胞活动，包括胚胎发育、应激反应、代谢、细胞增殖和凋亡等。因此，miRNA 的缺失、表达失调及 miRNA 生成中的重要组分与许多疾病有关。

基本原理 根据检测目的不同，miRNA 的主要检测方法及原理如下。

miRNA 检测、验证及确认 ①定量 PCR：对 miRNA 进行检测具有快速、特异性强、灵敏度高等优点，一般有两种策略设计引物：一种是用 miRNA 特异的逆转录引物（茎环）；另一种是采用通用的逆转录引物。②miRNA 芯片技术：用于检测大量 miRNA 的表达水平，其主要目的是检测不同状态下 miRNA 表达的相对变化，不能定量。③RNA 印迹杂交：主要包括 RNA 印记法和原位杂交：Northern 杂交的优势是可以检测pre-miRNA；原位杂交是观察细胞或者组织内基因表达定位最常用的方法，检测 miRNA 的时空表达对于阐明它们的生物学功能非常重要。

发现新的 miRNA 通常采用直接克隆鉴定，即从总 RNA 中富集约 22 核苷酸的小 RNA 分子，制备一个小 RNA 的 cDNA 文库，将文库中的小 RNA 序列与数据库中 BLAST 比对，排除非 miRNA 序列后，进一步通过其他方法确证。生物信息学预测也可用于发现新的 miRNA 分子。

miRNA 靶基因的鉴定　一个 miRNA 有多个潜在的靶基因，每一个靶基因可能受多个 miRNAs 调节。多种生物信息学软件可以预测 miRNA 靶基因。由于 miR-NA-靶基因相互作用的复杂性和生物信息学预测的假阳（阴）性，预测结果需要用其他方法验证：一种是报告基因检测法，即把预测的 miRNA 靶基因的 3′UTR 克隆到一个荧光素酶报告载体，与 miRNA 的模拟物或抑制剂共转染细胞，通过荧光素酶表达的改变反映 miRNA 是否结合靶 mRNA；另一种方法是采用 miRNA 的模拟物或抑制剂，进行功能获得性或功能缺失性研究，然后用定量 PCR 和蛋白质印记法检测预测的 miRNA 靶基因。

miRNA 功能研究　在细胞培养和动物模型中检测 miRNA 抑制或过表达所产生的表型改变可以反映 miRNAs 的功能。

检测标本要求　循环 miRNAs 检测可采用血浆或血清。

临床应用　在临床方面的应用主要有以下几点。

用于治疗　miRNA 作为药物用于丙型肝炎的治疗已进入临床试验。

作为生物标志物　例如，miR-155、miR-210 和 miR-21 是弥漫性大 B 细胞淋巴瘤的候选生物标志物，miR-141 是前列腺癌的候选生物标志物等。

评价　miRNA 是一类小的非编码的 RNA 分子，在转录后水平调控基因的表达，其表达谱在确定肿瘤治疗方式、评估、监测疗效及预后等方面具有独特价值；但是，对 miRNA 介导效应的详细机制还缺乏深入的了解；现有的研究大多是体外研究或在动物模型中完成，是否适用于人类还需要积累足够证据。miRNA 的检测手段也具有一定局限性，如 Northern 杂交法比较费时，需要的 RNA 量也比较大（通常 10～15μg）；原位杂交只适用于高丰度的 miRNA，不适用于低丰度的 miRNA 等。因此，miRNA 检测能否作为常规检测手段应用于临床还处于研究阶段。

（尹一兵）

DNA jiǎjīhuà jiǎncè

DNA 甲基化检测（detection of DNA methylation）

在哺乳动物中，DNA 甲基化指 DNA 甲基转移酶（DNMT）催化作为甲基供体的 S-腺苷甲硫氨酸（SAM），将胞嘧啶转变为 5-甲基胞嘧啶（mC）的表观遗传学修饰反应。哺乳动物中的 DNA 甲基化转移酶有两种：DNMT 1 为持续性 DNA 甲基转移酶，其主要功能是在 DNA 复制时将 DNA 母链的 DNA 甲基化模式拷贝到新合成的 DNA 子链；DNMT 3a 和 DNMT 3b 是从头甲基转移酶，可以在未修饰的 DNA 上建立新的甲基化模式（图）。在哺乳动物中，DNA 甲基化是最普遍的遗传学 DNA 修饰，几乎均发生于 CpG（胞嘧啶-磷酸-鸟嘌呤）结构的胞嘧啶。哺乳动物基因组中 75% 的 CpG 被甲基化。DNA 甲基化在调节基因的表达分化，肿瘤及其他疾病的发展中发挥重要作用。DNA 甲基化可以通过招募参与基因阻遏的蛋白或抑制转录因子结合 DNA 来调节基因的表达，也可通过 5-甲基胞嘧啶（mC）去 NH_3 诱发 C（胞嘧啶）→T（胸腺嘧啶）突变，引起基因表达异常。

基本原理　主要基于 4 种原理：①采用甲基化敏感的限制性内切酶，识别并结合含有 CpG 的

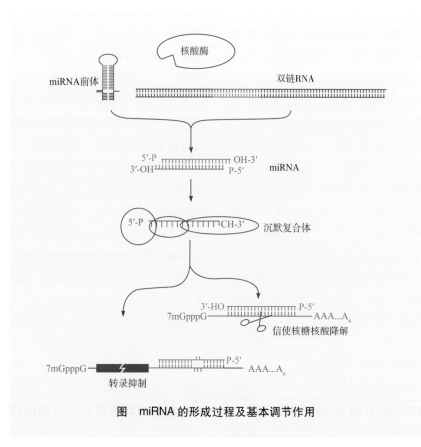

图　miRNA 的形成过程及基本调节作用

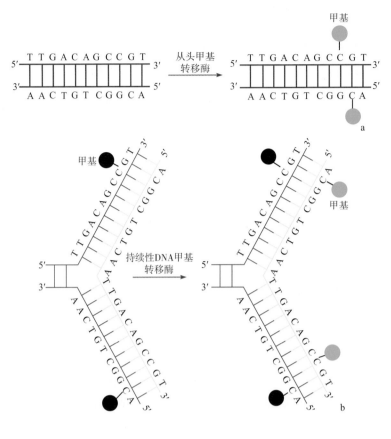

图　DNA 甲基化途径

注：a：从头甲基转移酶转移甲基到裸 DNA（绿色）；b：持续性 DNA 甲基转移酶精确复制母链甲基化模式（蓝色），转移甲基（绿色）到新合成的子链 DNA

非甲基化的双核苷酸序列，因发生甲基化的序列无结合活性，从而区分是否甲基化。这类酶中比较重要的有 *BstU*Ⅰ、*Not*Ⅰ、*Sma*Ⅰ。②基因组的甲基化片段可通过特异性结合固化了 5-甲基胞嘧啶抗体的磁珠而得到富集，然后通过染色质免疫共沉淀 - 测序（ChIP-seq）等方法来检测。③通过甲基化 CpG 结合域蛋白如甲基化 CpG 结合域蛋白 2（MBD2）联合甲基化 CpG 结合域蛋白 3-样-1（MBD3L1）或甲基化 CpG 结合蛋白 2（MeCP2）来亲和纯化，富集甲基化的 DNA。④利用亚硫酸氢钠对基因组 DNA 进行化学修饰，最常用，可诱导非甲基化的胞嘧啶脱氨水解为尿嘧啶，而对甲基化的胞嘧啶则没有作用，这

样甲基化状态不同的 DNA 片段就可以转化为有碱基序列差异的片段。这种差异可通过 DNA 测序、限制性内切酶分析法或进行不同引物的聚合酶链反应（PCR）扩增等方法显示出来。

检测标本要求　标本可选取组织、血浆、尿液、痰等。

临床应用　DNA 甲基化对细胞生物活性的广泛影响使其与多种疾病的发生发展具有密关系。DNA 甲基化检测在检测肿瘤的复发和患者的预后、预测和监测患者对治疗的反应等方面具有重要的价值。一些基于甲基化基因的候选生物标志物可用于癌症的预测，如维 A 酸受体 β（*RARβ*）、RAS 相关结构域家族蛋白 1A（*RASSF1A*）、谷胱甘肽 S 转移酶

P1（*GSTP*1）、*H*-钙黏蛋白（*CDH*13）、腺瘤性结肠息肉病基因（*APC*）和 E-钙黏蛋白（*CDH*1）这 6 个基因的甲基化状态与前列腺癌的预后相关；肿瘤抑制基因 *CDKN*2 的甲基化与食管鳞状细胞癌的淋巴结转移有关；DNA 甲基化谱可用于预测乳腺癌患者对三苯氧胺治疗的反应。但是利用这些生物标志物预测肿瘤仍处于早期研究阶段。

评价　DNA 甲基化是一种重要的基因组表观遗传学修饰，越来越多的人类疾病被发现与 DNA 甲基化的异常有关。但是，由于 DNA 甲基化模式的复杂性、异质性，其在人体细胞中如何建立及精确调控等问题还有待深入的研究。DNA 甲基化的检测方法也具有一定的局限性，如使用限制性内切酶时有可能因为酶切反应的不完全而产生假阳性；受限制性内切酶识别位点的限制，仅能对部分位点的甲基化状态进行检测。基因组甲基化片段富集的方法虽然是一种高通量的定性检测方法，可对未知片段进行初筛，但是一些 DNA 片段的特殊构型也可与甲基化 CpG 结合域蛋白柱结合造成假阳性。对 DNA 甲基化机制的深入研究和其检测技术的进步，将有助于早日实现其作为肿瘤早期诊断、分类及治疗、复发和预后检测的常规分析程序。

（尹一兵）

zǔdànbái xiūshì jiǎncè

组蛋白修饰检测（detection of histone modifications）　用传统方法或抗体技术、质谱技术检测组蛋白修饰，判断肿瘤预后及药物疗效的检测技术。组蛋白修饰指转录后发生在组蛋白尾部、主要是氮端的共价修饰。已知的修饰包括乙酰化、甲基化、磷酸化、

泛素化、二磷酸腺苷核糖基化、小泛素化相关修饰、脯氨酸异构化和最新鉴定的丙酰化等，这些修饰由不同的组蛋白修饰酶完成。组蛋白修饰酶对组蛋白的修饰可以是局部的，也可以是广泛的，产生单一启动子改变或大范围染色体改变，甚至单个细胞的改变。这些修饰作用会形成一种类似 DNA 遗传密码的组蛋白密码，导致不同的生物学结果。组蛋白修饰可以使染色质结构疏松，转录因子易于结合 DNA 而激活下游信号，诱发基因转录；相反，也可以诱导出现紧密的染色质状态，使 DNA 不能结合转录因子而抑制转录。组蛋白修饰在 DNA 修复和复制中也具有重要作用，组蛋白的磷酸化、甲基化和泛素化都与 DNA 修复有关，组蛋白的转录后修饰可以控制 DNA 复制起始活性的时间和效率。

基本原理　包括传统方法、抗体技术和质谱技术等主要方法的原理。

传统方法　在组蛋白合成过程中掺入被放射性标记的前体物质，然后通过蛋白质的完全水解，采用专门的凝胶系统对其氨基酸组成进行分析。由于组蛋白修饰主要发生于氮端，采用 Edman 降解可以反映一些位点的修饰。该方法对组蛋白的量和纯度要求较高。

抗体技术　主要是特异性识别乙酰化的 H4 分子抗体，或识别甲基化的赖氨酸和精氨酸以及磷酸化的丝氨酸或苏氨酸残基的抗体。这些抗体可用于蛋白质印迹法分析特异位点的修饰，也可用于免疫荧光技术来显示特异性定位修饰的组蛋白在基因组中的区域。染色质免疫沉淀技术与生物芯片技术和分子克隆技术如聚合酶链反应（PCR）、DNA 印迹法等相结合，为研究组蛋白修饰在基因表达中的作用提供了强有力的研究工具（图）。

质谱技术　所有的组蛋白尤其是核心组蛋白 H3 和 H4 富含赖氨酸残基，因此，常规质谱使用的胰蛋白酶不能用于组蛋白的质谱分析；其他种类的酶，如 Asp-N 或 Arg-C 等是组蛋白分析的常规酶。这些酶的缺点是活性较低，需要对组蛋白进行进一步高效液相色谱纯化。如果使用酸酐使组蛋白中的赖氨酸衍生化，则可以避免使用高效液相色谱，但使用这些酸酐时要考虑到其对分析结果影响，如用丙酸酐后，丙酰化的赖氨酸的质量漂移与添加 4 个甲基基团基本相同；3 个甲基基团的修饰和 1 个乙酰基的修饰的质量漂移也基本相同。高分辨率线性离子阱回旋共振质谱仪和串联质谱实验分析修饰肽碎片的行为可用于区分这两种修饰。对于复杂的组蛋白修饰，可用高分辨率的傅里叶变换质谱仪和基质辅助激光解吸电离飞行时间质谱。

检测标本要求　依据检测方法不同，可采用血清、血浆、尿液、细胞培养上清、组织标本等。

临床应用　主要应用于以下方面。

肿瘤的预测　组蛋白修饰模式也可以用于多种肿瘤的预后判断。其中 H3K4me2、H3K9ac、H3K18ac、H4R3me2 和 H4K12ac 这 5 种组蛋白修饰可预测低分级前列腺癌的复发危险，其总体修饰水平低的患者复发危险高、预后差。H3K4me2、H3K18ac 可用于预测肺和肾腺癌的预后。H3K4me2、H3K9ac、H3K18ac、H4R3me2 及 H3K27me3 等可用于乳腺癌的预后判断。H3K4me2、H3K9me2、H3K18ac 和 H3K27me3

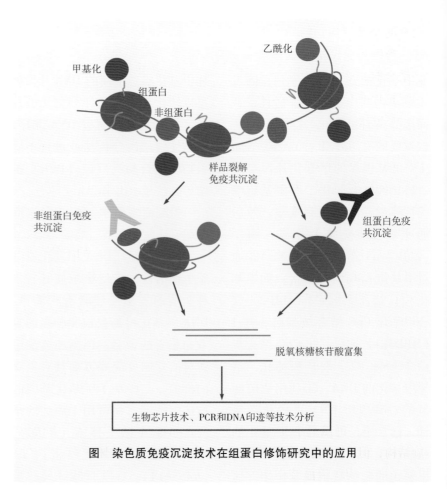

图　染色质免疫沉淀技术在组蛋白修饰研究中的应用

可用于预测胰腺癌的预后。通常情况下，组蛋白修饰水平越低，预后越差。

药物疗效的预测 H3K4me2、H3K9me2 和 H3K18ac 这 3 种组蛋白修饰可以预测胰腺癌患者对氟尿嘧啶治疗的反应。

治疗方法的选择 组蛋白修饰水平低的癌症患者采用组蛋白脱乙酰酶和脱甲基酶抑制剂治疗，有助于改变组蛋白的修饰模式，改善其预后。

评价 该检测在预测前列腺癌或其他类型癌症的预后中具有价值，但是，该检测能否作为临床常规检测方法尚处于探索阶段。主要原因是：组蛋白修饰模式的复杂性和多样性；检测方法的局限性，如传统的方法需要大量的样本，有放射性物质污染，不能精确的反映修饰位点；抗体的敏感性虽然很好，但是由于不同修饰位点的相似性，许多抗体存在明显的交叉反应，特异性显著降低；当组蛋白尾部存在多种修饰的结合时，许多抗血清会强烈的干扰抗原表位的结合；质谱技术的价格较昂贵等。

(尹一兵)

xúnhuánhésuān jiǎncè

循环核酸检测 （detection of circulating nucleic acid） 用分子生物学技术检测体液中游离状态核酸，指导相关疾病的早期诊断、分期、治疗监测及产前基因诊断。循环核酸是一种存在于人体体液中的细胞外游离状态的核酸分子。最早由曼德尔（Mandel）和梅泰（Metais）于 1947 年发现，已知的外周血循环核酸主要包括 DNA、RNA 及微小 RNA（miRNA）。血液中的 DNA 仍然具有 DNA 双螺旋结构，但 RNA 在血浆中常与蛋白质结合，以免因血浆中 RNA 酶的作用而降解。

基本原理 最早应用于循环核酸定量检测的是 ^{125}I-DNA 标记的放射免疫方法；随着分子生物学实验技术发展，聚合酶链反应（PCR）技术开始广泛应用于循环核酸分子的定量检测和比较，其中荧光定量 PCR 成为最常用的检测技术；特异性甲基化 PCR 技术也是比较常用的研究手段。目前，临床可利用高通量测序技术对孕妇外周血进行分析，可对胎儿 21 三体、18 三体和 13 三体进行产前筛查，此技术称为无创产前检测。具体原理见荧光定量聚合酶链反应和高通量测序。

检测标本要求 EDTA 抗凝血浆，主要用于核酸提取。不能用肝素抗凝，而且应尽快离心分离血浆。标本避免冰冻。

临床应用 临床检测孕妇血浆中特异的胎儿 DNA 已被用于胎儿 21 三体、18 三体和 13 三体进行产前筛查、RhD 血型检查、胎儿性连锁疾病鉴定及多种单基因遗传病的产前诊断。循环核酸与肿瘤、妊娠相关性疾病、自身免疫病、移植排斥反应、创伤急救医学等有密切关系，其检测在疾病早期诊断、分期、治疗监测、预后判断以及产前基因诊断等许多方面有重要意义。

评价 已有多种分子检测技术应用于循环核酸的检测，但各种检测方法的检出率和灵敏度不同，且检测过程中多种因素可影响检测结果，因此仍没有一种公认、可靠的检测手段。该检测取材简便，具有无创伤性及适合动态分析等特点，但是由于循环核酸含量少、片段小，提取和定量的标准方法尚未确立，该检测尚未广泛应用于临床。

(尹一兵)

xúnhuán zhǒngliú xìbāo jiǎncè

循环肿瘤细胞检测 （circulating tumor cell test） 对脱落到外周血的循环肿瘤细胞的富集、检测、分析，辅助早期诊断肿瘤、判断预后、评估药物疗效，指导个体化治疗。循环肿瘤细胞（CTC）即从原发肿瘤组织脱落，进入外周循环的肿瘤细胞。在 1869 年，由阿什沃思（Ashworth）在癌症患者的外周血中发现了类似肿瘤的细胞，并首次提出 CTC 概念。肿瘤细胞脱落、侵袭并进入血液循环是肿瘤转移的最初阶段，在外周血中检测循环肿瘤细胞有重要的临床应用价值。

循环肿瘤细胞检测通常包括富集和检测两个步骤：循环肿瘤细胞在外周血中数量稀少，一般 $10^6 \sim 10^7$ 个单个核细胞中仅含 1 个，因此首先通过富集细胞来提高检测的灵敏度，富集的方法一种是根据形态学标准，包括细胞的大小、密度等，另一种则是根据目的细胞表面可用于免疫学分离的特异性标志物进行磁性分选；然后利用核酸及免疫技术，通过公认的肿瘤特异性标志物对富集细胞进行检测和分析。

基本原理 CTC 的富集和检测并没有金标准，包括以下现有的 3 种检测方法。①Cell Search：美国食品和药品管理局批准的唯一检测循环肿瘤细胞的方法，仅需 7.5ml 的新鲜外周血，用于预测转移性乳腺癌、结直肠癌或前列腺癌的无进展存活率和总存活率。②上皮免疫斑点法（EPIS-POT）：基于酶联免疫吸附测定原理的免疫学分析方法。③CTC 芯片技术：一种更为先进的检测 CTC 的技术，该方法敏感性非常高，在所有肿瘤患者外周血样本中都能检测到 CTC 的存在。但是上述检测技术的可信度仍有待在大规模、前瞻性研究中进一步确认。

临床意义 有助于早期诊断肿瘤、判断患者预后、评估抗肿瘤药物的疗效及制定个体化治疗方案。

评价 检测的外周血标本容易获得、创伤性小，是临床常规检测较为理想的标本来源，但CTC的释放是随机的，还是具有周期性和规律性尚无定论，因此外周血标本的采集时间应当进一步明确；CTC检测在方法学上还缺乏统一标准，而且检测费用高昂，尚未代替常规影像学检查。

（尹一兵）

duōjīyīnbìng fēnzǐ zhěnduàn

多基因病分子诊断（molecular diagnosis of polygenic disease） 多基因病又称多基因遗传病，是遗传信息通过两个以上致病基因的累积效应与环境因素共同作用所致的遗传病总称，遗传方式复杂。多基因病的特点为：①家族聚集现象，但患者同胞中的发病率远<1/4，且患者的双亲和子代的发病率与同胞相同，其不符合常染色体显、隐性遗传的特点。②遗传度（遗传因素在致病过程中所占比重）在60%以上的多基因病中，患者的第一级亲属（指有1/2基因相同的亲属，如双亲与子女以及兄弟姐妹之间）的发病率接近于群体发病率的平方根。③随亲属级别的降低，患者亲属发病风险率明显下降。④亲属发病率与家族中已有的患者人数和患者病变程度有关，家族病例数越多，病变越严重，亲属发病率就越高。⑤近亲结婚所生子女的发病率比非近亲结婚所生子女的发病率高50%～100%。⑥有些多基因病有性别或种族差异。临床常见的多基因病有：肿瘤、消化性溃疡、原发性高血压、先天性心脏病、高脂血症、哮喘、神经性疾病、先天畸形（唇腭裂、脊柱裂、无脑儿等）、糖尿病等。多基因病分子诊断主要对致病基因的突变结构或表达水平的异常进行分析。

实验检测 检测的对象主要是DNA、信使RNA（mRNA）及蛋白质，评估基因的突变通常以DNA为材料，而评估基因的表达量则以基因转录的核糖核酸或翻译的蛋白质为对象。分子检测方法主要由检测对象的类型及导致疾病发生的分子变异背景决定。常用的多基因病分子检测方法包括以下几类（图）。

基因突变检测 ①聚合酶链反应（PCR）相关技术：利用特异性引物从大量无关基因中将目的基因片段大量扩增，以满足后续实验需要。②探针与标记技术：主要包括斑点杂交和等位基因特

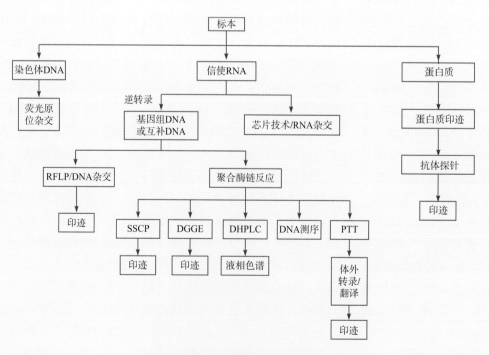

图　多基因病常用分子诊断方法

注：RFLP：限制性片段长度多态性分析；SSCP：单链构象多态性分析；DGGE：变形梯度凝胶电泳分析；DHPLC：变性高效液相色谱法；PTT：蛋白质截短试验

异寡核苷酸探针杂交，前者根据待测 DNA 样本与标记 DNA 探针杂交的图谱判断目标基因是否存在，并根据杂交信号的强度了解待测基因数量；后者根据点突变位点上下游核苷酸序列设计探针以检测基因的点突变。③限制性片段分析及 DNA 印迹。④变性技术如单链构象多态性分析、变性梯度凝胶电泳等。根据不同 DNA 序列在电泳时速度不同而将不同的 DNA 序列分开，进而利用标记技术检测 DNA 突变。

基因转录水平检测 ①RNA 印迹法：检测基因是否表达、表达产物大小的可靠方法，其根据杂交条带的强度判断基因表达的效率。②逆转录 PCR：可灵敏地检测基因转录产物 mRNA 的水平。

基因序列分析及表达检测技术 ①DNA 序列分析：对致病相关 DNA 片段进行序列测定是诊断已知和未知基因异常最直接、最准确的方法。②基因芯片：用于基因表达谱分析、新基因的发现、多态性分析等。

蛋白质表达水平检测 主要应用电泳技术和蛋白质印迹技术检测目的基因相关蛋白质的表达情况，确定疾病相关基因的表达水平。

细胞遗传学检测 利用荧光原位杂交等技术检测疾病相关染色体异常。

实验诊断 主要是分析寻找导致疾病的易感基因的结构或表达水平的变化，鉴定疾病相关基因的分子标志物。

诊断策略 主要有两种。①直接诊断策略：通过各种分子生物学技术，对致病的突变基因 DNA 序列进行分析，直接揭示导致多基因病发生的各种遗传缺陷如基因的缺失、插入、复制或点突变等。其前提是被测基因已被克隆，其核酸序列和结构已被阐明。直接诊断策略主要涉及点突变的诊断和片段性突变的检测。如果多基因病的致病基因的某种突变型与疾病的发生发展有直接因果关系，检测 DNA 分子中基因点突变进行诊断是最理想的途径。对基因背景清楚或部分清楚的点突变，可采取直接检测基因点突变的方法，如使用等位基因特异性寡核苷酸杂交、基因芯片等技术进行诊断。对于已知基因的点突变，可采用单链构象多态性、蛋白质截短测试、变性梯度胶电泳等方法进行诊断。如果导致多基因病发生的是 DNA 分子中较大范围的碱基突变，如碱基的缺失、插入、扩增和重组，则需要进行片段性突变的检测。可采用 DNA 印迹技术和多重 PCR 技术进行检测。②间接诊断策略：对基因多态性进行连锁分析。在先证者中确定具有遗传缺陷的染色体、相关基因的等位基因型和单倍体型等，然后在该家系其他成员的被检者中寻找同样缺陷的染色体、相关基因的等位基因型和单倍体型等。间接诊断策略的实质是在家系中进行连锁分析和关联分析，即选择与多基因病代谢有关的蛋白或酶的基因作为候选基因，选取该基因内部或附近的多态性位点作为遗传标记，然后进行病例-对照研究，比较病例组与对照组在遗传标记位点等位基因出现的频率。它不仅有利于寻找与疾病相关的 DNA 遗传缺陷，而且通过分析多态性遗传标记的分布频率有助于估计被检者患病的可能性。

部分多基因病分子诊断标志见表。

临床评价 分子诊断已广泛应用于多基因病的临床诊断中，分子诊断技术的不断进步使其成为多基因病临床诊断的重要组成部分。

方法学评价 ①直接检测疾病或疾病相关基因，属病因诊断，针对性强。②特异性强、灵敏度高，由于分子诊断采用核酸分子杂交、聚合酶链反应、表达芯片、蛋白质芯片及质谱技术等新技术手段，检测分析的特异性和灵敏度均显著提高。③准确性和可靠性高，传统的多基因病诊断方法以疾病的表型病变为依据，而表型易受外界环境影响，在一定程度上影响了诊断的准确性和可靠性；分子诊断是通过分析患者的 DNA、RNA、染色体、蛋白质和某些代谢产物来揭示与该多基因病发生相关的基因、基因型、基因的突变、基因的单倍体型和染色体核型等生物学标记的变异情况，与传统诊断方法相比，诊断的准确性和可靠性更高。

临床应用评价 利用分子诊断技术可分析多基因病的致病基因产物，有助于阐明多基因病的分子致病机制，并为多基因病的治疗和预后提供新的可能性。多基因病分子诊断的临床应用主要包括以下 4 点。①确定个体对多基因病的易感性：如检测乳腺癌的易感基因雌激素受体基因、孕激素受体基因、人表皮生长因子受体-2 基因；结直肠癌易感基因 *P53* 基因、结直肠癌缺失基因、*Ras* 基因、*Apc* 基因；1 型糖尿病的易感基因人类白细胞抗原-DR、人类白细胞抗原-DQ，2 型糖尿病的易感基因胰岛素基因、胰岛素受体基因等。②辅助对多基因病做出临床诊断：如检测 *BDR-ABL* 融合基因可辅助诊断慢性粒细胞白血病，检测累及 *BCL-2* 基因重

表　部分多基因病的分子诊断标志物

疾病	发生频率	分子诊断标志物
代谢性疾病		
1 型糖尿病	1：500	人类白细胞抗原 DR3/4；胰岛素基因可变数目串联重复序列
2 型糖尿病	1%~7%	胰岛素受体；葡萄糖转运蛋白；葡萄糖激酶；肝核转录因子 1a、4a
高三酰甘油血症	5%~10%	载脂蛋白 A I -C III -A IV 复合物簇；脂蛋白脂肪酶
高胆固醇血症	1%~5%	低密度脂蛋白受体；载脂蛋白 B；微粒体甘油酯转运蛋白
肿瘤		
乳腺癌	每年 25000 例新发病例	乳腺癌基因 *BRCA1*、*BRCA2*；*Her2/neu*
结肠直肠肿瘤	每年 20000 例死亡	错配修复基因 *PMS1*、*PMS2*、*MLH1*、*MLH2*
神经、精神系统疾病		
家族性阿尔茨海默病	10%的 65 岁以上人群	载脂蛋白 E4；淀粉样前体蛋白；早老素基因 *S1*、*S2*
发作性嗜睡	1：2000	人类白细胞抗原 DR2
精神分裂症	1：100	多巴胺 D2；X 染色体端粒
心血管疾病		
早发冠心病	1：5 成年男性	载脂蛋白 E 等
静脉血栓栓塞	0.1%~1%	莱登第五因子；凝血酶原基因 *G20210A* 突变
高血压	15%~20%	血管紧张素转换酶基因；血管紧张素原基因；肾素
风湿病		
强直性脊柱炎	0.5%	人类白细胞抗原 B27

排的 t（11；14）（q13；q32）可辅助诊断滤泡性淋巴瘤等。③对已知的多基因病进行重新分类：如检测 Parkin2 基因的突变种类及编码蛋白的种类，可将家族性帕金森病分为 1 型和青年型。④协助判断多基因病的疗效、预后，指导治疗：如检测乳腺癌细胞表面人表皮生长因子受体-2 基因的表达程度，可协助判断乳腺癌患者的预后情况及临床治疗效果。由于多基因疾病发病原因的复杂性及分子诊断技术某些难以克服的缺陷，分子诊断技术尚不能完全取代其他诊断技术，应结合家系调查结果、临床表现和体征及其他实验室检查结果，对多基因病做出快速准确的诊断。

(尹一兵)

xīnxuèguǎn jíbìng fēnzǐ zhěnduàn

心血管疾病分子诊断（molecular diagnosis of cardiovascular disease）　心血管疾病是一系列以遗传、环境因素相互作用为发病基础的复杂疾病。在心血管疾病中，先天性心血管病（简称先心病）与遗传关系最密切，先心病中 5% 伴有染色体异常，3% 伴有单基因突变；高危遗传性心血管病是一类具有遗传特征、高猝死率的心血管疾病的统称，包括心肌病、心脏离子通道病以及家族性胸主动脉疾病，例如肥厚型心肌病、扩张型心肌病、致心律失常右室心肌病和左室致密化不全等心肌病，以及布鲁加达（Brugada）综合征、长 QT 综合征、短 QT 综合征、儿茶酚胺敏感性室性心动过速、马方（Marfan）综合征、洛伊第兹综合征等；其他类型的心血管疾病，如高血压、冠心病、心律失常、周围血管疾病等，其发病风险与基因变异有密切关系。

实验检测　主要检测基因突变或者单核苷酸多态性（SNP）（见基因突变检测、单核苷酸多态性检测）。

实验诊断　不同类型的心血管疾病有不同的易感基因，下面介绍几类主要的心血管疾病的分子诊断和治疗。

心肌病分子诊断　心肌病指伴有心肌功能障碍的心肌疾病，主要包括扩张型心肌病（DCM）、肥厚型心肌病（HCM）、致心律失常型右心室心肌病（ARVC）、限制型心肌病等类型。根据家族史可以确定是否为家族性心肌病，并可了解遗传方式。询问家族史简便，但不够敏感、可靠。通过家族史发现的家族性 DCM 仅占 5%，通过临床筛查（体格检查、心电图、超声心动图）发现的比例可提高至 20%，发现后应对先证者进行心肌病相关基因突变筛查。①DCM：以单侧或双侧心室扩大，心室收缩功能减退为主要特征的疾病。家系调查和超声心动图证实 25%~50% 的扩张型心肌病患者为家族性 DCM。与 DCM 相关的突变基因有肌节蛋白基因、

Z盘蛋白基因、细胞骨（支）架蛋白等。实验室常检测的相关基因包括心肌肌动蛋白基因（ACTC）、核纤层蛋白（LMNA）基因、β-肌球蛋白重链基因（MYH-7）、肌球连接蛋白-C基因（MYBPC3）、肌球蛋白-1（TPM1）、心肌肌钙蛋白I3（TNNI3）、心肌肌钙蛋白T2（TNNT2）等，可以对单个基因已知突变位点进行检测，也可进行全基因测序，还可以将相关基因进行组合检测。②HCM：以心室肌肥厚为特征的疾病。60%以上成人HCM患者有家族史，多数呈常染色体显性遗传。在HCM患者中，已发现的致病突变绝大部分集中于肌节蛋白基因，比较基因组学发现上述基因的突变位点序列在多个物种高度保守，提示肌节蛋白基因缺陷是心肌病最重要的分子基础。DCM家族发病倾向占35%。目前实验室常检测的相关基因包括肌球蛋白轻链2（MYL2）、心肌肌动蛋白基因、心肌肌钙蛋白T2、心肌肌钙蛋白I3、β-肌球蛋白重链基因（MYH-7）、溶酶体相关膜蛋白2（LAMP2）、腺苷酸活化蛋白激酶γ2（PRKAG2）、肌球蛋白-1、肌球连接蛋白-C基因、肌球蛋白轻链3（MYL3）。③ARVC：右心室心肌被进行性纤维脂肪组织替代、常表现为右心室扩大、心律失常和猝死的疾病。病因不明。患者发病有家族史，提示遗传因素是重要的发病机制。目前实验室常检测的基因包括：对桥粒芯糖蛋白2（DSG2）、桥粒斑菲素蛋白2（PKP2）、桥粒斑蛋白（DSP）、跨膜蛋白43（TMEM43）等基因进行全基因测序；对桥粒斑蛋白、桥粒斑菲素蛋白2、跨膜蛋白43进行特定基因突变位点的检测。

原发性高血压分子诊断　是多基因遗传病，具有遗传背景的患者占整个高血压人群的30%～50%。与高血压相关的候选基因已达150个左右。致病基因尚未明确，基因突变检测还不能作为诊断的标准，但是筛查这些基因突变有助于揭示不同个体发病的遗传背景，为高血压的防治提供依据。如对血管紧张素原基因全部外显子筛查发现，第2号外显子704号碱基发生T→C的改变，导致第235个氨基酸由甲硫氨酸变为苏氨酸（M235T）；第521号碱基发生C→T的变异，导致174位氨基酸由苏氨酸变为甲硫氨酸（T174M），这两种突变在高血压人群中出现的频率比正常人高。

认为与高血压相关的基因包括：一氧化氮合成酶3、细胞色素P450XIB亚群2、GNAS复合物基因座、血管紧张素原、血管紧张素I转换酶1、α2肾上腺素能受体、β2肾上腺素能受体、β3肾上腺素能受体、内收蛋白1（α）、血管紧张素II受体1、G蛋白β3亚基、肾素、胰岛素受体、转化生长因子β1、胰高血糖素受体、脂蛋白脂肪酶、鸟嘌呤核苷酸结合G蛋白α1、葡萄糖激酶、上皮钠通道1β亚基、酪氨酸羟化酶、内皮素1、内皮素2、心房钠尿肽、脑钠肽、C-脑钠肽、血管紧张素受体1、凝血酶激活的纤溶抑制物、雌激素受体β、一氧化氮合成酶2A等。

动脉粥样硬化分子诊断　动脉硬化血管病中常见且最重要的一种。其共同特点是动脉壁增厚变硬、失去弹性和管腔缩小。该病有明显的家族聚集性，家族中有在较年轻时患AS者，其近亲患病的机会可比无此情况的家族高5倍。与其相关的主要基因包括：血管紧张肽原、基质金属蛋白酶3、基质金属蛋白酶13、载脂蛋白E、对氧磷酶1、亚甲基四氢叶酸还原酶4、白介素-6、载脂蛋白B、载脂蛋白C3、胆固醇酯转移蛋白、脂蛋白脂肪酶、血管紧张素I转换酶1、血管紧张素II受体1、胱硫醚合成酶、糖蛋白IIIa、纤维蛋白原、内皮细胞性白细胞黏附分子1等基因。其检测主要用于疾病的筛查与预防。

冠状动脉疾病分子诊断　冠状动脉粥样硬化引起冠状动脉管腔狭窄或阻塞，导致心肌缺血、缺氧而引起的心脏病。冠状动脉疾病（CAD）与遗传密切相关，与其相关的基因主要包括：鸟嘌呤核苷酸结合G蛋白β3、糖皮质激素受体3C1、对氧磷酶2、对氧磷酶1、一氧化氮合成酶3、脂蛋白脂肪酶、载脂蛋白B、血管紧张素I转换酶1、纤溶酶原激活物抑制剂1、脂蛋白受体相关蛋白、过氧化物酶体增殖激活物受体α、磷脂酶A2G7、白介素-6、C反应蛋白、结合珠蛋白、血色素沉着素、血管紧张肽原、血管紧张素I转换酶、β3受体、内收蛋白1α等基因。

心肌梗死分子诊断　在冠状动脉病变的基础上，发生冠状动脉血供急剧减少或中断，使相应的心肌严重而持久地急性缺血所致的部分心肌急性坏死。吸烟、肥胖、糖尿病及缺少体力活动者较易患病，受遗传因素、环境和生活方式共同影响。相关基因包括基质金属蛋白酶3、脂蛋白脂肪酶、趋化因子（C-C模体）5、载脂蛋白B、载脂蛋白E、血管紧张素II受体1、血管紧张肽原、血管紧张素I转换酶1、C反应蛋白、纤维蛋白原β链、血栓调节蛋白、血小板内皮细胞黏附分子 1、心房钠尿肽、脑钠肽、C-脑钠肽、热休克蛋白 70A1、选择素 P、CD14 等基因。①华法林疗效的基因检测：华法林属于香豆素类抗凝剂。其使用存在个体差异，其用量与 CYP2C9 和 VKORC1 基因的单核苷酸多态性相关。CYP2C9 基因的 SNP 影响华法林的使用剂量，主要是二种 SNP，即 CYP2C9 * 2（rs1799853）和 CYP2C9 * 3（rs1057910），因其编码的酶活性分别比野生型 CYP2C9 * 1 降低了 30% 和 80%，CYP2C9 基因突变个体对华法林的需求剂量较低。携带这两个基因型的个体服用华法林后达到稳态浓度需要的时间较长，且在使用初期有较高出血危险性，因此 CYP2C9 * 2 或 CYP2C9 * 3 基因型个体服用华法林时应减少剂量，但是等位基因突变个体长期治疗过程中过度抗凝的危险性没有增加。维生素 K 环氧化物还原酶亚单位 1（VKORC1）是还原维生素 K 的一个重要酶。VKORC1 基因启动子单核苷酸多态性 1639G > A（rs9923231）的基因型是 AA 的患者对华法林敏感；而基因型是 AG 或者 GG 的患者对华法林治疗耐受。VORC1 基因启动子 GG 基因型的活性比 AA 基因型高 50% 以上。VORC1 基因内含子 1 的 SNP1173C > T（rs9934438）也能影响华法林治疗剂量的个体差异。不考虑其他变异的存在，CC 基因型个体华法林需求剂量（612 mg/d）比 CT 或者 TT 基因型（418 mg/d）高。②氯吡格雷疗效的基因检测：氯吡格雷是抑制血小板聚集的药物。部分 CYP2C19 肝药酶变异的心血管疾病患者，即"慢代谢"型患者，服用氯吡格雷后并没有起到预想中的作用，这些患者仍处在血液高凝状态中，也就是仍处于心脏病发作、卒中以及死亡的高风险状态之中，因此需要在治疗前对患者进行 CYP2C19 基因 SNP 检测，以确认是否为 CYP2C19 * 2（rs4244285）基因型。

临床评价　目前分子诊断中的基因突变检测在心血管疾病诊断中最有价值。相关基因突变筛查不仅有助诊断，还可帮助进行危险分层评估。一般认为特定的基因突变常表现为特定的表型，如 TNNT2 突变引起的家族性 HCM，心肌肥厚常轻微，但患者的猝死率却最高。已有心肌病遗传咨询、基因筛查、随访监测指南可做参考。

检测方法　可以对单个基因已知突变位点进行检测，也可进行全基因测序，还可将相关基因进行组合检测。提取患者的基因组 DNA 后，可在实验室内用常规 PCR 扩增目的基因编码序列进行测序筛查，也可进行特定位点的 SNP 分析。已开发出商业化的 HCM、DCM 及其他类型心肌病的基因芯片，可进行快速的突变扫描。该类芯片集成了以寡核苷酸探针杂交和双脱氧法为基础的 DNA 测序技术，可对候选基因的编码区和剪切位点进行高通量测序，如哈佛医学院遗传研究中心开发的 DCM CardioChip™ TEST、HCM CardioChip™ TEST 芯片可分别同时筛查 19、11 个候选基因。

临床应用　①通过基因突变检测进行的心血管疾病分子诊断，主要用于心血管疾病的预测、预防、诊断和个体化用药，诊断患者及其直系亲属是否携带引起心血管疾病的变异基因。②大部分基因检测用于心血管疾病的预测和预防，用于诊断很少，目前只有心肌病用基因检测来进行诊断和危险分层评估。③对于健康人群，其可以评估患心血管疾病的风险，并早预防、早治疗，避免心血管疾病发生。④对于高度怀疑高危遗传性心血管病，但确诊困难的患者，也可通过基因检测进行辅助诊断。⑤相关基因的检测还可用于治疗药物的选择，如心血管药物华法林和氯吡格雷在使用前应进行基因检测评估其使用剂量和疗效。

（徐克前）

nèifēnmì jíbìng fēnzǐ zhěnduàn

内分泌疾病分子诊断（molecular diagnosis of endocrine disease）

检测基因突变或单核苷酸多态性，测序相关基因，分析基因特定位点，诊断常见性和遗传学内分泌疾病。内分泌系统包括全身 8 个主要内分泌腺体，这些腺体分泌相应的化学递质——激素，其通过血流遍布全身调节靶器官（组织）的功能，包括人体的生长发育、代谢、生殖及情绪等。当激素水平太高或太低，或靶器官（组织）对激素不能正常反应时，内分泌系统就会失调，使人体罹患内分泌疾病，最常见的内分泌疾病是糖尿病。大量全基因组关联研究（GAS）已经对内分泌疾病的易感基因进行了鉴定，但是这些研究数据的临床应用还有待于前瞻性研究进一步确认。

实验检测　主要检测基因突变（致病基因）或者是单核苷酸多态性（遗传易感性），可以测序相关基因或分析基因的特定位点（见基因突变检测、单核苷酸多态性检测）。

实验诊断　遗传性内分泌疾病的致病基因比较明确，分子诊断（基因检测）具有得天独厚的优势。如果预鉴定无症状但有风险的家庭成员是否会发病，就需要确定先证者及家庭成员是否存在致病突变以及精确定位突变位置。当家族史无法获得或无特征性临床表现时，基因检测就非常必要。有时在临床诊断已经明确的情况下，仍需要基因检测的结果来指导疾病治疗。下面介绍几种常见内分泌疾病及遗传性内分泌疾病的分子诊断。

常见内分泌疾病的分子诊断 1型糖尿病、2型糖尿病和妊娠期糖尿病以及甲状腺功能亢进症（简称甲亢）是临床最为常见的多基因性内分泌疾病。明确上述疾病的易感基因对疾病的个体化预防、诊疗有重要指导作用。

糖尿病分子诊断 糖尿病（DM）是多种病因引起的以慢性高血糖为特征的代谢紊乱，伴有胰岛素分泌或作用缺陷引起的糖、脂肪和蛋白质代谢异常。糖尿病是严重影响人类健康的重大疾病之一，有四大类型：1型糖尿病（T1DM）、2型糖尿病（T2DM）、其他特殊类型和妊娠期糖尿病（GDM），其中绝大多数（约95%）是T2DM（见糖尿病实验诊断）。①2型糖尿病（T2DM）：其特征是以胰岛素抵抗为主伴胰岛素分泌不足，逐渐发展到以胰岛素分泌不足为主伴胰岛素抵抗；是多因素引起的疾病，受遗传和环境因素影响；不同人种之间分子遗传机制有很大差异，已知的中国人及东亚人群T2DM易感基因有：*NRF1*、*HHEX*、*CDKAL1*、*CDKN2A/2B*、*IGF2BP2*、*SLC30A8*、*KCNQ1*、*HNFB1*、*TCF7L2*、*PPARG*、*KCNJ11*、*FTO*、*HNF1B*、*JAZF1*、*GCKR*、*DGKB/TMEM195*、*PPARGC1*、*PTPRD*、*SRR*、*CDC123/CAMK1D*、*SPRY2*、*UBE2E2*、*C2CD4A-C2CD4B*、*NOS1AP*、*GLIS3*、*PEPD*、*FITM2-R3HDML-HNF4A*、*KCNK16*、*MAEA*、*GCC1-PAX4*、*PSMD6*和*ZFAND3*等。②1型糖尿病（T1DM）：胰岛B细胞受损导致胰岛素分泌不足的自身免疫病；遗传因素和环境因素在其发病过程中起重要作用，确定的与T1DM发病相关的主要易感基因包括：*IDDM1*、*IDDM2*、*CTLA-4*、*PTPN22*、*IL2RA*、*IFIH1*（*MDA5*）、*SUMO-4*、*CLEC16A*、*TCPTP*（*PTPN2*）、*CYP27B1*、*RGS1*、*SH2B3*、*UBASH3A*、*EBI2*等。③妊娠糖尿病（GDM）：妊娠期首次发生或发现的不同程度的糖代谢异常，其发病与胰岛素抵抗和胰岛素分泌缺陷有关；GDM与T2DM在病因学上有相似之处，普遍认为是遗传和环境因素共同作用引起的临床综合征；与GDM有关遗传易感基因有：*MODY*、*GCK*、*INSR*、*IGF2*、*HNF4A*、*PAI-1*、*INS-VNTR*、*KCNJ11*、*HNF4a*等，鉴定出GDM的易感基因有助于加深对疾病病理生理机制的理解，制定个体化的疾病预防与治疗策略，但是GDM的遗传基础以及易感基因的潜在临床意义仍不明确。

毒性弥漫性甲状腺肿（GD）分子诊断 GD是常见的器官特异性自身免疫病，是甲亢最常见的病因，占甲亢病因的80%～85%；GD有显著的遗传倾向，发现中国人GD与HLA-Bw46、HLA-B5相关，中国人群易感基因有*FCRL3*、*CTLA4*、*RHOH*、*CHRNA9*、*MUC21*、*C6orf15*、*HLA-DR-DQ*（rs6903608）、*HLA-DR-DQ*（rs6457617）、*HLA-DPB1*、*RNASET2*、*TSHR*等。

遗传性内分泌疾病的分子诊断 对于以生殖器发育异常、成年不育不孕、男性患者第二性征女性化、女性患者第二性征男性化、性功能障碍为主诉的患者，如果考虑为其中以下7种遗传性内分泌疾病中的前5种，除生殖器官检查、实验室皮质激素及性激素检查外，还需做细胞遗传学染色体核型分析及*HSD17B3*基因、*SRD5A2*基因、*LHCGR*基因、*SRY*基因、*DHH*、*NR0B1*和*NR5A1*基因等突变检测。以下是七种常见遗传性内分泌疾病的分子诊断。①17β-羟类固醇脱氢酶缺乏症：罕见的影响男性性发育的常染色体隐性遗传性疾病。患者染色体核型为男性（46，XY），虽有睾丸，但是男性激素睾酮分泌不足。为*HSD17B3*基因突变引起。②5α-还原酶缺乏症：影响出生前和青春期男性性发育的常染色体隐性遗传性疾病。患者染色体核型为男性（46，XY），虽有睾丸，但是男性激素二氢睾酮分泌不足。为*SRD5A2*基因突变引起。③46，XX性发育睾丸疾病：患者染色体核型为女性（46，XX），但表现为男性外观。约80%为父本Y染色体上的*SRY*基因随机异常转位到X染色体上引起。④睾丸间质细胞发育不全：影响男性性发育的常染色体隐性遗传疾病。患者呈现男性染色体核型（46，XY），外生殖器发育异常。为*LHCGR*基因突变导致。⑤XY单纯性腺发育不全：患者染色体核型为男性（46，XY），却有女性外观、外生殖器以及正常的子宫和输卵管，但是性腺（卵巢或睾丸）没有功能。在15%～20%的患者中可以发现*SRY*基因突变，少部分患者也鉴定出*DHH*、*NR0B1*和*NR5A1*三种基因的突变。⑥卡尔曼（Kallmann）综合征：特征表现为青春期延迟或缺如以及嗅觉减退，是低促性腺激素性功能减退症的表现形式。分为1～4四种类型，分别为 *KAL1* 基因、*FGFR1* 基因、*PROKR2* 基因和 *PROK2* 基因突变所致。上述四种基因突变可以涵盖 25%～30% 的卡尔曼综合征。患者性激素检测水平多低下但染色体核型正常，可与上述遗传性内分泌疾病进行区分。对上述四种基因突变进行分析可一定程度上辅助诊断。⑦多发性内分泌瘤（MEN）：至少两个内分泌腺体发生肿块，肿块也可以发生在其他非内分泌腺体的器官和组织中。MEN 有两种类型：1 型和 2 型。1 型 MEN，通常累及甲状旁腺、腺垂体和胰腺，使上述腺体分泌过多激素，其中最为常见的疾病是甲状旁腺功能亢进，为位于染色体 11q13 上的 *MEN*1 基因突变导致；2 型 MEN，最为常见的表现形式是甲状腺髓样癌，也可发生嗜铬细胞瘤，分为MEN2A 型和 MEN2B 型以及家族性甲状腺髓样癌 3 个亚型。2 型MEN 则为 *RET* 基因突变引起，*MEN2A* 型基因突变可发生在 *RET*基因 10、11 和 13 号外显子；*MEN2B* 型突变在 16 号外显子，导致甲硫氨酸被替换为苏氨酸；在家族性甲状腺髓样癌中，突变发生在 14 号外显子。

临床评价 ①是否需要做基因检测，需要慎重考虑。②对基因检测结果的解读需专业分子遗传学知识背景，因此最好在诊疗的最初阶段就邀请临床遗传学家或者遗传咨询师参与。③基因检测对患者及家属很有可能造成深远的心理影响，在做基因检测之前一定要建议患者先做遗传咨询，让患者及家属做好应对各种可能性的准备。④医师应不断学习分子诊断技术，理解其临床应用效能，了解基因检测费用，在循证医学的前提下，选择既有助于明确诊断又费用合适的基因检测技术，为患者提供最好的医疗保健服务。

（陈 鸣）

shénjīng/shénjīng jīròubìng fēnzǐ zhěnduàn

神经/神经肌肉病分子诊断

（molecular diagnosis of neurologic and neuromuscular disease） 用分子生物学和免疫学方法检测 DNA、mRNA 及蛋白质，确定神经/神经肌肉性疾病的突变基因型和突变基因产物，并对疾病进行定义和分类。神经/神经肌肉病是一个或多个基因异常影响神经外胚层及其衍生物的分化和功能，引起的临床疾病总称。可分为两类：①表达神经外胚层的一个或多个基因异常引发的典型遗传性神经/神经肌肉性疾病，包括神经、肌肉及运动失调以及神经系统的进行性功能缺陷，主要有畸形综合征（如无脑回畸形等）、痴呆、癫痫、阿尔茨海默病、克-雅病等；基底核疾病如亨廷顿病（HD）等、神经肌肉病（如杜克肌营养不良）等。②除表达神经外胚层以外的其他基因异常间接导致的神经系统功能混乱：主要包括影响神经系统的代谢性疾病如肝豆状核变性，血管病变如偏头痛、脑动脉瘤等。当患者临床出现神经/神经肌肉病相应症状，怀疑为某种神经/神经肌肉病时，可用分子诊断方法检测可能的疾病相关分子，如检测 DNA、信使 RNA（mRNA）及蛋白质等。

实验检测 常用检测方法见表1。

实验诊断 根据分子诊断结果可确定多种神经/神经肌病的突变基因型和突变基因产物，并对疾病进行定义和分类。

诊断策略 ①直接分子诊断：基于基因突变的分析。只需提取外周血白细胞或羊膜细胞中的DNA，对已知突变位点进行 PCR 扩增，依据突变类型的不同，观察结果可采用直接凝胶电泳分析或杂交技术进行分析。适用于已知引起疾病的基因突变位点的情况。②间接分子诊断：基于 DNA多态性的分析。如果致病基因未知或现有技术不能检测致病基因缺陷，只需了解致病基因所在的染色体位置便可对疾病进行分子诊断。这种诊断主要基于分析与疾病基因高度相关的 DNA 多态性，通过分析家族中健康人群和患病人群的等位基因的多态性来鉴定疾病相关基因。适用于家族中已有确诊的遗传性神经/神经肌肉病个体的诊断。

分子诊断应用 常见神经/神经肌肉病分子诊断标志物及分子诊断应用见表 2。

临床评价 分子检测已经逐渐应用于神经/神经肌肉病的临床诊断，为神经/神经肌肉病诊断的临床常规方法。其在神经/神经肌肉病诊断中的实用性和有效性可分为以下三类：①主要适用于由三核苷酸序列重复扩展或其他类型的特异性突变导致的神经/神经肌肉病，如亨廷顿病的分子诊断，只需常规 PCR 技术即可检测单个基因的特异性突变，耗时短、简单并且费用低廉。②受疾病复杂程度影响。该类神经/神经肌肉病主要是一个基因内的多个不同突变引起，如痉挛性截瘫的分子诊断，由于多个不同基因的多种不同突变方式均可引起这种疾病，分子诊断需要对一系列不同的外显子测序，故耗时，费用较高。③作为神经/神经肌病的诊断方法仍在研究中，尚未进行临床应用。

（尹一兵）

表 1　神经/神经肌肉病常用分子诊断方法

方法	特点	优缺点
染色体		
荧光原位杂交（FISH）	细胞中的 DNA 序列可视化	可检测镶嵌性
DNA		
限制性片段分析（DNA 印迹法）	通过电泳分离 DNA 片段	需要限制性位点及已知的靶序列和探针；耗时
PCR 及后续分析	产生大量的 DNA 片段用于后续分析	通常不能区分一个突变位点同时存在的若干拷贝数
测序（PCR 后）	PCR 扩增 DNA，测序	不能检测杂合子的缺失和复制
变性技术（SSCP、DGGE、DHPLC）（PCR 后）	PCR 扩增短的序列片段，分离相同大小不同迁移率的片段	不能检测杂合子的缺失和复制；可检测单个碱基突变；不能区分多态性和突变
蛋白质截短分析	体外转录及翻译	仅检测与疾病相关的无义突变，避免检测多态性
mRNA		
RNA 印迹法	分离 mRNA	检测基因的组织特异转录
芯片表达技术	高通量检测 mRNA 的量	有发展前景但尚未充分应用
蛋白质		
免疫组织化学	抗体与组织切片中的蛋白质反应	与其他类型缺陷相比，蛋白质的减少可能是次要的
酶功能分析	酶功能实验	非标准化；与其他蛋白质缺陷相比，酶功能的失活可能是次要的
蛋白质印迹法	通过迁移率的不同分离蛋白	与其他类型缺陷相比，蛋白质的减少可能是次要的

注：SSCP：单链构象多态性分析；DGGE：变性梯度凝胶电泳；DHPLC：变性高效液相色谱法；PCR：聚合酶链反应

表 2　常见神经/神经肌肉病的临床分子特征及分子诊断应用

疾病	临床特征	一般实验室检查	基因型/基因产物	分子诊断应用
脊髓小脑变性 I 型	运动失调、痴呆、强痉挛	无特异指标	SCA1 基因 CAG 三联体扩展异常，编码 ataxin 蛋白	已用于临床，突变检出率 100%
亨廷顿病	舞蹈症、痴呆	无特异指标	CAG 三联体扩展异常	已用于临床，突变检出率大于 98%
肝豆状核变性	运动障碍、震颤、角膜 K-F 环	血、脑脊液、尿 Cu^{2+} 增高	可能与 P 类 ATP 酶基因突变有关	已用于临床，连锁分析检出率 95%，突变分析检出率 60%
脆性 X 染色脑发育迟缓	智能迟滞、小头、大耳、大睾丸	无特异指标	基因中 CGG 重复扩展，FXMR1 蛋白为 mRNA 伴侣蛋白	已用于临床，特异性 99%
家族性帕金森病	运动迟缓、肢体僵直、震颤			
1 型		病检神经元细胞质内有路易（Lewy）小体	Parkin2 基因突变，编码 α-synuclein 蛋白	研究中
青年型		病检神经元细胞质内无路易小体	Parkin2 基因突变，编码 Parkin 蛋白	研究中，估计突变检出率 90%
2A 型进行性肌阵挛性癫痫	惊厥、肌阵挛、痴呆等	胞质内 Lafora 小体，PAS 阳性，为脑、心、肝淀粉样变结构	EPM2A 基因突变，编码 laforin 蛋白-糖原代谢调节的磷酸酶	研究中
强直性肌营养不良	肌强直、肌无力、白内障、秃顶、智能迟缓	常累及平滑肌、心、眼、内分泌系统（相应检查）	Myotonin 蛋白激酶 3' 端 CTG 重复扩展	已用于临床，敏感性 100%
脊髓性肌萎缩 1、2、3 型	肌无力、肌萎缩、腱反射缺失	肌电图、肌肉活检	基因 SMN 突变，编码 snR 蛋白-RNA 剪接	已用于临床，突变检出率 95%

续　表

疾病	临床特征	一般实验室检查	基因型/基因产物	分子诊断应用
家族性肌萎缩侧索硬化	肌萎缩、肌无力、下肢反射亢进	组织、白细胞的超氧化物歧化酶降低	Cu、Zn-SOD 点突变	已用于临床
神经纤维瘤病-2型	多发神经瘤、双侧听神经瘤	病理检查为施万（schwann）细胞，脑脊膜胶质细胞瘤	Merlin 编码基因缺失	已用于临床
假肥大性肌营养不良	早期发病，上下肢无力、假性肥大	血肌酸激酶增多、肌肉活检、肌电图	dystrophin 编码基因突变（缺失、重复）	部分已用于临床

níngxuè yìcháng fēnzǐ zhěnduàn

凝血异常分子诊断 （molecular diagnosis of coagulation disorder）

用基因突变检测和荧光定量聚合酶链反应（PCR）方法，分析凝血异常与基因突变和表达异常关系的过程。生理状态下，体内血液处于凝血与抗凝的动态平衡中，一旦这种平衡被打破，就会发生凝血异常，出现两种不同的外在表现：一种为流血不止，如我们所熟知的血友病；另一种则有血栓形成的倾向，如术后、妊娠等容易导致心脑血管疾病以及栓塞性疾病的发生。凝血异常与多种基因的突变与表达异常有关，是典型的多因素共同影响的疾病，发病机制受环境与基因的共同作用，这些基因的危险因子影响人体正常的抗凝系统，一旦抗凝系统的平衡被打破，就会产生血液高凝状态，血栓形成的危险将会伴随终身。

实验检测　常用检测方法有限制性片段长度多态性分析、荧光定量 PCR、高分辨熔解曲线、基因测序以及基因芯片等（见荧光定量聚合酶链反应和基因突变检测）。

实验诊断　凝血异常涉及许多相关的基因。

凝血因子 V 突变　X 因子激活凝血酶启动凝血途径，V 因子作为辅因子在其中起重要作用。因子 V 雷登突变（Factor V Lei-den）是 V 因子基因第 10 外显子上第 1691 位的单个核苷酸的改变。此点突变使 V 因子编码的蛋白从精氨酸（Arg）突变为谷酰胺（Gln），导致蛋白 C 不能有效的灭活已活化的 V 因子，使血液凝固加快最终导致血栓发生。在高加索人群中，凝血因子 V 雷登突变是血栓症最常见的基因缺陷。正常人群中的突变率为 2%～15%。杂合子突变会使血栓症的风险大大提高，纯合子突变将使患病风险增加 80 倍。在静脉血栓患者中，因子 V 雷登突变大约占 20%，特别是在有遗传性静脉血栓家族史的患者中，因子 V 雷登突变超过一半，这意味着大多数血栓患者体内都存在这一异常基因。而在中国汉族人群中，因子 V 雷登突变在静脉血栓人群中的检出率极低。

凝血酶原 G20210A 突变　该突变又称 PT G20210A 突变，与因子 V 雷登突变一起被认为是与静脉血栓形成相关的重要遗传性评估指标。该突变是凝血酶原基因 3′非翻译区位点 20210 处发生 G→A 突变，其可使血浆凝血酶水平升高。凝血酶原 G20210A 突变在具有血栓症家族史的人群中突变率为 18%，在初次发生血栓病的人群中突变率为 6.2%，但是受地域影响，该突变率有差异。在对高加索人群的研究中发现，欧洲南方地域的突变率比北方地域高；但是在中国人群中突变率很低，可能不是静脉血栓的危险因子；在对不良妊娠妇女的研究中发现，PT G20210A 突变的分布频率高于正常对照组，这可能与原因不明的反复流产、妊娠期高血压疾病、胎盘早剥和胎儿生长受限的发生有关。

FⅧ基因突变　FⅧ基因位于 X 染色体长臂末端 Xq28，是与血友病 A 密切相关的基因。FⅧ基因缺陷引起凝血因子Ⅷ缺乏，直接导致血友病 A 的发生。在最常见的遗传性出血性疾病中，血友病 A 最早被发现，其作为 X 连锁隐性遗传病在患者儿童期时便有所表现，其出血程度以及频度与基因的缺陷种类不同有关。FⅧ基因缺陷的种类大致包括基因缺失、插入和点突变，如错义突变、无义突变、剪接突变等。不同的缺陷对 FⅧ的活性水平影响不一，而 FⅧ活性水平与疾病的危急程度相关。

凝血因子Ⅷ缺乏　先天性 FⅧ缺乏症是严重的出血性疾病，与常染色体隐性遗传相关。临床表现除皮下和肌内血肿、伤口不完全愈合外，还有新生儿脐带出血、孕妇自发流产等一系列与其他出血性疾病不同的症状。FⅧ缺乏症作为遗传异质性疾病，绝大多数是血浆和血小板中缺乏 A 亚单位所致。已发现 FⅧA 基因错义突变和无义突变 27 种、剪切位点置换 7 种、大小片段缺失 13 种，突变类型共计 47 种。不同的突变类型对于出血性程度的影响未知。

血栓调节蛋白基因突变 血栓调节蛋白（TM）基因是与抗凝系统相关的基因，它的表达水平直接影响到血浆中 TM 的浓度水平，而血浆 TM 在血栓的形成中起重要作用，而且可能与动脉粥样硬化症有关。TM 基因的多态性可以影响体内 TM 基因的表达水平。TM 的遗传性缺陷在人类中尚未见报道。

抗凝血酶Ⅲ基因突变 先天性体内高凝状态与抗凝血酶Ⅲ（ATⅢ）的缺乏有关，ATⅢ基因发生突变可降低 ATⅢ 在血液中的浓度，当其浓度只有正常人的 50% 时，患者易形成静脉栓塞。ATⅢ 缺陷的患者患血栓疾病的危险性比对照组高出 5 倍。ATⅢ 缺陷在正常人群中非常罕见，但是对于进行性血栓症来说，其是一个非常重要的危险因素；尽管作为一个非常重要的危险因子，但是在所有处于异常高凝状态的人群中，ATⅢ 缺陷率的检出率只有 1%。

纤溶酶原激活物抑制物 1 基因突变 纤溶酶原激活物抑制物 1（PAI-1）是纤溶系统主要的抑制剂。相对于正常对照组，PAI-1 基因表达增加会使纤维活性显著下降，也就是说，PAI-1 基因的表达上调可能会诱发高血凝状态的产生。

蛋白 C 基因突变 大约有 3% 的血栓症患者体内检出蛋白 C 缺陷。大量基因突变的叠加导致蛋白 C 功能缺陷，已有超过 160 种不同的突变被报道。基因导致的蛋白 C 缺陷可作为常染色体显性遗传至下一代。

蛋白 S 基因突变 蛋白 S（PS）是非常重要的抗凝蛋白，其作为辅因子激活蛋白 C，在抑制血液凝固中起重要作用。PS 是重要的天然抗凝蛋白，它作为非酶辅因子在活化的蛋白 C 灭活活化的凝血因子 Ⅴ 和Ⅷ的过程中起促进作用。此外，蛋白 S 还能直接抑制凝血酶原酶和因子 X 酶复合物，并可作为组织因子途径抑制物的非酶辅因子抑制活化的因子 X，发挥非 APC 依赖的抗凝作用，因此，PS 缺乏或突变可影响其抗凝功能，导致患者发生静脉血栓栓塞。

临床评价 ①对于遗传性凝血异常，使用分子生物学的手段如果检测到基因缺陷，就能作为确立疾病诊断的直接依据；在 PCR 基础上直接进行基因测序是检测众多遗传性出血病最可靠直接的方法；在一个家系确定先证者的情况下，对家族中的其他成员进行疾病筛查，以确定携带者及潜在发病者，在产前诊断方面具有优势地位；对于没有家族史的散发性凝血异常患者，目前主要依赖直接诊断和间接诊断结合的方法进行临床诊断，若检出某些突变热点，再结合临床，进行正确的诊断和鉴别诊断。②凝血过程的激活在血栓的形成中具有重要意义。③不同于遗传性出血病，高凝血症的产生并不仅是某一基因突变或表达异常所致，而是多个基因突变相互影响、表达异常综合作用的结果。④具有基因缺失的个体血栓发生率各有不同，其中一些带有血栓危险基因的个体可能终生不会发展成为血栓病患者，而另一些在年幼时可能就已经发展为严重的血栓病患者；导致这样巨大的个体差异是基于不同的血栓危险因子基因型，与其他危险基因的互相影响、共

同作用，外界环境因素（例如口服避孕药、创伤、外科手术和妊娠）等各方面的影响。⑤不同地域人群的基因突变导致的危险性差异显著，有些在高加索人群中已证实的突变热点在中国人群中并不一定同样适用。尚有更多的血栓方面的遗传性危险因子，特别是存在于中国人群体内的未被证实的危险因素等待被发现。

（关 明）

zìshēn miǎnyìbìng fēnzǐ zhěnduàn

自身免疫病分子诊断（molecular diagnosis of autoimmune diseases） 用分子生物学方法检测人类白细胞抗原（HLA）基因及非 HLA 基因突变与自身免疫病关系的过程。健康个体的正常免疫调节功能会将自身耐受和自身免疫协调在相辅相成的合理水平上。当某种原因使免疫系统对自身成分的免疫耐受性降低或遭到破坏，导致自身抗体或自身反应性淋巴细胞损伤含有相应自身抗原的组织、器官引起组织器官功能障碍，这种病理状态称为自身免疫病。其发生是多种环境与遗传因素相互作用的结果，其发病机制尚未完全明了。

自身免疫病分为器官特异性疾病和系统性疾病，主要包括类风湿关节炎（RA）、系统性红斑狼疮（SLE）、干燥综合征、皮肌炎、多发性硬化（MS）、1 型糖尿病等。自身免疫病的诊断主要依据患者的临床症状、体征、血清或体液自身抗体的检测以及影像学证据等，尚无特异性高、敏感性好、且得到大规模临床验证的分子诊断标志物。然而，已有充分证据表明遗传因素在自身免疫病发病过程中起重要作用。

自身免疫病的易感性与遗传因素密切相关，一些自身免疫病

如 SLE、自身免疫性溶血性贫血、自身免疫性甲状腺炎等均具有明显的家族史；有些自身免疫病与特定的 HLA 基因型关系密切，如强直性脊柱炎与 HLA-B27。除编码 HLA 的基因是自身免疫病的主要遗传易感基因外，其他一些非 HLA 基因也起了重要作用，例如细胞毒性 T 淋巴细胞相关抗原 4（CTLA-4）位点、蛋白酪氨酸磷酸酶非受体型 22（PTPN22）以及干扰素诱导解旋酶 C 域蛋白 1（IFIH1）基因等与自身免疫病的发生风险相关，被确定为自身免疫病的候选易感基因，这些易感基因编码的蛋白均参与机体免疫功能的调节。

实验检测 检测的样本一般为外周血单个核细胞或各种组织细胞。检测方法常有荧光定量 PCR、单核苷酸多态性（SNP）分析、序列多态性和长度多态性、基因芯片技术、全基因组扩增（WGA）分析技术等（见荧光定量聚合酶链反应和单核苷酸多态性检测）。

实验诊断 主要用于 HLA 基因和非 HLA 易感基因与自身免疫病发病的分子风险评价。

HLA 基因 继 20 世纪 70 年代首次发现 SLE 与 HLA-B8-DR3 的关联性以来，大量的临床和实验数据已证实特定的 HLA 基因与自身免疫病发生的风险密切相关。①1 型糖尿病：HLA-DQB1-0201、DQB1-0302 和 DQB1-0101 等位基因编码的 DQB 链 57 位为天冬氨酸，而 1 型糖尿病患者 DQB 链 57 位被丙氨酸、丝氨酸取代。85%～90% 17 岁以下发病的 1 型糖尿病患者具有这种纯合子 DQB 基因。②类风湿关节炎：病因尚未明了的慢性全身性炎症性疾病，以慢性、对称性、多滑膜关节炎

和关节外病变为主要临床表现。90% 的 RA 患者表达 HLA-DR4/DR1，HLA-DRB1 * 0404、DRB1 * 0405、DRB1 * 0401 为 RA 的易感基因；DRB1 * 0402 则具有保护作用，为抗性基因。这些 DRB1 等位基因编码的分子仅在 69～71 位氨基酸不同。③系统性红斑狼疮：弥漫性、全身性自身免疫病，主要累及皮肤黏膜、骨骼肌肉、肾、心脏、肺、中枢神经系统等多个器官和系统。HLA-DR2/DR3 与 SLE 患者抗 sm、抗 nRNP 等自身抗体的产生关系密切。④强直性脊柱炎：原因尚不明确、以脊柱为主要病变的慢性自身免疫病。90% 以上的 AS 患者携带 HLA-B27，而正常人仅 8%；HLA-B27 与 AS 的发病有很强的相关性。⑤干燥综合征：以侵犯外分泌腺、尤其是涎腺及泪腺为主的慢性自身免疫病。HLA-DQA1 * 0501、DQB1 * 0201 和 DRB1 * 0301 等位基因是干燥综合征的易感基因；DQA1 * 0201、DQA1 * 0301 和 DQB1 * 0501 等位基因是该疾病的抗性基因。

非 HLA 易感基因 免疫调控异常是自身免疫病最根本的致病原因，疾病的遗传易感性也可以通过免疫调控而发挥作用，自身免疫病的非 HLA 易感基因主要是与机体免疫应答相关分子的基因，如淋巴细胞激活信号分子基因、天然免疫涉及的基因、T 细胞抗原受体基因重排、补体（C）分子基因、免疫复合物清除相关分子基因、炎性因子和受体基因、趋化因子和受体基因等的变异或单核苷酸多态性。已发现白介素-1β（IL-1β）、IL-8、趋化因子受体 4、趋化因子受体 1 和 PTPN22 在 RA、SLE、MS 等患者外周血单个核细胞中的表达显著高于正

常人。90% 以上的 SLE 患者 C1q 基因缺陷、75% 具有 C4 基因缺陷，尤其是 C4A 和 C4B 基因。

临床评价 由于检测使用的技术平台尚未标准化，检测标本的采集和核酸抽提方法学的差异等因素，自身免疫病易感基因的检测结果存在一定差异；另外，易感基因阳性并不等于一定患病，只代表患病的风险性增加。

（沈 茜）

zhǒngliú fēnzǐ zhěnduàn

肿瘤分子诊断（molecular diagnosis of cancer） 用分子生物学技术，对肿瘤发生、发展的病理学进行分子层面由因到果的完整阐述，通过综合使用核酸扩增、荧光核酸标记、突变捕获、外周血循环肿瘤细胞富集等技术针对性地检测肿瘤细胞基因组中的遗传学和表观遗传学变异情况，为肿瘤的基础研究、肿瘤诊断和其个体化治疗提供更为详尽证据的过程。

肿瘤的外在表现是疾病原发灶细胞生长/死亡失控，持续侵犯病灶周围组织并通过血管、淋巴管转移至机体远端。按其细胞来源可将肿瘤分为五大类：癌、肉瘤、淋巴瘤及白血病、生殖细胞瘤、母细胞瘤。肿瘤是环境与遗传因素相互作用引起的，其中环境因素包括烟草、饮食、感染、电离或非电离辐射、精神压力或缺乏体育锻炼等。就分子层面而言，肿瘤是基因病，所有肿瘤细胞均是细胞内基因变异的结果。传统的病理形态学技术已不再适应肿瘤诊断的需要。肿瘤分子诊断涉及多种恶性肿瘤以及癌前病变，诊断的基因也涉及多种癌基因、抑癌基因以及相关基因，大大提高了肿瘤诊断的灵敏度、特异性，拓宽了传统病理形态学诊

断的标本取材范围，打破了诊断的时相限制。

实验检测 肿瘤分子诊断技术众多，主要包括核酸分子杂交、荧光定量聚合酶链反应（PCR）、基因测序、高分辨熔解曲线分析、循环肿瘤细胞和肿瘤循环核酸检测等（见荧光定量聚合酶链反应、单核苷酸多态性检测、循环肿瘤细胞检测和循环核酸检测）。

实验诊断 通过提取微量的组织、血液样本，采用上述实验检测技术对基因突变、染色体倒位和易位、基因扩增、非编码 RNA（ncRNA）定量及 DNA 甲基化异常等进行检测，对肿瘤进行诊断、分型或判断预后等。

临床意义 包括以下 3 方面。

对肿瘤进行诊断或预后判断 恶性肿瘤的发生是一个多阶段逐步演变的过程，肿瘤细胞通过一系列进行性改变逐渐变成恶性肿瘤细胞。基因突变、染色体倒位和易位、基因扩增、非编码 RNA（ncRNA）定量及 DNA 甲基化异常等检测，对肿瘤诊断及预后判断均有重要意义。

基因突变检测 在肿瘤克隆性演化过程中常积累一系列的基因突变，可涉及不同染色体上多种基因的变化，包括癌基因、抑癌基因、细胞周期调节基因、细胞凋亡基因及维持细胞基因组稳定性的基因等的变化。这些基因的变化可以由遗传或后天获得，突变检测对肿瘤诊断非常重要。①*JAK2* 与 *MPL* 基因突变：骨髓增殖性肿瘤（MPN）亚型繁多，临床表型相互交叉，而骨髓穿刺活检又会为患者带来极大的痛苦，自 2008 年起，世界卫生组织开始推荐检测外周血 *JAK2* 基因与 *MPL* 基因的突变情况作为 MPN 诊断的标准之一。当癌基因通过突变的形式激活时，其所编码蛋白的生物活性便会发生改变。②*ras* 基因家族突变：包括 *K-ras*、*H-ras* 和 *N-ras*，是最为著名的癌基因。其中，*K-ras* 突变常见于肺癌、结肠癌与胰腺癌中，*N-ras* 突变主要发生于急性髓细胞性白血病和骨髓增生异常综合征。③*B-RAF* 基因突变：与许多肿瘤的发生相关，约有 59% 的黑色素瘤、18% 的结肠癌、14% 的肝细胞癌和 11% 的胶质瘤患者会发生 *B-RAF* 基因的点突变；最常见的 *B-RAF* 突变发生在其第 600 个氨基酸，缬氨酸突变为谷氨酸（V600E），该突变发生于 *B-RAF* 蛋白的激酶功能域，导致蛋白持续激活下游的 MAP 激酶通路，从而致使细胞发生增殖分化；在黑素瘤中 *B-RAF* 基因的突变往往先于肿瘤的恶性转化，对肿瘤的早期干预与预后判断具有极为重要的意义。

染色体倒位和易位 是肿瘤细胞中最常见的细胞遗传学异常，尤其多见于淋巴瘤与白血病中。免疫球蛋白区（Ig loci）的染色体重排常见于淋巴瘤。在伯基特淋巴瘤中常见 *c-MYC* 基因与其 HLH 功能域发生 t(8；14)(q24；q32)重排；在滤泡型淋巴瘤中常见 *BCL-2* 基因发生 t(14；18)(q32；q21)重排。而 T 细胞受体区（TRC loci）的重排常见于白血病，如急性 T 细胞白血病中常见 HLH 功能域与 *c-MYC* 发生 t(8；14)(q24；q11)、Notch 同源域与 TAN-1 发生 t(7；9)(q34；q34.3)等。

基因扩增 基因扩增现象往往发生于肿瘤的进展期，其多发于以下四个癌基因家族：*MYC*、*cyclinD1*（*CCND1*）、*EGFR* 和 *ras*。*MYC* 基因扩增常见于小细胞肺癌、乳腺癌、食管癌、子宫颈癌、卵巢癌和头颈部肿瘤，而 *N-MYC* 基因的扩增多出现于肿瘤进展的终末期。t(11；14)的 *CCND1* 基因与免疫球蛋白增强子重排是套细胞淋巴瘤的特征。*CCND1* 基因扩增也可见于乳腺癌、食管癌、肝癌和头颈部癌。*EGFR*（*ERBB*1）基因扩增多见于胶质母细胞瘤和头颈部肿瘤。在乳腺癌患者中发现 *ERBB2* 基因扩增（即 *HER-2/neu* 基因）提示预后不良。

非编码 RNA 定量 非编码 RNA 指不编码蛋白质的 RNA，主要包括 20～22nt 的微 RNA（miR-NA）和 > 200nt 的长链非编码 RNA（lncRNA）。ncRNA 的定量检测也可作为肿瘤预后判断的参考。目前多使用多个 miRNA 组成 miRNA 表达谱的形式对肿瘤进行诊断与预后评估。如在非小细胞肺癌（NSCLC）中使用由 let-7a（抑制 RAS 通路）、miR-211（通过 KIT 受体通路抑制血管新生）、miR-372（下调 LATS2）、miR-137 和 miR-182 组成 miRNA 表达谱可以准确地预测患者 25 月后的生存概率。虽然关于 lncRNA 的研究正处于白热化阶段，但离其进入临床诊断应用尚有很长的距离。目前的研究成果有 ANRIL（前列腺癌）、H19（膀胱癌、肺癌、乳腺癌）、CUDR（阿霉素抵抗的鳞癌）、HOTAIR（转移性乳腺癌）、MEG-3（髓系白血病、骨髓瘤和垂体瘤中过甲基化）、MALAT-1（肺腺癌、乳腺癌、胰腺癌、结肠癌、前列腺癌）。

DNA 甲基化 异常人类肿瘤中常见的表观遗传变化之一，伴随肿瘤的发生和发展，该异常现象在肿瘤患者的外周循环血清、血浆和尿液等体液中都可检测到，因此利用 DNA 甲基化分析技术检测体液中特定分子 DNA 甲基化水平是肿瘤早期诊断、病程监控和疗效评估的潜在手段，对临床肿瘤的诊治意义重大。

预测肿瘤风险　肿瘤作为基因病具有一定的遗传风险，约有20%的肿瘤相关基因变异呈现出生殖细胞遗传的特性。对具有肿瘤家族史的患者进行筛查，寻找基因突变的高危携带者进行全面定期的肿瘤筛查，针对肿瘤高危人群进行早期干预，对肿瘤的诊断、治疗有非同一般的意义。如 BRCA1 和 BRCA2 与乳腺癌发病的关系较为密切，BRCA1 和 BRCA2 基因的突变可导致其所编码的蛋白失去 DNA 同源定向修复功能，从而剧烈提升个体罹患乳腺癌、卵巢癌，甚至结肠癌、胰腺癌和前列腺癌的风险。70 岁以下的女性乳腺/卵巢癌的发病率为 11%，疾病的发病率在 BRCA1 和 BRCA2 突变阳性的妇女中则分别上升至 77% 和 56%；虽然仅有 5% 的乳腺癌患者表现 BRCA 突变，但该突变属于生殖细胞突变，具有遗传倾向，已发现近百种可导致 BRCA 失活的突变，因此对家族性乳腺-卵巢癌综合征患者的家属进行筛查干预显得尤为重要。遗传性非息肉病性大肠癌（HNPCC）是错配修复基因（MMR）突变造成的常染色体显性遗传病，又称 Lynch 综合征，是遗传性大肠癌的代表。HNPCC 约占全部大肠癌的 5%~15%，错配修复基因的种系突变和微卫星不稳定（MSI）是其分子遗传学基础，对 hMLH1、hMSH2、hMSH6 和 hPMS2 进行微卫星不稳定性检测也成为结直肠癌普查和高危人群筛选的新手段。

指导临床用药　自 1975 年首个单克隆抗体问世以来，各种小分子化疗药物通过靶向拮抗各类癌基因编码的蛋白，大大提升了肿瘤患者的生存率与生存质量。

同一类化疗药物对于同一癌症的不同分子亚型具有截然不同的疗效，如何在使用特异性靶向药物治疗前对患者进行明确的基因分型，使分子治疗真正发挥最大的疗效，减少不必要的医疗资源浪费，减轻患者负担，是肿瘤分子诊断的另一用处。如铂类药是常用的肿瘤化疗药物，作用机制：利用铂成分与 DNA 同一条链的碱基或两条链的碱基形成交叉联结，直接破坏 DNA；影响铂类药作用的主要为 XRCC 修复基因，发生 XRCC 基因 R399Q 变异的患者其铂类药物治疗失败可能性极高。又如氟尿嘧啶（FU）已被广泛应用于大肠癌、胰腺癌、乳腺癌、头颈部肿瘤、胃癌和卵巢癌等实体肿瘤的治疗，是消化道恶性肿瘤普遍使用的化疗药物；FU 在体内作用于胸苷合成酶（TS）。TS 编码基因 TYMS 5′ 非转录区的增强子区域（TSER）存在 28bp 的串联重复序列，具有重复长度多态性，与 FU 的疗效关系密切。曲妥珠单抗是靶向乳腺癌中 ERBB2 基因扩增（即 HER-2/neu 基因）产物 HER/neu 蛋白的特异性靶向药物，在用药前检查 HER/neu 基因表达情况对于明确药物疗效具有至关重要的意义；西妥昔单抗，是 EGFR 的靶向抑制剂，用于治疗结肠癌与头颈部肿瘤，K-ras 与 EGFR 同处于 MAPK 通路的上游，因此在用药前，需对 K-ras 基因进行检测，如果 K-ras 突变结果为阴性，则支持使用西妥昔单抗，如果 K-ras 突变结果为阳性，则其可在 EGFR 信号阻滞后继续持续激活下游细胞生长通路从而导致用药无效。

临床评价　通过使用细胞遗传学技术检测染色体重排与基因扩增，使用核酸测序检测肿瘤相关基因的突变情况，使用各类核酸扩增技术对癌基因进行定量，使用最新的芯片杂交进行全基因组遗传分析，使用循环肿瘤细胞与核酸进行肿瘤微创诊断，肿瘤分子诊断已经渗透到肿瘤诊断分型、预后判断、风险评估、用药指导的各个方面。但由于肿瘤特殊的异质性与复杂性，仅以单个基因指标明确诊断疾病亚型无异于盲人摸象。建立基因与特定肿瘤间的关系，绘制准确合理的临床检测路径，对不同基因进行多组学综合判断，最终完成对肿瘤的明确诊断，是未来肿瘤分子诊断的关键所在。对肿瘤分子诊断统一指导意见、健全质量控制体系，最终将肿瘤的分子诊断建设成为标准化诊断体系，是肿瘤分子诊断行业的当务之急。

（关　明）

báixuèbìng fēnzǐ zhěnduàn

白血病分子诊断 （molecular diagnosis of leukemia）

对疑似患者待检标本用荧光原位杂交、荧光定量聚合酶链反应（PCR）及基因芯片法检测染色体易位及其形成的融合基因，从分子水平诊断白血病的过程。白血病是造血干细胞恶性克隆性疾病，克隆中的白血病细胞失去进一步分化成熟的能力，停滞在细胞发育的不同阶段。白血病的临床表现主要为贫血、出血、感染及各器官浸润症状，主要原因是停滞在不同阶段的幼稚细胞在各组织和器官中增生、积聚、浸润，使正常造血受到抑制。白血病的确切病因还在研究中，一般认为是骨髓干细胞内 DNA 变异引起细胞恶变导致本病。白血病分型诊断经过了单纯以细胞形态学为基础的法-美-英协作组（FAB）分型和以白血病形态学、免疫学、细胞遗传学、分子生物学为基础的综合分类（即 MICM 分型）两个阶段，2001 年世界卫生组织提出直接用特异性染色体易位或免疫表型来命名急性白血病的亚型，进一步凸显了细胞遗传学、分子生物学在白血病诊断分型中的地位和作用。白血病一般分急性和慢性白血病（见髓系肿瘤实验诊断）。

实验检测 白血病涉及骨髓病变，其确诊需要进行骨髓穿刺涂片和骨髓活检病理学检查及一些特殊检查。特殊检查包括细胞生化特殊染色、流式细胞仪检查、染色体检查及分子生物学检查等。白血病的基因变异可同时伴特征性的形态学异常和独特的临床特点，部分白血病存在某种染色体易位，基因变异、染色体易位已作为最重要的实验诊断指标之一，如多数急性早幼粒细胞白血病（APL）存在 *PML-RARA* 融合基因。从分子水平诊断白血病主要针对特定的染色体易位和易位形成的融合基因，其方法主要包括荧光原位杂交法（FISH）、荧光定量 PCR 法、基因芯片法、高分辨熔解曲线法和 DNA 测序法等。

荧光原位杂交法 适用于多种临床标本（如血液、骨髓、组织印片、体液和石蜡包埋的组织标本等），有直观、方便、敏感、可量化、方法多样和适应不同检测目的等优点，可通过检测克隆性的染色体易位所致的融合基因对白血病进行分子诊断。商品化的探针可为多标记，同时在一张玻片标本上进行杂交，大大提高检测效率。间期 FISH 技术检测的是单个细胞水平上的染色体异常，可提供白血病负荷的数量指标，反映各期细胞的白血病残留状态，在国际上被广泛运用（见荧光原位杂交）。

荧光定量 PCR 法 具有灵敏、特异、技术成熟和操作简便等优点，检测白血病融合基因结果准确稳定，对于临床上明确诊断、分型、动态观测肿瘤负荷、选择合适治疗方案、评估治疗效果和预后都有较大价值（见荧光定量聚合酶链反应）。

基因芯片法 通过与一组已知序列的核酸探针杂交进行核酸序列测定的方法，可对肿瘤在基因表达水平上进行更精确的分型分类，并可预测肿瘤的治疗效果和预后。

高分辨熔解曲线法 具有简单、快速的特点。对明确诊断和分型具有重要意义。

DNA 测序法 准确、快速、通量高，自动化程度高。可用于诊断和分型。（见 Sanger 测序和高通量测序）

实验诊断 下列常见的重排基因以及融合基因为诊断治疗白血病提供了分子指标，帮助有效地进行白血病的分型诊断、微小残留病（MRD）的监测及疗效评价。

PML/RARα 融合基因及其变异型 多数急性早幼粒细胞白血病（APL）存在染色体 t(15;17)(q22;q21)易位，位于 15q22 的早幼粒细胞白血病（*PML*）基因和 17q21 维 A 酸受体 α（*RARα*）基因融合，形成 *PML/RARα* 融合基因。在粗颗粒型和细颗粒型 APL 细胞中均可检出这种易位。APL 细胞中的融合基因根据融合位点分为两种：PML 第 6 外显子和 *RARα* 第 3 外显子结合形成 *p6r3*（L 型，约占 55%），*PML* 第 3 外显子和 *RARα* 第 3 个外显子结合形成 *p3r3*（S 型，约占 45%）。可通过 PCR 等检测该融合基因。

*AML*1-ETO 融合基因 染色体 t(8;21)(q22;q22)易位所致，

AML 中常见的异常基因，位于染色体 21q22 的 *AML*1 基因与 8q22 的 *ETO* 基因融合，产生 *AML*1-*ETO* 融合基因。20% ~ 40% 的 AML-M2 患者有该融合基因，且年龄越小发生率越高。其中，AML-M2b 亚型中约 90% 有 *AML*1-*ETO* 融合基因。M2b 型有骨髓髓过氧化物酶（MPO）强阳性，Auer 小体显著，胞质空泡易见，成熟中性粒细胞胞质中有橙红色颗粒等典型的形态学特征，临床诊断时可以与基因异常相互验证。

*CBFB/MYH*11 融合基因 仅见于 AML 中的 M4EO 型，系染色体 Inv(16)(p13q22)或 t(16;16)(p13q22)所致。AML-M4EO 细胞学上常显示粒系和单核系的白血病细胞浸润伴特征性骨髓嗜酸性粒细胞异常，包括骨髓嗜酸性粒细胞比例增高（>5%）或质的异常（嗜酸性颗粒中夹杂大而不规则的嗜碱性着色颗粒，糖原和氯醋酸酯酶均呈强阳性）。

11q23（MLL）异常 与形态学相关的混合系白血病（MLL）的基因变异的最常见类型为 AML-M5 型和 AML-M4 型。AML 和急性淋巴细胞白血病（ALL）都可有 MLL 基因变异，如 *MLL/AF*4 阳性最常见于儿童 ALL，*MLL/AF*9 最常见于 AML-M5，*MLL/AF*6 重排可能是 AML-M5a 亚型的重要标志，与单核细胞分化有密切关系。有形态学异常疑为急性白血病者，即使原始和（或）幼稚细胞比例达不到急性白血病的诊断标准，只要具有上述任何一种染色体异常，也应诊断为急性白血病。

*NPM*1 基因突变 25% 的 AML 患者有核磷酸蛋白（NPM）1 基因突变，其导致细胞核 NPM 蛋白出现在胞质中。*NPM*1 突变主要见于染色体核型正常的白血

病，易缓解但也易复发，可以作为无染色体易位的 AML 的标志。

FLT3 重复序列 Fms 样酪氨酸激酶 3（FLT3）基因近膜区的内部串联重复（ITD）是 AML 最早被识别的分子标记之一，其存在与否被认为对 AML 的预后具有重要的判断价值，*FLT3-ITD* 的预测价值与突变等位基因的比例有关，疾病复发率、无病生存率和总体生存期随突变率的升高均有恶化趋势。

TEL-AML1 融合基因 儿童白血病常见，由 t（12；21）（p13；q22）形成，*TEL* 位于 12 号染色体上，*AML1* 在 21 号染色体上。其见于 12%～28% 的 B 系 ALL，但仅见于 B 前体细胞 ALL（BCP-ALL），*TEL-AML1* 是预后较好的指标。

BCR-ABL 融合基因 90% 以上慢性髓细胞性白血病（CML）患者具有典型的费城（Ph）染色体，即染色体 t（9；22）（q34；q11），形成 *BCR-ABL* 融合基因，10% 以内的患者具有变异型、复杂型或隐匿型 Ph 易位。*BCR-ABL* 融合基因编码的蛋白具有酪氨酸激酶活性，能导致细胞恶性增殖。Ph 染色体或 *BCR-ABL* 阳性已经成为 CML 的主要诊断标准。针对 *BCR-ABL* 融合蛋白已经开发出有效的靶向治疗药物，能使大多数 CML 达到细胞遗传学完全缓解。遗憾的是 *BCR-ABL* 基因突变可以导致耐药。可通过实时定量 PCR 可用来检测该融合基因。

临床评价 白血病基因检测的临床应用，对白血病的诊断、分型及治疗有重要意义，但也面临严峻的挑战。白血病的检查方法经过了形态学（M）、免疫学（I）、细胞遗传学（C）、分子生物学（M）检查的漫长过程，

MICM 分型为白血病的诊断、治疗、判断预后等提供了重要信息，其中分子生物学检查在临床应用中对白血病的诊断、分型及治疗主要体现了以下几方面的重要意义。①弥补 MIC 检查的不足：形态学检查是白血病诊断的基础，但是单靠形态学检查有时不能区分细胞的类型及分化成熟的程度，尤其是淋巴细胞、原始细胞、甚至是开始分化的早期细胞，分子诊断能有效弥补这一不足；白血病细胞的免疫表型常以分化群抗原表示，但是免疫表型的检测结果只是以百分比来表示，是一个相对数，并且有淋系细胞表达髓系抗原或髓系细胞表达淋系抗原等情况存在，这是免疫表型不可忽视的局限性，分子诊断能有效克服这一缺点；细胞遗传学从染色体角度对白血病进行分类，但是有些基因突变仅为局部核苷酸异常、正常排列失常、点突变等，染色体检查不能发现异常，如少数情况下 CML 染色体检查为正常核型，但 PCR 可以检测到 *BCR-ABL* 融合基因；如 M3 有四种亚型，其中 t（11；17）（q23；q11），（11；17）（q13；q11）的最小抑菌浓度（MIC）检查结果十分相似、无法区别，但其融合基因分别为 *PLZF-RARa* 及 *NUMA-RARa*，只有依靠分子生物学方法检测才能鉴别。②反映预后：应用分子生物学检查研究细胞内某些基因转录本，如 *BCL-2*、*P53*、*WT-1*、多耐药基因、肺耐药蛋白基因等可以判断疾病预后。现已证明表达多耐药基因、肺耐药蛋白基因、*BCL-2*、*WT-1* 基因的急性白血病对化疗的疗效差，缓解率低，预后差。③指导治疗：上述融合基因中，M3 亚型中的 t（1；14）（P32；q11）对全反式维 A 酸治疗

无反应，（11；17）（q13；q11）对维 A 酸反应敏感，可以此为指导进行治疗。

分子生物学检测为白血病的诊断、治疗和预后监测等带来了重大进步，但也存在一些挑战，如实验室如何保证分子诊断实验的质量控制和标准化；对同一种检测项目不同实验室之间的结果如何实现可比等，而这些对临床解释实验结果和做出诊断等都非常重要。可以借鉴的途径包括：建立行业内的检测指南；建立规范标准操作过程；尽量采用经过临床试验的商售试剂盒；使用参考物质；参加实验室外部的室间质评等所有有助于获得可信实验结果的途径。

（关 明）

línbāliú fēnzǐ zhěnduàn

淋巴瘤分子诊断（molecular diagnosis of lymphoma） 对疑似患者待检标本用遗传学、分子生物学方法检测染色体畸变和（或）基因突变，辅助诊断淋巴瘤。淋巴瘤是以淋巴细胞和（或）组织细胞的大量增生为特点的，原发于淋巴结或者淋巴组织的恶性肿瘤。

根据组织形态学的不同，淋巴瘤可分为霍奇金淋巴瘤（HL）以及非霍奇金淋巴瘤（NHL）（表 1）。其中，绝大多数淋巴瘤为 B 细胞性淋巴瘤，仅有 1% 的 HL 和 15% 的 NHL 为 T/NK 细胞性。在中国，B 细胞性 NHL 的构成比约为 69%，T/NK 细胞性 NHL 的发生率约为 29.8%。

淋巴瘤已经被鉴定出具有多种遗传学异常，数量众多的遗传学异常出现在淋巴瘤的各个亚型。2008 年世界卫生组织发表的造血与淋巴组织肿瘤新分类标准中，将遗传学异常作为重要的诊断依

据与分子标志物，与疾病的分型诊断及预后相关。细胞与分子遗传学分析是淋巴瘤诊断的重要方法，已与形态学、免疫表型共同构成淋巴瘤诊断的完整体系。

实验检测 主要包括染色体核型分析、抗原受体基因重排的遗传学分析、淋巴瘤的基因表达谱分析及淋巴瘤的微小残留病（MRD）分析。

实验诊断 依据世界卫生组织的诊断标准，淋巴瘤分为B细胞淋巴瘤、T/NK细胞淋巴瘤和霍奇金淋巴瘤。近90%的病例为B细胞来源的淋巴瘤。根据淋巴瘤的类型对其分子诊断进行分别叙述（表2）。

B细胞淋巴瘤（BCL） 发生于B细胞的实体肿瘤，分型众多，下面介绍几种常见类型的分子诊断。

弥漫性大B细胞淋巴瘤（DLBCL） 是最常见的B细胞淋巴瘤，约占NHL的1/3。临床表现为淋巴结肿大或结外组织病变；组织病理学显示大淋巴细胞弥漫性增生。基因表达阵列证明DLBCL存在3种亚型：生发中心B细胞样型（GCB-DLBCL）、活化B细胞样型（ABC-DLBCL）及原发纵隔B细胞淋巴瘤型（PM-BCL）。GCB型比ABC和PMBCL型有更好的预后。DLBCL分子诊断表现为：①染色体易位和突变等多种机制导致DLBCL多种基因异常，最常见的是3q27染色体易位引起BCL6基因异常表达，检出率为30%~40%；BCL6异常高表达的程度与预后的关系依赖于其易位配体，其一般发生于GCB型DLBCL，是提示预后较好的指标；涉及BCL2基因的t(14;18)(q32;q21)染色体易位可见于约25%的DLBCL，几乎全部都是GCB型；在ABC型DLBCL中即使没有t(14;18)(q32;q21)染色体易位，也会发现BCL2蛋白的过表达。②5%~15%的DLBCL可见t(8;14)(q24;q32)染色易位，该易位导致的MYC重排常伴随其他异常出现，如BCL6或BCL2，提示预后较差。涉及MYC和BCL2重排的淋巴瘤存在"二次打击"，即DLBCL在第一次t(14;18)易位的基础上又经受了第二次MYC的重排。

滤泡性淋巴瘤（FL） 起源于淋巴结生发中心B细胞的恶性肿瘤。部分FL有组织学可分辨的滤泡特征，但有部分FL依靠组织学方法不能被识别，因此通过分子诊断方法进行鉴定显得极为重要。①FL特征性的染色体易位是t(14;18)(q32;q21)，约70%~90%的病例有该染色体易位，该异常导致BCL2蛋白的高表达，但t(14;18)(q32;q21)易位并非FL特有，GCB型DLBCL也有该染色体易位特征。②无t(14;18)的FL具有较高的3q27易位发生率，引起BCL6重排，约15%FL患者具有3q27易位，t(14;18)阴性FL病例通常具有更高的细胞学分级，较差的预后。

慢性淋巴细胞性白血病/小淋巴细胞性淋巴瘤（CLL/SLL） SLL是CLL的结节性病变形式，只占全部CLL病例的一小部分，病变原因是形态上类似成熟的小淋巴细胞在机体内克隆性增殖。血和骨髓的变化是CLL的临床特征表现。该病的诊断通常基于外周血检查，外周血中的肿瘤细胞均是小B淋巴细胞。其分子诊断表现为：①具有同时表达CD5和CD23以及CD20弱表达的特征。②13q14缺失是CLL/SLL的主要遗传学改变，几乎占一半的病例，该染色体异常预示预后良好。③CLL/SLL的其他染色体改变还包括11q22-q23缺失、12号染色体三体、17p13和6q21缺失，11q22-q23和17p13缺失预示较差的预后；P53基因（TP53）定位在17p13，TP53的突变和（或）缺失预示对化疗耐受，预后极差，化疗或造血干细胞移植等治疗也会导致TP53的突变或缺失。④几乎一半的CLL/SLL病例具有免疫球蛋白可变区（IgVH）的体细胞高度突变（SHM），研究显示发生SHM的病例预后较好，生存期长；而无SHM的病例病程进展迅速，预后较差；SHM与ZAP-70表达呈现良好的相关性，ZAP-70高表达的细胞意味SHM缺如。

表1 2008年世界卫生组织恶性淋巴瘤分类

霍奇金淋巴瘤（HL）	非霍奇金淋巴瘤（NHL）（常见以下几种）
结节性淋巴细胞为主型霍奇金淋巴瘤（NLPHL）	弥漫性大B细胞淋巴瘤（DLBCL）
经典型霍奇金淋巴瘤（CHL）	滤泡性淋巴瘤（FL）
淋巴细胞丰富型霍奇金淋巴瘤（NLPHL）	非特指性周围T细胞淋巴瘤（U-PTL）
结节硬化型霍奇金淋巴瘤（NSHL）、混合细胞型霍奇金淋巴瘤（MCHL）	伯基特淋巴瘤（BL）
	黏膜相关淋巴组织结外边缘区B细胞淋巴瘤（MALT）
淋巴细胞消减型霍奇金淋巴瘤（LDHL）	慢性淋巴细胞性白血病/小淋巴细胞淋巴瘤（CLL/SLL）

表 2　B 和 T 细胞淋巴瘤亚型常见的典型染色体异常

淋巴瘤亚型	染色体异常	涉及基因	在诊断中的作用
慢性淋巴细胞性白血病/小淋巴细胞性淋巴瘤	12 号染色体三体，del(13q)，13 号染色体单体，del(14)(q24q32)，t(14q32)，del(11q22-23)，del(17p13)	未知 未知 免疫球蛋白重链（IGH）重排 ATM TP53	del(13q) 是预后的有利因素；del(11q22-23) 和 del(17p13) 是预后不利因素
弥漫性大 B 细胞淋巴瘤	3q27，t(14;18)(q32;q21)，t(3;14)(q27;q32)，t(8;14)(q24;q32)，t(3;14)(q14;q32)	BCL6 IGH/BCL2 BCL6/IGH MYC/IGH FOXP1/IGH	对 DLBCL 的诊断并非不可或缺。检测 MYC 有利于预测疾病的侵袭性
滤泡性淋巴瘤	t(14;18)(q32;q21)，t(2;18)(p12;q21)，t(18;22)(q21;q11-12)，t(3;14)(q27;q32) 及其变异型	IGH/BCL2 IGK/BCL2 BCL2/IGL BCL6/IGH	t(14;18)(q32;q21) 的存在有利于 FL 的诊断
伯基特淋巴瘤	t(8;14)(q24;q32)，t(2;8)(p12;q24)，t(8;22)(q24;q11-12)	MYC/IGH IGK/MYC IGL/MYC	t(8;14)(q24;q32) 的存在有利于 BL 的诊断
MALT 淋巴瘤	t(11;18)(q21;q21)，t(14;18)(q32;q21)，t(3;14.1)(p14;q32)，t(1;14)(p22;q32)	BIRC3(API2)/MALT1 IGH/MALT1 FOXP1/IGH BCL10/IGH	t(11;18)(q21;q21) 的存在有利于诊断抗生素耐药的胃 MALT 淋巴瘤
套细胞淋巴瘤	t(11;14)(q13;q32)	CCND1/IGH	t(11;14)(q13;q32) 有利于 MCL 的诊断
淋巴浆细胞淋巴瘤（LPL）	t(9;14)(p13;q32)	PAX5/IGH	t(9;14)(p13;q32) 有利于 LPL 的诊断。
间变性大细胞淋巴瘤	t(2;5)(p23;q35)，t(2p23)	ALK/NPM ALK	ALK 有利于预后
非特殊型周围 T 细胞淋巴瘤	t(5;9)(q33;q22)	ITK/SYK	待明确
T 前淋巴细胞白血病	t(14;14)(q11;q32)，t(X;14)(q28;q11)	TRA-TRD/TCL1A MTCP1	t(14;14)(q11;q32) 有利于 T-PLL 的诊断。
结节性淋巴细胞为主型霍奇金淋巴瘤	t(3q27) 重排 多倍体（三倍体，四倍体）—复杂核型	BCL6	del(13q) 预示较差预后
经典型霍奇金淋巴瘤	t(14;18)(q32;q21)，14q32 与其他染色体易位（2p16，3q27、8q24、16p13、17q12、19q13），多倍体（三倍体，四倍体）—复杂核型	IGH/BCL2 REL，BCL6，MYC，C2TA，BCL3	待明确

套细胞淋巴瘤（MCL）来源于套区（初始前生发中心）B 细胞的恶性肿瘤。其分子诊断特点为：①t(11;14)(q13;q32)易位产生的 CCND1 基因见于 90% 以上的病例；由于其他形态相近的淋巴瘤不具有 t(11;14)(q13;q32) 和 CCND1 基因过度表达的特征，通过检测染色体易位和 CCND1 基因的表达可鉴别 MCL 与其他淋巴瘤。②少量 t(11;14) 阴性的 MCL 病例出现 CCD2 和 CCD3 染色体变异，但其他类型的造血系统肿瘤也可能有此表达，检测这些高表达对 MCL 的诊断并无特异性。③相比之下，免疫组化检测 SOX11 可能对 CCND1 阴性的 MCL 更具有临床诊断意义。

黏膜相关淋巴组织结外边缘区 B 细胞淋巴瘤（MALT）一种结外淋巴瘤，占所有 B 淋巴瘤的 7%～8%，由形态学上多种多样的小 B 细胞包括边缘区（中心细胞样）细胞、小淋巴细胞、散在的免疫母细胞和中心母细胞样细胞组成，常见的发生部位有胃肠道（特别是与幽门螺杆菌相关的胃淋巴瘤）、乳腺、甲状腺、眼附属器（结膜、泪腺、眼眶）、肺、腮腺、涎腺和泌尿生殖道（膀胱、前列腺、肾）等。MALT淋巴瘤的病变部位广泛，缺乏一些 B 细胞淋巴瘤典型标志物以及单一的特征性的分子异常，因此MALT 淋巴瘤的分子诊断较为困难。其分子诊断表现为：①t(11;18)(q21;q21)是 MALT 淋巴瘤最常见的染色体异常，位于 11q21上的 *BIRC3*（*API2*）基因和18q21上的 *MALT*1 基因相互融合形成*BIRC3-MALT*1 融合基因；大约15% 的 MALT 淋巴瘤可检测出*BIRC3-MALT*1 融合基因，且主要为肺和胃型淋巴瘤；t(11;18)与MALT 淋巴瘤具有特异相关性，在结性和脾边缘区 B 细胞淋巴瘤均未检测出，t(11;18)的存在与MALT 淋巴瘤的发展密切相关，并且可能具有减弱抗生素治疗幽门螺杆菌诱发的淋巴瘤效果的作用，t(11;18)也增加了非胃型MALT 淋巴瘤的复发危险。②t(14;18)(q32;q21)(*IGH/MALT*1)是 MALT 淋巴瘤的另一种染色体易位，存在于大约 11% 的 MALT淋巴瘤病例中，大多是眼附属器和肝淋巴瘤。③t(3;14)(p14.1;q32)(*FOXP1/IGH*)常见于眼附属器、甲状腺和皮肤淋巴瘤，在MALT 淋巴瘤病例中约占 10%。④t(1;14)(p22;q32)(*BCL10/IGH*)较少见，在 MALT 淋巴瘤病例中仅占 2%，见于肺、小肠和涎腺淋巴瘤。⑤除以上染色体异常外，MALT 淋巴瘤还可发现 3 号和18 号染色体三体，这些异常可占全部 MALT 淋巴瘤的 30%，其中包括无染色体易位的 MALT 淋巴

瘤病例，染色体三体常见于小肠、涎腺和眼附属器淋巴瘤；出现t(1;14)和部分或完全 18 号染色体三体往往预示预后较差。

伯基特淋巴瘤（BL） 来源于生发中心 B 细胞的高度恶性的淋巴瘤，常发生在结外，临床上分为地区性 BL、散发性 BL 和免疫缺陷相关性 BL。地区性 BL 的主要诱因是 EB 病毒感染，它的发病率<散发性 BL（5%~30%）和免疫缺陷相关性 BL（25%~40%）。t(8;14)(q24;q32)的*MYC* 和 *IGH* 易位是主要特征，约占所有 BL 病例的 80%；但 BL 和DLBCL 都可有 t(8;14)(q24;q32)异常，有时这两种类型淋巴瘤较难区分。世界卫生组织将这种难以区分的淋巴瘤命名为"介于弥漫大 B 细胞淋巴瘤和伯基特淋巴瘤之间的不能分类的 B 细胞淋巴瘤"，也称为"暗区"或"边界线"淋巴瘤。使用常规的细胞遗传学和荧光原位杂交（FISH）等遗传学检测方法有助于对这种淋巴瘤进行鉴别。

T/NK 细胞淋巴瘤 T 细胞淋巴瘤的分子诊断主要是通过分析 T 细胞受体的基因重排鉴定。已发现越来越多与 T 细胞淋巴瘤相关的特异性的遗传学改变，但是这些异常大多还不能应用到临床实践中。

间变大细胞性淋巴瘤（ALCL） 发生在淋巴结内和结外的 T 细胞淋巴瘤，具有碱性磷酸酶（ALK）阳性和 *ALK* 阴性两个类型。其分子这段表现为：①不管 T 细胞抗原是否表达，大约90%的 ALCL 病例呈克隆性的 T细胞受体基因重排。②*ALK* 阳性病例最常见的细胞遗传学异常是t(2;5)(p23;q35)(*ALK/NPM*)，该易位可上调 *ALK* 基因（一种受

体酪氨酸激酶）的表达。③多种涉及 *ALK* 基因的其他染色体易位已经被鉴定出，包括 t(1;2)(p25;p23)、t(2;3)(p23;q21)、inv(2)(p23;q35)、t(2;17)(p23;q23)、t(2;x)(p23;q11-12)、t(2;7)(p23;q25)、t(2;22)(p23;q11)和 t(2;19)(p23;q13)，这些染色体的异常均导致 *ALK* 表达上调，引起 ALK 蛋白在细胞内多变的分布；由于 *ALK* 阳性 ALCL 存在大量与 *ALK* 相关的染色体易位类型，只需采用一个 *ALK* 断裂分离探针，利用 FISH 方法即能检测出所有的染色体异常。④在形态上，*ALK* 阴性 ALCL 与 *ALK* 阳性ALCL 极为相似，但是 *ALK* 阴性ALCL 没有涉及 *ALK* 基因的染色体易位，也没有任何其他的遗传学异常；聚合酶链反应（PCR）检测可发现 *ALK* 阴性 ALCL 具有类似 *ALK* 阳性 ALCL 的克隆性的 T细胞受体基因重排。*ALK* 阴性ALCL 的临床预后要显著差于 *ALK*阳性 ALCL。

T 幼淋巴细胞白血病（T-PLL） 具有成熟 T 细胞表型的小或中等大小的淋巴细胞过度增殖而导致的肿瘤，累及多个器官，如骨髓、脾、淋巴结、肝和皮肤。其分子诊断表现为：①常见的细胞遗传学异常为涉及 14q11，14q32 的染色体重排，也称为t(14;14)(q11;q32)，导致 *TRA*基因与癌基因 *TCL1A* 和 *TCL1B* 在14q32.1 染色体上融合；还有一种较少见的与 *MTCP*1 癌基因相关的t(X;14)(q28;q11)染色体易位，这些与 TCR 相关的改变是 T-PLL主要的特征。②80% 的 T-PLL 病例可发现 8 号染色体异常，包括 8号染色体三体，8q 增强和减弱。③通过常规的细胞遗传学和染色体比较基因组杂交（CGH）技术

可以检测出多种染色体异常，如6号染色体重排导致6q增强和减弱、17号染色体异常干扰TP53基因，11q异常引起ATM基因拷贝丢失以及周期性10p和8p缺失和22q结构改变，这些染色体异常是T-PLL常见的二次发生的染色体异常。④通过FISH技术已经发现存在于T-PLL的12p13和11q22.3（ATM）缺失。⑤基因表达与遗传学的改变具有很好的相关性，在T-PLL患者中高表达的TCL1和AKT基因预示预后较差。

非特指型外周T细胞淋巴瘤（U-PTL）　大多数T细胞淋巴瘤属于外周T细胞淋巴瘤，U-PTL是一组发生在淋巴结和结外的成熟T细胞淋巴瘤，不属于当前已明确的独立的成熟T细胞淋巴瘤。其分子诊断表现为：①U-PTL中涉及TCR区的易位较少见，但是在一些罕见的U-PTL病例包括Lennert淋巴瘤中可发现由于t（14；19）（q11；q13）而出现的PVRL2到TCRA的易位。②t（14；19）（q11；q13）导致的ITK-SYK融合基因是U-PTL的另一种染色体异常。③在U-PTL中常见的拷贝数扩增的染色体片段包括1q、3p、5p、7q22-31、8q24-qter、11q13、17q（17q11-25）、12p13和22q，拷贝数缺失的片段包括4q、5q、6q22-24、9（9p21-33）、10p13-pter、10q（10q23-24）、11p11、12q（12q21-22）和13q（13q21）。④利用CGH对20例U-PTL进行分析发现，17号染色体（主要是17q11-25）、8号染色体（含有MYC位点的8q24）、11q13和22q表达增强，13q、6q（6q16-22）、11p11和9（9p21-q33）表达减弱。⑤还没有确凿的证据表明细胞遗传学的改变和U-PTL亚型或临床转归之间具有密切关系。

霍奇金淋巴瘤（HL）　恶性淋巴瘤的一个独特类型，分为两类：结节性淋巴细胞为主型霍奇金淋巴瘤和经典型霍奇金淋巴瘤，它们具有不同的细胞形态学和免疫学表型。

结节性淋巴细胞为主型霍奇金淋巴瘤（NLPHL）约占HL病例的5%，是以淋巴细胞和（或）组织中的R-S细胞的结节性或结节性和弥漫性增生为特征的单克隆性B细胞肿瘤。部分NLPHL病例具有BCL6/IG、IKAROS和ABR的染色体异常；13q的缺失也与NLPHL预后相关，它的出现表示治疗预后较差。

经典型霍奇金淋巴瘤（CHL）约占全部HL病例的95%，由多核的R-S细胞和单核的霍奇金细胞在多种其他非肿瘤细胞的背景下组成的单克隆性淋巴样肿瘤。根据R-S细胞的形态学特征，CHL可分为淋巴细胞丰富型CHL、结节硬化型HL、混合细胞型HL和淋巴细胞消减型HL。其分子诊断表现为：①通过常规的细胞遗传学和FISH检测发现，CHL常有非整倍体和超二倍体染色体出现，但是没有可重现的染色体变异。②有时在来源于滤泡的CHL中会发现t（14；18）易位。③在一些CHL的HRS中也会发现IGH断裂点。④通过CGH研究发现4p16、4q23-24和9p23-q24增强。⑤一般来说，常发生CHL染色体变异的区域为2p16（REL）、3q27（BCL6）、8q24（MYC）、16p13（C2TA）、17q12和19q13（BCL3）。⑥染色体常见的断裂点包括1p36，6q15，6q21，7q22，7q32，8q24，11q23，12q24，13p11，14p11，14q32，15p11和19p13。

鉴别诊断　淋巴瘤的诊断主要是需要与淋巴结反应性增生相鉴别。如Ⅰ级滤泡性淋巴瘤需要同淋巴结反应性增生相鉴别，通过检测t（14；18）染色体易位或检测基因重排可将两者区分。泪腺淋巴瘤也可通过此法与淋巴结反应性增生相鉴别。胃淋巴瘤可通过Ig基因重排的遗传学分析与淋巴组织增生性疾病相鉴别。

临床评价　越来越多的造血系统恶性肿瘤可以通过检测特异的分子改变来进行诊断，但是其中绝大多数是白血病，B细胞或T细胞性淋巴瘤还不能仅通过此方法进行诊断。特征性的遗传学异常始终和疾病的诊断和预后相关联，虽然分子遗传学检测不是淋巴瘤诊断中必不可少的部分，但是其结果可以给临床诊断提供包括某一淋巴瘤的克隆性或分子异常等有用的信息。淋巴瘤的分子遗传学检测还可以提供淋巴细胞的谱系信息。因此，分子诊断在多种淋巴增殖性疾病中有诊断价值。依据淋巴瘤的抗原受体（Ig和TCR）基因重排以及特征性的染色体异常可方便快捷地对淋巴瘤进行辅助诊断。部分淋巴瘤的分子诊断已经逐渐成为临床常规检查项目，为临床医师选择正确的治疗方式、评估治疗预后以及治疗反应提供依据。但需要将分子遗传学诊断结果的解释结合临床、形态学、免疫分型资料进行综合分析，然后才能对淋巴瘤做出最后的诊断和分类。

（关　明）

yíchuánxìng fēixīròubìngxìng jiézhí cháng'ái fēnzǐ zhěnduàn

遗传性非息肉病性结直肠癌分子诊断（molecular diagnosis of hereditary nonpolyposis colorectal cancer）

遗传性非息肉病性结直肠癌（HNPCC）是由错配

修复基因（*MMR*）种系突变引起的常染色体显性遗传性结直肠癌。又称 Lynch 综合征（LS），是临床最常见的遗传性结直肠癌，占所有结直肠癌的 2%~5%。其特征为患者有较高的患结直肠癌和其他一些恶性肿瘤的风险，如子宫内膜癌、胃癌、小肠癌、肝癌、胰胆管癌、卵巢癌、输尿管癌和脑癌。HNPCC 患结直肠癌的概率约为 80%，而且发病年龄早，平均诊断年龄约 45 岁。子宫内膜癌是 HNPCC 女性患者最易发生的结肠外肿瘤，发生概率为 20%~60%，诊断年龄多在 46~62 岁。HNPCC 患者错配修复功能丧失后基因突变率升高，完成突变积累的时间缩短，由腺瘤发展至腺癌所需时间较散发性结直肠癌短。正常人由腺瘤发展至腺癌需 5~10 年，而 HNPCC 患者有时仅需 2 年。HNPCC 虽发病早、病理分化差、原发癌多见，但由于其侵袭性弱、转移少，预后明显好于散发性结直肠癌。常规检测方法很难鉴别 HNPCC 与其他结直肠癌或肠外肿瘤，必须配合分子检测等特异性的检测手段。采用分子生物学方法进行检测除可以明确诊断 HNPCC 外，还可评价疾病进程以及预后。

实验检测　主要包括检测基因突变以及检测微卫星序列重复次数的改变。①检测基因突变：可以通过对相关基因测序，直接观察是否存在基因突变，也可以检测基因突变后蛋白表达量的变化，从而反应基因的功能，间接推测基因是否发生突变；可选取特异性的单克隆抗体，采用免疫组织化学方法检测基因表达的蛋白。②检测微卫星序列重复次数：应用聚合酶链反应（PCR）将从肿瘤组织中提取的 DNA 进行扩增，将扩增产物进行聚丙烯酰胺凝胶电泳，根据产物片段长度判断微卫星状态。

实验诊断　由于 HNPCC 是错配修复基因种系突变引起，所有符合筛检标准的患者都必须通过分子检测方法确定基因突变情况后才能做出明确诊断。

筛检标准　结合中国人的肿瘤谱特点，中国抗癌协会大肠癌专业委员会在 2003 年提出了中国人 HNPCC 家系筛检标准：家系中至少有 2 例组织病理学明确诊断的结直肠癌患者，其中 2 例为父母与子女或同胞兄弟姐妹的关系，并且符合以下一条：①至少 1 例为多发性结直肠癌患者（包括腺瘤）。②至少 1 例结直肠癌发病早于 50 岁。③家系中至少 1 人患 HNPCC 相关肠外恶性肿瘤（包括胃癌、子宫内膜癌、小肠癌、输尿管或肾盂癌、卵巢癌、肝胆系统癌）。

诊断指标　符合筛检标准的家系均应进行微卫星不稳定（MSI）检测和错配修复蛋白检测。MSI 和错配修复基因种系突变是 HNPCC 诊断的关键。

MSI 检测　微卫星是以 1~6 个核苷酸为重复单位的短串联重复序列，普遍存在于人类基因组中，通常认为重复序列的产生是 DNA 复制过程中"链滑"所致，即 DNA 复制过程中，复制复合物复制一个重复单位后，子链与模板链分离，然后与下一个或下几个重复单位重新结合，使一个或几个重复单位形成"环凸"区域；正常情况下该结构可被错配修复系统校正，但校正系统失常时，子链 DNA 如继续延伸即可引起突变，这个过程称为微卫星不稳定。微卫星恰好位于调节细胞生长相关基因的关键区域时，这种突变就变得尤为重要，这种永久性的复制错误会导致基因移码突变，正常功能丧失，促进肿瘤生成；HNPCC 相关肿瘤一般都有 MSI，其可作为 DNA 错配修复功能缺失的替代标志物。根据贝塞斯达（Bethesda）标准，选取 5 个微卫星位点（BAT25、BAT26、D2S123、D5S346 和 D17S250）进行 PCR 检测，5 个微卫星位点中，2 个或 2 个以上位点不稳定判定为高度 MSI，1 个位点不稳定判定为低度 MSI，无位点不稳定判定为微卫星稳定。MSI 见于 90% 的 HNPCC 及部分散发性结直肠癌患者中。大部分 MSI 是 *MLH*1 甲基化所致，只有 5% 左右的 MSI 是错配修复基因种系突变导致，而只有这部分患者为 HNPCC。同时，携带 *MSH*6 胚系突变的结直肠癌患者多不表现微卫星不稳定。因此，在诊断过程中，只要高度 MSI 和 MMR 表达缺失两者符合一项，即可进行 MMR 基因种系突变检测。

错配修复蛋白检测　在 DNA 复制过程中，水解错配的碱基使 DNA 能精确地复制，保证人类遗传的保守性和稳定性。错配修复基因表达产物为错配修复蛋白，如果该基因发生突变，错配修复蛋白的表达量就会下降、不表达或呈"截短"改变，产生突变表型，引起微卫星不稳定或复制差错，导致结直肠癌及其他肠外肿瘤的发生。目前认为与 HNPCC 相关的 5 个错配修复基因包括：*MLH*1、*MSH*2、*MSH*6、*PMS*2 和 *PMS*1。其中 *MLH*1 和 *MSH*2 突变约占检出的种系突变的 90%，*MSH*6 突变占 7%~10%。发现高度微卫星不稳定者，应再以免疫组化法检测 MLH1、MSH2 蛋白表达情况，一旦发现某错配修复蛋白表达缺失，说明该组织可能存在相应的错配修复基因突变。MSI和错配修复蛋白均阴性者无需进行突变检测分析；两者之一为阳性者，则需进入下一步的 *MLH*1 和 *MSH*2 基因胚系突变检测分析。由于错配修复基因表达缺失可为错配修复基因的种系突变或 *MLH*1 基因甲基化引起，如果 MLH1 蛋白表达缺失但种系突变检测未发现突变，需要确认 *MLH*1 基因甲基化状态，并且通过 *BRAF* 基因突变实验进一步确认是否为散发性结直肠癌。

诊断路径　见图。

鉴别诊断　HNPCC 需要与以下疾病进行鉴别。①家族性腺瘤性息肉病（FAP）：也属于遗传性结直肠癌，*APC* 基因突变所致。进行基因组 *APC* 突变检测可加以区别，FAP 中可检测到 APC 突变，虽然在部分非 FAP 的散发性结直肠癌中也可能存在 APC 基因突变，但 HNPCC 中不存在。②腺瘤：HNPCC 患者腺瘤性息肉易被忽略，这些息肉在组织学上无法与普通的腺瘤区分开，甚至内镜检查常见表面平坦；但二者不同之处在于，88% 以上的 HNPCC 腺瘤中能检测到一种错配基因表达完全缺失；同时，HNPCC 患者较年轻，疾病进展迅速，有时在 2 年内就发展为恶性肿瘤。③散发性结直肠癌：同样表现为错配修复基因功能不足，具有微卫星不稳定性的特征。*BRAF* 基因 V600E 突变在 40%～74% 散发性高度微卫星不稳定性结直肠癌患者中存在，在 4%～12% 微卫星稳定的结直肠癌患者中存在，但从未在 HNPCC 患者中发现；几乎所有散发性高度微卫星不稳定性结直肠癌患者都存在 *MLH*1 启动子甲基化，*MLH*1 低表达，但 HNPCC 患者中不存在 *MLH*1 启动子甲基化，可据此加以区别。

临床评价　①HNPCC 患者具有特征性的错配修复基因突变，基因突变检测是 HNPCC 诊断的金标准。基因突变最直接的检测方法是基因测序，但错配修复基因的突变检测价格昂贵且检测周期长，临床检测中通常先通过微卫星不稳定和错配修复蛋白检测做初步筛查，符合条件者才有必要进行基因测序。以 PCR 检测微卫星不稳定和免疫组化法检测错配修复基因表达的蛋白已成为目前最常用的两种初筛手段，且两者的结果具有很好的一致性。②虽然目前发现的与 HNPCC 相关的错配修复基因有 5 个，但鉴于不同人种间易发生突变的错配修复基因的特点不同，在临床操作中，中国错配修复蛋白检测常以 MLH1 和 MSH2 为主，如果另外加入 *MSH*6 和 *PMS*2 突变检测，仅能少许提高灵敏度，但检测成本会显著增加；除 MLH1 蛋白外，MSH2、MSH6、PMS2 和 PMS1 错配修复蛋白缺失现象都只在 HNPCC 患者中观察到，当发现这几种错配修复蛋白缺失时，虽然基本就能确定是该错配修复基因突变引起，但实际操作中，为了确保检测的准确性仍然需要进行基因测序进一步证实。③微卫星不稳定检测也可用于疾病进展和预后评估。高度微卫星不稳定患者具有低分化、出现黏液腺癌、发病于右半结肠、淋巴细胞浸润明显等特征，同时高度微卫星不稳定患者的预后与低度微卫星不稳定或微卫星稳定者相比存在明显优势，但结论尚未统一。④分子检测在 HNPCC 诊断中发挥无可替代的作用，对于 HNPCC 患者家

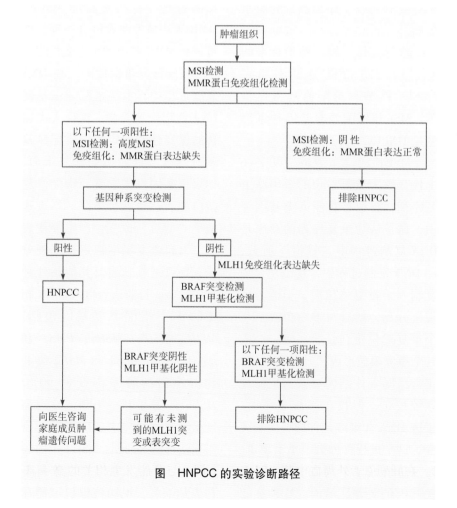

图　HNPCC 的实验诊断路径

族成员疾病的早期预防和诊断具有重要的临床意义。

（关　明）

yuánfāxìng gān'ái fēnzǐ zhěnduàn

原发性肝癌分子诊断（molecular diagnosis of primary hepatic carcinoma）

对疑似患者待检标本用分子生物学方法检测信使 RNA、微小 RNA 表达量的改变、DNA 甲基化、基因突变和缺失，诊断原发性肝癌。原发性肝癌是全球最常见的恶性肿瘤之一，全世界每年新发现的恶性肿瘤患者约 635 万例，肝癌占 26 万例，其中 42.5% 发生在中国。中国绝大多数肝癌的发生与乙型肝炎病毒（HBV）感染密切相关，虽然其发病机制尚未明确，但认为本病可能是 HBV-DNA 的部分基因整合入肝细胞基因中，导致癌基因激活使肝细胞突变概率增加所致。原发性肝癌在所有原发性肿瘤中死亡率高居第 3 位，5 年生存率 <10%；其早期阶段通常无临床症状，但肿瘤生长迅速，确诊时大多数患者已经达到局部晚期或发生远处转移。外科手术切除或肝移植只适用于早期和局限性肝癌，中晚期患者往往失去手术机会，而且由于治疗手段限制，存活率较低。早期诊断可以显著提高患者存活率，肿瘤标志物是原发性肝癌早期诊断的重要指标。

实验检测　检验项目通常涉及包信使 RNA（mRNA）、微小 RNA（miRNA）表达量的改变、DNA 甲基化、基因突变和缺失。检测方法包括荧光定量聚合酶链反应（PCR）、甲基化特异性 PCR、亚硫酸氢盐测序法、限制性片段长度多态性分析、单链构象多态性分析、DNA 测序等（见荧光定量聚合酶链反应和单核苷酸多态性检测）。

实验诊断　原发性肝癌的发生和发展是多基因参与的复杂过程。除基因调控外，表观遗传修饰也在其中发挥重要作用。通常以多指标联合检测的方式判断肝癌的发生、发展和转移情况。

基因表达改变　检测基因表达量的异常能够反映疾病的进展状态。

与肝癌细胞增殖相关的基因　① PTEN：抑癌基因，其 mRNA 表达减少表示原发性肝癌的进展及预后不良。② GPC3：表达上调提示原发性肝癌的发生。

与肝癌复发转移相关的基因　① AFP 基因：在排除包括生殖器肿瘤在内的其他有关因素干扰的前提下，只要在外周血中检测到 AFP 的 mRNA，就能肯定肝癌细胞在原发部位已经突破血管壁并侵袭到外周血中。因此认为，外周血 AFP 的 mRNA 是肝癌细胞存在于外周血的直接证据，是肝癌发生血管浸润并形成或可能形成转移的重要标志。② RhoC 基因：高表达说明细胞移动性增强，提示肝癌可能发生转移。但在炎性乳腺癌、前列腺癌中也呈高表达。③ RhoA 基因：其 mRNA 表达水平在肝癌组织中升高，在低分化和淋巴结转移时表达更高。但在乳腺癌、肺癌、头颈癌和卵巢癌中也会呈现高表达。

与肝癌诊断相关的基因　包括 Polo 样激酶 1（PLK-1）、转录共激活因子 p300、H19 长非编码 RNA、人端粒酶逆转录酶（hTERT）、E2F1 转录因子、GGT、IGF-II 等。有些在肝癌早期起到抑癌作用，但在癌症后期起到促癌作用的因子也可用于监测癌症的发生，如生长因子 TGF-β，在肝癌患者外周血中其 mRNA 水平会显著上升。

基因突变　突变会导致基因功能丧失，引起肿瘤的发生。已发现与原发性肝癌相关的基因突变包括：p53 突变、Rb 基因突变、PTEN 突变、β-catenin 突变、NRAS 突变、乙型肝炎病毒 X 基因（HBVx）突变等。

杂合性缺失（LOH）　是基因组不稳定的分子标志，在肿瘤的发生发展中起重要作用。在原发性肝癌中，染色体 1p、1q、3p、4q、6q、8p、13q、16q 和 17p 发生杂合性缺失的频率较高，尤其是 4q13 在近一半的原发性肝癌中存在，与 HBV 感染引起的肝硬化和肝癌有关。p53 基因发生 LOH 后肝细胞异型性增加，更易发生 p53 突变，与肝癌恶性进展相关。

miRNA　通过影响相关基因 mRNA 表达发挥调控作用，其异常表达与肿瘤的发生、发展及演进有极为密切的关系。已发现在原发性肝癌中表达上调的 miRNA 包括：miR-21、miR-221、miR-602、miR-151、miR-17-5p、miR-106b-25、miR-143、miR-181b、miR-18a、miR-224、miR-30d 等。表达下调的包括：miR-122、miR-199a-3p、miR-101、miR-1、miR-124、miR-195、miR-203、miR-223、miR-23b、miR-26a、miR-29、miR-34a、miR-375 等。

DNA 甲基化　能引起染色质结构、DNA 构象、DNA 稳定性及 DNA 与蛋白质相互作用方式的改变，控制基因表达。根据肝癌相关基因的甲基化程度，可判断肝癌的恶性程度、转移等情况。启动子区域 CpG 岛是最常见的甲基化区域，可以引起抑癌基因的沉默以及肿瘤相关基因 mRNA 表达下调。与肝癌发生相关的高甲基化包括信号转导通路基因（APC、

SFRP1、RASSF1 和 SOCS-l）、细胞周期调控基因（RB、p15INK4b、p16INK4a、p14ARF、14-3-3s 和 hs-MAD2）、细胞凋亡基因（DAPK、caspase-8 和 RIZ1）、DNA 修复基因（MGMT、hMLH1 和 GSTP1）、转移相关基因（DLC-1、CDH1、E-cadherin、TIMP-3 和 VHL）等。肝癌的发生中，除有抑癌基因等肿瘤相关基因的高甲基化特点外，还伴整个基因组普遍低甲基化，这种广泛的低甲基化会造成基因组不稳定。当正常的甲基化位点出现去甲基化时，预示肿瘤进程加速。如 Trk 基因家族（TrkA、TrkB、TrkC）在正常细胞中为高甲基化状态，但是在肝癌细胞中，其甲基化水平显著降低，这种改变就预示了短期复发的可能。

临床评价 ①与肝癌诊断相关的基因标志物有很多，但具特异诊断价值的标志物却不多。②原发性肝癌的发生和发展是多基因相互促进、相互抑制的复杂过程，只依靠单独一个指标检测必然存在一定局限性，容易造成疾病的误诊或漏诊，在肝癌的诊断中需要使用多指标联合检测的方法，以提高诊断的准确度和灵敏性。③由于肝癌的发生、发展涉及大量原癌基因的突变、缺失、扩增及抑癌基因失活等异常表达信息，普通检测方法难以在短时间内完成如此众多指标的检测，基因芯片可实现肝癌的快速诊断，对肝癌进行分类，确定肿瘤的分子病理亚型，进行多药耐药相关基因的表达分析。④与原发性肝癌相关的基因众多，基因之间构成的复杂调控网络并非一朝一夕可了解透彻，分子诊断如何在原发性肝癌的预测、诊断和治疗中发挥作用，仍然有待更多实验结果和临床数据验证。⑤肝癌的分

子标志物除可以用于肝癌的诊断、分型外，还能用于指导个体化治疗方案的制定。如 P48 和 miRNA-26 可以预测肝癌患者干扰素治疗的效果，这些分子标记的应用为广大肝癌患者带来了新希望。

（关明）

fèi'ái fēnzǐ zhěnduàn
肺癌分子诊断 （molecular diagnosis of lung cancer）

对疑似患者待检标本用分子生物学方法检测基因突变或基因扩增，诊断肺癌。肺癌是肺部组织内细胞生长失去控制的疾病。这种细胞生长可能转移，即侵入相邻组织和渗透到肺部以外。绝大多数肺癌是肺部恶性上皮细胞肿瘤，为上皮细胞病变引起。肺癌已成为世界范围内最主要的肿瘤死亡原因。早期、准确地诊断肺癌是提高生存率的重要因素。影像学和组织病理学筛查用于肺癌的早期检测，尽管具有一定敏感性，但对降低肺癌患者病死率的作用不大；特异性分子标记作为现有诊断技术的补充可降低肺癌患者的病死率。

实验检测 主要检测基因突变或基因扩增，常用的实验检测方法包括聚合酶链反应（PCR）、限制性片段长度多态性、荧光定量 PCR、单链构象多态性、荧光原位杂交等（见荧光定量聚合酶链反应、单核苷酸多态性检测和荧光原位杂交）。

实验诊断 肺癌一般分为小细胞性肺癌（SCLC）和非小细胞肺癌（NSCLC）两种组织学类型，非小细胞肺癌约占所有肺癌病例数的 85%，研究已较全面，并探索了一系列用于诊断和靶向治疗的分子指标。

诊断指标 可用于诊断的分子标志物包括以下几种。①微卫星不稳定（MSI）：已证实的与肺

癌直接相关的微卫星位点包括 D3S1234、D3S1300、D3S1481 和 D3S1313 等。②染色体 3p 缺失：是肺癌发生过程中检测到最早也是最常见的分子变异，是肺癌早期诊断的指标。③基因突变：包括 EGFR、KRAS、BRAF 和 p53 基因突变。④基因甲基化：肺癌相关的抑癌基因 p16、DAPK、GSTP1、MGMT 和 RASSF1A 启动子 DNA 甲基化检测。⑤微 RNA（miRNA）：在肺癌肿瘤组织中表达增加的 miRNA 有 miR-17-92、miR-19a、miR-20a、miR-21、miR-92、miR-155、miR-191、miR-205 和 miR-210，降低的 miRNA 有 let-7 家族、miR-124a、miR126、miR143 和 miR-145。

靶向治疗的分子标志物 某些分子标志物也可指导肺癌的靶向治疗。①EGFR 基因突变和扩增：吉非替尼和埃罗替尼在临床上治疗进展期的 NSCLC 时，需进行该检测。②EML4-AL 融合基因：NSCLC 所特有，且多见于非吸烟的年轻肺癌患者的肿瘤组织中，ALK 的分子靶向药物 Crizotinib 可强效抑制 ALK 的激酶活性，使用时需进行 EML4-ALK 融合检测。③其他基因突变：如 KRAS、BRAF、PIK3CA 和 HER2 等，其相应的抑制剂也已进入临床试验阶段，对这类基因突变检测对于指导临床靶向治疗具有重要的意义。

临床评价 尽管肺癌的总体 5 年生存率仅 14.1%，但是 I 期肺癌患者术后的 5 年生存率为 60%，可见早期诊断是提高生存率的重要因素。分子诊断的优势不仅在于早期诊断，通过对特异基因标志的检测，分子诊断还可用于靶向治疗疗效的监测。虽然分子检测仍面临分子标志物确定和分析方法学优化的问题，但相信在不

久的未来，分子诊断必将在肺癌的临床诊治上发挥重要作用。

（关　明）

rǔxiàn'ái fēnzǐ zhěnduàn

乳腺癌分子诊断（molecular diagnosis of breast cancer）

对疑似患者待检标本用分子生物学方法检测基因突变和扩增等分子标志物，诊断乳腺癌。乳腺癌是女性最常见的恶性肿瘤之一，总发病率占女性恶性肿瘤发病率的 22.8%，死亡率占恶性肿瘤死亡率的 14.1%。近 30 年来，绝大多数国家的乳腺癌发病率呈明显上升趋势。尽管乳腺癌的发病率居高不下，死亡率却不断下降，这不仅得益于女性乳腺癌筛查和早期诊断制度的建立，更得益于近年来不断发展的分子生物学技术和综合诊疗规范化水平的提高。

实验检测　主要基于对基因突变和扩增等分子标志物的检测，常用的检测方法包括聚合酶链反应（PCR）、高分辨率熔解曲线、荧光定量 PCR、荧光原位杂交和基因芯片等（见荧光定量聚合酶链反应、单核苷酸多态性检测和荧光原位杂交）。

实验诊断　乳腺癌的分子标志包括微卫星标志、基因突变和扩增、异常甲基化 DNA 和微 RNA（miRNA）等，以下内容主要包括可用于辅助诊断和靶向治疗预测的分子标志。

诊断指标　可用于诊断的分子标志物包括以下几种。①微卫星不稳定：在乳腺癌中常见的微卫星标志有 D3S1029、D3S1300、TP53、D17S579 和 D17S855 等。②*BRCA*1 和 *BRCA*2 突变基因：携带 *BRCA*1 和 *BRCA*2 突变基因的个体，其乳腺癌患病风险高达 80%，*BRCA*2 的变异也有可能增加男性发生乳腺癌的遗传风险。③癌基因突变：包括 *PIK3CA*、*EGFR* 和 *p53* 基因突变检测，检测基因突变可辅助诊断乳腺癌。④基因甲基化：包括对乳腺癌相关的癌基因 *BRCA*1、*RASSF*1*A*、*ERα*、*PR*、*RARβ*、*CCND*2 和 *PITX*2 启动子甲基化检测。⑤miRNA：包括对在乳腺癌肿瘤组织中表达增加的 miR-009-1、miR-010b、miR-021、miR-034、miR-102、miR-123、miR-125a、miR-125b-1、miR-125b-2、miR-140-as、miR-145、miR-155、miR-194、miR-204 和 miR-213 的检测。⑥基因扩增：包括对 *ER*、*HER*2/*neu*、*PR*、*MYC*、*EGFR*、*TOP2A*、*CCND*1、*FGFR*1、*ESR*1、以及 *ETV*6/*NTRK*3 基因等的检测。⑦基因芯片：基因芯片上有 21 个基因，其中有 16 个癌相关基因，与增殖相关的基因有：*Ki*67、*STKl*5、*MYBL*2、*CCNB*1、*Survivin*；与浸润相关的基因有：*MMP*11、*CTSL*2、*HER*2、*GRB*7、*ER*、*PGR*、*BCL*2、*SCUBE*2、*GSTMI*、*CD*68 和 *BAG*1，另外 5 个为内参照基因。基因芯片检测结果用作可复发性评分，按可复发性评分评分分为 3 类：低危类（可复发性评分少于 18）、中危类（可复发性评分 18~31）、高危类（可复发性评分>31）。

靶向治疗的分子标志物 ①*HER*2 基因扩增：两种特异性 HER2 单抗药物曲妥珠单抗和帕妥珠单抗可抑制 HER2 的激酶活性，用其在临床上治疗 HER2 表达阳性的乳腺癌患者取得了良好的疗效。②雌激素受体和孕激素受体基因扩增：现已证实 ER 通路的异常激活是乳腺癌发生的重要因素之一，针对 ER 的乳腺癌内分泌治疗现在已在临床上建立，常用的药物包括三苯氧胺、来曲唑、戈舍瑞林等。

临床评价　基因结构和表达变化在乳腺癌的发生发展、预后与治疗中有重要作用，值得进一步研究。对乳腺癌相关基因及蛋白表达水平的定量检测、不同基因关联作用及相关新基因的发现的研究使人们更明确基因与乳腺癌的细胞分子生物学关系，有助于乳腺癌的分子诊断与指导乳腺癌的化学和基因治疗，但是还需进一步验证其临床应用价值。随着研究的深入进行，基因的生物学功能与乳腺癌发生发展的对应关系将不断被阐明，这对于乳腺癌的诊断、治疗和预后评价都有非常积极的意义，并为乳腺癌的个体化治疗奠定基础。

（关　明）

bìngyuán wēishēngwù jīyīn kuòzēng jiǎncè

病原微生物基因扩增检测（detection of gene amplification for pathogenic microorganism）

感染性疾病严重威胁人类健康，细菌、病毒等病原微生物均能导致感染性疾病的发生。以前对于这些病原体主要是依靠病原学及免疫学方法检测，但是这些方法的灵敏度和特异度均存在局限，使得感染性疾病的诊断受到限制。随着各种病原体基因结构的阐明，利用基因扩增技术早期、快速、敏感、特异地直接检测感染性病原体本身（DNA 或 RNA）成为可能。所有的病原微生物均能通过基因扩增技术进行检测。

（徐克前）

yǐxíng gānyán bìngdú jīyīn kuòzēng jiǎncè

乙型肝炎病毒基因扩增检测（detection of gene amplification for hepatitis B virus）

用荧光定量聚合酶链反应（PCR）对感染者做乙型肝炎病毒（HBV）基因

扩增检测，了解 HBV 复制状态及传染性，监测药物疗效，指导药物治疗的检验项目。HBV 是一种 DNA 病毒，属于嗜肝 DNA 病毒科。HBV 只感染人和猩猩，是乙型病毒性肝炎（简称乙肝）的病原体。HBV 感染会引起急性病毒性肝炎、慢性病毒性肝炎、肝硬化和原发性肝癌等疾病。HBV 感染呈世界性流行，据世界卫生组织报道，全球每年约有 100 万人死于 HBV 感染所致的肝衰竭、肝硬化和原发性肝癌。2006 年中国 HBV 感染流行病学调查结果表明，中国约有 9300 万慢性 HBV 感染者，其中有症状需要治疗的活动性乙型肝炎患者约为 2000 多万。HBV 主要经血液或血制品（如不安全注射史等）、母婴垂直或水平传播及性传播，皮肤黏膜破损传播也有一定比例。对被感染者血液进行乙型肝炎病毒基因扩增检测可以直接反映 HBV 复制状态及传染性，监测和评估抗病毒药物治疗疗效，指导抗病毒药物的使用；HBV 基因扩增检测阳性是确诊 HBV 急性感染的可靠诊断指标，HBV DNA 载量检测是慢性乙肝患者病情监测和抗病毒治疗疗效评价的可靠指标。

检测方法　荧光定量 PCR。检测样本可以是血清或血浆（乙二胺四乙酸钾盐抗凝），用聚乙二醇（PEG）沉淀法浓缩样本中的 HBV-DNA，用碱变性法提取的 HBV-DNA 作为 PCR 扩增的模板，在特异性引物的引导下，以 4 种脱氧核苷酸为底物，通过耐热 DNA 聚合酶（Taq 酶）的酶促作用，对从血清或血浆中提取的 HBV-DNA 特异片段进行体外扩增；荧光标记探针（Taqman 探针）与扩增产物进行杂交，与产物杂交的探针在延伸过程中被 Taq

酶分解而产生荧光，荧光量与扩增产物量成正比，并与样本中起始模板数成正比；在反应体系中用 dUTP 代替 dTTP 和加入尿嘧啶糖苷酶可防止扩增产物引起二次污染。根据定量校准管和阴阳性对照管结果判断实验结果。定性结果根据反应管中荧光信号到达设定的域值强度时所需的阈值循环数（Ct）判断。

参考区间　定性检测：阴性，定量检测：低于最低检出限。

临床意义　直接检测血清/血浆中的 HBV-DNA 是监控 HBV 感染、监测和评估抗病毒药物疗效最可靠的方法。阳性提示体内 HBV 处于复制状态；定量值越高，说明体内病毒含量越多、复制越活跃，疾病越严重、越具有传染性。结合血清免疫学结果（乙肝五项）可以更好地评估机体 HBV 感染状态、监测变异株的发生、预测患者预后。血清 HBV-DNA 载量的动态变化还可在临床上为用药剂量、用药时间及是否需要联合用药等提供参考。慢性乙型肝炎患者治疗的主要目的是降低血清 HBV-DNA 载量，诱导乙型肝炎病毒 e 抗原血清转换，使丙氨酸转氨酶正常化，改善肝组织学病变，提高生活质量，降低肝硬化和肝癌的发生率。

临床评价　包括方法学评价、临床应用评价及标本事项。

方法学评价　HBV 基因扩增检测主要采用 Taqman 荧光探针实时定量 PCR 法检测，同时用 dUTP 代替 dTTP、加入 UNG 防止扩增产物污染，有较好的准确度和特异度，并且随着试剂的改进和优化，扩增的灵敏度也在提高（几百拷贝每毫升）。

临床应用评价　HBV-DNA 检测通常分为定性检测和定量检测，

其临床应用有所不同。

HBV-DNA 定性测定　主要用于以下几方面。①血液及血制品的 HBV-DNA 筛查：虽然一些 HBV 感染者血清中 HBV 表面抗原（HBsAg）可能因为检测试剂方法学的局限性、病毒 S 区变异和感染的"窗口期"等原因不能检出，但其在血液中病毒仍存在，高敏感性的 HBV-DNA 检测现已成为血液及血制品安全性筛查的必检项目。②未明原因的有肝炎症状的患者的 HBV 感染确认或排除：从 HBV 感染到血液中可以检出 HBsAg 或 HBV 特异抗体需要一定时间，HBV-DNA 是直接反映机体 HBV 复制状态的最佳指标，阳性提示有 HBV 感染和复制。③对单项抗 HBc 阳性者 HBV 感染的确认：由于方法学的局限性，单项抗 HBc 阳性者中有许多假阳性；真正的抗 HBc 阳性者血清（浆）HBV-DNA 大部分为阳性，但载量较低，可采用 HBV-DNA 扩增检测确认单项抗 HBc 阳性者是否为 HBV 感染者。

HBV-DNA 定量测定　主要用于以下几方面。①HBV 感染者病毒复制水平的判断：血清（浆）HBV-DNA 含量高，反映病毒复制活跃。②抗病毒药物治疗疗效监测：HBV-DNA 检测是 HBV 感染抗病毒治疗唯一有效的疗效直接监测指标，当患者经抗病毒药物治疗后，HBV-DNA 载量持续下降，然后维持在低水平或低至方法学检出限，说明治疗有效。③肝移植患者手术前后监测：肝移植患者大部分为 HBV 感染者，肝移植术后血循环中 HBV-DNA 会重新出现；肝移植后 HBV 感染主要原因是复发，特别是移植前 HBV 复制水平高者复发的概率更高，定量检测 HBV-DNA，可用于肝移植术后 HBV 复发感染的监测。

标本事项 多种因素可以影响 HBV 基因扩增检测结果的灵敏度和特异性，如采样时肝素可抑制 PCR 扩增反应，对结果有明显影响，肝素抗凝标本不能用作 HBV 基因扩增检测；中重度脂血样本对 HBV 基因扩增检测结果有较强的干扰作用，需要避免脂血标本，如遇脂血标本应重新采样检测。

（沈 茜）

bǐngxíng gānyán bìngdú jīyīn kuòzēng jiǎncè

丙型肝炎病毒基因扩增检测

（detection of gene amplification for hepatitis C virus） 用逆转录荧光定量聚合酶链反应（PCR）和支链 DNA 技术检测丙型肝炎病毒（HCV）基因，用于 HCV 感染的抗病毒诊断、病情判断、抗病毒药物疗效监测等的检验项目。HCV 属黄病毒科正链单股 RNA 病毒，目前可分为 6 个不同的基因型及亚型，是丙型病毒性肝炎（简称丙肝）的致病原，全球 HCV 的感染率为 2% ~ 3%。HCV 感染可导致肝慢性炎症坏死和纤维化，约 60% 以上的感染者会转化为慢性肝炎，其中 20% ~ 30% 的患者可进一步发展为肝硬化或原发性肝癌。HCV 最常见的传播途径是输入被污染的血液或血液制品，其也可经破损的皮肤和黏膜传播，或通过性接触和母婴垂直传播。HCV 感染人体 1~2 周后血清中就可检测到 HCV-RNA，外周血中检出 HCV-RNA 是 HCV 复制活跃的可靠指标。在 HCV 急性感染向慢性感染转变过程中，患者外周血 HCV-RNA 含量可逐渐降低，最后趋于稳定；终末期肝病患者 HCV-RNA 水平较低，甚至无法检测出。

检测方法 临床主要采用逆转录荧光定量 PCR 和支链 DNA 技术。

逆转录荧光定量 PCR 从血清或血浆（乙二胺四乙酸钾盐抗凝）中抽提 HCV-RNA 作为逆转录 PCR 扩增的模板。在逆转录酶的作用下将 RNA 逆转录为互补 DNA，在引物的引导下，以 4 种脱氧核苷酸为底物，通过耐热 DNA 聚合酶的酶促作用，以互补 DNA 为模板进行体外扩增，用 Taqman 探针法定量检测扩增产物。用双荧光标记探针（Taqman 探针）与扩增产物进行杂交，与产物杂交的探针在延伸过程中被 Taq 酶分解而产生荧光，荧光量与扩增产物量成正比，并与样本中起始模板数成正比。根据定量校准管和阴阳性对照管结果判断实验结果，定性结果根据反应管中荧光信号到达设定的域值强度时所需的阈值循环数（Ct）确定，定量结果根据定量校准管的结果计算。

支链 DNA 技术 又称分枝 DNA 技术，是基于其独特的支链 DNA 信号放大系统的核酸杂交技术。支链 DNA 的分枝可结合多个酶标记物，将病毒信号放大以便进行检测（见基因扩增检验）。

参考区间 定性检测：阴性，定量检测：低于最低检出限。

临床意义 阳性提示体内 HCV 处于复制状态；定量值越高，说明体内病毒含量越多、复制越活跃，疾病越严重、越具有传染性。HCV-RNA 的定量检测可用于连续观察 HCV-RNA 的动态变化，对判断病情、预测并监测干扰素等抗病毒药物的疗效有重要意义。

临床评价 包括方法学评价、临床应用评价及标本事项。

方法学评价 该检测主要采用 Taqman 荧光探针实时定量逆转录 PCR 法检测，有较好的准确度和特异性，随着试剂的改进和优化，HCV-RNA 扩增检测的灵敏度也在提高，可以检出每毫升血清中几十个病毒 RNA 拷贝数；但由于 HCV-RNA 扩增检测需要特殊的仪器与设备及专门的技术人员等，其应用受限；基于液相核酸杂交技术的支链 DNA 技术可以进行高通量检测，具有灵敏度高、操作简单和线性范围宽的优势。

临床应用评价 该检测除用于对 HCV 感染的诊断、病情判断、抗病毒药物治疗的干预及疗效的监测，还可用于其他一些特殊情形。①献血人员的筛查：目前使用最先进的 HCV 特异性抗体检测技术进行血液筛查，其检测的"窗口期"仍达 70 天，这是影响血液安全性进一步提高的因素。HCV-RNA 扩增检测具有灵敏度高和特异性好的特点，在国际上已广泛用于血液和血液制品的 HCV-RNA 筛查，中国北京、上海、深圳等省市的血液中心也开始应用 HCV-RNA 扩增检测对献血员进行筛查。尽管 HCV-RNA 扩增检测从理论上并不能完全消除感染"窗口期"的漏检，但可将输血后 HCV 感染的危险性降到最低。②用于免疫缺陷病患者或长期服用免疫抑制剂的患者：HCV 感染机体时，由于患者机体的免疫功能受到不同程度抑制，机体产生 HCV 特异性抗体的能力会受到影响，用 HCV-RNA 扩增检测的效果将优于抗 HCV 抗体检测。③HCV 感染高风险人群（吸毒人员、人类免疫缺陷病毒感染患者、长期透析和感染 HCV 母亲所生婴儿）的筛查和监测。

标本事项 多种因素可以影响该检测结果的灵敏度和特异性，如肝素可抑制 PCR 扩增反应，对结果有明显影响，血液样本不能用肝素抗凝；中重度脂血样本对检测结果有较强的干扰作用，如遇样本脂血需要重新采样检测。

（沈 茜）

rénlèi miǎnyì quēxiàn bìngdú jīyīn kuòzēng jiǎncè

人类免疫缺陷病毒基因扩增检测（detection of gene amplification for human immunodeficiency virus）

用逆转录荧光定量聚合酶链反应（PCR）、竞争性逆转录 PCR 微颗粒酶免疫分析法和核酸序列依赖扩增方法检测人类免疫缺陷病毒（HIV）基因，诊断 HIV 感染的检验项目。HIV 属于慢病毒属，是潜伏期极长的逆转录病毒。HIV 分为两型，HIV-1 与 HIV-2。多数国家的 HIV 感染是 HIV-1 所致，90% 以上的 HIV-1 感染患者会在 5～10 年内发展为获得性免疫缺陷综合征（AIDS，简称艾滋病）；HIV-2 主要分布在西部非洲，其感染往往没有明显的病症。HIV 可以感染多种免疫细胞，病毒颗粒可通过囊膜上的糖蛋白 gp120 与辅助性 T 细胞、巨噬细胞等表面表达的 CD4 分子相互结合穿入易感细胞内，在易感细胞内大量复制，造成细胞破坏；感染还需要宿主细胞表面的趋化因子受体（如 CCR5）作为协同受体。HIV 感染初期没有明显的临床症状，但是随病毒的增多和感染的发展，受染者机体免疫功能开始减弱，容易遭受各种机会性感染。HIV 最常见的传染途径是：无保护的性交（肛门或阴道）、输入受污染的血液或血制品、共用受污染的注射针等；还可通过妊娠、分娩和哺乳在母亲与胎儿或婴儿间进行垂直或水平传播。HIV 基因扩增检测可用于 HIV 感染的辅助诊断、抗 HIV 药物治疗疗效的监测和输血及血液制品的安全性检查。

检测方法　主要采用逆转录荧光定量 PCR、竞争性逆转录 PCR（RT-PCR）微颗粒酶免疫分析法和核酸序列依赖扩增（NASBA）。

逆转录荧光定量 PCR　从血清或血浆（乙二胺四乙酸钾盐抗凝）中提取 HIV-RNA，在逆转录酶的作用下将 RNA 逆转录为互补 DNA，在特异性引物的引导下，以 4 种脱氧核苷酸为底物，通过耐热 DNA 聚合酶的酶促作用，以互补 DNA 为模板进行特异序列（如 gag 基因保守序列）体外扩增，用 Taqman 探针法定量检测扩增产物。双荧光标记探针（Taqman 探针）与扩增产物进行杂交，与产物杂交的探针在延伸过程中被 Taq 酶分解而产生荧光，荧光量与扩增产物量成正比，并与样本中起始模板数成正比。根据定量校准管和阴阳性对照管结果判断实验结果。定性结果根据反应管中荧光信号到达设定的域值强度时所需的阈值循环数（Ct）确定，定量结果根据定量校准管的结果进行计算。

竞争性 RT-PCR 微颗粒酶免疫分析法　手工或仪器提取核酸（活化硅胶柱纯化），然后用仪器测定。扩增靶核酸的位置是 pol（整合酶）基因区，可扩增 HIV-1 基因 M 组的 A-G 亚型和 O 组病毒，尤其可检测 M 组 C 基因亚型和一些重组病毒。

核酸序列依赖扩增　直接等温扩增 HIV-1-RNA，有灵敏度高、特异性强、快速、高通量等优点。原理见基因扩增检验。

参考区间　定性检测：阴性；定量检测：小于最低检出限。

临床意义　阳性提示送检标本中存在 HIV 基因，已被 HIV 感染，病毒处于复制状态；定量值越高，说明体内病毒载量越多、复制越活跃，疾病越严重、越具有传染性；对 HIV-RNA 定量检测结合外周血 CD4[+]T 淋巴细胞绝对计数可帮助连续观察 HIV-RNA 的动态变化，对判断病情进展、预测并监测抗病毒治疗疗效有重要意义。

临床评价　包括方法学评价、临床应用评价及标本事项。

方法学评价　该检测主要采用 Taqman 荧光探针实时定量逆转录 PCR 法检测，有较好的准确度和特异性，窗口期短，高危行为 1 周后即可检测，但最佳检测时间为高危行为 2 周之后。随着试剂的改进和优化，扩增的灵敏度也在提高（可达到几十拷贝数每毫升），但由于需要特殊的仪器与设备及专门的技术人员等，其应用受限；基于液相核酸杂交技术的分枝 DNA 技术可以进行高通量检测，具有灵敏度高、操作简单和线性范围广的优势，可用于 HIV 筛查。

临床应用评价　HIV 感染机体后，利用宿主细胞进行病毒复制，并刺激机体免疫系统产生相应的抗体，因此感染者的血液中将依次出现病毒的核酸分子、病毒抗原，以及针对该抗原产生的特异性抗体。传统的血清学检测方法借助于病毒抗原与抗体之间的特异性反应，通过检测血液中的相应抗体来判断病毒的存在。虽然目前检测仪器自动化程度以及检测试剂的灵敏度和特异性在不断提高，但每年仍有与输血相关的 HIV 感染病例出现。尽管临床上普遍开展的、最新一代的 HIV 抗体检测已很大程度地降低了 HIV 经血传播的危险性，但是由于"窗口期"的存在，仅通过抗体检测对血液进行筛查仍有一定风险。P24 抗原检测可将"窗口期"缩短 5~6 天，但缺点是其在外周血中存在时间非常短；HIV 基因扩增检测可将"窗口期"缩短 10~15 天，进一步降低了 HIV 经血传播的危险性，提高了血液的安全水平。目前研制的 HIV 核酸定性检测试剂主要用于血液的筛查（图）。该检测主要用于抗病毒治疗的疗效评价、调整抗病毒用药的依据及 HIV 耐药性的监测。

标本事项　多种因素可影响该检测结果的灵敏度和特异性，如肝素可抑制 PCR 扩增反应，对结果有明显影响，血液样本不能用肝素而应用乙二胺四乙酸钾盐抗凝；中重度脂血样本对 HIV 基因扩增检测结果有较强的干扰作用，如遇脂血样本需要重新采样检测。

（沈 茜）

jùxìbāo bìngdú jīyīn kuòzēng jiǎncè

EB 病毒基因扩增检测 （detection of gene amplification for Epstein-Barr virus）

用荧光定量聚合酶链反应（PCR）检测 EB 病毒基因，诊断 EB 病毒感染的检验项目。EB 病毒又称人类疱疹病毒第四型，属于疱疹病毒科嗜淋巴细胞病毒属，为 DNA 病毒。EB 病毒是传染性单核细胞增多症的病原体，感染人体后会引起传染性单核细胞增多症，并与伯基特淋巴瘤、鼻咽癌以及多种淋巴瘤的发生有密切关系。该检测是帮助临床快速、准确诊断 EB 病毒感染的可靠方法。

检测方法　通常采用荧光定量 PCR 法：从送检样本（血液、组织和咽拭子等）中提取病毒 DNA，在特异性引物的引导下，以 4 种脱氧核苷酸为底物，通过耐热 DNA 聚合酶（如 Taq 酶）的酶促作用，对 EB 病毒 DNA 的特异片段（*BamHI-W*）进行体外扩增；荧光标记探针（如 Taqman 探针）与扩增产物进行杂交，与产物杂交的探针在延伸过程中被 Taq 酶（5′→3′外切酶活性）酶切降解而产生荧光，荧光量与扩增产物量成正比，并与样本中起始模板数成正比。同时设立阴阳性对照管和定量校准管，根据定量校准管和阴阳性对照管结果判断实验结果。在反应体系中使用三磷酸脱氧尿苷和尿嘧啶-N-糖基化酶防止扩增产物的二次污染。

参考区间　定性检测：阴性；定量检测：小于最低检出限。

临床意义　阳性表示送检样本中含有 EB 病毒 DNA，提示 EB 病毒感染。

临床评价　①酶联免疫法检测病毒特异性抗体：具有局限性、并且敏感性较差，易出现假阳性或假阴性结果。②经典的病毒分离与鉴定：对技术和生物安全防范要求高，难以广泛开展。③EB 病毒 DNA 检测（荧光定量 PCR 或恒温扩增）：敏感性高、特异性强、准确性可靠，用荧光定量 PCR 检测 EB 病毒 DNA，对 EB 病毒感染的诊断及治疗评价具有可靠的应用价值。

（沈 茜）

jùxìbāo bìngdú jīyīn kuòzēng jiǎncè

巨细胞病毒基因扩增检测 （detection of gene amplification for cytomegalovirus）

用荧光定量 PCR 法检测巨细胞病毒（CMV）基因，诊断相应感染的检验项目。CMV 属于疱疹病毒科，为线状双链 DNA 病毒。人类对其具有易感性，是唯一的宿主。CMV 在人群中感染非常广泛，通常呈隐匿性感染，病毒往往以潜伏感染的形式持续终生，通常无明显临床症状。只有当宿主免疫状态失去平衡，如器官和骨髓移

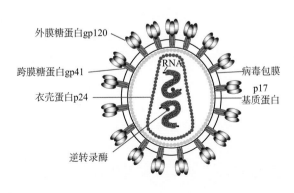
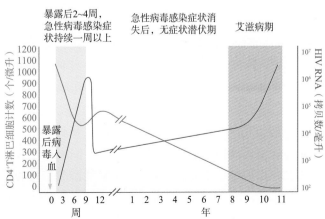

外膜糖蛋白gp120
跨膜糖蛋白gp41
衣壳蛋白p24
逆转录酶
RNA
病毒包膜
p17
基质蛋白

暴露后2~4周，急性病毒感染症状持续一周以上
急性病毒感染症状消失后，无症状潜伏期
艾滋病期
暴露后病毒入血

图　HIV 病毒结构和 HIV 感染后不同时期检测方法的选择

植、人类免疫缺陷病毒（HIV）感染、肿瘤放化疗、使用免疫抑制剂等时，潜伏的病毒才激活；CMV 如果感染免疫缺陷患者，可侵袭多个器官和系统并产生严重疾病。

检测方法 为荧光定量 PCR。从送检样本中提取病毒 DNA，在特异性引物的引导下，以 4 种脱氧核苷酸为底物，通过耐热 DNA 聚合酶（Taq 酶）的酶促作用，对巨细胞病毒基因的特异片段（IE 基因的一段高度保守的非编码区）进行体外扩增。荧光标记探针（Taqman 探针）与扩增产物进行杂交，与产物杂交的探针在延伸过程中被 Taq 酶（5′→3′外切酶活性）酶切降解而产生荧光，荧光量与扩增产物量成正比，并与样本中起始模板数成正比。同时设立阴阳性对照管和定量校准管，根据定量校准管和阴阳性对照管结果判断实验结果。在反应体系中使用三磷酸脱氧尿苷和尿嘧啶-N-糖基化酶防止扩增产物的二次污染。

参考区间 定性检测：阴性；定量检测：低于最低检出限。

临床意义 阳性提示 CMV 感染。

临床评价 巨细胞病毒基因扩增检测是快速、准确诊断巨细胞病毒感染的可靠方法。传统的血清学试验主要检测抗 CMV 特异性 IgM 和 IgG 抗体，但部分患者由于机体免疫功能受损，抗 CMV 抗体可以呈现假阴性，不利于患者的及时诊断和治疗；CMV 基因扩增检测直接扩增送检样本中 CMV 基因特异序列，不受机体免疫状态的影响，可以准确、快速检测 CMV，帮助临床及时诊断和治疗。

dānchún pàozhěn bìngdú jīyīn kuòzēng jiǎncè

单纯疱疹病毒基因扩增检测

（detection of gene amplification for *herpes simplex virus*） 用荧光定量聚合酶链反应（PCR）检测单纯疱疹病毒（HSV）基因，诊断相应感染的检验项目。HSV 又称人类单纯疱疹病毒，属疱疹病毒科，是有囊膜的双链 DNA 病毒，根据抗原性分为 HSV-1 型和 HSV-2 型。HSV 感染可在人群中广泛流行，主要通过接触皮肤、黏膜感染部位的分泌物传播（HSV-2 较多通过性接触传播），感染后主要在口、唇或生殖器的皮肤或黏膜上出现疱疹，如唇疱疹、湿疹样疱疹、疱疹性角膜炎、生殖器疱疹等，重者可引起中枢神经系统的感染，如疱疹性脑炎、脑膜炎；HSV 是亲神经和神经侵入性病毒，平时潜伏于神经节（如三叉神经节），在机体免疫力下降时复发。

检测方法 采用荧光定量 PCR 法进行检测：从送检样本中提取病毒 DNA，在特异性引物的引导下，以 4 种脱氧核苷酸为底物，通过耐热 DNA 聚合酶（Taq 酶）的酶促作用，对 HSV-DNA 的特异片段（HSV-1 和 HSV-2 共同的保守区）进行体外扩增。荧光标记探针（Taqman 探针）与扩增产物进行杂交，与产物杂交的探针在延伸过程中被 Taq 酶（5′→3′外切酶活性）酶切降解而产生荧光，荧光量与扩增产物量成正比，并与样本中起始模板数成正比。同时设立阴阳性对照管和定量校准管，根据定量校准管和阴阳性对照管结果判断实验结果。在反应体系中使用三磷酸脱氧尿苷和尿嘧啶-N-糖基化酶防止扩增产物的二次污染。

参考区间 阴性。

临床意义 阳性提示 HSV 感染。

临床评价 该检测是快速、准确诊断 HSV 感染的有力手段，也是流行病学调查监测的有力检测工具。临床检测可以通过病毒分离培养和血清学试验诊断，病毒分离培养技术和生物安全防范要求高，而血清学试验检测 HSV 特异性抗体灵敏度和特异性有限，HSV 核酸检测直接检测感染部位（如水疱液、溃疡分泌物）内 HSV 基因组特异性 DNA 片段，可以准确诊断单纯疱疹病毒感染。

(沈 茜)

jiéhéfēnzhīgǎnjūn jīyīn kuòzēng jiǎncè

结核分枝杆菌基因扩增检测

（detection of gene amplification for *Mycobacterium tuberculosis*） 用荧光定量聚合酶链反应（PCR）检测结核分枝杆菌基因扩增，诊断相应感染的检验项目。结核分枝杆菌又称结核杆菌，是引起结核病的病原菌，可侵犯全身各器官，但以肺结核最为多见。结核分枝杆菌感染严重危害人类身体健康，已成为重大的公共卫生问题和社会问题，快速、准确诊断结核病和规范治疗是结核病防治的关键。

检测方法 荧光定量 PCR。从送检呼吸道或伤口窦道样本中提取 DNA，在特异性引物的引导下，以 4 种脱氧核苷酸为底物，通过耐热 DNA 聚合酶（Taq 酶）的酶促作用，对结核分枝杆菌的基因 DNA 片段进行体外扩增；荧光标记探针（Taqman 探针）与扩增产物进行杂交，与产物杂交的探针在延伸过程中被 Taq 酶（5′→3′外切酶活性）酶切降解而产生荧光，荧光量与扩增产物量成正比，并与样本中起始模板数成正比。同时设立阴阳性对照管和定量校准管，根据定量校准管和阴阳性对照管结果判断实验结果。在反应体系中使用三磷酸脱氧尿苷和尿嘧啶-N-糖基化酶防止扩增产物的二次污染。

参考区间 阴性。

临床意义 阳性提示结核分枝杆菌感染。

临床评价 ①该检测是快速、准确诊断结核分枝杆菌感染的有力手段，也是传染性疾病的感染控制和流行病学调查监测有力检测工具。②传统方法：结核分枝杆菌是齐-内（Ziehl-Neelsen）抗酸染色阳性的需氧杆菌，对酸碱有较强的抵抗力，传统采用直接涂片染色镜检和分离培养法，但涂片染色（齐-内或金胺O）阳性率低；而接种罗氏培养基，结核分枝杆菌生长缓慢（需要6~8周时间），即使采用液基培养系统也需要至少6周时间，远不能满足临床快速诊断的需求；结核菌素试验和结核特异性抗体检测灵敏度和特异性均有限。③结核分枝杆菌基因扩增检测因其快速、准确的特点越来越受到重视，并在临床广泛开展，同时扩增结核分枝杆菌耐药基因（如和异烟肼耐药相关的 *inhA* 和 *katG* 基因突变位点）可以快速、准确鉴定耐多药结核分枝杆菌，为临床抗结核治疗提供帮助；其还可以在结核病社区调查和流行病学监测中快速鉴定结核分枝杆菌，帮助控制结核病流行。

（沈 茜）

lìnbìngnàisèjūn jīyīn kuòzēng jiǎncè

淋病奈瑟菌基因扩增检测

（detection of gene amplification for *Neisseria gonorrhoeae*） 用荧光定量聚合酶链反应（PCR）检测淋病奈瑟菌基因，诊断相应感染的检验项目。淋病奈瑟菌又称淋病双球菌、淋球菌、淋菌，属于奈瑟菌属、革兰阴性双球菌，人是其天然宿主。淋病奈瑟菌多侵犯尿道黏膜，常位于中性粒细胞内，是引起淋球菌性尿道炎和宫颈炎的主要病原体，主要通过性生活传播，属于性传播性疾病，慢性感染可引起前列腺炎、精囊炎、附睾炎、盆腔炎等。

检测方法 荧光定量PCR。从送检泌尿生殖道分泌物样本中提取DNA，在特异引物的引导下，以4种脱氧核苷酸为底物，通过耐热DNA聚合酶（Taq酶）的酶促作用，对淋病奈瑟菌特异基因进行体外扩增；双荧光标记探针（Taqman探针）与扩增产物进行杂交，与产物杂交的探针在延伸过程中被Taq酶（5′→3′外切酶活性）酶切降解而产生荧光，荧光量与扩增产物量成正比，并与样本中起始模板数成正比。同时设立阴阳性对照管和定量校准管，根据定量校准管和阴阳性对照管结果判断实验结果。

参考区间 阴性。

临床意义 阳性提示淋病奈瑟菌感染。

临床评价 ①传统方法：包括直接涂片镜检和分离培养鉴定。直接涂片镜检方便、快速，典型的镜下形态是位于中性粒细胞内的革兰染色阴性、卵圆形、呈双排列的双球菌，但灵敏度和特异性均较差；分离培养鉴定虽然特异性好，但操作复杂，检验周期长，不能满足临床快速诊断的需要。②淋病奈瑟菌核酸检测：具有速度快、灵敏度高和特异性好的特点，适合快速诊断和流行病学调查，结合培养药敏结果特别是β内酰胺酶检测结果可以更好地指导临床抗生素应用。

（沈 茜）

jīnhuángsèpútaoqiújūn jīyīn kuòzēng jiǎncè

金黄色葡萄球菌基因扩增检测（detection of gene amplification for *Staphylococcus aureus*）

用荧光定量聚合酶链反应（PCR）检测金黄色葡萄球菌基因，诊断相应感染的检验项目。金黄色葡萄球菌属于葡萄球菌属，是革兰阳性球菌，广泛分布于自然界，可以引起人和动物感染。金黄色葡萄球菌感染的流行已经成为中国乃至全球严重的临床及公共卫生问题，是引起医院和社区获得性感染的重要病原菌；特别是耐甲氧西林金黄色葡萄球菌（MRSA），因其对抗生素高度耐药，诊治复杂，快速准确鉴定病原菌存在一定困难，广大临床医师感到异常棘手。快速、准确地鉴定MRSA显得特别重要。金黄色葡萄球菌是人类的重要病原菌，在社区主要引起皮肤伤口等化脓性感染，也会引起像蜂窝织炎和肺炎等较严重感染；在医院内会引起诸如肺炎、脓毒血症等严重感染。

检测方法 荧光定量PCR。从送检样本（鼻咽拭子、伤口分泌物或者呼吸道分泌物等）中提取DNA，在特异性引物的引导下，以4种脱氧核苷酸为底物，通过耐热DNA聚合酶（Taq酶）的酶促作用，对金黄色葡萄球菌特异基因（如16S核糖体基因特异序列或 *Nuc* 基因）进行体外扩增；双荧光标记探针（Taqman探针）与扩增产物进行杂交，与产物杂交的探针在延伸过程中被Taq酶（5′→3′外切酶活性）酶切降解而产生荧光，荧光量与扩增产物量成正比，并且与样本中起始模板数成正比。同时设立阴阳性对照管和定量校准管，根据定量校准管和阴阳性对照管结果判断实验结果。

参考区间 阴性。

临床意义 阳性提示金黄色葡萄球菌感染。

临床评价 ①传统的分离培养鉴定步骤多、周期长，不能满足快速诊断的要求。②金黄色葡萄球菌基因扩增检测可以快速（几小时）、准确鉴定金黄色葡萄球菌，帮助诊断金黄色葡萄球菌引起的感染，调查新入院患者和医护人员定植基线，帮助控制金黄色葡萄球菌的院内流行，防止医院获得性金黄色葡萄球菌向社区蔓延；同时，扩增 PBP2a 蛋白编码基因 mecA，可以快速鉴定 MRSA，指导临床抗生素的应用。

（沈 茜）

yōuménluógǎnjūn jīyīn kuòzēng jiǎncè

幽门螺杆菌基因扩增检测

（detection of gene amplification for *Helicobacter pylori*） 用荧光定量聚合酶链反应（PCR）检测幽门螺杆菌（Hp）基因，诊断相应感染的检验项目。Hp 是革兰阴性、多鞭毛、螺旋形弯曲微需氧细菌，寄生于胃部及十二指肠的各区域内。Hp 感染是慢性活动性胃炎、消化性溃疡的病原菌，也是胃黏膜相关淋巴组织（MALT）淋巴瘤和胃癌的主要致病因素。Hp 传染力很强，可通过手、不洁食物、不洁餐具、粪便等途径传播，50% 以上人群的上消化道存在 Hp，发展中国家的感染率则更高。

检测方法 荧光定量 PCR。从送检样本（上消化道活检样本或消化道排泄物）中提取 DNA，在特异性引物的引导下，以 4 种

脱氧核苷酸为底物，通过耐热 DNA 聚合酶（Taq 酶）的酶促作用，对 Hp 特异片段（如 16S 核糖体基因特异序列）进行体外扩增；双荧光标记探针（Taqman 探针）与扩增产物进行杂交，与产物杂交的探针在延伸过程中被 Taq 酶（5′→3′外切酶活性）酶切降解而产生荧光，荧光量与扩增产物量成正比，并与样本中起始模板数成正比；同时设立阴阳性对照管和定量校准管，根据定量校准管和阴阳性对照管结果判断实验结果。

参考区间 阴性。

临床意义 阳性表示样本中含有 Hp 基因组 DNA，提示幽门螺杆菌感染。

临床评价 ①Hp 检测：常用尿素酶法和呼气试验（^{13}C 或 ^{14}C），均有较好的灵敏度和特异性，但尿素酶法需要胃黏膜活检标本；而 ^{14}C 具有放射性；血清免疫方法检测 Hp 特异抗体的准确性还有待提高。②Hp 基因扩增检测：具有较高的灵敏度和特异性，既可以检测消化道活检黏膜，也可以检测消化道排泄物中的 Hp 核酸，适用于 Hp 感染的诊断、抗菌药物治疗效果的评估和 Hp 感染流行病学调查，是诊断幽门螺杆菌感染的可靠指标，也是和监测其抗菌药物治疗效果的可靠指标。

（沈 茜）

O157 xíng dàcháng'āixījūn jīyīn kuòzēng jiǎncè

O157 型大肠埃希菌基因扩增检测

（detection of gene amplification for *Escherichia coli* O157） 用荧光定量聚合酶链反应（PCR）检测大肠埃希菌基因，诊断相应感染的检验项目。大肠埃希菌（E. Coli）是肠道中大量存在的共生微生物。肠出血性大肠埃希菌（EHEC）是大肠埃希菌

的一个亚型，分为 157、26、111 血清型，是具有产生志贺样毒素能力的大肠埃希菌，可引起急性出血性肠炎，主要致病菌株为 O157：H7，在 1982 年一次出血性结肠炎流行中被分离出。EHEC O157：H7 是新型的食源性致病菌，主要经食品传播，引起食用者食物中毒，临床主要表现为出血性肠炎，血栓性血小板减少性紫癜和溶血性尿毒症等。

检测方法 荧光定量 PCR 法。从送检样本（消化道样本或食物样本）中提取 DNA，在特异引物的引导下，以 4 种脱氧核苷酸为底物，通过耐热 DNA 聚合酶（如 Taq 酶）的酶促作用，对 EHEC O157：H7 基因特异性片段（如 rfbE 基因）进行体外扩增；双荧光标记探针（Taqman 探针）与扩增产物进行杂交，与扩增产物杂交的探针在延伸过程中被 Taq 酶（5′→3′外切酶活性）酶切降解而产生荧光，荧光量与扩增产物量成正比，并与样本中起始模板数成正比。同时设立阴阳性对照管和定量校准管，根据定量校准管和阴阳性对照管结果判断实验结果。

参考区间 阴性。

临床意义 阳性表示样本中含有 EHEC O157：H7 基因组 DNA，提示 EHEC O157：H7 感染。

临床评价 EHEC O157：H7 是肠出血性大肠埃希菌的主要血清型菌株，其致病力强，感染剂量低，且感染后病程急，病情往往较为严重，因此早期快速、准确检测是成功治疗的关键。①传统的细菌分离培养鉴定检测方法需分离培养、生化和血清学鉴定等步骤，操作复杂，周期长，往往需要几天才能确诊。②O157 型大肠埃希菌基因扩增检测：具有

快速、准确、特异的特点，可帮助早期检出 EHEC O157：H7 感染，是食源性感染性疾病早期、快速诊断的可靠指标。恒温扩增法如环介导扩增技术，具有与传统的荧光 PCR 相似的灵敏度和特异性，并且不需要特殊仪器，适合基层广泛开展；O157 型大肠埃希菌基因扩增检测也可以用于对疑似 O157 型大肠埃希菌污染食物的检测，在肠道传染病的预防控制以及流行病学调查中发挥重大作用。

（沈 茜）

méidúluóxuántǐ jīyīn kuòzēng jiǎncè

梅毒螺旋体基因扩增检测

（detection of gene amplification for *Treponema pallidum*）用荧光定量聚合酶链反应（PCR）检测梅毒螺旋体（*Tp*）基因，诊断相应感染的检验项目。*Tp* 又称苍白螺旋体，是梅毒的病原体，主要通过性传播和母婴垂直传播。梅毒是广泛流行的性传播疾病，*Tp* 感染可以引起全身所有系统组织和脏器的损伤和病变，因此早期准确诊断 *Tp* 感染是梅毒治疗的关键。

Tp 核酸检测是梅毒早期诊断的可靠指标。

检测方法 荧光定量 PCR。从送检样本（泌尿生殖道分泌物、感染部位分泌物或体液）中提取 DNA，在特异性引物的引导下，以 4 种脱氧核苷酸为底物，通过耐热 DNA 聚合酶（Taq 酶）的酶促作用，对 *Tp* 的 DNA 特异片段进行体外扩增；双荧光标记探针（Taqman 探针）与扩增产物进行杂交，与产物杂交的探针在延伸过程中被 Taq 酶（$5' \rightarrow 3'$ 外切酶活性）酶切降解而产生荧光，荧光量与扩增产物量成正比，并与样本中起始模板数成正比。同时设

立阴阳性对照管和定量校准管，根据定量校准管和阴阳性对照管结果判断实验结果。

参考区间 定性检测：阴性；定量检测：低于最低检出限。

临床意义 定性检测：阳性提示 *Tp* 感染。定量检测：定量值越高，说明样本中病原体含量越多，繁殖越活跃；在疑似梅毒感染部位的分泌物中检测到 *Tp*，可以确诊 *Tp* 感染并说明有较强的传染性。

临床评价 ①传统的梅毒检测：为血清学试验检测，分为非螺旋体抗原试验如快速血浆反应素试验（RPR）和螺旋体抗原血清试验如梅毒螺旋体血凝试验（TPHA）。RPR 操作简单，判断结果容易，可快速诊断，但特异性差，早期诊断困难，晚期梅毒患者 RPR 试验也往往转阴；TPHA 具有快速、敏感、特异性强的特点，被称为梅毒的确诊实验，但是常出现生物假阳性反应，并且操作困难。②*Tp* 基因扩增检测：敏感度、特异性均较高，试剂成本较低、操作简单，结果报告迅速，并且对于无症状或症状不典型的中枢神经系统梅毒感染，*Tp* 基因扩增检测脑脊液中存在梅毒螺旋体 DNA 可作为确诊的主要依据。

（沈 茜）

fèiyánzhīyuántǐ jīyīn kuòzēng jiǎncè

肺炎支原体基因扩增检测

（detection of gene amplification for *Mycoplasma pneumoniae*）用荧光定量聚合酶链反应（PCR）检测肺炎支原体（*Mp*）基因，诊断相应感染的检验项目。*Mp* 是柔膜体纲中支原体目、支原体科、支原体属中的一个种，为介于病毒与细菌之间的微生物，无细胞壁；基因组含 DNA 和 RNA，是引

起儿童和青少年下呼吸道感染（非典型性肺炎）的重要病原体。主要由急性期患者的口、鼻分泌物经空气飞沫传播，引起呼吸道感染。肺炎支原体肺炎占各类肺炎总数的 10%～30%，及时诊断是成功治疗的关键。

检测方法 荧光定量 PCR。从呼吸道分泌物（鼻咽拭子、鼻和咽分泌物、痰、支气管肺泡灌洗液）中提取 MP-DNA，在特异性引物的引导下，以 4 种脱氧核苷酸为底物，通过耐热 DNA 聚合酶（Taq 酶）的酶促作用，对 MP-DNA 特异片段进行体外扩增。双荧光标记探针（Taqman 探针）与扩增产物进行杂交，与产物杂交的探针在延伸过程中被 Taq 酶（$5' \rightarrow 3'$ 外切酶活性）酶切降解而产生荧光，荧光量与扩增产物量成正比，并与样本中起始模板数成正比。反应体系还包括防止扩增产物引起二次污染的三磷酸脱氧尿苷和尿嘧啶-N-糖基化酶。同时设立阴阳性对照管和定量校准管，根据定量校准管和阴阳性对照管结果判断实验结果。

参考区间 定性检测：阴性；定量检测：低于最低检出限。

临床意义 定性检测：阳性提示 *Mp* 感染；定量检测：定量值越高，说明样本中病原体含量越多，增殖越活跃。

临床评价 肺炎支原体核酸检测阳性是确诊 *Mp* 感染的灵敏、可靠诊断指标，也是抗感染治疗疗效评价的可靠指标。相比于传统的 *Mp* 分离培养和血清学试验，*Mp* 核酸检测可以早期、快速、特异地诊断 *Mp* 引起的非典型性肺炎；定量结果可以反映抗感染治疗的效果、指导抗生素应用。结合细胞分离培养法、特异性 IgM 抗体检测可以更好评估机体 *Mp* 感

染状态，指导抗生素使用。

(沈 茜)

shāyǎnyīyuántǐ jīyīn kuòzēng jiǎncè

沙眼衣原体基因扩增检测

（detection of gene amplification for *Chlamydia trachomatis*） 用荧光定量聚合酶链反应（PCR）检测沙眼衣原体（*Ct*）基因扩增，诊断相应感染的检验项目。*Ct* 是在细胞内寄生的微生物，具有独特的发育周期，并以二等分裂方式繁殖，形成包涵体。1955 年，中国科学家汤飞凡首先分离出 *Ct*。*Ct* 主要引起沙眼、包涵体包膜炎、泌尿生殖道感染和性病淋巴肉芽肿，也是不育、异位妊娠、宫内感染及围产期婴儿感染的主要原因。*Ct* 主要为性传播，还可通过手、眼、毛巾、盆具、衣物等间接接触传播。生殖道 *Ct* 感染的母亲可通过阴道分娩传给婴儿，引起婴儿的一系列疾病。

检测方法 荧光定量 PCR。从生殖道分泌物中提取 *Ct* DNA，在特异性引物的引导下，以 4 种脱氧核苷酸为底物，通过耐热 DNA 聚合酶（Taq 酶）的酶促作用，对 CT-DNA 特异片段进行体外扩增；双荧光标记探针（Taqman 探针）与扩增产物进行杂交，与产物杂交的探针在延伸过程中被 Taq 酶（5′→3′外切酶活性）酶切降解而产生荧光，荧光量与扩增产物量成正比，并与样本中起始模板数成正比；同时设立阴阳性对照管和定量校准管，根据定量校准管和阴阳性对照管结果判断实验结果。

参考区间 定性检测：阴性；定量检测：低于最低检出限。

临床意义 定性检测：阳性提示存在 *Ct* 感染；定量检测：定量值越高，说明样本中病原体含量越多，繁殖越活跃。

临床评价 该检测阳性是确诊 *Ct* 感染灵敏、可靠的诊断指标，也是抗感染治疗疗效评价可靠指标。主要采用 Taqman 荧光定量 PCR 法，有较好的准确度和特异度，可以进行定量检测，能够满足临床需求；一些新的技术如恒温扩增技术（如环介导等温扩增）也已经用于 *Ct* 基因扩增检测，其灵敏度更高，扩增产物为 RNA，易降解不会造成二次污染，但目前主要用于定性检测；该检测主要用于泌尿生殖道炎症和不孕症患者筛查，也用于怀疑发生新生儿眼炎的新生儿眼部分泌物检测，结合细胞分离培养法、酶联免疫法可以更好地评估机体 *Ct* 感染状态，指导抗生素使用。

(沈 茜)

róngniàoniàoyuántǐ jīyīn kuòzēng jiǎncè

溶脲脲原体基因扩增检测

（detection of gene amplification for *Ureaplasma urealyticum*） 用荧光定量聚合酶链反应（PCR）和实时荧光 RNA 恒温扩增技术检测溶脲脲原体（*Uu*）基因扩增，诊断相应感染的检验项目。*Uu* 又称解脲脲原体，属支原体科脲原体属，是人类泌尿生殖道常见的寄生菌之一，在特定环境下可致病。是人类泌尿生殖道炎症（如尿道炎、输卵管炎和前列腺炎）和不孕不育的常见病原体，传播方式主要为性传播，表现为非淋病性尿道炎，育龄人群感染率为 10%～20%，不孕症患者中感染率可达 40% 以上。

检测方法 主要采用荧光定量 PCR 和实时荧光 RNA 恒温扩增技术。①荧光定量 PCR：从生殖道分泌物中提取 *Uu*DNA，在特异性引物的引导下，以 4 种脱氧核苷酸为底物，通过耐热 DNA 聚合酶（Taq 酶）的酶促作用，对 *Uu*DNA 特异片段进行体外扩增；双荧光标记探针（Taqman 探针）与扩增产物进行杂交，与产物杂交的探针在延伸过程中被 Taq 酶（5′→3′外切酶活性）酶切降解而产生荧光，荧光量与扩增产物量成正比，并与样本中起始模板数成正比。同时设立阴阳性对照管和定量校准管，根据定量校准管和阴阳性对照管结果判断实验结果。反应体系还包括防止扩增产物引起的二次污染的三磷酸脱氧尿苷和尿嘧啶-N-糖基化酶。②实时荧光 RNA 恒温扩增技术：将新一代的核酸恒温扩增技术和实时荧光检测技术结合的新型核酸检测技术，具有高灵敏度、高特异性、低污染、反应稳定等优点。

参考区间 定性检测：阴性；定量检测：低于最低检出限。

临床意义 定性检测：阳性提示 *Uu* 感染；定量检测：定量值越高，说明样本中 *Uu* 的病原体含量越多，繁殖越活跃。

临床评价 *Uu* 基因扩增检测阳性是确诊 *Uu* 感染的可靠诊断指标，也是抗感染治疗疗效评价可靠指标。*Uu* 基因扩增检测有利于 *Uu* 感染患者的早期诊断和无症状患者的诊断，结合 *Uu* 培养和药敏试验可以更好地评估机体感染状态，指导抗生素使用，也可用于不孕症患者筛查。采样后及时送检是 *Uu* 基因扩增检测成功的前提和保障。

(沈 茜)

gètǐhuà yīxué jiǎnyàn

个体化医学检验

（personalized medicine test） 个体化医学是根据每位患者的个体特征，制定相应治疗策略的医学。包括对疾病风险的预测以及个体化治疗。个体化医学检验是通过临床实验室的基因检测，实现疾病个体化预防、诊断和治疗的重要前提与手段。当接触某些不良因子或不良环境时，易感人群（携带疾病易感基因人群）的疾病发病率可显著高于不携带疾病易感基因的人群，达到几倍、甚至几十倍。基因多态性的存在是导致个体间药物疗效、不良反应差异的重要原因。只有在了解人们自身的基因情况后，才能有针对性地改善外部环境，如饮食结构、工作环境、生活环境等，预防疾病发生、延长生存时间、提高生存质量。更重要的是，医师可以根据每个人的疾病基因组信息预测疾病的发生风险或者通过这些信息预测不同患者的药物效应，按照患者的遗传背景选择合理的药物和最合理的剂量，最终达到最佳的治疗效果。

由于人类基因组计划的顺利实施，以及分子生物学技术和生物信息学的进步，药物遗传学得到了强有力的推动，个体化医学飞速发展，对个体化医学检验的重视程度也达到前所未有的高度。个体化医学检验的三大支柱包括基因组学、蛋白组学和代谢组学分析，这些都属于分子诊断学范畴。借助于基因序列分析、基因芯片和质谱等技术，个体化医学检验通过分析遗传物质获得疾病信息，进而为特定疾病的诊断、治疗及预后提供依据。

基本原理 现代个体化治疗源于对肿瘤的靶向治疗。相比传统的肿瘤化疗药物而言，肿瘤靶向药物理论上能够特异地杀灭或抑制肿瘤细胞，然而在部分个体化靶向药物的后期临床试验发现，不同种族的患者中治疗同种肿瘤的效果相差较大；随着研究深入，科学家们发现大部分靶向药物能

够识别肿瘤细胞上特有基因所决定的特征性位点，通过与之结合（或类似机制）阻断肿瘤细胞内控制细胞生长、增殖的信号通路，阻止肿瘤细胞生长、增殖；如果患者体内未表达药物作用的靶位，药物就起不到作用，不仅浪费了昂贵的药费，也延误了患者治疗时机，此时治疗前的个体化医学检验就非常必要。

除肿瘤药物使用的个体化，对其他药物使用的个体化差异的研究也越来越深入，要了解遗传因素对药物效应的影响，研究单核苷酸多态性（SNP）的功能非常重要。根据人类基因组的研究资料，DNA 的核苷酸序列在不同个体中至少有 99.9% 是相同的，个体间基因差异绝大多数都属于 SNP。发生在基因蛋白质编码区的 SNP 可能导致蛋白质氨基酸编码改变或基因表达调控改变，以及蛋白质体外活力改变，药物代谢动力学改变，最终可能导致临床药物效应改变。SNP 的复杂性，决定了药物反应的差异性，因此个体化用药也就意味着理想的治

疗需要进行全基因组的药物筛选（图）。

检测标本要求 个体化医学检验涉及多种实验方法，针对不同检验目的，标本的要求也不尽相同。人体自身的基因检测所需标本为乙二胺四乙酸（EDTA）抗凝外周血，不得使用肝素抗凝；针对肿瘤组织的基因检测，必须采用肿瘤组织标本；病原微生物基因检测的标本要求见临床样本核酸分离。

临床应用 已应用到与个体化医学相关的多个领域，包括肿瘤靶向治疗前的分子诊断与检测、药物个体化治疗基因检测、特殊遗传性疾病的基因检测、感染性疾病个体化治疗的基因检测，甚至法医学的个体鉴定也属个体化医学检验内容。

肿瘤的诊治 肿瘤诊治领域是个体化医学检验应用最为广泛也最为成熟的领域。①结直肠癌靶向治疗：有相当成熟的靶向药物——西妥昔单抗，该药物作用的靶分子是肿瘤细胞表皮生长因子受体（EGFR），通过阻断 EG-

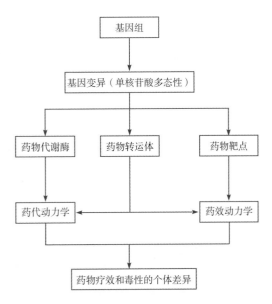

图 药物基因组学示意

FR 二聚体的形成，抑制其下游细胞内信号传导，抑制肿瘤细胞的存活、增殖等。但如果 K-ras 基因突变可旁路激活细胞内信号传导，导致抗 EGFR 单抗失效。中国卫生部 2010 年 11 月发布了第一个肿瘤相关的诊疗规范——《结直肠癌诊疗规范》，其中明确规定：确诊为复发或转移性结直肠癌时，应进行相关基因状态检测；制订个体化治疗方案中，患者确定为复发或转移性结直肠癌接受西妥昔单抗时，推荐用于 K-ras 基因野生型的患者。②非小细胞肺癌靶向治疗：靶向药物——吉非替尼，是表皮生长因子受体酪氨酸激酶拮抗剂（EGFR-TKI），使用前也必需检测肿瘤组织 EGFR 基因状态。非小细胞肺癌中 EGFR 突变率在北美和西欧约为 10%，而在东亚为 30% ~ 50%；其中在亚洲、女性、非吸烟人群、腺癌中 EGFR 突变率最高，高达 70% ~ 80%。EGFR 突变与否和靶向药物吉非替尼的疗效密切有关：EGFR 突变的患者对吉非替尼治疗敏感，治疗有效率在 80% 以上；而无 EGFR 突变的患者对该种药物治疗有效率<10%。③血液肿瘤靶向治疗：可靶向治疗慢性粒细胞性白血病患者 9 号和 22 号染色体长臂易位，形成一个持续异常活化的 BCR-ABL 酪氨酸激酶，导致恶性转化。该病的靶向治疗中对药物抵抗的机制包括 BCR-ABL 酪氨酸激酶功能区基因突变、BCR-ABL 过度表达、扩增等。对 BCR-ABL 基因检测不仅成为诊断、监测该病的重要手段，同时也是指导其靶向药物——伊马替尼用药的重要指标。

临床个体化用药 细胞色素 P450 系统为人体内代谢药物的主要酶系统，P450 的基因多态性以及对药物代谢的影响，也是药物遗传学最早研究的对象之一（见细胞色素 P450 基因分型检测）。

遗传性疾病的预防和优生优育 对于遗传性疾病的治疗尚无很好的方法，因此在遗传病的预防及优生优育方面，个体化医学检测非常重要。目前临床应用较多且机制明确的遗传性疾病检测包括：珠蛋白生成障碍性贫血基因诊断、遗传性耳聋基因诊断、苯丙酮尿症基因诊断、进行性肌营养不良等等。多基因遗传病检测见多基因病分子诊断。

感染性疾病的诊治 感染性疾病的个体化治疗也迅速发展，它是主要针对病原微生物的个体化医学检测，根据检测到的病原体数量、基因型别以及发生基因耐药的情况进行个体化药物种类及剂量的制定。目前临床上对于乙型病毒性肝炎、丙型病毒性肝炎、人类免疫缺陷病毒（HIV）感染、结核以及非结核分枝杆菌感染等的治疗、监测、预后判断均可通过个体化医学检验实现（见病原微生物基因扩增检测、单核苷酸多态性检测以及基因突变检测）。

评价 个体化医学检验的发展大大促进了个体化医疗的进步，开辟了现代检验医学在个体化治疗中应用的新领域，并促进医学治疗模式由经典的基于规律总结的"经验医学"模式、基于循证医学的"标准化医学"模式和"分层医学"模式向基于个体基因多态性的"个体化医学"模式的跨越。

个体化医学检测是实现个体化医疗的必要基础和重要前提，个体化检验技术的进步以及标准化、规范化是个体化医学发展的关键，但实际应用中仍然面临着巨大的挑战：①个体化医学检测的核心是分子诊断技术，精准的检验是指导个体化治疗的重要保障，但临床针对基因检测的方法都各有优点和缺点，即使是作为金标准的测序法也有不足。②在检测方法的选择规范上缺少标准与指导，甚至没有相应的质量控制；在临床应用效果上，方法学的权威评价也较少。③有关个体化医疗科学研究所涉及的相关基因只是人类基因组的冰山一角，很多疾病的相关基因仍不明确、药物靶点也不明确、临床研究匮乏，需要更多理论上的基础研究。④临床上每年都有相当一部分新药因为基因多态性引起的严重毒副作用而被迫从市场撤出，因此在临床新药的研发上市过程中，个体化检测也必不可少。

个体化医学检验在很多领域还存在很多的未知性，这给个体化医学检验带来了挑战，但同时也带来了契机，相信随着科学技术日新月异的发展，个体化医学检验必然能为能个体化医疗做出全方位的指导。

（陈 鸣）

xìbāosèsù P450 jīyīn fēnxíng jiǎncè

细胞色素 P450 基因分型检测（detection of cytochrome P450 genotyping） 用分子生物学方法检测细胞色素 P450 的基因突变或单核苷酸多态性，指导个体药物治疗的检验项目。

细胞色素 P450（CYP450）是一类亚铁血红素-硫醇盐蛋白超家族，是微粒体混合功能氧化酶系中最重要的一族氧化酶。细胞色素 P450 酶系统可缩写为 CYP。因其具有血红蛋白类似结构，还原态与一氧化碳作用后，在 450nm 处有一个吸收峰而得名。

CYP 主要存在于成人肝脏中，

是参与药物氧化、还原、水解的Ⅰ相反应的重要代谢酶，其催化作用使药物极性增大，便于药物在Ⅱ相反应中与内源性小分子的葡萄糖醛酸、谷胱甘肽和乙酰基结合，形成极性化合物，从肾和胆汁排出。

CYP 又称 *CYP* 基因超家族，是外来物（药物、环境致癌物、化学毒物）代谢的主要酶系，组成复杂，由基因多态性控制。在人类基因组中，至少存在 57 个编码 *CYP* 基因和 58 个假基因，根据这些基因序列的同源性，将 CYP 划分为不同的基因、亚家族和酶。其中家族以阿拉伯数字命名；亚家族以阿拉伯数字后加一个英文字母来表示，其氨基酸序列同源性>55%；单个酶以英文字母后再加一个阿拉伯数字来表示，其氨基酸序列同源性>97%。*CYP* 这种复杂的遗传多态性是引起个体间和种族间对同一底物代谢能力不同的原因之一。

CYP1、2、3 家族作为药物Ⅰ相代谢反应的主要酶系，催化 70%~80% 的药物Ⅰ相代谢反应，并参与代谢大量外源性化学物质。

1、2、3 家族中所有编码 CYP 的基因均存在多态性，特别是 *CYP2C9*、*CYP2C19*、*CYP2D6* 和 *CYP3A5*，至少 40% 临床药物的代谢由这 4 个基因编码的酶催化。*CYP* 的基因多态性可以改变 *CYP* 基因的表达水平或其编码的酶活性，导致这些酶底物的药代动力学产生显著改变，或产生严重的毒副作用或治疗无效。

根据 CYP 酶的活性，个体的表型分为慢代谢型（PM）、中间代谢型（IM）、快代谢型（EM）和超快代谢型（UM）。①EM：为野生型的纯合子个体。②IM：为携带一个活性等位基因以及一个无效等位基因的杂合子个体。③PM：为携带 2 个突变型等位基因的个体。④UM：为携带多个拷贝的活性等位基因。

原理 *CYP* 基因多态性可以导致酶的活性增加或减弱甚至失活，而 *CPY* 的活性改变直接影响药物Ⅰ相反应的氧化、还原及水解过程，导致药物Ⅱ相反应中与小分子的葡萄糖醛酸、谷胱甘肽和乙酰基结合过程发生改变，最终影响药物和其他外来物（环境

致癌物、化学毒物）在体内的代谢过程。而 *CYP* 基因多态性是外来物代谢速率存在明显个体差异的主要原因之一。因此，分别检测 *CYP* 家族各基因的多态性可为指导临床个体化用药、提高疗效、减少不良反应提供理论依据。

检测方法 主要检测基因突变或单核苷酸多态性，可以进行测序或者对基因的特定位点进行变异检测（见基因突变检测、单核苷酸多态性检测）。

参考区间 正常为野生型，突变将导致相关药物的代谢发生改变，出现相应的 PM、IM、EM 及 UM 型。

临床意义 *CYP* 基因的遗传多态性存在明显的个体差异，这对不同个体的药物疗效、药物不良反应及药物毒性产生重要影响，是引起个体及种族间对同一底物代谢能力不同的原因之一。其中与药物代谢和肿瘤相关的 CYP 及药物代谢百分比见表和图。

CYP1A2 参与临床上多种药物的代谢，如罗哌卡因、利多卡因、氯氮平、奥氮平、丙咪嗪、氟哌啶醇、氨基比林、非那西丁、

表 与药物代谢和肿瘤相关的 CYP

酶	底物	多态性	
		频率	功能效应
CYP1A1	药物，致癌物	较高	——
CYP1A2	药物，致癌物	高	药物在代谢及效应上存在差异，增加肿瘤风险
YP1B1	药物，致癌物	稀有无效等位基因，常见错义突变	——
CYP2A6	药物，致癌物	较高	药物在代谢及效应上存在差异，增加肿瘤风险
CYP2B6	药物	高	药物在代谢和效应上存在差异
CYP2C8	药物	高	药物在代谢及效应上存在差异
CYP2C9	药物	较高	药物在代谢及效应上存在差异
CYP2C19	药物	高	药物在代谢和效应上存在差异
CYP2D6	药物	高	药物在代谢和效应上存在差异
CYP3A4	药物，致癌物	低	药物在代谢及效应上存在差异，增加肿瘤风险
CYP3A5	药物，致癌物	高	药物在代谢及效应上存在差异，增加肿瘤风险

对乙酰氨基酚、萘普生、他克林、氨苯蝶啶、美西律、普萘洛尔、维拉帕米、普拉地平、普罗帕酮、甲苯磺丁脲、利鲁唑、佐替平、特比萘芬、环苯扎林、恩丹西酮、香豆素、替扎尼定、硼替佐米、茶碱、佐米曲坦等。因此，CYP1A2 等位基因的变异将影响上述药物在体内的代谢。至少 40 个 CYP1A2 等位基因的变异已经确定，19 个位于编码区。其中 CYP1A2 ＊ 3、CYP1A2 ＊ 4、CYP1A2 ＊ 6 等位基因变异影响 CYP 的活性，进而在药物代谢中发挥作用。同时，CYP1A2 参与杂环胺、黄曲霉毒素、2-氨基萘、4-氨基联二苯、6-硝基屈、4-甲基-亚硝胺-1-（3-吡啶）-1-丁酮等前致癌物的体内代谢，影响结肠癌、膀胱癌、肝癌的发生发展。

CYP2A6　在催化香豆素、尼古丁、黄曲霉毒素 B1、4-（N-甲基-亚硝基）-1-（3-吡啶基）-1-丁酮、N-亚硝胺等外来物质代谢中发挥重要作用，且 CYP2A6 参与体内包括丙戊酸、氯西加酮、氯美噻唑、来曲唑、甲氧基氟氯乙烷等约 3%临床药物的代谢。同时 CYP2A6 基因多态性通过影响尼古丁和 N-亚硝胺代谢在相关癌症（肺癌、食管癌等）风险中发挥重要作用。CYP2A6 有 26 个等位基因的变异编码区，其中 CYP2A6 ＊ 2、CYP2A6 ＊ 5、CYP2A6 ＊

7、CYP2A6 ＊ 10、CYP2A6 ＊ 11、CYP2A6 ＊ 17、CYP2A6 ＊ 21、CYP2A6 ＊ 23、CYP2A6 ＊ 24、CYP2A6 ＊ 26、CYP2A6 ＊ 35 等位基因的变异影响 CYP2A6 的活性，进而影响相关药物的代谢和癌症发生风险。

CYP2C8　参与包括阿莫地喹、氯喹、噻唑烷二酮、曲格列酮、罗格列酮、吡格列酮、瑞格列奈、他汀类药物（西立伐他汀、阿托伐他汀、辛伐他汀）、吗啡、美沙酮、丁丙诺啡、洛哌丁胺和布洛芬等临床药物的代谢。目前发现有 10 个等位基因变异存在于 CYP2C8 基因的编码区。其中 CYP2C8 ＊ 7 和 CYP2C8 ＊ 8 等位基因变异影响 CYP2C8 的活性进而影响相关药物的代谢。

CYP2C9　作为肝内分布最丰富的 CYP 之一，其参与约 15%临床药物的代谢，包括口服磺脲类降糖药（甲苯磺丁脲、格列本脲、格列美脲、格列齐特、格列吡嗪）、非甾体抗炎药（双氯芬酸、布洛芬、酮洛芬、舒洛芬、萘普生、氟比洛芬、吲哚美辛、美洛昔康、吡罗昔康、替诺昔康、氯诺昔康）、选择性 COX-2 抑制剂（塞来昔布）、利尿剂（托拉塞米）、抗癫痫药（苯妥英钠、苯巴比妥）、血管紧张素Ⅱ受体抑制剂（厄贝沙坦、坎地沙坦）、抗癌药物（环磷酰胺、他莫昔芬）、抗凝血剂（S-醋硝香豆素、苯丙香豆

素、S-华法林）。已报道在 CYP2C9 基因上有 35 个等位基因发生变异，32 个位于编码区。其中 CYP2C9 ＊ 3、CYP2C9 ＊ 5、CYP2C9 ＊ 8、CYP2C9 ＊ 11 和 CYP2C9 ＊ 13 等位基因变异影响 CYP2C9 的活性，进而影响相关药物的代谢。

CYP2C19　主要参与药物在体内的羟化反应。CYP2C19 酶活性存在显著的个体差异和种族差异，表现为遗传多态性，这可导致酶活性发生改变，进而影响药物的代谢能力，从而使多种药物在体内的代谢产生个体差异，导致血药浓度的个体差异。同时服用两种以上经 CYP2C19 代谢的药物，可能相互之间会发生作用，从而影响临床治疗效果。CYP2C19 参与约 10%的临床药物代谢，其中包括质子泵抑制剂（奥美拉唑、兰索拉唑、泮托拉唑、雷贝拉唑）、三环类抗抑郁药（丙咪嗪、阿米替林、去甲替林）、选择性 5-羟色胺抑制剂（西酞普兰、氟西汀、舍曲林）、抗抑郁药（吗氯贝胺）、地西泮（安定、氟硝西泮、夸西泮、氯巴占）、巴比妥（环己巴比妥、苯巴比妥）、苯妥英钠、硼替佐米、伏立康唑、司立吉兰、氯吡格雷等。目前为止，在 CYP2C19 基因编码区已报道有 23 个等位基因变异。其中 CYP2C19 ＊ 2、CYP2C19 ＊ 3、CYP2C19 ＊ 4、CYP2C19 ＊ 5、CYP2C19 ＊ 6、CYP2C19 ＊ 8、CYP2C19 ＊ 9、CYP2C19 ＊ 17 等位基因变异影响 CYP2C19 的活性，进而影响相关药物的代谢。在中国人群中，CYP2C19 ＊ 2 和 CYP2C19 ＊ 3 突变等位基因可以解释>99%的慢代谢者。同时，CYP2C19 基因多态性与膀胱癌、肺癌、白血病、乳腺癌、肝癌、食管癌以及胃癌的发病风险密切相关。

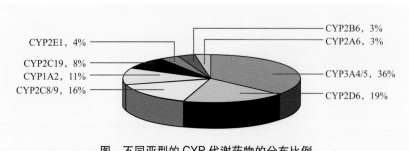

图　不同亚型的 CYP 代谢药物的分布比例

CYP2D6 参与包括三环类抗抑郁药（氯丙咪嗪、多塞平、地昔帕明、去甲替林）、选择性 5-羟色胺再摄取抑制剂（SSRI）类药物（氟西汀、帕罗西汀）、其他非三环类抗抑郁药（托莫西汀、马普替林、米安色林、文拉法辛）、抗精神病药（氯丙嗪、奋乃静、硫利达嗪、佐替平、珠氯噻醇、米安色林、奥氮平、利培酮、舍吲哚、氟哌啶醇）、β 受体阻断药（阿替洛尔、丁呋洛尔、美托洛尔、比索洛尔、卡维地洛、普萘洛尔、布拉洛尔、噻吗洛尔）、阿片类（可待因、双氢可待因、曲马多）、止吐剂（托烷司琼、昂丹司琼、多拉司琼、盐酸甲氧氯普胺）、特非那定、奥沙米特、氯雷他定、阿司咪唑、依匹斯汀、异丙嗪、美喹他嗪、氮卓斯汀、苯海拉明、苯氯那敏、抗心律失常药物（普罗帕酮、恩卡胺、氟卡尼、阿普林定、利多卡因、普鲁卡因、美西律）等药物的代谢。在所有参与药物代谢的 CYP 酶系中，CYP2D6 是唯一不能被化学物质诱导的酶，其基因多态性对酶的活性有重要影响。就 *CYP2D6* 基因的多态性而言，已知的等位基因变异就超过了 90 个，其中有 53 个等位基因的变异位于编码区。编码区等位基因变异中 *CYP2D6* ∗ 2×N（N = 2、3、4、5、13）、*CYP2D6* ∗ 7、*CYP2D6* ∗ 8、*CYP2D6* ∗ 9、*CYP2D6* ∗ 10、*CYP2D6* ∗ 12、*CYP2D6* ∗ 14、*CYP2D6* ∗ 17、*CYP2D6* ∗ 29、*CYP2D6* ∗ 31 影响 CYP2D6 的活性，进而影响相关药物的代谢。

CYP3A4 人类肝脏及肠道中一种主要的 CYP，约占成人肝 CYP 总量的 25%，体内许多药物、内源性化合物和环境污染物都由它代谢，大约有 38 个类别共 150

多种药物是它的底物，涉及抗癫痫药、抗精神病药、大环内酯类抗生素、抗真菌药、H1 受体拮抗药、HMG-CoA 还原酶抑制剂、苯二氮草类药物、质子泵抑制剂、钙通道阻滞药、抗肿瘤药等。CYP3A4 参与 60% 以上药物的体内代谢，是人体内含量最丰富的药物代谢酶。CYP3A4 在人群中存在广泛的遗传多态性现象。目前为止，在 *CYP3A4* 基因编码区已报道有 18 个等位基因变异。其中 *CYP3A4* ∗ 18 等位基因变异影响 CYP3A4 的活性，进而影响相关药物的代谢。

临床评价 *CYP* 基因分型方法，可以对 *CYP* 单个突变位点进行检测，也可对 *CYP* 基因家族进行全测序分析。根据基因型的分类调整药物剂量，有助于提高药物的疗效、减少药物不良反应，特别是治疗指数低、安全范围窄的药物。同时，明确 *CYP* 在致癌物活化中的作用，对肿瘤的预防和治疗也有重要意义。

临床应用评价 *CYP* 基因分型主要用于指导临床个体化用药，目前主要集中在 *CYP2D6* 和 *CYP2C19* 亚家族，已开发出针对 *CYP2D6* 和 *CYP2C19* 基因多态性或常见的突变检测的商业化基因芯片 AmpliChip CYP450，可进行快速的突变扫描，同时给出 CYP2D6 基因的 10 个等位基因和 CYP2C19 基因的 2 个等位基因的 18 种突变，用以决定患者是属于 PM、IM、EM 或 UM 型别，进而指导临床用药。中国用于 *CYP* 基因分型的商业化基因芯片技术也已经研发（CYP2C19 基因检测试剂盒），采用 DNA 微阵列芯片和荧光定量 PCR 技术针对 *CYP2C19* ∗ 1、*CYP2C19* ∗ 2、*CYP2C19* ∗ 3 和 *CYP2C19* ∗ 17 等位基因进行检

测，进而评价药物代谢速率的快慢。然而，关于 *CYP1A1*、*CYP1A2*、*CYP1B1*、*CYP2A6*、*CYP2B6*、*CYP2C8*、*CYP2C9*、*CYP3A4* 及 *CYP3A5* 在临床个体化用药中的应用较少。将 *CYP* 基因分型用于评估其在肿瘤发生发展中的作用在临床上应用也很少。

标本事项 临床检测时，标本需避免凝血和溶血，严重溶血、脂血可影响检测结果；同时应避免使用肝素抗凝，因为肝素会抑制聚合酶链反应。

（陈　鸣）

yǐxíng gānyánbìngdú jīyīn fēnxíng jiǎncè

乙型肝炎病毒基因分型检测

（detection of hepatitis B virus genotyping） 用分子生物学方法对乙型肝炎病毒（HBV）进行基因分型，了解其分型的地域分布，辅助 HBV 的诊断、治疗和预后评价的检验项目。HBV 基因型具有明确的地理分布特点和人种特异性。根据乙型肝炎病毒（HBV）全基因组核苷酸序列的异质性≥8%（或 s 区核苷酸序列异质性≥4%）的原则，将 HBV 分为 10 个基因型，即 A~J；依据 HBV 全基因序列异质性 4%~8% 的原则，基因型可以进一步分为不同的基因亚型，如 *HBV/B* 基因型可分为 Ba 和 Bi 两种亚型。不同基因型的 *HBV* 的病毒特性、序列特点、流行病学特点、对抗病毒治疗的敏感性以及疾病结局等都不尽相同，临床上对 *HBV* 基因型鉴定有助于对乙型病毒性肝炎（简称乙肝）患者的个体化治疗以及对 HBV 治疗的深入研究。

原理 乙型肝炎病毒是一种逆转录病毒，由于在复制时缺乏具有校正功能的 DNA 聚合酶，病毒容易发生变异。其基因组全长

3.2Kb，共有 4 个开放阅读框（ORF），编码以下蛋白：Core 蛋白和 pre-core 蛋白、Pol 蛋白、X 蛋白以及 S 蛋白。S 蛋白是病毒的包膜蛋白，与病毒进入细胞有关。HBV 的 S 基因序列稳定，不同基因型各开放阅读框 S 基因异质性最大，而同一基因型中各毒株异质性最小，因此 S 基因常用于基因分型。通常先扩增出 S 基因，然后再基于其他技术对 S 基因的异质性进行分析，确定 HBV 各型；也可以通过全序列测序，根据异质性大小来确定 HBV 各型及其亚型。

检测方法 至少 10 种不同的基因分型方法用于 HBV 基因分型（表 1）。目前应用较多的是基因测序、线性探针反向杂交和荧光定量聚合酶链反应（PCR）。

临床意义 HBV 基因分型检测有助于 HBV 地理人群分布的研究，也有助于 HBV 的临床诊断、治疗及预后评价。

研究地理人群分布 HBV 基因型分布呈地域性。除了新鉴定的基因型 I 和 J 外，其他基因型和亚型的地理、人种分布已研究得比较清楚。基因型 A 在撒哈拉沙漠以南的非洲、欧洲北部（A2）和非洲西部（A3）高度流行；基因型 B 和 C 主要流行于亚洲。基因型 B 被分为 1~6 个亚型：B1 分离于日本，B2~B5 发现于中国、印度尼西亚、越南和菲律宾 B6 发现于居住在北极圈的土著人群，例如阿拉斯加州、北加拿大和格陵兰岛；基因型 C 包括 C1~C5，主要流行于东亚和东南亚；基因型 D（D1~D5）流行于非洲、欧洲、地中海地区和印度；基因型 E 存在于非洲西部；基因型 F（F1-F4）发现于美国中南部；基因型 G 报道于法国、德国和美国；

基因型 H 发现于美国中部。基因型 A、C 和 G 之间的重组基因型 I 被发现于越南和老挝；最新的基因型 J 在琉球群岛被鉴定，该型与长臂猿/猩猩型和人型 C 有亲缘关系。在中国，HBV 基因南方以基因型 B 为主，北方以基因型 C 为主，基因型 D 仅见于西藏和新疆。

辅助 HBV 的诊断、治疗及预后评估 ①不同基因型其流行模式存在差别（表 2），如 B 型和 C 型以母婴垂直传播为主，其他基因型主要是水平传播，如血液传播和性传播。②基因型能够影响 HBV 感染后短期或长期的结局。③不同的 HBV 基因型可以导致不同的临床表现及预后，同时对抗病毒治疗的反应性也不相同，如 D 型 HBV 感染者更易发生肝衰

表 1 HBV 基因分型各种检测方法特点

基因分型技术	优点	缺点
基因测序	金标准、可靠、能检测新的基因型和各种型之间的重组基因型	混合基因型检出效率低、仪器笨重、昂贵、需要专业人员操作
线性探针反向杂交	比测序简单和便宜、目前检测 8 种基因型成功率达 98%、特异度高、能检测混合基因型	检测 HBV 基因组单核苷酸多态性（SNP）或序列、失灵敏度差、比 PCR 法和血清学方法贵
荧光定量 PCR	交叉污染低、节约时间、高通量、高灵敏、检测混合基因型优于测序和寡核苷酸微阵列芯片	位于引物区的 SNP 会影响检测灵敏度、解链温度接近的各种基因型分辨能力较差
多重 PCR	快速、简单、经济，能用于大样本研究，能检测亚型，报告准确率达 93%，能检测混合基因型	2%~4.5% 的标本检测不出，引物序列存在 SNP 位点时可能会影响灵敏度
限制性片段长度多态性	简单经济，能用于大样本研究，能检测基因亚型	存在 <6% 的结果不确定，限制性内切酶位点存在 SNP 时可能会影响检测灵敏度、
血清学分型	无需 PCR、简单、经济，能用于大样本分析	有 1.4%~23.4% 的不确定样本、SNP 可能会影响灵敏度
寡核苷酸微阵列芯片	灵敏、能检测到 2000~5000 拷贝/毫升、检测混合基因型比测序技术优越	比测序和 PCR 技术贵、灵敏度会受 SNP 和序列缺失影响
反向斑点杂交	能检测混合基因型、灵敏度高、便宜、准确、快速，检测 B 和 D 基因型最低检测限 10^2~10^3 拷贝/毫升，检测 A、C、E 最低检测 10^3~10^4 拷贝/毫升	灵敏度会受 SNP 和序列缺失影响
限制性片段质量多态性	灵敏度高，可用于检测 YMDD 耐药突变（100 拷贝/毫升）和检测含有野生株样本的突变	位于限制性内切酶位点的 SNP 会影响灵敏度，需要 MALDI-TOF 光谱仪，体积庞大、昂贵、需专业人员操作
侵入检测技术	高度灵敏（一个反应能最低检测 10 个拷贝），能检测混合基因型	灵敏度会受探针结合部位的 SNP 或序列缺失影响

竭，且 D 型更易引起慢性乙型肝炎病情的复发；B 型感染者较 C 型感染者较少发生肝损害，且 B 型感染者较 C 型不易发展至肝硬化，炎症程度较轻，乙型肝炎 e 抗原血清学转换更早。对干扰素的抗病毒治疗效果，A、B 型要比 C、D 型好。

临床评价 用于 HBV 基因分型的不同基因分型方法各具特点，应用较多的是基因测序、线性探针反向杂交和荧光定量 PCR 技术，它们均能够对 HBV 进行快速准确的分型。

方法学评价 见表 1。

临床应用评价 ①基因测序：商业化的 HBV 基因分型直接测序试剂盒 2010 年在美国研发成功，该试剂盒 8 小时内能同时检测血清或血浆标本的基因型和序列突变，最低检测限为 2.0×10^3 拷贝/毫升；但是由于测序仪笨重、昂贵、需要专业人员操作，在中小型医院应用受到限制。②线性探针反向杂交技术：也已经发展成商业化试剂盒，检测 8 种基因型成功率可达 98%，由于该技术比测序简单和便宜，应用较广泛。③限制性片段长度多态性技术：是研究较早的技术，一次反应能鉴定 A～H8 种基因型，部分基因型成功鉴定率<95%，与基因测序技术的符合率在 90% 左右；但由于其经济简单，能用于大样本研究，其仍为临床应用的好方法。④多重 PCR 和荧光定量 PCR 技术：与测序比较符合率更高，可以达到 92%，且比较便宜，临床应用较广。⑤基因芯片技术：由于费用较贵，应用还不广泛。

标本事项 标本可用血清或血浆，避免肝素抗凝，避免反复冻融；标本室温放置过长可引起核酸降解；溶血、高胆红素标本可影响检测结果。

(陈 鸣)

bìngxíng gānyánbìngdú jīyīn fēnxíng jiǎncè

丙型肝炎病毒基因分型检测（detection of hepatitis C virus genotyping） 用分子生物学方法对丙型肝炎病毒（HCV）进行基因分型，了解其分型的地域分布、不同基因型病毒的致病性及对药物的敏感性的检验项目。HCV 基因组核苷酸序列的差异程度，可将 HCV 分为基因型（差异程度 30%～35%）、基因亚型（差异程度 20%～25%）、分离株（差异程度 5%～9%）和准种（差异程度 1%～5%）；已知有 6 个基因型及至少 80 多个基因亚型。按照 2005 年新达成的 HCV 基因型命名规则共识，以阿拉伯数字表示 HCV 基因型，以小写的英文字母表示基因的亚型（如 1a、2b、3c 等）。

原理 HCV 属黄病毒科，为单股正链 RNA 病毒，球形，有包膜，全基因组大小约 9.6kb。核酸序列包含由 341 个碱基组成的 5′ 非翻译区，一个大约编码 3000 个氨基酸的开放阅读框（ORF）和一个末端含有 98 个高度保守碱基序列的 3′ 非翻译区。3′ 非翻译区对病毒的复制发挥重要作用。ORF 编码一个大的前体蛋白，此蛋白可被宿主和病毒蛋白酶加工成结构蛋白（Core、E1、E2 和 p7）和非结构蛋白（NS2、NS3、NS4A、NS4B、NS5A、NS5B）。由于 HCV 复制所依赖的 RNA 聚合酶缺乏 3′-5′ 核酸外切酶校正功能，其基因组发生突变的频率较高，易发生变异。HCV 由多个区域组成，选择哪个区域作为分型依据成为问题的关键。5′ 非翻译区的序列保守，种系变化程度以及进化率都很低，常用于区分 HCV 主要基因型；NS5B 区域的变异大，可以很容易区分不同

表 2 HBV 各基因型临床特点及病毒特性

基因型	B	C	A	D	E～J
临床特点					
主要传播方式	垂直	垂直	水平	水平	水平
慢性趋势	低	高	高	低	未知
e 抗原阳性率	低	高	高	低	未知
e 抗原血清转化	早	迟	迟	迟	未知
表面抗原转阴	多	少	多	少	未知
临床结局（肝硬化或肝癌）	好	差	好	差	F 型差
干扰素反应性	高	低	高	低	G 型低
核苷酸类似物药物反应性	A 型到 D 型间无明显差异				
病毒特性					
血清 DNA 水平	低	高	未知	未知	未知
前核心区 A1896 突变率	高	低	低	高	未知
基础核心启动子 T1762/A1764 突变率	低	高	高	低	未知
前 S 区缺失突变率	低	高	未知	未知	未知

注：表中所列各基因型间特点比较指各型间相对比较而言。

HCV 病毒株，常作为区分亚型的主要选择区域。自从 1991 年发现 HCV 并确定基因组后，陆续有大量的 HCV 分离株被发现，它们有不同的核酸序列，确定这些病毒株的分型对于 HCV 的研究和临床均有很大帮助。

检测方法 有基因测序、限制性片段长度多态性（RFLP）和荧光定量聚合酶链反应（PCR）等多种方法。

基因测序 对 HCV 基因组进行全序列测定或对 Core、E1、NS5B 区测序，然后将测序结果与 6 个标准株序列进行比较。

限制性片段长度多态性分析（RFLP） 利用逆转录-PCR（RT-PCR）扩增具有不同酶切位点的各种 HCV 基因型，再用 3~5 种不同的限制性内切酶消化 PCR 产物，最后将电泳结果与已知限制性片段数据库比较确定基因型。

亚型特异 PCR 其引物扩增 HCV 的 NS5B 或核心区，再将扩增产物进行电泳，根据是否出现特异条带分析结果。

线性探针反向杂交（LiPA） 利用 RT-PCR 通过生物素标记的引物扩增 HCV 的 5′非翻译区，得到生物素标记的 DNA。DNA 变性后，再与固定在纤维素膜上的基因型特异探针杂交，同时加入碱性磷酸酶和显色剂，通过 LiPA 条带放射自显影检测 HCV 基因型。

荧光定量 PCR 根据荧光共振能量转移的原理检测基因型，检测探针多是 TaqMan 探针和 MGB 探针等。

临床意义 HCV 不同的基因型所致疾病的严重程度及对抗病毒治疗敏感性不同，对地利人群分布的研究，病情的评估，指导治疗上有重要意义。

研究地理人群分布 HCV 基因分型呈地域性分布。HCV1~6 型在中国大陆均有分布，以 1b、2a 型最常见，其中 1b 型占 70%~80%，在南方城市感染率占 90% 以上，从南向北 2a 型逐渐增多。从世界范围而言，1a 型在美国和欧洲很普遍，1b 型分布于世界各地，是当前最主要的基因型；2a 和 2b 型在北美、欧洲和日本比较普遍，2c 型在意大利北部地区较多，3 型分布于印度、东南亚以及印度尼西亚地区，4 型在北非和地中海东部国家比较多，南非和香港分别发现 5 型和 6 型。由于国外移民和人口流动，基因型分布情况也正在逐步发生改变。

评估病情 HCV 基因型与 HCV-RNA 含量有明显相关性，1 型、2 型感染者的血清 HCV-RNA 显著高于 3 型感染者，病毒复制活跃，病情易为慢性，患者血清丙氨酸转氨酶水平也存在明显差异；2 型肝功能损坏明显，血清丙氨酸转氨酶上升水平高；3 型病毒载量和肝脂肪变性程度密切相关，病毒载量越高，肝脂肪变性程度越严重，在经过有效的抗病毒治疗后，病毒被持续清除，肝脂肪变性较其他基因型有明显改善，说明 3 型 HCV 可以直接引起脂肪变性。

指导治疗 HCV 基因分型结果有助于制定抗病毒治疗的个体化方案。如利巴韦林和 α 干扰素联合治疗时，2 型、3 型的效果好于 1 型。标准剂量的聚乙二醇干扰素-α 联合利巴韦林治疗时，1 型患者治疗 48 周，40%~54% 的患者能获得持续病毒学应答；2 型或 3 型患者，治疗 24 周，65%~82% 的患者能获得持续病毒学应答且 2 型的持续病毒学应答率稍高于 3 型。

临床评价 包括方法学评价、临床应用评价及标本事项。

方法学评价 用于 HCV 基因分型的方法原理各不相同，其分析样本的优劣及应用也不尽相同。①基因测序：是金标准，但灵敏度较低、成本高、操作复杂。②RFLP：扩增的区域可以是 5′非翻译区、核心区以及 NS5B，5′非翻译区的 PCR-限制性片段长度多态性分析（PCR-RFLP）在检测 HCV 主要基因型时效果最好。③亚型特异 PCR：在区分亚型方面比扩增 5′非翻译区方法准确，同时又比测序的方法简单快速，但每种亚型只用一对引物扩增，若基因组突变就无法检测。④LiPA：结果与基因测序有很好的一致性，且新一代的 LiPA 技术可以准确区分 1 型与东南亚 6c-6l 亚型，并可以根据核心区的序列更准确地区分 1a 和 1b 型。⑤荧光定量 PCR：扩增的多数都是保守的 5′非翻译区，虽然可以很好地区分 HCV 主要基因型，但限制了亚型的检测。有一种多色三管实时荧光 RT-PCR 技术，它扩增 5′非翻译区和 NS5B 两个区域，不但可以检测 HCV 主要的基因型，还能区分 1 型中的 1a 和 1b 亚型。

临床应用评价 ①基因测序：可以直接测定 PCR 产物，但不能鉴定多种型的混合感染。市场上已有商品化的 HCV 测序分型试剂盒。②RFLP 和亚型特异 PCR：较早出现的 HCV 分型方法，但其准确率较低，并没有在临床中广泛应用。③LiPA：虽然操作时间长，但成本最低，符合率高，是临床实验室普遍使用的分型技术之一。④荧光定量 PCR：临床应用较广。

标本事项 可采用血清或血浆标本，避免肝素抗凝。标本室温放置不超过 30 分钟，分离血清或血浆后-20℃ 保存，避免反复冻融。溶血、高胆红素标本影响检测结果。

（陈 鸣）

rénlèi miǎnyì quēxiàn bìngdú
jīyīn fēnxíng jiǎncè

人类免疫缺陷病毒基因分型检测（detection of human immunodeficiency virus genotyping）

用分子生物学方法对人类免疫缺陷病毒（HIV）进行基因分析，了解其分型的地域分布、不同基因型病毒的致病性，以辅助诊断、治疗和疫苗研究的检验项目。

原理 HIV 是获得性免疫缺陷综合征（AIDS）的病原体。根据血清学反应和病毒核酸序列测定将 HIV 分为 HIV-1 和 HIV-2 两型。由于 HIV-1 是世界各地主要流行的毒株，对人类威胁大，因此主要对 HIV-1 进行分型。HIV-1 是逆转录病毒慢病毒属成员，病毒基因组是两条相同的正链 RNA，每条 RNA 长 9.2~9.8kb，包括 3 个结构基因、6 个调节基因和两侧长末端重复序列。HIV 基因组具有高度的变异性且变异具有不均一性，其中编码壳蛋白的 gag 基因和编码聚合酶前体蛋白的 pol 基因相对稳定，而编码病毒包膜蛋白前体 gpl60 的 env 基因则经常发生突变。根据 gag 基因和 env 基因序列的同源性及系统进化树分析，HIV-1 划分为 M（main group）、O（outliner）、N（non-M/non-O）组。大多数 HIV-1 病毒属于 M 组，是引起世界范围 HIV 流行的病原。M 组又包括 A、B、C、D、F、G、H、J、K9 个非重组纯亚型，其间的基因离散率一般为 20%~30%，其内的基因离散率为 7%~20%。不同亚型的共感染加速流行重组型（CRFs）的形成，CRFs 是含不同亚型嵌合基因且具流行意义的重组株，其与亚型属于同一分类等级，已发现 16 种 CRFs。过去分型中的 E 亚型和 I 亚型现通过全基因测序和对病毒其他区域的基因序列分析，被发现是重组型。重组型的命名方式为：CRFs 后面加数字表示该型被发现的顺序，其后的字母表示重组该重组型的亚型，如 CRF01-AE 表示该重组毒株是第一个被发现的重组毒株，由 A 和 E 亚型重组而成。

检测方法 包括以下几种。

基因测序 主要用聚合酶链反应（PCR）技术扩增 HIV 外膜基因（env）序列（包含 V3 区，常用 C2~V3 区），扩增产物提纯后，测其核苷酸序列，应用特定的软件包与各亚型标准株的相应序列进行比较分析，计算基因距离及基因离散率，并绘制系统树，判断样品所属亚型及其与各病毒株的亲缘关系。

异源双链泳动分析法（HMA） 提取 HIV-1 感染者外周血淋巴细胞后，设计引物扩增 HIV-1 的 env gpl20 V3~V5（或 V1~V5，C2~V3~c3 区）基因片段，扩增产物与各亚型标准株 HIV-1 同一区域的扩增片段混合，经变性和冷却形成异源双链，然后在聚丙烯酰胺凝胶中电泳，在不同位置上出现杂交带，据此可分析判断样品 HIV 所属亚型。

限制性片段长度多态性（RFLP） 该方法利用 HIV 不同亚型之间基因的核苷酸序列具有一定差异性的特点，用相同的限制酶消化这些具有差异的基因位点，得到不同长度、不同数目的 DNA 片段，通过这些片段确定亚型的种类。

基因芯片 该分型方法利用引物对样本 HIV-1 前病毒 DNA 基因片段进行特异性扩增，将特异性扩增产物与基因芯片上已知亚型种类的寡核苷酸探针进行杂交反应。

临床意义 HIV 亚型分析除在研究基因变异、地理人群分布方面有十分重要的作用外，在 HIV 的诊断、治疗及疫苗研制等方面也发挥越来越重要的作用，推动 HIV 防治工作的不断深入。

研究地理人群分布 各亚型呈地区性分布。A 和 D 亚型主要分布于中非和西非；B 亚型主要分布于西方国家和中南美洲；C 亚型多见于南非、中非共和国和印度；E 亚型发现于泰国性传播人群；F 型流行面窄，首见于罗马尼亚，源于巴西少见的变异株；G 亚型发现于中非及俄罗斯；从加蓬、俄罗斯新分离到的毒株被定为 H 亚型。全球流行的绝大多数毒株是 HIV-1 M 组中的 A、C 亚型毒株，其次是 B 亚型毒株，然后是 D、A/E 和亚型重组毒株。HIV 几乎所有的亚型都在非洲流行，所有亚型的共同流行为病毒重组提供了条件。中国已成为 HIV-1 亚型最多、最齐全的国家之一，现已发现 A、B、C、D、F、G6 个亚型和 CRF01-AE、CRF07-BC、CRF08-BC 3 种流行重组型。一般认为，HIV-1 各亚型的地理和人群分布差异可能与早期的地理隔离、传播途径和快速变异等原因有关。这种差异性分布随世界人口流动愈趋频繁，各亚型都有打破地域人群界限，向世界各个角落渗透的可能。

研究基因变异 不同的 HIV-1 亚型的 env 基因的高度变异，造成其包膜蛋白氨基酸序列改变，导致病毒对免疫攻击的敏感性改变，使其能逃脱免疫系统的监视，导致疾病的发生。

指导 HIV 的诊断、治疗和预

防 世界各国对 HIV 感染的筛选及确证实验多是检测血清抗体，根据血清 HIV 的特异性抗体的出现判定是否 HIV 感染。已知的 HIV-1 亚型中属于 M 组的 A~H 亚型间存在交叉反应，可用现有的试剂盒检测，但由于各亚型刺激机体产生的抗体与针对其他亚型的抗原反应较弱，单用一种亚型的抗原作包被抗原，易在感染早期发生漏检，尤其是 O 组毒株与 M 组差异大，抗体交叉反应很弱，应引起注意。有必要研制针对各亚型的 HIV-1 诊断试剂盒。

现在绝大多数的候选疫苗主要基于欧美 B 亚型的包膜蛋白设计，尽管 HIV 亚型之间存在交叉保护作用，但是其包膜蛋白的氨基酸序列有 30% 左右的差异性，现有的候选疫苗能否在接种者体内诱发抗体产生交叉中和作用尚未得到证实。

临床评价 用于 HIV 基因分型的方法存在不同的优缺点，推动或限制了其在临床中的应用。

方法学评价 HIV 基因序列测定法及系统树分析法测定 HIV-1 亚型可直接反映核苷酸及氨基酸的变异情况及亚型内的差别，准确性高，是目前 HIV-1 基因分型的标准方法。基因芯片法灵敏、特异，得到的分型结果与基因直接测序分型所得的结果符合率比 HMA 法和 RFLP 法更高。HMA 法是目前 HIV-1 分型最常用方法之一，敏感性和特异性较高，是快速可靠的基因分型方法。

临床应用评价 目前对 HIV 的筛查大多使用 ELISA 方法初筛，蛋白质印迹法或 PCR 法确认，该血清学方法的试剂盒和疫苗研究主要是针对 HIV-1B 型，不利于对各种亚型的鉴定及患者治疗，因此利用上述各种检测亚型的方法

对 HIV 亚型进行鉴定有助于 HIV 的诊断、治疗及疫苗研制。HIV 基因序列测定法操作过程繁琐，技术及设备要求条件高，费用高，不宜推广应用，也不宜用该法从事大规模的 HIV 分子流行病学分析。基因芯片由于价格昂贵应用也受到限制。HMA 法操作简单、省时、价廉，适用于大规模的样品分析，此方法已在全球 HIV 亚型鉴别中广泛应用。中国各省疾病控制中心已推广应用。

标本事项 标本可用血浆标本，避免肝素抗凝，室温放置不应超过 4 小时，分离后的血浆标本在 2℃~8℃ 条件下保存应不超过 5 天；放置于 −70℃ 条件下可长期保存，但应避免反复冻融。溶血、高胆红素标本影响检测结果。

(陈 鸣)

rénlèi báixìbāo kàngyuán jīyīn fēnxíng jiǎncè

人类白细胞抗原基因分型检测 (detection of genotyping for human leukocyte antigen)

用分子生物学方法对人类白细胞抗原 (HLA) 进行基因分型，指导器官移植配型，辅助诊断相关疾病，法医学识别个体的检验项目。HLA 又称人类主要组织相容性复合体 (MHC)，其研究经历了血清学、细胞学、基因组学的过程。随着分子生物学技术的不断改进和研究理论的不断发展，HLA 基因分型检测成为国际上对 HLA 系统鉴定的主要手段，越来越多的 HLA 分型正是通过基因检测技术被重新认识和发现。

HLA 是位于人类第 6 号染色体短臂上的一组紧密连锁基因，也是人类已知的最复杂的基因系统；其编码产物是在人体免疫系统中起重要作用的一组糖蛋白，广泛分布于人体各种白细胞、组织细胞

以及免疫细胞表面；其功能主要包括参与抗原提呈、制约细胞间相互识别以及诱导同种移植排斥反应。按其产物的结构、表达方式、组织分布与功能可分为三类，即 HLA-Ⅰ类基因、HLA-Ⅱ类基因和 HLA-Ⅲ类基因。临床主要对 HLA-Ⅰ类和 HLA-Ⅱ类基因进行检测。①HLA-Ⅰ类基因：包括 HLA-A、HLA-B 和 HLA-C 三种经典类型。②HLA-Ⅱ类基因：包括 HLA-DR、HLA-DQ 和 HLA-DP。

原理 主要根据 HLA 各类基因位点多态性分布情况，先设计出一整套特异的引物对个体基因进行聚合酶链反应 (PCR) 扩增，然后运用不同的后续分子生物学方法对扩增产物进行分析鉴定，最终得到其基因型别。

检测方法 常用以下方法。

PCR/SSP 分型法 设计出一整套 HLA 等位基因的序列特异性引物 (SSP)，借助 PCR 技术扩增人体基因组以获得大量特异的 DNA 片段，应用凝胶电泳技术检测 PCR 产物，通过对不同的电泳阳性条带分析得出不同的 HLA 基因型。

PCR/SSO 分型法 人工合成序列特异性寡核苷酸 (SSO) 探针，与用位点间或组间特异性引物进行 PCR 扩增后的产物进行杂交，从而确定 HLA 型别。SSO 探针与 PCR 产物的杂交在一定条件下具有高度特异性，有的亚型之间仅相差 1~2 个碱基也能被区分出来。

基因芯片分型法 可以把整套 SSO 探针集成在一个很小的芯片或微球上对基因型进行鉴定，后者可同时结合流式细胞检测术对 HLA 基因型进行检测分型，从而实现高通量、高精密度、高效率的检测。

直接测序分型法 通过测序技术直接检测 HLA 基因位点的碱基序列，运用专业软件分析得出 HLA 基因型；该法可以提供关于 HLA 基因更精确的信息，并能够发现新的等位基因。

参考区间 作为一个极为复杂的基因系统，HLA 检测结果的命名是通过各个专业权威机构分工合作共同管理完成。按照世界卫生组织的规定，描述 HLA 某个等位基因的格式为：大写的 HLA 后面用半字线表示，半字线后的大写字母 A 代表 A 位点，B 代表 B 位点，以此类推；* 符号为基因分型表示格式，* 后面为具体等位基因型别。常规的高分辨率基因分型检查结果用 4 位数字表示，前两个数字代表基因家族，后两个数字代表该家族不同的成员，抗原家族和成员之间用冒号分隔（表）；中低分辨率的基因分型结果只给出前两位数字，例如 HLA-A * 02。随着对 HLA 研究的不断深入，越来越多的基因型别被发现。

临床意义 通过运用分子生物学技术对 HLA 基因型进行鉴定，能够了解移植前受者与供者双方 HLA 基因型是否匹配相容，其匹配程度决定能否进行移植手术，是影响移植器官长期预后的重要因素，因此该检测已成为临床组织器官移植前的必检项目；该检测也可以判断个体是否存在特定疾病相关的 HLA 基因型，有助于疾病的诊断、预防、治疗和预后；HLA 基因在遗传学上具有高度多态性、共显性遗传、单倍型遗传、连锁不平衡等特点，是法医学鉴定的重要手段之一。

HLA 与器官移植 HLA 分型是临床上进行器官移植前的必检项目。在进行器官移植时，供者和受者之间 HLA 相容程度越高，排斥反应的发生率就越低，移植成功率和移植器官长期存活率就越高；反之，就越容易发生排斥反应。HLA 高分辨分型的外周血干细胞移植技术能大大提高配型效果，使患者康复得更快，预后更有保障。

HLA 与疾病的相关性 不同个体对疾病易感性的差异在很大程度上由遗传因素决定。已发现 60 余种疾病与 HLA 有关联，这些疾病大多是发病机制不明并伴有免疫功能异常和明显遗传倾向的疾病，最典型的例子是北美白人强直性脊柱炎患者 90% 以上带有 HLA-B27 抗原。分析 HLA 基因型与疾病相关性不仅有助于了解遗传因素在发病中的作用，而且有助于疾病的诊断、防治以及预后判断。

HLA 与法医学鉴定 由于 HLA 复合体的高度多态性，无关个体间 HLA 表型完全相同的概率极低，故 HLA 复合体被看作是伴随个体终生的特异性遗传标志。借助 HLA 基因型和（或）表型检测，可达到法医学上进行个体识别的目的。HLA 的高度多态性以及单倍型遗传的特点使 HLA 基因分型成为鉴定亲子关系的重要手段。

临床评价 HLA 基因分型技术从 20 世纪 80 年代末发展至今已经逐渐成熟。下面对其方法学、标本事项及临床应用予以评价。

方法学评价 HLA 基因分型检测主要用于组织器官的移植配型。① PCR/SSP 分型法和 PCR/SSO 分型法：较为快速简便，使工作量大大降低，但只适用于低分辨率与中分辨率的检测；同时由于 HLA 序列的高度多态性和特异性，并且 HLA 等位基因型不断增加，该方法需要用大量序列特异的引物扩增，因此对同一种型号下的各种亚型的区分就比较困难，很难做到 HLA 高分辨率的分型，也无法检测出未知的基因型别。②基因芯片分型法：具有灵敏度高、特异性强、高通量、并行分析、易于操纵、所需试剂量少等特点，使 HLA 分型达到高分辨、低成本、全集成、自动化的水平，也使其成为 HLA 分型较为理想的工具，是国际临床上较为常用的方法。③直接测序分型法：是目前唯一可发现新的 HLA 等位基因的检测技术，随着自动化测序技术的飞速发展、自动核酸测序仪的日益普及以及检测成本的降低，这一分型技术可望在临床上广泛应用。

临床应用评价 中国的 HLA

表 HLA 等位基因示例

HLA-Ⅰ类基因			HLA-Ⅱ类基因	
HLA-A	HLA-B	HLA-C	HLA-DR	HLA-DQ
A * 01：01	B * 07：02	C * 01：02	DRB1 * 01：02	DQA1 * 05：07
A * 01：02	B * 08：01	C * 01：12	DRB1 * 03：01	DQB1 * 02：01
A * 02：01	B * 08：05	C * 02：17	DRB1 * 04：03	DQB1 * 02：04
A * 11：01	B * 13：02	C * 03：02	DRB1 * 07：11	DQB1 * 03：02
A * 23：01	B * 15：01	C * 04：01	DRB1 * 08：06	DQB1 * 03：15
A * 25：01	B * 27：05	C * 05：13	DRB3 * 03：01	DQB1 * 04：02
A * 26：01	B * 40：01	C * 06：02	DRB4 * 01：04	DQB1 * 05：04
A * 29：01	B * 40：11	C * 16：01	DRB5 * 01：11	DQB1 * 06：08
A * 33：01	B * 55：34	C * 17：04	DRB5 * 01：12	DQB1 * 06：10

基因检测结果分为低分辨率、中分辨率和高分辨率三种，其中低、中分辨率分型结果主要应用于部分器官移植的配型，如肾移植、心移植；现今中国骨髓库中的 HLA 分型数据多数是中低分辨率分型结果，没有进行更加细致的基因分型，不能确保受供者的 HLA 真正匹配。骨髓移植的患者往往需要和多个低分辨匹配的志愿者进行高分辨率复核才能找到真正合适的供者，准备骨髓移植以及骨髓捐献者如果能一开始就进行高分辨率的 HLA 基因分型检测，不仅有利于快速准确地找到合适供者，大大地提高骨髓库的使用率，而且可以为 HLA 的科学研究提供更加详尽的基础性数据支持。

标本事项　上述各种检测方法所需检测标本类型均为人体抗凝外周血，抗凝剂可以使用乙二胺四乙酸（EDTA）或枸橼酸钠，不可使用肝素以防止其对 PCR 产生抑制。

（陈　鸣）

zǎizhīdànbái E jīyīn fēnxíng jiǎncè

载脂蛋白 E 基因分型检测

（detection of apolipoprotein E genotyping）用分子生物学方法对载脂蛋白 E（Apo E）进行基因突变或单核苷酸多态性检测，研究其不同基因分型与脂质代谢及神经系统疾病关系的检验项。Apo E 是结合磷脂的糖蛋白，含 299 个氨基酸，相对分子质量约为 34kD，其基因位于 19q13.2，由 3597 个核苷酸组成，含有 4 个外显子及 3 个内含子；包括 Apo E2、Apo E3 和 Apo E4 三种亚型，分别由相应的等位基因 ε2、ε3 及 ε4 编码；主要在肝和脑中合成，在中枢神经系统主要由星形胶质细胞产生，在周围神经系统由巨噬细胞合成；有与脂质及 Apo E 受体（包括低密度脂蛋白受体及其相关蛋白、极低密度脂蛋白受体）结合的功能，可通过调节胆固醇及其脂类物质的储存和再分布影响血浆脂质及脂蛋白代谢，同时参与组织修复、免疫调节、血小板聚集等过程，并在中枢神经系统的生长发育和损伤修复过程中发挥作用。

原理　Apo E 三种亚型碱基序列的差异导致其氨基酸顺序也发生相应改变。Apo E3 肽链的第 112 位和 158 位上的氨基酸分别为半胱氨酸（Cys）和精氨酸（Arg）；Apo E2 第 158 位上的 Arg 被 Cys 取代；Apo E4 第 112 位上的 Cys 被 Arg 所取代。这种多态性导致人群中存在 6 种不同的遗传表型，即 3 种杂合体（ε2/ε3、ε3/ε4、ε2/ε4，分别占 22%、13% 和 2%）和 3 种纯合体（ε2/ε2、ε3/ε3、ε4/ε4，分别占 2%、60% 和 1%）。Apo E3 出现频率最高，被认为是野生型；Apo E2 和 Apo E4 由 Apo E3 变异而来，变异体的受体结合力较野生型有所下降，导致极低密度脂蛋白和低密度脂蛋白清除障碍，使血浆中胆固醇和三酰甘油升高，血脂水平升高，影响蛋白质相互作用、细胞增殖、细胞束缚及细胞膜转运等过程，进而在脂质代谢及相关疾病的病理生理过程发挥重要作用。

检测方法　主要是检测基因突变或者是单核苷酸多态性，可以进行测序或者对基因的特定位点进行变异检测（见基因突变检测、单核苷酸多态性检测）。

临床意义　ApoE 基因多态性与包括脂质代谢紊乱、神经系统疾病在内的许多机体生理、病理状态及临床表现等密切相关。ApoE 基因多态性对高脂血症及相关疾病的易感性有十分明显的影响，对患者进行 ApoE 基因分型，鉴别遗传表型，对疾病的早期诊断有重要意义。

ApoE 基因多态性与脂质代谢　ApoE 基因多态性与血脂和高脂血症密切相关，血浆中三酰甘油的变化有 20%～40% 与 Apo E 有关，Apo E2 可降低总胆固醇浓度，Apo E4 能提高总胆固醇浓度，总胆固醇浓度变异中的 8% 是由于 ApoE 多态性。

ApoE 基因多态性与神经系统疾病　ApoE 基因多态性与阿尔茨海默病（AD）有相关性，主要由于 ApoE 不同基因型与低密度脂蛋白（LDL）受体的亲和力不同，对脂肪代谢也有不同的影响，通过总胆固醇代谢异常造成脑损伤、促进认知障碍的进展。Apo E2 是帕金森病发生的危险易感因子，但对 AD 有预防保护作用；Apo E4 是 AD、脑淀粉样血管病、唐氏综合征相关痴呆、血管性痴呆、路易体痴呆等神经系统疾病发生的危险易感因子。与目前研究报道的结果不一致，ApoE 基因多态性与缺血性卒中、蛛网膜下腔出血、脑出血、肌萎缩侧索硬化、包涵体肌炎、脑性麻痹、亨廷顿病、额颞叶痴呆以及颞叶癫痫发生的关系需要进一步经大规模的临床实验研究加以证实。Apo E 与神经系统疾病发生和进展的关系见表。

ApoE 基因多态性与其他疾病　Apo E2 为年龄相关性黄斑变性、糖尿病及糖尿病相关肾病的危险易感因子，Apo E4 为上述疾病的保护因子；Apo E4 为乳腺癌、高血压的危险因子。ApoE 基因多态性还可能与丙型肝炎病毒、人类免疫缺陷病毒和单纯疱疹病毒感染，抑郁、单纯疱疹病毒性角膜炎、视网膜色素变性等疾病存在相关性，但研究结果存在分歧，需进一步研究证实。

临床评价 ApoE 基因多态性与临床疾病之间的关系已经被证实，用于临床检测的 ApoE 基因多态性的商品化试剂盒已经面世，在国内的很多知名大医院得到开展并使用，在疾病的风险预测、提高患者治愈率，提高用药精准性，节省患者费用支出，均收到了良好的效果。

（陈 鸣）

K-ras jīyīn tūbiàn jiǎncè

K-ras 基因突变检测 （detection of K-ras gene mutation） 用分子生物学方法检测 K-ras 基因突变情况，辅助临床医师制定个体化肿瘤治疗方案的检验项目。K-ras 基因位于人类第 12 号染色体上，为 ras 基因家族中的一员，分为突变型和野生型，常见突变位点为 K-ras 基因 2 号外显子的 12 号密码子、13 号密码子上和 3 号外显子的 61 号密码子。

K-ras 基因编码 K-ras 蛋白，与人类肿瘤密切相关。它像一个分子"开关"，一旦打开，就会活化一些生长增殖因子及其他受体信号所必需的蛋白。研究表明约 30%的人类恶性肿瘤与 ras 基因突变有关，ras 突变后的产物可以一直处于活化状态；在白血病、肺癌、直肠癌和胰腺癌中，K-ras 突变均很常见。

原理 当基因处于正常状态（即野生型）时，编码的蛋白产物对于组织信号的通路起到重要的调控作用；基因发生异常（即突变型），细胞内信号传导系统紊乱，细胞增殖失控导致癌变。

检测方法 K-ras 基因常通过提取组织切片中癌组织 DNA 进行检测，检测方法包括限制性片段长度多态性（RFLP）分析、单链构象多态性（SSCP）分析、DNA 直接测序法、焦磷酸测序法和高分辨率熔解曲线（HRM）法等（见基因突变检测）。

临床意义 K-ras 基因检测能够帮助临床医师制定个体化的用药诊疗方案，对于使用帕尼单抗和西妥昔单抗治疗大肠癌的患者，K-ras 突变是导致治疗效果不理想的先兆，它是预测大肠癌患者对抑制表皮生长因子（EGFR）治疗是否有效的最可靠的检测方法；尽管正常（即野生型）K-ras 基因并不能保证这些药物一定能起作用，但是 K-ras 基因突变的癌症患者对帕尼单抗或西妥昔单抗治疗反应无效，因为即使没有 EGFR 的信号传导，K-ras 也可处于活化状态向下游传递信号，故在个性化用药中要先检测 K-ras 基因状态再选择用药，若 K-ras 呈现突变型则不建议使用 EGFR 靶向药物；西妥昔单抗对于 K-ras 野生型肿瘤的转移性结直肠癌（mCRC）患者治疗效果显著。

临床评价 该检测是了解癌基因情况、评估各种癌症的发展预后和评价放疗化疗疗效的重要检测指标；除 K-ras 基因突变与 EGFR 靶向药物疗效相关外，很多其他突变也可导致疗效差，如 BRAF。

（关 明）

p53 jīyīn tūbiàn jiǎncè

p53 基因突变检测 （detection of p53 gene mutation） 用分子生物学方法检 p53 基因突变和表达产物，研究其突变与恶性肿瘤发生、发展、分化、转移关系的检验项目。人类 p53 基因位于 17q13.11 上，约 20kb，由 11 个外显子和 10 个内含子组成，是重要的抑癌基因；分为野生型和突变型：①野生型：被认为是细胞应激的关键性调控分子之一，能整合各种不同的细胞危急事件的信号，通过转录或非转录途径对这些信号做出包括抑制细胞生长或凋亡在内的不同反应，监视细胞基因组的完整性。②突变型：半衰期长，稳定性强，在肿瘤组

表 Apo E 与神经系统疾病发生和进展的关系

疾病	疾病的发生	疾病的进展
阿尔茨海默病	$\varepsilon4>\varepsilon3>\varepsilon2$	一致性存在分歧
脑淀粉样血管病	$\varepsilon4>\varepsilon3$	$\varepsilon4>\varepsilon3$
创伤性脑损伤	无	$\varepsilon4>\varepsilon3$
唐氏综合征相关痴呆	$\varepsilon4>$非携带者	$\varepsilon4>$非携带者
卒中		
缺血性卒中	一致性存在分歧	一致性存在分歧
蛛网膜下腔出血	一致性存在分歧	$\varepsilon4>$非携带者
脑出血	一致性存在分歧	$\varepsilon4>$非携带者
血管性痴呆	$\varepsilon4>$非携带者	一致性存在分歧
多发性硬化	无	$\varepsilon4>$非携带者
肌萎缩侧索硬化	一致性存在分歧	$\varepsilon4>\varepsilon2$
包涵体肌炎	一致性存在分歧	$\varepsilon4>$非携带者
帕金森病	$\varepsilon2>$非携带者	$\varepsilon2>$非携带者
路易体痴呆	$\varepsilon4>$非携带者	一致性存在分歧
脑性麻痹、亨廷顿病、额颞叶痴呆、颞叶癫痫	一致性存在分歧	一致性存在分歧

织中可检测其表达。

原理 p53 基因突变最常发生在 5~8 号外显子上，即人类肿瘤突变的热点区，其突变热点集中在密码子 175、248、245、273、249、282 等上。p53 基因编码 p53 蛋白，具有帮助细胞基因修复缺陷、防止癌变的功能，一旦 p53 基因发生突变，基因编码的 p53 蛋白失活，便失去了对细胞生长、凋亡以及 DNA 修复的调控作用，细胞分裂失去节制机体就会发生癌变。

检查方法 ①p53 基因点突变的检测：采用聚合酶链反应-限制性片段长度多态性分析（PCR-RFLP）、变性高效液相色谱法（DHPLC）、高分辨熔解曲线法、聚合酶链反应-单链构象多态性分析（PCR-SSCP）和 DNA 直接测序法。②表达产物 p53 蛋白的检测：可采用免疫组织化学法、流式细胞术等方法。

临床意义 一旦 p53 基因发生突变，基因对肿瘤的抑制作用就会下降，如果这一突变并不是遗传获得，而是化学制剂、辐射或病毒等诱导机体细胞突变的物质引起，细胞增殖极有可能失控，发生癌变。人类 50% 肿瘤的发生与 p53 基因突变或缺失有关，p53 基因突变是重要的癌症早期事件，参与了肿瘤的发生和发展，在癌前病变及早期癌中就可出现 p53 基因的异常表达，肿瘤组织、外周血和痰标本中的 p53 基因有望成为潜在的分子诊断标志物。采用巢式 PCR 结合基因测序的方法对非小细胞肺癌患者进行检测，结果显示非小细胞肺癌患者呼出气冷凝液中 p53 基因突变率显著高于对照组，尤其在 I + II 期肺癌患者中可以检测到较高的 p53 基因突变率，提示 p53 基因突变检

测对于肺癌的早期诊断有一定的临床意义。

临床评价 p53 基因突变与恶性肿瘤的发生、发展密切相关，也与肿瘤的分化程度、淋巴结有无转移、浸润深度和耐药性之间存在一定关联。但关于 p53 基因突变与不同肿瘤生物学行为及临床病理特征的相关性，尚存争议。随着多中心大样本的研究的开展，p53 基因突变与肿瘤的发病机制、转移、病理类型及临床分期的相关性会得到更客观的阐述。

（关 明）

BRCA1/BRCA2 jīyīn tūbiàn jiǎncè

BRCA1/BRCA2 基因突变检测（detection of BRCA1/BRCA2 gene mutation） 用分子生物学方法检测 BRCA1/BRCA2 抑癌基因突变情况，为肿瘤诊断、治疗提供分子依据，为家族性突变基因携带者患乳腺癌和卵巢癌作用风险评估的检验项目。BRCA1/BRCA2 基因是两个乳腺癌易感基因，参与维持基因组的稳定和 DNA 修复。BRCA1 位于 17q21，而 BRCA2 位于 13q12-13，二者同为抑癌基因。BRCA1 和 BRCA2 突变的最主要携带人群为冰岛人和德系犹太人，中国人群的突变率报道不一，尚需更详细的研究。其突变通过遗传性获得并且代代相传。

原理 BRCA1 和 BRCA2 全基因庞大，突变种类繁多，分布于其整个基因编码区，但未见非编码区突变。BRCA1 和 BRCA2 的主要突变类型包括出现中止密码子导致蛋白截段、错义突变、剪接位点突变及移码突变等。

检测方法 检测采集自受试者外周血样本的 DNA，检测方法包括直接测序法、高效液相色谱法、荧光定量聚合酶链反应

（PCR）、等位基因特异性聚合酶链反应、限制性片段长度多态性和单链构象多态性分析等（见单核苷酸多态性检测）。

参考区间 一般人群中，BRCA1 突变携带者约为 1/800，BRCA2 约为 1/500。

临床意义 BRCA1 和 BRCA2 是与遗传性乳腺癌和卵巢癌相关的两个重要的易感基因。已有多个 BRCA1 及 BRCA2 的突变位点被证实与乳腺癌和卵巢癌密切相关。临床常通过检测 BRCA1/BRCA2 基因突变情况来评估罹患乳腺癌与卵巢癌的风险度。据估算，乳腺癌患者的第一代亲属中约 15% 发生突变，而在 70 岁以内的突变携带者中，BRCA1 的乳腺癌和卵巢癌的患病风险分别为 40%~87% 和 16%~68%，同时 BRCA2 对应两种疾病的风险则是 40%~84% 和 11%~27%。在年龄 <35 岁的乳腺癌患者中，5.9%~9.4% 病例会携带有 BRCA1 或 BRCA2 突变，而 45 岁以内的患者 BRCA1 突变的携带者达到 12%~13.2%。绝经后妇女随着年龄的增高，携带 BRCA1 突变的乳腺癌患者引发对侧乳腺癌的风险会逐渐降低，但 BRCA2 突变患者则相反。此外，BRCA2 突变也有可能增加男性发生乳腺癌的遗传风险，并且不论男女，罹患其他类型肿瘤的风险也会增加。

临床评价 通过该检测可了解患者及其家族成员的 BRCA1 和 BRCA2 突变情况，对疾病诊断和治疗提供分子依据，并为家族性携带者评估患病风险。对于已检测并确认存在 BRCA1 或 BRCA2 突变的患者或携带者，建议其进行遗传咨询，帮助其认识潜在的患病风险。由于发现有 BRCA1 和 BRCA2 的双突变病例，临床上建

议两种突变同时检测，避免漏检。有关 *BRCA1/BRCA2* 突变与乳腺癌、卵巢癌的相关性研究，突变与雌激素受体表达情况的相关性，以及环境、生活方式和生殖因素对突变阳性病例的患病率影响等正在不断研究中。

（关 明）

biǎopí shēngzhǎng yīnzǐ shòutǐ jīyīn tūbiàn jiǎncè

表皮生长因子受体基因突变检测（detection of epithelial growth factor receptor gene mutation）

用分子生物学检测表皮生长因子受体（EGFR）基因突变，了解肿瘤特点，指导对某些肿瘤治疗的检验项目。EGFR 属于 ErbB 酪氨酸激酶受体家族，是原癌基因 *c-erbB*1 的表达产物。已知 EGFR 家族成员包括 EGFR（ErbB1/Her-1）、ErbB2（Her-2/neu）、ErbB3（Her-3）、ErbB4（Her-4）；EGFR 是定位于细胞膜上的单链多肽，通常以无活性的单体形式存在，与配体表皮生长因子和转化生长因子-α 结合，能够激活 Ras-Raf-MAPK 和 PI3K/AKT 等通路，以此调节细胞的生长、凋亡、迁移和黏附等功能。

EGFR 基因突变主要发生在 EGFR 酪氨酸激酶区域第 18、19、20 和 2 号外显子上，突变种类多样，以点突变和缺失为主。最常见的 EGFR 突变情况是表皮生长因子受体Ⅲ型突变体。

检测方法 临床上通常通过活检采集肿瘤组织标本或切片中的肿瘤细胞并抽提 DNA 样本以检测 EGFR 基因的表达情况。检测方法主要有：直接测序法、荧光原位杂交、限制性片段长度多态性、等位基因特异性聚合酶链反应（PCR）、高效液相色谱法、高分辨率熔解曲线分析及荧光定量 PCR 法。

临床意义 肺癌细胞中，EGFR 酪氨酸激酶编码区基因突变是靶向药物治疗有效的必要前提条件。对于 EGFR 酪氨酸激酶基因编码区突变型肿瘤，吉非替尼（Gefitinib）治疗的有效率达 80% 以上，而对无突变的野生型肿瘤上述药物基本无效。临床上主要通过检测 EGFR 基因突变情况，帮助了解肿瘤的特点，指导对某些肿瘤的治疗，预测患者与抗 EGFR 靶向治疗中的受益情况；还可将其用作预后标志，了解肿瘤侵袭性及复发情况。

临床评价 ①EGFR 基因突变是肿瘤特异性的体细胞遗传改变，仅见于肿瘤组织尤其是非小细胞肺癌，正常组织细胞中不存在此类突变。②该检测可以不必从肿瘤组织中获取材料，有研究者曾从癌性胸腔积液中富集癌细胞并成功地检测到 EGFR 基因突变，证明体液中的脱落癌细胞可以作为肿瘤组织的替代材料。③基因测序虽然是最直观、准确的检测方法，可以明确诊断突变的范围及其类型，但由于 95% 以上的突变属于杂合性突变（即同时存在野生型和突变型扩增产物），准确诊断突变类型难度较大，尤其是外显子 19 的基因突变谱比较复杂，不少标本需要通过基因克隆后才能确定其突变类型。

（关 明）

*JAK*2 jīyīn tūbiàn jiǎncè

*JAK*2 基因突变检测（detection of *JAK*2 gene mutation）

用分子生物学方法检测 Janus 激酶 2（*JAK*2）基因突变情况，分析该突变与骨髓增殖性疾病关系的检验项目。*JAK*2 属于 JAK 家族，为胞内非受体型蛋白酪氨酸激酶，参与调控红细胞的生成。

检测方法 常用检测项目包括 *JAK*2 V617F 突变和 *JAK*2 exon12 突变检测。主要检测手段包括：DNA 测序、限制性片段长度多态性、等位基因特异性聚合酶链反应、高分辨率熔解曲线分析和荧光定量 PCR 法。

临床意义 *JAK*2 基因突变与多种骨髓增殖性肿瘤（MPN）密切联系，包括真性红细胞增多症（PV）、原发性血小板增多症（ET）和原发性骨髓纤维化（PMF）。①*JAK*2 V617F 突变：发现于 65.0%～97.4% 的 PV 患者及 30%～75% 的 ET 和 PMF 患者中，而在健康人群中，V617F 突变的检出率极低。②*JAK*2 exon12 突变：主要发现于 PV 病例中，有报道认为突变率为 2.5%～3.0%，实际情况可能更高。2008 年世界卫生组织将 *JAK*2 V617F 及 *JAK*2 外显子 12 突变列为 PV、ET 和 PMF 的主要分子标志。

临床评价 有研究报道在其他髓系疾病中 *JAK*2 V617F 突变也有着极低的突变率，如慢性中性粒细胞白血病、急性髓系白血病、非典型 MPN 和骨髓异常增生综合征等。而在淋巴系统疾病、实体肿瘤和继发性骨髓增殖性疾病中，未曾有检测到 *JAK*2 V617F 突变的报道。此外，*JAK*2 exon12 突变也发现于骨髓纤维化和急性髓细胞性白血病中，但未见于 ET 病例报道。*JAK*2 基因突变这一重大发现不仅使 MPN 发病机制的研究进入分子水平，也提高了 MPN 诊治水平，并使更大范围地开发和利用新型 *JAK*2 抑制剂成为可能。*JAK*2 基因突变为体细胞突变，来源于髓系造血细胞，未见于 T 细胞，故可选取外周血或骨髓抽提 DNA 样本进行检测。

（关 明）

duōyào nàiyào jīyīn tūbiàn jiǎncè

多药耐药基因突变检测 （detection of multidrug resistance gene mutation）

用分子生物学方法检测多药耐药（MDR）基因突变，了解肿瘤或其他疾病对药物的耐受情况，指导临床用药的检验项目。MDR 属于 ABC 转运子超家族，在真核细胞中 ABC 转运子具有运输、调节、通道的功能。MDR 基因由两个亚单位即 MDR1 和 MDR2 基因组成，均定位于 7q21.1，二者具有高度同源性。①MDR1 基因：又称 ABCB1，与多种药物的耐药机制密切相关。含有 28 个外显子和众多单核苷酸多态性位点，常见的有位于外显子 21 的 G2677T、G2677A，外显子 26 上的 C3435T 和 12 外显子上的 C1236T 等。MDR1 基因的表达产物为分子量 170kD 的 P-糖蛋白（P-gp），又称 P-170，由 1280 个氨基酸组成，是膜转运系统超家族成员之一。P-gp 由 ATP 驱动，起到外排泵的作用，可将细胞内非水溶性的毒性物质泵出细胞，这对内源或外源性物质的吸收、分布、排泄均起关键性作用。MDR1 基因检测可以帮助了解肿瘤或疾病对于药物的耐受情况，从而指导临床合理用药。②MDR2 基因：表达产物没有将亲脂类药物外排的功能，与多药物耐药无关。

检测方法 主要包括直接测序法、荧光原位杂交技术、限制性片段长度多态性、变性高效液相色谱法、高分辨率熔解曲线分析、RNA 印迹法和单链构象多态性分析等。

临床意义 MDR 基因引起细胞耐药的主要原因在于其表达产物的过量表达。现已证实，MDR 肿瘤细胞中 MDR 基因表达产物 P-gp 明显增加，P-gp 过表达也是出现 MDR 的主要原因。过量表达的 P-gp 将细胞内化疗药物转运至膜外，降低药物浓度致有效剂量以下，使细胞获得对药物的耐受。MDR1 基因的多态性不仅与患者对药物的耐受及化疗药物的代谢转化等有关，也与患者对疾病的易感性及临床表现有关。临床上通过检测 MDR 基因，帮助了解肿瘤或疾病对于药物的耐受情况，并指导临床合理用药；对 P-gp 介导的 MDR 或凋亡抑制，现以逆转剂作为主要治疗研究方向。

临床评价 关于 MDR1 基因多态性对肿瘤细胞耐药的影响，多数文献的结论表示两者有一定的相关性，但对于哪种基因型患者预后较好并无统一观点，其原因可以归结为两点，一是存在种族差异，各种族间甚至同一种族不同地区间都存在 MDR1 基因多态性表达的不同，环境因素对 MDRl mRNA 表达的影响不容忽视；二是所研究位点的局限性。除 MDR1 基因之外，肿瘤细胞多药耐药机制复杂，还包括多药耐药相关蛋白增高、肺耐药相关蛋白增高及肿瘤细胞凋亡抑制等原因。

（关 明）

HER-2/neu jīyīn kuòzēng jiǎncè

HER-2/neu 基因扩增检测 （detection of HER-2/neu gene amplification）

用分子生物学方法检测 HER-2/neu 基因扩增，辅助判断肿瘤恶性程度及预后，指导选择靶向治疗。HER-2/neu 基因又称 lien、c-erbB-2 或 p185，该基因定位于人类染色体 17q21 区，是原癌基因，其编码产物为 185kD 的跨膜糖蛋白 p185，由 1255 个氨基酸组成。Her-2/neu 蛋白是具有酪氨酸蛋白激酶活性的跨膜蛋白，为表皮生长因子受体家族成员之一，由胞外的配体结合区、单链跨膜区及胞内的蛋白酪氨酸激酶区三部分组成。Her-2/neu 蛋白通常只在胎儿时期表达，成年后只在极少数组织低水平表达。包括乳腺癌、卵巢癌、非小细胞性肺癌、胃癌、结直肠癌等在内的很多恶性肿瘤中 HER-2/neu 基因均存在明显扩增、Her-2/neu 蛋白高表达，其与肿瘤的发生、转移、治疗和预后等关系密切。

检测方法 主要采用荧光原位杂交法（图）、免疫组织化学法、显色原位杂交法等。

临床意义 ①HER-2/neu 基因扩增是肿瘤的恶性程度、预后等的辅助判断指标，HER-2/neu 基因扩增和过表达的乳腺癌患者生存率低、肿瘤恶性程度高、病情进展快、易发生淋巴结转移、化疗缓解期缩短、对三苯氧胺和

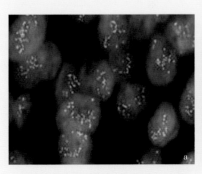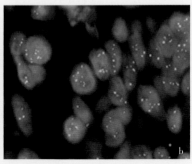

图 采用荧光原位杂交法检测 HER-2/neu 基因扩增

注：a. HER-2/neu 基因扩增阳性；b. HER-2/neu 基因扩增阴性

细胞毒性化疗药容易耐药，已作为乳腺癌独立预后指标。与晚期卵巢癌总生存率降低及复发时间缩短有关，是卵巢癌治疗结果不佳的预后因子之一。②*HER-2/neu* 基因扩增是抗 HER-2 靶向治疗选择的重要标准，结合 HER-2 表达状态可以指导乳腺癌患者化疗方案和内分泌治疗方案的制定。

临床评价 该检测对肿瘤的辅助诊断及抗肿瘤的药物治疗有一定意义。对于 *HER-2/neu* 基因扩增和过表达的肿瘤患者，抗 HER-2 靶向治疗可以获得良好的疗效。曲妥珠单抗治疗 *HER-2/neu* 基因扩增和过表达乳腺癌患者已取得良好的疗效，使很多顽固性乳腺癌患者得到挽救和生存期延长，同时，曲妥珠单抗还在 *HER-2/neu* 基因扩增和过表达的乳腺癌患者的辅助治疗、新辅助治疗、解救治疗中起重要作用。

(沈 茜)

biǎopí shēngzhǎng yīnzǐ shòutǐ jīyīn kuòzēng jiǎncè

表皮生长因子受体基因扩增检测（detection of epidermal growth factor receptor gene amplification）

用分子生物学和免疫组织化学方法检测表皮生长因子受体（*EGFR*）基因扩增或过表达，辅助判断肿瘤的恶性程度及预后，指导靶向治疗选择的检验项目。EGFR 是膜结合的酪氨酸激酶受体，为原癌基因 *c-erbB-1* 的表达产物，本身具有蛋白激酶活性，其基因位于 7 号染色体的短臂。EGFR 在细胞信号传导通路中起重要作用，其将胞外信号转化为胞内信号，有效地应对外界的信号刺激，调节细胞的生长、增殖、分化，抑制细胞的凋亡。EGFR 与肿瘤细胞的增殖、血管生成、肿瘤侵袭、转移及细胞凋亡

的抑制有关。许多肿瘤中存在 EGFR 的高表达或异常表达，如非小细胞性肺癌、乳腺癌、胃癌、前列腺癌和头颈部肿瘤等，这与其基因的拷贝数选择性地增加相关。

检测方法 主要采用免疫组织化学法、荧光原位杂交法、显色原位杂交法等。

临床意义 ①作为肿瘤恶性程度、预后等辅助判断指标，*EGFR* 基因表达水平越高、肿瘤恶性程度越高、预后越差。②指导抗 EGFR 靶向治疗药物选择的重要标准，抗 EGFR 靶向治疗药物主要有小分子酪氨酸激酶抑制剂（TKI）（如吉非替尼和厄洛替尼、拉帕替尼等）和抗 EGFR 抗体类药物（如西妥昔单抗和帕尼单抗等）。这些靶向药物的敏感性及耐药性与肿瘤细胞 *EGFR* 基因的突变或扩增密切相关。吉非替尼和厄洛替尼作为 EGFR-TKI，已获得国家食品药品监督管理总局批准；*EGFR* 基因扩增的患者，应用吉非替尼或厄洛替尼的有效率为 35%，疾病控制率高达 70%，使用 TKIs 药物前检测 *EGFR* 基因突变和扩增，可帮助筛选药物敏感的患者。

临床评价 *EGFR* 基因扩增或过表达可导致肿瘤细胞内酪氨酸蛋白激酶活化和受体自身磷酸化，促使肿瘤细胞增殖、分化、转移、血管生成及凋亡抑制；在非小细胞性肺癌 *EGFR* 基因扩增检测结果临床应用时必须注意：同一肿瘤组织内、同一患者原发灶与转移灶内、肿瘤组织与血液、化疗前后等情况下 *EGFR* 基因突变或扩增状态可能均不一致，这可能是导致 TKI 治疗疗效存在差异的主要原因之一，因此临床上最好采用即时多点采集标本进行 *EGFR* 基因检测来指导 TKI 治疗。

(沈 茜)

BCR-ABL yìwèi jiǎncè

BCR-ABL 易位检测（detection of BCR-ABL translocation）

用分子生物学方法检测 *BCR-ABL* 融合基因易位，辅助诊断慢性粒细胞白血病（CML），判断 CML 治疗效果、预后，指导靶向治疗选择的检验项目。*BCR-ABL* 易位发生在 9q34 上的 Abelson（ABL）原癌基因易位至 22 号染色体长臂上 l 区 l 带的断裂点簇集区域（BCR）（图），核型为 t（9；22）(q34；q11)。含有该核型的染色体为费城染色体（Ph）。*BCR-ABL* 融合基因的编码产物为 BCR-ABL 融合蛋白，属于非受体型酪氨酸激酶，具有通过信号通路介导异常的细胞增殖、分化、凋亡等功能。*BCR-ABL* 融合基因普遍见于 Ph 阳性的白血病，包括 95% 以上的 CML、20%~30% 的成人急性淋巴细胞白血病（ALL）、5%~10% 的儿童 ALL 患者。酪氨酸激酶在 CML 的发生中起关键作用，抑制其活性成为 CML 治疗的新途径。已有较特异的 ABL 酪氨酸激酶抑制剂合成，可以选择性地阻断 ATP 与 ABL 激酶结合位点，有效地抑制 BCR-ABL 激酶底物中酪氨酸残基的磷酸化，使该酶失活，进而阻止一系列的信号传导。

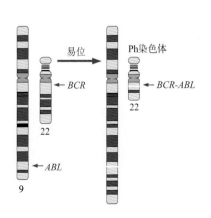

图 *BCR-ABL* 易位

检测方法 荧光定量 PCR、逆转录聚合酶链反应、荧光原位杂交法等。

参考区间 阴性。

临床意义 阳性表示送检样本中含有 BCR-ABL 融合基因，提示出现 BCR-ABL 易位。其临床意义：①是诊断 CML 类型及分期的重要指标之一。②CML 转向急变期过程中 BCR-ABL 融合基因水平持续明显增高，表明恶性细胞不断增殖。③在判断 CML 的治疗效果、评价预后以及微小残留病灶的检测中具有重要意义。④是 Ph 染色体阳性白血病患者 BCR-ABL 靶向治疗选择的关键指标，已批准临床应用的靶向 BCR-ABL 的小分子酪氨酸激酶抑制剂主要有伊马替宁、达沙替尼、尼洛替尼，伊马替尼对慢性期 CML 的治疗非常有效，治疗 6 年的总体生存率可达 88%，大部分患者可以获得长期缓解，其已成为 CML 的一线治疗药物。BCR-ABL 融合基因激酶区突变（KDM），失去伊马替尼结合的位点，出现伊马替尼耐药时，可以采用激酶区全长基因序列测序、高分辨率融解曲线分析等方法检测 KDM。如果患者出现 KDM，可选择对 KDM 更有效的达沙替尼或尼洛替尼治疗。

（沈 茜）

qīnzǐ jiàndìng

亲子鉴定（paternity test） 根据人类学、医学伦理学和遗传学理论，运用人类遗传学、细胞遗传学和分子遗传学分析技术手段，从人体形态结构的遗传特征、生理功能和表象及遗传标志等方面判断鉴定亲代与子代、子代个体之间及隔代是否存在血缘关系的方法。是个体识别的重要部分。个体识别是以同一认定理论为指导原则，运用免疫学、生物学、生物化学、分子生物学等理论和方法，利用遗传学标记系统的多态性对生物学检材（如血液、头发、骨头、精斑等）的种类、种属及个体来源进行鉴定，依据个体特征来判断前后或多次出现的物证检测样本是否属于一个个体的认识过程。主要分为亲子鉴定和法医物证鉴定。

原理 亲子鉴定根据遗传特征及遗传规律进行，根据孟德尔遗传的分离和自由组合律，亲代基因型决定子代基因型。在没有基因突变、分型错误的前提下：①子代的一对等位基因必定是一个来自父亲，一个来自母亲。②子代不可能带有双亲均没有的等位基因。这两点是亲子鉴定的基本原理。即在肯定子代的某个等位基因为生父基因，而父亲并不带此等位基因时，可排除其为子代的生父；在肯定子代的某个等位基因来自于其父亲，而父亲也带有此等位基因时，不能排除其为子代的生父。对于父系遗传的 Y 染色体的遗传标志，子代的分型必定与父亲相同，而且同一父系的所有个体的分型一致。由于 Y 染色体由祖父传递给父亲，父亲再传递给子代，亲子鉴定也可以鉴定祖孙关系，但要考虑到可能存在突变。寻找符合遗传定律的特异性遗传特征并对其进行筛选应用是亲子鉴定的主要方法。

检测方法 现代分子遗传亲子鉴定方法主要包括遗传学鉴定、血型鉴定、DNA 鉴定等。

遗传学鉴定 由于遗传的原因，父母的部分性状能在子代中体现，且同一父母子代兄弟姐妹之间的长相、肤色等一般都会有某些相似的地方。早期的亲子鉴定方法是通过对人相学上外貌特征相似度（即面型、身高、耳、鼻、眼等特殊征象相似程度）的检查，皮肤纹理、遗传疾病、耳垢病、味盲的检查，受胎期的推断，生产期、生殖能力的确定等方法推断是否存在血缘关系。

血型鉴定 属于细胞遗传学方法，是对血液中各种成分的遗传多态性标志检验，主要包括人类白细胞抗原分型、红细胞抗原分型、红细胞酶型及血清型。人类的所有血型都按照孟德尔遗传规律由亲代传给子代，一定血型的父母所生子女也具有相应的血型。血型终生不变，因此可以作为亲子鉴定的依据。人类白细胞抗原（HLA）是最复杂的一个遗传多态性系统，其多态性是其他血型系统无法相比的，因而人类白细胞抗原分型是亲子鉴定中比较有效的手段。用于亲子鉴定的红细胞抗原分型主要有 ABO 血型系统、MN 血型系统、Rh 血型系统、Ss 血型系统、hp 血型系统等。以 ABO 血型系统为例，其遗传受 A、B 和 O 三个等位基因控制，每个人都有其中任何两个基因，而且这两个基因可以相同，因此在两个染色体配对时，可有 6 种基因组合，即 AA、AO、BB、BO、AB、OO，这 6 种基因就是决定生物个体特性的遗传基础，称为遗传型；在此基础上实际表现出来的人的性状称为表现型，即通常所说的血型。根据血型的遗传规律判定亲权关系，检验的血型系统越多，其准确性就越高。

DNA 鉴定 DNA 鉴定是进行个体识别最有效的方法，是国际通用的"金标准"，也是目前最常用的鉴定亲子关系的方法。染色体是人体遗传的基本载体，每个人体细胞有 23 对（46 条）染色体，分别来自父亲和母亲。父母各提供 23 条染色体，在受精后相互配对，构成子代的 23 对（46条）染色体。染色体由 DNA 构成，每种生物的形态结构和生理特征都通过亲代传给子代的 DNA 来表现，因此在子代 DNA 中含有大量亲代 DNA 的信息，通过确定和分析这些信息的存在与否和异同就可以进行亲子鉴定。人与人之间 99.99% 的遗传密码序列相同，但又存在万分之一的差别，使每个人都具备区别于他人的碱基序列，这就是 DNA 的多态性。每个人多态性位点的差别就成为个人识别的标志。只要寻找符合遗传定律的特异性遗传特征，并对其进行筛选应用便可进行亲缘鉴定。DNA 分析亲子鉴定主要通过以下特征来判定。①体细胞稳定性：同一个体的血液、涎、精液以及各器官组织 DNA 是一致的，对同一健康人来说终生不变。②个体高度特异性：不同个体 DNA 分子的差异，决定了不同个体之间用同一种 DNA 限制性内切酶消化基因组 DNA 得到的等位基因片段数量和长度的不同。③按孟德尔遗传规律遗传：通过大量的家系调查证明，子代 DNA 中所有等位基因带都可以在双亲的 DNA 中找到，基因片段的传递应符合孟德尔遗传规律（图）。

DNA 鉴定方法包括 DNA 指纹技术、序列多态性和长度多态性、聚合酶链反应、复合扩增短串联重复顺序（STR）位点的 DNA 分型技术、线粒体 DNA 分型技术及微卫星标记技术等。利用 DNA 进行亲子鉴定，只要检测十几个至几十个 DNA 位点：如果全部一致，就可以确定亲子关系；如果有 3 个以上的位点不同，可排除亲子关系；有一两个位点不同，则应考虑基因突变的可能，加做一些位点的检测进行辨别。目前

国际上大多数实验室采用多基因座 STR 分型技术，如 16 个 STR 位点的分型技术，以实验用分子量内标和基因座 Ladders 作为参照物，结果比较可靠，亲权关系排除率可达 99.99%。

采用的分子遗传标记　DNA 鉴定采用的主要分子遗传标记有以下几种。①常染色体基因或遗传标记：按孟德尔遗传规律传递。②线粒体 DNA 非编码区的多态性：按母系遗传方式传递，可以鉴定样本是否来源于同一母系，适用于父亲不能参加鉴定的母子间的单亲鉴定或同胞间或隔代或旁系亲缘的鉴定。③Y 染色体上基因或遗传标记：按父系遗传方式传递，可以鉴定样本是否来源于同一父系，适用于母亲不能参加鉴定的父子间的单亲鉴定或男性同胞之间或隔代或旁系亲缘关系鉴定。④X 染色体上基因或遗传标记：适用于三联体的亲子鉴定或除父子关系外的其他单亲的亲缘鉴定。

临床意义　亲子鉴定是医学界比较容易引起争议的话题之一，涉及多方面问题。亲子鉴定不仅可以对父母与子代之间是否存在血缘关系进行鉴定，还可以对检

验者（如祖孙；叔侄；兄弟姐妹等）之间是否存在血缘关系进行鉴定，称为血缘关系鉴定。亲子鉴定为民事诉讼、刑事案件的解决提供证据。任何个人都可以要求进行亲子鉴定，常见要求进行亲子鉴定的原因可归纳为以下几种情况。

民事纠纷（案）　①非婚生子女要求确认父子关系。②家庭纠纷：丈夫怀疑妻子不忠。③性伴侣的确认：涉及子女抚育责任纠纷，对有争议的婚生子和私生子亲缘关系的鉴定。④继承遗产/获取监护权、探视权。⑤怀疑医院错换婴儿。⑥移民涉外公证：父母或子女要求移民被有关当局怀疑没有血缘关系。⑦抱养、遗失或被拐卖儿童的认亲。⑧计划生育超生子女确认以及知青返城超生子女或非婚生子女确认。⑨交通肇事/保险索赔。⑩确定经非自然妊娠（人工授精、试管婴儿、租子宫、卖卵子）获得的婴儿有无差错。

刑事案件　①强奸致孕。②碎尸案、毁尸灭迹（但现场找到血痕等物证）、无名尸等死亡人士的身份证明。③杀婴、拐骗儿童案件中子代身源的认定。

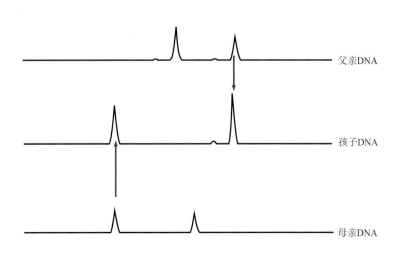

图　亲代 DNA 与子代 DNA 关系

其他 ①重大灾难事故身源认定。②计划生育、收养。③单卵双生。④骨髓、干细胞移植成活确定。

临床评价 包括以下内容。

亲子鉴定结论 亲子鉴定一般可得出以下三个结论：①否定"存在亲生关系"。②支持"存在亲生关系"。③不排除"存在亲生关系"。

鉴定方法 以往亲子鉴定以血型检验为主，遗传学手段为辅助。血型检验的结果显示无遗传关系，可做出否定亲子关系的结论，但结果存在遗传关系也不能完全确定是亲子关系。用 HLA 进行父权鉴定并配合使用其他血型系统鉴定，父权确定概率高达99%以上。但此种检验方法操作和判读结果依靠人工，操作相对复杂，影响因素多；人类遗传表象受环境影响可发生变异，而且一些隐性遗传因子在子代根本没有表现，因此这种鉴定方法只能提供一种可能的参考，不能准确确定亲子关系。采用 DNA 基因鉴定技术后，肯定生物学父子关系的准确率达到99.99%以上，否定生物学父子关系的准确率则更高，几近100%，大大提高了亲子鉴定的准确性，使个体识别鉴定完成了从排除到高概率认定的质的飞跃。随着技术的进步，检查的样本由过去单纯的血液，扩大到头发、涎、骨骼、体液等几乎人体任何组织或器官都可以做鉴定，甚至还未出生的胎儿就可以利用孕妇羊水做鉴定。

强调事项 在亲子鉴定中应强调以下几个事项。①标本的真实性：确保标本来自相应的被鉴定人。②实验结果的准确性：试剂、仪器质量良好；实验结果的重复性好；充分考虑突变因素及

群体差异。③鉴定结论的科学性：肯定、排除、不排除。

标本事项 亲子鉴定标本的采集是证据链的重要组成部分，标本真实性是"证据"可靠的基础，因此必须做到：①标本有唯一性编号。②标本传递过程得到可靠性控制，特殊情况下需要有法律保障，行政、司法部门、案件相关人员在场（签字），被采集标本者需知情同意。③标本采集和转送切记勿污染。④标本应注明被鉴定人相关信息以及样本类型、采集时间等信息，不要弄错样本，保证送检样本与标记的人员信息一致。

常检测的标本主要有以下几种。①血液和羊水标本：亲子鉴定血液标本为佳，可用乙二胺四乙酸钾抗凝的全血，采静脉血后均匀涂在 10cm×10cm 大小的灭菌重叠 5 层纱布的中间位置上待凝固干后送检；也可以送检血迹标本；羊水标本采集必须在对孕妇和胎儿相对安全的合适孕周，一般是采集 14～24 周孕妇羊水20ml。②涎标本：可采用拭子采集，避免用手触及口腔棉签。被测试人员先用清水漱口，用棉签稍用力旋转并刷动，刮取口腔内两侧（内颊）皮肤及舌下处，可轻轻旋转或刮动 10 次左右后再取出，通常至少需要五根棉签。采集完成后，须完全风干（否则会发霉），再套回外包装袋中并封口。③毛发标本：从头发、睫毛、腋毛等处，拔下至少 5 根毛发，立刻放入已做好标记的信封内。应该注意的是，采集过程中不要用手触及毛发的毛囊部，确认能在毛发末端有肉眼可见的清晰毛囊。不要装入落在地上的和拔下已经很久的样本。

实施与操作规范 实施亲子

鉴定的单位和实验技术人员必须有相应资质。鉴定机构必需经司法部门注册，有专门的实验室及严格的管理规章制度；鉴定人必需取得司法部门的资格认可，并且经验丰富、操作熟练；实验室有严格的质量控制系统，有良好的仪器、设备并进行周期性校准维护；实验过程样本转移具备可溯源性；采用的分析技术具备科学性；实验过程正确设定对照；实验结果记录客观、及时、真实。

(沈 茜)

shíyàn zhěnduàn zhìliàng guǎnlǐ

实验诊断质量管理（laboratory diagnosis management） 综合运用社会科学、自然科学、人文科学、实验医学，以及其他相关学科的理论和方法，研究临床实验室在运营过程中包括基本建设、要素配置、业务流程、业务管理以及内、外部环境等在内的各项管理活动及其基本规律和方法的应用科学。临床检验实验室管理的任务是根据不同时期实验室的目标、要求和条件，运用管理规律，使实验室的各种人力、物力、财力资源均合理、有序、协调、高效地运转、投入、及时、准确、可靠地为临床及患者提供医疗信息，更好地为临床医疗、教学、科研服务。

简史 为保证临床实验室的质量，美国国会于 1967 年通过了《临床实验室改进法案》；1988 年又再次对此法案进行修正并于1992 年正式实施；2002 年国际标准化组织制定了专门针对临床实验室的管理标准，即 ISO/DIS 15189·2-2002《医学实验室：质量和能力的具体要求》，2007 年、2012 年均颁布了修订版本。该标准从管理和技术两个方面提出了诸如组织与管理、质量体系、审

核与评审、人员、设施与环境、设备、质量和技术记录、报告、外部支持和供应品、申诉等21项具体要求。国际上对临床实验室的管理标准与法规主要为 ISO 15189 和 CLIA 88 两种模式，两者存在互补性。①ISO 15189：主要强调实验室内部质量体系建立，在此基础上建立的实验室认可制度是实验室质量保证的较高标准。②CLIA 88：着眼于政府对临床实验室质量的外部监控，是政府对实验室强制执行的最低要求。它们对加强实验室管理，提高检验质量，减少差错率，进而提高医疗质量，降低医疗费用，保障患者健康，均有积极的促进作用。

范围 实验室的工作人员、设备、设施、资金等均为实验室的资源，如何有效整合利用这些资源对能否实现自己的工作目标、满足临床需求至关重要。实验室的工作完全符合管理工作的一些基本特征。只有实验室管理者认识到管理工作对于实验室的重要性，才会促使实验室服务水平得到质的提高。实验室的主任、班组长在一定程度上都扮演着管理者的角色。可以说管理渗透在实验室活动的各个方面，凡是存在实验室的地方就存在管理工作。成功的实验室管理必须至少具备以下五个条件。

明确实验室工作目的或目标 临床检验实验室的工作目的是以经济的和对患者伤害最小的方式，提供有效、及时、准确的检验信息，满足临床医师对患者在疾病预防、诊断、治疗等方面的需求。临床检验实验室管理必须围绕这一目的进行，不同实验室的工作目标可有所不同，既可将目标瞄准国际水平，参加国际统一标准的实验室认可，也可定位

为地区内检测能力领先的实验室，还可将目标定位于主要满足本院临床医师和患者的需求。目标确定后，实验室应进一步确定分目标以保证总目标的实现。

管理者的要求 必须具备领导团队达到目标的权力。要达到实验室设定的目标，实验室管理者必须具有相应的权力，如实验室内部组织结构的设定权、人事安排权、财务分配权等。医院领导只有授予实验室管理者这样的权力，才能保证实验室管理者的领导地位和权威，有利于实验室工作目标的实现。

具有必需的资源 资源是实现实验室工作目标的基础，没有资源保证，任何形式的工作目标都将落空。实验室必须具备必需的人力、设备、资金等资源。

个人工作岗位描述和岗位要求 实验室管理者对每个岗位的工作内容都应该围绕完成实验室的总体工作目标而设定，应对每一个工作岗位包括领导岗位进行详细描述并明确其职责，根据工作职责明确岗位要求，如学历水平、工作经验、工作业绩等。同时管理者应明确专业组之间、工作人员之间的关系，避免出现工作重叠和遗漏，切忌一个工作岗位受多人领导的情况出现。对每个岗位的工作描述最好能有量化考核标准，便于了解和评价工作人员的具体表现。

评估和改进 实验室管理者应紧密结合实际工作情况，定期对工作进行评估，如制定的目的能否实现、资源的整合是否存在缺陷、工作人员是否能够达到其岗位需求等。评估的目的和结果主要为了改正工作中存在的不足，有利于工作目标的顺利实现。

应用 实验室管理是整合和

协调实验室资源以达到既定目标的过程。管理过程通常由计划、组织、指导和控制四个阶段组成。

计划 主要指确立实验室工作目标，实行目标管理。管理的首要活动是计划，计划将对一个实验室的未来产生重大影响。计划主要包括建立工作目标、评价现实状况、明确时间进度和执行人、预测资源需求、完成计划内容、听取反馈意见。实验室管理者的一个重要职责就是制定计划，实验室的远期目标和近期目标是计划的重要内容。目标制定后的具体工作如书写标准操作规程和程序文件，可由专业组或技术人员完成。

组织 对实验室内部的人、财、物等各种资源进行有效整合和分配。确立目标后就要将实验室内部的人、财、物等资源合理配置，建立组织框架，高效利用现有资源，努力实现已制定的目标。实验室的组织结构为金字塔形，通常以组织框架图来表示，它明确了实验室中的上下级关系、专业组之间以及工作人员之间的关系。组织活动应注意以下原则。①目标性：每个工作岗位都有明确的工作目标和任务，这些岗位目标应与实验室的总体目标保持一致。②权威性：必须明确界定每一个工作岗位的权限范围和内容。③责任性：每一个工作人员都应对其行为负责，责任应与工作权限相对应。④分等原则：每一个工作人员都清楚其在实验室结构中所处的位置。⑤命令唯一性：一个人应只有一个上级，不宜实行多重领导。⑥协调性：实验室的活动或工作应很好地结合，不应发生冲突或失调。

指导 以建立的文件对已做的工作进行对比检查，协调、控

制整个检测过程，并修正已建立的目标及相关程序。实验室管理者应建立一系列规章、制度和标准，并依据有关规定指导实验室人员。具体工作是监督每天的日常工作以保证具体工作的正常进行。指导是管理过程四个环节中最直接的工作、最易发生问题的部分。

控制　主要涉及建立控制标准、衡量执行情况和采取纠正措施来完成。

建立控制标准　实现有效控制的基础。实验室应尽可能地为各项工作建立标准，以评价工作的执行情况。由于管理者不可能对所有过程进行监督并与标准进行对照，故应挑选出一些关键的控制点，通过对它们的衡量和监督实现对全部活动的控制。

衡量执行情况　实验室管理者可通过个人观察、统计报告、书面报告等形式收集实际工作的数据，了解和掌握工作的实际情况，并与标准进行比较，衡量实际工作与已制定标准是否存在差距。在此阶段最重要的是管理者应设法保证所获取的信息具有准确性、及时性、可靠性和适用性。

采取纠正措施　控制过程的最后一项工作是采取纠正措施。最常用的是除外控制，即纠正由标准与实际工作成效的差距产生的偏差。可采用以下两种方法。①改进工作：这是最常用的方法。分析问题所在和偏差产生的原因，采取相应纠正行动，如改变检测方法，改变人力资源分配等。②修订标准：在少数情况下，偏差源于标准制定不合适。修订标准必须慎重，因为其影响面较大。

现状及发展趋势　中国临床实验室的硬件环境已有较大的改善，检验人员技术素质也不断提高，但实验室内部质量管理与发达国家相比仍有一定差距，应进一步学习和借鉴国际先进实验室管理经验，进一步规范实验室管理，以高质量、高水平的服务、最大限度地满足临床医师、患者对检验工作的需求。《医疗机构临床实验室管理办法》的落实和临床实验室认可制度的推行，将使中国的临床检验实验室管理规范化，管理模式与发达国家接轨，有利于临床检验质量的提高，也可为提高其他学科管理水平起借鉴作用。

《医疗机构临床实验室管理办法》出台　意味着中国检验医学质量管理迈入法制化和规范化管理轨道，为提高临床检验质量和临床诊疗水平打下坚实基础，在一定程度上推动了检验医学的发展，但该办法的贯彻落实仍存在不平衡性，不同地区、不同医疗机构间临床检验实验室管理水平存在较大差距，还须加强建设，使管理提高到一个新的水平。

临床实验室认可制度的完善　与国际接轨的实验室认可制度是较高水平的要求，希望在满足《医疗机构临床实验室管理办法》基本要求之后在质量管理上再上一个台阶。中国已组建了针对临床实验室的专门评审机构，推动了临床实验室资格认可工作的顺利开展，已有一批实验室通过了ISO 15189 或 ISO 17025 的认可，还有的通过了美国病理学家协会认可，使中国临床检验实验室管理逐步与国际接轨。为促进实验室在日常检测过程中能高标准、严要求，提高临床检验质量，政府在对医疗保险定点医疗机构的选择中应对已通过临床实验室认可的医疗机构予以重点关注，形成实验室努力提高检验质量的动力，改变以往以行政命令为主要手段的管理模式，使临床检验管理的各种措施真正落到实处。

(郝晓柯　杨柳)

shíyànshì shēngwù ānquán
实验室生物安全（laboratory biosafety）　与实验室相关的生物安全，即要求实验室的生物安全条件和状态不低于容许水平，可避免实验室人员、来访人员、社区及环境受到不可接受的损害，符合相关法规、标准等对实验室生物安全责任的要求。确保实验室生物安全，就是要确保从事实验活动的工作人员的人身安全、实验室内其他人员的安全，确保实验室涉及的有害因子不会逃逸至实验室之外造成环境污染或危害动植物及他人，也要警惕和防止天然或人工制造的危害因子与自然界的相关因子发生基因交换、重组等产生严重后果。其中对环境的安全影响最广泛，实验室内生物安全问题容易产生突发性传染病事件，甚至成为突发性公共卫生事件。

实验室生物安全事故广泛分布在不同地域、国家和年代，有实验设施条件完备的发达国家，也有实验设施条件差的发展中国家。长期以来，实验室病原微生物的泄漏和意外事故时有发生，造成严重的生物安全问题。20世纪初已有关于实验室相关感染的报道。20世纪中叶美国建立了世界上最早的生物安全实验室，主要是制定了针对实验室意外事故感染所采取的对策。20世纪40年代美国为研究生物武器，开始实施"气溶胶感染计划"，大量使用烈性传染病的病原体，进行实验室、武器化和现场试验，与研究相关的实验室感染频繁发生。

内容 主要涉及实验室生物安全事故及生物技术发展带来的实验室生物安全问题。

实验室生物安全事故 包括病原微生物泄漏事故、实验室相关感染和生物因子被恶意使用。①发生的原因：如呼吸被有害因子污染的空气、沾染有害因子的器械刺破人体、被感染病原体的动物咬伤和抓伤，以及实验设施和设备运转不正常等。其中有实验室设施设备等硬件问题，而威胁最大的是对操作对象及其结果的风险评估不足或不可预见，涉及管理不到位、操作者技术不熟练、责任心不强、不严格按照操作程序进行等。②发生的途径：最常见的途径是气溶胶感染，其他途径有经血液和黏膜。

生物技术发展带来的实验室生物安全问题 ①利用 DNA 重组技术可能获得的对人类具有危害的新病原体，以及实验室废弃的基因重组产物可能对人体健康和生态安全所造成的威胁。②合成生物学研究过程及研究产物对实验室工作人员及公众健康造成的风险以及含有合成基因组的微生物发生意外泄漏时对环境造成危害的风险。③细胞操作、干细胞技术应用过程中污染细胞可能对实验操作者造成的生物危害。

范围 广义上，实验室生物安全包括操作人员的自身安全、实验室内其他人员的安全、对环境的安全和对实验动物的安全几个方面。

应用 十分广泛。研究、教学、临床等机构以及生物企业等的微生物和生物医学实验室，在从事与病原微生物菌（毒）种、样本有关的研究、教学、检测、诊断等活动时，其目的本应是为人类健康服务，但如果操作不当、防护不当或有害生物因子被不当使用，都可能发生实验室生物安全事故，造成严重危害。

现状及发展趋势 自"9.11"恐怖袭击事件以来，生物安全愈来愈引起全球的重视，是国际安全领域的重要内容，也日益成为社会普遍关注的重大问题。生物安全是国家安全的重要组成部分，而实验室生物安全是生物安全的重要内容。中国自 20 世纪 80 年代以来，在实验室生物安全管理方面取得了巨大成就，以 2004 年国务院公布施行的《病原微生物实验室生物安全管理条例》即为其标志性成果。

(耿文清)

shíyànshì shēngwù ānquán rènkě

实验室生物安全认可 （laboratory biosafety accreditation）

认可机构按照相关国际标准或国家标准，对实验室生物安全实施评审，证实实验室能够满足相关标准要求、具有保障实验室生物安全的技术能力和管理能力，实验室的生物安全防护水平达到了相应等级，并颁发认可证书。按照国际标准，认可是正式表明合格评定机构具备实施特定合格评定工作的能力的第三方证明，认证是与产品、过程、体系或人员有关的第三方证明。认可与认证是两个容易混淆的概念。认可是国际通行的能力评价制度。认可的本质是通过具有权威性、独立性和专业性的第三方机构按照国际标准等认可规范所进行的技术评价，证明认可的对象具有承担相应合格评定活动的能力。"全球承认"是国际认可论坛（IAF）以及国际实验室认可合作组织（ILAC）确定的一项基本目标，其目的是使合格评定活动通过国际互认，在促进全球经济发展和消除贸易技术壁垒中提供可靠的能力保障，使国际互认制度得到有效的采用，实现"一个标准、一次评定、全球接受"的目标。生物安全实验室认可是实验室认可的一项重要内容，实验室生物安全认可流程包括意向申请阶段、正式申请阶段、评审准备阶段、文件评审阶段、现场评审阶段（包括现场见证）、认可批准阶段、监督阶段以及复评阶段。了解实验室认可相关规范文件是准备申报实验室生物安全认可的第一步。实验室生物安全认可的作用与意义：表明实验室生物安全符合认可准则要求，具备了保障实验室生物安全的能力，实验室被列入获准认可机构名录，知名度得以提高。

简史 认可作为在合格评定方面证实能力和传递信任的国际通行手段和方式，对促进全球国际贸易、保障质量安全和推动社会发展等诸多方面发挥重要作用。目前，多数国家或经济体建立了集中统一的认可制度。中国于 20 世纪 90 年代初期建立了国家认可制度。2001 年 6 月 9 日，IAF 和国际实验室认可 ILAC 两大认可国际组织召开了第一次紧密合作委员会会议，标志着全球认可工作一体化进程的开始。2007 年 10 月 28 日，IAF 与 ILAC 在澳大利亚悉尼联合召开大会，确定自 2008 年起每年的 6 月 9 日为"国际认可日"，旨在推动认可活动的发展。为了进一步推动认可事业在全球的广泛发展，2009 年 10 月 IAF 和 ILAC 联合召开年会，将"国际认可日"更名为"世界认可日"。

范围 2003 年 SARS（严重急性呼吸综合征，又称传染性非典型肺炎）疫情之后，中国政府对生物安全问题极为重视，国务院于 2004 年颁布《病原微生物实验室生物安全管理条例》，规定生物安全实验室必须满足相应的国家标准，三级、四级生物实验室应通过国家认可。《全国人民代表大会常务委员会关于司法鉴定管理问题的决定》要求，司法鉴定机构依法通过计量认证或实验室认可。中国合格评定国家认可委员会（CNAS）于 2007 年颁布了《医学实验室安全认可准则 CNAS-CL36：2007》（ISO 15190：2003），规定了对医学实验室的安全要求；于 2009 年颁布了适用于操作生物因子的实验室的通用要求《实验室生物安全认可准则 CNAS-CL05：2009》，其内容包括两部分：第一部分等同采用国家标准《实验室生物安全通用要求》（GB 19489-2008），第二部分引用了中国国务院《病原微生物实验室生物安全管理条例》的部分规定。

应用　实现"全球承认"是国际认证认可制度发展的方向，也是中国认证认可工作努力实现的目标。为了实现"全球承认"的目标，长期以来，国际认可组织致力于建立一个相互承认的协议网络，其目的是促进全球贸易便利化、促进各国机构统一实施相关的国际标准、建立全球范围合格评定认可的互认制度、为成员认可机构的发展提供支持。

现状及发展趋势　2006 年 3 月 31 日，根据《中华人民共和国认证认可条例》的规定，中国合格评定国家认可委员会（CNAS）在北京正式成立，是中国依法设立的唯一的合格评定国家认可组织，统一负责对认证机构、实验室和检查机构等相关机构的认可工作。CNAS 已加入了 IAF 和 ILAC 以及 APLAC 和 PAC 国际范围和亚太区域的全部多边互认协

议，CNAS 认可的认证证书、检测与检查报告等在多边互认协议签约认可机构所在国家或经济体具有同等的可信性，为中国检测、检查和认证结果取得国际承认搭建了平台，在国际贸易中发挥了积极的作用。通过参与国际互认体系，中国认可结果在国内外得到广泛采信，中国认可扮演着越来越重要的角色。

（耿文清）

shíyànshì shēngwù ānquán guǎnlǐ tǐxì wénjiàn

实验室生物安全管理体系文件（laboratory biosafety management system document）　实验室生物安全管理体系的文件化形式，通常包括管理手册、程序文件、说明和操作规程、记录及安全手册。建立实验室生物安全管理体系文件的目的是规范和提高实验室的生物安全管理水平，对所有涉及实验室生物安全的过程和环节进行有效和持续地控制，避免失误、及时发现问题，防止实验室感染、病原微生物扩散，保护实验室工作人员和公众的健康，保护环境不受污染。①管理手册：实验室生物安全管理的纲领性和政策性文件，应在风险评估的基础上，以国家主管部门和世界卫生组织、国际标准化组织等发布的指南或标准为依据，对实验室安全管理体系的所有要素、相互关系、安全要求等做出明确规定，实验室活动应在管理手册所规定的范围内开展。②程序文件：规定实验室活动过程的文件，包括责任部门、责任范围、责任人、工作流程、任务安排、对操作人员能力的要求、与其他部门的关系及应使用的操作规程。③说明及操作规程：指导实验室员工完成具体任务的指导书，应

详细说明使用者的权限及资格要求、潜在危险、设施设备的功能、活动目的和具体操作步骤、防护和安全操作方法、应急措施、文件制定的依据等。④记录：证据和资料性文件，真实、可以提供足够的信息和保证可追溯性是基本要求。⑤安全手册：基于生物安全管理体系文件缩编的快速阅读性文件，应简明、易懂、易读，方便员工随时取用，基本内容应包括：紧急电话和联系人、实验室平面图、紧急出口、撤离路线、实验室标识系统、生物危险、化学品安全、辐射、机械安全、电气安全、低温、高热、消防、个体防护、危险废物的处理和处置、事件、事故处理的规定和程序、从工作区撤离的规定和程序。

（耿文清）

shíyànshì rényuán guǎnlǐ

实验室人员管理（laboratory staff management）　根据当前和未来预期实验室要开展的工作以及安全管理体系的要求，识别和确定对人力资源的需求并进行管理的过程。主要涉及 3 方面：①明确人事政策和岗位职责要求，对人员能力进行培训、评估和考核。②提供人力资源保障、人员权利保障和职业安全保障。③建立人事档案并进行维护和管理。在影响实验室安全和工作质量的诸多因素中，人是最重要的因素，也是实验室最重要的资源。

实验室人员管理的具体内容主要包括：①明确实验室安全负责人应具备的条件，包括具备专业教育背景，熟悉国家相关政策、法规和标准，熟悉所负责的工作，有相关的工作经历或专业培训，熟悉实验室安全管理工作，定期参加相关培训或继续教育。②提供所有岗位的职责说明，包括人

员的责任和任务，教育、培训和专业资格要求。③确保有足够的人力资源承担实验室所提供服务范围内的工作以及承担管理体系涉及的工作，员工的工作量和工作时间安排不应影响实验室活动的质量和员工的健康，符合国家法规要求。④制定培训计划，培训员工独立工作的能力，定期评价员工可以胜任其工作任务的能力和工作表现。人员培训计划主要包括上岗培训、对较长期离岗或下岗人员的再上岗培训、实验室管理体系培训、安全知识及技能培训；实验室设施设备（包括个体防护装备）的安全使用、应急措施与现场救治、定期培训与继续教育、人员能力的考核与评估。⑤建立每个员工的人事资料，可靠保存并保护隐私权。人事档案主要包括员工的岗位职责说明、岗位风险说明及员工的知情同意证明、教育背景和专业资格证明、培训记录，应有员工与培训者的签字及日期、员工的免疫、健康检查、职业禁忌证等资料、内部和外部的继续教育记录及成绩、与工作安全相关的意外事件/事故报告、有关确认员工能力的证据、应有能力评价的日期和承认该员工能力的日期或期限、员工表现评价。

（耿文清）

shíyànshì cáiliào guǎnlǐ

实验室材料管理 （laboratory material management）

建立全程和动态材料监督和管理机制，保障实验室材料安全的过程。实验室生物安全管理中的材料管理主要指危险性材料管理，包括生物材料和非生物材料。材料管理是保证实验室生物安全的重要环节之一。实验室应有选择、购买、采集、接收、查验、使用、处置和存储实验室材料（包括外部服务）的政策和程序，以保证安全。确保所有与安全相关的实验室材料只有在经查检或证实其符合有关规定的要求之后投入使用，应保存所采取的符合性查检活动的记录；应评价重要消耗品、供应品和服务的供应商，保存评价记录和允许使用的供应商名单；应建立实验室危险性材料的清单，清单内容包括危险性材料的来源、接收、使用、处置、存放、转移、使用权限、时间和数量等，相关记录要安全保存；对于一些大型实验室，建立实验室信息化管理系统是提高管理效率的有效途径；应特别注意区分菌毒种保藏机构与实验室性质的不同；实验室主要从事实验活动，实验室内仅应保存实验用量的危险性材料。关于病原微生物菌（毒）中保藏机构设置的技术规范、管理办法等应参照国家的相关规定，应按国家相关规定的要求使用和管理实验室危险材料，尚未制定针对实验室生物材料管理具体技术标准的地区，实验室可参照有关危险品管理的规定和要求，结合生物材料的特性，以风险评估为依据，建立针对实验室内部人员和外部人员的安全和安保制度及管理程序，并采取可靠、有效的物理防范措施，如保险柜、电子防盗标签、监控和报警系统等。

（耿文清）

shíyànshì huódòng guǎnlǐ

实验室活动管理 （laboratory activity management）

实验室管理层对实验室活动进行控制、管理和监督，确保实验室活动安全、有效进行的过程。实验室活动是实验室的核心工作，也是可能发生意外、事故的必然过程。实验室应建立计划、申请、批准、实施、监督和评估实验室活动的政策和程序，并指定每项实验室活动的项目负责人。实验室活动应按有关管理文件及制度安全有序地进行：①在开展活动前，应首先对拟从事的实验室活动进行风险评估，了解实验室活动涉及的任何危险，为实验人员提供如何在风险最小的情况下进行工作的标准操作规程，包括正确选择和使用个体防护装备。②实验室应进行实验室活动的相关培训，使所有进入工作场所的内部人员和外来人员了解实验室活动可能涉及的任何危险，实验人员能掌握良好的工作行为和标准操作规程并严格遵照执行，涉及微生物的实验室活动操作规程应利用良好微生物标准操作要求和（或）特殊操作要求。③实验室应有针对未知风险材料操作的政策和程序，不可从事风险不可控制的实验室活动，在不具备条件时应停止操作。④实验室应建立对实验室活动记录进行识别、收集、索引、访问、存放、维护及安全处置的程序，明确规定对实验室活动进行记录的要求，至少应记录的内容、记录的要求、记录的档案管理、记录使用的权限、记录的安全、记录的保存期限等。⑤实验室可根据需要，在关键部位设置监视器，实时监视并录制实验室活动情况和实验室周围情况。⑥从事高致病性生物因子感染的动物实验活动是极为专业和高风险的实验室活动，实验人员必须参加针对特定活动的专门培训和演练（包括完整的感染动物操作过程、清洁和消毒、处理意外事件等），而且实验室要定期评估实验人员的能力以及管理层的能力。

（耿文清）

shíyànshì shèshī shèbèi guǎnlǐ

实验室设施设备管理 （laboratory facility and equipment management）

对实验室设施设备的购置、使用、维修、维护、保养以及报废等进行控制和监督，确保实验室设施设备安全与合理使用的过程。设施设备是生物安全实验室的基本要素，也是确保实验室生物安全、完成实验室工作的必备条件。实验室设施设备管理的原则是优先满足生物安全要求，同时考虑社会效益和经济效益。实验室设备包括生物安全防护设备和科学研究设备。

生物安全防护设备包括防护屏障设备，如生物安全柜、负压隔离装置、高效过滤器、个体防护装备等，以及消毒灭菌设备，如高压灭菌器、污水处理系和焚烧炉等，用于保护环境、人员和实验对象；科学研究设备主要用于科学实验、检测等实验活动，是实验室必须使用的设备。实验室在选择生物安全防护设备和科学研究设备时要充分考虑实验室的实验活动以及所操作的病原体特点，尽可能选用生物安全型的科学研究设备，如生物安全型离心设备、移液辅助器、接种环、电子灭菌器、生物安全型酒精灯等，以提高安全性。实验室应制定设施设备（包括个体防护装备）管理的政策和程序，包括设施设备完好性的监控指标、巡检计划、使用前核查、安全操作、使用限制、授权操作、消毒、禁止事项、定期校准或检定，定期维护、安全处置、运输、存放等。设施设备维护、修理、报废或被移出实验室前应先去污染、清洁和消毒，应制定在发生事故或溢漏（包括生物、化学或放射性危险材料）时对设施设备进行去污染、清洁

和消毒的专用方案。设施设备应由经过授权的人员操作和维护，每次使用前或使用中应确认设施设备的性能处于正常工作状态并记录。在设施设备的显著部位标示出其唯一编号、校准或验证日期、下次校准或验证日期、准用或停用状态以及设施设备中存在危险的部位。如果使用个体呼吸保护装置，应做个体适配性测试，每次使用前核查并确认符合佩戴要求。

设施设备档案的主要内容包括：①制造商名称、型式标识、系列号或其他唯一性标识；②验收标准及验收记录、接收日期和启用日期、接收时的状态（新品、使用过、修复过）以及当前位置；③制造商的使用说明及其存放处、服务合同；④预计更换日期或使用寿命、维护记录和年度维护计划、校准（验证）记录和校准（验证）计划；⑤任何损坏、故障、改装或修理记录、安全检查记录。

（耿文清）

shíyànshì shēngwù ānquán fēngxiǎn pínggū

实验室生物安全风险评估 （risk assessment of laboratory biosafety）

评估实验室活动风险大小以及确定风险是否为可容许的全过程。通过开展风险评估，分析和识别实验室活动可能存在的风险，明确可能导致实验室生物安全事故的因素，为采取措施进行风险控制提供依据。风险（risk）是危险发生的概率及其后果严重性的综合；危险（hazard）是可能导致死亡、伤害或疾病、财产损失、工作环境破坏或这些情况组合的根源或状态。实验室生物安全风险评估是实验室生物安全工作的核心。风险评估应形成风险评估报告，并经实验室所

在机构生物安全主管部门批准。

风险评估报告是实验室采取风险控制措施、建立生物安全管理体系、制定安全操作规程以及确定实验室生物安全防护水平的依据。实验室生物安全风险评估涉及病原微生物、建筑设计、防护材料、空气动力等多个学科和领域，涵盖生物、化学、物理等多方面来源的安全问题。

风险评估内容包括病原微生物危害评估、实验室活动风险评估、设施设备安全风险评估、人员健康监测等多方面。针对病原微生物的危害评估包括病原微生物的一般生物学特性，如生物因子种类、来源、传染性、传播途径、易感性、潜伏期、剂量-效应关系、致病性、变异性、在环境中的稳定性、与其他生物和环境的交互作用、流行病学资料、预防和治疗方案等。风险评估的依据包括国家主管部门和世界卫生组织、国际标准化组织等机构或行业权威机构发布的指南、标准等。

（耿文清）

shíyànshì shēngwù ānquán fánghù shuǐpíng fēnjí

实验室生物安全防护水平分级 （laboratory biosafety level）

进行实验室生物安全防护水平分级的目的是确保实验室工作人员不受实验对象侵染，确保周围环境不受其污染。实验室生物安全防护水平确定的依据是国家相关主管部门发布的病原微生物分类名录和风险评估。实验室生物安全防护水平（BSL）分为一级、二级、三级和四级，一级防护水平最低，四级防护水平最高。用BSL-1、BSL-2、BSL-3、BSL-4表示仅从事体外操作生物因子的实验室的相应生物安全防护水平，

用 ABSL-1、ABSL-2、ABSL-3、ABSL-4 表示包括从事活动物在体操作的实验室的相应生物安全防护水平。①生物安全防护水平为一级的实验室适用于操作在通常情况下不会引起人类或者动物疾病的微生物。②生物安全防护水平为二级的实验室适用于操作能够引起人类或者动物疾病，但一般情况下对人、动物或者环境不构成严重危害，传播风险有限，实验室感染后很少引起严重疾病，并且具备有效治疗和预防措施的微生物。③生物安全防护水平为三级的实验室适用于操作能够引起人类或者动物严重疾病，比较容易直接或者间接在人与人、动物与人、动物与动物间传播的微生物。④生物安全防护水平为四级的实验室适用于操作能够引起人类或者动物严重疾病的微生物，以及尚未发现或者已经宣布消灭的微生物。实验室生物安全防护的基本原理是将操作对象与操作者隔离（一级防护屏障）和将操作对象与环境隔离（二级防护屏障）。一级防护屏障主要包括生物安全柜、各种密闭容器、离心机安全罩等基础隔离设施及个体防护装备。个体防护装备（PPE）用于防止人员个体受到化学性、生物性或物理性等危险因子伤害的器材和用品。二级防护屏障涉及的范围很广，包括实验室和建筑以及安装的各种技术装备和措施。中国于 2008 年颁布了国标《实验室生物安全通用要求 GB19489：2008》，将生物安全三级实验室分类进行了细化，根据实验活动的差异、采用的个体防护装备和基础隔离设施的不同，实验室分以下几种。①4.4.1：操作通常认为非经空气传播致病性生物因子的实验室，如操作 HIV

的实验室。②4.4.2：可有效利用安全隔离装置（如生物安全柜）操作常规量经空气传播致病性生物因子的实验室。③4.4.3：不能有效利用安全隔离装置操作常规量经空气传播致病性生物因子的实验室。④4.4.4：利用具有生命支持系统的正压服进行操作常规量经空气传播致病性生物因子的实验室。

简史 20 世纪 70 年代中期，美国出版了《基于危害程度的病原微生物分类》，首次提出将病原微生物和实验室活动分为四个等级的概念。1983 年，美国国立卫生研究院（NIH）和美国疾病预防控制中心（CDC）出版了《微生物和生物医学实验室生物安全》，世界卫生组织出版了《实验室生物安全手册》，至此，病原微生物和生物安全实验室按四个等级进行分类得到了国际承认，生物安全实验室的建设也有了基本统一的标准。

范围 十分广泛。科研、教学、临床等机构以及生物企业等的微生物和生物医学实验室，在从事与病原微生物菌（毒）种、样本有关的研究、教学、检测、诊断等活动时，均需要确定实验室生物安全防护水平；实验室生物安全防护水平分级也用于指导各级生物安全实验室的设计、建造及使用。

现状及发展趋势 根据实验活动的差异、采用的个体防护装备和基础隔离设施的不同，对实验室生物安全防护水平分级进行细化，特别是对生物安全三级实验室进行进一步分类，已逐渐被认同。美国农业部与卫生部将生物安全三级实验室进一步区分出不能有效利用安全隔离装置进行感染动物饲养的实验室，并对实

验室的设施设备等作了专门规定。

（耿文清）

shíyànshì zhíyè bàolù

实验室职业暴露 （laboratory occupation exposure） 实验人员在从事实验室活动过程中，接触有毒、有害物质或传染病病原体，可能损害其健康或危及生命。此类职业暴露，可分为感染性、放射性和化学性（如消毒剂、某些化学药品）职业暴露以及其他职业暴露。获得性免疫缺陷综合征（AIDS）职业暴露是指工作人员在从事 AIDS 防治工作或者其他相关工作过程中被人类免疫缺陷病毒（HIV）感染者或 AIDS 患者的血液、体液污染了破损的皮肤或非胃肠道黏膜，或被含有 HIV 的血液、体液污染了的针头及其他锐器刺破皮肤，而具有被 HIV 感染可能性的情况。

造成 AIDS 病毒职业暴露的原因：①没有制定生物安全防护管理制度。②没有遵守安全操作规程，缺乏自我防护知识与技能。③工作中发生意外，如实验室工作中皮肤或黏膜意外被针刺或其他锐器损伤，或感染者分泌物或血液意外溅入实验室工作人员的眼、鼻、口中等。

AIDS 病毒职业暴露后处理原则：①紧急局部处理：用肥皂和水清洗被污染的皮肤，用生理盐水冲洗黏膜。如有伤口应轻轻挤压，尽可能挤出损伤处的血液，用肥皂水或清水清洗。②受伤部位的消毒：伤口应用消毒液（如75% 酒精，0.2%～0.5% 过氧乙酸，0.5%碘伏等）浸泡或涂抹消毒，并包扎伤口。对暴露者的处理有以下 4 点。①暴露者应暂时脱离工作岗位。②由专家对暴露级别进行评估，确定是否进行药物预防，如有必要，应于 24 小时

内开始服药并坚持完成整个过程。原则上，预防性用药应当发生 AIDS 病毒职业暴露后尽早开始，最好在 4 小时内实施，最迟不得超过 24 小时；即使超过 24 小时，也应实施预防性用药。③实验室人员发生 AIDS 病毒职业暴露后，应立即向单位负责人和当地疾病控制中心报告并进行记录。④医疗卫生机构应当给予随访和咨询，随访和咨询的内容包括：在暴露后的第 4 周、第 8 周、第 12 周及 6 个月时对 AIDS 病毒抗体进行检测，对服用药物的毒性进行监控和处理，观察和记录 AIDS 病毒感染的早期症状等。AIDS 病毒职业暴露的预防措施：①制订、实施医疗实验室安全操作和普遍性防护措施指南。②加强对有关人员 AIDS 传播途径及自我防护的宣传教育以及相关知识技能的培训，提高预防 AIDS 的知识水平及自我防护能力。③设有专门的组织和管理系统，落实好防止职业暴露的各项安全操作和个人防护措施。

(耿文清)

shíyàn zhěnduàn fāngfǎxué fēnjí

实验诊断方法学分级

（laboratory diagnosis method grading） 根据方法学的准确度与精密度对实验诊断方法进行分级。不同级别的方法有不同的应用目的，并且使用不同级别的参考物质进行校准，实验室应根据检测工作的需要，用不同分析方法和不同级别参考物质。

方法 分为决定性方法、参考方法和常规方法三级。

决定性方法 准确度最高、系统误差最小，其测定结果与"真值"最为接近的实验方法。主要技术有重量分析法、中子活化法以及同位素稀释-质谱法（IDMS）等。

参考方法 经过详细研究证实其不准确度和不精密度可以被忽略的方法。这类方法干扰因素少、系统误差很小，有适当的灵敏度、特异度和较宽的分析范围。参考方法可以在生产厂家和临床实验室中，由经过高度专业培训的人员来开展，也可在条件优越的实验室做常规分析。

常规方法 具有足够的精密度、准确度、特异度和适当的分析范围，且操作便捷，应用于常规检测。

指标及参数 主要有参考物、校准物、控制物。

参考物 也称标准品，是具有一种或多种成分、含量均匀确定的物质。①一级参考物：含量确定、稳定而均一的物质，其含量由决定性方法或由高度准确的若干方法确定，一级参考物均有证书。②二级参考物：可以是水、有机溶剂或某特殊基质的纯溶液。可由实验室自己配制或为商品化产品，其物质的量由参考方法定值或用一级参考物比较而确定。

校准物 使用二级参考物校准，其值由生产厂商常规检测系统确定。

控制物 具有与检测过程相适应的特性，其成分及基质与检测样本相同或相似，而且均匀、稳定。

应用 包括三种试验方法及参考物、校准物、控制物的应用。

决定性方法 技术要求太高、费用昂贵，不直接用于鉴定常规方法，而主要用于评价参考方法和对一级参考物定值。

参考方法 可以在生产厂家和临床实验室中，由经过高度专业培训的人员来开展，也可在条件优越的实验室做常规分析。其主要用于鉴定常规方法，评价其

误差大小、干扰因素，并决定是否可以被接受；用于二级参考物和控制物定值、商品试剂盒的质量评价等。

常规方法 性能指标符合临床需要且经济实用，应用于临床常规检验，常规方法经评价以后，经有关学术或行业组织认可，可以作为推荐方法。

参考物 用以校准仪器设备、评价测量方法，或给其他物质赋值。附有证书的参考物称为有证参考物质，其特性值由建立了溯源性的测量程序确定，每个参考值都附有其置信水平的不确定度。一级参考物用于校正决定性方法，评价和校正参考方法，以及为"二级参考物"定值；二级参考物主要用于常规方法的标化和校准物或控制物的定值。

校准物 用于对常规方法和仪器的校准。

控制物 用于常规质量控制，以监测患者样本检测的精密度和准确度变化。

评价 不同级别的实验方法和参考物有不同的使用目的，且相互有一定的关系，各级实验方法和参考物的相互关系见图。

(李 萍)

shíyànshì jiǎncè liàngzhí sùyuán

实验室检测量值溯源

（laboratory assay traceability of value quantity） 一条具有规定不确定度的不间断的比较链，使实验室测定结果或标准值具有能够与规定的参考标准（通常是国家标准或国际标准）联系起来的特性。实验室检测量值溯源是为实现检验结果一致可比和准确可靠的重要计量活动，该计量活动不仅依赖于科学技术手段，还需要有相应的法律、法规和行政管理，使其得以有效实行。

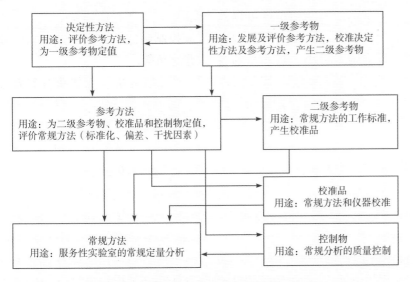

图　各级实验方法与参考物的相互关系

方法　按一定的溯源顺序进行量值溯源。溯源顺序通常采用溯源等级图来描述（图）。

图中描述了多层次多水平相互交错的测定方法和校准物质，箭头方向表示相互的关系。在每一级水平，图左边的参考物用作校准右边的测定方法，后者可为下一级参考物定值。SI 单位溯源链开始于被测物顶端（检测系统、分析物、测定值的种类），遵循 SI 单位的溯源路径（通过一级参考测定方法和一级参考物），溯源链结束于测定患者样本的终端用户常规测定方法。溯源链自上而下各环节的溯源性逐渐降低，而不确定度逐渐增加。理想的溯源链终点是 SI，传递如图。但一些分析物无公认的参考物质或参考方法，因此不能提供其溯源路径。例如，镁在血浆中以与蛋白结合形式、离子形式和复合物形式存在，镁的测定表达为总的离子浓度形式和复合物形式。由于有不同的量值，其参考物需要追踪各自的溯源路径，某些溯源路径不能提供或从技术方面还得不到某些分析物的超纯物质（一级参考物），溯源不能实现。因此，在生物样本中，根据其病理生理特点，用 SI 单位表示的分析物实际上是一个种类或一组物质而不是单一物质。如某分析物在血清中，可能以完整的形式、降解产物或复合物形式存在；也可能因不同的异构体或不同的糖基化而具有不均匀性。另外，对于 SI 单位标识的分析物，因使用的抗体所作用抗原表位的不同，用不同的免疫方法测定，可能显示不同的分析特性，如人绒毛膜促性腺激素（HCG）以不同的分子形式存在于血清，一些形式表达在妇女的妊娠期间，另一些形式表达在某些肿瘤疾病中，测定不同的表达形式，用于不同的诊断目的。对没有 SI 单位的分析物，可溯源到"国际惯例"表示的参考物质和参考测定方法。国际惯例的参考物质和参考测定方法不等同于 SI 单位溯源链中的一级标准品和一级参考方法，而是国际惯例使用的替代品和替代方法。常规实验室了解各溯源方式，为获得其分析测定项目的溯源依据提供路径。

指标　校正常规方法的参考物必须能溯源到国家或国际规定的参考方法，最好是溯源到 SI（国际单位制），SI 单位表示该物质量值的准确性达到计量基准，其具有非常小的不确定度。使用测量不确定度表征被测量的真值所处的量值范围，实验结果不仅要给出测量值 X，还要标出测量确定度的总不确定度 U，即实验结果为 $x = X \pm U$。测量不确定度

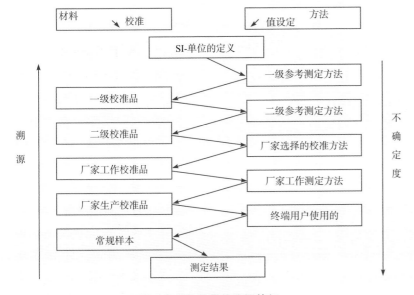

图　参考物的量值溯源等级

的范围越窄，测量结果就越可靠。不确定度按其数值的评定方法可归并为两类分量：多次测量用统计方法评定的 A 类分量 U_A；用其他非统计方法评定的 B 类分量 U_B。总不确定度由 A 类分量和 B 类分量合成，即 $U = \sqrt{U_A^2 + U_B^2}$。在临床实验室中，A 类不确定度占主导，B 类不确定度可忽略不计。实验室可以根据批内、批间的重复性试验分别得到批内和批间变异；根据能力验证（PT）的结果得到系统的偏倚，计算得到总不确定度。影响临床实验室检验结果不确定度的因素还包括分析前因素、离心条件、试剂和标本储藏条件等的影响。

评价　临床实验室通过校准为其检测系统确定标准值。为达到检测结果的准确性和一致性，必须保证参考物设定值可溯源到可能的参考方法和（或）可能的高一级参考物质，以使常规的检测系统对患者样本的检测，在计量单位一致的前提下，得到和参考系列相同的检测量值。临床医师通常将实验室检验结果与参考范围和医学决定水平进行比较，结合患者其他医学信息做出临床判断。如果实验室间的检验结果不能达到良好的一致性，使来自于不同实验室的参考范围和医学决定水平有差异，将混淆临床医师的医学判断，并可能导致错误的医学决策。特别对于由科学家或专业协会建议和提倡运用共同判断标准对治疗进行干预的检测项目，例如在高胆固醇血症和糖尿病的治疗指南中，提出根据检验结果得出的临床诊断值、干预值和目标值等。实验室间的检验结果缺乏一致性，可能导致对检验结果的错误解释和对疾病的错误干预；开展量值溯源和检测系统的标准化，可以实现各实验室测定结果的一致性或不同医院的实验室检验结果的互认性，以取得实验结果在空间和时间上的可比性。由于测量不确定度表述了测量的真值所处的量值范围，临床医师可以科学、客观地分析实验室测量结果，结合临床做出科学合理的临床判断和医学决策。

（李　萍）

shíyàn zhěnduàn fāngfǎ xìngnéng píngjià

实验诊断方法性能评价（laboratory diagnosis method performance evaluation）

通过实验途径测定实验诊断分析方法的技术性能，并评价其是否能被接受的过程。

方法　任何分析方法都存在一定的误差，为保证高质量的临床实验室服务，实验室须对经过初步试验之后、用于临床实践之前的选定的实验诊断方法或已用方法进行严格、系统地技术性能评价，以确定方法误差是否影响临床判断，即方法性能是否满足临床需要；或对厂家所提供的技术性能指标进行验证，以确定厂家申明的性能指标在临床实验室是否能够达到。所指的实验方法包括试验分析方法学和仪器，以及与分析相关的校准、质控、操作规程、分析人员、分析环境等所组成的系统。

指标　通常的方法学性能指标有准确度/正确度、精密度、检测限、分析测量范围等。

准确度/正确度　准确度指单次测量值与真值接近的程度，二者之差称偏差，来自于方法的系统误差和随机误差。正确度指一系列测量结果的平均值与真值之间的接近程度，二者之差称偏倚，来自于方法的系统误差。现实通常用可接受参考值代替真值，可接受参考值是在严格的实验条件下，使用准确和精密的方法（通常是参考方法），经过多次（>20次）测定所得的平均值，代表相对意义上的真值。

评价方法准确度常用以下试验。①方法比较试验：将试验方法（待评价或待验证的方法）与比较方法（参考方法或准确度已知的方法）进行比较，用于评价试验方法的恒定和比例系统误差。②回收试验：用于评估试验方法准确测定加入纯分析物的能力，结果用回收率表示，可以检测试验方法的比例系统误差，并可有助于校正物的定值。③干扰试验：定量检测样本中的干扰物质引起试验方法的恒定系统误差。

精密度　同一样本在一定条件下多次重复测定得到的一系列单次测定值之间的接近程度，是表示测定结果中随机误差大小程度的指标。精密度自身无量度指标，常用标准差（S）或变异系数（CV）来描述不精密度，从而度量精密度大小。标准差或变异系数越小，精密度越好，反之则差。变异系数是样本标准差与样本均数的百分比值，即 $CV(\%) = \dfrac{S}{\bar{X}} \times 100$，CV 用于比较各组数据间的变异情况，不受单位的影响。

重复性试验是评价方法精密度的常用方法。①批内重复性试验：在相同条件下（同样方法、同一种试剂和标准品、同样仪器、在同一实验室、由同一人操作、并保持实验期间准确度不变），对同一样本在尽可能短的时间内进行多次重复测定，计算其均值（$\bar{X}$）、标准差和变异系数。②批间重复性试验：将同一样本每批一次随机插入常规样本中测定，连续测定 20 批，计算其 $\bar{X}$、标准差和变异系数。

检测限　检测系统可检测出的最低分析物浓度。此浓度限值针对要求准确定量的体液中的某些低浓度物质。有以下 3 种可以表示检测限的术语。①检测低限（LLD）：空白样本测定均值加 2 倍（或 3 倍）空白样本标准差，即 95% 可能性（或 99.7% 可能性）。LLD = $\bar{X}$（空白样本）＋2S（空白样本），为 95% 可能性；LLD = $\bar{X}$（空白样本）＋3S（空白样本），为 99.7% 可能性。LLD 反映了方法对空白样本测定的不确定度。②生物检测限（BLD）：检测低限加 2 倍（或 3 倍）检测限样本标准差，即 95% 可能性（或99.7% 可能性）。BLD = LLD + 2S（检测限样品），为 95% 可能性；BLD = LLD+3S（检测限样品），为 99.7% 可能性。BLD 更真实地反映实际检测限浓度水平样本测定的不确定度。③功能灵敏度（FS）：重复测定变异系数为 20%的检测限样本浓度，即在预期检测限附近几份不同浓度的样本重复性试验测定结果中，变异系数为 20% 的检测限样本浓度。功能灵敏度反映了方法能可靠测定的最低浓度。

分析测量范围（AMR）　对没有进行任何预处理（稀释，浓缩等）的样本，分析方法能够直接测定出的待测物的范围，也就是系统最终的输出值（活性或浓度）与被分析物的活性或浓度成线性比例的范围，反映整个系统的输出特性。常用线性实验来评价试验方法的分析测量范围。

评价　随着科学技术的进步，临床检验方法不断发展、创新和完善，为临床提供了更多有价值的方法或技术，并为实验室提供了更多准确、精密、操作便捷的方法或技术。这些方法、技术在其使用实验室的性能状态，是否满足实验室认可、行业规范或各级临床实验室的要求，通过方法性能评价或性能验证可获取合规性的客观证据。

（李　萍）

shíyàn zhěnduàn xiàngmù píngjià

实验诊断项目评价（laboratory diagnosis project evaluation）

评价实验诊断方法的临床应用性能，了解实验诊断方法对疾病的诊断和治疗的影响和价值。

方法　对一项实验诊断的评价主要包括以下 3 方面。

真实性　反映患病实际情况及程度，亦称诊断的准确性。真实性要求一项实验诊断具备能正确鉴别患某病和未患某病的能力。将各评价指标综合分析，用于评判某诊断指标的临床效能，评价的标准方法是对使用"金标准"诊断的患者和非患者，采用某种试验方法进行检测，然后将所测得的阳性和阴性结果，列入四格表（表），之后对实验诊断项目进行评价。四格表中的 a 为真阳性数，b 为假阳性数，c 为假阴性数，d 为真阴性数。

实用性　包括以下 4 点。①该实验诊断能提高诊断准确率、帮助制定合理的治疗和预防策略，得到最佳健康服务结果。②有良好的经济效益，即仪器设备、试剂及配套设施所需的费用患者或保险机构或政府能接受。③仪器或方法操作易掌握或控制。④患者依从性好，对患者可能产生的危险性小等。

可靠性　一项实验诊断在完全相同的条件下，重复使用时获得相同结果的程度。一般用符合率来表示（见实验诊断方法性能评价）。

$$符合率 = \frac{重复得相同果的次数}{次} \times 100\%$$

指标　常用评价指标主要包括灵敏度、特异度、阳性似然比、阴性似然比、阳性预测值、阴性预测值、受试者工作曲线等。

敏感度（SEN）　即真阳性率（TPR），在使用"金标准"被诊断为"患病"的病例中，应用某诊断性试验检测诊断为阳性的例数的比例。真阳性例数愈多，灵敏度愈高，漏诊病例（漏诊率）愈少，其计算公式为：

$$SEN(TPR) = \frac{a}{a+c}$$

1-灵敏度（1-SEN）又称假阴性率（FNR），其计算公式为：

$$1-SEN(TPR) = \frac{c}{a+c}$$

特异度（SPE）　即真阴性率（TNR），在使用"金标准"诊断被为"无病"的例数中，应用某诊断性试验检测结果为阴性的

表　诊断试验评价四格表

诊断试验	金标准		
	病例	非病例	合计
阳性	a（真阳性）	b（假阳性）	a+b
阴性	c（假阴性）	d（真阴性）	c+d
合计	a+c	b+d	a+b+c+d

例数的比例。真阴性例数愈多，特异度愈高，误诊病例（误诊率）愈少，其计算公式为：

$$SPE = \frac{d}{b+d}$$

1-特异度（1-SPE）又称假阳性率（FPR），其计算公式为：

$$1-SPE(FPR) = \frac{b}{b+d}$$

特异度和灵敏度是一对矛盾的统一体，随诊断分界点的变化而变化，二者关系见图。对于严重且能治疗的、假阳性结果不会引起患者过重心理负担的疾病，要求有高的灵敏度。某些疾病的诊断，如恶性肿瘤的诊断，一旦误诊将给患者带来严重的心理负担和治疗风险，这些试验诊断要求有高的特异度。通常灵敏度高的试验用于筛查，特异度高的试验用于确诊。

阳性似然比（+LR） 等于TPR与FPR的比值，可用于描述诊断性试验阳性时患病与不患病的机会比。若该比值大于1，则随比值的增大，患病概率也增大；若其比值小于1，则患病概率较小。计算公式为：

$$+LR = \frac{TPR}{FPR} = \frac{a}{a+c} \Big/ \frac{b}{b+d} = \frac{Sen}{1-Spe}$$

阴性似然比（-LR） 等于假FNR与TNR的比值，其可用于描述诊断性试验阴性时患病与不患病的机会比。其比值愈大，则患病概率愈小；比值愈小，则患病概率愈大。计算公式为：

$$-LR = \frac{FNR}{TNP} = \frac{c}{a+c} \Big/ \frac{d}{b+d} = \frac{1-Sen}{Spe}$$

阳性预测值（+PV） 诊断性试验检测的全部阳性例数中，"患病"患者（真阳性）所占的比例。计算公式：

$$+PV = \frac{a}{a+b}$$

阴性预测值（-PV） 诊断性试验检测的全部阴性的例数中，"无病"者（真阴性）所占的比例。计算公式为：

$$-PV = \frac{d}{b+d}$$

诊断效率（准确度） 诊断性试验检测为真阳性和真阴性的例数在总检测例数中的比例，其计算公式为：

$$ACC = \frac{a+d}{a+b+c+d}$$

受试者工作特征曲线（ROC）即ROC曲线，是以真阳性率（灵敏度）为纵坐标，假阳性率（1-特异度）为横坐标做图所得出的曲线，是表示灵敏度与特异度互相关系的方法，所得的曲线可以决定最佳分界值。一般多选择曲线转弯处，即灵敏度与特异度均较高的点为分界值。

评价 ①真实性的各评价指标有助于临床医师选择合理、可靠、有效的诊断试验，以及判断检验结果对于某种诊断的贡献大小，确定和执行合理的医疗决策。②灵敏度、特异度是两个最重要的试验方法固有的指标，其他评价指标（如预测值等）都可用其来推导。③阳性及阴性预测值在指导临床诊断时比灵敏度、特异度更直观、更容易理解和应用，在临床实践中，若患者的检验结果为阳性，必须参考该诊断试验的阳性预测值；结果为阴性时，必须参考其阴性预测值。但这两个指标与患病率或就诊率有关，即被检验的患者属于研究预测值时所考虑的研究群体，当其组成（患病率）有变化时，可以影响到预测值的大小。④似然比表达的是在某种诊断性试验结果范围内患有或不患有某种疾病的概率，是将灵敏度及特异度较好结合起来的指标，不受患病率的影响。⑤ROC曲线是目前公认的诊断试验准确度评价的标准方法，且可用于比较两种或两种以上诊断试验的临床实用价值，以帮助医师做出最佳选择，并在循证医学、临床试验、临床检验、统计模型质量的判别等方面具有十分重要的应用价值。

（李 萍）

shāichá shíyàn

筛查试验（screening test） 从表面健康的人群中发现潜在的患者或有缺陷者或早期发现某疾病的实验。筛查实验的目的：疾病

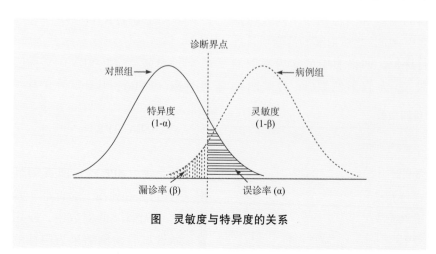

图　灵敏度与特异度的关系

的早期发现、诊断和治疗；检出某种疾病的高危人群；传染病和医学相关事件的预防和控制。包括以整个目标人群为对象的整群筛查和以群体中的亚群或有某种特征的人群为对象的选择性筛查。筛查实验通常用于对整个人群或特定人群中是否存在初测物的检查。要求筛查实验有较高的敏感度，即高的阳性检出率，因此可能产生假阳性结果。但在有较好的确证实验及不会带来严重后果的前提下是利大于弊。某些情况下漏诊会带来较严重的临床后果，如使用感染血液进行输血或错过严重但可治疗的时间和条件等。此时采用筛查实验并对筛查阳性的结果进行确认实验，以避免漏诊怠慢治疗或带来严重医疗问题。

筛查的原则：是重要的健康问题；有治疗的条件；有可行的诊断和治疗措施；在疾病的隐藏期；有试验检查的条件，且该试验检查可被接受；病史可充分理解；试验消费经济可行；筛查实验可持续开展等。如大便潜血试验筛查肠癌，结核菌素试验（又称 PPD 试验）以筛查结核菌感染，宫颈刮片细胞学检查以筛查子宫癌等。筛查实验不能对某一特定疾病做出肯定性诊断，且无症状人群中疾病患病率一般较低，筛查实验应选择敏感度高的实验以减少漏诊；筛查实验通常面临的人群数量相对较大，因此通常选择操作简变、快速、价廉、危害较小的实验。

（李 萍）

zhěnduàn shíyàn

诊断试验（diagnostic test）

通过实验室检查协助临床确诊的试验。诊断实验用于特定疾病的检出，临床可疑指征的判断，或将某一疾病与其他疾病鉴别的试验检查，或区别可疑患病但实际无病者。诊断实验要求有适当的敏感度和特异度，对医疗保健具有十分重要的作用，可提供患者疾病的信息，了解疾病的机制和自然病史，影响医师的治疗计划。对于诊断试验，不仅要通过方法学评价了解其技术性能，保证诊断试验方法的准确可靠；更重要的是必须了解该试验的临床应用效能，了解诊断试验方法对疾病的诊断和治疗的影响、价值。诊断试验临床效能评价主要包括真实性、可靠性和实用性。通常情况下，诊断性实验要求方法学同时具有较好的灵敏度和特异性；但在有确证试验的条件下，可以适当放宽对方法学特异性的要求。一些诊断试验的方法、设备和操作简单，如 POCT（见即时检验），经过培训的医护人员在病房、诊所或社区即可开展；而另一些实验的操作复杂、设备昂贵，需要经过专门教育和训练的检验人员在特定实验环境下开展。伴随诊断有助于医师对于特定治疗选择合适的患者，使用合适的药物或治疗方案，确定适当的药物剂量等。绝大部分的诊断试验在活体上进行，偶尔也会对死者的组织标本进行试验检查。有效可靠的诊断试验要求在实验前、实验中和实验后开展严格的质量控制、质量评价和质量改进活动；诊断试验结果的解释应该考虑到该诊断试验方法的不准确度和不精密度，该诊断指标的临床敏感度和临床特异性，以及患者更多的临床信息。

（李 萍）

quèzhèng shíyàn

确证试验（confirmatory test）

以确定某项临床判断为目的，有较高临床特异度和准确性的实验。要求确证试验分析准确度高，并且临床特异度和阳性预测值高。确证试验的复杂程度和操作技术要求较高，技术成本可能更贵，并可能引起临床漏诊，因此，确证试验通常在筛查试验和诊断试验之后进行，目的是对已做出的检验结果进行验证和确认，以帮助临床医师做出正确的临床判断。确证试验用于假阳性结果可能引起严重的名誉伤害、心理负担、治疗副作用等的初筛实验之后，如人类免疫缺陷病毒、梅毒螺旋体、丙型肝炎病毒的实验检查，初筛实验用于排除该疾病的人群，确证试验用于确定初筛的阳性结果的真实性；确证试验用于高发病率人群，以提高该实验的阳性预测值。

（李 萍）

cānkǎo qūjiān

参考区间（reference value interval）

正常人生理、生化等指标的波动范围，又称参考范围。通常以"正常人"为研究对象，取95%的实验室检测结果定为参考范围。这里的"正常人"并非指机体任何器官、组织形态及功能都正常的人，而是排除了影响所研究指标的疾病和有关因素后，所确定的同质人群。

建立参考范围需要考虑正常人群的选择、样本数量的确定、测定方法的可靠性、数据处理方法是否正确等，应注意以下5点。①参考人群的特点：如性别、年龄、职业、身高、体重、习惯、遗传、种族与地理位置等。②采集标本时的环境与生理条件：紧张、运动、姿势、饮食（包括酒与饮料）、空腹时间、吸烟、住院或非住院、内分泌及生殖状况（月经、妊娠、口服避孕药）及药物等因素。③标本的收集与贮存：

标本来源是动脉血或毛细管血还是静脉血，有无使用止血带，收集时间，抗凝剂，抽血与分离血浆（清）的间隔时间；标本运输、分析前贮存的温度及时间，冷冻、融化、溶血等分析前因素；尿液标本来源是部分尿还是 24 小时总量及防腐剂种类等。④所用分析方法的可靠性：如方法的准确度、精密度、质量控制性能特征等。⑤统计方法：根据数据分布特点，如数据的分布形式、离群值排除、参考值范围划定的方法等，选择合适的统计方法进行数据处理。如果应用文献资料来源的参考值范围，则应考虑该参考值范围是否适合本地区人群特征和本实验室所用方法性能，并且实验室需对该参考值范围进行验证。使用参考值范围时，要注意生理和环境因素的影响，如性别、年龄、民族、职业、女性的月经周期、妊娠和哺乳，样本稳定时间和地区因素等。参考值范围的建立或使用不适当，将影响到对测定结果的临床解释，可能使检验结果的临床应用评价发生偏倚，以至影响患者安全。

(李 萍)

wēijízhí

危急值（critical value） 预示病情严重，需要立即采取临床干预措施，否则可能危及患者生命的检测值。又称紧急值。此时如能给予及时、有效地治疗，患者生命可得到挽救，否则患者将处于严重的危险状态或生命受到威胁。危急值是临床经验积累而得，不可用参考值范围进行估计；实验室如果检测到危急值，要求立刻告知管理该患者的医务人员，医师在接到通知后，应立即采取有效治疗措施。从危急值的出现到对患者进行治疗，需要采取一系列紧急措施，如制定出具有危急值意义的试验项目和界限值，以及一系列应该采取的行动，并使其制度化和规范化。根据检测指标的病理生理机制及广泛征求临床意见设置医学危急值。专科医院、综合性医院或社区医院可能对危急值检验项目的设置有所不同，除法规和行业规定的需快速报告的检测结果外，临床实验室一定要通过广泛征求临床意见来确定本实验室需要立即报告的实验项目及其危急值水平。实验室及时准确报告危急值可为临床医师的快速诊断、治疗或采取紧急措施提供可靠依据，更好地为患者提供安全、有效、及时的诊疗服务。

(李 萍)

línjièzhí

临界值（cut-off value） 用于分类目的的值限，在医学中用于确定或排除某一临床判断。临界值既可来自定性实验，也可来自于定量实验。

对定性实验，临界值是唯一的医学决定水平，当样本中被测物浓度处于临界水平时，定性试验多次重复检查此样本，将产生 50% 的阳性结果和 50% 的阴性结果。当样本浓度在临界值以上增加时，阳性结果比率增加；当样本浓度在临界值以下减低时，阴性结果比率增加。

对定量试验，根据临床判断目的（即为某疾病的筛选或某疾病的确诊）设置的临界值需考虑达到最佳的临床灵敏度或最佳的临床特异性，应用受试者工作曲线（ROC）设置临界值兼顾了适当的临床灵敏度和临床特异性，是定量实验定性判断时设置临界值的常用方法。绘制 ROC 曲线时，以试验的敏感度（真阳性率）为纵坐标，以 1-特异度（假阳性率）为横坐标，依照连续分组测定的数据，分别计算真阳性率及假阳性率，将各点联成曲线，距左上角最近的一点，即为临界值，这一点下的曲线面积最大，用该点数值区分正常与异常，其敏感度及特异度都比较高，而误诊及漏诊例数之和最小。

(李 萍)

yīxué juédìng shuǐpíng

医学决定水平（medical decision level） 临床处理患者的阈值，患者的检测结果高于或低于该"阈值"时，医师应采取相应的措施。又称临床决定水平。医学决定水平不同于一般的参考值范围，同一检测项目可有几个医学决定水平，包括正常的参考值范围、需要立即采取紧急处理措施的危急值和介于参考区间与危急值之间的临界值等（见参考区间、危急值、临界值），其决定医师应该采取的医学措施，如制定进一步检查计划，采取治疗措施，估计预后等。观察测定值是否高于或低于这些值限，可在疾病诊断中起排除或确认作用，或对某些疾病进行分级或分类，或对预后做出估计，以提示医师在临床上应采取的处理方式。

医学决定水平是以参考值范围为基础，根据早期诊断、疗效观察、流行病学调查及医师的临床经验等，把诊断试验的灵敏度、特异性和诊断效率等指标放在适当的水平而指定的"分界值"，是综合分析参考值范围与病理值的分布范围，制定出的医师必须采取相应措施的"检测值水平"，可使诊断试验发挥更好的作用；医学决定水平的制定不但要根据健康人群参考值，也要根据无关疾病患者的参考值及有关疾病患者分型、分期的测定值，同时还要考虑文献资料，听取对实验诊断有丰富经验的医师的意见。

（李 萍）

xúnzhèng shíyàn yīxué

循证实验医学（evidence-based laboratory medicine，EBLM）

认真、明确和明智地应用现有的最好证据，同时结合医师的临床实践，考虑患者的愿望，对患者做出医疗决策。循证医学与传统临床医学最重要的区别在于它所应用的临床实践证据，都是用科学的标准进行了严格的分析与评价，被确认为真实的、有临床重要意义的、适用于临床实践的、当代最佳的科学证据，而且随着科学的进步，证据亦不断地更新，永居前沿。它还充分体现了以人为本的原则，使患者在接近临床诊治过程中，体现其自身的价值取向和愿望，构建良好的医患和谐相依从的关系，从而循证医学的科学决策得以实现，并可望获得最佳的结局。将循证医学理论应用于实验医学和实验诊断学即为循证实验医学和循证实验诊断学，即根据临床应用的经验和研究的现今最佳证据，结合病人的实际情况，谨慎而明确地评估、应用检验项目和检验结果。

循证实验医学实践方法是结合临床经验与最好证据对患者进行处理的过程，包括提出问题、检索证据、评价证据、临床决策分析和成本-效果分析5个步骤。系统评价、荟萃分析（Meta分析）、循证医学数据库考克兰（Cochrane）图书馆等是实践循证医学最常用的具体方法和内容。除了临床医学所具有的共同问题外，实验医学有其特殊问题，如不适当的实验检查，新的诊断技术的应用不当使之造成错误诊断和经济损失，临床医师很少能仅根据检验结果直接做出明确诊断，在未经选择的病人群体中，检验结果的阳性预期值较低等。通过应用循证实验医学，可达到最佳的使用检验资源、最好的解释检验结果、最大病人受益的目的。

简史 循证医学的产生有重要的社会背景和意义，包括：对传统医学局限性的认识，健康问题的转移，医疗费用迅速增长，制药业的迅速发展，最具说服力的临床证据的出现，计算机与网络技术的发展，繁忙的临床工作与知识更新和扩容的矛盾日益突出等。自20世纪90年代以来，循证医学的概念逐渐引入临床医学领域，十余年来已发展成为一种临床医学实践的新模式和制定医疗决策的新思维。随着循证医学的普及和发展，逐渐和不断地融入整个医疗体系，丰富和完善医学知识、方法、理论和观念，影响、促进和推动着医学的进步和发展。形成了EBLM、循证医疗、循证诊断、循证决策、循证购买；在临床各科出现了循证心脏病学、循证外科学、循证内科学、循证护理学等。科学技术的发展使新的检验方法和检验指标层出不穷，诊断的准确性越来越高，提高了疾病的诊治及预防水平。但是高精度的实验室证据是否都符合患者利益、是否存在浪费和滥用，对临床决策的影响究竟有多大？需要应用循证实验医学的原理和方法对证据进行严格评价，应用证据证明有效的检验技术、检验方法和检验项目。循证实验医学要求临床实验室工作者更多地致力于检验方法的评估、检验精确度研究及注重检验结果对病人健康结果的影响。

应用范围 包括：①按照循证医学的理论和思维，进行诊断试验的设计、研究、评价及应用。②对诊断试验的应用所带来的效果、效益、病人功能恢复及生活质量改善的研究。③针对特定的检验技术或检验项目，全面收集全世界所有能收集到的质量可靠的临床实验研究（包括发表的和未发表的），并应用恰当的统计学方法对所收集起来的研究结果进行处理分析，从而得出综合可靠的结论，即某技术有效或无效或仍尚需进一步研究，其本质是有效的信息合成，并将合成后的信息提供给检验工作者、医疗机构、病人及卫生决策者，这是系统评价的方法及应用，用定量综合的方法对资料进行统计学处理的系统评价称为Meta分析。④将系统评价结果发表在Cochrane图书馆，以达到更大范围的证据分享，Cochrane系统评价有别于一般系统评价，其特点主要是规范化和系统化，并不断更新，被全世界公认为质量最高的研究结论。⑤系统地评价支持临床决策的卫生技术，为决策者提供合理选择卫生技术的科学信息和决策依据称卫生技术评估，诊断技术评估包括对技术性能、诊断性能、临床效应和经济效益等的评估。⑥制定循证检验医学指南，以证据的系统鉴定、严格评价和综合分析为基础，将科学的证据和患者选择、临床检验人员和临床医师的经验和医疗资源的有效性结合在一起制定临床检验实践的提议，并清晰地表达每个提议下的证据强度。循证实验医学指南通过推荐最佳的临床检验实践、标准化规范检验流程、减少患者的伤害、减少成本和提高成本效用、去除无益的、无效或者有害的方法或技术、使检验效果最大化。

现状及发展趋势 循证医学

作为一种观念模式、理论模式和实践模式越来越深刻地影响着当代医学行为。循证医学的兴起和发展不但引起了世界医学界的共鸣，而且引起了世界各国政府的高度重视，在人、财、物和政策上给予支持，自从 1992 年英国 Cochrane 中心成立及国际 Cochrane 协作网成立以来，全世界已有 15 个 Cochrane 中心、约 50 个专业协作网、100 多个协作组织分布在 20 多个国家，Cochrane 协作网为循证医学和循证实验医学的发展提供了物质基础，给临床检验实践带来了深刻影响，认为是当前和未来 20 年间临床医学和实验医学的重要发展趋势。其发展方向主要有以下 5 个方面：①事先获取足够的循证资源以保证有效地循证实践。②制定循证指南。③确保循证实践。④探索最佳途径，确保临床决策符合患者价值观和利益。⑤在卫生政策领域引入循证原则。这几点既是循证实验医学和循证医学面临的挑战，又是其发展的必然趋势。

(李 萍)

shíyàn zhěnduàn zhìliàng kòngzhì

实验诊断质量控制（laboratory diagnosis quality control） 为满足实验诊断自身及其对服务对象的质量要求，临床及临床实验室采用以技术为主的各种方法和措施，对实验诊断的整个"过程"进行监督和控制，排除影响质量的所有环节中的导致不符合、不满意结果的因素，以保证达到实验诊断的质量标准。实验诊断质量控制也是医院质量管理的重要部分。包括室内质量控制和室间质量评价。

简史 包括以下内容。

室内质量控制 早在 20 世纪 20 年代就由美国的休哈特（She-

whart）提出统计过程控制的概念与实施过程监控的工具——质控图。1950 年利维（Levey）和詹宁斯（Jennings）将生产过程的统计控制引入临床实验室，形成了临床检验分析过程质量控制。休哈特原来要求每次做一组检验计算平均值和极差，然后将以后每组的平均值和极差点在两个不同的质控图上，一个为均值质控图，另一个为极差质控图。Levey 和 Jennings 建议每次对某患者标本做双份检测，然后计算平均值和极差。亨利（Henry）和斯加洛芙（Segalove）在 1952 年发展了改良的方法，用稳定的参考材料做重复检测，将各个检测值直接点在质控图上。在分析过程质量控制上，使用质控物、将各个单一检测结果直接点在图上，这种做法发展为当今所熟悉的 Levey-Jennings 质控图。在 20 世纪 70 年代，维斯特加德（Westgard）等人提出了许多质量控制规则，特别是著名的 Westgard 多规则，以及发展了系统化的统计质量控制理论，采用计算机模拟方式对质量控制规则和方法的性能特征进行评价和设计。至 20 世纪 90 年代，Westgard 等人提出了新的质量控制方法设计工具，即操作过程规范图。到了 21 世纪，Westgard 尝试将工业管理上最新提出的六西格玛（six sigma）质量管理方法应用于临床实验室质量控制。

室间质量评价 临床实验室质量评价可以追溯到 20 世纪 30 年代，为了保证不同实验室血清学梅毒检测的准确性和可比性，美国疾病控制与预防中心首次在一定范围内开展了室间质量评价。20 世纪 40 年代以来美国病理学家协会逐步发展成为全世界最大的室间质量评价组织者，开展了临

床化学、临床免疫、临床血液体液学、临床微生物等多种室间质量评价。中国室间质量评价计划起步于 20 世纪 70 年代末，当时卫生部临床检验中心的首任主任和中国检验界的一些前辈为提高临床检验质量，倡导成立卫生部临床检验中心专门负责全国的室间质量评价工作。中心 1980 年开始在全国范围内组织临床化学室间质量评价活动，后来逐渐开展了临床血液学、临床免疫学等质评活动，迄今为止参与实验室已达到 6000 余家。20 年来中心坚持定期组织室间质量评价活动，发放质控物，采用计算机方法进行评分和统计，并在全国范围内推广。已有 30 个省、市、自治区和 5 个计划单列市成立了临床检验中心并积极开展了地区性的质量评价活动，和卫生部临床检验中心一起，形成了一个临床检验质控网，提高专业人员的业务水平、工作责任心和对质控和质评的认识，推动了方法学的改进和统一，明显地提高了各级医院检验结果的准确性和可比性，收到了明显的效果。

应用 质量控制的目的是检测分析过程中的误差，控制与分析有关的各个环节，防止得出不可靠的结果。主要包括了三个阶段的质量控制：分析前、分析中和分析后。①分析前质量控制：从医师开出检验医嘱开始，到实验室收到标本这一阶段，包括检验申请、患者准备及标本采集、运送到实验室；分析前过程大部分是由临床医师、护士、护理人员在实验室以外完成的。②分析中质量控制：标本的检测，包括标本处理、分析测定、室内质量控制、室间质量评价。③分析后质量控制：完成标本检测后，将

检测报告发给临床的过程。包括数据处理、检验结果的审核、检验报告单的发送，咨询服务。后两个阶段主要在实验室完成。

现状及发展趋势 近年来中国临床实验室的硬件环境有了较大的改善，检验人员的技术素质也有很大提高，但实验室内部的质量管理与发达国家相比仍有一定差距，应该学习和借鉴国际上先进的实验室管理经验，在已取得经验的基础上，进一步规范临床检验实验室管理，以高质量、高水平的服务、最大限度地满足临床医师、患者对实验诊断的需求。为保证实验诊断质量，必须做到：①进一步贯彻、落实《医疗机构临床实验室管理办法》；《管理办法》是中国临床实验室质量管理迈入法制化和规范化管理的轨道，为提高临床实验室质量和临床诊治水平打下坚实的基础；但《管理办法》的贯彻落实尚存在不平衡性，在不同地区、不同医疗机构间临床检验实验室管理水平存在较大差距，同一医疗机构不同实验室间也存在一定差距。②进一步完善与国际接轨的临床实验室认可制度：实验室认可制度是较高水平的要求，主要针对满足《管理办法》基本要求之后希望在质量管理上再上一个台阶的实验室；实验室认可工作的实施，使中国已有一批实验室通过了 ISO 15189、ISO 17025 或美国病理学家协会的认可，这使得中国实验室管理逐步与国际接轨。

（王治国）

shìnèi zhìliàng kòngzhì

室内质量控制（internal quality control，IQC） 采用一系列方法连续评价本实验室工作的可靠程度，确定检测报告是否可以发出的过程。为实验室质量保证体系的重要组成部分，目的是检测、控制本实验室测定工作的精密度，并检测其准确度的改变，提高常规测定工作批间或批内样本检测结果的一致性。

方法及参数 质控物、质控图、质控规则和控制值判断是室内质量控制的基本内容。

质控物 国际临床化学与检验医学联合会（IFCC）定义为"仅用于质量控制目的而不是用于校准分析的标本或溶液"。常规操作中用到的控制物为液体、冷冻物或者冻干物，并以小瓶包装适用于每日使用，通常以商品形式获得。

质控物选择应注意以下几点。①基质的影响：基质为控制品中除分析物以外的所有其他物质和组分；理想情况下，控制物应该具有与所检测标本相同的基质；目前常用的是小牛血清质控品物。②稳定性：最好购买至少一年用量的相同批号控制品。③瓶间差异：由于冻干商品控制物必须用水或特定稀释液复溶，为减小瓶间差异，应有标准化复溶步骤；多数液体控制物消除了复溶过程，但通常价格昂贵，且有时含有添加剂或防腐剂，可导致某些方法由于基质问题而引入误差；液体控制物开瓶后稳定 14~30 天，而冷冻干燥品复溶后仅稳定不到 48 小时。④定值与非定值控制物。⑤分析物浓度水平。⑥质控物的成分浓度水平应选择在医学决定性浓度和（或）关键方法性能限。对于每一分析物通常两个或三个不同浓度。

质控图 对过程质量加以测定、记录，评估和监督过程是否处于控制状态的统计方法设计图，应选择不同的控制规则以检测出随机误差以及系统误差（见质控图）。

质控规则 解释控制数据和判断分析批控制状态的标准。以符号 A_L 表示，其中 A 是测定控制标本数或超过控制界限（L）的控制测定值的个数，L 是控制界限。控制测定值满足规则要求的条件，判断该分析批违背批规则。如 1_{2s} 控制规则，其中 A 为一个控制测定值，L 为均值±2 标准差，一个控制测定值超过此规则，判断为失控。控制方法的核心由检出随机和系统误差的控制规则组成。

质控操作 ①设定控制图的中心线：通常依据 20 或更多独立批获得至少 20 次控制测定结果、数据离群值检验（剔除超过 3s 以外的数据）计算出平均值，作为暂定中心线（均值）。之后可累积数据（3~5 个月）作为常规中心线。②设定控制限：控制限通常以标准差的倍数表示，比如 3 倍标准差，可依据暂定中心线中剔除离群值的结果，计算出标准差，作为暂定的标准差，之后累积数据计算常用标准差。③依据控制品的均值和控制限绘制质控图：如利维－詹宁斯（Levey-Jennings）质控图（单一浓度水平），或 Z-分数图（不同浓度水平）。④应用：可将设计的控制规则应用于控制数据，判断每一分析批是在控还是失控，并且做好失控情况处理和失控原因分析的工作。

质控数据失控处理 质控操作中发现了质控数据失控，应填写失控报告单，通报上级人员，由专业人员判断检验报告是否发出。获得失控信号可以采取的措施为：①立即重测同一控制物。②新开一瓶控制物，重测失控项目。③进行仪器维护，重测失控项目。④重新校准，重测失控项目。⑤请专家帮忙，如联系仪器或试剂厂家获得技术支援。

评价 室内质控可以应用到临床实验室各专业学科。①常规化学检验室内质控：依据美国CLIA′88最终规则规定的质量控制程序如下：每一定量检测程序，使用两个不同浓度的控制物。通过上述的质量控制方法选择和设计指南（允许总误差、不精密度和不准确度，90%误差检出概率和<50%的假失控概率），为常规化学检验项目设计质控方法，其误差检出概率可满足要求。②血液学检验室内质控：其统计质控方法与常规化学检验项目类似。③免疫学检验室内质控：定量检验项目的质控方法与常规化学检验项目类似；对于定性检验项目，美国CLIA′88最终规则规定的质量控制程序如下：对每一定性的检测程序，应包括一个阴性和一个阳性控制物；对于产生分级或效价结果的检测程序，应分别包括阴性控制物和具有分级或效价反应性的阳性控制物。④微生物检验室内质控：应该注意仪器设备、培养基、试剂、抗微生物药物敏感试验等方面的质控过程。

（王治国）

zhìkòngtú

质控图（quality control chart）

通过统计方法设计的对实验过程质量加以测定、记录从而评估和监察实验过程是否处于控制状态的图。质控图包括中心线（CL）、上质控界限（UCL）和下质控界限（LCL），并有按时间顺序抽取的样本统计量值的描点序列（图1）。UCL、CL与LCL统称为质控线。若质控图中的描点落在UCL与LCL之外或描点在UCL与LCL之间的排列不随机，则表明过程异常。世界上第一张

质控图是美国的休哈特（Shewhart）在1924年5月16日提出的不合格品率质控图。

方法 经典的质控图有休哈特质控图、利维-詹宁斯（Levey-Jennings）质控图和Z-分数图。

休哈特质控图 休哈特采用3σ质控图，并以数理统计的方法预测和预防产品质量变动，以保证工业产品的质量。

Levey-Jennings质控图 将20份质控物的试验结果计算平均值（$\bar{x}$）和标准差（s），定出质控限（一般$\bar{x} \pm 2s$为警告限，$\bar{x} \pm 3s$为失控限），随每批患者样品测定质控物，将所得的质控物结果标在质控图上（图2）。这种质控图一般称为单值质控图。此图Y轴为浓度单位，X轴为日期或分析批号。画出的水平线相当于$\bar{x}$、$\bar{x} \pm 1s$、$\bar{x} \pm 2s$和$\bar{x} \pm 3s$。为了使用方便，可用颜色区分质控限，例如：$\bar{x}$为绿色、$\bar{x} \pm 1s$为蓝色、$\bar{x} \pm 2s$为橙色、$\bar{x} \pm 3s$为红色。

Z-分数质控图 适用于多个质控物结果的测定（图3）。Z-分数是质控测定值与各自平均值之间的差，除以质控物的标准差：

$$Z\text{-分数} = (x_{imat} - \bar{x}_{mat})/s_{mat}$$

其中下标指的是特定的质控

物，x_{imat}是给定质控物第i个测定值，$\bar{x}_{mat}$是该质控物的平均值，s_{mat}是质控物的标准差。例如，平均值为120，标准差为4的质控物的测定值为124，则Z-分数是+1。Z-分数质控图纵坐标刻度从-4到+4，平均值为0，±1、±2、±3为界限，横坐标为分析批号。

指标及参数 主要是与质控规则和比例控制规则相关的指标与参数。

质控规则 解释质控数据，判断分析批质控状态的标准。以符号A_L表示，其中A是质控测定值个数或超过质控界限（L）的质控测定值的个数，L是质控界限。质控物测定值达到规则要求的条件，则判断该分析批违背此规则。如质控规则，其中A为一个质控测定值，L为±2s。代表有一个质控测定值超过±2s时，即判断为失控。①$1_{2s}$：1个控制测定值超过$\bar{x} \pm 2s$控制限。传统上，这是Shewhart控制图上的"警告"界限，用在临床检验也常作为Levey-Jennings控制图上的警告界限。②$1_{3s}$：1个控制测定值超过$\bar{x} \pm 3s$控制限。此规则对随机误差敏感。③$2_{2s}$：2个连续的控制测定值同时超过$\bar{x} + 2s$或$\bar{x} - 2s$控制限。此规则主要对系统误差敏感。

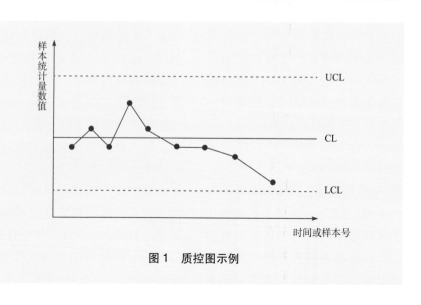

图1 质控图示例

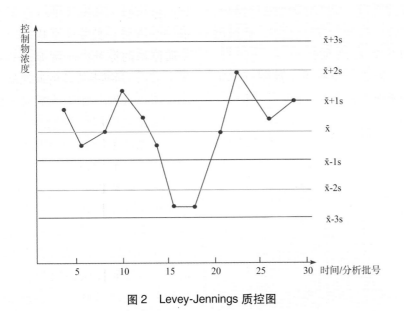

图 2 Levey-Jennings 质控图

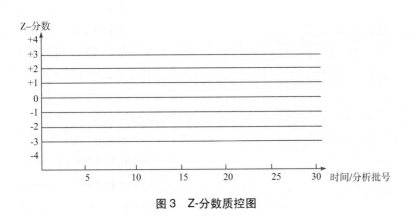

图 3 Z-分数质控图

评价 质控图应用主要包括以下 3 点。①诊断：评估一个过程的稳定性。②控制：决定某一过程需要调整的时间以保持原有稳定状态。实际上，当实验检测过程发生异常质量波动时必须对过程进行调整，采取措施消除异常因素的作用（加以控制）；当过程稳定在合理的正常质量波动状态时，就应保持这种状态。③确认：确认某一过程的改进效果。所以，质控图是质量管理七个工具图表的核心。

（王治国）

shìjiān zhìliàng píngjià

室间质量评价（external quality assessment，IQA） 多家实验室分析同一标本，由外部独立机构收集和反馈实验室上报的结果，以评价实验室操作的过程。简称室间质评，又称能力验证，是通过实验室间的比对判断实验室的校准/检测能力的活动。中国室间质量评价计划起步于 20 世纪 70 年代末，成立了卫生部临床检验中心专门负责全国的室间质评工作。起初的质评活动针对临床化学专业，后来相继开展了临床免疫学、临床微生物等超过 30 个专业的质评活动，参加实验室达 6000 家。

方法 室间质评计划通常分为 6 种类型，即实验室检测计划、测量比对计划、已知值计划、分割样品检测计划、定性计划和部分过程计划。中国主要的类型为以下 3 种。①实验室间检测计划：由组织者选择质控物，同时分发给参加计划的实验室进行检测，完成检测后将结果返回室间质评计划组织者，其将结果与靶值或公议值比对，以确定本实验室该项检测与其他实验室的异同。②分割样品检测计划：在临床实

④R_{4s}：同一批内最高控制测定值与最低控制测定值之间的差值超过 4s。此规则主要对随机误差敏感。⑤$3_{1s}$：3 个连续的控制测定值同时超过 $\bar{x}+1s$ 或 $\bar{x}-1s$。此规则主要对系统误差敏感。⑥$4_{1s}$：4 个连续的控制测定值同时超过 $\bar{x}+1s$ 或 $\bar{x}-1s$。此规则主要对系统误差敏感。⑦$6_{\bar{x}}$：6 个连续的控制测定值落在平均数（$\bar{x}$）的同一侧。此规则主要对系统误差敏感。⑧$7_{\bar{x}}$：7 个连续的控制测定值落在平均数（$\bar{x}$）的同一侧。此规则主要对系统误差敏感。⑨$7_T$：7 个连续的控制测定值呈现出向上或向下的趋势。⑩$8_{\bar{x}}$：8 个连续的控制测定值落在平均数（$\bar{x}$）的同一侧。此规则主要对系统误差敏感。⑪$9_{\bar{x}}$：9 个连续的控制测定值落在平均数（$\bar{x}$）的同一侧。此规则主要对系统误差敏感。⑫$10_{\bar{x}}$：10 个连续的控制测定值落在平均数（$\bar{x}$）的同一侧。此规则主要对系统误差敏感。⑬$12_{\bar{x}}$：12 个连续的控制测定值落在平均数（$\bar{x}$）的同一侧。此规则主要对系统误差敏感。

比例控制规则（m of n）$_L$ 如（2of3）$_{2s}$ 规则，即连续的三个控制测定值中有两个控制测定值超过 $\bar{x}+2s$ 或 $\bar{x}-2s$ 控制限。此外还有（3of6）$_{2s}$ 规则。

验室中将样品（如新鲜血）分成两份或几份，每个检测系统分析每种样品中的一份。③已知值计划：组织者通过参考实验室已知检测物品的被测量值，该检测物品被发放给其他实验室后，将其测定的结果与已知的测量值进行比对。中国室间质评的工作流程由两部分组成，即室间质评组织者内部的工作流程（图1）和参加实验室的工作流程（图2）。

指标及参数 质评计划每次活动必须提供至少5个样本。每年大概在相同的时间间隔内至少进行三次活动。①比较对象：将所有实验室80%一致性得出的结果进行比较。②对于定量的分析项目，必须通过结果偏离靶值的距离来确定每一分析项目的正确结果，对每一结果确定了靶值后，通过使用基于偏离靶值的百分偏差的固定准则或标准差的个数来确定结果的适当性，即偏差＝（测定结果－靶值）/靶值×100%。③定性的试验项目的可接受性能准则为阳性或阴性。④对于细菌学则考虑鉴定和药敏结果是否正确。⑤对每一次室间质评调查，针对某一项目的得分计算公式为：

$$\frac{目的可接收果}{目的定本} \times 100\%$$

。⑥对于评价的所有项目，得分计算公式为：

$$\frac{全部目的可接受果}{全部目的定本} \times 100\%$$

。

室间质评未能通过的实验室，应该有一套综合检查措施，发现错误可能出现的原因，以保证类似错误不再发生。

常见的室间质评未能通过可能的原因为：①实验室校准和系统维护计划失败。②实验室室内质量控制失控。③实验人员的能力欠缺。④检测结果的评价、计算和抄写错误。⑤室间质评样本

处理不当，如冻干质控物的复溶、混合、移液和存储不当。⑥室间质评样本本身存在质量问题；⑦室间质评组织者公议值或靶值定值不准。

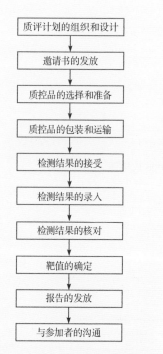

图1 室间质评组织者工作流程

质评计划的组织和设计
↓
邀请书的发放
↓
质控品的选择和准备
↓
质控品的包装和运输
↓
检测结果的接受
↓
检测结果的录入
↓
检测结果的核对
↓
靶值的确定
↓
报告的发放
↓
与参加者的沟通

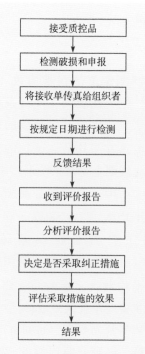

图2 室间质评参加者工作流程

接受质控品
↓
检测破损和申报
↓
将接收单传真给组织者
↓
按规定日期进行检测
↓
反馈结果
↓
收到评价报告
↓
分析评价报告
↓
决定是否采取纠正措施
↓
评估采取措施的效果
↓
结果

评价 室间质量评价作为一

种质量控制工具可帮助实验室提高检验质量，通过分析实验中存在的问题，采取相应的措施并查出不必要的检测项目，减少实验室费用，避免可能出现的医疗纠纷和法律诉讼。室间质评的主要用途：①识别实验室间的差异，评价实验室的检测能力。②识别问题并采取相应的改进措施。③改进实验室的分析能力和实验方法。④确定实验室的重点投入和培训需求。可以帮助实验室确定需要加强培训工作的检测项目。⑤是实验室质量稳定与否的客观证据。⑥支持实验室认可。⑦增加实验室用户的信心。室间质评成绩可反映实验室检测水平的高低，满意的室间质评成绩可以鼓励实验室用户（医师和患者）充分利用实验室提供的检测信息以帮助临床诊断和治疗。⑧是实验室质量保证的外部监督工具。

（王治国）

shíyàn zhěnduàn zhìliàng bǎozhèng

实验诊断质量保证（laboratory diagnosis quality assurance）

实验诊断质量是实验诊断的生命，是通过严格的质量管理体系实现的一个系统工程。

方法 在完成一定的条件准备之后，才能落实实验诊断质量保证的具体实施。

条件准备 主要涉及人员、设施和环境条件及实验室设备3方面。

人员 应注意以下方面：实验室负责人必须具备实验室服务领域内的专业学术背景和组织管理能力；对实验室全部从业人员的教育背景、专业资格、经验能力及培训情况应有所规定，以使实验室有足够的人力资源满足工作需求；全部工作人员应接受有关工作质量保证和质量管理的专

门培训并有继续教育计划，培训还应涉及计算机使用、防止事故发生及恶化、为患者资料保密等内容。

设施和环境条件 总体要求是适应所从事的工作。包括以下几点：①有足够的空间开展工作。②建筑及其他实验室设计应以有效运行为宗旨。③设施能够保障检验操作正常进行。④特别注意能源、光照、通风、供水、废物处理。⑤必要时，为保证结果质量，实验室还应检测并记录环境条件，如电磁干扰、辐射、温度、湿度等。⑥为保证生物安全，人员进入的区域应严格控制。⑦必须保证信息系统有效运行以适应工作需求。

实验室设备 根据检验项目要求，设备安装和使用应达到规定的性能标准；设备在使用前、维修后均需校准和验证，并在运行中规定常规复查的审核时间间隔；设备应有唯一标识并维持安全工作状态；仪器要由被授权者操作；实验室应对每台仪器有详实记录，包括购置、运行、校准验证、维修等诸方面。

实施方法 完成一定条件准备后，才能做到实验诊断质量保证的具体实施。在以上准备工作完成后，通过一系列具体方法的实施，才能达到实验诊断质量保证的目的。认真制定检验前、中、后的各项管理程序并认真实施是保证检验实验诊断质量的最重要方法。

检验前 包括检验项目申请、患者准备、采样、样品运送至实验室的整个过程。其中检验申请及《标本采集手册》的文件生成及发布是核心内容。整个分析前过程应有相应的工作记录、接收记录。①检验申请：由医师填写，应至少包括患者姓名、性别和出生日期及其他唯一标识、检验项目、原始样品采集时间、必要的临床资料（如诊断等，必要时应填写样品类型和样品来源的原始解剖部位）等。②样品采集：为保证患者样本采集合乎检验需要，医学检验室必须制订《样品采集手册》，以利于患者、样品采集者的准备及操作并定期评估采样的质量。《样品采集手册》应包括下列主要内容：实验室可提供的检验项目目录、必要时所需填写的知情同意书、患者采样前自我准备的信息及指导、为用户提供检验项目的适应证；操作者为患者采样的准备（如静脉穿刺作业指导书）、原始样品识别、采集各类原始样品时（如血、尿和其他体液）所用容器及必需的添加物等；手册中还应说明申请的填写、原始样品的类型及量、必要时标明特殊采集时机（疟原虫血片、血培养等）、原始样品标记、必要时的临床资料（如：用药史）、患者明确且详细的标识、原始样品采集者身份的记录、采样材料的安全处理、从采样到送达实验室所需的任何处置（如冷藏、保温、立即送检等）；手册中最后还应附加说明已检样品的存放、申请附加检测项目的时间限制、附加检测项目的申请程序、因分析失败需再检验或同一原始样品做进一步检验的程序。③样品运送：实验室应监控样品运送的过程，样品必须在规定时间内送达、运送时保存在规定条件下、运送中为保证生物安全必须严格遵守国家法律法规的相关要求。④样品接收：实验室应有收到样品的日期及时间的记录；实验室还要制订对样本接收或拒收的标准并文件化；接收了不合格标本并做了检验需在报告中说明问题性质并在结果解释时做出说明；应制定接收特殊紧急标记的原始样品程序、快速处理模式及特殊报告标准；还应有针对口头申请检验的书面政策；在实验室方面，被授权的检验人员应系统地评审所接收的标本；实验室应提供样品在规定时间内保存的条件以用于分析前贮存、复检或做附加试验。

检验中 包括从实验室接收样本到分析过程完成并得出结果的整个过程。其中建立每一个检验项目的操作程序和对检验程序的质量保证是核心内容。①检验程序制定：主要依据应优先使用在公认/权威教科书，经同行评议的书刊或杂志，或国际标准、国家或区域的指南中发表的程序并文件化；如果为实验室内自制程序应该用适当方法确认其符合预期用途并文件化；在操作的具体流程制定中还要依据仪器制造商及试剂供应商提供的使用说明书而制定。在程序制定后开始使用时即应对程序进行评定并规定定期评审时间，评审也应文件化。②检验程序内容：包括检验目的；检验程序的原理；实验的性能参数（如线性、精密度、以测量不确定度表示的准确性、检出限、测量范围、测量真实性、分析灵敏度和分析特异性）并明确其与预期用途的关系；原始样本的系统及所用容器和添加剂类型；要求的设备及设备的校准和试剂；检验的程序步骤；质量控制程序；干扰（如溶血、胆红素、乳糜血）和交叉反应；结果计算程序原理（应包括测量不确定度）；生物参考值范围并要定期评审；检验结果的可报告范围，必要时报告要设警告值和危急值并规定其处理原则，并对此有解释；根据实验项目采取的安全防护措施；变异的潜在来源。按以上原则建立的检验程序应有完整的内容并现行有效，要全面地评审所提供的检验程序；实验室对程序有变更，应在采用修改后程序之前告知用户，以避免用户不恰当地利用检验结果。③检验程序质量保证：应设置内部质量控制体系和参加外部质量评价计划，详细内容见室内质量控制。

检验后 包括实验室得到检验结果并发出结果报告及有关检验样本的处理的全部过程。检验结果得出后首先应经被授权者系统评审，评价结果与临床信息的符合性并授权发布。结果的报告格式由实验室与申请者约定，双方还要确保报告能在约定时间内送达适当的接收人员。检验结果应无误并清晰易懂。报告内容至少包括：检验标识；发布报告的实验室标识；患者的唯一性标识；申请者姓名及地址；原始样品采集日期、时间，实验室接收时间；报告发布日期及时间；原始样品来源及类型；以 SI（国际单位制）单位或可追溯到 SI 单位报告的检验结果；适用时应标出生物参考值范围和结果解释；其他评注（如：可能影响结果的原始样品的质和量）；如有结果修正还应同时报告原始结果；报告审核者及发布者签名。报告的词汇及描述应规范。如果原始样品不适于检验或可能影响结果应特殊说明。实验室对报告应存档便于查询。实验室应与申请者共同商定每一项目检验周期以满足临床需要。如有检验延迟，应建立立即通知临床医师的程序以免影响患者诊疗。检验结果发布主要应有文件化程序，包括发布人及接受方，并确保电话及其他发布方式只能

送达被授权者接收。检验结果的更改应有程序以保证更改后原内容应清晰可辨，记录应同时显示更改日期、时间并有负责更改者的签名。检验结果除以上有关报告的条款外，还应规定样品保存文件及不再用于检验样品的安全处置。

应用 为保证检验质量，所有从事实验诊断的实验室均应根据所从事项目对检验前、中、后阶段逐一进行文件化和流程标准化，并在工作中不断持续改进。为使检验实验诊断质量满足临床要求，实验室必须与临床密切沟通，实验诊断必须密切与临床相结合。

评价 实验诊断质量保证通过检验前、中、后严格的系统管理实现，其中检验前质量保证尤为重要，因为检验前的过程发生在实验室以外（主要由临床医护人员完成），涉及患者准备、医师申请、原始样品采集、保存及传送等多个工作环节，虽控制有一定难度，但必须做到全面质量保证和全过程质量保证。各种研究均报道影响实验室结果的误差主要发生在分析前（即检验前）阶段（分析前误差占系统误差的 $60\% \sim 70\%$），实验诊断质量保证更应特别关注实验前质量保证。

（张 正）

yīxué shíyànshì rènkě

医学实验室认可（accreditation for medical laboratory） 中国医学实验室认可工作是在中国合格评定国家认可委员会（CNAS）领导下，以 CNAS-CL02《医学实验室质量和能力认可准则》（ISO 15189：2012）为依据，对申请认可的医学实验室的质量和能力进行认可，以证明其按质量体系运行、具有技术能力并能提供正确

的技术结果。准则的前言规定：医学实验室专业人员的行为和职责还应当符合中国相关的法规和要求。

简史 1974 年第二次世界大战后，不少国家在二战中因武器制作标准不统一而影响了战绩，开始思考工业产品标准统一化的问题，澳大利亚首先建立了世界上第一个国家实验室的认可体系——澳大利亚国家检测机构协会。从 20 世纪 60 年代起，西欧各国相继开始建立了包括医学实验室在内的国家认可制度；70 年代起实验室认可制度开始在美国等主要工业国普及；80 年代起亚洲一些新型工业化国家（如马来西亚、新加坡等）也建立了实验室认可体系；90 年代后，在世界贸易组织推动下，各国实验室认可制度按照国际标准逐步走向统一。中国医学实验室认可从 2004 年开始正式接受申请，2005 年认可了第一家实验室——中国人民解放军总医院临床检验科实验室。至今已有上百家医学实验室通过认可。

应用范围 医学实验室认可工作的实施应用是以一定的文件为依据，按一定过程进行，实现优质医学实验室服务。

认可文件 用于医学实验室认可的文件 CNAS-CL02 包括 5 章及 3 个附录，其核心内容是第 4、5 两章。第 4 章规定了 15 项条款，包括：组织和管理、质量管理体系、文件控制、合同的评审、委托实验室的检验、外部服务和供应、咨询服务、投诉的处理、不符合的识别和控制、纠正措施、预防措施、持续改进、质量和技术记录、内部审核、管理审核；第 5 章规定了 8 项条款，包括：人员、实验室的设备、检验前程序、检验程序、检验程序的质量

保证、检验后程序、结果报告。

认可过程 医学实验室的认可过程包括以下内容。①准备工作：首先是全体人员学习文件，根据文件要求写出本室的应用性文件，包括质量手册、程序文件、各种操作规程、记录等；完成体系文件后，依文件要求实施管理试运行并考核文件的有效性及适用性，进行评估和完善；准备工作完成后实验室向 CNAS 递交申请书。CNAS 初审合格后组织现场评审。②现场评审：CNAS 指定具有资质的 CNAS 评审员对实验室所申请的项目逐一从管理和技术两个方面以 CNAS—CL02 为依据逐条评价实验室的工作质量，经评审组讨论会同被评审方共同完成评审报告。③现场评审后工作。一般现场评审可分为三种结果：一为现场通过评审未发现不符合项无需整改；二为发现实验室原则符合认可要求但存在不符合项和观察项需限期整改；三为未通过现场评审。通常，第一、三两种情况均较少发生。第二种情况下，实验室经整改后提交整改报告包括整改措施及验证结果。CNAS 该项目负责人审阅全部现场评审及整改报告，通过后提交评定委员会。评定通过后报上一级主管批准，签发 CNAS 合格评审认可证书。医学实验室认可不是一时一事性活动，为了维持已认可实验室认可水平和对检验质量的不断完善和持续改进，还需根据 CNAS 有关规定进行定期的监督评审和复评审，以维持被认可单位的医学实验室检验水平。

医学实验室服务 是对患者医疗保健工作的重要基础，其职责在于满足所有患者及负责患者医疗保健的临床人员之需求，提供可信的有价值的实验室检验结果信息。其中，包括从分析前患者准备及采样，分析中的分析过程的标准化及分析后结果的确认、报告及解释等一系列工作，并有可实施的质量保证措施。它涉及了对实验室的管理要求和技术能力要求。

现状及发展趋势 全世界已有 70 多个国家和经济体加入了国际实验室认可合作组织，签订了互认协议。中国 CNAS 也加入了这一组织并签订了互认协议。中国自 2004 年开始至 2019 年 8 月 23 日截止，认可的医学实验室达 363 家。今后医学实验室认可工作将在 CNAS 领导下继续健康发展，将会更好地促进中国医学实验室检验质量的更进一步提高。

（张　正）

jíshí jiǎnyàn

即时检验（point of care testing，POCT） 在患者护理点或其近旁，由非专业技术人员或专业技术人员操作、能快速检测并快速获取结果的试验检测（仪器和技术）。一般具备如下特点：①在几分钟内能获得检测结果。②利用便携式检测仪器。③检测操作简便。④直接使用全血标本。⑤检测者不需要专门实验技术培训。⑥检测项目固定。⑦检测准确性和精密度可与专门中心实验室相比。⑧仪器内设定标和质控部件。⑨试剂可在常温下保存。⑩结果收藏在计算机里，方便存储和传送。⑪仪器消耗成本较低，可通过更换部件进行维修等。

基本原理 主要技术及其原理如下。

免疫胶体金分析技术 先将抗原或抗体固定于固体支持物如硝酸纤维素膜上，与样品（尿液或血液）中的特异性的抗体或抗原结合后，再与胶体金标记的第二抗体结合，在固定有抗原或抗体的特定区域显色，从而实现对被测抗体或抗原进行特异性检测。

干化学分析技术 通常将测定某些项目所必需的全部或部分试剂固定在载体上，通过滴加液态样品溶解载体上的试剂，并与样品中的待测成分发生反应，在支持物的局部区域产生信号变化，再通过检测以获取待测物的浓度。

生物与化学传感器技术 利用能感应（或响应）生物、化学量，并按一定的规律将其转换成可用信号（包括电信号、光信号等）输出的器件或者装置来进行检测。

生物芯片技术 主要通过微加工技术和微电子技术在固相载体芯片表面构建的微型生物化学分析系统，以实现对核酸、蛋白质、细胞、组织以及其他生物组分的准确、快速、大信息量的检测。

检测标本要求 直接用全血标本与尿液标本。虽然有些项目会有检测时间等要求，如血糖测定，但 POCT 一般多对标本无特殊要求。

临床应用 POCT 为临床提供了极大方便，使用范围逐渐扩展。①血糖 POCT：用 POCT 血糖检测仪很快获得较准确的血糖结果，实现血糖的自我监测，在医师的指导下，患者自身就可调整口服降糖药物和胰岛素的用量。②血栓与止血的 POCT：包括凝血 POCT 和纤溶 POCT。③尿 POCT：包括试剂带法尿液分析和胶体金法试剂分析。④妇产科 POCT：包括妊娠试验 POCT、滋养细胞肿瘤 POCT 和促黄体生成素 POCT。⑤心脏疾病标志物 POCT：包括急性心肌损伤和急性心肌梗死 POCT 及心力衰竭 POCT。⑥动脉血气分析和乳酸 POCT。

评价 POCT 技术的广泛使用为患者和医师带来了很多便利和好处。①缩短诊断时间,有利及时治疗:POCT 所用的方法大多数在数分钟内完成测定,在患者身边检测,节省了运送标本、样品前处理、结果输入等步骤所需时间,最大限度地缩短了检测运行时间和治疗运行时间,特别适用于危重症的抢救。②缩短住院时间,节省住院费用:POCT 的仪器价格远低于复杂的常规仪器,并可最迅速地获取检测结果,有利于医师尽快地采取相应处置措施,避免不必要医疗资源浪费。③节省检测用血,减少患者痛苦:POCT 所检测标本多为微量的全血标本,用血量较少,尤其在新生儿和婴幼儿检测中此优点更为突出。虽然 POCT 在检验方法学和测试性能上日趋完善,应用上具有快(快速)、边(患者身边)、便(便利、便捷)的特点,但由于大部分 POCT 项目的操作是在传统的实验室外、由非检验专业人员进行检测,其质量控制尚存在一定问题,其准确性和时效性仍需不断提高。

(王治国)

shíyànshì xìnxī xìtǒng
实验室信息系统 (laboratory information system,LIS) 以临床实验室科学管理理论和方法为基础,借助现代通信技术、网络技术、计算机技术、数字化和智能化技术等现代化手段,对实验室各种信息进行综合管理,提高了实验室综合效能的人机系统,也是实验室日常工作、科学管理、学科建设、学科发展等方面所产生及所需求的信息,通过计算机收集、处理、存储、输送和应用的系统。它是医院信息系统(HIS)的一个部分,已经在实验室得到越来越广泛的应用。实验室信息系统的计算机化已成为现代化医院必不可少的基础设施。通过计算机网络将实验室的各种分析仪器连接起来,实现了对检验医学信息的收集、存储、传递、分析、发布、利用等系统化的管理。LIS 是对实验室标本处理,实验数据(采集、处理、传输、发布)、人力资源、仪器试剂购置与使用等所有事务进行综合管理的网络系统。LIS 是涉及现代管理学、临床医学、检验医学、信息学、机械电子学以及通信技术等多学科交叉的综合学科,是医学信息学的分支学科。

简史 20 世纪 80~90 年代以微处理器为核心的智能仪器(如自动生化分析仪、血细胞计数仪、免疫分析仪等等)不断进入临床实验室,推动了临床实验室的自动化进程。为了实现检测数据的自动处理、传送、存贮并同 HIS 系统共享资源,LIS 系统应运而生。经过多年的发展,以数据的后期处理为主要任务的 LIS 系统已在中国各级医院实验室广泛使用。随着技术的进步及广大人民群众对医疗服务的要求不断提高,现有的 LIS 系统亟待提高。新一代 LIS 系统更需要具备以下特点:以患者为中心;数据传送有足够高的可靠性;能满足实时性要求;对数据备份和数据安全提供更高的保证。

范围 LIS 系统的数据加工流程如下:首先,各个全自动化仪器根据通过 HIS 获取的工作内容(各个患者的标本需检测的项目),对患者的标本进行检测;然后,将从患者标本中获取的临床检验数据通过电缆实时传送入系统,与患者基本数据如姓名、性别、病室等相组合产生完整的检验数据;再经有经验的检验医师审核确认无误后打印出实验报告并存入数据库,进入数据库的临床检验数据,通过医院的 HIS,很快便可提供给病房查询和调用;对数据加工可以产生费用表、检验结果底单和各种报表。LIS 的数据长期保存,供病室和患者随时查询,查询结果可打印成报告单;同时向有关人员开放数据库,进行科研工作。LIS 系统一般包括常规数据处理、急诊数据处理、报告查询、报告审核、质控、绘图、统计、记账、发布信息、资料输入和接收数据等功能模块(图)。

应用 先进的临床实验室通过网络不仅和医院联为一体,而且与更广的范围也有数据的传送交流,实现全实验室自动化,即由自动分析仪、标本传送系统和 LIS 组成,其中 LIS 是核心。因为,只有 LIS 才能将全自动分析仪、标本传送系统连接为一体,成为高效、智能化的系统。①有了 LIS 系统的支持,在医院内可以没有检验申请单的传递,医师只需在电脑上开医嘱安排患者的检验项目,患者的姓名、性别等基本信息和检验项目便可通过 HIS 送到临床实验室。②标本检测结果也能通过 HIS 归入电子病历并传送到各临床科室和其他标本送检单位。③为了审核检测结果,临床实验室的检验师还可通过网络调用患者电子病历中的资料进行参考。④患者在实验室发生的费用登记也在数据的传送、处理过程中完成。⑤为了避免差错,LIS 系统采用了条码技术,在进入实验室的每个标本上都贴有记录需检测项目和患者信息的条码,自动化分析仪和 LIS 系统通过条码识别,就能准确地完成检测项目。⑥门诊医师根据患者的情况在电脑上开出检验申请单，检验申请单可不通过患者之手而通过网络直接送到实验室。⑦患者到指定点抽取标本后不必等候领取检验报告单，检验结果可通过网络反馈给医师，医师根据检验结果便可开处方，处方通过网络送到药房，患者就可直接到药房领取药品。临床实验室信息化已成为医院现代化建设的重要组成部分，为患者及医院工作提供了高效率、高质量地服务。

建立 LIS 系统目的　①提高工作效率及工作质量，更有效地为临床第一线和患者服务。②促使科室管理工作科学化、规范化、标准化。③为科室建设及学科发展决策服务。④资源共享使有关检验信息得到广泛及持续使用。

LIS 系统应用意义　医院 LIS 系统的应用对医院及实验室工作有重要意义。

进一步简化工序　自动分析仪器的使用代替了手工实验，使分析工作（分析过程，即"分析中"）实现了自动化；LIS 系统使"分析后"的数据管理实现了计算机化，提高了工作效率；而新一代的 LIS 系统将把分析前的各环节纳入计算机管理。这些环节包括医师填写化验单，护士抽血，实验室对标本的重新分组编号，患者资料的录入，甚至分析仪器读取实验项目等。LIS 在检验科实验数据处理、实时传输，患者信息和实验数据共享等方面发挥了重要的作用。如果 LIS 与 HIS 联网，以电子文件形式在网络发布，还能发挥科室管理功能。

实现实验室无纸化　实验室"无纸化"的过程是实验室通过读取条码调用患者资料和所申请的检验项目进行工作；最终的实验结果也不在实验室打印出来，而

是通过网络传送回服务器供医师查询。通过条形码来实现的"无纸化"体现了以下优点：①不用医师麻烦费时的填写检验申请单，提高了医师的工作效率。②省略了实验室打印报告单、避免了实验室通过污染检验报告单所导致的院内感染，对确保实验室生物安全及预防院内感染有重要意义。③"无纸化"大大简化了工作流程，引起工作模式的改变。

改变实验室工作模式　①分析前：标本只要在条形码读取装置上扫描一下，患者资料及检验项目已从网络上调入，分别送入检验服务器和自动分析仪器，大大简化了标本录入过程。②分析中：实验结果自动进入系统。③分析后：实验室工作人员在工作站上审核完报告，实行电子签名，医师在终端上即可查询到检验结果。④门诊患者还可通过自己挂号时的条形码到门诊大厅或是检验科的终端自助打印检验报告单，既方便患者又节省了等候报告单的时间。

现状及发展趋势　中国的 LIS 尚处于发展阶段，但医院要建设以医疗信息为中心的 HIS 系统，LIS 将是其重要的组成部分；但临床实验室的信息要进入临床科室，对诊断治疗给予快捷、准确的支持，还有待医院整体信息化水平的提高和 HIS 系统的健全，还需一个发展的过程；医院和临床实验室信息化建设必须有总体规划，在设计 HIS 系统时应将 LIS 系统纳入其中；建设 LIS 不同于引进全自动化仪器，不仅要将一大堆设备有机的连为一体，还涉及要解决管理的配合、工作流程的改变、人员的培训等一系列和环境磨合的问题，LIS 系统才可能在软件的操纵下支持临床实验室工作

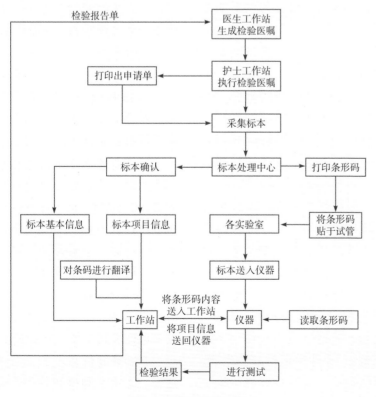

图　LIS 系统工作流程

正常运行。可见，LIS 不仅仅是计算机和自动化分析仪器二者间简单的技术上的组合，实际上它还包括现代计算机软硬件技术、网络技术、现代临床检测技术和现代实验室管理的一种有机整合，是先进的管理理念、实验室科学和信息（IT）技术结合的产物；同时，LIS 的建设又是一个长期的不断探索过程，是一个随着实验室发展、仪器的更替、信息技术的发展和实验室管理的改进而不停地演变和发展，并需要不断地维护、修改、扩充、升级和更新的过程。应当看到发展的方向而积极作好准备，先根据条件实现 LIS 的部分功能，在条件成熟的情况下再大胆地推动 LIS 向深度和广度发展，最终达到实现临床实验室信息化的理想目标。

（郝晓柯　杨柳）

yīyuàn gǎnrǎn

医院感染（nosocomial infection, NI）

住院患者在医院内获得的感染，包括在住院期间发生的感染和在医院获得出院后发生的感染；但不包括入院前已开始或入院时已存在的感染。又称医疗机构相关感染（HAI）、医院获得性感染。广义地讲，包括住院患者、医院工作人员、门急诊就诊患者、探视者和患者家属等，在医院内获得的感染性疾病均可以称为医院感染；但由于就诊患者、探视者和患者家属在医院的时间短暂，获得感染的因素多而复杂，故实际上关注的医院感染对象主要是住院患者和医院工作人员。

简史　19 世纪中期南丁格尔建立了医院感染管理制度，采取隔离、病房通风、戴手套等措施，使前线医院伤员死亡率从 42% 下降到 2.7%，这是医疗工作取得的巨大成果。20 世纪 50 年代以后，出现耐药菌引起医院感染的暴发流行，革兰阴性杆菌感染增多，美国疾病控制与预防中心（CDC）提出应用流行病学方法建立医院感染监测系统并进行试点工作，使医院感染控制转向无菌技术与抗生素结合来解决感染问题；80 年代后医院感染控制发展较快，制定和修订了各种感染控制程序的指南，促进了医院感染控制的发展。中国医院感染监测、控制工作，起步虽晚但发展迅速，目前已步入规范化、标准化、系统化管理并取得成效。

范围　医院感染的发生必须要具备 3 个环节，即感染源、传播途径和易感者，又称为感染链。3 个环节都存在，才能构成医院感染。医院感染的流行病学除具有一般传染病共同的流行规律外，还有自身的特点。

感染源　病原体生存、繁殖、储存并排出的场所或有机体。按病原体的来源，可分为以下 3 种感染源。

生物性感染源　携带病原体的患者、工作人员、陪护者、探视者以及动物等，属于外源性感染。在医院感染中最主要的感染源是感染患者，来自感染患者的微生物通常毒力较强，数量多，而且接触过抗菌药物，具有耐药性。

非生物性感染源　被微生物污染的医疗环境及未彻底消毒灭菌的医疗器械、血液制品等，也属于外源性感染。

自身感染源　患者自身携带的微生物，如在人体的消化道、呼吸道、尿道口及皮肤均存在正常菌群或/和外来定植的微生物，当机体免疫功能受损或机体抵抗力减低，这些微生物就会移位至易感部位，引起感染。

传播途径　传染源的微生物，通过一定的传播方式，感染新宿主的途径和方式。

接触传播　分为直接接触传播、间接接触传播和飞沫传播。直接接触传播是病原微生物从感染源直接传播给易感者，无外界环境的传播媒介参与，如母婴垂直传播。间接接触传播是病原微生物通过媒介物转移给易感者，常见感染源通过医护人员的手或医疗器械设备等传播。飞沫传播是含有病原微生物的呼吸道黏膜分泌物，在咳嗽、喷嚏时喷出，易感者通过吸入而引起感染。

空气传播　空气中带有病原微生物的微粒，以空气为媒介，随气流流动传播，又称为微生物气溶胶传播，有 4 种类型。①飞沫型：媒介是飞沫形成的气溶胶，病原微生物由口或鼻腔喷出后，直接通过易感者的黏膜、皮肤、手、衣物等侵入体内，引发感染。②飞沫核型：从感染源排出的带菌飞沫，表层水分蒸发后，形成脱水的蛋白质外壳，内含病原体，称为飞沫核或细核，能长时间在空气中悬浮并可随气流飘扬，造成多人感染，甚至导致医院感染的暴发流行。③菌尘型：病原菌附着于细小的尘粒上，随气流飞扬，可通过吸入或降落于伤口区域而引起直接感染，也可通过媒介物间接导致感染。④医源性：各种治疗设备以及空气调节系统等在运行时造成特殊类型的空气传播。例如，氧气湿化瓶、呼吸机湿化器等在使用时都可产生 $<5\mu m$ 的雾粒，形成悬浮于空气中的带菌气溶胶，引发医院感染。

共同媒介传播　主要有 4 种途径。①饮水和食物传播：是造成肠道传染病，如痢疾、伤寒、沙门菌感染及柯萨奇病毒感染的主要传播途径。②血液及血液制品传播：因对献血员检测不严格而造成的乙型肝炎、丙型肝炎、巨细胞病毒、人类免疫缺陷病毒等感染，因采血、保存、运输、输注等操作的疏忽而引起的血源性细菌感染等。③输液制品的传播：多因药物及设备在制作、包装、运输、储存过程中遭污染，在输注前检查不认真而造成感染。④医疗器械和设备传播：消毒不彻底，保管不善等原因造成医疗器械和设备污染而引起感染。

生物媒介传播　是某些动物（主要是昆虫）携带病原微生物的传播。如蚊子传播疟疾、乙型脑炎、登革热等，苍蝇、蟑螂、鼠类播散污染物质而造成感染。

易感者　是对感染性疾病缺乏免疫力而容易受感染的人。免疫力低下的易感者存在，是医院感染发生和流行的主要环节之一。在住院患者中有以下易感人群：患严重影响或损伤机体免疫功能疾病的患者；老年及婴幼儿；营养不良者；接受各种免疫抑制剂治疗者；长期使用抗菌药物治疗者；接受各种介入和损伤性操作者；住院时间长者。

应用　根据患者在医院中获得病原体的来源不同分为外源性感染和内源性感染

外源性感染　又称交叉感染，病原体来自患者体外，即来自其他住院患者、医务人员、陪护家属和医院环境。这类感染在经济落后国家占的比例较大，可呈医院感染暴发，如耐甲氧西林金黄色葡萄球菌感染（MRSA）、严重急性呼吸综合征（SARS），外源性感染可以通过加强消毒、灭菌、隔离措施和宣传教育工作得到预防和控制。

内源性感染　又称自身感染，病原体来自患者自身储菌库（皮肤、口咽、泌尿生殖道、肠道）的正常菌丛或外来定植菌。在医院，人体免疫功能下降、体内微生态环境失衡或发生细菌易位即可发生感染；这类感染呈散发性，发生机制较复杂，涉及患者基础病、诊疗措施等多种因素，预防困难。内源性感染的预防和控制是国内外学者研究的热点。

现状及发展趋势　全球范围内医院常见的医院感染一般为手术部位感染、泌尿道感染、下呼吸道感染及血液感染，发展中国家医院感染率在 10% ~ 15%，有的甚至高达 20%，有限的卫生保健资源及对医院感染控制工作意识的缺乏，医疗实践不标准，对潜在感染危险的考虑不充分，感染控制专业人员不足，不能将感染控制与提高医护质量联系在一起。应用科学的、量化的方法对医院感染进行监测、控制和评价，做好统计，画质控图，掌握医院内感染特征，及时补救整改，不断提高医疗质量。

（郝晓柯　杨柳）

yīyuàn gǎnrǎn guǎnlǐ

医院感染管理（hospital infection management）　各级卫生行政部门、医疗机构及医务人员针对诊疗活动中存在的医院感染、医源性感染及相关的危险因素进行的预防、诊断和控制活动。各级各类医疗机构应实行医院感染管理责任制，制定并落实医院感染管理的规章制度和工作规范，严格执行有关技术操作规范和工作标准，有效预防和控制医院感染，防止传染病病原体、耐药菌、条件致病菌及其他病原微生物的传播。

简史　中国医院感染管理兴起于 20 世纪 80 年代，卫生部先后颁布《关于建立健全医院感染管理组织的暂行办法》，《医院感染管理规范（试行）》和《医院感染管理办法》等相关法规，进一步规范中国医院感染的管理，将医院感染管理工作纳入医院管理工作，并将其作为医疗质量管理工作的重要组成部分，对医院感染管理的组织形式、组成成员以及职责任务等做出具体规定，以有效预防和控制医院感染的发生率，实现对医疗安全和医疗质量的有效保障。中国的医院感染管理工作已经走上法制化、规范化、科学化的道路，进入全面快速发展阶段，日趋接近国际先进水平。

范围　制定本医院预防和控制医院感染的规章制度并监督实施；制定本医院医院感染管理工作计划，并对计划的实施进行考核和评价；确定本医院的医院感染重点部门、重点环节、重点流程、危险因素以及采取的干预措施，明确各有关部门、人员在预防和控制医院感染工作中的责任；制定本医院发生医院感染暴发及出现不明原因传染性疾病或者特殊病原体感染病例等事件时的控制预案；建立会议制度，定期研究、协调和解决有关医院感染管理方面的问题；根据本医院病原体特点和耐药现状，配合药事管理部门提出合理使用抗菌药物的指导意见；对医院感染及其相关危险因素进行监测、分析和反馈，针对问题提出控制措施并指导实施；对医院感染发生状况进行调查、统计分析，并向有关方面报告；加强医院的清洁、消毒灭菌与隔离、无菌操作技术、医疗废物管理等；加强传染病的管理；加强医务人员医院感染的职业卫生安全防护工作；对医院感染暴发事件进行报告和调查分析，及时控制，并协调、组织有关部门进行处理；对医务人员进行预防和控制医院感染的培训工作；对消毒药械和一次性使用医疗器械、器具的有关证明进行审核。

应用 医院感染管理是医院管理工作的重要内容之一，已被应用于医院总体管理之中。

医院感染委员会 具体职责：①依据有关政策法规，制定全院控制医院感染规划、管理制度，并组织实施。②依据综合医院建筑标准有关卫生学标准及预防医院感染的要求，对医院的扩建提出建设性意见。③对医院感染管理科拟定的全院医院感染管理工作计划进行审定，对其工作进行考评。④建立会议制度，定期研究、协调和解决有关医院感染管理方面的重大事项；遇有紧急问题随时召开。

医院感染管理科 主要职责：①根据国家和地区卫生行政部门有关医院感染管理的法规、标准，拟定全院医院感染控制规划、工作计划，组织制定医院及各科室医院感染管理规章制度，经批准后，具体组织实施、监督和评价。②负责医院各级各类人员预防、控制医院感染知识与技能的培训、考核。③负责进行医院感染发病情况的监测，定期对医院环境卫生学，消毒、灭菌效果进行监督、监测，及时汇总、分析检测结果，发现问题，制定控制措施，并督导实施。④对医院发生的医院感染流行、暴发进行调查分析，提出控制措施，并组织实施。⑤参与药事管理委员会关于抗感染药物应用的管理，协助拟定合理用药的规章制度，并参与监督实施。⑥对购入消毒药械、一次性使用医疗、卫生用品进行审核，对其储存、使用及用后处理进行监督。⑦开展医院感染的专题研究；有条件的省市级医院、医学院校附属医院可建立实验室或研究室。⑧及时向主管领导和医院感染管理委员会上报医院感染控制的动态，并向全院通报。

医院感染管理小组 由科主任、护士长及本科兼职监控医师、护士组成，在科主任领导下开展工作，其主要职责为：①负责本科室医院感染管理的各项工作，根据本科室医院感染的特点，制定管理制度，并组织实施。②对本科室出现的医院感染病例及感染环节进行监测，采取有效措施，降低本科室医院感染发病率；发现有医院感染流行趋势时，及时报告医院感染管理科，并积极协助调查。③监督检查本科室抗感染药物使用情况。④组织本科室预防、控制医院感染知识的培训。⑤督促本科室人员执行无菌操作技术、消毒隔离制度。⑥做好对卫生员、配膳员、陪住、探视者的卫生学管理。

现状及发展趋势 管理是医院感染预防和控制的重要一环，涉及出入医院的各类人员及物品，涵盖所有部门和科室。根据全国医院感染监测网的检测数据显示，由于各地各级医院的治疗病种、医疗条件、管理水平和医务人员的业务水平等存在着不同程度的差异，导致不同医院的医院感染率存在不同程度的差异。中国已逐渐放弃"形式化"医院感染控制模式，引入循证医学新理念，强调医院感染过程监控比结果监控更重要。医院感染管理标准委员会不断出台更多的以循证医学为基础的适合中国国情的一系列医院感染管理技术指南，推动循证医学的理论在医院感染监测控制与管理的实际工作中广泛应用，促进规范化建设。

（郝晓柯 杨柳）

yīyuàn gǎnrǎn jiāncè

医院感染监测（nosocomial infection surveillance） 有效控制医院感染的基础，能提供评估问题大小的数据、发现暴发、确定感染的危险因素，对高危患者提供有效的控制方法或评价预防措施的效果。最终的目的是降低医院感染的危险，保障患者的安全。

简史 医院感染监测系统的开发与研究要追溯到20世纪70年代，美国疾病预防控制中心（CDC）开发的国家医院感染监测系统已有40余年，在美国自从医院感染监测系统实行以来，收到了一定的成效，医院感染率有很大程度的下降。建立全国的医院感染监测系统对于有效预防和控制医院感染的发生，降低患者和医务人员发生医院感染的危险起到促进作用，同时可以进行国家之间、不同地区之间的比较，为保障人民健康、改善就医环境发挥重要作用。中国于1986年成立了全国医院感染监控网，至今已有20余年，它由中国预防医学科学院王枢群教授担任原卫生部医政司医院感染监测协调小组组长，9省（市）16所医院参加了医院感染监控工作。1990年监控网扩大到全国28个省、市、自治区的103所医院，1994年扩大到134所医院。2006年9月1日由卫生部颁布了《医院感染管理办法》，对于医院感染控制提出新的要求和规范，有力推动了中国医院感染监测系统的发展。

范围 医院感染监测是医院感染控制的基础，中国按照原卫生部《医院感染管理规范（试行）》的要求，现有监测方法包括全面综合监测、目标性监测。监测的内容主要包括了环境污染监测、灭菌效果监测、消毒污染监测、菌株抗药性监测、清洁卫生工作监测、传染源监测、规章制度执行监测。作为有效监测，美国CDC建议应包括下述4个方面：①由感染控制人员有规律地进行前瞻性监测。②应用基本的流行病学知识分析医院感染率。③定期地应用资料为决策服务。④聘用受过感染控制训练的流行病学家制定感染控制方案，干预和参与医院的管理。

应用　根据医院感染监测范围，分为全面综合性监测和目标性监测。

全面综合性监测　从多方面对医院所有住院患者和工作人员的医院感染及其有关影响因素（危险因素）进行检测，以了解全院医院感染的发生情况，以及各科室的感染发生率、部位发病率、各种危险因素、病原体及其耐药情况、抗生素使用情况、消毒灭菌效果和医护人员的不良习惯等，有针对性地进行宣传教育、培训和指导，或给予有效的控制，并为制定计划和措施提供依据。按照原卫生部《医院感染管理规范（试行）》的要求，医院感染发生率的监测包括下列各项。①全院感染发生率监测：住院患者中新发生的医院感染的频率。100张病床以下、100～500张病床、500张病床以上的医院感染发病率应分别低于7%、8%和10%；一类切口手术部位感染率应分别低于1%、0.5%和0.5%。②医院感染各科室发病率监测。③医院感染部位发病率的监测：特定部位感染危险人群中新发生该部位医院感染的频率。④医院感染高危科室、高危人群的监测。⑤医院感

染危险因素的监测。⑥漏报率的监测：医院应每年对监测资料进行评估，开展医院感染的漏报调查，调查样本量应不少于年监测患者数的10%，漏报率应<20%。⑦医院感染暴发流行的监测。⑧其他监测：医院感染管理科必须每月对监测资料进行汇总、分析，每季度向院长、医院感染管理委员会书面汇报，向全院医务人员反馈，监测资料应妥善保存。特殊情况及时汇报和反馈；医院感染散发的报告与控制，如当出现医院感染散发病例时，经治医师应及时向本科室医院感染监控小组负责人报告，并于24小时内填表报告医院感染管理科。

目标性监测　在全面综合性监测的基础上，对全院的感染情况和存在问题有了基本了解之后，为了将有限的人力和物力用在最需要解决的问题上而采取的某种特定监测。医院应在全面综合性监测的基础上开展目标性监测。①省（市）级以上医院及其他有条件的医院每年应开展1～2项目标性监测。②监测目标应根据本院的特点、医院感染的重点和难点决定。③县以上医院和床位数≥300张的其他医院，应对医院感染病原体分布及其抗感染药物的敏感性进行监测。④每项目标监测开展的期限≥1年。⑤应定期对目标监测资料进行分析、反馈，对其效果进行评价及提出改进措施。⑥年终应有总结报告。⑦监测结束，应有终结报告。

现状及发展趋势　中国医院感染管理起步较迟，几乎落后于发达国家二十余年，20世纪80年代中期才开始医院感染的研究。近十余年来各级卫生行政部门十分重视、支持医院感染管理工作，并充分发挥医院感染管理专家及

学术团体的作用，广泛开展医院感染知识宣教，制订一系列医院感染管理法律法规，并将医院感染管理纳入医院评审标准，加重评分权重。卫生部还多次组织医院感染管理方面专家对全国29个省市自治区采取分层整群抽样检查，以及医院感染管理专项督查，及时反馈了检查信息，制定了系列诊疗技术医院感染管理的指南，对中国医院感染管理工作的进步，起了极大促进作用。

（郝晓柯　杨　柳）

yīyuàn xiāodú mièjūn
医院消毒灭菌（hospital disinfection and sterilization）　消毒指去除或杀灭大多数病原微生物的过程；灭菌指通过物理或化学方法去除或杀灭所有病原微生物的过程。医院消毒灭菌的目的是预防和控制医院感染的发生。根据传播病原体、发生感染的危险性，将医疗器械分为以下三类。①高度危险类：手术器械、植入物、监测设备等，以及活组织检查时进入正常无菌部位的物品，必须灭菌。②中度危险类：麻醉、呼吸设备、内镜等接触黏膜、不完整皮肤的物品，需要高、中效消毒剂消毒。③低度危险类：接触完整皮肤的物品（如听诊器、床头柜等）直接传播病原体的可能性小，可通过医务人员间接传播，需要使用低效消毒剂消毒。

煮沸或低压蒸汽等可以减少生物载量；化学消毒剂可以杀灭病原体，但不能杀灭病毒或芽胞；皮肤消毒剂能去除皮肤表面的寄植菌，不能杀灭毛孔或毛囊中的微生物；巴氏消毒法用于去除热敏感物品的病原体，杀灭布鲁菌、分枝杆菌及多种病毒等细胞内生长微生物，不能杀灭芽胞。

方法　包括热力、化学（液

体或气体)、辐射（γ射线和紫外线）、过滤等技术。

热力灭菌技术 方便、经济、有效，效果监测标准化，包括湿热灭菌、干热灭菌。①湿热灭菌：是将物品暴露于饱和蒸汽（121℃）30分钟，或高压蒸汽（134℃）13分钟。②干热灭菌：是将物品暴露于160℃ 120分钟或170℃ 60分钟。有空腔的物品，干热灭菌效果不如湿热灭菌。

化学灭菌技术 过氧乙酸系统在发达国家广泛使用，环氧乙烷、甲醛溶液因安全性以及释放具有温室效应的气体的问题，正逐步被淘汰。化学消毒剂种类繁多，常用于热敏感物品的消毒。根据消毒效果分为高效、中效、低效三类。①高效消毒剂：能杀灭芽胞、分枝杆菌、病毒、真菌、细菌，常见成分为过氧乙酸、二氧化氯、甲醛溶液、戊二醛、次氯酸钠、稳定型过氧化氢、琥珀酸脱氢酶。②中效消毒剂：能杀灭分枝杆菌、病毒、真菌、细菌，常见成分为酚类衍生物、乙醇和异丙醇。③低效消毒剂：能杀灭细菌，常见成分为季铵类。

影响消毒效果的因素包括：消毒剂的成分、浓度、接触时间、温度、pH值、有机物含量、钙或者镁含量（例如用于稀释剂的水的硬度）。

γ辐射灭菌技术 通过破坏DNA链发挥灭菌作用。主要用于注射针、注射器、导管、手套等小件物品的大批量灭菌。

紫外线灭菌技术 主要抑制细菌生长，由于其可能造成角膜、皮肤损伤，应用受到限制。

过滤灭菌技术 可去除溶液中的颗粒及热原，也可用于去除大容量液体中的少量微生物（如冷却塔水中的军团菌），用于溶液中细菌定量。

应用原则 根据物品污染后的危害程度选择消毒灭菌方法，原则是：①高度危险的物品必须选用灭菌法。②中等危险性物品可选用中效消毒法或高效消毒法。③低度危险物品一般可用低效消毒方法，或只做一般的清洁处理。

根据污染微生物的种类和数量选择消毒灭菌方法：①对受到致病性芽胞菌、真菌孢子和抗力强、危险程度大的病毒污染的物品，选用高效消毒法或灭菌法。②对受到致病性细菌、真菌和亲水性病毒、螺旋体、支原体、衣原体污染的物品，选用中效以上的消毒法。③对受到一般细菌和亲脂病毒污染的物品，可选用中效消毒或低效消毒法。④杀灭被有机物保护的微生物时应加大消毒剂的使用剂量并延长作用时间。

评价 评估消毒灭菌效果时，监测消毒灭菌过程优于从消毒灭菌物品中分离微生物。事实上，从消毒灭菌物品中分离一个或几个微生物很困难。虽然受损细菌在特殊营养条件下，经过一定时间培养能够复活，但此类试验不适合于批量产品的监测。从消毒灭菌物品中分离微生物难以确定监测的样本量，样本量太小，漏检可能性大；样本量太大，质量控制消耗太多产品，增加成本。过程控制通常是对消毒灭菌过程进行物理或化学监测，如压力灭菌器可监测灭菌温度和时间，如果符合要求，可以认为处理后物品不存在活的微生物。这种监测方法可能存在质量控制敏感性过高或不足的问题。消毒剂的消毒效果可以通过检测使用中消毒剂的微生物浓度进行评价。由于医疗机构使用消毒剂大多遵循生产

商的建议，这种试验很少进行。

（郝晓柯 杨柳）

yīyuàn gǎnrǎn de yùfáng kòngzhì
医院感染的预防控制（hospital infection prevention and control） 核心是标准预防，即针对医院所有患者和医务人员采用的一组预防感染措施。基于患者血液、体液、分泌物、排泄物、非完整的皮肤与黏膜均可能含有感染性因子的原则，接触上述物质者，必须采取防护措施。标准预防具备以下几个基本特点：①既要防止血源性疾病的传播，也要防止非血源性疾病的传播。②强调双向防护，即防止疾病从患者传至医护人员，又要防止疾病从医护人员传至患者。③根据疾病的主要传播途径，采取相应的隔离措施，包括接触隔离、空气隔离和飞沫隔离。

简史 1997年美国疾病控制与预防中心和医院感染控制工作咨询委员会修订"加强CDC医院隔离预防指南"时提出了标准预防的新概念。这是对普遍预防更进一步的要求，包括两层意思：一是面向所有的患者，不论其诊断是否有传染性，均实施标准预防，这是成功的医院感染控制的主要策略；二是针对有传染性或疑似有传染性的患者或有重要流行病学意义的病原菌，按其传播途径，采取相应的预防隔离。

范围 标准预防的范围包括洗手、手套、面罩、护目镜和口罩、隔离衣及隔离措施、免疫接种、锐器刺伤的补救措施等。而洗手是预防感染传播最经济、最有效的措施。

应用 医院感染的预防和控制在医院工作中必须有基本措施。

加强教育培训 一是进行全院分期分批学习相关法律法规的

知识，二是分层次、多形式举办全员技术培训班，以达到提高全院人员对医院感染的危险性和预防医院感染重要性的认识；三是对新上岗人员进行医院感染知识岗前培训，严格无菌技术，强调规范操作。

认真执行隔离制度 在标准预防的基础措施上实施接触隔离、空气隔离和飞沫隔离。

接触隔离 减少通过直接接触或间接接触传播有重要流行病学意义的微生物，如感染患者直接将病原体传给易感宿主或经医护人员的手、未及时更换的手套、污染的医院环境、医疗用品和设备等传给患者。常见的有感染性腹泻、白喉、带状疱疹、疥疮等。

空气隔离 针对由悬浮在空气中的微粒——气溶胶传播的疾病，如结核分枝杆菌和滤过性微生物。感染源排出的带菌飞沫水分蒸发，形成脱水蛋白质外壳，内含病原体，称为飞沫核或菌尘，粒径多数<5μm。这种微粒能在空气中悬浮较长时间，并可随气流飘浮到远处，需要依靠单人房间、空气处理系统和通风设备等环境屏蔽措施防止空气传播。

飞沫隔离 人在咳嗽、喷嚏或谈笑时，会从口腔、鼻孔喷出许多微小液滴，称为飞沫，医护人员在进行近距离支气管镜或吸痰操作时也可产生许多含微生物的飞沫，其中较大的飞沫在空气中悬浮的时间不长，喷射距离不过1m左右。易感者近距离接触到含致病菌的飞沫即可引起感染，飞沫隔离用于经飞沫传播的疾病，如百日咳、流感、猩红热等。

严格医护人员手清洁消毒 多数医院感染为接触性传播所致的病原体感染，主要出现在侵入性检查和治疗，以及医务工作者和患者的手污染或携带病原体而导致感染。医务工作者手传播病菌所致感染占医院感染发生率约30%。手卫生是预防微生物交叉传播，预防医院感染的重要手段，接触住院患者及医疗操作前后都要认真洗手，倒引流物时必须戴手套，处理不同患者时需更换手套并洗手。

减少侵袭性操作 吸氧、气管插管、使用呼吸机、插尿管、静脉导管等侵袭性操作时，必须严格执行无菌技术，切实防止致病微生物扩散。尤其避免不必要的长期留置静脉导管及不正确的无菌操作。

合理使用抗生素 抗生素不合理使用是控制医院感染的一大障碍，应减少习惯性用药和模式化用药，提倡针对药敏实行用药个体化，遵循能用窄谱不用广谱、能用低级不用高级、能短期应用不长期应用的用药原则，以最大限度提高抗生素使用效果，减少耐药菌株的产生。

加强易感科室管理 手术室、内镜室、重症监护室、血液透析室、产房、新生儿病房、口腔科、烧伤病房等都是易发生医院感染的科室，必须对其加强管理。各种医疗用品应做到一人一份一用一消毒，对 HIV 抗体、HCV 抗体、HBsAg 等阳性者应该使用专用的器械和设备；对各种污染材料、器械应及时按不同要求消毒处理；医院供应室要保证消毒、灭菌的质量，注意对手术室、重症监护室及各科病房仪器、设备及环境的消毒和出院患者用过物品的终末消毒。

加强洗衣房消毒管理 按由污到洁的流程合理布局，进行规范操作。传染被服应单室单机洗净，严格掌握消毒液的种类和配制浓度，杜绝由洗衣房原因引起的交叉感染。

规范一次性医疗用品及废物管理 对回收后的一次性医疗用品必须进行消毒、毁形，并按当地卫生行政部门的规定进行无害化处理，禁止重复使用；生活垃圾和医用垃圾分开管理，严格执行国家消毒卫生管理法规，医用垃圾用黄色塑料袋装，由专人、专车运送到指定地点处理、焚烧，减少环境污染，降低医院感染率。

加强普遍预防意识 普遍预防是关于预防感染传播的理论。普遍预防观点认为，所有血液和体液均有感染；普遍预防是处理各种形式血液和体液污染的特殊方法；已在防止 HIV 和 HBV 的传播作用上得到确定，有坚实的科学依据。医务人员应树立普遍预防观念，在临床诊疗活动中注意普遍预防措施的应用，控制医院感染的发生。

现状及发展趋势 预防和控制医院感染是保障患者安全、提高医疗质量以及维护医务人员职业健康的一项重要工作，医院感染的预防和控制是现代医院管理的重要方面。做好预防和控制医院感染的工作，不仅对提高治愈率，降低伤残率，减少患者和医院的经济损失具有重要现实意义，也是提高医院整体管理水平的重要手段。各级医院都应认真开展医院感染的管理与监控工作，做到管理规范化、操作标准化、检查安全化、监测常规化，减少医院感染的发生。

（郝晓柯 杨柳）

索　引

条目标题汉字笔画索引

说　明

一、本索引供读者按条目标题的汉字笔画查检条目。

二、条目标题按第一字的笔画由少到多的顺序排列，按画数和起笔笔形横（一）、竖（丨）、撇（丿）、点（、）、折（乛，包括丁しく等）的顺序排列。笔画数和起笔笔形相同的字，按字形结构排列，先左右形字，再上下形字，后整体字。第一字相同的，依次按后面各字的笔画数和起笔笔形顺序排列。

三、以拉丁字母、希腊字母和阿拉伯数字、罗马数字开头的条目标题，依次排在汉字条目标题的后面。

一　画

乙型肝炎病毒标志物检测（detection of marker in hepatitis B virus）　334

乙型肝炎病毒基因分型检测（detection of hepatitis B virus genotyping）　565

乙型肝炎病毒基因扩增检测（detection of gene amplification for hepatitis B virus）　551

二　画

丁型肝炎病毒标志物检测（detection of marker in hepatitis D virus）　337

人类白细胞抗原交叉配型（human leucocyte antigen cross match）　446

人类白细胞抗原配型（human leukocyte antigen matching）　163

人类白细胞抗原基因分型检测（detection of genotyping for human leukocyte antigen）　570

人类免疫缺陷病毒抗体检测（human immunodeficiency virus antibody detection）　344

人类免疫缺陷病毒基因分型检测（detection of human immunodeficiency virus genotyping）　569

人类免疫缺陷病毒基因扩增检测（detection of gene amplification for human immunodeficiency virus）　554

儿童呼吸道感染常见病毒快速检测（rapid detection of common virus in children with respiratory tract infection）　326

三　画

三酰甘油测定（triacylglycerol test）　172

干燥综合征实验诊断（laboratory diagnosis of SjÖgren syndrome）　396

下丘脑－垂体激素测定（hypothalamus-pituitary hormone test）　202

大颗粒T淋巴细胞白血病实验诊断（laboratory diagnosis of T-cell large granular lymphocytic leukemia）　138

个体化医学检验（personalized medicine test）　560

弓形虫病免疫学检测（immunological detection of toxoplasmosis）　308

马方综合征实验诊断（laboratory diagnosis of Marfan syndrome）　498

四　画

天冬氨酸转氨酶测定（aspartate aminotransferase test）　183

支气管肺泡灌洗液细胞学检查（cytological examination of bronchoalveolar lavage fluid）　49

支气管肺泡灌洗液检验（bronchoalveolar lavage fluid test）　48

支气管哮喘实验诊断（laboratory diagnosis of bronchial

asthma) 422

支原体培养 (mycoplasma culture) 254

不规则抗体筛选 (irregular antibody screening) 165

不明系列急性白血病实验诊断 (laboratory diagnosis of acute leukemia of ambiguous lineage) 126

巨幼细胞贫血实验诊断 (laboratory diagnosis of megaloblastic anemia) 91

巨细胞病毒基因扩增检测 (detection of gene amplification for cytomegalovirus) 555

巨球蛋白血症实验诊断 (laboratory diagnosis of macroglobulinemia) 415

中枢神经系统感染实验诊断 (laboratory diagnosis of central nervous system infection) 316

中性粒细胞碱性磷酸酶染色 (neutrophilic alkaline phosphatase stain) 66

内分泌疾病分子诊断 (molecular diagnosis of endocrine disease) 532

内分泌疾病实验诊断 (laboratory diagnosis of endocrine disease) 236

内分泌疾病实验检测 (laboratory test for endocrine disease) 202

内生肌酐清除率计算 (calculation of endogenous creatinine clearance rate) 187

毛细胞白血病实验诊断 (laboratory diagnosis of hairy cell leukemia) 135

分子成像检验 (molecular imaging test) 522

分子诊断技术 (molecular diagnosis technique) 503

分枝杆菌直接涂片检查 (direct smear examination of *Mycobacterium*) 325

心力衰竭实验诊断 (laboratory diagnosis of heart failure) 215

心功能损伤标志物检测 (heart failure biomarker test) 177

心血管病生物化学危险因素检测 (cardiovascular disease biochemistry risk factor test) 178

心血管病实验诊断 (laboratory diagnosis of cardiovascular disease) 211

心血管病实验检测 (laboratory test for cardiovascular disease) 174

心血管疾病分子诊断 (molecular diagnosis of cardiovascular disease) 530

心肌肌钙蛋白检测 (cardiac troponin test) 175

心肌损伤标志物检测 (cardiac biomarker test) 174

水-电解质-酸碱平衡失调实验诊断 (laboratory diagnosis of water, electrolyte and acid-base balance disorder) 228

水-电解质-酸碱平衡失调实验检测 (laboratory test for water, electrolyte and acid-base balance disorder) 194

五　画

丙型肝炎病毒标志物检测 (detection of marker in hepatitis C virus) 336

丙型肝炎病毒基因分型检测 (detection of hepatitis C virus genotyping) 567

丙型肝炎病毒基因扩增检测 (detection of gene amplification for hepatitis C virus) 553

丙氨酸转氨酶测定 (alanine aminotransferase test) 182

戊型肝炎病毒标志物检测 (detection of marker in hepatitis E virus) 337

平均血小板体积测定 (assay of mean platelet volume) 13

平均红细胞血红蛋白浓度测定 (assay of mean corpuscular hemoglobin concentration) 8

平均红细胞血红蛋白量测定 (assay of mean corpuscular hemoglobin) 8

平均红细胞体积测定 (assay of mean corpuscular volume) 8

甲状旁腺素测定 (parathormone test) 200

甲状腺功能亢进症实验诊断 (laboratory diagnosis of hyperthyroidism) 237

甲状腺功能减退症实验诊断 (laboratory diagnosis of hypothyroidism) 238

甲状腺激素测定 (thyroid hormone test) 204

甲型肝炎病毒标志物检测 (detection of marker in hepatitis A virus) 334

甲胎蛋白检测 (alpha fetal protein test) 439

史密斯-马吉利综合征实验诊断 (laboratory diagnosis of Smith-Magenis syndrome) 478

生殖系统感染实验诊断 (laboratory diagnosis of genital system infection) 342

生殖道沙眼衣原体抗原检测 (detection of genital tract *Chlamydia trachomatis* antigen) 264

代谢综合征实验诊断 (laboratory diagnosis of metabolic syndrome) 210

白介素-10 检测 (interleukin-10 test) 385

白介素-17 检测 (interleukin-17 test) 385

白介素-2 检测（interleukin-2 test） 383

白介素-4 检测（interleukin-4 test） 384

白介素-6 检测（interleukin-6 test） 384

白介素检测（interleukin test） 381

白血病分子诊断（molecular diagnosis of leukemia） 540

白细胞分类计数（differential leukocyte count，DLC） 10

白细胞计数（white blood cell count） 9

白细胞形态学检查（morphology examination of white blood cell） 17

白细胞黏附缺陷实验诊断（laboratory diagnosis of leucocyte adherence deficiency） 407

外周血细胞形态学检查（morphology examination of peripheral blood） 15

外斐试验（Weil-Felix test） 266

半乳甘露聚糖检测（galactomannan detection） 300

出血时间测定（bleeding time test） 69

出血性疾病实验诊断（laboratory diagnosis of hemorrhagic disease） 144

皮肤及软组织感染实验诊断（laboratory diagnosis of skin and soft tissue infection） 318

六　画

动脉粥样硬化性心血管病危险评估（risk assessment of atherosclerotic cardiovascular disease） 212

再生障碍性贫血实验诊断（laboratory diagnosis of aplastic anemia） 92

成人 T 细胞白血病实验诊断（laboratory diagnosis of adult T cell leukemia） 139

成熟淋巴细胞肿瘤实验诊断（laboratory diagnosis of mature lymphoid neoplasm） 133

过碘酸希夫反应（periodic acid-Schiff reaction） 65

同型半胱氨酸检测（homocysteine test） 178

同种异体移植检测（allograft test） 444

网织红细胞计数（reticulocyte count） 13

先天感染实验诊断（laboratory diagnosis of congenital infection） 349

传染性单核细胞增多症实验诊断（laboratory diagnosis of infectious mononucleosis） 142

自动细菌鉴定系统（automated identification system of bacteria） 260

自身抗体检测（autoantibody test） 356

自身免疫性肝炎实验诊断（laboratory diagnosis of autoimmune hepatitis） 397

自身免疫性肝病相关抗体检测（autoimmune liver disease related antibody test） 371

自身免疫性溶血性贫血实验诊断（laboratory diagnosis of autoimmune hemolytic anemia） 106

自身免疫病分子诊断（molecular diagnosis of autoimmune disease） 537

自身免疫病实验诊断（laboratory diagnosis of autoimmune disease） 390

血小板无力症实验诊断（laboratory diagnosis of thrombasthenia） 145

血小板比容测定（assay of plateletcrit） 13

血小板计数（platelet count，PC） 12

血小板功能试验（platelet function test） 75

血小板自身抗体检测（platelet autoantibody assay） 76

血小板形态学检查（morphology examination of platelet） 19

血小板膜糖蛋白检测（platelet member glycoprotein assay） 76

血友病分子诊断（molecular diagnosis of hemophilia） 483

血友病实验诊断（laboratory diagnosis of hemophilia） 148

血气分析（blood gas test） 196

血红蛋白电泳（hemoglobin electrophoresis） 105

血红蛋白测定（assay of hemoglobin） 6

血红蛋白病实验诊断（laboratory diagnosis of hemoglobinopathy） 101

血细胞比容测定（assay of hematocrit） 7

血细胞化学染色（blood cytochemical stain） 63

血细胞计数（blood cell count） 5

血细胞免疫表型分析（immunophenotypic analysis of blood cell） 67

血型与输血相关疾病实验诊断（laboratory diagnosis of blood group and transfusion related disease） 155

血型鉴定（blood group identification） 158

血钙测定（calcium test） 199

血钠异常实验诊断（laboratory diagnosis of dysnatremia） 229

血栓与止血试验（thrombosis and hemostasis test） 69

血栓性疾病实验诊断（laboratory diagnosis of thrombotic disease） 151

血栓前状态实验诊断（laboratory diagnosis of prethrombotic state） 151

血钾异常实验诊断（laboratory diagnosis of dyskalemia） 230

血浆 D-二聚体检测（plasma D-dimer assay） 83

血浆 α$_2$-抗纤溶酶检测（plasma α$_2$-antiplasmin assay） 82

血浆纤维蛋白（原）降解产物检测（plasma fibrin/fibrinogen degradation product assay） 82

血浆纤维蛋白原测定（fibrinogen test） 72

血浆纤溶酶原检测（plasma plasminogen assay） 82

血浆纤溶酶原激活物抑制剂检测（plasma plasminogen activator inhibitor assay） 81

血浆抗凝血酶检测（plasma antithrombin assay） 78

血浆组织型纤溶酶原激活物检测（plasma tissue plasminogen activator assay） 81

血浆蛋白 C 检测（plasma protein C assay） 79

血浆蛋白 S 检测（plasma protein S assay） 80

血浆黏度测定（assay of plasma viscosity） 22

血流感染实验诊断（laboratory diagnosis of bloodstream infection） 309

血培养（blood culture） 314

血清杀菌试验（serum bactericidal test） 275

血液分析仪（hematology analyzer） 14

血液流变学检测（hemorheological test） 21

血液基础检验（basic hematologic test） 4

血液寄生虫检查（parasitic examination in blood） 305

血液黏度分析仪（blood viscometer） 22

血镁测定（magnesium test） 200

血管性血友病因子分析（von Willebrand factor analysis） 73

血管性血友病实验诊断（laboratory diagnosis of von Willebrand disease） 146

血糖控制监测（glycemic control monitoring） 227

全血黏度测定（assay of blood viscosity） 22

全基因组测序（whole genome sequencing） 514

肌红蛋白检测（myoglobulin test） 176

肌酐测定（creatinine test） 187

肌酸激酶检测（creatine kinase test） 176

危急值（critical value） 594

多发性肌炎/皮肌炎实验诊断（laboratory diagnosis of polymyositis/dermatomyositis） 397

多药耐药基因突变检测（detection of multidrug resistance gene mutation） 576

多基因病分子诊断（molecular diagnosis of polygenic disease） 528

多基因病实验诊断（laboratory diagnosis of polygenic disease） 498

交叉配血试验（cross matching test） 164

衣原体培养（chlamydia culture） 255

米勒-迪克尔综合征实验诊断（laboratory diagnosis of Miller-Dieker syndrome） 478

安格尔曼综合征实验诊断（laboratory diagnosis of Angelman syndrome） 481

导管相关性血流感染实验诊断（laboratory diagnosis of catheter-related blood stream infection） 312

阵发性睡眠性血红蛋白尿症实验诊断（laboratory diagnosis of paroxysmal nocturnal hemoglobinuria） 98

阴道分泌物物理学检查（physical examination of vaginal secretion） 56

阴道分泌物检验（vaginal secretion test） 56

阴道清洁度检查（vaginal cleanliness examination） 57

防突变浓度试验（mutant prevention concentration test） 274

红细胞计数（red blood cell count） 5

红细胞自身溶血试验（erythrocyte autohemolysis tset，EAT） 98

红细胞形态学检查（morphology examination of red blood cell） 15

红细胞体积分布宽度测定（assay of red blood cell volume distribution width） 9

红细胞沉降率分析仪（erythrocyte sedimentation rate analyzer） 21

红细胞沉降率测定（assay of erythrocyte sedimentation rate） 20

红细胞渗透脆性试验（erythrocyte osmotic fragility test） 97

红细胞酶测定（determination of erythrocyte enzyme） 100

红细胞酶缺陷病实验诊断（laboratory diagnosis of erythrocyte enzyme defect） 100

七　画

抗 Jo-1 抗体检测（anti-Jo-1 antibody test） 364

抗 Scl-70 抗体检测（anti-Scl-70 antibaody test） 363

抗 Sm 抗体检测（anti-Sm antibody test） 362

抗 SSA 抗体检测（anti-SSA antibody test） 363

抗 SSB 抗体检测（anti-SSB antibody test） 363

抗 U1RNP 抗体检测（anti-U1RNP antibody test） 362

抗中心粒细胞胞质抗体检测（anti-neutrophil cytoplasmic antibody test） 367

抗心磷脂抗体检测（anti-cardiolipin antibody test） 376

抗双链 DNA 抗体检测（anti-double strand DNA antibody test） 365

抗可提取性核抗原抗体谱检测（extractable nuclear antigen antibody test） 360

抗可溶性肝抗原抗体检测（anti-soluble liver antigen antibody test） 374

抗平滑肌抗体检测（anti-smooth muscle antibody test） 376

抗生素后效应试验（post anti-biotic effect test） 275

抗生素相关性腹泻检测（anti-biotic-associated diarrhea test） 331

抗杀菌性/通透性增强蛋白抗体检测（anti-bacteriocidal/permeability-increasing protein antibody test） 371

抗肝肾微粒体抗体检测（anti-liver kidney microsome antibody test） 374

抗肝细胞溶质抗原 I 型抗体检测（anti-liver cytosol I antibody test） 374

抗角蛋白抗体检测（anti-keratin antibody test） 366

抗环瓜氨酸肽抗体检测（anti-cyclic citrullinated peptide antibody test） 366

抗乳铁蛋白抗体检测（anti-lactoferrin antibody test） 370

抗线粒体 2 型抗体检测（anti-mitochondrial 2 antibody test） 373

抗组织蛋白酶 G 抗体检测（anti-cathepsin G antibody test） 370

抗组蛋白抗体检测（anti-histone antibody test） 365

抗核小体抗体检测（anti-nucleosome antibody test） 364

抗核抗体检测（anti-nuclear antibody test） 358

抗核糖体 P 蛋白抗体检测（anti-ribosomal P-proteinautoantibody test） 364

抗球蛋白试验（anti-globulin test） 85

抗菌药物敏感性折点（anti-bacterial susceptibility breakpoint） 276

抗菌药物敏感性试验（anti-microbial susceptibility test，AST） 268

抗菌药物联合药敏试验（combined anti-microbial susceptibility test） 272

抗弹性蛋白酶抗体检测（anti-elastase antibody test） 370

抗蛋白酶 3 抗体检测（anti-protease 3 antibodies test） 369

抗维生素 D 佝偻病实验诊断（laboratory diagnosis of vitamin D resistant rickets） 493

抗溶菌酶抗体检测（anti-lysozyme antibody test） 370

抗磷脂抗体检测（anti-phospholipid antibody test） 375

抗髓过氧化物酶抗体检测（anti-myeloperoxidase antibody test） 369

克氏综合征实验诊断（laboratory diagnosis of Klinefelter syndrome） 472

医学决定水平（medical decision level） 594

医学实验室认可（accreditation for medical laboratory） 602

医院消毒灭菌（hospital disinfection and sterilization） 609

医院感染（nosocomial infection，NI） 606

医院感染的预防控制（hospital infection prevention and control） 610

医院感染监测（nosocomial infection surveillance） 608

医院感染管理（hospital infection management） 607

连续监测血培养系统（continuous monitoring blood culture system，CMBCS） 315

时间杀菌试验（time-kill assay） 274

伯基特淋巴瘤实验诊断（laboratory diagnosis of Burkitt lymphoma） 137

低血糖症实验诊断（laboratory diagnosis of hypoglycemia） 227

低密度脂蛋白胆固醇测定（low density lipoprotein cholesterol test） 172

肝功能试验（liver function test） 179

肝豆状核变性实验诊断（laboratory diagnosis of hepatolenticular degeneration） 495

肝胆胰疾病实验诊断（laboratory diagnosis of hepatobiliary and pancreatic disease） 216

肝胆胰疾病实验检测（laboratory test for hepatobiliary

and pancreatic disease） 179

肝脏感染实验诊断（laboratory diagnosis of liver infection） 331

肝硬化实验诊断（laboratory diagnosis of hepatic cirrhosis） 218

肛门周围寄生虫检查（parasitic examination on the anal skin） 304

肠道选择鉴别培养基（selective and differential enteric culture medium） 330

免疫低下患者感染实验诊断（laboratory diagnosis of infected immunocompromised patient） 352

免疫性血小板减少症实验诊断（laboratory diagnosis of immunothrombocytopenia） 150

免疫复合物病实验诊断（laboratory diagnosis of immune complex disease） 428

免疫缺陷病实验诊断（laboratory diagnosis of immunodeficiency disease） 402

免疫球蛋白 A 检测（immunoglobulin A test） 378

免疫球蛋白 D 检测（immunoglobulin D test） 379

免疫球蛋白 E 检测（immunoglobulin E test） 379

免疫球蛋白 G 检测（immunoglobulin G test） 378

免疫球蛋白 M 检测（immunoglobulin M test） 379

免疫球蛋白检测（immunoglobulin test） 377

免疫增殖性疾病实验诊断（laboratory diagnosis of immunoproliferative disease） 413

系统性红斑狼疮实验诊断（laboratory diagnosis of systemic lupus erythematosus） 394

亨廷顿病实验诊断（laboratory diagnosis of Huntington disease） 495

库欣综合征实验诊断（laboratory diagnosis of Cushing syndrome） 238

冷凝集试验（cold agglutination test） 267

沙眼衣原体基因扩增检测（detection of gene amplification for *Chlamydia trachomatis*） 560

沃-赫综合征实验诊断（laboratory diagnosis of Wolf-Hirschhorn syndrome） 476

良性白细胞疾病实验诊断（laboratory diagnosis of benign leukocytic disease） 140

补体 C3 检测（complement 3 test） 380

补体 C4 检测（complement 4 test） 381

补体检测（complement test） 380

诊断试验（diagnostic test） 593

即时检验（point of care testing, POCT） 603

尿比重检测（detection of urine specific gravity） 26

尿气味检测（detection of urine smell） 24

尿白细胞检测（detection of urine white blood cell） 32

尿外观检测（detection of urine appearance） 24

尿亚硝酸盐检测（detection of urine nitrite） 31

尿细菌（定量）培养（urine bacterial（quantitative）culture） 341

尿胆红素检测（detection of urobilin） 29

尿胆原检测（detection of urobilinogen） 30

尿素测定（urea test） 187

尿液干化学分析（chemical analysis of urine） 25

尿液干化学分析仪（dry chemistry urine analyzer） 32

尿液有形成分分析（urine analysis for morphology） 33

尿液有形成分分析仪（urine analyzer for morphology） 39

尿液物理学检查（physical examination of urine） 23

尿液细胞检测（detection of urine cell） 33

尿液结晶检测（detection of urine crystal） 38

尿液基础检验（routine urinalysis） 23

尿液管型检测（detection of urine cast） 35

尿蛋白检测（detection of urine protein） 26

尿维生素 C 检测（detection of urine vitamin C） 32

尿量测定（assay of urine volume） 23

尿酮体检测（detection of urine ketone body） 30

尿酸测定（uric acid test） 188

尿酸碱度检测（analysis of urine pH value） 25

尿潜血检测（detection of urine blood） 31

尿糖检测（detection of urine glucose） 28

纯红系白血病实验诊断（laboratory diagnosis of pure erythroid leukemia） 125

纸片扩散法抗菌药物敏感性试验（disk antimicrobial susceptibility test） 271

八　画

表皮生长因子受体基因扩增检测（detection of epidermal growth factor receptor gene amplification） 577

表皮生长因子受体基因突变检测（detection of epithelial growth factor receptor gene mutation） 575

苯丙酮尿症实验诊断（laboratory diagnosis of phenylketonuria） 491

轮状病毒检测（rotavirus detection） 331

非酒精性脂肪性肝病实验诊断（laboratory diagnosis of

nonalcoholic fatty liver disease） 218

肾上腺皮质功能减退症实验诊断（laboratory diagnosis of adrenocortical hypofunction） 240

肾上腺激素测定（adrenal hormone test） 205

肾小球肾炎实验诊断（laboratory diagnosis of glomerulonephritis） 222

肾小球滤过率计算（calculation of glomerular filtration rate） 186

肾功能试验（kidney function test） 186

肾性骨营养不良实验诊断（laboratory diagnosis of renal osteodystrophy） 235

肾脏病实验诊断（laboratory diagnosis of kidney disease） 221

肾衰竭实验诊断（laboratory diagnosis of renal failure） 223

肾病综合征实验诊断（laboratory diagnosis of nephrotic syndrome） 223

易栓症实验诊断（laboratory diagnosis of thrombophilia） 152

迪格奥尔格综合征实验诊断（laboratory diagnosis of DiGeorge syndrome） 479

呼吸系统感染实验诊断（laboratory diagnosis of respiratory system infection） 320

供者特异性抗体检测（donor specific antibody test） 449

质控图（quality control chart） 598

金黄色葡萄球菌基因扩增检测（detection of gene amplification for *Staphylococcus aureus*） 557

受者预存抗体检测（recipient stored antibody test） 449

乳腺癌分子诊断（molecular diagnosis of breast cancer） 551

贫血实验诊断（laboratory diagnosis of anemia） 86

肺炎支原体基因扩增检测（detection of gene amplification for *Mycoplasma pneumoniae*） 559

肺癌分子诊断（molecular diagnosis of lung cancer） 550

肿瘤分子诊断（molecular diagnosis of cancer） 538

肿瘤坏死因子-α 检测（tumor necrosis factor α test） 386

肿瘤实验诊断（tumor laboratory diagnosis） 431

肿瘤标志物检测（tumor marker test） 432

肥达试验（Widal test） 265

变形性骨炎实验诊断（laboratory diagnosis of osteitis deforman） 236

变应性休克实验诊断（laboratory diagnosis of anaphylactic shock） 423

变应原检测（allergen detection） 418

变态反应实验诊断（laboratory diagnosis of hypersensitivity） 416

性传播疾病核酸检测（nucleic acid detection of sexually transmitted disease） 345

性激素测定（sex hormone test） 206

单纯疱疹病毒基因扩增检测（detection of gene amplification for herpes simplex virus） 556

单亲二倍体实验诊断（laboratory diagnosis of uniparental disomy） 479

单核苷酸多态性检测（detection of single nucleotide polymorphism） 518

泌尿系统感染实验诊断（laboratory diagnosis of urinary tract infection） 338

治疗药物监测（therapeutic drug monitoring，TDM） 242

实验诊断方法性能评价（laboratory diagnosis method performance evaluation） 590

实验诊断方法学分级（laboratory diagnosis method grading） 588

实验诊断质量保证（laboratory diagnosis quality assurance） 600

实验诊断质量控制（laboratory diagnosis quality control） 596

实验诊断质量管理（laboratory diagnosis management） 580

实验诊断学（laboratory diagnostics） 1

实验诊断项目评价（laboratory diagnosis project evaluation） 591

实验室人员管理（laboratory staff management） 584

实验室生物安全（laboratory biosafety） 582

实验室生物安全风险评估（risk assessment of laboratory biosafety） 586

实验室生物安全认可（laboratory biosafety accreditation） 583

实验室生物安全防护水平分级（laboratory biosafety level） 586

实验室生物安全管理体系文件（laboratory biosafety management system document） 584

实验室设施设备管理（laboratory facility and equipment management） 586

实验室材料管理（laboratory material management） 585

实验室信息系统（laboratory information system，LIS） 604

实验室活动管理（laboratory activity management） 585

实验室职业暴露（laboratory occupation exposure） 587

实验室检测量值溯源（laboratory assay traceability of value quantity） 588

弥散性血管内凝血实验诊断（laboratory diagnosis of disseminated intravascular coagulation） 153

降钙素测定（calcitonin test） 201

参考区间（reference value interval） 593

线粒体病实验诊断（laboratory diagnosis of mitochondrial disease） 499

组蛋白修饰检测（detection of histone modification） 525

细胞色素 P450 基因分型检测（detection of cytochrome P450 genotyping） 562

细菌二氧化碳培养（carbon dioxide culture of bacteria） 253

细菌分离培养（isolation and cultivation of bacteria） 251

细菌生化鉴定（biochemical identification of bacteria） 256

细菌厌氧培养（anaerobic culture of bacteria） 252

细菌血清学鉴定（serum identification of bacteria） 258

细菌抗体检测（detection of bacterial antibody） 264

细菌抗原检测（detection of bacterial antigen） 263

细菌质谱鉴定（bacteria identification by mass spectrometry） 262

细菌毒素检测（detection of bacterial toxin） 262

细菌标本采集运送（bacterial specimen collection and transport） 249

细菌耐药性检测（detection of bacterial resistance） 277

细菌显微镜检查（microscopic examination of bacteria） 250

细菌核酸检测（detection of bacterial nucleic acid） 267

细菌感染病实验诊断（laboratory diagnosis of bacterial infectious disease） 247

细菌鉴定（identification of bacteria） 256

细菌微需氧培养（microaerophilic culture of bacteria） 253

细菌数值鉴定（numerical identification of bacteria） 259

细菌需氧培养（aerobic culture of bacteria） 252

细菌噬菌体鉴定（bacteria identification by phage） 259

九　画

荧光定量聚合酶链反应（fluorescent quantitative polymerase chain reaction） 509

荧光原位杂交（fluorescence in situ hybridization，FISH） 521

标记染色体实验诊断（laboratory diagnosis of marker chromosome） 482

威廉斯综合征实验诊断（laboratory diagnosis of Williams syndrome） 477

耐万古霉素肠球菌检测（detection of vancomycin resistant *Enterococcus*） 286

耐万古霉素金黄色葡萄球菌检测（detection of vancomycin resistant *Staphylococcus aureus*） 285

耐甲氧西林金黄色葡萄球菌检测（detection of methicillin resistant *Staphylococcus aureus*） 284

耐青霉素肺炎链球菌检测（detection of penicillin resistant *Streptococcus pneumonia*） 285

耐药机制表型检测（detection of drug-resistant phenotype） 279

拷贝数变异检测（detection of copy number variation） 520

轻链病实验诊断（laboratory diagnosis of light chain disease） 414

临床分子生物学实验诊断（clinical molecular biology laboratory diagnosis） 500

临床生物化学实验诊断（clinical biochemistry laboratory diagnosis） 167

临床生物化学实验检测（clinical biochemistry test） 168

临床生物化学实验检测技术（clinical chemical laboratory testing technique） 169

临床生物化学相关疾病实验诊断（clinical biochemistry diagnosis of related disease） 207

临床血液学实验诊断（clinical hematology laboratory diagnosis） 57

临床免疫学实验诊断（clinical immunology laboratory diagnosis） 355

临床重要耐药菌检测（detection of clinically important drug-resistant bacteria） 282

临床样本核酸分离（nucleic acid isolation of clinical sample） 503

临床基础检验实验诊断（clinical basic laboratory diagnosis） 3

临床遗传学实验诊断（laboratory diagnosis of clinical genetics） 457

临床微生物学与寄生虫学实验诊断（laboratory diagnosis of clinical microbiology and parasitology） 245

临界值（cut-off value） 594

骨代谢紊乱实验诊断（laboratory diagnosis of bone disorder） 233

骨代谢紊乱实验检测（laboratory test for bone disorder） 198

骨关节感染实验诊断（laboratory diagnosis of bone and joint infection） 347

骨软化-佝偻病实验诊断（laboratory diagnosis of osteomalacia） 234

骨质疏松实验诊断（laboratory diagnosis of osteoporosis） 233

骨钙素测定（osteocalcin test） 202

骨髓细胞形态学检查（bone marrow cytomorphology examination） 59

骨髓增生异常综合征实验诊断（laboratory diagnosis of myelodysplastic syndromes） 113

骨髓增殖性肿瘤实验诊断（laboratory diagnosis of myeloproliferative neoplasm） 109

幽门螺杆菌快速脲酶试验（rapid urease test of *Helicobacter pylori*） 330

幽门螺杆菌基因扩增检测（detection of gene amplification for *Helicobacter pylori*） 558

钠离子测定（sodium test） 195

选择性 IgA 缺乏症实验诊断（laboratory diagnosis of selective IgA deficiency） 405

重症联合免疫缺陷病实验诊断（laboratory diagnosis of severe combined immunodeficiency） 408

重链病实验诊断（laboratory diagnosis of heavy chain disease） 414

胆红素测定（bilirubin test） 181

胞质型抗中性粒细胞胞质抗体检测（cytoplasm antineutrophil cytoplasmic antibody test） 368

胎儿新生儿溶血病实验诊断（laboratory diagnosis of hemolytic disease of the fetus and newborn） 157

急性巨核细胞白血病实验诊断（laboratory diagnosis of acute megakaryoblastic leukemia） 125

急性未分化型白血病实验诊断（laboratory diagnosis of acute undifferentiated leukemia） 127

急性冠脉综合征实验诊断（laboratory diagnosis of acute coronary syndrome） 214

急性原单核细胞与单核细胞白血病实验诊断（laboratory diagnosis of acute monoblastic and monocytic leukemia） 124

急性排斥反应实验诊断（acute rejection laboratory diagnosis） 455

急性粒-单细胞白血病实验诊断（laboratory diagnosis of acute myelomonocytic leukemia） 123

急性淋巴细胞白血病实验诊断（laboratory diagnosis of acute lymphoblastic leukemia） 131

急性髓系白血病未成熟型实验诊断（laboratory diagnosis of acute myeloid leukemia without maturation） 121

急性髓系白血病成熟型实验诊断（laboratory diagnosis of acute myeloid leukemia with maturation） 122

急性髓系白血病伴重现性遗传学异常实验诊断（laboratory diagnosis of acute myeloid leukemia with recurrent genetic abnormalities） 118

急性髓系白血病实验诊断（laboratory diagnosis of acute myeloid leukemia） 116

急性髓系白血病微分化型实验诊断（laboratory diagnosis of acute myeloid leukemia with minimal differentiation） 120

亲子鉴定（paternity test） 578

类风湿因子检测（rheumatoid factor test） 366

类风湿关节炎实验诊断（laboratory diagnosis of rheumatoid arthritis） 392

类白血病反应实验诊断（laboratory diagnosis of leukemoid reaction） 141

类脂质沉积病实验诊断（laboratory diagnosis of lipoid storge disease） 143

前列腺特异性抗原检测（prostate specific antigen test） 441

前列腺液有形成分分析（prostatic fluid analysis for morphology） 56

前列腺液物理学检查（physical examination of prostatic fluid） 55

前列腺液检验（prostatic fluid test） 55

总胆固醇测定（total cholesterol test） 171

活化部分凝血活酶时间测定（activated partial thromboplastin time test） 70

活化蛋白 C 抵抗试验（activated protein C resistance test） 79

活组织寄生虫检查（parasitic examination in biopsy） 306

染色体芯片技术（chromosome microarray analysis，CMA） 467

染色体易位实验诊断（laboratory diagnosis of chromosome translocation） 482

染色体易位检测（detection of chromosomal translocation） 520

染色体显带技术（chromosome banding technique） 464

染色体核型分析（karyotype analysis） 462

浓度梯度纸条扩散法抗菌药物敏感性试验（antimicrobial susceptibility test of gradient diffusion method） 272

室内质量控制（internal quality control，IQC） 597

室间质量评价（external quality assessment，IQA） 599

神经/神经肌肉病分子诊断（molecular diagnosis of neurologic and neuromuscular disease） 534

结核分枝杆菌培养（*Mycobacterium tuberculosis* culture） 325

结核分枝杆菌基因扩增检测（detection of gene amplification for *Mycobacterium tuberculosis*） 556

十　画

珠蛋白生成障碍性贫血分子诊断（molecular diagnosis of thalassemia） 487

珠蛋白生成障碍性贫血实验诊断（laboratory diagnosis of thalassemia） 104

载脂蛋白 A I 测定（apolipoprotein A I test） 174

载脂蛋白 B 测定（apolipoprotein B test） 173

载脂蛋白 E 基因分型检测（detection of apolipoprotein E genotyping） 572

获得性免疫缺陷综合征实验诊断（laboratory diagnosis of acquired immunodeficiency syndrome） 411

真性红细胞增多症实验诊断（laboratory diagnosis of polycythemia vera） 112

真菌分离培养（isolation and cultivation of fungus） 299

真菌显微镜检查（microscopic examination of fungus） 298

真菌感染病实验诊断（laboratory diagnosis of fungal infection disease） 296

真菌鉴定（fungus identification） 299

核周型抗中性粒细胞胞质抗体检测（perinuclear antineutrophil cytoplasmic antibody test） 369

原发性血小板增多症实验诊断（laboratory diagnosis of essential thrombocythemia） 113

原发性肝癌分子诊断（molecular diagnosis of primary hepatic carcinoma） 549

原发性免疫缺陷病实验诊断（laboratory diagnosis of primary immunodeficiency disease） 402

原发性补体缺陷病实验诊断（laboratory diagnosis of primary complement deficiency disease） 409

原发性骨髓纤维化实验诊断（laboratory diagnosis of primary myelofibrosis） 112

原发性胆汁性肝硬化实验诊断（laboratory diagnosis of primary biliary cirrhosis） 400

原发性脂质异常实验诊断（laboratory diagnosis of primary dyslipidemia） 209

原发性醛固酮增多症实验诊断（laboratory diagnosis of primary aldosteronism） 241

原淋巴细胞白血病/淋巴母细胞淋巴瘤实验诊断（laboratory diagnosis of lymphoblastic leukemia/lymphoma） 130

钾离子测定（potassium test） 195

铁代谢试验（iron metabolism test） 90

铁染色（iron stain） 67

缺失实验诊断（laboratory diagnosis of deletion） 475

缺铁性贫血实验诊断（laboratory diagnosis of iron deficiency anemia） 88

氨基酸残基配型检测（amino acid residue matching test） 447

特异性 IgE 检测（specific IgE test） 424

特纳综合征实验诊断（laboratory diagnosis of Turner syndrome） 471

胰岛素测定（insulin test） 193

胰腺炎实验诊断（laboratory diagnosis of pancreatitis） 220

胱抑素 C 测定（cystatin C test） 188

脆性 X 染色体综合征实验诊断（laboratory diagnosis of fragile X syndrome） 473

脂质异常实验诊断（laboratory diagnosis of dyslipidemia） 208

脂质异常实验检测（laboratory test for dyslipidemia） 171

脂肪酶测定（lipase test） 186

脂蛋白（a）测定［lipoprotein（a）test］ 174

脑脊液化学分析（chemical analysis of cerebrospinal fluid） 44

脑脊液有形成分分析（cerebrospinal fluid analysis for morphology） 45

脑脊液物理学检查（physics examination of cerebrospinal fluid） 44

脑脊液检验（cerebrospinal fluid test） 42

狼疮抗凝物检测（lupus anticoagulant assay） 80

高水平耐氨基糖苷类肠球菌检测（detection of high level aminoglycoside resistance *Enterococcus*） 287

高通量测序（high throughput sequencing，HTS） 513

高密度脂蛋白胆固醇测定（high density lipoprotein cholesterol test） 173

病毒分子生物学检测（molecular biological detection of virus） 295

病毒分离培养鉴定（isolation and cultivation and identification of virus） 292

病毒电子显微镜检查（electron microscopic examination of virus） 292

病毒血清学检测（serological detection of virus） 294

病毒感染病实验诊断（laboratory diagnosis of viral infectious disease） 290

病毒增殖指标检测（detection of virus proliferation indicator） 293

病原微生物基因扩增检测（detection of gene amplification for pathogenic microorganism） 551

旅行者感染实验诊断（laboratory diagnosis of traveler infection） 354

浆细胞骨髓瘤实验诊断（laboratory diagnosis of plasma cell myeloma） 136

浆膜腔积液化学分析（chemical analysis of serous effusion） 50

浆膜腔积液有形成分分析（serous effusion analysis for morphology） 50

浆膜腔积液物理学检查（physical examination of serous effusion） 49

浆膜腔积液检验（serous effusion test） 49

脊髓性肌萎缩实验诊断（laboratory diagnosis of spinal muscular atrophy） 490

酒精性肝病实验诊断（laboratory diagnosis of alcoholic liver disease） 217

消化系统感染实验诊断（laboratory diagnosis of alimentary system infection） 327

容量异常实验诊断（laboratory diagnosis of volume disorder） 228

朗格尔-吉迪翁综合征实验诊断（laboratory diagnosis of Langer-Giedion syndrome） 478

继发性免疫缺陷病实验诊断（laboratory diagnosis of secondary immunodeficiency disease） 410

继发性脂质异常实验诊断（laboratory diagnosis of secondary dyslipidemia） 210

十一　画

基因扩增检验（gene amplification test） 505

基因突变检测（detection of gene mutation） 515

黄疸实验诊断（laboratory diagnosis of jaundice） 220

梅毒非特异性抗体试验（nontreponemal test for syphilis serodiagnosis） 265

梅毒特异性抗体试验（treponemal test for syphilis serodiagnosis） 266

梅毒螺旋体基因扩增检测（detection of gene amplification for *Treponema pallidum*） 559

接触性皮炎实验诊断（laboratory diagnosis of contact dermatitis） 430

眼皮肤白化病实验诊断（laboratory diagnosis of oculocutaneous albinism） 497

眼组织感染实验诊断（laboratory diagnosis of eye tissue infection） 345

移植物抗宿主反应实验诊断（laboratory diagnosis of graft versus host reaction） 453

假性肥大型肌营养不良实验诊断（laboratory diagnosis of Duchenne/Becker muscular dystrophy） 488

猫叫综合征实验诊断（laboratory diagnosis of criduchat syndrome） 476

烯醇化酶检测（enolase test） 442

淋巴系肿瘤实验诊断（laboratory diagnosis of lymphoid neoplasm） 129

淋巴细胞分化抗原检测（lymphocyte differentiation antigen test） 386

淋巴瘤分子诊断（molecular diagnosis of lymphoma）

542

淋病奈瑟菌基因扩增检测（detection of gene amplification for *Neisseria gonorrhoeae*） 557

混合表型急性白血病实验诊断（laboratory diagnosis of mixed phenotype acute leukemia） 127

淀粉样变性实验诊断（laboratory diagnosis of amyloidosis） 416

淀粉酶测定（amylase test） 185

寄生虫感染分子生物学检查（molecular biological detection of parasite infection） 309

寄生虫感染免疫学检查（immunological examination of parasitic infection） 308

寄生虫感染病实验诊断（laboratory diagnosis of parasitic infectious disease） 300

寄生虫感染病原体检查（examination of pathogen with parasitic infection） 302

宿主抗移植物反应实验诊断（laboratory diagnosis of host versus graft reaction） 451

蛋白质测定（protein test） 179

十二　画

超广谱 β-内酰胺酶检测（detection of extended spectrum β-lactamase） 280

超急性排斥反应实验诊断（laboratory diagnosis of super acute rejection） 454

超敏 C 反应蛋白检测（high-sensitivity C-reactive protein test） 178

葡萄糖-6-磷酸脱氢酶缺乏症实验诊断（laboratory diagnosis of glucose-6-phosphate dehydrogenase deficiency） 493

葡萄糖耐量试验（glucose tolerance test） 191

葡萄糖测定（glucose test） 190

确证试验（confirmatory test） 593

最小杀菌浓度试验（minimal bactericidal concentration test） 273

遗传性耳聋实验诊断（laboratory diagnosis of hereditary deafness） 484

遗传性共济失调实验诊断（laboratory diagnosis of hereditary ataxia） 496

遗传性非息肉病性结直肠癌分子诊断（molecular diagnosis of hereditary nonpolyposis colorectal cancer） 546

遗传性球形红细胞增多症实验诊断（laboratory diagnosis of hereditary spherocytosis） 95

遗传学实验诊断技术（genetics experiment diagnostic technique） 459

氯离子测定（chloride test） 196

稀释法抗菌药物敏感性试验（dilution antimicrobial susceptibility test） 271

筛查试验（screening test） 592

循证实验医学（evidence-based laboratory medicine, EBLM） 595

循环免疫复合物检测（circulating immune complex test） 427

循环肿瘤细胞检测（circulating tumor cell test） 527

循环核酸检测（detection of circulating nucleic acid） 527

普拉德 - 威利综合征实验诊断（laboratory diagnosis of Prader-Willi syndrome） 480

粪便有形成分分析（feces analysis for morphology） 41

粪便物理学检查（physical examination of feces） 40

粪便检验（feces test） 39

粪便寄生虫成虫检查（examination of parasitic adult in stool） 304

粪便寄生虫虫卵检查（examination of parasitic egg in stool） 302

粪便寄生性原虫滋养体包囊检查（examination of parasitic protozoa trophozoite and cyst in stool） 303

粪便潜血试验（feces occult blood test, FOBT） 41

强直性脊柱炎实验诊断（laboratory diagnosis of ankylosing spondylitis） 401

十三　画

酮体测定（ketone body test） 193

酯酶染色（esterase stain） 64

输血不良反应实验诊断（laboratory diagnosis of adverse transfusion reaction） 156

频谱染色体核型分析（spectral karyotyping, SKY） 466

嗜异性凝集试验（heterophil agglutination test） 267

嗜铬细胞瘤实验诊断（laboratory diagnosis of pheochromocytoma） 242

微小 RNA 检测（miRNA detection） 523

微量白蛋白尿测定（microalbuminuria test） 188

痰细菌培养（sputum bacterial culture） 324

痰液有形成分分析（sputum analysis for morphology） 47

痰液物理学检查（physical examination of sputum） 47

痰液检验（sputum test） 46

溶血性贫血实验诊断（laboratory diagnosis of hemolytic anemia） 93

溶脲脲原体基因扩增检测（detection of gene amplification for *Ureaplasma urealyticum*） 560

群体反应性抗体检测（panel reactive antibody test） 450

十四　画

酸中毒实验诊断（laboratory diagnosis of acidosis） 231

碱中毒实验诊断（laboratory diagnosis of alkalosis） 232

碱性磷酸酶测定（alkaline phosphatase test） 184

碳青霉烯类耐药肠杆菌科细菌检测（detection of carbapenem resistant *Enterobacteriaceae*） 287

碳青霉烯类耐药铜绿假单胞菌检测（detection of carbapenem resistant *Pseudomonas aeruginosa*） 289

碳青霉烯类耐药鲍曼不动杆菌检测（detection of carbapenem resistant *Acinetobacter baumannii*） 289

碳青霉烯酶检测（detection of carbapenemase） 281

慢性肉芽肿病实验诊断（laboratory diagnosis of chronic granulomatous disease） 406

慢性排斥反应实验诊断（laboratory diagnosis of chronic rejection） 457

慢性髓系白血病伴 *BCR-ABL*1 阳性实验诊断（laboratory diagnosis of chronic myeloid leukemia with *BCR-ABL*1$^+$） 110

精子功能检查（sperm function examination） 54

精液有形成分分析（semen analysis for morphology） 52

精液物理学检查（physical examination of semen） 51

精液检验（semen test） 51

十五　画

墨汁染色真菌显微镜检查（microscopic examination of fungus by ink stain） 299

十六　画

霍奇金淋巴瘤实验诊断（laboratory diagnosis of Hodgkin lymphoma） 139

器官移植检测（organ transplant test） 443

噬血细胞综合征实验诊断（laboratory diagnosis of hemophagocytic syndrome） 142

凝血因子检测（coagulant factor assay） 77

凝血异常分子诊断（molecular diagnosis of coagulation disorder） 536

凝血酶时间测定（thrombin time test） 73

凝血酶原时间测定（prothrombin time test） 71

糖化血红蛋白测定（glycosylated hemoglobin test） 192

糖代谢紊乱实验诊断（laboratory diagnosis of glycemic disorders） 224

糖代谢紊乱实验检测（laboratory test for glycemic disorder） 190

糖尿病并发症实验诊断（laboratory diagnosis of diabetic complication） 225

糖尿病实验诊断（laboratory diagnosis of diabete） 225

糖基磷脂酰肌醇锚蛋白测定（determination of glycosyl-phosphatidyl inositol anchor chain protein） 99

糖链抗原 125 检测（carbohydrate antigen 125 test） 435

糖链抗原 15-3 检测（carbohydrate antigen 15-3 test） 436

糖链抗原 19-9 检测（carbohydrate antigen 19-9 test） 437

糖链抗原 72-4 检测（carbohydrate antigen 72-4 test） 438

十七　画

磷酸盐测定（phosphate test） 199

螺旋体培养（spirochaeta culture） 254

癌胚抗原检测（carcinoembryonic antigen test） 440

十八　画

镰形细胞贫血实验诊断（laboratory diagnosis of Sickle-cell anaemia） 103

二十一　画

髓过氧化物酶染色（myeloperoxidase stain） 63

髓系肿瘤实验诊断（laboratory diagnosis of myeloid neoplasm） 108

二十二　画

囊性纤维化实验诊断（laboratory diagnosis of cystic fibrosis） 486

拉丁字母

ABO 血型鉴定 （ABO blood group identification） 160

BCR-ABL 易位检测 （detection of *BCR-ABL* translocation） 577

BRCA1/BRCA2 基因突变检测 （detection of *BRCA1/ BRCA2* gene mutation） 574

B-幼淋巴细胞白血病实验诊断 （laboratory diagnosis of B-cell prolymphocytic leukemia） 135

B-慢性淋巴细胞白血病实验诊断 （laboratory diagnosis of B-chronic lymphocytic leukemia） 134

B 型钠尿肽检测 （B-type natriuretic peptide test） 177

B 淋巴细胞分化抗原检测 （B lymphocyte differentiation antigen test） 389

CD19 检测 （CD19 test） 390

CD3 检测 （CD3 test） 388

CD4 检测 （CD4 test） 388

CD5 检测 （CD5 test） 389

CD8 检测 （CD8 test） 389

C 肽测定 （C-peptide test） 194

DNA 甲基化检测 （detection of DNA methylation） 524

EB 病毒基因扩增检测 （detection of gene amplification for Epstein-Barr virus） 555

HER-2/neu 基因扩增检测 （detection of *HER-2/neu* gene amplification） 576

HLA 抗体检测 （HLA antibody test） 448

JAK2 基因突变检测 （detection of *JAK2* gene mutation） 575

K-ras 基因突变检测 （detection of *K-ras* gene mutation） 573

O157 型大肠埃希菌基因扩增检测 （detection of gene amplification for *Escherichia coli* O157） 558

*p*53 基因突变检测 （detection of *p*53 gene mutation） 573

Rh 血型鉴定 （Rh blood group identification） 161

Sanger 测序 （Sanger sequencing） 512

TORCH 检测 （TORCH testing） 344

T 淋巴细胞分化抗原检测 （T lymphocyte differentiation antigen test） 387

XYY 综合征实验诊断 （laboratory diagnosis of XYY syndrome） 473

X 三体综合征实验诊断 （laboratory diagnosis of trisomy X syndrome） 472

X 连锁无丙种球蛋白血症分子诊断 （molecular diagnosis of X-linked agammaglobulinemia） 487

X 连锁无丙种球蛋白血症实验诊断 （laboratory diagnosis of X-linked agammaglobulinemia） 404

希腊字母

α_1 微球蛋白测定 （α_1-microglobulin test） 189

β_2 微球蛋白测定 （β_2-microglobulin test） 189

β-内酰胺酶检测 （detection of β-lactamase） 279

γ-谷氨酰基转移酶测定 （γ-glutamyltransferase test） 184

阿拉伯数字

1，3-β-D 葡聚糖检测 （detection of 1，3-β-D-glucan） 299

13 三体综合征实验诊断 （laboratory diagnosis of trisomy 13 syndrome） 467

18 三体综合征实验诊断 （laboratory diagnosis of trisomy 18 syndrome） 468

21 三体综合征实验诊断 （laboratory diagnosis of trisomy 21 syndrome） 469

46，XY 单纯性腺发育不全综合征实验诊断 （laboratory diagnosis of simple 46，XY gonadal digenesis syndrome） 474

罗马数字

Ⅰ 型变态反应实验诊断 （laboratory diagnosis of type Ⅰ hypersensitivity） 420

Ⅱ 型变态反应实验诊断 （laboratory diagnosis of type Ⅱ hypersensitivity） 424

Ⅲ 型变态反应实验诊断 （laboratory diagnosis of type Ⅲ hypersensitivity） 426

Ⅳ 型变态反应实验诊断 （laboratory diagnosis of type Ⅳ hypersensitivity） 429

条 目 外 文 标 题 索 引

A

ABO blood group identification （ABO 血型鉴定） 160

accreditation for medical laboratory （医学实验室认可） 602

activated partial thromboplastin time test （活化部分凝血活酶时间测定） 70

activated protein C resistance test （活化蛋白 C 抵抗试验） 79

acute rejection laboratory diagnosis （急性排斥反应实验诊断） 455

adrenal hormone test （肾上腺激素测定） 205

aerobic culture of bacteria （细菌需氧培养） 252

alanine aminotransferase test （丙氨酸转氨酶测定） 182

alkaline phosphatase test （碱性磷酸酶测定） 184

allergen detection （变应原检测） 418

allograft test （同种异体移植检测） 444

alpha fetal protein test （甲胎蛋白检测） 439

amino acid residue matching test （氨基酸残基配型检测） 447

amylase test （淀粉酶测定） 185

anaerobic culture of bacteria （细菌厌氧培养） 252

analysis of urine pH value （尿酸碱度检测） 25

anti-bacterial susceptibility breakpoint （抗菌药物敏感性折点） 276

anti-bacteriocidal/permeability-increasing protein antibody test （抗杀菌性/通透性增强蛋白抗体检测） 371

anti-biotic-associated diarrhea test （抗生素相关性腹泻检测） 331

anti-cardiolipin antibody test （抗心磷脂抗体检测） 376

anti-cathepsin G antibody test （抗组织蛋白酶 G 抗体检测） 370

anti-cyclic citrullinated peptide antibody test （抗环瓜氨酸肽抗体检测） 366

anti-double strand DNA antibody test （抗双链 DNA 抗体检测） 365

anti-elastase antibody test （抗弹性蛋白酶抗体检测） 370

anti-globulin test （抗球蛋白试验） 85

anti-histone antibody test （抗组蛋白抗体检测） 365

anti-Jo-1 antibody test （抗 Jo-1 抗体检测） 364

anti-keratin antibody test （抗角蛋白抗体检测） 366

anti-lactoferrin antibody test （抗乳铁蛋白抗体检测） 370

anti-liver cytosol I antibody test （抗肝细胞溶质抗原 I 型抗体检测） 374

anti-liver kidney microsome antibody test （抗肝肾微粒体抗体检测） 374

anti-lysozyme antibody test （抗溶菌酶抗体检测） 370

anti-microbial susceptibility test of gradient diffusion method （浓度梯度纸条扩散法抗菌药物敏感性试验） 272

anti-microbial susceptibility test，AST （抗菌药物敏感性试验） 268

anti-mitochondrial 2 antibody test （抗线粒体 2 型抗体检测） 373

anti-myeloperoxidase antibody test （抗髓过氧化物酶抗体检测） 369

anti-nuclear antibody test （抗核抗体检测） 358

anti-neutrophil cytoplasmic antibody test （抗中心粒细胞胞质抗体检测） 367

anti-nucleosome antibody test （抗核小体抗体检测） 364

anti-phospholipid antibody test （抗磷脂抗体检测） 375

anti-protease 3 antibody test （抗蛋白酶 3 抗体检测） 369

anti-ribosomal P-protein autoantibody test （抗核糖体 P 蛋白抗体检测） 364

anti-Scl-70 antibody test （抗 Scl-70 抗体检测） 363

anti-Sm antibody test （抗 Sm 抗体检测） 362

anti-smooth muscle antibody test （抗平滑肌抗体检测） 376

anti-soluble liver antigen antibody test （抗可溶性肝抗原抗体检测） 374

anti-SSA antibody test （抗 SSA 抗体检测） 363

anti-SSB antibody test （抗 SSB 抗体检测） 363

anti-U1RNP antibody test （抗 U1RNP 抗体检测） 362

apolipoprotein A I test（载脂蛋白 A I 测定）　174

apolipoprotein B test（载脂蛋白 B 测定）　173

aspartate aminotransferase test（天冬氨酸转氨酶测定）　183

assay of blood viscosity（全血黏度测定）　22

assay of erythrocyte sedimentation rate（红细胞沉降率测定）　20

assay of hematocrit（血细胞比容测定）　7

assay of hemoglobin（血红蛋白测定）　6

assay of mean corpuscular hemoglobin concentration（平均红细胞血红蛋白浓度测定）　8

assay of mean corpuscular hemoglobin（平均红细胞血红蛋白量测定）　8

assay of mean corpuscular volume（平均红细胞体积测定）　8

assay of mean platelet volume（平均血小板体积测定）　13

assay of plasma viscosity（血浆黏度测定）　22

assay of plateletcrit（血小板比容测定）　13

assay of red blood cell volume distribution width（红细胞体积分布宽度测定）　9

assay of urine volume（尿量测定）　23

autoantibody test（自身抗体检测）　356

autoimmune liver disease related antibody test（自身免疫性肝病相关抗体检测）　371

automated identification system of bacteria（自动细菌鉴定系统）　260

B

B lymphocyte differentiation antigen test（B 淋巴细胞分化抗原检测）　389

bacteria identification by mass spectrometry（细菌质谱鉴定）　262

bacteria identification by phage（细菌噬菌体鉴定）　259

bacterial specimen collection and transport（细菌标本采集运送）　249

basic hematologic test（血液基础检验）　4

bilirubin test（胆红素测定）　181

biochemical identification of bacteria（细菌生化鉴定）　256

bleeding time test（出血时间测定）　69

blood cell count（血细胞计数）　5

blood culture（血培养）　314

blood cytochemical stain（血细胞化学染色）　63

blood gas test（血气分析）　196

blood group identification（血型鉴定）　158

blood viscometer（血液黏度分析仪）　22

bone marrow cytomorphology examination（骨髓细胞形态学检查）　59

bronchoalveolar lavage fluid test（支气管肺泡灌洗液检验）　48

B-type natriuretic peptide test（B 型钠尿肽检测）　177

C

calcitonin test（降钙素测定）　201

calcium test（血钙测定）　199

calculation of endogenous creatinine clearance rate（内生肌酐清除率计算）　187

calculation of glomerular filtration rate（肾小球滤过率计算）　186

carbohydrate antigen 125 test（糖链抗原 125 检测）　435

carbohydrate antigen 15-3 test（糖链抗原 15-3 检测）　436

carbohydrate antigen 19-9 test（糖链抗原 19-9 检测）　437

carbohydrate antigen 72-4 test（糖链抗原 72-4 检测）　438

carbon dioxide culture of bacteria（细菌二氧化碳培养）　253

carcinoembryonic antigen test（癌胚抗原检测）　440

cardiac biomarker test（心肌损伤标志物检测）　174

cardiac troponin test（心肌肌钙蛋白检测）　175

cardiovascular disease biochemistry risk factor test（心血管病生物化学危险因素检测）　178

CD19 test（CD19 检测）　390

CD3 test（CD3 检测）　388

CD4 test（CD4 检测）　388

CD5 test（CD5 检测）　389

CD8 test（CD8 检测）　389

cerebrospinal fluid analysis for morphology（脑脊液有形成分分析）　45

cerebrospinal fluid test（脑脊液检验）　42

chemical analysis of cerebrospinal fluid（脑脊液化学分析）　44

chemical analysis of serous effusion（浆膜腔积液化学

分析） 50

chemical analysis of urine（尿液干化学分析） 25

chlamydia culture（衣原体培养） 255

chloride test（氯离子测定） 196

chromosome banding technique（染色体显带技术） 464

chromosome microarray analysis，CMA（染色体芯片技术） 467

circulating immune complex test（循环免疫复合物检测） 427

circulating tumor cell test（循环肿瘤细胞检测） 527

clinical basic laboratory diagnosis（临床基础检验实验诊断） 3

clinical biochemistry diagnosis of related disease（临床生物化学相关疾病实验诊断） 207

clinical biochemistry laboratory diagnosis（临床生物化学实验诊断） 167

clinical biochemistry test（临床生物化学实验检测） 168

clinical chemical laboratory testing technique（临床生物化学实验检测技术） 169

clinical genetics laboratory diagnosis（临床遗传学实验诊断） 457

clinical hematology laboratory diagnosis（临床血液学实验诊断） 57

clinical immunology laboratory diagnosis（临床免疫学实验诊断） 355

clinical microbiology and parasitology laboratory diagnosis（临床微生物学与寄生虫学实验诊断） 245

clinical molecular biology laboratory diagnosis（临床分子生物学实验诊断） 500

coagulant factor assay（凝血因子检测） 77

cold agglutination test（冷凝集试验） 267

combined anti-microbial susceptibility test（抗菌药物联合药敏试验） 272

complement 3 test（补体 C3 检测） 380

complement 4 test（补体 C4 检测） 381

complement test（补体检测） 380

confirmatory test（确证试验） 593

continuous monitoring blood culture system，CMBCS（连续监测血培养系统） 315

creatine kinase test（肌酸激酶检测） 176

creatinine test（肌酐测定） 187

critical value（危急值） 594

cross matching test（交叉配血试验） 164

cut-off value（临界值） 594

cystatin C test（胱抑素 C 测定） 188

cytological examination of bronchoalveolar lavage fluid（支气管肺泡灌洗液细胞学检查） 49

cytoplasm anti-neutrophil cytoplasmic antibody test（胞质型抗中性粒细胞胞质抗体检测） 368

C-peptide test（C 肽测定） 194

D

detection of 1，3-β-D-glucan（1，3-β-D 葡聚糖检测） 299

detection of apolipoprotein E genotyping（载脂蛋白 E 基因分型检测） 572

detection of bacterial antibody（细菌抗体检测） 264

detection of bacterial antigen（细菌抗原检测） 263

detection of bacterial nucleic acid（细菌核酸检测） 267

detection of bacterial resistance（细菌耐药性检测） 277

detection of bacterial toxin（细菌毒素检测） 262

detection of *BCR-ABL* translocation（*BCR-ABL* 易位检测） 577

detection of *BRCA*1/*BRCA*2 gene mutation（*BRCA*1/*BRCA*2 基因突变检测） 574

detection of carbapenem resistant *Acinetobacter baumannii*（碳青霉烯类耐药鲍曼不动杆菌检测） 289

detection of carbapenem resistant *Pseudomonas aeruginosa*（碳青霉烯类耐药铜绿假单胞菌检测） 289

detection of carbapenem resistant *Enterobacteriaceae*（碳青霉烯类耐药肠杆菌科细菌检测） 287

detection of carbapenemase（碳青霉烯酶检测） 281

detection of chromosomal translocation（染色体易位检测） 520

detection of circulating nucleic acid（循环核酸检测） 527

detection of clinically important drug-resistant bacteria（临床重要耐药菌检测） 282

detection of copy number variation（拷贝数变异检测） 520

detection of cytochrome P450 genotyping（细胞色素 P450 基因分型检测） 562

detection of DNA methylation（DNA 甲基化检测） 524

detection of drug-resistant phenotype （耐药机制表型检测） 279

detection of epidermal growth factor receptor gene amplification （表皮生长因子受体基因扩增检测） 577

detection of epithelial growth factor receptor gene mutation （表皮生长因子受体基因突变检测） 575

detection of extended spectrum β-lactamase （超广谱 β-内酰胺酶检测） 280

detection of high level aminoglycoside resistance *Enterococcus* （高水平耐氨基糖苷类肠球菌检测） 287

detection of gene amplification for *Chlamydia trachomatis* （沙眼衣原体基因扩增检测） 560

detection of gene amplification for cytomegalovirus （巨细胞病毒基因扩增检测） 555

detection of gene amplification for Epstein-Barr virus （EB 病毒基因扩增检测） 555

detection of gene amplification for *Escherichia coli* O157 （O157 型大肠埃希菌基因扩增检测） 558

detection of gene amplification for *Helicobacter pylori* （幽门螺杆菌基因扩增检测） 558

detection of gene amplification for hepatitis B virus （乙型肝炎病毒基因扩增检测） 551

detection of gene amplification for hepatitis C virus （丙型肝炎病毒基因扩增检测） 553

detection of gene amplification for herpes simplex virus （单纯疱疹病毒基因扩增检测） 556

detection of gene amplification for human immunodeficiency virus （人类免疫缺陷病毒基因扩增检测） 554

detection of gene amplification for *Mycobacterium tuberculosis* （结核分枝杆菌基因扩增检测） 556

detection of gene amplification for *Mycoplasma pneumoniae* （肺炎支原体基因扩增检测） 559

detection of gene amplification for *Neisseria gonorrhoeae* （淋病奈瑟菌基因扩增检测） 557

detection of gene amplification for pathogenic microorganism （病原微生物基因扩增检测） 551

detection of gene amplification for *Staphylococcus aureus* （金黄色葡萄球菌基因扩增检测） 557

detection of gene amplification for *Treponema pallidum* （梅毒螺旋体基因扩增检测） 559

detection of gene amplification for *Ureaplasma urealyticum* （溶脲脲原体基因扩增检测） 560

detection of gene mutation （基因突变检测） 515

detection of genital tract *Chlamydia trachomatis* antigen （生殖道沙眼衣原体抗原检测） 264

detection of genotyping for human leukocyte antigen （人类白细胞抗原基因分型检测） 570

detection of hepatitis B virus genotyping （乙型肝炎病毒基因分型检测） 565

detection of hepatitis C virus genotyping （丙型肝炎病毒基因分型检测） 567

detection of *HER-2/neu* gene amplification （*HER-2/neu* 基因扩增检测） 576

detection of histone modification （组蛋白修饰检测） 525

detection of human immunodeficiency virus genotyping （人类免疫缺陷病毒基因分型检测） 569

detection of *JAK2* gene mutation （*JAK2* 基因突变检测） 575

detection of *K-ras* gene mutation （*K-ras* 基因突变检测） 573

detection of marker in hepatitis A virus （甲型肝炎病毒标志物检测） 334

detection of marker in hepatitis B virus （乙型肝炎病毒标志物检测） 334

detection of marker in hepatitis C virus （丙型肝炎病毒标志物检测） 336

detection of marker in hepatitis D virus （丁型肝炎病毒标志物检测） 337

detection of marker in hepatitis E virus （戊型肝炎病毒标志物检测） 337

detection of methicillin resistant *Staphylococcus aureus* （耐甲氧西林金黄色葡萄球菌检测） 284

detection of multidrug resistance gene mutation （多药耐药基因突变检测） 576

detection of *p53* gene mutation （*p53* 基因突变检测） 573

detection of penicillin resistant *Streptococcus pneumonia* （耐青霉素肺炎链球菌检测） 285

detection of single nucleotide polymorphism （单核苷酸多态性检测） 518

detection of urine appearance （尿外观检测） 24

detection of urine blood （尿潜血检测） 31

detection of urine cast （尿液管型检测） 35

detection of urine cell （尿液细胞检测） 33

detection of urine crystal （尿液结晶检测） 38

detection of urine glucose （尿糖检测） 28

detection of urine ketone body（尿酮体检测） 30

detection of urine nitrite（尿亚硝酸盐检测） 31

detection of urine protein（尿蛋白检测） 26

detection of urine smell（尿气味检测） 24

detection of urine specific gravity（尿比重检测） 26

detection of urine vitamin C（尿维生素 C 检测） 32

detection of urine white blood cell（尿白细胞检测） 32

detection of urobilin（尿胆红素检测） 29

detection of urobilinogen（尿胆原检测） 30

detection of vancomycin resistant *Enterococcus*（耐万古霉素肠球菌检测） 286

detection of vancomycin resistant *Staphylococcus aureus*（耐万古霉素金黄色葡萄球菌检测） 285

detection of virus proliferation indicator（病毒增殖指标检测） 293

detection of β-lactamase（β-内酰胺酶检测） 279

determination of erythrocyte enzyme（红细胞酶测定） 100

determination of glycosyl-phosphatidyl inositol anchor chain protein（糖基磷脂酰肌醇锚蛋白测定） 99

diagnostic test（诊断试验） 593

differential leukocyte count，DLC（白细胞分类计数） 10

dilution antimicrobial susceptibility test（稀释法抗菌药物敏感性试验） 271

direct smear examination of *Mycobacterium*（分枝杆菌直接涂片检查） 325

disk antimicrobial susceptibility test（纸片扩散法抗菌药物敏感性试验） 271

donor specific antibody test（供者特异性抗体检测） 449

dry chemistry urine analyzer（尿液干化学分析仪） 32

E

electron microscopic examination of virus（病毒电子显微镜检查） 292

enolase test（烯醇化酶检测） 442

erythrocyte autohemolysis tset，EAT（红细胞自身溶血试验） 98

erythrocyte osmotic fragility test（红细胞渗透脆性试验） 97

erythrocyte sedimentation rate analyzer（红细胞沉降率分析仪） 21

esterase stain（酯酶染色） 64

evidence-based laboratory medicine，EBLM（循证实验医学） 595

examination of parasitic adult in stool（粪便寄生虫成虫检查） 304

examination of parasitic egg in stool（粪便寄生虫虫卵检查） 302

examination of parasitic protozoa trophozoite and cyst in stool（粪便寄生性原虫滋养体包囊检查） 303

examination of pathogen with parasitic infection（寄生虫感染病原体检查） 302

external quality assessment，IQA（室间质量评价） 599

extractable nuclear antigen antibody test（抗可提取性核抗原抗体谱检测） 360

F

feces analysis for morphology（粪便有形成分分析） 41

feces occult blood test，FOBT（粪便潜血试验） 41

feces test（粪便检验） 39

fibrinogen test（血浆纤维蛋白原测定） 72

fluorescence in situ hybridization，FISH（荧光原位杂交） 521

fluorescent quantitative polymerase chain reaction（荧光定量聚合酶链反应） 509

fungus identification（真菌鉴定） 299

G

galactomannan detection（半乳甘露聚糖检测） 300

gene amplification test（基因扩增检验） 505

genetics experiment diagnostic technique（遗传学实验诊断技术） 459

glucose test（葡萄糖测定） 190

glucose tolerance test（葡萄糖耐量试验） 191

glycemic control monitoring（血糖控制监测） 227

glycosylated hemoglobin test（糖化血红蛋白测定） 192

H

heart failure biomarker test（心功能损伤标志物检测） 177

hematology analyzer（血液分析仪） 14

hemoglobin electrophoresis（血红蛋白电泳） 105

hemorheological test（血液流变学检测） 21

heterophil agglutination test（嗜异性凝集试验） 267

high density lipoprotein cholesterol test（高密度脂蛋白胆固醇测定） 173

high throughput sequencing，HTS（高通量测序） 513

high-sensitivity C-reactive protein test（超敏 C 反应蛋白检测） 178

HLA antibody test（HLA 抗体检测） 448

homocysteine test（同型半胱氨酸检测） 178

hospital disinfection and sterilization（医院消毒灭菌） 609

hospital infection management（医院感染管理） 607

hospital infection prevention and control（医院感染的预防控制） 610

human immunodeficiency virus antibody detection（人类免疫缺陷病毒抗体检测） 344

human leucocyte antigen cross match（人类白细胞抗原交叉配型） 446

human leukocyte antigen matching（人类白细胞抗原配型） 163

hypothalamus-pituitary hormone test（下丘脑-垂体激素测定） 202

I

identification of bacteria（细菌鉴定） 256

immunoglobulin A test（免疫球蛋白 A 检测） 378

immunoglobulin D test（免疫球蛋白 D 检测） 379

immunoglobulin E test（免疫球蛋白 E 检测） 379

immunoglobulin G test（免疫球蛋白 G 检测） 378

immunoglobulin M test（免疫球蛋白 M 检测） 379

immunoglobulin test（免疫球蛋白检测） 377

immunological detection of toxoplasmosis（弓形虫病免疫学检测） 308

immunological examination of parasitic infection（寄生虫感染免疫学检查） 308

immunophenotypic analysis of blood cell（血细胞免疫表型分析） 67

insulin test（胰岛素测定） 193

interleukin test（白介素检测） 381

interleukin-10 test（白介素-10 检测） 385

interleukin-17 test（白介素-17 检测） 385

interleukin-2 test（白介素-2 检测） 383

interleukin-4 test（白介素-4 检测） 384

interleukin-6 test（白介素-6 检测） 384

internal quality control，IQC（室内质量控制） 597

iron metabolism test（铁代谢试验） 90

iron stain（铁染色） 67

irregular antibody screening（不规则抗体筛选） 165

isolation and cultivation and identification of virus（病毒分离培养鉴定） 292

isolation and cultivation of bacteria（细菌分离培养） 251

isolation and cultivation of fungus（真菌分离培养） 299

K

karyotype analysis（染色体核型分析） 462

ketone body test（酮体测定） 193

kidney function test（肾功能试验） 186

L

laboratory activity management（实验室活动管理） 585

laboratory assay traceability of value quantity（实验室检测量值溯源） 588

laboratory biosafety accreditation（实验室生物安全认可） 583

laboratory biosafety level（实验室生物安全防护水平分级） 586

laboratory biosafety management system document（实验室生物安全管理体系文件） 584

laboratory biosafety（实验室生物安全） 582

laboratory diagnosis management（实验诊断质量管理） 580

laboratory diagnosis method grading（实验诊断方法学分级） 588

laboratory diagnosis method performance evaluation（实验诊断方法性能评价） 590

laboratory diagnosis of acidosis（酸中毒实验诊断） 231

laboratory diagnosis of acquired immunodeficiency syndrome（获得性免疫缺陷综合征实验诊断） 411

laboratory diagnosis of acute coronary syndrome（急性冠脉综合征实验诊断） 214

laboratory diagnosis of acute leukemia of ambiguous lineage（不明系列急性白血病实验诊断） 126

laboratory diagnosis of acute lymphoblastic leukemia（急性淋巴细胞白血病实验诊断） 131

laboratory diagnosis of acute megakaryoblastic leukemia（急性巨核细胞白血病实验诊断） 125

laboratory diagnosis of acute monoblastic and monocytic leukemia（急性原单核细胞与单核细胞白血病实验诊断） 124

laboratory diagnosis of acute myeloid leukemia with maturation（急性髓系白血病成熟型实验诊断） 122

laboratory diagnosis of acute myeloid leukemia with minimal differentiation（急性髓系白血病微分化型实验诊断） 120

laboratory diagnosis of acute myeloid leukemia with recurrent genetic abnormalities（急性髓系白血病伴重现性遗传学异常实验诊断） 118

laboratory diagnosis of acute myeloid leukemia without maturation（急性髓系白血病未成熟型实验诊断） 121

laboratory diagnosis of acute myeloid leukemia（急性髓系白血病实验诊断） 116

laboratory diagnosis of acute myelomonocytic leukemia（急性粒-单细胞白血病实验诊断） 123

laboratory diagnosis of acute undifferentiated leukemia（急性未分化型白血病实验诊断） 127

laboratory diagnosis of adrenocortical hypofunction（肾上腺皮质功能减退症实验诊断） 240

laboratory diagnosis of adult T cell leukemia（成人 T 细胞白血病实验诊断） 139

laboratory diagnosis of adverse transfusion reaction（输血不良反应实验诊断） 156

laboratory diagnosis of alcoholic liver disease（酒精性肝病实验诊断） 217

laboratory diagnosis of alkalosis（碱中毒实验诊断） 232

laboratory diagnosis of amyloidosis（淀粉样变性实验诊断） 416

laboratory diagnosis of anaphylactic shock（变应性休克实验诊断） 423

laboratory diagnosis of anemia（贫血实验诊断） 86

laboratory diagnosis of Angelman syndrome（安格尔曼综合征实验诊断） 481

laboratory diagnosis of ankylosing spondylitis（强直性脊柱炎实验诊断） 401

laboratory diagnosis of aplastic anemia（再生障碍性贫血实验诊断） 92

laboratory diagnosis of autoimmune disease（自身免疫病实验诊断） 390

laboratory diagnosis of autoimmune hemolytic anemia（自身免疫性溶血性贫血实验诊断） 106

laboratory diagnosis of autoimmune hepatitis（自身免疫性肝炎实验诊断） 397

laboratory diagnosis of bacterial infectious disease（细菌感染病实验诊断） 247

laboratory diagnosis of benign leukocytic disease（良性白细胞疾病实验诊断） 140

laboratory diagnosis of blood group and transfusion related disease（血型与输血相关疾病实验诊断） 155

laboratory diagnosis of bloodstream infection（血流感染实验诊断） 309

laboratory diagnosis of bone and joint infection（骨关节感染实验诊断） 347

laboratory diagnosis of bone disorder（骨代谢紊乱实验诊断） 233

laboratory diagnosis of bronchial asthma（支气管哮喘实验诊断） 422

laboratory diagnosis of Burkitt lymphoma（伯基特淋巴瘤实验诊断） 137

laboratory diagnosis of B-cell prolymphocytic leukemia（B-幼淋巴细胞白血病实验诊断） 135

laboratory diagnosis of B-chronic lymphocytic leukemia（B-慢性淋巴细胞白血病实验诊断） 134

laboratory diagnosis of cardiovascular disease（心血管病实验诊断） 211

laboratory diagnosis of catheter-related blood stream infection（导管相关性血流感染实验诊断） 312

laboratory diagnosis of central nervous system infection（中枢神经系统感染实验诊断） 316

laboratory diagnosis of chromosome translocation（染色体易位实验诊断） 482

laboratory diagnosis of chronic granulomatous disease（慢性肉芽肿病实验诊断） 406

laboratory diagnosis of chronic myeloid leukemia with *BCR-ABL*1$^+$（慢性髓系白血病伴 *BCR-ABL*1 阳性实验诊断） 110

laboratory diagnosis of chronic rejection（慢性排斥反应实验诊断） 457

laboratory diagnosis of congenital infection（先天感染实验诊断） 349

laboratory diagnosis of contact dermatitis （接触性皮炎实验诊断） 430

laboratory diagnosis of criduchat syndrome （猫叫综合征实验诊断） 476

laboratory diagnosis of Cushing syndrome （库欣综合征实验诊断） 238

laboratory diagnosis of cystic fibrosis （囊性纤维化实验诊断） 486

laboratory diagnosis of deletion （缺失实验诊断） 475

laboratory diagnosis of diabete （糖尿病实验诊断） 225

laboratory diagnosis of diabetic complication （糖尿病并发症实验诊断） 225

laboratory diagnosis of DiGeorge syndrome （迪格奥尔格综合征实验诊断） 479

laboratory diagnosis of disseminated intravascular coagulation （弥散性血管内凝血实验诊断） 153

laboratory diagnosis of Duchenne/Becker muscular dystrophy （假性肥大型肌营养不良实验诊断） 488

laboratory diagnosis of dyskalemia （血钾异常实验诊断） 230

laboratory diagnosis of dyslipidemia （脂质异常实验诊断） 208

laboratory diagnosis of dysnatremia （血钠异常实验诊断） 229

laboratory diagnosis of endocrine disease （内分泌疾病实验诊断） 236

laboratory diagnosis of erythrocyte enzyme defect （红细胞酶缺陷病实验诊断） 100

laboratory diagnosis of essential thrombocythemia （原发性血小板增多症实验诊断） 113

laboratory diagnosis of eye tissue infection （眼组织感染实验诊断） 345

laboratory diagnosis of fragile X syndrome （脆性 X 染色体综合征实验诊断） 473

laboratory diagnosis of fungal infection disease （真菌感染病实验诊断） 296

laboratory diagnosis of alimentary system infection （消化系统感染实验诊断） 327

laboratory diagnosis of genital system infection （生殖系统感染实验诊断） 342

laboratory diagnosis of glomerulonephritis （肾小球肾炎实验诊断） 222

laboratory diagnosis of glucose-6-phosphate dehydrogenase deficiency （葡萄糖-6-磷酸脱氢酶缺乏症实验诊断） 493

laboratory diagnosis of glycemic disorders （糖代谢紊乱实验诊断） 224

laboratory diagnosis of graft versus host reaction （移植物抗宿主反应实验诊断） 453

laboratory diagnosis of hairy cell leukemia （毛细胞白血病实验诊断） 135

laboratory diagnosis of heart failure （心力衰竭实验诊断） 215

laboratory diagnosis of heavy chain disease （重链病实验诊断） 414

laboratory diagnosis of hemoglobinopathy （血红蛋白病实验诊断） 101

laboratory diagnosis of hemolytic anemia （溶血性贫血实验诊断） 93

laboratory diagnosis of hemolytic disease of the fetus and newborn （胎儿新生儿溶血病实验诊断） 157

laboratory diagnosis of hemophagocytic syndrome （噬血细胞综合征实验诊断） 142

laboratory diagnosis of hemophilia （血友病实验诊断） 148

laboratory diagnosis of hemorrhagic disease （出血性疾病实验诊断） 144

laboratory diagnosis of hepatic cirrhosis （肝硬化实验诊断） 218

laboratory diagnosis of hepatobiliary and pancreatic disease （肝胆胰疾病实验诊断） 216

laboratory diagnosis of hepatolenticular degeneration （肝豆状核变性实验诊断） 495

laboratory diagnosis of hereditary ataxia （遗传性共济失调实验诊断） 496

laboratory diagnosis of hereditary deafness （遗传性耳聋实验诊断） 484

laboratory diagnosis of hereditary spherocytosis （遗传性球形红细胞增多症实验诊断） 95

laboratory diagnosis of Hodgkin lymphoma （霍奇金淋巴瘤实验诊断） 139

laboratory diagnosis of host versus graft reaction （宿主抗移植物反应实验诊断） 451

laboratory diagnosis of Huntington disease （亨廷顿病实验诊断） 495

laboratory diagnosis of hypersensitivity （变态反应实验诊断） 416

laboratory diagnosis of hyperthyroidism（甲状腺功能亢进症实验诊断）237

laboratory diagnosis of hypoglycemia（低血糖症实验诊断）227

laboratory diagnosis of hypothyroidism（甲状腺功能减退症实验诊断）238

laboratory diagnosis of immune complex disease（免疫复合物病实验诊断）428

laboratory diagnosis of immunodeficiency disease（免疫缺陷病实验诊断）402

laboratory diagnosis of immunoproliferative disease（免疫增殖性疾病实验诊断）413

laboratory diagnosis of immunothrombocytopenia（免疫性血小板减少症实验诊断）150

laboratory diagnosis of infected immunocompromised patient（免疫低下患者感染实验诊断）352

laboratory diagnosis of infectious mononucleosis（传染性单核细胞增多症实验诊断）142

laboratory diagnosis of iron deficiency anemia（缺铁性贫血实验诊断）88

laboratory diagnosis of jaundice（黄疸实验诊断）220

laboratory diagnosis of kidney disease（肾脏病实验诊断）221

laboratory diagnosis of Klinefelter syndrome（克氏综合征实验诊断）472

laboratory diagnosis of Langer-Giedion syndrome（朗格尔-吉迪翁综合征实验诊断）478

laboratory diagnosis of leucocyte adherence deficiency（白细胞黏附缺陷实验诊断）407

laboratory diagnosis of leukemoid reaction（类白血病反应实验诊断）141

laboratory diagnosis of light chain disease（轻链病实验诊断）414

laboratory diagnosis of lipoid storge disease（类脂质沉积病实验诊断）143

laboratory diagnosis of liver infection（肝脏感染实验诊断）331

laboratory diagnosis of lymphoblastic leukemia/lymphoma（原淋巴细胞白血病/淋巴母细胞淋巴瘤实验诊断）130

laboratory diagnosis of lymphoid neoplasm（淋巴系肿瘤实验诊断）129

laboratory diagnosis of macroglobulinemia（巨球蛋白血症实验诊断）415

laboratory diagnosis of Marfan syndrome（马方综合征实验诊断）498

laboratory diagnosis of marker chromosome（标记染色体实验诊断）482

laboratory diagnosis of mature lymphoid neoplasm（成熟淋巴细胞肿瘤实验诊断）133

laboratory diagnosis of megaloblastic anemia（巨幼细胞贫血实验诊断）91

laboratory diagnosis of metabolic syndrome（代谢综合征实验诊断）210

laboratory diagnosis of Miller-Dieker syndrome（米勒-迪克尔综合征实验诊断）478

laboratory diagnosis of mitochondrial disease（线粒体病实验诊断）499

laboratory diagnosis of mixed phenotype acute leukemia（混合表型急性白血病实验诊断）127

laboratory diagnosis of myelodysplastic syndrome（骨髓增生异常综合征实验诊断）113

laboratory diagnosis of myeloid neoplasm（髓系肿瘤实验诊断）108

laboratory diagnosis of myeloproliferative neoplasm（骨髓增殖性肿瘤实验诊断）109

laboratory diagnosis of nephrotic syndrome（肾病综合征实验诊断）223

laboratory diagnosis of nonalcoholic fatty liver disease（非酒精性脂肪性肝病实验诊断）218

laboratory diagnosis of oculocutaneous albinism（眼皮肤白化病实验诊断）497

laboratory diagnosis of osteitis deforman（变形性骨炎实验诊断）236

laboratory diagnosis of osteomalacia（骨软化-佝偻病实验诊断）234

laboratory diagnosis of osteoporosis（骨质疏松实验诊断）233

laboratory diagnosis of pancreatitis（胰腺炎实验诊断）220

laboratory diagnosis of parasitic infectious disease（寄生虫感染病实验诊断）300

laboratory diagnosis of paroxysmal nocturnal hemoglobinuria（阵发性睡眠性血红蛋白尿症实验诊断）98

laboratory diagnosis of phenylketonuria（苯丙酮尿症实验诊断）491

laboratory diagnosis of pheochromocytoma（嗜铬细胞瘤

实验诊断） 242

laboratory diagnosis of plasma cell myeloma （浆细胞骨髓瘤实验诊断） 136

laboratory diagnosis of polycythemia vera （真性红细胞增多症实验诊断） 112

laboratory diagnosis of polygenic disease （多基因病实验诊断） 498

laboratory diagnosis of polymyositis/dermatomyositis （多发性肌炎/皮肌炎实验诊断） 397

laboratory diagnosis of Prader-Willi syndrome （普拉德－威利综合征实验诊断） 480

laboratory diagnosis of prethrombotic state （血栓前状态实验诊断） 151

laboratory diagnosis of primary aldosteronism （原发性醛固酮增多症实验诊断） 241

laboratory diagnosis of primary biliary cirrhosis （原发性胆汁性肝硬化实验诊断） 400

laboratory diagnosis of primary complement deficiency disease （原发性补体缺陷病实验诊断） 409

laboratory diagnosis of primary dyslipidemia （原发性脂质异常实验诊断） 209

laboratory diagnosis of primary immunodeficiency disease （原发性免疫缺陷病实验诊断） 402

laboratory diagnosis of primary myelofibrosis （原发性骨髓纤维化实验诊断） 112

laboratory diagnosis of pure erythroid leukemia （纯红系白血病实验诊断） 125

laboratory diagnosis of renal failure （肾衰竭实验诊断） 223

laboratory diagnosis of renal osteodystrophy （肾性骨营养不良实验诊断） 235

laboratory diagnosis of respiratory system infection （呼吸系统感染实验诊断） 320

laboratory diagnosis of rheumatoid arthritis （类风湿关节炎实验诊断） 392

laboratory diagnosis of secondary dyslipidemia （继发性脂质异常实验诊断） 210

laboratory diagnosis of secondary immunodeficiency disease （继发性免疫缺陷病实验诊断） 410

laboratory diagnosis of selective IgA deficiency （选择性IgA缺乏症实验诊断） 405

laboratory diagnosis of severe combined immunodeficiency （重症联合免疫缺陷病实验诊断） 408

laboratory diagnosis of Sickle-cell anaemia （镰形细胞贫血实验诊断） 103

laboratory diagnosis of simple 46, XY gonadal digenesis syndrome （46，XY单纯性腺发育不全综合征实验诊断） 474

laboratory diagnosis of SjÖgren syndrome （干燥综合征实验诊断） 396

laboratory diagnosis of skin and soft tissue infection （皮肤及软组织感染实验诊断） 318

laboratory diagnosis of Smith-Magenis syndrome （史密斯－马吉利综合征实验诊断） 478

laboratory diagnosis of super acute rejection （超急性排斥反应实验诊断） 454

laboratory diagnosis of systemic lupus erythematosus （系统性红斑狼疮实验诊断） 394

laboratory diagnosis of thalassemia （珠蛋白生成障碍性贫血实验诊断） 104

laboratory diagnosis of thrombasthenia （血小板无力症实验诊断） 145

laboratory diagnosis of thrombophilia （易栓症实验诊断） 152

laboratory diagnosis of thrombotic disease （血栓性疾病实验诊断） 151

laboratory diagnosis of traveler infection （旅行者感染实验诊断） 354

laboratory diagnosis of trisomy 13 syndrome （13三体综合征实验诊断） 467

laboratory diagnosis of trisomy 18 syndrome （18三体综合征实验诊断） 468

laboratory diagnosis of trisomy 21 syndrome （21三体综合征实验诊断） 469

laboratory diagnosis of trisomy X syndrome （X三体综合征实验诊断） 472

laboratory diagnosis of Turner syndrome （特纳综合征实验诊断） 471

laboratory diagnosis of type I hypersensitivity （Ⅰ型变态反应实验诊断） 420

laboratory diagnosis of type Ⅱ hypersensitivity （Ⅱ型变态反应实验诊断） 424

laboratory diagnosis of type Ⅲ hypersensitivity （Ⅲ型变态反应实验诊断） 426

laboratory diagnosis of type Ⅳ hypersensitivity （Ⅳ型变态反应实验诊断） 429

laboratory diagnosis of T-cell large granular lymphocytic leukemia （大颗粒T淋巴细胞白血病实验诊断）

138

laboratory diagnosis of uniparental disomy（单亲二倍体实验诊断） 479

laboratory diagnosis of urinary tract infection（泌尿系统感染实验诊断） 338

laboratory diagnosis of viral infectious disease（病毒感染病实验诊断） 290

laboratory diagnosis of vitamin D resistant rickets（抗维生素 D 佝偻病实验诊断） 493

laboratory diagnosis of volume disorder（容量异常实验诊断） 228

laboratory diagnosis of von Willebrand disease（血管性血友病实验诊断） 146

laboratory diagnosis of water, electrolyte and acid-base balance disorder（水-电解质-酸碱平衡失调实验诊断） 228

laboratory diagnosis of Williams syndrome（威廉斯综合征实验诊断） 477

laboratory diagnosis of Wolf-Hirschhorn syndrome（沃-赫综合征实验诊断） 476

laboratory diagnosis of XYY syndrome（XYY 综合征实验诊断） 473

laboratory diagnosis of X-linked agammaglobulinemia（X连锁无丙种球蛋白血症实验诊断） 404

laboratory diagnosis project evaluation（实验诊断项目评价） 591

laboratory diagnosis quality assurance（实验诊断质量保证） 600

laboratory diagnosis quality control（实验诊断质量控制） 596

laboratory diagnosis of spinal muscular atrophy（脊髓性肌萎缩实验诊断） 490

laboratory diagnostics（实验诊断学） 1

laboratory facility and equipment management（实验室设施设备管理） 586

laboratory information system，LIS（实验室信息系统） 604

laboratory material management（实验室材料管理） 585

laboratory occupation exposure（实验室职业暴露） 587

laboratory staff management（实验室人员管理） 584

laboratory test for bone disorder（骨代谢紊乱实验检测） 198

laboratory test for cardiovascular disease（心血管病实验检测） 174

laboratory test for dyslipidemia（脂质异常实验检测） 171

laboratory test for glycemic disorder（糖代谢紊乱实验检测） 190

laboratory test for hepatobiliary and pancreatic disease（肝胆胰疾病实验检测） 179

laboratory test for water, electrolyte and acid-base balance disorder（水-电解质-酸碱平衡失调实验检测） 194

laboratory test for endocrine disease（内分泌疾病实验检测） 202

lipase test（脂肪酶测定） 186

lipoprotein（a）test［脂蛋白（a）测定］ 174

liver function test（肝功能试验） 179

low density lipoprotein cholesterol test（低密度脂蛋白胆固醇测定） 172

lupus anticoagulant assay（狼疮抗凝物检测） 80

lymphocyte differentiation antigen test（淋巴细胞分化抗原检测） 386

M

magnesium test（血镁测定） 200

medical decision level（医学决定水平） 594

microaerophilic culture of bacteria（细菌微需氧培养） 253

microalbuminuria test（微量白蛋白尿测定） 188

microscopic examination of bacteria（细菌显微镜检查） 250

microscopic examination of fungus by ink stain（墨汁染色真菌显微镜检查） 299

microscopic examination of fungus（真菌显微镜检查） 298

minimal bactericidal concentration test（最小杀菌浓度试验） 273

miRNA detection（微小 RNA 检测） 523

molecular biological detection of parasite infection（寄生虫感染分子生物学检查） 309

molecular biological detection of virus（病毒分子生物学检测） 295

molecular diagnosis of autoimmune disease（自身免疫病分子诊断） 537

molecular diagnosis of breast cancer（乳腺癌分子诊断）

551

molecular diagnosis of cancer（肿瘤分子诊断） 538

molecular diagnosis of cardiovascular disease（心血管疾病分子诊断） 530

molecular diagnosis of coagulation disorder（凝血异常分子诊断） 536

molecular diagnosis of endocrine disease（内分泌疾病分子诊断） 532

molecular diagnosis of hemophilia（血友病分子诊断） 483

molecular diagnosis of hereditary nonpolyposis colorectal cancer（遗传性非息肉病性结直肠癌分子诊断） 546

molecular diagnosis of leukemia（白血病分子诊断） 540

molecular diagnosis of lung cancer（肺癌分子诊断） 550

molecular diagnosis of lymphoma（淋巴瘤分子诊断） 542

molecular diagnosis of neurologic and neuromuscular disease（神经/神经肌肉病分子诊断） 534

molecular diagnosis of polygenic disease（多基因病分子诊断） 528

molecular diagnosis of primary hepatic carcinoma（原发性肝癌分子诊断） 549

molecular diagnosis of thalassemia（珠蛋白生成障碍性贫血分子诊断） 487

molecular diagnosis technique（分子诊断技术） 503

molecular diagnosis of X-linked agammaglobulinemia（X连锁无丙种球蛋白血症分子诊断） 487

molecular imaging test（分子成像检验） 522

morphology examination of peripheral blood（外周血细胞形态学检查） 15

morphology examination of platelet（血小板形态学检查） 19

morphology examination of red blood cell（红细胞形态学检查） 15

morphology examination of white blood cell（白细胞形态学检查） 17

mutant prevention concentration test（防突变浓度试验） 274

Mycobacterium tuberculosis culture（结核分枝杆菌培养） 325

mycoplasma culture（支原体培养） 254

myeloperoxidase stain（髓过氧化物酶染色） 63

myoglobulin test（肌红蛋白检测） 176

N

neutrophilic alkaline phosphatase stain（中性粒细胞碱性磷酸酶染色） 66

nontreponemal test for syphilis serodiagnosis（梅毒非特异性抗体试验） 265

nosocomial infection surveillance（医院感染监测） 608

nosocomial infection，NI（医院感染） 606

nucleic acid detection of sexually transmitted disease（性传播疾病核酸检测） 345

nucleic acid isolation of clinical sample（临床样本核酸分离） 503

numerical identification of bacteria（细菌数值鉴定） 259

O

organ transplant test（器官移植检测） 443

osteocalcin test（骨钙素测定） 202

P

panel reactive antibody test（群体反应性抗体检测） 450

parasitic examination in biopsy（活组织寄生虫检查） 306

parasitic examination in blood（血液寄生虫检查） 305

parasitic examination on the anal skin（肛门周围寄生虫检查） 304

parathormone test（甲状旁腺素测定） 200

paternity test（亲子鉴定） 578

perinuclear anti-neutrophil cytoplasmic antibody test（核周型抗中性粒细胞胞质抗体检测） 369

periodic acid-Schiff reaction（过碘酸希夫反应） 65

personalized medicine test（个体化医学检验） 560

phosphate test（磷酸盐测定） 199

physical examination of feces（粪便物理学检查） 40

physical examination of prostatic fluid（前列腺液物理学检查） 55

physical examination of vaginal secretion（阴道分泌物物理学检查） 56

physical examination of semen（精液物理学检查）

51

physical examination of serous effusion（浆膜腔积液物理学检查）　49

physical examination of sputum（痰液物理学检查）　47

physical examination of urine（尿液物理学检查）　23

physics examination of cerebrospinal fluid（脑脊液物理学检查）　44

plasma antithrombin assay（血浆抗凝血酶检测）　78

plasma D-dimer assay（血浆 D-二聚体检测）　83

plasma fibrin/fibrinogen degradation product assay［血浆纤维蛋白（原）降解产物检测］　82

plasma plasminogen activator inhibitor assay（血浆纤溶酶原激活物抑制剂检测）　81

plasma plasminogen assay（血浆纤溶酶原检测）　82

plasma protein C assay（血浆蛋白 C 检测）　79

plasma protein S assay（血浆蛋白 S 检测）　80

plasma tissue plasminogen activator assay（血浆组织型纤溶酶原激活物检测）　81

plasma α_2-antiplasmin assay（血浆 α_2-抗纤溶酶检测）　82

platelet autoantibody assay（血小板自身抗体检测）　76

platelet count, PC（血小板计数）　12

platelet function test（血小板功能试验）　75

platelet member glycoprotein assay（血小板膜糖蛋白检测）　76

point of care testing, POCT（即时检验）　603

post antibiotic effect test（抗生素后效应试验）　275

potassium test（钾离子测定）　195

prostate specific antigen test（前列腺特异性抗原检测）　441

prostatic fluid analysis for morphology（前列腺液有形成分分析）　56

prostatic fluid test（前列腺液检验）　55

protein test（蛋白质测定）　179

prothrombin time test（凝血酶原时间测定）　71

Q

quality control chart（质控图）　598

R

rapid detection of common virus in children with respiratory tract infection（儿童呼吸道感染常见病毒快速检测）　326

rapid urease test of *Helicobacter pylori*（幽门螺杆菌快速脲酶试验）　330

recipient stored antibody test（受者预存抗体检测）　449

red blood cell count（红细胞计数）　5

reference value interval（参考区间）　593

reticulocyte count（网织红细胞计数）　13

Rh blood group identification（Rh 血型鉴定）　161

rheumatoid factor test（类风湿因子检测）　366

risk assessment of atherosclerotic cardiovascular disease（动脉粥样硬化性心血管病危险评估）　212

risk assessment of laboratory biosafety（实验室生物安全风险评估）　586

rotavirus detection（轮状病毒检测）　331

routine urinalysis（尿液基础检验）　23

S

Sanger sequencing（Sanger 测序）　512

screening test（筛查试验）　592

selective and differential enteric culture medium（肠道选择鉴别培养基）　330

semen analysis for morphology（精液有形成分分析）　52

semen test（精液检验）　51

serological detection of virus（病毒血清学检测）　294

serous effusion analysis for morphology（浆膜腔积液有形成分分析）　50

serous effusion test（浆膜腔积液检验）　49

serum bactericidal test（血清杀菌试验）　275

serum identification of bacteria（细菌血清学鉴定）　258

sex hormone test（性激素测定）　206

sodium test（钠离子测定）　195

specific IgE test（特异性 IgE 检测）　424

spectral karyotyping, SKY（频谱染色体核型分析）　466

sperm function examination（精子功能检查）　54

spirochaeta culture（螺旋体培养）　254

sputum analysis for morphology（痰液有形成分分析）　47

sputum bacterial culture（痰细菌培养）　324

sputum test（痰液检验）　46

T

T lymphocyte differentiation antigen test （T 淋巴细胞分化抗原检测） 387

therapeutic drug monitoring，TDM （治疗药物监测） 242

thrombin time test （凝血酶时间测定） 73

thrombosis and hemostasis test （血栓与止血试验） 69

thyroid hormone test （甲状腺激素测定） 204

time-kill assay （时间杀菌试验） 274

TORCH testing （TORCH 检测） 344

total cholesterol test （总胆固醇测定） 171

treponemal test for syphilis serodiagnosis （梅毒特异性抗体试验） 266

triacylglycerol test （三酰甘油测定） 172

tumor laboratory diagnosis （肿瘤实验诊断） 431

tumor marker test （肿瘤标志物检测） 432

tumor necrosis factor α test （肿瘤坏死因子-α 检测） 386

U

urea test （尿素测定） 187

uric acid test （尿酸测定） 188

urine analysis for morphology （尿液有形成分分析） 33

urine analyzer for morphology （尿液有形成分分析仪） 39

urine bacterial （quantitative） culture ［尿细菌（定量）培养］ 341

V

vaginal cleanliness examination （阴道清洁度检查） 57

vaginal secretion test （阴道分泌物检验） 56

von Willebrand factor analysis （血管性血友病因子分析） 73

W

Weil-Felix test （外斐试验） 266

white blood cell count （白细胞计数） 9

whole genome sequencing （全基因组测序） 514

Widal test （肥达试验） 265

希腊字母

α_1-microglobulin test （α_1 微球蛋白测定） 189

β_2-microglobulin test （β_2 微球蛋白测定） 189

γ-glutamyltransferase test （γ-谷氨酰基转移酶测定） 184

内 容 索 引

说 明

一、本索引是本卷条目和条目内容的主题分析索引。索引款目按汉语拼音字母顺序并辅以汉字笔画、起笔笔形顺序排列。同音时，按汉字笔画由少到多的顺序排列，笔画数相同的按起笔笔形横（一）、竖（丨）、撇（丿）、点（、）、折（乛，包括丁乛乀等）的顺序排列。第一字相同时，按第二字，余类推。索引标目中夹有拉丁字母、希腊字母、阿拉伯数字和罗马数字的，依次排在相应的汉字索引款目之后。标点符号不作为排序单元。

二、设有条目的款目用黑体字，未设条目的款目用宋体字。

三、不同概念（含人物）具有同一标目名称时，分别设置索引款目；未设条目的同名索引标目后括注简单说明或所属类别，以利检索。

四、索引标目之后的阿拉伯数字是标目内容所在的页码，数字之后的小写拉丁字母表示索引内容所在的版面区域。本书正文的版面区域划分如右图。

a	c	e
b	d	f

A

癌抗原 72-4　438b

癌胚抗原检测（carcinoembryonic antigen test）　440d

艾迪生（Addison）病　240b

艾滋病　411f，554b

安格尔曼（Angelman）综合征　481d

安格尔曼综合征实验诊断（laboratory diagnosis of Angelman syndrome）　481d

氨基酸残基配型检测（amino acid residue matching test）　447f

氨基酸脱羧酶试验　257f

氨基转移酶　182b

奥尔波特（Alport）综合征　485e

奥普托欣（Optochin）敏感试验　258c

奥托·福林（Otto Folin）　1e

B

靶基因扩增　505f

靶向芯片　467b

靶形红细胞　16e

白带　56c

白蛋白（ALB）　189a

白介素（IL）　381d

白介素-10 检测（interleukin-10 test）　385b

白介素-17 检测（interleukin-17 test）　385e

白介素-2（IL-2）　383b

白介素-2 检测（interleukin-2 test）　383b

白介素-4 检测（interleukin-4 test）　384b

白介素-6 检测（interleukin-6 test）　384d

白介素检测（interleukin test）　381d

白陶土样便　40b

白细胞（WBC）　9c，17e

白细胞不增多性白血病　132c

白细胞分类计数（differential leukocyte count, DLC）　10d

白细胞管型　36f

白细胞计数（white blood cell count）　9c

白细胞减少　9e

白细胞抗原　386e

白细胞黏附分子　407c

白细胞黏附缺陷（LAD）　407b

白细胞黏附缺陷-1（LAD-1）　407c

白细胞黏附缺陷-2（LAD-2）　407d

白细胞黏附缺陷实验诊断（laboratory diagnosis of leucocyte adherence deficiency）　407b

白细胞形态学检查（morphology examination of white blood cell）　17e

白细胞血型　158f

白细胞增多　9e

白血病　540f

白血病分子诊断（molecular diagnosis of leukemia）　540e

柏油样便　40b

半胱氨酸蛋白酶抑制蛋白 C　188e

半乳甘露聚糖　300c

半乳甘露聚糖检测（galactomannan detection）　300b

半乳糖尿　29b

半自动生化分析仪　170e

半自动细菌鉴定仪　261a

伴 IgM 增高性免疫缺陷病　405b

伴有生长激素缺乏的无丙种球蛋白血症　405b

棒状小体　18f

包涵体　255f

包涵体性结膜炎　351f

胞质型 ANCA（cANCA）　367d

胞质型抗中性粒细胞胞质抗体（cANCA）　368f

胞质型抗中性粒细胞胞质抗体检测（cytoplasm anti-neutrophil cytoplasmic antibody test）　368f

本周蛋白　413d

本周蛋白尿　137d

苯丙氨酸脱氨酶试验　257f

苯丙酮尿症（PKU）　491e

苯丙酮尿症实验诊断（laboratory diagnosis of phenylketonuria）　491e

鞭毛　250d

鞭毛染色　250d

变态反应　356a，416d

变态反应实验诊断（laboratory diagnosis of hypersensitivity）　416d

变形性骨炎　236a

变形性骨炎实验诊断（laboratory diagnosis of osteitis deforman）　236a

变性高效液相色谱法（DHPLC）　517c

变性梯度凝胶电泳分析（DGGE）　517b

变性珠蛋白（Heinz）小体生成试验　101a

变异系数　590f

变应性休克　423d

变应性休克实验诊断（laboratory diagnosis of anaphylactic shock）　423d

变应原　416d，418c，420d

变应原检测（allergen detection）　418b

标记染色体（mar）　482f

标记染色体实验诊断（laboratory diagnosis of marker chromosome）　482f

标记探针　508a

标准品　588c

标准碳酸氢盐（SB）　197c

表皮生长因子受体基因扩增检测（detection of epidermal growth factor receptor gene amplification）　577b

表皮生长因子受体基因突变检测（detection of epithelial growth factor receptor gene mutation）　575a

丙氨酸转氨酶　440c

丙氨酸转氨酶测定（alanine aminotransferase test）　182b

丙二酸盐利用试验　257c

丙型肝炎病毒（HCV）　336d

丙型肝炎病毒标志物检测（detection of marker in hepatitis C virus）　336d

丙型肝炎病毒基因分型检测（detection of hepatitis C virus genotyping）　567e

丙型肝炎病毒基因扩增检测（detection of gene amplification for hepatitis C virus）　553a

病毒　254a，292d

病毒电子显微镜检查（electron microscopic examination of virus）　292c

病毒分离培养鉴定（isolation and cultivation and identification of virus）　292f

病毒分子生物学检测（molecular biological detection of virus）　295f

病毒感染病　290c

病毒感染病实验诊断（laboratory diagnosis of viral infectious disease）　290b

病毒性肺炎　323d

病毒性肝炎　185b

病毒性脑膜炎　43e，317e

病毒性脑炎　317f

病毒性胃肠炎　329f

病毒血清学检测（serological detection of virus）　294c

病毒增殖指标检测（detection of virus proliferation indicator）　293e

病理性结晶　38b

病原微生物基因扩增检测（detection of gene amplification for pathogenic microorganism）　551e

波利（Poly Y）综合征　473a

玻璃体炎症　347a

伯基特淋巴瘤（BL）　137f

伯基特淋巴瘤实验诊断（laboratory diagnosis of Burkitt lymphoma）　137f

补体 380a

补体 50%溶血试验 380b，409c

补体 C3 380f

补体 C3 检测（complement 3 test） 380f

补体 C4 381b

补体 C4 检测（complement 4 test） 381b

补体检测（complement test） 380a

补体结合试验 294f

补体缺陷 409a

补体系统 380a，409a

不规则抗体 159a，165f

不规则抗体筛选（irregular antibody screening） 165f

不规则型异型淋巴细胞 19b

不敏感（NS） 270a

不明系列急性白血病 68e，126f

不明系列急性白血病实验诊断（laboratory diagnosis of acute leukemia of ambiguous lineage） 126f

不全代偿 MAI 232f

布鲁顿（Bruton）综合征 404d

布鲁顿无丙种球蛋白血症 487a

部分 D 表型 161f

C

采集原则 249d

参考方法 588c

参考区间（reference value interval） 593e

参考物 588c

餐后低血糖症 227c

苍白螺旋体 559a

插入（点突变） 518c

茶色尿 24e

柴捆细胞 120b

产碱型细菌 257a

肠道选择鉴别培养基（selective and differential enteric culture medium） 330c

肠杆菌科细菌血流感染 311d

肠集聚性大肠埃希菌（EAggEC） 329e

肠球菌 283d

肠球菌属血流感染 311c

常规方法 588c

常量肉汤稀释法 271e

常染色体显性遗传性 NSHL 485f

常染色体隐性遗传 SCID（AR-SICD） 408e

常染色体隐性遗传性 NSHL 486a

超广谱 β-内酰胺酶检测（detection of extended spectrum β-lactamase） 280d

超广谱 β-内酰胺酶（ESBLs） 280d

超急性排斥反应 451e，454e

超急性排斥反应实验诊断（laboratory diagnosis of super acute rejection） 454e

超快代谢型（UM） 563c

超敏 C 反应蛋白（hs-CRP） 178c

超敏 C 反应蛋白检测（high-sensitivity C-reactive protein test） 178c

超敏反应 416d

超雄综合征 473a

成年型甲减 238a

成人 T 细胞白血病（ATL） 139a

成人 T 细胞白血病实验诊断（laboratory diagnosis of adult T cell leukemia） 139a

成熟 B 淋巴细胞肿瘤 133d

成熟 T 淋巴细胞和 NK 细胞肿瘤 133f

成熟淋巴细胞肿瘤（MLN） 133d

成熟淋巴细胞肿瘤实验诊断（laboratory diagnosis of mature lymphoid neoplasm） 133d

迟发型变态反应 429a

持续性 ITP 150e

出血病 144b

出血时间测定（bleeding time test） 69e

出血性疾病 144b

出血性疾病实验诊断（laboratory diagnosis of hemorrhagic disease） 144b

储铁缺乏 89c

触酶试验 257f

传播途径（医院感染） 606e

传染性单核细胞增多症（IM） 142a

传染性单核细胞增多症实验诊断（laboratory diagnosis of infectious mononucleosis） 142a

传染性淋巴细胞增多症 142d

传统细胞培养法 293b

垂体 202f

纯合分型细胞试验 163d

纯红系白血病（PEL） 125a

纯红系白血病实验诊断（laboratory diagnosis of pure erythroid leukemia） 125a

纯红细胞生成障碍（PRCA） 92e

纯红再障 92e

雌二醇 207c

从头测序技术（de novo *sequence*） 460f

粗颗粒管型 36d

促动脉粥样硬化性血脂异常 211a

促甲状腺激素 203a

促肾上腺皮质激素 203a

簇分化抗原 386f

催乳素 203f

脆性 X 染色体综合征 473d

脆性 X 染色体综合征实验诊断（laboratory diagnosis of fragile X syndrome） 473d

脆性 X 显带技术 465e

错配 PCR 技术 516a

错配扩增突变分析（MAMA） 516a

D

大肠埃希菌（*E.Coli*） 558d

大剂量地塞米松抑制试验 239c

大颗粒 T 淋巴细胞白血病（T-LGLL） 138d

大颗粒 T 淋巴细胞白血病实验诊断（laboratory diagnosis of T-cell large granular lymphocytic leukemia） 138d

大血小板 19f

呆小病 238a

代谢性碱中毒（MAl） 232c

代谢性酸中毒（MA） 231c

代谢性糖尿 28f

代谢综合征（MS） 210f

代谢综合征实验诊断（laboratory diagnosis of metabolic syndrome） 210f

代谢综合征原发因素 218b

带绦虫孕节检查法 304b

丹吉尔（Tangier）病 210b

单步突变株 274c

单纯疱疹病毒基因扩增检测（detection of gene amplification for herpes simplex virus） 556c

单分子实时 DNA 测序 460f

单核苷酸多态性（SNP）分型 518c

单核苷酸多态性检测（detection of single nucleotide polymorphism） 518c

单核细胞 18b

单核细胞酯酶 64e

单基因遗传病 457f

单链构象多态性分析（SSCP） 517a

单亲二倍体（UPD） 479f

单亲二倍体实验诊断（laboratory diagnosis of uniparental disomy） 479f

单体型（基因） 519d

胆道阻塞性疾病 185a

胆固醇 171c

胆红素 181b

胆红素测定（bilirubin test） 181b

胆红素的肠肝循环 181c

胆红素尿 25c

胆汁溶菌试验 258c

弹性蛋白酶 370b

蛋白 C 79f

蛋白 C 活性依赖凝固时间 153c

蛋白 C 基因突变 537b

蛋白 S 基因突变 537b

蛋白酶 3（PR3） 369b

蛋白尿 27a

蛋白质测定（protein test） 179f

蛋白质截短试验（PTT） 517f

蛋白质印记法 357d

导管相关性血流感染（CRBSI） 312e

导管相关性血流感染实验诊断（laboratory diagnosis of catheter-related blood stream infection） 312d

等渗尿 26d

等渗性脱水 229a

等位基因特异 PCR 516a

等位基因特异性寡核苷酸分析（ASO） 516a

低 T3 综合征 238e

低钙血症 199c

低钾血症 195c，230e

低磷血症 199f，235b

低氯血症 196b

低镁血症 200c

低密度脂蛋白（LDL） 172e

低密度脂蛋白胆固醇测定（low density lipoprotein cholesterol test） 172e

低钠血症 195f，229c

低容量性低钠血症 229f

低容量性高钠血症 229e

低渗前时期 458c

低渗时期 458c

低渗性脱水 229a

低水平耐药（耐氨基糖苷类肠球菌） 287a

低温电镜 292d

低血糖症实验诊断（laboratory diagnosis of hypoglycemia） 227e

低转换型肾性骨病 235e

迪格奥尔格（DiGeorge）综合征 479b

迪格奥尔格综合征实验诊断（laboratory diagnosis of DiGeorge syndrome） 479b

地贫 104f

地中海贫血 104f，487d

第一代测序 513c

颠换（点突变） 518c

典型性参数（数值鉴定编码检索本） 260b

点突变 515c

碘液染色包囊检查 303d

电镜 292d

淀粉酶（AMY） 185d

淀粉酶测定（amylase test） 185d

淀粉水解试验 258b

淀粉样变性 416a

淀粉样变性实验诊断（laboratory diagnosis of amyloidosis） 416a

淀粉样物质 416b

淀粉样小体 56b

靛基质试验 257d

丁型肝炎病毒（HDV） 337d

丁型肝炎病毒标志物检测（detection of marker in hepatitis D virus） 337c

定量临床化学 1e

动基体 365e

动力学方法（荧光定量聚合酶链反应） 510c

动脉粥样硬化 212f

动脉粥样硬化分子诊断 531d

动脉粥样硬化性心血管病危险评估（risk assessment of atherosclerotic cardiovascular disease） 212f

动物接种 293a

胨状便 40b

毒性弥漫性甲状腺肿 237b

杜勒（Dohle）小体 18c

多发性骨髓瘤（MM） 136d，414e，415e

多发性肌炎（PM） 397c

多发性肌炎/皮肌炎实验诊断（laboratory diagnosis of polymyositis/dermatomyositis） 397c

多发性内分泌瘤（MEN） 534a

多基因病 498f，528a

多基因病分子诊断（molecular diagnosis of polygenic disease） 528a

多基因病实验诊断（laboratory diagnosis of polygenic disease） 498e

多基因遗传病 457f，528a

多克隆抗体 350e

多能造血干细胞 60a

多尿 23e

多药耐药基因突变检测（detection of multidrug resistance gene mutation） 576a

多余标记染色体 482f

多重耐药菌 282f

惰性T原淋巴细胞增殖 132b

"胆酶分离"现象 182e

E

额外结构异常染色体 482f

恶病质素 386a

恶性PKU 492a

腭心面综合征 479c

儿茶酚胺类 206c

儿童呼吸道感染常见病毒快速检测（rapid detection of common virus in children with respiratory tract infection） 326e

二级（二线）抗菌药物 269c

二氧化碳分压（PCO₂） 196d

二氧化碳培养箱 253d

二氧化碳总量（TCO₂） 197c

F

发酵型细菌 257a

反定型（ABO血型鉴定） 161a

反式三碘甲腺原氨酸 205b

反式显带法 465a

反应素 379d

泛耐药菌 282f

方法比较试验 590e

防突变浓度（MPC） 274b

防突变浓度试验（mutant prevention concentration test） 274b

放大体探针 507f

飞沫隔离 611b

飞片细胞培养法　293b

非编码 RNA　539e

非病毒性肝炎　182f

非典型 ANCA（aANCA 或 x-ANCA）　367e

非结合胆红素（UCB）　29d，181b

非经典型 PKU　492a

非竞争性内标（荧光定量聚合酶链反应）　510c

非酒精性脂肪性肝病　218b

非酒精性脂肪性肝病实验诊断（laboratory diagnosis of nonalcoholic fatty liver disease）　218b

非抗酸性菌　250c

非扩散性钙　199a

非免疫性淀粉样变性　416b

非免疫性血小板减少　150f

非侵袭性疾病　286a

非特异性酯酶（NSE）　64e

非酮症高渗性糖尿病昏迷（NHDC）　226b

非细菌性尿频-排尿不适综合征　340a

非显性 DIC（non overt-DIC）　153f

非选择性蛋白尿　27e

非胰腺炎急腹症　186b

非荧光探针类（荧光定量聚合酶链反应）　510e

肥达试验（Widal test）　265a

肺癌　550c

肺癌分子诊断（molecular diagnosis of lung cancer）　550c

肺外结核　325b

肺炎克雷伯　311d

肺炎链球菌　283f，285f

肺炎链球菌血流感染　311c

肺炎衣原体感染　256b

肺炎支原体　254c

肺炎支原体基因扩增检测（detection of gene amplification for Mycoplasma pneumoniae）　559d

分割样品检测计划　599f

分离培养基　251d

分立式自动分析仪　169f

分泌型 IgA　378e

分泌型免疫球蛋白（SIg）　377c

分区划线分离法　251e

分析测量范围（AMR）　591b

分析化学　167c

分枝 DNA（bDNA）　507e，508a

分枝 DNA 信号放大系统　507e

分枝杆菌直接涂片检查（direct smear examination of Mycobacterium）　325f

分枝杆菌自动化快速培养系统　325d

分子病　501b

分子成像　522e

分子成像检验（molecular imaging test）　522e

分子显像　522e

分子信标（荧光定量聚合酶链反应）　511a

分子影像　522e

分子诊断技术（molecular diagnosis technique）　503a

粪便　39f

粪便寄生虫成虫检查（examination of parasitic adult in stool）　304a

粪便寄生虫虫卵检查（examination of parasitic egg in stool）　302c

粪便寄生性原虫滋养体包囊检查（examination of parasitic protozoa trophozoite and cyst in stool）　303c

粪便检验（feces test）　39f

粪便潜血试验（feces occult blood test，FOBT）　41a

粪便物理学检查（physical examination of feces）　40a

粪便有形成分分析（feces analysis for morphology）　41f

风险　586d

风险评估报告　586e

风险评估内容　586e

氟氢可的松抑制试验　241e

福林-吴法　2a

负染色法　250e

附加染色体　482f

复发　151a

复发感染（泌尿系统感染）　340b

复合管型　36f

复合型钙　199a

复杂性疾病　498f

副蛋白　413d

G

伽林（Claudis Galen）　1b

钙缺乏型　235c

干化学分析仪　170b

干片镜检　298c

干扰试验　590e

干扰现象　294a

干热灭菌　610a

干燥综合征（SS）　396c

干燥综合征实验诊断（laboratory diagnosis of SjÖgren syndrome）　396c

甘油三酯　172a

杆菌肽敏感试验　258d

肝-肠循环　30d

肝胆胰疾病实验检测（laboratory test for hepatobiliary and pancreatic disease）　179a

肝胆胰疾病实验诊断（laboratory diagnosis of hepatobiliary and pancreatic disease）　216a

肝豆状核变性　495b

肝豆状核变性实验诊断（laboratory diagnosis of hepatolenticular degeneration）　495a

肝功能试验（liver function test）　179e

肝内胆汁淤滞　184d

肝脓肿　331f

肝外胆管阻塞　184d

肝细胞癌　183a

肝细胞性黄疸　29f

肝性脑病　217b

肝炎　216c，331f

肝硬化　182f，185b，218d

肝硬化实验诊断（laboratory diagnosis of hepatic cirrhosis）　218d

肝脏感染　331f

肝脏感染实验诊断（laboratory diagnosis of liver infection）　331f

肝占位性病变　185b

感染　246e

感染免疫学　355f

感染源（医院感染）　606d

肛门擦拭虫卵检查　304d

肛门周围寄生虫检查（parasitic examination on the anal skin）　304c

肛周蛲虫成虫检查　304f

高 AG 性 MA　231d

高白细胞性白血病　132c

高分辨率熔解曲线分析（HRM）　516c

高钙血症　199c

高骨转换型肾性骨病　235e

高钾血症　195c，230c

高磷血症　200a

高氯血症　196b

高镁血症　200d

高密度脂蛋白（HDL）　173c

高密度脂蛋白胆固醇测定（high density lipoprotein cholesterol test）　173e

高钠血症　195f，229c

高凝状态　151f

高容量性低钠血症　229f

高容量性高钠血症　229d

高渗性脱水　229a

高水平耐氨基糖苷类肠球菌检测（detection of high level aminoglycoside resistance *Enterococcus*）　287a

高水平耐药（耐氨基糖苷类肠球菌）　287a

高铁血红蛋白还原试验　101a

高通量测序（high throughput sequencing, HTS）　513c

高危遗传性心血管病　530d

睾酮　207c

睾丸女性化综合征　475d

戈谢病　143c

戈谢细胞　143c

革兰染色　250c

个体防护装备　587b

个体化医学　502f，520a，560f

个体化医学检验（personalized medicine test）　560f

个体识别　578b

各种正常白细胞的酯酶染色反应　64b

弓形虫病免疫学检测（immunological detection of toxoplasmosis）　308c

功能灵敏度（FS）　591b

功能性蛋白尿　27c

供者特异性抗体　449b

供者特异性抗体检测（donor specific antibody test）　449b

宫颈标本　256a

佝偻病　234d

佝偻病软骨病　235b

钩端螺旋体　255b

钩状效应　392f

枸橼酸盐利用试验　257c

谷氨酸丙酮酸氨基转移酶 182c

骨代谢紊乱 198e，233b

骨代谢紊乱实验检测 (laboratory test for bone disorder) 198d

骨代谢紊乱实验诊断 (laboratory diagnosis of bone disorder) 233b

骨钙素 (OC) 202a

骨钙素测定 (osteocalcin test) 202a

骨谷氨酰基蛋白 202a

骨关节感染实验诊断 (laboratory diagnosis of bone and joint infection) 347e

骨软化-佝偻病实验诊断 (laboratory diagnosis of osteomalacia) 234d

骨软化 234d

骨髓 60a

骨髓活检 63b

骨髓涂片 60d

骨髓细胞形态学 60a

骨髓细胞形态学检查 (bone marrow cytomorphology examination) 59f

骨髓液采集 60c

骨髓增生异常综合征 (MDS) 113e

骨髓增生异常综合征实验诊断 (laboratory diagnosis of myelodysplastic syndromes) 113e

骨髓增殖性肿瘤 (MPN) 109e

骨髓增殖性肿瘤实验诊断 (laboratory diagnosis of myeloproliferative neoplasm) 109e

骨质疏松 233d

骨质疏松实验诊断 (laboratory diagnosis of osteoporosis) 233d

固有耐药 277e

寡核苷酸连接分析 (OLA) 507c，516b

观察性研究 2f

冠状动脉疾病分子诊断 531e

管碟法 268c

管型 35f

胱抑素 C (Cys-C) 188d

胱抑素 C 测定 (cystatin C test) 188d

广义的骨髓细胞形态学检查 60a

广义的肾功能试验 186c

广义的细菌 251c

国际标准化比值 72a

国际糖尿病联盟标准 (2005 年) 211c

果糖尿 29b

过碘酸希夫反应 (periodic acid-Schiff reaction) 65e

过敏性休克 423d

H

哈恩登-斯图尔特 (Harnden-Stewart) 综合征 474f

含铁血红素细胞 48b

豪焦 (Howell-Jolly) 小体 17a

合格痰标本 324d

核变性 18c

核点型 (抗核抗体荧光模型) 359c

核膜 359a

核膜型 (抗核抗体荧光模型) 359a

核仁型 (抗核抗体荧光模型) 359c

核糖核酸酶切法 516b

核小体 364d

核心窗口期 335e

核型描述 463a

核右移 18e

核周边型 (抗核抗体荧光模型) 359a

核周型 ANCA (pANCA) 367d

核周型抗中性粒细胞胞质抗体 (pANCA) 369d

核周型抗中性粒细胞胞质抗体检测 (perinuclear anti-neutrophil cytoplasmic antibody test) 369d

核左移 18e

亨廷顿病 (HD) 495f

亨廷顿病实验诊断 (laboratory diagnosis of Huntington disease) 495f

红色尿 24e

红系细胞 61d

红细胞 5e

红细胞沉降率 (ESR) 20c

红细胞沉降率测定 (assay of erythrocyte sedimentation rate) 20c

红细胞沉降率分析仪 (erythrocyte sedimentation rate analyzer) 21a

红细胞管型 36e

红细胞计数 (red blood cell count) 5e

红细胞酶病 100f

红细胞酶测定 (determination of erythrocyte enzyme) 100e

红细胞酶缺陷病 100a

红细胞酶缺陷病实验诊断 (laboratory diagnosis of erythrocyte enzyme defect) 100a

红细胞渗透脆性 97d

红细胞渗透脆性试验（erythrocyte osmotic fragility test） 97b

红细胞体积分布宽度测定（assay of red blood cell volume distribution width） 9a

红细胞吸附 293f

红细胞形态学检查（morphology examination of red blood cell） 15f

红细胞血型 158e

红细胞血型抗体 159a

红细胞异形症 16f

红细胞自身溶血试验（erythrocyte autohemolysis tset，EAT） 98a

呼吸系统感染 320e

呼吸系统感染实验诊断（laboratory diagnosis of respiratory system infection） 320e

呼吸性碱中毒（RAl） 232d

呼吸性酸中毒（RA） 231d

糊便 40b

花斑癣 297d

花细胞 139b

化脓性关节炎 349a

化脓性链球菌 259a

化脓性脑膜炎 43e

化学错配裂解法（CMC） 517e

环形铁粒幼细胞 67b

黄白色尿 24e

黄疸 220d

黄疸实验诊断（laboratory diagnosis of jaundice） 220d

黄体生成素 203a

回收试验 590e

混合表型急性白血病（MPAL） 68e，127d

混合表型急性白血病实验诊断（laboratory diagnosis of mixed phenotype acute leukemia） 127d

混合管型 36f

混合淋巴细胞培养 447a

混合型肾性骨病 235e

混合性蛋白尿 27f

混合性碱中毒 232e

混合性结缔组织病（MCTD） 362b

混合性酸碱紊乱 231f，232f

混合性酸中毒 231e

活化部分凝血活酶时间测定（activated partial thromboplastin time test） 70a

活化蛋白C 79f

活化蛋白C抵抗 79f

活化蛋白C抵抗试验（activated protein C resistance test） 79f

活滋养体检查 303c

活组织寄生虫检查（parasitic examination in biopsy） 306b

火焰细胞 137a

获得性免疫缺陷综合征（AIDS） 387f，411e

获得性免疫缺陷综合征（AIDS）职业暴露 587e

获得性免疫缺陷综合征实验诊断（laboratory diagnosis of acquired immunodeficiency syndrome） 411e

获得性耐药 277e

获得性万古霉素耐药肠球菌 286d

获得性易栓症 152d

霍乱 329d

霍奇金淋巴瘤（HL） 139d，546c

霍奇金淋巴瘤（HRS）细胞 139e

霍奇金淋巴瘤实验诊断（laboratory diagnosis of Hodgkin lymphoma） 139d

霍奇金细胞 140a

"荷包蛋样"菌落 254a

J

肌酐（Cr） 187a

肌酐测定（creatinine test） 187a

肌红蛋白（Mb） 176c

肌红蛋白检测（myoglobulin test） 176c

肌红蛋白尿 25a

肌酸激酶（CK） 176e

肌酸激酶检测（creatine kinase test） 176e

肌酸激酶同工酶 176e

肌张力减退-智力减退-性腺功能减退与肥胖综合征 480c

鸡胚培养 293a

基因 458b

基因扩增检验（gene amplification test） 505e

基因突变 515c

基因突变检测（detection of gene mutation） 515c

基因芯片技术 518a

基因组病 457f

基质辅助激光解吸电离飞行时间质谱鉴定技术

（MALDI-TOF-MS） 256f，262b

基质辅助激光解吸飞行时间质谱仪 262c

畸形性骨炎 236a

激素 236d

极重度贫血 86e

即时检验（point of care testing，POCT） 603c

急进性肾小球肾炎（RPGN） 222d

急性 GVHR 454a

急性病毒性肝炎 182d

急性单核细胞白血病 64b，124b，125a

急性冠脉综合征（ACS） 214d

急性冠脉综合征实验诊断（laboratory diagnosis of acute coronary syndrome） 214d

急性巨核细胞白血病 64b，125f

急性巨核细胞白血病实验诊断（laboratory diagnosis of acute megakaryoblastic leukemia） 125e

急性粒-单细胞白血病 123b

急性粒-单细胞白血病实验诊断（laboratory diagnosis of acute myelomonocytic leukemia） 123b

急性淋巴细胞白血病（ALL） 131f

急性淋巴细胞白血病 64b

急性淋巴细胞白血病实验诊断（laboratory diagnosis of acute lymphoblastic leukemia） 131f

急性排斥反应 451e，455f

急性排斥反应实验诊断（acute rejection laboratory diagnosis） 455e

急性溶血 94a

急性肾衰竭（ARF） 223e

急性肾衰竭 223f

急性肾衰竭多尿期 224b

急性肾衰竭恢复期 224b

急性肾衰竭少尿期 224a

急性肾小球肾炎（AGN） 222c

急性肾盂肾炎 340a

急性髓系白血病（AML） 64b，116b

急性髓系白血病（AML）伴重现性遗传学异常 118b

急性髓系白血病（AML）成熟型 122c

急性髓系白血病（AML）未成熟型 121d

急性髓系白血病伴重现性遗传学异常实验诊断（laboratory diagnosis of acute myeloid leukemia with recurrent genetic abnormalities） 118a

急性髓系白血病成熟型实验诊断（laboratory diagnosis of acute myeloid leukemia with maturation）

122c

急性髓系白血病实验诊断（laboratory diagnosis of acute myeloid leukemia） 116b

急性髓系白血病微分化型实验诊断（laboratory diagnosis of acute myeloid leukemia with minimal differentiation） 120e

急性髓系白血病未成熟型实验诊断（laboratory diagnosis of acute myeloid leukemia without maturation） 121d

急性未分化型白血病（AUL） 127b

急性未分化型白血病实验诊断（laboratory diagnosis of acute undifferentiated leukemia） 127b

急性无黄疸性肝炎 216c

急性血源性骨髓炎 348b

急性胰腺炎（AP） 185e，186b，220a

急性原单核细胞白血病 124a

急性原单核细胞与单核细胞白血病 124a

急性原单核细胞与单核细胞白血病实验诊断（laboratory diagnosis of acute monoblastic and monocytic leukemia） 124a

急性早幼粒细胞白血病 64b

急性造血功能停滞 93c

棘红细胞 16e

脊髓性肌萎缩（SMA） 490f

脊髓性肌萎缩实验诊断（laboratory diagnosis of spinal muscular atrophy） 490f

剂量依赖敏感（SDD） 270a

继发免疫性血小板减少 150f

继发性 HPS 142e

继发性 ITP 150c

继发性 T 细胞功能缺陷 411b

继发性补体缺陷 411d

继发性低丙种球蛋白血症 411c

继发性干燥综合征 396c

继发性红细胞增多症 6f

继发性巨球蛋白血症 415d

继发性巨噬细胞功能缺陷 411c

继发性免疫缺陷病（SID） 410a

继发性免疫缺陷病实验诊断（laboratory diagnosis of secondary immunodeficiency disease） 410a

继发性肾上腺皮质功能减退症 240b

继发性纤溶亢进 84b

继发性血脂异常 208d，210c

继发性脂质异常实验诊断（laboratory diagnosis of

secondary dyslipidemia） 210c

寄生虫病 300e

寄生虫感染 300e

寄生虫感染病实验诊断（laboratory diagnosis of parasitic infectious disease） 300e

寄生虫感染病原体检查（examination of pathogen with parasitic infection） 302a

寄生虫感染分子生物学检查（molecular biological detection of parasite infection） 309c

寄生虫感染免疫学检查（immunological examination of parasitic infection） 308a

寄生虫性肺炎 323d

加布里埃尔·安德拉（Gabriel Andral） 1d

家族性 Apo B100 缺陷症 209e

家族性低磷酸血症佝偻病 493b

家族性高胆固醇血症 209d

家族性高甘油三脂血症 209e

家族性混合高脂血症 209b

荚膜 250e

荚膜染色 250e

甲基红试验 257b

甲减 238a

甲亢 237b

甲胎蛋白检测（alpha fetal protein test） 439b

甲型肝炎病毒（HAV） 334d

甲型肝炎病毒标志物检测（detection of marker in hepatitis A virus） 334d

甲氧基肾上腺素类物质 206d

甲状旁腺素（PTH） 200d

甲状旁腺素测定（parathormone test） 200d

甲状腺功能减退症 238a

甲状腺功能减退症实验诊断（laboratory diagnosis of hypothyroidism） 238a

甲状腺功能减退症与血脂异常 210d

甲状腺功能亢进症 237b

甲状腺功能亢进症实验诊断（laboratory diagnosis of hyperthyroidism） 237b

甲状腺激素 204d

甲状腺激素测定（thyroid hormone test） 204d

甲状腺激素抵抗综合征 238e

甲状腺素 204e

甲状腺性甲亢 237b

钾离子测定（potassium test） 195b

假体周围感染 349a

假性蛋白尿 27d

假性肥大型肌营养不良 488e

假性肥大型肌营养不良实验诊断（laboratory diagnosis of Duchenne/Becker muscular dystrophy） 488e

假性血小板减少 150f

间变大细胞性淋巴瘤（ALCL） 545d

间接 Coombs 试验 417f，425a

间接标记法（荧光原位杂交） 521e

间接胆红素 181c

间接电镜法 292e

间接抗球蛋白试验（IAT） 85b

间接免疫荧光法 357b

间接血凝试验（IHA） 308e

间接诊断策略（多基因病） 529c

检测低限（LLD） 591a

检测限 591a

检验后（检验实施方法） 602a

检验前（检验实施方法） 601b

检验中（检验实施方法） 601e

睑腺炎 347d

碱潮 25f

碱剩余（BE） 197c

碱性磷酸酶（ALP） 184b

碱性磷酸酶测定（alkaline phosphatase test） 184b

碱性琼脂 251e

碱中毒 231b，232c

碱中毒实验诊断（laboratory diagnosis of alkalosis） 232b

鉴定百分率 260b

鉴定卡（板） 261a

浆膜腔积液 49d

浆膜腔积液化学分析（chemical analysis of serous effusion） 50b

浆膜腔积液检验（serous effusion test） 49d

浆膜腔积液物理学检查（physical examination of serous effusion） 49f

浆膜腔积液有形成分 50d

浆膜腔积液有形成分分析（serous effusion analysis for morphology） 50d

浆细胞 413b

浆细胞骨髓瘤（PCM） 136d

浆细胞骨髓瘤实验诊断（laboratory diagnosis of

plasma cell myeloma) 136d

降钙素（CT） 201c

降钙素测定（calcitonin test） 201c

降钙素原（PCT） 248d

交叉反应 392f

交叉感染 607b

交叉配血试验（cross matching test） 164f

角膜炎 347b

接触隔离 611a

接触性变应原 418c

接触性皮炎 430b

接触性皮炎实验诊断（laboratory diagnosis of contact dermatitis） 430a

拮抗（抗菌药物联合药敏试验） 272f

结合 PS（C4bP-PS） 80c

结合胆红素（CB） 29e，181c

结合型钙 199a

结核病 325b

结核分枝杆菌 325b，556f

结核分枝杆菌基因扩增检测（detection of gene amplification for *Mycobacterium tuberculosis*） 556e

结核分枝杆菌培养（*Mycobacterium tuberculosis* culture） 325b

结核性脑膜炎 43e，317c

结节性淋巴细胞为主的霍奇金淋巴瘤（NLPHL） 139e

结膜炎 347b

解脲脲原体 254d，560d

解脲脲原体肺炎 351f

疥螨检查 306f

金黄色葡萄球菌 557e

金黄色葡萄球菌基因扩增检测（detection of gene amplification for *Staphylococcus aureus*） 557e

金黄色葡萄球菌血流感染 311b

金属酶 281f

经典型 PKU 491f

经典型霍奇金淋巴瘤（CHL） 139e

精氨酸双水解试验 257f

精浆 51c

精密度 590e

精液 51c

精液检验（semen test） 51b

精液物理学检查（physical examination of semen）
51e

精液物理学性状 51e

精液有形成分分析（semen analysis for morphology） 52c

精液增多症 52a

精子 51c，52d

精子存活率 52d

精子功能检查（sperm function examination） 54c

精子活动力 52d

精子活动率 52d

精子计数 52d

径向涂布纸片法 268d

竞争性内标（荧光定量聚合酶链反应） 510c

镜下血尿 24f

酒精性肝病 185c，217e

酒精性肝病实验诊断（laboratory diagnosis of alcoholic liver disease） 217e

酒精性肝纤维化 218a

酒精性肝炎 217f

酒精性肝硬化 218a

酒精性脂肪肝 217f

局部 IC 426d

局部免疫复合物病 428a

巨核系细胞 61d

巨球蛋白 379b

巨球蛋白血症 415d

巨球蛋白血症实验诊断（laboratory diagnosis of macroglobulinemia） 415c

巨细胞病毒（CMV） 555e

巨细胞病毒基因扩增检测（detection of gene amplification for cytomegalovirus） 555e

巨血小板 19f

巨幼细胞贫血（MA） 91c

巨幼细胞贫血实验诊断（laboratory diagnosis of megaloblastic anemia） 91c

决定性方法 588b

均质型（抗核抗体荧光模型） 358f

菌液接种器 261b

K

卡波（cabot）环 17a

卡尔曼（Kallmann）综合征 533f

卡托普利试验 241e

抗 DNA 抗体 365e

抗 EGFR 靶向治疗药物 577c

抗 HAV IgM 334e

抗 HDV IgM 337e

抗 HDV 总抗体 337e

抗 Jo-1 抗体 364b

抗 Jo-1 抗体检测 （anti-Jo-1 antibody test） 364a

抗 La 抗体 363d

抗 LC- I 抗体 374f

抗 LKM-1 抗体 374a

抗 LKM-2 抗体 374a

抗 LKM-3 抗体 374a

抗 nRNP 抗体 362b

抗 p53 抗体 358a

抗 Ro 抗体 363a

抗 rRNP 抗体 364c

抗 Scl-70 抗体 363f

抗 Scl-70 抗体检测 （anti-Scl-70 antibody test） 363e

抗 Sm 抗体 362e

抗 Sm 抗体检测 （anti-Sm antibody test） 362e

抗 snRNP 抗体 362b

抗 SSA 抗体检测 （anti-SSA antibody test） 363a

抗 SSB 抗体 363d

抗 SSB 抗体靶抗原 363d

抗 SSB 抗体检测 （anti-SSB antibody test） 363c

抗 U1RNP 抗体 362b

抗 U1RNP 抗体检测 （anti-U1RNP antibody test） 362b

抗 α 胞衬蛋白抗体 358b

抗 β_2 糖蛋白 I 抗体 392e

抗弹性蛋白酶抗体检测 （anti-elastase antibody test） 370b

抗蛋白酶 3 抗体检测 （anti-protease 3 antibody test） 369a

抗多核点抗体 372d

抗肝肾微粒体抗体检测 （anti-liver kidney microsome antibody test） 374a

抗肝细胞溶质抗原 I 型抗体检测 （anti-liver cytosol I antibody test） 374f

抗核抗体（ANA） 358e

抗核抗体检测 （anti-nuclear antibody test） 358e

抗核膜抗体 372c

抗核糖体 P 蛋白（rib-P）抗体， 364c

抗核糖体 P 蛋白抗体检测 （anti-ribosomal P-protein-

autoantibody test） 364c

抗核小体抗体（AnuA） 364d

抗核小体抗体检测 （anti-nucleosome antibody test） 364d

抗红细胞抗体 358b

抗环瓜氨酸肽抗体检测 （anti-cyclic citrullinated peptide antibody test） 366c

抗角蛋白抗体（AKA） 366f

抗角蛋白抗体检测 （anti-keratin antibody test） 366e

抗角质层抗体 366f

抗菌药物联合药敏试验 （combined anti microbial susceptibility test） 272f

抗菌药物敏感性试验 （anti-microbial susceptibility test，AST） 268a

抗菌药物敏感性折点 （anti-bacterial susceptibility breakpoint） 276d

抗可溶性肝抗原抗体检测 （anti-soluble liver antigen antibody test） 374d

抗可提取性核抗原抗体谱检测 （extractable nuclear antigen antibody test） 360c

抗利尿激素 203b

抗磷脂抗体（APA） 375c

抗磷脂抗体检测 （anti-phospholipid antibody test） 375b

抗凝血酶 III 基因突变 537a

抗平滑肌抗体（anti-SMA） 376e

抗平滑肌抗体检测 （anti-smooth muscle antibody test） 376d

抗球蛋白试验 （anti-globulin test） 85a

抗溶菌酶抗体检测 （anti-lysozyme antibody test） 370e

抗乳铁蛋白抗体检测 （anti-lactoferrin antibody test） 370f

抗杀菌性/通透性增强蛋白抗体检测 （anti-bactericidal/permeability-increasing protein antibody test） 371b

抗肾小球基底膜抗体 358b

抗生素的亚抑菌浓度后效应 275c

抗生素后效应试验 （post antibiotic effect test） 275c

抗生素相关性腹泻检测 （antibiotic-associated diarrhea test） 331b

抗双链 DNA 抗体检测 （anti-double strand DNA antibody test) 365d

抗丝集蛋白抗体 366f

抗酸染色 250c

抗酸性菌 250c

抗酸阳性菌 326a

抗髓过氧化物酶抗体检测 (anti-myeloperoxidase antibody test) 369f

抗体 355b

抗维生素 D 佝偻病 493a

抗维生素 D 佝偻病实验诊断 (laboratory diagnosis of vitamin D resistant rickets) 493a

抗细胞非特异性抗体 357a

抗细胞抗体 357a

抗细胞特异性抗体 357a

抗细胞因子抗体 358a

抗线粒体 2 型抗体检测 (anti-mitochondrial 2 antibody test) 373b

抗心肌抗体 358a

抗心磷脂抗体 (ACA) 376b, 392e

抗心磷脂抗体检测 (anti-cardiolipin antibody test) 376a

抗血小板抗体 358b

抗原 355b

抗原抗体复合物 426d

抗中心粒细胞胞质抗体检测 (anti-neutrophil cytoplasmic antibody test) 367a

抗着丝点抗体 372d

抗组蛋白抗体检测 (anti-histone antibody test) 365a

抗组织蛋白酶 G 抗体检测 (anti-cathepsin G antibody test) 370c

抗组织抗体 357a

拷贝数变异检测 (detection of copy number variation) 520b

拷贝数变异图谱 520c

拷贝数多态性 520b

柯萨奇病毒 322b

科勒 (Kohler) 1f

颗粒管型 36b

颗粒型 (抗核抗体荧光模型) 358f

可靠性 591e

可乐定抑制试验 242d

可溶性 IC 426d

克氏综合征 472c

克氏综合征实验诊断 (laboratory diagnosis of Klinefelter syndrome) 472c

空肠弯曲菌培养 253f

空腹血糖 190c

空泡形成 18c

空气隔离 611a

控制物 588d

口服钠负荷试验 241d

口形红细胞 16e

库格尔贝格-韦兰德 (Kugelberg-Welander) 病 491a

库欣 (Cushing) 综合征 238f

库欣病 239a

库欣综合征实验诊断 (laboratory diagnosis of Cushing syndrome) 238f

快代谢型 (EM) 563c

宽大管型 37c

宽幅管型 37c

扩散性钙 199a

扩增阻滞突变系统 (ARMS) 516a

L

拉塞尔 (Russell) 蛇毒时间 (RVVT) 80f

蜡样管型 37b

狼疮抗凝物 (LA) 392e

狼疮抗凝物检测 (lupus anticoagulant assay) 80e

狼疮抗凝物确认试验 80f

狼疮抗凝物筛查试验 80f

朗格尔-吉迪翁综合征 (LGS) 478a

朗格尔-吉迪翁综合征实验诊断 (laboratory diagnosis of Langer-Giedion syndrome) 478a

老年性蛋白尿 27d

雷夫叙姆 (Refsum) 综合征 485d

泪滴形红细胞 16f

类白血病反应 (LR) 141a

类白血病反应实验诊断 (laboratory diagnosis of leukemoid reaction) 141a

类风湿关节炎 (RA) 392f

类风湿关节炎实验诊断 (laboratory diagnosis of rheumatoid arthritis) 392f

类风湿因子 (RF) 366a

类风湿因子检测 (rheumatoid factor test) 366a

类戈谢细胞 144a

类管型 37f

类脂质沉积病（LSD） 143b

类脂质沉积病实验诊断（laboratory diagnosis of lipoid storge disease） 143b

冷反应抗体 106f

冷抗体型自身免疫性溶血性贫血 106d

冷凝集试验（cold agglutination test） 267c

冷凝集素 267c

冷热双相溶血试验 106f

离心沉淀法包囊检查 303e

离心式生化分析仪 169c

离心增强快速细胞培养 293b

离子钙 199a

利奥波德·利奇威茨（Leopold Lichtwitz） 1e

利什曼原虫检查 306e

粒系细胞 61d

连接酶扩增反应（LAR） 507c

连接酶链反应（LCR） 507c

连续划线法 251f

连续监测血培养系统（continuous monitoring blood culture system，CMBCS） 315a

镰变试验 102c

镰形红细胞 16e

镰形细胞贫血 103e

镰形细胞贫血实验诊断（laboratory diagnosis of Sickle-cell anaemia） 103e

链滑（DNA 复制） 547d

链球菌感染后肾小球肾炎 428c

链置换扩增（SDA） 507b

良性白细胞疾病 140d

良性白细胞疾病实验诊断（laboratory diagnosis of benign leukocytic disease） 140d

量值溯源 588f

裂细胞 16f

临床分子生物学实验诊断（clinical molecular biology laboratory diagnosis） 500f

临床基础检验实验诊断（clinical basic laboratory diagnosis） 3c

临床免疫学实验诊断（clinical immunology laboratory diagnosis） 355a

临床肾功能试验 186d

临床生物化学实验检测（clinical biochemistry test） 168f

临床生物化学实验检测技术（clinical chemical laboratory testing technique） 169a

临床生物化学实验诊断（clinical biochemistry laboratory diagnosis） 167b

临床生物化学相关疾病实验诊断（clinical biochemistry diagnosis of related disease） 207f

临床微生物学与寄生虫学实验诊断（clinical microbiology and parasitology laboratory diagnosis） 245c

临床血液学实验诊断（clinical hematology laboratory diagnosis） 57d

临床样本核酸分离（nucleic acid isolation of clinical sample） 503c

临床药物代谢动力学监测 242f

临床遗传学实验诊断（clinical genetics laboratory diagnosis） 457d

临床折点 277b

临床重要耐药菌检测（detection of clinically important drug-resistant bacteria） 282f

临界值（cut-off value） 594c

临症诊断 459a

淋巴瘤 132a，542f

淋巴瘤分子诊断（molecular diagnosis of lymphoma） 542e

淋巴系细胞 61d

淋巴系肿瘤 129a

淋巴系肿瘤实验诊断（laboratory diagnosis of lymphoid neoplasm） 129a

淋巴细胞 18a

淋巴细胞分化抗原 386d

淋巴细胞分化抗原检测（lymphocyte differentiation antigen test） 386c

淋病奈瑟菌 557c

淋病奈瑟菌基因扩增检测（detection of gene amplification for *Neisseria gonorrhoeae*） 557b

淋菌性结膜炎 351e

磷缺乏型 235b

磷酸盐测定（phosphate test） 199e

流动式生化分析仪 169c

流式细胞分析法 382a

流式细胞术 68a，447b

流行病学折点 277a

硫化氢生成试验 257d

硫酸脱氢表雄酮 207d

硫酸锌离心浮聚法包囊检查 303e

旅行者腹泻 354e

旅行者感染实验诊断（laboratory diagnosis of traveler infection） 354a

绿蓝色尿 24e

氯离子测定（chloride test） 196a

卵巢癌 435d

卵泡刺激素 203b

轮状病毒检测（rotavirus detection） 331d

轮状病毒婴幼儿急性胃肠炎 331d

罗宾逊易位 482d

罗伯特·波义耳（Robert Boyle） 1c

罗伯逊易位 482d

螺旋体培养（spirochaeta culture） 254e

《临床化学》（Klinische chemie） 1e

M

马方综合征 498b

马方综合征实验诊断（laboratory diagnosis of Marfan syndrome） 498a

麦康凯平板 251e

麦粒肿 347d

慢代谢型（PM） 563c

慢性 GVHR 454a

慢性 ITP 150e

慢性病 502d

慢性病毒性肝炎 182e

慢性肝病 240f

慢性骨髓炎 349a

慢性进行性舞蹈病（HD） 496a

慢性排斥反应 451f，457a

慢性排斥反应实验诊断（laboratory diagnosis of chronic rejection） 457a

慢性溶血 94a

慢性肉芽肿病（CGD） 406c

慢性肉芽肿病实验诊断（laboratory diagnosis of chronic granulomatous disease） 406c

慢性肾衰竭（CRF） 223e

慢性肾衰竭 224c

慢性肾衰竭尿毒症期 224d

慢性肾衰竭肾功能不全代偿期 224d

慢性肾衰竭肾功能不全失代偿期 224d

慢性肾衰竭肾衰竭期 224d

慢性肾衰竭终末期肾衰竭 224d

慢性肾小球肾炎 222e

慢性髓系白血病（CML）伴 *BCR-ABL*1 阳性 110b

慢性髓系白血病（CML）伴 *BCR-ABL*1 阳性急变期 110c

慢性髓系白血病（CML）伴 *BCR-ABL*1 阳性加速期 110c

慢性髓系白血病（CML）伴 *BCR-ABL*1 阳性慢性期 110c

慢性髓系白血病伴 *BCR-ABL*1 阳性实验诊断（laboratory diagnosis of chronic myeloid leukemia with *BCR-ABL*1⁺） 110b

慢性无黄疸性肝炎 216c

慢性吸收不良综合征与重度营养不良 405a

慢性炎性肠病 368b

慢性胰腺炎（CP） 220b

猫叫综合征 476e

猫叫综合征实验诊断（laboratory diagnosis of cri-du-chat syndrome） 476e

毛细胞白血病（HCL） 135e

毛细胞白血病实验诊断（laboratory diagnosis of hairy cell leukemia） 135e

毛细管黏度分析仪 22f

梅毒非特异性抗体试验（nontreponemal test for syphilis serodiagnosis） 265c

梅毒螺旋体 IgM 抗体检测 266c

梅毒螺旋体基因扩增检测（detection of gene amplification for *Treponema pallidum*） 559a

梅毒特异性抗体试验（treponemal test for syphilis serodiagnosis） 266a

酶联免疫斑点试验 382b

酶联免疫吸附试验（ELISA） 308f，357c

美国国家胆固醇教育计划成年人治疗建议Ⅲ（NCEP ATP-Ⅲ）标准（2001 年） 211b

弥漫性毒性甲状腺肿（GD）分子诊断 533d

弥散性血管内凝血（DIC） 153f

弥散性血管内凝血实验诊断（laboratory diagnosis of disseminated intravascular coagulation） 153f

米尔斯坦（Milstein） 1f

米泔样便 40b

米勒-迪克尔综合征（MDS） 478c

米勒-迪克尔综合征实验诊断（laboratory diagnosis of Miller-Dieker syndrome） 478c

泌尿系统感染 338c

泌尿系统感染实验诊断（laboratory diagnosis of urinary tract infection） 338b

免疫低下患者感染实验诊断（laboratory diagnosis of

infected immunocompromised patient) 352e

免疫复合物（IC） 426d

免疫复合物病 426d，428a

免疫复合物病实验诊断（laboratory diagnosis of immune complex disease） 428a

免疫复合物型变态反应 426d

免疫功能低下 352f

免疫球蛋白（Ig） 377c

免疫球蛋白（IgA） 378e

免疫球蛋白 A 检测（immunoglobulin A test） 378e

免疫球蛋白 D（IgD） 379f

免疫球蛋白 D 检测（immunoglobulin D test） 379f

免疫球蛋白 E（IgE） 379d

免疫球蛋白 E 检测（immunoglobulin E test） 379d

免疫球蛋白 G（IgG） 378b

免疫球蛋白 G 检测（immunoglobulin G test） 378b

免疫球蛋白 M（IgM） 379a

免疫球蛋白 M 检测（immunoglobulin M test） 379a

免疫球蛋白检测（immunoglobulin test） 377e

免疫缺陷病（IDD） 356b，402a

免疫缺陷病实验诊断（laboratory diagnosis of immunodeficiency disease） 402a

免疫条带法 361a

免疫性淀粉样变性 416b

免疫性疾病 356a

免疫性血小板减少症（ITP） 150c

免疫性血小板减少症实验诊断（laboratory diagnosis of immunothrombocytopenia） 150c

免疫印迹法 357d

免疫荧光测定（IFA） 308e

免疫增殖性疾病 356b，413b

免疫增殖性疾病实验诊断（laboratory diagnosis of immunoproliferative disease） 413a

面肩肱型肌营养不良 490b

灭菌 609e

敏感 269e

敏感度 591f

明胶液化试验 257e

模板（template）法 69e

膜结合型 IgD 379f

膜型免疫球蛋白（MIg） 377c

末端缺失 475f

墨汁染色 299a

墨汁染色真菌显微镜检查（microscopic examination of fungus by ink stain） 299a

母系遗传 mtDNA 突变 500e

目标探针 507e

N

钠离子测定（sodium test） 195d

耐甲氧西林金黄色葡萄球菌（MRSA） 284d

耐甲氧西林金黄色葡萄球菌表型筛查试验 284e

耐甲氧西林金黄色葡萄球菌检测（detection of methicillin resistant Staphylococcus aureus） 284d

耐青霉素肺炎链球菌检测（detection of penicillin resistant Streptococcus pneumonia） 285f

耐热核酸酶试验 258a

耐糖现象 191d

耐万古霉素肠球菌（VRE） 286d

耐万古霉素肠球菌检测（detection of vancomycin resistant Enterococcus） 286d

耐万古霉素金黄色葡萄球菌检测（detection of vancomycin resistant Staphylococcus aureus） 285c

耐氧试验 253a

耐药 269e

耐药机制表型检测（detection of drug-resistant phenotype） 279d

萘酚 AS-D 氯乙酸酯酶（CAE） 64d

男性尿道标本 256a

难治性 ITP 150f

囊性纤维化 486c

囊性纤维化实验诊断（laboratory diagnosis of cystic fibrosis） 486c

脑脊髓梅毒 43e

脑脊液 42e

脑脊液病原学检查 316c

脑脊液常规检查 316c

脑脊液化学分析（chemical analysis of cerebrospinal fluid） 44d

脑脊液检验（cerebrospinal fluid test） 42e

脑脊液生物化学成分 44d

脑脊液物理学检查（physics examination of cerebrospinal fluid） 44a

脑脊液物理学性状 44a

脑脊液有形成分 45d

脑脊液有形成分分析 (cerebrospinal fluid analysis for morphology) 45c

脑寄生虫病 317f

脑室及蛛网膜下腔出血 43e

脑肿瘤 43e

内标法 (荧光定量聚合酶链反应) 510a

内毒素 262e

内毒素检测 262e

内分泌疾病分子诊断 (molecular diagnosis of endocrine disease) 532e

内分泌疾病实验检测 (laboratory test for endocrine disease) 202c

内分泌疾病实验诊断 (laboratory diagnosis of endocrine disease) 236c

内分泌系统 236c

内分泌细胞 236d

内分泌腺 236c

内分泌性糖尿 29a

内环境 194f

内生肌酐清除率计算 (calculation of endogenous creatinine clearance rate) 187c

能力验证 599e

尼曼-皮克病 143c

尼曼-皮克细胞 143c

黏液便 40b

尿 17-羟类固醇 206a

尿 17-酮类固醇 206b

尿 3-甲氧基-4-羟苦杏仁酸 206e

尿白蛋白排泄率 (UAE) 189b

尿白细胞检测 (detection of urine white blood cell) 32b

尿崩症 23e

尿比密 26c

尿比重 26c

尿比重检测 (detection of urine specific gravity) 26c

尿沉渣检查 33d

尿胆红素检测 (detection of urobilin) 29d

尿胆原检测 (detection of urobilinogen) 30c

尿胆原尿 25c

尿蛋白定量试验 27a

尿蛋白定性试验 26f

尿蛋白检测 (detection of urine protein) 26e

尿道综合征 340a

尿量测定 (assay of urine volume) 23d

尿气味检测 (detection of urine smell) 24b

尿潜血 31f

尿潜血检测 (detection of urine blood) 31f

尿素 187f

尿素测定 (urea test) 187f

尿素分解试验 257e

尿酸 (UA) 188b

尿酸测定 (uric acid test) 188b

尿酸碱度检测 (analysis of urine pH value) 25f

尿糖 28d, 190d

尿糖检测 (detection of urine glucose) 28d

尿酮体检测 (detection of urine ketone body) 30f

尿外观检测 (detection of urine appearance) 24d

尿微量白蛋白测定 189a

尿维生素 C 检测 (detection of urine vitamin C) 32d

尿细菌 (定量) 培养 (urine bacterial (quantitative) culture) 341a

尿亚硝酸盐检测 (detection of urine nitrite) 31c

尿液 23b

尿液干化学分析 (chemical analysis of urine) 25e

尿液干化学分析仪 (dry chemistry urine analyzer) 32f

尿液管型 36a

尿液管型检测 (detection of urine cast) 35f

尿液基础检验 (routine urinalysis) 23b

尿液结晶检测 (detection of urine crystal) 38a

尿液透明度 24d

尿液物理学检查 (physical examination of urine) 23c

尿液细胞 33f

尿液细胞检测 (detection of urine cell) 33f

尿液颜色 24d

尿液有形成分分析 (urine analysis for morphology) 33d

尿液有形成分分析仪 (urine analyzer for morphology) 39a

脲 187f

凝固酶阴性葡萄球菌血流感染 311b

凝血酶时间测定 (thrombin time test) 73c

凝血酶原 G20210A 突变　536d

凝血酶原时间测定（prothrombin time test）　71d

凝血异常分子诊断（molecular diagnosis of coagulation disorder）　536a

凝血因子　77e

凝血因子Ⅴ突变　536b

凝血因子Ⅷ缺乏　536f

凝血因子检测（coagulant factor assay）　77e

牛鲍计数板　5f

牛津杯（Oxford cup）　268c

浓度梯度纸条法药敏试验，　272c

浓度梯度纸条扩散法抗菌药物敏感性试验（antimicrobial susceptibility test of gradient diffusion method）　272c

脓便　40b

脓尿−排尿不适综合征　340a

脓尿和菌尿　25b

脓血便　40b

疟原虫检查　305c

P

泡沫型异型淋巴细胞　19a

培养和动态监测系统　261b

佩吉特（Paget）病　236a

盆腔炎　256b

彭德莱（Pendred）综合征　485d

批间重复性试验　590f

批内重复性试验　590f

皮肤病毒感染　320b

皮肤及软组织感染实验诊断（laboratory diagnosis of skin and soft tissue infection）　318b

皮肤及软组织寄生虫感染　320c

皮肤及软组织细菌感染　319e

皮肤癣菌病　297d

皮肤真菌感染　320a

皮肌炎（DM）　397c

皮内试验　308e

皮质醇　205f

皮质醇增多症　238f

偏差　590d

偏倚　590d

贫血　86b

贫血筛查试验　86c

贫血实验诊断（laboratory diagnosis of anemia）

86b

贫血诊断试验　86c

频谱染色体核型分析（spectral karyotyping，SKY）　466c

平板划线分离法　251e

平衡易位　482d

平均红细胞体积测定（assay of mean corpuscular volume）　8a

平均红细胞血红蛋白量测定（assay of mean corpuscular hemoglobin）　8c

平均红细胞血红蛋白浓度测定（assay of mean corpuscular hemoglobin concentration）　8e

平均红细胞指数　8b

平均血小板体积测定（assay of mean platelet volume）　13a

葡萄膜炎　347c

葡萄糖-6-磷酸脱氢酶缺乏症　493f

葡萄糖-6-磷酸脱氢酶缺乏症实验诊断（laboratory diagnosis of glucose-6-phosphate dehydrogenase deficiency）　493f

葡萄糖测定（glucose test）　190c

葡萄糖耐量试验（glucose tolerance test）　191c

葡萄糖脑苷脂病　143c

葡萄糖酸盐氧化试验　258b

普-威二氏综合征　480c

普拉德−拉卜罕−威利（Prader-Labhar-Willi）综合征　480c

普拉德－威利综合征（PWS）　480b

普拉德－威利综合征实验诊断（laboratory diagnosis of Prader-Willi syndrome）　480b

谱细胞　167a

"瀑布"学说　59a

Q

七叶苷水解试验　258a

戚仁铎　2b

脐炎　352c

棋盘格划线法　251f

气喘　422c

气袋法　253e

器官移植　443f

器官移植检测（organ transplant test）　443f

前放大体探针　507f

前列腺特异性抗原检测（prostate specific antigen

test) 441d

前列腺液 55a

前列腺液检验 (prostatic fluid test) 55a

前列腺液物理学检查 (physical examination of prostatic fluid) 55d

前列腺液物理学性状 55d

前列腺液有形成分 56a

前列腺液有形成分分析 (prostatic fluid analysis for morphology) 56a

潜血 41b

强直性脊柱炎 (AS) 401c

强直性脊柱炎实验诊断 (laboratory diagnosis of ankylosing spondylitis) 401c

巧克力平板 251d

侵入检测技术 519b

侵袭性疾病 286a

侵袭性真菌病 297f

侵袭性真菌感染 246b

亲细胞抗体 379d

亲子鉴定 (paternity test) 578b

青霉素结合蛋白 (PBP) 277f

青霉素纸片扩散法抑菌圈-边缘试验 280a

轻度贫血 86e

轻链病 (LCD) 414f

轻链病实验诊断 (laboratory diagnosis of light chain disease) 414f

轻链沉积病 415a

轻链尿 137d

氰化钾抑制试验 258c

琼脂稀释法 272a，289c

秋季腹泻 331d

球形红细胞 16d

球状便 40b

全基因组测序 (whole genome sequencing) 514f

全基因组芯片 467b

全耐药菌 282f

全身免疫复合物病 428a

全血黏度 22a

全血黏度测定 (assay of blood viscosity) 22a

全自动生化分析仪 170e

全自动细菌鉴定仪 261a

醛固酮 206b

醛醚沉淀法包囊检查 303e

缺失（点突变） 475e，518d

缺失实验诊断 (laboratory diagnosis of deletion) 475e

缺铁性红细胞生成 89d

缺铁性贫血（IDA） 88e，89e

缺铁性贫血实验诊断 (laboratory diagnosis of iron deficiency anemia) 88e

确证试验 (confirmatory test) 593d

群体反应性抗体（PRA） 450d

群体反应性抗体检测 (panel reactive antibody test) 450c

R

染色试验（弓形虫） 308d

染色体 7q11.23 缺失综合征 477d

染色体病 457e

染色体核型分析 (karyotype analysis) 462b

染色体间易位 482c，520f

染色体内易位 482c，520f

染色体微阵列分析 467b

染色体显带技术 (chromosome banding technique) 464c

染色体芯片技术 (chromosome microarray analysis，CMA) 467a

染色体易位 482c，520f

染色体易位检测 (detection of chromosomal translocation) 520f

染色体易位实验诊断 (laboratory diagnosis of chromosome translocation) 482c

人抗鼠抗体效应 392f

人类白细胞抗原基因分型检测 (detection of genotyping for human leukocyte antigen) 570c

人类白细胞抗原交叉配型 (human leucocyte antigen cross match) 446e

人类白细胞抗原配型 (human leukocyte antigen matching) 163a

人类单纯疱疹病毒 556c

人类免疫缺陷病毒基因分型检测 (detection of human immunodeficiency virus genotyping) 569a

人类免疫缺陷病毒基因扩增检测 (detection of gene amplification for human immunodeficiency virus) 554a

人类免疫缺陷病毒抗体检测 (human immunodeficiency virus antibody detection) 344d

人类疱疹病毒第四型 555b

人类主要组织相容性复合体（MHC）　570d

人绒毛膜促性腺激素　207d

人型支原体　254d

认可　583d

认可流程　583e

认证　583d

妊娠哺乳期骨质疏松　234b

妊娠蛋白尿　27d

妊娠糖尿病　225b

日本血吸虫卵检查　307d

容量异常实验诊断（laboratory diagnosis of volume disorder）　228e

溶解酶　370e

溶菌酶（LYS）　370e

溶脲脲原体基因扩增检测（detection of gene amplification for *Ureaplasma urealyticum*）　560c

溶血性黄疸　30a

溶血性疾病　93e

溶血性贫血（HA）　93e

溶血性贫血实验诊断（laboratory diagnosis of hemolytic anemia）　93e

溶组织内阿米巴检查　307d

肉汤稀释法　289c

肉眼血尿　24f

蠕形螨检查　306f

乳白色尿　24e

乳糜尿　25b

乳糜血尿　25b

乳凝块状便　40b

乳糖尿　29b

乳铁蛋白　371a

乳腺癌　551a

乳腺癌分子诊断（molecular diagnosis of breast cancer）　551a

瑞氏染液　17e

弱 D 表型　161f

S

腮裂-耳-肾综合征　485d

三碘甲腺原氨酸　205a

三级（三线）抗菌药物　269c

三体时期　458c

三酰甘油（TG）　172a

三酰甘油测定（triacylglycerol test）　172a

杀菌剂　274a

杀菌曲线　274f

杀菌时间　274f，275a

杀菌性/通透性增强蛋白（BPI）　371b

沙门菌感染　329c

沙眼衣原体肺炎　351f

沙眼衣原体基因扩增检测（detection of gene amplification for *Chlamydia trachomatis*）　560a

沙眼衣原体抗原　264b

沙眼衣原体型特异抗原　264b

沙眼衣原体种特异抗原　264b

沙眼衣原体属特异抗原　264b

筛查试验（screening test）　592f

筛选红细胞　166a

上呼吸道感染　320e，323b

上尿路感染　338c

上皮细胞管型　36f

少精液症：　52b

少尿　23f，224a

设施设备档案　586c

社区获得性肺炎（CAP）　323d

摄入性变应原　418c

摄入性蛋白尿　27c

摄入性糖尿　28f

深黄色尿　24e

神经/神经肌肉病　534c

神经/神经肌肉病分子诊断（molecular diagnosis of neurologic and neuromuscular disease）　534c

神经垂体　203a

神经鞘磷脂病　143c

神经元特异性烯醇化酶（NSE）　442f

肾病综合征（NS）　223a

肾病综合征实验诊断（laboratory diagnosis of nephrotic syndrome）　223a

肾功能试验（kidney function test）　186c

肾后性少尿　24a

肾前性少尿　23f

肾上腺　205d

肾上腺激素测定（adrenal hormone test）　205d

肾上腺皮质　205d

肾上腺皮质功能减退症　240a

肾上腺皮质功能减退症实验诊断（laboratory diagnosis of adrenocortical hypofunction）　240a

肾上腺髓质　205d

肾上腺危象 240b

肾衰竭 223e

肾衰竭实验诊断（laboratory diagnosis of renal fail-
ure） 223e

肾小管功能试验 186d

肾小管稀释-浓缩功能试验 186d

肾小管性蛋白尿 27f

肾小球滤过功能试验 186d

肾小球滤过率（GFR） 186e

肾小球滤过率计算（calculation of glomerular filtra-
tion rate） 186e

肾小球肾炎 222b

肾小球肾炎实验诊断（laboratory diagnosis of glo-
merulonephritis） 222a

肾小球性蛋白尿 27d

肾性低钾血症 230e

肾性骨病 235e

肾性骨营养不良（ROD） 235d

肾性骨营养不良实验诊断（laboratory diagnosis of
renal osteodystrophy） 235d

肾性少尿 24a

肾性糖尿 29a

肾脏病 221d

肾脏病实验诊断（laboratory diagnosis of kidney dis-
ease） 221c

肾脏病与血脂异常 210e

生长法 271c

生长激素 203b

生理性结晶 38b

生物安全防护设备 586a

生物安全防护水平（BSL） 586f

生物化学 167c

生物技术发展带来的实验室生物安全问题 583a

生物检测限（BLD） 591a

生物芯片 501d

生殖道沙眼衣原体抗原检测（detection of genital
tract *Chlamydia trachomatis* antigen） 264a

生殖道支原体 254d

生殖系统感染 342a

生殖系统感染实验诊断（laboratory diagnosis of
genital system infection） 342a

失控 598e

湿片镜检 298c

湿热灭菌 610a

时间杀菌试验（time-kill assay） 274f

实际碳酸氢盐（AB） 197e

实时荧光 PCR 509b

实验室材料管理（laboratory material management）
585b

实验室活动管理（laboratory activity management）
585d

实验室间检测计划 599f

实验室检测量值溯源（laboratory assay traceability
of value quantity） 588f

实验室人员管理（laboratory staff management）
584e

实验室设施设备管理（laboratory facility and equip-
ment management） 586a

实验室生物安全（laboratory biosafety） 582e

实验室生物安全防护水平分级（laboratory biosafety
level） 586f

实验室生物安全风险评估（risk assessment of labo-
ratory biosafety） 586d

实验室生物安全管理体系文件（laboratory biosafety
management system document） 584c

实验室生物安全认可（laboratory biosafety accredi-
tation） 583c

实验室生物安全事故 583a

实验室信息系统（laboratory information system，
LIS） 604b

实验室信息系统 604c

实验室职业暴露（laboratory occupation exposure）
587e

实验性局部过敏反应 428d

实验诊断方法性能评价（laboratory diagnosis meth-
od performance evaluation） 590c

实验诊断方法学分级（laboratory diagnosis method
grading） 588b

实验诊断项目评价（laboratory diagnosis project e-
valuation） 591c

实验诊断学（laboratory diagnostics） 1a

实验诊断质量保证（laboratory diagnosis quality as-
surance） 600f

实验诊断质量管理（laboratory diagnosis manage-
ment） 580e

实验诊断质量控制（laboratory diagnosis quality
control） 596b

实用性 591e

史密斯-马吉利综合征（SMS） 478e

史密斯-马吉利综合征实验诊断（laboratory diagnosis of Smith-Magenis syndrome） 478e

世界卫生组织标准（1998年） 211b

试管肉汤稀释法 271f

试验性研究 2f

室间质量评价（external quality assessment，IQA） 599e

室间质评 599e

室内质量控制（internal quality control，IQC） 597b

释放试验 158b

嗜铬细胞瘤 242a

嗜铬细胞瘤实验诊断（laboratory diagnosis of pheochromocytoma） 242a

嗜碱性点彩红细胞 17a

嗜碱性粒细胞 18a

嗜酸性粒细胞 18a

嗜异性抗体 267a

嗜异性凝集试验（heterophil agglutination test） 267a

噬菌体 259a

噬血细胞 142e

噬血细胞性淋巴组织细胞增生症 142e

噬血细胞综合征（HPS） 142d

噬血细胞综合征实验诊断（laboratory diagnosis of hemophagocytic syndrome） 142d

手镜细胞 130d

受者预存抗体 449e

受者预存抗体检测（recipient stored antibody test） 449e

疏螺旋体 255c

输血不良反应 156f

输血不良反应实验诊断（laboratory diagnosis of adverse transfusion reaction） 156f

数据处理和分析系统 261c

数值鉴定编码检索本 259f

双表型白血病 127e

双位点一步法 381f

双系列白血病 127e

水-电解质-酸碱平衡失调实验检测（laboratory test for water，electrolyte and acid-base balance disorder） 194e

水-电解质-酸碱平衡失调实验诊断（laboratory diagnosis of water，electrolyte and acid-base balance disorder） 228e

水过多 229a

水容量异常 228f

水中毒 228f，229a

水肿 228f

丝氨酸酶 281f

斯怀尔（Swyer）综合征 474f

斯伦纳德·斯基格（Leonard Skeggs） 1f

宿主抗移植物反应（HVGR） 451d

宿主抗移植物反应实验诊断（laboratory diagnosis of host versus graft reaction） 451d

酸中毒 231b

酸中毒实验诊断（laboratory diagnosis of acidosis） 231a

随机血糖 190d

髓过氧化物酶（MPO） 369f

髓过氧化物酶染色（myeloperoxidase stain） 63e

髓系肉瘤 117e

髓系肿瘤 108c

髓系肿瘤实验诊断（laboratory diagnosis of myeloid neoplasm） 108c

《世界卫生组织造血和淋巴组织肿瘤分类》 113f

T

胎儿新生儿溶血病（HDFN） 157e

胎儿新生儿溶血病实验诊断（laboratory diagnosis of hemolytic disease of the fetus and newborn） 157e

痰细菌培养（sputum bacterial culture） 324c

痰液 46d

痰液检验（sputum test） 46d

痰液物理学检查（physical examination of sputum） 47a

痰液物理学性状 47a

痰液有形成分 47d

痰液有形成分分析（sputum analysis for morphology） 47d

探针扩增 505f

碳青霉烯类抗生素 284a

碳青霉烯类耐药鲍曼不动杆菌（CRAB） 289f

碳青霉烯类耐药鲍曼不动杆菌检测（detection of carbapenem resistant *Acinetobacter baumannii*） 289f

碳青霉烯类耐药肠杆菌科细菌（CRE） 287d

碳青霉烯类耐药肠杆菌科细菌检测（detection of carbapenem resistant *Enterobacteriaceae*） 287c

碳青霉烯类耐药铜绿假单胞菌（CRPA） 289b

碳青霉烯类耐药铜绿假单胞菌检测（detection of carbapenem resistant *Pseudomonas aeruginosa*） 289b

碳青霉烯酶 278c，281f，284b，287d

碳青霉烯酶表型筛查试验 287f

碳青霉烯酶检测（detection of carbapenemase） 281f

碳酸氢根浓度 197a

汤飞凡 2a

唐纳德·德克斯特·范斯莱克（Donald Dexter Van Slyke） 1e

唐氏综合征 469b

糖（醇）发酵试验 257a

糖代谢 190b

糖代谢紊乱 224f

糖代谢紊乱实验检测（laboratory test for glycemic disorder） 190a

糖代谢紊乱实验诊断（laboratory diagnosis of glycemic disorders） 224e

糖蛋白（GP） 76e

糖化血红蛋白（GHb） 192a

糖化血红蛋白测定（glycosylated hemoglobin test） 192a

糖基磷脂酰肌醇锚蛋白测定（determination of glycosyl-phosphatidyl inositol anchor chain protein） 99c

糖链抗原 125 检测（carbohydrate antigen 125 test） 435a

糖链抗原 15-3 检测（carbohydrate antigen 15-3 test） 436a

糖链抗原 19-9 检测（carbohydrate antigen 19-9 test） 437a

糖链抗原 72-4 检测（carbohydrate antigen 72-4 test） 438b

糖耐量异常 191d

糖尿 28d

糖尿病 23f，193a，225a

糖尿病并发症实验诊断（laboratory diagnosis of diabetic complication） 225f

糖尿病低血糖症 227c

糖尿病分子诊断 533a

糖尿病慢性并发症 226b

糖尿病乳酸性酸中毒 226b

糖尿病神经病变 226c

糖尿病肾病 226c

糖尿病肾病 I 期 226e

糖尿病肾病 II 期 226e

糖尿病肾病 III 期 226e

糖尿病肾病 IV 期 226e

糖尿病肾病 V 期 226e

糖尿病实验诊断（laboratory diagnosis of diabete） 225a

糖尿病视网膜病 226c

糖尿病酮症酸中毒（DKA） 226a，240f

糖尿病与血脂异常 210d

糖尿病诊断标准 225c

糖皮质激素依赖 151a

烫伤样皮肤综合征 352b

淘虫检查法 304a

特发性成年人骨质疏松 234b

特发性青少年骨质疏松 234b

特纳综合征 471b，475c

特纳综合征实验诊断（laboratory diagnosis of Turner syndrome） 471b

特殊类型糖尿病 225b

特异度 591f

特异性 IgE（sIgE） 424c

特异性 IgE 检测（specific IgE test） 424c

特异性免疫球蛋白 377c

特异性酯酶（SE） 64d

体外蛋白质合成检测技术（IVPS） 517f

体位性蛋白尿 27c

天冬氨酸转氨酶测定（aspartate aminotransferase test） 183d

天然耐药 277e

天然万古霉素耐药肠球菌 286d

条状便 40b

铁代谢试验（iron metabolism test） 90a

铁调素 90c，91b

铁粒红细胞 67b

铁粒幼细胞贫血 67d

铁染色（iron stain） 67a

同步分析 169d

同型半胱氨酸（HCy） 178e

同型半胱氨酸检测（homocysteine test） 178e

同种抗体 165f

同种异体移植检测（allograft test） 444f

铜绿假单胞菌血流感染 311e

酮尿 31a

酮体 30f，193c

酮体测定（ketone body test） 193b

酮血症 31a，193c

痛风 188c

头孢硝噻吩试验 280a

透明管型 36b

突变选择窗（MSW） 274d

退行性骨质疏松 233f

吞噬细胞 406c

椭圆形红细胞 16d

W

瓦登伯革（Waardenburg）综合征 485b

瓦利亚塞·库尔特（Wallace Coulter） 1e

外标法（荧光定量聚合酶链反应） 510a

外毒素 262e

外毒素检测 262f

外斐试验（Weil-Felix test） 266e

外周血细胞形态学检查（morphology examination of peripheral blood） 15e

完全代偿性 MAI 232f

完全缓解（CR） 151a

万古霉素耐药的金黄色葡萄球菌（VRSA） 285d

万古霉素中介耐药的金黄色葡萄球菌（VISA） 285d

王鸿利 2c

网织红细胞计数（reticulocyte count） 13e

危急值（critical value） 594b

危险 586d

威尔逊病 495b

威廉斯-博伊伦（Williams - Beuren）综合征 477d

威廉斯综合征（WS） 477d

威廉斯综合征实验诊断（laboratory diagnosis of Williams syndrome） 477d

微量白蛋白尿（MA） 189a

微量白蛋白尿测定（microalbuminuria test） 188f

微量补体依赖的细胞毒试验 163c

微量淋巴细胞毒试验 163c

微量肉汤稀释法 272a

微量生化反应板 259f

微量生化反应管 259f

微量细胞毒试验 446f

微生物学折点 277a

微丝蚴检查 305e

微卫星不稳定 547d

微小 RNA（micro RNA 或 miRNA） 523d

微小 RNA 检测（miRNA detection） 523d

微需氧环境 253e

微需氧菌 253e

韦德尼希-霍夫曼（Werdnig-Hoffmann）综合征 491a

韦尔奇（Welch） 1e

维生素 B_{12} 诊断性治疗试验 92a

维生素 D 抗佝偻病 235b

维生素 D 缺乏型 235b

维斯莱特（Weissleder） 522e

卫生技术评估 595f

卫星核淋巴细胞 19c

胃炎 329e

魏氏血沉管 20d

温度梯度凝胶电泳分析 517b

温抗体型自身免疫性溶血性贫血 106d

稳态浓度（C_{ss}） 243e

稳态一点法 244b

沃-赫（Wolf-Hirschhorn）综合征（WHS） 476c

沃-赫综合征实验诊断（laboratory diagnosis of Wolf-Hirschhorn syndrome） 476c

乌谢尔（Usher）综合征 485c

无动力细菌 250b

无关（抗菌药物联合药敏试验） 272f

无精液症 52b

无脑回综合征 478c

无尿 23f，224a

无效（NR） 151a

无症状感染 339e

无症状性低血糖 227b

吴宪（Hsien Wu） 2a

戊型肝炎病毒（HEV） 337f

戊型肝炎病毒标志物检测（detection of marker in hepatitis E virus） 337f

X

西奥菲勒斯（Theophilus） 1b

吸入性变应原 418c

希波克拉底（Hippocrates） 1b

烯醇化酶 442f

烯醇化酶检测（enolase test） 442f

稀释法抗菌药物敏感性试验（dilution antimicrobial susceptibility test） 271e

稀汁便 40b

系列转换 127e

系统性红斑狼疮（SLE） 394c

系统性红斑狼疮实验诊断（laboratory diagnosis of systemic lupus erythematosus） 394c

细胞包涵体病 352a

细胞定型（ABO 血型鉴定） 160f

细胞毒性变态反应 424f

细胞管型 36e

细胞介导的淋巴细胞毒试验 447c

细胞内铁 67b

细胞培养 293b

细胞溶解型变态反应 424f

细胞色素 P450（CYP450） 562f

细胞色素 P450 基因分型检测（detection of cytochrome P450 genotyping） 562f

细胞外铁 67b

细胞因子分泌抑制因子 385b

细菌 254a

细菌标本采集运送（bacterial specimen collection and transport） 249c

细菌毒素 262e

细菌毒素检测（detection of bacterial toxin） 262e

细菌二氧化碳培养（carbon dioxide culture of bacteria） 253d

细菌分离培养（isolation and cultivation of bacteria） 251b

细菌感染病 247c

细菌感染病实验诊断（laboratory diagnosis of bacterial infectious disease） 247b

细菌核酸检测（detection of bacterial nucleic acid） 267e

细菌核酸杂交 267e

细菌基因测序 268a

细菌基因芯片 267f

细菌鉴定（identification of bacteria） 256c

细菌鉴定编码 259f

细菌聚合酶链反应 267f

细菌抗体检测（detection of bacterial antibody） 264e

细菌抗原检测（detection of bacterial antigen） 263e

细菌耐药性检测（detection of bacterial resistance） 277d

细菌生化鉴定（biochemical identification of bacteria） 256f

细菌噬菌体鉴定（bacteria identification by phage） 259a

细菌数值鉴定（numerical identification of bacteria） 259c

细菌微需氧培养（microaerophilic culture of bacteria） 253e

细菌显微镜检查（microscopic examination of bacteria） 250a

细菌型的鉴定 259a

细菌性肺炎 323c

细菌性痢疾 329c

细菌性脑膜炎 317c

细菌需氧培养（aerobic culture of bacteria） 252b

细菌血清学鉴定（serum identification of bacteria） 258f

细菌厌氧培养（anaerobic culture of bacteria） 252c

细菌质谱鉴定（bacteria identification by mass spectrometry） 262b

细菌种的鉴定 258f

细颗粒管型 36d

细小管型 37c

狭幅管型 37c

狭义的细菌 251c

下呼吸道感染 320f, 323c

下尿路感染 338c, 339f

下丘脑-垂体激素测定（hypothalamus-pituitary hormone test） 202e

下丘脑激素 202f

下一代测序（NGS） 513e

先天感染实验诊断（laboratory diagnosis of congenital infection） 349d

先天性风疹 351f

先天性高胆红素血症 30a

先天性睾丸发育不全 472c

先天性梅毒 351e

先天性免疫缺陷病 402f

先天性水痘综合征 352c

先天愚型 469c

纤溶酶原激活物抑制物 1 基因突变 537b

纤维化期（原发性骨髓纤维化） 112e

纤维化前期（原发性骨髓纤维化） 112e

鲜血便 40b

显带时期 458d

显性 DIC（overt-DIC） 153f

显性黄疸 220d

限制性片段长度多态性分析（RFLP） 515f

线粒体病 499c

线粒体病实验诊断（laboratory diagnosis of mito-chondrial disease） 499c

线粒体母系遗传综合征型耳聋 485e

线粒体遗传病 458a

腺病毒 322b

腺垂体 202f

相互易位 482d

相加（抗菌药物联合药敏试验） 272f

相容性试验 164f

消毒 609e

消化系统感染实验诊断（laboratory diagnosis of ali-mentary system infection） 327e

硝酸盐还原试验 257c

小剂量地塞米松抑制试验 239c

小淋巴细胞淋巴瘤 134b

小血小板 20a

校准物 588d

哮喘 422c

效价 366b

协同（抗菌药物联合药敏试验） 272f

协议标准（2009 年） 211d

心功能损伤标志物 177b

心功能损伤标志物检测（heart failure biomarker test） 177b

心肌病分子诊断 530f

心肌梗死分子诊断 531f

心肌肌钙蛋白（cTn） 175c

心肌肌钙蛋白检测（cardiac troponin test） 175c

心肌损伤标志物 174f

心肌损伤标志物检测（cardiac biomarker test） 174f

心力衰竭（HF） 177c，215c

心力衰竭实验诊断（laboratory diagnosis of heart failure） 215c

心磷脂 376b

心钠肽 177b

心衰细胞 48b

心血管病 211f

心血管病生物化学危险因素检测（cardiovascular disease biochevnistry risk factor test） 178a

心血管病实验检测（laboratory test for cardiovascu-lar disease） 174e

心血管病实验诊断（laboratory diagnosis of cardio-vascular disease） 211f

心血管病危险因素 178a

心血管病综合危险评估 213d

心血管疾病 530b

心血管疾病分子诊断（molecular diagnosis of cardi-ovascular disease） 530b

心脏疾病 211f

心脏损伤标志物 174e

新生儿 HIV 感染 352b

新生儿败血症 351d

新生儿肺炎 351d

新生儿坏死性小肠结肠炎 352c

新生儿疱疹 352a

新生儿破伤风 352b

新生儿乙型肝炎 352b

新生霉素敏感试验 258d

新现危险因素指标 213c

新型隐球菌脑膜炎 43e

新诊断的 ITP 150e

信号放大系统 505f

性病 342a

性病淋巴肉芽肿 256b

性传播疾病 342a

性传播疾病核酸检测（nucleic acid detection of sex-ually transmitted disease） 345d

性激素 206f

性激素测定（sex hormone test） 206f

休哈特质控图 598c

旋毛虫囊包幼虫检查 307a

选择性 IgA 缺乏症 405c

选择性 IgA 缺乏症实验诊断（laboratory diagnosis of selective IgA deficiency） 405c

选择性蛋白尿 27e

血 PTH 降低　201b

血 PTH 升高　201a

血沉　20c

血沉分析仪　21b

血钙测定（calcium test）　199a

血管性血友病（vWD）　73e，146a

血管性血友病实验诊断（laboratory diagnosis of von Willebrand disease）　146a

血管性血友病因子（vWF）　73e

血管性血友病因子分析（von Willebrand factor analysis）　73e

血红蛋白（Hb）　6d，192a

血红蛋白变异体　102a

血红蛋白病　101f

血红蛋白病实验诊断（laboratory diagnosis of hemoglobinopathy）　101f

血红蛋白测定（assay of hemoglobin）　6d

血红蛋白电泳（hemoglobin electrophoresis）　105d

血红蛋白尿　24f

血钾异常实验诊断（laboratory diagnosis of dyskalemia）　230a

血浆 D-二聚体检测（plasma D-dimer assay）　83d

血浆 α$_2$-抗纤溶酶检测（plasma α$_2$-antiplasmin assay）　82c

血浆蛋白 C 检测（plasma protein C assay）　79c

血浆蛋白 S 检测（plasma protein S assay）　80c

血浆抗凝血酶检测（plasma antithrombin assay）　78f

血浆黏度测定（assay of plasma viscosity）　22d

血浆凝固酶试验　258a

血浆清除率　186e

血浆纤溶酶原激活物抑制剂检测（plasma plasminogen activator inhibitor assay）　81d

血浆纤溶酶原检测（plasma plasminogen assay）　82a

血浆纤维蛋白（原）降解产物检测（plasma fibrin/fibrinogen degradation product assay）　82f

血浆纤维蛋白原（Fg）　72e

血浆纤维蛋白原测定（fibrinogen test）　72e

血浆组织型纤溶酶原激活物检测（plasma tissue plasminogen activator assay）　81b

血磷　199f

血流感染实验诊断（laboratory diagnosis of blood-stream infection）　309e

血镁测定（magnesium test）　200b

血钠异常实验诊断（laboratory diagnosis of dysnatremia）　229b

血尿　24f

血凝试验　294f

血凝抑制试验　294f

血培养（blood culture）　314a

血气分析（blood gas test）　196c

血清 CT 降低　201e

血清 CT 升高　201d

血清病　428b

血清蛋白电泳　180f

血清蛋白质　180a

血清定型（ABO 血型鉴定）　161a

血清可溶性转铁蛋白受体　90e

血清杀菌试验（serum bactericidal test）　275f

血清杀菌效价（SBT）　275f

血清铁　90c

血清铁蛋白　90e

血清铁调素　90f

血清型 IgA　378e

血清型 IgD　379f

血清学反应　355d

血清阴性脊柱关节病　401d

血清转铁蛋白　90d

血清总胆红素（STB）　181d

血清总蛋白（TP）　180a

血琼脂平板　251d

血栓　151c

血栓病　151c

血栓调节蛋白基因突变　537a

血栓前期　151f

血栓前状态（PTS）　151f

血栓前状态实验诊断（laboratory diagnosis of prethrombotic state）　151f

血栓栓塞性疾病　151c

血栓形成　151c

血栓性梗死　151c

血栓性疾病　151c

血栓性疾病实验诊断（laboratory diagnosis of thrombotic disease）　151c

血栓与止血试验（thrombosis and hemostasis test）　69c

血糖控制监测（glycemic control monitoring）227e

血糖增高性糖尿 28f

血糖正常性糖尿 29a

血细胞比容测定（assay of hematocrit）7c

血细胞分析工作站 5b

血细胞分析仪 14f

血细胞化学染色（blood cytochemical stain）63b

血细胞计数（blood cell count）5c

血细胞计数仪 14f

血细胞免疫表型分析（immunophenotypic analysis of blood cell）67e

血小板（PLT）12b

血小板 75a

血小板比容（PCT）13d

血小板比容测定（assay of plateletcrit）13c

血小板促凝血活性 75b

血小板功能分析仪（PFA-100/200）75d

血小板功能试验（platelet function test）75a

血小板计数（platelet count，PC）12b

血小板减少 12e

血小板聚集功能 75b

血小板膜糖蛋白检测（platelet member glycoprotein assay）76d

血小板黏附功能 75a

血小板释放功能 75b

血小板无力症（GT）145e

血小板无力症实验诊断（laboratory diagnosis of thrombasthenia）145e

血小板相关抗原 158f

血小板形态学检查（morphology examination of platelet）19e

血小板血型 158e

血小板血型抗原 158e

血小板增多 12d

血小板自身抗体检测（platelet autoantibody assay）76b

血型 158e

血型鉴定（blood group identification）158e

血型与输血相关疾病 155f

血型与输血相关疾病实验诊断（laboratory diagnosis of blood group and transfusion related disease）155f

血氧饱和度（SO_2）196f

血液分析仪（hematology analyzer）14e

血液基础检验（basic hematologic test）4e

血液寄生虫检查（parasitic examination in blood）305a

血液流变学检测（hemorheological test）21d

血液黏度分析仪（blood viscometer）22f

血友病 148f，483c

血友病分子诊断（molecular diagnosis of hemophilia）483c

血友病实验诊断（laboratory diagnosis of hemophilia）148e

血缘关系鉴定 579e

血脂 171a

循环IC（CIC）426d

循环核酸 527b

循环核酸检测（detection of circulating nucleic acid）527b

循环免疫复合物（CIC）427c

循环免疫复合物检测（circulating immune complex test）427c

循环系统疾病 211f

循环阈值数（Ct）509c

循环肿瘤细胞（CTC）527e

循环肿瘤细胞检测（circulating tumor cell test）527e

循证实验医学（evidence-based laboratory medicine，EBLM）595a

循证医学 595a

《血液病理学》1d

Y

亚临床黄疸 220e

严重低血糖 227a

盐水输注试验 241d

眼眶蜂窝织炎 347c

眼内炎 347a

眼皮肤白化病（OCA）497b

眼皮肤白化病实验诊断（laboratory diagnosis of oculocutaneous albinism）497b

眼拭子标本 256a

眼组织感染 345f

眼组织感染实验诊断（laboratory diagnosis of eye tissue infection）345f

厌氧罐（盒）培养法 252f，253b

厌氧菌血流感染　311e

厌氧气袋法　252f，253b

厌氧气体条件　252d

厌氧手套箱培养法　252f

羊白头　497b

阳性似然比　592b

阳性预测值　592c

氧分压（PO₂）　196d

氧化酶试验　257e

氧化型细菌　257a

氧解离曲线　102c

药动学　243a

药敏试验　268a

药物代谢动力学　243a

药物性肝病　216f

药物诱导性血管炎　368a

野生型折点　276f

叶酸诊断性治疗试验　92a

一级（一线）抗菌药物　269c

伊红亚甲蓝平板　251d

衣原体　255e，256b

衣原体培养（chlamydia culture）　255e

医疗机构相关感染　606b

医学决定水平（medical decision level）　594e

医学实验室认可（accreditation for medical laboratory）　602d

医院感染（nosocomial infection，NI）　606a

医院感染的预防控制（hospital infection prevention and control）　610e

医院感染管理（hospital infection management）　607d

医院感染监测（nosocomial infection surveillance）　608e

医院获得性肺炎（HAP）　323d

医院获得性感染　606b

医院消毒灭菌（hospital disinfection and sterilization）　609e

胰岛素　193f

胰岛素测定（insulin test）　193f

胰岛素抵抗　211b

胰岛素瘤　227d

胰高血糖素激发试验　242d

胰腺癌　217c

胰腺炎实验诊断（laboratory diagnosis of pancreati-

tis）　220a

移位　482c，520f

移植抗原　163a

移植免疫学　356c

移植排斥　445a

移植物抗宿主反应（GVHR）　453c

移植物抗宿主反应实验诊断（laboratory diagnosis of graft versus host reaction）　453b

遗传病　457e，528c

遗传单位　458b

遗传工程细胞培养法　293c

遗传性出血病　144e

遗传性耳聋-视网膜色素变性综合征　485c

遗传性耳聋　484e

遗传性耳聋实验诊断（laboratory diagnosis of hereditary deafness）　484e

遗传性非息肉病性结直肠癌（HNPCC）　546f

遗传性非息肉病性结直肠癌分子诊断（molecular diagnosis of hereditary nonpolyposis colorectal cancer）　546f

遗传性共济失调　496c

遗传性共济失调实验诊断（laboratory diagnosis of hereditary ataxia）　496c

遗传性疾病　457e

遗传性内分泌疾病的分子诊断　533d

遗传性球形红细胞增多症（HS）　95f

遗传性球形红细胞增多症实验诊断（laboratory diagnosis of hereditary spherocytosis）　95f

遗传性易栓症　152e

遗传性运动失调-多发性神经炎综合征　485d

遗传学实验诊断技术（genetics experiment diagnostic technique）　459e

乙型病毒性肝炎　552a

乙型肝炎病毒（HBV）　334f

乙型肝炎病毒标志物检测（detection of marker in hepatitis B virus）　334f

乙型肝炎病毒基因分型检测（detection of hepatitis B virus genotyping）　565e

乙型肝炎病毒基因扩增检测（detection of gene amplification for hepatitis B virus）　551f

乙型脑炎　43e

已知值计划　600a

异常α脂蛋白相关疾病　210a

异常β脂蛋白血症　209c

异常血红蛋白病　102a

异型淋巴细胞　19a

异源双链分析（HDA）　517d

抑菌剂　274b

易感者（医院感染）　607a

易栓症　152d

易栓症实验诊断（laboratory diagnosis of thrombo-
　philia）　152d

意外抗体　165f

意义未明单克隆 IgM 血症　415f

溢出性蛋白尿　28a

阴道分泌物　56c

阴道分泌物检验（vaginal secretion test）　56c

阴道分泌物物理学检查（physical examination of va-
　ginal secretion）　56e

阴道分泌物物理学性状　56f

阴道清洁度分级　57b

阴道清洁度检查（vaginal cleanliness examination）
　57b

阴离子间隙（AG）　197d

阴性似然比　592c

阴性预测值　592c

引物延伸法　519a

隐睾-侏儒-肥胖-智力低下综合征　480c

隐匿型肾小球肾炎　222e

隐球菌性脑膜炎　299d，317d

隐性黄疸　220e

应激性糖尿　28f

婴儿型进行性脊髓性肌萎缩　491a

婴儿暂时性丙种球蛋白缺乏症　405a

鹦鹉热　256b

荧光定量聚合酶链反应（fluorescent quantitative
　polymerase chain reaction）　509b

荧光抗体染色间接法　382b

荧光抗体染色直接法　382b

荧光染色　250d

荧光探针类（荧光定量聚合酶链反应）　510e

荧光原位杂交（fluorescence in situ hybridization，
　FISH）　521d

优势菌　325b

幽门螺杆菌（Hp）　330f

幽门螺杆菌基因扩增检测（detection of gene ampli-
　fication for *Helicobacter pylori*）　558b

幽门螺杆菌快速脲酶试验（rapid urease test of *Heli-*

cobacter pylori）　330e

幽门螺杆菌培养　253f

游离 PS（FPS）　80c

游离胆红素　181c

游离钙　199a

游离甲状腺素　204f

游离三碘甲腺原氨酸　205b

游离试验　158b

有动力细菌　250b

有核红细胞　17a

有效（R）　151a

幼年型甲减　238a

幼稚型异型淋巴细胞　19b

诱导 β-内酰胺酶试验　280b

鱼眼病　210b

预测医学　502b

预致敏淋巴细胞试验　163e

原发性 HPS　142e

原发性 ITP　150c

原发性补体缺陷病　409a

原发性补体缺陷病实验诊断（laboratory diagnosis of
　primary complement deficiency disease）　409a

原发性胆汁性肝硬化（PBC）　400d

原发性胆汁性肝硬化实验诊断（laboratory diagnosis
　of primary biliary cirrhosis）　400c

原发性低丙种球蛋白血症　487a

原发性干燥综合征　396c

原发性肝癌　216e

原发性肝癌分子诊断（molecular diagnosis of prima-
　ry hepatic carcinoma）　549a

原发性高血压分子诊断　531c

原发性骨髓纤维化（PMF）　112d

原发性骨髓纤维化实验诊断（laboratory diagnosis of
　primary myelofibrosis）　112d

原发性骨质疏松　233f

原发性红细胞增多症　6f

原发性巨球蛋白血症　415d

原发性联合免疫缺陷病　408a

原发性免疫缺陷病（PID）　402e

原发性免疫缺陷病实验诊断（laboratory diagnosis of
　primary immunodeficiency disease）　402e

原发性醛固酮增多症　241a

原发性醛固酮增多症实验诊断（laboratory diagnosis
　of primary aldosteronism）　241a

原发性肾上腺皮质功能减退症 240b

原发性肾小球肾炎 222b

原发性纤溶亢进 84a

原发性血小板增多症（ET） 113b

原发性血小板增多症实验诊断（laboratory diagnosis of essential thrombocythemia） 113b

原发性血脂异常 208c，209a

原发性脂质异常实验诊断（laboratory diagnosis of primary dyslipidemia） 209a

原淋巴细胞白血病/淋巴母细胞淋巴瘤（ALL/LBL） 130b

原淋巴细胞白血病/淋巴母细胞淋巴瘤实验诊断（laboratory diagnosis of lymphoblastic leukemia/lymphoma） 130b

原醛症 241a

原子力电镜 292e

约翰·普内特·彼得斯（John Punnett Peters） 1e

云雾状尿 24e

孕期 TORCH 感染 351b

孕酮 207b

运送原则 249f

Z

杂交捕获 508b

载脂蛋白 171a

载脂蛋白 A I（Apo A I） 174b

载脂蛋白 A I 测定（apolipoprotein A I test） 174b

载脂蛋白 B（Apo B） 173f

载脂蛋白 B 测定（apolipoprotein B test） 173f

载脂蛋白 C II 缺乏症 210a

载脂蛋白 E 基因分型检测（detection of apolipoprotein E genotyping） 572b

再发性感染（泌尿系统感染） 340b

再生障碍性贫血（AA） 92d

再生障碍性贫血实验诊断（laboratory diagnosis of aplastic anemia） 92d

再障 92d

造血祖细胞 60a

增菌培养基 251e

窄幅管型 37c

阵发性睡眠性血红蛋白尿症（PNH） 98c

阵发性睡眠性血红蛋白尿症实验诊断（laboratory diagnosis of paroxysmal nocturnal hemoglobinuria） 98c

诊断试验（diagnostic test） 593b

诊断性 HRS 细胞 140a

真菌病 297f

真菌分离培养（isolation and cultivation of fungus） 299c

真菌感染 296c

真菌感染病 296c

真菌感染病实验诊断（laboratory diagnosis of fungal infection disease） 296e

真菌鉴定（fungus identification） 299d

真菌显微镜检查（microscopic examination of fungus） 298b

真菌性肺炎 323d

真菌血流感染 311f

真两性畸形 475d

真实性 591d

真性红细胞增多症（PV） 112a

真性红细胞增多症实验诊断（laboratory diagnosis of polycythemia vera） 112a

真性细菌尿 341d

正常 AG 性 MA 231d

正常骨髓象 61f

正常容量性低钠血症 229f

正常容量性高钠血症 229d

正定型（ABO 血型鉴定） 160f

正确度 590d

症状前诊断 459a

症状性低血糖 227a

支气管肺泡灌洗液 48d

支气管肺泡灌洗液检验（bronchoalveolar lavage fluid test） 48c

支气管肺泡灌洗液细胞学检查（cytological examination of bronchoalveolar lavage fluid） 49a

支气管哮喘 422c

支气管哮喘实验诊断（laboratory diagnosis of bronchial asthma） 422c

支原体 254a

支原体培养（mycoplasma culture） 254a

肢带型肌营养不良 490b

脂蛋白（a）测定［lipoprotein（a）test］ 174c

脂蛋白 171a

脂蛋白 a［Lp（a）］ 174c

脂蛋白脂肪酶活性缺乏症 209f

脂肪管型　37b

脂肪酶（LPS）　186a

脂肪酶测定（lipase test）　186a

脂肪尿　25c

脂质　171a

脂质异常　208a

脂质异常分型　208b

脂质异常实验检测（laboratory test for dyslipidemia）　171a

脂质异常实验诊断（laboratory diagnosis of dyslipidemia）　208a

直接 Coombs 试验　417e，425a

直接标记法（荧光原位杂交）　521e

直接胆红素　181c

直接电镜法　292e

直接菌落悬液法　271b

直接抗球蛋白试验（DAT）　85a

直接诊断策略（多基因病）　529b

直立性蛋白尿　27c

职业暴露　587e

纸片法药敏试验　271a

纸片扩散法抗菌药物敏感性试验（disk antimicrobial susceptibility test）　271a

酯酶染色（esterase stain）　64c

酯酶双染色　64e

质控规则　597e，598e

质控图（quality control chart）　598b

质控图　597d

质控物　597c，599f

质控线　598b

治疗药物监测（therapeutic drug monitoring，TDM）　242f

治疗诊断学　502b

致细胞病变效应（CPE）　293f

中毒颗粒　18c

中度贫血　86e

中国蓝平板　251d

中和试验　294e

中华医学会糖尿病学分会标准（2004 年）　211c

中间代谢型（IM）　563c

中间缺失　475f

中介　269f

中枢神经系统感染　316b

中枢神经系统感染实验诊断（laboratory diagnosis of central nervous system infection）　316b

中性多分叶核粒细胞　18f

中性粒细胞　17f

中性粒细胞 MPO 缺陷症　64c

中性粒细胞碱性磷酸酶染色（neutrophilic alkaline phosphatase stain）　66c

中性粒细胞酯酶　64d

肿瘤标志物　356b，432e

肿瘤标志物检测（tumor marker test）　432e

肿瘤分子诊断（molecular diagnosis of cancer）　538e

肿瘤坏死因子（TNF）　386b

肿瘤坏死因子-α（TNF-α）　386a

肿瘤坏死因子-α 检测（tumor necrosis factor α test）　386a

肿瘤免疫学　356b

肿瘤实验诊断（tumor laboratory diagnosis）　431a

肿瘤相关糖蛋白 72 抗原　438b

重度贫血　86e

重链病（HCD）　414a

重链病实验诊断（laboratory diagnosis of heavy chain disease）　414a

重现性遗传学异常　118b

重新感染（泌尿系统感染）　340b

重症 ITP　150e

重症联合免疫缺陷病（SCID）　405a，408a

重症联合免疫缺陷病实验诊断（laboratory diagnosis of severe combined immunodeficiency）　408a

珠蛋白生成障碍性贫血　104f，487d

珠蛋白生成障碍性贫血分子诊断（molecular diagnosis of thalassemia）　487d

珠蛋白生成障碍性贫血实验诊断（laboratory diagnosis of thalassemia）　104e

猪囊尾蚴检查　307b

烛缸法　253d

主要危险因素指标　213b

注入性变应原　418c

专性厌氧菌　252d

专用厌氧运送小瓶　253c

转氨酶　182b

转换（点突变）　518c

转录依赖的扩增系统（TAS）　506b

转铁蛋白（Tf）　90b

转铁蛋白饱和度　90c

转头（离心式生化分析仪） 169e

转位 482d

锥板旋转式黏度分析仪 22f

准确度 590d

着丝点型（抗核抗体荧光模型） 359a

着丝粒融合 482d

子宫内膜异位症 435e

自动化生化分析技术 169a

自动细菌鉴定系统（automated identification system of bacteria） 260f

自发 mtDNA 突变 500f

自身感染 607b

自身抗体 165f

自身抗体检测（autoantibody test） 356f

自身抗原微点阵法 357e

自身免疫病（AID） 356a，390e，537f

自身免疫病分子诊断（molecular diagnosis of autoimmune disease） 537e

自身免疫病实验诊断（laboratory diagnosis of autoimmune disease） 390e

自身免疫耐受机制 357a

自身免疫性肝病 371d

自身免疫性肝病相关抗体检测（autoimmune liver disease related antibody test） 371d

自身免疫性肝炎（AIH） 397e

自身免疫性肝炎实验诊断（laboratory diagnosis of autoimmune hepatitis） 397e

自身免疫性溶血性贫血（AIHA） 106d，426a

自身免疫性溶血性贫血实验诊断（laboratory diagnosis of autoimmune hemolytic anemia） 106d

自身溶血纠正试验 98a

总胆固醇（TC） 171c

总胆固醇测定（total cholesterol test） 171b

总球蛋白 180a

总铁结合力 90c

棕黑色尿 24e

阻塞性黄疸 30a

组蛋白 365a

组蛋白修饰 525f

组蛋白修饰检测（detection of histone modification） 525f

组织蛋白酶 G（CG） 370c

组织培养 293b

组织性蛋白尿 28b

最低防突变浓度试验 274b

最小杀菌浓度 273f

最小杀菌浓度试验（minimal bactericidal concentration test） 273f

最小抑菌浓度 270a

《中国成年人血脂异常防治指南》（2007 年） 213c

拉丁字母

*ABCB*1 576a

ABO 血型不合 HDFN（ABO-HDFN） 158f

ABO 血型鉴定（ABO blood group identification） 160e

ABO 血型系统 160f

aCGH 芯片 467b

ACTH 非依赖性库欣综合征 239a

ACTH 依赖性库欣综合征 239a

ADA 缺乏 SCID 408e

AFP 439b

AHF 215c

ALB 180e

ALL 132a

ALT 182c

AML 伴 inv（16）（p13.1 q22） 119c

AML 伴 t（8;21）（q22;q22） 118f

AML 微分化型 120f

ANA 358e

ANCA 367b

ANCA 相关小血管炎 367f

APL 伴 *PML-RARA* 120a

Apo B100 173f

Apo B 173f

Apo E 572b

APTT 70b

Arthus 反应 428d

ASO 428c

AST 183d

AT 78f

B4 390b

BCR-ABL 易位 577e

BCR-ABL 易位检测（detection of *BCR-ABL* translocation） 577e

BG 300a

BMD 489a

BNP 177c

BPI 371c

*BRCA*1/*BRCA*2 基因 574d

*BRCA*1/*BRCA*2 基因突变检测（detection of *BRCA*1/*BRCA*2 gene mutation） 574c

B-慢性淋巴细胞白血病（B-CLL） 134b

B-慢性淋巴细胞白血病实验诊断（laboratory diagnosis of B-chronic lymphocytic leukemia） 134b

B-幼淋巴细胞白血病（B-PLL） 135b

B-幼淋巴细胞白血病实验诊断（laboratory diagnosis of B-cell prolymphocytic leukemia） 135a

B 淋巴细胞 389c

B 淋巴细胞分化抗原检测（B lymphocyte differentiation antigen test） 389c

B 细胞刺激因子 384c

B 细胞分化因子 384c

B 细胞淋巴瘤（BCL） 543a

B 细胞缺陷病 406a

B 细胞生长因子 384c

B 型钠尿肽（BNP） 177b

B 型钠尿肽检测（B-type natriuretic peptide test） 177b

B 型钠尿肽前体 177c

CA125 435a

CA15-3 436b

CA19-9 437a

CA72-4 438b

CAMP 试验 258c

CarbaNP 试验 289c

*CBFB-MYH*11 119c

CD19 390b

CD19 检测（CD19 test） 390b

CD3 388b

CD3 检测（CD3 test） 388b

CD4 388e

CD4 检测（CD4 test） 388e

CD5 389f

CD5 检测（CD5 test） 389f

CD8 389a

CD8 检测（CD8 test） 389a

CD 系统 387d

CEA 440d

CFTR 486c

CH50 试验 380b，409c

CLIA 88 581a

CNVs 520b

Coombs 试验 85a

CREST 综合征 359a

CRH 兴奋试验 239c

CRM$^+$ 149a

CRM$^-$ 149a

Ct 560a

cTn 175c

CYP 562f

CYP 基因超家族 563a

c-erbB-2 576e

C 反应蛋白（CRP） 178c，248d

C 肽 194c

C 肽测定（C-peptide test） 194c

C 显带技术 465c

DD 83d

DiGeorge 综合征 479b

DMD 488e

DNA 测序 512f

DNA 甲基化 524e

DNA 甲基化检测（detection of DNA methylation） 524e

DNA 酶试验 258b

Dubowiz 病 491a

DuKe 法 69e

EB 病毒 555b

EB 病毒基因扩增检测（detection of gene amplification for Epstein-Barr virus） 555b

eCIM 288a，289d

EGFR 575a，577b

ENA 360d

Erd 型肌营养不良 490b

E 试验 272c

*F*8 基因 483c

*F*9 基因 483d

FDP 82f

FⅧ基因突变 536e

G6PD 活性定量测定 101b

G6PD 荧光斑点试验 101b

GGT 184f

GLB 180e

GM 试验 300c

GPI 锚蛋白 99c

Graves 病 237b

G 试验　300a

G 显带技术　464e

HbA1c 检测　192a

HBcAg　335f

HBeAg　335e

HBsAg　335d

HBV　552a

Hb 氧饱和度　196f，197a

Hb 氧含量　196f

Hb 氧容量　196f

HCV　553a，567e

HDV RNA　337f

HDV　337d

HDV 抗原　337e

Heinz 小体　101b

HER-2/neu 基因　576e

HER-2/neu 基因扩增检测（detection of *HER-2/neu* gene amplification）　576d

HF　215c

HIV　554a，569a

HLA　163a，570d

HLA-Ⅰ类基因　570e

HLA-Ⅱ类基因　570e

HLA 基因分型　163e

HLA 抗体检测（HLA antibody test）　448c

Hp　558b

HSV　556c

ID 值　260b

IgE 捕获　379e

IgG 肾病　222d

IgM 捕获　379b

IL-10　385b

IL-17　385e

IL-2　383b

IL-4　384b

IL-6　384e

ISE　195e

ISO 15189　581a

ITP 的分型　150e

Jaffe 法　187b

JAK2　575d

JAK2 基因突变检测（detection of *JAK2* gene mutation）　575d

K-B 法药敏试验　271a

K-ras 基因　573a

K-ras 基因突变检测（detection of *K-ras* gene mutation）　573a

LA　80e

Landouzy-Dejerine 型肌营养不良　490b

LDA　386d

LDL-C　172e

LDL-C 开始治疗值及治疗目标值　213e

Leu-12　390b

Levey-Jennings 质控图　598c

LF　371a

lien　576e

Lynch 综合征（LS）　547a

mCIM　288a，289d

MDR　576a

MHCⅡ类缺陷　408f

MIC 测定　271e

MLC　163c

Mp　559d

MPC　274d

mtDNA 杂质　458a

MUC-1　436b

M 蛋白　413d

NaF 抑制试验　64e

NAP 染色　66d

N 显带技术　465c

O/129 抑菌试验　258e

O157 型大肠埃希菌基因扩增检测（detection of gene amplification for *Escherichia coli* O157）　558d

OCA1 型　497c

OCA2 型　497c

OCA3 型　497c

OCA4 型　497d

OGTT　191d

Omenn 综合征　408f

p185　576e

P_{50}　197a

p53 基因　573f

p53 基因突变检测（detection of *p53* gene mutation）　573f

PAI　81d

PAI-1　81d

PAS 反应　65e

PAS 染色　65e

PHEX　493b

PK/PD 折点　277a

PK 活性定量测定　101c

PK 荧光斑点试验　101b

PLG　82a

PNP 缺乏 SCID　408e

PS　80c

PSA　441e

PSA 密度　442c

P-170　576a

P-糖蛋白（P-gp）　576a

Q 显带技术　465a

Rh 血型不合 HDFN（Rh-HDFN）　158a

Rh 血型鉴定（Rh blood group identification）　161e

Rh 血型系统　161e

*RUNX*1-*RUNX*1　118f

R 显带技术　465a

Sanger 测序（Sanger sequencing）　512f

SCCmec　284e

SMA Ⅱ 型　491a

SMA Ⅲ 型　491a

SMA 青少年型　491a

SMA 中间型　491a

SMBG　227f

SNP　518c

SNP 位点的特异识别技术　518e

SNP 位点信号测定技术　518e

SNP 芯片　467c

SNP 芯片检测　518f

SS 琼脂　251e

t(16;16)(p13.1;q22)　119c

T/NK 细胞淋巴瘤　545d

*T*1　118f

TAG-72 抗原　438b

TaqMan 探针（荧光定量聚合酶链反应）　510f

TCBS 琼脂　251e

TNF-α　386b

TORCH　344c

TORCH 检测（TORCH testing）　344c

TP　180d

Tp　559a

TrichoRhinoPhalangeal 综合征 Ⅱ 型　478a

TRPS Ⅱ 型　478a

T、B 细胞缺乏 SCID　408f

t-PA　81b

T 淋巴细胞分化抗原检测（T lymphocyte differentiation antigen test）　387d

T 值　260b

Uu　560d

VISA　285d

VRE　283d

VRSA　285d

vWF　146b

V-P 试验　257b

XXY 综合征　472c

XYY 综合征　473a

XYY 综合征实验诊断（laboratory diagnosis of XYY syndrome）　473a

XY 单纯性腺发育不全　533f

X 连锁 NSHL　486a

X 连锁 SCID（X-SCID）　408e

X 连锁低磷酸血症　493b

X 连锁无丙种球蛋白血症（XLA）　404d，487a

X 连锁无丙种球蛋白血症分子诊断（molecular diagnosis of X-linked agammaglobulinemia）　487a

X 连锁无丙种球蛋白血症实验诊断（laboratory diagnosis of X-linked agammaglobulinemia）　404c

X 三体综合征　472b

X 三体综合征实验诊断（laboratory diagnosis of triple X syndrome）　472a

Y 连锁 NSHL　486a

Z 分数图　598c

希腊字母

α₁ 微球蛋白（α₁-MG）　189d

α₁ 微球蛋白测定（α₁-microglobulin test）　189c

α₂ 纤溶酶抑制物（α₂-PI）　82d

α-丁酸萘酚酯酶（α-NBE）　64e

α-乙酸萘酚酯酶（α-NAE）　64d

α 脂蛋白血症　210b

β₂ 微球蛋白（β₂-MG）　189f

β₂ 微球蛋白测定（β₂-microglobulin test）　189e

β-内酰胺类抗菌药物　277f

β-内酰胺酶　278a，279f

β-内酰胺酶 Ambler 分类法　278a

β-内酰胺酶 Bush-Jacoby-Medeiros 分类法　278a

β-内酰胺酶检测（detection of β-lactamase）　279f

γ-GT　184f

γ-谷氨酰基转移酶　184f

γ-谷氨酰基转移酶测定（γ-glutamyltransferase test）　184f

δ-胆红素　29e

阿拉伯数字

1，25-（OH）$_2$-D$_3$　234e

1，3-β-D 葡聚糖　300a

1，3-β-D 葡聚糖检测（detection of 1, 3-β-D-glucan）　299f

13 三体征　467f

13 三体综合征　467f

13 三体综合征实验诊断（laboratory diagnosis of Patau syndrome）　467f

16S rRNA 测序鉴定技术　256e

17β-羟类固醇脱氢酶缺乏症　533e

18 三体征　468c

18 三体综合征　468c

18 三体综合征实验诊断（laboratory diagnosis of Edwards syndrome）　468c

1 型糖尿病　225a

21 三体征　469b

21 三体综合征　469b

21 三体综合征实验诊断（laboratory diagnosis of Down syndrome）　469b

22q11.2 微缺失综合征　479b

24 小时尿量　23d

2 型糖尿病　225b

46，XX 性发育睾丸疾病　533f

46，XY 单纯性腺发育不全综合征　474f

46，XY 单纯性腺发育不全综合征实验诊断（laboratory diagnosis of simple 46, XY gonadal digenesis syndrome）　474e

4.4.1（实验室）　587b

4.4.2（实验室）　587c

4.4.3（实验室）　587c

4.4.4（实验室）　587c

5p-综合征　476f

5α-还原酶缺乏症　533e

8q24.1 微缺失综合征　478a

罗马数字

Ⅰ型 AIH　371f

Ⅰ型变态反应　416e

Ⅰ型变态反应　420c

Ⅰ型变态反应实验诊断（laboratory diagnosis of type Ⅰ hypersensitivity）　420c

Ⅰ型异型淋巴细胞　19a

Ⅰ型原发性骨质疏松　233f

Ⅱ型 AIH　372a

Ⅱ型变态反应　416e，424f

Ⅱ型变态反应实验诊断（laboratory diagnosis of type Ⅱ hypersensitivity）　424f

Ⅱ型异型淋巴细胞　19b

Ⅱ型原发性骨质疏松　233f

Ⅲ型变态反应　416e，426c

Ⅲ型变态反应实验诊断（hypersensitivity laboratory diagnosis of type Ⅲ）　426c

Ⅲ型异型淋巴细胞　19b

Ⅳ型变态反应　416e，429a

Ⅳ型变态反应实验诊断（laboratory diagnosis of type Ⅳ hypersensitivity）　429a

本卷主要编辑、出版人员

执行总编　谢　阳

责任编审　谢　阳　陈永生

责任编辑　陈　佩　郭广亮

文字编辑　于　岚

索引编辑　陈振起

名词术语编辑　顾　颖

汉语拼音编辑　王　颖

外文编辑　刘　婷

参见编辑　徐明皓

绘　　图　北京心合文化有限公司

责任校对　苏　沁

责任印制　陈　楠

装帧设计　雅昌设计中心·北京